HANDBUCH

DER

VERGLEICHENDEN ANATOMIE

DER

HAUSTIERE.

VIERZEHNTE AUFLAGE.

HANDBUCH

DER

VERGLEICHENDEN ANATOMIE

DER

HAUSTIERE.

BEARBEITET

VON

GEHEIMEN RAT DR. MED. ET PHIL. ET MED. VET. **W. ELLENBERGER**

UND

OBERMEDIZINALRAT DR. PHIL. **H. BAUM,**

O. PROFESSOREN AN DER KÖNIGL. TIERÄRZTL. HOCHSCHULE ZU DRESDEN.

VIERZEHNTE AUFLAGE

der in 1.—4. von Gurlt, in 5. von Leisering und Müller, in 6. und 7. von Leisering,
Müller und Ellenberger, in 8. von Ellenberger, Müller und Baum, in 9., 10., 11.,
12. und 13. Auflage von Ellenberger und Baum bearbeiteten Anatomie der Haustiere.

Mit 1163 in den Text gedruckten Abbildungen.

Springer-Verlag Berlin Heidelberg GmbH 1915

NW. UNTER DEN LINDEN 68.

ISBN 978-3-662-23533-1   ISBN 978-3-662-25610-7 (eBook)
DOI 10.1007/978-3-662-25610-7

Vorrede zur achten bis vierzehnten Auflage.

Das nunmehr in 14. Auflage vorliegende Handbuch der vergleichenden Anatomie der Haustiere erschien in erster Auflage 1822 als ein bahnbrechendes und grundlegendes anatomisches Werk, dessen Schöpfer E. F. Gurlt war. Während der Lehrtätigkeit Gurlt's erlebte das Werk vier Auflagen. Nach Gurlt's Ausscheiden aus dem Lehramte wurde das Werk in 5. Auflage von seinen Schülern Leisering und Müller umgearbeitet und in 6. und 7. Auflage von diesen beiden Autoren unter Mitwirkung von einem weiteren Gurlt'schen Schüler Ellenberger, der die Bearbeitung der mikroskopischen Anatomie übernommen hatte, herausgegeben. Die 8. Auflage des Werkes wurde nach dem Ausscheiden Leisering's von Müller und Ellenberger unter Mitwirkung von Baum bearbeitet. Nachdem die 8. Auflage vergriffen war, haben wir, der Aufforderung des Herrn Geh. Reg.-Rates Müller und der Verlagsbuchhandlung folgend, es übernommen, die weiteren Auflagen zu bearbeiten; es sind in der Folgezeit erschienen: die 9. Auflage im April 1900, die 10. Auflage im Oktober 1902, die 11. Auflage im Februar 1906, die 12. Auflage im Oktober 1908, die 13. Auflage im Juli 1912, die 14. Auflage im November 1914.

Bei der Bearbeitung der neuen Auflagen sind wir stets bestrebt gewesen, die allseitig anerkannte Brauchbarkeit des Werkes nicht allein zu erhalten, sondern, soweit möglich, noch zu steigern (vor allem durch Aufnahme neuer guter Abbildungen, aber auch durch Änderungen in der Darstellung), gleichzeitig aber auch die vergleichende Anatomie mehr, als dies in früheren Auflagen geschehen, zu berücksichtigen durch Aufnahme allgemeiner, vergleichend-veterinäranatomischer Kapitel (s. S. VI) und durch immer stärkere Berücksichtigung der Anatomie des Menschen. Im übrigen sind wir bei allen Kapiteln bemüht gewesen, sie inhaltlich und bildlich so auszubauen und der Literatur sowie allen Fortschritten der Anatomie so Rechnung zu tragen, dass unser Werk nicht nur für den Präpariersaal und als Lehrbuch, sondern auch als Nachschlagebuch verwendet werden kann.

In den von Gurlt bearbeiteten Auflagen des Buches war die Anordnung des Inhaltes derart, dass jedes anatomische Organ (z. B. jeder Muskel, jeder Knochen usw.) zunächst für das Pferd beschrieben und dass dann sofort die Abweichungen angefügt wurden, die das betr. Organ bei den anderen Haustieren zeigt. Diese Methode hat den grossen Vorteil, dass der vergleichend-anatomische Überblick und das vergleichend-anatomische Studium wesentlich erleichtert werden: sie hat aber anderseits den Nachteil, dass das Studium der Anatomie der einzelnen Tierarten erschwert wird, weil die zusammengehörigen anatomischen Teile sehr auseinandergerissen sind und der Überblick erschwert wird; es tritt dies am deutlichsten im Präpariersaal hervor. Um diesem Übelstand abzuhelfen, ist von der 5. Auflage ab die Anordnung des Inhaltes insofern abgeändert worden, dass nicht mehr jedes Organ einzeln, sondern grosse Organgruppen zusammenhängend für

jede Tierart beschrieben wurden. Es wurde dabei freilich das Pferd in den
Vordergrund gestellt und gegenüber den anderen Tierarten wesentlich bevorzugt;
die Beschreibung der Organe bei den letzteren bestand oft nur aus einer Auf-
führung der Abweichungen, welche die einzelnen Organe bei diesen Tierarten
gegenüber dem Pferde zeigen. Durch diese Anordnung des Stoffes wurde zweifels-
ohne die Brauchbarkeit des Werkes für den Präpariersaal und den praktischen
Tierarzt wesentlich erhöht, freilich auf Kosten des vergleichend-anatomischen
Studiums und Verständnisses, sowie auf Kosten der wissenschaftlichen Deutung
einzelner Teile. Nach unserer Meinung können nur durch Vereinigung beider
Methoden alle ihre Vorteile gewahrt und die Nachteile jeder Methode vermieden
werden (vgl. Ellenberger u. Baum: Zur Reform des anatomischen Unterrichtes
an den Tierärztlichen Hochschulen. Wiener tierärztliche Monatsschrift. I. Jahrg.
S. 329). Es wurde deshalb in der 8. Auflage den Kapiteln der Muskel-, Ein-
geweide-, Gefäss- und Nervenlehre und der Lehre von den Sinnesorganen unter
der Überschrift „Allgemeines" eine vergleichend-anatomische Einleitung vorausgeschickt. In diesen Einleitungen sind die anatomischen Verhältnisse
einzelner Organe oder Organkomplexe des Menschen und der Haustiere in vergleichender Weise ohne Bevorzugung einer Tierart geschildert worden. In der 9. Auflage wurden entsprechende Kapitel auch den
Hauptabschnitten der Osteologie und der Lehre von der Haut vorausgeschickt.
Diese einleitenden Kapitel erklären vom Standpunkte der vergleichenden Anatomie
aus eine grosse Anzahl anatomischer Benennungen und Kunstausdrücke, die bisher,
da sie bei der Beschreibung der anatomischen Verhältnisse des Pferdes ohne
vorherige Erklärung gebraucht wurden, dem Studierenden unverständlich blieben.
Sie enthalten ferner das Allgemeine, was für alle Haustiere und nicht nur für
das Pferd gilt, z. B. Bau, Verrichtungen, Versorgung mit Gefässen und Nerven
und dergl. Weiterhin bieten sie dem Studierenden dasjenige, was der gebildete
Tierarzt über den anatomischen Bau des Menschen wissen muss. Endlich
sollen diese Einleitungen dem Studierenden als Repetitorien für die vergleichende
Veterinäranatomie dienen. Die knappe, kurze Nebeneinanderstellung der hauptsächlichsten anatomischen Verschiedenheiten der Haustiere untereinander und
des Menschen in den einleitenden Kapiteln sollte es dem Studierenden ermöglichen, diese schwierigen Verhältnisse leichter zu erfassen und dem Gedächtnis
einzuprägen. Die allgemeinen vergleichenden Einleitungen sind ganz
selbständige Kapitel, ebenso wie dies die speziellen Kapitel über die
Anatomie der Teile jeder einzelnen Tierart sind. Sie können also
beide für sich allein studiert werden und zwar um so mehr, als wir bemüht
gewesen sind, die speziellen Kapitel auch bei Rind, Schwein und Hund inhaltlich
möglichst vollständig und möglichst selbständig zu gestalten.

Durch die Einfügung der allgemeinen Kapitel, den Ausbau der speziellen
Kapitel, die weitgehende Berücksichtigung der Literatur, die Aufnahme entwicklungsgeschichtlicher Kapitel und die Aufnahme vieler neuer Abbildungen ist das
Werk inhaltlich wesentlich, fast vollständig verändert, vor allem aber auch vergrössert worden. Da aber auf der anderen Seite eine Zunahme des Umfanges
des Werkes über eine gewisse Grenze hinaus vermieden werden musste, so war
bei Bearbeitung einer jeden neuen Auflage eine unserer Hauptaufgaben: Vermehrung des Inhaltes ohne bedeutende Vergrösserung des Umfanges
des Buches, eine Aufgabe, der wir nur durch die ungemein mühsame und zeit-
raubende Arbeit des Kürzens durch Streichen entbehrlicher Worte und Silben,
durch Umarbeiten ganzer Sätze und Abschnitte, durch Darstellung in gedrängterer
Form, Weglassen oder Kürzen unwesentlicher bzw. überflüssiger Beschreibungen
und vermehrte Anwendung des Kleindruckes genügen konnten.

Was die **Abbildungen** anbetrifft, so haben wir in der 8.—14. Auflage im ganzen 1088 Figuren neu aufgenommen; von den Figuren der 7. Auflage finden sich unter den 1163 Figuren in der 14. Auflage nur noch 75 Stück. Von den neu aufgenommenen 1088 Abbildungen sind 77 anderen Werken entlehnt worden, so dass infolgedessen 986 Figuren Originalzeichnungen von uns sind, die fast alle nach eigens zu diesem Zwecke von uns oder unseren Schülern hergestellten Präparaten angefertigt wurden. Nur zu einigen wenigen, vor allem zu den in der 12. Auflage aufgenommenen entwicklungsgeschichtlichen Abbildungen haben wir aus den bekannteren embryologischen Werken, vor allem aus dem Lehrbuche von Bonnet eine Anzahl von Figuren als Vorlagen benutzt. Die Gesamtzahl der Abbildungen ist von 248 in der 7. Auflage auf 1163 in der 14. Auflage gestiegen, obwohl aus der 8. Auflage überdies noch 82 auf die histologischen Verhältnisse bezügliche Abbildungen entfernt worden sind. Wir sind dabei bestrebt gewesen, auch in bildlicher Beziehung möglichst alle Haustierarten m. o. w. gleichmässig zu berücksichtigen und nicht das Pferd einseitig zu bevorzugen. Wir legen ein grosses Gewicht darauf, dass unser Werk mit möglichst vielen guten, auch möglichst vielen farbigen Abbildungen ausgestattet ist. Gute Abbildungen sind für den anatomischen Unterricht unentbehrlich und erleichtern das Studium der Anatomie ungemein. Das vergleichend-anatomische Studium haben wir dadurch zu erleichtern gesucht, dass wir vielfach neu hergestellte Abbildungen verschiedener Organe des Menschen und aller Haustiere direkt nebeneinander gestellt haben, so dass ein Blick auf diese fast genügt, um die Hauptunterschiede dieser Organe nach der Tierart sofort zu erkennen.

Man vergleiche z. B. die Abbildungen des Atlas S. 33, des Epistropheus S. 33, der Lendenwirbel S. 36, der Rippen S. 38, des Schulterblattes S. 121, des Humerus S. 122, des Unterarmskeletts S. 123, des Vorderfussskeletts S. 125, des Beckens S. 164, des Os femoris S. 165, der Ossa cruris S. 166, der Kniescheibe S. 167, des Tarsus S. 168, der Milz S. 416, der Zunge S. 364, des Oesophagus S. 402, des harten Gaumens S. 361, des Magens S. 404, des Dickdarms S. 409, der Leber S. 413, der Schildknorpel S. 474, des Kehldeckels S. 474, der Schilddrüse S. 480, der Nieren S. 517, des Uterus S. 563, des Euters S. 580, des Aortenbogens S. 614, der Arterien am Vorderfuss S. 626 u. 627 und am Hinterfuss S. 672 u. 673, der Gehirnfurchen S. 786, des Blinzknorpels S. 906, der Muschelknorpel S. 932 u. 933 usw.

Die histologischen Kapitel mit 82 Abbildungen sind schon in der 8. Auflage in Wegfall gekommen. Der Bau der Organe und Gewebe ist nur in grossen Zügen und soweit dies für das anatomische Verständnis notwendig ist, geschildert worden.

Das Kapitel **Osteologie** ist ebenso wie die Tabelle über den Zahnausbruch in der 9. Auflage fast ganz umgearbeitet worden. In der 10. Auflage haben die Abschnitte über die Phalangenbänder und das Siebbeinlabyrinth eine neue Bearbeitung gefunden. In der 11. Auflage fand eine Schilderung der Synovialgruben, der Nahtobliterationen und der Altersveränderungen der Knochen und der Genese des Skeletts und der Zähne neu Aufnahme. In der 13. und 14. Auflage wurden viele vergleichende Knochenabbildungen neu eingefügt und der feinere Bau der Knochen textlich und bildlich berücksichtigt.

In der **Myologie** ist in der 9. Auflage das Kapitel über die Muskeln des Pferdes, um Raum zu gewinnen, zweckentsprechend gekürzt worden, während die Muskeln der anderen Haustiere ausführlicher abgehandelt worden sind, als dies früher geschehen war. In der 10. Auflage sind die Nasenmuskeln der Wiederkäuer und die Fussmuskeln des Schweines und in der 11. Auflage die Muskeln von Schaf, Ziege und Katze und die Genese der Muskulatur beschrieben bzw. neu bearbeitet worden. In der 12. und 13. Auflage sind Kapitel über die Sehnenscheiden von Rind und Hund aufgenommen und durch Abbildungen illustriert worden.

Die **Eingeweidelehre** ist in der 8. und 9. Auflage gekürzt worden; einzelne Kapitel wurden neu bearbeitet, z. B. die Nebenhöhlen der Nasenhöhle beim

Pferde und Rinde. In der 10. Auflage sind die textliche und bildliche Darstellung des Netzes, die Verhältnisse der Muskulatur des Magens und die
anatomischen Verhältnisse des Kehlkopfs abgeändert und erweitert und die
Nebenhöhlen der Nasenhöhle des Schweines und der Fleischfresser
neu bearbeitet worden. In der 11. Auflage wurden die Beschreibungen der Man-
dibulardrüsen (besonders der Sublingualdrüsen), der Lymphknötchen des Darmes,
der lateralen Nasendrüse und der akzessorischen Geschlechtsdrüsen neu bearbeitet.

In der **Gefässlehre** wurde in der 9. Auflage die Lehre von den Arterien der
Wiederkäuer, Fleischfresser und Schweine zum grössten Teile neubearbeitet und
mit neuen Abbildungen ausgestattet. Auf die Anführung der Varietäten musste
der Raumersparnis halber vielfach verzichtet werden. Immerhin haben wir die
Schilderung der wichtigsten Abweichungen auf Grund eines reichhaltigen, von uns
gesammelten, statistischen Materials neu in das Werk aufgenommen und durch
zahlreiche Figuren erläutert. In der 11. Auflage haben wir bei der Schilderung
des Venensystems uns entschlossen, dem Vorschlage von Schmaltz (Berl.
tierärztl. Wochenschr. 1898, S. 193) folgend, die Venen wie die Arterien von den
Stämmen aus zu schildern und mit dem bisherigen Gebrauche der Schilderung
vom Ursprunge nach den Stämmen, also dem Blutstrome entsprechend, zu brechen.
Die Beschreibung der Lymphknoten ist mehr vergleichend als bisher erfolgt.
Ausserdem sind in dieser Auflage die allgemeine vergleichende Besprechung der
Gefässe der Bauch- und Beckenhöhle und die systematische Beschreibung dieser
Gefässe von Rind und Schwein und in der 12. Auflage die Kapitel über die Ge-
fässe am Vorder- und Hinterfusse neu bearbeitet worden. In der 13. Auflage ist
eine durch zahlreiche farbige Abbildungen illustrierte Schilderung der Lymph-
knoten und Lymphgefässe des Rindes aufgenommen worden. In der 14. Auflage haben die Kopf- und Halsarterien der Wiederkäuer eine besondere
Bearbeitung erfahren.

Im Kapitel **Neurologie** hat von der 9. Auflage ab eine vollständig neue
Bearbeitung der Anatomie des zentralen Nervensystems stattgefunden. Dieses
Kapitel ist auf Grund der im Präpariersaal gemachten Erfahrungen und um den
praktischen Bedürfnissen zu entsprechen in einen nur für den Anfänger und
das Studium im Präpariersaal und in einen für die vorgeschritteneren
Studierenden und den ausgebildeten Tierarzt bestimmten, die feineren Verhältnisse
der Zentralorgane darstellenden Abschnitt zerlegt worden. Die Bearbeitung des
letzteren Kapitels hat von der 9. Auflage ab unser verehrter Kollege, Herr Prof.
Dr. Dexler in Prag, übernommen; er hat in den folgenden Auflagen das Kapitel
nicht allein erheblich ergänzt und erweitert, sondern vollständig neu bearbeitet
und mit einer grossen Anzahl neuer Abbildungen versehen. Für die 10. Auflage
sind überdies die Sinus venosi des Gehirns neu bearbeitet worden.

In der Lehre von den **Sinnesorganen** fanden in der 10. Auflage die Ohrmuschel, in der 11. Auflage die Augenlider, die Augengefässe und die Ohrmuskeln
von Rind und Schaf eine m. o. w. neue Bearbeitung. Bei der **Haut** wurde in der
11. Auflage die Genesis der Epidermoidalgebilde neu geschildert. In den Abschnitt
„**Anatomie der Vögel**" sind viele auf das Hausgeflügel bezügliche anatomische
Einzelheiten neu aufgenommen worden; die Verhältnisse der Mundhöhle, des Kehlkopfs usw. der Vögel wurden neu geschildert.

Ausserdem ist in der 12. Auflage das Kapitel: **Exenteration der Bauchhöhlenorgane des Rindes** vollständig neu bearbeitet worden, während in der 10. Auflage ein Kapitel über **Fruchthüllen und Lage des Fetus im Uterus** neu aufgenommen
worden ist. Ferner haben wir uns von der 10. Auflage ab entschlossen, kurze
entwicklungsgeschichtliche Schilderungen der Organe und Organapparate zu
geben, soweit dieselben zum Verständnisse der makroskopisch - anatomischen

Verhältnisse beizutragen geeignet sind. Diese Kapitel wurden in der 11. Auflage erweitert und in der 12. Auflage durch eine Schilderung der ersten Entwicklungsvorgänge ergänzt. In der 13. Auflage wurde die letztere Schilderung, soweit sie sich auf die erste Entwicklung einzelner Organe und Organapparate bezieht, vom allgemeinen Kapitel weggenommen und dementsprechend die Schilderung der Entwicklung der betr. Organe ergänzt. Die in unserem Werke enthaltenen embryologischen Abschnitte sollen den Studierenden nur als ein kurzes Repetitorium der Entwicklungsgeschichte dienen und ihnen im übrigen das schwierige entwicklungsgeschichtliche Studium erleichtern, sie sollen aber nicht das Studium entwicklungsgeschichtlicher Lehrbücher ersetzen.

Die **Anatomie des Menschen** ist erstmalig in der 9. Auflage in den allgemeinen Kapiteln berücksichtigt worden; in den späteren Auflagen wurde sie textlich und bildlich erweitert; so sind in der 12. Auflage und noch mehr in der 13. Auflage eine grosse Anzahl namentlich farbiger Muskel- und Gefässabbildungen vom Menschen aufgenommen worden.

In sämtlichen Kapiteln ist die wichtigere **veterinäranatomische Literatur** der letzten 25 Jahre unter Angabe der Literaturquellen berücksichtigt worden. In der 9.—11. Auflage befanden sich die von uns bei der Bearbeitung des Textes benutzten literarischen Quellen zerstreut im fortlaufenden Text oder wurden in Fussnoten gemacht. Für die 12. Auflage haben wir alle diese Angaben in einem besonderen Literaturverzeichnis zusammengefasst und dies als Anhang dem Werke beigegeben. Um Platz zu sparen, sind in das Verzeichnis ausser den Namen der Autoren nur die Publikationsorte und Publikationszeit usw., aber nicht die Titel der Abhandlungen aufgenommen worden. Letzteres erschien uns nicht notwendig, weil im Text unseres Werkes der Hinweis auf die Literaturangabe in unserem Literaturverzeichnis durch Angabe der Zahl erfolgt, welche die Literaturangabe in dem alphabetischen Verzeichnisse hat. Wir haben in unserem Werke prinzipiell nur solche Literaturangaben gemacht, die wir im Text wirklich benutzt haben. An der betr. Textstelle ist stets auf die zugehörige Literaturangabe verwiesen, so dass der Leser immer die Möglichkeit hat, die Originalarbeit nachlesen zu können. In der 13. Auflage haben wir der besseren Übersicht halber das Literaturverzeichnis alphabetisch geordnet.

Über die von uns angewandte **Nomenklatur** ist folgendes zu bemerken: Bekanntlich besteht seit dem Jahre 1895 eine einheitliche anatomische Nomenklatur für die Anthropotomie. Diese Nomenklatur ist aber für die Veterinäranatomie nicht durchgängig anwendbar und selbstverständlich auch lückenhaft, da in dem Nomenclator anatomicus Basilensis die Benennungen für solche Teile der Tiere fehlen, die beim Menschen nicht vorhanden sind. Es haben deshalb die Veterinäranatomen unter möglichster Anlehnung an die anthropotomische Nomenklatur eine einheitliche veterinäranatomische Nomenklatur geschaffen. Man ist bestrebt gewesen, wenn möglich nur vergleichend anatomisch richtige Ausdrücke zu wählen, die für alle Tiere und den Menschen und für jede Lage und Haltung derselben passen. Damit sind natürlich viele der älteren Bezeichnungen in Wegfall gekommen. Dies hat den Vorteil, dass die Zahl der von den Studierenden zu erlernenden Namen erheblich verringert worden ist, und dass viele alte, unpassende Benennungen ausgemerzt werden konnten. Wir haben die lateinischen Benennungen meist in den Vordergrund gestellt und für jeden anatomischen Teil, wenn irgend angängig, nur einen lateinischen und einen deutschen Namen aufgenommen; bisweilen haben wir allerdings aus bestimmten (meist geschichtlichen) Gründen neben dem neuen auch den alten Namen angeführt. Wenn die veterinäranatomischen Bezeichnungen von den anthropotomischen abweichen, dann haben wir letztere unter Beifügung eines N. (Nomenclator anatomicus Basilensis) in Klammer hinzugefügt, ferner haben wir die wenigen veterinäranatomischen Bezeichnungen, zu deren alleiniger Annahme wir uns nicht entschliessen konnten, den nach unserer Auffassung besseren Benennungen in Klammern mit einem N. V. (Nomenclator anatom. veter.) hinzugefügt. Wenn neben den Bezeichnungen kranial, kaudal, kaudolateral usw. noch deutsche Bezeichnungen (vorn, hinten usw.) in Klammer oder daneben gebraucht worden sind, so ist dies geschehen, um das Verständnis, namentlich für die älteren Leser, denen die modernen Richtungsbezeichnungen noch nicht geläufig sind, zu erleichtern.

In der **14. Auflage** wurde vor allem wieder grosser Wert auf die bildliche Vervollkommnung des Werkes gelegt. Die Zahl der Abbildungen ist von 1078 in der 13. Auflage auf 1163 in der 14. Auflage gestiegen, und zwar wurden im Ganzen 104 Abbildungen neu aufgenommen, von denen 18 zum Ersatz alter Abbildungen dienten und 13 anderen Werken entnommen sind, so dass von den 104 neu aufgenommenen 91 Originalabbildungen von uns sind. Bei der Auswahl der neu aufzunehmenden Abbildungen sind wir bemüht gewesen: 1. in gleicher Weise, wie schon in der 13. Auflage, auch durch die Abbildungen den vergleichenden Gesichtspunkt zum Ausdruck zu bringen, und 2. die anatomischen Verhältnisse nicht allein beim Pferde, sondern auch bei den anderen Haustierarten und dem Menschen in möglichst vollständiger Weise auch bildlich darzustellen. Dem ersteren Zwecke dienen z. B. die Fig. 40—44 (Atlas), 45—49 (Epistropheus), 221—225 (Kniescheibe), 601—605 (Kehldeckel), 671—676 (Nieren), 743—747 (Uteri), 951—958 (Gehirnfurchen), dem letzteren Zwecke z. B. die Figuren: 843—847 (Kopfarterien der Wiederkäuer), 849 (Kopfarterien des Schweines), 896 u. 897 (Beckenarterien des Schweines), 1022 (N. trigeminus des Rindes), 1037—1039 (Plexus lumbosacralis und Nerven der Beckengliedmasse des Rindes), 1040 (Plexus lumbosacralis des Schweines), 67, 619, 699, 795 und 1026 (Abbildungen von Teilen des Menschen).

Die **Reproduktion der Abbildungen** geschah, wie auch schon in den vorhergehenden Auflagen, in der Methode, die am geeignetsten schien; eine für alle Abbildungen gleichgute Methode gibt es nicht, vor allem kann bei sehr vielen Abbildungen die Autotypie noch durchaus nicht den Holzschnitt ersetzen, wie die Abbildungen 843—845 deutlich zeigen. Zur Erhöhung der Deutlichkeit und Übersichtlichkeit der Abbildungen wurde möglichst ausgiebiger Gebrauch von der farbigen Wiedergabe der Abbildungen gemacht.

In gleicher Weise wie der bildliche ist der textliche Teil des Werkes möglichst vervollständigt und vervollkommnet worden und zwar dadurch, dass wir die bis Ende des Jahres 1912 erschienene veterinäranatomische Literatur verarbeitet und viele diesbezügl. neue Literaturangaben aufgenommen haben, ferner dadurch, dass alle Kapitel erneut durchgesehen und durchgearbeitet, z. T. auch mehr oder weniger neubearbeitet wurden, so dass wir hoffen können, auch die neue Auflage unseres Werkes textlich und bildlich den Fortschritten der Wissenschaft angepasst und auf der Höhe erhalten zu haben. Trotzdem ist keine Vermehrung der Seitenzahl des Werkes, im Gegenteil eine Verminderung um 23 Seiten eingetreten; es ist dies dadurch ermöglicht worden, dass das ganze Werk nochmals auf Kürzung des Textes ohne Schmälerung des Inhaltes durchgesehen und ausserdem ein etwas grösseres Format gewählt wurde. Eine noch weitergehende Kürzung des Textes dürfte nun allerdings ohne Schädigung des Inhaltes nicht mehr möglich sein.

Die rasche Folge der Auflagen unseres Werkes hat uns schon früher und so vor allem auch jetzt wieder bei der vorliegenden 14. Auflage veranlasst, die Zahl der Auflage bedeutend zu erhöhen.

Über die **Schreibweise und Deklination der dem Griechischen und Lateinischen entnommenen Worte,** die z. T. m. o. w. ins Deutsche übernommen oder verdeutscht (z. B. mit deutschen Endsilben versehen) worden sind, herrscht bis heute keine bestimmte Regel, und wir kennen kein wissenschaftliches Werk, das die Schreibweise solcher Worte nach bestimmten Regeln durchgeführt hätte. Die meisten Autoren haben sich offenbar m. o. w. vom Gefühl leiten lassen. Wir haben in der vorliegenden Auflage die Schreibweise und Deklination solcher Worte nach folgenden Grundsätzen durchgeführt: 1. Die dem Griechischen und Lateinischen entnommenen und unverändert beibehaltenen Worte werden in der lateinischen Schreibweise (z. B. c statt z oder k) geschrieben. Diese Schreibweise haben wir der deutschen (z. B. Skapula, Azetabulum) vorgezogen, weil es sich bei unserem Buche um ein rein wissenschaftliches Werk handelt. Wir haben die lateinische Schreibweise (c statt z oder k) auch dann angewendet, wenn das Wort zwar anscheinend verdeutscht, die lateinische Form aber ohne weiteres durch Ergänzung zu erkennen ist (z. B. das Occipitale, zu ergänzen ist Os; die Compacta, zu ergänzen Substantia; Colon, Jejunum, Caecum usw., zu ergänzen Intestinum). Hingegen sind die Worte, bei denen die Verdeutschung klar zum Ausdruck kommt, auch deutsch geschrieben. Folgende Beispiele mögen das Prinzip erläutern: Os occipitale — in okzipitaler Richtung, Scrotum — Skrotalhaut, Längslage des Colon — Kolonlage, Caecum — Zäkumspitze, Fascia superf. — die oberflächliche Faszie, viscera — Viszeralfläche, Canalis centralis — Zentralkanal. Nur ganz ausnahmsweise sind wir davon abgewichen, z. B. bei Cyklostomen. Was die Deklination anbetrifft, so werden in unserem Buche die Worte, die lateinisch geschrieben sind, nicht dekliniert, also: des Tuberculum, des Caecum, des Colon usw.; die verdeutschten Worte werden dekliniert. Ebenso wird in den lateinischen Worten ae und oe, in den verdeutschten dagegen ä und ö gesetzt, z. B. Praeputium — Präputialöffnung, Coelom — Zölomepithel, Peritonaeum — Peritonäalhöhle.

Der vorstehend geschilderte Ausbau unseres Werkes ist uns nur möglich gewesen durch das grosse, liberale, opferbereite Entgegenkommen unseres Herrn Verlegers; er ist stets auf alle unsere Wünsche in bereitwilliger, verständnisvoller und grosszügiger Weise eingegangen, er hat vor allem in der vorliegenden 14. Auflage ein neues, feinsatiniertes, sehr geeignetes Papier gewählt, wodurch es möglich geworden ist, den Druck der Abbildungen so vollkommen zu gestalten, dass ihre Wirkung gegenüber den früheren Auflagen noch wesentlich erhöht worden ist und nunmehr selbst den höchsten Anforderungen gerecht wird; die durch alle diese Umstände entstehenden bedeutenden Mehrkosten hat der Herr Verleger nicht gescheut, nur um das Werk in jeder Beziehung so vollkommen wie möglich zu gestalten; es ist uns infolgedessen ein Bedürfnis, ihm auch an dieser Stelle unseren aufrichtigen und verbindlichsten Dank auszusprechen. Unser Dank gilt auch den Herren Kollegen Prof. Dr. Zietzschmann in Zürich und Prof. Dr. Lundgren in Stockholm, die uns in verschiedener Richtung Winke für die Bearbeitung der neuen Auflage und für Richtigstellung fehlerhafter Angaben gegeben haben; er gilt ferner Herrn Dr. Bauch und Herrn Privatdozenten Dr. Trautmann, die uns beim Lesen der Korrekturen unterstützt haben.

Dresden, im Oktober 1914.

Ellenberger. Baum.

Inhaltsverzeichnis.

Einleitung.

Die **Naturwissenschaften** teilt man, je nachdem sie sich mit belebten oder unbelebten Naturkörpern beschäftigen, in biologische und abiologische Wissenschaften ein. Die ersteren zerfallen in die morphologischen und physiologischen Wissenschaften. Die Morphologie betrachtet die Lebewesen in bezug auf Bau, Gestalt und Formengesetze, während die Physiologie die in den Lebewesen ablaufenden Lebensvorgänge studiert. Zu den morphologischen Wissenschaften gehört die **Anatomie** (ἀνατέμνω, ich zerschneide). Sie hat die Aufgabe, unter kunstgerechtem Zerlegen der Lebewesen deren Bau und innere Einrichtung, sowie die näheren Verhältnisse ihrer Teile kennen zu lernen. Je nach dem wissenschaftlichen Objekt spricht man von Pflanzenanatomie (Phytotomie) und Tieranatomie (Zootomie). Die **Tieranatomie** kann sich nur auf eine oder auf mehrere Tierarten oder auf das ganze Tierreich erstrecken. Die Menschenanatomie (Anthropotomie) hat den Menschen, die Veterinäranatomie die Haustiere zum Objekt der Forschung. Letztere beschäftigt sich entweder mit einer Haustierart (Hippotomie, Kynotomie usw.) oder bespricht alle Haustierarten vergleichend (vergleichende Veterinäranatomie). Die vergleichende Anatomie vergleicht den anatomischen Bau aller Tierarten. Bei jeder dieser Disziplinen muss man die makroskopische von der mikroskopischen Anatomie unterscheiden; die erstere beschreibt nur die mit unbewaffnetem Auge wahrnehmbaren Teile, während die letztere das Mikroskop als Forschungsmittel zu Hilfe nimmt.

Der Tierkörper besteht aus räumlich begrenzten Teilstücken von charakteristischem Aufbau und bestimmten Leistungen, den Organen; diese haben eine gewisse Teilarbeit (Einzelfunktion) für den Organismus zu leisten. Aus den Einzelfunktionen gewisser zueinander gehöriger Organe (z. B. der Speichel- und Gallensekretion, der Magen- und Darmverdauung) ergeben sich die Hauptfunktionen (Verdauung, Exkretion, Fortpflanzung, Atmung, Zirkulation usw.) des Körpers. Indem sich die Organe behufs Erledigung dieser gruppenweise miteinander verbinden, entstehen die Organapparate oder Organsysteme, deren Organe jedoch sehr verschieden nach Form, histologischem Bau usw. sein können. Betrachtet die Anatomie jedes einzelne Organ für sich nach Form, Grösse, Lage, Bau, Farbe, Verbindung usw., dann heisst sie **systematische** oder **deskriptive Anatomie.** Beschreibt die Anatomie aber die verschiedenen Organe einzelner Körpergegenden nach ihrer Lage zueinander im gegebenen Raum, so heisst sie **topographische Anatomie;** wird hierbei zugleich Rücksicht auf die in den verschiedenen Gegenden vorkommenden chirurgischen Krankheiten und Operationen genommen, so wird sie zur **chirurgischen (angewandten) Anatomie.** Das vorliegende Lehrbuch befasst sich vorwiegend mit der systematischen Anatomie.

Die **systematische Anatomie** zerfällt in 1. die Osteologie, Knochenlehre, mit Einschluss der Syndesmologie (Bänderlehre), Chondrologie (Knorpellehre) und Arthrologie, Gelenklehre, 2. die Myologie, Muskellehre, 3. die Splanchnologie, Eingeweidelehre, 4. die Angiologie, Gefässlehre, 5. die Neurologie, Nervenlehre, und 6. die Lehre von den Sinnesorganen und der äusseren Haut.

Erklärung einiger anatomischer Kunstausdrücke. An den Wirbeltieren unterscheidet man eine Rücken- und eine Bauchfläche, *Superficies dorsalis et ventralis*, ein Schädel- oder Kopf- und ein After- oder Schwanzende, *Extremitas craniatis* (s. *oralis* s. *nasalis*) *et caudalis* (s. *analis*). Danach bezeichnet man die Richtung gegen die Rückenfläche als dorsal, rückenseitig, rückenwärts, die gegen die Bauchfläche als ventral, bauchseitig, die nach vorn als kranial, kopfseitig, und die nach hinten als kaudal, schwanzseitig, oder anal, afterseitig. Am Kopfe spricht man von apikal, oral, nasal (mund-, nasenseitig) und von aboral (halsseitig) gelegenen Teilen. Die Richtung gegen die Medianebene (S. 8) bezeichnet man als medianwärts, medial, innenseitig, und die entgegengesetzte Richtung als lateral, aussenseitig. Was in der Mittelebene (Medianebene) (S. 8) liegt, wird als median liegend bezeichnet. Die Ausdrücke aussen und innen beziehen sich nur auf Hohlorgane oder auf die Organstruktur. Alle Ebenen, die parallel zur Medianebene gelegt werden, nennt man Sagittalebenen und spricht danach von sagittaler Richtung u. dgl. Die senkrecht zur Medianebene gelegten Ebenen, die den Körper in hintereinander liegende Abschnitte (Metameren, Segmente) zerlegen, heissen Segmental- oder Transversalebenen. Ebenen, die parallel zum Rücken des Tieres gelegt werden und dieses in dorsale und ventrale Abschnitte teilen, heissen Horizontalebenen. Bei der Schilderung der freien Rumpfanhänge werden die Bezeichnungen proximal (nahe, naheständig, ursprungsständig) und distal (fern, endständig) gebraucht.

Danach spricht man z. B. von einem proximalen (Nahe-) und einem distalen (Fern-) Ende der Gliedmassenknochen. Diese Ausdrücke können aber auch bei der Beschreibung anderer Teile in bezug auf deren Anfang, z. B. beim Darmkanal in bezug auf den Mund (mundnahe, mundfern), beim Schwanz in bezug auf den Schwanzansatz (rumpfnahe, rumpffern), bei der Ohrmuschel, dem Penis usw. benutzt werden.

An Hand und Fuss unterscheidet man eine Rückenfläche, *Dorsum manus et pedis*, und die Hohlhand- resp. Fussohlenfläche, *Vola manus* und *Planta pedis*. Danach werden die Ausdrücke volar (hohlhandwärts), plantar (fussohlenwärts) und dorsal (handrücken-, fussrückenwärts) gebildet. Dorsal bedeutet also an den Gliedmassen etwas anderes als am Rumpfe. Die Ausdrücke sind aber nicht zu vermeiden, weil die Richtung der Füsse nach der Tierart verschieden ist.

Man kann die Ausdrücke plantar, volar und dorsal auch auf den Unterarm und den Unterschenkel ausdehnen. Bei den Muskeln kann man von einer hautseitigen Ober- und der hautabseitigen Unterfläche sprechen.

Bei der anatomischen Beschreibung muss man die Ausdrücke vorn und hinten, oben und unten wegen der Verschiedenheit der Lage und Stellung der Körperteile bei verschiedenen Tierarten möglichst vermeiden und zur Vermeidung von Missverständnissen durch Ausdrücke wie kopfseitig, schwanzseitig, mundwärts, mundabwärts, ulnar, radial, tibial, fibular, vertikal, horizontal, oberflächlich, tief, schulterwärts, zehenwärts, fusswärts, karpalwärts, scheitelwärts, beckenwärts, Beugeseite, Streckseite u. a. ersetzen.

Allgemeines über den feineren Bau des Tierkörpers. Der morphologische und physiologische Elementarteil des tierischen Organismus ist die **Zelle** (Th. Schwann, Schleiden). Jedes Tier entwickelt sich aus der Eizelle. Diese vermehrt sich und produziert die Furchungszellen, die sich bald zu den 3 Keimblättern ordnen. In diesen aus indifferenten Zellen bestehenden Gebilden tritt bald eine morphologische und funktionelle Differenzierung ein. Dadurch bilden sich Gruppen von Zellen, die gestaltliche, bauliche, chemische und physikalische Eigentümlichkeiten annehmen, sich zu bestimmten, typischen Formationen ordnen und charakteristische extrazelluläre Substanzen liefern. So entstehen die **Gewebe**. Jedes fertige Gewebe besteht mithin aus **Zellen** und Zellabkömmlingen, den **Extrazellularsubstanzen**.

Die **tierische Zelle** ist ein abgegrenztes, meist mikroskopisch kleines Klümpchen lebender, weicher, organisierter, chemisch aus Wasser, Mineralsalzen, Eiweisskörpern, Kohlehydraten und Fetten zusammengesetzter Substanz (Protoplasma), das entweder von einer Membran umschlossen oder hüllenlos ist. An diesem Gebilde unterscheidet man den weichen Zelleib, den von ihm chemisch und optisch verschiedenen, nukleïnhaltigen Kern und das meist doppelte Zentralkörperchen (Diplosoma). Zelleib und -kern bestehen aus Fäden, der Filarmasse, und einer Zwischensubstanz, der Interfilarmasse, in der sich Körnchen, Granula, befinden. In den Zellen laufen die Vorgänge des Lebens ab; demgemäss lassen sie auch die Erscheinungen

des Lebens, nämlich der Bewegung und Empfindung, des Stoffwechsels und der Fortpflanzung, erkennen. Die Fortpflanzung erfolgt auf dem Wege der Teilung. Diese geht
stets vom Kern und dem Zentralkörperchen aus. Der nach Lage, Grösse und Struktur je nach
der Zellart verschiedene Kern, *Nucleus,* enthält ausser kleinen Granula ein oder mehrere meist
kugelige Kernkörperchen, *Nucleolus.* Die Zellen sind je nach den Geweben, denen sie angehören, verschieden in bezug auf Grösse, Gestalt, Struktur und chemischen Aufbau.

Die extrazellulären Substanzen der Gewebe haben die Zellen miteinander zu verbinden und das feste Gefüge der Gewebe herzustellen, insoweit dies nicht durch Zellfortsätze
(Interzellularbrücken u. dgl.) geschieht. Sie liegen zwischen den Zellen als Interzellularsubstanzen
oder auf oder unter Zellagen als besondere, zarte, strukturlose Häutchen (Cuticulae, Basalmem-
branen). Die Interzellularsubstanz findet sich entweder in ganz geringen Mengen als Kitt-
substanz oder in so grosser Menge vor, dass sie als Hauptmasse der Gewebe deren Grundsubstanz bildet; diese tritt als geformte (faserige) und als ungeformte (flüssige oder gallert-
artige, zuweilen verkalkte) Masse auf.

Die **Gewebe** teilt man in Epithel-, Grundsubstanz-, Muskel- und Nervengewebe
ein; dazu kommen noch tierische Flüssigkeiten mit charakteristischen Zellen.

1. Das **Epithelgewebe** besteht aus eigenartigen Zellen und einem sie verbindenden
Kitt. Es versieht die Oberfläche des Körpers mit einer Zelldecke, der Epidermis, und
kleidet dessen Höhlen, Kanäle und Drüsen mit feinen Zellhäutchen, den Epithelien,
aus. Die Epithelien werden eingeteilt in Deckepithelien, Epithelien der Binnen-
räume (Endothelien), Drüsenepithelien und Neuroepithelien. Die Epithelzellen
sind sehr verschieden gestaltet. Danach unterscheidet man Platten-, Würfel-, Zy-
linder- und Flimmerepithel. Sie liegen entweder in einer Lage nebeneinander,
ungeschichtetes Epithel, oder sie liegen auch übereinander, geschichtetes Epithel.

Ueber die Bezeichnung des letzteren entscheidet die Form der oberflächlichen Zellen:
danach spricht man von 2 schichtigem, mehr- (3—4) schichtigem und vielschichtigem Platten-,
Zylinder-, Flimmer- und gemischtem Epithel. Ausser den genannten Epithelarten unterscheidet
man noch 2 und mehrzeiliges (2 reihiges) Epithel, wobei die Kerne in 2 oder mehreren Reihen
übereinander liegen, und die Zellen sämtlich die Basalmembran erreichen. Besondere epitheliale
Bildungen sind die Schmelz- und Linsensubstanz, Haare, Hufe, Nägel, Klauen.

2. Die **Grundsubstanzgewebe** sind dadurch gekennzeichnet, dass in ihnen die
Interzellularsubstanz als Grundsubstanz gegenüber den Zellen überwiegt. Hierher
rechnet man das Binde-, Knorpel-, Knochen- und Zahnbeingewebe.

Das **Bindegewebe** besteht aus biegsamen und dehnbaren Fasern, verschiedenartigen
Zellen und einer flüssigen, interfibrillären und interzellulären Substanz. Die Fasern
treten als kollagene Bindegewebsfibrillen (-Fasern) oder als elastische Fasern, die
Zellen als echte Bindegewebs-, leukozytäre, Fett- oder Pigmentzellen auf. Je nach
dem gegenseitigen Verhältnis der Baumittel unterscheidet man *α)* fibrilläres Bindegewebe mit Vorwiegen der in Bündeln auftretenden Bindegewebsfibrillen, *β)* Gallert-
(Schleim-)gewebe mit Vorwiegen einer halbflüssigen, gallertartigen Grundsubstanz und
Zurücktreten der Fasern und Zellen, *γ)* zytoblastisches (lymphadenoides, lympha-
tisches) Gewebe mit Vorwiegen der leukozytären Zellen; es besteht aus einem zartfaserigen Bindegewebsnetz, dem retikulierten Bindegewebe, und zahlreichen die
Maschen füllenden und die Fasern verdeckenden Lymphzellen, *δ)* elastisches Gewebe
mit Vorwiegen der elastischen Fasern, *ε)* Pigmentgewebe mit Vorwiegen der Pigmentzellen, *ζ)* Fettgewebe mit Vorwiegen der Fettzellen, die aus je einem Fettropfen und
einer diesen umschliessenden Membran bestehen, der innen ein wenig Protoplasma und
ein ganz platter Kern anliegen.

Das fibrilläre Bindegewebe tritt in Form des ungeformten (lockeren), des geformten und
des areolären Bindegewebes auf. Im lockeren Bindegewebe bilden die aus Bindegewebsfibrillen-
bündeln bestehenden, auch elastische Fasern enthaltenden Faserbälkchen ein lockermaschiges Gewebe.
Im geformten Bindegewebe sind die Fasern filzartig oder strohmattenartig zu einer festen Masse ver-
flochten, oder ihre Bündel liegen parallel und ganz dicht aneinander (Sehnengewebe). Im areolären
Bindegewebe formieren platte Bindegewebsbälkchen oder flächenhafte Netze mit weiten Maschen.

1*

Das **Knorpelgewebe** besteht aus einer fibrillären, biegsamen, schneidbaren, beim Kochen Chondrin (Knorpelleim) gebenden Grundsubstanz und den von einer Kapsel umgebenen Knorpelzellen. Nach dem Verhalten der Grundsubstanz unterscheidet man *a*) hyalines Knorpelgewebe mit scheinbar homogener Grundsubstanz, *β*) Bindegewebs- (Faser-) knorpel mit kollagenen Faserbündeln und *γ*) elastischen (Netz-) Knorpel mit Netzen elastischer Fasern in der Grundsubstanz. Das **Knochengewebe** zerfällt in das fein- und das nur bei Feten vorkommende grobfaserige; ersteres besteht aus einer verkalkten Grundsubstanz, die dünne, dicht gelagerte, aus sehr feinen, parallelen Fibrillenbündeln aufgebaute Blättchen, Knochenlamellen enthält; zwischen den Lamellen befinden sich in der Grundsubstanz in mandelförmigen, mit hohlen Fortsätzen (Primitivkanälchen) versehenen Lücken (Knochenhöhlen) die platten Knochenzellen. Im grobfaserigen Knochengewebe bilden gröbere Fibrillenbündel Geflechte, in denen die Knochenzellen in Höhlen liegen. Das **Zahnbein-, Dentingewebe,** besteht aus verkalkter Grundsubstanz, in der sich feine, von der Zahnhöhle gegen die Zahnoberfläche gerichtete Kanälchen, die Zahnkanälchen, befinden, die je einen Fortsatz (Zahnfaser) von Zellen (Odontoblasten) enthalten, die einschichtig die Zahnpapille bedecken.

3. Das **Muskelgewebe** besteht aus den kontraktilen Muskelzellen. Man unterscheidet a) glattes, unwillkürliches Muskelgewebe (Eingeweidemuskelgewebe), b) quergestreiftes, willkürliches Muskelgewebe (Skelettmuskelgewebe) und c) Herzmuskelgewebe. Diese Gewebe bauen sich aus den glatten Muskelzellen, den quergestreiften Skelett- und Herzmuskelfasern auf.

a) Die glatte Muskelzelle ist eine lange, mikroskopisch kleine, membranlose, an beiden Enden spitz ausgezogene, spindelförmige Zelle mit stäbchenförmigem, zuweilen geschlängelten Kerne. *β*) Die quergestreifte Skelettmuskelfaser ist eine an den Enden abgestutzte, zylindrische, in der Regel 1—5 cm lange Faser, die eine Riesenzelle mit einer Membran (Sarkolemm), wandständigen Kernen und einem quergestreift erscheinenden Zelleib darstellt. *γ*) Die Herzmuskelfaser ist membranlos, besitzt ovale, axial gelegene Kerne, einen quergestreiften Leib, teilt sich oft und verbindet sich dann kurzstig mit den Nachbarfasern.

4. Das **Nervengewebe** besteht aus den durch den Besitz eigenartiger Fortsätze gekennzeichneten, verschieden grossen und verschieden gestalteten, grosskernigen Nervenzellen und aus Nervenfasern, den Fortsätzen der Nervenzellen.

Die Nervenzellen (Ganglienzellen) besitzen 3 Arten von Fortsätzen, die Neuraxonen, Neuropodien und Dendriten (Protoplasmafortsätze). Die Neuraxonen (Nervenfaserfortsätze) werden zum Achsenzylinder der Nervenfasern. In den Nerven ist der Achsenzylinder der Nervenfasern von Schutzhüllen umgeben, und zwar liegen um ihn bei den doppelt konturierten Nervenfasern die Markscheide und das bindegewebige Neurilemm (Schwann'sche Scheide und ev. noch die Henle'sche Fibrillenscheide). Am Endabschnitt der doppelt konturierten Nervenfasern fehlt bei Fortbestehen des Neurilemms die Markscheide (einfach konturierte Nervenfasern); im N. olfactorius sind die nackten Achsenzylinder zu kleinen Bündeln, den grauen Nervenfasern, vereint. Die sympathischen Nervenfasern sind graue, marklose Fasern mit Neurilemm. Die Nervenfasern der Zentralorgane besitzen keine bindegewebige Hülle.

5. Von den Flüssigkeiten mit charakteristischen Zellen besteht das **Blut** aus dem farblosen Blutplasma, roten und farblosen Blutkörperchen, die **Lymphe** aus dem Lymphplasma und Leukozyten und der **Chylus** aus dem Chylusplasma, wenig Leukozyten und zahlreichen Fettkügelchen.

Die weissen farblosen Blutkörperchen oder Leukozyten sind granulierte, membranlose, im Ruhezustand kugelige, mit einem verschieden gestalteten Kern und Amöboidbewegung ausgestattete, verschieden grosse Zellen, deren Granula verschiedene Affinitäten aufweisen. Die roten Blutkörperchen oder Erythrozyten sind bei den Haussäugetieren bikonkave oder glockenförmige, weiche, kernlose, biegsame und elastische, gelbliche Scheiben mit gerundeten Rändern.

Die aus Geweben aufgebauten **Organe** bestehen aus einem Gefässe und Nerven enthaltenden Stützgerüst und dem Parenchym. Das Stützgerüst zerfällt in die Organkapsel und das Interstitialgewebe; es besteht aus Bindegewebe und elastischen Fasern und enthält zuweilen Muskel- und Fettgewebe. Die Kapsel überzieht die Organe und steht mit dem Interstitialgewebe in Verbindung. Dieses besteht meist aus Zügen, die sich teilen und miteinander verbinden. Das Parenchym füllt die Lücken und Maschen des interstitiellen Gerüstwerkes aus und besteht aus einem zarten, meist netzartigen Stützgerüst (dem intraparenchymatösen, retikulierten Bindegewebe), Kapillarnetzen, Nervenenden und den charakteristischen Parenchymzellen. In den Bindegewebsorganen (Bindegewebshäuten) wird das Parenchym durch Bindegewebe vertreten.

Bindegewebshäute sind die fibrösen und serösen Häute und die Schleimhäute, die allgemeine Decke und noch eine Anzahl besonderer Häute.

a) Die fibrösen Häute, *Tunicae fibrosae*, stellen weissliche, glänzende, an Gefässen und Nerven arme, gewöhnlich aus parallelfaserigem Bindegewebe aufgebaute Bindegewebshäute ohne Epithelbelag dar.

b) Die serösen Häute, *Tunicae serosae*, sind dünne, an der Oberfläche mit einer serösen Flüssigkeit bedeckte Häute, die aus einem äusserst dünnen, von einschichtigem Plattenepithel (Endothel) gebildeten Zellhäutchen als Oberschicht, einer dünnen, bindegewebigen Eigenschicht, *Lamina propria*, und einer lockeren, die Eigenschicht an die Umgebung befestigenden, gefäss- und nervenhaltigen, zuweilen fehlenden Unterschicht, *Lamina subserosa*, bestehen.

c) Die Schleimhäute, *Tunicae mucosae*, bilden die innerste Wandschicht der mit der Aussenwelt in Verbindung stehenden Hohlorgane. Sie besitzen eine feuchte, schlüpfrige Oberfläche und bestehen aus: α) dem Oberhäutchen, *Lamina epithelialis*, β) der bindegewebigen, meist drüsenhaltigen Eigenschicht, *Lamina propria*, γ) der Muskelschicht, *Lamina muscularis*, die aus glatter Muskulatur aufgebaut ist und oft fehlt, δ) der Unterschicht, *Lamina submucosa*, einer lockermaschigen, gefäss- und nervenreichen, oft drüsenhaltigen Bindegewebsschicht, welche die Schleimhäute an die unterliegenden Teile befestigt. Man unterscheidet: 1. Kutane Schleimhäute, feste, derbe Häute, die durch einen Papillarkörper und ein geschichtetes, oft ein Stratum corneum besitzendes Plattenepithel ausgezeichnet sind. 2. Echte oder Drüsenschleimhäute. Sie besitzen auf ihrer Oberfläche ein Schleim produzierendes Zylinder- oder Flimmerepithel und in der Propria mucosae, zuweilen auch noch in der Submucosa, Drüsen. 3. Uebergangsschleimhäute, die mit einem gemischten Epithel bedeckt, drüsenhaltig oder drüsenfrei sind und keine Pars papillaris besitzen.

d) Die allgemeine Decke, äussere Haut, unterscheidet sich von den kutanen Schleimhäuten dadurch, dass Schweiss- und Talgdrüsen und Haare in ihr vorkommen.

e) Ausser den vorerwähnten Bindegewebshäuten gibt es noch elastische, Muskel-, Zell-, Nerven-, Gefäss-, Pigment- und strukturlose (Glas-) Häute.

Unter **Drüsen** versteht man epitheliale Gebilde, die ein Absonderungsprodukt liefern. Vereinzelte sezernierende Zellen im Deckepithel (z. B. die Becherzellen) werden als einzellige Drüsen bezeichnet. Sitzen mehrere solcher Zellen nebeneinander im Deckepithel, dann spricht man von intraepithelialen Drüsen. Die anderen, vom Deckepithel entfernt liegenden, aber meist mit ihm in Verbindung stehenden Drüsen sind die eigentlichen Drüsen; sie bestehen meist aus Hohlräumen (Drüsenend- oder -hauptstücken) verschiedenster Form, die mit Epithel ausgekleidet oder angefüllt und offen oder — selten — geschlossen sind. Im ersteren Falle sind sie meist mit besonderen Gängen, den Ausführungsgängen, versehen. Nach der Gestalt der Drüsenendstücke teilt man die Drüsen, je nachdem die Hohlräume bläschen- oder schlauchartig sind oder Schläuche mit bläschen- oder muldenartigen Ausbuchtungen darstellen, in azinöse s. alveoläre, tubulöse, alveolotubulöse und tubuloalveoläre Drüsen ein. Die Ausführungsgänge der Drüsen stellen entweder unverästelte oder verästelte Röhren dar; hiernach unterscheidet man einfache (Einzel-) und zusammengesetzte Drüsen. Bei den letzteren bedingt die Verästelung der Ausführungsgänge einen lappigen Bau, die ersteren werden zu verästelten Einzeldrüsen, wenn die Endstücke sich verzweigen. Liegen die Drüsen in der Wand der Hohlorgane, in die sie münden, dann nennt man sie Wanddrüsen, während sie im anderen Falle Anhangsdrüsen heissen. Die Wand der Drüsenendstücke wird zuweilen nur von den Drüsenepithelien gebildet; in der Regel ist aber eine strukturlose, zarte Membrana propria (Glandilemma) vorhanden, der innen die aufeinanderliegenden Drüsenzellen aufsitzen, zwischen denen sich bei vielen Drüsen die Sekretkapillaren finden, die in das Lumen der Drüsenendstücke führen. Der Wand der Tubuli und Alveoli liegen stets Blutkapillaren, Lymphgefässe und Nerven an.

Einteilung des Tierkörpers (Fig. 1). Nach den äusseren Verhältnissen zerfällt der Tierkörper in den Kopf, den Rumpf und die Gliedmassen.

Am **Kopf,** *Caput,* unterscheidet man den Schädelteil und den Gesichtsteil.

Der Schädelteil (Gehirnschädel), *Cranium,* zerfällt in folgende Regionen: 1. Die Stirn, *Frons* (Stirngegend, *Regio frontalis*) mit der *Regio supraorbitalis* (Augenbogengegend). 2. Den Scheitel, *Vertex* (Scheitelgegend, *Regio parietalis*). 3. Das Hinterhaupt, *Occiput*, (Hinterhauptsgegend, *Regio occipitalis*). 4. Die Schläfe, Schläfengegend, *Regio temporalis*, mit der Ohrgegend, *Regio auricularis*, der Unterschläfengegend, *Regio sub-* s. *infratemporalis*, und der Augen- und Schläfengrube, *Fossa ocularis et temporalis*. 5. Die Schädelbasis.

Der Gesichtsteil (Gesichtsschädel), *Facies*, zerfällt in folgende Gegenden: 1. Die Nasengegend, *Regio nasalis*, mit dem Nasenrücken, *Dorsum nasi*, der Nasenspitze (Flotzmaul des Rindes, Schnauze der Fleischfresser, Rüssel der Schweine), *Apex*

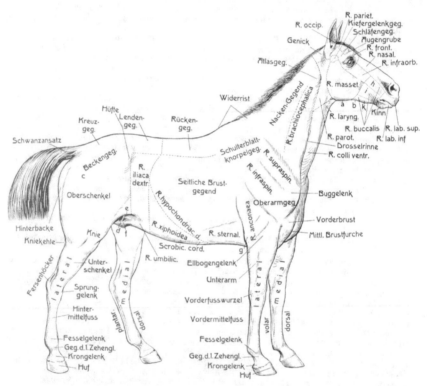

Figur 1. Gegenden des Pferdekörpers: a Unterzungenbeingegend, b Unterkiefergegend des Kehlgangs, c Hüftgelenksgegend, d Regio hypogastrica bzw. inguinalis dextra, e Kniefalte, f Schamteile, g Ellbogenhöcker, h Oberkiefer-, i Backzahn- und k Unterkiefergegend der Backengegend.

nasi, der Nasenlochgegend, *Regio narium*, und den Nasenseitengegenden, *Regiones laterales nasi*. 2. Die Unteraugenhöhlengegend, *Regio infraorbitalis*. 3. Die Augengegend, *Regio ophthalmica*. 4. Die Lippen-(Mund-)gegend, *Regio labialis* s. *oralis*, mit der Ober- und Unterlippengegend; letztere setzt sich in die Kinngegend, *Regio mentalis*, fort, die beim Rinde eine Kinnfurche, bei der Ziege oft einen Bart, *Barba*, erkennen lässt. 5. Die Backe, *Bucca*, oder Backengegend, *Regio buccalis*, zerfällt wieder in die *Subregio mandibularis* (Fig. 1 k), *molaris* (Fig. 1 i) und *maxillaris* (Fig. 1 h). 6. Die Ganaschen- oder Wangengegend, *Regio masseterica*, mit dem Kiefergelenk.

7. Die Gegend des Kehlgangs, *Regio submentalis.* Sie zerfällt in die Unterkiefergegend, *Regio submandibularis* (Fig. 1 b), und die Unterzungenbeingegend, *Regio subhyoidea* (Fig. 1 a).

An der Grenze zwischen Kopf und Hals findet man: 1. Die Genickgegend, *Regio nuchalis,* zwischen Kopf und Atlas. 2. Die Gegend der Ohrspeicheldrüse, *Regio parotidea,* mit der Kehlkopfsgegend, *Regio laryngea,* Schlundkopfsgegend, *Regio pharyngea,* und der Gegend der Schilddrüse, *Regio thyreoidea.*

Von diesen Gegenden liegen an der **dorsalen Kopffläche,** dem Kopfdach: der Nasenrücken, die Stirn-, Scheitel- und Hinterhauptsgegend, am **oronasalen Ende,** der *Regio nasolabialis:* die Nasenspitze, die Nasenlochgegend und die Lippengegend; an der **ventralen (Kehl-) Fläche:** die . Kinn-, Unterkiefer- und Unterzungenbeingegend, an den **Seitenflächen:** die Ohr-, Schläfen-, Augen-, Unteraugen-, seitliche Nasen-, Wangen- und Backengegend und **halsseitig:** die Genick- und Parotisgegend, die Kehlkopfs- und Schilddrüsengegend.

Am **Halse,** *Collum,* unterscheidet man:

1. Die Nackengegend, *Regio cervicalis,* mit dem Kamm, *Margo cervicis dorsalis,* und den Nackenseitengegenden, *Regio cervicalis lateralis dextra et sinistra.* 2. Die Kopfnickergegend, *Regio brachiocephalica.* 3. Die Drosselrinnengegend. *Regio jugularis.* 4. Die Vorderhals-(Kehl-)gegend, Kehle, *Regio colli ventralis,* mit der *Regio laryngea* (s. oben), *thyreoidea* und *trachealis.* Der Uebergang vom Hals zum Rumpfe wird dorsal wohl als *Regio suprascapularis,* und ventral als *Fovea* s. *Regio supraclavicularis* (Drosselgrube) bezeichnet.

Der **Rumpf,** *Truncus,* zerfällt in Brust, Bauch und Becken. Die **Brust,** *Thorax,* teilt man in: 1. Die dorsale Brustgegend mit dem Widerrist, *Regio dorsoscapularis,* und dem Rücken, *Regio dorsalis.* 2. Die Seitenbrustgegenden, *Regiones thoracis laterales,* mit der Schulterarmgegend, *Regio omobrachialis,* und der Rippengegend, *Regio costalis.* Am Uebergang zwischen Schulter und Oberarm findet sich die Bugspitze oder Achselhöhle, Buggelenksgegend, *Regio axillaris.* 3. Die ventrale Brustgegend. An ihrem kranialen Teile, der Vorderbrust, *Regio praesternalis,* finden sich die mittlere und die seitlichen Brustfurchen, und die Brustbeinspitze, das *Manubrium sterni.* Kaudal von der Vorderbrust liegt die Unterbrust, die Brustbeingegend. *Regio sternalis.* Am **Bauche,** *Abdomen,* unterscheidet man: 1. Die vom Zwerchfell bis zu einer durch die letzte Rippe gelegten Querebene reichende vordere (kraniale) Bauchgegend, *Regio epigastrica,* mit der mittleren, zwischen den beiderseitigen Rippenbögen gelegenen Schaufelknorpelgegend, *Regio xyphoidea (Scrobiculus cordis hom.),* und den seitlichen Rippenweichen, *Regio hypochondriaca dextra et sinistra.* 2. Die von der vorigen bis zu einer durch den Hüfthöcker gelegten Querebene reichende mittlere Bauchgegend, *Regio mesogastrica,* mit den seitlichen Flankengegenden, *Regio iliaca dextra et sinistra,* und der mittleren Nabelgegend, *Regio umbilicalis.* Die dorsale Partie jeder Flankengegend heisst Hungergrube, *Fossa paralumbalis,* und der medial von der Kniefalte gelegene Teil Flankenweiche. Die Hungergruben stossen dorsal an die Lendengegend, *Regio lumbalis.* 3. Die bis zum Becken reichende hintere (kaudale) Bauchgegend, *Regio hypogastrica,* mit der mittleren Schamgegend, *Regio pubis,* und den seitlichen Leistengegenden, *Regio inguinalis dextra et sinistra.* Das **Becken,** *Pelvis,* zerfällt in: 1. Die Kreuz-(bein-)gegend, *Regio sacralis.* 2. Die Becken-(Gesäss-)gegend, *Regio glutaea,* mit der Hinterbackengegend, die sich bis zur Kniekehlengegend fortsetzt. 3. Die Aftergegend, *Regio analis,* mit dem After, *Anus.* 4. Die Mittelfleischgegend, *Regio perinealis.* 5. Bei weiblichen Tieren die Scham, bei männlichen die Wurzel des Penis. 6. Den Schwanz, *Cauda,* mit der Schwanzwurzel.

Die **Gliedmassen,** *Extremitates,* zerfallen in die vorderen, Schulter- (Brust-), und in die hinteren, Beckengliedmassen. Zwischen beiden besteht baulich ein hoher Grad von Homologie. Sie zerfallen in a) den Gliedmassengürtel, der zum Rumpf gerechnet werden kann (Schulter- und Beckengürtel), b) die Gliedmassensäule (Arm resp. Schenkel) und c) die Gliedmassenspitze (Vorderfuss resp. Hinterfuss). Der Fuss zerfällt wieder in Fusswurzel, Mittelfuss und Zehen. An den **Schultergliedmassen** unterscheidet man: 1. Die Schulter, *Regio scapularis.* Sie zerfällt wieder in die Schulterblattknorpelgegend, in die Schulterblattgegend mit der *Subregio supraspinata* und *infraspinata* und in die *Regio anconaea.* 2. Die Schultergelenksgegend, Bug-, Achselgegend, *Regio axillaris,* mit der Schulterhöhe, *Regio deltoidea.* 3. Den Oberarm, *Regio brachialis,* mit der undeutlichen Achselhöhle, *Fossa axillaris.* 4. Das Ellbogengelenk mit der Ellbogengegend, *Regio cubitalis.* 5. Den Unterarm, *Regio antebrachialis.* 6. Die Vorderfusswurzel, *Regio carpea,* Carpus. 7. Den Vordermittelfuss, *Regio metacarpea,* Metacarpus. 8. Das Fesselgelenk, Köthe, *Regio metacarpophalangea,* erstes Zehengelenk. 9. Die Vorderzehe, *Digitus manus.* Sie zerfällt in die: *α*) Gegend des 1. Zehenglieds, *Regio phalangis primae.* *β*) Gegend des Krongelenks, 2. Zehengelenks. *γ*) Gegend des 2. Zehenglieds, *Regio phalangis secundae.* *δ*) Gegend des Hufgelenks, 3. Zehengelenks. *ε*) Gegend des 3. Zehenglieds (Huf, Klaue, Kralle, Nagel), *Regio phalangis tertiae,* mit der Krone, *Radix ungulae,* und dem Hufe, *Ungula.* Jede Gliedmassengegend kann noch eingeteilt werden in eine laterale und mediale und eine vordere und hintere oder Streck- und Beugegegend.

Die **Beckengliedmasse** wird eingeteilt in: 1. Beckengegend (s. oben). 2. Hüftgelenksgegend, *Regio coxalis.* 3. Oberschenkelgegend, *Regio femoralis.* 4. Kniegelenksgegend, *Regio genualis,* mit der Kniescheiben- und Kniekehlengegend, *Regio patellaris et poplitea.* 5. Unterschenkelgegend, *Regio cruralis.* 6. Hinterfusswurzel (Sprunggelenksgegend), *Regio tarsea,* Tarsus. 7. Hintermittelfuss, *Regio metatarsea,* Metatarsus. 8. Hinteres Fesselgelenk, *Regio metatarsophalangea,* erstes Zehengelenk. 9. Hinterzehe, *Digitus pedis.*

Innere Einteilung. Der Körper der Wirbeltiere besitzt ein ihm als Grundlage dienendes Achsengebilde, die Wirbelsäule. Diese besteht aus einer Anzahl hintereinander gelegener Teilstücke (Segmente, Metameren), den Wirbeln, s. S. 25. An diese legen sich die übrigen Teile des Körpers an. Die durch die Längsachse und senkrecht zur Querachse des Körpers gelegte Medianebene zerlegt den Körper in zwei symmetrische Hälften. Diejenigen Organe, die in jeder Körperhälfte vorkommen, werden paarige, die nur einmal vorkommenden dagegen unpaare genannt. Die bilaterale Symmetrie ist keine vollständige. Ventral von der Wirbelsäule befinden sich die Viszeralhöhlen mit den Eingeweiden. Als Anhängsel der Wände dieser Höhlen treten die Gliedmassen auf.

Allgemeines über die Entwicklung des Tierkörpers und seiner Organe.

Mit der Befruchtung setzt die Entwicklung des Lebewesen ein. Die Befruchtung besteht in der Vereinigung eines reifen Samenfadens (Spermiums) mit einer reifen Eizelle (Ovium) zur Embryonalzelle (Spermovium) unter Verschmelzung des Eikernes mit dem Samenkern zum Embryonalkern. Die Folge der Befruchtung ist die fortschreitende, auf dem Wege der Karyokinese stattfindende Teilung der Embryonalzelle, die als Furchung bezeichnet wird. Auf diese Weise entsteht ein aus zahlreichen ursprünglich kugeligen, durch gegenseitigen Druck aber polyedrischen Zellen (Blastomeren, Furchungszellen, Furchungskugeln) bestehendes, der Oberfläche einer Maulbeere nicht unähnliches, vom Oolemma (der Eimembran) umgebenes, kugeliges, solides Gebilde, die Morula. An dieser wird eine morphologische Differenzierung der peripheren von den zentralen Zellen bemerkbar, wobei ein mit Flüssigkeit gefüllter Spaltraum auftritt, der sich rasch derart vergrössert, dass ein blasiges Gebilde, die Keimblase, Vesicula blastodermica, (Blastula) (Fig. 2) entsteht. Dabei haben sich die peripheren Zellen zu einer die

Höhle der Blase, die **Keimblasenhöhle** (Furchungshöhle) (Fig. 2 e) begrenzenden, epithelartigen Membran, der **Keimhaut** (**Keimblasenwand, Blastoderm** [Fig. 2 c, c']), geordnet, während die übrigen Furchungszellen einen geschlossenen Zellhaufen bilden, der an einer Stelle, am animalen Pol, von innen der Keimhaut als **Embryonalknoten, Furchungskugelrest** (Fig. 2 b u. d), anliegt. Aus diesem entsteht der Embryo, während die epitheliale Keimblasenwand als ein die Ernährung vermittelndes Gebilde, als **Trophoblast,** funktioniert. Der Teil des Trophoblasten, an dem der Embryonalknoten liegt, wird **Rauber'sche Deckhaut** (Fig. 2 c') genannt. Das Ei wird durch Schwinden seiner Hüllen (des Oolemmas [Fig. 2 a] und einer zweiten bei den Einhufern und Fleischfressern im Eileiter entstandenen Hülle, der Gallerthülle [Fig. 2 f]), nackt. Die Keimblase wird bei den Fleischfressern bald zitronenförmig, bei den Einhufern länglich oval und wächst bei den Wiederkäuern und dem Schweine zu einem über einen Meter langen und nur einige Millimeter weiten Schlauche aus.

Der dann eintretende, bei Amphioxus sehr einfache Vorgang der **Gastrulation** läuft bei den Säugetieren am Embryonalknoten ab. Unter den Zellen desselben tritt eine derartige Differenzierung ein, dass die der Keimblasenhöhle zugewandten tieferen Zellen (Fig. 2 u. 3 d) andere Eigenschaften annehmen, als die der Deckhaut näheren, oberflächlichen Zellen. Die letzteren bilden einen rundlichen Haufen, in dem bald eine zentrale Höhle auftritt; so entsteht die **Embryoblase** (Embryocystis) (Fig. 4 a); an dieser reisst die der Deckhaut (Fig. 4 c') anliegende Seite ein; die dadurch entstehende Öffnung verbreitert sich rasch, so dass die Blase zu einem offenen Napf (Fig. 5) wird; gleichzeitig schwindet die Deckhaut, und der Napf verbindet sich an seinem Rande bei c in Fig. 5 mit dem Rande der durch Schwund der Deckhaut entstandenen Lücke des Trophoblasten (Fig. 5 c). Nun streckt und verdickt sich die napfförmige Embryonalanlage und rückt in die Ebene des Trophoblasten ein. Indem dadurch die Embryonalanlage in die Keimblasenwand einbezogen wird, füllt sie die durch Schwund der Deckhaut entstandene Lücke aus. Bald aber überragt sie den Trophoblasten, weil sie durch Zellvermehrung mehrschichtig wird und sich verdickt. Sie hebt sich nunmehr als mehrschichtiger **Embryonalschild** (Fig. 6 a) deutlich von der Umgebung (der Keimblasenwand) ab. Unter diesem liegen in einfacher Schicht die erwähnten, nicht zur Bildung der Embryoblase verwendeten Zellen (Fig. 2 u. 3 d) in Form einer dünnen Schicht, welche die Anlage des embryonalen **Entoblasten** (Hypoblasten, inneren Keimblattes) (Fig. 2—6 d) ist. Der darüber liegende Embryonalschild stellt den **embryonalen Ektoblasten** (Schildektoblasten, Epiblasten, äusseres embryonales **Keimblatt**) (Fig. 6—8 a) dar. Dieser geht an seinem ganzen Rande rundum in den Trophoblasten über, der jetzt den **Keimblasenektoblasten** (Fig. 3—6 c) darstellt. Der embryonale **Entoblast** wächst sehr bald an der Innenfläche des Keimblasenektoblasten (des ehemaligen Trophoblasten) als **Keimblasenentoblast** (Dotterentoblast) (Fig. 3—6 d') bis zum entgegengesetzten Pole um und umschliesst so die Keimblasenhöhle. Jetzt bestehen also sowohl die Embryoanlage als die Keimblasenwand aus 2 Keimblättern, dem embryonalen (dem Schild-) Ekto- und Entoblasten und dem Keimblasenekto- und -entoblasten.

Nun bildet sich in der Mitte des anfangs runden, bald aber ovalen Schildes (der *Area embryonalis*) eine knotenartige Verdickung, der **Gastrulaknoten** (Primitivknoten). An diesem tritt bald kaudal eine kleine Grube, die **Gastrulagrube** (Urmundgrube) (Fig. 9 a) auf, so dass der Knoten die Grube vorn und seitlich hufeisenförmig als **Vorderlippe** (Fig. 9 d) überragt. Die Gastrulagrube setzt sich kaudal rinnenförmig als **Urmundrinne** (Fig. 9 b) fort, wobei die Seitenschenkel der Vorderlippe als **Seitenlippen der Urmundrinne** (Fig. 9 e) nach hinten wachsen und nahe dem Ende des Schildes bogig zusammenfliessen und, sich verdickend, die Rinne als **Hinterlippe** des Urmunds (Fig. 9 f) schliessen.

Sofort nach Bildung des Gastrulaknotens senkt sich von ihm ein Zellstrang, der **Urdarmstrang** (Fig. 7 b), vorwärts und ventral zwischen den Ektoblasten (Fig. 7 a) und den Entoblasten (Fig. 7 d) ein. In diesen Zellstrang zieht sich bald von der Gastrulagrube ein enger Kanal, der **Urdarm**, hinein. Nunmehr stellen Urmundgrube und Urmundrinne den **Urmund** (Fig. 7 c) dar. Der Urdarm liegt also unter dem Schildektoblasten (Fig. 7 a) auf dem Entoblasten (Fig. 7 d), mit dem seine ventrale Wand verschmilzt. Von dem Urdarmstrang zieht sich der verdickte Boden der Urmundrinne als **Urmundleiste** in Form eines Zellstrangs, der hier in der Medianebene des Embryonalschilds zu einer Verwachsung des Ekto- mit dem Entoblasten führt, kaudal. Vom Urmund bzw. Urdarm erfolgt bei vielen Säugetieren ein Durchbruch in die Keimblasenhöhle; es entsteht so ein kurzer, gerader Kanal (Fig. 10 g), der sich, den Entoblasten durchbrechend, breit (spaltförmig) in die Keimblasenhöhle öffnet. Man spricht dann vom **Blastoporus** (Fig. 10 h). Der Urdarm trennt sich dabei vom Entoblasten, wobei die Lücke in diesem durch wuchernde Urdarmzellen geschlossen wird (Fig. 8); dabei werden aus dem Dachreste des Urdarms die **Chordaanlage** (Fig. 10 f u. 8 b), aus seinen Seitenteilen **Mesoblastelemente** (Fig. 10 b)[1]. Vor

---

1) Die Wand des Urdarms entspricht phylogenetisch der Wand des Darmes der Gastraaden bzw. ontogenetisch der der Gastrula, aus der sich die Chorda der Wirbeltiere, das Epithel der Leibeshöhle und das des Darmschlauchs bilden. Auch bei den Säugetieren finden wir diese Anlagen im Urdarm. Nach der erwähnten Ablösung des Urdarmstrangs vom Entoblasten wird die

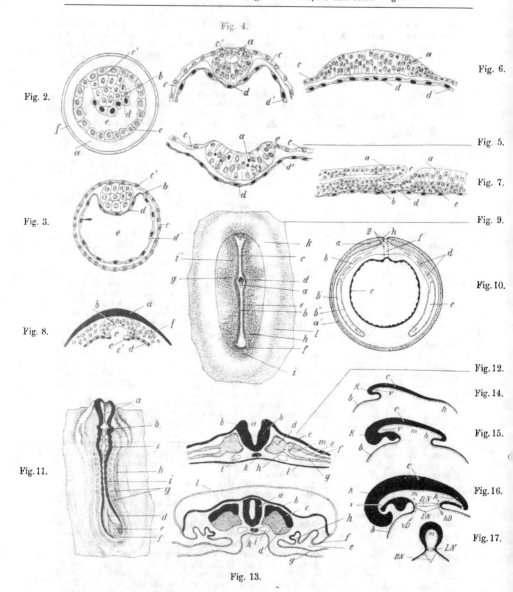

Fig. 4.

Fig. 2.

Fig. 6.

Fig. 5.

Fig. 3.

Fig. 7.

Fig. 9.

Fig. 8.

Fig. 10.

Fig. 12.

Fig. 14.

Fig. 15.

Fig. 11.

Fig. 16.

Fig. 17.

Fig. 13.

dem Blastoporus und in der Verlängerung der Urmundrinne nach vorn bildet sich median noch eine flache Vertiefung, die Rückenfurche. Die Chordaanlage, sowie die Urmundrinne, sind das erste Zeichen der bilateralen Symmetrie des neu entstehenden Individuums, wobei

Lücke im letzteren (Fig. 8 u. 10) ausgefüllt durch Wucherung von Urdarmzellen (Urentoblastzellen) der ventralen Seite des Urdarms (Fig. 8 e); diese bilden den mittleren dorsalen Teil der Darmrinne (den Enteroblasten), der vorn und seitlich durch Entoblastelemente (d. h. vom Keimblasenento-blast) ergänzt wird; der dorsale Teil der Urdarmwand (des Urentoblasten) wird zur Chorda.

Die embryologischen Abbildungen sind grösstenteils nach den Werken von Bonnet, Martin, Minot, Kollmann und Hertwig gezeichnet.

Figur 2. Keimblase mit Embryonalknoten im Durchschnitt.
a Oolemma, b und d Embryonalknoten und zwar b Ektoblastanlage und d Entoblastanlage, c, c′ Blastoderm (Trophoblast), e Keimblasenhöhle, f Gallerthülle.

Figur 3. Keimblase mit Embryonalknoten im Durchschnitt.
b Embryonalknoten, c, c′ Keimblasenektoblast und zwar c′ Deckhaut, d, d′ Entoblast, e Keimblasenhöhle.

Figur 4. Keimblase mit Embryonalknoten im Durchschnitt.
a Embryocystis, c, c Keimblasenektoblast, c′ Deckschicht, d, d′ Entoblast.

Figur 5. Keimblase mit napfförmigem Embryonalschild im Durchschnitt.
a Schildektoblast, c, c Keimblasenektoblast, d, d′ Entoblast, e Grenze zwischen Schild- und Keimblasenektoblast.

Figur 6. Schnitt durch den Embryonalschild.
a Schildektoblast, c Keimblasenektoblast, d, d′ Entoblast.

Figur 7. Schnitt durch den Schild eines Hühnchens.
a, a Schildektoblast, b Urdarmstrang, c Urmund, der sich in den Urdarm fortsetzt, d Entoblast, e Mesoblast.

Figur 8. Schema der Eröffnung des Urdarmes nach innen und Anlage der Chorda.
a Schildektoblast, b Chorda, c Urdarm, c′ Darmrinne, d Entoblast, e Enteroblast. f Mesoblast.

Figur 9. Erste Differenzierungen am Embryonalschild.
a Gastrula-(Urmund-)grube, b Urmundrinne, c Rückenfurche, d Vorderlippe, e Seitenlippe und f Hinterlippe der Urmundrinne, g gastraler, h peristomaler, i metastomaler und i′ prostomaler Mesoblast, k heller und l dunkler Fruchthof (Plazentarwulst).

Figur 10. Schema der Zölom- und Urdarmbildung.
a Embryonaler Ektoblast, a′ Keimblasenektoblast, b Mesoblast, b′ parietales und b″ viszerales Blatt des Mesoblasten, c Entoblast, d Zölomspalten der Parietalzone des Embryos, e Keimblasenzölom, f Chordaanlage, g punktierte Linien, die den Verlauf des Urdarms (Kopffortsatzkanals) andeuten, h Blastoporus.

Figur 11. Embryo mit noch offener Neuralfurche, aber beginnender Hirngliederung.
a Prosencephalon, b Mesencephalon, c Rhombencephalon, d Chorda, e Endwulst, f Urmundrinne, g Stammzone, h Parietalzone, i Neuralrohr.

Figur 12. Querschnitt durch einen Embryo.
a Neuralfurche, b, b Neuralwulst, c Ektoblast, d Urwirbel, e Coelom, f parietales und g viszerales Blatt des Mesoblasten (der Parietalzone), h Mittel- oder Urogenitalplatte, i primitive Aorta, k Chorda, l Entoblast, m Mesenterialplatte.

Figur 13. Querschnitt durch einen Embryo.
a Neuralrohr, b Ektoblast, c Skleromyotom, d Mesenchym, e Coelom, f parietaler und g viszeraler Mesoblast, h Urnierenkanälchen, i primitive Aorta, k Chorda, l Amnion.

Figur 14—17. Abhebung des Embryonalschildes der Keimblase.
K Kopf, v Vorderdarm, h Hinterdarm, m Mitteldarm, vD vordere Darmpforte, hD hintere Darmpforte, LN Leibesnabel, DN Darmnabel, b Keimblasenwand, e Leibeswand.
Figur 14—16 sind Längsschnitte und Figur 17 ist ein Querschnitt.

die Chordaanlage sowohl diese, wie die Wirbeltiernatur des Embryos markiert. Die Urdarmgebilde (Urmund, Urdarm, Urmundrinne) sind Bildungen vorübergehender Art. Nach ihrer Entstehung tritt ein lebhaftes Wachstum des vor dem Urmund gelegenen vorderen Teiles des Embryos ein, während der hintere Teil, der Urmundteil, rudimentär bleibt und sich sogar zurückbildet, so dass von ihm nur ein Wulst, der Endwulst (Kaudalknoten, Schwanzknospe) [Fig. 11 c] erhalten bleibt, dessen weiteres Verhalten unten beschrieben wird.

Während diese Vorgänge ablaufen, hat der Schild erst die Birn- und dann die Schuhsohlenform angenommen. Um den bald 3—5 mm langen, dunklen Embryonalschild herum findet man eine helle Zone, den hellen Fruchthof, *Area pellucida* (Fig. 9 k); an diesen schliesst sich bei niederen Tieren eine dunkle Zone, der dunkle Fruchthof, *Area opaca*, an; diese letztere Zone wird bei den Haustieren durch eine dunkle, fleckige, leicht zottige Partie, die Plazentarwulst (Ektoblastwulst) (Fig. 9 l), ersetzt. Der Embryonalschild hebt sich durch eine Rinne, die Grenzrinne, oder durch eine Falte, die Grenzfalte, von der Umgebung (von der Keimblase) ab. In der Gegend der Area opaca (am Plazentarwulst) entwickeln sich sehr bald Blutgefässe; damit entsteht der den Embryo umgebende Gefässhof, *Area vasculosa*, der sich in der Keimblasenwand weiter ausbreitet.

Zwischen den beiden Keimblättern der Embryonalanlage entsteht schon frühzeitig das mittlere Keimblatt, Mesoblast (Fig. 7 e), und zwar so, dass von beiden Seiten des Urdarmstrangs, sowie der Urdarmleiste und der Verlängerung dieser nach vorn, sich Zellen ablösen, die

unter lebhafter Zellvermehrung zwischen Ekto- und Entoblasten einwandern und als mehr-
schichtige Zellmasse den Mesoblasten darstellen (Fig. 9 g, h, i u. i'). Dieser breitet sich bald in
den Bereich des hellen Fruchthofs aus und bedingt eine Trübung desselben, den Mesoblasthof;
schliesslich dringt er auch in die ganze Keimblasenwand ein (Fig. 10 b, b', b''), so dass auch diese
3blättrig wird. Die 3 Keimblätter liegen zwar aneinander, sind aber nicht verwachsen; nur in
der Gegend des Urmundes hängen sie zunächst zusammen. Aus den 3 Keimblättern (den histo-

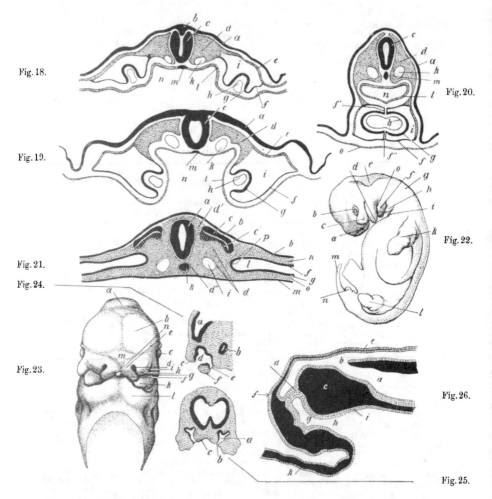

Fig. 18.

Fig. 19.

Fig. 20.

Fig. 21.

Fig. 24.

Fig. 22.

Fig. 23.

Fig. 26.

Fig. 25.

logischen Ur- [Primitiv-] organen) entstehen alle Gewebe und Organe des Körpers, und zwar
entwickeln sich der Regel nach aus jedem Keimblatt bestimmte Gewebe und Organe.

Die Rückensaite, *Chorda dorsalis,* die erste Anlage des Achsenskeletts, ist ein Ento-
blastgebilde; sie tritt zunächst in der Mitte der Länge des Embryos auf und entsteht, wie
erwähnt, aus dem Dachreste des Urdarmstrangs (Fig. 7 b) als median liegende Chordaplatte;
diese biegt sich nach unten zu einem englumigen, bald solid werdenden Zylinder, der *Chorda
dorsalis* (Fig. 8 b), zusammen. So entsteht der mittlere (gastrale) Teil der Chorda, ihr
vorderer Teil bildet sich aus einem axialen, rinnenförmigen Abschnitt des verdickten, prostomalen
Teiles des Schildes und ihr hinterer Teil aus dem medianen verdickten Teile des Bodens der Primitiv-

rinne. Die Chorda durchzieht also fast die ganze Länge des Embryos. Es mag hier schon erwähnt werden, dass seitlich und ventral von der Chorda je ein Längsgefäss, die primitive Aorta, entsteht. An den 3 Keimblättern zeigen sich bald folgende Veränderungen:

a) Am Ektoblasten beobachtet man, dass seine Zellen im axialen Abschnitt des vorderen Teiles des Embryos hochzylindrisch werden; so entsteht die Neural- (Medullar-) platte, die sich am Vorderende zur Hirnplatte verbreitert und über die Stammzone nach vorn hinauswächst. Indem die Seiten- (Rand-) teile der Medullarplatte sich als Neuralwülste erheben, und der mediane Teil etwas einsinkt, entsteht die Neuralfurche (Fig. 12 a). Dadurch, dass sich die Neuralwülste weiter erheben, und die Furche sich vertieft, und dass erstere mit dem freien Rande verwachsen, entsteht das Neuralrohr (Fig. 19 c), das sich bald vom Ektoblasten (der Epidermis) ablöst (Fig. 13 a) und dann zunächst von diesem allein überzogen ist (Fig. 20). Später wird es von Mesoblastelementen umwachsen (Fig. 21 d'). Unter ihm liegt die Chorda (Fig. 21 k). Die Neuralrinne bleibt am längsten hinten offen (Neuroporus caudalis) (Fig. 26 b): aber auch im vorderen Abschnitt mündet sie zunächst noch mit dem Neuroporus cranialis nach aussen. Vor diesem erweitert sich das Neuralrohr zum primitiven Hirnbläschen, das

Figur 18, 19, 20. Querschnitte durch die Herzanlage von Embryonen.
a Epidermisblatt, b Ganglienleiste, c Neuralrohr, d Urwirbel, e parietaler und f viszeraler Mesoblast, f' Mesocardium dorsale, f'' Mesocardium ventrale, g Herzplatte, h Herzangiothel, i Parietalhöhle, k primitive Aorta, l Enteroblast (embryonaler Entoblast), m Chorda, n Pharynxanlage, o Keimblasenentoblast.

Figur 21. Querschnitt durch einen Embryo.
a Neuralrohr, b Ektoblast, c Kutisplatte und c' Muskelplatte des Skleromyotoms, d Mesenchym, das bei d' das Neuralrohr und bei d'' die Chorda (k) umgibt, f parietaler und g viszeraler Mesoblast, i primitive Aorta, k Chorda, l Coelom, m Entoblast, n Mesenchym zwischen Ektoblast und parietalem Mesoblast, o Mesenchym zwischen Entoblast und viszeralem Mesoblast, p Mesenterialplatte.

Figur 22. Embryo, von der Seite gesehen.
a Nasengrube, b Auge, c Oberkieferfortsatz, d Unterkieferfortsatz, e Rautenhirndecke, f 2. Viszeralbogen, g Nackenhöcker, h Operculum, i Halsbucht, k Schulter- und l Beckengliedmasse, m Schwanz, n Geschlechtshöcker, o 1. Viszeralspalte.

Figur 23. Kopf eines Embryos, von vorn gesehen.
a Mittelhirn, b Vorderhirn, c Auge, d Riechgrube, e medialer Nasenfortsatz, f Proc. globularis, g Nasenfurche, h lateraler Nasenfortsatz, i Tränennasenfurche, k Oberkieferfortsatz, l Unterkieferfortsatz, m Area triangularis, n Area infranasalis.

Figur 24. Sagittalschnitt durch die Riechgrube und Membrana bucconasalis eines Embryos.
a Vorderhirn, b Augenblasenstiel, c Nasenkante, d Riechsack, e Membrana bucconasalis, f Oberkieferfortsatz.

Figur 25. Frontalschnitt durch die Riechgrube eines Embryos.
a Riechsack, b Membrana bucconasalis, c Proc. globularis.

Figur 26. Medianschnitt durch das Hinterende eines Embryos.
a Medullarrohr, b kaudaler Neuroporus, c Endwulst, d Kloakenhaut, e Amnion, f kaudale Zölomgrenze, g Allantoisanlage, h hintere Darmpforte, i Schwanzdarmanlage, k Dotterblatt.

sich zum primitiven Hirnrohr verlängert und sich vom Medullarrohr (der Rückenmarksanlage) abhebt. Das Hirnrohr zerfällt bald durch ringförmige, quere Einschnürungen in das Vorder-, Mittel- und Hinterhirn (Pros-, Mes- und Met- [s. Rhomb-] encephalon) (Fig. 11 a, b, c). Die Chorda endet schon unter dem Mittelhirn und bildet dort durch Umbiegung die Chordaschleife (Fig. 92 b).

Bei der Bildung des Neuralrohres entsteht zugleich die paarige Ganglienleiste (die Anlage der Spinal- und Zerebralganglien) (Fig. 18 b), indem an den einander zugekehrten, freien Rändern der Neuralwülste eine leistenartige Wucherung von Zellen eintritt, die beim Schlusse des Rohres nach aussen gedrängt wird.

b) Die Entwicklung des Mesoblasten gestaltet sich folgendermassen: Der axiale Teil desselben wird durch Verdickung zur Stammzone (Fig. 11 g), an die sich seitlich rechts und links die dünneren Parietalzonen (Fig. 11 h) anschliessen, die in die Keimblasenwand übergehen. Die Mesoblastschicht der Stammzone bildet am Kopfteil die Kopf- und Rumpfteil die Urwirbelplatte, und die der Parietalzone die Seitenplatte. Letztere hebt sich von der Urwirbelplatte durch eine dünnere intermediäre Partie, die Mittelplatte (Fig. 12 h), ab. Die Urwirbelplatte (Stammzone) wird später von der Seitenplatte (Parietalzone) durch Abschnürung der Mittelplatte abgetrennt. Im Mesoblasten der Keimblase (Fig. 10 b) treten frühzeitig Spalten auf, die nach einiger Zeit zusammenfliessen, so dass der Keimblasenmesoblast in ein ektoblastseitiges

(Fig. 10 b′) und ein entoblastseitiges Blatt (Fig. 10 b″) zerfällt, zwischen denen sich ein Spalt-raum, das Keimblasenzölom (Exozöl) (Fig. 10 e), befindet. Bald entstehen auch Spalten (Fig. 10 d) im Mesoblasten der Parietalzone (in der Seitenplatte) des Embryos (des Embryonal-schildes). Die Spalten werden rasch zahlreicher und grösser und bilden das Splanchnocoelom (Endozöl) (Fig. 12 e), die Anlage der Peritonaealhöhle, das seitlich in das Keimblasenzölom (Exozöl) übergeht. Man unterscheidet jetzt am embryonalen Mesoblasten das entoblastseitige viszerale und das ektoblastseitige parietale Blatt (die Splanchno- und Somatopleura) (Fig. 12 f u. g). Diese beiden, durch das Coelom (Fig. 12 e) geschiedenen Mesoblastblätter hängen medial da, wo die Seitenplatte an die Urwirbel- bzw. Mittelplatte (die Parietal- an die Stammzone) an-stösst, durch eine zellige Brücke, die Mesenterialplatte (Fig. 12 m), zusammen. Zwischen diesem Teile der Seitenplatte (der Mesenterialplatte) und der Urwirbelplatte liegt natürlich die abgeschnürte, strangartige Mittelplatte (Fig. 12 h), die zur Urogenitalplatte wird.

Inzwischen ist in der Urwirbelplatte eine Segmentierung eingetreten, wodurch diese in die als paarige Würfel (Fig. 11) in die Erscheinung tretenden Urwirbel (Somiten) zerlegt wird. Diese Segmentierung beginnt schon zur Zeit der Bildung der Neuralfurche und zwar vor der Gastrulagrube, ungefähr in der Mitte des Embryos. Sie erstreckt sich später auch auf die Parietalzone, wobei diese in den Urwirbeln entsprechende Segmente, Seitenplattensegmente, Seitenplatten, zerfällt, und auch auf die Urogenitalplatte (das Urnierenblastem), wodurch diese in die Nephromeren (Gononephrotome) zerlegt wird. Die Segmentierung tritt zunächst in Form flacher Querfurchen auf, die sich aber bald zu Spalten vertiefen. Der vorderste Teil des Embryos, die Gegend des Vorderhirns, bleibt unsegmentiert.

In diesem unter dem Vorderhirn gelegenen, als Kopfplatte bezeichneten Mesoblastabschnitt tritt durch Verdickung eine hufeisenförmige Wulst auf, die Herzwulst, die bald hohl wird. Ihr Hohlraum, die hufeisenförmige Parietalhöhle, setzt sich mit dem übrigen Endozöl (der primi-tiven Peritonaealhöhle) in Verbindung, nicht aber direkt mit dem Exozöl, von dem sie durch eine Mesoblastbrücke getrennt bleibt. Im hinteren Teile der Schenkel dieser Höhle entsteht jederseits die Herzanlage (Fig. 18 g, h); auch schieben sich später die Lungen, den viszeralen Mesoblast einstülpend, in sie hinein.

An den Urwirbeln tritt rasch eine Differenzierung ein, indem die dorsale Partie jedes Ur-wirbels (Fig. 13 c) eine epitheliale Beschaffenheit annimmt, während der ventrale Teil (Fig. 13 d) locker wird und dann aus vielgestaltigen, sich lebhaft vermehrenden, amöboiden Zellen, den Mesenchymzellen, besteht. Der dorsale Abschnitt heisst Skleromyotom oder Hautmuskel-platte (Fig. 13 c). Diese zerfällt bald in die Kutisplatte (Fig. 21 c), die Anlage des Corium und der Subcutis des Integuments und die darunter liegende Muskelplatte (Myotome, Myo-mere) (Fig. 21 c′), die Anlage der quergestreiften Skelettmuskulatur. Diese Platten wachsen seitlich aus und bilden dann die Grundlage der Seitenplatten (s. S. 13). Der übrige Teil der Urwirbel (Fig. 13 d u. 21 d) bildet das Mesenchym. Dieses umwächst axial das Neuralrohr (Fig. 21 d′) und die Chorda (axiales Rumpfmesenchym) (Fig. 21 d″), es erstreckt sich kranial auch noch über das Ende der Chorda hinaus, unter die Hirnfurche (bzw. das Hirnrohr) und bildet hier die Kopfplatte (Kopfmesenchym); ausserdem umhüllt es auch die Urogenitalplatte und dringt in diese ein und bildet so das Mesenchym der Urniere. Auch in der Parietalzone entsteht bald zwischen dem viszeralen Blatte des Mesoblasten (Fig. 21 g) und dem Entoblasten (Fig. 21 m), sowie zwischen dem parietalen Blatte des Mesoblasten (Fig. 21 f) und dem Ektoblasten (Fig. 21 b) je eine Mesenchymschicht (Fig. 21 o bzw. n), die sich mit dem axialen Rumpfmesenchym in Verbindung setzt. Infolge dieser Entstehung des Menchyms besteht der seitliche Teil des Embryos jetzt aus zwei dreischichtigen Platten, der Rumpfwand-(Leibeswand-)platte und der Darmwandplatte. Erstere zerfällt in Ektoblast-, Mesenchym- und parietales Mesoblastblatt (Fig. 21 b, n, f), und letztere in Entoblast-, Mesenchym- und viszerales Mesoblastblatt (Fig. 21 m, o, g). Das Mesenchym bildet die Grundlage des Bindegewebes, der Knorpel, Knochen, des Zahnbeingewebes, des Fett- und elastischen Gewebes, der glatten Muskulatur und wohl auch der Gefässe und des Blutes. Die quergestreifte Muskulatur entstammt der Muskelplatte der Ursegmente. Die epitheliale, dem Coelom zugekehrte viszerale und parietale Lamelle des mittleren Keimblatts liefern das Epithel der Leibeshöhle, das Herzendothel und das Epithel der Urnieren und der Keimdrüsen.

Die erwähnte Segmentierung des Embryos erstreckt sich auch auf das Mesenchym und wird deutlich markiert durch dorsale Zweige der Aorta, die Intersegmentalarterien, die zwischen je 2 Ursegmenten verlaufen. Die Segmentierung des Mesenchyms bleibt axial in der ganzen Länge des Körpers in Form der Wirbel, in den Seitenplatten und an einem Teile des Körpers in Form der Rippen bestehen, während die des Epiblasten und der ganzen Cutis unter Ver-schmelzung der Segmente vollständig schwindet; die Segmentierung der Muskulatur wird nur zu einem kleinen Teile erhalten (Mm. transversarii, M. multifidus, iliocostalis, Mm. intercostales, M. rectus abdominis etc.), im übrigen wird sie ganz undeutlich oder schwindet vollständig; auch im Nerven- und Blutgefässsystem bleibt sie zum Teile erhalten.

c) Der Entoblast wird bei der Abschnürung des Embryos zur Innenschicht der Darm-wand, bildet später deren Epithelschicht, aus welcher auch der epitheliale Anteil aller Darmwand- und Darmanhangsdrüsen entsteht.

Abschnürung des Embryo von der Keimblase. Die Unterseite der Embryonalanlage liegt mit der Keimblase in einer Ebene. Eine Rinne deutet die Grenze zwischen Embryo und Keimblase an. Ebenso bildet sich eine Grenzrinne zwischen Stammzone und Parietalzone des Embryos. Die Stammzone überwächst bald die Parietalzone vorn, später auch hinten und erhebt sich somit über diese und zugleich über das Niveau der Keimblase (Fig. 14—17). Dabei krümmt sich die Parietalzone nach unten und medianwärts, und zwar die Kopfplatte zugleich nach hinten und die Schwanzpartie nach vorn (Fig. 15 u. 16). Auf diese Weise wird der vorher scheibenförmige Embryo zunächst kahnförmig mit einer medianen, nach der Keimblasenhöhle offenen, vom Entoblasten austapezierten Rinne (der Darmrinne). Am ganzen Rande des Kahnes gehen die Leibes- und Darmwandplatte des Embryos in die Keimblasenwand (Fig. 14—16 b) über. Da der vordere Teil des Embryos am raschesten wächst und sich erhebt, und sich die Parietalzone vorn am schnellsten einkrümmt, entsteht zuerst unter dem Kopfabschnitt eine Bucht, die Vorderdarmhöhle (Fig. 14—16 v), die ventrokaudal durch die vordere Darmpforte (Fig. 16 vD) in die Keimblasenhöhle führt. Der Embryo ist also jetzt pantoffelförmig. Bald entsteht auch hinten durch Ueberwachsen des Stammabschnitts und Einkrümmen der Parietalteile eine gleiche Bucht, die Hinterdarmhöhle (Fig. 14—16 h), die durch die hintere Darmpforte (Fig. 16 hD) in die Keimblasenhöhle führt. In der Mitte besteht zunächst noch die offene Darmrinne (Mitteldarmrinne) (Fig. 16 m), weil hier die Ausladung des Embryonalschilds an beiden Seiten weniger hervortritt, und die ventral gerichtete Krümmung und das Wachstum langsamer als vorn und hinten verlaufen. Durch fortschreitendes Umbiegen und zentripetales Wachstum der Parietalzone wird bald auch diese Rinne immer mehr überwachsen und in immer grösserer Ausdehnung zu einem Rohre, wobei aber kein vollständiges Verwachsen eintritt; es bleibt vielmehr eine Oeffnung. So gestaltet sich der scheibenförmige Embryo zu einem Hohlzylinder um (Fig. 15 u. 16 c), der den Darmschlauch (Fig. 15, 16 u. 17 h, m, v) als einen zweiten Hohlzylinder in sich birgt. Die an der ventralen Seite bleibende Öffnung in Leibes- und Darmwand ist die Nabelöffnung (Fig. 16 u. 17 LN u. DN). An ihr gehen die durch das Coelom getrennte Leibes- und Darmwand des Embryos in die entsprechenden Schichten der Wand der Keimblase (Fig. 16 b), die jetzt Nabelblase heisst, über. Hier führt auch das Coelom des Embryos in das Keimblasenzölom und die Darmhöhle des Embryos in die Nabelblasenhöhle. Der Embryo hat sich also jetzt von der Keim-(Nabel-)blase abgeschnürt; diese hängt an seinem Bauche. Die Verbindung zwischen Embryo und Nabelblase heisst der Nabelstrang; in ihm liegt der Nabelblasenstiel, der den Nabelblasengang enthält; dieser führt aus der Darmhöhle in die Nabelblasenhöhle (Fig. 16). Das Loch in der Leibeswand des Embryos stellt den Leibesnabel (Fig. 16 LN), und die Oeffnung in der Darmwand den Darmnabel (Fig. 16 DN) dar. Der letztere verwächst aber bald unter Solidwerden des Nabelblasenstiels und Kleinerwerden der Nabelblase, so dass jetzt der Verdauungsschlauch ein geschlossenes, zylindrisches Rohr darstellt, das unter der Chorda dorsalis und dem Neuralrohre liegt und vom Vorder- bis zum Hinterende des Embryos reicht. Der Leibesnabel verengert sich zwar, bleibt aber bis zur Geburt bestehen, indem durch ihn nicht allein der Nabelblasengang, sondern auch der Urachus, Gefässe und Nerven nach aussen führen.

Der Darmkanal tritt bald durch Mund- und Afterbildung in Kommunikation mit der Aussenwelt. Ventral von seinem Vorderende entsteht eine Einbuchtung, die Mundbucht, deren Wand an ihrer tiefsten Stelle bald die Darmwand erreicht. Hier schwindet das Mesenchym, und nur eine Epithelmembran, die Rachenhaut, trennt noch die Mundbucht von der Vorderdarmhöhle. Die Rachenhaut reisst dann durch, so dass die Kommunikation zwischen beiden hergestellt wird. Die Mundbucht stellt jetzt die primitive Mundhöhle dar, hinter dieser bilden sich bald am Vorderdarm seitlich 5 Taschen (Schlundtaschen), denen gegenüber in der Haut die Kiemenfurchen entstehen, die bis zu den ersteren vordringen, so dass die Darmhöhle von den Rinnen nur durch je eine dünne Membran, die Membrana obturatoria, geschieden ist, die bei einigen Taschen durchbricht, so dass Visceralspalten entstehen (Fig. 22 o). Zwischen den Kiemenfurchen verdickt sich das Mesenchym und bildet die Visceralbögen (Fig. 22 f), die spangenartig den Kopfdarm seitlich und ventral umgreifen, und in denen eine Arterie und ein Nerv verlaufen. Am Hinterende des Körpers, ventral vom Endabschnitt des Darmes und von der Schwanzknospe entsteht eine rinnenförmige Einsenkung des Ektoblasten, die Kloakenrinne (Kloakengrube, Afterbucht); diese erreicht die Kloakenwand (bzw. die Aftermembran), so dass die Darmhöhle nur noch durch eine dünne Membran (Aftermembran, Kloakenmembran) von der Aussenwelt geschieden ist. Indem diese Membran einreisst, mündet auch hier der Darm, in den hier das Allantoisbläschen (die spätere Harnblase) mündet, als Kloake nach aussen. Der Darm reicht etwas über die Kloakenöffnung nach hinten hinaus (Schwanzdarm).

Ausbildung der Leibesform. Während der ersten Zeit der Entwicklung macht der Fetus nach Abschnürung von der Keimblase eigentümliche Biegungen, Krümmungen und Drehungen durch, und zwar zuerst eine spiralige Drehung um die Längsachse, die bald wieder schwindet, dann folgt eine Einrollung bzw. Einkrümmung nach der Bauchseite des Embryos (Fig. 16 u. 22). Bei letzterer erfolgt nicht allein am Kopfende die Abbiegung des Vorderhirns vom Mittelhirn (Scheitelbeuge) und des Nachhirns vom Rückenmark (Nackenbeuge), sondern auch eine derartige Krümmung der ganzen Wirbelsäule, dass der Kopf an der Bauchfläche des Embryos liegt, und das Kopf- und Schwanzende sich gegeneinander krümmen (Kopf- und Schwanzkrümmung) und einander fast berühren. Später tritt wieder eine Streckung des Rumpfes des Fetus ein; die Abbiegung des Nachhirns vom Rückenmark bleibt aber, wie in geringem Grade auch die Scheitelbeuge, bestehen.

In bezug auf die äussere Formung des Fetus ist weiter zu bemerken, dass Kopf und Rumpf ohne Halsbildung ineinander übergehen (Fig. 22), dass ferner anfangs am Embryo das Ueberwiegen des Kopfteils gegenüber dem übrigen Körper auffällt, und dass das rasch und mächtig wachsende, ventral vom Vorderdarm in der Kopfregion liegende Herz eine erhebliche Vorwölbung an der ventralen Seite des Fetus bedingt. Einen grossen Einfluss auf die äussere Gestaltung des Kopfteils des Embryos üben die Ausbildung des Gehirns, die Bildung des Mundes und des Gesichts und die Anlage der am Kopf befindlichen Sinnesorgane, nämlich der Augen, des Gehör- und Geruchsorgans, aus. Während anfangs das Wachstum des Gehirns weit überwiegt und die eigenartige Gestaltung des Embryokopfes bedingt, entwickelt sich später auch das Gesicht mit den Kauwerkzeugen mächtig und bedingt eine Aenderung der Kopfform. Von den Kauwerkzeugen entstehen Ober- und Unterkiefer aus dem sich spaltenden ersten Viszeralbogen, dessen Mandibularäste den unteren Rand der Mundbucht bogig (als Mandibularbogen) umgreifen, während die Maxillaräste im oberen Mundrand liegen, aber einander nicht erreichen; in den Spalt zwischen ihnen wächst von oben her der als Stirnwulst vor dem Vorderhirn entstehende Stirnnasenfortsatz, wodurch der Maxillarbogen geschlossen wird. Die Anlage der Seh-, Hör- und Riechorgans erfolgt am Kopfe in Form von Ektoblastverdickungen; diese führen zur Bildung von Gruben und Bläschen bzw. Säcken. Die Anlage des Riechorgans erfolgt den Polen des Endhirns gegenüber, die des Sehorgans seitlich am Kopfe in der Gegend des ventralen Abschnitts des Zwischenhirns, und zwar gegenüber seinen seitlichen, blasenartigen Ausstülpungen (den Augenblasen), und die des Hörorgans seitlich vom Nachhirn bzw. der ersten Viszeralfurche. Das Geschmacksorgan entsteht in der Mundhöhle in Form der Geschmacksknospen, die sich erst sehr spät ausbilden.

Der anfangs noch nicht vorhandene Hals (Fig. 22) bildet sich unter Rückbildung des 3., 4. etc. Viszeralbogens, Verwachsung der Kiemenfurchen usw. Dabei verschiebt sich das inzwischen entstandene Herz nach hinten, so dass es jetzt nicht mehr am Kopfe, sondern hinter dem Halse im Thorax liegt; der letztere bildet sich unter raschem und starkem Wachstum aus, so dass der mehr in die Länge und wenig in die Breite wachsende Hals als ein stielartiges Gebilde des Thorax erscheint, an dessen anderem Ende sich der Kopf befindet.

Der kaudale Teil im Embryo entsteht aus dem Kaudalwulste (Endwulste) (S. 11), dem Reste des Urmunds. An diesem bilden sich wie an der übrigen Stammzone eine Neuralplatte, Urwirbelplatten, die Chorda und Urogenitalplatte, aber kein Cölom. Unter der Chorda liegt auch hier der Entoblast. Der Endwulst wird später zur Schwanzknospe und zum Schwanze, welch letzterer zunächst vom Rumpf, abgesehen vom Cölom, vollständig fortsetzt (es sind das Neuralrohr, die Chorda, die Aorta, die Urwirbel, der Darm [Schwanzdarm] und die Haut vorhanden), später aber, namentlich am Rückenmark und am Schwanzdarm, Rückbildungsvorgänge aufweist. Aber auch der Schwanz selbst kann sich zurückbilden, so dass Stummelschwänzigkeit und Schwanzlosigkeit eintreten. Im allgemeinen kann man an der Schwanzanlage den Wirbelschwanz und den wirbellosen Schwanzfaden unterscheiden; der letztere bildet sich meist ganz zurück oder bleibt ausnahmsweise als Hautschwanz bestehen (Fleischfresser, Schwein). Es kann auch bei der Rückbildung des Wirbelschwanzes durch Verwachsung der letzten 2—3 knorpeligen oder knöchernen Wirbelanlagen zur Bildung eines von der Chorda durchzogenen Urostyls kommen.

Die **Anlage der Gliedmassen** erfolgt in der 3. Woche in Form einer von der Viszeralbogengegend bis zum Bauchende verlaufenden Leiste, der Extremitätenleiste, die durch Wucherung des vom Ektoblasten bedeckten Mesenchyms entsteht. Durch Schwund des Mittelabschnitts und Mesenchymwucherung des vorderen und hinteren Endabschnitts dieser Leiste entwickeln sich die kurzen, schaufelförmigen, etwas kaudoventral gerichteten Extremitätenhöcker, wobei die Brusthöcker den Beckenhöckern gegenüber in Anlage und Wachstum etwas vorauseilen. Diese Höcker gehören der Parietalzone an und werden nur von ventralen Aesten der Rückenmarksnerven versorgt. Sie erstrecken sich auf je mehrere Segmente. Der Brusthöcker tritt zuerst in der Region der Halssegmente auf; er rückt dann mehr kaudal; seine Nerven weisen aber darauf hin, dass er hauptsächlich von Halssegmenten abstammt. Der Beckenhöcker erscheint ein wenig später und verschiebt sich während der Entwicklung etwas in kranialer Richtung. Die Höcker sind zunächst rundlich, sie werden bald grösser und grenzen sich dabei schärfer vom Rumpfe ab, und zwar der Schulterhöcker rascher als der Beckenhöcker (Fig. 22 k u. l). Das freie Ende der Höcker wird schaufelförmig und stellt die Anlage des Fusses (der Hand) dar, während der Stiel der Schaufel dem Arm oder dem Schenkel entspricht, die sich in Ober- und Unterarm bzw. Ober- und Unterschenkel gliedern. Ober- und Unterarm, sowie Ober- und Unterschenkel bilden bald Gelenke mit kraniomedial offenen Winkeln (Ellbogen- und Kniegelenk). Später drehen sich die Brust- und Beckengliedmassen im entgegengesetzten Sinne um ihre Längsachse, wobei an ersteren die Streckseite des Oberarms kaudal und die Beugeseite kranial zu liegen kommt, so dass nunmehr das Ellbogengelenk kranial, das Kniegelenk dagegen kaudal offen ist. Am Humerus vollzieht nur das distale Ende die Drehung, am Oberschenkel dagegen der ganze Femur.

An der Dorsalseite der breiten Endabschnitte der Extremitätenstummel treten vorher bereits Leisten auf, welche die Zahl der Zehen (Finger) andeuten; später wachsen diese über den Rand der Fussanlagen hinaus. Bei den Pentadaktylen treten 5 Leisten auf; bei den Paarhufern und Einhufern findet man entweder auch alle 5 Strahlen voll angelegt, oder einzelne treten nur rudimentär auf oder fehlen ganz (z. B. beim Pferdeembryo die Anlage der medialen Zehe). Die Knorpelanlage der Gliedmassenknochen erfolgt in ihrer mesenchymalen Grundlage. In die Gliedmassen wachsen Nerven, Muskelfasern und Blutgefässanlagen hinein. Die Nervenanlagen sind sämtlich ventrale Nervenäste, ein Beweis, dass die Gliedmassen den Seitenplatten (der Parietalzone) des Rumpfes entstammen.

Hüllen des Fetus. Die Eizelle, die Morula und die Blastula sind von dem Oolemma (der primären Hülle) (Fig. 2 a) und bei den Einhufern und Fleischfressern noch von einer Gallerthülle (Fig. 2 f) umgeben; diese stellen die akzessorischen (mütterlichen) Hüllen des Embryo dar. Zu Beginn der Gastrulation schwinden diese Hüllen, und das nackte Ei liegt direkt an (in [Mensch]) der Uterusschleimhaut, die gewisse Veränderungen erlitten hat. (Ueber die Deziduabildung s. das Kapitel „Hüllen und Lage des Fetus".) Während der weiteren Ausbildung des Embryo, speziell mit Beginn seiner Abhebung von der Keimblase, die zur Nabelblase wird, entstehen neue, vom Embryo selbst gebildete, ihn einschliessende Embryonalhüllen, die Eihäute. Diese dienen wesentlich zu seinem Schutze gegen mechanische Insulte, zu seiner Ernährung, Atmung und anderen Zwecken. Es sind dies, abgesehen von der Nabelblase, das Amnion, die Allantois und das Chorion. Da letzteres aber den beiden ersteren angehört, indem es sich mit einem Blatte dem Amnion und mit dem anderen der Allantois anlegt und mit diesen verwächst, so kann man eigentlich nur von 2 Eihäuten sprechen. Ihre Bildung und ihr Verhalten wird weiter unten besprochen werden. Hier sei nur erwähnt, dass das Amnion ungemein frühzeitig, und zwar beim Beginn der Abschnürung des Embryonalschildes entsteht, indem rund um den Rand des Schildes eine Falte auftritt, die rasch höher wird und den Embryo rückenseitig total umwächst. Das Amnion ist also eine Bildung der Leibeswandplatte. Die Allantois dagegen entsteht aus der Darmwandplatte in Form einer Ausstülpung des Enddarms, der Allantoisblase, die durch die Nabelöffnung des Embryo nach aussen wächst.

I. Knochen- und Bänderlehre.
(Osteologia et Syndesmologia.)

Die **Knochenlehre,** *Osteologie,* beschreibt die Knochen an sich, während in der Bänder- und Gelenklehre (*Syndesmologie* u. *Arthrologie*) die bewegliche Verbindung der Knochen geschildert wird. Die beweglich oder unbeweglich verbundenen **Knochen,** *Ossa,* bilden in ihrer Gesamtheit das Skelett, Gerippe oder Knochengerüst. Dieses stellt die feste Grundlage des Körpers dar, bestimmt wesentlich seine Form und trägt zur Bildung der Körperhöhlen bei. Das Gewicht aller lufttrockenen Knochen zusammen beträgt 7—8½ pCt. des Lebendgewichts; auf die Knochen der Gliedmassen entfällt etwa die Hälfte von dem Gewicht des ganzen Skeletts.

Die **Knorpel,** *Cartilagines,* bilden die embryonale Anlage der meisten Knochen; beim erwachsenen Tiere vervollständigen sie als Ansatzknorpel einzelne Knochen oder bekleiden als Gelenkknorpel die Gelenkflächen der Knochen. Andere Knorpel bilden die Grundlage bestimmter Organe Man beschreibt die Knorpel entweder in einem besonderen Abschnitte, der **Knorpellehre,** *Chondrologie,* oder es werden, wie im vorliegenden Werke, die mit den Knochen im Zusammenhang stehenden Knorpel in der Knochenlehre, die übrigen bei den Organen besprochen, zu deren Bildung sie beitragen.

Eigenschaften, Einteilung und Entwicklung der Knochen.

Entwicklung und Wachstum der Knochen im allgemeinen. Im Mesenchym entstehen an Stelle der Knochen zunächst bindegewebige Bildungen (häutiges Skelett), an deren Stelle in der Regel bald knorpelige Gebilde treten (Knorpel-, Primärskelett), die später verknöchern (Knochen-, Sekundärskelett). Die Deck- oder Bindegewebsknochen des Kopfes entstehen direkt ohne vorherige Bildung von Knorpel in bindegewebiger Grundlage. Das Knorpelskelett zerfällt in einzelne Stücke, die in Zahl und Gestalt den zukünftigen Knochen entsprechen. Die Verknöcherung geht vom Perichondrium und von einzelnen Stellen im Knorpel, den Verknöcherungspunkten, Knochenkernen, *Puncta ossificationis,* aus, die allmählich an Umfang zunehmen, und in denen das Knorpelgewebe durch Knochengewebe ersetzt wird. Häufig bleiben noch an einzelnen Stellen (gewöhnlich an Vorsprüngen des Knochens, *Apophysen*) Knorpelstücke übrig, in denen ebenfalls Knochenkerne, die akzessorischen Kerne, Nebenkerne, auftreten. Bisweilen bleiben die Grenzen zwischen 2 Knochen knorpelig; es können auch derbe Bindegewebsmassen an Stelle dieses knorpeligen Streifens treten; auf diese Weise entstehen die synarthrodialen Verbindungen der Knochen (s. S. 22). In anderen Fällen bildet sich an Stelle des Knorpelgrenzstreifens eine Spalte (Gelenkspalte). so dass die Verbindung der Knochen durch ein Gelenk, eine Diarthrose (s. S. 23), erfolgt. An den freien, einander berührenden, das Gelenk bildenden Enden der beiden Knochen persistiert eine dünne Knorpellage, die den Gelenkknorpel bildet. Die Umwandlung der knorpeligen Anlage in Knochen geschieht beim Pferdefetus am frühesten an den Wirbelkörpern und am mittleren Teile der Rippen, am spätesten an den Querfortsätzen der Wirbel, den Karpal- und Tarsalknochen und am 2. Zehenglied. Bei Röhrenknochen beginnt sie am Mittelstück.

Die Knochen wachsen in die Dicke vom Periost aus, in die Länge und Breite durch Wachstum und Verknöcherung der Knorpel (Epiphysenknorpel) oder Häute, welche die einzelnen Stücke eines Knochens bzw. die Knochen des Kopfes untereinander verbinden. Ausserdem kommt ein interstitielles Knochenwachstum vor.

Die Knochen haben eine gelblich-weisse Farbe und werden durch Bleichen fast rein weiss. Bei jungen, namentlich neugeborenen Tieren haben sie wegen des grösseren Blutreichtums eine ins Rötliche spielende Farbe und werden nach dem Bleichen grau. Das spez. Gewicht der Knochen beträgt 1,50—1,85.

Sie bestehen zu etwa ⅓ aus organischer Grundsubstanz, dem Knochenknorpel, und zu etwa ⅔ aus anorganischen Bestandteilen, den Knochenerden oder Knochensalzen (phosphorsaurem und kohlensaurem Kalk, phosphorsaurer Magnesia und Fluorcalcium). In verdünnten Mineralsäuren (am besten in Salzsäure) werden die Knochensalze aufgelöst, der Knochenknorpel bleibt als biegsame, leicht schneidbare, gelbliche Masse zurück, welche die Form und Struktur des Knochens behält. Nach anhaltendem Glühen hinterlässt der Knochen nach Verbrennen der organischen Substanz eine grauweisse, leicht zerbröckelnde, nur aus den Knochenerden bestehende Masse, häufig mit Erhaltung der Form des Knochens.

Am durchsägten Knochen nimmt man eine auffällige Verschiedenheit der Knochensubstanz wahr (Fig. 27, 28, 29). Die periphere Substanz ist dicht, fest und heisst *Substantia compacta* s. *corticalis*, kompakte Knochen- oder Rindensubstanz. Ihre Dicke schwankt nicht nur bei verschiedenen Knochen, sondern häufig auch an den einzelnen Teilen ein und desselben Knochens sehr bedeutend; sie ist am Mittelstück der Röhrenknochen am grössten. Die Rindensubstanz umgibt die *Substantia spongiosa* oder Diploë, schwammige Knochensubstanz, die ein dichtes, aus mannigfach miteinander verbundenen Blättchen und Bälkchen zusammengesetztes Fachwerk bildet. Die Blättchen und Bälkchen ordnen sich in der Richtung des maximalen Druckes und Zuges an, können somit ihre Widerstandskraft in günstigster Weise zur Geltung bringen und drängen sich an den Stellen des maximalen Druckes und Zuges zur kompakten Substanz zusammen (Meyer, Cullmann und Zschokke [713]).

Die Folge dieses Verhaltens ist, dass bei Röhrenknochen in der Mitte der Diaphyse die Spongiosabälkchen fast vollkommen zur Compacta zusammengedrängt sind, letztere mithin sehr dick wird, während an den Epiphysen die umgekehrten Verhältnisse Platz greifen (Fig. 27, 28 und 29). Die Spongiosablättchen der Epiphysen gehen von der kompakten Substanz der Diaphyse aus, es erscheint geradezu, als ob die Blättchen aus der Compacta in die Spongiosa übergingen, um in dieser nach der Oberfläche der Epiphyse zu verlaufen und zwar entweder gerade (bei einseitiger Widerstandsleistung der Epiphyse) (Fig. 27) oder unter gegenseitiger, im Winkel von 90° erfolgender, bogenförmiger Durchkreuzung, wobei die der einen Seite aus der anderen ausstrahlen und so ein System von Strebepfeilern bilden (bei mehrseitiger Widerstandsleistung der Epiphyse) (Fig. 28). Auf diese Weise erhalten die Bahnen schliesslich eine parallele Richtung zur Oberfläche der Epiphyse. Näheres s. in den Arbeiten von Eichbaum [149], Gebhardt [196], Schmidt [550], Zschokke [713] und im Abschnitt „Allgemeines" in den Kapiteln Knochen der Schulter- und Beckengliedmassen. Die Menge der Spongiosa soll nach Loewe [371] bei Rind und Schwein mit dem Fortschritt der Domestikation abnehmen.

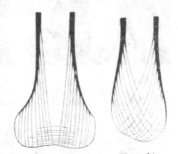

Figur 27.   Figur 28.

Schemata für die Spongiosa-Architektur. In Fig. 27 bei einseitiger und in Fig. 28 bei doppelseitiger Widerstandsleistung.

Das Fachwerk der spongiösen Knochensubstanz schliesst grössere oder kleinere Hohlräume, *Cellulae medullares*, Markzellen, Markräume, ein. Im Mittelstück der Röhrenknochen ist die schwammige Substanz nur wenig ausgeprägt und eine grössere Höhle, das *Cavum medullare*, die Markhöhle, vorhanden. Nur einzelne Knochen des Kopfes werden fast allein durch kompakte Knochensubstanz gebildet.

Die Markräume und Markhöhlen enthalten die *Medulla ossium*, das Knochenmark. Dieses besteht aus einem bindegewebigen Reticulum, aus Fett und zelligen Elementen. Das rote Knochenmark (Medulla ossium rubra) der kurzen und platten und der Endstücke der Röhrenknochen ist reich an roten Blutkörperchen und an Vorstufen derselben; es findet sich in allen Knochen des Fetus und des neugeborenen Tieres. Die Markhöhlen enthalten das gelbe

2*

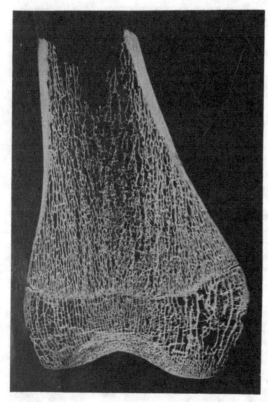

Figur 29. Frontalschliff vom distalen Ende des
rechten Os femoris des Menschen.
(Nach Spalteholtz: Handatlas des Menschen.)

Knochenmark (Medulla ossium
flava), das bis zu 96 pCt. aus
Fett besteht. Bei alten, abge-
magerten Tieren ist das Fett zum
grössten Teile geschwunden und
das Knochenmark zu einer gallertartigen Masse (Gallertmark)
umgewandelt.

Die Knochen umgibt eine
feste, fibröse, weissliche Haut,
das **Periost,** die Knochenhaut, Beinhaut, welche die
Ernährung und das Wachstum
der Knochen vermittelt.

Es besteht aus der oberflächlichen, gefässreichen Adventitia und der gefässarmen und
reichlich mit elastischen Fasern
versehenen Fibroelastica und
verbindet sich durch die von ihm
in die Knochen gehenden Gefässe
und durch sehr kurzes, straffes
Bindegewebe mit den Knochen
und besonders innig mit solchen,
die nur eine dünne Compacta besitzen. In der Schädelhöhle verschmilzt das Periost mit der Dura
mater und an den Stellen der
anderen Knochen, an denen
sich Sehnenhäute befestigen, mit
diesen; es fehlt an den mit
Knorpel überzogenen Stellen.
Die Knochen empfangen ihr
Blut nicht nur durch zahlreiche
kleine Arterien vom Periost
aus, sondern vielfach auch durch
grössere Ernährungsgefässe,
Vasa nutritia, die von benachbarten Arterien entspringen, durch
die sogenannten Ernährungslöcher, *Foramina nutritia,* und
Ernährungskanäle, *Canales*
nutritii, in den Knochen treten und sich vorzugsweise im Knochenmark verzweigen, jedoch mit
den periostalen Blutgefässen anastomosieren. Die Venen verlassen die Knochen i. d. R. auf denselben Wegen, durch welche die Arterien eintreten. Vom Periost treten mit den Gefässen
auch Nerven in den Knochen.

Die Knochen zeigen an vielen Stellen Hervorragungen und Erhabenheiten, die im
allgemeinen **Fortsätze,** *Processus* s. *Apophyses,* genannt werden.

Die Fortsätze sind entweder glatt und mit Knorpel bekleidet oder rauh und uneben. Tragen
die glatten Fortsätze zur Bildung der Gelenke bei, so heissen sie Gelenkfortsätze, *Processus*
articulares, und nach ihrer Form wieder: Gelenkkopf, *Caput articulare,* Knopffortsatz,
Condylus, Rolle, *Trochlea,* oder Schraube, *Cochlea.* Die Rundung der Gelenkköpfe entspricht
dem Segment einer Kugel; die Knopffortsätze sind paarig vorhanden; die Rollen stellen Abschnitte
eines Zylinders dar. Die rauhen Fortsätze, Epicondyli etc., dienen meist zur Anheftung von
Bändern, Muskeln oder Sehnen. Sie werden nach ihrer Form, Grösse etc. bezeichnet als Knorren
oder Höcker, *Tubera* s. *Tuberositates,* die mitunter überknorpelt, glatt und zur Unterlage für über
sie hingleitende Sehnen bestimmt sind, als Leisten oder Kämme, *Cristae,* Gräten, Stacheln
oder Dornen, *Spinae,* rauhe Linien, *Lineae asperae,* usw.; nach ihrer Aehnlichkeit mit gewissen Gegenständen als Griffelfortsätze, *Proc. styloidei,* Warzenfortsätze, *Proc. mastoidei,*
Flügelfortsätze, *Proc. pterygoidei,* usw. oder nach ihrer Richtung als schiefe Fortsätze,
Proc. obliqui, Querfortsätze, *Proc. transversi,* usw.

Anderseits findet man an den Knochen oft verschieden gestaltete **Vertiefungen,** die entweder glatt und mit Knorpel überzogen sind zur Vermittlung einer Gelenkverbindung, oder eine rauhe Oberfläche besitzen und zur Anheftung von Muskeln, Sehnen und Bändern oder zur Aufnahme von Gefässen und Nerven dienen.

Die Gelenkvertiefungen werden als Gelenkpfanne, *Acetabulum,* oder Gelenkgrube, *Fossa glenoidea,* bezeichnet, wenn sie einem Gelenkkopf oder einem Knopffortsatz oder einer Rolle entsprechen. Die grösseren, rauhen Vertiefungen nennt man Gruben, *Fossae,* die schmalen, seichten: Rinnen, *Sulci,* die an den Rändern der Knochen vorkommenden: Einschnitte, *Incisurae.* Die den Knochen durchbohrenden, sehr engen Oeffnungen werden als Spalten, *Fissurae,* die weiteren als Löcher, *Foramina,* und wenn sie eine längere Strecke im Knochen fortlaufen, als Kanäle, *Canales,* bezeichnet.

Nach der **Form** teilt man die Knochen ein in:

1. Die breiten oder platten Knochen, *Ossa plana.* Sie bestehen aus 2 Tafeln, *Laminae,* von kompakter Knochensubstanz, welche die schwammige Knochensubstanz, hier (und zwar ursprünglich bei Schädelknochen) *Diploë* genannt, einschliessen oder als *Ossa pneumatica* lufthaltige, von einer Schleimhaut ausgekleidete Höhlen, *Sinus,* bilden.

Die platten Knochen sind durch ihre ausgedehnte Oberfläche ganz besonders geeignet, den Muskeln viele und umfangreiche Anheftungspunkte zu liefern (z. B. Schulterblatt, Darmbein), oder sie bilden die Wände derjenigen Höhlen, in denen die Eingeweide eine geschützte Lage finden (z. B. Schädelknochen, Becken).

2. Die kurzen Knochen, *Ossa brevia,* haben eine unregelmässig-eckige oder rundliche Gestalt; die drei Durchmesser der Länge, Breite und Dicke sind nahezu gleich. Sie bestehen zum grössten Teile aus Substantia spongiosa, die von einer gewöhnlich nur dünnen, kompakten Knochenrinde umgeben wird.

Sie kommen meist in grösserer Zahl da vor, wo nur eine geringe Beweglichkeit zwischen den Knochen nötig ist und doch durch die Vereinigung mehrerer Knochen ein bewegliches, elastisches, aber auch widerstandsfähiges Ganze hergestellt werden soll (Wirbelsäule, Fusswurzel).

3. Die langen oder Röhrenknochen, *Ossa longa,* sind bedeutend länger als dick und breit. Man unterscheidet an ihnen das Mittelstück, *Diaphysis,* das aus einer dicken, nach dem Ende schwächer werdenden Rinde von kompakter Substanz besteht und die Markhöhle einschliesst, und die beiden Endstücke, *Epiphyses,* deren Bau mit dem der kurzen Knochen übereinstimmt.

Während des fetalen Lebens und in der ersten Jugendzeit sind die Endstücke von dem Mittelstück durch eine Knorpellage, den Epiphysen- oder Fugenknorpel, getrennt; erst nach vollendetem Wachstum sind die Epiphysen mit dem Mittelstück verschmolzen.

Die langen Knochen finden sich nur an den Gliedmassen und begünstigen dadurch die Bewegungen der einzelnen Gliedmassenteile, dass die durch Muskelwirkung an dem einen Ende der Röhrenknochen bedingte geringe Bewegung wegen der Länge dieser Knochen eine bedeutende Ortsänderung an dem entgegengesetzten Knochenende zur Folge hat.

Nach der **Lage** teilt man die Knochen in Rumpf-, Kopf- und Gliedmassenknochen ein; nach der **physiologischen Bedeutung** unterscheidet man: Neuralknochen, welche die Zentralorgane des Nervensystems, Viszeralknochen, welche die Eingeweide umschliessen, und Knochen der Gliedmassen; nach der **Entwicklung:** primäre (Primordial-) und sekundäre Knochen (s. S. 18).

Die Zahl der Knochen vollkommen erwachsener Tiere beträgt:

bei dem Pferde 197, unter diesen 57 unpaare Knochen,
„ „ Rinde 197, „ „ 55 „ „
„ „ Schweine 271, „ „ 61 „ „
„ den Fleischfressern 256, „ „ 56 „ „

Hierbei ist die mittlere Zahl der öfter variierenden Schwanzwirbel angenommen, und es sind die seltener vorkommenden Abweichungen in der Zahl der Wirbel und Rippen, ferner die Gehörknöchelchen, Zähne und Sesam- (oder Sehnen-) beine nicht mitgerechnet, ferner Kreuz-, Brustbein und die beiden Beckenbeine als je ein Knochen gezählt worden.

Im allgemeinen sind die Knochen paarig und die der einen Seite denen der anderen gleich. Es sei jedoch bemerkt, dass es (nach Heuss [255], Schwyter [573] und anderen) eine wahre **Symmetrie der Extremitätenknochen** bei den Perissodaktylen nicht gibt. Eine Konstanz in den Differenzen zugunsten einer bestimmten Seite besteht bei den Perissodaktylen nicht, während sich beim Menschen das morphologische Übergewicht in der Regel auf der rechten Seite zeigt. Die Längendifferenz beträgt bei den grossen Röhrenknochen des Pferdes zuweilen mehrere (bis 7) Millimeter. An dem Mc 3 (Mt 3) und dem 1. und 2. Zehenglied des Pferdes sind die medialen Knochenhälften kräftiger als die lateralen; am Hufbein ist es umgekehrt.

Betr. der **Widerstandsfähigkeit der Knochen** hat Hoffmann [261] gefunden, dass das Mt 3 am widerstandsfähigsten ist, und dass hierbei ein Unterschied nach dem Alter, aber nie nach der Rasse nachgewiesen werden kann.

Verbindungen der Knochen (Juncturae ossium).

Mit Ausnahme der Herzknochen der Wiederkäuer, der rudimentären Schlüsselbeine und des Penisknochens der Fleischfresser sind alle Knochen und zwar auf die mannigfachste Weise zum Skelett vereinigt.

Die ursprüngliche Form der Skelettverbindung ist die *Synarthrosis,* d. h. eine derartige kontinuierliche Verbindung, dass sich zwischen 2 Skeletteilen ein anderes, aber in beide übergehendes Gewebe vorfindet (s. S. 18). Durch Bildung einer Gelenkspalte in diesem Zwischengewebe entsteht die *Diarthrose;* bei ihr sind die Skeletteile an den Berührungsflächen mit freien, überknorpelten Flächen versehen; die Verbindung geschieht durch ausserhalb dieser Flächen gelegene Gewebe. Besteht bei der Synarthrose das verbindende Gewebe aus sehnigen Bandmassen, dann sprechen wir von einer *Syndesmosis.* Die Beweglichkeit dieser hängt von der Länge und Dicke des Zwischengewebes ab; wird letzteres hautartig, dann bezeichnen wir es als **Membrana** *interossea.* Eine Modifikation der Syndesmose sind die **Verbindungen durch Nähte.** Besteht das Zwischengewebe bei der Synarthrose aus Knorpel, dann entsteht die *Synchondrose,* besteht es aus Knochengewebe, die *Synostose.* **Funktionell zerfallen die Knochenverbindungen in unbewegliche und bewegliche.**

A. Die **unbewegliche Verbindung** geschieht durch wahre und falsche Nähte, durch knöcherne Vereinigung oder durch Einkeilung.

a) Bei der Verbindung durch eine **wahre Naht,** *Sutura,* sind die aneinander grenzenden Ränder oder Flächen der Knochen mit verschiedenartigen Hervorragungen und Vertiefungen versehen, die so ineinandergreifen, dass die Hervorragungen des einen Knochenrandes die Vertiefungen des anderen bis auf einen sehr geringen Raum ausfüllen, der von einer dünnen Schicht eines bindegewebigen oder knorpeligen Verbindungsmittels, dem Nahtknorpel, der *Cartilago synarthrodialis,* eingenommen wird. Dieser verknöchert aber bei älteren Tieren oft so vollständig, dass die durch Nähte verbundenen Kopfknochen aus einem einzigen Knochen gebildet erscheinen.

Bei der **Zahnnaht,** *Sutura serrata,* sind die Hervorragungen der einander zugekehrten Knochenränder sägezahnförmig (Beispiel: Naht zwischen den beiderseitigen Frontalia und Parietalia); bei der **Schuppennaht,** *Sutura squamosa,* decken sich die verdünnten Knochenränder dachziegelartig (Beispiel: Verbindung zwischen Os squamosum und Os parietale); bei der **Blattnaht,** *Sutura foliosa,* greifen dünne, blättchenartige Vorsprünge, welche die Knochenoberfläche nahe dem Rändern des einen Knochens überragen, in rinnenförmige Vertiefungen des anderen Knochens ein (Beispiel: Verbindung des Nasale mit dem Frontale des Pferdes). Die Verbindung der Knochen durch Nähte ist so fest, dass die vereinigten Knochen sich so verhalten, als ob sie aus einem Stück beständen. Nur die Knochen des Kopfes sind durch Nähte verbunden.

b) Bei der Vereinigung durch **falsche Nähte** oder **Anlagerung (Harmonia)** legen sich zwei glatte Knochenränder oder -flächen aneinander und werden durch eine dünne Schicht von knorpeligem Gewebe, den Nahtknorpel, fest miteinander verbunden (Beispiel: Verbindung beider Ossa nasalia).

Auch die falschen Nähte verknöchern in der Regel bei älteren Tieren, nur die freien Enden beider Nasenbeine verwachsen selbst im höheren Alter nicht miteinander.

c) Die Verbindung durch Knochengewebe, *Synostosis,* kann sowohl aus der Syndesmose, als auch aus der Synchondrose hervorgehen.

d) Einkeilung, *Gomphosis,* nennt man die Befestigung der Zahnwurzeln in den Zahnfächern (Alveolen) der Kieferknochen.

B. Die **bewegliche Verbindung** der Knochen geschieht durch Knorpel, durch Muskeln oder durch Gelenke.

a) Die Verbindung durch eine relativ dünne Knorpelschicht, *Synchondrosis*, Fuge, gestattet nur eine höchst beschränkte Beweglichkeit und vermittelt eine wenig nachgiebige, jedoch elastische Verbindung der Knochen.

Bei den falschen Synchondrosen bestehen nur die an die Skeletteile grenzenden Schichten noch aus wirklichem Knorpelgewebe, während der übrige Teil bei Lockerung des Gefüges aus Faserknorpel oder Bindegewebe besteht (z. B. an den Wirbelfugen).
Die verbindende Knorpelschicht gestattet, dass die Knochen bei einer einwirkenden Gewalt sich etwas voneinander entfernen und nachher wegen der Elastizität des Knorpels wieder in ihre frühere Lage zurückschnellen können. Auf die Ortsveränderung der durch Knorpel verbundenen Knochen sind die eigene Schwere des Körpers und der von aussen auf die Knochen einwirkende Druck von grossem, die Wirkung der an die betreffenden Knochen sich anheftenden Muskeln jedoch von geringerem oder nur von mittelbarem Einfluss.

b) Die Verbindung der Knochen durch Muskeln, *Synsarkosis*, besteht bei allen Haustieren zwischen den Knochen der Schultergliedmassen und denen des Rumpfes: sie gestattet eine freiere Beweglichkeit als die Verbindung durch Knorpel.

c) Die Verbindung der Knochen durch Gelenke, *Diarthrosis*. Als „Gelenk", *Articulatio*, bezeichnet man die bewegliche Verbindung zweier oder mehrerer Knochen, die mit überknorpelten Flächen sich berühren und durch Bänder oder Muskeln miteinander verbunden werden. Zu einem Gelenk gehören (Fig. 30):

1. Freie, glatte, mit einem dünnen Knorpelüberzug (Gelenkknorpel) (b, b) versehene Knochenflächen, Gelenkflächen, *Facies articulares* (a, a), die meist so aufeinanderpassen, dass den Hervorragungen der einen Gelenkfläche Vertiefungen der anderen entsprechen. Nur im Femorotibial- und Kiefergelenk besteht eine Inkongruenz der Gelenkflächen; diese wird jedoch durch Zwischengelenksknorpel, *Menisci articulares*, ausgeglichen.

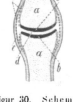

Figur 30. Schema eines Gelenks.

a, a Knochenenden, b, b Gelenkknorpel, c, c' Gelenkkapsel u. zwar c die Fibrosa und c' die (punktierte) Synovialis derselben, d Hohlraum der Kapsel.

Die Gelenk- und Zwischenknorpel mindern durch ihre Elastizität die das Gelenk treffenden Erschütterungen und durch ihre glatte Beschaffenheit die Reibung der Knochen im Gelenk. Der Gelenkknorpel ist an den Gelenkerhöhungen zentral am stärksten, peripher am dünnsten und an den Gelenkvertiefungen peripher dick und zentral dünn. Er überragt mitunter den Rand der Gelenkvertiefung mit einem aus festem, faserknorpeligen Gewebe bestehenden Saum, *Labrum glenoidale*, und schliesst oft grössere oder kleinere, rauhe, mit Synovia gefüllte Vertiefungen, **Synovialgruben**, *Fossae synoviales*, ein. Nach Bürki [90] sind die Synovialgruben nur den Gelenken der Ungulaten eigen und bestehen beim Rinde in Substanzverlusten an der Gelenkfläche, die sich auf den Gelenkknorpel und das darunter gelegene Knochengewebe beziehen. Man begegnet ihnen namentlich an Wechselgelenken, die durch starken Belastungsdruck beansprucht werden. So können beim Rinde alle Gelenke der Brustgliedmassen mit Ausnahme des Schultergelenks und alle Gelenke der Beckengliedmassen mit Ausnahme des Hüftgelenks m. o. w. deutliche Synovialgruben besitzen. Hingegen sind von den Gelenken des Kopfes und der Wirbelsäule nur das Atlantooccipital- und das Atlantoepistrophealgelenk mit solchen behaftet. Zum Ausgangspunkt wählen die Synovialgruben beständig Gelenkvertiefungen, Bandausschnitte und Bandgruben; sie setzen stets an der proximalen, ausgehöhlten Gelenkfläche eines Knochens ein, erst später kann man an der korrespondierenden Fläche des benachbarten Knochens die korrespondierende Synovialgrube beobachten, die aber stets erheblich kleiner als die erstere bleibt. Die Ursachen für die Ausbildung von Synovialgruben sind noch unbekannt; die Annahme, es handle sich um Behälter für die Synovia, ist nicht begründet.

2. Eine *Capsula articularis*, Gelenkkapsel, die am Rande der Gelenkfläche des einen Knochens entspringt und am Rande der Gelenkfläche des anderen Knochens endet. Die Gelenkkapseln umschliessen demgemäss eine geschlossene Höhle, das *Cavum articulare*,

die Gelenkhöhle, und bestehen aus einer Synovialhaut, *Membrana synovialis* (Fig. 30 c'), und einer festen, sehnigen *Membrana fibrosa* (Fig. 30 c).

Die Synovialhäute sind Bindegewebshäute, die auf ihrer Oberfläche von einem einschichtigen, platten Epithel (Endothel) bedeckt sind. Letzteres bekleidet auch die durch die Gelenkhöhle verlaufenden Bänder und Sehnen, setzt sich jedoch nur beim Fetus und bei Gelenken, die längere Zeit in Ruhe verharrten, auf die Gelenkknorpel fort. In schlaffen Gelenkkapseln bilden die Synovialhäute oft kleine Synovialfalten, *Plicae synoviales,* die bei Dehnung der Gelenkkapseln verschwinden. Die innere Oberfläche der Synovialhäute wird häufig durch kleine Zotten, *Villi synoviales,* Synovialzotten, vergrössert, die der Oberfläche oft ein samtartiges Aussehen verleihen. Von der Synovialhaut wird eine gelbliche, zähe, alkalische Flüssigkeit, die *Synovia,* Gelenkschmiere, abgesondert; sie erhält die Gelenkhöhle feucht und schlüpfrig und beschränkt die Reibung der Gelenkflächen. Die Gelenkkapseln werden selbst bei mageren Tieren i. d. R. von einem schützenden Fettpolster umgeben.

Ausser den Gelenkkapseln besitzen die meisten Gelenke noch weisse, selten gelbliche, straffe, widerstandsfähige, aus sehnigem und elastischem Gewebe aufgebaute Bänder, *Ligamenta,* welche die Gelenkenden verbinden.

Die Bänder werden nach ihrer Länge, Stärke, Form usw. als lange, kurze, breite, runde Bänder usw. bezeichnet. Ihre Vereinigung mit den Gelenkkapseln ist häufig eine innige; ebenso gehen sie häufig Verbindungen mit benachbarten Sehnen und Muskeln ein.

Die Bänder dienen teils zur festeren Vereinigung der Knochen (Hilfsbänder), teils verhindern oder beschränken sie extreme Bewegungen (Hemmungsbänder). Die Beweglichkeit des Gelenks nach bestimmten Richtungen wird häufig durch ineinandergreifende Hervorragungen und Vertiefungen der Knochen oder durch Muskeln beschränkt.

Durch Bänder allein werden die Knochen mitunter zu einer nur geringgradig beweglichen, einer Synchondrose ähnlichen Verbindung vereinigt. Beispiel: die Knochen des Mittelfusses und Unterarms der Einhufer. Zuweilen findet die Verbindung der Knochen auch durch gelbe, elastische Bänder statt, deren Hauptrepräsentant das Nackenband ist.

Die Verbindung der Knochen in den Gelenken wird unterstützt durch die Wirkung der Muskeln und den Einfluss des Luftdrucks. Die ein Gelenk umgebenden Muskeln vereinigen sich durch ihre elastische Spannung zu einer Gesamtwirkung, durch welche die Gelenkflächen in Berührung bleiben. — Da die Gelenkhöhle von der Luft vollständig abgeschlossen ist, muss der atmosphärische Druck wesentlich dazu beitragen, dass die Gelenkflächen in Berührung bleiben und sich unter normalen Verhältnissen nur so viel voneinander entfernen, als die Synovia Raum einnimmt. Am besten lässt sich der Einfluss des Luftdrucks am Hüftgelenk nachweisen: bohrt man die Gelenkpfanne des Beckens an, so genügt der Luftdruck, der nunmehr auf das Innere des Gelenks wirkt, um das Caput femoris aus der Gelenkpfanne zu lösen. Die Grösse des Luftdrucks auf 1 qcm Gelenkfläche beträgt ungefähr 1 kg.

Man unterscheidet folgende Gelenkformen:

1. Beim freien oder Kugelgelenk, *Arthrodia,* wird der kopfförmige Gelenkfortsatz des einen Knochens so aufgenommen, dass er von der weniger umfangreichen Gelenkpfanne des anderen Knochens nicht ganz umschlossen ist. Seitenbänder fehlen.

Das Kugelgelenk (Schulter- und Hüftgelenk) ist ein vielachsiges Gelenk; es gestattet Bewegungen nach allen Richtungen, namentlich um die Querachse (Beugung und Streckung), die Längsachse (Drehungen) und die sagittale Achse (Abduktionen und Adduktionen).

2. Beim Wechselgelenk, *Ginglymus,* besitzt der eine Knochen eine walzenförmig gewölbte Gelenkfläche oder 2 Knopffortsätze, die von Gelenkvertiefungen des anderen Knochens aufgenommen werden. Sie zerfallen in vollkommene und unvollkommene Wechselgelenke und besitzen Seitenbänder.

Die vollkommenen Wechselgelenke sind einachsig. Die walzen- oder schraubenförmige Gelenkerhöhung passt genau in die entsprechende, etwas kleinere Gelenkvertiefung; die Drehachse läuft quer durch die Gelenkerhöhung; Bewegungen sind nur in einer Ebene möglich, welche die Drehachse senkrecht schneidet. Die Knochen können durch Verkleinerung des Gelenkwinkels genähert, Beugung, *Flexio,* oder durch Vergrösserung des Winkels voneinander entfernt werden, Streckung, *Extensio;* Seitwärts- und Drehbewegungen sind ausgeschlossen (Beispiel: Ellbogengelenk). Das vollkommene Wechselgelenk zwischen Tibia und Os tarsi tibiale, bei dem die Gelenkerhöhungen und -vertiefungen spiralig gewunden sind, wird speziell als Schraubengelenk, *Articul. cochlearis,* bezeichnet. Die Patella bildet mit dem Os femoris ein Schlittengelenk. Bei dem unvollkommenen Wechselgelenk passen die einander zugekehrten Gelenkflächen nicht vollständig aufeinander, und es können ausser der Beugung und Streckung auch beschränkte Seitwärts- oder Drehbewegungen ausgeführt werden.

3. Beim einachsigen Dreh- oder Zapfengelenk, *Articulatio trochoidea*, vermag der eine Knochen nur eine drehende Bewegung um den anderen, und zwar in der Querachse des Körpers, zu machen (Gelenk zwischen 1. und 2. Halswirbel).

4. Das Sattelgelenk, *Articulatio sellaris*, ist dadurch ausgezeichnet, dass die Gelenkflächen in einer Achse konvex und in der anderen, rechtwinklig hierzu liegenden konkav erscheinen (Krongelenk).

5. Das straffe Gelenk, *Amphiarthrosis*, wird meist von mehreren kleinen Knochen gebildet, *Articulatio composita*, deren einander zugekehrte, fast ebene Gelenkflächen durch kurze, straffe Bänder so fest miteinander verbunden sind, dass die Knochen nur sehr wenig aneinander verschoben werden können (z. B. die Verbindung der Karpal- mit den Metakarpalknochen.)

Eigenschaften und Einteilung der Knorpel.

Die Knorpel sind elastische, schneidbare, widerstandsfähige, bläulichweiss oder gelblich gefärbte, gefäss- und nervenlose Gebilde von mässiger Härte. Sie werden von einer fibrösen Haut, dem *Perichondrium*, der Knorpelhaut, überzogen, die an den Gelenkknorpeln fehlt. Man unterscheidet: transitorische Knorpel, die nur während der fetalen Entwicklung oder in der Jugendzeit vorhanden sind, später aber durch Knochen ersetzt werden, und bleibende (permanente) Knorpel, die während des ganzen Lebens bestehen oder nur ausnahmsweise verkalken oder verknöchern; sie dienen entweder als Ergänzungs- oder Ansatzknorpel zur Vervollständigung der Knochen oder überziehen die Gelenkflächen der Knochen als Gelenkknorpel oder stellen das elastische Gerüst von Organen dar (Organknorpel).

Nach der Verschiedenheit des Knorpelgewebes (S. 4) teilt man die Knorpel in hyaline, Faserknorpel und Netzknorpel. Die hyalinen Knorpel, die auf dem Durchschnitt eine bläulichweisse Farbe zeigen, sind am verbreitetsten; zu ihnen gehören die Gelenkknorpel, die Knorpel der Luftröhre, der Nase usw. Zu den elastischen oder Netzknorpeln gehören die Ohrmuschel-, der Kehldeckelknorpel usw., zu den Bindegewebsknorpeln die Zwischengelenksknorpel des Femorotibial- und des Kiefergelenks. Die beiden letzten Knorpelarten sind weniger brüchig und verkalken seltener als die hyalinen Knorpel.

A. Knochen des Rumpfes (Rumpfskelett).[1]
I. Allgemeines.

Zu den Knochen des Rumpfes (Stammes, Truncus) rechnen wir alle Skelettknochen nach Abzug der Knochen des Kopfes und der Knochen der Gliedmassen. Im ganzen sind dies, das Kreuz- und Brustbein und das Steissbein des Menschen als je einen Knochen gerechnet, 51 (beim Menschen) bis 88 (beim Pferde) einzelne Knochen. Die Grundlage des Skeletts (Fig. 36, 38, 39) ist die *Columna vertebralis*, Wirbelsäule, die in der Medianebene des Körpers vom Kopfe bis zum Schwanzende verläuft und aus einer Reihe unpaarer, nach gleichem Typus gebildeter Knochen, *Vertebrae*, Wirbel, zusammen-

---

1) Betr. spezieller und feinerer Verhältnisse des Skeletts, die wir aus Raummangel nicht berücksichtigen konnten, sei auf die Arbeiten von Padelt [457], Kiesewalter [302], Bützler [91], Martin [398], Cornevin und Lesbre [111, 114, 352, 355], Eichbaum [149], Zschokke [713], Schmidt [550] und Ussow [641] verwiesen.

gesetzt wird. An einem Ende trägt die Wirbelsäule den Kopf, seitlich schliessen sich den mittleren Wirbeln (den Brustwirbeln) die *Costae*, Rippen, an, die an der ventralen Seite durch das *Sternum*, Brustbein (Fig. 36 St und 50 k, k', l), vereinigt werden. Wirbel, Rippen und Brustbein sind mithin die eigentlichen Rumpfskelettknochen.

Die Wirbelsäule enthält die Neuralhöhle (den Wirbelkanal) zur Aufnahme und zum Schutze des Rückenmarks; sie bildet mit den Rippen, dem Brustbein und dem Becken die knöchernen Wände der grossen Eingeweidehöhlen (Brust-, Bauch- und Beckenhöhle).

Entwicklung des Rumpfskeletts. Als erste Skelettanlage tritt beim Embryo die zellige Chorda dorsalis auf. Um die Chorda bildet sich die kutikulare Chordascheide, welche eine auf dem Wege des Umwachsens entstandene, perichordale, mantelartig die Chorda umgebende mesenchymatöse Schicht, die skelettoblastische Chordahülle, von der Chorda scheidet. Die letztere (die zellige mesenchymatöse Chordahülle) nimmt unter rascher Dickenzunahme bald den bindegewebigen Charakter an, wird also häutig; dieses häutige Skelett wird später knorpelig und schliesslich knöchern, so dass man 4 Stadien der Skelettbildung unterscheiden kann, nämlich ein zelliges, ein häutiges, (aus Bindegewebszellen [Vorknorpel] bestehendes), ein knorpeliges (Fig. 31) und ein knöchernes Skelett. Die zellige und häutige Skelettanlage sind unsegmentiert. Sie wird erst mit Beginn des Knorpelstadiums segmentiert und zwar dadurch, dass in der häutigen Chordahülle hintereinander liegende Knorpelherde als Wirbelkörperanlagen auftreten,

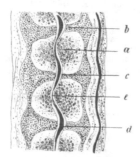

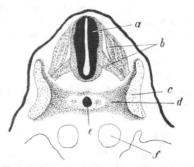

Figur 31. Medianschnitt durch die knorpelige Wirbelsäule eines Embryo.
a Wirbelkörper, b Intervertebralscheibe, c Anlage des Nucleus pulposus, d intervertebrale Chorda, e vertebrale Chorda.

Figur 32. Querschnitt durch die Anlage des 2. Halswirbels eines Embryo.
a Medullarrohr, b Wurzeln des Spinalnerven, mit Spinalganglion, c Muskelplatte des 2. Halssegmentes, d Wirbelanlage, e Chorda, f Aorta.

die bald in Form von Ringen die Chorda umschliessen und durch weicheres Gewebe, die Zwischenwirbelscheiben- (Intervertebralscheiben-) anlagen von einander geschieden sind. Diese Knorpelringe (die Anlagen der Wirbelkörper) decken sich nicht mit den seitlich neben der Chorda befindlichen Urwirbeln (den Muskelsegmenten, Myotomen), sie treten vielmehr gegenüber von je 2 Urwirbeln auf, alternieren also mit diesen; mithin gehört jedes Myotom 2 Wirbeln an. Die knorpeligen Wirbelkörper verhalten sich zur Chorda wie die auf einer Schnur aufgereihten Perlen zu dieser. An der Stelle der Wirbelkörper verdünnt sich die Chorda (Fig. 31 e). An die Wirbelkörper schliessen sich seitlich dorsal gerichtete mesenchymatöse Fortsätze an, die als Neuralbögen das Rückenmark (Neuralrohr) umgreifen; an manchen Wirbeln treten auch ventrale Bögen für die Umhüllung der Aorta oder der A. caudalis auf. Aus den Neuralbögen wachsen seitlich die häutigen Querfortsätze der Wirbel heraus. Nachdem die knorpeligen Wirbelkörper aufgetreten sind, erfolgt die Verknorpelung des ventralen Abschnittes der Neuralfortsätze unter Verwachsung mit dem Wirbelkörper und die der Querfortsätze. Der dorsale, zunächst noch häutige Abschnitt der Neuralfortsätze, der den Wirbelbogen als häutige Membrana reuniens schliesst, verknorpelt allmählich auch unter Bildung der Proce. articulares. Ehe aber die knorpeligen, spangenartigen Neuralfortsätze miteinander zum Wirbelbogen verwachsen, verdicken sich ihre Enden zur paarigen Anlage des Dornfortsatzes; indem beide Anlagen verwachsen, wird dieser Fortsatz unpaar. Als Besonderheit sei bemerkt, dass der knorpelige Wirbelkörper des Atlas mit dem kranialen Ende des Epistropheus verwächst und dessen Dens bildet. Unter dem Atlaskörper findet sich ein häutiges Querband, die hypochordale Spange. Diese verknorpelt und verschmilzt seitlich mit den Knorpelbögen des Atlas und wird dadurch zum Arcus ventralis desselben. Auf ihr ruht der Dens des Epistropheus. Ueber die etwaige Anlage hypochordaler Spangen an den übrigen Wirbeln und deren etwaige Verwachsung mit den Wirbelkörpern ist Sicheres nicht bekannt. Zwischen den Myotomen liegen die bindegewebigen Myosepten. Der Schwanzteil der Wirbelsäule bildet sich von der Spitze aus zurück; man findet an seinem Ende oft einen aus mehreren Wirbeln gebildeten, von der Chorda durchzogenen Urostyl (S. 16).

Die Rippen entstehen aus den häutigen Zwischenmuskelbändern, den Myosepten. Diese verknorpeln zuerst dorsal und sind mit den Knochenwirbeln verschmolzen. An allen Wirbeln bis inkl. Os sacrum erfolgt die Rippenanlage. Die Halsrippen bleiben kurz und verschmelzen medial mit dem Wirbelkörper; sie legen sich mit ihren lateralen Enden an die Querfortsätze (als deren ventrale Wurzel) an; so entsteht das Quer-

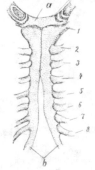

fortsatzloch. Die kurzen Lenden- und ersten Kreuzrippen verschmelzen bald ganz mit den Querfortsätzen. Nur die Brustrippen bilden sich vollständig aus und umwachsen den Thorax. Ihre ventralen Enden verschmelzen unter Verbreiterung miteinander, sobald sie bis nahe an die Medianebene gewachsen sind. So entsteht jederseits eine Knorpelleiste, die Sternalleiste. Die beiderseitigen Leisten nähern sich einander und verschmelzen dann miteinander zum Knorpelsternum (Fig. 33). Später treten am Sternum quere Trennungslinien auf und zerlegen es in metamere Stücke, Sternebrae (s. S. 39).

Die Verknöcherung des knorpeligen Rumpfskeletts erfolgt durch enchondrale Ossifikation mit der Anlage von Knochenkernen (Ossifikationspunkten), im Knorpel und anschliessende, perichondrale Ossifikation. In den Wirbeln legen sich 3 Knochenkerne an, einer in der Mitte des Wirbelkörpers und je einer in den beiden Wurzeln des Neuralbogens. Es sind also bald 3 Knochenstücke vorhanden, die durch Knorpelplatten verbunden werden, die dann auch verknöchern. Später entstehen noch Nebenknochenkerne an den Enden des Wirbelkörpers (den Epiphysenplatten) und (nach der Geburt) akzessorische Knochenkerne in den Dorn-, Quer- und Gelenkfortsätzen, so dass man z. B. in den Brustwirbeln 7 Knochenkerne auftreten sieht. Im Arcus ventralis des Atlas entsteht der Knochenkern viel später als im Neuralbogen. Im Epistropheus tritt ein besonderer Knochenkern im Dens auf. In den Rippen tritt zunächst nur ein Ossifikationspunkt auf, von dem aus die Verknöcherung vorschreitet;

Figur 33. Knorpelsternum eines Embryo.
a Clavicula, b Processus xiphoideus, 1—8 Rippenknorpel.

das ventrale Endstück bleibt knorpelig. Später tritt auch im Rippenköpfchen und -höckerchen je ein Knochenkern auf. Die Verknöcherung des Sternums erfolgt je nach der Tierart von einer verschiedenen Zahl von Ossifikationspunkten (7 bei Pferd und Rind, 6 bei Schwein, 8 bei den Fleischfressern) aus (s. S. 39). Der kaudale Endabschnitt verknöchert nicht (Processus xiphoideus), der kraniale, das Manubrium sterni, bei manchen Tierarten nicht vollständig; der knorpelig bleibende Teil wird zum Habichtsknorpel (s. Fig. 77). Zwischen den Wirbeln und den Rippen treten während der Ossifikation Gelenkspalten auf.

Mit der Verknöcherung der Wirbel schwindet die Chorda dorsalis. Nur in den Zwischenwirbelscheiben, wo sie gegenüber dem schwindenden Chordateile des Wirbelkörpers eine Auftreibung zeigt (Fig. 31), bleibt sie als Nucleus pulposus (ç u. d) erhalten.

a) Die Columna vertebralis, Wirbelsäule.

Die Wirbel werden nach dem Körperteil, dessen Grundlage sie bilden, Hals-, Brust-, Lenden-, Kreuz- und Schwanzwirbel genannt (Fig. 36, 38, 39 u. 50); sie bestehen aus spongiösem, von einer dünnen kompakten Rinde umgebenen Knochengewebe. Die Sakralwirbel verschmelzen im frühen Lebensalter zum Os sacrum und heissen verwachsene Wirbel, Vertebrae immobiles, im Gegensatz zu den freien, m. o. w. beweglich verbundenen Wirbeln, Vertebrae mobiles.

Die phylogenetische Ausbildung der Wirbelsäule stimmt mit der geschilderten ontogenetischen Entwicklung im wesentlichen überein. Das einfachste Achsenskelett, das wir beim

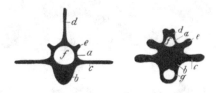

Figur 34.   Figur 35.
Figur 34 und 35. Wirbelschemata.
a Bogen, b Körper, c Quer-, d Dorn- und e Gelenkfortsatz, f Wirbelloch, g Hämalbogen.

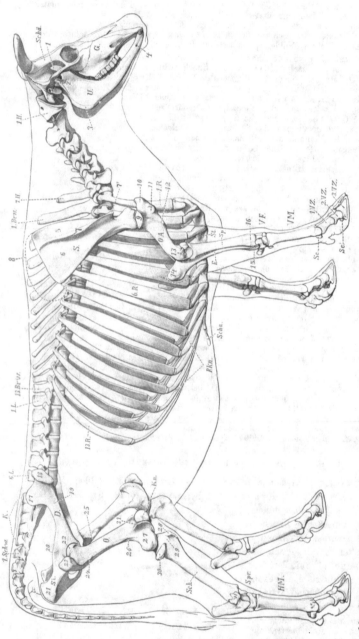

Figur 36. Skelett des Rindes, von der Seite gesehen. **l. Brw.** 1. Brustwirbel. **13. Brw.** 13. Brustwirbel. **D.** Darmbein. **E** Ellbogenbein **G.** Gesicht. **l. H.** 1. Halswirbel. **7. H.** 7. Halswirbel. **HM.** Hintermittelfuss. **K** Kreuzbein. **Kn.** Kniescheibe. **l. L.** 1. Lendenwirbel. **6. L.** 6. Lenden-wirbel. **O.** Oberschenkelbein. **OA.** Oberarmbein. **l. R.** 1. Rippe. **6. R.** 6. Rippe. **13. R.** 13. Rippe. **Rkn.** Rippenknorpel. **S.** Schulterblatt. **Sch.** Schien-bein. **Scha.** Schaufelknorpel. **Schä.** Schädel. **l. Schw.** 1. Schwanzwirbel. **Se.** Sesambeine des 1. Zehengelenks. **Se′** Sesambein des 3. Zehengelenks. **Si.** Sitzbein. **Sp.** Speiche. **Spr.** Sprunggelenk. **St.** Sternum. **U.** Unterkiefer. **VF.** Vordervusswurzel. **VM.** Vordermittelfuss. **W** Wadenbein. **1., 2. u. 3. VZ.** 1., 2. u. 3. Vorderzehenglied. 1 Proc. coronoideus und 2 Proc. condyloideus der Mandibula. 3 Angulus mandibulae. 4 For. mentale. 5 Fossa supraspinata. 6 Fossa infraspinata. 7 Spina scapulae. 7′ Acromion. 8 Punktierte Linie, welche die Grenze des Schulterblattknorpels an-gibt 9 Caput humeri. 10 Tuberculum majus humeri. 11 Insertionsstelle des M. infraspinatus. 12 Crista humeri. 13 Epicondylus extensorius humeri. 14 Olecranon. 15 Proc. styloideus ulnae. 16 Sehnenrinnen des Radius. 17 Medialer u. 18 lateraler Darmbeinwinkel. 19 Linea glutaea. 20 Spina ischiadica. 21 Tuber ischiadicum. 22 Caput femoris. 23 Trochanter major. 24 Trochanter tertius. 25 Trochanter minor. 26 Plantarisgrube. 27 Condylus lateralis ossis femoris. 28 Crista tibiae. 29 Sulcus muscularis. 30 Condylus lateralis tibiae. 31 Lateraler Rollkamm.

Fetus antrafen, nämlich die Chorda dorsalis, mit wenig perichordalem Mesenchym finden wir nur bei Amphioxus. Bei den Cyklostomen ist die skelettogene Chordahülle bereits knorpelig, bei den Selachiern gliedert sie sich (unter starker, den mittleren Teil des Wirbels betreffender Reduktion der Chorda) in bikonkave (-amphicöle), durch Kalkeinlagerung hart werdende Knorpelscheiben (die Wirbelkörper), aus denen je 2 dorsale, das Rückenmark umgreifende Bogenstücke (*Neurapophysen*) und 2 ventrale, die Aorta umfassende Bogenstücke (*Hämapophysen*) sprossen. Bei den Knochenfischen verknöchern die Knorpelscheiben mit ihren Bögen, die Neurapophysen schliessen sich durch ʌ-förmige *Proc. spinosi dorsales*, Dornfortsätze, die Hämapophysen sind entweder durch Y-förmige *Proc. spinosi ventrales* geschlossen (z. B. am Schwanz) oder zu den Rippengräten (nicht Rippen!) verlängert. Schon bei den Knochenfischen treten an den dorsalen Bögen neue und zwar ein Paar kranial und ein Paar kaudal ragende Auswüchse, die Gelenkfortsätze, *Proc. articulares,* auf, die sich an die benachbarten Wirbel anlegen. Bei den Amphibien schwindet die Chorda an den Wirbelenden, so dass sich nur in der Mitte der Wirbel ein vertebraler Chordarest findet; zu den bereits erwähnten Fortsätzen kommen noch seitliche, die Querfortsätze, *Proc. transversi*, hinzu. Bei den Reptilien und Vögeln ist die Anlage der Wirbel ebenso, doch ohne Chordarest. Bei den Säugetieren schwindet die Chorda, wie bei den Fischen, in der Mitte des Wirbels, so dass die Chordareste nur in den intervertebralen Knorpelscheiben zurückbleiben; die Wirbel sind meist opisthozöl, d. h. die Gelenkgrube liegt kaudal, der Gelenkkopf kranial.

Man unterscheidet an den Wirbeln den Körper, den Bogen und die Fortsätze (Fig. 34 u. 35). Das *Corpus vertebrae,* der Wirbelkörper (b), hat im allgemeinen die Form eines unregelmässigen Zylinders oder dreiseitigen Prismas. An seinem kranialen Ende findet sich das m. o. w. gewölbte *Caput vertebrae,* der Wirbelkopf (Fig. 71 b), am kaudalen Ende eine entspr. *Fossa vertebrae,* Wirbelpfanne (Fig. 71 c), die den Kopf des folgenden Wirbels aufnimmt; die Wirbel sind mithin opisthozöl. Dorsal vom Körper wölbt sich der aus 2 seitlichen Hälften bestehende und mit 2 Bogenwurzeln, *Radices arcus vertebrae,* entspringende *Arcus vertebrae,* Wirbelbogen (Fig. 34 u. 35 a); er umschliesst zusammen mit dem Körper das *Foramen vertebrale,* Wirbelloch (Fig. 34 u. 35 f), das in seiner Kontinuität durch die ganze Wirbelsäule den *Canalis vertebralis,* Wirbelkanal, darstellt, der das Rückenmark und seine Häute aufnimmt.

Der Wirbelkanal hat innerhalb des 1. Halswirbels die grösste Weite, verengert sich bis zu den letzten Hals- und ersten Brustwirbeln, woselbst er etwas weiter, um sich von hier aus wieder zu verengern und sich in der Lendengegend abermals zu erweitern. Von dem letzten Lendenwirbel an nimmt er an Weite ab und endet in den ersten Schwanzwirbeln. Sein Voluminhalt verhält sich zu dem der Schädelhöhle nach Klöppel [307] bei den Haussäugetieren wie 77 (Schaf) — 146 (Kuh) : 100, beim Menschen wie 8—9 : 100.

Die Bögen haben an ihrem Ursprung sowohl am kranialen, wie kaudalen Rande je einen Einschnitt: *Incisura vertebralis cranialis et caudalis,* einen Wirbelausschnitt, der zusammen mit dem entspr. des benachbarten Wirbels das *Foramen intervertebrale,* Zwischenwirbelloch, bildet, durch das die Spinalnerven den Wirbelkanal verlassen und Blutgefässe ein- und austreten. Die zwischen den Bögen zweier benachbarter Wirbel vorhandenen Lücken heissen *Spatia interarcualia,* Zwischenbogenlöcher. Ausserdem unterscheidet man an den Wirbeln noch folgende Fortsätze, von denen die unter 1, 2 und 4 genannten Muskeln und Bändern zur Anheftung dienen und deshalb auch als Muskelfortsätze zusammengefasst werden.

1. Einen dorsalen *Processus spinosus,* Dornfortsatz (Fig. 34 u. 35 d, 84 g), der median von der Aussenfläche des Bogens entspringt. 2. Zwei lateral gerichtete *Processus transversi,* Querfortsätze (Fig. 34, 35 u. 84 c), die jederseits an der Grenze zwischen Bogen und Körper oder vom ventralen Teile des Bogens entspringen. 3. Vier *Processus articulares,* Gelenkfortsätze (Fig. 34 u. 35 e, 84 e u. f), von denen je 2 aus dem kranialen und kaudalen Ende des Bogens abgehen; sie haben Gelenkflächen zur Verbindung mit den Gelenkfortsätzen der benachbarten Wirbel. 4. An den letzten Brust- und an den Lendenwirbeln finden sich bei den meisten Tieren zwischen den Quer- und den kranialen Gelenkfortsätzen bzw. an den letzteren die *Processus mamillares,*

Zitzenfortsätze (Fig. 84 e'), und zwischen den Quer- und den kaudalen Gelenkfortsätzen die *Processus accessorii*, Hilfsfortsätze (Fig. 84 d), die an den anderen Wirbeln
fehlen oder nur angedeutet sind.   Die zwischen zwei benachbarten Dornfortsätzen vorhandenen Lücken heissen *Spatia interspinosa*.

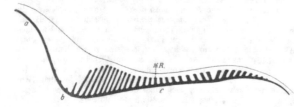

Figur 37.
Krümmungen
der Wirbelsäule
(schematisch).

a Kopfhals-, b Halsbrust-,
c Brustlendenkrümmung,
16. R. 16. Brust- (diaphragmatischer) Wirbel.

Die Wirbelsäule beschreibt 3 m. o. w. deutliche Krümmungen (Fig. 36, 37 u. 38);
die beiden ersten Halswirbel bilden mit dem Kopf die dorsal konvexe Kopfhalskrüm-
mung (Fig. 37 a), die letzten Hals- und die ersten Brustwirbel die viel stärkere, dorsal
konkave Halsbrustkrümmung (Fig. 37 b), auf welche die bis zum kaudalen Ende des
Kreuzbeins reichende, dorsal schwach konvexe Brustlendenkrümmung (Fig. 37 c)
folgt; sie hat in der Lendengegend ihre bedeutendste Wölbung.   Die Halskrümmung ist
beim Pferde, die Lendenkrümmung beim Schweine am deutlichsten ausgeprägt.

Die Wirbelsäule lässt sich am ungezwungensten mit einem Brückenfachwerk vergleichen,
dessen kranialer Brückenpfeiler durch die ersten Brustwirbel mit ihren Rippen, dem Brustbein,
Hals und Kopf und den Schultergliedmassen, und dessen kaudaler Brückenpfeiler durch das Kreuzbein, das Becken und die Beckengliedmassen gebildet wird.   Die schief aufsteigenden Streben
werden dargestellt durch die Dornfortsätze, deren schiefe Stellung (vorn nach rückwärts, hinten
nach vorwärts geneigt), sowie deren Stärkerwerden an den Enden der Brücke dadurch verständlich
werden.   Die auf Horizontaldruck beanspruchten Schaltstücke sind die Wirbelkörper, deren verschiedene Grösse dadurch erklärlich wird, dass der Druck von der Mitte aus nach beiden Enden
sich summiert, indem die Last beim Pferde vom 14.—16. Brustwirbel aus, woselbst die Divergenz
der Dornfortsätze beginnt, nach vorn und rückwärts geleitet wird und sich schliesslich auf die
Brückenpfeiler überträgt.   Durch die Konvexität der Lendenkrümmung wird die Tragfähigkeit der
Brücke erhöht (Eichbaum [149] und Zschokke [713]).

Die Beweglichkeit zwischen zwei benachbarten Wirbeln ist gering; sie wird aber um so bedeutender, je länger die Wirbel, je stärker gewölbt die Wirbelköpfe, je tiefer die Wirbelpfannen, je
schwächer die Dorn- und Querfortsätze und je grösser die Gelenkfortsätze sind.   Die geringe Beweglichkeit benachbarter Wirbel summiert sich jedoch derart, dass längere Abschnitte der Wirbelsäule umfangreichere Bewegungen ausführen können; am Kreuzbein und den Brustwirbeln, d. h.
den zur Anheftung der Becken- und Schultergliedmassen bestimmten Teilen, fehlt sie oder ist unbedeutend, während sie bei der Hals-, Lenden- und Schwanzwirbelsäule viel grösser, jedoch nach
der Haustierart verschieden ist.   Durch die Brust-Lendenwirbelsäule wird der von den Beckengliedmassen ausgehende Bewegungsimpuls auf das Vorderteil übertragen.

Die Zahl der **Vertebrae cervicales, Halswirbel**[1]) (Fig. 36, 38, 39, 40—49, 70, 78, 79,
81, 82) ist eine auffallend konstante; sie beträgt bei allen Säugetieren 7; eine Ausnahme machen nur Manatus australis mit 6, Bradypus torquatus mit 8 und Bradypus tridactylus
mit 9 Halswirbeln.   Charakteristisch für die Halswirbel ist, dass die Körper und die
Gelenkfortsätze im allgemeinen gross, die Dornfortsätze hingegen klein sind, ferner, dass die mässig
gut ausgebildeten Querfortsätze an ihrer Basis vom *Foramen transversarium*, Querfortsatzloch,
durchbohrt sind (s. S. 27), das jedoch dem 7. Halswirbel fehlt.   Die *For. transversaria*
bilden den *Canalis transversarius*. Eine besondere Stellung nehmen der 1. und 2. Halswirbel ein
(s. S. 32).   An den **letzten 5** einander sehr ähnlichen **Halswirbeln** ist der Körper, mit Ausnahme des Schweines, absolut länger als der der übrigen Wirbel.   Die Länge des Körpers
nimmt jedoch vom 3.—7. Halswirbel etwas ab.   Der Querschnitt der Wirbelkörper gleicht fast
einem Prisma mit ventral gekehrter Spitze.   Wirbelkopf und -pfanne sind beim Pferd und
den Wiederkäuern stark konvex bzw. konkav, beim Schwein und den Fleischfressern flach,

---

1) Ueber Variationen der Wirbelsäule und Rippen der Haustiere vgl. Cornevin und
Lesbre [117], Goubaux [214], Barpi [22], Mobilio [426] und Knolle [310].

beim Menschen findet man sog. Sattelgelenke (S. 25). Die Bögen nehmen schwanzwärts etwas an Höhe zu. Die *Incisurae vertebrales* sind tief, mithin die *Foramina intervertebralia* sehr weit. Beim Schweine fehlen Incisurae vertebrales; dafür besitzt jeder Wirbelbogen nahe dem kranialen Rande ein For. intervertebrale; beim Schweine sind die *Spatia interarcualia* sehr gross. Die *Proc. transversi* laufen i. d. R. in einen kranial und kaudal gerichteten Ast aus. Nur am 6. Halswirbel des Pferdes, der Fleischfresser und Wiederkäuer und am 3.—6. des Schweines bildet der Querfortsatz eine ventrolateral abstehende, m. o. w. viereckige Knochenplatte, von deren dorsaler Fläche sich ein besonderer, kaudolateral (schwanz- und seitwärts) gerichteter Fortsatz erhebt. Die *Proc. spinosi* sind klein; am wenigsten ausgebildet sind sie beim Pferde, bei dem nur der 6. Halswirbel eine Andeutung und erst der 7. einen etwas deutlicheren Dornfortsatz zeigt. Beim Rinde sind niedrige Dornfortsätze an den 5 letzten Halswirbeln nachweisbar; stärker sind

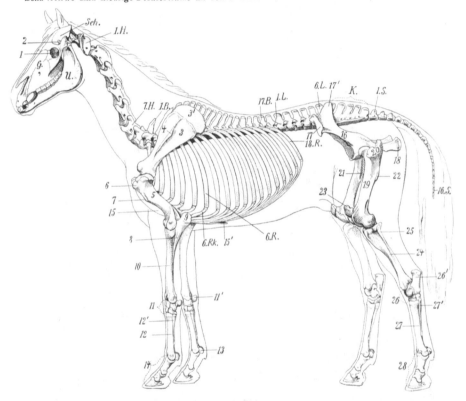

Figur 38. Skelett des Pferdes.
1. H. 1. Halswirbel. 7. H. 7. Halswirbel. 1. B. 1. Brustwirbel. 17. B. 17. Brust-(Rücken-)wirbel.
18. R. 18. Rippe. 1. L. 1. Lendenwirbel. 6. L. 6. Lendenwirbel. 1. S. 1. Schwanzwirbel. 16. S.
16. Schwanzwirbel. 6. R. 6. Rippe. 6. Rk. 6. Rippenknorpel. G. Gesicht. K. Kreuzbein. Sch.
Schädel. U. Unterkiefer.
1 Orbita, 2 Proc. coronoideus der Mandibula, 3 Scapula, 3' Cartilago scapulae, 4 Spina scapulae, 5 Humerus, 6 lateraler Rollfortsatz des Humerus, 7 Tuberositas deltoidea, 8 Ulna, 9 Olecranon, 10 Radius, 11 Carpus, 11' Os accessorium, 12 Hauptmittelfussknochen (Mc 3), 12' Laterales Griffelbein (Mc 4), 13 Sesambeine des Metakarpophalangealgelenks, 14 Phalangen der Vorderzehe, 15 Sternum, 15' Cartilago xiphoidea, 16 Darmbein, 17 Tuber coxae, 17' Tuber sacrale, 18 Sitzbein bzw. Tuber ischiadicum, 19 Os femoris, 20 Trochanter major (oberer und mittlerer Umdreher), 21 Trochanter minor, 22 Trochanter tertius, 23 Patella, 24 Tibia, 25 Fibula, 26 Tarsus, 26' Os tarsi fibulare, 27 Hauptmittelfussknochen (Mt 3), 27' Laterales Griffelbein (Mt 4), 28 Phalangen der Hinterzehe.

sie bei den **Fleischfressern** und relativ am stärksten beim **Schweine**, bei den letzten 3 Tierarten nimmt die Höhe der letzten 5 Dornfortsätze nach dem letzten Halswirbel hin allmählich
zu. Gut ausgebildet sind die Dornfortsätze an den letzten 5 Halswirbeln des **Menschen**, bei
dem sie ausserdem bis zum 6. Wirbel je in 2 Zacken auslaufen. Die vom kopfseitigen Rande des
Bogens entspringenden **kranialen** *Proc. articulares* sind kopfwärts gerichtet und haben dorsomedial gekehrte, fast ebene Gelenkflächen; die vom beckenseitigen Rande des Bogens abgehenden
kaudalen Gelenkfortsätze sind schwanzwärts gekehrt und an ihrer ventrolateralen, fast
ebenen Fläche mit Gelenkknorpel überzogen. Der 7. **Halswirbel** ist durch das Fehlen des For.
transversarium und dadurch charakterisiert, dass er am kaudalen Ende des Körpers nahe dem
Bogen jederseits eine kleine Gelenkfläche zur Aufnahme der Hälfte des 1. Rippenköpfchens be-

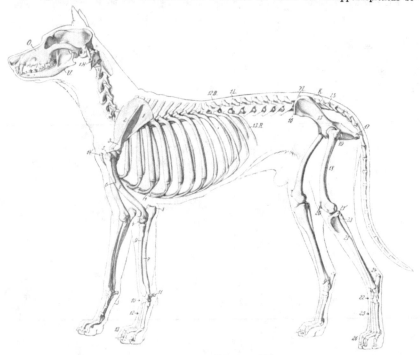

Figur 39. Seitenansicht des Skelettes des Hundes.
1. H. 1. Halswirbel, **12. B.** 12. Brustwirbel, **13. R.** 13. Rippe, **1. L.** 1. Lendenwirbel, **7. L.**
7. Lendenwirbel, **K.** Kreuzbein, **1. S.** 1. Schwanzwirbel, **0.** Oberkieferbein, **U.** Unterkiefer.
1 Scapula, 2 Spina scapulae, 3 Acromion, 4 Humerus, 5 Tuberculum majus humeri, 6 Tuberositas
deltoidea, 7 Ulna, 8 Olecranon, 9 Radius, 10 Carpus, 11 Os accessorium, 12 Metacarpus, 13 Phalanges, 14 Sternum, 14′ Manubrium sterni, 15 Os ilium, 16 Tuber coxae, 17 Tuber ischiadicum,
18 Os femoris, 19 Trochanter major, 20 Patella, 21 Tibia, 21′ lateraler Condylus der Tibia,
22 Tarsus, 23 Fibula, 24 Tuber calcanei, 25 Metatarsus, 26 Phalanges.

sitzt. Dem **1. Halswirbel**, *Atlas* (Fig. 40—44), fehlt der Körper. Er ist mit dem 2. Halswirbel als dessen Dens verschmolzen, so dass der Bogen des Atlas einen geschlossenen Ring darstellt, dessen ventrale Hälfte als *Arcus ventralis* (*ant. N.*) (a), dessen dorsale als *Arcus dorsalis*
(*post. N.*) (b) bezeichnet wird. Der erstere trägt an seiner Aussenfläche einen Höcker, das *Tuberculum ventrale* (*ant. N.*) (a′), und ebenso der letztere das *Tuberculum dorsale* (*post. N.*) (b′);
das erstere ist bei den **Fleischfressern** relativ am schwächsten, beim **Schweine** am stärksten.
Das Tuberculum dors. vertritt den Proc. spinosus. Die **Proc. transversi** bilden länglich-viereckige Knochenplatten, die **Flügel**, *Alae atlantis* (*Massae laterales N.*) (c), die an der Grenze
des Arcus dors. und Arcus ventr. entspringen und bei **Wiederkäuern**, **Schwein**, **Hund** und
Katze fast horizontal, beim **Pferde** hingegen geneigt abstehen, so dass an ihrer Unterfläche die

Figur 40 (Pferd). Figur 41 (Rind).

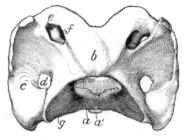

Figur 40—44. Dorsokaudale Ansicht des Atlas des Menschen und der Haustiere.
Figur 40 Pferd, Figur 41 Rind, Figur 42 Schwein, Figur 43 Hund, Figur 44 Mensch.

a Arcus ventralis, a' Tuberc. ventrale, b Arcus dorsalis mit dem Tuberc. dorsale, c Ala atlantis, d For. transversarium, e For. alare bzw. e' (Fig. 43) Incisura alaris, f For. intervertebrale, f' Sulcus arteriae vertebralis, g Facies articularis caudalis.

Fossa atlantis entsteht, die bei den ersteren Tieren flach ist. Der Flügel ist bei Pferd und Fleischfressern nahe seinem Ursprung ungefähr in der Mitte vom For. transversarium (d) durchbohrt; bei den Wiederkäuern fehlt dasselbe; beim Schweine führt es vom kaudalen Rande des Flügels in die Fossa atlantis. Die kranialen Gelenkfortsätze sind durch stark ausgehöhlte (*Foveae articulares craniales*), die kaudalen durch fast ebene oder schwach konvexe Gelenkflächen (*Facies articulares caudales*) (g) vertreten, die sich kopf-

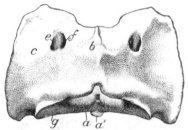

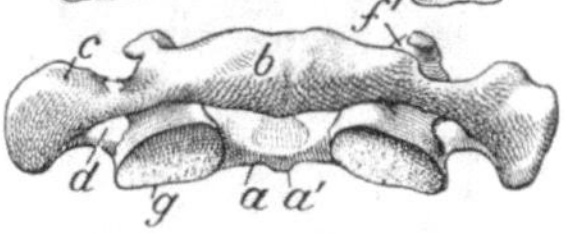

Figur 42 (Schwein).

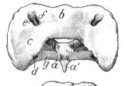

Figur 43 (Hund).

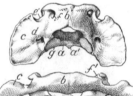

Figur 44 (Mensch).

Figur 45—49.
Seitenfläche des Epistropheus des Menschen und der Haustiere.

Figur 45 Pferd,
„ 46 Rind,
„ 47 Schwein,
„ 48 Hund,
„ 49 Mensch.

a Körper, b Dens, c Wirbelpfanne, d Proc. spinosus, e Proc. articularis caud., f Proc. articul. cran. bzw. ihn ersetzende Gelenkfläche, g For. intervertebrale bzw. g' (Fig. 48) Incisura vertebral. cran., h Incisura vertebralis caud., i Proc. transversus, k For. transversarium.

Figur 45 (Pferd). Figur 46 (Rind).

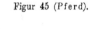

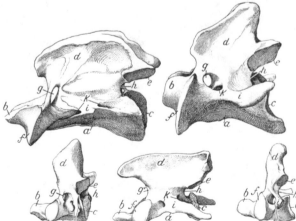

Figur 47 (Schwein). Figur 48 (Hund). Figur 49 (Mensch).

Ellenberger und Baum, Anatomie. 14. Aufl.

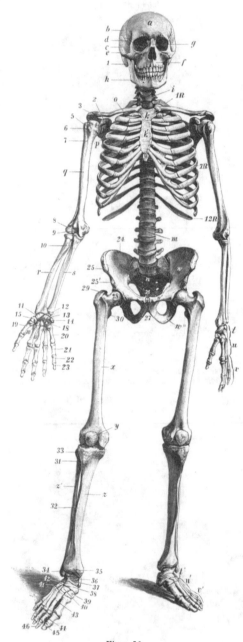

Figur 50.

bzw. schwanzseitig am Bogen befinden und sich noch auf den entspr. Rand des Atlasflügels erstrecken. Die kaudale Incisura vertebralis fehlt; statt der kranialen findet sich ein *For. intervertebrale* (f), das nahe dem kopfseitigen Rande der Ala von deren dorsaler Fläche in den Wirbelkanal führt und beim Menschen meist eine offene Rinne (*Sulcus arteriae vertebralis* [Fig. 44 f']) darstellt. Lateral vom For. intervertebrale befindet sich bei Pferd, Schwein und Wiederkäuern das *For. alare* (e), das in die Fossa atlantis führt und bei den Fleischfressern nur in Form einer halbkreisförmigen *Incisura alaris* (e') am kopfseitigen Rande des Atlasflügels vorhanden ist. Beim Menschen ist die Ala atlantis nicht plattenförmig, sondern

Figur 50. Skelett des Menschen: von vorn gesehen.

a Os frontale, b Os parietale, c Squama oss. temp., d Ala orbitalis oss. sphenoidalis, e Os zygomaticum, f Maxilla, g Os nasale, h Mandibula, i 7. Vert. cervicalis, k Manubrium und k' Körper des Sternum, l Processus xiphoideus, m Vert. lumbales, n Os sacrum, o Clavicula, p Scapula, q Humerus, r Radius, s Ulna, t Carpus, t' Tarsus, u Metacarpus, u' Metatarsus, v Digiti manus, v' Digiti pedis, w Os ilium, w' Os pubis, w" Os ischii, x Os femoris, y Patella, z Tibia, z' Fibula.

1. R. 1. Rippe, **7. R.** 7. Rippe, **12. R.** 12. Rippe.

1 Proc. mastoideus des Schläfenbeins, 2 Proc. coracoideus, 3 Acromion, 4 Caput humeri, 5 Tuberculum majus humeri, 6 Tuberculum minus humeri, 7 Sulcus intertubercularis humeri, 8 Capitulum humeri, 9 Trochlea humeri, 10 Tuberositas radii, 11 Os carpi radiale, 12 Os carpi intermedium, 13 Os carpi ulnare, 14 Os carpi accessorium, 15 Os carpale $_1$, 16 Os carpale $_2$, 17 Os carpale $_3$, 18 Os carpale $_4$, 19 Metacarpale $_1$, 20 Metacarpale $_5$, 21 Phalanx prima, 22 Phalanx secunda, 23 Phalanx tertia, 24 Crista ossis ilii, 25, 25' Tuber coxae, 26 Symphysis pelvis, 27 Arcus ossium pubis, 28 Caput femoris, 29 Trochanter major, 30 Trochanter minor, 31 Tuberositas tibiae, 32 Crista tibiae, 33 Capitulum fibulae, 34 Malleolus lateralis, 35 Malleolus medialis, 36 Tuber calcanei, 37 Os tarsi tibiale, 38 Os tarsi centrale, 39 Os tarsale $_1$, 40 Os tarsale $_2$, 41 Os tarsale $_3$, 42 Os tarsale $_4$, 43 Metatarsale $_2$, 44 Phalanx $_1$, 45 Phalanx $_2$, 46 Phalanx $_3$.

nur etwas stärker als der Querfortsatz der anderen Halswirbel; es ist nur ein For. transversarium und an Stelle des For. intervertebrale ein Sulcus arteriae vertebralis (S. 34) vorhanden. Der **2. Hals-wirbel**, *Epistropheus* (Fig. 45—49), hat (ausgenommen beim Schweine) von allen Wirbeln den längsten Körper. Dieser trägt an seiner ventralen Seite · eine scharfe Leiste und an seinem kranialen Ende an Stelle des Gelenkkopfes den *Dens*, Zahn (b), der beim Pferde schaufel-förmig, bei den Wiederkäuern halbzylindrisch, bei Schwein, Hund und Katze stumpf und kegelförmig und ventral mit Gelenkknorpel überzogen ist. Seitlich vom Zahn finden sich anstatt der kranialen Gelenkfortsätze zwei fast ebene Gelenkflächen (f), die beim Wiederkäuer ventral vom Zahn zusammenfliessen. Die kaudalen Gelenkfortsätze (e) entstehen beim Pferde durch eine Gabelung des einen niedrigen, rauhen Kamm darstellenden Dornfortsatzes (d) und tragen an ihrer ventralen Seite die Gelenkflächen; bei den Wiederkäuern ist der Dornfortsatz-kamm (d) erheblich höher als beim Pferde, aber ungeteilt, und die kaudalen Gelenkfortsätze entspringen vom kaudalen Rande des Bogens, ebenso beim Schweine, nur dass bei diesem der schmale Dornfortsatz noch höher als bei den Wiederkäuern und nahe dem freien Ende dorso-kaudal umgebogen erscheint; bei den Fleischfressern ist der Kamm nicht so hoch, aber so lang, dass er ein erhebliches Stück über den Bogen kopfwärts vorspringt; die kaudalen Gelenk-fortsätze (e) sind wie beim Schweine. Der vom Querfortsatzloch (k) durchbohrte Proc. trans-versus (i) ist einfach und kaudolateral gerichtet. Der Bogen ist hoch. An der Stelle der kranialen Incisura vertebralis der Fleischfresser findet sich bei Pferd, Schwein und Wiederkäuern ein For. intervertebrale (g) ganz nahe dem kopf-seitigen Rande des Bogens; die kaudale Incisura vertebralis und die kaudale Pfanne des Körpers sind typisch; beim Schweine fehlt die erstere.

Die Zahl der **Vertebrae thoracicae, Brust-wirbel** (Fig. 36, 38, 39, 71, 72 u. 83), die gemein-sam mit den Rippen und dem Brustbein die knöcherne Grundlage des Thorax bilden, beträgt beim Menschen 12, bei den Wiederkäuern und Fleischfressern 13, beim Schweine meist 14, bisweilen jedoch auch 15, 16 und sogar 17, beim Pferde 18, selten 17 oder 19. Der Körper der Brustwirbel ist relativ klein; seine Länge nimmt ungefähr bis zur Mitte der Brustwirbel-säule etwas ab, dann wieder zu. Wirbelkopf und -pfanne sind, abgesehen von den beiden ersten Brustwirbeln, flach. Ganz nahe dem Ur-sprung des Bogens findet sich sowohl am kranialen, als kaudalen Rande des Körpers jederseits eine kleine Gelenkgrube, *Fovea costalis cranialis et caudalis*, die sich mit der ihr zugekehrten des benachbarten Wirbels zu einer Gelenkpfanne (Rippenpfanne) für das entspr. Capitulum costae verbindet. Die Fovea costalis caudalis fehlt am letzten Brustwirbel. Der Bogen wird bei Rind und Schwein von einem Loche durchbohrt. Die *Incisurae vertebrales caudales* fehlen bei Rind

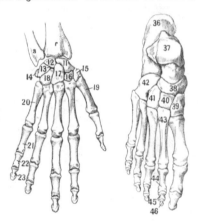

Figur 51.   Figur 52.
Carpus und Tarsus des Menschen.
Beide Figuren sollen zur Ergänzung der Figur 50 dienen; deshalb bedeuten auch die Bezeichnungen dieselben Teile wie dort.

und Schwein und sind bei Pferd und Fleischfressern viel tiefer als die kranialen. Die *Proc. spinosi* sind gross. Ihre Länge, die beim Hunde an den Dornfortsätzen der ersten 6 Brustwirbel fast gleich ist, nimmt beim Pferde vom 1.—4. (5.), bei den Wiederkäuern und dem Schweine vom 1.—3. zu, dann bis zum 10. (Hund) oder 11. (Schwein) oder 12.—13. (Rind und Pferd) wieder ab; die letzten Proc. spinosi sind fast gleich lang. Die ersten Dornfortsätze sind schräg schwanzwärts gerichtet, die folgenden stehen immer steiler, so dass beim Pferde der Dornfort-satz des 16., bei den Wiederkäuern der des 13., bei Mensch und Schwein der des 12., bei den Fleischfressern der des 11. Brustwirbels senkrecht steht (diaphragmatischer Wirbel); die auf letzteren folgenden Dornfortsätze sind ein wenig kopfwärts gerichtet. Die freien Enden sind i. d. R. beulen- oder kammförmig verdickt. Die *Proc. articulares* sind deutlich nur am 1. Brustwirbel und kranial noch am 2. vorhanden; dann werden sie immer undeutlicher und sind schliesslich nur noch einfache Gelenkflächen, die kranial an den Bögen, kaudal am Ursprung der Dornfortsätze liegen. Erst an den letzten Brustwirbeln treten allmählich wieder besondere, am Ursprung des Dornfortsatzes vom Bogen entspringende und schwanzwärts gerichtete kaudale Proc. articulares auf. Die die kranialen Gelenkfortsätze vertretenden Gelenkflächen rücken an den letzten Brustwirbeln bei Schwein, Hund und den kleinen Wiederkäuern an die mediale Seite der Proc. mamillares (s. S. 36). Die *Proc. transversi* sind klein, aber dadurch ausge-zeichnet, dass sie eine Gelenkfläche (*Fovea transversaria*) zur Artikulation mit dem Tuberculum costae besitzen. Nach dem Ende der Brustwirbelsäule hin rücken die Gelenkpfannen für das Capitulum und Tuberculum costae immer näher aneinander; nicht selten fliessen beide an den letzten Brustwirbeln zusammen. Beim Schweine sind die Proc. transversi von einem senkrechten Loche durchbohrt. Gegen das Ende der Brustwirbelsäule hin hebt sich der dorsale Teil des Querfortsatzes allmählich immer schärfer ab, so dass er an den letzten Brustwirbeln einen m. o. w. selbständigen, kraniodorsal gerichteten Fortsatz, den *Proc. mamillaris* bildet, der an den 2 bis 3 letzten Wirbeln bei Schwein, Hund, Schaf und Ziege an seiner medialen Seite die den kranialen Proc. articularis vertretende Gelenkfläche trägt. Zwischen den Proc. transversi und den kaudalen Proc. articulares findet sich bei Hund und Schwein jederseits an den letzten Brustwirbeln ein beckenwärts gerichteter *Proc. accessorius.*

Die die knöcherne Grundlage der Lendengegend bildenden **Vertebrae lumbales, Lendenwirbel** (Fig. 36, 38, 39, 50, 53—57, 73, 74 und 84), sind dadurch ausgezeichnet, dass bei ihnen alle Teile gut, die Querfortsätze sogar sehr gut hervortreten. Die Zahl der Lendenwirbel beträgt beim Menschen 5, beim Pferde 6 (selten 5), bei den Wiederkäuern 6, beim Schweine 7 (selten 6, 5), bei den Fleischfressern 7 (selten 6). Am Körper sind Wirbelkopf und -pfanne ziemlich flach; die Bögen sind im allgemeinen hoch. Die ein wenig halswärts geneigten *Proc. spinosi* sind unter sich fast gleich lang. Die Höhe der Dornfortsätze verhält sich zur Breite derselben beim Pferde und Hunde (Fig. 53 und 57) wie 3 : 2 oder 5 : 3, beim Schweine (Fig. 56) wie 4 : 3 oder 5 : 4, bei den Wiederkäuern (Fig. 54 und 55) wie 4 : 4 oder sogar (bei den kleinen Wiederkäuern) wie 4 : 5. Die mächtigen *Proc. transversi* sind platt, so dass sie eine dorsale und ventrale Fläche, einen hals- und einen beckenseitigen Rand und ein

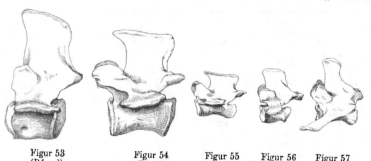

Figur 53   Figur 54   Figur 55   Figur 56   Figur 57
(Pferd). ·   (Rind).   (Schaf).   (Schwein).   (Hund).

Figur 53. 4. Lendenwirbel des Pferdes
  „   54. 4.   „   „   Rindes   ⎫ von der Seite gesehen in halbschematischer Aus-
  „   55. 4.   „   „   Schafes   ⎪ führung zur Demonstration der charakteristischen
  „   56. 4.   „   „   Schweines   ⎬ Verhältnisse der Dornfortsätze. Die Abbildungen
  „   57. 4.   „   „   Hundes   ⎭ dienen zur Ergänzung der Figuren 36, 73 und 84.

freies Ende zeigen. Ihre Länge nimmt meist bis zum 3. (4.) etwas zu, dann wieder etwas ab; nur bei den Fleischfressern nimmt die Grösse bis zum letzten oder vorletzten zu. Bei Pferd, Wiederkäuern und Schwein sind sie fast horizontal, bei den Fleischfressern kranioventral gerichtet. Beim Pferde verbinden sich der Querfortsatz des 5. und 6. Lendenwirbels und der Kreuzbeinflügel gelenkig untereinander (s. S. 47). Die *Proc. articulares* befinden sich am Ursprung des Proc. spinosus am kranialen und kaudalen Rande des Bogens. Die kranialen sind schräg kraniodorsal gerichtet und tragen ihre bei Pferd und den Fleischfressern fast ebenen, bei den übrigen Tieren aber stark ausgehöhlten Gelenkflächen medial, die kaudalen Gelenkfortsätze sind kaudal gerichtet und tragen die bei Pferd und den Fleischfressern fast ebenen, bei den anderen Haustieren aber ziemlich stark gewölbten Gelenkflächen lateral bzw. ventrolateral. Mit den kranialen Proc. articulares sind die *Proc. mamillares* verschmolzen, die sich bei Mensch, Schwein und Fleischfressern sogar i. d. R. m. o. w. deutlich abheben. Bei den Fleischfressern findet sich jederseits zwischen dem kaudalen Gelenkfortsatz und dem Querfortsatz noch ein kleiner, schwanzwärts gerichteter *Proc. accessorius*, der an den letzten 2 Lendenwirbeln durch kleine Höcker ersetzt wird.

Das **Os sacrum, Kreuzbein** (Fig. 36, 38, 39, 50, 75, 80, 85), besteht bei Mensch, Pferd und Rind aus 5, bei Schaf und Ziege meist aus 4, öfter aber auch aus 5, bei Schwein aus 4 und bei den Fleischfressern aus 3 *Vertebrae sacrales,* Kreuzwirbeln, die nach der Geburt miteinander zum Os sacrum, einem m. o. w. dreiseitigen, mit der Basis kopf- und mit der abgestumpften Spitze schwanzwärts gerichteten Knochen verschmelzen, der in der Längsachse etwas dorsal gebogen ist, und zwar beim Pferde am wenigsten, bei den Wiederkäuern am meisten. Die Verwachsung der Sakralwirbel ist nach Sussdorf [613] beim Pferde mit 4 1/2, beim Rinde mit 3—4, bei Schaf und Ziege mit 3—3 1/2, beim Schweine mit 1 1/2 und bei den Fleischfressern mit ca. 1/2 Jahr beendet; beim Menschen beginnt sie mit 16 Jahren und ist im 30. Jahre beendet. Die Körper der Kreuzwirbel verschmelzen bei allen Tieren miteinander. Als Zeichen ihrer ursprünglichen Trennung bleiben ventral flache Querwülste, die *Lineae transversae*, Kreuzbeinfugen, bestehen, von denen lateral sich ebenso viele *Foramina sacralia ventralia (ant. N.)* befinden. Bei den Wiederkäuern verläuft links neben der Mitte der ventralen Kreuzbeinfläche eine Gefässrinne. Das kraniale Ende des Kreuzbeins trägt einen flachen Gelenkkopf, dessen ventraler Rand ein wenig vorspringt und so das *Promontorium* bildet. Das kaudale Ende ist i. d. R. fast eben. Die Bogen der Kreuzwirbel sind, mit Ausnahme der des Schweines, ebenfalls verwachsen, werden nach den Schwanzwirbeln zu immer niedriger und sind seitlich zwischen je 2 Wirbeln von den *For. intervertebralia* durchbohrt, die sich in die For. sacralia ventralia et dorsalia öffnen. — Die *Proc. spinosi* fehlen beim Schweine, bei den anderen Haustieren sind sie mässig gross und dorsal und ein wenig kaudal gerichtet. Bei Pferd und Rind ist der 2., bei den kleinen Wiederkäuern und Fleischfressern der 1. Dornfortsatz der höchste. Beim Pferde bleiben die Dornfortsätze in der Regel getrennt und enden mit einer Beule; bei den Wiederkäuern verschmelzen sie zur *Crista sacralis media* und bilden am freien Ende wulstigen Kamm; bei den Fleischfressern sind nur die beiden letzten verschmolzen, der 1. bleibt isoliert; beim Menschen sind die meist getrennten Proc. spinosi sehr zurückgebildet. Die *Proc. transversi* sind auch verschmolzen und bilden eine zusammenhängende Knochenleiste *(Pars lateralis)*, die bei Pferd, Schwein, Hund und Katze wulstig, bei den Wiederkäuern aber scharfrandig ist. Der kraniale Teil der Leiste tritt infolge der stärkeren Querfortsätze des 1. und 2. Kreuzwirbels stärker hervor und bildet die *Ala sacralis*. Beim Pferde besitzt diese einen kranialen Rand, der eine querovale Gelenkerhöhung zur Artikulation mit dem Querfortsatz des letzten Lendenwirbels trägt, ferner einen kaudalen, zu ersterem konvergierend verlaufenden Rand, eine ventrale, glatte und eine dorsale, rauhe, mit der Facies auricularis der Darmbeinschaufel artikulierende Fläche. Bei den anderen Haustieren wird diese Fläche mehr eine dorsolaterale (Wiederkäuer) oder sogar eine rein laterale (Schwein, Fleischfresser, Mensch); die Gelenkerhöhung am kranialen Rande fehlt. An der dorsalen Seite der verschmolzenen Querfortsätze findet sich zwischen je 2 Wirbeln ein *For. sacrale dorsale (post N.)*. — Von den *Proc. articulares* sind nur noch die kranialen des 1. Kreuzwirbels vorhanden; die übrigen fehlen oder bilden nur kleine Höckerchen, die höchstens beim Rinde etwas stärker sind und zu einer Knochenleiste (*Crista sacralis lateralis*) zusammenfliessen. Beim weiblichen Tiere ist das Os sacrum ein wenig länger und breiter und etwas mehr gebogen als beim männlichen Tiere.

Von den **Vertebrae coccygeae, Schwanzwirbeln** (Fig. 36, 38, 39), kommen beim Pferde 15—19, beim Rinde 18—20, bei Schafe 3—24, bei der Ziege 12—16, bei Schwein und den Fleischfressern 20—23 vor; beim Menschen sinkt die Zahl auf 4—5, die zum *Os coccygis* verwachsen. Die Schwanzwirbel sind dadurch ausgezeichnet, dass eine m. o. w. hochgradige Reduktion der einzelnen Wirbelteile eintritt, so dass nur noch die 3—5 ersten den Wirbeltypus erkennen lassen und vom 8.—10. Schwanzwirbel ab nur noch die Wirbelkörper als walzenförmige, allmählich kleiner werdende Gebilde zurückbleiben. Zuerst werden i. d. R. die Gelenkfortsätze zurückgebildet, dann folgen die Dornfortsätze, dann die Bogen und die Querfortsätze. An den ersten Schwanzwirbeln der Wiederkäuer und Fleischfresser entspringen ventral vom Körper Haemalfortsätze, die sich zu einem *Arcus haemalis* schliessen können (ähnlich, wie bei den Sirenen, Cetaceen, vielen Fischen usw.) (Fig. 35 g).

Fetale Wirbel. Die meisten Wirbel bestehen beim Fetus und direkt nach der Geburt aus 5 Stücken, von denen 3 dem Körper und 2 dem Bogen angehören. Von den 3 Stücken des Körpers ist das mittlere grösser als das dem Wirbelkopf und das der Wirbelpfanne entsprechende. Die beiden Stücke des Bogens sind gleich gross und vereinigen sich dorsal in der Mittellinie. An einzelnen Wirbeln (z. B. beim Atlas und bei den nur aus dem Körper bestehenden Schwanzwirbeln) reduziert sich die Zahl der Stücke auf 3 (von denen beim Atlas 1 dem ventralen und 2 dem dorsalen Bogen und den Alae angehören), an anderen (z. B. am Epistropheus, den Brust- und Lendenwirbeln) erhöht sie sich auf 6—7, wobei dann 1—2 Knochenkerne auf den Dornfortsatz und seine Beule bzw. beim Epistropheus 1 auf den Dens entfallen (s. a. Lebedinsky [343]).

Innere Struktur der Wirbel. Bei den fast nur aus Compacta bestehenden Wirbelkörpern finden wir im wesentlichen longitudinale Spongiosabalken, ausserdem in der kaudalen Hälfte und zwar besonders in der Nähe der Wirbelpfanne transversale, mit der

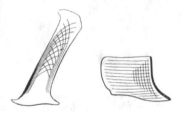

Figur 58.   Figur 59.

Figur 58 Dornfortsatz, Figur 59 Wirbelkörper mit ihren Balkensystemen (schematisch).

Höhlung der Wirbelpfanne parallel verlaufende Knochenblättchen (Fig. 59). Die Wirbelpfanne zeigt eine deutliche Compacta, während diese am Wirbelkopf fehlt. In den Dornfortsätzen verlaufen die Knochenbälkchen (Fig. 58) im Endteil spitzbogenförmig, im Grundteil hingegen nehmen sie einen der Längsachse der Fortsätze parallelen Verlauf an, um spangenförmig in die Wirbelbögen überzugehen. Von hier aus verlaufen die Trajektorien teils durch die Querfortsätze gegen die Rippengelenksfläche hin (Fig. 65), teils strahlen sie in den Wirbelkörper aus.

Betr. der **Altersveränderungen der Wirbel** sei auf die Arbeit von Ussow [641] verwiesen; nur folgendes sei hervorgehoben: Bei neugeborenen Pferden und Rindern sind die einzelnen Teile der Wirbel (Körper, Bögen, Querfortsätze) schon verwachsen; bei Schwein, Schaf, Hund und Mensch sind sie noch durch eine Knorpelschicht getrennt, verwachsen aber in den ersten Lebensmonaten. Die beiden Epiphysen des Körpers verknöchern beim Pferde gewöhnlich im 2. Jahre, bleiben aber lange vom Wirbelkörper getrennt. Sie verwachsen früher an den Lendenwirbeln als an den Brust- und Halswirbeln. Beim Pferde sind sämtliche Wirbelepiphysen mit 6—7 Jahren verwachsen. Bei sehr alten Pferden kann man oft einen grossen Substanzschwund am mittleren Teile der Wirbelkörper beobachten. Die Dornfortsätze sind bei neugeborenen Pferden und Rindern schon an sämtlichen Wirbeln entwickelt, bei Schweinen, Schafen und Hunden aber nur an den Brustwirbeln.

b) Die Costae, Rippen.

Die Rippen (Fig. 36, 38, 39, 50, 60—64, 76) bilden die knöcherne Grundlage der seitlichen Wand des *Thorax*, Brustkastens (s. S. 40), und sind in gleicher Zahl vorhanden wie die Brustwirbel (s. S. 35); nur selten kommen hierzu noch 1 oder 2 überzählige, frei in der Bauchmuskulatur endende *Costae fluctuantes*. Die Rippen bestehen aus der ungefähr ³/₄ ihrer Länge einnehmenden eigentlichen Rippe und dem Rippenknorpel. Von den Rippenknorpeln verbinden sich die ersten (bei Mensch und Schwein 7, bei Pferd und Wiederkäuern 8, bei den Fleischfressern 9) mit dem Brustbein; die zu ihnen gehörenden Rippen werden als wahre Rippen, *Costae sternales (verae N.)*, bezeichnet; die übrigen Rippenknorpel legen sich nur aneinander zum *Arcus costarum*, Rippenbogen; die zu ihnen gehörenden Rippen heissen falsche Rippen, *Costae aster-*

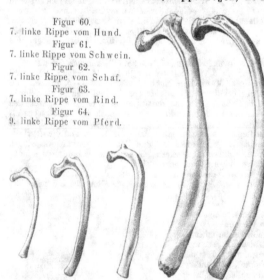

Figur 60.
7. linke Rippe vom Hund.
Figur 61.
7. linke Rippe vom Schwein.
Figur 62.
7. linke Rippe vom Schaf.
Figur 63.
7. linke Rippe vom Rind.
Figur 64.
9. linke Rippe vom Pferd.

Figur 60   Figur 61   Figur 62   Figur 63   Figur 64
(Hund). (Schwein). (Schaf). (Rind). (Pferd).

nales (spuriae N.); zwischen den einzelnen Rippen bleiben die *Spatia intercostalia*. Die eigentlichen Rippen sind paarige, platte, im Verhältnis zu ihrer Länge schmale Knochen, die nach Länge, Breite und Wölbung differieren; die Länge nimmt ungefähr von der 1.—10. (11.) beim Pferd oder von der 1. bis 8. (9.) bei Mensch, Wiederkäuern, Fleischfressern und Schwein zu, dann wieder ab, so dass die letzte ungefähr so lang wie die 3.—5. ist. Die Breite nimmt ebenfalls zunächst zu (beim Pferd und den Wiederkäuern bis zur 6., beim Schwein und den Fleischfressern bis zur 3.—4.). Die Wölbung der Rippen wird bis über die Mitte des Thorax (beim Pferd z. B. bis zur 11. Rippe, bei den Fleischfressern und dem Menschen bis zur 8.) allmählich stärker, dann wieder schwächer. Die ersten Rippen stehen ausserdem fast senkrecht, während die folgenden Rippen in immer stärker werdendem Masse derart ausgebogen sind,

dass das ventrale Ende weiter beckenwärts liegt als das dorsale. Die *Extremitas vertebralis* einer jeden Rippe bildet 2 Gelenke mit den Brustwirbeln. Das freie Ende selbst ist nämlich verdickt zum *Capitulum costae*, das eine 2 geteilte Gelenkfläche, *Facies articulares capituli costae*, trägt und mit der Fovea costalis zwischen dem gleichzähligen und dem vorhergehenden

Wirbel artikuliert. Das Capitulum ist abgesetzt durch das *Collum costae*, das besonders deutlich bei den Wiederkäuern ist und seitlich von dem *Tuberculum costae* überragt wird. Das letztere ist gelenkig mit der Fovea transversaria des gleichzähligen Brustwirbels verbunden. Nach den letzten Rippen zu nähern sich Capitulum und Tuberculum immer mehr und fliessen ev. zusammen. Lateral vom Tuberculum biegt das dorsale Endstück ziemlich scharf in den Körper der Rippe um; die Umbiegungsstelle ist der *Angulus costae*. Vom Mittelstück, Körper der Rippe, gilt das S. 38 über Länge, Breite und Wölbung der Rippen Gesagte. Es sei noch hinzugefügt, dass die Rippen der Wiederkäuer auffallend breit (Fig. 63), die der Fleischfresser (Fig. 60) rundlich sind, ferner, dass sich an

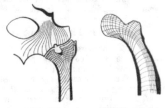

der medialen Seite der Rippen nahe ihrem beckenseitigen Rande eine flache Furche, der *Sulcus costalis*, zur Aufnahme der Interkostalgefässe und -nerven befindet. Die *Extremitas sternalis* verbindet sich mit dem zugehörigen Knorpel durch eine Synchondrose; nur an der 2.—10. (11.) Rippe des Rindes und an der 2.—5. des Schweines ist die Verbindung eine gelenkige.

Innere Struktur der Rippen. Die Rippen bestehen aus spongiöser Knochensubstanz und einer dünnen Compacta. Im Capitulum und Tuberculum der 1. Rippe (Fig. 65) zeigt die Spongiosa senkrecht von der Gelenkfläche abgehende Balken, die den Druck in die Compacta überführen; daneben findet sich ein sehr starker horizontaler Faserzug. Bei den letzten Rippen (Fig. 66), bei denen mehr und mehr das Capitulum allein die Last übernimmt, entspringen die Balken hauptsächlich im Köpfchen; die Druckkurven laufen dem kranialen Rande

Figur 65.   Figur 66.

Figur 65 1. Rippe und ein Teil des Wirbelkörpers und Figur 66 18. Rippe vom Pferd mit ihren Balkensystemen (schematisch).

entlang, die Zugkurven liegen an der kaudalen und lateralen Seite und gehen in das Köpfchen und den Höcker über. Ausserdem findet man noch senkrecht zur Längsachse verlaufende Blätter.

Altersveränderungen: Junge Rippen haben eine mehr rundliche Gestalt und sind schmaler und dicker als die ausgewachsener Tiere. Bei sehr alten Tieren verknöchert der Knorpel der ersten Rippe fast immer vollständig, die Knorpel der übrigen Rippen dagegen bleiben vom Rippenkörper durch eine Knorpelschicht getrennt und behalten deshalb Bewegungsfähigkeit (Ussow [641]).

c) Das Sternum, Brustbein.

Das ursprünglich knorpelige Sternum (s. S. 27) bleibt bei der Ossifikation am kaudalen und bei manchen Tierarten teilweise auch am kranialen Ende, dem Manubrium sterni, knorpelig; so entstehen 3 Abschnitte.

1. Der kraniale Teil, das *Manubrium sterni* (Fig. 50 k, 67 1, 77 a), entspricht dem 1. Brustbeinstück und umfasst denjenigen Teil des Sternum, der kranial vom 2. Rippenknorpelgelenk liegt; es ist dann gut entwickelt, wenn eine Clavicula gut ausgebildet ist, z. B. beim Menschen, wo es den stärksten Teil des Brustbeins darstellt und jederseits eine *Incisura clavicularis* trägt. Bei den Haustieren ist es viel schwächer und zudem bei einzelnen von ihnen nicht ganz verknöchert; der knorpelig bleibende Teil heisst Habichtsknorpel; er ist bei den Wiederkäuern kaum ein Knorpelsaum, bei Hund, Katze und Schwein ein kleiner, stumpfkegelförmiger und nur bei Pferden ein stärkerer, seitlich komprimierter Knorpelfortsatz, der sich dem kranialen Ende und dem ventralen Rande des Brustbeinkörpers anlegt. An das Manubrium reiht sich als längstes Stück

2. das *Corpus sterni* (Fig. 36 St, 38 15, 50 k, 67 2 u. 77) an. Es besteht ursprünglich (s. S. 27) aus einzelnen Stücken, *Sternebrae*, beim Menschen aus 5, beim Schwein aus 6, bei Pferd und Wiederkäuern aus 7, bei den Fleischfressern aus 8, von denen die 1. Sternebra einschl. Habichtsknorpel das *Manubrium sterni* ist (s. oben). Die einzelnen Sternebrae sind durch *Synchondroses sternales*, Brustbeinfugen, d. h. durch Knorpelscheiben verbunden, die jedoch später verknöchern, so dass ein einheitlicher Brustbeinkörper entsteht; nur bei Rind und Schwein bleibt die Verbindung zwischen 1. und 2. Sternebra dauernd eine gelenkige. Der Brust-

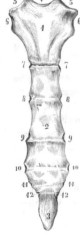

Figur 67. Brustbein eines Mannes; von vorn gesehen.
$\frac{1}{3}$ Grösse. (Rauber.)
1 Manubrium sterni, 2 Körper, 3 Processus xiphoideus, 4 Incisura semilunaris, 5, 5 Incisura clavicularis, 6, 7, 8, 9, 10, 11 u. 12 Incisurae costales.

Figur 67.

beinkörper ist beim Pferde seitlich, bei Mensch, Wiederkäuern und Schwein dorsoventral zusammengedrückt und beim Hunde mehr zylindrisch. Er trägt seitlich zur Verbindung mit den Knorpeln der wahren Rippen eine entsprechende Anzahl von Gelenkvertiefungen, *Incisurae costales* (Fig. 67 6—12, 77 c). — An den Körper reiht sich als kaudales Stück

3. der *Proc. xiphoideus* (Fig. 36 Scha, 38 15', 50 l, 67 3 u. 77 b) an, der sich nicht mit den Rippen verbindet und knorpelig bleibt; beim Menschen ist seine Form sehr variabel; beim Pferde und den Wiederkäuern gleicht er fast einer halbkreisförmigen Schaufel mit einem Stiele; beim Schweine und den Fleischfressern ist er schmal und kurz.

Innere Struktur. Die Brustbeinstücke zeigen eine deutliche, an den Rändern leicht konvexe Längsrichtung der Knochenbälkchen mit gleichmässig verteilten Querbalken.

d) Der Thorax, Brustkasten, Brustkorb (Fig. 36, 38, 39 u. 50).

Die knöcherne Grundlage des die Brusthöhle, das *Cavum thoracis*, enthaltenden Thorax wird dorsal von den Brustwirbeln, seitlich von den Rippen und ventral vom Brustbein gebildet.

Der knöcherne Thorax bildet einen seitlich zusammengedrückten, abgestumpften Hohlkegel, dessen halswärts gekehrte stumpfe Spitze als *Apertura thoracis cranialis (sup. N.)*, Brusteingang, und dessen breite, beckenwärts gekehrte Basis als *Apertura thoracis caudalis (inf. N.)*, Brustausgang, bezeichnet wird. Der Brusteingang wird dorsal vom 1. Brustwirbel, seitlich vom 1. Rippenpaar und ventral vom Manubrium sterni begrenzt: er hat bei Pferd, Wiederkäuern und Schwein fast die Form eines mit der Spitze ventral gekehrten, gleichschenkligen Dreiecks. Beim Hunde und noch mehr bei der Katze ist der Brusteingang mehr rundlich, so dass bei der Katze der dorsoventrale und der Querdurchmesser ungefähr gleich sind; beim Menschen ist der Brusteingang queroval. Der Brustausgang wird vom letzten Brustwirbel, der linken und rechten letzten Rippe, den Rippenbögen und dem Schaufelknorpel begrenzt; seine Form lässt sich schwer angeben. Sussdorf [613] vergleicht sie mit der Form eines abgeknickten Ovals, dessen dorsaler Abschnitt, dem Verlauf des letzten Rippenpaares folgend, schräg kaudoventral, dessen ventraler Abschnitt hingegen, der den Rippenbögen sich anschliesst, schräg kranioventral verläuft. Jedenfalls übertrifft bei den Haustieren der Längsdurchmesser (vom letzten Brustwirbel zum Schaufelknorpel) den Querdurchmesser (zwischen der letzten linken und rechten Rippen-Rippenknorpelverbindung), während es beim Menschen umgekehrt ist. Die von den Wirbelkörpern gebildete dorsale Wand des Thorax steigt vom 1. Brustwirbel zunächst bis ungefähr zum 12. (14.) etwas dorsal an und verläuft erst dann horizontal, während die vom Brustbein gestützte ventrale Thoraxwand kaudoventral abfällt. Die Seitenwandungen des Thorax werden von den Rippen gestützt und heissen deshalb Rippenwandungen; ihre Wölbung ist relativ stärker bei den Karnivoren als bei den Herbivoren und nimmt vom Brusteingang aus allmählich zu, um im letzten Viertel des Thorax wieder etwas abzunehmen, wodurch das Verhältnis des Quer- zum Längsdurchmesser an den einzelnen Stellen des Thorax ein sehr verschiedenes und an der Stelle der stärksten Wölbung der Querdurchmesser ebenso gross wie der Längsdurchmesser wird. Die *Spatia intercostalia* werden durch Muskulatur ausgefüllt.

II. Rumpfskelett des Pferdes.

a) Die Vertebrae cervicales, Halswirbel, des Pferdes.

Die 7 Halswirbel (Fig. 38 1. H. u. 7 H. u. 99 A u. E) sind länger als alle anderen Wirbel. Die Wirbelköpfe haben an den letzten 5 Halswirbeln eine fast halbkugelige Gestalt und die entspr. Wirbelpfannen des 2.—7. Halswirbels eine bedeutende Tiefe; in der Mitte der ventralen Fläche der Körper findet sich ein m. o. w. hervorragender Kamm. Die starken Querfortsätze spalten sich meist in 2—3 Aeste und sind am 1.—6. Halswirbel vom *For. transversarium* durchbohrt, so dass sie zweiwurzelig erscheinen. Die Löcher bilden zusammen den kopfwärts enger werdenden *Canalis transversarius*, in dem die A. und V. vertebralis und Fäden des N. sympathicus verlaufen. Ein Dornfortsatz ist nur am 7. Halswirbel vorhanden und am 6. schwach angedeutet; die Gelenkfortsätze sind sehr breit und tragen flache Gelenkflächen. Die Zwischenbogenlöcher sind sehr gross.

In Rücksicht auf die Funktionen des Halses muss seine Länge zur Höhe der Schultergliedmassen im richtigen Verhältnis stehen und die Beweglichkeit der Halswirbel gross sein. — Die Länge der Halswirbel, die gute Entwicklung der Wirbelköpfe und Wirbelpfannen, die Dicke der Knorpelscheiben zwischen ihnen, die Breite der Gelenkfortsätze und die geringe Entwicklung der Dornfortsätze sichern dem Halse eine um so grössere Beweglichkeit, je länger der Hals im Verhältnis zur Körperlänge ist. Je länger und beweglicher der Hals ist, desto geringer sind seine Kraft und sein Widerstandsvermögen.

1. Der **Atlas, Erster Halswirbel** (Fig. 68 u. 99 A), weicht durch das Fehlen des Körpers (s. S. 27 u. 32), sowie durch die eigentümliche Form seiner Fortsätze vom Wirbeltypus erheblich ab. Er hat die Form eines Ringes, dessen ventrale Hälfte *Arcus ventralis*, dessen dorsale *Arcus dorsalis* heisst. Der Arcus ventralis besitzt an seiner Aussenfläche das *Tuberculum ventrale* (a) und an seiner Innenfläche die flache, mit Gelenkknorpel überzogene, grubige *Facies articularis int.*, in der der Zahn des 2. Halswirbels ruht; kranial von dieser Grube bemerkt man zwei rauhe Bandgruben zur Anheftung des Lig. dentis int. Der Arcus dorsalis ist stark gewölbt und trägt als Andeutung eines Dornfortsatzes das niedrige *Tuberculum dorsale* (b). Das *For. vertebrale* ist weiter als bei irgend einem anderen Wirbel und umschliesst auch den Zahn des 2. Halswirbels. An Stelle der kranialen Gelenkfortsätze und des Wirbelkopfes finden sich am kopfseitigen Rande beider Bögen 2 länglich-runde, stark ausgehöhlte *Foveae articulares craniales,* die dorsal durch einen breiten, ventral durch einen schmalen Ausschnitt getrennt werden und die Gelenkfortsätze des Os occipitale aufnehmen. Die kaudalen *Proc. articulares* und die Wirbelpfanne werden durch 2 am beckenseitigen Rande der Bögen befindliche,

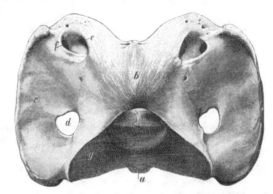

Figur 68. Atlas des Pferdes; von der dorsalen Seite und etwas von hinten gesehen.

a Tuberculum ventrale, b Tuberculum dorsale, c Ala atlantis, d For. transversarium, e For. intervertebrale, f For. alare, g Facies articularis caudalis.

ein wenig konvexe, fast dreieckige Gelenkflächen, *Facies articulares caudales* (g), ersetzt, die ventral zusammenstossen, dorsal durch einen Ausschnitt getrennt sind und mit der Gelenkfläche an der Innenfläche des ventralen Bogens zusammenhängen. Die Querfortsätze werden durch 2 breite, länglich-viereckige Knochenplatten, die *Alae atlantis,* Flügel des Atlas (c), ersetzt, die grösstenteils vom dorsalen Bogen entspringen und lateral und ventral gerichtet sind, so dass zwischen ihnen und dem ventralen Bogen jederseits die tiefe *Fossa atlantis,* Flügelgrube, entsteht. Die freien Ränder der sonst dünnen Flügel sind dick, wulstig und rauh. Am Ursprung der Flügel finden sich jederseits zwei in die Flügelgrube führende Löcher, nämlich nahe dem kranialen Rande das *For. alare,* Flügelloch (f), und mehr kaudal das *For. transversarium* (d). Medial vom Flügelloch führt das *For. intervertebrale* (e) durch den dorsalen Bogen in den Wirbelkanal. In letzteren führt ausserdem aus der Flügelgrube das häufig doppelte Flügelgrubenloch.

2. Der **Epistropheus, Zweiter Halswirbel** (Fig. 69 u. 99 E), ist der längste Wirbel und weicht durch das Verhalten seines kranialen Endes von den übrigen Wirbeln ab. Der Körper besitzt an seiner Aussenfläche median einen Längskamm, auf der Innenfläche, wie die übrigen Hals- und die sämtlichen Brust- und Lendenwirbel, eine rauhe, zur Anheftung des Lig. longitud. dorsale der Wirbelsäule

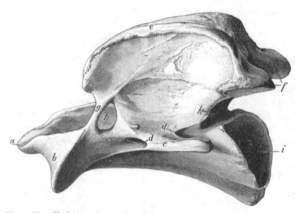

Figur 69. Epistropheus des Pferdes, von der linken Seite gesehen.

a Dens, b Gelenkfläche an Stelle des Proc. articularis cranialis, c Proc. transversus, d, d For. transvers., e Proc. spinosus, f Proc. articulares caudales, g Knochensteg, der das For. intervertebrale (h) begrenzt, i Wirbelpfanne, k Incisura vertebralis caudalis.

bestimmte Stelle von der Gestalt zweier mit ihren Spitzen zusammentreffender Dreiecke und seitwärts davon breite, glatte Rinnen zur Aufnahme der Sinus columnae vertebrales. Das kraniale Ende läuft in den schaufelförmigen *Dens*, Zahn (Fig. 69a), aus, der eine ventrale, überknorpelte, gewölbte und eine dorsale, etwas vertiefte, rauhe Fläche hat. Er stellt entwicklungsgeschichtlich den Kopf des Epistropheus und den mit ihm verschmolzenen Körper des Atlas (s. S. 27 u. 35) dar. Seitlich von ihm finden sich 2 länglichrunde, ventral durch einen Ausschnitt getrennte, fast ebene Gelenkflächen, die mit der des Zahns in Zusammenhang stehen und die kranialen Gelenkfortsätze vertreten (b). Das kaudale Ende des Körpers hat eine tiefe Pfanne (i). Der schwache Querfortsatz (c) wird von dem engen *For. transversarium* (d) durchbohrt; seine freie Spitze ist schwanzwärts gerichtet. Die beiden steilen Bogenhälften werden dorsal durch einen starken, den Dornfortsatz vertretenden Kamm (e) geschlossen. Der freie, rauhe Rand des letzteren besitzt eine Längsfurche. Der Kamm spaltet sich kaudal in die beiden kaudalen Gelenkfortsätze (f), deren

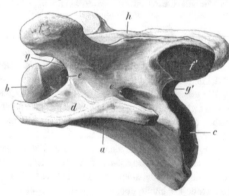

rundliche, flache Gelenkflächen ventrolateral gerichtet sind. Die kaudalen Wirbelausschnitte (k) sind tief. Am kranialen Ende des Bogens findet sich ein schmaler Knochensteg (g); er begrenzt das kaudal von ihm gelegene *For. intervertebrale* (h).

3. Die **letzten 5 Halswirbel** erhalten durch einen rauhen Kamm, der jederseits die Gelenkfortsätze eines Wirbels verbindet und den Proc. mamillares und accessorii entsprechen dürfte, eine fast viereckige Gestalt. Der **3., 4.** (Fig. 70) und **5. Halswirbel** sind einander sehr ähnlich und nehmen mit jedem folgenden etwas an Länge ab. Der Körper (a) hat median an der

Figur 70. 4. Halswirbel des Pferdes; von der linken Seite gesehen.

a Wirbelkörper, b Wirbelkopf, c Wirbelpfanne, d Proc. transvers., e, e For. transversarium, f kranialer und f' kaudaler linker Proc. articularis, g, g' Incisurae vertebrales, h rudimentärer Proc. spinosus.

Aussenfläche einen scharfen Längskamm. An Stelle des Dornfortsatzes findet sich eine flache, rauhe Leiste (h). Die Querfortsätze (d) gehen kopf- und schwanzwärts in je eine starke, freie Spitze aus. Das *For. transversarium* (e, e) nimmt schwanzwärts an Weite zu. Die Gelenkfortsätze (f) haben fast runde, an den kranialen dorso-medial, an den kaudalen (f') ventrolateral gerichtete Gelenkflächen; die Wirbelaus-schnitte (g, g') sind tief. Der **6. Halswirbel** ist kürzer, aber etwas breiter als der 5., die ventrale Leiste am Körper tritt weniger hervor. Der Querfortsatz stellt eine ventrolateral gerichtete Knochenplatte dar, die kopfwärts in einen stumpfen Fort-satz ausläuft; von ihrer dorsalen Seite entspringt ein kaudolateral gerichteter, spitz endender Fortsatz. Das *For. transversarium* hat die bedeutendste Weite. Der Bogen trägt nahe dem kranialen Rande die Andeutung eines sehr niedrigen Dornfortsatzes. Der **7. Halswirbel** (7. H. in Fig. 38) ist der kleinste, sein Körper jedoch noch länger als der Arcus ventralis des Atlas. Der ventrale Kamm am Körper ist nur angedeutet. Seitlich schliessen sich der Wirbelpfanne 2 kleine, flache, länglich-runde Gelenkgruben an, die das Gelenk zur Aufnahme des Köpfchens der 1. Rippe bilden helfen. Der Bogen trägt einen kurzen Dornfortsatz. Der Querfortsatz ist unge-teilt; das *For. transversarium* fehlt. Die kranialen Gelenkfortsätze haben grössere Gelenkflächen als die kaudalen; die Zwischenwirbelausschnitte sind sehr gross.

b) Die Vertebrae thoracicae, Brustwirbel, des Pferdes.

Das Pferd hat 18 (selten 17, öfter 19) Brustwirbel (Rückenwirbel) (1. B. und 17. B. in Fig. 38), die sich durch die grossen Dornfortsätze, die sehr

Figur 71. Linke Seite des letzten Halswirbels und der ersten 3 Brustwirbel des Pferdes.

a, a', a'', a''' Wirbelkörper, b Wirbelkopf, c Wirbelpfanne, d, d', d'' Foramina intervertebralia, e Incisura vertebralis caudalis, f, f', f'', f''' Querfortsätze, g, g', g'' Foveae costales craniales, h, h', h'', h''' Foveae costales caudales, i, i', i'', i''' Proc. articulares craniales, k, k', k'', k''' Proc. articulares caudales, l, l', l'', l''' Proc. spinosi, m Fovea transversaria des 3. Brustwirbels (beim 1. u. 2. Brustwirbel ist sie nicht besonders bezeichnet).

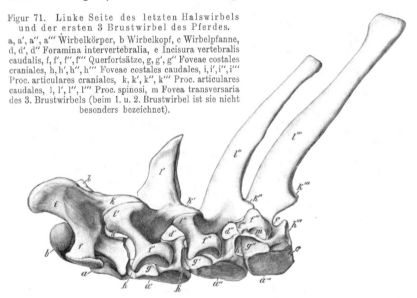

kleinen Quer- und Gelenkfortsätze auszeichnen und gelenkig mit den Rippen verbunden sind. Der Körper (Fig. 71 u. 72 a, a', a'', a''') hat fast die Form eines dreiseitigen Prismas. Wirbelkopf (Fig. 71 u. 72 b) und -pfanne (Fig. 71

und 72 c) sind nur an den ersten Brustwirbeln gut entwickelt und werden dann immer flacher. An beiden Enden des Körpers findet sich jederseits ganz nahe dem Bogen je eine kleine Gelenkfläche, *Fovea costalis cranialis et caudalis* (Fig. 71 g, g', g", h, h', h", h''' und 72 d, d', e), die mit der ihr zugekehrten des benachbarten Wirbels eine zweigeteilte Gelenkpfanne (Rippenpfanne) zur Aufnahme des entspr. Capitulum costae bildet. Die Foveae fehlen am kaudalen Ende des 18. Brustwirbels.

Die beiden Seitenflächen des Körpers stossen in einem an den ersten 5 Wirbeln scharfen, an den 10 folgenden abgerundeten und an den 3 letzten wieder deutlicher hervortretenden, ventralen Kamm zusammen. An jeder Seitenfläche des Körpers findet sich meist ein kleines Loch, das durch einen Kanal in den Wirbelkanal führt. Der Körper des 1. Brustwirbels hat den grössten Querdurchmesser. Die Länge der Brustwirbelkörper nimmt vom 1.—11. ab, dann bis zum 18. etwas, jedoch so wenig zu, dass der letzte Brustwirbel noch immer kürzer als der erste ist.

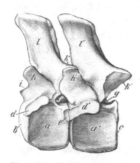

Figur 72. Linke Seite der letzten 2 Brustwirbel des Pferdes.
a Körper des 17. und a' Körper des 18. Brustwirbels, b Wirbelkopf, c Wirbelpfanne, d verschmolzene Fovea costalis cranialis und Fovea transversaria des 17. Brustwirbels, d' verschmolzene Fovea costalis cranialis und Fovea transversaria des 18. Brustwirbels, e Fovea costalis caudalis, f Foramen intervertebrale, g Incisura vertebralis caudalis, h, h' Proc. mamillares, i Proc. articularis cranialis, k, k' Proc. articulares caudales, l, l' Proc. spinosi.

Der Bogen ist an den ersten Brustwirbeln höher als an den folgenden; die kranialen Wirbelausschnitte sind viel weniger tief als die kaudalen (Fig. 71 e). Häufig findet sich statt des kaudalen Ausschnittes im Bogen der letzten Brustwirbel ein Loch. Die Dornfortsätze (Fig. 71 und 72 l, l', l", l''') sind verschieden nach Länge, Stellung usw. Die Länge nimmt vom 1.—4. (5.) Wirbel zu, dann bis zum 8. wenig und bis zum 12. stärker ab, um an den letzten 6 ungefähr gleich zu bleiben. Die Dornfortsätze des 2.—15. Brustwirbels sind schräg kaudodorsal gerichtet; die schräge Richtung ist am bedeutendsten am 2. Dornfortsatz und verringert sich mit jedem folgenden, so dass der des 16. Wirbels senkrecht steht: diaphragmatischer Wirbel; die Proc. spinosi der beiden letzten Wirbel neigen sich etwas kranial. Die *Spatia interspinosa* sind sehr klein.

Das freie Ende ist am 1. Dornfortsatz spitz, am 2.—12. eine rauhe Beule, am 13.—18. ein wulstiger Kamm. Der kurze, dreieckige Dornfortsatz des 1. Brustwirbels ist scharfrandig, die folgenden besitzen einen scharfen halsseitigen und einen breiten bzw. stumpfen, rauhen, median durch eine niedrige Leiste unterbrochenen beckenseitigen Rand.

Die kleinen Querfortsätze (Fig. 71 f', f", f''') sind schräg dorsolateral gerichtet und werden an den letzten Wirbeln immer kleiner; sie besitzen zur Verbindung mit dem Tuberculum der gleichzähligen Rippe eine flache Gelenkvertiefung, die *Fovea transversaria* (Fig. 71 m), die nach den letzten Brustwirbeln hin immer näher an die *Fovea costalis cranialis* heranrückt und an den beiden letzten Wirbeln mit ihr zusammenfliesst (Fig. 72 d, d'). Der 1. Brustwirbel hat 2 deutliche kraniale und kaudale (Fig. 71 i' u. k'), der 2. nur 2 deutliche kraniale Gelenkfortsätze (Fig. 71 i"), die aber kleiner als die der Halswirbel sind. Die folgenden Wirbel besitzen nur undeutliche Gelenkfortsätze, bzw. statt ihrer kranial auf der dorsalen Fläche des Bogens, kaudal am Grunde des Dornfortsatzes je 2 ebene, länglichovale Gelenkflächen (Fig. 71 i''', k'''), von denen die kaudalen nach den letzten Brustwirbeln hin allmählich wieder zu Gelenkfortsätzen werden, die kaudal gerichtet und ventrolateral mit Knorpel überzogen sind (Fig. 72 k, k'). Gegen das Ende der Brustwirbelsäule hebt sich durch einen Einschnitt vom dorsalen Abschnitt der Querfortsätze ein kleiner Teil ab, der immer deutlicher wird, so dass er an den letzten 3—4 Brustwirbeln den selbständigen, kraniodorsal gerichteten *Proc. mamillaris* (Fig. 72 h, h') bildet, der zwischen der den kranialen Gelenkfortsatz vertretenden Gelenkfläche und dem Querfortsatz liegt. Er rückt nach dem letzten Brustwirbel hin näher an die den kranialen Gelenkfortsatz vertretende Gelenkfläche heran, so dass diese schliesslich am letzten Brustwirbel und an den Lendenwirbeln medial am Proc. mamillaris liegt.

Die Brustwirbelsäule muss eine grosse Widerstandsfähigkeit besitzen, um den von der Beckengliedmasse gegebenen Impuls zur Bewegung ungeschwächt auf das Vorderteil fortpflanzen und die Last der Eingeweide tragen zu können. Die Festigkeit der Brustwirbelsäule steht im umgekehrten Verhältnis zu ihrer Länge und wird durch die schwache, nach oben konvexe Krümmung der Wirbelsäule noch etwas gesteigert. Die Beweglichkeit der einzelnen Brustwirbel untereinander ist wegen der langen Dornfortsätze, des geringen Umfangs der Gelenkflächen der Gelenkfortsätze, der Flachheit der Wirbelköpfe und -pfannen sehr beschränkt, summiert sich jedoch so, dass die Brustwirbelsäule im ganzen nach oben ziemlich stark (besonders bei den Fleischfressern) gekrümmt werden kann. Seitwärtsbewegungen sind nur sehr beschränkt möglich.

c) Die Vertebrae lumbales, Lendenwirbel, des Pferdes.

Pferd und Maultier haben sechs (selten 5 oder 7), Esel und Maulesel fünf gleich lange Lendenwirbel (Bauchwirbel) (1. L. u. 6. L. in Fig. 38, 235 s). Sie zeichnen sich durch die grossen Querfortsätze aus. Die deutlichen Dorn- und die Gelenkfortsätze ähneln denen der letzten Brustwirbel. Wirbelkopf und -pfanne (Fig. 73 2 u. 74 a) sind flach. Ihre dorsalen Flächen und die Bögen (Fig. 74 b) verhalten sich wie an den Brustwirbeln. Die Dornfortsätze (Fig. 73 3, 3', 3'' u. 74 c) haben fast alle dieselbe Höhe wie die der letzten Brustwirbel, enden mit einem Kamm und sind ein wenig kranial geneigt. Die platten Querfortsätze (Fig. 73 4, 4', 4'' u. 74 f) nehmen vom 1.—3. Lendenwirbel an Länge zu, am 4. etwas, an den beiden letzten stärker ab und sind an den 3 ersten Lendenwirbeln lateral, an den 3 letzten kraniolateral gerichtet. Ihr kaudaler Rand ist am 5. und 6. Lendenwirbel nahe dem Körper verdickt und trägt je eine querovale, flache Gelenkvertiefung, die je eine entspr. Gelenkerhöhung am kranialen verdickten Rande des 6. Lendenwirbels und des Kreuzbeinflügels aufnimmt (Fig. 73 7, 8).

Der Höhendurchmesser des Körpers nimmt vom ersten bis letzten Lendenwirbel etwas ab. Die ventrale Fläche des Körpers zeigt an den 3 ersten Lendenwirbeln median einen scharfen Kamm, am 4., weniger am 5., eine breite, rauhe Leiste und ist am 6. abgerundet.

Die dorsale und ventrale Fläche der Querfortsätze sind fast eben, das freie Ende ist abgestumpft. Mitunter ist ein kleines Gelenk auch zwischen den Querfortsätzen des 4. und 5. Lendenwirbels vorhanden. Abgesehen von diesen Gelenkflächen sind die Ränder der Querfortsätze scharf. Das Gelenk zwischen den Querfortsätzen des 5. und 6. Lendenwirbels findet man bei alten Pferden häufig verwachsen. Die

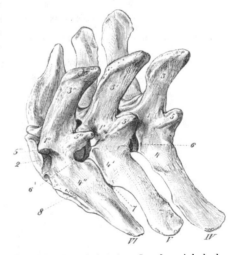

Figur 73. Die 3 letzten Lendenwirbel des Pferdes; von rechts und etwas von oben gesehen. IV vierter, V fünfter, VI sechster Lendenwirbel, 1, 1', 1'' Bogen, 2 Wirbelpfanne, 3, 3', 3'' Proc. spinosi, 4, 4', 4'' Proc. transversi, 5, 5', 5'', 5''' Proc. articulares, 6, 6' Foramina intervertebralia, 7 Gelenk zwischen den Querfortsätzen des fünften und sechsten Lendenwirbels, 8 Gelenkfläche zur Verbindung mit der Ala ossis sacri.

Querfortsätze müssen zu einem Teile als Rudimente von Lendenrippen angesehen werden, man nennt sie daher auch **Rippenfortsätze** (Kostalfortsätze) (S. 27).

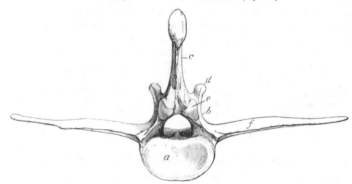

Figur 74.
Kaudale
Seite eines
Lenden-
wirbels des
Pferdes.

a Wirbel-
pfanne, b Wir-
belbogen,
c Dornfortsatz,
d kranialer u.
e kaudaler Ge-
lenkfortsatz,
f Querfortsatz.

Die Gelenkfortsätze (Fig. 73 5, 5', 5'' u. 5''') sind mässig stark; die kranialen entspringen am Bogen, sind kraniodorsal gerichtet und tragen an ihrer medialen Seite die fast ebenen Gelenkflächen; mit ihnen sind offenbar die Proc. mamillares verschmolzen (s. S. 36 u. 45). Die kaudalen Gelenkfortsätze entspringen am Grunde des Dornfortsatzes, sind konisch und beckenwärts gerichtet und tragen die mässig konvexen Gelenkflächen an der ventrolateralen Seite. Das Zwischenwirbelloch (Fig. 73 6, 6') zwischen dem 5. und 6. Lendenwirbel öffnet sich dorsal und ventral und wird seitwärts durch das Gelenk zwischen den Querfortsätzen dieser Lendenwirbel begrenzt.

Die Beweglichkeit der Lendenwirbelsäule ist grösser als die der Brustwirbelsäule. Die Festigkeit steht im umgekehrten Verhältnis zur Länge und wird durch das starke Ineinanderschieben der einzelnen Wirbel und durch die Gelenke der Querfortsätze noch erhöht.

d) Das Os sacrum, Kreuzbein, des Pferdes.

Das *Os sacrum* ist wie ein Keil zwischen die beiden Ossa ilium eingeschoben (Fig. 38 und 235 K) und mit ihnen durch ein straffes Gelenk fast unbeweglich verbunden. Es besteht bei den Einhufern aus 5, (selten 4, 6 oder 7) **Vertebrae sacrales, Kreuzwirbeln,** die aber schon in früher Jugend zu einem dreieckigen Knochen verschmelzen, dessen Basis kopf- und dessen Spitze schwanzwärts gerichtet ist.

Der Körper des Kreuzbeins nimmt kaudal im Querdurchmesser ab, im Höhendurchmesser etwas zu. An der ventralen, in der Längsachse ein wenig konkaven Fläche, *Facies pelvina*, wird die ursprüng-

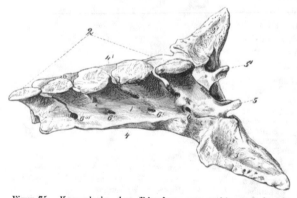

Figur 75. Kreuzbein des Pferdes; von rechts und dorsal (oben) gesehen.
1 Bogen, 2 Proc. spinosi. 3, 3' Alae sacrales, 4, 4' verschmolzene Proc. transversi des 2.—5. Kreuzwirbels, 5, 5' Proc. articulares, 6, 6', 6'', 6''' For. sacralia dorsalia.

liche Trennung der Wirbelkörper durch flache Querwülste, die *Lineae transversae*, Kreuzbeinfugen, angedeutet; lateral von ihnen finden sich jederseits 4 Löcher, die *Foramina
sacralia ventralia*. Das kopfseitige Ende des Kreuzbeins, die *Basis ossis sacri*, bildet einen
flachen, vom Körper des 6. Lendenwirbels aufgenommenen Gelenkkopf, dessen ventraler
Rand etwas, jedoch sehr wenig, vorspringt und das *Promontorium* darstellt; das kaudale
Ende hingegen bildet eine fast ebene Fläche. Der von den verschmolzenen Bögen
(Fig. 75 $_1$) umschlossene Kreuzwirbelkanal wird bis zu seinem Ende (*Hiatus canalis sacralis*)
immer enger. Die 5 schräg schwanzwärts gerichteten Dornfortsätze (Fig. 75 $_2$) verschmelzen höchstens am Grunde miteinander, sonst bleiben sie getrennt. Der 2. Dornfortsatz ist etwas länger als der 1. und der höchste; von hier aus nimmt die Höhe mit
jedem folgenden ab. Am freien Ende bilden sie eine Beule, die am 2. und 3. Dornfortsatz
die grösste Dicke besitzt. Die Querfortsätze sind zu einer zusammenhängenden, wulstigen
Knochenleiste, der Querfortsatzleiste, *Pars lateralis* (Fig. 75 $_4$, $_{4'}$), verschmolzen,
deren mächtiger kranialer, dem 1. und z. T. noch dem 2. Kreuzwirbel angehörender
Teil jederseits die starke, dreieckige, lateral und etwas kraniodorsal gerichtete *Ala
sacralis*, den Flügel des Kreuzbeins (Fig. 75 $_3$, $_{3'}$), bildet. Die dorsale Fläche der
Flügel ist grösstenteils rauh, bildet jedoch eine schmale, überknorpelte Gelenkfläche,
Facies auricularis, und verbindet sich mit dem Darmbein; die ventrale Fläche ist glatt
und der Beckenhöhle zugekehrt. Der kraniale Rand trägt eine querovale Gelenk-
erhöhung, die von der Gelenkvertiefung des kaudalen Randes des Querfortsatzes des
letzten Lendenwirbels aufgenommen wird. Der scharfe kaudale Rand vereinigt sich
mit dem kranialen unter einem spitzen Winkel. Zwischen der dorsalen Fläche der
Pars lateralis und den verschmolzenen Bögen finden sich die 4 *For. sacralia dorsalia*
(Fig. 75 $_6$, $_{6'}$, $_{6''}$, $_{6'''}$), die viel kleiner als die ventralen sind. Ventrale und dorsale
Kreuzbeinlöcher münden in die eigentlichen Zwischenwirbellöcher ein; das *For.
intervertebrale* zwischen Kreuzbein und letztem Lendenwirbel öffnet sich dorsal und
ventral; am kaudalen Kreuzbeinende findet sich ein Wirbelausschnitt. Am kranialen
Rande des Bogens sind 2 Gelenkfortsätze (Fig. 75 $_5$, $_{5'}$) mit schwach konkaven
Gelenkflächen vorhanden, welche die kaudalen Gelenkfortsätze des letzten Lenden-
wirbels aufnehmen; die übrigen Gelenkfortsätze fehlen oder sind durch kleine, rauhe
Höcker angedeutet.

e) Die Vertebrae coccygeae, Schwanzwirbel, des Pferdes.

Die Einhufer haben meist 17—19 (nach Chauveau-Arloing [103] nur 15—18,
nach Cornevin und Lesbre [117] 7—21) Schwanzwirbel (1. S. u. 16. S. in Fig. 38).

Die ersten 3—4 Schwanzwirbel zeigen noch den Wirbeltypus, dann tritt eine
Reduktion ein, so dass sie vom 8. oder 9. ab nur noch aus den walzenförmigen, an
beiden Enden etwas verdickten Körpern bestehen, die an Länge und Dicke abnehmen. Der letzte Schwanzwirbel ist konisch und endet mit stumpfer Spitze.

Der Körper nimmt vom 1.—4. Schwanzwirbel an Länge ab, bleibt dann bis zum 8. (9.)
gleich, um von da ab allmählich wieder kürzer zu werden; er ist an beiden schwach gewölbten
Enden etwas verdickt und durch relativ sehr dicke Knorpelscheiben mit den benachbarten verbunden. Der Bogen ist am 1., 2. und meist auch am 3. Schwanzwirbel
geschlossen, am 4.—6. wird er nur noch durch 2 seitliche, sehr rasch niedrig werdende Fortsätze vertreten, die das Ende des eine schmale Rinne bildenden Wirbelkanales begrenzen. Dornfortsätze fehlen; es findet sich höchstens am 1. und 2. Bogen ein niedriger, rauher Kamm.
Die Querfortsätze werden allmählich kleiner und verschwinden i. d. R. vom 8. Wirbel ab. Von
den Gelenkfortsätzen (inkl. Zitzenfortsätzen) sind nur die kranialen in Form von Höckern
vorhanden, die keine Gelenkflächen mehr tragen, seitlich vom kranialen Rande des Bogens vom
Wirbelkörper entspringen und sich, allmählich kleiner werdend, bis zum 8. oder 9. Wirbel ver-

folgen lassen; am 6.—9. Wirbel begrenzen sie seitlich eine sehr flache, breite Furche. Am kranialen Ende der ventralen Wirbelfläche finden sich an den ersten 5—6 Schwanzwirbeln 2 kleine Fortsätze, die eine Furche begrenzen und rasch an Grösse abnehmen. Die Kleinheit der Fortsätze, die Konvexität beider Enden und die starken Schichten von Faserknorpel zwischen den einzelnen Wirbeln gestatten den Schwanzwirbeln einzeln und in ihrer Gesamtheit umfangreiche Bewegungen.

f) Die Knochen des Thorax beim Pferde.

Die Knochen des **Brustkastens** oder **Brustkorbes**, *Thorax* (Fig. 38), umgeben die **Brusthöhle**, das *Cavum thoracis*, das dorsal durch die Brustwirbel (s. S. 43), seitlich durch die Rippen (s. unten) und ventral durch das Brustbein (s. S. 49) begrenzt wird. Ueber die allgemeinen Verhältnisse des knöchernen Thorax s. S. 40. Es seien hier speziell für das Pferd nur noch folgende Angaben gemacht:

Die *Apertura thoracis cranialis,* der Brusthöhleneingang, hat die Form eines gleichschenkligen, mit der Spitze ventral gekehrten Dreiecks, das bei mittelgrossen Pferden 17—22 cm hoch und an der Basis 8—10 cm breit ist. Die Brustwirbelsäule steigt vom 1. bis ungefähr 13. Brustwirbel um 9—10 cm auf und verläuft dann horizontal, während die vom Brustbein gestützte ventrale Wand rück- und abwärts um ungefähr 20 cm abfällt. Der Höhendurchmesser der gegen die Bauchhöhle durch das Zwerchfell abgeschlossenen Brusthöhle beträgt bei mittelgrossen Pferden am Brusteingang 17—22 und am Ende des Brustbeins 39,5—46 cm, dann wird er wieder kleiner. Der Längsdurchmesser ist im dorsalen Viertel der Brusthöhle ungefähr doppelt so gross als im ventralen; er beträgt zwischen dem Köpfchen der 1. Rippe und dem Aortenschlitz des Zwerchfells 76—82 und zwischen der 1. Rippenknorpelverbindung und dem Brustbeinansatz des Zwerchfells 38—40 cm. Das Weitere s. Eingeweidelehre.

1. Die **Costae, Rippen.** Es sind jederseits 8 wahre, d. h. durch ihre Knorpel mit dem Brustbein artikulierende und 10 falsche, das Brustbein nicht erreichende

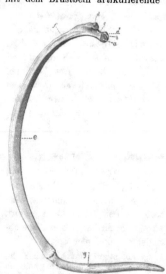

Rippen vorhanden. Mitunter kommt noch eine unvollständige, von den Bauchmuskeln eingeschlossene *Costa fluctuans,* Fleischrippe, vor, welche die Wirbelsäule nicht erreicht oder mit ihr nur ligamentös verbunden ist. Die Länge der Rippen nimmt von der 1.—10. (11.) zu, dann wieder ab, so dass die letzte Rippe etwa die Länge der 3. hat. Bei mittelgrossen Pferden war die 1. Rippe 21—24, die 10. und 11. 54—57, die letzte 28—32 cm lang. Die Breite der Rippen wächst bis zur 6., nimmt von der 7.—13. ab und bleibt an den letzten 4 oder 5 Rippen fast gleich. Die 1. Rippe steht fast senkrecht gegen das Brustbein, die folgenden, bis ungefähr zur 11., krümmen sich immer stärker, die letzten wieder etwas weniger nach aussen und beckenwärts, so dass das distale (untere) Ende der Rippen weiter beckenwärts liegt als das proximale. Das Wirbelendstück einer jeden Rippe ist verdickt zum *Capitulum costae,* Rippenköpfchen, das eine Gelenkfläche besitzt, die durch eine der Zwischenwirbelscheibe entspr. Leiste, *Crista capituli* (Fig. 76 b), zweigeteilt ist (Fig. 76 a, a′) und mit der Fovea costalis caudalis des vorhergehenden und der Fovea costalis cran. des gleichzähligen Wirbels artikuliert, so dass die 1. Rippe zwischen letztem Hals- und 1. Brustwirbel

Figur 76. Linke 9. Rippe des Pferdes; von hinten und etwas von innen gesehen.
a, a′ beide Gelenkflächen des Capitulum costae, b rauhe Stelle zwischen diesen (Crista capituli), c Collum costae, d Tuberculum costae, e Körper der Rippe, f Sulcus costalis, g Rippenknorpel.

und die 18. Rippe zwischen 17. und 18. Brustwirbel eingelenkt ist. Das Capitulum ist durch das *Collum costae* (Fig. 76 c) abgesetzt, das nach den letzten Rippen zu undeutlicher wird und an den 3 letzten fehlt. Lateral vom Capitulum findet sich an der Aussenseite der Rippe ein niedriger, abgerundeter Fortsatz, das *Tuberculum costae*, der Rippenhöcker (Fig. 76 d), der eine Gelenkfläche zur Artikulation mit der Querfortsatzpfanne des gleichzähligen Wirbels besitzt. Das Tuberculum ist an den ersten Rippen besser ausgeprägt als an den letzten und rückt bei diesen immer näher an das Capitulum heran, so dass schliesslich der Rippenhals ganz verschwindet und an den letzten 2—3 Rippen die Gelenkflächen des Capitulum und Tuberculum zusammenfliessen. Lateral vom Tuberculum biegt das dorsale Endstück an einer durch einen kleinen, verschwommenen Höcker markierten Stelle, dem Rippenwinkel, *Angulus costae*, ziemlich scharf um in das *Corpus costae* (Fig. 76 e), das eine konvexe Aussen- und eine konkave Innenfläche, einen konvexen kaudalen und einen konkaven kranialen Rand besitzt.

Die Aussenfläche, *Facies externa*, ist in der Längsrichtung und an der 1. Rippe auch in der Querrichtung gewölbt: an der 2.—8. Rippe tritt die Wölbung nur an der kaudalen Hälfte hervor, während die kraniale Hälfte eine breite, seichte Vertiefung bildet, die an den letzten 10 Rippen immer schwächer und schmäler wird. Nahe dem ventralen Ende ist die äussere Fläche eben. Die in der Längsrichtung konkave *Facies interna*, Innen- oder Brusthöhlenfläche, ist glatt und eben. Der m. o. w. konkave kraniale Rand ist an der 1. Rippe stumpf, an der 2.—8. scharf und wird an den folgenden Rippen wieder stumpf. Der kaudale Rand ist konvex und zwar besonders stark an den mittleren Rippen; er ist nur in der Nähe seines ventralen, etwas nach innen gewendeten Endes scharf; im mittleren und noch mehr im dorsalen Drittel der Rippe verbreitet er sich allmählich und ist im dorsalen Drittel der Rippe zugleich vertieft zu dem zur Aufnahme der Zwischenrippengefässe und -nerven bestimmten *Sulcus costalis* (Fig. 76 f), der an der 1. Rippe fehlt und an den letzten Rippen undeutlicher wird; der äussere Rand der Rinne ist sehr oft rauh und unregelmässig.

Das ventrale Endstück, die *Extremitas sternalis,* der Rippen hat eine seichte, rauhe, zackige Vertiefung zur synchondrotischen Verbindung mit dem Rippenknorpel.

Cartilagines costales, Rippenknorpel (Fig. 38 6. Rk u. 76 g). a) Die Knorpel der wahren Rippen haben eine äussere und innere schwach gewölbte Fläche, einen kranialen und einen kaudalen stumpfen, gegen das sternale Ende flächenartig verbreiterten Rand, verbinden sich mit den Rippen und haben am sternalen Ende eine gewölbte Gelenkerhöhung, die von der entspr. Gelenkvertiefung des Sternum aufgenommen wird. Der Knorpel der 1. Rippe ist sehr kurz, steht fast senkrecht und stösst in der gemeinsamen Grube des Manubrium sterni mit dem der anderen Seite zusammen. Von der 2.—8. Rippe nehmen die Knorpel, die mit ihren Rippen stumpfe Winkel bilden, an Länge zu und erhalten eine kraniomedial immer schräger werdende Richtung. b) Die Knorpel der falschen Rippen sind länger, fast rundlich, enden mit stumpfer Spitze und legen sich zum *Arcus costarum*, Rippenbogen, aneinander.

Die Knorpel der 8., 9. und 10. Rippe sind durch sehr kurze, straffe Bandfasern verbunden und bilden bei älteren Pferden oft eine zusammenhängende Masse, auf deren Oberfläche die ursprüngliche Trennung durch seichte Rinnen angedeutet wird. Von der 9.—15. Rippe nehmen die Knorpel an Länge und Dicke ab, ihre Richtung wird horizontaler, so dass der stumpfe Winkel zwischen Rippe und Knorpel sich einem rechten nähert; an den letzten drei Rippen wird der Winkel wieder grösser. — Die Rippenknorpel beginnen schon im mittleren Lebensalter teilweise, namentlich im Innern, zu verkalken.

2. Das **Sternum**, Brustbein (Fig. 38 15 u. 15' u. 77), wird von 7 Stücken (*Sternebrae*) gebildet, die durch Knorpelscheiben (Brustbeinfugen, *Synchondroses sternales*) verbunden sind und mit Ausnahme der letzten beiden, die schon 6—7 Wochen nach der Geburt verschmelzen, erst spät verwachsen. Die ersten 4 Stücke sind seitlich komprimiert; ihr ventraler Rand wird durch eine Fortsetzung des Habichtsknorpels (s. S. 50) zur *Crista sterni,*

dem Brustbeinkamm, vervollständigt; das 5. Stück ist fast viereckig; das 6. (richtiger das verschmolzene 6. und 7.) dorsoventral komprimiert. Die dorsale (innere) Fläche ist in der Längsrichtung konkav, am kranialen Ende schmal und verbreitert sich beckenwärts. Beide etwas gewölbte Seitenflächen gehen beckenwärts in einen stumpfen Rand über und haben 7 seichte Gelenkvertiefungen, *Incisurae costales* (Fig. 77 c), für die Gelenkerhöhungen am Ende der Knorpel der letzten 7 wahren Rippen.

Die ersten 5 Gelenkvertiefungen finden sich an den Brustbeinfugen, die beiden letzten dicht hintereinander am 6. Stück. Das kraniale (kopfseitige) Ende ist etwas in die Höhe gekrümmt und stumpf, das kaudale wird durch einen breiten, abgerundeten Rand abgeschlossen.

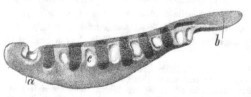

Figur 77. Brustbein vom Pferde; von der Seite gesehen.
Die dunklen Stellen sind die verknöcherten Teile der Sternebrae, die helleren bestehen aus Knorpel und die ganz hellen, grubig vertieften Stellen, deren eine mit c bezeichnet ist, stellen die Gelenkgruben für die Knorpel der wahren Rippen dar.
a Habichtsknorpel, b Processus xiphoideus, c eine Incisura costalis.

An das kraniale Ende und den ventralen Rand des Sternum befestigt sich der knorpelige, seitlich zusammengedrückte, kielartige **Habichtsknorpel** (Fig. 77 a u. 91 1), der das Brustbein kopfwärts überragt und, allmählich niedriger werdend, an der ventralen Fläche etwa bis zum 5.—6. Rippenknorpel reicht und den ventralen Brustbeinrand zum Brustbeinkamm ergänzt; er bildet mit dem 1. Brustbeinstück das **Manubrium sterni**. Sein kurzer, dorsaler, freier Rand enthält die Gelenkgrube für das 1. Rippenpaar. An das kaudale Ende des Brustbeins befestigt sich der **Processus xiphoideus, Schaufelknorpel** (Fig. 38 15', 77 b u. 91 2), der zunächst die Breite des kaudalen Brustbeinendes hat, beckenwärts sich aber zu einer fast kreisrunden Knorpelplatte verbreitert, deren dorsale Fläche schwach ausgehöhlt, und deren ventrale Fläche entsprechend gewölbt ist.

Bei alten Tieren zeigt der Habichts-, bisweilen auch der Schaufelknorpel einen Knochenkern.

III. Rumpfskelett der Wiederkäuer.

Die **7 Vert. cervicales** des **Rindes** sind relativ kürzer und besitzen stärkere Dorn- und Querfortsätze als die des Pferdes. Am **Atlas** (Fig. 36 1.H u. Fig. 41) ist das *Tuberculum dorsale* stärker, das *Tuberculum ventrale* (nach Martin [397]) nicht selten zweihöckerig. Die *Alae* sind kürzer, dicker und stehen horizontal ab; deshalb sind die *Fossae atlantis* flacher; die *For. transversaria* fehlen; vom *For. alare* führt ein besonderes Loch in den Wirbelkanal. Der Zahn des **Epistropheus** (Fig. 46 b) ist halbzylindrisch; die seitlichen Gelenkflächen (f) fliessen ventral von ihm zusammen, so dass sie ein durch den Zahn unterbrochenes, längliches Oval bilden. Der Kamm (d) ist höher als beim Pferde und fast geradlinig, aber ungeteilt und fällt steil zum kranialen Rande des Bogens ab; die kaudalen Gelenkfortsätze (e) entspringen vom Bogen. Das *For. transversarium* ist sehr eng und fehlt mitunter. Die **übrigen Halswirbel** haben einen mit jedem folgenden Wirbel an Höhe zunehmenden *Proc. spinosus*, der am 3.—6. Halswirbel schräg kraniodorsal, am 7. fast senkrecht steht, am 3. und 4. (nach Martin [397]) oft gabelig gespalten und erheblich kräftiger als beim Pferde ist. Die *Proc. transversi* des 3. bis 5. Halswirbels gehen in einen kranioventral und einen lateral gerichteten Fortsatz aus. Am 6. Halswirbel bildet der Querfortsatz eine breite, fast viereckige, ventral gekehrte Platte, von der in Höhe des *For. transversarium* ein 2. kleinerer Fortsatz in lateraler Richtung abgeht.

Die Halswirbel des Schafes und der Ziege sind relativ etwas länger als die des Rindes. Am Epistropheus, besonders der Ziege, fehlt oft das *For. transversarium*. Die Aeste des *Proc. transversus* des 3. und 4. Halswirbels ähneln denen des Pferdes.

Die 13 **Vert. thoracicae** des Rindes (Fig. 36 1. Brw. u. 13. Brw.) sind einzeln verhältnismässig länger als die des Pferdes. Die Länge nimmt vom 1.—7. allmählich ab, dann wieder etwas zu. Die ventrale Fläche des Körpers hat an den letzten 7 Brustwirbeln einen Kamm. Der Bogen jedes Wirbels wird an beiden Seiten von einem die *Incisura vertebralis caudalis* vertretenden Loch durchbohrt, das an den beiden ersten Wirbeln gewöhnlich nicht vollständig von Knochen umschlossen ist. Die *Proc. spinosi* sind relativ breiter, höher und stärker als beim Pferde; sie nehmen bis zum 3. an Länge und bis zum 5. (6.) an Breite zu, an den folgenden immer mehr ab; die ersten 5 (6) sind in der dorsalen Hälfte ein wenig halswärts abgebogen. Vom 1.—10. Brustwirbel sind die Dornfortsätze immer schräger schwanzwärts gerichtet. Die Dornfortsätze des 11. und 12. Brustwirbels stehen weniger schräg, der des letzten Brustwirbels steht senkrecht (diaphragmatischer Wirbel). Beide Ränder der Dornfortsätze sind scharf. Nur die zwei kranialen *Proc. articulares* des 1. Brustwirbels sind denen der Halswirbel ähnlich, im übrigen verhalten sie sich, wie auch die *Proc. transversi*, ähnlich denen des Pferdes.

Die 13 Brustwirbel von Schaf und Ziege unterscheiden sich von denen des Rindes hauptsächlich durch das Fehlen der Löcher im Bogen, die nur ausnahmsweise an einem der letzten Brustwirbel vorkommen. Der Kamm der ventralen Fläche des Körpers ist nur an den beiden letzten Wirbeln angedeutet. Die Dornfortsätze der beiden letzten Brustwirbel sind gleich hoch und etwas halswärts gewendet, die des 11. und 12. stehen senkrecht.

Die Körper der 6 **Vert. lumbales** (Fig. 36 1. L u. 6. L) sind länger als beim Pferde; der Kamm der ventralen Fläche ist deutlich. Die *Proc. spinosi* sind im allgemeinen ebenso breit wie hoch (Fig. 54 u. 55), nehmen aber vom 1. Lendenwirbel an etwas an Höhe und auch wieder an Breite ab. Die *Proc. transversi* haben scharfe Ränder ohne Gelenkflächen am 5. und 6. Lendenwirbel, sind am 1. kurz, werden bis zum 4. und 5. länger und am 6., der sich bisweilen in 2 Spitzen spaltet, viel kürzer. sind lateral und gleichzeitig ein wenig kranioventral gerichtet und dabei i. d. R. etwas gebogen, so dass der kraniale Rand konkav, der kaudale konvex erscheint; sie sind ferner voneinander durch grössere Zwischenräume getrennt und beim Rinde öfter gelenkig mit dem Körper verbunden (Martin [397]). Die *Proc. articulares* sind fast halbzylindrisch, die *For. intervertebralia* sehr weit; am 1. Lendenwirbel findet sich mitunter ein Loch im Bogen, ähnlich wie an den Brustwirbeln.

Schaf und Ziege haben ausnahmsweise 7 Lendenwirbel; die Querfortsätze sind stärker kopfwärts gerichtet als beim Rinde, der 6. Querfortsatz ist nicht zweispitzig.

Das aus 5 Wirbeln bestehende **Os sacrum** des Rindes (Fig. 36 K) liegt bei manchen Rassen horizontal, bei anderen kaudodorsal und ist viel stärker aufgebogen als beim Pferde, so dass die ventrale Fläche stark ausgehöhlt ist; sie besitzt links neben der Mittellinie eine seichte Rinne für die A. sacralis media. Die *Proc. spinosi* sind niedriger als beim Pferde und zu einer zusammenhängenden *Crista sacralis media* verschmolzen, deren Rand eine dicke, wulstige Auftreibung darstellt. Am 2. Dornfortsatz ist der Kamm am höchsten; er fällt von hier nach beiden Seiten etwas ab. Die *Proc. transversi* sind zu einer ventrolateral gerichteten, scharfrandigen Querfortsatzleiste (*Pars lateralis*) verschmolzen, die i. d. R. zwischen dem 4. und 5. Kreuzwirbel unterbrochen ist. Die *For. sacralia ventralia* sind sehr gross. Neben den sehr engen *Foramina sacr. dorsalia* findet sich die rauhe *Crista sacralis lateralis*, das Rudiment der verschmolzenen *Proc. articulares*; die kranialen Proc. articulares des 1. Kreuzwirbels sind stark ausgehöhlt. Die Flügel sind fast viereckig; die zur Verbindung mit dem Darmbein bestimmte Fläche ist fast lateral gerichtet. Die Gelenkflächen zur Verbindung mit den Querfortsätzen des letzten Lendenwirbels fehlen.

Bei der Ziege besteht das Kreuzbein i. d. R. aus 5 (selten 4), beim Schafe aus 4 (selten 5, aber auch 3 nach Bützler [91], Martin [398]) Wirbeln; es ist bei Schaf und Ziege an der ventralen Fläche in der Querrichtung gewölbt. Die Wölbung in der Längsachse ist verschieden nach der Rasse. Die Dornfortsätze bleiben mitunter getrennt; der 1. ist der höchste. Die Querfortsatzleiste ist i. d. R. nicht unterbrochen. Die rudimentären Gelenkfortsätze fliessen nicht zu einer zusammenhängenden Leiste zusammen.

4*

Das Rind hat 18—20 (16—21 nach Cornevin und Lesbre [117]) **Vert. coccygeae** (Fig. 36 1. Schw.), die länger und kräftiger als beim Pferde sind; die ersten 5 haben einen vollständig geschlossenen Bogen, der häufig jederseits von einem Loche durchbohrt wird. Am kranialen Ende der ventralen Fläche des Körpers finden sich vom 2. bis ungefähr 13. Schwanzwirbel 2 starke Hämalfortsätze, die am 2. (3.) bis 4. (5.) Wirbel einen geschlossenen Kanal, den *Arcus haemalis*, Gefässbogen (Fig. 35 g), bilden, dann nur noch eine offene Rinne begrenzen und immer kleiner werden. Die *Proc. transversi* nehmen mit jedem folgenden Wirbel an Grösse ab und sind am 9. und 10. nur noch in Form kleiner Leisten angedeutet. Die kranialen *Proc. articulares* finden sich als kleine, nicht mit Gelenkflächen versehene Höcker deutlich bis zum 8., als schwache Beulen bis zum 13. Schwanzwirbel.

Die Zahl der Schwanzwirbel ist bei Schaf und Ziege nach der Rasse verschieden; meist hat das Schaf 16—24, doch kann die Zahl sinken bis auf 3 (Nathusius [444]). Die Ziege hat 12—16 Schwanzwirbel, die denen des Rindes ähneln, doch fehlen die Hämalfortsätze.

Es sind 8 wahre und 5 falsche **Rippen** (Fig. 36 1. R., 6. R. u. 13. R.) vorhanden, die namentlich gegen das sternale Ende breiter als die des Pferdes (Fig. 63 bzw. 64) und durch schmalere Interkostalräume voneinander getrennt, auch weniger gewölbt als diese sind. Die kraniale Hälfte der Aussenfläche ist nicht vertieft, sondern die ganze Aussenfläche fast eben. Beide Ränder sind scharf; *Capitulum* und *Tuberculum* sind deutlicher als beim Pferde; ersteres setzt sich durch einen deutlichen und längeren Hals vom Rippenkörper ab. Das sternale Ende der 2.—10. (11.) Rippe hat eine seichte Gelenkvertiefung. Die Rippen nehmen von der 1.—7. an Länge zu, die 7.—9. sind fast gleich lang, die 4 letzten werden wieder kürzer, die 13. hat die Länge der 4. oder 5. Die Breite der Rippen wächst bis zur 6., nimmt bis zur 10. wenig und dann stärker ab.

Die **Cartilagines costales** (Fig. 36 Rkn.) der 2.—10. (11.) Rippe haben am kostalen Ende eine flach gewölbte Gelenkerhöhung; der Rippenknorpel der 1. Rippe artikuliert mit dem 1. Brustbeinstück und verbindet sich nicht mit dem der anderen Seite; der 7. Rippenknorpel besitzt öfter eine Gelenkvertiefung für den 8. Rippenknorpel, so dass nur 7 wahre Rippen vorhanden sind. Die ziemlich gleich starken Knorpel der falschen Rippen liegen fast horizontal.

Auch bei Schaf und Ziege sind mitunter nur 7 wahre Rippen vorhanden. Nicht selten fehlt das Tuberculum an der letzten Rippe. Die Wölbung der Rippen ist je nach der Rasse sehr verschieden, am stärksten bei den englischen Fleischschafen, im allgemeinen jedoch bedeutender als beim Rinde. Rippen-Rippenknorpelgelenke finden sich nicht.

Das **Sternum** des Rindes (Fig. 36 St.) besteht ursprünglich aus 7 Stücken. Die hinteren 6 Stücke verwachsen; das 1. bleibt i. d. R. das ganze Leben hindurch getrennt und gelenkig mit dem übrigen Sternum verbunden, ist etwas aufgebogen und hat eine dreikantige Gestalt; an seinem kranialen Ende trägt es jederseits eine Gelenkfläche für die 1. Rippe; die folgenden 6 Gelenkgruben für die 2.—7. Rippenknorpel befinden sich seitlich an den 6 Brustbeinfugen, und die Gelenkgrube für den 8. Knorpel am 7. Brustbeinstück oder bisweilen auch am 7. Knorpel (s. oben). Das Sternum bildet eine breite, dorsoventral stark zusammengedrückte Knochenplatte, deren dorsale Fläche fast eben, deren ventrale sehr wenig konkav ist. Der Brustbeinkamm fehlt; beckenseitig geht das Brustbein in einen stumpf-dreieckigen Fortsatz und dieser in den **Processus xiphoideus** (Fig. 36 Scha.) über. Letzterer hat fast dieselbe Form, ist jedoch kleiner als beim Pferde. Der **Habichtsknorpel** fehlt oder wird durch geringe Knorpelauflagerungen angedeutet.

Das 1. Stück des Brustbeins ist bei Schaf und Ziege abgerundet, nicht dreikantig und verbindet sich mit dem 2. Stück durch eine dicke, auch im hohen Lebensalter nicht verknöchernde Knorpelscheibe; im übrigen verhält sich das Sternum wie das des Rindes.

IV. Rumpfskelett des Schweines.

Die 7 **Vert. cervicales** sind sehr kurz und stark ineinander geschoben; die *Spatia interarcualia* sind erheblich weiter als bei den übrigen Haustieren. Der ventrale Bogen des **Atlas** (Fig. 78) ist sehr kurz, das *Tuberculum dorsale* (f) breit und hoch, das

Tuberculum ventrale (b) sehr kräftig; die *Alae* (a) sind schmal, plattenartig und so horizontal gerichtet, dass die *Fossae atlantis* fast ganz verstreichen. Das *For. transversarium* (c) führt aus der Flügelgrube durch den Flügel und endet an dessen kaudalem Rande. Die kaudalen Gelenkflächen (g) stehen mit der Gelenkfläche auf der Innenfläche des ventralen Bogens (h) nur an einer schmalen Stelle oder nicht in Zusammenhang. Der **Epistropheus** (Fig. 79) hat einen stumpfkegelförmigen, etwas dorsal gerichteten Zahn (a); statt des Kammes ist ein ungeteilter, schräg dorsokaudal gestellter und am freien Ende in einen beckenwärts gerichteten Fortsatz ausgezogener *Proc. spinosus* (b) vorhanden; der *Proc. transversus* (e) bildet einen schmalen, das *For. transversarium* (f) umgebenden Knochenring. Die Körper der **übrigen Halswirbel** sind sehr kurz und relativ breit und ventral ohne Kamm. Der Wirbelkopf ist flach; die Wirbelpfannen sind seicht. Die Bögen sind sehr schmal und an jedem Wirbel nahe dem kranialen Rande von einem *Foramen intervertebrale* durchbohrt, so dass die *Incisurae vertebrales* fehlen; jeder Bogen trägt einen mit jedem folgenden Wirbel an Länge zunehmenden, schmalen *Proc. spinosus.* Die *Proc. transversi* sind vom 3.—6. Halswirbel geteilt in einen dorsalen, stumpfen, kaudolateral gerichteten und in einen breiten, flachen, viereckigen, ventrolateral gerichteten Ast; die letzteren nehmen vom 3.—6. Halswirbel an Grösse zu und decken sich dachziegelartig.

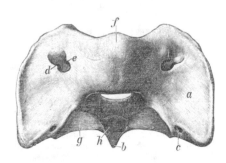

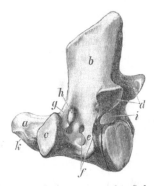

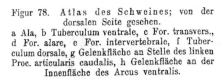

Figur 78. Atlas des Schweines; von der dorsalen Seite gesehen.
a Ala, b Tuberculum ventrale, c For. transvers., d For. alare, e For. intervertebrale, f Tuberculum dorsale, g Gelenkfläche an Stelle des linken Proc. articularis caudalis, h Gelenkfläche an der Innenfläche des Arcus ventralis.

Figur 79. Epistropheus des Schweines; von der linken Seite gesehen.
a Dens, b Proc. spinosus, c linker Proc. articularis cranialis, d Proc. articulares caudales, e Proc. transvers., f For. transvers., g Knochensteg, der h das For. intervertebrale begrenzt, i For. vertebrale. k Gelenkfläche am Dens.

I. d. R. sind 14, nicht selten 15, ausnahmsweise 16 oder 17 fast gleich lange **Vert. thoracicae** vorhanden. Die an der ventralen Fläche abgerundeten, fast gleichlangen Körper haben sehr flache Wirbelköpfe und Wirbelpfannen. An den letzten 4 wird die Gelenkgrube für die Rippenköpfchen allein vom Körper des vorhergehenden Wirbels und der Knorpelscheibe gebildet. Der sehr lange *Proc. spinosus* des 1. Brustwirbels ist mit seinem Ende etwas kopfwärts gerichtet. Die Länge (Höhe) der *Proc. spinosi* nimmt bis zum 3. etwas zu, bis zum 10. etwas ab und bleibt dann fast gleich. Vom 2.—9. Brustwirbel sind die Dornfortsätze schräg schwanzwärts gerichtet. Die Dornfortsätze des 11. und 12. Brustwirbels (diaphragmatische Wirbel) stehen senkrecht, die der letzten neigen sich etwas kopfwärts. An jeder Seite führt senkrecht durch den *Proc. transversus* ein (bisweilen doppeltes) Loch, in das sich ein den Bogen durchbohrendes Loch öffnet. Die kaudalen *Proc. articulares* der 4 letzten, stark ineinandergeschobenen Brustwirbel sind zapfenförmig und werden fast vollständig von den entsprechenden, halbzylindrisch ausgehöhlten Gelenkflächen der kranialen Gelenkfortsätze der folgenden Wirbel aufgenommen. Die letzten 4—5 Brustwirbel haben nicht selten kleine *Proc. accessorii.*

Es sind 7, mitunter 6, selten nur 5 **Vert. lumbales** vorhanden. Die Körper sind verhältnismässig lang. Die Breite der *Proc. spinosi* nimmt bis zum 4. etwas zu, dann wieder ab, aber alle Dornfortsätze sind höher als breit (Fig. 56); die ersten 4 Dornfortsätze sind mehr, die folgenden weniger kranial geneigt; der des letzten Lendenwirbels steht senkrecht. Die scharfrandigen *Proc. transversi* sind lateral und gleichzeitig ein wenig ventral und kranial gewendet; ihre Länge nimmt bis zum 4. Lendenwirbel zu, dann wieder ab. Die Querfortsätze der letzten 3 oder 4 Lendenwirbel werden nahe dem Körper und dem kaudalen Rande von einem senkrechten Loch durchbohrt. An den entspr. Stellen der übrigen Wirbel findet sich oft statt des Loches ein Ausschnitt. Die Gelenkflächen an den Querfortsätzen fehlen. Die *Proc. articulares* sind halbzylindrisch und greifen zapfenförmig ineinander; die kranialen tragen undeutlich abgesetzte *Proc. mamillares*.

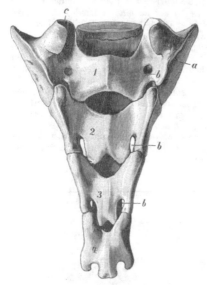

Figur 80. Kreuzbein des Schweines; von der dorsalen Seite gesehen. a Ala ossis sacri, b, b, b For. sacralia dorsalia, c linker Proc. articularis cranialis. 1 bis 4 1.—4. Kreuzwirbel.

Das **Os sacrum** (Fig. 80) besteht aus 4 später als bei den anderen Haustieren verschmelzenden Wirbeln; mithin sind an jeder Seite 3 dorsale (b) und 3 ventrale *For. sacralia* vorhanden. Die Krümmung des Kreuzbeins ist stärker als beim Pferde, geringer als beim Rinde; die *Proc. spinosi* fehlen; die rauhe, zur Verbindung mit dem Os ilium bestimmte Fläche der Alae (a) ist lateral gerichtet. Die Gelenkflächen zur Verbindung mit den Querfortsätzen des letzten Lendenwirbels fehlen; die *Proc. articulares* sind am 1. Kreuzwirbel stark ausgehöhlt (c) und im übrigen mit der Pars lateralis verschmolzen. Zwischen den Bögen bleiben auch bei erwachsenen Tieren deutliche *For. interarcualia.*

Von den 20—22 **Vert. coccygeae** haben die ersten 3—5 geschlossene Bögen. Die *Proc. transversi* sind an den ersten 3 Schwanzwirbeln breit (plattenartig) und werden dann bis zum 9. oder 10. Wirbel immer kleiner. Die ersten 5 Schwanzwirbel haben ausgebildete, mit Gelenkflächen versehene *Proc. articulares*; am 6. finden sich nur noch kraniale Gelenkfortsätze, an den folgenden nur kleine Hervorragungen an deren Stelle.

Das **Schwein** hat 7 wahre und 7, häufig je nach der Zahl der Brustwirbel 8, selten 9 oder 10 falsche, ausnahmsweise 6 wahre und 8 falsche **Costae.** An den letzten 3—4 Rippen verschmelzen die Gelenkflächen des Rippenköpfchens und des Rippenhöckerchens.

Das Rippenköpfchen der ersten Rippen ist stark medianwärts gewendet. Die sternalen, breiten und etwas verdickten Enden der rechten und linken 1. Rippe verbinden sich miteinander; das sternale Ende der 2.—5. Rippe hat eine seichte Gelenkvertiefung. Die Länge nimmt bis zur 6. Rippe zu, die 6.—8. Rippe sind fast gleich lang, die folgenden werden kürzer; die 3. und 4. Rippe haben die grösste Breite; die 2. und 3. sind wenig, die folgenden stärker gewölbt, die Wölbung ist jedoch je nach den Rassen sehr verschieden. An der 1. Rippe ist kaum die Andeutung einer **Cartilago costalis** vorhanden; die Knorpel der 2.—5. Rippe sind plattenförmig verbreitert, so dass sie den vor ihnen gelegenen Zwischenrippenraum fast vollständig überbrücken; sie besitzen ausserdem am dorsalen Ende eine Gelenkerhöhung.

Das **Sternum** besteht ursprünglich aus 6 Stücken, von denen die letzten 5 zu einem Stück verwachsen, das mit dem ersten ein Gelenk bildet. Das 1. Stück ist kielartig seitlich zusammengedrückt, nicht aufgebogen, hat einen ventralen schärferen und einen dorsalen stumpferen, durch die gemeinschaftliche Gelenkfläche für das 1. Rippenpaar unterbrochenen Rand und geht kranial in einen knorpeligen Fortsatz, den **Habichts-knorpel,** über, der zusammen mit dem 1. Brustbeinstück das **Manubrium sterni** bildet. Der kaudale Teil des Brustbeins verhält sich ähnlich wie bei den Wiederkäuern. Der **Processus xiphoideus** ist kurz und schmal.

V. Rumpfskelett der Fleischfresser.

Die 7 **Vert. cervicales** (Fig. 39) sind relativ länger als bei Rind und Schwein. Der ventrale Bogen des **Atlas** (Fig. 81) ist kurz; das *Tuberculum ventrale* (c) *et dorsale* (b) sind sehr klein. Die breiten *Alae* (a, a) sind fast horizontal gerichtet, die Flügelgruben daher sehr flach. Statt des *For. alare* findet sich jederseits eine *Incisura alaris* (g) am kranialen Rande des Flügels; das *For. transversarium* (e) verhält sich beim Hunde wie beim Pferde, fehlt aber der Katze; bei letzterer führt ein Kanal aus der Flügelgrube kaudal durch den Flügel. Der relativ lange, fast bis zum Os occipitale reichende Zahn des **Epistropheus** (Fig. 82 a) ist stumpfkegelförmig; die seitlich von ihm gelegenen Gelenkflächen (b) sind etwas gewölbt und erstrecken sich weit kaudal. Der Kamm (e) überragt erheblich mit einem Fortsatz den kranialen Rand des Bogens und bildet einen scharfen Grat. An Stelle des *For. intervertebrale* ist eine kraniale *Incisura vertebralis* vorhanden. Die **übrigen Halswirbel** haben flache Wirbelköpfe und seichte Wirbelpfannen; der ventrale Kamm am Körper ist nur bis zum 4. Halswirbel deutlich

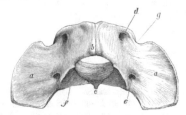

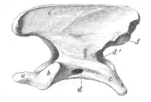

Figur 81. 1. Halswirbel des Hundes; von der dorsalen Seite gesehen.
a, a Flügel des Atlas, b Tuberculum dorsale, c Tuberc. ventrale, d For. intervertebrale, e For. transversarium, f Gelenkflächen an Stelle der kaudalen Proc. articulares, g Incisura alaris.

Figur 82. 2. Halswirbel des Hundes; von links gesehen.
a Dens, b Gelenkfläche an Stelle des linken kranialen Proc. articularis, c Proc. transversus, d, d' For. transvers., e Kamm des Epistropheus, f kaudaler linker Proc. articularis mit Gelenkfläche.

vorhanden. Am 4.—7. Halswirbel findet sich ein *Proc. spinosus,* der sich ähnlich wie beim Rinde verhält und am 3. Halswirbel durch einen niedrigen Kamm angedeutet wird. Die *Proc. transversi* vom 3.—5. Halswirbel sind ventrolateral gerichtet und laufen in je einen kopf- und einen beckenwärts gerichteten Fortsatz aus. Am 6. Halswirbel befindet sich ein einfacher Querfortsatz und ausserdem ein ventrolateral gerichteter Fortsatz in Form einer viereckigen, breiten Knochenplatte.

Es sind 13 **Vert. thoracicae** vorhanden (Fig. 39 12. B.). Die Körper sind an der ventralen Fläche abgerundet. An den Körpern der 3 letzten Brustwirbel fehlen die *Foveae costales caudales,* und die kranialen sind nur schwach angedeutet, so dass sie wesentlich von der Zwischenwirbelscheibe gebildet werden. Die im Verhältnis zu ihrer Breite dicken, auf dem Querschnitt ovalen *Proc. spinosi* (Fig. 83 h) sind an den ersten 6 Brustwirbeln fast gleich hoch, bis zum 10. nimmt die Höhe ab und bleibt dann wieder gleich; die ersten 8—10 sind stark kaudal gerichtet; die niedrigen, platten, seitlich zusammengedrückten Dornfortsätze der 3 letzten Brustwirbel stehen fast senkrecht; der 11. Brustwirbel ist der diaphragmatische; die letzten 3 Brustwirbel besitzen deutliche *Proc. mamillares,* die letzten 6 ausserdem *Proc. accessorii,* ähnlich denen der Lendenwirbel.

Die Fleischfresser haben 7, selten 6 **Vert. lumbales** (Fig. 39 1. L. u. 7. L.). Die *Proc. spinosi* (Fig. 84 g) übertreffen die der letzten Brustwirbel an Höhe und verschmälern sich nach der Spitze und zwar bei der Katze alle, beim Hunde besonders die der ersten und letzten Lendenwirbel. Ihre Höhe nimmt vom 1.—5. etwas zu, dann wieder etwas ab, aber alle Dornfortsätze bleiben höher als breit (Fig. 57). Die Dornfortsätze der ersten 4 Lendenwirbel sind mehr als die der 3 letzten kranial geneigt. Die Länge der *Proc. transversi* (Fig. 84 c) nimmt vom ersten, der kurz ist, bis zum letzten oder vorletzten zu; die Querfortsätze sind lateral, gleichzeitig aber stark kranioventral

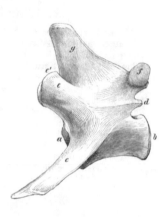

Figur 83.

4. Brustwirbel des Hundes; von links gesehen.

a Wirbelkopf, b Wirbelpfanne, c, c Foveae costales, d Proc. transversus, e Fovea transversaria, f rudimentärer Proc. mamillaris, g Gelenkfläche an Stelle des linken kaudalen Proc. articularis, h Proc. spinosus.

Figur 84.

4. Lendenwirbel des Hundes; von links gesehen.

a Wirbelkopf, b Wirbelpfanne, c Proc. transversus, d Proc. accessorius, e kranialer Proc. articularis, e' rudimentärer Proc. mamillaris, f kaudaler Proc. articularis, g Proc. spinosus.

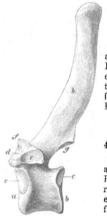

Figur 83.

Figur 84.

gerichtet, bei der Katze noch mehr als beim Hunde. Die Gelenkflächen an den Querfortsätzen fehlen. Die *Proc. articulares* (Fig. 84 e u. f), von denen die kranialen sehr stark sind und undeutlich abgesetzte *Proc. mamillares* (Fig. 84 e') tragen, haben fast ebene Gelenkflächen. Vom kaudalen Rande des Bogens der 4 ersten Lendenwirbel entspringt jederseits ein kleiner, kegelförmiger, beckenwärts gerichteter *Proc. accessorius* (Fig. 84 d), der an den letzten Lendenwirbeln durch rauhe, kleine Beulen ersetzt wird. Diese Fortsätze verleihen der Lendenwirbelsäule eine grössere Festigkeit, weil die kranialen Gelenkfortsätze eines Wirbels jederseits zwischen dem kaudalen Gelenkfortsatz und dem Proc. accessorius des vorhergehenden eingeschlossen sind.

Das **Os sacrum** (Fig. 85) besteht aus 3 verschmolzenen Wirbeln. Die ventrale Fläche ist breit und stark ausgehöhlt; der 1. Dornfortsatz ist der höchste und i. d. R.

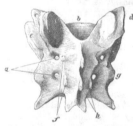

getrennt, der 2. und 3. verschmelzen beim Hunde miteinander (h); das *Promontorium* springt stärker als bei den anderen Haustieren vor. Die kurzen *Alae* (e) sind fast sagittal gestellt. Medial von den For. sacralia dorsalia (a) finden sich rudimentäre *Proc. articulares* (f), die am letzten Kreuzwirbel Gelenkflächen besitzen. Die kranialen Proc. articulares des 1. Kreuzwirbels (c u. d) sind fast so hoch wie der 1. Dornfortsatz und nur ganz wenig ausgehöhlt.

Bei der Katze bleiben die Dornfortsätze getrennt, die Flügel haben lateral einen spitzen, kranial gerichteten Fortsatz.

Der Hund hat 20—22 **Vert. coccygeae** (Fig. 39 1. S.), die vom 5.—10. an Länge zu- und dann wieder abnehmen; die Bögen sind an den ersten 5 geschlossen.

Figur 85. Kreuzbein des Hundes; von oben und etwas von links gesehen.

a For. sacralia dorsalia, b Gelenkkopf, c u. d kraniale Proc. articulares des 1. Kreuzwirbels, e Ala sacralis, f rudimentäre Proc. articulares, g verschmolzene Proc. transversi, h Proc. spinosi.

Die spitzenwärts gerichteten *Proc. transversi* sind, an Grösse abnehmend, bis zum 8. (9.) Schwanzwirbel vorhanden. Die ersten 3 oder 4 Schwanzwirbel haben mit Gelenkflächen versehene kraniale und kaudale, der 4. und der 5. nur kraniale *Proc. articulares*, die bis ungefähr zum 19. Schwanzwirbel durch kleine Höcker ersetzt werden. Aehnliche Höckerchen finden sich auch an der ventralen Fläche des Körpers vom 4. (5.) bis 16. Wirbel nahe dessen kranialem

Ende (Hämalfortsätze); an einzelnen der ersten Wirbel schliessen sie sich sogar zu Hämalbögen (Fig. 35 g).

Die Katze hat 20—23 Schwanzwirbel. Der 1. besitzt einen kleinen Dornfortsatz, die folgenden haben einen niedrigen Kamm. Die stark spitzenwärts gerichteten Querfortsätze sind bis zum 6. Wirbel vorhanden, an den nächstfolgenden werden sie durch schwache Leisten ersetzt; im übrigen verhalten sich die Schwanzwirbel ähnlich denen des Hundes.

Hund und Katze haben 9 wahre und 4 falsche **Rippen** (Fig. 39 u. 60), die wegen der stärkeren Wölbung beider Flächen und wegen der Stumpfheit beider Ränder auf dem Querschnitt rundlich erscheinen. Das sternale Ende besitzt keine Gelenkfläche. Die Länge der Rippen nimmt bis zur 6. zu, die 6.—9. sind fast gleich lang, die letzten 4 werden wieder kürzer, die 5 ersten gegen das sternale Ende breiter und flacher. Die Wölbung der Rippen ist stärker als bei den übrigen Haustieren und macht sich auch an der 1. Rippe bemerkbar.

Bei der Katze ist das Tuberculum an den letzten 2—3 Rippen nur schwach angedeutet und mit keiner Gelenkfläche versehen.

Die **Cartilagines costales** sind fast zylindrisch; die der letzten wahren und ersten falschen Rippen sind nicht so eng aneinandergedrängt wie bei den übrigen Haustieren.

Das **Sternum** (Fig. 39 $_{14, 14'}$) besteht aus 8 etwas seitlich zusammengedrückten Stücken, die durch dicke Knorpelscheiben verbunden werden und erst im späteren Alter miteinander verschmelzen. Das 1. Stück spitzt sich an seinem freien Ende zu und geht in einen kleinen stumpfkegelförmigen, bei grossen jungen Hunden 1—1½ cm langen und ca. 1 cm dicken, knorpeligen Fortsatz, der dem Habichtsknorpel entspricht und mit dem 1. Brustbeinstück zusammen das **Manubrium sterni** ($_{14'}$) bildet, über; das kaudale Ende hat einen stumpfen, kegelförmigen Fortsatz, an den sich der schmale **Processus xiphoideus** befestigt. Am kranialen Ende der 8 Stücke und in der Mitte des letzten befinden sich jederseits die 9 Gelenkflächen für die wahren Rippen.

Bänder des Rumpfskeletts.

a) Gemeinschaftliche Bänder der Wirbelsäule.

1. Das *Lig. nuchae*, Nackenband (Fig. 86), ist ein elastisches Band von gelber Farbe; es ist hauptsächlich bestimmt, durch seine Elastizität die Wirkung der Streckmuskeln des Kopfes und Halses zu unterstützen. Es gewährt vielen Muskeln Anheftung und Unterlage und zerfällt in den Nackenbandstrang und die Nackenbandplatte.

a) Der Nackenbandstrang (Fig. 86 $_2$) entspringt an der Protuberantia occipit. ext. und in der ventral von ihr befindlichen Grube des Os occipitale, geht über die 2 ersten Halswirbel, ohne sich an sie anzuheften, hinweg und verbindet sich dorsal vom 3. Halswirbel mit der Nackenbandplatte. Vom 3.—4. Brustwirbel an befestigt er sich als *Lig. supraspinale* an die Enden der Dornfortsätze der folgenden Brust- und sämtlicher Lendenwirbel, wobei er vom 5. Brustwirbel an als Brust-Lendenportion immer schmaler und dünner wird und mit den Ligg. interspinalia zusammenfliesst. Bis zur Höhe des 4. (5.) Halswirbels besteht der Strang aus 2 deutlich gesonderten, jedoch durch straffes Bindegewebe vereinigten Strängen. Von da an sind die Stränge zu einem einheitlichen Strange verschmolzen, der nur noch durch eine allmählich seichter werdende dorsale Längsfurche die Zweiteilung erkennen lässt, der sich aber an beiden Seitenrändern bedeutend verbreitert, Nackenbandkappe (Fig. 86 $_3$). Die Verbreiterung beginnt allmählich über dem 4.—5. Halswirbel, wird aber über dem 2.—5. Brustwirbel so breit, dass sie fast bis zum dorsalen Rande des Schulterblattknorpels reicht, und nimmt dann bis zum 13. Brustwirbel allmählich wieder ab.

Zwischen Nackenbandstrang und Atlas liegt meist (besonders bei älteren Tieren) eine 3—5 cm lange Bursa mucosa; häufig kommt auch ein Schleimbeutel unter dem Nackenbandstrang im Niveau des 2. Halswirbels vor, der öfter eine bedeutende Grösse erreicht.

b) Die Nackenbandplatte (Fig. 86 $_4$) besteht aus 2 median zusammenstossenden, durch Bindegewebe locker vereinigten Platten, die mit starken Zacken an den rudimentären Dornfortsätzen des 2.—5. und mit sehr vereinzelten Fasern, die häufig ganz fehlen, am Dornfortsatz des 6. und 7. Hals- und des 1. Brustwirbels entspringen und am Nackenbandstrang enden. Jede Platte befestigt sich ausserdem an die entspr.

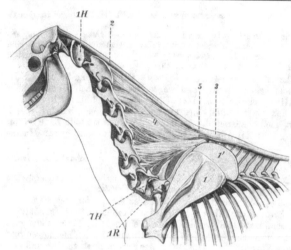

Seitenfläche der dorsalen Hälfte des Dorns vom 2. und 3. Brustwirbel; zwischen dieser Anheftung und der Nackenbandkappe bleibt eine rundliche, durch Fett und Bindegewebe ausgefüllte Lücke (Fig. 86 $_5$); in dem Raum zwischen den freien Enden der Dornen des 3. (4.) Brustwirbels und der Nackenbandkappe ist oft eine grössere Bursa vorhanden. Auf dem Nackenbandstrang findet sich unter der Haut bei gut genährten Pferden das sogenannte **Kammfett.**

Figur 86. Nackenband des Pferdes.
1 Schulterblatt, 1' Schulterblattknorpel, 2 Nackenbandstrang,
3 Nackenbandkappe, 4 Nackenbandplatte, 5 Hohlraum bzw.
Schleimbeutel unter dem Nackenbandstrang.
1 H 1. Halswirbel, 7 H 7. Halswirbel, 1 R 1. Brustwirbel.

2. Das *Lig. longitudinale ventrale (ant. N.)* liegt vom 8. (9.) Brustwirbel bis zum Kreuzbein, wo es sich im Periost verliert, an der ventralen Fläche der Wirbelkörper und Zwischenwirbelscheiben und ist innig mit ihnen verbunden.

3. Das *Lig. longitudinale dorsale (post. N.)* liegt im Wirbelkanal und befestigt sich an den rauhen Stellen der inneren Fläche der Wirbelkörper (s. S. 41) und an den Zwischenwirbelscheiben, wo es auch etwas breiter ist. Es fängt am Zahn des 2. Halswirbels an und endet im Wirbelkanal des Os sacrum.

Das ventrale und dorsale lange Band steigern die Widerstandsfähigkeit der Wirbelsäule und beschränken das Auseinanderweichen der Wirbelkörper.

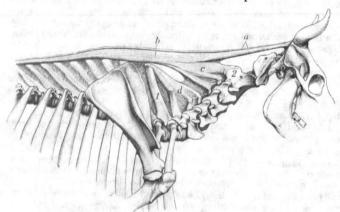

Figur 87.
Nackenband des Rindes.
a Nackenbandstrang,
b Nackenbandkappe, c kranialer und d kaudaler Teil der Nackenbandplatte,
e Ligg. interspinalia, 1 Proc. spinosus des 1. Brustwirbels, 2 Epistropheus.

Das Nackenband der Wiederkäuer (Fig. 87) weicht in mancher Beziehung von dem des Pferdes ab. Der Nackenbandstrang (a) lässt sich leicht in 2 Teile zerlegen; ein jeder Nackenbandstrang entspringt als rundlicher Strang an der Protuberantia occipital. ext., ver-

läuft, ohne sich an die Halswirbel zu befestigen, zu den Dornfortsätzen der Brust- und Lendenwirbel vom 3. Brustwirbel ab und befestigt sich an ihnen, wobei er mit den Ligg. interspinalia
verschmilzt und sich in der Lendengegend allmählich verliert. Schon dorsal vom 2. Halswirbel
beginnt ein jeder Nackenbandstrang allmählich breiter zu werden und eine fast sagittal gestellte
Platte zu bilden, die in der Gegend des 1.—3. Brustwirbeldornfortsatzes als Nackenbandkappe
(b) ihre grösste Breite erreicht, um dann allmählich wieder schmaler bzw. niedriger zu werden.
Die Nackenbandkappe bedeckt scheidenartig den medialen Teil des M. spinalis et semispinalis
dorsi et cervicis und verschmilzt seitlich mit der Fascia lumbodorsalis. Die Nackenbandplatte
zerfällt in 2 durch eine Lücke getrennte Teile. Der kraniale (c) besteht aus zwei seitlichen,
leicht voneinander trennbaren Platten, die vom 2., 3. und 4. (5.) Halswirbeldorn entspringen und
jederseits ohne scharfe Grenze mit dem Nackenbandstrang ihrer Seite verschmelzen, während der
kaudale vom 5., 6. und 7. Halswirbeldorn entspringende Teil (d) nur eine einzige Platte darstellt und sich im wesentlichen am kranialen Rande des Dornes des 1. Brustwirbels inseriert,
sich also nicht mit dem Nackenbandstrang vereinigt. Die zwischen beiden Teilen verbleibende
Lücke enthält nur vereinzelte- elastische Bündel. Der M. rhomboideus und trapezius entspringen
über dem Nackenbandstrang von den freien Enden der Dornen der ersten Brustwirbel, so dass
Nackenbandstrang und -platte erst zum Vorschein kommen, wenn
man die genannten Muskeln entfernt hat. Beim **Hunde** findet sich
nur der Nackenbandstrang, der schmal am Epistropheus entspringt, von den Halsstreckern umfasst wird und sich an die
freien Enden der Dornfortsätze der Brustwirbel anheftet. Bei
Schwein und **Katze** fehlt auch dieser Strang; das Nackenband
reduziert sich auf schwache Fasern, die sich an die Dornen der
Brustwirbel befestigen. Beim Schweine wird ausserdem die Platte
durch dünne, elastische Platten angedeutet, die sich zwischen den
Dornfortsätzen der Halswirbel ausspannen.

b) Besondere Bänder der Wirbelsäule.

Verbindungen der einzelnen Wirbel. (Ueber die
Beweglichkeit der Wirbel s. S. 30, 41, 45, 46 u. 48.) Die
einander zugekehrten Enden der Wirbelkörper sind mit
hyalinem Knorpel überzogen, der in eine Schicht **Faserknorpel** übergeht, der den Raum zwischen den Wirbelkörpern
ausfüllt; so entstehen die *Fibrocartilagines intervertebrales*,
Zwischenwirbelscheiben, welche die *Symphyses verte-
brarum*, Wirbelfugen, herstellen und sich fest mit den
Ligg. longitudinalia der Wirbelsäule verbinden.

Die Zwischenwirbelscheiben haben an den Schwanz-
und Halswirbeln die bedeutendste, an den mittleren Brustwirbeln
die geringste Stärke; sie bilden peripher den aus Zirkulärfasern
bestehenden, festen *Annulus fibrosus* und enthalten zentral den
weichen, weissen oder schwach gelblichen Chordarest, den *Nucleus
vulposus* (S. 27).

Zur Verbindung je zweier Nachbarwirbel dienen folgende Bänder: 1. Die *Ligg. flava (interarcualia)*, Zwischen-
bogenbänder, schliessen die Spatia interarcualia und bestehen zum grössten Teile aus elastischem Gewebe.

2. Die *Ligg. interspinalia*, Zwischendornbänder,
bestehen aus median verbundenen, grobfaserigen Bandplatten,
die den Raum zwischen den Proc. spinosi der Brust- und
Lendenwirbel ausfüllen und mit den Ligg. flava und dem
Nackenband verschmelzen.

Am 1. und 2. Brustwirbel bestehen sie fast nur aus elastischem Gewebe, dem sich weiterhin viel Bindegewebe beimischt.
Am 2.—7. Halswirbel werden sie durch niedrige, fast rein elastische
Platten ersetzt, die zwischen den rauhen Kämmen der Wirbelbögen
liegen (Fig. 88 f). Die Zwischendornbänder des Rindes (Fig. 87 e)

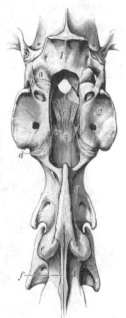

Figur 88. **Bänder des
Kopf- und Drehgelenks
des Pferdes.**
a linke Gelenkkapsel des
Kopfgelenks, b Lig. laterale
des Kopfgelenks, c, c' Lig.
dentis internum, d Gelenkkapsel zwischen 1. u. 2. Halswirbel, e Gelenkkapsel zwischen 2. und 3. Halswirbel,
f Lig. interspinale zwischen
2. u. 3. Halswirbel.
1 Os occipitale, 2 Atlas,
3 Epistropheus, 4 dritter
Halswirbel, 5 Dens des Epistropheus.

besteben auch an den Brust- und Lendenwirbeln zum grossen Teile aus elastischem Gewebe. Bei den Fleischfressern finden sich zwischen den Dornfortsätzen der Brust- und Lendenwirbel Muskelfasern anstatt der Bänder.

3. Die Gelenkfortsätze werden durch *Capsulae articulares* (Fig. 88 e u. 89 ₅) verbunden, die an den Halswirbeln weit, an den übrigen Wirbeln aber eng sind.

4. Zwischen den Querfortsätzen der Lendenwirbel liegen an den Zwischenquermuskeln Bandfasern, die *Ligg. intertransversaria*, Zwischenquerbänder.

5. Die nur bei den Einhufern vorkommenden Gelenke zwischen den Querfortsätzen des 5. und 6. Lendenwirbels und den Kreuzbeinflügeln werden durch sehr enge, an der ventralen Seite durch kurze Bandfasern verstärkte Gelenkkapseln verbunden und stellen straffe Gelenke dar, die seitliche Bewegungen der betr. Wirbel auf ein Minimum einschränken und so der Lende des Pferdes eine grössere Widerstandsfähigkeit verleihen.

Die **Verbindung des Hinterhauptsbeins und ersten Halswirbels** erfolgt durch das **Kopfgelenk,** die *Articulatio atlantooccipitalis.*

Das Kopfgelenk bildet ein unvollkommenes Wechselgelenk, in dem hauptsächlich Beugung und Streckung, jedoch auch Seitwärtsbewegungen und sehr beschränkte Drehungen des Kopfes ausgeführt werden können.

1. Die beiden *Capsulae articulares capitis* (eine rechte und eine linke) (Fig. 88 a u. 89 ₄) bilden zwei geräumige, ventral zusammenstossende, dorsal etwas voneinander entfernte Säcke, die sich am Rande der einander zugewendeten Gelenkflächen anheften und bei älteren Pferden nicht selten in Verbindung stehen.

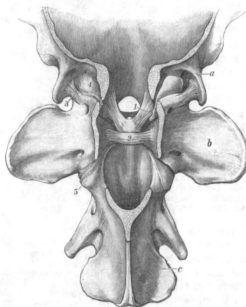

Beim Rinde kommunizieren die beiden Gelenkkapseln immer miteinander, ebenso bei den Schweinen und Fleischfressern, bei denen sie ausserdem i. d. R. auch mit der Kapsel des 1. und 2. Halswirbels in Verbindung stehen (Gaupp [194]).

2. Die *Membrana atlantooccipitalis dorsalis* (*post. N.*) besteht aus starken, z. T. elastischen Fasern, entspricht einem Zwischenbogenband und liegt, mit den Gelenkkapseln innig verschmelzend, zwischen dem dorsalen Rande des For. magnum und dem Arcus dorsalis des Atlas.

3. Die *Membrana atlantooccipitalis ventralis* (*ant. N.*) ist schmaler und dünner als 2, reicht von der Incisura intercondyl. des Occipitale bis zum Arcus ventr. des Atlas und verschmilzt mit den Gelenkkapseln.

4. Die *Ligg. lateralia atlantis,* Seitenbänder (Fig. 88 b u. 89 ₃), sind kurz, weissglänzend und teilweise fest mit den Gelenkkapseln verbunden. Jedes Seitenband reicht, bedeckt vom M. obliquus capitis cranialis, von der lateralen Fläche des

Figur 89. Bänder der Gelenke zwischen Kopf und Atlas und Atlas und Epistropheus beim Hunde; von der dorsalen Seite gesehen (der Arcus dorsalis des Atlas und der kraniale Teil vom Kamm des Epistropheus sind entfernt).
a Proc. jugularis des Os occipitale, b Atlas, c Epistropheus. 1 Lig. alare und 2 Lig. transversum dentis, 3 linkes Lig. laterale des Kopfgelenks, 4 linke Kopfgelenkskapsel, 5 Capsula atlantoepistrophica.

Proc. jugularis, allmählich schmaler werdend, bis zum kranialen Rande des Atlasflügels, wo es nahe dem dorsalen Bogen endet.

Gelenk zwischen Atlas und Epistropheus, *Articulatio atlantoepistrophica.*

Die Verbindung zwischen dem 1. und 2. Halswirbel stellt ein Drehgelenk dar; die Bewegung erfolgt in der Art, dass sich der 1. Halswirbel zusammen mit dem Kopfe um eine sagittale Achse dreht, die durch die Mitte des Epistropheuszahns verläuft. Das Lig. interspinale gibt wegen seiner Elastizität kein Hindernis für die Drehung des Atlas ab.

1. Die *Capsula articularis* (Fig. 88 d u. 89 ₅) befestigt sich an die Ränder der Gelenkflächen des 1. und 2. Halswirbels und bildet einen einfachen, namentlich seitlich weiten und schlaffen Sack, der bei Schweinen und Fleischfressern mit der Kapsel des Atlantooccipitalgelenks kommuniziert.

2. Das *Lig. interarcuale* ist mit der Gelenkkapsel innig verbunden und reicht vom dorsalen Bogen des 1. bis zum Bogen des 2. Halswirbels.

3. Das *Lig. interspinale* verschmilzt mit dem vorigen und besteht aus zwei seitlichen, durch Bindegewebe vereinigten, gelben, elastischen Strängen, die vom Tuberculum dorsale des Atlas zum Kamm des Epistropheus reichen.

4. Das *Lig. dentis externum* entspringt vom Tuberculum ventrale des Atlas und endet mit zwei Schenkeln am ventralen Längskamm des 2. Halswirbels.

5. Das *Lig. dentis internum* (Fig. 88 c, c′) liegt im Wirbelkanal, ist kurz, sehr stark und befestigt sich einerseits an die dorsale Fläche des Zahns, anderseits, indem es sich fächerförmig verbreitet, an die Innenfläche des Arcus ventralis des Atlas.

Beim Schwein und Fleischfresser fehlt das Lig. dentis externum. An Stelle des inneren sind 2 Seitenbänder, *Ligg. alaria dentis* (Fig. 89 ₁), vorhanden. Sie entspringen an den Seiten des Zahns bis zu dessen Spitze, gehen divergierend kopfwärts und etwas lateral und enden beim Schweine am ventralen Rande des For. magnum, bei den Fleischfressern an der medialen Fläche beider Proc. condyloidei des Hinterhauptsbeins. — Der Zahn wird in der Lage erhalten durch das *Lig. transversum dentis* (Fig. 89 ₂). Dieses erstreckt sich im Wirbelkanal des 1. Halswirbels von einer Seitenfläche des Wirbels zur anderen über den Zahn hinweg; zwischen letzterem und dem Bande findet sich eine kleine Bursa mucosa.

c) Bänder der Rippen und des Brustbeins.

Die **Verbindungen der Rippen mit den Brustwirbeln,** *Articulationes costovertebrales,* erfolgen durch die Rippenköpfchen- und die Rippenhöckerchen-Gelenke, *Articulationes capitulorum* und *costotransversariae.*.

Die Rippenhöckerchen-Gelenke, *Articul. costotransversariae,* besitzen alle Eigenschaften der straffen Gelenke; zu diesen sind auch die Rippenköpfchengelenke, *Articul. capitulorum,* zu rechnen, obgleich sie eine gewisse Ähnlichkeit mit den Kugelgelenken haben. Die Bewegung kann in beiden Gelenken nur gleichzeitig erfolgen und geschieht um eine Achse, die man sich von der Mitte des Rippenköpfchens bis zur Mitte des Rippenhöckers gelegt denkt; sie ist um so beträchtlicher, je näher die beiden Gelenkflächen beieinander liegen.

1. Die *Capsula articularis capituli costae* befestigt sich einerseits an dem Rand der Foveae costales am Körper zweier benachbarter Wirbel, anderseits an dem Rand der beiden Gelenkflächen des Capitulum und besteht daher aus 2 Abteilungen.

2. Die *Capsula articularis tuberculi costae* (Fig. 90 ₅) geht von der Fossa transversaria jedes Brustwirbels zur Gelenkfläche am Tuberculum der gleichzähligen Rippe. An den 2 (3) letzten Rippen verschmilzt sie mit der vorigen.

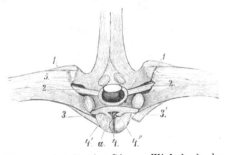

Figur 90. Bänder der Rippen-Wirbelgelenke des Pferdes; von vorn gesehen.
a Körper des Brustwirbels. 1, 1 Lig. costotransversarium dorsale, 2, 2 Lig. colli costae, 3, 3′ Lig. capituli costae radiatum, 4 Lig. conjugale costarum, 4′, 4″ kurze Schenkel von 4, 5 Capsula articularis tuberculi costae.

3. Das *Lig. costotransversarium dorsale (post. N.)* (Fig. 90 $_{1,1}$) entspringt ziemlich breit an der dorsalen Fläche des Querfortsatzes jedes Brustwirbels, liegt auf der Gelenkkapsel des Rippenhöckerchens, wird schmaler und endet am Tuberculum der gleichzähligen Rippe.

4. Das *Lig. colli costae* (Fig. 90 $_{2,2}$) ist schmaler als das vorige, entspringt dorsal von der Fovea costalis und liegt auf der Gelenkkapsel des Rippenköpfchens und endet am Halse der gleichzähligen Rippe.

5. Das *Lig. capituli costae radiatum* (Fig. 90 $_{3,3'}$) entspringt am ventralen Rande der Fovea costalis und an der Zwischenwirbelscheibe; es geht über die Gelenkkapsel des Rippenköpfchens hinweg zur Rippe.

6. Das *Lig. conjugale costarum* (Fig. 90 $_4$) ist ein starkes, plattes Band, das zwischen den beiden Gelenkflächen des Capitulum entspringt und sich im Wirbelkanal in 2 Schenkel teilt. Der kürzere Schenkel (Fig. 90 $_{4',4''}$) endet am Wirbelkörper, der lange vereinigt sich, bedeckt vom Lig. longitud. dors., mit dem anderseitigen.

Verbindung der Rippen mit ihren Knorpeln. Die Rippen und Rippenknorpel verbinden sich durch ineinandergreifende Vertiefungen und Erhöhungen der Knorpel- und Knochensubstanz, Rippenfugen, *Synchondroses costocartilagineae.*

Bei den Wiederkäuern bilden die 2.—11. Rippe mit ihren Knorpeln straffe Gelenke, *Art. costocartilagineae,* wobei die flache Erhöhung am kostalen Ende der Knorpel von der seichten Vertiefung der Rippe aufgenommen wird; die Verbindung erfolgt durch eine enge *Capsula articularis*, die aussen durch Bandfasern verstärkt wird. Die Gelenkflächen werden an den letzten Rippen immer kleiner, sind namentlich an der 10. und 11. Rippe vor geringem Umfang und bei älteren Tieren meist nicht mehr nachzuweisen. Zwischen den Rippen und Rippenknorpeln der 2. bis 5. (6.) Rippe des Schweins finden sich ganz ähnliche Gelenke.

Verbindung der Rippen mit dem Brustbein, *Articulationes sternocostales.* Die konvexen sternalen Enden der Knorpel der wahren Rippen verbinden sich mit den Gelenkvertiefungen an den Seitenflächen des Brustbeins zu straffen, federnden, einachsigen Wechselgelenken durch folgende Bänder:

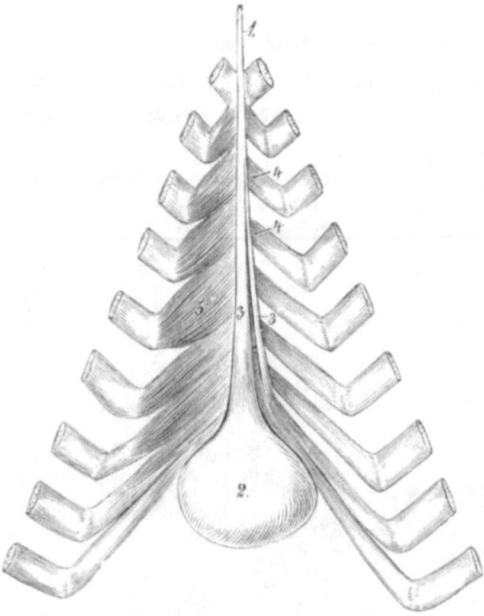

1. Die *Capsula articularis* ist kurz und straff.

Die rechte und linke 1. Rippe, deren Knorpel innig verbunden sind, besitzen eine gemeinschaftliche Gelenkgrube am Manubrium sterni und eine gemeinschaftliche Kapsel. Innerhalb des Gelenks verlaufen kurze, oft undeutliche Bandfasern, *Lig. sternocostale interarticulare*, vom Rippenknorpel zur Brustbeinpfanne.

2. Das *Lig. sternocostale radiatum* (Fig. 91 $_4$) besteht jederseits aus 7 kurzen, ziemlich starken, dreieckigen, weissglänzenden Portionen, die von der inneren Brustbeinfläche, wo sie mit dem Lig. sterni proprium internum verschmelzen, zur inneren Fläche des Knorpels der 2.—8. Rippe reichen.

Bei den Wiederkäuern und Fleischfressern hat der 1. Rippenknorpel jeder Seite eine besondere Gelenkkapsel. Zwischen der beiderseitigen 1. Rippe der Wiederkäuer verlaufen kurze, sich kreuzende Bandfasern, die sich an der Rippen-Rippenknorpelgrenze anheften.

Die **Verbindung der Rippen, sowie der Rippenknorpel** wird, ab-

Figur 91. Bänder des Sternum des Pferdes, von der dorsalen (inneren) Seite gesehen; die rechte Hälfte des Brustbeinmuskels ist entfernt. 1 Habichtsknorpel, 2 Cartilago xiphoidea, 3 mittlerer, 3' rechter Schenkel des Lig. sterni proprium, 4 Lig. sternocostale radiatum, 5 Linke Hälfte des M. transversus thoracis.

gesehen von den Interkostalmuskeln, durch die z. grössten Teile aus elastischen Fasern bestehende, direkt unter der Pleura gelegene Fascia endothoracica (s. Brusthöhle) vermittelt.

Zwischen den Knorpeln der falschen Rippen wird das elastische Gewebe mächtiger und stellt zwischen den Gelenken der wahren Rippen mit ihren Knorpeln bei den Wiederkäuern deutlich abgesetzte Bandplatten dar, die *Ligg. intercostalia*, Zwischenrippenbänder. Die Knorpel der letzten wahren Rippen und der ersten beiden falschen Rippen jeder Seite werden durch sehr kurze Bandfasern fest untereinander und mit dem Schaufelknorpel verbunden. Die freien Enden der falschen Rippenknorpel werden durch kurze elastische Fasern zusammengehalten.

Bänder des Brustbeins. Die Sternebrae werden durch Knorpelscheiben, welche die *Synchondroses intersternales*, Brustbeinfugen, bilden und im vorgerückten Alter verknöchern, und durch das *Lig. sterni proprium internum* (Fig. 91 3, 3') verbunden. Das letztere beginnt schmal dicht kaudal von dem Gelenk des 1. Rippenpaares und ist fest mit der inneren Fläche des Brustbeins verbunden. Zwischen dem 2. Rippenpaar teilt es sich in drei beckenwärts breiter werdende Schenkel, von denen sich die beiden seitlichen allmählich an den Knorpeln der 7. und 8. Rippe verlieren, während der mittlere Schenkel bis zum Schaufelknorpel reicht.

Bei den Wiederkäuern und Schweinen bedeckt das Lig. internum als eine dünne Bandausbreitung die ganze innere Fläche des Brustbeins. Eine gleiche Bandausbreitung liegt als *Lig. sterni proprium externum* an der äusseren Fläche des Sternum. Die beiden Stücke, aus denen das Brustbein bei Rind und Schwein besteht, bilden ein straffes Wechselgelenk, *Articulatio intersternalis*, das schwache, seitliche Bewegungen zulässt. Sie werden verbunden: a) durch eine kurze, an die Ränder der Gelenkflächen sich anheftende Gelenkkapsel, die mit der Gelenkkapsel des 2. Rippenpaares äusserlich zusammenhängt; ausserdem beim Rinde: b) durch ein kurzes, schmales *Lig. interarticulare* (Martin [397]).

B. Knochen des Kopfes.
I. Allgemeines.

Die Knochen des Kopfes werden in **Schädelknochen**, *Ossa cranii*, und **Gesichtsknochen**, *Ossa faciei*, eingeteilt[1]). Die Schädelknochen umschliessen die das Gehirn enthaltende **Schädelhöhle**, *Cavum cranii*, während die Gesichtsknochen die Mund- und Nasenhöhle umgeben. Ein Knochen des Gesichts, der Unterkiefer, verbindet sich durch ein Gelenk, ein zweiter, das Zungenbein, durch eine Synchondrose mit dem Schädel; die übrigen Knochen des Kopfes sind durch Nähte, die mit der Zeit verknöchern, unbeweglich verbunden. Die Kopfknochen gehören fast alle zu den platten Knochen; die zwischen den Tafeln der kompakten Substanz befindliche Diploë fehlt am Felsenbein, ist an vielen Stellen sehr dünn und wird bisweilen durch Lufthöhlen, *Sinus*, ersetzt. — Bei der Schilderung des Kopfskeletts wird der Kopf horizontal gestellt gedacht.

Entwicklung des Kopfskeletts. Bei der Entstehung des Kopfskeletts sind, abgesehen von der zelligen Anlage, drei Stadien, der häutige, knorpelige und knöcherne Schädel, zu unterscheiden. Nach der Göthe-Okenschen Wirbeltheorie nahm man früher an, dass der Schädel aus 3 umgeänderten Wirbeln, dem Hinterhaupts-, dem aboralen und oralen Keilbeinwirbel, bestehe. Im speziellen sollten gebildet werden: der Körper des Hinterhauptswirbels durch die Pars basilaris und der Bogen durch die Partes laterales und die Squama des Occipitale, sowie die Pars mastoidea des Temporale; der Körper des aboralen Keilbein-

---

1) Die Kopfknochen können nur bei jugendlichen Tieren durch Sprengen getrennt werden. Zu diesem Zwecke werden die Höhlen des von den Weichteilen inkl. Knochenhaut befreiten Kopfes mit Erbsen oder Bohnen gefüllt und der Kopf nach Verstopfung der Oeffnungen in Wasser gelegt. Die Kraft der quellenden Früchte löst die Nahtverbindungen der Knochen und sprengt den Kopf. Köpfe neugeborener Tiere zerfallen bei einfacher Mazeration.

wirbels durch den Körper des aboralen Keilbeins, der Bogen durch die Temporalflügel des Keilbeins, die Pars squamosa ossis temporalis und das Parietale; der Körper des oralen Keilbeinwirbels durch den Körper des oralen Keilbeins, der Bogen durch die Orbitalflügel und durch die Pars orbitalis et frontalis des Frontale. Das Os petrosum und ethmoidale wurden als zwischen die Wirbel eingeschaltete Knochen, die an der Schädelbasis befindlichen Löcher als For. intervertebralia, die Fortsätze der Schädelknochen je nach ihrer Lage als Dorn-, Quer- bzw. Gelenkfortsätze der Kopfwirbel gedeutet. Die Protuberantia occipitalis ext. wurde als ein Dornfortsatz, die Proc. pterygoidei des Sphenoidale und die Proc. jugulares als Quer-, die Condyli occipitales als Gelenkfortsätze angesprochen. Spätere Autoren fügten noch einen 4. Wirbel, den Siebbeinwirbel, hinzu. Die Gesichtsknochen sollten veränderte Rippen darstellen. Bei Aufstellung dieser Theorie hat man den Fehler begangen, aus dem fertigen Kopfskelett Schlüsse auf die Metamerie des Schädels zu ziehen, ohne die Genesis des Schädels zu berücksichtigen. Nachdem dies in neuerer Zeit geschehen ist, hat man erkannt, dass die Kopfskelettanlage genau wie die der Wirbelsäule eine segmentale, und dass allerdings das ganze Kopfgebiet ursprünglich segmentiert ist; dies lässt sich aus der Entstehung der Kopfnerven in den frühesten Entwicklungsstadien nachweisen. Die Zahl der Kopfsegmente ist aber z. Z. noch ganz unbekannt; man weiss nur, dass sie bedeutend grösser ist als die Göthe-Okensche Theorie lehrte. Bei den Säugetieren kann man nur im Kaudalteil des Kopfes und zwar nur zu einer ganz frühen Zeit der Entwicklung die Anlage einer Anzahl von Ursegmenten erkennen. Man kann danach einen segmentierten (vertebralen) Hinter- und einen nicht segmentierten (evertebralen) Vorderkopf unterscheiden. Der Vorderkopf ist anfangs ganz kurz und klein, wird aber später grösser als der Hinterkopf.

    1. Der häutige Primordialschädel. Er entsteht aus der ventral vom Hirnrohr und dorsal vom Kopfdarm liegenden, schüsselförmigen, die Rumpfstammzone (Rumpfplatte) nach vorn

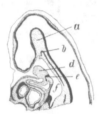

Figur 92. Medianschnitt durch einen Embryo.
a mittlerer Schädelbalken, b Chordaschleife, d Zunge, e Schilddrüsenanlage, f Pharynx.

fortsetzenden, mesenchymatösen Kopfplatte, in welche die Chorda hineinreicht. Die Kopfplatte setzt sich seitlich und vorn in die Kopfparietalzone fort, die bald, sich ventral umbiegend und wachsend, den Kopfdarm umschliesst und die Anlage des Viszeralskeletts (Gesichtsschädels) darstellt. Die Chorda dorsalis ist hinten, wo sich die Kopfplatte segmentiert, von den Schädelsegmenten flankiert; sie reicht nicht bis an das Ende der Schädelanlage, aber doch über die segmentierten Hinterkopf hinaus in den Vorderkopf und endet in der Gegend der Kopfbeuge (des Zwischenhirns), der Bildungsstätte des Trichters, in Form der Chordaschleife (Fig. 92 b). Den unsegmentierten Vorderkopf teilt man ein in einen chordalen und einen prächordalen Abschnitt; der letztere umfasst die spätere Region des Os sphenoid. orale und des Os ethmoidale. Der axiale, hypochordal (subzerebral) gelegene Teil der Kopfplatte zerfällt in den vorderen (mittleren) und hinteren Schädelbalken. Ersterer liegt im Bereich der Scheitelbeuge als Mittelhirnpolster, letzterer als Nachhirnpolster unter der Grenze des Hinter- und Nachhirns. Die dünneren Seitenteile des hypochordalen Teiles der inzwischen bindegewebig gewordenen Kopfplatte biegen sich dorsal auf, wachsen neben der Hirnanlage in die Höhe und umgeben diese schliesslich vollständig und umwachsen dabei auch das Gehörbläschen. So entstehen der Hirnschädel, Neurocranium, und das häutige Gehörbläschen des häutigen Primordialcranium, an dem inzwischen auch der häutige, den Kopfdarm umgreifende Gesichtsschädel (s. oben), Splanchnocranium, entstanden ist.

    2. Das Chondrocranium tritt im 2. Stadium an Stelle des häutigen Primordialcranium, indem an dessen ganzen basalen Teile, sowie an dem kaudalen Teile seines Dachabschnitts die Mittelschicht verknorpelt, während aus seiner innersten Schicht die Gehirnhäute und aus seiner Aussenschicht die Subcutis und das Corium des Schädels entstehen; der grösste Teil des Schädeldachs (mit Ausnahme der Occipitalregion) bleibt häutig und bildet den Mutterboden für später entstehende Deckknochen (s. S. 18). Die Verknorpelung erstreckt sich auch in die Ethmoidalregion uud auf das Septum narium. Am Chondrocranium unterscheidet man prächordal die Regio ethmoidalis und orbitotemporalis und chordal die Hinterhaupts- und Labyrinthregion. Im chordalen Schädel entstehen basal neben der Chorda die sog. Parachordalknorpel (Basalplatte, basikraniale Platte), deren nasale Enden zum Dorsum sellae turcicae werden; sie bilden also das aus mehreren Segmenten entstehende Basioccipitale und das Basisphenoidale. Das letzte Okzipitalsegment bildet einen vollständigen, knorpeligen Neuralbogen, dessen Seitenteile nasal an die knorpelige Ohrkapsel stossen, die das Labyrinthbläschen umschliesst. Im prächordalen Schädelabschnitt treten in der Orbitotemporalregion seitlich vom Hypophysenstiele Knorpelmassen auf, die den stabförmigen Trabeculae der meisten Wirbeltiere entsprechen und die Grundlage für das Präsphenoid und das Ethmoidale geben. Bald bilden sich auch die Alae temporales und die Alae orbitales aus. In der Ethmoidalregion

entsteht die knorpelige Nasenkapsel, aus der die Nasenknorpel und die Ossa turbinalia entstehen. In dem häutig bleibenden Dach des Neurocranium entwickeln sich später Deckknochen. Man hat also im Chondrocranium gewissermassen 5 Hauptknorpelmassen: die Parachordalknorpel, die Trabeculae, die Ohrkapsel, die Nasenkapsel und den knorpeligen Okzipitalwirbel. Das bindegewebige Viszeralskelett bleibt in einigen Abschnitten (Oberkiefer etc.) häutig, im übrigen entstehen als Splanchnochondrocranium 2 vollständige und einige unvollständige, den Kopfdarm stützende bzw. umgreifende Knorpelspangen (Viszeralbögen). Vom ersten Viszeralbogen, der sich in einen Maxillar- und Mandibularast spaltet, bleibt der Maxillarast häutig, während der Mandibularast verknorpelt: der knorpelige Mandibularbogen stellt den Meckelschen Knorpel dar, dessen Schädelende die Anlage für Hammer und Ambos liefert, während der übrige Teil die Grundlage für den Unterkiefer in der Weise bildet, dass auf ihm ein Deckknochen entsteht, das *Os mandibulare,* das den Knorpel zum Schwinden bringt. Der 2. Bogen ist der Zungenbeinknorpel (-bogen), der die Anlage zum Steigbügel und Linsenbeinchen und einiger Teile des Os hyoideum liefert; die letzteren verknöchern z. T., z. T. bleiben sie knorpelig oder sogar häutig. Aus dem 3. Viszeralbogen entstehen noch Teile des Zungenbeins und vor allem aus seinem medianen Verbindungsstück (der Copula) der Zungenbeinkörper. Der 4. und 5. Bogen verschwinden grösstenteils; es treten aber auch in ihnen Verknorpelungen auf, die zur Bildung des Schildknorpels des Larynx verwendet werden.

3. Das Osteocranium. Die knorpelig-häutige Schädelkapsel verknöchert zum grössten Teile, ein kleinerer Teil schwindet, und ein anderer Teil bleibt knorpelig (z. B. das Septum narium und sonstige Nasenknorpel) oder häutig und zwar letzteres z. T. nur vorübergehend zwischen den Belegknochen in Form der Fontanellen. Zum Schwinden kommen durch sich ihnen anlegende Deckknochen der Unterkieferknorpel und kleine Knorpelstücke im häutigen Schädeldach und ein Teil der Nasenkapsel.

Die Schädelknochen entstehen z. T. als Primordial- oder Ersatzknochen (Autostosen) enchondral und perichondral, z. T. als Beleg- oder Deckknochen (Allostosen, Hautknochen) in der Mittelschicht des häutigen Kraniumabschnittes. Als Primordial-(Ersatz-)knochen entstehen aus dem Knorpelkranium das Os occipitale mit Ausnahme der Squama occip., das Os sphenoidale, Os petrosum mit Einschluss der Pars mastoidea, Os ethmoidale, die Ossa turbinalia und die Gehörknöchelchen. Alle anderen Kopfknochen (Os frontale, Os parietale, Squama occip., Squama und Pars tympanica des Os temporale, Os palatinum, nasale, lacrimale, Maxilla, Mandibula, Os incisivum, Os hyoideum) sind Deckknochen.

Das Breiten- und Längenwachstum geht bei den Deckknochen von den zunächst noch zwischen ihnen liegenden häutigen Fontanellen und bei den Primordialknochen von ihren Zwischenknorpeln aus, während das Dickenwachstum bei allen Knochen vom Periost aus erfolgt.

a) Das **Os sphenoidale, Keilbein** (Fig. 50 d, 94 4, 96 u. 97 K, 104 S, 107 K, 114 l u. 118 III), liegt nasal vom Körper des Occipitale an der Schädelbasis, erstreckt sich z. T. aber auch noch auf die Schädelseitenwände. Es verbindet sich mit dem Occipitale, Frontale, Temporale, Palatinum, Ethmoidale, Pterygoideum und Vomer, beim Fleischfresser auch mit dem Parietale. Es wird beim Fetus angelegt in Form zweier hintereinander gelegener Knochen, des *Os sphenoidale orale* (Präsphenoid) und *aborale* (Basisphenoid), die durch einen Fugenknorpel miteinander verbunden sind und erst einige Zeit ($^{1}/_{2}$—3 Jahre) nach der Geburt verschmelzen. An jedem Os sphenoidale unterscheidet man das median gelegene *Corpus,* den Körper, und 2 vom Körper seitlich abgehende Flügel. Die Flügel des Os sphenoidale aborale heissen *Alae temporales* (*magnae N.*) und die des Os sphenoidale orale *Alae orbitales* (*parvae N.*). Zwischen der Ala temporalis und orbitalis einer jeden Seite entspringt ein ventroapikal gerichteter, bei Mensch, Rind und Schwein besonders grosser *Proc. pterygoideus,* der sich dem Flügel- und Gaumenbein anlegt und bei Pferd und Hund (nicht auch der Katze) an seinem Ursprung vom *Canalis alaris* durchbohrt wird. Beim Menschen bildet der in 2 Aeste gespaltene *Proc. pterygoideus* die aboral offene, breite *Fossa pterygoidea;* beim Schweine bildet er eine ähnliche Grube, jedoch zusammen mit dem Flügelbein.

Der Körper des **Os sphen. aborale** lässt eine gewölbte Aussenfläche und eine flachgrubig vertiefte, die Grundlage der Fossa cranii media bildende Innenfläche erkennen. Der nasale, weitaus grösste, beim Pferde oft etwas erhöhte Teil der Vertiefung, die Sattelgrube, dient zur Aufnahme der Hypophyse (*Fossa hypophyseos*). Mit ihrer Umgebung hat die Sattelgrube beim Menschen die Form eines Sattels, daher *Sella turcica,* Türkensattel, genannt; sie wird aboral durch eine kleine Knochenerhöhung, das *Dorsum sellae,* begrenzt, das beim Pferde undeutlich ist oder fehlt. Dafür springt beim Pferde die etwas weiter aboral gelegene *Synchondrosis sphenooccipitalis* an der Innenfläche in Form einer Querleiste als *Crista sphenooccipitalis,* Fugenleiste, vor. — Die *Alae temporales* bilden die Grundlage der *Fossae subtemporales* und sind unregelmässig viereckig; beim Menschen sind sie grösser (*Alae magnae*), bei den Haustieren kleiner als die Orbitalflügel. Ihre Aussenfläche zeigt an der Grenze zum Körper eine feine Nervenrinne, die sich nasal in den zwischen dem Körper des Präsphenoid, dem Flügel- und Gaumenbein zur Fossa sphenopalatina führenden *Canalis pterygoideus* (Vidii) fortsetzt. Der aborale Rand hilft das For. lacerum und beim Hunde das For. caroticum begrenzen

(s. auch Os occipitale). Die Innenfläche zeigt bei den Wiederkäuern und dem Schweine eine breite Längs-Nervenrinne, die nasal zu dem aus der Verschmelzung der Fissura orbitalis mit dem For. rotundum entstandenen Loche (s. unten) führt; beim Pferde und undeutlich auch beim Fleischfresser sind 2 längsverlaufende Nervenrinnen vorhanden, von denen die mediale zur Fissura orbitalis (s. unten) und die laterale zum For. rotundum (s. unten) führt. Lateral von den Rinnen bildet der Knochen eine flachgrubige Vertiefung für den Lobus piriformis (Piriformisgrube). Bei Mensch, Wiederkäuern und Fleischfressern wird der Temporalflügel vom *For. ovale* durchbohrt. Zu ihm gesellt sich beim Menschen noch das kleine, aboral vom For. ovale gelegene *For. spinosum,* das bei den Haustieren durch die Incisura spinosa des For. lacerum ersetzt wird. An der Grenze zum Orbitalflügel befindet sich ausserdem bei Mensch, Pferd und Fleischfressern das *For. rotundum* (s. unten).

Der Körper des **Os sphen. orale** schiebt sich mit seiner gewölbten Aussenfläche zum Teile unter den Vomer. Seine Innenfläche bildet die Grundlage der Fossa cranii nasalis und liegt erheblich höher als die des Os sphen. aborale. An ihr bemerkt man an der Grenze zu letzterem den queren *Sulcus chiasmatis,* der sich nasal jederseits in ein *For. opticum* fortsetzt. Der nasale Keilbeinkörper enthält den *Sinus sphenoidalis,* der durch ein *Septum sinuum sphenoidalium* in 2 getrennte Hälften geschieden ist. Vom Präsphenoid geht jederseits eine *Ala orbitalis* ab, die sich bei Pferd und Schwein in die Incisura sphenoidalis des Frontale, bei den Wiederkäuern und Fleischfressern zwischen Stirn- und Gaumenbein einschiebt; sie ist bei den Haustieren (exkl. Fleischfressern) grösser, beim Menschen jedoch erheblich kleiner (*Ala parva*) als der Temporalflügel. Der Orbitalflügel hilft mit seiner Aussenfläche die Orbita und mit seiner Innenfläche die Schädelhöhle begrenzen. Der Orbitalflügel wird nahe seinem Ursprung von mehreren Löchern bzw. Kanälen durchbohrt, die von der Schädelhöhle in die Orbita bzw. in die Fossa pterygopalatina führen. Diese Löcher liegen fast übereinander und zwar am weitesten dorsal das *For. ethmoidale;* es wird beim Pferde zur Hälfte vom Keil- und Stirnbein gebildet, während es bei Rind, Schwein und den Fleischfressern vollständig im Frontale liegt. Ventral und ein wenig aboral vom For. ethmoidale befindet sich das *For. opticum,* ventral und ein wenig aboral von ihm die *Fissura orbitalis* und ventral von ihr das *For. rotundum,* das bei Pferd und Hund jedoch von der Schädelhöhle zunächst in den Flügelkanal (s. S. 65) führt und bereits dem Schläfenflügel angehört (s. oben). Bei den Wiederkäuern und dem Schweine verschmilzt das For. rotundum mit der Fissura orbitalis zu einem grossen *For. orbitorotundum.* Zu diesen Löchern gesellt sich beim Rind, den Fleischfressern und dem Menschen noch das im Temporalflügel gelegene *For. ovale* (s. oben). Dicht aboral von den erstgewählten Oeffnungen befindet sich (mit Ausnahme der Fleischfresser) eine Knochengräte, *Crista pterygoidea.*

b) Das **Os occipitale, Hinterhauptsbein** (Fig. 94 3, 96 u. 97 H, 99 u. 100 O, 107 H, 109 H, 114 a, 115 II, 118 I, 119 I u. 120 I), bildet die Nackenwand des Schädels, beim Rinde jedoch nur deren ventrale Hälfte; es erstreckt sich auch auf die Schädelbasis und mit Ausnahme des Rindes zu einem kleinen Teile noch auf die Schädeldecke. Es verbindet sich mit dem Parietale, Temporale und Sphenoidale, umschliesst das *For. occipitale magnum* und lässt einen an der Schädelbasis gelegenen Basalteil, 2 seitlich vom For. magnum gelegene Seitenteile und einen dorsal von ihm befindlichen Schuppenteil erkennen. An der *Pars basilaris,* dem Körper, unterscheidet man eine etwas ausgehöhlte Innenfläche, die an der Grenze zum Keilbein beim Pferde eine quergestellte Knochenleiste, die *Crista sphenoccipitalis,* bildet, ferner 2 Seitenränder, die einen Teil des For. lacerum und jugulare begrenzen und eine gewölbte Aussenfläche, die an der nasalen Grenze jederseits einen kleinen Muskelhöcker, das *Tuberculum pharyngeum,* trägt. Letzteres ist nur bei Mensch und Fleischfressern ein wirkliches Tuberculum pharyngeum, d. h. zur Befestigung eines fibrösen Streifens in der hinteren Rachenwand bestimmt. Bei den anderen Haustieren dienen die paarigen Tubercula dem Ansatz für die Kopfbeuger und werden daher von Skoda [584] *Tubercula muscularia* bezeichnet. Sie gehören entweder nur dem Os occipitale (Schaf, kurzköpfiges Schwein) oder nur dem Os sphenoidale (meist Pferd) oder auch beiden (manchmal Pferd, stets Rind, Ziege, Hund, langköpfiges Schwein) an.

Die *Partes laterales* zerfallen in die die Seitenränder des For. magnum begrenzenden, gewölbten *Condyli occipitales,* Gelenkfortsätze, und die seitlich von ihnen gelegenen, langen, griffelförmigen *Proc. jugulares,* Drosselfortsätze, die bei Mensch, Hund und Katze relativ klein, beim Pferde mittelgross, beim Schweine relativ sehr gross und bei den Wiederkäuern schwach gebogen sind. Zwischen Gelenk- und Drosselfortsatz befindet sich eine *Fossa condyloidea ventr.,* die beim Pferde durch ein einfaches *For. hypoglossi,* bei den anderen Haustieren und beim Menschen durch einen kurzen, beim Rinde bisweilen doppelten Kanal, *Canalis hypoglossi,* in die Schädelhöhle führt. Bei Hund, Rind und Schwein werden die Seitenteile von einem 2. Kanal durchbohrt (*Canalis condyloideus*), der dorsal vom Canalis hypoglossi liegt, und dessen beide Oeffnungen an der Innenfläche des Knochens sich befinden.

Die Schuppe, *Squama occipitalis,* fehlt dem Rinde, weil sie bei diesem schon bald nach der Geburt mit den Scheitelbeinen verschmilzt; beim Schweine ist sie scharf gegen die

Schädeldecke abgesetzt, während sie bei Mensch, Pferd, Fleischfressern, Schaf und Ziege noch einen kleinen Teil der Schädeldecke bildet, so dass wir bei diesen Tieren eine *Pars nuchalis*, einen Nackenteil, und eine *Pars parietalis*, einen Scheitelteil, an der Schuppe unterscheiden können. Beide sind äusserlich durch einen Knochenkamm, die *Linea nuchalis sup.*, geschieden; er ist beim Pferd und den Fleischfressern sehr deutlich und scharf, bei Mensch, Schaf und Ziege hingegen niedrig und stumpf. Die beiden Lineae nuchales sup. stossen median in einem Knochenhöcker, der *Protuberantia occipitalis ext.*, zusammen, der beim Schweine kaum angedeutet ist. Der Scheitelteil der Schuppe schiebt sich zwischen beide Scheitelbeine ein und verschmilzt ev. mit dem Interparietale. Er zeigt bei Pferd, Hund und Katze an der Aussenfläche einen je nach der Rasse, der Art usw. verschieden starken Mediankamm, die *Crista sagittalis ext.*, die in die entspr. der Scheitelbeine (s. S. 68) übergeht. Ventral von der Linea nuchalis sup. und ihr fast parallel verläuft am Nackenteil der Schuppe beim Menschen und meist auch bei den Fleischfressern eine *Linea nuchalis inf.* Auf der Innenfläche der Schuppe befindet sich beim Menschen ein kreuzförmiger Vorsprung (*Eminentia cruciata*), die dem *Tentorium osseum* der Haustiere entsprechen dürfte (s. S. 68).

c) Das Os ethmoidale, Siebbein (Fig. 93), trennt die Schädel- von der Nasenhöhle und verbindet sich mit dem Os frontale, sphenoidale und palatinum, der Maxilla und dem Vomer.

Es entsteht durch Verknöcherung am aboralen Teile der knorpeligen Nasenkapsel; diese ist einem allseitig durch Platten abgeschlossenen, nur nasal in geringer Ausdehnung offenen Kästchen zu vergleichen, dessen Innenraum durch eine mediane Scheidewand halbiert ist. Bei dem Entstehen des knöchernen Siebbeins bleiben unter Verschwinden des Knorpels Lücken in der Wand des Siebbeins, die durch benachbarte Knochen (an der Decke des Siebbeins vom Frontale, an der Seitenwand durch die Orbitalflügel des Sphenoidale und das Palatinum, an der ventralen Wand vom Vomer) bedeckt werden. Die aborale Wand wird zur Siebplatte, die Seitenwände werden zu den Seitenplatten und die Scheidewand zur Lamina perpendicularis des Siebbeins. Die Seitenplatte befindet sich beim Menschen an der Begrenzung der Fossa pterygopalatina. Dieser Teil der Seitenplatte heisst *Lamina papyracea*. Die ventrale Wand wird jederseits im wesentlichen von der *Lamina transversalis* gebildet, die als ein besonderer Knochen angelegt wird, aber mit dem Vomer verschmilzt. Die *Lamina perpendicularis* ist eine mediane Knochentafel, die sich in die Nasenscheidewand fortsetzt, und deren aboraler, freier Rand der Schädelhöhle zugekehrt ist; beim Menschen bildet er einen bedeutenden Vorsprung, *Crista galli*, der bei den Haustieren fehlt; man bezeichnet aber bei ihnen den freien Rand der Lamina perpendicularis mit diesem Namen. Die *Lamina cribrosa* geht in fast rechtem Winkel jederseits von der Lamina perpendicularis ganz nahe deren freiem Rande ab; sie ist beim Menschen nur schmal, bei den Haustieren erheblich breiter und zur *Fossa ethmoidalis* vertieft; sie ist von zahlreichen feinen Oeffnungen, den *Foramina cribrosa*, durchbohrt. An ihrem lateralen Rande befindet sich das *For. ethmoidale* (s. S. 66 u. 69).

In den beiden vom Plattensystem umschlossenen Räumen werden die Seitenmassen des Siebbeins aus den Seitenplatten entwickelt. Jede Seitenmasse enthält eine Anzahl *Ethmoturbinalien* (Fig. 93 I—IV, 1—12). Jedes Ethmoturbinale stellt nach Paulli [465] eine Platte dar, die sich mit ihrem kaudalen Rande an die Lamina cribrosa und mit dem lateralen an die Seitenplatte anheftet und sich in transversaler Richtung gegen die Lamina perpendicularis erstreckt. Der nasale und mediale Rand sind frei. Meist wird diese Plattenform jedoch dadurch kompliziert, dass der freie mediale Rand tütenförmig eingerollt ist. Der eingerollte Teil heisst Riechwulst des Ethmoturbinale (II', II''), die Platte selbst Basallamelle. Von der einen oder von beiden Flächen der Basallamelle können wieder eingerollte, sekundäre oder tertiäre Blätter entspringen; ausserdem kann sich die Basallamelle teilen, so dass 2 Riechwülste entstehen (II', II''). Bei den Haussäugetieren sind die Ethmoturbinalien in mehreren Reihen nebeneinander gelagert. Die mit ihren Riechwülsten bis nahe an die Lamina perpendicularis heranreichenden heissen *Endoturbinalien* (I—IV), die zwischen diesen gelegenen, kleineren *Ektoturbinalien* (1—12); letztere können wieder in laterale (2, 3, 5, 6, 8, 10) und mediale (1, 4, 7, 9, 11, 12) zerfallen. Die Endoturbinalien werden von dem dorsalen nach dem ventralen gezählt als I, II, III, IV usw. Zwischen den Endoturbinalien finden sich die spaltförmigen *Meatus ethmoidales*, die vom Grunde

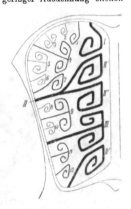

Figur 93. Schematischer Schnitt durch die Nasenhöhle eines Säugetiers (nach Paulli) dicht vor der Siebplatte und ihr parallel geführt, den Typus eines Siebbeins darstellend, dessen Ektoturbinalien in 2 Reihen geordnet sind, in einer medialen (1, 4, 7, 9, 11, 12) und in einer lateralen (2, 3, 5, 6, 8, 10). I—IV Endoturbinalien. Die Basallamelle des zweiten Endoturbinale (II) teilt sich in 2 Blätter, jedes einen Riechwulst (II' und II'') bildend.

der Nasenhöhle in das Innere der Ethmoturbinalien führen und auch in dorsoventraler Richtung als 1., 2., 3. usw. gezählt werden; die Ethmoturbinalien sind ausserdem durch die For. cribrosa von der Schädelhöhle aus zugängig. Die *Cellulae ethmoidales* des Menschen sind mit den Ethmoturbinalien des Siebbeins der Tiere nicht zu homologisieren; es sind pneumatische Hohlräume, die von den Siebbeingängen aus entstehen und den Stirnhöhlen der Wiederkäuer und des Schweines entsprechen dürften.

d) Das **Os interparietale, Zwischenscheitelbein**, ist ein kleiner, platter, unpaarer Knochen, der zwischen die beiden Parietalia und die Squama occipitalis eingeschoben ist, beim Schweine fehlt und beim Menschen und den Haustieren entweder schon vor der Geburt oder ganz kurze Zeit nach dieser (nur bei der Katze erst später) mit dem Occipitale (Mensch und Fleischfresser) oder mit dem Parietale (Rind) oder mit beiden (Pferd) verschmilzt (s. auch v. Huene [279]). Es trägt bei Pferd und Fleischfressern an seiner Innenfläche den knöchernen Sichelfortsatz, welcher der *Eminentia cruciata* des Menschen (s. S. 67) entspricht und mit dem aboralen, grätenartig vorspringenden Rande des Parietale das *Tentorium osseum* bildet.

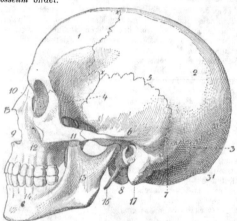

Figur 94.

Seitenansicht des menschlichen Schädels.

1/3 der natürl. Grösse (aus Leunis).

1 Os frontale, 2 Os parietale, 3 Os occipitale, 3' Spina occipitalis ext., 4 Ala temporalis oss. sphenoid., 5 Sutura parietotemporalis, 6 Os temporale (unterhalb der Zahl 6 der Porus acusticus ext.), 7 Pars mastoidea des Schläfenbeins, 8 Proc. condyloideus des Os occipitale, 9 Apertura nasalis ossea, 10 Os lacrimale, 11 Os zygomaticum, 12 Maxilla, 13 Ramus mandibulae, 14 Corpus mandibulae (dicht unter der Zahl 14 das For. mentale), 15 Nasale, 16 Proc. styloideus, 17 Proc. mastoideus des Schläfenbeins. x x Sutura coronalis s. parietofrontalis.

e) Das **Os parietale, Scheitelbein** (Fig. 50 b, 94 2, 99 u. 100 P, 104 Pt, 108 s, 109 S, 114 b, 115 S, 119 II u. 120 II), bildet den grössten Teil des Schädeldachs und erstreckt sich auch noch auf die Schädelseitenwand. Nur beim Rinde liegt es an der Genick- und Seitenwand des Schädels; es zeigt hier so abweichende Verhältnisse, dass auf die besondere Beschreibung dieses Knochens des Rindes (S. 100) verwiesen sei. Bei Mensch, Pferd und Fleischfressern bildet das Scheitelbein einen m. o. w. schalenförmigen Knochen, dessen Aussenfläche, *Facies parietalis*, von der Schädeldecke allmählich zur Schädelseitenwand abfällt. An der Grenze vom Schädeldach- zum Schädelseitenwandteil, *Planum parietale* und *temporale*, verläuft beim Menschen die bogenförmige *Linea temporalis*. Beim Schweine erfolgt der Abfall vom Schädeldach zur Schädelseitenwand in fast rechtem Winkel, so dass die Linea temporalis sehr deutlich scharfkantig wird; bei Schaf und Ziege bildet das Scheitelbein einen fast hufeisenförmigen Knochen, dessen Scheitelstück an der halswärts abfallenden Schädeldecke liegt (Planum parietale), und dessen Schenkel sich vom Scheitelstück aus unter fast rechtem Winkel an der Schädelwand nasal erstrecken (Planum temporale). Beide Teile sind durch eine niedrige Knochenleiste (Linea temporalis) geschieden.

Das Parietale verbindet sich ausser mit dem Interparietale (s. oben) mit dem Occipitale, *Sutura lambdoidea*, mit dem Temporale, *Sut. squamosa*, mit dem Frontale, *Sut. coronalis*, und mit dem Parietale der anderen Seite, *Sut. sagittalis*. Die Sagittalnaht springt beim Pferde und bei vielen Hunderassen in Form eines m. o. w. deutlichen Längskammes, der *Crista sagittalis ext.*, vor, die sich halswärts in die Crista sagittalis des Occipitale und nasenwärts, indem sie sich gabelt, in die Cristae frontales ext. fortsetzt; sie entspricht der Linea temporalis des Menschen, des Schweines, des Schafes und der Ziege. Fast in der Mitte der Aussenfläche findet sich bei Mensch, Pferd und Fleischfressern das flache, verschwommene *Tuber parietale*. Die Innenfläche enthält *Impressiones digitatae, Juga cerebralia* und *Sulci vasculosi;* sie beteiligt sich an der Bildung des Tentorium osseum. Entlang der Sutura sagittalis findet sich meist eine niedrige Längsleiste, die *Crista sagittalis interna*, zur Anheftung der Falx cerebri; neben oder zwischen beiden Cristae sagittales internae bleibt der flache *Sulcus sagittalis;* dieser geht auf das Zwischenscheitelbein über und läuft jederseits in einen quergerichteten Schenkel, den

Sulcus transversus, aus. Bei älteren Rindern und Schweinen erstrecken sich die Stirnhöhlen in die Scheitelbeine.

f) **Os frontale, Stirnbein** (Fig. 50 a, 94 1, 96 u. 97 St, 99, 100 u. 104 F, 108 1, 109 St, 114 c, 115 St, 119 III, 120 III). Das zwischen Parietale und Nasale eingeschobene Stirnbein bildet die Grundlage der Regio frontalis (*Pars frontalis*), erstreckt sich aber, besonders beim Menschen, auch in die Regio nasalis (*Pars nasalis*) und beteiligt sich an der Bildung der Orbita (*Pars orbitalis*), der Schläfengrube (*Pars temporalis*) und der Schädelhöhle; nur beim Rinde reicht es bis zur Nackenwand des Schädels, so dass es die gesamte Decke der Schädelhöhle bildet. Stirn- und Nasenteil fliessen bei den Haustieren zur *Pars nasofrontalis* zusammen. Das Stirnbein verbindet sich ausser mit dem der anderen Seite mit dem Nasale, Lacrimale, Sphenoidale, Ethmoidale und Parietale, beim Pferde auch noch mit dem Temporale und Palatinum, bei den Wiederkäuern mit dem Zygomaticum und bei den Fleischfressern mit dem Palatinum.

Die *Pars nasofrontalis* erscheint an der Oberfläche beim Menschen stark und regelmässig, bei Fleischfresser, Schaf und Ziege schwach und unregelmässig gewölbt und bei Pferd, Rind und Schwein eben oder fast'eben. Beim Hunde fällt die Oberfläche nach der Medianebene zu etwas ab, so dass eine Längsfurche entsteht. An der Pars front. bemerkt man ungefähr in der Mitte beim Schwein und den Wiederkäuern das *For. supraorbitale,* das durch den gleichnamigen Kanal in die Orbita führt und sich in eine nasal und dann aboral (kaudal) verlaufende, flache Rinne, den *Sulcus supraorbitalis,* fortsetzt. Den Fleischfressern fehlt das For. supraorbitale; beim Pferde durchbohrt es den Ursprungsteil des *Proc. zygomaticus* (s. S. 84); beim Menschen bildet es da, wo der Margo supraorbitalis sich gegen die Pars nasalis abflacht, einen Ausschnitt oder ein Loch. Gegen den Schläfenteil ist die Pars frontalis durch die *Crista frontalis ext.* abgesetzt, die bei Mensch, Schaf, Ziege und Schwein nur unbedeutend, bei Rind, Fleischfressern und Pferd hingegen stärker ist und sich bei Hund und Pferd aboral in die Crista sagittalis ext. fortsetzt. Ungefähr von der Mitte des lateralen Randes der Pars nasofrontalis entspringt der ventrolateral gerichtete *Proc. zygomaticus,* der die aborale Begrenzung des Orbitaleingangs bilden hilft. Beim Pferde reicht er bis zum Jochbogen und verbindet sich mit dem Jochfortsatz des Temporale; bei Mensch und Wiederkäuern vereinigt er sich mit dem Proc. frontalis des Zygomaticum ungefähr in der Mitte des aboralen Randes des Orbitaleingangs; beim Schwein und den Karnivoren ist der Fortsatz so klein, dass er den Jochbogen nicht erreicht, so dass eine Lücke bleibt, die durch ein Band verschlossen wird. An seiner Unterfläche ist er flachgrubig vertieft zur Aufnahme der Tränendrüse, *Fossa glandulae lacrimalis.* Bei den Wiederkäuern entspringt von der Pars frontalis (nahe dem kaudolateralen Winkel) der *Proc. cornu.* Beim Menschen erhebt sich dicht über der Pars nasalis der bogenförmig emporsteigende *Arcus superciliaris;* zwischen den beiderseitigen Bögen liegt eine meist platte Fläche, die *Glabella,* der vielleicht die erwähnte, mediane Rinne der Hunde zu vergleichen ist.

Die *Pars orbitalis* bildet den grössten Teil der medialen Orbitalwand und zeigt bei Mensch, Pferd und Wiederkäuern an der Grenze zur Pars temporalis eine m. o. w. dreieckige *Incisura sphenoidalis* zur Aufnahme der Ala orbitalis des Keilbeins. Nahe ihrem ventralen Rande wird sie vom *For. ethmoidale* (s. S. 66) durchbohrt. Bei den Wiederkäuern und dem Schweine befindet sich dorsal vom For. ethmoidale die Orbitalöffnung des *Canalis supraorbitalis* (s. oben). Etwas ventral vom Proc. zygomaticum bemerkt man an ihr die *Fossa trochlearis,* Rollgrube. — Von der kleinen (bei Schwein, Schaf und Ziege fast ganz geschwundenen) *Pars temporalis* ist die Pars orbitalis durch eine m. o. w. deutliche Knochenleiste getrennt.

Zwischen den beiden Platten des Knochens befindet sich der *Sinus frontalis,* die Stirnhöhle, die sich bei Rind und Schwein durch den ganzen Knochen erstreckt und beim Rinde sogar noch in den Hornfortsatz reicht, während sie beim Pferd, den Fleischfressern und i. d. R. auch bei Schaf und Ziege nur in den nasalen ³/₄ oder ⁴/₅ des Knochens sich findet. Die beiderseitigen Stirnhöhlen sind durch das Septum sinuum frontalium geschieden, während die Höhle jeder Seite i. d. R. mit den übrigen Kopfhöhlen kommuniziert (s. Respirationsorgane). Zwischen die Innenplatten der beiden Stirnbeine schiebt sich nasal das Siebbein ein.

Maggi [385] hat bei einigen Hunderassen besondere *Ossa supraorbitalia* gefunden.

g) Das **Os temporale, Schläfenbein** (Fig. 50 c, 94 6 u. 7, 96 u. 97 Sch, 99 u. 100 T, 104 T, 107 Sch, 109 Sch, 114 m, 115 Sch, 118 II, II a, II b, 119 XI u. 120 VI], bildet den grössten Teil der Seitenwand der Schädelhöhle. Es verbindet sich mit dem Occipitale, Sphenoidale, Parietale und Zygomaticum, bei Pferd, Schwein und Wiederkäuern auch mit dem Frontale. Es zerfällt in die *Squama temporalis,* die mit dem Parietale die Schläfengegend bildet, und in das *Os petrosum.*

1. Die **Squama temporalis, Schläfenbeinschuppe,** bildet einen fast schalenartigen Knochen, dessen der Schädelhöhle zugekehrte Innenfläche infolge der Schuppennahtbildung erheblich kleiner ist als die Aussenfläche; beim Rinde verbindet sie sich sogar fast vollständig mit dem Occipitale und Parietale, so dass sie bei ihm die Schädelhöhle nicht oder nur wenig begrenzen hilft. Von der Aussenfläche entspringt der *Proc. zygomaticus,* der zunächst lateral vorspringt und dann nasal umbiegt, um mit dem Proc. temporalis des Jochbeins den *Arcus zygomaticus* zu bilden. Die ventrale Seite seines Ursprungsabschnitts trägt die *Facies articularis* für den Gelenk-

fortsatz des Unterkiefers. Sie besteht bei Mensch und Pferd aus einer quergestellten Gelenkwalze, dem *Tuberculum articulare,* und einer dahinter liegenden, queren Gelenkvertiefung, der *Fossa mandibularis.* Bei den Wiederkäuern und dem Schweine ist die Fossa mandibularis sehr schmal, kaum erkennbar und das quergestellte Tuberculum articulare sehr flach; bei den Fleischfressern haben wir nur eine seichte, quere Fossa mandibularis. Dicht aboral von der Fossa befindet sich bei Pferd und Fleischfressern ein starker, bei Wiederkäuern und Schweinen rudimentärer, beim Menschen fehlender *Proc. postglenoidalis;* dicht aboral von ihm liegt bei Pferd, Wiederkäuern und Hund die äussere Oeffnung des *Canalis temporalis,* die bei den Wiederkäuern i. d. R. doppelt oder dreifach ist. Der *Proc.* zygomaticus verbindet sich ausser mit dem Proc. temporalis des Zygomaticum beim Pferde auch mit dem Proc. zygomaticus des Frontale. Sein dorsaler Rand setzt sich nach dem Occipitale zu in die scharfe, beim Schweine sehr starke *Crista temporalis* fort, die in die Linea nuchalis sup. übergeht.

2. Das **Os petrosum, Felsenbein,** bildet eine unregelmässig viereckige, mit der Spitze kaudodorsal gekehrte Pyramide; es zerfällt in die Pars mastoidea, tympanica und petrosa, von denen die Pars mastoidea zwischen Squama temp.˙und Occipitale sich einschiebt, während die Pars petrosa der Schädelhöhle zugekehrt ist und die Pars tympanica zwischen den ersteren beiden im wesentlichen an der Schädelbasis liegt.

a) Die *Pars mastoidea* wird zum grossen Teile von der Squama verdeckt und bildet beim Menschen einen ventral gerichteten, starken *Proc. mastoideus* (Fig. 94 17), der durch eine tiefe Rinne, *Incisura mastoidea,* abgesetzt ist; bei den Tieren fehlt er; nur beim Pferde ist er insofern angedeutet, als das nasoventrale Ende der Pars mastoidea als abgerundete Beule etwas vorspringt. Zwischen der Pars mastoidea und tympanica befindet sich das *For. stylomastoideum* als Ausgang des Fazialiskanals. Die Innenfläche der Pars mastoidea beteiligt sich an der Bildung des *Meatus temporalis.*

β) Die *Pars tympanica* bildet eine aus kompakter Knochensubstanz bestehende, dünnwandige, bei Pferd und Fleischfressern mehr rundliche, bei Schwein und Wiederkäuern seitlich komprimierte und in die Länge gezogene Knochenblase, die *Bulla ossea,* Paukenblase, die bei Pferd, Fleischfressern, Schaf und Ziege einen einheitlichen, bei Mensch, Rind und Schwein hingegen einen z. T. gekammerten Hohlraum enthält, der das *Cavum tympani,* die Paukenhöhle, bildet. Die mediale Wand der Paukenhöhle wird durch die Pars petrosa hergestellt; die Grenze zwischen letzterer und der Pars tympanica bleibt durch eine feine Spalte angedeutet; vom nasalen Ende der Bulla ossea entspringt der nasoventral gerichtete, beim Pferde lange, bei den Fleischfressern sehr kurze, bei den Wiederkäuern breite, beim Schweine grätenartige, beim Menschen fehlende *Proc. muscularis,* während an ihrem dorsalen Abschnitt der *Meatus acusticus ext.,* äussere Gehörgang, mit dem *Porus acusticus ext.,* der äusseren Gehöröffnung, sich befindet. Der Proc. muscularis ist nicht identisch mit dem *Proc. styloideus* des Menschen (Fig. 94 16), der den Tieren fehlt, ein Reststück des Stylohyoideum (s. Zungenbein) darstellt und im Proc. hyoideus (s. unten) aufgegangen sein dürfte. Der äussere Gehörgang ist bei Mensch, Pferd, Schaf und Ziege mittellang und mittelweit, bei Rind und Schwein lang und eng und bei den Fleischfressern so kurz, dass er einen einfachen Knochenring bildet (Näheres s. Freund [183], Honda [272]). Zwischen dem Proc. muscularis und dem Porus acusticus ext. liegt die sehr feine *Fissura petrotympanica* und ventrolateral von ihr der zur Anlagerung des grossen Zungenbeinastes bestimmte *Proc. hyoideus,* der beim Pferde ziemlich kurz und dick, bei den Wiederkäuern und noch mehr beim Schweine relativ lang und dünn und von einer Scheide umgeben, bei den Fleischfressern kaum angedeutet ist und dem Menschen fehlt. Dicht medial vom Proc. muscularis liegt die beim Menschen röhrenförmige, bei den Haustieren aber nur ein einfaches Loch darstellende *Tuba auditiva (Eustachii) ossea,* knöcherne Hörtrompete, und dicht medial von ihr wieder eine feine Spalte, die in den *Canalis petrosus* und damit in den Fazialiskanal führt. Beim Hunde liegt medial vom Canalis petrosus noch das *For. caroticum,* das in den das For. lacerum aborale ausmündenden Canalis caroticus trifft.

γ) Die *Pars petrosa (Pyramis)* enthält das innere Ohr. Fast in der Mitte ihrer medialen, der Schädelhöhle zugekehrten Fläche befindet sich der *Porus acusticus internus,* der in den ganz kurzen *Meatus acusticus int.,* inneren Gehörgang, führt: dieser gabelt sich in der Tiefe in die siebförmig durchbrochene Eingangsöffnung zum inneren Ohr und in den Eingang zum *Canalis facialis.* Kaudal und kaudoventral vom Porus acusticus int. befinden sich 2 feine Spalten, die *Apertura externa aquaeductus vestibuli et cochleae,* der Eingang zur Wasserleitung des Vorhofs und der Schnecke. Der ventrale Rand hilft das For. lacerum begrenzen; die nasomediale Kante springt besonders bei Pferd und Fleischfressern als scharfe *Crista petrosa* vor, die beim Hunde nahe der Schädelbasis von dem kurzen *Canalis nervi trigemini* durchbohrt wird.

h) Die **Maxilla,** das **Oberkieferbein** (Fig. 50 f, 94 12, 97 O, 99 u. 100 M, 107 O, 108 4, 109 O, 114 f, 115 O, 118 X, 119 VIII, 120 VIII), bildet den grössten Teil der knöchernen Grundlage des Gesichtsseitenteils und beim Menschen auch noch die Decke der knöchernen Mundspalte, die bei den Haustieren vom Os incisiv. hergestellt wird (s. S. 71). Die Maxilla verbindet sich mit allen anderen Gesichtsknochen; zwischen ihren beiden Platten befindet sich der *Sinus maxillaris,* die Kieferhöhle, die jedoch auch noch von anderen Gesichtsknochen begrenzt wird. An der äusseren Fläche der Maxilla, die am Hakenzahn niedrig beginnt und augenhöhlenwärts immer höher wird, bemerkt man entsprechend den Wurzeln der Zähne flach gewölbte *Juga alveolaria*, Zahnleisten, und das *For. infraorbitale*, das sich bei Pferd, Hund und Schwein dorsal vom 3., beim Rinde dorsal vom 1., bei Schaf, Ziege und Katze dorsal vom 2. Backzahn und beim Menschen ganz nahe der Orbita, dorsal vom 1.—2. Backzahn befindet und in den *Canalis infraorbitalis* führt, der bei den Haustieren in die Fossa pterygopalatina mit dem *For. maxillare*, beim Menschen aber in die Orbita mündet und bei der Katze so kurz ist, dass er fast nur ein Loch darstellt. Von ihm zweigt ganz nahe dem For. infraorbitale oder sogar erst an diesem (Schwein) ein feiner Kanal ab, der zu den Schneidezähnen verläuft, *Canalis alveolaris incisivus sup.* Ventrokaudal vom For. infraorbitale findet sich bei den Wiederkäuern das *Tuber malare*, die Gesichtsbeule, beim Pferde die lange *Crista facialis (zygomatica N. V.)*, Gesichtsleiste, die sich noch auf das Zygomaticum erstreckt; beim Schweine ist ein Mittelding zwischen Beule und Leiste vorhanden. Der ventrale Rand des Knochens, *Limbus alveolaris*, enthält die Alveolen für die Backzähne (7 bei Schwein, 6 bei Pferd, Hund und den Wiederkäuern, 5 beim Menschen, 4 bei der Katze). Vor dem 1. Backzahn ist der ventrale Rand bei den Haustieren ohne Zahn, *Margo interalveolaris;* erst nahe der Grenze zum Incisivum enthält er beim Schwein, den Fleischfressern und dem männlichen Pferde eine Alveole für den Hakenzahn. Beim Menschen folgen Schneide-, Haken- und Backzähne ohne Zwischenraum direkt aufeinander. Bei Fleischfressern und Schwein ist der Zwischenzahnrand kurz, bei Pferd und Wiederkäuern lang. Das aborale Ende des Alveolarrandes ist verdickt zum *Tuber maxillare*, das am schwächsten bei den Fleischfressern, am stärksten beim Schweine ist und das bei den ersteren und auch beim Rinde am kaudomedialen Winkel in den kleinen *Proc. pterygoideus* ausgeht. Medial von der Beule befindet sich, von der Maxilla und dem Palatinum gebildet, die *Fossa pterygopalatina*, deren Wand das *For. palatinum aborale*, das *For. sphenopalatinum* und das *For. maxillare* enthält und beim Pferd und den Fleischfressern flach, bei den Wiederkäuern und noch mehr beim Schweine schmal und tief ist. Bei Pferd, Wiederkäuern und Schwein liegen das For. palatinum aborale ventral und das For. sphenopalatinum und maxillare dorsal von ihm und zwar das erstere medial, das letztere lateral; bei den Wiederkäuern ist das For. sphenopalatinum sehr gross; beim Schweine ist das For. maxillare sehr weit, während das For. palatin. aborale eng ist und bei stark entwickeltem Tuber maxillare versteckt liegt. Bei Hund und Katze liegt das For. sphenopalatinum dicht dorsal vom For. palat. aborale und das For. maxillare lateral und nasal von beiden; letzteres ist ziemlich gross, die beiden ersteren sind klein und rundlich-oval. Beim Menschen befinden sich in der Fossa pterygopalatina nur das For. palatin aborale s. post. (lateral) und das For. sphenopalatinum (medial), während das For. maxillare in der ventralen Wand der knöchernen Orbita liegt.

Vom Alveolarrand geht medial in fast rechtem Winkel der *Processus palatinus* ab, der den grössten Teil des knöchernen Gaumens bildet, median an den der anderen Seite stösst (Sutura palatina) und gemeinschaftlich mit dem Proc. palat. des Incisivum und dem Körper der Maxilla die *Fissura palatina* begrenzt, die dicht aboral von den Schneidezähnen liegt (s. S. 72). Bei den Wiederkäuern findet sich zwischen den beiden Platten des Proc. palatinus der geräumige *Sinus palatinus;* die Mundhöhlenfläche des Proc. palatinus zeigt nahe dem Alveolarrand den flachen *Sulcus palatinus*, der kaudal durch das *For. palatinum majus* in den *Canalis palatinus* führt; dieser öffnet sich durch das For. palatinum aborale (s. oben) in die Fossa sphenopalatina. Das For. palatinum majus liegt bei Mensch, Pferd, Schaf und Ziege und meist auch bei den Fleischfressern zwischen dem Proc. palat. der Maxilla und der Pars horizontalis des Palatinum, beim Rinde vollständig in letzterer und beim Schweine vollständig im Proc. palat. der Maxilla. An der Nasenhöhlenfläche des Proc. palat. findet sich median die *Crista nasalis* zur Anlagerung des Vomer. An der *Facies nasalis* des Oberkieferkörpers befindet sich die schwache *Crista conchalis ventr.* zum Ansatz der ventralen Nasenmuschel und dorsal von ihr als Verlängerung des knöchernen Tränenkanals der *Sulcus lacrimalis.*

i) Die **Ossa incisiva, Zwischenkieferbeine** (Fig. 97 Z, 99 u. 100 J, 107 Z, 108 3, 109 Z, 114 e, 115 Z, 118 XI, 119 VII u. 120 IX), finden sich selbständig nur bei den Haustieren; beim Menschen verwachsen sie während der fetalen Zeit vollständig mit der Maxilla. Sie bilden die knöcherne Grundlage der Gesichtsspitze und des apikalen Teiles des knöchernen Gaumens und zerfallen in den Körper, den Nasen- und den Gaumenfortsatz. Der Körper, *Corpus*, trägt bei Pferd, Fleischfressern und Schwein 3 Alveolen für die Schneidezähne, während er bei den Wiederkäuern keine Schneidezähne enthält und deshalb platt erscheint. An die Schneidezähne schliesst sich der *Margo interalveolaris* an, der beim Hengste, bei den Fleischfressern und dem Schweine die an der Grenze vom Zwischen- zum Oberkieferbein gelegene Alveole für den Hakenzahn enthält. Median stösst der Körper an den der anderen Seite, doch bleibt zwischen beiden das *For. incisivum*, das bei den Fleischfressern sehr eng ist und bei den Wiederkäuern und dem Schweine durch eine Spalte ersetzt wird. Der *Proc. nasalis* erstreckt sich bis zum Nasenbein und hilft die *Apertura nasalis ossea* begrenzen; er ist bei Wiederkäuern, Schwein und Fleischfressern seitlich abgeplattet mit scharfem, beim Pferde mehr rund mit stumpfem freien Rande. Der *Proc. palatinus* bildet den apikalen Teil des knöchernen Gaumens, stösst median an den der anderen Seite und aboral an den Gaumenfortsatz der Maxilla. Zwischen ihm, dem Körper und dem Proc. palatinus der Maxilla bleibt die *Fissura palatina*, die bei den Wiederkäuern und dem Schweine sehr gross, bei den Fleischfressern mittelgross und beim Pferde längsoval und relativ am kleinsten und schmalsten ist.

k) Die **Ossa nasalia, Nasenbeine** (Fig. 50 g, 94 15, 99 u. 100 N, 108 2, 109 N, 114 d, 115 N, 119 VI, 120 VII), bilden die knöcherne Grundlage des Nasenrückens und zeigen (bei Schwein schwach, bei den Wiederkäuern stark) eine gewölbte Aussen- und eine ausgehöhlte Innenfläche, welche die *Crista conchalis dors.* zum Ansatz der dorsalen Nasenmuschel trägt, ferner einen medialen Rand, der sich mit dem der anderen Seite durch eine falsche Naht verbindet und bei den Fleischfressern flächenartig verbreitert ist, und einen lateralen Rand, der an das Frontale, Incisivum und die Maxilla, beim Wiederkäuer und Pferde ausserdem noch an das Lacrimale grenzt, beim Rinde jedoch so, dass zwischen ihm und den erwähnten Knochen spaltartige Lücken bleiben. Das aborale Ende des Nasale stösst an das Frontale, das freie Ende läuft bei Pferd, Schwein und Schaf in Verlängerung des medialen Randes in den *Proc. nasalis* aus, dessen lateraler Rand den Nasenkieferausschnitt begrenzen hilft. Bei den Fleischfressern bildet der Fortsatz die Verlängerung des lateralen Randes, so dass die beiden Fortsätze einen fast halbkreisförmigen Ausschnitt begrenzen. Beim Rinde und meist auch bei der Ziege ist das freie Ende gespalten, was nach Perna [469] auf die Entstehung des Nasenbeins aus einem lateralen und medialen Teil zurückzuführen ist. Beim Menschen und bei den meisten Hunderassen sind die Nasenbeine in der Längsrichtung m. o. w. konkav, beim Schaf schwach konvex, bei den anderen Tieren eben. Nach Zimmert [709] kann bei Einhufern und Schweinen durch eine Quernaht ein vorderes, kleines Stück vom Nasenbein abgetrennt sein.

l) Das **Os zygomaticum, Jochbein** (Fig. 50 e, 94 11, 97 J, 99 u. 100 Z, 107 J, 108 6, 109 J, 113 12, 114 h, 115 J, 118 VII, 119 u. 120 V), liegt jederseits am aboralen Teile des Gesichts; es hilft die knöcherne Orbita und den *Arcus zygomaticus* bilden und verbindet sich mit der Maxilla, dem Lacrimale und Temporale und bei den Wiederkäuern auch mit dem Frontale. Wir unterscheiden an ihm eine der Kieferhöhle zugekehrte *Facies nasalis*, eine nach der Orbita gekehrte *Facies orbitalis* und eine am Gesicht gelegene *Facies facialis;* die beiden letzteren werden durch den *Margo orbitalis* voneinander getrennt. Beim Pferde trägt die Facies facialis nahe dem ventralen Rande eine Längsleiste, die *Crista facialis (Crista zygomatica N. V.)*, Gesichtsleiste, die mit der gleichnamigen der Maxilla zusammenfliesst. Der ventral von ihr gelegene, schmale Abschnitt der Angesichtsfläche wird zur *Facies masseterica.* Bei den Wiederkäuern ist zwar auch eine kurze Crista facialis vorhanden, sie ist aber schwach und ⌣förmig gebogen und an der ventralen Seite scharf abgegrenzt. Das aborale Ende des Knochens bildet den *Proc. temporalis,* der sich mit dem Proc. zygomaticus des Temporale zum Arcus zygomaticus verbindet. Vom dorsalen Rande des Jochbeins entspringt beim Menschen ein *Proc. frontosphenoidalis,* der sich mit dem Frontale und Sphenoidale verbindet. An seiner Stelle findet sich bei den Wiederkäuern, Fleischfressern und dem Schweine ein *Proc. frontalis,* der nur bei den Wiederkäuern den Proc. zygomat. des Frontale erreicht, bei Schwein, Hund und Katze hingegen nur einen kleinen Knochenfortsatz darstellt. Bei den Fleischfressern bildet der nasodorsale Teil einen *Proc. lacrimalis* und der nasoventrale einen *Proc. maxillaris.*

m) Das **Os lacrimale, Tränenbein** (Fig. 94 10, 99 u. 100 L, 104 L, 108 5, 109 T, 114 g, 115 T, 119 u. 120 IV), ist ein kleiner, nahe dem medialen Augenwinkel zum Teil an der Seitenfläche des Gesichts, zum Teil in der Orbita gelegener Knochen, der sich mit dem Frontale, Zygomaticum und der Maxilla, ausserdem bei Pferd und Wiederkäuern mit dem Nasale und bei den Fleischfressern und beim Rind mit dem Palatinum verbindet; er zeigt eine Orbital-, eine Angesichtsund eine mediale Fläche. Die *Facies orbitalis,* die von der Angesichtsfläche durch den *Margo orbitalis* geschieden wird, besitzt (mit Ausnahme des Schweines) nahe diesem die trichterförmige *Fossa sacci lacrimalis,* den Tränentrichter, und aboral von ihm eine *Fossa muscularis* für den Ursprung des M. obliquus oculi ventr. Bei den Wiederkäuern ist die Orbitalfläche sehr gross und dünn und blasig aufgetrieben zur *Bulla lacrimalis.* Die *Facies facialis,* die bei den Wiederkäuern und dem Schweine sehr gross, beim Menschen und den Fleischfressern sehr klein (bei der Katze sogar fehlend) und beim Pferde mittelgross ist, ist beim Schweine und Schafe flachgrubig *(Fossa lacrimalis ext.,* und besitzt beim Schweine nahe dem Orbitalrand 2 *For. lacrimalia,* die in den anfangs doppelten Tränenkanal führen. Beim Pferde trägt sie den kleinen *Proc. lacrimalis oralis.* Ein 2. Fortsatz, *Proc. lacrimalis aboralis,* findet sich bei ihm und den Wiederkäuern am Orbitalrand. Die mediale Fläche ist fast in der Mitte durch den längsverlaufenden *Canalis lacrimalis,* knöchernen Tränenkanal, etwas aufgetrieben und beteiligt sich an der Begrenzung der Kieferhöhle, oder der Knochen nimmt eine besondere Höhle auf (Rind).

n) Das **Os palatinum, Gaumenbein** (Fig. 97 G, G′, 104 Pl, 107 G, G′, 109 G, 114 i, 118 V. u. 119 IX), bildet mit seiner *Pars horizontalis* die knöcherne Grundlage des kaudalen Abschnitts des harten Gaumens, während es mit seiner *Pars perpendicularis* in die ventral von der Orbita gelegene Fossa pterygopalatina hineinragt. Es verbindet sich mit der Maxilla, dem Sphenoidale, Ethmoidale, Vomer und Pterygoideum, ausserdem beim Pferde mit dem Frontale, beim Rinde mit dem Lacrimale, beim Hunde mit dem Frontale und Lacrimale.. α) Am horizontalen

Teile finden wir einen die Choanen begrenzenden freien Rand, der neben der Medianebene bei Hund, Katze, Schwein und Mensch und bisweilen auch beim Pferde in einen kleinen Fortsatz, die *Crista nasalis*, ausläuft. Ferner unterscheiden wir am horizontalen Teile eine *Facies nasalis*, die median die *Crista nasalis* zur Anlagerung des Vomer besitzt, und eine *Facies palatina*. An ihr findet sich das *For. palatinum majus*, das in den *Canalis palatinus* führt, der mit dem *For. palatinum aborale* in der Fossa pterygopalatina beginnt (s. Oberkieferbein S. 71). Vom Gaumenkanal zweigen sich feine Kanälchen ab, die mit den *Foramina palatina minora* an der Mundhöhlenfläche der Pars horizontalis enden. Bei den Wiederkäuern enthält die Pars horizontalis eine grössere Höhle, die mit der entsprechenden des Proc. palat. der Maxilla den *Sinus palatinus* bildet. β) Der senkrechte, beim Schweine sehr kleine, bei den Wiederkäuern sehr grosse Teil schiebt sich zwischen die Maxilla, das Frontale, Sphenoidale und Pterygoideum und ev. noch das Lacrimale ein. Seine laterale *Facies maxillaris* ist mässig vertieft und trägt zur Bildung der *Fossa pterygopalatina* bei; in dieser befinden sich das *For. palatinum aborale, maxillare* und *sphenopalatinum* (näheres s. Oberkieferbein S. 71). Die mediale *Facies nasalis* begrenzt z. T. noch die Choanen. Zwischen den beiden Platten des senkrechten Teiles befindet sich beim Pferde und geringgradig auch beim Schweine und Hunde ein *Sinus palatinus*, der mit dem Sinus sphenoidalis und maxillaris zusammenfliesst. γ) Zwischen horizontalem und senkrechtem Teile entspringt der *Proc. pterygoideus (pyramidalis N.)*, Flügelfortsatz, der sich zwischen Pterygoid und Proc. pterygoideus des Sphenoidale erstreckt und bei den Wiederkäuern und Fleischfressern nur klein ist.

o) Das **Os pterygoideum, Flügelbein** (Fig. 97 F, 107 F, 109 F, 114 k, 118 IV u. 119 XII), ist bei den Haustieren ein kleiner, langgezogener, nur bei den Fleischfressern m. o. w. viereckiger, seitlich zusammengedrückter Knochen, der sich zwischen Palatinum, Sphenoidale und Vomer einschiebt; der ventrale bzw. nasoventrale Teil des Knochens springt etwas vor und bildet den *Hamulus*, das Häkchen. Der Knochen hilft den Kanal für den N. pterygoideus (s. S. 65) und beim Schweine noch die Fossa pterygoidea (s. S. 65) begrenzen. Beim Menschen verschmilzt das Pterygoid schon sehr frühzeitig mit dem Proc. pterygoideus des Sphenoidale.

p) Der **Vomer**, das **Pflugscharbein** (Fig. 96, 97 u. 107 P), ist ein unpaarer, beim Menschen pflugscharähnlicher, bei den Haustieren hohlsondenartiger Knochen, der sich von der Schädelbasis, die beiden Choanen trennend, median bis zum Boden der Nasenhöhle erstreckt, bis nahe zu ihrem Nasenlochende reicht und sich dabei mit dem Sphenoidale, Ethmoidale, Pterygoideum (exkl. Fleischfresser), Palatinum, Incisivum und der Maxilla verbindet. Er besitzt aus 2 seitlichen, fast senkrecht gestellten Knochenblättchen, den *Alae vomeris*, die sich am ventralen Rande vereinigen, so dass der besonders beim Rinde tiefe *Sulcus septi narium* zur Aufnahme der Nasenscheidewand entsteht. Bei den Wiederkäuern und dem Schweine springt der ventrale Rand als scharfer Kamm vor, welcher der Lamina perpendicularis hom. entspricht. Aboral nehmen die beiden Flügel eine horizontalere Stellung an und begrenzen die *Incisura vomeris*.

q) Die **Ossa turbinata, Muschelbeine**, sind sehr dünne, vielfach durchlöcherte Knochenblättchen, die sich an der Crista conchalis dorsalis und ventralis ansetzen und die Grundlage der Nasenmuscheln bilden (s. Atmungsorgane).

r) Die **Mandibula**, der **Unterkiefer** (Fig. 36 U, 38 U, 39 U, 50 h, 94 13 u. 14, 99 Md, 116 u. 121), besteht aus den 2 Unterkieferbeinen, *Ossa mandibulae*, die vorn so miteinander verbunden sind, dass ein einheitlicher Knochen entsteht. Die Verwachsung erfolgt beim Pferde in den ersten Lebensmonaten, beim Schweine am Ende des 1. Lebensjahres, beim Menschen im 1. Lebensjahr, bei den Wiederkäuern und Fleischfressern erst später oder gar nicht, so dass die Verbindung beider Knochen dauernd eine knorplige bleibt. An jedem Unterkieferbein unterscheidet man den grösseren, Zähne tragenden Körper und den kleineren, fast im rechten Winkel vom Körper dorsal abbiegenden Ast.

Am *Corpus mandibulae* sprechen wir von der *Pars incisiva*, die sich in der *Symphysis mandibulae*, Unterkieferfuge, mit der anderen Seite verbindet und den *Angulus mentalis*, Kinnwinkel, bildet, und der *Pars molaris*, die divergierend zu der der anderen Seite kaudal gerichtet ist, so dass zwischen beiden ein aboral allmählich breiter werdender Raum, der Kehlgang, das *Spatium mandibulare*, entsteht. Die Pars incisiva lässt eine gewölbte Lippen-, eine etwas ausgehöhlte Zungenfläche und einen *Limbus alveolaris* erkennen, der die *Alveoli* für die Schneidezähne enthält, deren wir beim Menschen in jedem Unterkiefer 2, bei Pferd, Schwein und den Fleischfressern 3 und bei den Wiederkäuern 4 Stück finden. An die beiden seitlichen Schneidezähne reiht sich beim Menschen direkt je ein Hakenzahn an; bei den beiden Hakenzähne sind zwar auch bei den Fleischfressern, dem Schweine und den Hengsten vorhanden, doch bleibt zwischen ihnen und den Schneidezähnen eine m. o. w. grosse Lücke bestehen. Beim Menschen lässt die Lippenfläche der unpaaren *Pars incisiva* median eine kleine Erhöhung, die *Protuberantia mentalis*, erkennen, die sich in das kleine, nicht selten doppelte *Tuberculum mentale* fortsetzt; beide sind bei den Tieren nicht nachweisbar. / An der *Pars molaris* des Körpers unterscheidet man eine laterale und eine mediale Fläche, einen dorsalen Zahnrand und einen ventralen Kehlrand. Die laterale Fläche zeigt am Uebergang zum Schneidezahnteil das *Foramen mentale*, die Ausgangsöffnung des Unterkieferkanals, die bei den

Vergleichungstabelle der Nahtobliterationen und ihre Ordnung bei den Haussäugetieren (nach Ussow [641]).

	Pferd	Rind	Schaf	Schwein	Hund
Neu-geboren	1. Hälften des Inter-parietale.	1. Hälften des Inter-parietale.	1. Hälften des Inter-parietale.	1. Hälften des In-cisivum. 2. Interparietale u. Squama occipi-talis.	1. Hälften des Inter-parietale.
½ Jahr	2. Basis und Seiten-teile d. Occipitale. 3. Alae temporales u. Basisphenoid. 4. Unterkiefersym-physe.	2. Interparietale u. Squama des Occi-pitale. 3. Parietale u. Pa-rietale. 4. Interparietale u. Parietale.	2. Parietale u. Pa-rietale. 3. Interparietale u. Parietalia. 4. Squama des Occi-pitale und Inter-parietale.	3. Basi- und Prae-sphenoid. 4. Os petrosum und Squama tempor.	2. Interparietale Squama des Occi-pitale.
1 Jahr	5. Interparietale u. Parietalia. 6. Beide Seitenteile des Occipitale.	5. Parietalia und Squama occipital. (Schläfengrube). 6. Os petrosum und Squama tempor.	5. Die beiden Partes laterales des Oc-cipitale. 6. Part. later. u. Ba-sis ossis occipit.	5. Sphenoid. u. Alae temporales. 6. Unterkiefersym-physe.	3. Basis u. Part. la-terales des Occi-pitale. 4. Basisphenoid und Occipitale.
1—2 Jahre	7. Squama u. Part. later. des Occipit.	7. Basis u. Part. la-terales d. Occipit. 8. Pars later. u. Pars later. des Occipit.	7. Basisphenoid. u. Occipitale.	7. Parietale u. Pa-rietale.	5. Basi- und Prae-sphenoid. 6. Squama u. Part. laterales.
2—3 Jahre	8. Basi- u. Praesphe-noid. (nach Martin im 2. Jahr). 9. Parietale u. Fron-tale.	9. Basi- und Prae-sphenoid. 10. Sphenoid. u. Occi-pitale.	8. Part. later. und Squama occipital.	8. Basis u. Part. la-terales des Occi-pitale.	7. Os petrosum und Squama tempor.
3—4 Jahre	10. Parietale u. Pa-rietale (nach Mar-tin beginnt die Verknöcherung i. 1. Jahr u. ist im 3. Jahr beendet). 11. Occipitale und Sphenoidale.	11. Squama u. Part. laterales d. Occi-pitale. 12. Frontale u. Fron-tale (unregel-mässig, hintere Teile).	9. Alae temporales und Corpus des Sphenoidale.	9. Occipitale und Sphenoid.	8. Corpus sphenoid. und Alae tempor.
4—5 Jahre	12. Beide Incisiva. 13. Parietale und Occipitale.	13. Temporale und Occipitale.	10. Basi- und Prae-sphenoid. 11. Frontale und Pa-rietale.	10. Interparietale (Parietale) u. Oc-cipitale.	9. Parietale u. Pa-rietale. 10. Temporale und Zygomaticum.
5—7 Jahre	14. Proc. zygomatic. des Temporale u. des Frontale. 15. Frontale u. Fron-tale.	14. Temporale u. Pa-rietale. 15. Parietale u. Fron-tale (in d. Schlä-fengrube).	12. Frontale u. Fron-tale. 13. Frontale u. Zygo-maticum. 14. Lacrimale und Frontale.	11. Parietale u. Fron-tale. 12. Parietale u. Tem-porale. 13. Frontale u. Fron-tale.	11. Zygomaticum u. Lacrimale.
7—10 Jahre	16. Temporale und Sphenoidale. 17. Proc. zygomatic. des Temporale u. Proc. temporalis des Zygomaticum.	16. Lacrimale und Frontale (nur in der Augenhöhle). 17. Parietale u. Fron-tale (am Genick-kamm).	—	14. Lacrimale und Zygomaticum. 15. Lacrimale und Frontale. 16. Maxilla u. Zygo-maticum. 17. Maxilla u. Maxilla.	12. Frontale u. Fron-tale. 13. Lacrimale und Zygomaticum. 14. Frontale und Pa-rietale.

	Pferd	Rind	Schaf	Schwein	Hund
10—15 Jahre	18. Zygomaticum u. Lacrimale. 19. Lacrimale u. Nasale. 20. Nasale u. Frontale. 21. Temporale u. Parietale u. Occipit.	18. Temporale und Sphenoid. 19. Zygomaticum u. Maxilla.	—	—	15. Maxilla u. Zygomaticum. 16. Maxilla und Lacrimale. 17. Maxilla u. Frontale.
15—40 Jahre	22. Maxilla u. Zygomaticum. 23. Maxilla u. Nasale. 24. Maxilla u. Maxilla. 25. Maxilla und Incisivum.	20. Maxilla u. Maxilla. 21. Unterkiefersymphyse.	—	—	—

Nach Martin [397] verknöchern die beim Pferde unter 18—25 genannten Nähte einige Jahre früher.

Fleischfressern doppelt, oft auch 3 fach, beim Schweine 4—5 fach vorhanden ist. Die mediale Fläche lässt beim Menschen die deutliche *Linea mylohyoidea* erkennen, die bei den Tieren entweder gar nicht nachweisbar ist oder nur eine ganz schwache Längsleiste nahe dem Alveolarrand bildet. Der Kehlrand ist m. o. w. stumpf und verläuft bei Pferd und Schwein fast gerade, während er bei den Wiederkäuern und Fleischfressern konvex erscheint. An der Grenze des Körpers zum Ast ist er bei Pferd und Wiederkäuern ein wenig eingebogen, *Incisura vasorum*, Gefässausschnitt. Der *Limbus alveolaris*, Zahnrand, enthält beim Menschen 5, bei Pferd und Wiederkäuern 6, bei Schwein und Hund 7 und bei der Katze 3 Alveolen für die Backzähne; beim Menschen reihen sich die Backzähne sofort an den Hakenzahn an, bei den Haustieren hingegen bleibt zwischen beiden und zwischen dem Hakenzahn und den Schneidezähnen (s. S. 71) eine Lücke, der *Margo interalveolaris*.

Der Unterkieferast, *Ramus mandibulae*, ist bei den Wiederkäuern und dem Pferde hoch und schmal, bei Schwein und Mensch niedrig und breit; die Karnivoren stehen in der Mitte. Seine laterale Fläche ist mit rauhen Leisten und bei den Fleischfressern mit einer relativ tiefen, beim Schweine flachen *Fossa masseterica* versehen. Die mediale Fläche ist (exkl. Schwein) ebenfalls flachgrubig vertieft, *Fossa pterygoidea*, und besitzt das *For. mandibulare* als Eingang in den *Canalis mandibularis*, der zum For. mentale verläuft. Der Rand geht in den Zahnrand des Körpers über; der halsseitige Rand biegt durch den *Angulus mandibulae* in den Kehlrand um. Der Kieferwinkel ist beim Pferde zur Unterkieferbeule wulstig verdickt und beschreibt einen flachen Bogen. Bei Mensch, Schwein und Wiederkäuern gleicht er einem abgerundeten, rechten Winkel, bei den Fleischfressern springt er in Form eines ziemlich starken Fortsatzes, *Proc. angularis*, kaudal vor. Das dorsale, freie Ende des Unterkieferastes geht in zwei durch einen Einschnitt geschiedene Fortsätze, den oralen *Proc. coronoideus* und den kaudalen *Proc. condyloideus*, aus. Der erstere ist bei allen Tieren seitlich abgeplattet und bei Pferd und Wiederkäuern hoch und schmal, bei den letzteren halswärts gebogen; bei den Fleischfressern ist er hoch und breit, beim Schweine niedrig und in eine Spitze auslaufend. Der *Proc. condyloideus* bildet eine quere Gelenkwalze, die beim Pferde in der Querrichtung etwas konvex, bei den Wiederkäuern etwas konkav, bei Hund und Katze fast eben ist und beim Schweine die Gestalt eines mit der stumpfen Spitze aboral gerichteten Dreiecks hat. Beim Schweine und dem Menschen ist er fast so hoch wie der Proc. coronoideus, bei den anderen Tieren dagegen erheblich niedriger. Der Gelenkfortsatz erscheint durch eine Einschnürung, das *Collum*, m. o. w. deutlich abgesetzt. Zwischen beiden Fortsätzen befindet sich die bei Mensch und Schwein breitere und flachere, bei den anderen Haustieren schmalere und tiefere *Incisura mandibulae*.

s) **Os hyoideum, Zungenbein** (Fig. 101 u. 112, 117 u. 122). Das medial vom Unterkieferbein gelegene Zungenbein stellt einen Komplex von verschiedenen, miteinander verbundenen Knochen dar. Beim Menschen besteht es aus der *Basis ossis hyoidei* und den *Cornua majora et minora*. Das Basalstück bildet eine wagerecht gestellte Knochenplatte; die Cornua majora sind vom Basalstück aus, mit dem sie in straffgelenkiger Verbindung stehen, rückwärts gerichtet. Die Cornua minora sind meist unansehnliche, zuweilen knorpelig bleibende Stückchen, die dem lateralen Rande des Basalstückes dicht an der Verbindungsstelle mit den grossen Hörnern gelenkig angefügt und durch das *Lig. stylohyoideum* mit dem Proc. styloideus des Temporale verbunden sind. Bei den Haustieren zeigt das Zungenbein ganz andere Verhältnisse als beim

Menschen; die Hauptunterschiede sind dadurch bedingt, 1. dass das Cornu minus als kleiner Zungenbeinast relativ grösser ist, 2. dass das Lig. stylohyoideum ganz oder zum grössten Teile zum grossen Zungenbeinast, *Ramus medius N. V.*, verknöchert, 3. dass zwischen dem grossen und kleinen Zungenbeinast eventuell noch ein mittlerer Zungenbeinast, *Ramus distalis N. V.*, eingeschoben ist, und dass sich an das entgegengesetzte, aborale Ende des grossen Zungenbeinastes ein Knorpelfortsatz, der Zungenbeinknorpel, *Ramus proximalis N. V.*, anreiht, der zur Verbindung des Zungenbeins mit dem Proc. hyoideus des Schläfenbeins dient; Zungenbeinknorpel und mittlerer Zungenbeinast entstehen wie der grosse durch Verknorpelung bzw. Verknöcherung des Lig. stylohyoideum hom., und 4., dass bei einigen Haustieren das Mittelstück noch einen medianen, oral gerichteten, knorpeligen Zungenfortsatz, *Proc. lingualis*, trägt. Das dem Cornu majus hom. entsprechende Stück, das zum Tragen des Kehlkopfes dient und mit dem Schildknorpel sich verbindet, wird zweckentsprechend als Kehlkopfast bezeichnet.

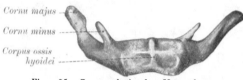

Cornu majus

Cornu minus

Corpus ossis hyoidei

Figur 95. Zungenbein des Menschen.

Das Pferd besitzt ein Mittelstück, *Basihyoid*, mit einem starken *Proc. lingualis*, 2 seitlich vom Mittelstück abgehende, kaudodorsal gerichtete Kehlkopfsäste, *Cornua majora hom. s. Thyreohyoidea*, 2 ebenfalls seitlich vom Mittelstück ausgehende, aber nasodorsal gerichtete und gelenkig mit ihm verbundene kleine Zungenbeinäste, *Cornua minora hom. s. Keratohyoidea*, und, an diese sich anreihend und kaudodorsal gerichtet, die beiden grossen Zungenbeinäste, *Stylohyoidea*, die vermittelst des Zungenbeinknorpels, des *Tympanohyoid*, mit dem Proc. lingualis der Pars tympanica des Temporale sich verbinden. Nur bei jugendlichen Tieren ist zwischen den kleinen und grossen Zungenbeinast noch ein sehr kleiner mittlerer Zungenbeinast, *Epihyoid*, eingeschoben, der jedoch sehr bald mit dem grossen Zungenbeinast verschmilzt. Bei den Wiederkäuern liegen die Verhältnisse wie beim Pferde, der Zungenfortsatz ist aber viel schwächer und der mittlere Zungenbeinast bedeutend stärker als beim Pferde. Bei den Fleischfressern sind das Mittelstück, die Kehlkopfsäste, die kleinen, mittleren und grossen Zungenbeinäste und der Zungenbeinknorpel vorhanden; der Zungenfortsatz fehlt. Beim Schweine werden die mittleren Zungenbeinäste durch ein elastisches Band vertreten, sonst wie bei den Fleischfressern. — Ueber die Zeit der Bildung der Gelenke zwischen den Zungenbeinstücken und deren Verknorpelung und Verknöcherung bei Rind, Schaf, Schwein und Pferd s. Lelièvre und Retterer [349].

II. Schädelknochen des Pferdes.

a) Os sphenoidale, Keilbein, des Pferdes.

Das Keilbein (Fig. 97 K u. 104 S) liegt an der Schädelbasis und zerfällt in das Corpus, die Alae und die Processus pterygoidei. Es grenzt aboral an das Occipitale, lateral an das Temporale und Frontale, nasal und ventral an das Ethmoidale, Palatinum, Pterygoideum und den Vomer.

Das Keilbein besteht bis zum Alter von 2 Jahren aus 2 durch die Keilbeinfuge, *Synchondrosis intersphenoidalis* (Fig. 97 27), verbundenen Knochen, dem *Os sphenoidale aborale* und *orale*. Jedes Keilbein zerfällt in das *Corpus* und die seitlich von ihm abgehenden *Alae*, an deren Grenze der oroventral gerichtete *Proc. pterygoideus* entspringt.

1. Der Körper, *Corpus*, der mediane, dickste Teil des Knochens, hat eine unregelmässig vierseitige Gestalt; er besteht aus Subst. spongiosa und einer dünnen Compacta. Seine Innenfläche, *Facies cerebralis*, ist in der kaudalen Hälfte flachgrubig vertieft zur *Sella turcica*, dem Türkensattel (Fig. 105 f), der die Hypophyse aufnimmt (*Fossa hypophyseos*). Das *Dorsum sellae turcicae* (eine Hervorragung am kaudalen Ende der Grube) ist undeutlich; aboral von ihm (zwischen ihm und der Crista sphenooccipitalis, s. S. 78) ist die Innenfläche etwas vertieft zur Aufnahme des Sinus intercavernos. caud. Seitlich wird der Türkensattel vom undeutlichen *Sulcus caroticus* begleitet. Die nasale Hälfte der Innenfläche des Keilbeinkörpers liegt höher als die Sella und trägt an der Grenze zu letzterer den queren *Sulcus chiasmatis*, die Sehnervengrube (Fig. 105 e), aus der jederseits das *For. opticum*, Sehnervenloch, schräg nasolateral in die Augen-

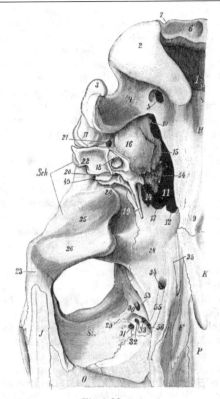

Figur 96.

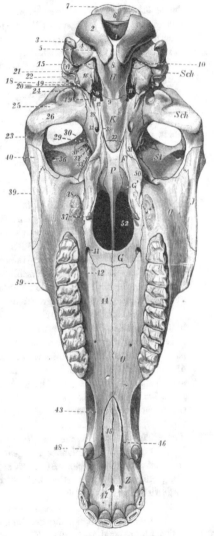

Figur 97.

Figur 96 und 97. Kopfskelett des Pferdes; von unten (von der basalen Seite) gesehen. Figur 96 stellt in vergrössertem Massstabe das linke-obere Viertel von Figur 97 dar.
F Flügelbein, G horizontaler und G' senkrechter Teil des Gaumenbeins, H Hinterhauptsbein, J Jochbein, K Keilbein, O Oberkieferbein, P Pflugscharbein, Sch Schläfenbein, St Stirnbein, Z Zwischenkieferbein.
1 For. magnum, 2 Condylus occipit., 3 Proc. jugularis, 4 Fossa condyloidea ventr., 5 For. hypoglossi, 6 Squama occipitalis, 7 Linea nuchalis sup., 8 Pars basilaris oss. occipitalis, 9 Tuberculum pharyngeum, 10 For. lacerum aborale, 11 For. lacerum orale, 12 Incisura carotica, 13 Incisura ovalis, 14 Incisura spinosa, 15 Pars petrosa, 16 Pars tympanica und 17 Pars mastoidea des Schläfenbeins, 18 Proc. hyoideus, 19 Proc. muscularis, 20 Fissura petrotympanica, 21 For. stylomastoideum, 22 Meatus acusticus externus, 23 Jochfortsatz des Temporale, 24 Proc. postglenoidalis, 25 Fossa mandibularis, 26 Tuberculum articulare, 27 Synchondrosis intersphenoidalis, 28 Ala temporalis und 29 Ala orbitalis des Sphenoidale, 30 Crista pterygoidea, 31 For. ethmoidale, 32 For. opticum, 33 Fissura orbitalis, 34 For. alare aborale, 35 Vidische Rinne, 36 For. supraorbitale, 37 Hamulus, 38 Tuber maxillare, 39 Crista facialis, 40 Proc. temporalis des Jochbeins, 41 For. palatinum majus, 42 Sulcus palatinus, 43 Margo interalveolaris, 44 Proc. palatinus des Oberkieferbeins, 45 Proc. palatinus des Zwischenkieferbeins, 46 Fissura palatina, 47 For. incisivum, 48 Hakenzahn, 49 Ausgangsöffnung des Meatus temporalis, 50 Proc. pterygoideus des Palatinum, 51 Proc. pterygoideus des Sphenoidale, 52 Choane, 53 For. alare parvum, 54 Eingang in den Canalis petrosus, 55 Canalis alaris (punktiert), 56 For. alare orale.

höhle führt. Von der Mitte des nasalen Randes der Innenfläche entspringt ein kurzer Fortsatz, der in die Crista galli übergeht und ventral eine dünne Knochenplatte trägt. Die nasale Hälfte des Körpers enthält die durch ein medianes Septum geschiedenen *Sinus sphenoidales*, Keilbeinhöhlen, die jederseits mit dem Sinus palatinus (s. S. 89) zum Sinus sphenopalatinus zusammenfliessen oder (nach Paulli [465] in ca. $^1/_3$ der Fälle) selbständige Höhlen sind, die mit den ventralen Meatus ethmoidales kommunizieren. Die *Facies externa* des Körpers ist gewölbt und nasal, wo sie den Pterygoidea und dem Vomer anliegt, rauh. Das kaudale Ende verbindet sich durch die *Synchondrosis sphenooccipitalis* mit dem Occipitale; sie springt innen ein wenig nach der Schädelhöhle vor, *Crista sphenooccipitalis* (Fig. 105 g).

2. Die Keilbeinflügel. a) Die fast viereckigen *Alae temporales*, Schläfenflügel (Fig. 96 28 u. 104 b), wenden sich von der kaudalen Hälfte des Körpers schräg dorsolateral. Die Innenfläche hat nahe dem Körper 2 durch eine niedrige Leiste geschiedene Längsrinnen, die zur Aufnahme von Nerven dienen (Nervenrinnen); die mediale, schmale und undeutlichere Rinne (Fig. 105 i) führt nasal zur Fissura orbitalis, die laterale, breitere (Fig. 105 k) zum Foramen rotundum; sie wird seitlich durch eine stärkere Knochenleiste begrenzt, an der sich meist noch eine sehr schmale Furche für den 4. Gehirnnerven findet. Lateral von den Rinnen dient eine flache Vertiefung zur Aufnahme des Lobus piriformis des Gehirns (Piriformisgrube, Fig. 105 l). Die Aussenfläche ist glatt und trägt zur Bildung der Unterschläfengrube bei. An der Grenze zum Keilbeinkörper verläuft an ihr die Rinne für den N. pterygoideus (s. S. 65 und 79 und Fig. 104 15). Der scharfe kaudale Rand begrenzt das For. lacerum (s. S. 80).

b) Die *Alae orbitales*, Orbitalflügel (Fig. 96, 97 29 u. 104 a), entspringen von der nasalen Hälfte des Körpers, steigen fast senkrecht in die Höhe, überragen die Temporalflügel bedeutend und schieben sich jederseits in die Incisura sphenoidalis des Frontale ein. Ihre Innenfläche enthält zahlreiche *Impressiones digitatae* und *Juga cerebralia;* die Aussenfläche schiebt sich zur Bildung einer Schuppennaht z. T. unter das Frontale und Temporale, im übrigen trägt sie zur Bildung der Augenhöhle und der Schläfengrube bei. Der nasale Rand besitzt nahe dem Körper einen Ausschnitt, der mit einem entsprechenden Ausschnitt des Frontale das *For. ethmoidale*, Siebbeinloch (Fig. 96 31 u. 104 6), bildet. Die von den nasalen Rändern der Orbitalflügel gebildete *Incisura ethmoidalis* dient zur Aufnahme des Ethmoidale. An ihrem Ursprung sind die Orbitalflügel von 3 fast übereinander gelegenen Knochenkanälen durchbohrt, der dorsale von ihnen ist das *For. opticum*, Sehnervenloch (Fig. 96 32 u. 104 7), das ventral und ein wenig aboral vom *For. ethmoidale* (s. oben) liegt. Dann folgt die *Fissura orbitalis*, Augenhöhlenspalte (Fig. 96 33 u. 104 8) als Fortsetzung der medialen Nervenrinne (s. oben) und schliesslich, wieder etwas weiter ventral und aboral, das *For. rotundum*, runde Loch, als Fortsetzung der lateralen Nervenrinne (s. oben). Das letztere mündet in den Flügelkanal (s. S. 79). Nicht selten fehlt die Knochenplatte zwischen ihm und der Fiss. orbitalis. Dorsolateral von letzterer findet sich meist ein sehr enges *For. trochleare* für den 4. Gehirnnerven. Dicht aboral von den erwähnten Öffnungen befindet sich an der Aussenfläche des Orbitalflügels ein stark vorspringendes Knochenblättchen, die *Crista pterygoidea* (Fig. 96 30 u. 104 5), die Augenmuskeln zum Ursprung dient und sich noch auf den Flügelfortsatz erstreckt.

Das dorsale Ende der Alae orbitales bleibt bis zum 3. Lebensjahr knorpelig und liegt in einem Falz des Frontale, der bei jungen Tieren mitunter zu einer Spalte des Stirnbeins führt. Ausnahmsweise ragt dieses Ende der Orbitalflügel durch die Spalte nach aussen, entwickelt sich stärker und gibt Veranlassung, dass auf dem Stirnbein kleine, einem Hornzapfen ähnliche Fortsätze, sog. Stirnhörner, entstehen.

3. Die beiden *Processus pterygoidei*, Flügelfortsätze (Fig. 97 51), sind platt und oroventral und etwas lateral gerichtet. Sie entspringen mit je einer Wurzel vom Körper und dem Temporalflügel. Zwischen beiden Wurzeln findet sich zum Durchtritt der A. maxillaris int. der *Canalis alaris*, Flügelkanal (Fig. 96 55), dessen Eingangsöffnung *For. alare aborale* (Fig. 96 34 u. 104 10), dessen Ausgangsöffnung *For. alare orale* (Fig. 96 56 u. 104 9) heisst; aus ihm führt das *For. alare parvum* (Fig. 96 53 u. 104 11) dorsolateral nach der Schläfengrube. Zwischen dem Körper und dem Flügelfortsatz des Keilbeins findet sich eine seichte Furche, die zusammen mit einer Furche der Flügel- und Gaumenbeine den engen *Canalis pterygoideus*, Flügelbein- (Vidischen-) kanal, für den N. pterygoideus bildet.

Der Kanal beginnt mit einer engen Oeffnung in der Orbita und endet mit einer ebensolchen zwischen dem Proc. pterygoideus des Keilbeins und dem aboralen Ende des Os pterygoideum. An das letztere Ende schliesst sich eine sehr seichte Rinne für den N. pterygoideus (Fig. 96 35) an, die zwischen dem Körper und dem Schläfenflügel des Keilbeins fast bis zum For. lacerum geht.

b) Os occipitale, Hinterhauptsbein, des Pferdes.

Das Hinterhauptsbein (Fig. 97 H, 98, 99 O, 100 O u. 104 O) ist ein unpaarer, grösstenteils aus Subst. spongiosa bestehender Knochen, der die Nackenwand des Schädels darstellt und mit dem Atlas ein unvollständiges Wechselgelenk bildet; er verbindet sich mit den Parietalia einschl. Inter-parietale, den Temporalia und dem Sphenoidale. Das Occipitale zerfällt in die Schuppe, die beiden Seitenteile und den Grundteil, die bis einige Monate nach der Geburt durch dünne Nahtknorpel getrennt sind und das *For. occipitale magnum* umschliessen.

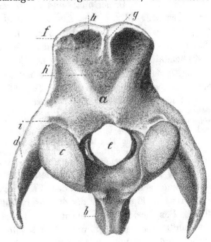

1. Die *Squama occipitalis*, Schuppe (Fig. 97 6 u. 98 a), bildet den dorsalen Teil des Hinterhauptsbeins und erstreckt sich noch auf das Schädeldach, so dass wir an ihr eine *Pars nuchalis* (Genick-) und eine *Pars parietalis* (Scheitelteil) (Fig. 99 3), unterscheiden; beide sind durch die *Linea nuchalis sup.*, den Genickkamm (Fig. 98 f u. 104 24), getrennt, der jederseits in die Crista temporalis übergeht. Die beiden Lineae nuchales sup. stossen median in der *Protuberantia occipitalis ext.*, dem Hinterhauptsstachel (Fig. 98 g), zusammen. Die Aussenfläche der Pars parietalis ist etwas gewölbt und bei jüngeren Tieren glatt; bei älteren Tieren trägt sie median die niedrige *Crista*

Figur 98. Os occipitale des Pferdes: von hinten und ein wenig von der basalen Fläche gesehen.

a Squama, b Pars basilaris, c u. d Pars lateralis und zwar c Condylus occipitalis und d Proc. jugularis, e For. occipitale magnum, f Linea nuchalis sup., g Protuberantia occipit. ext., h, h′ Band- und Muskelgruben (h für den M. semispinalis, h′ für das Nackenband), i Fossa condyloidea dorsalis.

sagittalis ext., den Scheitelkamm. Die Aussenfläche der Pars nuchalis ist etwas vertieft und hat ventral und seitlich von der Spina occipit. ext. eine breite, rauhe Grube zur Befestigung des Nackenbandstrangs (Fig. 98 h′). Die *Superficies interna* ist glatt und zur Aufnahme des Cerebellum grubig vertieft.

2. Die *Partes laterales*, Seitenteile, liegen ventral von der Squama und begrenzen das For. magnum dorsal und seitlich; an ihnen finden sich folgende Fortsätze: a) direkt neben dem For. magnum die beiden abgerundeten, schräg gestellten *Condyli occipitales,* Gelenkfortsätze (Fig. 96 u. 97 $_2$ u. 98 c), die ventral in der Mittellinie, wo sie in den Grundteil übergehen, durch eine schmale Furche, *Incisura intercondyloidea,* dorsal dagegen in der ganzen Breite des For. magnum voneinander getrennt werden. b) Die beiden *Proc. jugulares,* Drosselfortsätze (Fig. 98 d u. 104 $_{22}$), liegen lateral von den Gelenkfortsätzen, von denen sie durch einen tiefen Ausschnitt und ventral von diesem durch die *Fossa condyloidea ventralis* (Fig. 96 u. 97 $_4$) getrennt werden; sie sind zur Anheftung von Muskeln bestimmt, schwach hakenförmig gekrümmt und enden stumpf. Dorsal von jedem Condylus liegt die seichtere *Fossa condyloidea dorsalis* (Fig. 98 i). In der ventralen Knopfgrube findet sich das *For. hypoglossi* (Fig. 96 u. 97 $_5$).

3. Die fast prismatische *Pars basilaris,* der Grundteil (Fig. 97 $_8$ u. 98 b), liegt an der Schädelbasis. Seine innere Fläche hat nasal eine sehr seichte, querovale Grube für die Brücke, die Brückengrube, und dahinter eine flache Längsvertiefung für die Medulla oblongata. Die gewölbte Aussenfläche besitzt median ein breite Leiste und nasal das flache, zweigeteilte *Tuberculum pharyngeum* (Fig. 96 u. 97 $_9$ u. 104 $_{27}$) zur Anheftung der Kopfbeuger, das nach Skoda [584] oft auch nur dem Os sphenoidale allein oder auch beiden d. h. Os occipitale und Os sphenoidale zusammen angehört. Die scharfen Seitenränder bilden den medialen Rand des *For. lacerum,* gerissenen Loches (Fig. 96 u. 97 $_{10}$, $_{11}$), das nasal durch die Alae temporales des Keilbeins und lateral durch das Os petrosum begrenzt wird. Es ist durch eine fibröse, oft kleine Knöchelchen enthaltende Membran verschlossen und hat nasal die bedeutendste Breite, *For. lacerum orale* (Fig. 96 u. 97 $_{11}$ u. 105 o); der mittlere Teil ist am engsten, der aborale wieder etwas weiter, *For. lacerum aborale* (Fig. 96 u. 97 $_{10}$ u. 105 p).

Der nasale Rand des *For. lacerum* besitzt 3 Ausschnitte, von denen der mediale als *Incisura carotica* (Fig. 96 $_{12}$ u. 105 q) zum Durchtritt der A. carotis interna und V. cerebralis ventralis, der mittlere als *Incisura ovalis* (Fig. 96 $_{13}$ u. 105 q') zum Austritt des N. mandibularis und der laterale, kleinste als *Incisura spinosa* (Fig. 96 $_{14}$ u. 105 q'') zum Eintritt der A. meningea media dient. Durch das For. lacerum aborale treten der 9., 10. und 11. Gehirnnerv aus der Schädelhöhle (Fig. 105 $_9$, $_{10}$ u. $_{11}$). Dicht medial von den Seitenrändern des Basilarteiles findet sich an der Innenfläche eine Rinne zur Aufnahme des Sinus occipitalis ventralis.

Das aborale Ende des Grundteils trägt zur Begrenzung des For. magnum bei, das nasale Ende verbindet sich mit dem Keilbeinkörper durch die Synchondrosis spheno-occipitalis (Fig. 104 $_{26}$), die an der Innenfläche die schwache *Crista sphenooccipitalis* bildet. Das *For. occipitale magnum,* Hinterhauptsloch (Fig. 97 $_1$ u. 98 e), durch das die Medulla oblongata aus der Schädelhöhle tritt, wird ventral durch die Pars basilaris, seitlich und dorsal durch die Seitenteile begrenzt.

c) Os ethmoidale, Siebbein, des Pferdes.

Das unpaare Siebbein bildet, zwischen die Frontalia und die Alae orbitales des Sphenoidale eingeschoben, die durchlöcherte Nasenwand der Schädelhöhle und verbindet sich auch mit den Ossa palatina und dem Vomer. Es zerfällt in die Siebplatte, die senkrechte Platte, die Seitenplatten und die Seitenmassen.

1. Die *Lamina perpendicularis,* senkrechte Platte, bildet eine mediane Knochenplatte, die (bei jüngeren Tieren weiter rückwärts als bei älteren) unmerklich in die knorpelige Nasenscheidewand übergeht. Ihr aboraler Rand ist frei und der Schädelhöhle zugekehrt; er heisst Hahnenkamm, *Crista galli* (Fig. 105 z) (s. S. 67).

2. Die *Lamina cribrosa,* Siebplatte, bildet 2 quergestellte, von der senkrechten Platte ganz nahe der Crista galli fast im rechten Winkel abgehende Knochenplatten, die

sich mit den Stirnbeinen und den Orbitalflügeln des Keilbeins verbinden. Ihre nasale Fläche ist schwach gewölbt; an sie befestigen sich die beiden Seitenmassen; die Schädelhöhlenfläche ist grubig vertieft zu den durch die Crista galli getrennten *Fossae ethmoidales*, Siebgruben (Fig. 105 a). Jede Siebplatte wird von zahlreichen kleinen *Foramina cribrosa* durchbohrt, die in die Zellen der Seitenmassen führen. Dicht aboral vom Seitenrand der Siebplatte durchbohrt das *For. ethmoidale*, Siebbeinloch (Fig. 105 b), die Seitenwand der Schädelhöhle; die durch dieses in die letztere eintretenden Nerven und Gefässe gelangen durch ein grösseres Loch (Fig. 105 c) nahe dem Hahnenkamm in die Nasenhöhle.

3. Die Seitenplatte stellt jederseits eine dünne, poröse, wellig verlaufende Knochenlamelle dar, die am dorsalen und ventralen Rande medianwärts umbiegt, um sich mit der Lamina perpendicularis zu vereinigen. Der ventrale Teil der Seitenplatte wird grösstenteils von der *Lamina transversalis* (s. S. 67) gebildet, die mit dem Vomer verschmilzt. Die Seitenplatte verbindet sich ausserdem mit der Lamina cribrosa; nasal wird sie immer niedriger. Der grösste Teil der Seitenplatte verschmilzt mit den benachbarten Knochen (s. S. 67).

4. Zwischen senkrechter und Seitenplatte befindet sich jederseits der *Labyrinthus*, die Seitenmasse, das Labyrinth. Jedes Labyrinth bildet eine stumpfkegelförmige Anhäufung ungleich grosser *Ethmoturbinalia*, Siebbeinzellen (Fig. 93); über ihr Verhalten s. S. 67. Die Wand der nasal zugespitzten und blind endenden Ethmoturbinalien besteht aus einem dünnen, tütenförmig aufgerollten Knochenblättchen, das an die Seiten- und Siebplatte befestigt und an beiden Flächen von Schleimhaut überzogen ist. Das Pferd besitzt nach Paulli [465] jederseits 31 Ethmoturbinalien und zwar 6 grosse, bis nahe an die Lamina perpendicularis reichende *Endoturbinalien* und 25 kleine, zwischen diesen gelegene *Ektoturbinalien* (s. S. 67). Die ersteren sind mit sekundären und tertiären Blättchen besetzt. Zwischen ihnen bleiben die spaltförmigen *Meatus ethmoidales*, Siebbeingänge; es sind i. d. R. 5 Hauptgänge vorhanden.

Sie werden in dorsoventraler Richtung als 1.—5. gezählt; ausserdem lässt jedes Endoturbinale noch 1—2 Nebengänge erkennen. Die Meatus ethmoidales führen vom Grunde der Nasenhöhle in das Innere der Endoturbinalien und durch kleine Nebengänge auch in die Ektoturbinalien; beide sind ausserdem von der Schädelhöhle aus durch die Foramina cribrosa zugänglich. Von den Endoturbinalien ist das ventral liegende das kleinste; von da werden sie dorsal immer grösser; das umfangreichste Endoturbinale ist die dorsale Nasenmuschel (s. S. 90). Das ventral von dieser gelegene (zweite) Endoturbinale wird wohl auch als mittlere Nasenmuschel (Concha media) bezeichnet und ist dadurch charakterisiert, dass sein Hohlraum nicht von der Nasenhöhle, sondern nur von der grossen Kieferhöhle aus zugänglich ist.

d) Os interparietale, Zwischenscheitelbein, des Pferdes.

Das Zwischenscheitelbein ist ein kleiner, länglich-viereckiger, unpaarer Knochen, der an der Schädeldecke zwischen den beiden Parietalia und der Squama occipitalis liegt und i. d. R. schon während des 2. Lebensjahres oder noch früher mit der Squama occip. und den Parietalia verschmilzt.

Seine Innenfläche trägt die in die Schädelhöhle ragende *Protuberantia occipitalis interna*, den Sichelfortsatz, der zusammen mit dem aboralen, grätenartig vorspringenden Rande der Scheitelbeine das *Tentorium osseum*, knöcherne Zelt, bildet. Dieses geht nasoventral in 2 Spitzen aus, die einen fast halbkreisförmigen Ausschnitt einschliessen und zur Anheftung des Tentorium cerebelli dienen. Die nasale Fläche ist durch einen flachen Kamm, an dem sich die Falx cerebri befestigt, in 2 Seitenflächen geteilt. Die Ränder des Knochens sind sämtlich zackig; zwischen ihnen und den Scheitelbeinen finden sich mitunter ein oder einige Nahtknochen.

e) Ossa parietalia, Scheitelbeine, des Pferdes.

Die Scheitelbeine (Fig. 99 u. 100 P, 104 Pt) sind paarige, median zusammenstossende, bei älteren Tieren fast nur aus kompakter Substanz bestehende Knochen, die sich kaudal mit dem Interparietale und dem Occipitale, seitlich mit dem Temporale, nasal mit dem Frontale und median mit dem Knochen der anderen Seite verbinden (s. S. 68); sie bilden den grössten Teil des Schädeldachs (*Planum parietale*) und tragen mit ihrem abfallenden, lateralen Teil (*Planum temporale*) zur Bildung der Schläfengrube bei. An der gewölbten Aussenfläche befindet sich median (an der Sutura sagittalis) bei älteren und besonders bei muskelkräftigen Tieren ein m. o. w. starker Längskamm, die *Crista sagittalis ext.*, der Scheitelkamm (Fig. 99 ₅ u. 100 ₂), der nackenwärts in den gleichnamigen Kamm des Os occipitale übergeht, während er sich nasal in 2 Aeste spaltet, die im flachen Bogen zum Proc. zygomaticus des Frontale verlaufen und in die Cristae frontales externae (Fig. 100 ₃) übergehen. Die Innenfläche ist ausgehöhlt und enthält zahlreiche Impressiones digitatae, Juga cerebralia und Sulci vasculosi. Dicht nasal von der Sutura parietooccipitalis findet sich an der Innenfläche ein tiefer *Sulcus transversus,* der zum Meatus temporalis führt und den Sinus transversus aufnimmt; die diese Rinne begrenzenden Leisten helfen das Tentorium osseum bilden. Die Sutura sagittalis trägt an der Innenfläche die niedrige *Crista sagittalis int.* zur Anheftung der Falx cerebri; neben ihr finden sich 1—2 Gefässrinnen (*Sulcus sagittalis*) zur Aufnahme des Sinus sagittalis.

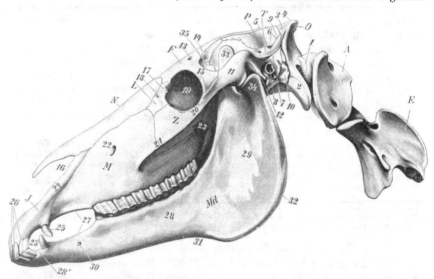

Figur 99. Kopfskelett des Pferdes mit 1. u. 2. Halswirbel; von der linken Seite gesehen.
A Atlas, E Epistropheus, F Frontale, J Incisivum, L Lacrimale, M Maxilla, Md Mandibula, N Nasale, O Squama occipitalis, P Parietale, T Temporale (Squama) bzw. Fossa temporalis, Z Zygomaticum.
1 Condylus occipitalis, 2 Proc. jugularis, 3 Pars parietalis der Squama occipitalis, 4 Linea nuchalis sup., 5 Crista sagittalis ext., 6 Öffnungen, die in den Schläfenkanal führen, 7 Crista temporalis, 8 Porus acusticus ext., 9 Proc. caudalis der Schläfenbeinschuppe, 10 Pars mastoidea des Schläfenbeins, 11 Proc. zygomaticus und 12 Proc. postglenoidalis des Schläfenbeins, 13 For. supraorbitale, 14 Crista frontalis ext., 15 Proc. zygomaticus des Frontale, 16 Incisura nasomaxillaris, 17 Proc. lacrimalis aboralis, 18 Proc. lacrimalis oralis, 19 Orbita, 20 Proc. temporalis des Zygomaticum, 21 Crista facialis, 22 For. infraorbitale, 23 Tuber maxillare, 24 Proc. nasalis des Incisivum, 25 oberer und 25' unterer Hakenzahn, 26 Schneidezähne, 27 Zwischenzahnrand, 28 Pars molaris und 28' Pars incisiva des Unterkieferkörpers, 29 Ramus mandibulae, 30 For. mentale, 31 Incisura vasorum, 32 Angulus mandibulae, 33 Proc. coronoideus und 34 Proc. condyloideus mandibulae, 35 Ala orbitalis des Keilbeins.

f) Ossa frontalia, Stirnbeine, des Pferdes.

Die Stirnbeine (Fig. 96 u. 97 St, 99 u. 100 F) sind paarige Knochen, die zur Bildung der Schädel-, Nasen- und Augenhöhle, sowie der Schläfengrube beitragen und zwischen den Scheitel-, Nasen-, Tränen-, Schläfen-, Gaumen- und Oberkieferbeinen und dem Keil- und Siebbein ihre Lage haben. Man unterscheidet an ihnen die *Pars frontalis*, den Stirnteil, die *Pars nasalis*, den Nasenteil, die *Pars orbitalis*, den Augenhöhlenteil, und die *Pars temporalis*, den Schläfengrubenteil.

Stirn- und Nasenteil fliessen ohne Grenze zur *Pars nasofrontalis*, der Grundlage der Stirn, zusammen, die eine fast ebene Aussenfläche besitzt, mit einem kleinen, aboralen Teile zur Bildung der Schädeldecke beiträgt und in ihrem nasalen $3/4$ den *Sinus frontalis*, die Stirnhöhle (s. Atmungsorgane), enthält. Vom Schläfengrubenteil wird die Pars nasofront. durch die bogige *Crista frontalis ext.* (Fig. 100 3) getrennt, die in die Crista sagittalis ext. übergeht.

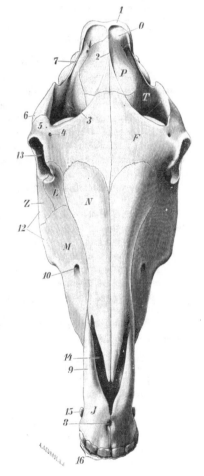

Die Innenfläche des der Schädelhöhle begrenzenden Teiles enthält zahlreiche Fingereindrücke, Gehirnleisten und einige Gefässrinnen; an ihrem medialen Rande findet sich die niedrige *Crista frontalis int.* als Fortsetzung der Crista sagittalis int. Nahe dem lateralen Rande findet sich bei jüngeren Tieren ein Falz, der die Orbitalflügel des Keilbeins aufnimmt (s. S. 78). Die innere Platte des Stirnteils neigt sich oroventral, trägt zur Begrenzung der Schädelhöhle bei und hilft die zur Aufnahme des Siebbeins bestimmte *Incisura ethmoidalis* bilden.

Augenhöhlen- und Schläfengrubenteil bestehen fast nur aus kompakter Knochensubstanz, gehen vom Stirnnasenteil unter fast rechtem Winkel ab, bilden die mediale Wand der Augenhöhle bzw. der Schläfengrube und werden durch die tiefe, zur Aufnahme der Orbitalflügel des Keilbeins bestimmte *Incisura sphenoidalis* voneinander getrennt. Am nasalen Rande der letzteren findet sich ein halbrunder Einschnitt, der mit einem entsprechenden des Orbitalflügels des Keilbeins das *For. ethmoidale* (Fig. 104 6) bildet. Die Aussenfläche des Temporalteils ist rauh und flachgrubig vertieft. Die Aussenfläche des Orbitalteils ist glatt,

Figur 100. Kopfskelett des Pferdes; von der dorsalen Fläche gesehen.
F Frontale, J Incisivum, L Lacrimale, M Maxilla, N Nasale, O Pars parietalis der Squama occipitalis, P Parietale, T Temporale (Squama), Z Zygomaticum. 1 Linea nuchalis sup., 2 Crista sagittalis externa, 3 Crista frontalis ext., 4 For. supraorbitale, 5 Proc. zygomaticus des Frontale, 6 Proc. zygomaticus des Temporale, 7 Crista temporalis, 8 For. incisivum, 9 Proc. nasalis des Incisivum, 10 For. infraorbitale, 12 Crista facialis, 13 Orbita, 14 Incisura nasomaxillaris, 15 Hakenzahn, 16 Schneidezähne.

Figur 100.

bildet den grössten Teil der medialen Augenhöhlenwand und enthält nahe dem Proc. zygomaticus die kleine, vom Rollknorpel bedeckte *Fovea trochlearis*, Rollgrube (Fig. 104 4).

Ungefähr von der Mitte des lateralen Randes des Stirnnasenteils entspringt der lateral gerichtete *Proc. zygomaticus*, Jochfortsatz (Fig. 99 15 u. 100 5). Er hat eine konvexe Oberfläche und eine glatte, ausgehöhlte Unterfläche. Letztere enthält zur Aufnahme der Tränendrüse die sehr seichte *Fossa glandulae lacrimalis*, Tränendrüsengrube. Der dicke aborale Rand des Fortsatzes geht in die Crista frontalis externa über, der nasale Rand ist scharf; das zackige laterale Ende verbindet sich mit dem Proc. zygomaticus des Schläfenbeins. Die Wurzel des Jochfortsatzes wird vom *For. supraorbitale* (Fig. 97 36, 99 13 u. 100 4), an dessen Stelle mitunter nur ein Ausschnitt vorhanden ist, durchbohrt.

Der kaudale Rand des Os frontale verbindet sich mit dem Parietale, der mediale mit dem Frontale der anderen Seite, der nasale Rand beider Stirnbeine durch eine Blattnaht mit den Ossa nasalia, zwischen die sich der dreieckige *Proc. nasalis* des Frontale einschiebt, und durch eine zackige Naht mit dem Lacrimale; der ventrale Rand gehört der Pars orbitalis und temporalis an und verbindet sich mit dem Os sphenoidale, lacrimale, palatinum, temporale und mit der Maxilla.

g) Ossa temporalia, Schläfenbeine, des Pferdes.

Die Schläfenbeine sind paarige Knochen, welche die Seitenwand der Schädelhöhle bilden helfen; sie zerfallen in die Schläfenbeinschuppe und das Felsenbein, die nicht vollständig miteinander verschmelzen.

A. Die schalenförmige **Schläfenbeinschuppe**, *Squama temporalis* (Fig. 99, 100 u. 104 T), hat eine schwach ausgehöhlte Innenfläche, *Facies cerebralis*, die Fingereindrücke, Gehirnleisten und Gefässrinnen enthält und wegen der sich gegenseitig deckenden Ränder des Temporale und Parietale kleiner als die gewölbte *Facies temporalis*, Aussenfläche, ist, die einen grossen Teil der Schläfengrube bildet. Der dorsale Rand der Schuppe verbindet sich durch eine Schuppennaht mit dem Scheitel-, der nasale mit dem Stirnbein und dem Orbitalflügel des Keilbeins, der ventrale durch eine zackige Naht mit den Schläfenflügeln des Sphenoidale und mit dem Os petrosum, der aborale Rand mit dem Os petrosum und dem Os occipitale. Seitlich entspringt von der Squama mit 2 Wurzeln der starke *Proc. zygomaticus* (Fig. 99 11); sein Ursprungsteil ist lateral gerichtet und dorsoventral komprimiert; der Endabschnitt biegt fast im rechten Winkel nasal um, ist seitlich komprimiert und verbindet sich durch eine falsche Naht mit dem Proc. temporalis des Zygomaticum und der Maxilla zum *Arcus zygomaticus*, Jochbogen. Sein dorsaler Rand besitzt nahe dem nasalen Ende eine zackig-rauhe Stelle zur Verbindung mit dem Proc. zygomaticus des Stirnbeins. Die ventrale Seite des Ursprungsteils trägt die Gelenkfläche für den Unterkiefer. Sie bildet das quere, schwach konvexe *Tuberculum articulare*, die Gelenkrolle (Fig. 96 u. 97 26). An sie schliesst sich aboral eine seichte Vertiefung, die *Fossa mandibularis*, Gelenkgrube (Fig. 96 u. 97 25), an, über deren mediale Hälfte der fast dreieckige, zusammengedrückte *Proc. postglenoidalis* (Fig. 96 u. 97 24 u. 104 17), vorspringt. Halsseitig geht die Schuppe in den *Proc. caudalis* (Fig. 104 i) über, dessen Aussenfläche in der Fortsetzung des dorsalen, scharfen Randes des Jochbogens die scharfe *Crista temporalis*, Schläfengräte (Fig. 100 7 u. 104 16), besitzt, die im flachen Bogen dorsokaudal verläuft und in die Linea nuchalis sup. übergeht. Der dorsal von ihr gelegene Teil der Aussenfläche der Schläfenbeinschuppe hilft die *Fossa temporalis*, Schläfengrube, bilden. Die rauhe mediale Fläche des Proc. caudalis verbindet sich mit dem Os parietale und durch eine falsche Naht mit dem Os petrosum; sie besitzt an der Grenze zur eigentlichen Schuppe eine scharf abgesetzte Rinne, die den *Meatus temporalis*, Schläfengang, bilden hilft. Er ist die Fortsetzung des Sulcus transversus des Os parietale, verläuft zwischen dem Felsenbein, dem Zitzenfortsatz und dem Scheitelbein oroventral und führt aboral vom Gelenkfortsatz nach aussen (Fig. 96 49 u. 104 29). Der ventrale Rand des Proc. caudalis ist stark ausgehöhlt und umfasst den äusseren Gehörgang. Zwischen seinem dorsalen Rande einerseits und der Squama occipitalis und dem Parietale anderseits bleiben 1—3 Löcher, die in den Meatus temporalis führen (Fig. 99 6 u. 104 28).

B. Das *Os petrosum*, **Felsenbein,** hat die Gestalt einer vierseitigen, mit der Spitze kaudodorsal, mit der Basis oroventral gewendeten Pyramide, liegt zwischen der Squama tempor. und dem Os occipitale und zerfällt in den Felsen-, Warzen- und Paukenteil. Ersterer liegt medial, gegen die Schädelhöhle, letzterer ventral; der Warzenteil endlich schiebt sich zwischen den Proc. caudalis der Squama und das Occipitale ein und verbindet sich mit dem Paukenteil durch festes, faserknorpeliges Gewebe, das sich fast das ganze Leben hindurch erhält.

Die *Pars petrosa,* der **Felsenteil** (Fig. 96 u. 97 15), schliesst das Höhlensystem des inneren Ohres ein. Seine laterale Fläche legt sich in ihrem dorsalen Abschnitt der Pars mastoidea, in ihrem ventralen der Pars tympanica an; zwischen Pauken- und Felsenteil bleibt eine allmählich enger werdende Spalte bestehen. Die mediale Fläche der Pars petrosa trägt zur Begrenzung der Schädelhöhle bei, enthält Fingereindrücke und Gehirnleisten und bildet den lateralen Rand des For. lacerum (s. S. 80). An ihr findet sich der *Porus acusticus internus*, die innere Gehöröffnung; sie führt in den kurzen *Meatus acusticus int.*, inneren Gehörgang (Fig. 105 t), der sich in 2 Aeste spaltet, von denen der aborale siebartig durchlöcherte zum Eintritt des N. acusticus in das Innere des Ohres bestimmt ist, während der nasale die innere Oeffnung des *Canalis facialis* darstellt. Kaudodorsal von der Oeffnung des inneren Gehörgangs findet sich eine grössere, aboral von ihr eine schmale Spalte. Beide Spalten sind der Anfang von Kanälen, von denen der erstere als *Aquaeductus vestibuli* zum Vorhof des inneren Ohres (s. diesen), der letztere als *Aquaeductus cochleae* zur Schnecke (s. diese) führt. Die Spalten selbst heissen *Apertura externa aquaeductus vestibuli et cochleae.*

Von den 4 Rändern, welche die Flächen des Os petrosum voneinander scheiden, springt der nasomediale am stärksten in die Schädelhöhle vor und bildet dadurch die *Crista petrosa.* Die rauhe nasale Fläche springt nach innen etwas in die Schädelhöhle vor, verbindet sich mit dem Parietale und hilft den Meatus temporalis bilden. Mit Ausnahme der Spitze besteht der Felsenteil nur aus kompakter Knochensubstanz.

Die *Pars mastoidea,* der **Warzenteil** (Fig. 96 u. 97 17, 99 10 u. 104 g), verschmilzt schon frühzeitig mit der Pars petrosa und schiebt sich zwischen Occipitale und Proc. caudalis der Schuppe ein. Die gewölbte laterale Fläche wird grösstenteils von letzterem bedeckt; an ihr verläuft eine Querrinne, die in den Schläfengang führt und die A. meningea caud. aufnimmt. Die ausgehöhlte mediale Fläche verbindet sich mit dem Os occipitale. Das ventrale Ende springt ein wenig in Form einer abgerundeten Beule, dem *Proc. mastoideus,* Warzenfortsatzes, vor; zwischen dem Warzen- und dem Paukenteil findet sich die äussere Öffnung des Fazialiskanals, das *For. stylomastoideum* (Fig. 96 u. 97 21), in das ein kleiner, zum Durchtritt des N. auricularis inf. bestimmter Kanal mündet. Der grösste Teil der Pars mastoidea besteht aus spongiöser Knochensubstanz und ist sehr porös (*Cellulae mastoideae*).

Die *Pars tympanica,* der **Paukenteil** (Fig. 96 u. 97 16, 104 h), bildet die aus kompakter Knochensubstanz, *Lamina tympanica,* bestehende, dünnwandige *Bulla ossea,* Paukenblase, die mit der dorsomedial an sie stossenden Pars petrosa die Wand des *Cavum tympani,* der Paukenhöhle, herstellt. Vom Paukenteil ragt der lange, spitze *Proc. muscularis* (Fig. 96 u. 97 19, 104 19) oroventral vor. Dicht medial von ihm führt eine weite

Öffnung oder Halbrinne, die *Tuba auditiva ossea (Eustachii)*, knöcherne Hörtrompete, als Fortsatz der an den Muskelfortsatz sich anlegenden, knorpeligen Hörtrompete in die Paukenhöhle. Dicht medial von der knöchernen Tuba findet sich eine enge Spalte, die in den *Canalis petrosus*, Felsenbeinkanal, führt (Fig. 96 ₅₄), der in den Fazialiskanal mündet. Vor dem dorsolateralen Abschnitt des Paukenteils springt ein hohler Knochenzylinder vor, der *Meatus acusticus externus*, äussere Gehörgang (Fig. 96 ₂₂), der mit dem *Porus acusticus ext.*, der äusseren Gehöröffnung (Fig. 104 ₁₈), beginnt. Zwischen seinem Grunde und dem des Muskelfortsatzes führt eine enge Spalte, die *Fissura petrotympanica (Glaseri)* (Fig. 96 ₂₀), zum Durchtritt der Chorda tympani, in die Pauke. Medial und ventral vom Meatus acust. ext. trägt die Pauke den zylindrischen, ziemlich starken, streng genommen zum Warzenteil gehörigen *Proc. hyoideus*, Zungenbeinfortsatz (Fig. 96 ₁₈ u. 104 ₂₀), dessen freies Ende sich durch Knorpel mit dem Zungenbein verbindet. In ihm dürfte der Proc. styloideus hom. aufgegangen sein. (Über die Paukenhöhle und das innere Ohr s. „Gehörorgan".)

III. Gesichtsknochen des Pferdes.

Das Skelett der Mund- und Nasenhöhle bilden 8 paarige Knochen: die Maxilla und Mandibula, das Os incisivum, nasale, zygomaticum, lacrimale, palatinum und pterygoideum und 2 unpaare, der Vomer und das Os hyoideum.

a) Maxillae, Oberkieferbeine, des Pferdes (Fig. 97 O, 99 u. 100 M).

Die Oberkieferbeine sind paarige, fast ganz aus kompakter Substanz bestehende Knochen, welche die hauptsächlichste Grundlage der Seitenflächen des Gesichts bilden. An jedem Oberkieferbein unterscheidet man den Körper und die Fortsätze. Es verbindet sich mit fast allen Gesichts- und 2 Schädelknochen (Os temporale und frontale).

Die *Facies facialis*, Gesichtsfläche, des *Corpus maxillae* ist grösstenteils glatt, am nasalen Ende etwas ausgehöhlt, im übrigen gewölbt und zwar bei jungen Tieren stärker als bei alten. An ihr bemerkt man im aboralen Drittel die starke *Crista facialis*, Gesichtsleiste (Fig. 97 ₃₉); sie liegt 4—6 cm vom Zahnrand entfernt und ihm fast parallel; sie beginnt scharf abgesetzt dorsal vom 3. Backzahn und geht kaudal in die entsprechende Leiste des Jochbeins über. Nahe dem dorsalen Rande findet sich in der Höhe des 3. Backzahns das grosse *For. infraorbitale* (Fig. 99 ₂₂) als Ausgangsöffnung des *Canalis infraorbitalis*, von dem etwas kaudal vom For. infraorbitale der sehr enge *Canalis alveolaris incisivus* abzweigt, der bis zum Incisivum verläuft und nahe der Medianebene endet. Die *Facies nasalis* ist ausgehöhlt. Nahe ihrem dorsalen Rande verläuft der seichte *Sulcus lacrimalis*, die Tränenrinne, zur Aufnahme des häutigen Tränenkanals; ventral von dieser Rinne findet sich die niedrige *Crista conchalis ventralis*, ventrale Muschelgräte, zur Anheftung der ventralen Nasenmuschel. Am aboralen Ende ist der ventrale Teil der Nasenfläche rauh zur Verbindung mit dem Os palatinum und enthält eine breite Rinne, die zusammen mit einer entsprechenden des Gaumenbeins den *Canalis palatinus*, Gaumenkanal, bildet. Im aboralen Teil der Maxilla entsteht zwischen den beiden Platten der Compacta der *Sinus maxillaris*, die Kieferhöhle (s. Atmungsorgane).

Das aborale Ende des Körpers bildet in der Verlängerung der Gesichtsleiste den *Proc. temporalis*, Schläfenfortsatz. Er verbindet sich mit dem Joch- und Schläfenbein und trägt zur Bildung des Jochbogens bei. Ventral von seinem Ursprung ist das aborale Ende des Körpers aufgetrieben zum rundlichen *Tuber maxillare*, der Ober-

kieferbeule (Fig. 97 ₃₈ u. 99 ₂₃), in der sich mehrere kleine, zum Durchtritt von Nerven
bestimmte Löcher finden. Ihre mediale Fläche verbindet sich mit dem Palatinum; an
der Verbindungsstelle findet sich als Eingang in den Gaumenkanal das *For. palatinum
aborale* (Fig. 104 ₁₄) und dorsal von ihm als Eingangsöffnung in den *Canalis infraorbitalis* das *For. maxillare* (Fig. 104 ₁₃). Das orale Ende läuft spitz zu und verbindet
sich mit dem Incisivum. Der ventrale Teil des Körpers bildet den *Proc. alveolaris*,
Zahnfortsatz, mit dem *Limbus alveolaris*, Zahnrand, als seinem freien Rande. Der
Zahnfortsatz enthält 6 durch parallele, querlaufende Knochenblättchen (*Septa interalveolaria*) getrennte, viereckige, dorsal sich etwas verschmälernde *Alveoli*, Zahnfächer,
in denen die Wurzeln der Backzähne stecken. An der lateralen Fläche des Zahnfort-
satzes machen sich (meist jedoch nur im Bereich der ersten 3 Backzähne) entspr. den
Wurzeln der Backzähne schwach angedeutete Kämme, *Juga alveolaria*, bemerklich. Im
Grunde der Zahnfächer finden sich kleine Löcher, *For. alveolaria*, zum Durchtritt von
Gefässen und Nerven. Häufig findet sich vor dem 1. Backzahn eine kleine Höhle für einen
Wolfszahn. Vor dem 1. Backzahn oder dem Wolfszahn ist der ventrale Rand der Maxilla
fast scharf und heisst, weil er keine Zähne enthält, *Margo interalveolaris*, Zwischen-
zahnrand (Fig. 97 ₄₃ u. 99 ₂₇); erst an seiner Grenze zum Os incisivum befindet sich
bei männlichen Pferden eine Alveole für den Hakenzahn (Fig. 97 ₄₈).

Der *Proc. palatinus*, Gaumenfortsatz (Fig. 97 ₄₄), springt fast im rechten Winkel
vom Zahnfortsatz entlang der ersten 4 Backzähne medianwärts vor, verbindet sich median
durch die zackige *Sutura palatina*, Gaumennaht, mit dem der anderen Seite und bildet
mit ihm die knöcherne Grundlage des harten Gaumens. Seine dorsale, etwas ausgehöhlte
Nasenhöhlenfläche geht in die des Körpers der Maxilla über und besitzt die mediane
Crista nasalis, den Nasenkamm, zur Anlagerung des Vomer und jederseits daneben eine
seichte Rinne zur Aufnahme des Nasenbodenorgans; die ventrale, ebene Mundhöhlenfläche ist breiter und enthält nahe den Backzähnen den zur Aufnahme von Gefässen
und Nerven bestimmten *Sulcus palatinus*, die Gaumenrinne (Fig. 97 ₄₂), als Fortsetzung
des Gaumenkanals (s. S. 89), der zwischen dem aboralen Rande des Gaumenfortsatzes
und dem Gaumenbein mit dem *For. palatinum majus* endet. Der Gaumenfortsatz wird
von kleinen Gefäss- und Nervenlöchern durchbohrt. Er begrenzt mit dem Körper und
dem Gaumenfortsatz des Os incisivum die Gaumenspalte (s. S. 88).

b) Ossa incisiva, Zwischenkieferbeine, des Pferdes (Fig. 97 Z, 99 u. 100 J).

Die paarigen Zwischenkieferbeine schieben sich am Mundende des Gesichts zwischen
die Maxillae, die Nasalia und den Vomer ein; sie tragen zur Bildung der Mund- und
Nasenhöhle bei und bestehen aus Körper, Nasen- und Gaumenfortsatz. Die Lippenfläche, *Facies labialis*, des Körpers ist glatt und gewölbt: die seicht ausgehöhlte *Facies
palatina*, Gaumenfläche, enthält einige kleine Löcher; die rauhe mediale Fläche verbindet sich mit der der anderen Seite und bildet mit ihr das *For. incisivum*, Schneidezahnloch (Fig. 97 ₄₇ u. 100 ₈). Lippen- und Gaumenfläche werden durch den *Limbus
alveolaris*, Zahnrand, geschieden, der 3 durch *Septa interalveolaria* getrennte Alveolen
für die Schneidezähne enthält; an diese reiht sich der *Margo interalveolaris*, Zwischenzahnrand, an, der beim männlichen Tiere durch die Hakenzahnalveole unterbrochen
wird. Der vom Körper nasen- und stirnwärts aufsteigende *Proc. nasalis* (Fig. 99 ₂₄ und
100 ₉) hat eine laterale und mediale, glatte, schwach gewölbte Fläche und hilft mit
seinem dorsalen, freien, glatten, gerundeten Rande den Nasenkieferausschnitt begrenzen.
Der aboral gerichtete, platte *Proc. palatinus* (Fig. 97 ₄₅) bildet mit dem der anderen
Seite den Anfangsteil des knöchernen Gaumens. Seine dorsale Fläche trägt einen Kamm,

der mit dem der anderen Seite eine Rinne für die Nasenscheidewand herstellt. Zwischen seinem lateralen, scharfen Rande, dem Körper des Os incisivum und der Maxilla liegt die langgezogene *Fissura palatina*, Gaumenspalte (Fig. 97 46).

c) Ossa nasalia, Nasenbeine, des Pferdes (Fig. 99 u. 100 N).

Die Nasenbeine sind paarige, zwischen die Ober- und Zwischenkieferbeine einge-schobene Knochen, die das Dach der Nasenhöhle bilden. Ihre Aussenfläche ist glatt und gewölbt; die ausgehöhlte Innenfläche hat in der Nähe des lateralen Randes zum Ansatz der dorsalen Muschel die niedrige *Crista conchalis dors.*, dorsale Muschelgräte. Beide Flächen verschmälern sich gegen das in eine Spitze auslaufende Ende. Der Raum zwischen diesem und dem Proc. nasalis des Incisivum, die durch ihr Zusammenstossen den Nasenkieferwinkel begrenzen, heisst *Incisura nasomaxillaris*, Nasen-Kiefer-ausschnitt (Fig. 99 16 u. 100 14); er bildet mit dem anderseitigen die *Apertura nasalis ossea*, den knöchernen Naseneingang.

Der laterale Rand ist, soweit er sich mit dem Lacrimale, Maxillare und Incisivum ver-bindet, rauh und wendet sich in seinem apikalen Viertel medial. Der mediale Rand ist gerade, im aboralen Drittel rauh, weiterhin eben und durch eine falsche Naht mit dem der anderen Seite verbunden. Das aborale, breite, konvexe Ende verbindet sich durch eine Blattnaht mit dem Frontale, dessen Nasenfortsatz von einem Ausschnitt beider Nasenbeine aufgenommen wird. Zwischen den beiden Tafeln kompakter Knochensubstanz befindet sich eine sehr dünne Diploë-schicht und aboral oft ein kleiner Nasenbeinsinus.

d) Ossa zygomatica, Jochbeine, des Pferdes (Fig. 97 J, 99 u. 100 Z).

Die Jochbeine sind paarige, grösstenteils aus kompakter Substanz bestehende Knochen, die zur Bildung der Augen- und Oberkieferhöhle und des Jochbogens bei-tragen und sich mit der Maxilla, dem Lacrimale und Temporale verbinden.

Das Jochbein besitzt eine der Kieferhöhle zugekehrte, rauhe *Facies nasalis*, Nasenfläche, eine schwach ausgehöhlte, glatte *Facies orbitalis*, Augenhöhlen-fläche, und eine fast ebene, glatte *Facies facialis*, Angesichtsfläche; die beiden letzteren Flächen werden durch den *Margo orbitalis* voneinander geschieden. Die An-gesichtsfläche trägt nahe dem ventralen Rande die längsverlaufende *Crista facialis*, Gesichtsleiste (Fig. 99 21); die in die gleichnamige der Maxilla übergeht. Die schmale, ventral von ihr gelegene *Facies masseterica* dient dem M. masseter zum Ur-sprung. Das aborale Ende des Knochens bildet den platten *Proc. temporalis*, Schläfen-fortsatz (Fig. 97 40 u. 99 20), der mit dem Proc. zygomaticus des Temporale und dem Proc. temporalis der Maxilla den *Arcus zygomaticus*, Jochbogen, darstellt.

e) Ossa lacrimalia, Tränenbeine, des Pferdes (Fig. 99, 100 u. 104 L).

Die Ossa lacrimalia sind paarige, kompakte Knochen am medialen Augenwinkel, die zur Bildung der Augen- und Oberkieferhöhle beitragen, sich mit der Maxilla, dem Os nasale, zygomaticum und frontale verbinden und eine Gesichts-, Augenhöhlen- und Nasenfläche besitzen. Die *Facies facialis* ist viereckig, glatt, fast eben; auf ihr findet sich gewöhnlich der kleine *Proc. lacrimalis oralis* (Fig. 99 18). Die glatte *Facies orbi-talis* ist schwach konkav und bildet den grössten Teil der nasalen Augenhöhlenwand. Nahe dem Orbitalrand findet sich an ihr die weite, trichterförmige Eingangsöffnung des knöchernen Tränenkanals, die *Fossa sacci lacrimalis*, der Tränentrichter (Fig. 104 2), und aboral davon eine seichte Muskelgrube für den M. obliquus oculi ventr. (Fig. 104 3). Die *Facies nasalis* ist rauh und trägt zur Bildung der Kieferhöhle bei; in ihrer Mitte befindet sich eine halbzylindrische, dünnwandige Knochenerhöhung, die den *Canalis lacrimalis osseus*, knöchernen Tränenkanal, umschliesst. Der *Margo orbitalis* scheidet die Angesichts- von der Augenhöhlenfläche und trägt den kleinen, rauhen *Proc. lacrimalis aboralis* (Fig. 99 ₁₇) und dorsal von ihm einen Ausschnitt oder ein Loch.

f) Ossa palatina, Gaumenbeine, des Pferdes (Fig. 97 G, G' u. 104 Pl).

Die Ossa palatina sind paarige, dünne, fast rein kompakte Knochen, die sich aboral an die Maxillae anschliessen, den aboralen Teil des knöchernen Gaumens und der Nasenhöhlenwand bilden, die Choanen (Fig. 97 ₃₂) umgrenzen helfen und sich mit den Maxillae, den Ossa frontalia und pterygoidea und dem Os sphenoidale, ethmoidale und dem Vomer verbinden.

Die *Pars horizontalis,* der horizontale Teil (Fig. 97 G), verbindet sich mit dem Proc. palatinus maxillae und besitzt eine *Facies nasalis* und eine *Facies lingualis;* beide Flächen sind schmal und glatt. Der kurze mediale Rand verbindet sich mit dem der anderen Seite durch die Gaumennaht, die an der Facies nasalis die niedrige *Crista nasalis* bildet. Der zackige, konvexe orale Rand begrenzt mit dem Proc. palatinus der Maxilla das *For. palatinum majus* (Fig. 97 ₄₁), die Mündung des Gaumenkanals (s. S. 87). Der konkave, glatte, freie aborale Rand dient dem Gaumensegel zur Anheftung und begrenzt mit dem der anderen Seite ventral die Choanen.

Die *Pars perpendicularis,* der senkrechte Teil (Fig. 97 G'), ist grösser und breiter als der horizontale und liegt aboral von ihm; er trägt zur Bildung der Nasenhöhle und der Fossa pterygopalatina bei und begrenzt die Choanen lateral. Seine laterale Fläche ist teils glatt, teils rauh. Ihr glatter aboraler Teil trägt zur Bildung der *Fossa pterygopalatina,* Gaumenkeilbeingrube, bei und besitzt nahe dem nasodorsalen Winkel das grosse *For. sphenopalatinum* (Fig. 104 ₁₂), das in die Nasenhöhle führt und bisweilen zum kleinen Teile noch von der Seitenplatte des Ethmoidale begrenzt wird. Der rauhe Teil der lateralen Fläche verbindet sich mit der Maxilla und besitzt eine Rinne, die mit einer entsprechenden der Maxilla den *Canalis palatinus,* Gaumenkanal, bildet, dessen Eingangsöffnung, das *For. palatinum aborale,* dicht medial vom Tuber maxillare, ventral vom For. maxillare und sphenopalatinum liegt und vom Palatinum und der Maxilla begrenzt wird. Am kaudodorsalen Abschnitt des senkrechten Teiles findet sich zwischen dessen beiden Platten der *Sinus palatinus,* die Gaumenhöhle, die mit der Keilbeinhöhle zum *Sinus sphenopalatinus,* der Gaumenkeilbeinhöhle, zusammenfliesst; diese kommuniziert durch die 2—3 cm lange Kiefergaumenhöhlenöffnung mit dem Sinus maxillaris und durch 1—2 spaltförmige Öffnungen mit dem Inneren der ventralen Ethmoturbinalien. Zwischen horizontalem und senkrechtem Teile springt das Palatinum in Form des platten *Proc. pterygoideus,* Flügelfortsatzes (Fig. 97 ₅₀), kaudal vor und schiebt sich zwischen Pterygoid und Proc. pterygoideus des Sphenoidale ein.

g) Ossa pterygoidea, Flügelbeine, des Pferdes (Fig. 96 u. 97 F).

Die Flügelbeine sind längliche, schmale, dünne, paarige Knochen, die sich an die Flügelfortsätze des Keilbeins und der Gaumenbeine anlegen und sich mit dem Vomer verbinden. Ihre glatte mediale Fläche trägt zur Umrandung der Choanen bei, die laterale verbindet sich fast ganz durch eine falsche Naht mit dem Sphenoidale und Palatinum. Das aborale Ende geht in eine stumpfe Spitze aus; das dickere oroventrale Ende ist breiter, liegt frei und bildet lateral den *Hamulus,* das Häkchen des Flügelbeins (Fig. 97 ₃₇).

h) Vomer, Pflugscharbein, des Pferdes (Fig. 96 u. 97 P).

Das Pflugscharbein ist ein langer, unpaarer, hohlsondenartiger, median liegender
Knochen, der sich mit dem Os sphenoidale, ethmoidale, pterygoideum, den Ossa palatina und incisiva und den Maxillae verbindet. Es besteht aus 2 dünnen, fast sagittal
stehenden Knochenblättchen, den *Alae vomeris*, Pflugscharflügeln, die den dorsal
offenen *Sulcus septi narium*, die Pflugscharrinne, zur Aufnahme der Nasenscheidewand bzw. der senkrechten Platte des Ethmoidale einschliessen. Nach dem aboralen
Ende des Knochens zu nehmen die Flügel eine horizontalere Stellung an und begrenzen
die fast halbkreisförmige *Incisura vomeris*, den Pflugscharausschnitt.

Der ventrale Rand, in dem beide Knochenblättchen zusammenstossen, ist am aboralen
Drittel scharf und scheidet freiliegend die beiden Choanen voneinander; an den oralen zwei
Dritteln verbindet er sich mit der Crista nasalis der Ossa palatina und der Maxillae. Das orale
Ende reicht bis an die Proc. palatini beider Zwischenkieferbeine.

i) Ossa turbinata, Muschelbeine, des Pferdes.

Die Muschelbeine sind papierdünne, äusserst zarte, vielfach durchlöcherte Knochenlamellen, welche die Grundlage der knöchernen Nasenmuscheln bilden. Ihre beiden
Flächen werden von der Nasenschleimhaut bekleidet. Man unterscheidet die *Concha dorsalis*, dorsale Nasenmuschel, die eigentlich als grösste Siebbeinzelle aufgefasst werden
muss (s. S. 81), und die *Concha ventralis*, ventrale Nasenmuschel. Die sog. mittlere
Nasenmuschel ist auch eine Siebbeinzelle und zwar das 2. Endoturbinale (s. S. 81).
Die Knochenlamelle der dorsalen Muschel entspringt an der Crista conchalis dors.,
die der ventralen Muschel an der Crista conchalis ventr., beide sind in der nasalen
Hälfte spiralig aufgerollt und zwar die dorsale in $1^1/2$ Windungen ventral, die ventrale
in $1^1/2$ Windungen dorsal; der so im Innern entstehende Hohlraum (die vordere Abteilung der dorsalen und ventralen Muschelhöhle) steht mit dem mittleren
Nasengang in Verbindung. In der hinteren (aboralen) Hälfte der Muscheln ist die
Lamelle nicht spiralig aufgerollt, sondern begrenzt mit dem Nasen- bzw. Oberkieferbein einen einheitlichen Hohlraum (aborale Abteilung der dorsalen und ventralen Muschelhöhle). Die aborale Abteilung der dorsalen Muschelhöhle fliesst mit
der Stirnhöhle zusammen, während die der ventralen Muschelhöhle mit der kleinen
Kieferhöhle durch einen grossen Spalt kommuniziert (s. Respirationsorgane). Beide Abteilungen einer Muschelhöhle sind voneinander getrennt. Die mediale (innere) Fläche
beider Muscheln ist frei, der Nasenscheidewand zugekehrt und fast eben. Der dorsale
und ventrale Rand beider Muscheln sind abgerundet und begrenzen die Nasengänge.
Spezielles siehe unter Respirationsorganen: Nebenhöhlen der Nase.

k) Mandibula, Unterkiefer, des Pferdes (Fig. 38 U u. 99 Md).

Der Unterkiefer besteht während des fetalen Lebens aus 2 seitlichen Hälften, deren
apikale Abschnitte median durch Knorpel miteinander vereinigt sind (*Symphysis mandibularis*, Unterkieferfuge), in dem 1. oder 2. Monat nach der Geburt jedoch durch
Verknöcherung vollständig verschmelzen. Jede Unterkieferhälfte verbindet sich gelenkig
mit dem Temporale und zerfällt in den die Zähne tragenden Körper (Fig. 99 28, 28')
und den gegen den Schädel aufsteigenden Ast (Fig. 99 29). Der Körper zerfällt wieder
in den Schneidezahn- und Backzahnteil.

Die *Pars incisiva*, der Schneidezahnteil (Fig. 99 28'), ist mit dem der anderen
Seite verschmolzen; an ihm unterscheidet man eine glatte, schwach ausgehöhlte *Facies
lingualis* und eine (bei jungen Tieren mehr als bei alten) gewölbte *Facies mentalis* mit

einer seichten medianen Furche, welche die ursprüngliche Trennung in 2 Hälften andeutet. Beide Flächen stossen in dem bogenförmigen *Limbus alveolaris*, Schneidezahnrand, und in dem m. o. w. scharfen *Margo interalveolaris*, Zwischenzahnrand, zusammen. Der erstere enthält die Alveolen für 6 Schneidezähne und der letztere bei männlichen Pferden nahe dem äusseren Schneidezahn das Fach für den Hakenzahn, das bei weiblichen Tieren fehlt oder sehr klein ist.

Die *Pars molaris*, der Backzahnteil (Fig. 99 $_{28}$), geht im *Angulus mentalis*, Kinnwinkel, von dem der anderen Seite allmählich divergierend auseinander, so dass der Unterkiefer die Gestalt eines römischen V erhält. Der Raum zwischen den beiderseitigen Körpern heisst *Spatium mandibulare*, Kehlgang. An der glatten lateralen Fläche befindet sich an der Grenze des Schneidezahn- und Backzahnteils als Ausgangsöffnung des ventral von den Wurzeln der Backzähne verlaufenden *Canalis mandibulae*, Unterkieferkanals, das *For. mentale*, Kinnloch (Fig. 99 $_{30}$). Etwas aboral von ihm zweigt vom Unterkieferkanal der enge *Canalis alveolaris incisivus* ab, der fast bis zur Mittellinie verläuft. Die mediale Fläche enthält eine am Backzahnrand entlang laufende, häufig undeutliche *Linea mylohyoidea*. Der Höhendurchmesser beider Flächen nimmt bis zum letzten Backzahn allmählich zu. Der dorsale oder Backzahnrand, *Limbus alveolaris*, geht in den Zwischenzahnrand über und enthält 6 durch *Septa interalveolaria* voneinander geschiedene Fächer für die Backzähne, die in der Querrichtung schmaler sind als die entsprechenden der Maxilla. Ein Wolfszahn vor dem 1. Backzahn kommt sehr selten vor. Der freie, bei jüngeren Tieren abgerundete, bei älteren scharfe Kehlrand verläuft fast gerade. Im Niveau des letzten Backzahns findet sich an ihm an der Grenze zwischen Körper und Unterkieferast die seichte *Incisura vasorum*, Gefässausschnitt (Fig. 99 $_{31}$).

Der *Ramus mandibulae*, Unterkieferast (Fig. 99 $_{29}$), steigt jederseits vom Körper in fast rechtem Winkel schädelwärts auf und wird dabei allmählich etwas schmaler. Die fast ebene laterale und die grubig vertiefte mediale Fläche zeigen Muskelleisten. An der medialen Fläche findet sich aboral vom letzten Backzahn das *For. mandibulare*, Kieferloch, die Eingangsöffnung des Unterkieferkanals. Der scharfe nasale Rand steigt in der Verlängerung des Backzahnrandes steil dorsal; der kaudale oder halsseitige Rand ist abgerundet und verbreitert; er geht flachbogig im *Angulus mandibulae*, Unterkieferwinkel (Unterkieferbeule) (Fig. 99 $_{32}$), in den Kehlrand über; das freie Ende eines jeden Astes geht in 2 Fortsätze aus. Der nasale, ein wenig halswärts geneigte, für die Anheftung des M. temporalis bestimmte *Proc. coronoideus*, Schnabelfortsatz (Fig. 38 $_{2}$ u. 99 $_{33}$), ist platt, seitlich zusammengedrückt und bedeutend höher als der halsseitig von ihm gelegene *Proc. condyloideus*, Gelenkfortsatz (Fig. 99 $_{34}$), der eine quere, konvexe, walzenartige Gelenkfläche besitzt, die mit der Gelenkfläche des Schläfenbeins artikuliert. Das laterale Ende des Gelenkfortsatzes ist abgerundet, das mediale zugespitzt. Zwischen beiden Fortsätzen befindet sich die ziemlich tiefe *Incisura mandibulae*, der Kiefereinschnitt.

l) Os hyoideum, Zungenbein, des Pferdes (Fig. 101).

Das Zungenbein ist medial vom Unterkieferast gelegen, es verbindet sich knorplig mit dem Os petrosum und gewährt dem Zungengrund, dem Larynx und Pharynx Anheftung. Es zerfällt in das unpaare Mittelstück mit dem unpaaren Proc. lingualis und in die paarigen Äste.

Die *Basis oss. hyoidei*, das Mittelstück, der Körper (Fig. 101 a), bildet einen quergestellten, dorsoventral zusammengedrückten Knochenstab, dessen dorsale Fläche jederseits eine seichte Gelenkgrube zur Aufnahme der Gelenkerhöhung der kleinen Zungenbeinäste trägt. Von der Mitte des oralen Randes entspringt der starke, oral und etwas dorsal gerichtete, mit einer stumpfen Spitze endende *Proc. lingualis*, das Gabelheft (Fig. 101 b). Seitlich geht das Mittelstück in die beiden dorsokaudal gerichteten Kehlkopfsäste, Gabeläste (Fig. 101 c, c), über; diese sind seitlich abgeplattet, schliessen

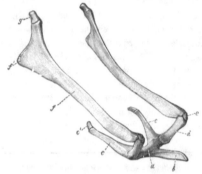

den Kehlkopf ein und verbinden sich durch Knorpelfortsätze (Fig. 101 c') mit dem Schildknorpel des Kehlkopfs.

Mittelstück, Kehlkopfsäste und Zungenfortsatz haben zusammen die Gestalt einer Gabel oder eines Sporns und werden wohl auch als Zungenbeingabel bezeichnet.

Die paarigen Zungenbeinäste zerfallen in die kleinen (Fig. 101 d) und grossen Äste (Fig. 101 f), zwischen die jederseits bei jüngeren Tieren noch ein kleiner, rundlicher Knochen, der mittlere Zungenbeinast (Fig. 101 e), eingeschoben ist; er verschmilzt später meist mit dem grossen Aste. Die nasodorsal gerichteten kleinen Äste (Fig. 101 d) sind seitlich zusammengedrückt und gelenkig mit dem Mittelstück und den grossen bzw. den mittleren Zungenbeinästen verbunden. Die grossen Äste (Fig. 101 f) sind seitlich zusammengedrückt

Figur 101. Zungenbein des Pferdes; von der Seite und etwas von vorn gesehen.
a Mittelstück, b Gabelheft, c, c Kehlkopfsäste, c' deren Knorpel zur Verbindung mit dem Kehlkopf, d kleiner Zungenbeinast, e mittlerer Zungenbeinast, f grosser Zungenbeinast, f' sein Winkel, g Zungenbeinknorpel.

und kaudodorsal gerichtet; ihre Ränder sind scharf. Das Schädelende ist etwas aufgebogen und geht in einen aus Faserknorpel bestehenden Zungenbeinknorpel (Fig. 101 g) über, der die Verbindung mit dem Proc. hyoideus des Temporale herstellt (Zungenbeinfuge). Nahe dem Schädelende bildet der ventrale Rand einen fast rechtwinklig abgesetzten Vorsprung, den Winkel des grossen Zungenbeinastes (Fig. 101 f'). Das sich verschmälernde orale Ende artikuliert mit dem kleinen bzw. mittleren Aste.

IV. Kopf des Pferdes als Ganzes, Cranium.

Der Kopf des Pferdes hat die Gestalt einer viereckigen Pyramide, deren Basis hals-, deren Spitze mundwärts gerichtet ist, und die eine dorsale und eine ventrale und 2 Seitenflächen besitzt. Sieht man vom Unterkiefer und Zungenbein, die gelenkig bzw. durch eine Fuge mit dem Schädelbein verbunden sind, ab, so bildet der Kopf eine

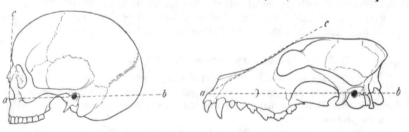

Figur 102. Kopfskelett des Menschen.   Figur 103. Kopfskelett des Hundes.
Mit Einzeichnung des Gesichtswinkels a—b—c.

knöcherne Kapsel, welche die Schädelhöhle, die Nasenhöhlen und deren Nebenhöhlen umschliesst und demnach in das *Cranium cerebrale*, den Schädelteil oder Hirnschädel, und das *Cranium viscerale*, den Angesichtsteil oder Gesichtsschädel, zerfällt; beide gehen unmerklich ineinander über; ihre Grenze stellt ungefähr eine durch die medialen Augenwinkel gelegte Querebene dar.

Der Gesichtsteil liegt nicht, wie beim Menschen, unter, sondern vor dem Schädelteil; der P. Campersche Gesichtswinkel (Fig. 102 u. 103 a—b—c), der durch eine vom Naseneingang zur Mitte des äusseren Gehörganges und eine von ersterem zum vorspringendsten Punkte der Stirn gezogene Linie gebildet wird, beträgt beim Menschen gegen 90°, beim Pferde 13—15° und bei der Katze gegen 40°. Dabei ist der Gesichtsschädel bei den Haustieren mächtiger als der Hirnschädel, während er beim Menschen dem Hirnschädel gegenüber stark in den Hintergrund tritt. Der Hirnschädel des orientalischen Pferdes ist nach Eichbaum [149] länger und breiter als der des okzidentalischen Pferdes.

Das **nackenseitige Ende** des Kopfes, die **Hinterhauptsgegend**, wird vom Os occipitale (Fig. 98) gebildet und durch die Protuberantia occipitalis ext. (g) und die Linea nuchalis sup. (f) dorsal und seitlich begrenzt. Ventral bezeichnen das For. magnum (e) und die Condyli occipitales (c) die Grenze zwischen der nackenseitigen Wand und der basalen Fläche des Kopfes. Am nackenseitigen Ende bemerkt man ausser der *Protuberantia occipitalis ext.* (g), der *Linea nuchalis sup.* (f) und der Grube für das Nackenband (h') das *Foramen magnum* (e) mit den es seitlich begrenzenden *Condyli occipitales* (c), von denen jeder von dem lateral von ihm gelegenen *Proc. jugularis* (d) durch die *Fossa condyloidea ventralis* (Fig. 96 u. 97 4) mit dem *For. hypoglossi* (Fig. 96 u. 97 5) getrennt wird.

Das vom Körper der Ossa incisiva (Fig. 100 J) gebildete, die 6 maxillaren Schneidezähne (16) tragende **mundseitige Ende** (*Apex capitis*) wird median vom For. incisivum (s) durchbohrt, durch das die A. palatina tritt.

Die **dorsale (frontale, Dach-) Fläche** (Fig. 100) wird durch die Pars parietalis der Squama occipitalis (O), das Interparietale, die Parietalia (P), Frontalia (F) und Nasalia (N) gebildet. Man unterscheidet an ihr a) die vom Genickfortsatz bis zur Sutura parietofrontalis reichende, seitlich in die Schläfengegend übergehende Scheitelgegend; b) die Stirngegend, die von der Sutura parietofrontalis bis zur Sut. frontonasalis reicht und seitlich von der Crista frontalis ext. und dem Augenhöhlenrand begrenzt wird; c) die Nasengegend; sie erstreckt sich von der vorigen bis zur Spitze der Nasenbeine und geht seitlich in die Unteraugenhöhlen- und Backengegend über. Die Scheitelgegend trägt median die *Crista sagittalis ext.* (2), die sich in die beiden *Cristae frontales ext.* (3) gabelt; diese verlaufen im schwach konkaven Bogen zu dem am Ursprung vom For. supraorbitale (4) durchbohrten Jochfortsatz des Frontale (5); durch dieses treten A., V. und N. frontalis an die Stirn. Bis zu den gen. Cristae reicht die Befestigung des M. temporalis; lateral von ihnen ist die dorsale Kopffläche gewölbt und geht seitlich in die Schläfengruben über. Abgesehen von diesem Teile soll die dorsale Fläche, deren Mittellinie als Profillinie bezeichnet wird, eben sein. Die Breite der dorsalen Fläche ist zwischen beiden Augenbögen am grössten und nimmt genick- und vor allem mundwärts allmählich ab.

Die **ventrale** oder **basale Fläche** (Fig. 96 u. 97) zerfällt in 3 Abschnitte: a) die äussere Schädelgrundfläche (Schädelbasis), *Basis cranii*, erstreckt sich vom For. magnum (1) bis zum Vomer (P). Zu ihrer Herstellung tragen bei: die Pars basilaris (8) und die Kondylen (2) des Occipitale, der Körper, die Alae temporales (28) und die Proc. pterygoidei (51) des Sphenoidale und die Pars tympanica des Petrosum (16). Jederseits finden sich an ihr ausser dem *Tuberculum pharyngeum* (9) (nach Skoda [584] Tuberc. musculare) zur Insertion der Kopfbeuger folgende Löcher, Vertiefungen und Vorsprünge: die *Fossa condyloidea ventr.* (4) und das sie durchbohrende *For. hypoglossi* (5), durch das der 12. Gehirnnerv und die A. und V. condyloidea hindurchtreten, das *For. lacerum* (10 u. 11) (s. S. 80), der den Proc. pterygoideus des Sphenoidale durchbohrende und zum Durchtritt der A. maxillaris interna dienende *Canalis alaris* (55), dicht am Körper des Sphenoidale eine seichte Rinne zur Aufnahme des N. pterygoideus (35) und zwischen dem aboralen Ende des Os pterygoideum (F) und des Proc. pterygoideus des Sphenoidale (51) ein kleines Loch zum Eintritt des N. pterygoideus in den *Canalis pterygoideus*, ferner an der Pars tympanica der Eingang in den *Canal. petrosus*, durch den der N. petrosus superficialis in den Canalis facialis tritt, die *Tuba auditiva ossea*, der *Proc. muscularis* (19) zum Ursprung des M. tensor und levator veli palatini, der *Proc. hyoideus* ($_{18}$) zur Anlagerung des Zungenbeins und die *Fissura petrotympanica* ($_{20}$) zum Austritt der Chorda tympani; ferner zwischen Pars tympanica und mastoidea das *For. stylomastoideum* ($_{21}$) zum Austritt des N. facialis. Als *Fossa infratemporalis* bezeichnet man die Gegend der Ala temporalis des Keilbeins ($_{28}$) mit dem *Canalis alaris* (s. S. 79). b) Die Choanengegend erstreckt sich vom Vomer (P) bis zum freien Rande des horizontalen Teiles der Ossa palatina (G) und schliesst die von den Gaumen- und Flügelbeinen (G, G', F) und den Proc. pterygoidei des Keilbeins umsäumten Choanen ($_{52}$) ein, die in der Tiefe durch den Vomer (P) voneinander getrennt werden. Die Choanengegend wird ventral vom Hamulus des Flügelbeins ($_{37}$) überragt. c) Die Gaumengegend (knöcherner Gaumen, Gaumengewölbe) liegt mehr ventral als die Schädelbasis; sie wird durch die Pars horizontalis der Palatina (G), durch die Procₐpalatini der Maxillae ($_{44}$) und Incisiva ($_{45}$) und durch den Körper der letzteren (Z) gebildet und verschmälert sich gegen das mundseitige Ende. Das Gaumengewölbe wird seitlich durch die Backzähne und die Zwischenzahnränder, mundwärts durch die Schneidezähne, schädelwärts durch den freien Rand des horizontalen Teiles der Palatina begrenzt. Am Gaumengewölbe findet sich jederseits in der Höhe des 5. Backzahns das *For. palatinum majus* ($_{41}$), an das sich der nahe den Backzähnen mundwärts verlaufende *Sulcus palatinus* ($_{42}$) anschliesst. Das erstere, die Ausgangsöffnung des Canalis palatinus, dient zum Austritt und der letztere zur Aufnahme der A. und des N. palat. major. Ferner bemerkt man median dicht aboral von den Schneidezähnen das *For. incisivum* ($_{47}$) zum Durchtritt der A. palatina major; ausserdem sind kleinere Löcher für Gefässe und Nerven vorhanden. Die zwischen den Maxillae und Incisiva befindlichen *Fissurae palatinae* ($_{46}$) werden durch Fortsätze der knorpeligen Nasenscheidewand geschlossen.

     Die **Seitenflächen** (Fig. 104) des Gehirnschädels sind unregelmässig konkav, die des Gesichtsschädels unregelmässig konvex.

     1. Vom Schädelteil der Seitenflächen, der durch das Occipitale (O), die Temporalia (T), Parietalia (Pt), die Orbitalflügel des Sphenoidale (a), sowie durch die Pars temporalis und orbitalis der Frontalia (F) gebildet wird, entspringt der aus dem Proc. zygomaticus des Temporale (Fig. 99 $_{11}$) und dem Proc. temporalis der Maxilla und des Zygomaticum (Fig. 99 $_{20}$) bestehende *Arcus zygomaticus.* Er wendet sich von der Squama tempor. aus in flachem Bogen zuerst lateral, dann mundwärts und verbindet sich etwas nasal von seiner Mitte mit dem Proc. zygomaticus des Frontale (Fig. 99 $_{15}$); sein Ursprungsteil trägt an der ventralen Seite die aus dem *Tuberculum articulare* (Fig. 96 $_{26}$) und der *Fossa mandibularis* (Fig. 96 $_{25}$) bestehende Gelenkfläche für die Mandibula. An die mediale Hälfte dieser schliesst sich halswärts der *Proc. postglenoidalis* (Fig. 104 $_{17}$) an; unmittelbar aboral von ihm findet sich die äussere Öffnung des *Meatus temporalis* (Fig. 104 $_{29}$) zum Austritt der V. cerebralis dorsalis. Der dorsale Rand des Jochbogens geht in die scharfe *Crista temporalis* (Fig. 104 $_{16}$) über, die auf dem Proc. caudalis der Squama tempor. bis zum Genickkamm verläuft. Ventral von ersterem findet sich der *Meatus acusticus externus* (Fig. 104 $_{18}$), ferner zwischen dem Pars mastoidea und tympanica des Os petrosum das *For. stylomastoideum* zum Austritt des N. facialis (Fig. 96 $_{21}$).

     Der Raum zwischen Jochbogen und Schädelseitenwand bildet die **Schläfengrube,** *Fossa temporalis* (Fig. 99 u. 104 T). Sie reicht bis zum Genickfortsatz, zur Crista sagittalis und frontalis externa, zum Arcus zygomaticus und zur Crista temporalis und geht ohne scharfe Grenze in die Orbita, von der sie beim Menschen und Affen eine Knochenplatte scheidet, in die Fossa subtemporalis und pterygopalatina über; die Abgrenzung gegen die letztere und die Orbita wird nur durch die *Crista pterygoidea* (s. S. 78) angedeutet. Die Fossa temporalis nimmt den M. temporalis und den Proc. coronoideus des Unterkiefers (Fig. 99 $_{33}$) auf. Nahe dem Genickkamm finden sich in ihr mehrere Öffnungen des Meatus temporalis (Fig. 99 $_{6}$).

     2. Die an der Grenze des Schädel- und des Gesichtsteils liegende **Augenhöhle,** *Orbita* (Fig. 99 $_{19}$), die zur Aufnahme des Augapfels und seiner Anhangsorgane dient, wird an ihrem Eingang von einem Knochenring (Orbitalring) umgrenzt, zu dessen Bildung die Proc. zygomaticus des Temporale ($_{11}$), das Zygomaticum (Z) bzw. der Jochbogen, das Lacrimale (L) und Frontale (F) beitragen. Am nasodorsalen Winkel des Orbitalrands befindet sich der *Proc. lacrimalis aboralis* ($_{17}$). Der Proc. zygomaticus des Frontale ($_{15}$) wird an seinem Ursprung vom *For. supraorbitale* durchbohrt ($_{13}$); er besitzt an der lateralen Hälfte seiner Unterfläche eine ganz flache Grube für die Tränen-

drüse. Die mediale Wand der Augenhöhle (cf. Fig. 104) wird vom Orbitalteil des Frontale und der Ala orbitalis des Sphenoidale (a), die nasale Wand vom Lacrimale (L) und Zygomaticum (Z) gebildet. Lateral und aboral hat die Orbita nur an ihrem Eingang knöcherne Wände, sie geht im übrigen unmerklich in die Fossa temporalis und pterygopalatina über. An der medialen Orbitalwand befindet sich nahe dem Proc. zygomaticus des Stirnbeins die flache *Fossa trochlearis* (4), ferner zwischen der Pars orbitalis des Frontale und dem Orbitalflügel des Sphenoidale das *For. ethmoidale* (6) zum Durchtritt von A., V. und N. ethmoidalis. An dieses reihen sich ventrokaudal an zunächst das *For. opticum* (7) zum Durchtritt des 2. Gehirnnerven, dann die *Fissura orbitalis* (8) für den N. ophthalmicus, den 3., 6. und häufig auch den 4. Gehirnnerven; für letzteren ist meist das besondere *For. trochleare* vorhanden; dann folgt das *For. rotundum* für den N. maxillaris, das von der Schädelhöhle aus zunächst in den *Canal. alaris* (9, 10) (s. S. 79) einmündet. Aboral und etwas ventral vom For. opticum mündet vom Canal. alaris aus das zum Durchtritt einer A. temporalis profunda dienende *For. alare parvum* (11) in die

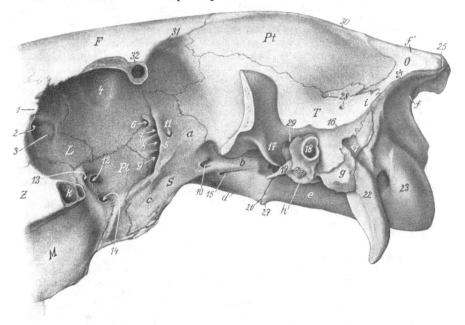

Figur 104. Seitenansicht des Hirnschädels und der Orbitalregion des Pferdes.
(Der grösste Teil des Jochbogens und des Proc. zygomaticus des Stirnbeins sind entfernt.)
F Stirnbein, L Tränenbein, Z Jochbein, M Oberkieferbein, Pl Gaumenbein, S Keilbein, T Schläfenbeinschuppe bzw. Fossa temporalis, Pt Scheitelbein, O Hinterhauptsbein.
a Ala orbitalis, b Ala temporalis und c Proc. pterygoideus des Keilbeins, d Corpus sphenoidale caudale, e Pars basilaris und f, f′ Squama des Os occipitale, g Pars mastoidea und h Pars tympanica des Os petrosum, i Proc. caudalis der Schläfenbeinschuppe, k geöffnete Kieferhöhle.
1 Proc. lacrimalis aboralis, 2 Fossa sacci lacrimalis, 3 Fossa muscularis, 4 Rollgrube, 5 Crista pterygoidea, 6 For. ethmoidale, 7 For. opticum, 8 Fiss. orbitalis, 9 For. alare orale, 10 For. alare aborale, 11 For. alare parvum, 12 For. sphenopalatinum, 13 For. maxillare, 14 For. palatinum aborale, 15 Rinne für den N. pterygoideus, 16 Crista temporalis, 17 Proc. postglenoidalis, 18 Porus acusticus ext., 19 Proc. muscularis, 20 Proc. hyoideus, 21 Rinne, die in den Meatus temporalis führt, 22 Proc. jugularis, 23 Proc. condyloideus, 24 Linea nuchalis sup., 25 Protuberantia occipitalis ext., 26 Synchondrosis sphenooccipitalis, 27 Tuberc. pharyngeum, 28 Öffnungen zum Meatus temporalis, 29 Ausgangsöffnung des Meatus temporalis, 30 Crista sagittalis externa, 31 Crista frontalis externa, 32 Proc. zygomaticus des Stirnbeins (abgesägt).

Schläfengrube. An der nasalen Orbitalwand bemerkt man ganz nahe dem Proc. lacrimalis aboralis die *Fossa sacci lacrimalis* (₂), die trichterförmige Eingangsöffnung des knöchernen Tränenkanals, und dicht aboral von ihr die Ursprungsgrube für den M. obliquus oculi ventr. (₃). Ventral schliesst sich der Augenhöhle die von dem Proc. pterygoid. des Sphenoidale, der Pars perpendicularis des Palatinum und dem Tuber maxillare begrenzte, seichte *Fossa pterygopalatina* an, in der im wesentlichen die Endverzweigungen der A. maxillaris int. und des N. maxillaris liegen. lhr nasaler Teil enthält 3 Löcher; von diesen liegt a) dorsal und lateral das *For. maxillare* (₁₃), der Eingang in den Canalis infraorbitalis, in dem A., V. und N. infraorbitalis verlaufen, b) dorsal und medial das in die Nasenhöhle sich öffnende *For. sphenopalatinum* (₁₂), durch das A. u. V. sphenopalatina und der N. nasalis aboralis in die Nasenhöhle treten, c) ventral das *For. palatin. aborale* (₁₄), durch das A. und N. palatin. major in den Canalis palatinus gelangen.

3. Der apikal von der Augenhöhle gelegene Gesichtsteil der Seitenfläche des Kopfes wird (Fig. 99) von der Maxilla (M), dem Incisivum (J), Zygomaticum (Z) und Lacrimale (L) gebildet. An ihm bemerkt man 1. die *Crista facialis* (₂₁), die in den Jochbogen übergeht, 2. dorsal vom 3. Backzahn das *For. infraorbitale* (₂₂) als Ausgangsöffnung des gleichnamigen Kanals, und 3. die Incisura nasomaxillaris (₁₆), die mit der der anderen Seite die *Apertura nasalis ossea* (*Apertura piriformis N.*) bildet.

Höhlen des Kopfes. A. Schädelhöhle[1]). Sie wird von 4 unpaaren (Occipitale, Sphenoidale, Ethmoidale und Interparietale) und 3 paarigen Knochen (Parietalia, Frontalia und Temporalia) umschlossen, hat eine Kapazität von etwa $^3/_4$ Litern, ist eiförmig und enthält das Gehirn. Man unterscheidet an ihr: eine nackenseitige und eine nasenseitige, eine dorsale (Dach) und eine ventrale (basale) Wand und 2 Seitenwände. Die nackenseitige Wand wird durch das Occipitale gebildet und vom *For. occipitale magnum*, durch das die Medulla oblongata aus der Schädelhöhle tritt, durchbohrt. Die nasenseitige Wand, aus dem Ethmoidale und einem Teil der Innenplatten der Frontalia bestehend, scheidet die Schädelhöhle von den Nasenhöhlen. Am Ethmoidale bemerkt man median die *Crista galli* und seitlich von ihr die beiden *Fossae ethmoidales* (Fig. 105 a); diese nehmen die Riechkolben auf und enthalten zahlreiche *Foramina cribrosa* zum Durchtritt der Fila olfactoria; ausserdem findet man nahe der *Crista galli* (Fig. 105 z) jederseits ein Loch (Fig. 105 c), durch das A., V. und N. ethmoidalis aus der Schädel- in die Nasenhöhle treten. Nahe dem lateralen Rande der Fossae ethmoidales durchbohrt das *For. ethmoidale* (Fig. 105 b) die Seitenwand und gestattet den genannten Gefässen und Nerven den Eingang von der Augen- in die Schädelhöhle. Das Schädeldach, *Fornix cranii s. calvaria*, wird durch die Squama occipitalis, das Interparietale, die Parietalia und Frontalia gebildet. Die Innenfläche trägt zwischen aboralem und mittlerem Drittel das *Tentorium osseum,* das mit dem Tentorium cerebelli die Schädelhöhle in die kleine, für das Kleinhirn und die grosse, für das Grosshirn bestimmte Schädelhöhle trennt. Median verläuft am Schädeldach die niedrige, in das Tentorium osseum übergehende *Crista sagittalis int.* zur Anheftung der Falx cerebri. Die basale Wand der Schädelhöhle, *Basis cranii* (Fig. 105), wird durch die Pars basilaris des Os occipitale und das Os sphenoidale gebildet. An ihrer Innenfläche unterscheidet man 3 m. o. w. scharf getrennte Gruben, nämlich:

a) Die vom Basalteil des Os occipitale gebildete *Fossa cranii caudalis,* Rautenhirngrube (Fig. 105 III); sie reicht vom For. magnum bis zur Crista sphenooccipitalis int. und petrosa. Sie wird vom *For. hypoglossi* (Fig. 105 s) und *For. lacerum* durchbohrt (s. S. 80) und zerfällt in die *Fossa pontis* für die Brücke (Fig. 105 n) und die *Fossa medullae oblongatae* für das verlängerte Mark (Fig. 105 r).

b) Die *Fossa cranii media,* Mittelhirngrube (Fig. 105 II), entspricht dem Os sphenoidale aborale; sie reicht bis zur Fossa optica (Fig. 105 e) und den Orbitalflügeln des Keilbeins. In ihr ruht in der *Sella turcica* (Fig. 105 f) die Hypophyse; aboral von ihr liegt die Fossa für den Sinus intercavern. caud., während sich seitlich von ihr 2 Nervenrinnen (Fig. 105 i u. k) befinden, von denen die laterale, zum For. rotundum führende den N. maxillaris und die mediale, zur Fissura orbitalis führende den 3. und 6. Gehirnnerven, sowie den N. ophthalmicus und häufig den N. trochlearis aufnimmt; andernfalls liegt der N. trochlearis in einer besonderen, schmalen Rinne und tritt durch das *For. trochleare* in die Orbita. Lateral von den Nervenrinnen befindet sich die flache Piriformisgrube (Fig. 105 l), in der der Lobus piriformis liegt.

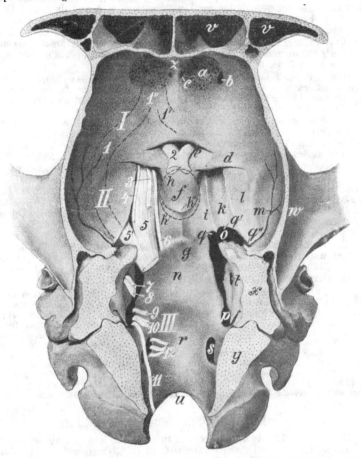

Figur 105. Innere Schädelgrundfläche (Schädelbasis); von der Schädelhöhle aus gesehen. Die 12 Gehirnnerven sind, soweit sie in der Schädelhöhle verlaufen, eingezeichnet bzw. einpunktiert. 1 laterale, 1′ mediale Wurzel des N. olfactorius, 1″ Tractus olfactorius, 2—4, 6—12 die mit der gleichen Zahl bezeichneten Gehirnnerven, 5 Augen- und Oberkiefernerv, 5′ Unterkiefernerv des N. trigeminus. — I Fossa cranii nasalis, II Fossa cranii media, III Fossa cranii caudalis. — a Fossa ethmoidalis, b For. ethmoidale, c Loch zum Durchtritt der A. und V. und des N. ethmoidalis, d Crista transversa, entspr. der Fossa transversa des Gehirns, e Sulcus chiasmatis, f Sella turcica, g Crista sphenooccipitalis, h der Kreis bezeichnet die Lage der Hypophyse am Knochen, h′ Kreis, der den grössten Umfang der Hypophyse angibt, h″ rudimentäres Dorsum sellae turcicae, i mediale und k laterale Nervenrinne, l Grube für den Lobus piriformis des Gehirns, m Rinne für die A. meningea media, n Grube für die Brücke des Gehirns, o oraler, p aboraler Teil des For. lacerum, q, q′ und q″ Ausschnitte am oralen Rande des For. lacerum (q = Incisura carotica, q′ = Incisura ovalis, q″ = Incisura spinosa), r Grube für die Medulla oblongata, s For. hypoglossi, t Meatus acusticus int., u For. occipitale magnum bzw. Ausschnitt zwischen beiden Condyli occipitales, v, v Sinus frontales, w Fossa temporalis bzw. Proc. zygomaticus des Schläfenbeins, x durchsägtes Os petrosum, y durchsägtes Os occipitale, z Crista galli.

c) Die *Fossa cranii nasalis*, Endhirngrube (Fig. 105 I), in der die Stirn- und Riechlappen des Grosshirns ruhen, entspricht dem nasalen Keilbeinkörper und liegt ca. 1 cm
höher als die Fossa cranii media; sie reicht von dieser und dem aboralen Rande der
Orbitalflügel des Sphenoidale bis zur Lamina cribrosa und enthält an der Grenze zur
Mittelhirngrube den queren *Sulcus chiasmatis* (Fig. 105 e) für das Sehnervenchiasma (₂); sie
führt jederseits in ein *For. opticum*, durch das der N. opticus in die Orbita tritt. Eine
flache Quererhöhung (Fig. 105 d) in der seitlichen Verlängerung des Sulcus chiasmatis entspricht der Fossa transversa des Gehirns. Ventral von ihr liegt die *Fissura orbitalis*
und ventral von dieser das *For. rotundum* (s. S. 78).

     Die Fossa cranii media und oralis sind seitlich und dorsal nicht abgegrenzt; sie bilden
die grosse Schädelhöhle; diese ist von der kleinen Schädelhöhle, der die Fossa cranii caudalis
entspricht, dorsal durch das Tentorium osseum, seitlich durch die Cristae petrosae und ventral
durch die Crista sphenooccipitalis int. geschieden.

     Die Seitenwände der Schädelhöhle werden durch die Condyli occipitales,
die Pars squamosa und petrosa des Temporale, den dorsalen Teil der Alae orbitales des
Sphenoidale und die Pars temporalis des Frontale und Parietale gebildet und enthalten,
wie das Schädeldach, viele Impressiones digitatae, Juga cerebralia und Sulci vasculosi. An
jeder Seitenfläche finden sich folgende Löcher: am Os petrosum der *Meatus acusticus
internus* (Fig. 105 t), durch den der N. acusticus in das innere Ohr und der N. facialis
in den Fazialiskanal tritt, die Öffnung zu dem *Aquaeductus cochleae et vestibuli* (s. S. 85),
ferner am lateralen Ende der den aboralen Rand der Parietalia begleitenden Rinne
bzw. dicht dorsal von der Spitze der Felsenbeinpyramide die innere Öffnung des
Meatus temporalis, durch den die V. cerebralis dorsalis aus der Schädelhöhle heraus-
und die A. meningea caudalis in diese eintritt.

     B. Die **Nasenhöhlen** und C. die **Nebenhöhlen der Nase (Kiefer-, Stirn-,
Gaumen- und Keilbeinhöhle)** werden bei den Atmungsorganen besprochen.

     D. Die knöcherne Grundlage der **Mund-(Maul-)höhle** wird vom Gaumengewölbe
und dem Unterkiefer gebildet; siehe das Kapitel „Mundhöhle".

     Die **Wachstumsveränderungen des Schädels,** die mit eigenen Formveränderungen und
denen seiner Knochen einhergehen, laufen nach Ussow [641] in 3 Phasen ab. a) Innerhalb der
ersten (beim Pferde 6—9 Monate nach der Geburt) wachsen Stirn- und Gesichtsteil des Schädels
gleichmässig. Formveränderungen lassen sich hauptsächlich an den Knochen des Hirnschädels
wahrnehmen. b) In der 2. bis zum Zahnwechsel reichenden Periode wächst nur der Gesichtsschädel. Veränderungen entwickeln sich hauptsächlich an den Gesichtsknochen (durch das Auftreten der Zähne und pneumatischer Höhlen). c) 3. Periode: Zahnwechsel, Entwicklung der
Kämme und Gräten: eigentümliche Veränderungen im Kieferapparat. Die Nähte des Hirnschädels
verschmelzen früher als die des Gesichtsschädels. Die Zeit der Stabilität des Schädels dauert
beim Pferde ungefähr vom 5.—9. (10.) Jahre, die Reduktionszeit bis zum Lebensende; besonders charakteristische Veränderungen erleiden die Stirn- und Kieferbeine und das Occipitale.

V. Kopfknochen der Wiederkäuer.

     Das **Os sphenoidale** des Rindes (Fig. 107 u. 109 K) ist kürzer als das des Pferdes.
Die Temporalflügel sind schwach; die Orbitalflügel (Fig. 109 ₁₄) und die Flügelfortsätze
hingegen sehr gut ausgebildet. Die *Sella turcica* ist tiefer und ihr zweigeteiltes
Dorsum deutlicher als beim Pferde. Die beiden Nervenrinnen an der Innenfläche
der Temporalflügel fliessen zu einer Rinne zusammen, und in dieser durchbohrt das grosse *For. ovale*, eirunde Loch (Fig. 106 u. 107 ₁₅ u. 109 ₁₃), die Temporalflügel. Die Keilbeinhöhlen sind klein. Die Aussenfläche des Körpers zeigt eine mediane
Knochenleiste und 2 starke *Tubercula pharyngea* (Fig. 106 u. 107 ₆), die auch noch auf
das Os occipitale übergreifen (s. Skoda [584]). Die *Fissura orbitalis* verschmilzt mit
dem *For. rotundum* zu einem kurzen Kanal, *For. orbitorotundum* (Fig. 106 u. 107 ₁₆ u.
109 ₁₂). *For. alare* und *Canalis alaris* fehlen. Das *For. ethmoidale* (Fig. 106 u. 107 ₁₈
u. 109 ₁₀) liegt nicht zwischen Keil- und Stirnbein, sondern durchbohrt das Stirnbein.

     Am Keilbein des Schafes und der Ziege ist die Lehne des Türkensattels noch stärker
und bildet eine breite, schräg nasodorsal gerichtete Knochenplatte. Die Keilbeinhöhlen sind
kaum angedeutet oder fehlen.

     Beim Rinde reicht die Squama des **Os occipitale** bei der Geburt bis zum
Genickkamm; sie verschmilzt jedoch kurz nach oder sogar schon vor der Geburt mit

den Parietalia (s. S. 66 u. 100) zu einem hufeisenförmigen Knochen, so dass bei dem erwachsenen Rinde das Occipitale (Fig. 107 u. 109 H) ganz an der nackenseitigen Fläche des Schädels liegt und nicht zur Bildung des Genickkamms beiträgt. Die *Proc. jugulares* (Fig 106 u. 107 ₃ u. 109 ₃₁) sind kurz und medial gebogen. Statt des For. hypoglossi ist ein kurzer (bisweilen doppelter) *Canalis hypoglossi* vorhanden (Fig. 106 u. 107 ₄); aboral und ein wenig dorsal von seiner inneren Öffnung findet sich ein weiteres

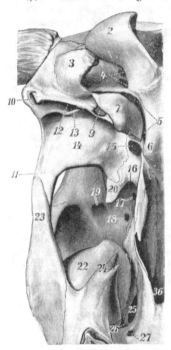

Figur 106.

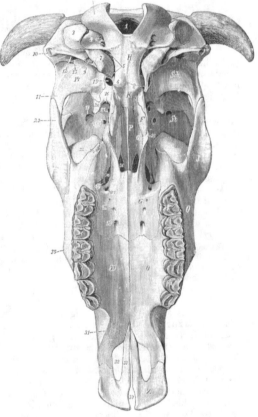

Figur 107.

Figur 106 u. 107. Kopfskelett des Rindes; von unten (von der basalen Seite) gesehen.
Die Figur 106 stellt in vergrössertem Massstabe das linke, obere Viertel von Figur 107 dar.
F Os pterygoideum, G horizontaler Teil des Palatinum, G′ dessen senkrechter Teil, H Occipitale, J Zygomaticum, K Sphenoidale, O Maxilla, P Vomer, Sch Temporale, St Frontale, Z Incisivum.

1 For. magnum, 2 Condylus occipitalis, 3 Proc. jugularis des Occipitale, 4 doppeltes For. (Canalis) hypoglossi, 5 For. lacerum, 6 Tuberculum pharyngeum, 7 Paukenblase, 8 Proc. muscularis der Pauke (der linke ist abgesägt, weil er das For. ovale zu sehr verdecken würde), 9 Zungenfortsatz, 10 äusserer Gehörgang, 11 Proc. zygomatic. des Temporale, 12 Ausgangsöffnung des Schläfenkanals, 13 Proc. postglenoidalis, 14 Tuberculum articulare, 15 For. ovale, 16 das aus der Verschmelzung der Fissura orbitalis und des For. rotundum hervorgegangene Loch, 17 For. opticum, 18 For. ethmoidale, 19 Augenhöhlenöffnung des Canalis supraorbitalis, 20 Crista pterygoidea, 21 Hamulus des Flügelbeins, 22 Bulla lacrimalis, 23 Proc. temporalis des Jochbeins, 24 For. pterygoideus der Maxilla, 25 For. sphenopalatinum, 26 For. maxillare, 27 For. palatinum aborale, 28 For. palatinum majus, 29 Foramina palatina minora, 30 Proc. palatinus der Maxilla, 31 Margo interalveolaris, 32 Fissura palatina, 33 Proc. palatinus des Incisivum, 34 Spalte an Stelle des For. incisivum, 35 Tuber malare, 36 Choanen.

7*

(selten doppeltes) Loch, das in den schräg nasodorsal und lateral gerichteten *Canalis condyloideus* führt, der eine Vene enthält und an der Spitze der Felsenbeinpyramide neben dem Schläfenkanal sich öffnet. Bei älteren Tieren erstrecken sich die Stirnhöhlen (Fig. 108 a) bis in das Occipitale. Die Pars basilaris ist kürzer und breiter als beim Pferde und dorsoventral abgeplattet. Die *Tubercula pharyngea* (Fig. 106 u. 107 ₆) sind gross und verschmelzen mit denen des Keilbeins; unmittelbar vor den Condyli (Fig. 106 u. 107 ₂) finden sich 2 Höcker. Das *For. lacerum* (Fig. 106 u. 107 ₅) ist klein und eng.

Bei Schaf und Ziege erstreckt sich die Squama, die eine abgerundete Protuberantia occipitalis ext. und einen fast horizontalen, stumpfen Genickkamm bildet, zum kleinen Teile noch auf die rückwärts abfallende Schädeldecke; die Stirnhöhle reicht nicht bis in das Occipitale: das Foramen hypoglossi ist meist einfach.

Die *Lamina perpendicularis* des **Os ethmoidale** ist relativ sehr lang. Die Seitenplatte beteiligt sich als *Lamina papyracea* an der Bildung der Wand der Fossa pterygopalatina. Es finden sich beim Rinde nach Paulli [465] jederseits 5 Endoturbinalien mit 6—7 Riechwülsten und 18 Ektoturbinalien; die sog. mittlere Nasenmuschel ist umfangreicher als beim Pferde.

Das **Interparietale**, an dem das Tentorium osseum fehlt, bildet eine spatelförmige Platte, die schon vor der Geburt mit den **Ossa parietalia** (Fig. 109 S) verschmilzt. Diese sind zur Zeit der Geburt auch untereinander und mit der Squama occipitalis zu einem Knochen verschmolzen, der hufeisenförmig gekrümmt ist und beim erwachsenen Tiere nicht zur Bildung des Schädeldachs beiträgt, sondern mit seinem weitaus grösseren mittleren Teile, dem *Planum occipitale*, dem nackenseitigen Ende des Kopfes und mit seinen kleineren Seitenteilen, den *Plana temporalia* (Fig. 109 S), der Schläfengrube als Grundlage dient. Mitten an der Aussenfläche des nackenseitigen Teiles findet sich eine rauhe, der *Protuberantia occipit. ext.* entsprechende Erhöhung. Beim erwachsenen Tiere erstrecken sich die Stirnhöhlen (Fig. 108 a) in die Parietalia, die beim Kalbe solid sind.

Die verhältnismässig breiten Parietalia des Schafes und der Ziege tragen zur Bildung des Schädeldachs bei. Die vollständige Verschmelzung des Interparietale mit dem Os occipitale erfolgt beim Schafe vor der Geburt, die mit den Parietalia in den ersten Monaten nach der Geburt (Claus [108]). Die Stirnhöhlen erstrecken sich nicht bis in die Scheitelbeine, die sich im übrigen ähnlich wie beim Rinde verhalten.

Beim Rinde bildet das **Os frontale**[1]) (Fig. 108 ₁ u. 109 St) das ganze Schädeldach. Fast in der Mitte der fast ebenen Aussenfläche der Pars nasofrontalis findet sich das *For. supraorbitale* (Fig. 108 d), von dem aus ein flacher *Sulcus supraorbitalis*, die Stirnrinne (Fig. 108 d', d'), nasen- und nackenwärts zieht, während sich das Loch in den in die Augenhöhle (in Fig. 109 bei ₂₁) mündenden *Canalis supraorbitalis* fortsetzt. Die Aussenfläche des Stirnteils wird durch einen bis zur Basis des Hornfortsatzes reichenden, abgerundeten, schwach ausgehöhlten Kamm (Crista frontalis ext. der übrigen Tiere) von dem flachgrubigen Schläfengruben- und Augenhöhlenteil (Fig. 109 ₈ u. ₉) und vom Nackenteil des Schädels durch den Genickkamm (Fig. 108 ₈) geschieden. Dieser stellt den kaudalen, dicken, wulstigen Rand des Stirnteils dar und ist je nach den Rassen verschieden gekrümmt, im medianen Drittel konkav, seitlich konvex. Der nasale Rand der *Pars nasalis* verbindet sich locker mit dem Nasen-, fester mit dem Tränenbein und umsäumt einen dreieckigen *Proc. nasalis*, der mit dem der anderen Seite eine stumpfdreieckige Einbuchtung zur Aufnahme der Nasenbeine einschliesst. Am Zusammenfluss des lateralen und aboralen Randes entspringt der nach der Rasse verschieden gestaltete *Processus cornu*, Hornfortsatz (Fig. 108 ₉). Seine Aussenfläche ist rauh, porös und von Gefässrinnen durchzogen. Der Grund des Hornfortsatzes ist etwas eingeschnürt, *Collum*, Hals (Fig. 108 ₉''), und durch einen rauhen Knochenring, die *Corona*, Krone (Fig. 108 ₉'), abgesetzt. Bei ungehörnten Rindern findet sich an Stelle des Hornfortsatzes eine Beule; der Hornfortsatz fehlt beim Kalbe in den ersten Lebensmonaten und bildet sich proportional der Entwicklung der Stirnhöhlen aus.

Nach Fambach [165] entsteht der Hornfortsatz so, dass das Periost an der Stelle des späteren Hornfortsatzes kurz nach der Geburt nach der Tiefe und nach der Oberfläche Knochen-

---

1) Betreffs der Rasseverschiedenheiten des Stirnbeins s. Rütimeyer [517].

gewebe erzeugt. Hierdurch entsteht eine solide Exostose des Stirnbeins und nach aussen vom Periost ein kleines *Os cornu*. Stirnbeinexostose und Os cornu sind zunächst durch einen Periost-streifen getrennt, später vereinigen sie sich knöchern. Gleichzeitig entsteht in der Stirnbein-exostose ein Resorptionssinus, der sich mit dem Sinus frontalis vereinigt und sich dann in den dem ursprünglichen Os cornu entsprechenden Teil des Hornfortsatzes fortsetzt.

Die Pars orbitalis verbindet sich nicht mit dem Palatinum, der kurze, breite und platte *Proc. zygomaticus* (Fig. 109 $_{29}$) aber mit dem Proc. frontalis des Jochbeins (Fig. 109 $_{28}$), so dass er nur die mediale Hälfte der aboralen Spange des Orbitalrings bildet. Das *For. ethmoidale* (Fig. 109 $_{10}$) durchbohrt das Stirnbein. Ueber die im Stirn-bein gelegenen, geräumigen **Stirnhöhlen** s. Atmungsorgane des Rindes.

Bei Schaf und Ziege werden die stark gewölbten Stirnbeine durch die Scheitelbeine vom Genick getrennt. Die Hornfortsätze haben nach der Rasse eine sehr verschiedene Länge und Richtung, sind an der Spitze solid und fehlen bei vielen Rassen.

Am **Os temporale des Rindes** (Fig. 107 Sch u. 109 Sch) verschmelzen Squama und Os petrosum frühzeitig. Die schmale, lange, konkave Aussenfläche der relativ kleinen *Squama* (Fig. 109 Sch) enthält mehrere in den Schläfenkanal führende Öffnungen

Figur 108.
Kopfskelett des Rindes; von der dorsalen Seite ge-sehen (mit eröffneter Stirn-,Kiefer-,Tränen-bein- und dorsaler Muschelhöhle).
a Sinus frontalis, der bei a' am stärksten gegen die Stirnhöhlen-decke vorgewölbt er-scheint; von seinem nasalen Teile ist durch eine Knochentafel (b) eine sekundäre Stirn-höhle (a'') vollständig abgeschieden, c und c' Eingangsöffnungen, die in die Verbin-dungskanäle zum dor-sokaudalen Endschen-kel des mittleren Na-sengangs führen (die Lage der Oeffnungen ist insofern nicht ganz richtig, als sie nicht an der tiefsten Stelle liegen, doch liess sich dies bildlich nicht markieren), d For. su-praorbitale, d', d' Sul-cus supraorbitalis, e Canalis supraorbita-lis, f dorsale Muschel-höhle, g ihre Ver-bindungsöffnung zum dorsokaudalen End-schenkel des mittleren Nasengangs, h Tränen-beinhöhle, i Kiefer-

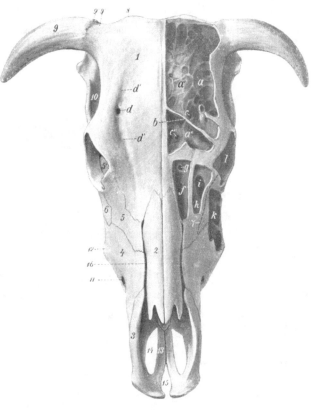

Tränenbeinhöhlenöffnung, k Kieferhöhle, l Orbita. — 1 Frontale, 2 Nasale, 3 Incisivum, 4 Maxilla, 5 Lacrimale, 5' Bulla lacrimalis, 6 Zygomaticum, 7 Tränenkanal (punktiert), 8 Genickkamm des Scheitelbeins, 9 Hornfortsatz des Frontale, 9' seine Krone, 9'' sein Hals, 10 Fossa temporalis, 11 For. infraorbitale, 12 Tuber malare, 13 Proc. palatinus des Os incisivum, 14 Fissura palatina, 15 Spalte an Stelle des For. incisivum, 16 Spalte zwischen den einzelnen Gesichtsknochen.

(Fig. 109 $_{32}$) und wird durch die scharfe *Crista temporalis* (Fig. 109 $_{33}$) von dem dem Proc. mastoideus angehörenden nackenseitigen Ende des Kopfes getrennt. Die rauhe Innenfläche verbindet sich fast ganz mit dem Occipitale und Parietale. Der kurze *Proc. zygomaticus* (Fig. 106 u. 107 $_{11}$ u. 109 $_{16}$) verbindet sich nicht mit dem Proc. zygomaticus des Stirnbeins (Fig. 109 $_{29}$). Das *Tuberculum articulare* (Fig. 106 u. 107 $_{14}$ u. 109 $_{17}$) ist flach gewölbt, die *Fossa mandibularis* nur ganz schmal und der *Proc. postglenoidalis* (Fig. 106 u. 107 $_{13}$ u. 109 $_{18}$) klein. Aboral von ihm mündet der *Meatus temporalis* (Fig. 106 u. 107 $_{12}$ u. 109 $_{19}$) mit 2—3 Öffnungen. Bei älteren Tieren erstrecken sich die Stirnhöhlen bis in die Schuppe. Dorsal von der Spitze der relativ kleinen **Pars petrosa** findet sich an der Innenfläche eine grosse, zum Schläfengang führende Öffnung. Die länglich-runde **Pars tympanica** (Fig. 106 u. 107 $_7$ u. 109 $_{22}$) ist sehr gross und stark seitlich zusammengedrückt; sie besteht aus vielen länglichen Knochenzellen, die durch enge Öffnungen mit der Paukenhöhle in Verbindung stehen. Der lange und enge äussere Gehörgang (Fig. 106 u. 107 $_{10}$ u. 109 $_{20}$) springt etwas nach aussen vor; der *Proc. hyoideus* (Fig. 106 u. 107 $_9$) wird von einer geräumigen, knöchernen Scheide umgeben; der *Proc. muscularis* (Fig. 109 $_{23}$) der Pauke ist breit.

Bei Schaf und Ziege bleiben Squama und Pars petrosa bis in das vorgerückte Alter trennbar, und auch die Pars tympanica lässt sich leicht lösen. Letztere bildet eine einfache Knochenblase. Die Aussenfläche der Schuppe verhält sich wie beim Pferde, die Innenfläche und der Jochfortsatz wie beim Rinde, der Schläfengang mündet mit einer Öffnung; das Felsenbein gleicht dem des Pferdes.

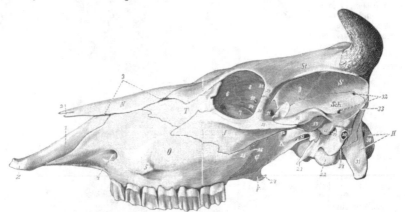

ᵗ Figur 109. Kopfskelett des Rindes; von der Seite gesehen.
F Os pterygoideum, G Os palatinum (senkrechter Teil), H Os occipitale, J Os zygomaticum, K Os sphenoidale, N Os nasale. O Maxilla, S Os parietale (Seitenteil), Sch Os temporale, St Os frontale, T Os lacrimale, Z Os incisivum.
1 Proc. nasalis des Incisivum, 2 Incisura nasalis, 3 Spalte zwischen den einzelnen Gesichtsknochen, 4 For. infraorbitale, 5 Tuber malare, 6 Orbitalteil des Lacrimale, 7 Tränenbeinblase, 8 Orbitalteil und 9 Schläfenbeinteil des Frontale, 10 For. ethmoidale, 11 For. opticum, 12 For. orbitorotundum, 13 For. ovale, 14 Orbitalflügel des Keilbeins, 15 Flügelgräte, 16 Proc. zygomaticus des Temporale, 17 Tuberculum articulare, 18 Proc. postglenoidalis, 19 Ausgangsöffnung des Schläfenkanals, 20 äusserer Gehörgang, 21 Orbitalöffnung des Canalis supraorbitalis, 22 Paukenblase, 23 Proc. muscularis, 24 Häkchen des Flügelbeins, 25 Tuber maxillare, 26 Proc. pterygoideus der Maxilla, 27 Proc. temporalis und 28 Proc. frontalis des Zygomaticum, 29 Proc. zygomat. des Frontale, 30 Condylus occipitalis, 31 Proc. jugularis des Occipitale, 32 Oeffnungen in den Schläfenkanal, 33 Crista temporalis, 34 For. stylomastoideum.

Die **Maxillae** des Rindes (Fig. 107 O, 108 $_4$ u. 109 O) sind kürzer und breiter als beim Pferde und verbinden sich nicht mit den Stirn- und Schläfenbeinen; statt der Gesichtsleiste findet sich dorsal vom 3. Backzahn die flache, rauhe Gesichtsbeule, das *Tuber malare* (Fig. 109 $_5$). Das *For. infraorbitale* (Fig. 108 $_{11}$ u. 109 $_4$)

öffnet sich nahe dem Zahnrand dorsal vom 1. Backzahn und ist oft doppelt. Der Zahnfortsatz enthält 6 Alveolen, die von der 1.—6. an Grösse zunehmen (vgl. Fig. 107). Der verhältnismässig lange Margo interalveolaris bildet eine bogenförmig medial gekrümmte, schwache Leiste (Fig. 107 $_{31}$). Die Hakenzahnalveole fehlt. Das *Tuber maxillare* (Fig. 109 $_{25}$) ist klein und seitlich stark zusammengedrückt und trägt einen *Proc. pterygoideus* (Fig. 106 $_{24}$ und 109 $_{26}$). Die Kieferhöhle (Fig. 113 c) ist sehr geräumig und nicht durch ein Septum halbiert (s. Atmungsorgane). Die beiden Platten des Proc. palatinus schliessen einen geräumigen *Sinus palatinus* (Fig. 110 n u. 111 p) ein, der mit dem des horizontalen Teiles des Palatinum zusammenfliesst und durch eine Knochenplatte von dem der anderen Seite getrennt wird (s. Atmungsorgane); der Nasenkamm springt stark vor. Am *Proc. palatinus* (Fig. 107 $_{30}$) fehlt der *Sulcus palatinus;* das *For. palatin. majus* (Fig. 107 $_{28}$) liegt ganz im Gaumenbein, mithin fehlt auch die zur Bildung des Gaumenkanals bestimmte Rinne. Das *For. maxillare* (Fig. 106 u. 107 $_{26}$) bildet eine enge, ziemlich tiefe Spalte zwischen Tränenbeinblase und Maxilla.

Bei Schaf und Ziege ist die Kieferhöhle klein; die kurze und enge Gaumenhöhle wird fast ganz durch die dorsale Platte des Gaumenfortsatzes geschlossen; das For. palat. majus ist wie beim Pferde. Das For. infraorbitale öffnet sich dorsal vom 2. Backzahn.

Der Körper des **Os incisivum** (Fig. 107 Z, 108 $_3$ u. 109 Z) stellt eine Platte mit gewulstetem Rande dar. Schneidezähne und Hakenzahn fehlen. Zwischen den beiderseitigen Körpern bleibt eine tiefe, weite Spalte (Fig. 107 $_{34}$ u. 108 $_{15}$), die das *For. incisivum* ersetzt. Der *Proc. nasalis* (Fig. 109 $_1$) ist etwas lateral gekrümmt und seitlich komprimiert, sein freier Rand scharf; zwischen ihm und dem Nasenbein bleibt ein Spalt. Die *Proc. palatini* (Fig. 107 $_{33}$ u. 108 $_{13}$) vereinigen sich durch eine falsche Naht und sind bei Schaf und Ziege seitlich abgeplattet. Die *Fissura palatina* (Fig. 107 $_{32}$ u. 108 $_{14}$) ist sehr weit.

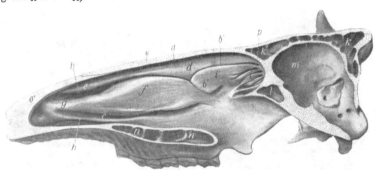

Figur 110. Nasenhöhle des Rindes; von der medialen Seite aus gesehen (nach Wegnahme der Nasenscheidewand).
a dorsaler Nasengang, b mittlerer Nasengang, b' dessen dorsokaudaler und b'' dessen ventrokaudaler Endschenkel, c ventraler Nasengang, d dorsale Nasenmuschel, e gerade Falte, f ventrale Nasenmuschel, g Flügelfalte, h Bodenfalte, i Cellulae ethmoidales, i' grösste derselben, k, k Sinus frontalis, l Sinus sphenoidalis, m Schädelhöhle, n, n Sinus palatinus, o knöchernes und o' knorpeliges Nasendach, p Innenplatte des Os frontale.

Beim Rinde sind die relativ kurzen **Ossa nasalia** (Fig. 108 $_2$ u. 109 N) stärker gewölbt. Die *Crista conchalis dorsalis* springt stark vor. Der scharfe laterale Rand bleibt durch einen Spalt (Fig. 108 $_{16}$) von dem Stirn-, Tränen-, Ober- und Zwischenkieferbein getrennt. Das aborale Ende, in das sich bei älteren Tieren die Stirnhöhlen erstrecken, geht in eine Spitze aus, die sich mit der der anderen Seite zwischen die beiden Stirnbeine einschiebt. Das breite vordere (apikale) Ende läuft in 2 Spitzen (vgl. Fig. 108 u. 109) aus, zwischen denen ein tiefer Einschnitt (Fig. 109 $_2$) bleibt.

Beim Schafe ist das Nasenbein auch in der Längsrichtung gewölbt; das aborale Ende ist breit, das vordere bildet eine stumpfe Spitze; bei der Ziege ist es in 2 lange Fortsätze gespalten, die bisweilen verschmelzen. Die Stirnhöhlen erstrecken sich nicht in die Nasenbeine.

Die verhältnismässig grossen **Ossa zygomatica** (Fig. 107 J, 108 6 u. 109 J) haben eine fast viereckige Gestalt. Die *Crista facialis* (Fig. 109) verläuft als ein etwas gebogener Kamm nahe dem Rande der Augenhöhle bis zum Proc. temporalis, reicht jedoch nicht bis zum Ende des Knochens. Die fast viereckige Augenhöhlenfläche ist stark konkav. Am aboralen Ende findet sich ausser dem kurzen *Proc. temporalis* (Fig. 109 27) der platte *Proc. frontalis* (Fig. 109 28), der sich mit dem *Proc. zygomaticus* des Stirnbeins (Fig. 109 29) verbindet und mit ihm die aborale Spange des Annulus orbitalis bildet.

Beim Rinde sind die **Ossa lacrimalia** (Fig. 108 5 u. 109 T) sehr gross; die umfangreiche, etwas ausgehöhlte Gesichtsfläche, an welcher der nasale Tränenbeinfortsatz fehlt, verbindet sich durch eine Schuppennaht mit dem Stirn-, Joch- und Oberkieferbein, während zwischen Lacrimale und Nasale meist ein Spalt bleibt (Fig. 108 16 u. 109 3). Die *Fossa sacci lacrimalis* liegt dicht am Orbitalrand (Fig. 109 6). In den Knochen erstreckt sich eine tiefe, durch Knochenleisten in Fächer getrennte Fortsetzung der Kieferhöhle, die Tränenbeinhöhle. Der Tränenkanal tritt nicht deutlich an der medialen Fläche hervor. Der ventrale Abschnitt der Pars orbitalis ist bei erwachsenen Tieren papierdünn und bildet die sehr umfangreiche, weit in die Orbita reichende, dünnwandige Tränenbeinblase, *Bulla lacrimalis* (Fig. 106 u. 107 22, 108 5' u. 109 7).

Diese verbindet sich mit dem Oberkiefer- und Jochbein, trägt wesentlich zur Vergrösserung der Kieferhöhle bei und hilft das *For. maxillare* begrenzen. Sie entwickelt sich umfangreich erst nach dem Durchbruch der letzten Backzähne.

Beim Schafe enthält die Gesichtsfläche des Tränenbeins zusammen mit der des Jochbeins die seichte *Fossa lacrimalis externa*, Tränenbeingrube, die eine Einstülpung der äusseren Haut aufnimmt und (nach Ussow [641]) erst postembryonal auftritt.

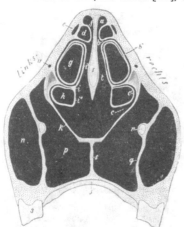

Figur 111. Querschnitt durch die Nasenhöhle des Rindes. Der Schnitt ist durch den aboralen Teil des 5. Backzahns geführt.
a dorsaler Nasengang, b mittlerer Nasengang, der bei b' in die dorsale Abteilung der ventralen Nasenmuschel führt, c ventraler Nasengang, der bei c' in die ventrale Abteilung der ventralen Nasenmuschel führt, d dorsale Muschelhöhle, deren laterale Wand vom Nasenbein (e), deren übrige Wand hingegen vom Muschelblättchen (f) gebildet wird, g dorsale und h ventrale Abteilung der ventralen Muschelhöhle, i Blättchen der ventralen Nasenmuschel, das sich bei i' in 1¼—1½ Windung dorsolateral, bei i" in 1—1¼ Windung ventrolateral aufrollt, k dünnes Knochenblättchen, das sich vom ventralen Muschelblättchen abzweigt und die Decke der Gaumenhöhle bilden hilft, n Sinus maxillaris, p Sinus palatini, q Scheidewand zwischen n und p, r Canalis infraorbitalis, s Scheidewand zwischen beiden Sinus palatini, t medialer Nasenraum, u Canalis lacrimalis. 1 Nasenscheidewand, 3 hinterster Teil des fünften Backzahns, 5 harter Gaumen.

Beim Rinde sind die **Ossa palatina** (Fig. 107 G, G' u. 109 G) sehr gross; der horizontale Teil (Fig. 107 G) verbindet sich nicht mit dem Vomer und nimmt fast das kaudale Drittel des Gaumengewölbes ein; an seiner Mundhöhlenfläche öffnet sich ausser einigen *Foramina palatina minora* (Fig. 107 29) das häufig doppelte *For. palatinum majus* (Fig. 107 28); median springt die Gaumengräte, *Crista palatina*, vor. Zwischen dem lateralen Abschnitt der Pars horizontalis und der Pars perpendicularis befindet sich eine rinnenartige Vertiefung, in der das ca. 1 cm hohe, ovale *For. palatinum aborale* (Fig. 106 u. 107 27) liegt. Im horizontalen Teile befindet sich eine geräumige Höhle (Fig. 110 n), die mit der im Gaumenfortsatz der Maxilla den *Sinus palatinus* (s. Atmungsorgane) bildet. An der dieser Höhle zugekehrten Fläche des horizontalen Teiles befindet sich nahe dem lateralen Rande eine Rinne, die sich in die Gaumenhöhle öffnet und den *Canalis palatinus* vertritt. Die *Pars perpendicularis* (Fig. 107 G' u. 109 G) stellt eine ungeteilte, dünne, hohe Knochenplatte dar, deren ebene, glatte Flächen fast vollständig frei liegen; die laterale ist der relativ grossen Fossa pterygopalatina zugewendet, die mediale bildet die Wand der verhältnismässig schmalen und tiefen Choane. Der aborale Rand verbindet sich mit dem Flügelbein (Fig. 107 u. 109 F), dem Proc. pterygoideus des Keilbeins und dem Tränenbein und ersetzt den Proc. pterygoideus des Palatinum. Am nasodorsalen Winkel findet sich eine längliche Spalte, die mit der Lamina papyracea des Siebbeins das ovale, 3—4 cm hohe und 1¹/₂—2 cm breite For. sphenopalatinum (Fig. 106 u. 107 ₂₅) bildet.

Bei Schaf und Ziege ist der horizontale Teil im allgemeinen dem des Rindes ähnlich, das For. palatin. majus verhält sich jedoch meist wie beim Pferde; die Gaumenhöhle fehlt. Der senkrechte Teil hat eine laterale, etwas ausgehöhlte und eine mediale, schwach gewölbte Fläche.

Die **Ossa pterygoidea** (Fig. 107 u. 109 F), deren Hamulus (Fig. 107 ₂₁ u. 109 ₂₄) allein freiliegt, sind breiter als beim Pferde, die laterale Fläche verbindet sich mit dem Gaumen- und Keilbein, die mediale hilft die Choanen umsäumen.

Die Rinne des verhältnismässig kurzen **Vomer** (Fig. 107 P) ist tiefer und breiter als beim Pferde; an dem ventralen Rande, der sich nicht mit der Pars horizontalis der Gaumenbeine verbindet, verläuft bis zum oralen Drittel des Knochens ein scharfer Kamm. Die *Incisura vomeris* fehlt oder ist seicht.

Die Knochenblättchen der **Nasenmuscheln** sind fester; das der dorsalen Nasenmuschel (Fig. 110 d u. 111 f) ist nicht spiralig aufgerollt, sondern die dorsale Muschel bildet einen einfachen Hohlraum (Fig. 111 d), der mit dem mittleren Nasengang und dadurch mit dem Siebbeinlabyrinth, nicht aber mit der Stirn- und Kieferhöhle kommuniziert. Die ventrale Muschel ist kurz und breit; ihr Knochenblättchen (Fig. 111 i) wendet sich von seinem Ursprung an der Maxilla zunächst ungefähr 2—3 cm weit medial und etwas ventral und spaltet sich dann in zwei Blättchen, von denen das eine (Fig. 111 i') in 1¹/₄—1¹/₂ Windungen dorsal und lateral umbiegt, während das andere (Fig. 111 i'') umgekehrt, d. h. ventral und lateral ebenfalls 1—1¹/₄ Windungen beschreibt. Auf diese Weise entsteht ein dorsales (Fig. 111 g) und ein ventrales Hohlraumsystem (Fig. 111 h); jedes zerfällt durch Scheidewände in 4—7 sekundäre Hohlräume. Das dorsale Hohlraumsystem ist vom mittleren, das ventrale vom ventralen Nasengang aus zugänglich. Zwischen der Kieferhöhle und der ventralen Muschelhöhle besteht keine direkte Verbindung.

Die beiden Hälften der **Mandibula** (Fig. 36 U) bleiben bis in das vorgerückte Alter durch Knorpel verbunden; die *Pars incisiva* enthält 8 seichte Alveolen für die Schneidezähne; der *Margo interalveolaris* ist lang und scharf; der Hakenzahn fehlt. Die *Pars molaris* ist schwächer, namentlich am Übergang zum Schneidezahnteil, dem Unterkieferhals, stark verschmälert und divergiert stärker von der der anderen Seite, so dass der Kehlgang relativ breiter ist als beim Pferde. Kaudodorsal vom *For. mandibulare* findet sich meist eine breite, seichte Rinne zur Aufnahme des N. lingualis. Der dorsale Rand ist konkav und enthält die Fächer

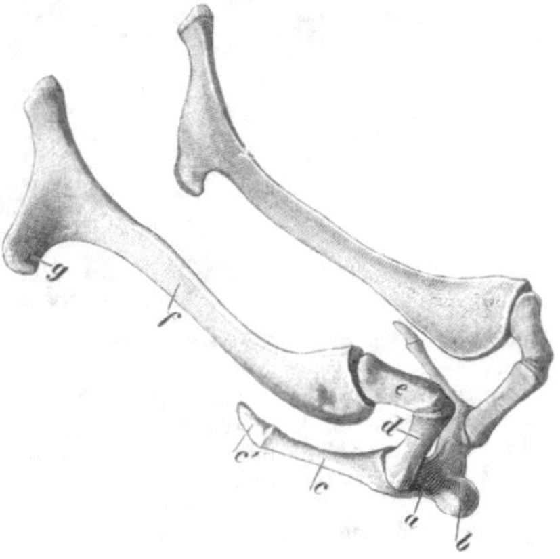

Figur 112. Zungenbein des Rindes.
a Körper, b Zungenfortsatz, c Kehlkopfsast mit Ansatzknorpel (c'), d kleiner, e mittlerer und f grosser Zungenbeinast, g Winkel des grossen Zungenbeinastes.

für die 6 Backzähne, die vom 1. bis zum 6. an Grösse zunehmen. Der Kehlrand ist ziemlich stark konvex und geht ohne eine deutliche Beule (Fig. 36 ₃) fast im rechten Winkel in den etwas konkaven Halsrand des Astes über. Der *Proc. coronoideus* (Fig. 36 ₁) ist verhältnismässig lang und stark rückwärts gebogen, sein freies Ende spitz. Der *Proc. condyloideus* (Fig. 36 ₂) springt stark medial vor und hat eine etwas ausgehöhlte Gelenkfläche.

Der Proc. lingualis des **Os hyoideum** (Fig. 112) ist kurz und bildet nur eine abgerundete Beule (b). Ausser den Kehlkopfsästen (c, c′) sind 3 Paar Zungenbein-äste, die kleinen (d), mittleren (e) und grossen (f) vorhanden; die mittleren, zwischen die grossen und kleinen eingeschobenen und mit beiden gelenkig verbundenen Äste liegen in der Verlängerung der grossen und haben fast die Länge der kleinen Äste. Die grossen Äste sind schmaler als beim Pferde; der Winkel (g), sowie das aborale Ende des grossen Zungenbeinastes sind sehr lang.

VI. Kopf der Wiederkäuer als Ganzes.

Der Kopf des Rindes bildet eine verhältnismässig kürzere und breitere Pyramide als der des Pferdes. Die vom Occipitale, dem Interparietale und dem mittleren Teile der Parietalia gebildete **nackenseitige Fläche** wird beim erwachsenen Rinde durch den aboralen, gerundeten Rand der Stirnbeine (Genickkamm) (Fig. 108 s) von der Schädeldecke und jederseits durch die scharfe Crista temporalis von den Seitenflächen des Kopfes getrennt. Das auf diese Art begrenzte, verhältnismässig grosse Genick hat die Gestalt eines länglichen Vierecks; an ihm finden sich ausser den *Condyli occipitales* und *Proc. jugulares* in der Mitte eine flache *Spina occipitalis ext.* und nahe dem dorsalen Rande oft grössere Löcher für Venen. Bei jugendlichen Rindern wird das Genick nur vom Occipitale gebildet; es ist eine besondere Scheitelgegend vorhanden, wie bei Schaf und Ziege (s. S. 100); mit der fortschreitenden Entwicklung des Kopfes tritt ein ausserordentliches Wachstum der Frontalia ein, wodurch die Parietalia vollständig nach hinten und zur Seite gedrängt werden. Am **mundseitigen Ende** des Kopfes, dem die Schneidezähne fehlen, ersetzt eine tiefe Spalte (Fig. 108 15) das *For. incisivum*.

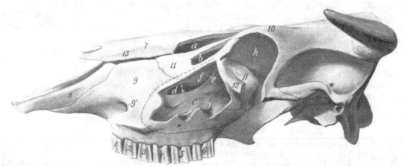

Figur 113. Kopfskelett des Rindes; von der Seite gesehen (mit eröffneter Kiefer-, Tränenbein-
und dorsaler Muschelhöhle).
a dorsale Muschelhöhle, b Tränenbeinhöhle, c Kieferhöhle, deren Grenzen punktiert sind, d Kiefergaumenhöhlenöffnung (der weisse Pfeil soll den Eingang in die Nasenkieferhöhlenspalte andeuten),
e Kiefertränenbeinhöhlenöffnung, f blasig in d und e vorgetriebener Teil des ventralen Muschelblättchens, g Bulla lacrimalis, h Orbita; vom Arcus zygomaticus ist ein Teil herausgesägt.
1—6 die entspr. Backzähne, 7 Nasale, 8 Incisivum, 9 Maxilla, 9′ For. infraorbitale, 10 Frontale,
11 Lacrimale, 12 Zygomaticum, 13 Spalte zwischen 7, 8, 9, 10 und 11.

Da der Scheitel beim erwachsenen Rinde mit dem Genick verschmilzt, zerfällt die **dorsale Fläche des Kopfes** nur in Stirn und Nase. Die **Stirn** ist breit, länglich-viereckig und bis auf eine seichte, mediane Grube und den *Sulcus supra-orbitalis* (Fig. 108 d′), in dem sich etwas medial und aboral vom Orbitalring das *For. supraorbitale* (Fig. 108 d) befindet, fast eben. Vom kaudolateralen Winkel der Stirnbeine entspringen die Hornfortsätze (Fig. 108 9). Die **Nasengegend** ist im Verhältnis zur stark entwickelten Stirn kurz. An ihrem Übergang zur Oberkiefergegend bleiben Spalten (Fig. 108 16); das Ende der Nasenbeine ist jederseits zweigeteilt.

Die **Schädelbasis** (Fig. 106 u. 107) ist relativ kurz und liegt viel höher als der Gaumen. Das *Tuberculum pharyngeum* (6) (nach Skoda [584] Tuberc. musculare) ist ein deutlicher Doppelhöcker. Die seitlich komprimierte *Bulla ossea* (7) springt stark vor und teilt das kleine *For. lacerum* (5) in ein For. lac. orale und aborale. Das *For. hypoglossi* (4) ist meist doppelt oder dreifach; der *Canalis alaris* fehlt; ein *Foramen ovale* (15) durchbohrt die Temporalflügel des Keilbeins; das *For. ethmoidale* (18) liegt im Stirnbein; *Fissura orbitalis* und *For. rotundum* verschmelzen zum *For. orbitorotundum* (16). Die schmalen Choanen werden lateral durch die Platten des senkrechten Teiles der Gaumenbeine (G') und die Flügelbeine (F) begrenzt. Der Vomer (P) erreicht das Gaumen-gewölbe erst an den Gaumenfortsätzen der Maxilla. Das **Gaumengewölbe** ist zwischen den Backzähnen sehr breit und davor wegen des medial stark konvexen Zwischenzahn-randes erheblich schmäler. Das *For. palat. majus* (28) liegt im horizontalen Teile des Gaumenbeins; der *Sulcus palatinus* fehlt; die *Fissurae palatinae* (32) sind sehr gross; das *For. incisivum* (34) wird durch eine Spalte ersetzt.

An den **Seitenflächen** des Kopfes (Fig. 109) wird der kurze Jochbogen nur von den Fortsätzen des Joch- (27) und Schläfenbeins (16) gebildet. Das *Tuberculum articu-lare* (17) ist flach; die *Fossa mandibularis* fehlt; der *Proc. postglenoidalis* (18) ist klein. Aboral von ihm öffnet sich der Schläfengang (19) mit mehreren Löchern. Die Schläfen-gruben, zu deren Bildung die Seitenteile des Scheitelbeine (S) wesentlich beitragen, sind schärfer begrenzt, sehr tief und lang. An der Bildung des knöchernen Orbital-ringes beteiligt sich der Proc. zygomaticus des Schläfenbeins nicht. In die Augenhöhle ragt die *Bulla lacrimalis* (7) hinein; an der medialen Augenhöhlenwand befindet sich die orbitale Öffnung des *Canalis supraorbitalis* (21). Die tiefe *Fossa pterygopalatina* er-streckt sich weit mundwärts; sie wird medial und oral durch die Gaumenbeine (G), lateral durch das Tuber maxillare (25) und durch die Bulla lacrimalis begrenzt; in ihr liegen dorsomedial das sehr weite *For. sphenopalatinum*, dorsolateral das enge, spalt-förmige *For. maxillare* und ventral das ovale *For. palatinum aborale*. Der Gesichts-teil der Seitenflächen ist kürzer, aber breiter als beim Pferde, die Gesichtsleiste fehlt am Oberkieferbein, statt ihrer befindet sich über dem 3. Backzahn das *Tuber malare* (5); das *For. infraorbitale* (4) liegt dorsal vom 1. Backzahn.

In der **Schädelhöhle** (Fig. 110) fehlt das *Tentorium osseum;* das *Dorsum sellae turcicae* ist deutlicher. Die *Fossa cranii nasalis* liegt erheblich höher als die *Fossa cranii media;* in der letzteren ist nur eine Nervenrinne vorhanden, die zum For. orbitorotundum führt; in ihr durchbohrt den Temporalflügel das *For. ovale*. Die innere Öffnung des Schläfengangs findet sich über der Spitze der Pars petrosa des Temporale. Beim er-wachsenen Rinde wird das Schädeldach nur durch die Frontalia gebildet.

Über die Nasen-, Stirn-, Kiefer-, Tränenbein-, Gaumen- und Keilbein-höhle der Wiederkäuer s. unter Atmungsorganen.

Bei Schaf und Ziege spitzt sich der Kopf gegen das mundseitige Ende zu; das Genick wird vom Occipitale allein gebildet. Die dorsale Fläche des Kopfes, zu deren Her-stellung auch die Parietalia beitragen, ist beim Schafe nach der Rasse m. o. w. stark, bei der Ziege wenig gewölbt. An ihr kann man Scheitel, Stirn und Nase unterscheiden. Der unregelmässig viereckige Scheitel verschmälert sich nach dem nackenseitigen Ende und fällt nach diesem hin ab. An der relativ kurzen Stirn geht das For. supraorbitale in eine seichte Rinne aus. Die Hornfortsätze, die an der höchsten Stelle der Stirn entspringen, sind beim Schafe durch einen grösseren, bei der Ziege durch einen kleineren Zwischenraum voneinander getrennt; ihre Länge, Form und Krümmung sind nach Rasse und Tierart sehr verschieden. Die Hornfortsätze fehlen vielen Schaf- und einzelnen Ziegenrassen und kommen bei den Merinorassen nur den Böcken zu. Die weniger scharf begrenzten Schläfengruben gehen in die Scheitel-gegend über. Beim Schafe findet sich vor der Augenhöhle, deren knöcherner Ring stark vorspringt, eine seichte Grube im Tränenbein (Tränenbeingrube), die der Ziege fehlt. Das *For. ovale* ist sehr gross, das *For. hypoglossi* nicht doppelt. In der **Schädelhöhle** ist das *Dorsum sellae turcicae* stärker; die Öffnung an der Spitze der Felsenpyramide fehlt. Die **Nebenhöhlen der Nase** sind relativ viel weniger geräumig; die Stirnhöhlen reichen nicht über die Stirnbeine hinaus.

Über die **Wachstumsveränderungen des Schädels** s. S. 98.

VII. Kopfknochen des Schweines.

Das **Os sphenoidale** (Fig. 114 l) verhält sich im allgemeinen wie beim Rinde. Das *Dorsum sellae turcicae* springt noch stärker vor; das *For. ovale* fehlt; die *Alae orbi-*

tales sind klein; die *Crista pterygoidea* ist sehr stark und meist dorsolateral aufgebogen; die *Proc. pterygoidei* (Fig. 114 19) sind sehr gross und bilden mit den Ossa pterygoidea eine kaudal offene, breite Rinne, die *Fossa pterygoidea*, Flügelgrube. Betr. der geräumigen Keilbeinhöhle s. unter Atmungsorganen.

Die relativ grosse Schuppe des **Os occipitale** (Fig. 114 a u. 115 H) trägt zur Bildung der Schädeldecke nicht bei, bildet jedoch mit ihrem breiten dorsalen Rande den konkaven Genickkamm (Fig. 114 3 u. 115 1), der nach beiden Seiten vorspringt. Die *Protuberantia occipit. ext.* fehlt. Die Aussenfläche der Schuppe ist glatt und schwach ausgehöhlt; die Innenfläche verbindet sich grösstenteils mit den Parietalia. Bei älteren Tieren erstrecken sich die Stirnhöhlen bis in die Schuppe. Das nahezu dreieckige *For. occipitale magnum* reicht bis zu dieser. Die *Proc. jugulares* (Fig. 114 1) sind sehr lang, spitz und etwas gedreht. Von dem einfachen *For. hypoglossi* führt ein Kanal durch eine nach innen vorspringende Knochenleiste. Die platte Pars basilaris hat aussen eine schwache, mediane Leiste. Das *For. lacerum* (Fig. 114 18) ist ziemlich gross und wie beim Pferde. Das Tuberc. pharyngeum gehört entweder nur dem Os occipitale oder auch dem Os occipitale und dem Os sphenoidale zusammen an (s. Skoda [584]).

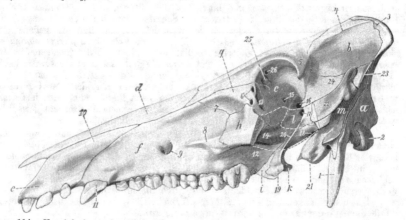

Figur 114. Kopfskelett des Schweines; von links gesehen. Der Arcus zygomaticus ist grösstenteils entfernt; seine Grenzen werden durch die punktierten Linien angedeutet.
a Occipitale, b Parietale, c Frontale (Pars orbitalis), d Nasale, e Incisivum, f Maxilla, g Lacrimale, h Zygomaticum, i Palatinum, k Pterygoideum, l Sphenoidale, m Temporale.
1 Proc. jugularis des Occipitale, 2 Condylus occipitalis, 3 Genickkamm des Occipitale, 4 Schläfenlinie des Scheitelbeins, 5 Proc. zygomaticus des Frontale, 6 Foramina lacrimalia, 7 Grube auf der Gesichtsfläche des Lacrimale und der Maxilla, 8 Crista facialis der Maxilla, 9 For. infraorbitale, 10 Proc. nasalis des Incisivum, 11 Hakenzahn, 12 Tuber maxillare, 13 Ursprungsgrube für den M. obliquus oculi ventr., 14 Fossa pterygopalatina, 15 For. ethmoidale, 16 For. opticum, 17 Fiss. orbitalis und For. rotundum, 18 For. lacerum, 19 Proc. pterygoideus des Sphenoidale, 20 Crista pterygoidea, 21 Bulla ossea und 22 Proc. zygomaticus des Temporale, 23 Crista temporalis, 24 Fossa temporalis, 25 Fossa trochlearis, 26 Orbitalöffnung des Canalis supraorbitalis.

Die Siebplatte des **Os ethmoidale** ist sehr schräg gestellt; die senkrechte Platte ist relativ kurz. Die Seitenplatte beteiligt sich als *Lamina papyracea* an der Bildung der Wand der Fossa pterygopalatina.

Es sind (nach Paulli [465]) 7 Endoturbinalien mit 8 Riechwülsten und 20 Ektoturbinalien vorhanden; die ersteren erscheinen sehr langgestreckt. Von den Meatus ethmoidales aus führen Kommunikationsöffnungen in die Stirn- und Keilbeinhöhlen (s. Atmungsorgane); die Lamina transversalis ist sehr lang und reicht bis zur Querebene des 6. Backzahns vor.

Das **Interparietale** verschmilzt schon vor der Geburt mit der Squama occipitalis; das *Tentorium osseum* fehlt.

Die beiden dicken, frühzeitig verwachsenden **Ossa parietalia** (Fig. 114 b

u. 115 S) tragen wesentlich zur Bildung des Schädeldaches und der Schläfengruben bei. Das dorsale, ebene und glatte *Planum parietale* wird durch einen schwach konkaven Rand (Fig. 114 $_4$) von dem lateralen, konkaven *Planum temporale* (Fig. 115 $_2$) getrennt, mit dem es unter fast rechtem Winkel zusammenstösst. Bei älteren Tieren erstrecken sich die Stirnhöhlen in die Parietalia. Die **Ossa frontalia** (Fig. 114 c u. 115 St) sind lang; an der Aussenfläche, die nach Rasse, Ernährung und äusseren Einflüssen (s. H. v. Nathusius [444]) genickwärts m. o. w. steil ansteigt und eben oder ausgehölt ist, befindet sich das *For. supraorbitale* (Fig. 115 $_4$), das sich in den ziemlich langen, nach der Augenhöhle führenden *Canalis supraorbitalis* (Fig. 114 $_{26}$) und an der Oberfläche des Knochens in den bis zum Nasale verlaufenden, flachen *Sulcus supraorbitalis* (Fig. 115 $_5$) fortsetzt. Die durch Knochenblättchen in mehrere Zellen geteilten Stirnhöhlen erstrecken sich bei älteren Schweinen bis in das Occipitale (s. Atmungsorgane). Der nasale Rand verbindet sich mit dem Nasale, der laterale des Nasenteils mit dem Lacrimale und der Maxilla. Die zur Bildung der Schläfengrube beitragende Pars temporalis ist sehr klein. Der kurze *Proc. zygomaticus* (Fig. 114 $_5$ u. 115 $_3$) endet mit einer stumpfen Spitze und verbindet sich weder mit dem Zygomaticum, noch mit dem Temporale. Das *For. ethmoidale* (Fig. 114 $_{15}$) durchbohrt die Pars orbitalis.

Das **Os temporale** (Fig. 114 m u. 115 Sch) ähnelt dem des Rindes, jedoch bleibt das Os petrosum deutlicher gesondert. Der seitlich zusammengedrückte *Proc. zygomaticus* (Fig. 114 $_{22}$ u. 115 $_{14}$) hat scharfe Ränder, von denen sich der ventrale fast in seiner ganzen Länge mit dem Jochbein verbindet, während der dorsale am Übergang in die Schläfengräte (Fig. 114 $_{23}$) einen dreieckigen Fortsatz bildet. Der *Meatus temporalis* fehlt; der *Proc. postglenoidalis* ist klein. Der *Meatus acusticus ext.* ist lang und eng. Die Pauke (Fig. 114 $_{21}$) bildet eine grosse, poröse, feinzellige Knochenblase. Der Muskelfortsatz wird durch eine Gräte ersetzt; der kleine, stiftartige *Proc. hyoideus* liegt in einer tiefen, knöchernen Scheide.

Die laterale Fläche der relativ langen **Maxillae** (Fig. 114 f u. 115 O) ist ausgehölt (Fossa canina) und nur durch den Hakenzahn vorgewölbt (Fig. 114 $_{11}$). Das grosse *For. infraorbitale* (Fig. 114 $_9$ u. 115 $_8$) öffnet sich dorsal vom 3. oder 4. Backzahn; die niedrige *Crista facialis* (Fig. 114 $_8$) setzt sich nicht auf das Jochbein fort. Das meist sehr grosse *Tuber maxillare* (Fig. 114 $_{12}$) ist seitlich stark zusammengedrückt und engt dann die Fossa pterygopalatina sehr ein. In die wenig geräumige Kieferhöhle (siehe Atmungsorgane) ragen die Alveolen der Backzähne nicht hinein.

Das *For. maxillare* hat bei grossen Schweinen einen Durchmesser von 1 cm, das *For. palatin. aborale* stellt dagegen nur eine enge Spalte dar, die vom Gaumen- und Oberkieferbein begrenzt wird und bei grossem Tuber maxillare sehr versteckt liegt. Das *For. sphenopalatinum* befindet sich zwischen Maxilla und Palatinum und stellt ein rundliches oder längliches, 3—6 mm weites Loch dar. Der *Proc. palatinus* hat fast die Länge des ganzen Knochens; das *For. palatin. majus* liegt dicht vor dem aboralen Rande des Gaumenfortsatzes; der *Canalis palatinus* verläuft mit seinem aboralen Teile zwischen Maxilla und Palatinum, mit seinem oralen Teile nur in der Maxilla; der *Sulcus palatinus* ist deutlich und bis zur Fissura palatina zu verfolgen. Entsprechend den Gaumenstaffeln markieren sich quer verlaufende Linien

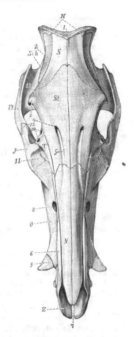

Figur 115. Kopfskelett des Schweines: von oben (von der frontalen Seite) gesehen.
H Occipitale, J Zygomaticum, N Nasale, 0 Maxilla, S Parietale, Sch Temporale, St Frontale, T Lacrimale, Z Incisivum.
1 Genickkamm des Occipitale, 2 Seitenteil des Parietale, 3 Proc. zygomaticus des Frontale, 4 For. supraorbitale, 5 Sulcus supraorbitalis, 6 Proc. nasalis des Incisivum, 7 Spalte an Stelle des For. inciv., 8 For. infraorbitale, 9 maxillarer Hakenzahn, 10 Eingänge in den Tränenkanal, 11 Grube auf der Gesichtsfläche des Lacrimale, 12 Proc. frontalis des Zygomaticum, 13 Schuppe des Temporale bzw. Schläfengrube, 14 Proc. zygomaticus des Temporale.

am Gaumenfortsatz. Der Zahnfortsatz hat eine grosse Hakenzahnalveole (Fig. 114 11 u. 115 9)
und 7 Backzahnalveolen. Der Zwischenzahnrand zwischen Haken- und 1. Backzahn ist kurz
und breit. Der dorsale Rand der Maxilla verbindet sich auch mit dem Frontale. Eine Gaumenhöhle im Proc. palatinus fehlt.

Der Körper des Os incisivum (Fig. 114 e u. 115 Z) ist etwas dorsoventral zusammengedrückt und enthält 3 durch grössere Zwischenräume getrennte Schneidezahn-
alveolen. Das For. incisivum wird durch eine Spalte (Fig. 115 7) ersetzt. Der starke,
seitlich zusammengedrückte Proc. nasalis (Fig. 114 10 u. 115 6) schiebt sich weit zwischen
Nasale und Maxilla ein und hat einen scharfen dorsalen Rand; der Proc. palatinus ist
seitlich zusammengedrückt; seine mediale Fläche verbindet sich mit der der anderen
Seite und mit dem Vomer. Die Fissura palatina ist verhältnismässig gross.

Die weit nach vorn reichenden Ossa nasalia (Fig. 114 d u. 115 N) haben in ihrer
Länge, abgesehen vom nasalen Ende, das in eine stumpfe Spitze ausläuft (Fig. 115),
fast dieselbe Breite. Auf die fast ebene Aussenfläche setzt sich der Sulcus supraorbitalis
des Stirnbeins fort. Die Stirnhöhlen erstrecken sich bei älteren Tieren bis in die
Nasenbeine. Der laterale Rand, dessen freier Teil verhältnismässig kurz ist, geht
keine Verbindung mit dem Lacrimale ein.

Zwischen dem Körper beider Incisiva und dem freien Ende beider Nasalia findet
sich ein unpaarer, spongiöser Knochen, der dem Rüssel als Grundlage dient und Rüsselknochen, Os rostri, genannt wird.

Er hat die Form eines Keiles mit einer viereckigen vorderen Fläche und 2 schwach ausgehöhlten Seitenflächen. Die vordere (apikale) Fläche zeigt in der Mitte eine sehr seichte
Furche, die an einem flachen Einschnitt des dorsalen und ventralen Randes endet. Der Rand,
an dem beide Seitenflächen zusammenstossen, schliesst eine rinnenartige Vertiefung ein, die das
vordere Ende der Nasenscheidewand aufnimmt. Der Knochen bildet sich erst einige Zeit nach
der Geburt durch Verknöcherung des Nasenlochendes der Nasenscheidewand.

Das seitlich stark zusammengedrückte Os zygomaticum (Fig. 114 h und
115 J) hat eine etwas ausgehöhlte, nur sehr kleine Orbital- und eine fast glatte,
nach dem Tränenbein hin flach vertiefte Angesichtsfläche. Der Proc. temporalis ist
stark, fast dreieckig und seitlich komprimiert. Ausser ihm findet sich ein kleiner,
stumpfdreieckiger Proc. frontalis (Fig. 115 12), der sich mit dem Proc. zygomaticus des
Schläfenbeins verbindet, jedoch den Proc. zygomaticus des Stirnbeins nicht erreicht.

Die je nach der Rasse verschieden lange Gesichtsfläche des Os lacrimale
(Fig. 114 g u. 115 T) ist grubig ausgehöhlt (Fossa canina) (Fig. 114 7 u. 115 11); nahe
dem Augenhöhlenrand finden sich an ihr zwei For. lacrimalia (Fig. 114 6 u. 115 10),
die zu dem am Ursprung doppelten knöchernen Tränenkanal führen. Die
Augenhöhlenfläche ist uneben und enthält eine deutliche Grube (Fig. 114 13) für den
Ursprung des M. obliquus oculi ventr. und ventrolateral von dieser eine Knochengräte
(Augenhöhlengräte). Der dorsale Rand verbindet sich nur mit dem Frontale.

Die Mundhöhlenfläche des horizontalen Teiles der Ossa palatina (Fig. 114 i)
bildet ein breites, mit der Spitze oral gerichtetes Dreieck; die Nasenhöhlenfläche ist
rinnenartig ausgehöhlt; der Nasenkamm stark; choanenwärts geht er in einen starken,
lateral gerichteten, fast beulenartig verdickten Proc. pterygoideus über; der aborale
Rand trägt nahe der Medianebene den kleinen, spitzen Choanenstachel (Spina nasalis
aboralis). Ueber den Gaumenkanal s. S. 109. Der senkrechte Teil ist schwach
und trägt wenig zur Begrenzung der Fossa pterygopalatina bei. Zwischen seinen Platten
findet sich die Andeutung einer Gaumenhöhle; das For. palatin. aborale und sphenopalatinum werden vom Gaumen- und Oberkieferbein umgrenzt.

Das Os pterygoideum (Fig. 114 k) ist kurz und breit; die laterale Fläche liegt grösstenteils frei und begrenzt mit dem Proc. pterygoideus des Sphenoidale die ziemlich tiefe Fossa
pterygoidea; die mediale Fläche hilft die Choanen umsäumen; der Hamulus ist deutlich.

Der lange Vomer reicht fast bis zu den Ossa incisiva. Der aborale Teil trägt ventral
eine Rinne, an die sich nasal ein scharfer Kamm anschliesst, der allmählich sehr hoch wird und
sich den Ossa palatina und nasalia anlegt. Die Incisura vomeris ist ziemlich tief.

Die langen Nasenmuscheln bestehen aus ziemlich festen Knochenblättchen und verhalten
sich wesentlich wie bei den Wiederkäuern.

Beide Hälften der Mandibula (Fig. 116) verwachsen schon frühzeitig; die sich zuspitzende Pars incisiva (a) ist zungenseitig stark ausgehöhlt und enthält 6 Alveolen für die
Schneide- (9, 10, 11) und 2 für die sehr starken Hakenzähne (8). Die Zwischenzahn-

ränder (c, c', c'') sind kurz und breit. Die *Pars molaris*(b) hat gewölbte Flächen und neigt sich etwas nach der Mittellinie; der Kehlgang ist breit. Das *For. mentale* wird durch 4—5 kleine Löcher (d) ersetzt. Im Kinnwinkel findet sich nahe dem ventralen Rande jederseits ein Loch. Der Zahnrand enthält 7 Alveolen für die Zähne (1—7). Der sehr kurze, den Gelenkfortsatz kaum überragende und von ihm durch einen breiten Kieferausschnitt (i) getrennte *Proc. coronoideus* (g) ist dreieckig. Die Gelenkfläche des abgerundeten *Proc. condyloideus* (h) hat die Gestalt eines mit der Spitze aboral gerichteten Dreiecks; der Gefässausschnitt (e) ist flach.

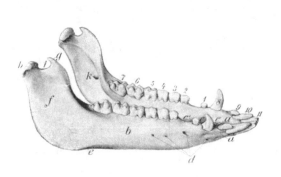
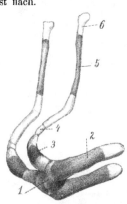

Figur 116. Mandibula des Schweines; von der rechten Seite und etwas von vorn gesehen.

1—7 erster bis siebenter Backzahn, 8 Hakenzahn, 9 Incisivus 3, 10 Incisivus 2, 11 Incisivus 1.

a Schneidezahnteil des Unterkieferkörpers, b Backzahnteil des rechten Unterkieferkörpers; c Margo interalveolaris, c' Lücke zwischen Eckzahn und Hakenzahn, c'' Lücke zwischen dem ersten und zweiten Backzahn, d For. mentalia, e Incisura vasorum, f rechter Unterkieferast, g Proc. coronoideus, h Proc. condyloid., i Incisura mandibularis, k For. mandibulare.

Figur 117. Zungenbein eines 2jährigen Schweines; von links und etwas von vorn gesehen (die helleren Stellen sind knorplig, die dunkleren verknöchert).

1 Körper, 2 Kehlkopfsast, 3 kleiner Zungenbeinast, 4 Band an Stelle des mittleren Zungenbeinastes, 5 grosser Zungenbeinast, 6 Zungenbeinknorpel.

Der Körper und die Kehlkopfsäste des **Os hyoideum** (Fig. 117 1 u. 2) sind gross und stark zusammengedrückt bzw. verbreitert. Der Zungenfortsatz fehlt. Die kurzen, sehr breiten kleinen Äste (3) verbinden sich durch Knorpel mit dem Körper. Die grossen Äste (5) sind dünn, rundlich und bleiben bis in das vorgerückte Alter grossenteils knorpelig; der Zungenbeinknorpel (6) ist lang und schmal. Zwischen den kleinen und grossen Ästen findet sich als Ersatz für die mittleren ein gelbes, elastisches Band (4).

VIII. Kopf des Schweines als Ganzes.

Der Kopf des Schweines ist lang und m. o. w. deutlich vierkantig (Fig. 115); er ist im Niveau der Jochbogen am breitesten und wird gegen den Genickfortsatz schmaler. Das **nackenseitige Ende** wird durch das Occipitale (Fig. 114 a u. 115 H) und die Temporalia gebildet. Die Genickfläche, die vom Scheitel unter einem Winkel von ungefähr 70° abgesetzt ist, ist median ausgehöhlt und dacht sich an den Seitenteilen, die durch flache, nach dem *For. magnum* konvergierende Kämme vom medianen Teile getrennt werden, lateral etwas ab. Das **mundseitige Ende**, an dem das *For. incisivum* durch eine Spalte (Fig. 115 7) ersetzt wird, erscheint durch das *Os rostri* breit und abgestumpft. Die **dorsale Fläche** (Fig. 115) ist bei den Landrassen fast eben und zwischen den Jochfortsätzen der Frontalia am breitesten. Bei den englischen und chinesischen Rassen steigen Stirn und Scheitel steiler an, die Nase ist kürzer, und die dorsale Fläche des Kopfes m. o. w. konkav. Der Scheitel wird lateral durch konkave Ränder, Schläfengräten, von den an den Seitenteilen des Kopfes liegenden Schläfengruben getrennt, so dass die Seitenflächen des Schädels fast unter einem rechten Winkel mit dem Schädeldach zusammenstossen. Das *For. supraorbitale* (4) öffnet sich oromedial von der Augenhöhle und bildet den Anfang des *Sulcus supraorbitalis* (5), der bis auf die Nasalia (N) reicht. Diese erstrecken sich fast bis zum mundseitigen Ende des Kopfes.

An der **Schädelbasis** fehlt der *Canalis alaris;* die *Tubercula pharyngea* sind sehr deutlich; die seitlich komprimierte Bulla ossea des Schläfenbeins springt sehr stark vor. Das *For. lacerum* ist wie beim Pferde; durch seinen aboralen Teil tritt die V. cerebralis dorsalis; *For. rotundum* und *Fissura orbitalis* sind zu einem grossen *For. orbitorotundum* verschmolzen. Ein *For. ovale* fehlt; die *Crista pterygoidea* ist sehr stark. Zwischen den Flügelfortsätzen des Keilbeins und den Flügelbeinen findet sich die kaudal offene *Fossa pterygoidea.* Die Choanen sind relativ weiter als bei den Wiederkäuern und werden durch die Palatina, die Proc. pterygoidei des Palatinum und Sphenoidale und die Ossa pterygoidea begrenzt. Der Vomer trennt die Choanen nur im Niveau der Schädelbasis. Das sehr lange Gaumengewölbe hat seine grösste Breite zwischen den Haken- und ersten Backzähnen.

An den **Seitenflächen** des Kopfes (Fig. 114) wölbt sich der seitlich zusammengedrückte und hohe Jochbogen wenig lateral; sein dorsaler Rand ist in der aboralen Hälfte konkav; er reicht bis zum äusseren Gehörgang; der *Meatus temporalis* fehlt. Zur Bildung der tiefen Schläfengruben trägt das Stirnbein (c) fast nicht bei; gegen die Augenhöhle ist die Schläfengrube ziemlich scharf durch die Crista pterygoidea abgesetzt. Der knöcherne Orbitalring ist aboral unterbrochen, da der Proc. zygomaticus des Stirnbeins (5) den Jochbogen nicht erreicht. An der medialen Wand der Orbita findet sich die Öffnung des *Canalis supraorbitalis* (26) und an der nasalen Wand die sehr tiefe Ursprungsgrube für den M. obliquus oculi ventr. (13). Die *Fossa pterygopalatina* (14) wird kaudoventral durch den Proc. pterygoideus des Sphenoidale begrenzt. An dem langen, grösstenteils zur *Fossa canina* ausgehöhlten Gesichtsteil der Seitenflächen findet sich dicht vor der Augenhöhle die doppelte Öffnung des Tränenkanals (6) und eine durch die Wurzel des Hakenzahns (11) bedingte Wölbung. Das *For. infraorbitale* (9) liegt dorsal vom 3.—4. Backzahn. Die Gesichtsfläche setzt sich durch einen stumpfen Rand von dem Nasenrücken ab, wodurch der Kopf ein vierkantiges Aussehen erhält. Bei den englischen und chinesischen Rassen ist der Gesichtsteil kürzer als bei den Landrassen; auffallend verkürzt ist der Gesichtsteil des Tränenbeins.

Die relativ kleine **Schädelhöhle** ist der der Wiederkäuer ähnlich, jedoch fehlen die *For. ovalia* und die Öffnungen des *Meatus temporalis.* **Über die Verhältnisse der Nasen-, Kiefer-, Stirn- und Keilbeinhöhle** s. Atmungsorgane.

IX. Kopfknochen der Fleischfresser.

Der Körper des **Os sphenoidale** (Fig. 118 III u. 119 X) ist dorsoventral abgeplattet. Das *Dorsum sellae turcicae* springt stark vor und endet i. d. R. median mit einem Knöpfchen, während es seitlich in je einen *Proc. clinoideus aboralis* ausgeht. Ein Sulcus chiasmatis ist nicht vorhanden, weil sich die *For. optica* gesondert öffnen. Die Temporalflügel (Fig. 119 36) erstrecken sich zwischen Frontale und Temporale bis zum Parietale und sind etwas grösser als die Orbitalflügel (Fig. 119 35), deren ventraler Rand sich fast ganz mit dem Palatinum verbindet. An den Flügeln finden wir folgende Öffnungen: 1. nahe dem Frontale das *For. opticum* (Fig. 118 29 u. 119 37), 2. ventral und aboral von diesem die *Fissura orbitalis* (Fig. 118 28 u. 119 38), 3. ventral und aboral von dieser das *For. rotundum;* das beim Hunde (nicht bei der Katze) in 4. den *Canalis alaris* (Fig. 118 27 u. 119 39 u. 40) mündet. Aboral und lateral von diesem liegt 5. das *For. ovale* (Fig. 118 18). Das *For. alare minus* fehlt. Am aboralen Rande der Temporalflügel findet sich ein Ausschnitt, der mit einem ähnlichen der Pars tympanica das *For. caroticum* (Fig. 118 14) bildet, das zum *Canalis caroticus* (s. Schläfenbein) führt und dem *For. lacerum* orale vergleichbar ist.

Die Squama des **Os occipitale** (Fig. 118, 119 u. 120 I) springt mit einem keilförmigen Fortsatz (Fig. 119 1 u. 120 2), der eine nach der Rasse stärkere oder schwächere *Crista sagittalis ext.* trägt, zwischen die Scheitelbeine vor. Die *Linea nuchalis sup.* (Fig. 119 2 u. 120 4) ist stark und kammartig; ventral von ihr befindet sich eine *Linea nuchalis inf.* als niedrige Leiste; die *Protuberantia occipit. ext.* bildet eine schwache Beule oder eine mediane, bisweilen doppelte Gräte, die sich als *Linea nuchalis mediana* nach dem For. magnum zu fortsetzt; neben der *Protuberantia occip. ext.* findet sich jederseits eine rauhe Grube. Von der Innenfläche des Scheitelteils führt ein Kanal in den Schläfengang, in den auch 1—2 Löcher (Fig. 119 8) in der Sutura occipitotemporalis führen. Die *Proc. jugulares* (Fig. 118 7 u. 119 6) sind kurz, bei der Katze kaum angedeutet. Das *Tuberculum pharyngeum* gehört dem Os occipitale und dem Os sphenoidale an

(s. Skoda [584]). Das *For. hypoglossi* vertritt ein *Canalis hypoglossi* (Fig. 118 ₆); dorsolateral von seiner inneren Öffnung führt ein nasodorsal und lateral gerichteter, eine Vene enthaltender *Canalis condyloideus* des Occipitale zum Schläfenkanal und nimmt einen Schenkel vom Canalis hypoglossi auf. Der platte Grundteil hat an beiden Rändern eine Rinne und verbindet sich bis auf eine schmale Spalte (Fig. 118 ₉) mit der Pars tympanica und petrosa. Das *For. lacerum* (Fig. 118 ₈) ist sehr eng und entspricht dem *For. lacerum aborale*.

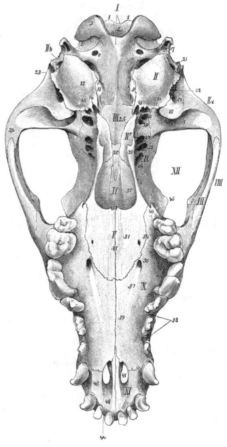

Figur 118.
Kopfskelett des Hundes; von der basalen Fläche gesehen.

I Occipitale, II Pars tympanica des Temporale, IIa Squama temporalis, IIb Pars mastoidea des Temporale, III Sphenoidale, IV Pterygoideum, V Palatinum, VI Vomer, VII Zygomaticum, VIII Arcus zygomaticus, IX Seitenfläche des Schädels, X Maxilla, XI Incisivum, XII Raum zwischen Schädel und Arcus zygomaticus.
1, 1 Nackenhöcker, 2 For. magnum, 3 Condylus occipitalis, 4 Incisura intercondyloidea, 5 Fossa condyloidea ventr., 6 Canalis hypoglossi, 7 Proc. jugularis, 8 For. lacerum und aborale Öffnung des Canalis caroticus, 9 Spalte zwischen Petrosum und Occipitale, 10 Fissura petrotympanica, 11 Muskelhöcker, 12 Bulla ossea und 13 Muskelfortsatz des Schläfenbeins, 14 For. caroticum, 15 Tuba auditiva ossea, 16 Proc. postglenoidalis, 17 Gelenkgrube für den Unterkiefer, 18 For. ovale, 19 For. alare aborale, 20 Ausgangsöffnung des Meatus temporalis, 21 For. stylomastoid., 22 Meatus acusticus ext., 23 Ende der Linea nuchalis sup., 24 Proc. zygomaticus des Temporale, 25 Sphenoidale aborale, 26 Sphenoidale orale, 27 Canalis alaris, 28 Fiss. orbitalis, 29 For. opticum, 30 Häkchen des Pterygoideum, 31 horizontaler Teil des Palatinum, 32 senkrechter Teil des Palatinum, 33 Sutura palatina, 34 ventrale Sutura palatomaxillaris, 35 Choanenstachel, 36 For. palatinum majus, 37 Sulcus palatinus, 38 Proc. alveolaris und 39 Proc. palatinus der Maxilla, 40 Flügelfortsatz der Maxilla, 41 Fissura palatina, 42 und 43 Corpus des Incisivum, 44 Zahnrand des Incisivum, 45 Proc. zygomatic. des Frontale.

Die Gruben des **Os ethmoidale** sind tief, die Crista galli schwach; die umfangreichen Seitenteile bestehen aus 4 tief in die Nasenhöhle reichenden Endoturbinalien mit 5 Riechwülsten und 6 Ektoturbinalien (s. auch S. 117) Die Seitenplatte ist in ihrem nasalen Teile deutlich bzw. stark. Die *Lamina transversalis* ist sehr lang.

Das **Os interparietale** verschmilzt beim Hunde meist schon vor der Geburt mit dem Occipitale, bleibt jedoch bei der Katze relativ lange selbständig. Das grosse *Tentorium osseum* entspringt z. T. vom Occipitale, z. T. von den Parietalia.

Die **Ossa parietalia** (Fig. 119 u. 120 II) sind ähnlich wie beim Pferde, sie nehmen die ganze Breite des Schädels ein. Median findet sich eine namentlich bei den langköpfigen Hunderassen starke *Crista sagittalis ext.* (Fig. 119 ₁₂ u. 120 ₅). Halswärts schliessen beide Parietalia den Scheitelteil der Squama occipitalis ein.

Die Oberfläche des **Os frontale** (Fig. 119 u. 120 III) ist beim Hunde gewölbt, nach der Mittellinie etwas vertieft (Fig. 120 13) und fällt bei den kurzköpfigen Rassen steiler als bei den langköpfigen nach der Nase zu ab; bei der Katze ist sie mehr eben. Der Stirnteil wird durch eine starke *Crista frontalis externa* (Fig. 119 16 u. 120 10) von der Pars temporalis (Fig. 119 u. 120 15) getrennt. Der *Proc. zygomaticus* (Fig. 119 17 u. 120 12), der sich weder mit dem Joch-, noch mit dem Schläfenbein verbindet, bildet beim Hunde einen kleinen, stumpfen Höcker und ist bei der Katze lang und spitz. Das *For. supraorbitale* fehlt; das häufig doppelte *For. ethmoidale* (Fig. 119 19) durchbohrt den Augenhöhlenteil. Der konkave nasale Rand verbindet sich mit dem Nasen-, Tränen- und Oberkieferbein.

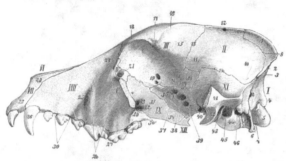

Figur 119.
Kopfskelett des Hundes; von der linken Seite gesehen. Der Arcus zygomaticus ist entfernt.
I Occipitale, II Parietale, III Frontale, IV Lacrimale, V Zygomaticum (abgesägt), VI Nasale, VII Incisivum, VIII Maxilla, IX Palatinum, X Sphenoidale, XI Squama temporalis, XII Pterygoideum. 1 Scheitelteil der Squama occipitalis, 2 Linea nuchalis sup., 3 Linea nuchalis mediana, 4 Nackenhöcker, 5 Condylus occipitalis, 6 Proc. jugularis des Occipitale, 7 Fossa condyloidea ventr., 8 Eingang in den Meatus temporalis, 9 Lambdanaht. 10 Tuber parietale, 11 Planum temporale, 12 Crista sagittalis externa, 13 Sutura parietofrontalis, 14 Sutura parietotemporalis. 15 Schläfengrubenteil des Stirnbeins, 16 Crista frontalis ext., 17 Proc. zygomatic. des Stirnbeins, 18 Orbitalrand, 19 For. ethmoidale, 20 Proc. sphenoidalis des Frontale, 21 Eingang in den Tränenkanal, 22 Körper und 23 Proc. nasalis des Incisivum, 24 Juga alveolaria, 25 For. infraorbitale, 26 Hakenzahn, 27 Backzähne, 28 Proc. frontalis der Maxilla, 29 Proc. temporalis der Maxilla (die Zahl steht etwas zu weit unten), 30 Proc. alveolaris und 30' Proc. pterygoideus der Maxilla, 31 senkrechter Teil des Palatinum, 32 For. palatin. aborale, 33 For. sphenopalatinum, 34 Keilbeinfortsatz des Palatinum, 35 Orbitalflügel des Sphenoidale, 36 Temporalflügel des Sphenoidale, 37 For. opticum, 38 Fissura orbitalis, 39 orale und 40 aborale Öffnung des Canalis alaris, 41 Proc. zygomat. des Temporale (abgesägt), 42 Proc. postglenoidalis, 43 Ausgangsöffnung des Meatus temporalis, 44 Pauke, 45 äusserer Gehörgang, 46 For. stylomastoideum.

Squama und Os petrosum der **Ossa temporalia** (Fig. 118 II, IIa, IIb, 119 XI u. 120 VI) verwachsen früh. Der stark lateral gekrümmte *Proc. zygomaticus* (Fig. 119 41 u. 120 24) verbindet sich ventral mit dem Jochbein. Die *Fossa mandibularis* (Fig. 118 17) ist stark ausgehöhlt, der *Proc. postglenoidalis* (Fig. 118 16 u. 119 42) gross, das *Tuberculum artic.* fehlt. Die *Pars tympanica* (Fig. 118 II u. 12 u. 119 44) bildet eine einfache Knochenblase; den *Meatus acust. ext.* (Fig. 118 22 u. 119 45) vertritt ein Knochenring. *Proc. muscularis* (Fig. 118 13) und *hyoideus* der Bulla ossea sind kaum angedeutet; der nasomediale Rand der Pars petrosa springt als scharfe *Crista petrosa* vor; diese wird nahe der Schädelbasis von einem kurzen *Canalis n. trigemini* durchbohrt. Vom *For. lacerum aborale* führen zwischen Pars petrosa und Pars basilaris des Occipitale 2 Kanäle nasal; der laterale führt als *Canalis caroticus* zum For. caroticum (s. S. 112) und nimmt die A. carotis int. auf, während der mediale als *Canalis petrobasilaris* dem Durchgang einer Vene dient und medial vom For. caroticum in die Schädelhöhle mündet.

Bei der Katze fehlt der *Meatus temporalis;* die Bulla ossea schliesst eine zweite kleinere Knochenblase ein.

Beim Hunde sind die **Maxillae** (Fig. 118 X, 119 u. 120 VIII) kurz, aber hoch. Der *Canalis infraorbitalis* ist kurz; das *For. infraorbitale* (Fig. 119 25 u. 120 27) ist gross und liegt über dem 3. Backzahn. Die Gesichtsleiste fehlt. Das enge *For. palatinum majus* (Fig. 118 36) liegt im Maxillare oder zwischen ihm und Palatinum. Der aborale Teil des engen *Canalis palatinus* liegt nur im Palatinum, der orale zwischen Palatinum und Maxilla, bisweilen sogar in letzterer. Das *For. maxillare* ist oval und bei grossen Hunden 8—10 mm hoch. Der *Proc. alveolaris* (Fig. 118 38 u. 119 30) enthält Alveolen für einen starken Hakenzahn und 6 Backzähne; der Zwischenzahnrad ist sehr kurz. Kaudodorsal geht der Knochen in einen langen, steilen *Proc. frontalis* (Fig. 119 28 u. 120 30) über, der sich auch mit dem Frontale verbindet. Das *Tuber maxillare* ist klein. Medial von ihm findet sich ein kleiner, aboral gerichteter *Proc. pterygoideus.*

Bei der Katze stellt der *Canalis infraorbitalis* nur ein Loch dar. Der dorsale Rand der Maxilla bildet mit dem Zahnfortsatz, der die Wurzeln der 4 Backzähne und des Hakenzahns enthält, einen fast rechten Winkel.

Der Körper (Fig. 118 42 u. 43, 119 22 u. 120 31) der **Ossa incisiva** (Fig. 108 XI, 119 VII u. 120 IX) ist dorsoventral zusammengedrückt und enthält die Alveolen für 3 Schneidezähne (Fig. 120 35); das *For. incisivum* ist beim Hunde sehr eng und mitunter nur ein Spalt. Der steile und etwas medial gebogene, seitlich komprimierte *Proc. nasalis* (Fig. 119 23 u. 120 32) schiebt sich weit zwischen Maxilla und Nasale ein. Der *Proc. palatinus* (Fig. 120 33) verhält sich wie beim Schweine; die *Fissura palatina* (Fig. 118 41 u. 120 34) ist längsoval und ziemlich breit. Bei der Katze fehlt das For. incisivum; der Nasenfortsatz steigt fast senkrecht in die Höhe.

Beim Hunde sind die **Ossa nasalia** (Fig. 119 VI u. 120 VII) am aboralen Ende, das sich wie beim Rinde verhält, schmal und haben am freien Ende die grösste Breite. Die dorsale, je nach der Rasse stärker oder schwächer ausgehöhlte Fläche schlägt sich lateral und medial so um, dass die Ränder flächenartig verbreitert erscheinen und die Innenfläche hohlsondenartig vertieft ist. Das freie Ende geht in der Verlängerung des lateralen Randes in einen Fortsatz (Fig. 120 26) aus, der mit dem der anderen Seite eine fast halbkreisförmige *Incisura nasalis* begrenzt.

Bei der Katze verschmälern sich die steil ansteigenden Nasenbeine aboral so stark, dass beide Nasenbeine zusammen ein gleichschenkliges Dreieck bilden. Der Fortsatz des freien Endes ist verhältnismässig stark.

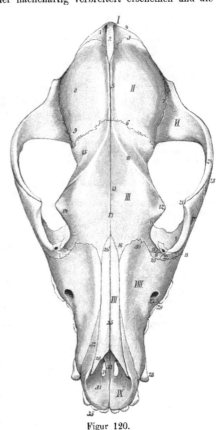

Figur 120. Kopfskelett des Hundes; von oben (von der frontalen Seite) gesehen.
I Os occipitale, II Os parietale, III Os frontale, IV Os lacrimale, V Os zygomaticum, VI Squama temporalis, VII Os nasale, VIII Maxilla, IX Os incisivum.
1 Scheitelteil des Os occipitale, 2 Fortsatz des letzteren zwischen den beiden Ossa parietalia, 3 Lambdanaht, 4 Linea nuchalis sup., 5 Crista sagittalis externa, 6 Sutura parietofrontalis, 7 Sutura parietotemporalis, 8 Tuber parietale, 9 Planum temporale, 10 Crista frontalis externa, 11 Orbitalrand, 12 Proc. zygomaticus und 13 grubige Vertiefung des Frontale, 14 Arcus superciliaris, 15 Schläfengrubenteil des Frontale, 16 Proc. nasalis des Os frontale, 17 Stirnnaht, 18 Eingang in den Tränenkanal, 19 Proc. maxillaris des Frontale, 20 Maxillarrand des Lacrimale, 21 Proc. frontalis, 22 Proc. lacrimalis und 23 Proc. temporalis des Zygomaticum, 24 Proc. zygomaticus des Temporale, 24′ aborales Ende des Os nasale, 25 Naht zwischen beiden Nasalia, 26 Fortsatz an deren oralem Ende, 27 For. infraorbitale, 28 Hakenzahn, 29 Backzähne, 30 Proc. frontalis der Maxilla, 31 Körper des Os incisivum, 32 Proc. nasalis und 33 Proc. palatin. des Incisivum, 34 Fiss. palatina, 35 Schneidezähne.

Figur 120.

8*

Das **Os zygomaticum** (Fig. 118 VII, 119 u. 120 V) des Hundes hat eine gewölbte Angesichts- und eine etwas ausgehöhlte Augenhöhlenfläche, die in einem dorsalen und ventralen Rande zusammenstossen. Das nasale Ende spaltet sich in einen dorsal gerichteten *Proc. lacrimalis* (Fig. 120 22) und einen ventral gekehrten *Proc. maxillaris,* das aborale Ende in einen kleinen, den Proc. zygomaticus des Stirnbeins nicht erreichenden *Proc. frontalis* (Fig. 120 21) und in den starken, aboral gerichteten *Proc. temporalis* (Fig. 120 23), der sich mit dem Proc. zygomaticus des Temporale zu dem lateral bedeutend gewölbten *Arcus zygomaticus* (Fig. 118 VIII) verbindet.

Bei der Katze ist das *Os zygomaticum* verhältnismässig breiter; auf der lateralen Fläche deutet eine schwache, rauhe Linie die Trennung der Gesichts- und Orbitalfläche an. Der *Proc. frontalis* ist lang, dreieckig und nur durch einen kurzen Zwischenraum vom Proc. zygomaticus des Frontale getrennt. Der *Proc. temporalis* verhält sich wie beim Hunde.

Die **Ossa lacrimalia** (Fig. 119 u. 120 IV) sind sehr klein; die äusserst schmale Gesichtsfläche wird beim Hunde nur vom Orbitalrand gebildet und fehlt oft ganz. Die kleine Orbitalfläche enthält die relativ weite Öffnung des Tränenkanals (Fig. 119 21 u. 120 18) und verbindet sich mit dem Stirn-, Oberkiefer-, Joch- und Gaumenbein. Bei der Katze reicht das Tränenbein nicht bis an die Gesichtsfläche.

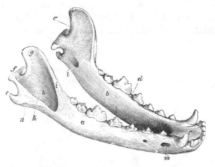

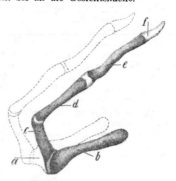

Figur 121. Unterkiefer des Hundes; von der rechten Seite und von vorn gesehen.
a rechter, b linker Unterkieferkörper, c Pars incisiva, d Pars molaris, e Proc. angularis, f Proc. condyloideus, g Proc. coronoideus, h Fossa masseterica, die von Knochenleisten (i und k) begrenzt wird, l Foramen mandibulare, m Foramina mentalia, n Linea masseterica, o Incisura mandibulae.

Figur 122. Zungenbein eines Hundes; von links und ein wenig von vorn gesehen. (Die rechte Hälfte des Zungenbeins ist nur punktiert; die helleren Stellen der linken Hälfte sind knorpelig.)
a Körper, b Kehlkopfsast, c kleiner, d mittlerer, e grosser Zungenbeinast, f Zungenbeinknorpel.

Der **horizontale Teil** (Fig. 118 31) der **Ossa palatina** (Fig. 118 V u. 119 IX) ist breit, seine Mundhöhlenfläche enthält mehrere kleine Löcher. *Foramina palatina minora,* die in den Gaumenkanal führen. Der aborale Rand bildet neben der Medianebene einen kleinen Choanenstachel. Der *Proc. pterygoideus* fehlt. Die laterale, glatte Fläche des **senkrechten Teiles** (Fig. 118 32 u. 119 31), der weit in die Orbita hineinragt und sich auch mit dem Lacrimale verbindet, liegt fast ganz frei und enthält das *For. palatinum aborale* und ventral von ihm das *For. sphenopalatinum,* die beide oval und bei grossen Hunden 3—4 mm weit sind. Ein *Sinus palatinus* ist nicht vorhanden.

Die kurzen, breiten, fast viereckigen **Ossa pterygoidea** (Fig. 118 IV u. 119 XII) begrenzen zu einem grossen Teile die Choanen und die Fossa pterygopalatina. Der *Hamulus* (Fig. 118 30) ist bei der Katze stärker als beim Hunde.

Der **Vomer** (Fig. 118 VI) verbindet sich nicht mit den Ossa pterygoidea, der ventrale Rand nur mit den Maxillae. Das aborale Ende hat eine tiefe *Incisura vomeris.* Im übrigen gleicht das Pflugscharbein dem des Pferdes.

Die **Nasenmuscheln** zeigen folgendes Verhalten:

Das die dorsale Muschel stützende Knochenblättchen entspringt nur in seinem nasenlochseitigen Teile vom Nasenbein, im rachenseitigen hingegen von der Nasenscheidewand; im ersteren Teile bleibt es ein einfaches Knochenblättchen, im letzteren ist es in dorsomedialer Richtung aufgerollt; die dadurch entstehende Höhle kommuniziert mit der Nasenhöhle. Das Blättchen der ventralen Muschel spaltet sich bald nach seinem Ursprung wie beim Rinde in 2 Teile, die dorsal und ventral umbiegen. Charakteristisch ist, dass von diesen beiden Blättchen zahlreiche sekundäre Blättchen abgehen, die wieder viele tertiäre Blättchen abspalten. Die einzelnen Blättchen rollen sich ein, so dass im Innern der Muschel zahlreiche enge, kanalartige Hohlräume entstehen und die Nasenmuschel, vom medialen Nasenraum aus gesehen, den Eindruck macht, als ob sie aus vielen gewundenen, kaudoventral gerichteten Blättchen bestünde; die dorsalen Hohlräume der ventralen Muschel sind vom mittleren, die ventralen vom ventralen Nasengang aus zugänglich. Aboral schliesst sich an die ventrale Muschel das Siebbeinlabyrinth an, dessen Endoturbinalien ganz ähnlich gebaut sind, wie die ventrale Muschel, wobei sie sich hakenförmig umbiegen und m. o. w. dachziegelartig übereinanderlegen.

Die beiden Hälften der **Mandibula** (Fig. 121) bleiben bis in das vorgerückte Alter getrennt. Die jederseitige Pars incisiva (c) enthält die Alveolen für 3 Schneide- und 1 Hakenzahn. Der *Margo interalveolaris* fehlt fast ganz. Der *Canalis mandibulae* endet mit 2—3 *For. mentalia* (m). Die stark divergierenden Partes molares und die Äste neigen sich etwas lateral. Die laterale Fläche des Astes zeigt die Kaumuskelgrube, *Fossa masseterica* (h). Die Pars molaris (d) enthält beim Hunde 7, bei der Katze 3 Backzahnalveolen. Der Kehlrand ist stark konvex und wird vom kurzen halsseitigen Rande durch den beulenartigen *Proc. angularis* (e) getrennt. Der breite und lange *Proc. coronoideus* (g) krümmt sich etwas halswärts. Der *Proc. condyloideus* (f) liegt fast im Niveau der Backzähne und springt stärker lateral vor.

Das **Zungenbein** (Fig. 122) besteht aus dem Mittelstück (a), dem jedoch der Zungenfortsatz fehlt, den **Kehlkopfsästen** (b), die dauernd durch Knorpel mit dem Mittelstück verbunden bleiben, den **kleinen** (c), **mittleren** (d) und **grossen Zungenbeinästen** (e), von denen die mittleren die grösste Länge besitzen.

X. Kopf der Fleischfresser als Ganzes.

Der Kopf des Hundes zeigt grosse Rasseverschiedenheiten. Nach seiner Form kann man 2 Gruppen von Hunderassen unterscheiden: a) **dolichocephale** (langköpfige), z. B. Doggo, Windhund, Pudel, Neufundländer (Fig. 123 u. 124), und b) **brachycephale** (kurzköpfige), z. B. Bulldogge, Mops (Fig. 125 u. 126); Pinscher, Dachshund usw. stehen zwischen beiden Gruppen. Die Langköpfigkeit wird durch die grössere Länge des Gesichtsschädels bedingt; dabei ist der Hirnschädel meist schmal, der Scheitelkamm stark, die lange Nase nur wenig eingedrückt, so dass die Stirn sanft zur Nase abfällt und die Profillinie des Kopfes nur wenig eingebogen ist; die Jochbogen sind weniger stark lateral gewölbt, das Gaumengewölbe und der Kehlgang sind von geringer Breite. Die brachycephalen Rassen zeigen die entgegengesetzten Verhältnisse. Über die genaueren Verhältnisse s. Ellenberger u. Baum [156]. Nach Schaeme [526] ist die Kopfform abhängig von der verschiedenen Inanspruchnahme der Zähne und von der Wirkung des M. temporalis; bei den langköpfigen Rassen sind im wesentlichen die Dentes canini, bei den kurzköpfigen wesentlich die Dentes molares beansprucht.

Das vom Occipitale (Fig. 119 u. 120 I) und zum kleinen Teile von den Temporalia gebildete **nackenseitige Ende** ist fast dreieckig, hat in der Höhe der beiden Jochbogen die grösste Breite und spitzt sich gegen die Protuberantia occipit. ext. zu. Das **mundseitige Ende** ist nach der Rasse bald spitzer, bald mehr abgestumpft, enthält ein sehr enges For. incisivum und 6 Schneidezähne und bildet eine fast ovale *Apertura nasalis ossea.* Der **Scheitel** (Fig. 120) ist m. o. w. stark gewölbt und geht seitlich ohne scharfe Grenze in die Schläfengruben über; die m. o. w. starke *Crista sagittalis ext.* teilt sich erst am Frontale in die *Cristae frontales ext.* (10). Die gewölbte **Stirn** besitzt median eine seichte Längsfurche (13), die sich unter m. o. w. steilem Abfall auf die mit einem breiten Ausschnitt endende **Nase** fortsetzt und dort breiter wird. Das *For. supraorbitale* fehlt; der *Proc. zygomaticus* des Stirnbeins (12) ist kaum angedeutet.

Die äussere **Schädelgrundfläche** (Fig. 118) liegt nur wenig höher als das Gaumengewölbe, ist breit und besitzt einen weiten *Canalis alaris* (27); die *Tubercula pharyngea* sind deutlich; das *For. lacerum* (8) ist eng. An ihr öffnen sich vom nasen- bis zum nackenseitigen Ende (Fig. 119): das *For. opticum* (37) [nasal von diesem an den Seitenflächen das *For. ethmoidale* (19)], die *Fiss. orbitalis* (38), das *For. rotundum*, der *Canalis alaris* (39 u. 40), das *For. ovale* (Fig. 118 18) und der *Canalis caroticus* (Fig. 118 14). Die **Choanen** verschmälern sich halswärts etwas und werden durch die Palatina und Pterygoidea (IV) begrenzt. Der Vomer (VI) verbindet sich erst weit nasal mit der Gaumennaht. Das **Gaumengewölbe** ist fast lyraförmig. Der *Arcus zygomaticus* (VIII) wölbt sich verschieden stark lateral. Die sehr umfangreiche Schläfengrube geht unmerklich in den Scheitel über. Der Augenhöhleneingang hat aboral eine Lücke (Fig. 120), da der Proc. zygomaticus des Frontale (12) den Jochbogen (Fig. 118 VIII) nicht erreicht. Die *Fossa* *pterygopalatina* setzt sich nicht deutlich von der Orbita ab. Die Seitenflächen des Gesichts-schädels, zu deren Bildung das Lacrimale kaum beiträgt, sind je nach der Rasse verschieden gewölbt. Das *For. infraorbitale* (Fig. 119 25) liegt über dem 3.—4. Backzahn.

In der **Schädelhöhle** findet sich ein *Dorsum sellae turcicae*. Die *Fossa cranii nasalis* liegt wenig höher als die *Fossa cranii media;* die *Fossae ethmoidales* sind sehr tief. Über dem starken *Tentorium osseum* findet sich jederseits eine Öffnung für den Schläfenkanal. Die *Crista petrosa* ist nahe der Schädelbasis von einem Loche für den N. trigeminus durchbohrt. Zwischen den Frontalia und·Parietalia findet sich median in den ersten 3—6 Wochen nach der Geburt eine durch eine Bindegewebshaut geschlossene Lücke, die Stirnfontanelle.

Fig. 123.

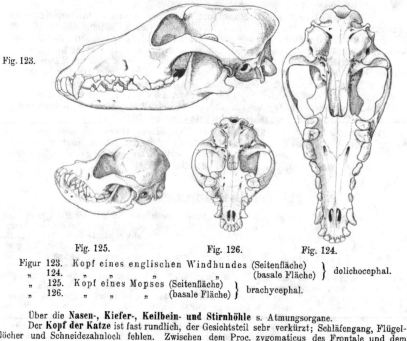

Fig. 125.   Fig. 126.   Fig. 124.

Figur 123. Kopf eines englischen Windhundes (Seitenfläche) }
    „   124.   „   „   „   (basale Fläche) } dolichocephal.
    „   125. Kopf eines Mopses (Seitenfläche) }
    „   126.   „   „   „   (basale Fläche) } brachycephal.

Über die **Nasen-, Kiefer-, Keilbein- und Stirnhöhle** s. Atmungsorgane.
Der **Kopf der Katze** ist fast rundlich, der Gesichtsteil sehr verkürzt; Schläfengang, Flügel-löcher und Schneidezahnloch fehlen. Zwischen dem Proc. zygomaticus des Frontale und dem Proc. frontalis des Zygomaticum findet sich nur eine kleine Lücke.
Über die **Verbindung des Hinterhauptsbeins und 1. Halswirbels** s. S. 60.

XI. Das Kiefergelenk, Articulatio mandibularis.

Das Kiefergelenk gehört zu den unvollkommenen Wechselgelenken. Die Hauptbewegung findet um eine Drehachse statt, die in der Querrichtung durch den Proc. condyloideus mandi-bulae geht. Ausserdem kann der Unterkiefer bei den Pflanzenfressern und Schweinen Seitwärtsbewegungen machen, die bei den Fleischfressern in Wegfall kommen. Dagegen kommt bei allen Tieren ein geringgradiges Verschieben des Unterkiefers nach vorn oder hinten vor.

Zwischen die Gelenkflächen der Mandibula und des Temporale ist ein *Discus ar-ticularis,* Zwischengelenksknorpel, eingefügt, der beim Pferde und Schweine etwa 0,5 cm, bei den Wiederkäuern 0,3 cm und bei den Fleischfressern hautartig dünn ist. Er ist länglichrund, lateral dicker als medial und ventral stärker ausgehöhlt als dorsal. Das Gelenk hat folgende Bänder:

1. Die *Capsula articularis* ist kurz, straff und befestigt sich an den Rändern der einander zugekehrten Gelenkflächen, sowie am Rande des Discus articularis.

Sie bildet hierdurch 2 Höhlen, von denen die dorsal gelegene die geräumigere ist. Äusserlich wird die Kapsel durch glänzende Bandfasern verstärkt, die an der lateralen Seite des Gelenks so dicht liegen, dass sie ein besonderes Verstärkungsband, *Lig. laterale,* bilden.

2. Das *Lig. posterius* besteht aus elastischen Fasern und reicht vom Proc. postglenoidalis des Schläfenbeins bis zum halsseitigen Rande des Unterkieferastes, an dem es ventral vom Proc. condyloideus endet. Es fehlt bei Schwein und Fleischfressern.

XII. Verbindungen des Zungenbeins mit dem Os petrosum und der Zungenbeinteile unter sich.

Die grossen Zungenbeinäste des Pferdes verbinden sich durch den aus Faserknorpel bestehenden, ca. 2 cm langen Zungenbeinknorpel mit dem Proc. hyoideus der Pars tympanica; so entsteht die Zungenbeinfuge, *Symphysis ossis hyoidei;* sie ermöglicht nicht unbedeutende Bewegungen des Zungenbeins. Die einander zugewendeten Gelenkflächen des Körpers und der kleinen Äste bzw. der kleinen und grossen Äste werden durch kurze, straffe Gelenkkapseln verbunden.

Wegen der Straffheit der Gelenkkapseln und der fast ebenen Beschaffenheit der Gelenkflächen ist die Beweglichkeit in den Gelenken keine bedeutende. Bei den Wiederkäuern und Fleischfressern ist wegen der starken Entwicklung der mittleren Äste ein Gelenk mehr vorhanden. Bei den Schweinen fehlen die Gelenke zwischen den Stücken des Zungenbeins.

C. Knochen der Schultergliedmasse.

Am Skelett der Gliedmassen sind zu unterscheiden: Aufhängegürtel, Gliedmassensäule und Gliedmassenspitze. Der **Aufhängegürtel** wird an der Schultergliedmasse durch die Scapula, an der Beckengliedmasse durch die Ossa pelvina gebildet. Die **Gliedmassensäule** wird von 2 Knochenreihen zusammengesetzt, von denen die proximale aus einem Knochen (Humerus bzw. Os femoris), die distale aus 2 Knochen (Radius und Ulna bzw. Tibia und Fibula) besteht. Die **Gliedmassenspitze,** der Fuss, zerfällt in die Knochen der **Fusswurzel,** des **Mittelfusses** und der **Zehen.**

Entwicklung des Gliedmassenskeletts. Beim Gliedmassenskelett entsteht (vgl. S. 16 u. 17) wie beim Rumpfskelett erst eine zellige (mesenchymatöse), dann eine häutige Grundlage, das häutige Skelett, in dem bald Knorpel auftreten (Knorpelskelett), die später ossifizieren (Knochenskelett). Die Anlage der knorpeligen Skelettstücke schreitet vom Rumpfe nach dem Gliedmassenende vor. Bei der Bildung des Gliedmassenskeletts sind vielfach Rückbildungsvorgänge (namentlich am Schultergürtel [bezüglich der Clavicula und des Coracoid] und an den Gliedmassenspitzen [Hand und Fuss]) zu beobachten. Bei der Ossifikation des Knorpelskeletts bleiben einzelne Teile knorpelig (z. B. der Schulterblattknorpel, die Gelenkknorpel und längere Zeit die Epiphysenknorpel usw.). Bei den kurzen und platten Knochen und bei den Epiphysen der Röhrenknochen beginnt die Verknöcherung enchondral, bei der Diaphyse der Röhrenknochen perichondral. Bei den Röhrenknochen werden ein Ossifikationspunkt in der Diaphyse und je ein solcher in den Epiphysen angelegt (S. 18); ausserdem treten Nebenkerne in vielen Knochenfortsätzen (den

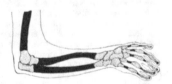

Figur 127. Unterarm und Hand eines menschlichen Embryo aus dem 5. Monat. (Die punktierten Stellen sind noch knorpelig.)

Umdrehern des Os femoris usw.) auf. Zwischen der Epi- und Diaphyse bleibt lange Zeit eine Knorpelscheibe, der Fugenknorpel, erhalten, von dem das Längenwachstum des Knochens ausgeht. Über die Verknöcherungspunkte der einzelnen Knochen, die Verknöcherung der Epiphysenknorpel und andere Einzelheiten s. Schilderung der einzelnen Knochen; über die Rückbildungen an der Gliedmassenspitze s. S. 126. Die Gelenke zwischen den Gliedmassenknochen entstehen in der

Weise, dass zwischen den Enden der Knorpelanlagen der späteren Knochen zeitweise die bindegewebige Zwischenscheibe bestehen bleibt; diese wird dann kleiner, wobei sich die typische
Gestaltung der Gelenkenden ausbildet. Bald schwindet das verbindende Gewebe, und es tritt
die primitive Gelenkhöhle auf, die durch eine bindegewebige Haut abgeschlossen wird. Sodann
scheidet sich diese Hülle in die derbe Aussenschicht und die gefässreiche Synovialhaut. Unter
Umständen bleibt ein Teil der Verbindungsscheibe als Zwischengelenksknorpel erhalten. Über
die Drehung der Gliedmassen s. S. 16.

I. Allgemeines.

a) Der Schultergürtel, das *Cingulum extremitatis thoracicae (superioris N.)*. Ein vollständiger Aufhängegürtel ist für die Schultergliedmasse nur bei den Vögeln, sowie bei den
meisten Reptilien und Amphibien, unter den Säugetieren allein in der Klasse der Monotremen
(Schnabeltiere, Ameisenigel) vorhanden; er besteht bei diesen Tieren aus drei Knochen, dem
Schulterblatt, Schlüsselbein und Rabenbein. Das *Os coracoideum,* Rabenbein, fehlt,
abgesehen von den Monotremen, den Säugetieren durchweg. Eine vollständige, mit dem Schulterblatt und Brustbein in Verbindung stehende *Clavicula,* ein Schlüsselbein, kommt nur bei
solchen Säugetieren vor, welche die Schultergliedmasse nicht nur zur fortschreitenden Bewegung,
sondern auch zu komplizierteren Bewegungsformen, z. B. zum Graben, Klettern, Flattern usw.
gebrauchen (Beispiele: Affen, Fledermäuse, Insektenfresser usw.). Bei allen Haussäugetieren
reduziert sich der Schultergürtel auf die Scapula allein, so dass die Knochen
der Schultergliedmasse mit dem Rumpfskelett nicht in direkter Verbindung
stehen. Nur bei den Fleischfressern findet sich eine rudimentäre Clavicula, die in den
M. brachiocephalicus eingebettet ist, also den Anschluss an Scapula und Sternum nicht erreicht;
bei den übrigen Haustieren fehlt jede knöcherne Andeutung eines Schlüsselbeins; nur ein Sehnenstreifen im M. brachiocephalicus markiert dieses.

1. Die **Scapula,** das **Schulterblatt** (Fig. 128—132; zur Ergänzung dienen: Fig. 36 S, 38 3, 39 1,
50 p, 156, 157, 179, 182, 183)[1]), ist ein platter, im allgemeinen dreieckiger Knochen, der schräg
vor- und abwärts gerichtet am kranialen Teile der Rippenwand des Brustkastens liegt, mit dem
Humerus einen Winkel von 100—120⁰ und mit der Senkrechten einen solchen von ca. 40⁰ bildet.
Seine laterale Fläche, *Facies dorsalis N.,* wird durch die *Spina scapulae* (Fig. 128—132 c) in
eine halsseitig gelegene *Fossa supraspinata* (Fig. 128—132 a) und in eine beckenseitig gelegene
Fossa infraspinata (Fig. 128—132 b) geteilt. Die Spina scapulae fällt bei Pferd und Schwein
nach beiden Enden zu allmählich ab, während sie bei Mensch, Wiederkäuern und Fleischfressern am distalen Ende höher wird und dann steil abfällt und so das *Acromion* (Fig. 129,
131 u. 132 e) bildet; beim Menschen und im mässigen Grade auch bei den Fleischfressern
springt das Acromion sogar hakenartig vor; beim Menschen trägt es eine Gelenkfläche zur Verbindung mit der Clavicula. Der freie Rand der Spina ist etwas dorsal von der Mitte bei Pferd
und Schwein und ganz geringgradig auch beim Rind zum *Tuber spinae* (Fig. 128 u. 130) verdickt, das beim Schweine stark, beim Pferde mässig beckenwärts umgebogen ist. Bei den
Fleischfressern sind die Fossa supraspinata und infraspinata fast gleich gross (Fig. 131); bei
den übrigen Haustieren und dem Menschen ist die Fossa supraspinata kleiner. Die mediale
(rippenseitige) Fläche, *Facies costalis,* ist bis auf einen dorsalen, verschieden geformten, dem
M. serratus ventralis zum Ansatz dienenden Randabschnitt, die *Facies serrata,* flachgrubig zur
Fossa subscapularis vertieft und mit feinen *Lineae musculares,* Muskellängsleisten, versehen,
die besonders deutlich beim Menschen und den Fleischfressern hervortreten. Der halsseitige Rand, *Margo cranialis (superior N.),* ist scharf, meist etwas aufgebogen und gegen das
ventrale Schulterblattende hin eingezogen zur *Incisura scapulae* (Fig. 128—132 f); sie ist bei den
Haustieren flach, beim Menschen scharf abgesetzt und tief. Der beckenseitige Rand, *Margo
caudalis (axillaris N.),* ist dicker und mit Muskelleisten versehen. Nahe der Gelenkpfanne besitzt er beim Menschen und Hunde eine Beule, die *Tuberositas infraglenoidalis;* bei den
übrigen Haustieren finden sich an ihrer Stelle mehrere Muskelleisten. Der dorsale oder
wirbelseitige Rand, *Margo dorsalis (vertebralis N.),* ist breit (*Basis scapulae*), dient dem
Schulterblattknorpel (Fig. 128—131 k) zum Ansatz und geht durch den *Angulus cranialis (medialis N.),*
Nackenwinkel, in den halsseitigen Rand und durch den *Angulus caudalis (inferior N.),* Rückenwinkel, in den beckenseitigen Rand über. Das verdickte ventrale Endstück des Schulterblatts bildet den *Angulus glenoidalis (lateralis N.),* Gelenkwinkel, oder das *Capitulum scapulae;*
dieses ist durch ein undeutliches *Collum* vom übrigen Schulterblatt abgesetzt und am freien Ende
zu der relativ seichten *Cavitas glenoidalis* (Fig. 128—132 h) vertieft. Die letztere ist beim Pferde

---

1) Die Grössenverhältnisse der einzelnen Knochen der Schultergliedmasse sind je nach der
Rasse usw. so bedeutenden Schwankungen unterworfen, dass hier nicht darauf eingegangen werden
kann. Speziellere Angaben findet man in den unter 3—14 angegebenen Arbeiten und in Ellenberger-Baum [156], sowie Sussdorf [613].

und den Wiederkäuern ziemlich regelmässig rund, bei den übrigen Haustieren und dem Menschen mehr oval. Beim Pferde zeigt sie kranial die kleine *Incisura glenoidalis.* Halsseitig wird die Cavitas glenoidalis vom *Tuber scapulae (Tuberositas supraglenoidalis N.)* (Fig. 128 bis 131 g) überragt, die an der medialen Seite den beim Schweine fehlenden, beim Pferde, den Wiederkäuern und dem Hunde kleinen, bei der Katze etwas grösseren, beim Menschen erheblich grösseren und rabenschnabelartig gebogenen *Proc. coracoideus* (Fig. 132 i) trägt. Der der Schulterblattbasis aufsitzende, dem Menschen fehlende **Schulterblattknorpel,** die *Cartilago scapulae* (Fig. 128—131 k), stellt bei den Fleischfressern nur einen Knorpelsaum, beim Schweine eine kleinere, bei Pferd und Wiederkäuern hingegen eine grosse, nahezu halbmondförmige Knorpelplatte dar; ihr freier Rand erreicht bei den Wiederkäuern und dem Pferde ganz oder nahezu die freien Enden der Widerristdornfortsätze; bei ihnen springt der Knorpel ausserdem in Form eines abgerundeten Fortsatzes über den Rückenwinkel des Schulterblatts beckenwärts vor.

2. Die **Clavicula,** das **Schlüsselbein,** ist beim Menschen (Fig. 50 o) ein horizontal liegender, einem langgestreckten ⌒ ähnlich gestalteter Knochen, der vom Acromion bis zum kranialen Ende des Sternum reicht. Den Haustieren fehlt die Clavicula, nur bei den Karnivoren findet sich ein unbedeutendes Knöchelchen als Rudiment der Clavicula (s. S. 120).

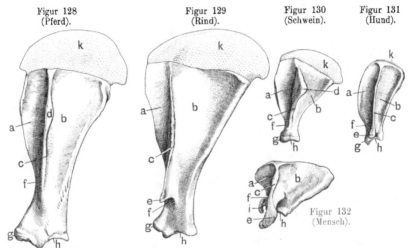

Figur 128 (Pferd). Figur 129 (Rind). Figur 130 (Schwein). Figur 131 (Hund).

Figur 132 (Mensch).

Figur 128—132. Schulterblatt von Pferd (Figur 128), Rind (Figur 129), Schwein (Figur 130), Hund (Figur 131) und Mensch (Figur 132).
a Fossa supraspinata, b Fossa infraspinata, c Spina scapulae, d Tuber spinae, e Acromion, f Incisura scapulae, g Tuber scapulae, h Cavitas glenoidalis, i Proc. coracoideus, k Cartilago scapulae.

b) Die **Gliedmassensäule.** 1. Der **Humerus,** das **Oberarmbein** (Fig. 133—137; zur Ergänzung dienen Fig. 36 OA, 38 5, 39 4, 50 q, 158, 159, 180, 184), stellt einen Röhrenknochen dar, der mit der Scapula einen Winkel von 100—120°, mit dem Unterarmskelett einen solchen von 135—150° und mit der Senkrechten einen von 30—55° bildet. Das proximale Endstück, die *Extremitas* s. *Epiphysis proximalis,* trägt ein flachgewölbtes, zur Artikulation mit der Schulterblattpfanne bestimmtes, durch ein undeutliches *Collum* abgesetztes *Caput humeri* (Fig. 133—137 e). Nach vorn und aussen (kraniolateral) von ihm befindet sich das starke *Tuberculum majus* und vor- und einwärts (kraniomedial) von ihm das kleinere *Tuberculum minus* und zwischen beiden der *Sulcus intertubercularis.* Das Tuberculum majus ist beim Menschen (Fig. 135 a) beulenartig und erreicht nicht das Niveau des Caput. Bei den Fleischfressern ist es kammartig und ebenso hoch wie das Caput; bei den Wiederkäuern (Fig. 134 a) überragt es als starker Kamm das Caput und ist kraniomedial in einen hakenartigen Fortsatz ausgezogen; beim Schweine (Fig. 136 a) ist es in 2 Äste gespalten. Das Tuberculum minus (Fig. 134—137 c) ist länglich, beulenartig, nur bei den Wiederkäuern mehr kammartig und stets niedriger als das Tub. majus. Beim Pferde finden wir hier 6 Fortsätze (Fig. 133), nämlich das Caput humeri (e), lateral und medial von ihm den beulenartigen lateralen und medialen Muskelhöcker (a' u. c') und kranial von ihm 3 Rollfortsätze (a″, b, c″). Von diesen dürften der laterale Muskelfortsatz und der laterale Rollfortsatz (a' u. a″) dem Tuberculum majus und der mediale Muskelfortsatz mit dem medialen Rollfortsatz (c' u. c″)

dem Tuberculum minus entsprechen. Vom Tuberculum majus (beim Pferde vom lateralen Roll-fortsatz) erstreckt sich die *Crista humeri* s. *tuberculi majoris* (Fig. 133—137 f) allmählich auf die vordere Fläche des Mittelstückes, wo sie sich verliert. Sie ist bei den Haustieren ungefähr an der Grenze zwischen proximalem und mittlerem Drittel des Humerus und beim Menschen dicht über der Mitte des Knochens beulenartig (Mensch und Schwein) oder mehr kammartig (übrige Haustiere) verdickt zur *Tuberositas deltoidea* (Fig. 133—135 u. 137 f′), die bei Schwein, Hund und Katze klein, beim Pferde dagegen sehr stark und bei den Wiederkäuern mittelstark ist. In gleicher Weise zieht sich beim Menschen und den Fleischfressern die niedrige *Crista tuberculi minoris* vom Tuberculum minus zur medialen Oberarmbeinfläche; bei den Wieder-käuern und dem Pferde bildet sie an der medialen Armbeinseite zwischen proximalem und mittlerem Drittel eine flache, rundliche oder ovale, rauhe Beule, die Oberarmbeinnarbe; beim Schweine fehlt sie meist. Das Mittelstück, *Corpus humeri*, ist ein wenig spiralig gedreht. — Das distale Endstück, die *Extremitas* s. *Epiphysis distalis*, bildet die *Trochlea* (*et capitulum*), Gelenkrolle (Fig. 133—137 g), mit 2—3 Gelenkfacetten. Beim Menschen

Figur 133   Figur 134   Figur 135   Figur 136   Figur 137
(Pferd).   (Rind).   (Mensch).   (Schwein).   (Hund).

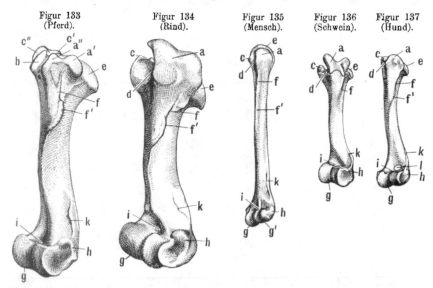

Figur 133—137. Humerus von Pferd (Figur 133), Rind (Figur 134), Mensch (Figur 135), Schwein (Figur 136) und Hund (Figur 137) (von der kraniolateralen Seite gesehen). a Tuberculum majus, a′ lateraler Muskelhöcker und a″ lateraler Rollfortsatz beim Pferde, b mittlerer Rollfortsatz beim Pferde, c Tuberculum minus, c′ medialer Muskelhöcker und c″ medialer Roll-fortsatz beim Pferde, d Sulcus intertubercularis, e Caput humeri, f Crista tuberculi majoris, f′ Tuberositas deltoidea, g Trochlea humeri, g′ Capitulum humeri beim Menschen, h Epicondylus lateralis s. extensorius, i Fossa coronoidea, k Crista condyloidea lat., l Foramen supratrochleare.

zerfällt die Gelenkfläche in das kleinere laterale, mit dem Radius artikulierende *Capitulum humeri* (Fig. 135 g′) und die grössere mediale, mit der Ulna artikulierende *Trochlea* (Fig. 135 g); bei den Fleischfressern artikuliert die Gelenkfläche ebenfalls mit Radius und Ulna, bei den übrigen Haustieren nur mit dem Radius. An den Seitenflächen der Trochlea befindet sich je eine Bandgrube und über und hinter dieser der *Epicondylus medialis* s. *flexorius* und der *Epicondylus lateralis* s. *extensorius* (Fig. 133—137 h). Dicht über der Trochlea befindet sich vorn die *Fossa coronoidea* (Fig. 133—137 i) und hinten die tiefere *Fossa olecrani*. Bei den Hunden stehen i. d. R., beim Schweine bisweilen beide Fossae durch das *For. supratrochleare* (Fig. 137 l) in Verbindung. Vom Epicondylus lateralis zieht sich die *Crista condyloidea lateralis* (Fig. 133—137 k) zur hinteren Fläche des Mittelstückes. Eine *Crista condyloidea medialis* findet man höchstens bei Mensch und Fleischfressern. Bei der Katze befindet sich dicht über dem Epicondylus medialis ein besonderes *For. supracondyloideum*.

2. Das **Unterarmskelett** besteht aus den **Ossa antebrachii** (Fig. 138—142; zur Ergänzung dienen: Fig. 36 Sp u. E, 38 8 u. 10, 39 7 u. 9, 50 r u. s, 160, 161, 181 a u. b und 185 A u. B): dem mehr

vorn und medial gelegenen *Radius,* der Speiche (Fig. 138—142 1), und der mehr rückwärts und lateral gelegenen *Ulna,* dem Ellbogenbein (Fig. 138—142 2); zwischen beiden bleibt das *Spatium interosseum antebrachii* (Fig. 138—140 i, i'). Es ist beim Menschen gross und fast so lang wie der Unterarm, bei den Karnivoren lang, aber sehr eng; bei den übrigen Haustieren ist es viel kürzer, weil die Unterarmknochen grösstenteils aneinander liegen (Schwein) oder miteinander verschmelzen (Pferd, Wiederkäuer); bei den Wiederkäuern finden sich 2 Spalten, je eine im proximalen und distalen Drittel; zwischen beiden verläuft lateral eine tiefe Gefässrinne. Stets überragt die Ulna proximal den Radius; da sie bei Mensch, Wiederkäuern, Fleischfressern und Schwein (Fig. 139—142) bis zum Carpus reicht, so ist sie länger als der Radius; nur beim Pferde (Fig. 138) ist sie kürzer als dieser, weil ihr distales Drittel zurückgebildet und mit dem Radius verschmolzen ist. Die Unterarmknochen stehen bei den Haustieren fast senkrecht

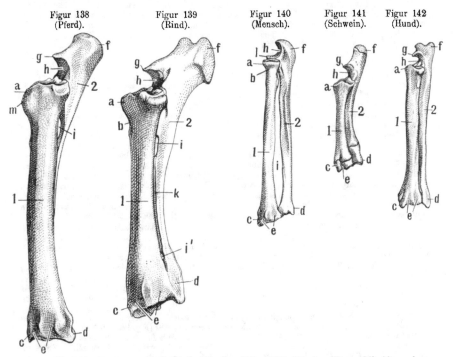

Figur 138   Figur 139   Figur 140   Figur 141   Figur 142
(Pferd).   (Rind).   (Mensch).   (Schwein).   (Hund).

Figur 138—142. Unterarmskelett des Pferdes (Figur 138), Rindes (Figur 139), Menschen (Figur 140), Schweines (Figur 141) und Hundes (Figur 142).
1 Radius, 2 Ulna. — a Capitulum radii, b Collum radii, c Proc. styloideus radii, d Proc. styloideus ulnae, e Sehnenrinnen, f Olecranon, g Proc. anconaeus, h Incisura semilunaris, i, i' Unterarmspalte, k Unterarmrinne, l Proc. coronoideus, m Tuberositas radii.

zum Boden und bilden mit dem Humerus einen vorn offenen Winkel von 135—150⁰. Bei Mensch und Fleischfressern sind sie beweglich, bei den anderen Haustieren unbeweglich verbunden.

a) Der **Radius** ist am proximalen Ende etwas verdickt zum *Capitulum radii* (Fig. 138—142 a), das eine *Fovea capituli,* Gelenkpfanne, zur Artikulation mit dem Humerus besitzt. Es entspricht jedoch die Gelenkpfanne bei den Haustieren nicht allein der Fovea capituli des Menschen, sondern dieser und einem m. o. w. grossen Teile der Gelenkfläche des Proc. coronoideus der Ulna. Die Fovea capituli erstreckt sich bei Mensch, Hund und Katze noch auf den der Ulna zugekehrten Rand des Capitulum, *Circumferentia articularis,* und artikuliert hier mit der Ulna. Bei den anderen Haustieren finden sich an dieser Stelle einzelne überknorpelte Partien. Das Capitulum radii ist durch das beim Menschen und den Karnivoren etwas deutlichere, bei den übrigen Haustieren undeutliche *Collum radii* (Fig. 139 u. 140 b) abgesetzt. Distal vom Collum befindet sich am Übergang der medialen zur vorderen Fläche die *Tuberositas radii* (Fig. 138 m).

Das Mittelstück, *Corpus*, des Knochens ist da, wo sich ihm die Ulna anlagert, rauh. Das distale Endstück trägt eine verschieden geformte, quergestellte *Facies articularis carpea N.*, Gelenkwalze, und bildet mit seiner medialen Randpartie den kurzen, karpal vorspringenden *Proc. styloideus radii* (Fig. 138—142 c). Beim Pferde springt in ähnlicher Weise auch die late rale (ulnare) Randpartie ein wenig vor als *Proc. styloideus ulnae* (Fig. 138 d), der bei den übrigen Haustieren und beim Menschen von der Ulna gebildet wird (Fig. 139—142 d) und bei Mensch, Fleischfressern und Schwein in einem mit Gelenkknorpel überzogenen, flach-grubigen Ausschnitt des Radius, der *Incisura ulnaris radii*, liegt, während er beim Rinde knöchern mit dem Radius verschmilzt. Die Proc. styloidei tragen je einen Bandhöcker und eine Sehnen-rinne; ausserdem lässt die vordere (dorsale) Fläche des distalen Endstücks des Radius 2 flach-grubige Sehnenrinnen erkennen (Fig. 138—142 e).

b) Die **Ulna** ist am proximalen Ende zum *Olecranon*, Ellbogenhöcker (Fig. 138—142 f), verdickt, der bei Mensch, Pferd und Schwein ungeteilt, bei den Wiederkäuern 2höckrig, beim Fleischfresser sogar 3höckrig ist. Vom Olecranon fällt bei den Haustieren der vordere Rand des proximalen Endstücks zu dem armwärts gerichteten *Proc. anconaeus* (Fig. 138, 139, 141 und 142 g) ab, an den sich die nahezu senkrecht gestellte, fast halbmondförmige *Incisura semi-lunaris* (Fig. 138—142 h) zur Verbindung mit dem Humerus anschliesst; der distale Rand der Incisura semilunaris ist bei Mensch und Fleischfressern in einen lateralen und einen medialen Fortsatz ausgezogen; der letztere ist der *Proc. coronoideus* (Fig. 140 l); zwischen beiden befindet sich die quergestellte *Incisura radialis* zur Artikulation mit dem Radius; bei den übrigen Haustieren ist sie in Form mehrerer unregelmässiger, überknorpelter Stellen vorhanden. Dicht fusseitig vom Proc. coronoideus befindet sich beim Menschen eine deutliche, bei den Fleisch-fressern weniger deutliche, rauhe Stelle, die *Tuberositas ulnae*. Das Mittelstück, *Corpus*, der Ulna ist bei den Haustieren m. o. w. mit dem Radius verbunden (s. S. 123 u. oben); beim Pferde verjüngt es sich dornartig und verschmilzt mit dem Radius, so dass sich die Ulna höchstens bis zum letzten Drittel des Radius verfolgen lässt. Das distale Endstück, die *Extremitas s. Epiphysis distalis*, ist bei Mensch, Schwein und Karnivoren gelenkig, bei den Wieder-käuern knöchern mit dem distalen Radius-Endstück verbunden und springt als *Proc. styloideus ulnae (Capitulum ulnae hom.)* (Fig. 139—142 d) karpalwärts vor. Da beim Pferde die Ulna nicht bis zum Carpus herabreicht, so wird der Proc. styloideus ulnae vom Radius gebildet (s. S. 123 u. oben). Der Proc. styloideus ulnae trägt einen Bandhöcker und eine Sehnen-rinne, ferner am freien Ende eine Gelenkfläche beim Mensch, Schwein und Karnivoren eine ebensolche an der medialen Seite zur Anlagerung an die Incisura ulnaris radii.

c) Die **Gliedmassenspitze.** Die Gliedmassenspitze, Hand (*Manus*) des Menschen, Vorderfuss der Tiere, besteht aus 3 aufeinander folgenden Knochenabschnitten: 1. dem *Carpus*, Handwurzel (Mensch), Vorderfusswurzel; 2. dem *Metacarpus*, Mittelhand (Mensch), Vordermittelfuss, und 3. den *Digiti manus*, Fingern (Mensch), Vorderzehen.

Das die Grundlage des **Carpus** bildende Karpalskelett (Fig. 143—147; als Ergänzung dienen: Fig. 36 VF, 38 11, 39 10, 50 t, 51 11—18, 162 u. 163 b—h, 178 c—h, 181 c—k, 186 3—8) stellt einen zwischen Antebrachium und Metacarpus eingeschobenen Komplex kurzer Knochen dar, die in 2 Reihen: einer proximalen (antebrachialen) und einer distalen (metakarpalen) an-geordnet sind. In der antebrachialen Reihe (Unterarmreihe) liegen, abgesehen von einem Anhangsbein, 2—3 Knochen nebeneinander; von ihnen stösst der mediale als *Os carpi radiale* (Fig. 143—147 c) an den Radius, der laterale als *Os carpi ulnare* (Fig. 143—147 e) an die Ulna; kommt noch ein 3. Knochen (Fig. 143, 145—147 d) vor, so liegt dieser als *Os carpi intermedium* zwischen beiden. Beim Pferde, dessen Ulna den Carpus nicht erreicht, stossen alle 3 Knochen an den Radius (Fig. 147). Diesen Knochen ist an der lateralen Seite noch ein kleiner, als Sesambein aufzufassender Anhangsknochen, das *Os accessorium* (Fig. 143—147 f), angefügt. In der metakarpalen Reihe liegen 3—4 Knochen nebeneinander, die von der medialen (radialen) nach der lateralen (ulnaren) Seite als Os carpale 1, 2, 3 und 4 gezählt werden (Fig. 143 bis 147 g, h, i, k). Ausser den genannten Gegenbaur'schen Benennungen sind in der Anthropotomie noch folgende auf die Form bezügliche Bezeichnungen gebräuchlich: für Os carpi radiale: Os naviculare (Kahnbein), für Os carpi intermedium: Os lunatum (Mondbein), für Os carpi ulnare: Os triquetrum (Dreieckiges Bein), für Os carpi accessorium: Os pisiforme (Erbsenbein), für Os carpale primum: Os multangulum majus (Grosses vieleckiges Bein), für Os carpale secundum: Os multangulum minus (Kleines vieleckiges Bein), für Os carpale tertium: Os capitatum (Kopfbein) und für Os carpale quartum: Os hamatum (Hakenbein).

Bei Mensch (Fig. 143) und Schwein (Fig. 145) finden sich alle 8 Karpalknochen in typischer Anordnung; beim Pferde (Fig. 147) finden wir meist nur 7 Knochen, weil das Os car-pale 1 vielfach fehlt; bei Hund (Fig. 144) und Katze kommen regelmässig nur 7 Knochen vor, weil in der proximalen Reihe das Os carpi radiale mit dem Os carpi intermedium verschmolzen ist. Die Wiederkäuer (Fig. 146) haben nur 6 Karpalknochen, weil in der distalen Reihe das Os carpale 1 fehlt und Os carpale 2 und 3 verschmolzen sind. Die Form der Karpalknochen ist nach der Tierart verschieden; das Os accessorium z. B., dessen Entwicklung Retterer [490] eingehend studiert hat, ist beim Menschen ein fast erbsenförmiger, bei den Wiederkäuern auch

ein fast rundlicher, bei Pferd und Schwein ein länglich-runder, aber platter und bei den Fleischfressern ein zylindrischer Knochen. Die übrigen Karpalknochen stellen m. o. w. kurze, unregelmässig geformte Würfel dar, die an den Flächen, mit denen sie an andere Karpalknochen, an
Unterarm- oder Mittelfussknochen anstossen, kleine Gelenkflächen besitzen. Die nebeneinander
liegenden Karpalknochen jeder Reihe bilden straffe Gelenke, ebenso die der Mittelfussreihe mit
den Metakarpalknochen; die der Unterarmreihe bilden mit dem Unterarmskelett und mit denen
der Mittelfussreihe je ein Wechselgelenk. Die Knochen der metakarpalen Reihe werden fast
sämtlich von je 2 Knochen der proximalen Reihe gestützt. Am gesamten Carpus unterscheidet
man eine dorsale Streck- und eine volare Beugefläche, eine proximale und eine distale Gelenkfläche, einen lateralen (ulnaren) und einen medialen (radialen) Rand.

2. Das **Metakarpalskelett** (Fig. 143—147 l, m, n, o, p; zur Ergänzung dienen: Fig. 36 VM,
38 12 u. 12', 39 12, 50 u. 51 19, 20, 164 u. 165, 178 i u. k, 181 l—o, 186 10—13) besteht bei den rezenten

Fig. 143 (Mensch).　　Fig. 144 (Hund).　　Fig. 145 (Schwein).　　Fig. 146 (Rind).　　Fig. 147 (Pferd).

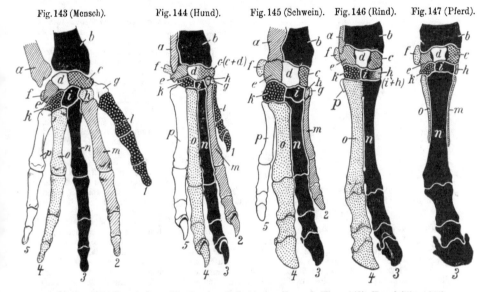

Figur 143—147. Hand- bzw. Vorderfussskelett von Mensch (Figur 143), Hund (Figur 144),
Schwein (Figur 145), Rind (Figur 146) und Pferd (Figur 147) (halbschematisch).
Die entsprechenden Knochen sind in allen Abbildungen in derselben Weise (schwarz,
punktiert usw.) dargestellt.
a distales Ende der Ulna, b distales Ende des Radius, c Os carpi radiale, d Os carpi intermedium, e Os carpi ulnare, f Os accessorium, g Os carpale 1, h Os carpale 2, i Os carpale 3,
k Os carpale 4, l Mc 1 mit 1. Zehe (1), m Mc 2 mit 2. Zehe (2), n Mc 3 mit 3. Zehe (3), o Mc 4
mit 4. Zehe (4), p Mc 5 mit 5. Zehe (5).
1 erste Zehe, 2 zweite Zehe, 3 dritte Zehe, 4 vierte Zehe, 5 fünfte Zehe.

Säugetieren typisch aus 5, normal niemals mehr, zuweilen aber weniger als 5 Metakarpalknochen. Diese werden von der medialen (radialen) nach der lateralen (ulnaren) Seite gezählt
als Mc 1 (Metacarpale 1), Mc 2, Mc 3, Mc 4, Mc 5 (Fig. 143—147 l, m, n, o, p). Eine vollzählige
Ausbildung der Metakarpalknochen finden wir beim Menschen (Fig. 143) und den Karnivoren
(Fig. 144), doch macht sich selbst bei ihnen schon die Reduktion dadurch bemerkbar, dass Mc 1 (l)
kleiner als die übrigen Metakarpalknochen und wahrscheinlich mit der Phalanx prima der 1. Zehe
verschmolzen ist. Beim Menschen ist Mc 2 am grössten; die Grösse nimmt dann bis Mc 5 ab.
Bei den Karnivoren sind Mc 3 u. 4 am grössten und unter sich fast gleich lang, während Mc 2 u. 5
um ca. ¹/₆ kleiner sind. Beim Schweine (Fig. 145) ist Mc 1 verschwunden, Mc 2 und Mc 5 sind
erheblich kleiner als Mc 3 und Mc 4, so dass letztere als Haupt- und erstere als Nebenmittelfussknochen bezeichnet werden. Bei den Wiederkäuern (Fig. 146) fehlen Mc 1 und
Mc 2; Mc 5 ist nur noch in Form eines ganz kleinen, lateral (ulnar) dem proximalen Endstück
des Hauptmittelfussknochens angelagerten Knochens (des ulnaren Nebenmittelfussknochens) vorhanden. Mc 3 und Mc 4 sind als Hauptmittelfussknochen sehr gut entwickelt, aber zum

grössten Teile zu einem einzigen starken Röhrenknochen verschmolzen, an dem nur noch eine Scheidewand im Innern, je eine Längsrinne auf der dorsalen und volaren Seite und vor allem eine Zweiteilung der Gelenkwalze am distalen Ende des Knochens die ursprüngliche Trennung in Mc 3 und Mc 4 erkennen lassen (s. S. 142). Beim Pferde (Fig. 147) fehlen Mc 1 und Mc 5 ganz; von den 3 übrigen Metakarpalknochen ist nur Mc 3 als Hauptmittelfussknochen vollständig vorhanden, während Mc 2 und Mc 4 als Nebenmittelfussknochen oder Griffelbeine bedeutend zurückgebildet sind, so dass sie vom Carpus aus sich allmählich verjüngen, nur bis zum distalen Drittel des Hauptmittelfussknochens reichen und keine Zehen tragen. Es ist mithin beim Pferde nur die dritte Vorderzehe vorhanden.

Dass bei den Equiden nur die 3. Zehe vollständig zur Entwicklung gelangt ist, geht aus der Tatsache hervor, dass bei den entferntesten, urweltlichen Stammesvorfahren des Pferdes, dem *Eohippus* (Fig. 148), eine vollständige 2., 3., 4. und 5. und eine rudimentäre 1. Zehe nachzuweisen sind. Bei den zahlreichen urweltlichen Equiden reduziert sich die Zahl der Zehen immer weiter und zwar in der Weise, dass zunächst das Rudiment der 1. Zehe vollends schwindet (*Orohippus* und *Epihippus*) (Fig. 149) und eine starke Reduktion der 5. Zehe eintritt (*Mesohippus*); alsdann schwindet auch diese, und von den übrigbleibenden 3 Zehen (2.—4. Zehe) werden die 2. und 4. Zehe erheblich zurückgebildet, so dass ihre Hufe den Boden nicht mehr berühren, sondern nur noch die 3. sehr gut entwickelte Zehe (*Hipparion*) (Fig. 150). Bei dem jetzt lebenden Pferde endlich ist die Reduktion noch weiter vorgeschritten; die 2. und 4. Zehe tragen keine Zehenglieder mehr (Fig. 151); sie sind nur noch

Figur 148.   Figur 149.   Figur 150.   Figur 151.

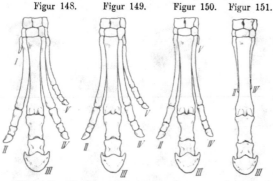

Figur 148—151. Fussskelett von Eohippus (Figur 148), Orohippus (Figur 149), Hipparion (Figur 150), Pferd (Figur 151) (schematisch).

in Form der rudimentären Nebenmittelfussknochen vorhanden, die dem Mc 2 u. 4 entsprechen, so dass der Hauptmittelfussknochen Mc 3 und die einzige Zehe die 3. ist. Ausser durch die Griffelbeine wird die ursprüngliche Mehrstrahligkeit der Pferdezehe noch durch das Verhalten gewisser Muskeln (z. B. durch die Mm. interossei laterales und an der Schultergliedmasse durch die Zerlegbarkeit des M. extensor digitalis communis) angedeutet. Einen weiteren Beweis liefert das auf Atavismus zurückzuführende, öftere Vorkommen einer überzähligen Zehe an der Schultergliedmasse. Genaueres hierüber s. Kitt [304], Sussdorf [613] und die Jahresberichte über die Leistungen der Veterinärmedizin von Ellenberger-Schütz.

Die Metakarpalknochen sind beim Menschen, den Karnivoren und dem Schweine zylindrische Knochen, die an beiden meist etwas verdickten Enden seitlich je einen Bandhöcker besitzen, durch m. o. w. ebene Gelenkflächen mit Karpalknochen und durch eine Gelenkwalze, *Facies articularis distalis N.*, mit ihrem 1. Zehenglied artikulieren. Bei den Wiederkäuern ist Mc 5 klein und plattrundlich, das verschmolzene Mc 3 u. 4 ein ausgesprochener Röhrenknochen, der durch eine fast ebene Gelenkfläche mit dem Carpus und bei Teilung des distalen Endes in 2 Gelenkwalzen mit dem 1. Glied der 3. und 4. Zehe artikuliert (s. S. 142). Beim Pferde sind Mc 2 u. 4 dornförmige Knochen, die an ihrem verdickten, proximalen Ende, *Capitulum N.*, Köpfchen, mit Karpalknochen artikulieren, während Mc 3 ausserdem am distalen Ende durch eine Gelenkwalze mit dem 1. Zehenglied artikuliert (s. S. 136).

Die **Digiti** (*manus*), **Vorderzehen, Finger** (Fig. 36 1.—3. vz, 38 14, 39 13, 50 v, 50 u. 51 21—23, 167—173, 178 l, m u. n, 181 7, 8, 9, 186 9, 14—16), treten bei den Säugetieren typisch in der 5-Zahl auf; es tritt jedoch auch an den Zehen eine Reduktion ein, die mit der des Metacarpus Hand in Hand geht, so dass wir beim Menschen und den Fleischfressern 5 Finger bzw. Zehen, beim Schweine nur noch 4 (die 2.—5.), bei den Wiederkäuern nur noch 2 (die 3. u. 4.) und beim Pferde nur noch 1 (die 3.) Vorderzehe finden. Eine jede Vorderzehe besteht aus 3 aufeinander folgenden Zehengliedern (Phalanx I, II und III); nur die 1. Zehe (Daumen) ist 2-gliedrig.

Die *Phalanx prima et secunda* sind kurze Röhrenknochen mit einer Gelenkvertiefung am proximalen und einer Gelenkwalze am distalen Ende; beide sind durch eine Gelenkvertiefung bzw. einen Längskamm in 2 Flächen geteilt. Seitlich befinden sich an beiden Enden meist Bandhöcker bzw. Bandgruben. Die *Phalanx tertia* stellt nur noch beim Menschen einen kurzen, zylindrischen, stark dorsovolar abgeplatteten Knochen dar; er besitzt ausser 2 Seitenrändern und einer dorsalen und volaren Fläche eine proximale Gelenkvertiefung und einen distalen, gewulsteten Rand (*Tuberositas unguicularis*). Bei den Haussäugetieren weist die Phalanx III die Form des Hornüberzuges der Gliedmassenspitze (Hufkapsel des Pferdes, Klauenkapsel der Wiederkäuer und Schweine, Kralle der Fleischfresser) auf. Die genaueren Verhältnisse s. unter Hufbein des Pferdes S. 138, Klauenbein bei Rind und Schwein S. 143 bzw. 145, Krallenbein der Fleischfresser S. 147. Zur Ergänzung der Zehengelenke dienen ausserdem **Ossa sesamoidea, Sehnen-, Sesam- oder Gleichbeine.** Konstant finden sich zwei Sesambeine als *Ossa sesamoidea phalangis primae* an der volaren Seite eines jeden 1. Zehengelenks (bei Mensch, Hund und Katze mithin 10, beim Schweine 8, bei den Wiederkäuern 4 und beim Pferde 2) und bei Pferd, Schwein und Wiederkäuern ausserdem je 1 *Os sesamoideum phalangis tertiae* an der volaren Seite eines jeden letzten Zehengelenks. Ausserdem findet sich bei den Fleischfressern an der dorsalen Seite der 1. Zehengelenke und der Gelenke zwischen Phalanx 1 und 2 meist noch je ein sehr kleines Sesambein.

Innere Struktur der Knochen der Schultergliedmasse (nach Zschokke [713]). Die **Scapula** gleicht auf dem Querschnitt einem T-Balken. Die Schulterblattgräte muss als eine Versteifung aufgefasst werden, welche die Scapula befähigt, trotz der schrägen Stellung das an ihrem dorsalen Ende aufgehängte Körpergewicht zu tragen. Demgemäss finden wir in der Gräte ein System von Zugfasern, während sich die Druckfasern im Gelenkwinkel befinden; sie treten von allen Seiten her senkrecht zur Gelenkfläche (Fig. 152). Im Tuber scapulae verläuft, als Fortsetzung des M. biceps, noch ein deutliches Zugfasersystem (Fig. 152 a). Der **Humerus** enthält im proximalen Ende (Fig. 152) wesentlich Druckbalken, die vom Gelenkkopf zur kranialen und kaudalen Wand und von den Rollfortsätzen (Fig. 152 b) teils zur kaudalen Wand, teils zum

Figur 152. Figur 153. Figur 154. Figur 155.

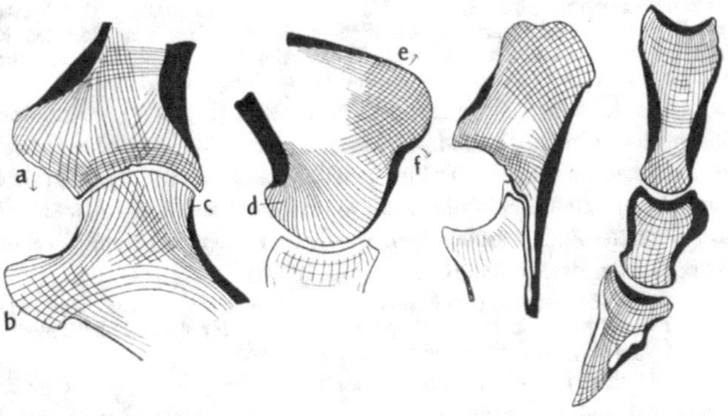

Figur 152.
Ventrales Ende der Scapula und proximales Ende des Humerus.

Figur 153.
Distales Ende des Humerus und proximales Ende des Radius.

Figur 154.
Proximales Ende der Ulna und des Radius.

Figur 155.
Die 3 Zehenglieder.

Mit ihren Balkensystemen (schematisch).

Gelenkkopf führen. Im distalen Ende beobachtet man fächerförmig von der kranialen Wand in die Gelenkwalze ausstrahlende Druckbalken (Fig. 153 d). An den Epikondylen finden sich 1) ein in Verlängerung der hier entspringenden Muskeln nach der kaudalen Wand des Knochens verlaufendes Zugfasersystem (Fig. 153 e) und 2) fast senkrecht hierzu von den Epikondylen nach der Trochlea verlaufendes Druckfasersystem (Fig. 153 f). Am **Radius** biegen in beiden Enden die Spongiosabalken spitzwinklig von der Compacta gegen die Gelenkflächen ab. Am **Olecranon** finden sich wesentlich 2 Balkensysteme (Fig. 154) 1) Zugbalken, die von der kaudalen Wand fächerförmig nach dem proximalen Ende des Olecranon sich ausbreiten, 2) starke Drucktrajektorien, die vom Proc. anconaeus gegen den Höcker ausstrahlen. Ausserdem kommen nahe der Gelenkfläche Verbindungsbalken vom kaudalen Rande zur Gelenkfläche und zarte Faserzüge fast parallel der letzteren vor. In den Karpalknochen finden sich wesentlich senkrecht stehende Druckbalken. Auch der **Metacarpus** (Mc 3 des Pferdes) zeigt an seinen Enden beinahe senkrecht verlaufende Druck-Spongiosafasern; in der proximalen Epiphyse finden sich noch einige Querspangen, in der distalen strahlen die Druckbalken fächerförmig gegen die Gelenkwalze aus. Die **Phalangen** (des Pferdes) (Fig. 155) zeigen übereinstimmende Spongiosastruktur. Von der proximalen Gelenkfläche treten Druckbalken an die Knochenwände; mit der Gelenkfläche fast parallel zieht ein queres Streckfasersystem von der dorsalen zur volaren Wand. Im distalen Ende strahlen Druckbalken fast fächerförmig von der kranialen Wand gegen die Gelenkwalze aus; sie kreuzen sich fast rechtwinklig mit solchen von der volaren Wand ausgehenden, die nach Zschokke Zugfasern (in der Fortsetzung der Beugesehnen) sind. Über die speziellen Strukturverhältnisse des Mc 3 des Pferdes s. Grommelt [215], über die der Phalanx I des Pferdes Goertz [213].

Betr. der **Altersveränderungen der Gliedmassenknochen** sei aus der Arbeit von Ussow [641] nur folgendes hervorgehoben: Beim jungen Pferde und in geringerem Grade auch beim Rinde sind die Extremitätenknochen verhältnismässig dünn und lang; bei Schweinen und Schafen hingegen ändert sich das Verhältnis zwischen Länge und Breite der Gliedmassenknochen während des Wachstums fast gar nicht. Bei jungen Pferden tritt eine Auftreibung der Epiphysen bei stark verjüngtem Mittelstück besonders deutlich hervor. Während der Entwicklung ist das Längenwachstum der Extremitätenknochen der Pferde nur gering; am meisten wachsen Humerus und Femur, während Hauptmittelfussknochen und Fesselbein fast gar nicht in die Länge wachsen; ebenso ist es, nur geringgradiger, bei Rind und Schaf; beim Schweine wachsen die Knochen mehr proportional. Die distalen Epiphysen verwachsen eher als die proximalen und zwar zuerst an den Kronbeinen, zuletzt an den Oberarm- und Oberschenkelbeinen. Das Alter kennzeichnet sich durch das Auftreten rauher, mit Knochenleisten besetzter Flächen.

II. Skelett der Schultergliedmasse des Pferdes.

(Über die allgemeinen Verhältnisse s. S. 120 u. folgende.)

a) Scapula, Schulterblatt, des Pferdes (Fig. 156 u. 157).

Die platte, unregelmässig-dreieckige *Scapula* liegt, schräg kranioventral gerichtet, an der Seitenfläche des Brustkastens.

Der Schulterwinkel, hergestellt durch die Linien Tuber spinae—lateraler Muskelhöcker des Humerus—Epicondylus lateralis humeri, beträgt etwa 115⁰. Die Linie Tuber spinae—lateraler Muskelhöcker des Humerus bildet mit einer Horizontalen einen Winkel von 65⁰, mit einer Senkrechten mithin einen solchen von 25⁰ (Schmaltz [542]). Der Nackenwinkel liegt seitlich vom 2. Brustwirbeldornfortsatz, der Rückenwinkel seitlich vom dorsalen Ende der 7.—8. Rippe, der Gelenkwinkel seitlich von der 1. Rippe nahe deren Verbindung mit ihrem Knorpel. Mit dem Rumpfe ist das Schulterblatt nur durch starke Muskeln verbunden.

Die laterale Fläche, *Facies lateralis* (Fig. 157), wird durch die nach beiden Enden sich allmählich abdachende *Spina scapulae*, Schulterblattgräte (Fig. 157 c), in die 2 flachen Grätengruben geteilt, von denen die halsseitige *Fossa supraspinata* (Fig. 157 e) kleiner als die beckenseitige *Fossa infraspinata* (Fig. 157 f) ist. Nahe dem dorsalen Ende verdickt sich die Gräte zu dem ein wenig beckenwärts umgebogenen *Tuber spinae,* der Grätenbeule (Fig. 157 d).

Beide Grätengruben sind zum grossen Teile glatt, im ventralen Drittel der beckenseitigen finden sich ein Ernährungsloch, einige rauhe Leisten für Muskelanheftungen und eine seichte Querfurche (Fig. 157 g) für die A. circumflexa scapulae.

Die mediale Fläche, *Facies thoracalis* (Fig. 156), ist grösstenteils glatt, flach ausgehöhlt und bildet die *Fossa subcapularis,* Unterschultergrube (Fig. 156 a), die nahe dem dorsalen Rande durch 2 dreieckige, etwas rauhe Stellen, *Facies serrata* (Fig. 156 b, b'), zum Ansatz des M. serratus ventralis begrenzt wird.

Der beckenseitige Rand, *Margo caudalis* (Fig. 156 u. 157 i), bildet dorsal eine rauhe Beule, ist dann scharf und ventral von der Mitte des Knochens dick, abgerundet und mit rauhen Leisten besetzt. Der halsseitige Rand, *Margo cranialis* (Fig. 156 u. 157 h), ist scharf und im ventralen Drittel konkav eingebogen zur *Incisura scapulae,* dem Schulterblatteinschnitt. Beide stossen mit dem dicken und rauhen dorsalen Rande, der *Basis scapulae,* Schulterblattbasis (Fig. 156 u.157 k), die sich mit dem Schulterblattknorpel verbindet, im *Angulus cranialis,* Nackenwinkel (Fig. 156 u. 157 m), und im *Angulus caudalis,* Rückenwinkel (Fig. 156 u. 157 l), zusammen. Das ventrale (armseitige) Ende, *Capitulum scapulae,* bildet den *Angulus glenoidalis,* Gelenkwinkel. An ihm befindet sich zur Aufnahme des Caput humeri die flache, fast rundliche *Cavitas glenoidalis,* Gelenkpfanne (Fig. 156 u. 157 n), deren Rand kranial durch die seichte *Incisura glenoidalis,* den Pfannenausschnitt, unterbrochen wird. Dicht über der Gelenkpfanne ist das Schulterblatt zum undeutlichen *Collum scapulae,* Schulterblatthals, eingeschnürt. Halsseitig von der Gelenkpfanne und von ihr durch eine schmale, mit kleinen Ernährungslöchern versehene Fläche getrennt, findet sich das starke, gewölbte *Tuber scapulae*, die Schulterblattbeule (Fig. 156 u. 157 o), von deren medialer Seite der kurze, median- und etwas beckenwärts gerichtete *Processus coracoideus*, Rabenschnabelfortsatz (Fig. 156 p), entspringt.

Das Schulterblatt besteht aus 2 Platten kompakter Knochensubstanz und der Spongiosa, die in der Mitte am schwächsten, am Gelenkrand, an der Gräte und nahe den Rändern am stärksten ist. Es entwickelt sich aus 4 Ossifikationspunkten: im Hauptteil des Knochens, im Tuber scapulae, im halsseitigen Teile der Gelenkpfanne und in der Grätenbeule. Der letztere verknöchert erst nach der Geburt. Das Tuber scapulae verschmilzt mit der Scapula gegen das 3. Jahr, das Tuber spinae bleibt noch etwas länger getrennt. Bei jungen Tieren sind nach Ussow [641] das Collum scapulae deutlicher, die Grätengruben noch nicht entwickelt, das Tuber spinae noch nicht kaudal abgebogen und das Schulterblatt schmaler. Bei Neugeborenen sind noch alle Flächen glatt.

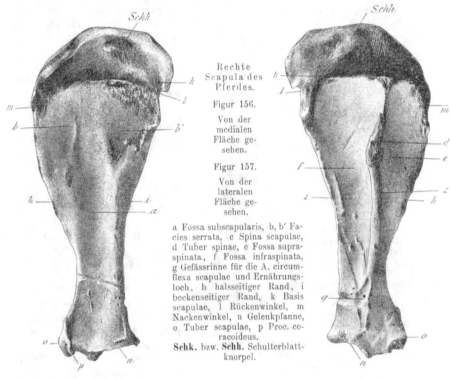

Rechte
Scapula des
Pferdes.

Figur 156.

Von der
medialen
Fläche ge-
sehen.

Figur 157.

Von der
lateralen
Fläche ge-
sehen.

a Fossa subscapularis, b, b′ Facies serrata, c Spina scapulae, d Tuber spinae, e Fossa supraspinata, f Fossa infraspinata, g Gefässrinne für die A. circumflexa scapulae und Ernährungsloch, h halsseitiger Rand, i beckenseitiger Rand, k Basis scapulae, l Rückenwinkel, m Nackenwinkel, n Gelenkpfanne, o Tuber scapulae, p Proc. coracoideus.
Schk. bzw. **Schh.** Schulterblattknorpel.

Figur 156.   Figur 157.

An der Schulterblattbasis sitzt der platte, fast halbmondförmige, bei alten Tieren besonders basal verknöchernde **Schulterblattknorpel,** die *Cartilago scapulae* (Fig. 38 *x*, 156 Schk u. 157 Schh), deren Flächen in die des Schulterblatts übergehen. Die Verbindung erfolgt durch Zähnchen und Vertiefungen der Knochen- und Knorpelsubstanz und durch Bandfasern. Der stark konvexe, fast bis an die freien Enden der ersten Brustwirbeldornfortsätze reichende, freie **dorsale Rand,** an dem der Knorpel dünn wird, geht bogenförmig in den kranialen (halsseitigen) Rand des Schulterblatts über; beckenseitig überragt der Korpel mit einem fast runden Vorsprung die Scapula.

b) Humerus, Oberarmbein, des Pferdes (Fig. 38 ₅, 158 u. 159).

Das Oberarmbein ist ein Röhrenknochen, der sich schräg kaudoventral der Brustwand anlegt (Fig. 38 ₅). Es verbindet sich mit der Scapula zu einem freien, mit dem Unterarm zu einem Wechselgelenk. Am **proximalen Endstück,** der *Extremitas* s. *Epiphysis proximalis,* findet sich das flach gewölbte *Caput humeri,* der Gelenkkkopf (Fig. 158 a); er ist durch eine kaum angedeutete Einschnürung, das *Collum humeri* (Fig. 158 g), vom Körper abgesetzt; seine Gelenkfläche ist grösser als die der Schulter-blattpfanne. Seitlich und halswärts vom Gelenkkopf und von ihm durch eine seichte,

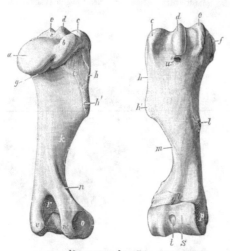

mehrere Ernährungslöcher enthal-tende Grube getrennt, liegen der stärkere laterale (Fig. 158 b) und der schwächere mediale(Fig. 159f) Muskelhöcker und die 3 Roll-fortsätze (Fig. 38 ₆, 158 u. 159 c, d u. e), von denen der mittlere (d) der grösste ist; zwischen ihnen bleiben zwei Einschnitte.

Der Ellbogenwinkel, herge-stellt durch die Linien: lateraler Muskel-höcker des Humerus — Epicondylus lateralis humeri — Mitte des Carpus, beträgt ca. 145° (Schmaltz [542]).

Die Einschnitte und der mittlere Rollfortsatz sind mit Knorpel über-zogen und bilden eine Gleitfläche für die Sehne des M. biceps brachii. An der lateralen Seite des lateralen Roll-fortsatzes markiert sich die unregel-mässig-dreieckige Anheftungsstelle für die Sehne des M. infraspi-natus. Dicht unter dem mittleren Rollfortsatz findet sich ein grösseres, mit Fett angefülltes Loch (Fig. 159 u), durch das kleine Gefässe und Nerven ein- und austreten.

Das **Mittelstück** (Körper) hat die Form eines unregelmässigen Zylinders. An seiner proximalen Hälfte befindet sich an der Grenze der lateralen zur vorderen Fläche eine Knochenleiste, die als *Crista humeri* s. *tuberculi majoris,* late-

Humerus des Pferdes.
Figur 158. Von der lateralen Seite   Figur 159.   Von vorn
und etwas von hinten gesehen.   gesehen.
a Caput humeri, b lateraler Muskelhöcker, c lateraler Rollfortsatz, d mittlerer Rollfortsatz, e medialer Roll-fortsatz, f medialer Muskelhöcker, g Collum humeri, h Crista humeri, h' Tuberositas deltoidea, i Ursprungs-linie des Caput laterale des M. triceps br., k Rinne für den M. brachialis, l mediale Oberarmbeinnarbe, m Ende der Crista humeri, n Crista condyloidea lateralis, o late-rale Bandgrube, p mediale Bandgrube, q Fossa coro-noidea, r Fossa olecrani, s Gelenkrolle, t Synovialgrube, u grösseres Loch, v Epicondylus medialis, w Epicondylus lateralis.

rale Oberarmleiste (Fig. 158 u. 159 h), am lateralen Rollfortsatz beginnt und sich zur vorderen Fläche des Knochens hinzieht, um sich in dessen distaler Hälfte zu ver-lieren; ihr mittlerer Teil ist zur kammartigen *Tuberositas deltoidea,* dem Oberarm-höcker (Fig. 38 ₇, 158 u. 159 h'), aufgetrieben. Von ihm zieht im flachen Bogen eine rauhe Knochenleiste (Fig. 158 i), an der das Caput laterale des M. triceps entspringt, zum Caput humeri. Der Tuberositas deltoidea gegenüber befindet sich an der im übrigen glatten und schwach gewölbten medialen Fläche die flache, rauhe Oberarm-beinnarbe, *Crista tuberculi minoris N.* (Fig. 159 l). Die laterale Fläche ist aus-gehöhlt (*Incisura musculi brachialis,* Schmaltz) und wendet sich gegen das distale Ende etwas nach vorn, wodurch der Humerus ein spiralig gewundenes Aussehen erhält.

Die hintere Fläche ist gewölbt und glatt, die vordere Fläche mehr eben und mit rauhen Stellen zum Ansatz von Muskeln versehen. In der proximalen Hälfte ist sie am breitesten und verschmälert sich allmählich nach dem distalen Ende hin, wo sie am Übergang zur medialen Fläche ein grösseres Ernährungsloch besitzt.

Das **distale Endstück,** *Extremitas* s. *Epiphysis distalis,* bildet die quergestellte, walzenförmige *Trochlea,* Gelenkrolle (Fig. 159 s), deren laterale und mediale Fläche zu je einer Bandgrube (Fig. 158 o u. 159 p) vertieft sind. Rück- und aufwärts von diesen befinden sich zum Muskelansatz die beiden rauhen *Epicondyli,* Oberarmknorren; sie liegen hinter der Trochlea und seitlich von der Fossa olecrani. An dem weit nach hinten vorspringenden und fast rechtwinklig umbiegenden *Epicondylus medialis* s. *flexorius,* dem Beugeknorren (Fig. 158 v), entspringen die Beugemuskeln des Fusses und an dem abgerundeten *Epicondylus lateralis* s. *extensorius,* dem Streckknorren (Fig. 158 w), die Streckmuskeln. Vom Muskelhöcker über der lateralen Bandgrube zieht die *Crista condyloidea lateralis* (Fig. 158 n) als niedriger Kamm zur hinteren Fläche des Körpers. Dicht über der Trochlea befindet sich vorn die flachere *Fossa coronoidea,* Rollgrube (Fig. 159 q), und hinten die tiefere *Fossa olecrani,* Ellbogengrube (Fig. 159 r).

Die Gelenkrolle ist medial höher als lateral, ihre Gelenkfläche wird durch eine tiefere mittlere und eine flachere laterale Sagittalfurche in 3 Facetten geteilt, von denen die grösste mediale so stark vorspringt, dass die Gelenkrolle dadurch schräg gestellt erscheint. An der mittleren Furche findet sich regelmässig eine grössere Synovialgrube (Fig. 159 t).

Die Compacta ist, wie an allen Röhrenknochen, am Mittelstück stark, an den beiden Endstücken aber so schwach, dass diese fast nur aus Spongiosa bestehen. Zwischen der Roll- und Ellbogengrube bildet die Compacta eine dünne Platte. Der Humerus entwickelt sich aus 6 Stücken, von denen je eines dem Körper und der Tuberositas deltoidea und je zwei dem proximalen und distalen Endstück entsprechen.

c) Ossa antebrachii, Unterarmskelett, des Pferdes.

Das Unterarmskelett besteht aus der Speiche und dem Ellbogenbein (Fig. 38 8 u. 10, 160 u. 161 Sp u. E). Beide verschmelzen zum grössten Teile miteinander, so dass nur nahe dem proximalen Ende der Speiche zwischen beiden das längsovale *Spatium interosseum antebrachii,* die **Unterarmspalte** (Fig. 160 u. 161 d), bleibt.

1. Der **Radius,** die **Speiche** (Fig. 38 10, 160 u. 161 Sp u. 166 2), der stärkere, vorn und medial gelegene, senkrecht stehende Knochen, ist in der Längsrichtung schwach gekrümmt, bildet mit dem Humerus und dem Carpus je ein Wechselgelenk und ist unbeweglich mit der Ulna verbunden. Das **proximale Endstück,** das *Capitulum radii,* enthält zur Aufnahme der Trochlea humeri die flachgrubige *Fovea capituli,* Gelenkpfanne (Fig. 160 u. 161 a), die aus 2 flachen Erhöhungen und 3 seichten Gruben besteht und eine Synovialgrube besitzt, und hat jederseits einen Bandhöcker, von denen der laterale (Fig. 161 c u. 166 b) der stärkere ist, während der mediale in die rauhe *Tuberositas radii,* Speichenbeule (Fig. 160 b), übergeht, die am Übergang der vorderen zur medialen Seite dicht unter der Gelenkfläche sitzt. Hinten finden sich 2 Vertiefungen mit kleinen Gelenkflächen und eine rauhe Erhöhung zur Verbindung mit der Ulna. Ein *Collum radii* fehlt.

Der die mediale und mittlere Gelenkfacette der Fovea trennende, niedrige Sagittalkamm springt an der vorderen (dorsalen) Umrandung der Gelenkfläche ein wenig vor als *Proc. coronoideus radii;* er legt sich bei sehr starker Beugung des Gelenks in die Rollgrube des Humerus.

Das **Mittelstück,** der **Körper,** *Corpus,* der Speiche ist von vorn nach hinten etwas abgeplattet und wird gegen die beiden Enden breiter. Die vordere Fläche ist glatt und gewölbt, die fast ebene hintere Fläche hat lateral eine rauhe Stelle zur Verbindung mit der Ulna. Die beiden Ränder sind abgerundet. Am distalen Ende der Unterarmspalte findet sich ein Ernährungsloch.

Das **distale Endstück** besitzt eine Gelenkwalze, die *Facies articularis carpea* N.

(Fig. 160 u. 161 e), zur Verbindung mit den 3 proximalen Karpalknochen, die demgemäss in 3 Abschnitte zerfällt, und an der vorderen Fläche 3 seichte Rinnen zur
Aufnahme von Strecksehnen; die laterale Rinne (Fig. 162 u. 163 ₁) ist etwas breiter
als die mittlere (Fig. 162 u. 163 ₂); die mediale (Fig. 162 ₃) ist schmal und seicht und
schräg fuss- und medianwärts gerichtet. Seitlich von der Gelenkrolle liegt je ein
Bandhöcker (Fig. 160 f, 161 g, 162 u. 163 ₅ ᵤ. ₆), von denen der laterale eine schmale
Sehnenrinne (Fig. 163 ₄) besitzt.

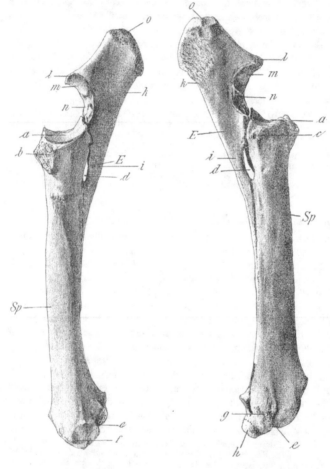

Knochen des
rechten Unter-
arms
des Pferdes.

Figur 160.
Von der medialen
Seite gesehen.

Figur 161.
Von der lateralen
Seite gesehen.

Sp Radius, E Ulna.

a Fovea capituli
radii, b Tuberosi-
tas radii, c latera-
ler Bandhöcker des
proximalen Endes
des Radius, d Spa-
tium interosseum
antebrachii, e Ge-
lenkwalze, f me-
dialer und g late-
raler Bandhöcker
des distalen Endes
des Radius, h
durch die punk-
tierte Linie abge-
grenzter lateraler
Teil der Gelenk-
rolle, der das
distale Endstück
der Ulna darstellt,
i Mittelstück und
k proximales End-
stück der Ulna,
l Proc. anconaeus,
m und n Incisura
semilunaris, o Ole-
cranon.

Figur 160.   Figur 161.

An der hinteren Fläche verläuft quer über der Gelenkwalze ein rauher Kamm; zwischen
ihm und dem mittleren Teile der Gelenkwalze findet sich eine tiefe, rauhe Grube, die bei starken
Beugungen den volaren Teil des Os carpi intermedium aufnimmt.

Der Radius besitzt im Körper eine lange Markhöhle, während die beiden Endstücke aus
Substantia spongiosa und einer dünnen Rinde bestehen. Er verknöchert von 4 Ossifikationspunkten
aus, je 1 im Mittelstück, dem proximalen und distalen Endstück; aus dem 4. Punkte entstehen

der laterale Teil der Gelenkwalze und der laterale Bandhöcker des distalen Endes (Fig. 161 h); dieses Stück entspricht dem distalen Ende der Ulna und setzt sich bei jungen Tieren durch eine undeutliche Linie vom übrigen Teil der Gelenkwalze ab.

2. Die **Ulna,** das **Ellbogenbein, Elle** (Fig. 38 8, 160 u. 161 E u. 166 3), ist ein Röhrenknochen, der den Radius schulterwärts überragt, sich fusswärts aber stark verjüngt und derart mit der Speiche verschmilzt, dass er nach dem distalen Speichendrittel hin allmählich verschwindet. Das **Mittelstück,** *Corpus ulnae* (Fig. 160 u. 161 i), reicht bis zum proximalen Ende des Radius und ist fast dreieckig. Die glatte mediale und laterale Fläche treffen hinten in einem abgerundeten Rande zusammen und verschmälern sich fusswärts. Die rauhe vordere Fläche verbindet sich mit dem Radius durch 2 durch eine Vertiefung getrennte, je eine kleine Gelenkfläche enthaltende Erhabenheiten. Unter dieser Verbindung bleibt zwischen Radius und Ulna das *Spatium interosseum antebrachii*, die **Unterarmspalte** (Fig. 160 u. 161 d), zum Durchtritt von Gefässen und Nerven; fusswärts von ihr verschmelzen Ulna und Radius.

Mitunter setzt sich die Ulna am lateralen Drittel der Speiche in eine rauhe Leiste fort, die sich am lateralen Rande des Radius bis zu dessen Gelenkwalze verfolgen lässt. Als **distales Endstück** der Ulna sind der laterale Teil der Gelenkwalze und der laterale Bandhöcker am fusseitigen Ende der Speiche anzusehen (s. oben und S. 124 und Fig. 161 h).

Das den Radius überragende **proximale Endstück** (Fig. 160 u. 161 k) ist am Ende zum *Olecranon*, Ellbogenhöcker (Fig. 38 9, 160 u. 161 o u. 166 c), verdickt; es hat eine ausgehöhlte mediale und eine schwach gewölbte laterale Fläche, die in einem abgerundeten vorderen und hinteren Rande zusammenstossen. Der kürzere vordere Rand endet mit dem spitzen *Processus anconaeus* (Fig. 160 u. 161 l); fusswärts von ihm findet sich die tiefe, distal sich verbreiternde *Incisura semilunaris* (Fig. 160 und 161 m u. n), deren proximale, überknorpelte Hälfte (Fig. 160 u. 161 m) mit dem Humerus artikuliert, während die distale Hälfte (Fig. 160 u. 161 n) rauh ist.

Die Ulna besteht aus spongiöser Substanz und einer dünnen Knochenrinde; sie entwickelt sich aus 2 Ossifikationspunkten, einem im Olecranon und einem im Körper. Die Verwachsung beider erfolgt im 2. Jahre. Als 3. Stück können der laterale Teil der Gelenkrolle und der laterale Bandhöcker am distalen Ende des Radius angesprochen werden.

d) Carpus, Vorderfusswurzel, des Pferdes (s. S. 124 u. 125).

Das Karpalskelett (Fig. 38 11, 162 u. 163) besteht aus 7—8 kurzen Knochen, *Ossa carpi*, die sich aus Substantia spongiosa und einer verhältnismässig dicken Compacta aufbauen. Sie liegen in 2 Reihen, der proximalen Unterarm- (Antebrachial-) und der distalen Mittelfuss-(Metakarpal-)reihe, übereinander. Die Unterarmreihe hat eine grössere Breite als die Mittelfussreihe. Ein Knochen der Unterarmreihe, das *Os accessorium*, ragt volar über die anderen Knochen hervor. Am Carpus kann man unterscheiden: eine schwach gewölbte dorsale Streckfläche (Rückenfläche), eine volare Beugefläche (Sohlenfläche), eine proximale (antebrachiale) und distale (metakarpale) Gelenkfläche, eine laterale (ulnare) und eine breitere mediale (radiale) Seitenfläche. In der Unterarmreihe liegen 4 Knochen, die mit dem Unterarm und der Mittelfussreihe je ein Wechselgelenk und unter sich straffe Gelenke bilden.

a) Das **Os carpi radiale, Cr** (Fig. 162 u. 163 b u. 166 4), ist der am meisten medial gelegene und grösste Knochen der proximalen Reihe; er hat die Form eines unregelmässigen, seitlich etwas zusammengedrückten Würfels.

Die proximale Gelenkfläche nimmt den medialen Abschnitt der Gelenkwalze des Radius auf, die distale Gelenkfläche artikuliert mit dem Os carpale 2 und 3. Die dorsale und die mediale Fläche sind rauh und bilden zusammen eine starke Wölbung; die laterale Fläche hat zwei kleine, mit dem Os carpi intermedium artikulierende Gelenkflächen und ist im übrigen rauh und ausgehöhlt. Die rauhe volare Fläche besitzt eine beulenartige Auftreibung.

b) Das **Os carpi intermedium, Ci** (Fig. 162 u. 163 c u. 166 ₅), gleicht einem mit der Spitze volar gerichteten Keile.

Die proximale Fläche artikuliert mit dem mittleren Abschnitt der Gelenkwalze des Radius und hat einen hakenartigen Fortsatz, der bei starken Beugungen von der Grube über dem mittleren Teile der Gelenkrolle des Radius aufgenommen wird. Die distale Fläche artikuliert mit C 3 u. 4. Die rauhe dorsale Fläche wird zehenwärts schmaler. Die laterale und mediale Fläche konvergieren nach hinten und haben je 2 kleine Gelenkflächen für das Os carpi radiale et ulnare. Die rauhe volare Fläche ist in der distalen Hälfte beulenartig verdickt.

c) Das **Os carpi ulnare, Cu** (Fig. 162 u. 163 d u. 166 ₆), ist der am meisten lateral gelegene Knochen der Unterarmreihe.

Seine proximale, den lateralen Teil der Gelenkwalze des Radius aufnehmende, konkave Gelenkfläche ist kleiner als die distale, auf dem C 4 ruhende. Die rauhe laterale Fläche geht in die dorsale über; die mediale hat zwei kleine Gelenkflächen zur Verbindung mit dem Ci. Am distalen Teile der sehr schmalen volaren Fläche befindet sich ein beulenartiger Fortsatz und über ihm eine Gelenkfläche zur Verbindung mit dem Os accessorium.

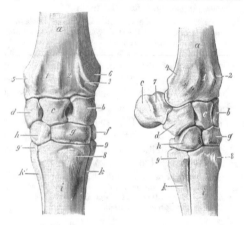

Figur 162 und 163.
Karpalskelett des Pferdes.
a distales Endstück vom Radius, b Os carpi radiale, c Os carpi intermedium, d Os carpi ulnare, e Os carpi accessorium, f Os carpale secundum, g Os carpale tertium, h Os carpale quartum, i Os metacarpale III, k (in Fig. 162) Os metacarpale II, k (in Fig. 163) und k' (in Fig. 162) Os metacarpale IV. — 1 laterale Sehnenrinne (für die Sehne des M. ext. digit. communis), 2 mittlere Sehnenrinne (für die Sehne des M. ext. carpi radialis), 3 mediale Sehnenrinne (für die Sehne des M. abductor pollic. long.), 4 Rinne für die Sehne des M. ext. digit. lateral., 5 lateraler und 6 medialer Bandhöcker des Radius, 7 Rinne für den zum Köpfchen des lateralen Griffelbeins ziehenden Schenkel des M. ext. carpi ulnaris, 8 Beule des Mc 3, 9, 9' Köpfchen der Griffelbeine.

Figur 162. Von vorn (von der dorsalen Seite) gesehen.   Figur 163. Von der lateralen (ulnaren) Seite gesehen.

d) Das **Os carpi accessorium, Ca** (Fig. 38 ₁₁', 163 e u. 166 ₇), springt volar über die Fusswurzelknochen vor und hat eine platte, länglichrunde Form.

Die mediale Fläche ist ausgehöhlt; an der gewölbten lateralen Fläche findet sich eine schräg zehen- und vorwärts verlaufende, breite Sehnenrinne (Fig. 163 ₇); beide Flächen sind rauh und stossen mit einem abgerundeten, dicken Rande zusammen, der durch je eine Gelenkfläche mit dem Radius und dem Os carpi ulnare artikuliert.

In der Mittelfussreihe liegen 3 oder 4 Knochen, die niedriger als die der Unterarmreihe sind, mit den letzteren ein Wechselgelenk, mit dem Mittelfuss und unter sich straffe Gelenke bilden.

e) Das **Os carpale primum, C₁**, liegt am meisten medial und ist ein oft fehlender, kleiner, ungefähr erbsengrosser Knochen, der fast ganz vom radialen Seitenband umschlossen wird und meist eine kleine, mit C₂, seltener eine zweite, mit dem medialen Griffelbein artikulierende Gelenkfläche besitzt.

Nach Bradley [76] fehlte das C₁ bei 48% der Pferde, bei ca. 30% war es beiderseits, bei den übrigen nur einseitig vorhanden; seine absolute Grösse differierte zwischen 0,1--1,4 ccm.

f) Das **Os carpale secundum, C₂** (Fig. 162 f), ist nächst dem vorigen, dem es lateral anliegt, der kleinste Knochen des Carpus.

Die stark gewölbte proximale Gelenkfläche artikuliert mit dem Os carpi radiale, die fast ebene distale Gelenkfläche ruht fast ganz auf dem medialen Griffelbein und nur mit einem kleinen Teile auf dem Mc 3. Die mediale Fläche ist rauh und gewölbt; die rauhe und ausgehöhlte laterale Fläche enthält 2 kleine Gelenkflächen für das Os carpale 3.

g) Das **Os carpale tertium, C 3** (Fig. 162 u. 163 g u. 166 8), ist der grösste Knochen der Mittelfussreihe und dorsal breiter als volar.

Die proximale Fläche artikuliert mit dem Os carpi radiale und intermedium, die distale ruht auf dem Mc 3, die dorsale ist länglich-viereckig, die volare schmal. An der medialen Fläche finden sich 3 kleine Gelenkflächen zur Artikulation mit dem Os carpale 2 und an der lateralen Fläche 2 solche zur Verbindung mit dem Os carpale 4.

h) Das **Os carpale quartum, C 4** (Fig. 162 u. 163 h u. 166 9), liegt am meisten lateral in der Mittelfussreihe.

Die stark gewölbte proximale Gelenkfläche dacht sich volar stark ab; sie stützt das Os carpi intermedium und ulnare. Die fast ebene distale Gelenkfläche ruht auf dem lateralen Griffelbein. Die dorsale Fläche ist lateral niedriger als medial. Die mediale Fläche hat zur Verbindung mit dem Os carpale III zwei Gelenkflächen. Der distale Teil der volaren Fläche springt in Form einer abgerundeten Beule stark volar vor.

e) Metacarpus, Vordermittelfuss, des Pferdes (s. S. 125).

Von den drei **Ossa metacarpi**, Vordermittelfussknochen (Fig. 38 12, 12', 164 u. 165), ist nur der mittlere, dem Mc 3 der fünfzehigen Säugetiere entsprechende, als **Haupt-mittelfussknochen** vollkommen entwickelt; er artikuliert mit dem 1. Zehenglied. Die beiden seitlichen, als Mc 2 und Mc 4 (s. S. 126) anzusprechenden **Nebenmittelfussknochen (Griffelbeine)** sind rudimentär und reichen nicht bis zur Zehe. Das Vordermittelfussskelett bildet mit der Mittelfussreihe des Karpalskeletts ein straffes Gelenk, das Mc 3 verbindet sich mit dem 1. Zehenglied zu einem Wechselgelenk.

1. Der **Hauptmittelfussknochen**, Os metacarpale 3, **Mc3** (Fig. 38 12, 162 u. 163 i, 164 u. 165 1 u. 166 10), ist ein Röhrenknochen. Sein Mittelstück hat eine glatte, gewölbte dorsale Rücken-, eine fast ebene volare Sohlenfläche und zwei abgerundete Seitenränder (Fig. 246). An der dorsalen Fläche findet sich nahe dem proximalen Ende die *Tuberositas oss. metac. 3*, Mittelfussbeule (Fig. 162 u. 163 8 u. 164 a), und an der volaren Fläche jederseits eine kleine Gelenkfläche zur Verbindung mit den Griffelbeinen.

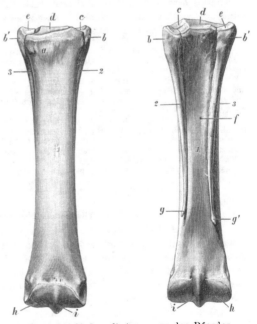

Skelett des linken Metacarpus des Pferdes.

Figur 164. Von der dorsalen (vorderen) Seite gesehen. Figur 165. Von der volaren (hinteren) Seite gesehen.

1 Hauptmittelfussknochen (Mc 3), 2 laterales und 3 mediales Griffelbein (Mc 4 u. 2). — a Mittelfussbeule, b, b' Köpfchen des lateralen bzw. medialen Griffelbeins, c Gelenkfläche für das Os carpale 4, d Gelenkfläche für das Os carpale 3, e Gelenkfläche für das Os carpale 2, f Ernährungsloch, g, g' Knöpfchen des lateralen bzw. medialen Griffelbeins, h Gelenkwalze am distalen Ende von Mc 3, i Sagittalkamm.

Am lateralen und medialen Rande der volaren Fläche findet sich eine rauhe, zehenwärts schmaler werdende, bis in das distale Drittel reichende Stelle zur Verbindung mit dem entspr. Griffelbein; über der Mitte dieser Fläche liegt ein Ernährungsloch (Fig. 165 f).

Die Gelenkfläche des proximalen Endstücks artikuliert mit dem C 2, 3 u. 4 (Fig. 164 u. 165 e, d u. c) und besitzt am volaren Teile der Seitenränder je eine Bandgrube. Das distale Endstück bildet eine *Trochlea*, Gelenkwalze (Fig. 164 u. 165 h), die durch einen stark vorspringenden Sagittalkamm (Fig. 164 u. 165 i) in eine etwas kleinere laterale und eine etwas grössere mediale Fläche geteilt wird. Der volare Teil der Gelenkwalze artikuliert mit beiden Sesambeinen, der übrige mit dem 1. Zehenglied. Seitlich findet sich an der Gelenkwalze je eine rauhe Bandgrube.

2, Die beiden **Nebenmittelfussknochen** oder **Griffelbeine (Mc 2 u. Mc 4)** liegen seitlich an der volaren Fläche des Hauptmittelfussknochens, so dass zwischen ihnen eine breite Rinne entsteht (Fig. 38 12′, 162 u. 163 k, k′, 164 u. 165 2 u. 3, 166 11 u. 246 Mc 2 u. Mc 4). Das proximale Ende eines jeden Griffelbeins ist zum Köpfchen (Fig. 162 u. 163 9, 9′, 164 u. 165 b, b′ u. 166 e) verdickt. Von ihm ab verjüngt sich der fast dreikantige Körper allmählich zehenwärts bis zum distalen, meist ein wenig aufgetriebenen Ende (Knöpfchen) (Fig. 165 g, g′ u. 166 f), das bis zum distalen Drittel des Mittelfusses herabreicht. Meist sind nicht beide Griffelbeine gleich lang, sondern bald reicht das laterale, bald das mediale weiter zehenwärts.

Rudert [516] fand bei 402 Metacarpi 62 mal (15%) beide Griffelbeine gleich lang, 129 mal (ca. 32%) das laterale länger als das mediale und 211 mal (ca. 53%) das Umgekehrte. Die proximale Fläche des Köpfchens stellt eine fast ebene Gelenkfläche dar, die am medialen Griffelbein mit dem C 2 u. 3, am lateralen hingegen mit dem C 4 artikuliert; ausserdem artikuliert ein jeder Nebenmittelfussknochen durch eine kleine Gelenkfläche mit Mc 3. Mit dem zunehmenden Alter der Tiere tritt meist eine m. o. w. hochgradige, knöcherne Verschmelzung der Griffelbeine mit dem Hauptmittelfussknochen ein, und zwar verschmilzt am ehesten der mittlere Teil und erst später das proximale Endstück; das distale Ende (Knöpfchen) verschmilzt nicht und täuscht nicht selten ein kleines Überbein vor. Die kompakte, die Markhöhle umschliessende Knochenrinde des Mc 3 ist, namentlich dorsal, sehr stark. Der Hauptmittelfussknochen entwickelt sich aus 3 Ossifikationspunkten: im Mittelstück, im proximalen, schon vor der Geburt mit dem Körper verschmelzenden und im distalen Endstück, und besitzt bei Neugeborenen fast dieselbe Länge wie beim erwachsenen Pferde. Die Griffelbeine, die aus Substantia spongiosa und einer dünnen, kompakten Rinde bestehen, entwickeln sich von 2 Punkten aus, von denen einer dem proximalen Ende angehört; das distale Endstück bleibt lange knorplig. — Je edler das Pferd, um so geringer ist der Umfang des Mc 3, und je schwerer das Pferd ist, desto mehr geht das Mc 3 in die Breite (Näheres s. Krämer [324]).

f) Vorderzehenskelett des Pferdes.

Grundlage der Vorderzehe sind das 1., das 2. und das 3. Zehenglied (Fig. 166 13, 14, 15), die geradlinig aneinander gereiht sind und mit einer Senkrechten einen Winkel von etwa 35—40, mit dem Metacarpus einen nach vorn offenen Winkel von 140—145° bilden; sie sind sowohl unter sich, als mit dem Mittelfuss durch Wechselgelenke bzw. Sattelgelenke verbunden. Ausserdem gehören zu den Zehenknochen 3 Sehnenbeine[1]), welche die Gelenkvertiefung des 1. und 3. Zehenglieds vervollständigen und Rollen für die Beugesehnen der Zehe abgeben.

1. Die **Phalanx prima**, das **erste Zehenglied**, Fesselbein (Fig. 166 13, 167 u. 170), ist ein kurzer Röhrenknochen mit kleiner Markhöhle. Das Mittelstück, *Corpus,* wird

---

1) Als Sehnen-, Sesam- oder Gleichbeine bezeichnet man diejenigen Knochen der Gliedmassen, die das Gleiten von Sehnen auf ihren Unterlagen vermitteln und den Sehnen einen günstigeren Insertionswinkel gewähren. Sie sind entweder (z. B. die der Zehe) mit den Knochen des Skeletts fest durch Bänder verbunden, und die Sehne gleitet über eine überknorpelte Fläche der Sesambeine, oder sie sind (z. B. die Kniescheibe) bis auf eine überknorpelte Fläche in die Sehne selbst eingebettet und gleiten zusammen mit dieser auf der überknorpelten Fläche eines anderen Knochens.

distal schmaler und dünner und hat 2 gerundete Ränder mit flachen Auftreibungen zum Ansatz von Bändern, eine glatte, gewölbte dorsale (Rücken-) (Fig. 167) und eine fast ebene volare (Sohlen-) Fläche (Fig. 170); an der Sohlenfläche finden sich 2 von den Bandhöckern des proximalen Endes entspringende, distal konvergierende, breite, flache Leisten, Fesselbeinleisten (e, e′), die ein dreieckiges Feld (Fesselbeindreieck) begrenzen. Das proximale Endstück ist der breiteste und dickste Teil des Knochens und trägt eine Gelenkgrube (a) für die Gelenkrolle des Mc 3; sie zerfällt durch eine Sagittalrinne (a′) in eine grössere mediale und eine kleinere laterale Fläche. Seitlich findet sich an der volaren Fläche je ein starker, rauher Bandhöcker (b, b′). Das distale Endstück hat eine Gelenkwalze (f), die durch eine seichte sagittale Vertiefung in eine etwas kleinere laterale und eine etwas grössere mediale Fläche geteilt wird. Seitlich findet sich über der Gelenkrolle je eine seichte Bandgrube (d, d′) und darüber ein flacher Bandhöcker (c, c′).

2. Die **Phalanx secunda**, das **2. Zehenglied**, Kronbein (Fig. 166 14, 168 u. 171), hat die Form eines dorsovolar zusammengedrückten Würfels. Es besteht aus spongiösem Knochengewebe, einer verhältnismässig dicken, kompakten Rinde und enthält mitunter eine kleine Markhöhle. Die rauhe dorsale (Fig. 168) und die glatte volare Fläche (Fig. 171) werden durch stumpfe Seitenränder voneinander getrennt. Die proximale Fläche enthält eine Gelenkgrube, die der des ersten Zehengliedes gleicht. Ihr volarer Rand bildet einen wulstigen Kamm, die Kronbeinlehne (n u. Fig. 166 g). In der Mitte des dorsalen Gelenkrandes findet sich der breite, niedrige Kronbeinfortsatz (Fig. 171 m). Zu beiden Seiten der Kronbeinlehne ist ein starker Bandhöcker (i, i′) vorhanden. Die distale Fläche bildet eine Gelenkwalze (o), ähnlich der des 1. Zehengliedes. Lateral und medial findet sich über der Gelenkrolle eine rauhe Bandgrube (l, l′) und hinter ihr ein Bandhöcker (k, k′).

Bei der Geburt bestehen das 1. und 2. Zehenglied aus Mittelstück und proximalem Endstück; das distale Endstück entwickelt sich zwar auch aus einem besonderen Knochenkern, verschmilzt jedoch schon während des fetalen Lebens mit dem Mittelstück (s. auch Cinotti [105]).

3. Die **Phalanx tertia**, das **3. Zehenglied**, Hufbein (Fig. 166 15), besteht aus Spongiosa, die von einer dünnen, zum Teil porösen Knochenrinde umgeben wird, und

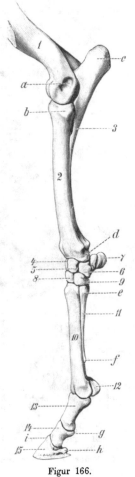

Figur 166. Skelett des linken Unterarms und Fusses vom Pferde; von der lateralen Seite gesehen. 1 distales Ende des Humerus, 2 Radius, 3 Ulna, 4 Os carpi radiale, 5 Os carpi intermedium, 6 Os carpi ulnare, 7 Os accessorium, 8 Os carpale 3, 9 Os carpale 4, 10 Mc 3, 11 Mc 4, 12 Sehnenbein, 13 Phalanx prima, 14 Phalanx secunda, 15 Phalanx tertia. — a Epicondylus lat. humeri, b lateraler Bandhöcker des Radius, c Olecranon, d Proc. styloideus ulnae, e Köpfchen des lateralen Griffelbeins, f dessen Knöpfchen, g Kronbeinlehne, h Hufbeinast, i Hufbeinkappe.

Figur 166.

hat im wesentlichen dieselbe Gestalt wie der es einschliessende Hornschuh. Man unterscheidet an ihm eine Wand-, Sohlen- und Gelenkfläche (Fig. 169, 172 u. 173). Wandund Sohlenfläche (p u. q) sind durch den Sohlen- oder Tragerand (s) und Wandund Gelenkfläche (p u. r) durch den Kronenrand (t) geschieden. Da, wo die 3 Flächen zusammenstossen, ist der Knochen in einen seitlich abgeplatteten, nach hinten gerichteten Fortsatz, den *Angulus,* Hufbeinast (v) (Fig. 166 h), ausgezogen. Die fast halbkreisförmig gewölbte Wandfläche, *Facies dorsalis* (Fig. 173 p), ist rauh, porös und enthält viele kleinere und grössere Löcher, die besonders nahe dem Sohlenrand als Sohlenrandlöcher (z) auffallen. In der Mitte ist sie stärker abgedacht und höher als seitlich, wo sie steiler ist; sie bildet mit der Sohlenfläche einen Winkel von etwa 25, mit dem Boden von etwa 45—50⁰. An der dorsalen Seite bildet der Kronenrand rumpfwärts den stumpfdreieckigen *Processus extensorius,* die Hufbeinkappe (u) (Fig. 166 i). Am Seitenteil

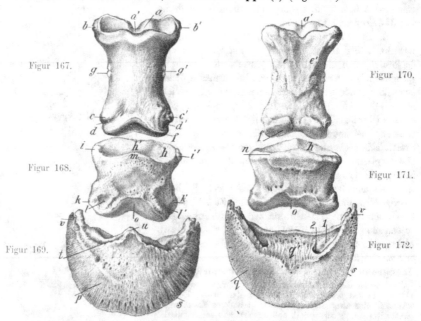

Figur 167.

Figur 168.

Figur 169.

Figur 170.

Figur 171.

Figur 172.

Figur 173.

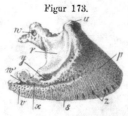

Figur 167. Phalanx I von der dorsalen (vorderen) und **Figur 170** von der volaren (hinteren) Seite gesehen. a proximale Gelenkfläche mit a′ der Sagittalrinne, b, b′ proximale, c, c′ distale Bandhöcker, d, d′ Bandgruben, e, e′ die das Fesselbeindreieck begrenzenden Fesselbeinleisten, f distale Gelenkwalze, g, g′ flache Knochenauftreibung zum Ansatz von Bändern. **Figur 168.** Phalanx II von der dorsalen (vorderen) und **Figur 171** von der volaren (hinteren) Seite gesehen. h proximale Gelenkfläche mit h′ dem Sagittalkamm, i, i′ proximale und k, k′ distale Bandhöcker, l, l′ Bandgruben, m Kronbeinfortsatz, n Kronbeinlehne, o distale Gelenkwalze.

Figur 169. Phalanx III (Hufbein) von der dorsalen Seite, **Figur 172** von der volaren Seite und **Figur 173** von der Seitenfläche gesehen. p Wandfläche, q Sohlenfläche, q′ Beugesehnenfläche und r Gelenkfläche, s Sohlenrand, t Kronenrand, u Proc. extensorius, v Hufbeinast, w Astloch bzw. w′ Asteinschnitt, x Wandrinne, y Bandgrube, z Sohlenrandlöcher. 1 Sohlenrinne, 2 Sohlenloch.

der Wandfläche verläuft parallel dem Sohlenrand der *Sulcus dorsalis,* die flache Wand-rinne (Fig.173 x), die am Hufbeinast tiefer wird und in einem Einschnitt (Asteinschnitt) (w') endet, der den Hufbeinast in 2 Fortsätze spaltet, von denen der obere den Fersen-winkel des Hufbeins darstellt; nicht selten ist anstatt des Einschnitts ein Loch (Ast-loch) (w) vorhanden. Dicht vor dem Hufbeinast befindet sich jederseits eine Band-grube (y). Die fast halbmondförmige, konkave Gelenkfläche, *Facies articularis* (r), wird durch einen sehr flachen Sagittalkamm in eine etwas grössere mediale und eine etwas kleinere laterale Fläche geteilt. Die konkave Sohlenfläche, *Facies volaris* (Fig.172 q,q'), ist durch die rauhe *Crista semilunaris* in einen vorderen, grösseren, glatten, fast halbmondförmigen (q) und einen hinteren, kleineren, rauhen, in den ersteren einge-schobenen Teil (*Facies flexoria,* Beugesehnenfläche) (q') geschieden. An ihm findet sich jederseits eine flache Rinne, *Sulcus volaris,* Sohlenrinne (₁), die durch das *For. volare,* Sohlenloch (₂), in den *Canalis semilunaris,* Hufbeinkanal, führt, der sich bogen-förmig nach Abgabe kleinerer Nebenkanäle mit dem der anderen Seite vereinigt.

Während am Mc 3 (Mt 3) und dem 1. und 2. Zehenglied die medialen Knochenhälften etwas stärker sind als die lateralen, ist es beim Hufbein umgekehrt.

4. Die **Ossa sesamoidea phalangis primae, Sehnen-** oder **Sesambeine des Fesselgelenks** (Fig. 38 ₁₃, 166 ₁₂, 200 ₅), liegen an der volaren Seite des 1. Zehen-gelenks und haben die Gestalt einer dreiseitigen Pyramide, deren Seitenflächen rumpf-seitig in einer stumpfen Spitze zusammenstossen.

Sie bestehen, wie alle Sesambeine, aus spongiösem Knochengewebe und einer dünnen Com-pacta. Sie vervollständigen die Gelenkvertiefung der Phalanx 1 und bilden eine Lehne für die Gelenkwalze des Mc 3. Die Gelenkfläche artikuliert mit der Gelenkwalze am distalen Ende von Mc 3; die beiden Gelenkflächen nehmen den Kamm der Gelenkrolle zwischen sich und dachen sich zu diesem Zwecke etwas ab. Die volare Fläche ist schwach gewölbt, fast glatt und fällt etwas nach der Achse des Fusses ab, so dass beide Sesambeine zusammen eine breite Rinne bilden. Die hufbeinseitige Fläche, Basis, ist fast eben und dreieckig.

5. Das **Os sesamoideum phalangis tertiae, 3. Sehnen-** oder **Strahlbein** (Fig.174), ist ein flacher, länglicher, weberschiffchenähnlicher Knochen mit seitlichen, stumpfen Enden. Es liegt zwischen beiden Hufbeinästen an der volaren Seite des Hufgelenks und vergrössert die Gelenkfläche des 3. Zehen-gliedes (Fig. 200 ₆).

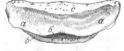

Die Gelenkfläche, *Facies articularis* (a, a), hat zwei seitliche Vertiefungen und eine mittlere, schwache Erhöhung; sie artikuliert mit der Gelenkwalze des Kronbeins. Die volare oder Sehnen-fläche, *Facies flexoria,* ist glatt und überknorpelt; sie bildet eine Rolle für das Ende der tiefen Beugesehne. Der hufbeinseitige, breitere, konvex eRand, *Margo ligamenti* (b), ist rinnenartig vertieft, löcherig, rauh und trägt eine kleine Gelenkfläche, die auf der Ge-lenkfläche des 3. Zehengliedes ruht. Der fesselwärts gerichtete, schmalere Rand, *Margo liber* (c), ist rauh und fast geradlinig.

Figur 174. Strahlbein des Pferdes (Ansicht der Ge-lenkfläche).

a, a Gelenkfläche für das Kronbein, b Margo ligamenti, b' Gelenkfläche für das Huf-bein, c Margo liber.

6. Die **Cartilagines ungulae, Hufknorpel** (Fig.175₄).

An den Hufbeinast jeder Seite legt sich der platte, die Elastizität des Hufes sehr erhöhende Hufknorpel an, der das Hufbein nach hinten und fesselbeinwärts vergrössert, das Strahlkissen und die Beugesehnen einschliesst und im vorgerückten Alter häufig m. o. w., namentlich in der unteren Hälfte, verknöchert. Die Aussenfläche ist gewölbt, glatt und zeigt in ihrer hinteren Hälfte mehrere Löcher für Venen; die der Fussachse zugekehrte Fläche ist ausgehöhlt und mit dem Strahl-kissen innig verbunden. Der obere konvexe Rand wendet sich etwas nach der Achse der Zehe und ist dünner als der untere, der sich vorn mit dem Hufbeinast, hinten innig mit dem Strahlkissen verbindet. Das vordere Ende reicht bis nahe zur Hufbein-kappe bzw. bis zur Sehne des M. extensor digit. communis, bedeckt das Hufgelenk und

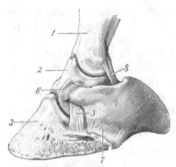

Figur 175. Linker Hufknorpel des
Pferdes mit Bändern.
1 Fesselbein, 2 Kronbein, 3 Hufbein,
4 Hufknorpel, 5 laterales Seitenband
des Hufgelenks, 6 Hufknorpel-Kronbeinband, 7 Hufknorpel-Hufbeinband,
8 Hufknorpel-Fesselbeinband.

verschmilzt mit dessen Seitenband; das hintere
Ende überragt stumpfspitzig das Hufbein. Die
untere Hälfte der Aussenfläche des Knorpels wird
von der Kronen- und Wandlederhaut bedeckt,
während die obere, fast dreieckige Hälfte den
Hornschuh überragt und bis etwas über die Mitte
des Kronbeins reicht; dieser Teil lässt sich
durch die Haut fühlen.

Die Hufknorpel verbinden sich durch folgende
Bänder mit den drei Zehengliedern:

a) Das **Hufknorpel-Fesselbeinband** (Fig. 175 8,
194 o, 195 o u. 198 l) ist ein elastisches, aber nicht
scharf begrenztes Band; es entspringt an der der Fussachse zugekehrten Fläche und am hinteren-oberen Winkel
des Hufknorpels und endet seitlich am distalen Ende
des Fesselbeins, indem es mit dem hinter ihm gelegenen
Aufhängeband des Strahlkissens, der Sehne des Sporns,
der Zehenbinde und dem Seitenband des Krongelenks
verschmilzt; es setzt sich durch die Zehenbinde bis
zur gemeinschaftlichen Strecksehne fort. — Mit dem
hinteren Rande des Hufknorpelfesselbeinbandes ver-
schmilzt ein fibröser, rundlicher Sehnenstrang, der vom Sporn stammt und bei letzterem als
Sehne des Sporns beschrieben ist (Fig. 198 h, h).

Unter **Zehenbinde** (Fig. 198 i) verstehen wir eine fibröse, nicht scharf begrenzte, als verdickte Faszie aufzufassende Platte, die am Fesselbein von der gemeinschaftlichen Strecksehne
entspringt und über die beiden Flächen der vom M. interosseus medius zur Strecksehne ziehenden
Sehnenschenkel schräg bodenwärts und volar verläuft; dicht über dem Seitenrand des Krongelenks
verschmilzt ein Teil der Platte mit dem Ende des Hufknorpelfesselbeinbandes (l), des Aufhängebandes des Strahlkissens (k), der Sehne des Sporns (h) und mit dem seitlichen volaren Kronfesselbeinband; der grössere Teil der Platte vereinigt sich auf der tiefen Beugesehne mit dem
der anderen Seite und bildet um die Sehne einen Gurt, der bis zum Hufbein reicht und mit
dessen Periost und dem Ende der tiefen Beugesehne und der Fesselplatte verschmilzt.

b) Das **Hufknorpel-Kronbeinband** (Fig. 175 6, 195 u) geht vom vorderen Ende des Knorpels
zur vorderen (dorsalen) Fläche des zweiten Zehenglieds.

c) Das **Hufknorpel-Hufbeinband** (Fig. 175 7 u. 194 u) besteht aus kurzen Bandfasern, die
zwischen dem unteren Rande des Knorpels und dem Hufbeinast verlaufen.

d) Das **Hufknorpel-Strahlbeinband** besteht aus kurzen starken Bandfasern, die jederseits
vom Ende des Strahlbeins zum Hufknorpel gehen.

Ausserdem kommen nach Stoss [603] noch die **gekreuzten Hufknorpelbänder** (Fig. 198 m)
vor; sie sind von der tiefen Beugesehne bedeckt und laufen, sich kreuzend, von der Innenfläche
eines Hufknorpels zum hinteren Ende des entgegengesetzten Hufbeinastes. Wir fanden dagegen
eine schwer darzustellende, dünne, fibröse Platte, die das Strahlkissen von der tiefen Beugesehne
scheidet, sich an der Crista semilunaris des Hufbeins inseriert und von ihrem hinteren Teile aus
einige Fasern an die Hufknorpel sendet, wie es Fig. 198 zeigt.

III. Skelett der Schultergliedmasse der Wiederkäuer.

Die **Scapula** (Fig. 36 S) des Rindes besitzt eine breite Basis. Die *Spina scapulae* (7)
ist im ventralen Viertel ein wenig halswärts gebogen, wird nach dem ventralen Ende
höher und fällt dann steil (rechtwinklig) ab (*Acromion*, Schulterhöhe [7']); das
mittlere Drittel des freien Grätenrandes ist nur ganz wenig verdickt und etwas beckenwärts umgebogen. Die *Fossa supraspinata* (5) ist sehr schmal und verschwindet an
der Incisura scapulae fast ganz; die *Fossa subscapularis* ist sehr flach; die *Facies
serrata* (d. h. die Anheftungsstelle des M. serratus ventralis) bildet eine unregelmässig-
viereckige Stelle in der Umgebung des Nackenwinkels (Fig. 176 a) und einen rauhen
schmalen Streifen, der sich vom Rückenwinkel zur Fossa subscapularis hinzieht (Fig. 176 b).
Der Ausschnitt der Cavitas glenoidalis fehlt; das *Collum scapulae* ist ziemlich deutlich,
das *Tuber scapulae* verhältnismässig schwach. Der **Schulterblattknorpel** (Fig. 36 8)
gleicht dem des Pferdes. Der Nackenwinkel des Schulterblatts liegt seitlich vom Ende
des 2. Brustwirbeldornfortsatzes, der Rückenwinkel seitlich vom Wirbelende der 6. bis
7. Rippe, das Gelenkende seitlich von der Mitte der 2. Rippe.

Bei Schaf und Ziege ist die Gräte stärker halswärts geneigt als beim Rinde, die Scapula des Schafes ist im Verhältnis zu ihrer Breite kürzer als die der Ziege. Der Grätenrand ist bei der Ziege meist gerade, beim Schafe in der Mitte etwas verdickt und beckenwärts umgebogen.

Der **Humerus** des Rindes (Fig. 36 OA) ist kürzer, stärker und gedrungener als der des Pferdes. Er besitzt am proximalen Ende nur 3 Fortsätze: das durch einen relativ deutlichen Hals abgesetzte *Caput humeri*, das lateral und vorn vom Caput befindliche *Tuberculum majus* (10) und das vorn und medial vom Caput gelegene, bei weitem schwächere *Tuberculum minus;* zwischen beiden befindet sich der tiefe *Sulcus intertubercularis.* Das starke, kammförmige Tuberculum majus überragt den Gelenkkopf bedeutend und geht in einen hakenförmigen Fortsatz aus, der den Sulcus intertubercularis z. T. überbrückt. Der vordere Teil des Tuberculum minus ist i. d. R. in einen niedrigen Fortsatz ausgezogen, der durch einen flachen Einschnitt abgetrennt ist. Die *Tuberositas deltoidea* (12) ist erheblich niedriger als beim Pferde. Die *Trochlea* fällt schräger nach der medialen Seite ab; sie besitzt in der Mitte und nahe dem lateralen Rande eine breite Vertiefung und zwischen beiden einen stärkeren Sagittalkamm; die *Fossa coronoidea* und *olecrani* sind breit und tief. Das Ernährungsloch liegt dicht distal von der Mitte des Humerus.

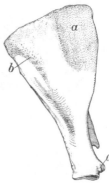

Figur 176. Schulterblatt des Rindes, mediale Fläche.
a u. b Facies serrata, c Proc. coracoideus.

Der Humerus des Schafes und der Ziege ist mehr abgerundet, seitlich etwas komprimiert und der Sulcus intertubercularis weniger vom Tuberculum majus überbrückt.

Die **Knochen des Unterarms.** Die Ulna (Fig. 36 E) ist länger als der Radius (Fig. 36 Sp); sie reicht bis zum distalen Ende des Radius herab; Radius und Ulna sind bis auf 2 das *Spatium interosseum antebrachii* vertretende Spalten miteinander knöchern verwachsen; von den beiden Spalten befindet sich die grössere im proximalen, die kleinere im distalen Unterarmdrittel; zwischen beiden Spalten verläuft lateral zwischen Radius und Ulna eine tiefe Gefässrinne. Der nur schwach gewölbte **Radius** ist namentlich beim Rinde relativ kurz, die *Fovea capituli* stärker ausgehöhlt, die *Tuberositas radii* weniger deutlich als beim Pferde. Die 3 Teile der distalen Gelenkwalze sind schräg medial und rückwärts gerichtet, der laterale Teil verschmilzt mit der Gelenkfläche des distalen Endes der Ulna; über dem mittleren Teile liegen hinten 2 tiefe Gelenkgruben. Die Sehnenrinnen sind sehr flach; der *Proc. styloideus radii* (Fig. 178 1) ist ziemlich deutlich. An der **Ulna** bildet das Olecranon (Fig. 36 14) einen sagittal gestellten und meist durch einen Einschnitt in 2 hintereinander gelegene Höcker getrennten Kamm. Das distale Ende, der *Proc. styloideus ulnae* (Fig. 36 15 u. 178 2), überragt die Gelenkwalze des Radius und hat eine Gelenkfläche, die auf dem Os carpi ulnare ruht; der Proc. styloideus ulnae verschmilzt mit dem Radius (s. oben).

Das Unterarmskelett von Schaf und Ziege gleicht dem des Rindes, doch ist das Mittelstück der Ulna noch mehr zurückgebildet, besonders bei der Ziege.

Der **Carpus** (Fig. 178 c—h) besteht aus 6 Knochen, von denen in der antebrachialen Reihe 4, in der metakarpalen aber nur 2 liegen, weil C 1 fehlt und C 2 mit C 3 verschmilzt. Die beiden Knochenreihen fallen schräg medianwärts ab, wodurch die sog. Knieenge der Rinder bedingt wird.

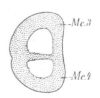

Figur 177.
Querschnitt durch das Metakarpalskelett des Rindes.
Mc 3 == Metacarpale 3 und Mc 4 == Metacarpale 4.

Die proximale Gelenkfläche von **Cu** (e) ist zur Aufnahme des distalen Endes der Ulna stark ausgehöhlt; die volare Fläche von **Ci** (d) ist breiter als seine dorsale Fläche; Cu (e) hat fusswärts einen starken Vorsprung, der C 4 beinahe umfasst; die proximale und distale Gelenkfläche von **Cr** sind stark konkav. **Ca** (f) ist fast rundlich, nach hinten beulenartig verdickt und besitzt nur eine Gelenkfläche zur Verbindung mit Cu. — C 2 und C 3 sind untereinander zu einem fast viereckigen Knochen (g) verschmolzen, dessen gewölbte proximale Gelenkfläche volar und fusswärts tief herabreicht. C 4 (h) ist relativ gross; die proximale Gelenkfläche erstreckt sich an der volaren Seite fast bis zur distalen. Die Knochen der Mittelfussreihe artikulieren nur mit dem Hauptmittelfussknochen.

Der **Metacarpus** besteht aus dem Hauptmittelfussknochen und einem lateralen Nebenmittelfussknochen. Der **Hauptmittelfussknochen** (Fig. 178 i) ist aus der Verschmelzung von Mc 3 u. 4, die sich zur Zeit der Geburt noch trennen lassen, entstanden. Die ursprüngliche Trennung wird angedeutet: 1. durch eine sagittale, die Markhöhle halbierende Scheidewand (Fig. 177), 2. durch eine an der gewölbten dorsalen Fläche des Knochens verlaufende, zehenwärts tiefer werdende Gefässrinne (Fig. 178 5); i. d. R. und besonders bei jungen Tieren findet sich auch volar eine viel flachere Rinne; beide Rinnen sind nahe dem proximalen Ende durch einen engen, nahe dem distalen Ende durch einen weiteren Kanal (Fig. 178 6 u. 6') verbunden, und 3. durch einen tiefen Einschnitt (Zwischenrollausschnitt [Fig. 178 8]), der die distale Gelenkwalze in 2 getrennte Gelenkflächen bzw. Gelenkwalzen (Fig. 178 7, 7') teilt.

Jede der beiden distalen Gelenkwalzen stellt eine Trochlea dar, die durch einen Längskamm in einen kleineren fussachsenseitigen und einen etwas grösseren fussachsenabseitigen Abschnitt zerfällt; der erstere springt zehenwärts weiter vor als der letztere. Über den beiden Gelenkrollen befindet sich an der dorsalen Seite je eine Grube zur Aufnahme des 1. Zehenglieds bei starker Streckung des Gelenks. Die proximale, fast ebene Gelenkfläche zerfällt durch einen Einschnitt an der volaren Seite in eine grössere mediale und eine kleinere laterale Fläche. Der ganze Knochen entwickelt sich aus 6 Knochenkernen (je 3 für Mc 3 und Mc 4).

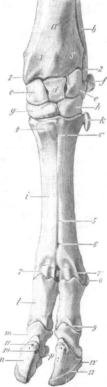

Der sehr rudimentäre **laterale Nebenmittelfussknochen** (Griffelbein) (Fig. 178 k) ist die Andeutung von Mc 5, liegt am lateralen Rande der volaren Fläche des proximalen Endes des Hauptmittelfussknochens und verbindet sich nicht mit dem Karpal-, jedoch durch eine kleine Gelenkfläche mit dem Hauptmittelfussknochen. Er gleicht meist einem rundlichen Stift und läuft zehenwärts in eine stumpfe Spitze aus.

Bei Schaf und Ziege ist die dorsale Gefässrinne weniger deutlich; der Einschnitt am proximalen Ende kaum ausgeprägt; das sehr dünne laterale Griffelbein fehlt mitunter ganz oder wird durch einen Kamm am lateralen Rande des Hauptmittelfussknochens ersetzt.

Es sind zwei vollkommen entwickelte Zehen mit den **Hauptklauen** und zwei rudimentäre, den Boden nicht erreichende Zehen mit den **Afterklauen** vorhanden. Das Skelett einer jeden Hauptzehe besteht aus drei Gliedern (Phalangen). Jede **Afterzehe** schliesst einen, beim Rinde mitunter zwei kleine Knochen von unregelmässiger Gestalt ein, die mit dem Skelett in keiner direkten Verbindung stehen. Die Hauptzehen entsprechen der 3. und 4. und die Afterzehen der 2. und 5. Zehe.

Die beiden **Phalanges primae** (Fig. 178 l) sind dreiseitig, mit einer volaren, glatten Fläche und 2 Seitenflächen, die

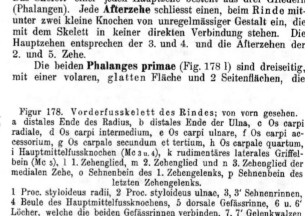

Figur 178. Vorderfusskelett des Rindes; von vorn gesehen.
a distales Ende des Radius, b distales Ende der Ulna, c Os carpi radiale, d Os carpi intermedium, e Os carpi ulnare, f Os carpi accessorium, g Os carpale secundum et tertium, h Os carpale quartum, i Hauptmittelfussknochen (Mc 3 u. 4), k rudimentäres laterales Griffelbein (Mc 5), l 1. Zehenglied, m 2. Zehenglied und n 3. Zehenglied der medialen Zehe, o Sehnenbein des 1. Zehengelenks, p Sehnenbein des letzten Zehengelenks.
1 Proc. styloideus radii, 2 Proc. styloideus ulnae, 3, 3' Sehnenrinnen, 4 Beule des Hauptmittelfussknochens, 5 dorsale Gefässrinne, 6 u. 6' Löcher, welche die beiden Gefässrinnen verbinden, 7, 7' Gelenkwalzen am distalen Ende des Hauptmittelfussknochens, 8 Zwischenrollausschnitt, 9 Kronenfortsatz des 2. Zehenglieds, 10 Klauenspaltloch, 11 grösseres Wandloch, 12 Wandrinne, die von 12', einem grösseren Wandloch, ausgeht.

Figur 178.

in einem dorsalen, gerundeten, sehr breiten Rande zusammenstossen. Die Gelenkvertiefung des proximalen Endes wird durch eine tiefe Rinne in 2 Flächen geteilt, von denen die dem Zehenspalt benachbarte (fussachsenseitige) in einem tieferen Niveau liegt; volar schliessen sich kleine Gelenkflächen für die Sesambeine an. Die starken Bandhöcker liegen ganz volar. Die Querachse der durch eine tiefe Sagittalvertiefung in 2 Flächen geteilten Gelenkwalze des distalen Endes ist lateral und rumpfwärts gerichtet, so dass die kleinere, fussachsenseitige Fläche der Gelenkrolle etwas weiter klauenwärts reicht.

Die beiden **Phalanges secundae** (Fig. 178 m) sind noch deutlicher dreikantig als die Phalanges I, weil der dorsale Rand nicht so breit ist. Der Rand der proximalen Gelenkvertiefung bildet dorsal einen deutlichen Kronenfortsatz (Fig. 178 9) und volar seitlich je einen stärker vorspringenden Bandhöcker; das mittlere Drittel des volaren Randes ist vertieft. Die Gelenkrolle des distalen Endes ähnelt der der Phalanx I, reicht jedoch dorsal noch ziemlich weit auf den Körper. Die Zehenspaltfläche des distalen Endes besitzt eine tiefe Bandgrube.

Die **Phalanges tertiae,** die **Klauenbeine** (Fig. 178 n), gleichen einer dreiseitigen Pyramide mit der Spitze nach vorn. Die gewölbte Wandfläche und die schwach ausgehöhlte Klauenspaltfläche stossen in einem vorderen (dorsalen) gerundeten Rande zusammen. Die ganz flache Wandrinne (Fig. 178 12) führt nahe dem hinteren Ende des Knochens durch das Wandloch (Fig. 178 12′) in das Knocheninnere. Der Rand der zweigeteilten, ziemlich stark ausgehöhlten Gelenkfläche bildet vorn (dorsal) einen starken Streckfortsatz. Der für das Strahlbein bestimmte Teil der Gelenkfläche ist scharf abgesetzt; das Sohlenloch findet sich als Klauenspaltloch (Fig. 178 10) an der Klauenspaltfläche: ein zweites kleineres, zu einem Gefässkanal des Knochens führendes Loch (Fig. 178 11) liegt an der Wandfläche nahe dem Streckfortsatz. Die Sohlenfläche dacht sich lateral ab und wird hinten durch eine rauhe, beulenartige Auftreibung zur Anheftung der tiefen Beugesehne von der Gelenkfläche geschieden.

Bei Schaf und Ziege sind die beiden 3. Zehenglieder seitlich so stark zusammengedrückt, dass die Sohlenfläche einen stumpfen, nach hinten breiter werdenden Rand bildet.

Die Wiederkäuer haben **vier Sesambeine der 1. Zehengelenke** (Fig. 178 o), je zwei für jede Gelenkwalze des Mittelfusses, und **zwei Sehnenbeine der 3. Zehengelenke,** je eines für ein Klauengelenk (Fig. 178 p).

IV. Skelett der Schultergliedmasse des Schweines.

Die **Scapula** (Fig. 179) ist sehr breit im Verhältnis zur Länge; die *Spina* (d′) erhält durch das starke, beckenwärts umgebogene *Tuber spinae* (d) die Gestalt eines Dreiecks; armwärts fällt die Gräte allmählich ab. Das *Collum scapulae* ist

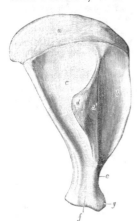

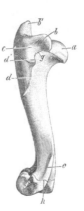

Figur 179.

Scapula des Schweines; von der lateralen Fläche gesehen.

a Schulterblattknorpel, b Fossa supraspinata, c Fossa infraspinata, d Tuber spinae, d′ Spina scapulae, e Incisura scapulae, f ventrales Ende der Scapula, g Tuber scapulae.

Figur 180.

Humerus des Schweines; von der lateralen Seite gesehen.

a Caput, b, b′ beide Fortsätze des Tuberculum majus, c Insertionsstelle des M. infraspinatus, d, d′ Crista humeri (d Tuberositas deltoidea, d′ Insertionsstelle des M. teres minor), e Crista condyloidea lateralis, f laterale Bandgrube, g proximale und h distale Epiphysenlinie.

Figur 179.   Figur 180.

sehr deutlich, der *Proc. coracoideus* kaum angedeutet, der Schulterblattknorpel (a) kleiner als bei Pferd und Rind.

Der Nackenwinkel des Schulterblatts liegt seitlich vom freien Ende des 1. Brustwirbeldornfortsatzes, der Rückenwinkel seitlich vom dorsalen Ende der 3. Rippe, das Gelenkende 2—3 cm halswärts vom ventralen Ende der 1. Rippe.

Der **Humerus** (Fig. 180) ist seitlich zusammengedrückt und verhältnismässig plump; das *Caput* (a) hat ein deutliches *Collum;* der *Sulcus intertubercularis* liegt ganz an der medialen Seite; das *Tuberculum minus* ist klein, das *Tuberculum majus* durch eine flache Furche in 2 Fortsätze (b und b') gespalten. Die *Crista tuberculi minoris* fehlt so gut wie ganz; die *Tuberositas deltoidea* (d) ist nur ein niedriger Höcker. Die verhältnismässig schmale *Trochlea* steht horizontal. Die tiefe *Fossa coronoidea* wird von der Fossa olecrani durch eine dünne, öfter durchlöcherte Knochenplatte getrennt. Die Epiphysenlinien (g und h) bleiben, wie bei allen Röhrenknochen des Schweines, lange Zeit erhalten.

Unterarmskelett (Fig. 181). Die Ulna (b) ist erheblich länger als der Radius (a); sie reicht bis zum Carpus herab, wo sie mit dem Os carpi ulnare artikuliert; beide Knochen liegen eng aneinander, so dass nur im proximalen, seltener auch im distalen Drittel des Radius eine längere, aber relativ enge Unterarmspalte bleibt, doch verwachsen Radius und Ulna nicht knöchern miteinander. Der relativ kurze und plumpe **Radius** (a) wird am distalen Ende breiter; die Gelenkrolle ist nur in 2 Abschnitte geteilt; die Sehnenrinnen sind undeutlich; die ganze Speiche ist relativ wenig komprimiert. Die ebenfalls plumpe, kräftige **Ulna** (b) bedeckt die hintere Fläche des Radius in deren proximaler Hälfte vollständig. Das proximale Endstück ist lang, die *Incisura semilunaris* (3) durch einen stumpfen Kamm in 2 Hälften geteilt; die Gefässrinne an der lateralen Seite fehlt. Im übrigen stimmt das Unterarmskelett mit dem der Wiederkäuer im wesentlichen überein.

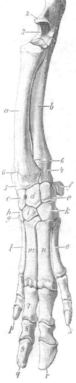

Von den 8 Knochen des **Carpus** (Fig. 181) liegen 4 (c, d, e, f) in der Unterarm- und 4 (g, h, i, k) in der Mittelfussreihe.

Das **Cr** (c), **Ci** (d) und das mit der Ulna sich verbindende **Cu** (e) sind in ihrer Form den entspr. Knochen der Wiederkäuer sehr ähnlich. **Ca** (f) ähnelt dem des Pferdes, hat jedoch nur eine Gelenkfläche zur Verbindung mit Cu. Das **C 1** (g) ist sehr klein, kegelförmig, liegt ganz an der volaren Seite und verbindet sich durch eine kleine Gelenkfläche mit **C 2** (h). Dieses ist keilförmig, liegt auf dem Mc 2 und dem medialen Teile von Mc 3, distal von Cr. **C 3** (i) ruht auf Mc 3, liegt unter Cr und Ci und hat dorsal und volar fast dieselbe Breite. **C 4** (k) ist der grösste Knochen der Mittelfussreihe; es ruht auf Mc 3 u. 4 distal von Ci und Cu.

Von den vier Knochen des **Metacarpus**, die denen der 2. bis 5. Zehe entsprechen, sind die beiden mittleren **Hauptmittelfussknochen** (m, n) grösser als die beiden seitlichen **Nebenmittelfussknochen** (l, o).

Der Körper des medialen und des lateralen Hauptmittelfussknochens (Mc 3 u. Mc 4 [m, n]) ist dreikantig. Das proximale Ende von Mc 3, das etwas weiter karpuswärts reicht, als das von Mc 4, artikuliert mit C 2, C 3, C 4 und Mc 4; Mc 3 bildet einen zwischen Mc 4 und C 3 bis zum C 4 sich einschiebenden Fortsatz. An dem etwas weiter zehenwärts liegenden

Figur 181. Unterarm- und Fussskelett des Schweines; von vorn und ein wenig von der lateralen Seite gesehen.

a Radius, b Ulna, c Os carpi radiale, d Os carpi intermedium, e Os carpi ulnare, f Os carpi accessorium, g Os carpale I, h Os carpale II, i Os carpale III, k Os carpale IV, l Os metacarpale 2, m Os metacarpale 3, n Os metacarpale 4, o Os metacarpale 5, p 2. Zehe, q 3. Zehe, r 4. Zehe, s 5. Zehe.
1 Olecranon, 2 Proc. anconaeus, 3 Incisura semilunaris, 4 Proc. styloideus ulnae, 5 Proc. styloideus radii, 6 distale Epiphysenlinien, 7 Phalanx I, 8 Phalanx II und 9 Phalanx III der 3. Zehe.

Figur 181.

proximalen Ende von Mc 4 sind ähnliche Gelenkflächen zur Verbindung mit Mc 5, Mc 3 und C 4 vorhanden. Das zehenseitige Ende trägt eine Gelenkrolle, ähnlich der der Wiederkäuer. Mc 4 reicht etwas weiter zehenwärts herab.

Der mediale und laterale Nebenmittelfussknochen (Mc 2 u. Mc 5 [1, o]) liegen volar und seitlich von den entspr. Hauptmittelfussknochen und reichen bis zum distalen Drittel dieser, der laterale etwas weiter als der mediale, herab. Der Körper ist seitlich zusammengedrückt und wird gegen das distale Ende dicker und mehr dreiseitig. Das proximale Ende hat je eine kleine Gelenkfläche zur Verbindung mit dem entspr. Hauptmittelfussknochen und mit C 2 bzw. C 4. Die stark gewölbte distale Gelenkrolle wird in ihrer volaren Hälfte durch einen Einschnitt in 2 Hälften geteilt.

Es sind **vier Zehen** (Fig. 181 p, q, r und s) mit je 3 Gliedern (Fig. 181 7, 8 u. 9) vorhanden. Die Phalangen der beiden **Hauptzehen** (q, r) sind beträchtlich grösser als die der beiden **Afterzehen** (p, s), mit denen das Schwein nicht auftritt. Sie verhalten sich im wesentlichen wie die Hauptzehen der Wiederkäuer; am 3. Gliede verschmelzen die Zehenspalt- und Sohlenfläche zu einer gewölbten Fläche. Häufig kommt Syndaktylie vor.

Die **acht Sehnenbeine** der 1. Zehengelenke und insbesondere die 4 Sehnenbeine der Klauengelenke verhalten sich im wesentlichen wie bei den Wiederkäuern; die ersteren sind noch stärker seitlich zusammengedrückt. Die Sehnenbeine der Afterzehen sind viel kleiner als die der Hauptzehen.

V. Skelett der Schultergliedmasse der Fleischfresser.

Die **Scapula** des Hundes (Fig. 39 1, 182 u. 183) ist relativ lang und schmal; die *Spina* (Fig. 182 c) wird nach dem ventralen Ende hin höher und fällt dann steil ab; sie bildet so das *Acromion* (Fig. 182 e), das in Form des kurzen, stumpfen *Proc. hamatus* bis zur Höhe der Gelenkpfanne vorspringt. Beide Grätengruben (Fig. 182 a. u. b) sind fast gleich gross. Die sehr flache *Fossa subscapularis* (Fig. 183 a) zeigt deutliche *Lineae musculares* (Fig. 183 b, b, b); die *Facies serrata* (Fig. 183 dorsal von c) ist unregelmässig viereckig. Der kraniale Rand ist scharf, stark konvex und biegt etwas lateral um. Der stumpfe kaudale Rand ist in der Nähe beider Enden beulenartig; die distale Verdickung entspricht der *Tuberositas infraglenoidalis* hom. Das *Collum* ist deutlich abgesetzt. *Tuber scapulae* (Fig. 183 e) und *Proc. coracoideus* (Fig. 183 f) sind klein und nicht deutlich geschieden. Der **Schulterblattknorpel** wird durch einen schmalen Knorpelsaum ersetzt. Der Nackenwinkel des Schulterblatts liegt am freien Ende des 1. Brustwirbeldorns, der Rückenwinkel dicht über dem dorsalen Ende der 4. Rippe, der Gelenkwinkel dicht halswärts vom ventralen Ende der 1. Rippe.

Figur 182.

Scapula des Hundes; von der lateralen Fläche gesehen.

a Fossa supraspinata, b Fossa infraspinata, c Spina scapulae, d Anfangsteil von c, e Acromion, f Cavitas glenoidalis, g Tuber scapulae, h, h Basis scapulae, i Ansatzstelle des M. teres major, k Incisura scapulae.

Figur 183.

Scapula des Hundes; von der medialen Fläche gesehen.

a Fossa subscapularis, b, b, b Lineae musculares, c, c Grenzlinie zwischen der Fossa subscapularis und der dorsal von ihr gelegenen Facies serrata, d Cavitas glenoidalis, e Tuber scapulae, f rudimentärer Proc. coracoideus, g For. nutrit.

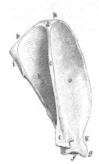

Figur 182.

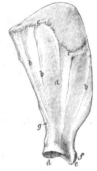

Figur 183.

Bei der Katze biegt die Gräte stärker beckenwärts um und geht am distalen Ende in einen längeren *Proc. hamatus* über. Dicht über diesem findet sich noch ein zweiter fast viereckiger, beckenwärts gekehrter *Proc. suprahamatus*. Der kaudale Rand ist scharf und etwas aufgebogen. Der dorsale und kraniale Rand bilden zusammen fast einen Halbkreis. Der *Proc. coracoideus* ist deutlich vom Tuber abgesetzt und relativ lang.

Als Rudiment der **Clavicula** findet sich beim Hunde ein kleines, dünnes, unregelmässig-dreieckiges Knochenstäbchen; dieses ist innig mit einem den M. brachiocephalicus vor dem Schultergelenk quer unterbrechenden Sehnenstreifen, dem Schlüsselbeinstreifen, verbunden. Bei der Katze ist das Schlüsselbeinrudiment ein dünner, länglicher, etwas gekrümmter Knochen im Schlüsselbeinstreifen des genannten Muskels.

Der **Humerus** (Fig. 39 4, 184) liegt beim Hunde weniger als bei den anderen Haustieren der Brustwand an; er ist länger und schlanker, seitlich etwas zusammengedrückt und je nach den Rassen m. o. w. spiralförmig gedreht und nach vorn gekrümmt. Die *Crista humeri* (Fig. 184 c) ist deutlich, die *Tuberositas deltoidea* aber nur undeutlich, ebenso die *Crista tuberculi minoris*. Das *Caput* (a) besitzt ein deutliches *Collum* (b); das *Tuberculum majus* (d) bildet einen niedrigen, rauhen, am freien Rande etwas konvexen Kamm, das *Tuberculum minus* eine kleine Beule; zwischen beiden findet sich der breite *Sulcus intertubercularis*. Die verhältnismässig schmale *Trochlea* ist schief gestellt. *Fossa olecrani* (i) und *coronoidea* (h) sind meist durch ein grösseres Loch (*Foramen supratrochleare*, das nach Frasseto [181] einen hereditären Charakter hat) verbunden.

Am Humerus der Katze ist eine längliche Spalte vorhanden, die den Knochen über dem medialen Epicondylus durchbohrt (*For. supracondyloideum*). *Fossa olecrani* und *coronoidea* sind stets durch eine dünne Knochenplatte getrennt.

Unterarmskelett (Fig. 39 7, 9, 185). Beide Unterarmknochen sind geringgradig beweglich miteinander verbunden, liegen aber so eng und durch so kurze Bandmassen vereinigt aneinander, dass ein *Spatium interosseum* kaum da ist. Da die Ulna (Fig. 185 B) bis zum Carpus reicht, so ist sie länger als der Radius (A). Der relativ lange und nach vorn gekrümmte **Radius** (A) ist von vorn nach hinten zusammengedrückt. Das *Capitulum radii* ist schmäler als das distale Ende, setzt sich durch ein ziemlich deutliches *Collum radii* vom Körper ab, hat eine seichte, fast runde *Fovea capituli* (c) und, von ihr durch einen scharfen Rand getrennt, hinten eine Gelenkfläche, *Circumferentia articularis*, die mit der Ulna artikuliert. Das distale Ende (Fig. 186 1) besitzt nur eine einzige seicht ausge-

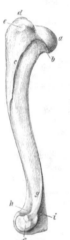

Figur 184.

Humerus des Hundes: von der lateralen Seite gesehen.

a Caput humeri, b Collum humeri, c Crista humeri, d Tuberculum majus, e Insertionsstelle für den M. infraspinatus, f laterale Bandgrube, g Crista condyloidea lateralis, h Fossa coronoidea, i Fossa olecrani.

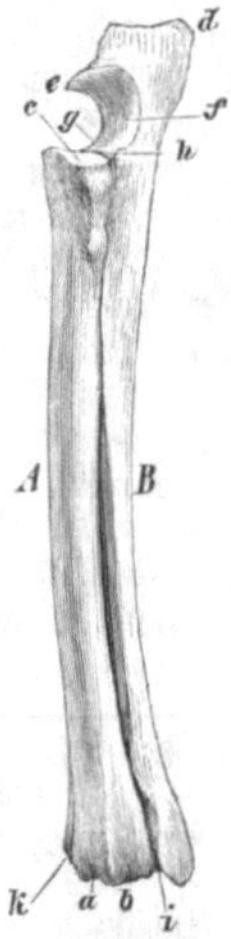

Figur 185.

Radius und Ulna des Hundes; von der dorsolateralen (vorderen-äusseren) Seite gesehen.

A Radius, B Ulna.

a Rinne für den M. ext. carpi radial., b Rinne für den M. ext. digit. commun., c Fovea capituli, d Olecranon, e Proc. anconaeus, f Incisura semilunaris, g Proc. coronoideus, h Incisura radialis, i Rinne zwischen Radius und Ulna für den M. ext. digital. lateralis, k Rinne für den M. abductor pollicis long.

Figur 184.

Figur 185.

höhlte Gelenkfläche zur Verbindung mit dem Os carpi radiale; ihr medialer Rand springt als *Proc. styloideus radii* etwas zehenwärts vor; lateral befindet sich am distalen Endstück die flache, überknorpelte *Incisura ulnaris radii*, die das distale Ende der Ulna aufnimmt; die Sehnenrinnen sind ziemlich deutlich. Die zehenwärts an Breite und Dicke abnehmende **Ulna** (Fig. 185 B) kreuzt fuss- und lateralwärts die hintere Fläche des Radius, deren proximalen Teil sie fast vollständig bedeckt. Der *Olecranon* (d) hat kranial eine breite Rinne, so dass es dreihöckrig erscheint. Der *Proc. anconaeus* (e) springt weit vor; die *Incisura semilunaris* (f) bildet eine durch einen Kamm zweigeteilte Gelenkfläche, deren unterer Rand einen kleineren lateralen und einen grösseren medialen Fortsatz, *Proc. coronoideus* (g), bildet; zwischen beiden befindet sich die *Incisura radialis*, die mit der Circumferentia articularis des Radius artikuliert. Das distale Ende, der *Proc. styloideus ulnae* (Fig. 186 2), besitzt eine stark gewölbte Gelenkfläche, die auf dem Os carpi ulnare und dem Os accessorium ruht.

Der **Carpus** (Fig. 186 3—8) besteht aus 7 Knochen; in der Unterarmreihe liegen Cr (+ Ci), Cu und Ca, in der Mittelfussreihe C 1, C 2, C 3 und C 4; Ci ist mit Cr verschmolzen.

Cr (+ **Ci**) (Fig. 186 3) hat eine proximale, mit dem Radius artikulierende und eine distale Gelenkfläche, die auf allen Knochen der Mittelfussreihe mit Ausnahme des lateralen Teiles von C 4 ruht. **Cu** (Fig. 186 4) artikuliert mit der Ulna und mit C 4, Ca, Cr u. Mc 3, zehenwärts bis zum Mittelfuss reichenden Fortsatz. **Ca** (Fig. 186 5) gleicht einem an beiden Enden etwas aufgetriebenen Zylinder und besitzt nur eine Gelenkfläche für Cu. **C 1** ist der kleinste Knochen der Mittelfussreihe und verbindet sich gelenkig mit C1, C 2 und Mc 1. **C 2** (Fig. 186 6) ist keilförmig, ruht auf Mc 2 und verbindet sich mit Cr, C 1 und C 3. **C 3** (Fig. 186 7) ist fast doppelt so gross wie C 2, ebenfalls keilförmig und steht mit Cr, C 2, C 4 und mit Mc 3 in Gelenkverbindung. **C 4** (Fig. 186 8), der grösste Knochen der Mittelfussreihe, hat eine fast fünfeckige Gestalt, ruht auf Mc 4 und Mc 5 und verbindet sich mit Cr, Cu und C 3. Die distalen Gelenkflächen aller Knochen der Mittelfussreihe sind stark ausgehöhlt. — An der volaren Fläche des Carpus befinden sich zwischen beiden Knochenreihen 2 kleine Sesambeine. Ein 3. plattrundliches, kleines Sesambein liegt an der medialen Seite von Cr proximal von Mc 1.

Von den 5 **Ossa metacarpalia** ist Mc 1 am kürzesten und vollständig von den übrigen eng aneinander gedrängten getrennt. Mc 3 und Mc 4 (Fig. 186 11 u. 12) sind am längsten und reichen am weitesten zehenwärts, während ihr proximales Ende von Mc 2 und Mc 5 (Fig. 186 10 u. 13) etwas überragt wird. Das Längenverhältnis der einzelnen Metakarpalknochen verhält sich ungefähr wie 10 (Mc 1) : 26 (Mc 2) : 30 (Mc 3) : 29 (Mc 4) : 25 (Mc 5).

Der Körper von Mc 3 und Mc 4 ist fast vierkantig, der von Mc 2 und Mc 5 (Fig. 186 10 u. 13) dreieckig, der von Mc 1 rundlich. Die Gelenkflächen am proximalen Ende sind dorsovolar gewölbt; die proximalen Enden der Metakarpalknochen sind untereinander gelenkig verbunden. Das distale Ende trägt eine scharf abgesetzte Gelenkwalze, die am Mc 1 durch eine Vertiefung, an den übrigen Metakarpalknochen in der volaren Hälfte durch einen vorspringenden Kamm in zwei seitliche Hälften geteilt wird. Dorsal befindet sich über der Gelenkrolle eine Vertiefung und beiderseits eine Bandgrube.

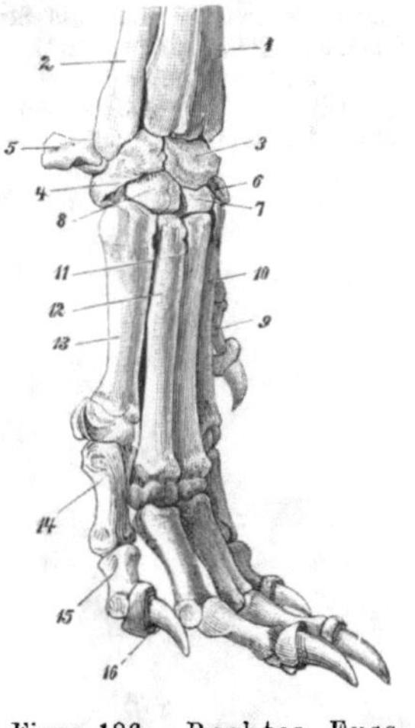

Die Fleischfresser besitzen **5 Zehen;** von diesen bestehen die 1. viel kürzere aus 2, die übrigen 4 aus 3 Gliedern.

Mc 1 trägt am distalen Ende eine Gelenkrolle, die mit der distalen der Phalanx I übereinstimmt, so dass die Wahrscheinlichkeit einer Verschmelzung der Phalanx I mit dem Mc 1 nahe liegt; immerhin ist es auch möglich, dass Phalanx I und II verschmolzen sind.

Die Phalanx I und II der 3. und 4. Zehe sind in demselben Verhältnis länger als die der 2. und 5. Zehe, wie Mc 3 u. 4 länger sind als Mc 2 u. 5. Die 1. Zehe reicht nicht ganz bis zum distalen Ende von Mc 2 herab.

Die **Phalanx prima** (Fig. 186 14) fehlt der 1. Zehe (s. S. 126 und oben), die der 2. bis 5. Zehe ist vierkantig und etwas dorsal gekrümmt, die proximale Gelenkgrube wird volar durch einen Ausschnitt unterbrochen. Die etwas kürzeren **Phalanges secundae** (Fig. 186 15) ähneln den Phal. primae. Die **Phalanges tertiae, Krallenbeine** (Fig. 186 16 u. 203 d), haben beim Hunde, wie die Kralle, die Gestalt eines seitlich etwas zusammengedrückten Kegels, der hakenförmig gebogen ist. Nahe der Gelenk-

Figur 186. **Rechtes Fussskelett des Hundes;** von der lateralen und dorsalen Seite gesehen.

1 Radius, 2 Ulna, 3 Os carpi radiale u. intermedium (verschmolzen), 4 Os carpi ulnare (Cu), 5 Os carpi accessorium (Ca), 6 Os carpale secundum (C 2), 7 Os carpale tertium (C 3), 8 Os carpale quartum (C 4), 9 Phalanx II der 1. Zehe, 10 Mc 2, 11 Mc 3, 12 Mc 4, 13 Mc 5, 14 Phalanx I, 15 Phalanx II, 16 Phalanx III der 5. Zehe.

fläche ragt die Krallenleiste vor, die das proximale Ende des Zehengliedes umgibt und mit ihm den Krallenfalz (Fig. 203 b) zur Aufnahme des freien Randes der Kralle bildet. Volar hat das proximale Ende den beulenartigen Krallenhöcker (Fig. 203 a) und zu dessen beiden Seiten das Krallenloch (Fig. 203 c).

Bei der Katze sind die 3. Zehenglieder stärker gebogen und seitlich so zusammengedrückt, dass man einen konvexen und einen konkaven Rand unterscheiden kann.

10*

Die Fleischfresser haben volar an den 1. Zehengelenken der 2.—5. Zehe je 2 kleine und an dem der 1. Zehe 1 (ausnahmsweise auch 2), mithin im ganzen 9 (ausnahmsweise 10) **Sesambeine.** Die **distalen Sesambeine** bleiben knorpelig. Bei der Katze finden sich ausserdem an der volaren Seite der 2. Zehengelenke der 2.—5. Zehe noch 4 knorpelige Sesambeine, an deren Stelle beim Hunde die Schenkel der oberflächlichen Beugesehne verdickt erscheinen. An der dorsalen Seite der ersten und der zweiten Zehengelenke findet sich je ein kleiner, linsenförmiger Knochen, die **dorsalen Sesambeine**; die proximalen dorsalen Sesambeine (an den ersten Zehengelenken) sind in die Gelenkkapseln eingelagert und bleiben mitunter ganz oder teilweise (bei der Katze stets ganz) knorpelig, während die distalen in die Sehnen des M. ext. digit. communis eingelagert sind; diese bleiben stets knorpelig.

VI. Verbindungen der Knochen der Schultergliedmasse.

1. Schultergelenk.

Die Schulterblattpfanne und das Caput humeri, welch letzteres nicht ganz von der ersteren aufgenommen wird, bilden ein nur von einer Gelenkkapsel umgebenes Kugelgelenk, das **Schultergelenk, Buggelenk, die Articulatio scapulohumeralis.** Wenn trotzdem die Bewegungen in diesem Gelenk wesentlich nur als Streckung und Beugung auftreten, so kommt dies daher, dass die fehlenden Seitenbänder durch Muskeln (M. infraspinatus an der lateralen und M. subscapularis an der medialen Seite) ersetzt werden, so dass nur geringgradige Drehbewegungen erfolgen können (s. auch Bugnion [92] u. Zniniewicz [712]). Die Adduktion des Oberarms wird namentlich durch den M. infraspinatus, die Abduktion durch den M. subscapularis sehr beschränkt.

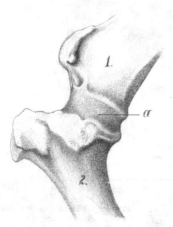

Figur 187.

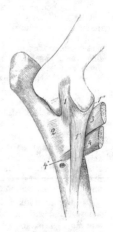

Figur 187.
Capsula articularis
des Schultergelenks
des Pferdes.

a Gelenkkapsel.
1 Scapula, 2 Humerus.

Figur 188.
Bänder des linken
Ellbogengelenks des
Pferdes;
von der medialen Fläche gesehen.
1 hinterer Schenkel des
medialen Seitenbands, 1'
dessen vorderer Schenkel,
1" seine Anheftung an der
Gelenkrolle des Humerus,
2 mediales Querband der
Unterarmknochen, 3 M. biceps brachii, 4 M. brachialis,
4' seine Anheftung.

Figur 188.

Die geräumige **Capsula articularis** (Fig. 187 a) befestigt sich am Rande der Schulterblattpfanne und des Caput humeri und wird durch starke, fibröse und elastische Fasern verstärkt.

Namentlich verlaufen in dem vorderen, von einem Fettpolster bedeckten Teile 2 starke, elastische, als Bänder gedeutete Bündel divergierend vom Tuber scapulae zum lateralen und medialen Rollfortsatz des Humerus (Rosenfeld [509]).

2. Ellbogengelenk.

Der Humerus bildet mit dem Unterarmskelett ein vollständiges, beim Pferde und im geringen Masse auch beim Hunde federndes Wechselgelenk, das **Ellbogengelenk, die Articulatio cubiti,** die nur Beugung und Streckung zulässt, während Seitwärts- und Drehbewegungen durch die Seitenbänder, durch die ineinandergreifenden Vertiefungen und Erhöhungen der Gelenkflächen und durch das Eingreifen des Proc. anconaeus der Ulna in die Fossa olecrani des Humerus verhindert werden, so dass Verrenkungen des Gelenks ohne Zerreissung von Bändern und ohne

Knochenbrüche kaum möglich sind. Bei Mensch und Fleischfressern gesellt sich zur Articulatio cubiti noch eine **Articulatio radioulnaris proximalis** zwischen der Circumferentia articularis des Radius und der Incisura radialis der Ulna.

1. Die **Capsula articularis** befestigt sich am Rande der beteiligten Gelenkflächen.

Sie bildet eine wenig geräumige Kapsel, die nur zwischen den beiden Kondylen des Humerus etwas weiter ist und sich mit den Seitenbändern, sowie mit den über das Gelenk verlaufenden Muskeln, am festesten mit dem M. anconaeus (parvus), flexor et extensor carpi ulnaris verbindet. An der Beugeseite wird sie durch starke Faserschichten, das *Lig. obliquum*, verstärkt, das sich über der Fossa coronoidea des Humerus anheftet.

2. Das **Lig. collaterale ulnare,** Laterales Seitenband, ist kurz und stark, entspringt in der lateralen Bandgrube des Humerus und an dem Knochenvorsprung über ihr und endet am lateralen Bandhöcker des Radius.

3. Das **Lig. collaterale radiale,** Mediales Seitenband, ist schwächer, jedoch länger als das vorige und entspringt in der medialen Bandgrube des Humerus; sein vorderer Schenkel (Fig. 188 ₁') endet am medialen Rande des Radius im Niveau der Ellbogenspalte. Der kürzere, stärkere hintere Schenkel (Fig. 188 ₁) ist das eigentliche mediale Seitenband und endet am medialen Bandhöcker des Radius.

Bei den übrigen Haustieren spaltet sich das laterale, beim Hunde auch das mediale Seitenband in 2 Schenkel, von denen je einer an Radius und Ulna endet. Beim Hunde geht ein elastisches Band von der lateralen Fläche des medialen Humerusknorrens zum vorderen Rande der Ulna, dicht über dem Hakenfortsatz: **Lig. olecrani,** Knorrenband.

3. Verbindung des Radius mit der Ulna.

1. Das **Lig. transversum ulnare et radiale ulnae et radii** (Fig. 188 ₂) bestehen aus kurzen, weissglänzenden Fasern, die von der lateralen bzw. medialen Fläche (Rande) der Ulna zum lateralen bzw. medialen Rande des Radius reichen.

2. Das **Lig. interosseum** besteht aus kurzen Fasern, die das Spatium interosseum ausfüllen und distal von ihm zwischen Ulna und Radius liegen und mit dem zunehmenden Alter der Pferde vollständig verknöchern.

Die Verbindung der beiden Unterarmknochen ist bei den Pferden, Wiederkäuern und Schweinen eine vollkommen unbewegliche.

Bei den Fleischfressern fehlen deutliche Ligg. transversa; das Lig. interosseum ist eine das Spatium interosseum ausfüllende Platte; ausserdem findet sich ein *Lig. radii annulare*, das am Collum radii vom lateralen Bandhöcker der Speiche zum kraniomedialen Rande der Ulna geht.

Die Unterarmknochen bilden ein unvollkommenes Drehgelenk, das schwache Bewegungen des Radius um die Längsachse, *Pronation* und *Supination*, gestattet. Stärkere Drehungen werden durch die Seitenbänder des Ellbogengelenks und das Lig. annulare verhindert. Eine enge Gelenkkapsel umgibt ausserdem die *Articulatio radioulnaris distalis.*

4. Vorderfuss(wurzel)gelenk.

Die Karpalknochen bilden mit dem Unterarm und Metacarpus und unter sich das komplizierte **Vorderfuss-** oder **Karpalgelenk,** die **Articulatio carpi** (*manus N.*) (Fig. 189), die dem Handgelenk des Menschen entspricht und in folgende 3 Abschnitte zerfällt:

1. Gelenk zwischen dem Unterarm und der proximalen Reihe der Karpalknochen, Arm-Vorderfussgelenk, *Articulatio antebrachiocarpea.* 2. Gelenk zwischen beiden Reihen der Karpalknochen, Zwischenreihengelenk, *Articulatio intercarpea.* 3. Gelenk zwischen der distalen Reihe der Karpalknochen und dem Mittelfuss, Vorderfusswurzel-Mittelfussgelenk, *Articulatio carpometacarpea.* Zu diesen Gelenken gesellen sich noch Zwischenknochengelenke, *Articulationes interosseae,* zwischen den Knochen je einer Reihe.

ad 1 u. 2. Die beiden ersten Gelenke sind Wechselgelenke, in denen ausser Beugung und Streckung bei Beugestellung der Extremitäten auch sehr geringe Seitwärts- und Drehbewegungen stattfinden können. Diese Gelenke sind bei senkrechtem Stande des Mittelfusses im Maximum ihrer Streckung; eine Bewegung über die Senkrechte hinaus wird durch die Straffheit der Bänder an der Beuge-(Sohlen-)fläche des Carpus, namentlich durch das starke, schiefe

Fussohlenband verhindert. Bei stärkster Beugung liegt der Vordermittelfuss beinahe am Unterarm, und die proximale Reihe der Karpalknochen ist relativ weit von den Knochen des Unterarms
und der distalen Reihe entfernt, so dass die Gelenkkapseln gespannt sind und beim Niederstürzen
der Tiere leicht verletzt werden können. Die Bewegungen in dem Arm-Fussgelenk erfolgen um
eine Drehachse, die quer von einem Bandhöcker des Radius zu dem der anderen Seite geht, und
sind ausgiebiger als die Bewegungen im Zwischenreihen-Wechselgelenk.

    ad 3. Die enge Gelenkkapsel, die zahlreichen Seiten- und Zwischenreihenbänder und die
ebene Beschaffenheit der einander zugekehrten Gelenkflächen machen die Verbindung zwischen
den Knochen der distalen Reihe und dem Metacarpus zu einem straffen Gelenk,
dessen Beweglichkeit bei allen Tieren mit Ausnahme der Fleischfresser fast Null ist.

    Die Zwischenknochengelenke sind straffe Gelenke, doch können sich die Knochen der
Unterarmreihe etwas verschieben. Solche Verschiebungen der Knochen der Metakarpalreihe werden
durch ihre straffe Verbindung mit dem Metacarpus beschränkt. Die bei den übrigen Haustieren
vorhandenen schiefen Fussrückenbänder zwischen Unterarm und proximaler und zwischen
dieser und distaler Reihe würden die Beugung sehr beschränken, wenn sie nicht elastisch wären.
Bei den Wiederkäuern und dem Schweine wird die Verschiebung der Knochen der Unterarmreihe durch den bedeutenden Umfang der seitlichen Gelenkflächen ausgiebiger. Bei den
Fleischfressern können stärkere Seitwärts- und Drehbewegungen stattfinden.

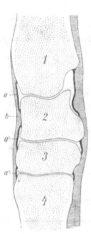

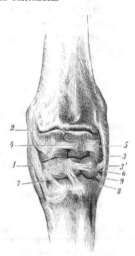

Figur 189.

Sagittalschnitt durch das Karpalgelenk des Pferdes zur Demonstration
der Gelenkkapsel (halbschematisch).

1 Radius, 2 Os carpi intermedium, 3 Os
carpale 3, 4 Metacarpale 3.

a, a', a'' Synovialis der Gelenkkapsel und
zwar a ihr proximaler, a' mittlerer und a''
distaler Sack, b Fibrosa der Gelenkkapsel.

Figur 190.

Bänder des linken Karpalgelenks
des Pferdes: von vorn (von der dorsalen
Fläche) gesehen.

1 mediales langes Seitenband, 2 radiales
kurzes proximales Seitenband, 3 laterales
langes Seitenband, 3' Seitenband zwischen
Cu und C 4, 4 dorsales Querband zwischen
Cr und Ci, 5 dorsales Querband zwischen
Ci und Cu, 6 dorsales Querband zwischen
C 3 u. 4, 7 mediales und 8 laterales schiefes
Fussrückenband zwischen C 3 und Mc 3,
9 laterales kurzes distales Seitenband.

Figur 189.
Figur 190.

    Die Karpalknochen sind durch zahlreiche Bänder sowohl unter sich, als mit den
Unterarm- und Mittelfussknochen verbunden. Wir scheiden diese Bänder in 2 grosse
Gruppen: a) Gemeinschaftliche Bänder, die mehrere Knochen miteinander ver-
binden, und b) Besondere Bänder, die nur für 2 Knochen bestimmt sind.

    a) **Gemeinschaftliche Bänder.** 1. Das Karpalgelenk ist von einer **Capsula
articularis** (Fig. 189) umgeben, deren Fibrosa dem ganzen Gelenk gemeinsam zukommt,
während die Synovialis einzelne Säcke (s. S. 151) bildet. Die Fibrosa (b) erstreckt
sich vom gelenkseitigen Rande des Radius bis zu dem des Metacarpus und verschmilzt
dabei innig mit dem Periost der Knochen. Sie ist an der Streck- und der Beugefläche des Carpus verdickt. An der Streckseite, wo sie mit der Unterarmfaszie verschmilzt, bildet sie fibröse Scheiden für die über den Carpus ziehenden Strecksehnen.
An der Beugeseite ist die Fibrosa förmlich zu einem volaren Bande des Carpus
verdickt; dieses hat an seiner freien Fläche eine glatte, breite Gleitrinne für die Beugesehnen und verschmilzt mit deren Sehnenscheide. Die Synovialis bildet, da sie

sich nur am Rande der einander zugekehrten Gelenkflächen der Knochenreihen ansetzt, folgende 3 Kapseln:

a) den proximalen Unterarm-Fusswurzelsack (a), *β)* den mittleren Zwischenreihensack (a') und *γ)* den distalen Vorderfusswurzel-Mittelfussack (a"). Von diesen drei Kapseln ist die proximale viel geräumiger als die mittlere, die distale ist sehr eng; an der Beugeseite sind sie sämtlich sehr straff, an der Streckseite bilden die proximale und mittlere Kapsel lockere Säcke. Die mittlere Kapsel steht zwischen C 3 u. 4 mit der distalen Kapsel in Verbindung. Die Gelenkkapseln verbinden sich innig mit den Seitenbändern, mit den meisten besonderen Bändern des Carpus und mit den Sehnenscheiden der Zehenstrecker.

2. Das **Lig. carpi collaterale ulnare longum,** Laterales langes Seitenband (Fig. 190 3 u. 192 a), entspringt an und über dem lateralen Bandhöcker des Radius, verläuft, indem es sich an Cu und C 4 anheftet, zehenwärts und endet am Kopfe des lateralen Griffelbeins, mit einigen Fasern an der dorsalen Fläche des Mc 3 und mit einem Schenkel an der dorsalen Fläche von C 4.

3) Das **Lig. carpi collaterale radiale longum,** Mediales langes Seitenband (Fig. 190 1 u. 191 a), ist stärker als das vorige, entspringt am und proximal vom medialen Bandhöcker des Radius und verläuft, allmählich breiter werdend, bis zum

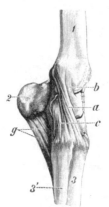

Figur 191.

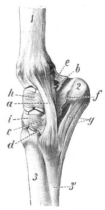

Figur 192.

Figur 191. Bänder des linken Karpalgelenks des Pferdes; von der medialen Fläche gesehen.

a Lig. carpi collaterale radiale longum, b radiales proximales und c radiales distales kurzes Seitenband, g distales Band des Os accessorium. 1 Radius, 2 Os accessorium, 3 Mc 3, 3' Mc 2.

Figur 192. Bänder des linken Karpalgelenks des Pferdes; von der lateralen Fläche gesehen.

a Lig. carpi collaterale ulnare longum, b ulnares proximales kurzes Seitenband, c Seitenband zwischen Cu und C 4, d ulnares distales kurzes Seitenband, e proximales Band des Os accessorium, f Querband zwischen Os accessorium und Os carpi ulnare, g distales Band des Os accessorium, h Querband zwischen Cu und Ci, i Querband zwischen C 3 und C 4. 1 Radius, 2 Os accessorium, 3 Mc 3, 3' Mc 4.

Köpfchen des medialen Griffelbeins und bis zur dorsalen Fläche des proximalen Endes von Mc 3, wo es endet. Ein Teil der Fasern befestigt sich an Cr, C 2 und C 3. In das Ende des Bandes ist häufig C 1 eingeschlossen. Nahe seinem Ursprung geht ein Schenkel, das **radiale kurze proximale Seitenband** (Fig. 190 2), ab, das sich an die dorsale Fläche von Cr befestigt.

Das *Lig. carpi transversum,* Bogenband des Carpus, ist eine Fortsetzung der Unterarmfaszie und wird bei den Faszien der Schultergliedmasse abgehandelt werden.

b) **Besondere Bänder.** Die zahlreichen und nicht immer scharf abgesetzten **besonderen Bänder** des Carpus werden eingeteilt in: I. **Längsbänder** und zwar *a)* **Armfussbänder,** die Knochen der proximalen Reihe mit den Unterarmknochen, *β)* **Zwischenreihenbänder,** die Knochen der proximalen mit solchen der distalen Reihe, *γ)* **Fusswurzelmittelfussbänder,** die Knochen der distalen Reihe mit solchen des Mittelfusses verbinden. II. **Querbänder,** Zwischenknochenbänder, die Knochen derselben Reihe vereinigen.

I. **Längsbänder.** 1. **An der lateralen Fläche des Carpus:** a) Das ulnare proximale kurze Seitenband (Fig. 192 b) verläuft zwischen dem Bandhöcker des Radius und Cu, ist vom lateralen langen Seitenband fast ganz verdeckt und verschmilzt mit ihm; nur durch den Durchtritt der Sehne des M. ext. digit. lat. ist die Trennung ausgesprochen; b) das ulnare distale kurze Seitenband (Fig. 192 d) entspringt an C 4 und endet am Köpfchen des lateralen Griffelbeins; es ist von der Gelenkkapsel nicht scharf abgesetzt und auch mit dem ulnaren langen Seitenband verbunden; c) noch schwieriger trennbar von diesem ist ein kurzes Seitenband zwischen Cu und C 4 (Fig. 190 3′ u. 192 c); unterarmwärts verschmilzt es noch mit dem unter a genannten Band. Die unter a und c beschriebenen Bänder bilden mit dem lateralen langen Seitenband einen Bandzug, der nur durch das Hindurchtreten der Sehne des M. ext. digit. lat. unvollkommen in mehrere Teile zerfällt. d) Das proximale Band des Os accessorium (Fig. 192 e) verläuft von der lateralen Bandgrube des Radius quer zum Os accessorium. e) Das Querband zwischen Os accessorium und Os carpi ulnare (Fig. 192 f). f) Das distale Band des Os accessorium ist zweischenklig (Fig. 192 g) und reicht vom distalen Rande des Ca bis zu C 4 und zum Köpfchen des Mc 4.

2. **An der medialen Fläche des Carpus:** a) Das radiale proximale und b) das radiale distale kurze Seitenband (Fig. 191 b u. c) entsprechen den lateralen Seitenbändern. Ein kurzes Seitenband zwischen Cr und C 2 lässt sich nur künstlich darstellen.

3. **An der Streck-(Fussrücken-)fläche des Carpus.** Fussrücken- (dorsale) Bänder zwischen dem Unterarm und der Unterarmreihe, sowie zwischen dieser und der Mittelfussreihe fehlen dem Pferde. Dagegen laufen 2 schwache Bandzüge, schiefe Fussrückenbänder des Os carpale 3 und des Os metacarpale 3 (Fig. 190 7 u. 8), vom C 3 schräg lateral zum Mc 3.

4. **An der Beuge-(Fussohlen-)fläche des Carpus:** a) Das schräge Volarband entspringt dicht über der lateralen Hälfte der Gelenkwalze des Radius, erstreckt sich schräg zehenwärts und medial und endet an der volaren Fläche von Cr. b) Das mediale und c) das laterale Volarband des Os carpi radiale und des Os carpale 2 u. 3 bzw. des Os carpi ulnare und des Os carpale 3 u. 4. Beide Bänder, von denen das mediale stärker ist, liegen an der Beugefläche, in die verdickte Gelenkkapsel eingeschlossen, zwischen den in der Bezeichnung genannten Knochen. Die sämtlichen vorstehend geschilderten Bänder verschmelzen derart mit dem Lig. carpi volare, dass sie alle m. o. w. Kunstprodukte sind.

5. Das radiale und ulnare innere Band sind kurz und liegen zwischen den Bandgruben der distalen Flächen von C 2 und C 3 bzw. C 3 und C 4 und den Bandgruben zwischen den Gelenkflächen des Hauptmittelfussknochens und der beiden Griffelbeine.

II. **Querbänder.** Alle Knochen einer jeden Reihe mit Ausnahme von Ca werden durch dorsale und durch innere (Zwischengelenks-) Querbänder, *Ligg. transversa dorsalia et intermedia*, verbunden. Die dorsalen (Fussrücken-) Querbänder (Fig. 190 4, 5 u. 6) sind platt und überbrücken den Spalt zwischen den Knochen; die kräftigen, kurzen inneren Querbänder füllen den Raum zwischen den rauhen, einander zugewendeten Seitenflächen der Knochen fast ganz aus. An der Beugefläche verbindet ein queres Volarband Ca mit Cu und Ci, ebenso lateral ein Querband Ca mit Cu.

Bei den anderen Haustieren finden sich an der Streckfläche des Carpus folgende etwas elastische Querbänder:

1. Das schräge Dorsalband des Radius und des Os carpi ulnare (Fig. 193 2) erstreckt sich vom distalen Ende der Speiche schräg lateral und zehenwärts und endet an der dorsalen Fläche von Cu, nahe dessen medialem Rande.

2. Das schräge Dorsalband des Os carpi radiale und Os carpale 4 (Fig. 193 1) ist dem vorigen ähnlich, jedoch etwas schwächer und ist von der dorsalen Fläche des Cr, wo es nahe dessen lateralem Rande entspringt, lateral und zehenwärts zur dorsalen Fläche von C 4 gerichtet, wo es nähe dessen medialem Rande endet.

Bei den Wiederkäuern ist das laterale lange Seitenband schwach; die kurzen Seitenbänder setzen

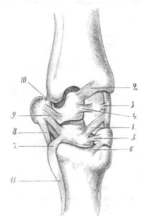

Figur 193. Bänder des rechten Karpalgelenks des Rindes; von der dorsalen und etwas von der lateralen Fläche gesehen; das laterale lange Seitenband ist entfernt.

1 dorsales Schrägband zwischen Cr u. C 4, 2 dorsales Schrägband zwischen Radius u. Cu, 3 dorsales Querband zwischen Cr u. Ci, 4 dorsales Querband zwischen Ci u. Cu, 5 dorsales Querband zwischen C 2 + 3 u. C 4, 6 dorsales Schrägband zwischen C 2 + 3 u. Mc 3 u. 4, 7 laterales kurzes Seitenband des C 4 und des lateralen Nebenmittelfussknochens, 8 distales Band des Ca, 9 Querband zwischen Ca u. Cu und Ca. u. C 4, 10 Band zwischen Ulna und Ca, 11 Zwischenknochen- und distales Band des later. Nebenmittelfussknochens.

sich deutlicher als beim Pferde von den langen ab. Ein Band verbindet Ca mit dem distalen Ende der Ulna (Fig. 193 $_{10}$). Bei dem Mangel des C $_2$ fehlen seine Bänder. Die Volarbänder zwischen Cr bzw. Cu und C $_3$ bzw. C $_4$ sind undeutlich von der Verstärkungsschicht der Gelenkkapsel, dem volaren Bande des Carpus, abgesetzt; dagegen verbinden sich Cu durch ein starkes Schrägband, C $_3$ und C $_4$ durch ein plattes, breites, gerades Volarband mit dem Mittelfuss.

Beim Schweine ähneln die Bänder des Carpus denen der Wiederkäuer, es finden sich jedoch mehr Zwischenreihenbänder. Bei Hund und Katze sind die langen Seitenbänder schwach, die Zwischenreihenbänder noch zahlreicher als beim Schweine. Die Zahl der Zwischenknochenbänder wird durch das Fehlen von Ci verringert; dafür finden sich besondere Bänder des C $_1$ und der an der Beugefläche des Carpus gelegenen Sesambeine.

5. Verbindung der Metakarpalknochen untereinander.

Die kleinen Gelenkflächen zwischen Haupt- und Nebenmittelfussknochen werden in die Vorderfusswurzel-Mittelfusskapsel mit eingeschlossen. Die Griffelbeine verbinden sich mit dem Hauptmittelfussknochen durch die aus kurzen Fasern bestehenden *Ligg. interossea metacarpi*, Zwischenknochenbänder, die sich an die rauhen, einander berührenden Flächen der betreffenden Knochen anheften, jede Beweglichkeit dieser untereinander unmöglich machen und im Alter meist vollständig verknöchern.

Bei den Wiederkäuern gestattet das Lig. interosseum (Fig. 193 $_{11}$) geringe Verschiebungen des lateralen Nebenmittelfussknochens, der durch ein starkes laterales kurzes Seitenband (Fig. 193 $_7$) auch mit C $_4$ und durch ein distales, über die Spitze des Knochens hinausgehendes Band (Fig. 193 $_{11}$) mit dem Hauptmittelfussknochen verbunden ist. Zwischen den Mittelfussknochen der beiden Hauptzehen des Schweines bzw. der 2.—5. Zehe der Fleischfresser verlaufen Bandfasern, welche die Bewegungen der Mittelfussknochen nicht sehr hindern.

6. Erstes Zehengelenk.

Das Gelenk zwischen Vordermittelfuss und 1. Zehenglied, **erstes Zehen- oder Fesselgelenk,** **Articulatio metacarpophalangea** s. **phalangis primae,** wird von der Gelenkrolle des Mittelfusses und der Gelenkvertiefung gebildet, die von der proximalen Gelenkfläche der Phalanx I und der Gelenkfläche der Sesambeine hergestellt wird. Es ist ein fast vollkommenes und sehr festes Wechselgelenk; sehr schwache Seitwärtsbewegungen sind nur ausführbar bei extremer Beugestellung der Phalanx I.

1. Die **Capsula articularis** befestigt sich am Rande der das Gelenk bildenden Gelenkflächen; sie zeigt an der Fussohle eine Ausbuchtung, die sich zwischen M. interosseus medius und Mc $_3$ ziemlich weit karpal erstreckt (Fig. 200 q).

Die Gelenkkapsel kann leicht krankhaft als Fesselgelenksgalle zwischen dem Mc $_3$, dem M. interosseus medius, dem Seitenrand der Sesambeine und dem Knöpfchen des Griffelbeins vortreten (Fig. 323 i). An dieser Ausbuchtung ist die Kapsel nur dünn, während sie dorsal und seitlich durch fibröse Faserzüge verstärkt wird. Sie verbindet sich innig mit der Sehne des M. extensor digitalis communis; zwischen beiden liegt eine kleine Bursa mucosa.

2. u. 3. Das **Lig. collaterale ulnare et radiale,** Seitenbänder (Fig. 194 f, f' u. 195 f), sind innig mit der Kapsel verbunden und bestehen aus 2 nicht scharf getrennten Schichten, einer oberflächlichen, schwächeren und einer stärkeren, kürzeren tiefen; die erstere entspringt über der Bandgrube von Mc $_3$ und erstreckt sich bis zum Rande der Gelenkfläche der Phalanx I, die tiefere Schicht entspringt, bedeckt von der ersteren, in der Bandgrube von Mc $_3$ und endet am Bandhöcker der Phalanx I.

Auf dem Bande bildet die verstärkte Faszie einen platten Sehnenzug (Fig. 194 f'), der sich am Bandhöcker des Mc $_3$ und am entspr. Seitenband der Sesambeine und proximal an der dorsalen Fläche der Phalanx I befestigt. Mit dem Seitenband des Gelenks verschmilzt dieser Bandzug nicht.

Speziell zur **Befestigung der Sesambeine** dienen folgende Bänder:

4. Das **Lig. intersesamoideum,** Zwischengleichbeinband (Fig. 196 $_1$), besteht aus einem festen, knorpeligen Gewebe, das den Raum zwischen beiden Sesambeinen ausfüllt und sie karpal überragt und so eine etwas ausgehöhlte Gleitfläche für die Beugesehnen bildet.

5. u. 6. Das **Lig. sesamoideum ulnare (laterale) et radiale (mediale)**, Laterales und mediales Seitenband der Sehnenbeine (Fig. 195 w u. 196 2, 2ʹ), sind kurz und verschmelzen mit dem sie bedeckenden Teile des M. interosseus medius; sie entspringen an der der Fussachse abgekehrten Fläche der Sesambeine und teilen sich in 2 Schenkel, von denen der eine in der entspr. Bandgrube des Mc 3, der andere am Bandhöcker der Phalanx I endet.

7. Das **Lig. sesamoideum rectum** (Fig. 195 v u. 196 3) entspringt von der Basis beider Sesambeine, bedeckt z. T. ihre schrägen Bänder und endet grösstenteils an der

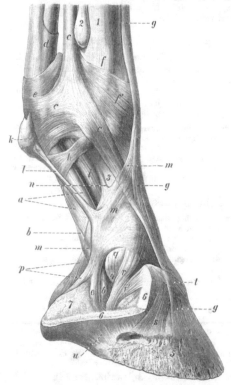
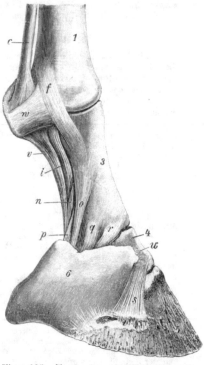

Figur 195. Vorderfuss des Pferdes mit Bändern.

Figur 194. Vorderfuss des Pferdes mit Bändern; Seitenansicht.

a Sehne des M. flex. digit. sublimis, b, b Sehne des M. flex. digit. profundus, c, c, c M. interosseus medius, d proximaler Ring der Sehne des M. flex. digit. sublimis um die Sehne des M. flex. digit. profundus, e Ringband des 1. Zehengelenks, f, fʹ Seitenbänder des Fesselgelenks, g, g, g Sehne des M. extens. digit. communis, h oberer (proximaler) Schenkel der Fesselplatte, i Lig. sesamoideum obliquum, k Sporn, l Sehne des Sporns, m, m, m Zehenbinde, n seitliche volare Kronfesselbeinbänder, o Hufknorpelfesselbeinband, p Ballenfesselbeinband, q Seitenband des Krongelenks, r, rʹ Strahlfesselbeinband, s Seitenband des Hufgelenks, t Sehnenfasern vom Hufknorpel zur Strecksehne, u Hufknorpelhufbeinband.

1 Mc 3, 2 Griffelbein, 3 Fesselbein, 4 Kronbein, 5 Hufbein, 6, 6 Hufknorpel (abgeschnitten), 7 Strahlkissen.

Es ist dieselbe Ansicht dargestellt, wie in der vorigen Figur, nur dass die oberflächlichen Teile (z. B. Fesselplatte [h], Sehne des Sporns [l], Zehenbinde [m] und die Sehnen der Zehenstrecker und Zehenbeuger) entfernt sind.

Die Bezeichnungen beziehen sich auf dieselben Teile wie in Figur 194.

c M. interosseus medius, f laterales Seitenband des 1. Zehengelenks, i Lig. sesamoideum obliquum, n volares Kronfesselbeinband, o Hufknorpelfesselbeinband, p Ballenfesselbeinband, q Seitenband des Krongelenks, r Strahlfesselbeinband, s Seitenband des Hufgelenks, u Hufknorpelkronbeinband, v Lig. sesamoideum rectum, w Lig. sesamoideum laterale.

1 Mc 3, 3 Fesselbein, 4 Kronbein, 5 Hufbein, 6 Hufknorpel.

Kronbeinlehne, an der es mit den Endschenkeln der oberflächlichen Beugesehne verschmilzt. Der tiefere Teil des Bandes endet jedoch am Fesselbeindreieck und verschmilzt dabei z. T. mit den Ligg. sesamoidea obliqua.

8. Die **Ligg. sesamoidea obliqua** (Fig. 195 i, 196 3′ u. 198 g, g) entspringen von der Basis der Sesambeine und befestigen sich an den Fesselbeinleisten.

9. Die **Ligg. sesamoidea cruciata** werden von den beiden vorigen Bändern bedeckt und bestehen aus zwei sich kreuzenden, glatten, glänzenden Bandplatten, die von der Basis jedes Sesambeins entspringen und am Bandhöcker der entgegengesetzten Seite des 1. Zehenglieds enden.

10. Die **Ligg. sesamoidea brevia** (Fig. 197 a, a′) beginnen an der Basis jedes Sesambeines dicht am gelenkseitigen Rande neben den Ursprungsstellen der gekreuzten Bänder (b), sind schräg vor-, seit- und abwärts gerichtet und enden volar am Fesselbein an und unter dem gelenkseitigen Rande; sie kommen zum Vorschein nach Eröffnung des Gelenks (Lungwitz [380]).

11. Ein **Lig. metacarpo-intersesamoideum**; es ist ein vorwiegend elastisches, 2,5 cm langes, 1 cm breites und 0,1 cm dickes Band, das dicht über dem Lig. intersesamoideum an der volaren Fläche des Mc 3 zweischenklig entspringt und mit dem Lig. intersesamoideum verschmilzt (Skoda [583]).

12. Als zweischenkliges Band der Sesambeine wird häufig der fast ganz sehnige *M. interosseus medius* (s. Myologie) bezeichnet (Fig. 196 B. d. F.)[1]).

Bei den Wiederkäuern stehen die für jede Gelenkrolle des Metacarpus bestimmten Abteilungen der Gelenkkapsel nur an der volaren Seite untereinander in Verbindung. Das laterale Seitenband der lateralen und das mediale der medialen Zehe verlaufen wie das entspr. laterale und mediale Seitenband des Pferdes. Ausser diesen beiden der Fussachse abgekehrten Seitenbändern finden wir noch 2 achsenseitige *Ligg. collateralia interdigitalia,* interdigitale Seitenbänder (Fig. 202 e).

Sie entspringen in Form eines relativ schmalen Bandes im Zwischenrollausschnitt; dann teilt sich dieses Band in die beiden interdigitalen Seitenbänder, die sich fächerförmig verbreitern und proximal an den einander zugekehrten Flächen der beiden ersten Zehenglieder enden. Der dorsale Teil der Bänder verbindet sich mit den Gelenkkapseln der ersten Zehengelenke.

Ausser den interdigitalen Seitenbändern findet sich noch ein **Bandapparat**, der ein zu starkes Auseinanderweichen der Zehen verhindert. Er besteht aus a) einer starken, kurzen, aus sich kreuzenden Fasern zusammengesetzten Bandmasse, die

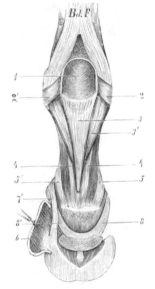

Figur 196. Dieselben Bänder wie in Figur 195, von der volaren Seite gesehen.

(Die in Fig. 198 dargestellten Beugesehnen usw. sind entfernt.)

B. d. F. M. interosseus medius. 1 Lig. intersesamoideum, 2, 2′ laterales und mediales Seitenband der Sesambeine, 3 Lig. rectum und 3′ Ligg. obliqua der Sesambeine, 4, 4 mittlere volare Kronfesselbeinbänder, 5, 5′ seitliche volare Kronfesselbeinbänder, 6 Hufknorpel (zurückgezogen), 7′ Hufknorpelfesselbeinband, 8, 8′ Aufhängebänder des Strahlbeins.

zwischen dem mittleren Teile der axialen Flächen der Phalanx I der 3. und 4. Zehe ausgespannt ist (Zwischenzehenband, *Lig. interdigitale*) (Fig. 199 e, 201 k u. 202 g); es fehlt dem Schafe. b) 2 Bandzügen, *Ligg. phalangosesamoidea* (Fig. 201 e), die von der distalen Seite der Sesambeine entspringen und sich kreuzend proximal an der entgegengesetzten Phalanx I enden. Beide verschmelzen mit den Ligg. sesamoidea obliqua.

---

1) Betr. der Anatomie und Physiologie der Phalangenbänder sei auf die Abhandlungen von Köhler [313] und Stoss [603] hingewiesen.

Bänder der Sesambeine der Wiederkäuer. a) Das *Lig. intersesamoideum* (Fig. 201 b, b) verbindet alle 4 Sesambeine untereinander und verlängert sich nur wenig proximal über die Sesambeine hinaus. b) Das *Lig. sesamoideum ulnare et radiale* (Fig. 201 c, c) entspringt vom lateralen Sesambein der lateralen und vom medialen der medialen Zehe und endet im wesent-

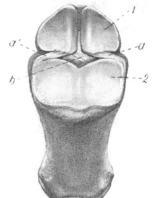

Figur 197. Ligg. sesamoidea brevia des Pferdes.
a, a' Ligg. sesamoidea brevia, b Bandmasse (Ligg. cruciata et Lig. sesamoideum rectum). 1 Gelenkfläche des Sehnenbeins, 2 proximale Gelenkfläche der Phalanx I.

lichen proximal an der Phalanx I der 3. und 4. Zehe; nur ein relativ recht schwacher Bandzug tritt auch an das distale Ende des Mc 3 u. 4. c) Das *Lig. sesamoideum rectum* fehlt. d) Die *Ligg. sesamoidea obliqua* (Fig. 201 g) entspringen als 2 kurze, aber starke Bandzüge von den distalen Rändern der beiden je zur 3. und 4. Zehe gehörigen Sesambeine und enden an der volaren Seite der proximalen Bandhöcker der Phalanx I. e) Die *Ligg. sesamoidea cruciata* (Fig. 201 f) sind wie beim Pferde, nur relativ sehr stark.

Die Verbindung des Vordermittelfusses mit den ersten Zehengliedern und dieser mit den Sesambeinen beim Schweine erfolgt durch 4 Gelenkkapseln und 8 Seitenbänder.

Bei den Fleischfressern finden sich an jedem der 5 Metakarpophalangealgelenke eine Gelenkkapsel und zwei nicht scharf begrenzte Seitenbänder; das *Lig. intersesamoideum* und die *Ligg. sesamoidea cruciata* sind vorhanden; ferner entspringt vom distalen Rande der Sesambeine eine nicht scharf begrenzte Bandplatte, die am proximalen Teile der volaren Fläche der Phalanx I endet.

Volar an den ersten Zehengelenken des Hundes findet sich ein Bandapparat (Fig. 205 f, g), der bezweckt 1. das zu starke Auseinanderweichen der Zehen zu hindern und 2. als Aufhängeband des Sohlenballens zu dienen. Er besteht aus je einem Querband für die 2. und 3. und für die 4. und 5. Zehe (Fig. 205 f, f). Diese Querbänder entspringen lateral am proximalen Ende der Phalanx I der 5. und medial am proximalen Ende der Phalanx I der 2. Zehe und am Ringband des 2. bzw. 5. Metakarpophalangealgelenks, verlaufen fussachsenwärts und verschmelzen mit dem Ringband an der Vola des 3. bzw. 4. Metakarpophalangealgelenks (e) und mit dem Aufhängeband des Sohlenballens. Dieses (Fig. 205 g) entspringt im Sohlenballen und zerfällt in 2 Schenkel, die divergierend rumpf- und seitwärts gehen und mit den volaren Ringbändern des 3. und 4. Metakarpophalangealgelenks, sowie mit den beiden Querbändern verschmelzen und sich proximal achsenabseitig an der Phalanx I der 3. und 4. Zehe anheften.

7. Zweites Zehengelenk.

Das 1. Zehenglied verbindet sich mit dem 2. zu einem Wechselgelenk: **Krongelenk, 2. Zehengelenk, Articulatio phalangis secundae;** dieses lässt im allgemeinen nur Streckung und Beugung, in der Beugestellung jedoch auch geringe Dreh- und Seitwärtsbewegungen zu.

1. Die **Capsula articularis** befestigt sich am Rande der Gelenkwalze des 1. und der Gelenkvertiefung des 2. Zehenglieds (Fig. 200 r).

Sie ist volar dünn und locker, dorsal und seitlich straff und dicker und verbindet sich innig mit den Beugesehnen, den Seitenbändern und mit der gemeinschaftlichen Strecksehne.

2. Das **Lig. collaterale radiale et ulnare,** Seitenbänder (Fig. 194 u. 195 q) sind kurz, jedoch sehr stark und mit den Aufhängebändern des Strahlbeins und z. T. auch mit der Zehenfaszie verschmolzen. Sie entspringen jederseits von der Bandgrube und dem Bandhöcker der Phalanx I, verlaufen bodenwärts und etwas volar und enden an dem entspr. Bandhöcker der Phalanx II.

3. Die **Ligg. volaria,** volare Kronfesselbeinbänder, zerfallen in 2 mittlere (Fig. 196 ₄, ₄) und 2 seitliche (Fig. 194 n u. 196 ₅', ₅). Die ersteren entspringen an der Kronbeinlehne neben dem Lig. sesam. rectum, mit dem sie z. T. auch verschmelzen, und enden teils neben den Ligg. sesamoidea obliqua ungefähr in der Mitte der Fesselbeinleisten, teils am distalen Teile des seitlichen Fesselbeinrandes (dicht über der Bandgrube).

Demgemäss zerfällt jedes Band öfter in 2 m. o. w. scharf geschiedene Bänder. Die seitlichen Volarbänder entspringen seitlich an der Kronbeinlehne und z. T. auch noch
am Bandhöcker des Kronbeins und enden ungefähr in der Mitte des Fesselbeinseiten-
randes, wobei sie m. o. w. mit der Zehenbinde (s. S. 140) verschmelzen.

Die seitlichen Volarbänder sind schwach, werden aber stets bald hypertrophisch und
sind dann gegen die Umgebung nicht mehr scharf abgesetzt. Die Volarbänder verschmelzen
an der Kronbeinlehne so innig mit den Endschenkeln der oberflächlichen Beugesehne und dem geraden Bande der Sehnenbeine, dass sie eine einzige Masse bilden
und nur künstlich getrennt werden können.

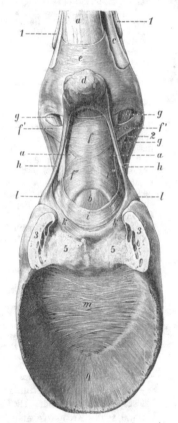

Figur 198. Fuss des Pferdes mit
Bändern; Ansicht von hinten.

a Sehne des M. flexor digital. sublimis, b Sehne
des M. flexor digit. profundus, c M. interosseus
medius, d Sporn, e Ringband, f Fesselplatte,
f', f' ihre proximalen und f'', f'' ihre distalen
Schenkel, g, g Ligg. sesamoidea obliqua, h, h
Sehne des Sporns, i Zehenbinde, k, k Ballenfesselbeinband, l, l Hufknorpelfesselbeinband,
m gekreuztes Hufknorpelband.
1, 1 Griffelbeine, 2 Fesselbein, 3, 3 Hufknorpel
(abgeschnitten), 4 Hufbein, 5, 5 Strahlkissen.

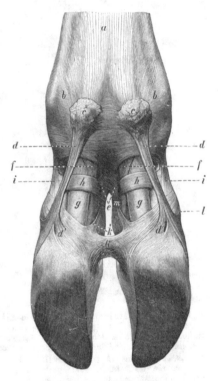

Figur 199. Fuss des Rindes mit
Bändern; Ansicht von hinten.

a Mittelfussfaszie, b, b Ringband am Metakarpophalangealgelenk, c, c Gewebe und d, d, d', d'
Sehnen der Afterklauen, e Zwischenzehenband,
f, f Sehne des M. flexor digit. sublimis, g, g
Sehne des M. flexor digit. prof., h, h Ringbänder,
i u. m seitliche Volarbänder des 2. Zehengelenks, k gekreuztes Zwischenzehenband, k'
dessen Insertion am interdigitalen Bandhöcker der Phalanx II, l Sehnenschenkel des
M. extens. digiti tertii bzw. quarti proprius.

Bei den Wiederkäuern verbinden sich Phalanx I und II jeder Zehe durch eine Gelenkkapsel und zwei Seitenbänder (Fig. 201 r u. 202 k); letztere sind breit und verschwommen. Ausserdem finden sich Bandfasern zwischen den fussachsenseitigen Flächen der zweiten Glieder, doch sind diese Fasern nur sehr wenig entwickelt. Auch kommen an jedem 2. Zehengelenk 2 seitliche und 2 mittlere Volarbänder vor.

Die seitlichen Volarbänder des 2. Zehengelenks (Fig. 199 i u. m, 201 l u. 202 p) entspringen seitlich von der Lehne der Phalanx II und enden an beiden Seitenrändern der Phalanx I; die interdigitalen sind erheblich schwächer und weniger scharf begrenzt. Die mittleren Volarbänder des 2. Zehengelenks (Fig. 201 n) sind grösstenteils zu einer starken Bandmasse verschmolzen, die zwischen den beiden volaren Bandhöckern des proximalen Gelenkrandes der Phalanx II entspringt und mit je einem stärkeren Schenkel an den beiden Seitenrändern der Phalanx I endet. Der dem Zehenspalt abgekehrte Teil dieser Bandmasse verschmilzt mit dem Ende der oberflächlichen Beugesehne (s. diese).

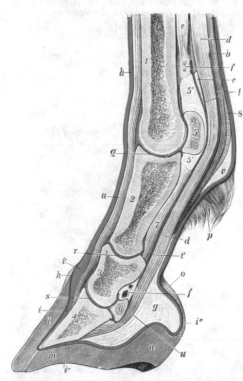

Die Verbindung des 1. und 2. Zehenglieds der beiden Hauptzehen des Schweines gleicht der der Wiederkäuer. Ebenso verbinden sich diese Glieder der Afterzehen durch eine Gelenkkapsel und durch undeutlich von dieser abgesetzte Seitenbänder. Die übrigen Bänder sind ganz rudimentär. Bei den Fleischfressern verbinden sich das 1. und 2. Zehenglied durch eine Gelenkkapsel und 2 Seitenbänder.

Über die Aufhängebänder der Zehenballen s. letztere.

8. Drittes Zehengelenk.

Die Phalanx II und III verbinden sich zu einem Wechselgelenk: **Hufgelenk, 3. Zehengelenk, Articulatio phalangis tertiae**, dessen Beweglichkeit nur gering ist und dessen Drehachse quer durch die Gelenkwalze der Phalanx II läuft. Das Gelenk wird vervollständigt durch das Strahlbein.

1. Die Capsula articularis befestigt sich am Rande der Gelenkwalze des Kronbeins und der vom Huf- und Strahlbein gebildeten Gelenkvertiefung (Fig. 200 s).

Zwischen dem volaren Rande der Gelenkfläche des Hufbeins und dem konvexen Rande, *Margo ligamenti*, des Strahlbeins wird sie durch starke Faserzüge, **Lig. phalangosesamoideum**, Strahlhufbeinband, verstärkt. Die Gelenkkapsel ist dorsal und an den Seiten kurz und dick und verbindet sich innig mit der Streckseine und den

Figur 200. Sagittalschnitt durch die Mitte der Vorderzehe des Pferdes (die äussere Haut und die Huflederhaut, sowie der Hohlraum der 3 Zehengelenke und die Sehnenscheiden sind durch rote Farbe gekennzeichnet).
1 Mc 3, 2 Phalanx I, 3 Phalanx II, 4 Phalanx III, 5 Sesambein des Metakarpophalangealgelenks mit 5′, 5′ dem Lig. intersesamoideum, 6 Sesambein des Hufgelenks, 7 Lig. sesamoideum rectum, 8 Ringband am Metakarpophalangealgelenk.
a Sehne des M. ext. digit. comm., b oberflächliche Beugesehne, c deren Ringgurt um d die tiefe Beugesehne, e M. interosseus medius, f, f Gefässe, g Strahlpolster, h äussere Haut, die sich in i, i′, i″ die Huflederhaut fortsetzt (i Wandlederhaut, i′ Kronenlederhaut, i″, i″ Sohlen- und Strahllederhaut), k Hornsaum, l Hornwand, m Hornsohle, n Hornstrahl (Hahnenkamm), o Hornballen, p Kötenschopf, q Fesselgelenk, r Krongelenk, s Hufgelenk, t, t′ Sehnenscheiden der Beugesehnen, u Bursa podotrochlearis, v Sehnen- und Fettgewebe.

Seitenbändern des Gelenks; volar bildet sie eine dünnhäutige, lockere Ausbuchtung, die sich an der Phalanx II weit fesselbeinwärts erstreckt und mit der tiefen Beugesehne innig verbunden ist.

2. u. 3. Das **Lig. collaterale ulnare et radiale,** Seitenbänder (Fig. 175 5 und 194 s), sind kurz und stark, entspringen in den Bandgruben der Phalanx II, sind, etwas breiter werdend, hufbeinwärts gerichtet, enden in den Bandgruben der Phalanx III und verbinden sich mit dem Hufknorpel.

4. Das **Lig. sesamoideum collaterale ulnare et radiale,** Aufhängebänder des Strahlbeins, Strahlfesselbeinbänder (Fig. 194 r, r′, 195 r u. 196 s, s′), sind starke, elastische Bänder.

Sie entspringen am proximalen Rande und besonders an den seitlichen Enden des Strahlbeins und enden an der dorsalen Fläche des Fesselbeins in und proximal von der distalen Bandgrube, nachdem sie sich vorher mit einem Teile ihrer Fasern an der Phalanx II befestigt haben und z. T. mit den Seitenbändern des Krongelenks verschmolzen sind. Ein Teil der Fasern der Bänder geht auch an die der Fussachse zugekehrte Fläche des Hufknorpels (Fig. 194 r′). Die Fortsetzung der Aufhängebänder ist das Strahlhufbeinband (s. S. 158).

5. Über das Hufknorpel-Strahlbeinband s. S. 140.

Bei den Wiederkäuern finden sich ausser der Gelenkkapsel und den Seitenbändern am letzten Zehengelenk (Klauengelenk) an jeder Zehe noch ein laterales und mediales Zehenband und die gekreuzten Zwischenzehenbänder.

Von den **Zehenbändern** liegen das laterale der medialen und das mediale der lateralen Zehe dem Zehenspalt zugekehrt, interdigital (Fig. 201 o u. 202 l). Sie sind deutlich abgesetzt, bei erwachsenen Rindern 6—8 mm breit und 3—4 mm dick und reichen von der Bandgrube am distalen Ende der Phalanx I bis zum Gelenk.

Figur 201. Fuss des Rindes mit Bändern; Volaransicht nach Entfernung der Beugesehnen.
a M. interosseus medius, a′ das von ihm zur Sehne des M. flexor digit. sublimis gehende Unterstützungsband (abgeschnitten), a″, a″, a″, a″ die seitlichen Schenkel des M. interosseus medius, a‴ dessen mittlerer Schenkel, b, b Lig. intersesamoideum, c, c Seitenbänder der Sesambeine, d Ringband der Sesambeine (abgeschnitten), e Lig. phalangosesamoideum, f Ligg. sesamoidea cruciata, g Lig. sesamoideum obliquum, h u. i, i, i Ringbänder (abgeschnitten), k Zwischenzehenband, l seitliche Volarbänder des 2. Zehengelenks, m, m gekreuzte Zwischenzehenbänder (abgeschnitten), n mittlere Volarbänder des 2. Zehengelenks, o interdigitale Zehenbänder, p Sehne des M. flex. digit. sublimis (abgeschnitten), q Sehne des M. flex. digit. profundus (abgeschnitten), r interdigitale Seitenbänder der 2. Zehengelenke.
1 Metacarpus, 2, 2 Phalanx I, 3, 3 Phalanx II, 4, 4 distales Sesambein.

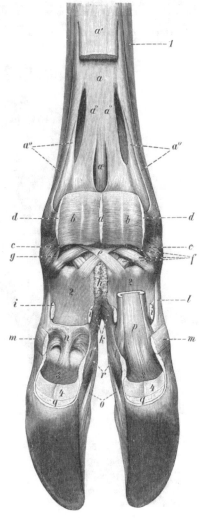

Figur 201.

rand der Zehenspaltfläche des 3. Zehenglieds; sie werden durch einen von der Bandgrube des 2. Zehenglieds entspringenden Schenkel verstärkt. Das mediale Band der medialen und das laterale der lateralen Zehe sind dünner und verlaufen an der dem Zehenspalt abgewandten Seite der Zehen ähnlich wie die interdigitalen an der Zehenspaltseite, verbreitern sich gegen ihr Ende und inserieren sich auch an dem entspr. distalen Sesambein. Bedeckt vom interdigitalen Zehenband kommt noch das von Franck als vorderes elastisches bezeichnete Band vor. Es entspringt (Fig. 202 o) vom Ende der Phalanx I, ist ab- und fussrückenwärts gerichtet und endet am Streckfortsatz des Klauenbeins und an der gemeinschaftlichen Strecksehne.

Die starken **gekreuzten Zwischenzehenbänder**, *Ligg. interdigitalia cruciata* (Fig. 199 k und 202 m, m' u. m''), entspringen von dem dem Zehenspalt abgewandten Bandhöcker proximal am 2. Zehenglied, wobei sie mit den entspr. Seitenbändern des 2. Zehengelenks verschmelzen, laufen schräg klauenbeinwärts über die Sehne des tiefen Zehenbeugers zum Zehenspalt, wo sie sich kreuzen und verschmelzen, und enden z. T. am interdigitalen Ende des distalen Sesambeins und mit einem schwächeren Zuge an der interdigitalen Fläche der Phalanx II ihrer Seite (Fig. 199 k' und 202 m'), während der grösste Teil nach Kreuzung mit dem der anderen Seite an der dem Klauenspalt abgekehrten Seite des anderseitigen Klauen-Sesambeins endet.

Beim Schafe stellen die gekreuzten Zwischenzehenbänder einen einfachen Bandzug dar, der von der interdigitalen Fläche der Phalanx II und III und des distalen Sesambeins der einen Seite zu der anderen Seite reicht.

Die distalen Sesambeine besitzen schwache, gelbe bzw. elastische Aufhängebänder; ausserdem sind sie seitlich durch kurze Bandzüge an das Klauenbein befestigt.

Die Afterklauen werden durch einen Sehnenzug, der von der verstärkten Mittelfussfaszie (s. diese unter: Muskeln der Schultergliedmasse der Wiederkäuer) abzweigt, und beim Rinde jederseits durch einen starken, scharf begrenzten Bandstrang, die Sehne der Afterklaue, in der Lage erhalten. Diese geht von jeder Afterklaue zum distalen Sesambein und

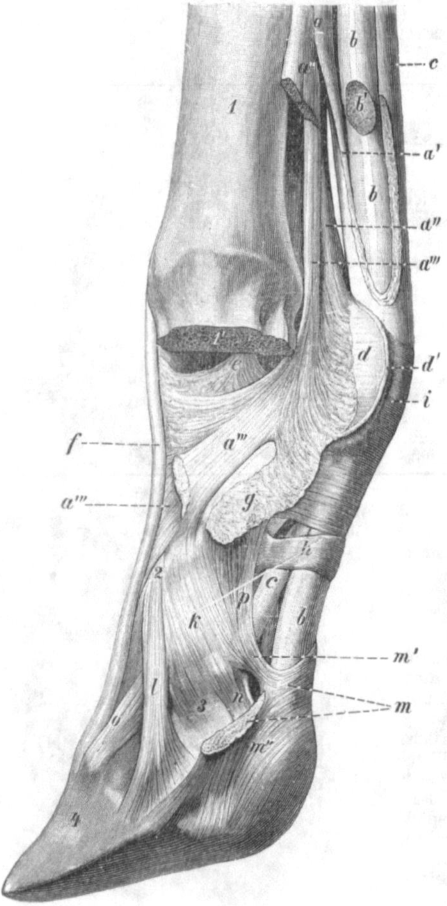

Figur 202.

Figur 202. Fuss des Rindes mit Bändern; interdigitale Seitenansicht; eine Zehe ist entfernt.
a M. interosseus medius, a' sein Verstärkungsschenkel zum M. flex. dig. sublimis (z. T. abgeschnitten), a'' sein seitlicher Schenkel, a''' sein mittlerer Schenkel, b Sehne des M. flex. dig. profundus, b' medialer Schenkel von ihr (abgeschnitten), c, c Sehne des M. flex. dig. sublimis, d, d' Zwischengleichbeinband (abgeschnitten), e interdigitales Seitenband des Metakarpophalangealgelenks, f Sehne des M. extens. digit. communis, g Zwischenzehenband, h Ringband am ersten Zehenglied, i Ringband an der volaren Seite des Metakarpophalangealgelenks, k Seitenband des 2. Zehengelenks, l interdigitales Zehenband, m gekreuztes Zwischenzehenband (abgeschnitten), m' dessen Insertion an der Phalanx II, m'' dessen Ende am distalen Sesambein, n Aufhängeband des Strahlbeins, o vorderes elastisches Band, p seitliches Volarband des 2. Zehengelenks.
1 Metacarpus, 1' Gelenkrolle (abgesägt), 2 Phalanx I, 3 Phalanx II, 4 Phalanx III.

Klauenbein und verschmilzt mit den gekreuzten Zwischenzehen-
bändern und der Sehne des entspr. besonderen Zehenstreckers.
Sie fehlt dem Schafe, dafür findet sich ein Bandzug, der
proximal an der interdigitalen Fläche der Phalanx I entspringt
und in die Afterklaue ausstrahlt, sich aber auch noch an das
Ringband am 1. Zehengelenk befestigt.

Beim Schweine ähneln die Bänder des 2. und
3. Zehenglieds der Hauptzehen denen der Wiederkäuer,
nur sind die gekreuzten Zwischenzehenbänder
(Fig. 204 e) fest mit der äusseren Haut verbunden und
verhalten sich sonst wie beim Schafe.

Von den Afterzehen, deren Bänder sehr verkümmert
sind, geht ein aus starken, sich kreuzenden Zügen bestehender
Bandapparat aus, der die Afterzehen unter sich, mit den
Hauptzehen und mit den Klauenbeinen der Hauptzehen
verbindet, und dessen Verhalten aus Fig. 204 sich ergibt,
in der die Teile des Bandapparates mit d, d', d'' u. d''' bezeichnet sind. Am Hinterfuss fehlt der mit d''' bezeichnete
Bandzug.

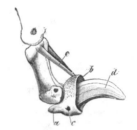

Figur 203. Elastischer Bandapparat der Kralle.

a Krallenhöcker, b Krallenleiste
mit Krallenfalz, c Krallenloch,
d Phalanx tertia, e elastische
Bänder (Ligamenta dorsalia).

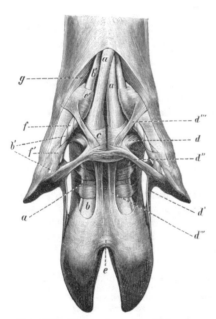

Figur 204. Vorderfuss des Schweines
mit Bändern.

a, a Sehne des M. flexor digit. sublimis, b Sehne
des M. flexor digit. profundus, b', b' ihr an die
Afterklauen tretender Schenkel, c, c' Ringbänder am Metakarpophalangealgelenk der
Hauptzehen bzw. Afterzehen, d, d', d'', d'''
Bandapparat der Afterklauen (d' = Sehne
der Afterklauen, d''' = Aufhängeband des
Ballens), e gekreuztes Zwischenklauenband,
f, f' Spiralband um die Beugesehne der Afterklauen, g Abzieher der Afterklauen.

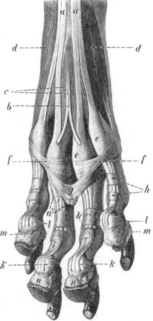

Figur 205. Hinterfuss des Hundes mit
Bändern. Ansicht von der plantaren Fläche.

a, a' Sehne des M. flexor digit. pedis sublimis,
b von der tiefen Beugesehne zum Sohlenballen
gehender Sehnenzug, c Mm. lumbricales, d, d
Mm. interossei, e, e Ringbänder am 1. Zehengelenk, f Querband, g Aufhängeband des Sohlenballens, h Ringband am 1. Zehenglied und
am 2. Zehengelenk, i, i Sehne des M. flexor
digit. pedis profundus, k distales Sesambein,
l dessen Aufhängeband, m Aufhängeband des
Zehenballens, n Zehenballen.

Das 2. und 3. Zehenglied werden bei Hund und Katze an jeder Zehe durch eine Gelenkkapsel und zwei Seitenbänder verbunden. Die distalen Sesambeine (Fig. 205 k) besitzen je 2 nicht scharf begrenzte Aufhängebänder (Fig. 205 l), die von den Enden des Sesambeins entspringen und seitlich am distalen Ende des 2. Zehenglieds enden. Ausserdem finden sich beim Hunde an jeder Zehe zwei gelbe dorsale **elastische Bänder**, *Ligg. dorsalia* (Fig. 203 e), die von den beiden proximalen Bandhöckern des 2. Zehenglieds zum dorsalen Teil der Krallenleiste des 3. Zehenglieds gehen und dieses so aufrichten, dass es mit der Spitze den Boden nicht berührt.

Bei der Katze sind die Ligg. dorsalia einschenklig; sie entspringen an dem der Fussachse zugekehrten proximalen Bandhöcker der Phalanx II und enden medial an der Krallenleiste; ausserdem findet sich an jeder Kralle noch ein elastischer Zug, der vom lateralen distalen Bandhöcker der Phalanx II entspringt und zur Krallenleiste geht. Durch beide Bänder kann das 3. Zehenglied so weit zurück und lateral gezogen werden, dass es sich dem 2. Gliede anlegt. Das letzte Zehengelenk ist wegen der dorsalen elastischen Bänder ein federndes Wechselgelenk.

D. Skelett der Beckengliedmasse.

I. Allgemeines.

Das Skelett der Beckengliedmasse zerfällt in den Gliedmassengürtel (Beckengürtel) und die freie Gliedmasse, die in die Gliedmassensäule (den Schenkel [Ober- und Unterschenkel]) und die Gliedmassenspitze (den Fuss [Fusswurzel, Mittelfuss, Zehen]) geschieden wird.

Der **Beckengürtel** (*Cingulum extremitatis pelvinae* s. *inferioris* [N.]) wird durch die Vereinigung des Beckens mit dem Os sacrum gebildet; das letztere schiebt sich derart zwischen die beiden Hälften des Beckens, die Hüftbeine, ein, dass ein geschlossener Knochengürtel entsteht.

Die **Gliedmassensäule** und die **Gliedmassenspitze** bestehen aus ebenso vielen Knochenreihen, wie die der Schultergliedmasse. Dem Humerus entspricht das Os femoris, dem Unterarmskelett das Unterschenkelskelett, dem Vorderfuss der Hinterfuss. Die zehenwärts vom Tarsus gelegenen Knochen sind auch in der Form den entsprechenden der Schultergliedmasse sehr ähnlich. An jeder Beckengliedmasse findet sich noch ein der Schultergliedmasse fehlendes Sesambein, die Kniescheibe. Die Gelenke der Beckengliedmasse weichen von denen der Schultergliedmasse wesentlich dadurch ab, dass das Hüft- und Kniegelenk umgekehrt gewinkelt sind als das Schulter- und Ellbogengelenk, und dass das Fuss- (Tarsal-) gelenk nicht einen gestreckten, sondern einen vorn offenen, stumpfen Winkel bildet.

a) Das knöcherne **Becken**[1]), *Pelvis* (Fig. 36, 38, 39, 50, 234—236, 250 u. 254), besteht aus den in der Beckenfuge, *Symphysis pelvis*, vereinigten beiden Hüftbeinen, *Ossa coxae;* jedes Hüftbein besteht aus 1. dem Darmbein, 2. dem Schambein und 3. dem Sitzbein; diese 3 Knochen stossen in der Gelenkpfanne, dem *Acetabulum*, aneinander und verschmelzen hier derart, dass die Grenzlinien nur bei ganz jungen Tieren noch nachweisbar sind. Das Becken ist stumpfwinklig zur Wirbelsäule gerichtet. Die Grösse dieses Winkels beträgt 165—175 ⁰ (Sussdorf [538]).

ad 1. Das **Os ilium, Darmbein** (Fig. 36 D, 38 16, 39 15, 50 w, 234—236 D, 250 a u. b, 254 h u. i), bildet den kraniodorsalen Abschnitt des Beckenskeletts. Sein dorsaler, an der Wirbelsäule liegender, breiter Teil, die *Ala ossis ilium*, der Darmbeinflügel, verjüngt sich nach der Gelenkpfanne hin zum *Corpus oss. ilium*, der Darmbeinsäule. Man unterscheidet am Darmbein eine Aussen- und eine Innenfläche, *Facies glutaea et pelvina*, einen kranialen, medialen (bzw. dorsalen) und lateralen (bzw. ventralen) Rand. Der kraniale Rand des Darmbeins, die *Crista iliaca*,

---

1) Die Rassenunterschiede, sowie die Beckenmasse sollen nicht näher beschrieben werden, zumal die letzteren bedeutenden Schwankungen unterworfen sind; eingehende Angaben findet man in den im Literaturverzeichnis unter 7, 91, 111, 115, 149, 156, 178, 300, 352, 355, 398, 446, 457, 548, 550, 613, 641 u. 713 angegebenen Arbeiten.

ist bei **Mensch**, **Hund**, **Katze** und **Schwein** konvex und gewulstet, bei den **Wiederkäuern** und dem **Pferd** konkav und scharf. Der **laterale Rand** ist mässig, der **mediale Rand** stark ausgehöhlt; letzterer bildet die *Incisura ischiadica major*. Da, wo lateraler und kranialer Rand zusammenstossen, befindet sich der **laterale** und da, wo medialer und kranialer Rand ineinander übergehen, der **mediale Darmbeinwinkel**. Am lateralen Darmbeinwinkel ist das Darmbein verdickt zum *Tuber coxae (Spina iliaca anterior N.)*. Beim **Menschen** und undeutlich auch bei den **Fleischfressern**, bei **Schaf** und **Ziege** kann man am Tuber coxae einen dorsokranialen und einen ventrokaudalen Höcker, die *Spina iliaca anterior superior et inferior N.*, unterscheiden, die durch eine sehr flache *Incisura semilunaris* geschieden sind. Beim **Pferde** haben wir einen 11—14 cm langen Kamm mit einem kraniomedialen und einem kaudolateralen Winkel. Bei den übrigen Haustieren ist das Tuber coxae einheitlich, aber auch in die Länge gezogen und etwas verdickt. In ähnlicher Weise ist das Darmbein auch am **medialen Darmbeinwinkel** zum *Tuber sacrale (Spina iliaca post. N.)* verdickt, das bei **Mensch**, **Hund**, **Katze**, **Schaf** und **Ziege** einen kranialen und kaudalen Winkel (*Spina iliaca posterior sup. et inf. N.*) und zwischen beiden eine *Incisura semilunaris* erkennen lässt. Bei den übrigen Haustieren ist es einheitlich und bei **Pferd** und **Rind** dorsal aufgebogen. Am Übergang des medialen Darmbeinrandes in den dorsalen Sitzbeinrand findet sich ein rauher, langgezogener Kamm, die *Spina ischiadica;* er ist bei **Pferd** und **Karnivoren** niedrig und gewulstet, bei den **Wiederkäuern** und dem **Schweine** relativ hoch und scharf, beim **Menschen** höckerartig.

Die **Aussenfläche**, *Facies glutaea*, des Darmbeins ist bei **Mensch** und **Pferd** dorsal, bei den **Wiederkäuern** infolge einer steileren Sagittalstellung des Darmbeins dorsolateral und bei **Schwein**, **Hund** und **Katze** fast lateral gekehrt und mit mehreren Muskelleisten versehen. Man unterscheidet beim **Menschen** 1. die *Linea glutaea anterior*, die von der Spina iliaca anterior sup. im Bogen zur Incisura ischiadica major zieht, 2. eine *Linea glutaea post.*, die kaudal und fast parallel mit ihr verläuft; sie geht von der Spina iliaca post. inf. fast senkrecht dorsal, 3. eine *Linea glutaea inferior*, von der Spina iliaca anterior inf. zur Mitte der Incisura ischiadica major gehend. Diese 3 Muskelleisten finden wir auch beim **Hunde**. Seine Linea glutaea post. verläuft fast parallel dem Tuber sacrale, $^3/_4$—$1^1/_4$ cm von ihm entfernt. Die Linea glutaea inf. zieht vom kaudalen Höcker des Tuber coxae zur dorsalen Umrandung des Acetabulum und die Linea glutaea anterior vom kaudalen Höcker des Tuber coxae zum kaudalen Winkel des Tuber sacrale. Bei den übrigen Haustieren kommt nur eine *Linea glutaea (anterior)* vor. Bei **Schwein** und **Rind** verläuft sie fast parallel dem lateralen Rande des Darmbeins, beim **Schweine** jedoch näher dem Darmbeinhöcker, beim **Rinde** näher dem lateralen Rande. Beim **Pferde** erstreckt sie sich in flach konvexem Bogen von der Mitte der Crista iliaca zur Mitte der Incisura ischiadica major. Bei **Pferd** und **Rind** ist die Oberfläche des Darmbeinflügels mässig, bei **Schwein**, **Schaf** und **Ziege** etwas stärker ausgehöhlt und bei **Hund** und **Katze** grubig vertieft.

Die **Innenfläche des Darmbeins**, *Facies pelvina*, ist bei **Mensch** und **Pferd** ventral, bei den **Wiederkäuern** ventromedial und bei den **übrigen Haustieren** fast medial gekehrt und besitzt eine rauhe Leiste, *Linea arcuata*, die eine grössere, glatte *Pars iliaca (Fossa iliaca N.)* von einer kleineren, an das Tuber sacrale angrenzenden, rauhen *Pars articularis* trennt. Ein kleiner Teil der letzteren, die *Facies auricularis*, ist von Gelenkknorpel überzogen und dient zur Gelenkverbindung mit dem Kreuzbein, während der übrige Teil zum Ansatz von Muskeln und Bändern beim **Menschen** *Tuberositas iliaca* genannt wird. Von der Facies auricularis zieht die *Crista iliopectinea* zum Schambeinkamm; bei **Pferd** und **Wiederkäuern** findet sich an ihrer Stelle eine flache Knochenbeule, das *Tuberculum psoadicum*. Am kranialen Rande der Darmbeinsäule bemerkt man dicht über dem Acetabulum 2 kleine Gruben für den Ursprung des M. rectus femoris.

ad 2. Das **Os pubis, Schambein** (Fig. 50 w', 234—236 Sch, 250 m u. n, 254 p u. q), bildet den kranioventralen Abschnitt des knöchernen Beckens und besteht aus einem von der Beckenpfanne ausgehenden *Ramus acetabularis (sup. N.)* und einem im rechten Winkel zu diesem stehenden *Ramus symphyseos (inf. N.)*; letzterer steigt beim **Menschen** fast senkrecht herab, bei den **Tieren** hingegen liegt er infolge der m. o. w. horizontalen Stellung der Beckenachse in der Längsachse des Tieres. Beide Äste stossen median mit denen der anderen Seite in der *Symphysis ossium pubis* zusammen; beide beteiligen sich an der Begrenzung des Verstopfungsloches, *For. obturatum* (s. S. 164). Am Schambein unterscheidet man ausserdem eine beim **Menschen** vor- und abwärts, bei den **Tieren** rein ventral gekehrte, etwas gewölbte **Aussenfläche**, *Facies externa*, eine beim **Menschen** kaudodorsal, bei den **Tieren** direkt dorsal gekehrte **Innenfläche**, *Facies pelvina*, ferner einen verdickten kranialen Rand, das *Pecten ossis pubis*. An ihm bemerkt man direkt neben der Medianebene das kleinere *Tuberculum pubicum* und lateral von ihm die *Eminentia iliopectinea*; beim **Menschen** stellt die letztere eine kleine Erhöhung an der Innenfläche der Berührungsstelle des Darm- und Schambeins dar. Von der Eminentia iliopectinea zieht die *Crista iliopectinea* zur Facies auricularis des Darmbeins (s. oben).

ad 3. Das **Os ischii, Sitzbein** (Fig. 36 Si, 38 18, 39 17, 50 w'', 234—236 S, 250 p.p' u. 254 w), bildet den kaudoventralen Teil des Beckens und stösst in der *Symphysis oss. ischii* an das der anderen Seite; es besitzt eine etwas gewölbte *Facies externa* und eine beim **Pferde**, den **Karni-**

voren und dem Schweine mässig, bei den Wiederkäuern hingegen stark ausgehöhlte, der
Beckenhöhle zugekehrte Innenfläche, *Facies pelvina*, einen die *Symphysis ossium ischii* bildenden
medialen Rand, der beim Menschen in ganzer Ausdehnung den sehr tiefen Arcus pubis begrenzt (s. unten), ferner einen kaudalen und einen lateralen Rand. Der kaudale Rand bildet
mit dem der anderen Seite den stark konkaven *Arcus ischiadicus* (*Arcus pubis N.*), der beim
Menschen so tief ist, dass er bis zur Symphysis ossium pubis reicht (Fig. 50 27), während er
bei den Tieren flacher, aber bei Schwein und den Wiederkäuern erheblich tiefer ist als bei
Pferd und den Karnivoren. Der konkave laterale Rand wird bei den Haustieren als
Incisura ischiadica minor gedeutet. Beim Menschen stellt diese einen kleineren Einschnitt
zwischen Spina ischiadica und Tuber ischiadicum dar, so dass bei den Haustieren streng ge-
nommen nur die dorsale Kante des lateralen Sitzbeinrandes der Incisura ischiadica minor hom.
entspricht. Da, wo der laterale und kaudale Sitzbeinrand zusammenstossen, ist der Knochen zum
Tuber ischiadicum verdickt. Es bildet beim Menschen eine langgezogene Beule, bei Pferd,
Hund und Katze einen gewulsteten Kamm mit einem lateralen und medialen Winkel, beim
Schweine einen stumpfen, kaudal gerichteten Fortsatz, der an der ventrolateralen Seite einen
zweiten kleineren, stumpfen Fortsatz trägt; bei den Wiederkäuern geht er in 3 abgestumpfte Fortsätze aus. Kranial hilft das Sitzbein das For. obturatum begrenzen. Man bezeichnet den lateralen,
zur Bildung des Acetabulum beitragenden Teil des Sitzbeins als *Ramus acetabularis [sup. N.]*,
Pfannenast, und den medialen Teil als *Ramus symphyseos [inf. N.]*, Fugenast.

Figur 206 (Pferd).   Figur 207 (Rind).

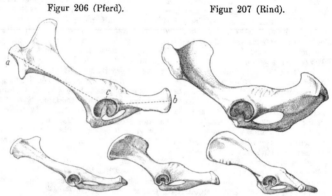

Figur 208 (Schaf). Figur 209 (Schwein). Figur 210 (Hund).

Figur 206. Becken vom Pferd ⎫   von der Seite gesehen (halbschematisch)
 „ 207. „ „ Rind ⎬ zur Demonstration des Längenverhältnisses des kranial von
 „ 208. „ „ Schaf dem Acetabulum gelegenen Beckenteils (a—c in Figur 206)
 „ 209. „ „ Schwein ⎬ zu dem kaudal vom Acetabulum gelegenen Abschnitt (b—c
 „ 210. „ „ Hund ⎭ in Figur 206) der Becken der einzelnen Tierarten.

  Das **Foramen obturatum, Verstopfungsloch** (Fig. 234 w, 236 x, 250 o u. 254 s), ist ein grosses
Loch in der ventralen Beckenwand und wird vom Scham- und Sitzbein umschlossen; sein kranialer
Teil ist beim Menschen durch 2 kleine Höcker, das *Tuberculum obturatum post.* und *ant.*, etwas
schärfer abgesetzt als *Sulcus obturatorius;* er ist bei den Haustieren nur angedeutet, da die
Tubercula fehlen oder sehr schwach sind. Das von den 3 Beckenknochen gebildete *Acetabulum*,
die **Gelenkpfanne** (Fig. 235 u. 236, 250 u, 254 o), zeigt medial die rauhe *Incisura acetabuli*, die
sich nach dem Zentrum der Gelenkpfanne hin zur *Fossa acetabuli* verbreitert; der übrige m. o. w.
halbmondförmige Teil der Gelenkpfanne, die *Facies lunata*, ist mit Knorpel überzogen.
  Der kranial von der Pfanne gelegene Teil des Beckens verhält sich zu dem kaudal von
ihr gelegenen bei Pferd und Hund wie 5 : 3, bei Schaf und Ziege 3 : 2, beim Schwein 4 : 3
und beim Rind 1 : 1 (Fig. 206—210).
  b) Die **Gliedmassensäule**.
  1. Das **Os femoris, Oberschenkelbein** (Fig. 211—215; zur Ergänzung dienen Fig. 36 O,
38 19, 39 18, 50 x; 239—241, 251 u. 255)[1], das beim Menschen senkrecht unter dem Becken und

---

  1) Die Grösse der Knochen der Beckengliedmassen zeigt nach Rasse usw. grosse Schwankungen. Speziellere Angaben findet man in den unter 91, 111, 115, 149, 300, 352, 355, 398,
457, 550, 641 u. 713 angegebenen Arbeiten.

gerade auf dem Unterschenkel steht, ist bei den Haustieren schräg kranioventral gerichtet und bildet mit dem Becken einen kranial offenen Winkel von 90—110⁰ und mit dem Unterschenkelskelett einen solchen von 120--150⁰. Das proximale Endstück, die *Extremitas* s. *Epiphysis proximalis,* bildet ein mit einer kleinen *Fovea capitis* (Bandgrube) versehenes, dorsomedial gerichtetes *Caput femoris* (Fig. 211—215 a), das durch ein bei Mensch und Fleischfressern sehr deutliches, bei den übrigen Haustieren wenig deutliches *Collum femoris* (Fig. 211—215 b) abgesetzt ist, und an dessen lateraler Seite sich der *Trochanter major* (Fig. 212—215 c) befindet, der bei Mensch, Hund und Katze das Niveau des Caput femoris nicht erreicht, beim Schweine ebenso hoch, bei Wiederkäuern und Pferd höher als dieses ist und bei letzterem durch einen Einschnitt in einen etwas höheren oberen und einen vor diesem gelegenen, niedrigeren mittleren Umdreher (Fig. 211 c' u. c) getrennt wird. Vom Endanter major zieht im flachen Bogen ein rauher, stumpfer Kamm, die *Linea intertrochanterica posterior,* an der hinteren Oberschenkelfläche abwärts und medial und endet in einem kleineren, rundlichen, am medialen Femurrand befindlichen Höcker, dem *Trochanter minor,* der beim Schweine nur eine ganz schwache Knochenbeule bildet und beim Pferde stark in die Länge gezogen ist. Zwischen dem Caput femoris,

Figur 211
(Pferd).
Figur 212
(Rind).
Figur 213
(Mensch).
Figur 214
(Schwein).
Figur 215
(Hund).

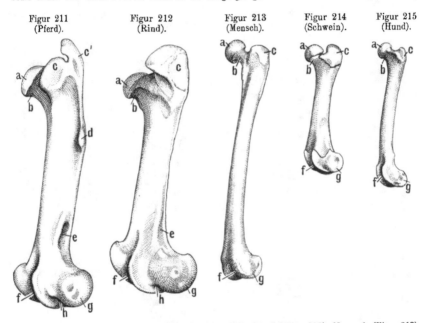

Figur 211—215. Os femoris von Pferd (Figur 211), Rind (Figur 212), Mensch (Figur 213), Schwein (Figur 214) und Hund (Figur 215).
a Caput femoris, b Collum femoris, c, c' Trochanter major, d Trochanter tertius, e Fossa plantaris, f Facies articularis patellaris, g Condylus lateralis, h Fossa extensoria.

der Linea intertrochanteria post. und dem Trochanter major befindet sich kaudal die *Fossa trochanterica,* während kranial beim Menschen die rauhe *Linea intertrochanterica anterior* vom grossen zum kleinen Umdreher bzw. zum Labium mediale der Linea aspera (s. unten) zieht. Bei den Haustieren ist sie undeutlich (Hund, Rind, Pferd) oder fehlt (Schwein). Dicht unter dem grossen Umdreher befindet sich am lateralen Rande des Os femoris der *Trochanter tertius* (Fig. 211 d), der bei Mensch, Wiederkäuern, Fleischfressern und Schwein kaum angedeutet, beim Pferde auffallend gross ist und zwischen proximalem und mittlerem Drittel des Knochens lateral einen starken, platten, etwas nach vorn gebogenen Knochenvorsprung bildet.

Die vordere Fläche des Mittelstücks (des Körpers) des Oberschenkelbeins, *Corpus (Diaphysis) femoris,* ist gewölbt und geht ohne Grenze in die ebenfalls gerundeten Seitenränder (-flächen) über. Die hintere Fläche ist bei Mensch, Hund und Katze an einer beim Menschen schmaleren, bei den Fleischfressern etwas breiteren Stelle rauh, *Facies (Linea N.) aspera;* diese ist durch 2 seitliche Knochenleisten, *Labium laterale* und *mediale,* begrenzt; nach dem distalen Ende zu divergieren die beiden Labien und begrenzen so das *Planum popliteum*. Beckenwärts zieht sich das Labium laterale bis zum proximalen Drittel des Knochens hin. Bei den übrigen Haustieren ist die Facies aspera verschwommen und seitlich nicht scharf begrenzt. Bei den Wiederkäuern und dem Pferde befindet sich am hinteren-äusseren Rande des Os femoris zwischen dessen 3. und 4. Viertel die ziemlich tiefe *Fossa plantaris* (Fig. 211 u. 212 e). Das distale Endstück, die *Extremitas s. Epiphysis distalis*, trägt 2 stark gewölbte, überknorpelte Knopffortsätze, *Condyli femoris* (Fig. 211—215 g), die hinten durch die *Fossa intercondyloidea* getrennt sind. Die Gelenkflächen setzen sich durch je eine schmale Brücke auf die vordere Fläche des Körpers fort. Dieser Teil der Gelenkfläche, die *Facies articularis patellaris* (Fig. 211—215 f), dient zum Gleiten der Kniescheibe und besteht aus 2 Längskämmen, Rollkämmen, und der sie scheidenden Rollfurche. Von den Rollkämmen ist bei Mensch, Pferd und Wiederkäuern der mediale der stärkere; er ist beckenwärts höher als der laterale und an seinem proximalen Ende beulenförmig verdickt. Seitlich trägt jeder Condylus einen *Epicondylus*. Lateral vom distalen Ende des lateralen Rollkamms befindet sich die *Fossa extensoria* (Fig. 211 u. 212 h).

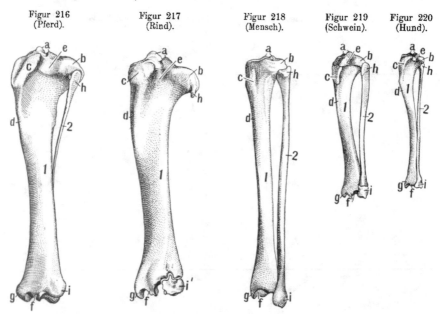

| Figur 216 | Figur 217 | Figur 218 | Figur 219 | Figur 220 |
| (Pferd). | (Rind). | (Mensch). | (Schwein). | (Hund). |

Figur 216—220. Ossa cruris des Pferdes (Figur 216), Rindes (Figur 217), Menschen (Figur 218), Schweines (Figur 219) und Hundes (Figur 220).
1 Tibia, 2 Fibula.
a Eminentia intercondyloidea, b Condylus lateralis, c Tuberositas tibiae, d Crista tibiae, e Sulcus muscularis, f Cochlea tibiae, g Malleolus tibialis, h Capitulum fibulae (bzw. in Figur 217 rudimentäre Fibula des Rindes), i Malleolus fibularis, i' (Figur 217) das den Malleolus fibularis vertretende Os malleolare des Rindes.

2. Die das Unterschenkelskelett bildenden **Ossa cruris** (Fig. 216—220; zur Ergänzung derselben dienen Fig. 36 Sch, 38 24 u. 25, 39 21 u. 23, 50 z, z', 242, 252 und 256) sind bei den Haustieren schräg rück- und abwärts gerichtet; sie bestehen aus der medial gelegenen *Tibia*, dem Schienbein (Fig. 216—220 1), und der lateralen *Fibula*, dem Wadenbein (Fig. 216 u. 218—220 2). Beide Unterschenkelknochen werden bei allen Haustieren fetal durch 2 fast gleich starke Knorpelstäbe angelegt (Bonnet [67]). Allmählich wird die Tibia voluminöser, während die Fibula zurückbleibt und durch die Tibia vom Os femoris abgedrängt wird. So kommt es, dass die Fibula bei allen Haustieren der erheblich schwächere Knochen ist und sogar hochgradig zurückgebildet sein kann (Pferd, Rind). Zwischen beiden Knochen bleibt das *Spatium interosseum cruris*, das bei Mensch, Katze und Schwein (Fig. 218 u. 219) fast auf die ganze Länge des Unterschenkels, bei Pferd und Hund (Fig. 216 u. 220) aber nur auf dessen proximale Hälfte sich erstreckt und bei den Wiederkäuern (Fig. 217) fehlt. Mit dem Oberschenkel bildet der Unterschenkel der Haustiere einen Winkel von 120—150°, mit dem Fusse einen solchen von 140—160°.

a) Die **Tibia**, das **Schienbein** (Fig. 36 Sch, 38 24, 39 21, 50 z, 216—220 1, 242 1, 252 1 u. 256 A), ist am proximalen Endstück, der *Extremitas* (*Epiphysis*) *proximalis*, etwas verdickt und durch die am hinteren Rande befindliche, flache *Incisura poplitea* unvollständig in 2 *Condyli tibiae* (Fig. 216—220 b) geschieden, die an der freien Fläche je eine Gelenkfläche tragen, deren Rand als *Margo infraglenoidalis* bezeichnet wird. Zwischen beiden Gelenkflächen befinden sich eine kleine Doppelerhöhung, die *Eminentia intercondyloidea* (Fig. 216—220 a), und vor und hinter ihr kleine Bandgruben, *Fossa intercondyloidea anterior* und *posterior*. Der laterale Condylus besitzt eine kleine Gelenkfläche, *Facies articularis fibularis*, für die Fibula und bei den Haustieren vor dieser Gelenkfläche, mehr am vorderen Rande des Condylus lateralis, einen fast halbkreisförmigen *Sulcus muscularis* (Fig. 216, 217, 219 und 220 c) zur Aufnahme von Sehnen.

Das Mittelstück (Körper) der Tibia, *Corpus* (*Diaphysis*) *tibiae*, trägt beim Menschen vorn ganz nahe am proximalen Ende die *Tuberositas tibiae*, **Schienbeinbeule** (Fig. 216 bis 220 c), die sich in die scharfe *Crista tibiae* (Fig. 216—220 d) fortsetzt. Bei den Haustieren sind Beule und Gräte zu einem stärkeren Knochenkamm verschmolzen, der am proximalen Viertel des Körpers am Übergang der medialen zur vorderen Fläche als *Crista tibiae* vorspringt, proximal am höchsten ist, zehenwärts niedriger wird und eine schwach ausgehöhlte laterale und eine schwach gewölbte mediale Fläche besitzt. Auch bei den Tierfeten wird der proximale, der Tuberositas tibiae des Menschen homologe Teil in Form eines besonderen Knochenkerns angelegt. Die mediale Fläche des Körpers liegt direkt unter der Haut, die laterale und hintere sind von

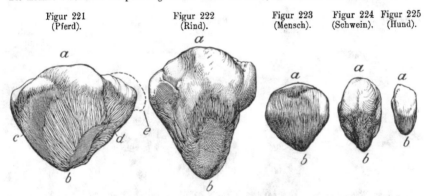

Figur 221 (Pferd).   Figur 222 (Rind).   Figur 223 (Mensch).   Figur 224 (Schwein).   Figur 225 (Hund).

Figur 221—225. Rechte Kniescheibe von Pferd (Figur 221), Rind (Figur 222), Mensch (Figur 223), Schwein (Figur 224) und Hund (Figur 225); von der freien Fläche gesehen. a Basis, b Spitze, c lateraler und d medialer Rand, e medialer Ansatzknorpel.

Muskeln bedeckt; letztere zeigt bei den Haustieren mehrere rauhe *Lineae musculares;* beim Menschen findet sich nur eine Leiste, die als *Linea poplitea* schräg über die hintere Fläche des Knochens zu dessen medialer Kante verläuft.

Das distale Endstück, die *Extremitas distalis*, bildet eine beim Menschen einfache, bei den Haustieren durch einen Längskamm (Schraubenkamm) halbierte Längsvertiefung, die *Cochlea tibiae* (Fig. 216—220 f). Der mediale Teil des distalen Endstückes springt etwas gegen den Tarsus vor und bildet den *Malleolus tibialis* (*medialis* N.) (Fig. 216—220 g), während der laterale Teil nicht vorspringt, aber einen kleinen Ausschnitt, die *Incisura fibularis*, mit einer Gelenkfläche, *Facies articularis malleolaris*, zur Anlagerung des distalen Endes der Fibula trägt; dieses bildet den *Malleolus fibularis* (s. S. 168). Nur beim Pferde wird auch er infolge Verschmelzens des distalen Fibulaendes mit der Tibia von dieser gebildet. Der *Malleolus tibialis* besitzt an der freien Fläche eine Sehnenrinne.

β) Die **Fibula**, das **Wadenbein** (Fig. 36 W, 38 25, 39 23, 50 z', 216 u. 218—220 2, 242 2, 252 2 u. 256 B), ist beim Menschen (Fig. 218) ebenso lang, aber schwächer als die Tibia und ganz von ihr getrennt. Bei den Haussäugetieren ist sie m. o. w. reduziert. Bei den Schweine und den Fleischfressern (Fig. 219 u. 220) zwar noch ebenso lang wie die Tibia, aber erheblich schwächer als diese und ihr beim Hunde in der distalen Hälfte fest angelagert. Beim Pferde (Fig. 216) ist von der Fibula die distale Hälfte scheinbar geschwunden; sie verschmilzt schon im 1. Jahre mit der Tibia, so dass die freie Fibula dann nur bis zur Mitte der Tibia reicht und dornförmig erscheint. Bei den Wiederkäuern ist der ganze Körper der Fibula geschwunden, so dass das proximale Ende nur noch als ein kleiner, dem lateralen Condylus der Tibia angelagerter und meist mit ihm verschmolzener Knochenfortsatz (Fig. 217 h) zurückbleibt, während das distale Ende das kleine, isolierte *Os malleolare* (Fig. 217 i') bildet, das lateral am distalen Tibiaende und am Tarsus liegt (Fig. 248 b). Das proximale Endstück der Fibula ist beim Menschen und den Haustieren, exkl. Wiederkäuern, ein wenig verdickt zum *Capitulum fibulae* (Fig. 216 u. 218—220 h), das mit dem Condylus lateralis der Tibia artikuliert. Das Mittelstück ist beim Menschen fast dreiseitig, bei Schwein, Hund und Katze platt, beim Pferde dorn-förmig. Das distale Endstück springt bei Mensch, Schwein und Karnivoren über den lateralen Rand des Tibiaendes zehenwärts vor und bildet den *Malleolus fibularis (lateralis N.)* (Fig. 218—220 i), der durch die *Facies articularis malleolaris* gelenkig mit der Tibia verbunden ist und lateral eine Sehnenrinne besitzt. Beim Pferde ist der laterale Knöchel (Fig. 216 i) mit der Tibia verschmolzen (s. S. 167), bei den Wiederkäuern frei als *Os malleolare* (s. S. 183).

γ) Die **Patella, Kniescheibe** (Fig. 36 Kn, 38 23, 39 20, 50 y, 221—225), ist funktionell ein in die Sehne des M. quadriceps femoris eingeschobenes Sehnenbein, obwohl sie sich wie ein typischer Skeletteil entwickelt (de Vriese [665]); sie gleitet auf der Facies articularis patellaris des Os femoris. Nahezu tetraëderförmig besitzt sie eine rauhe, fast dreieckige *Facies libera*, eine dem Os femoris zugekehrte, zweigeteilte *Facies articularis,* eine beckenwärts gekehrte, breitere *Basis* (a) und eine fusswärts gekehrte *Apex patellae* (b). Die Tetraëderform ist an der Kniescheibe des Menschen, des Pferdes und der Wiederkäuer am besten, an der des Schweines und der Fleisch-fresser am wenigsten ausgeprägt, weil bei letzteren die Basis nur wenig breiter ist als die Spitze. Der mediale Rand bzw. Winkel der Kniescheibe wird bei Pferd und Rind durch einen Ergänzungsknorpel, *Fibrocartilago patellae* (e), vergrössert.

Figur 226 (Pferd).	Figur 227 (Rind).	Figur 228 (Mensch).	Figur 229 (Schwein).	Figur 230 (Hund).

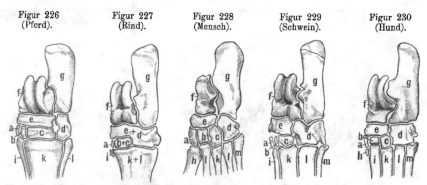

Figur 226—230. Tarsus des Pferdes (Figur 226), des Rindes (Figur 227), des Menschen (Figur 228), des Schweines (Figur 229) und des Hundes (Figur 230).
a Os tarsale 1, b Os tarsale 2, c Os tarsale 3, d Os tarsale 4, e Os tarsi centrale, f Os tarsi tibiale, g Os tarsi fibulare, h Mt 1, i Mt 2, k Mt 3, l Mt 4, m Mt 5.

c) Die **Gliedmassenspitze** (Fuss des Menschen, Hinterfuss der Tiere) zerfällt in: 1. den *Tarsus* (Fusswurzel des Menschen, Hinterfusswurzel oder Sprunggelenk der Tiere), 2. den *Metatarsus* (Mittelfuss des Menschen, Hintermittelfuss der Tiere) und 3. die *Digiti pedis* (Zehen). Die einzelnen Abschnitte sind den entsprechenden am Vorderfuss homolog und sehr ähnlich (s. S. 124—128).

1. Das **Tarsalskelett** (Fig. 226—230; zu ihrer Ergänzung Figur 36 Spr, 38 26, 39 22, 50 t' u. 36—42, 52 36—42, 244, 245, 248, 253 u. 257) stellt einen Komplex von 5—7 Knochen dar, die in 2 bzw. 3 Reihen übereinander liegen. Die proximale (krurale oder Unterschenkel-) Reihe ent-hält 2 Knochen, von denen der mediale als *Os tarsi tibiale* (Fig. 226—230 f) an die Tibia und der laterale als *Os tarsi fibulare* (Fig. 226—230 g) an die Fibula stösst. Die distale (meta-tarsale) Reihe enthält 3—4 Knochen, die man von der medialen Seite aus als *Os tarsale 1, 2, 3* und *4* (Fig. 226—230 a, b, c, d) zählt. Zwischen beide Reihen schiebt sich von der medialen Seite das *Os tarsi centrale* (Fig. 226—230 e) ein. Ausser diesen Gegenbaur'schen Bezeichnungen werden die Tarsalknochen noch nach ihrer Form beim Menschen benannt:

Os tarsi tibiale	= Talus s. Astragalus, Rollbein,
„ „ fibulare	= Calcaneus, Fersenbein,
„ „ centrale	= Os naviculare, schifförmiges Bein,
„ tarsale primum	= „ cuneiforme primum, 1. keilförmiges Bein,
„ „ secundum	= „ „ secundum, 2. „ „
„ . „ tertium	= „ „ tertium, 3. „ „
„ „ quartum	= „ cuboideum Würfelbein.

Am Gesamttarsus unterscheiden wir eine Beuge-(vordere, dorsale)seite, eine Streck-(hintere, plantare)seite, eine mediale (tibiale) und eine laterale (fibulare) Fläche, eine proximale (krurale) und eine distale (metatarsale) Gelenkfläche.

Mensch, Schwein und Fleischfresser (Fig. 228—230) haben alle 7, das Pferd (Fig. 226) i. d. R. nur 6, weil Os tarsale *1* u. *2* verschmelzen, die Wiederkäuer (Fig. 227) nur 5 Knochen; bei diesen sind das Os tarsale *2* mit dem Os tarsale *3* und das Os tarsale *4* mit dem Os centrale zu je einem Knochen verschmolzen. Die Tarsalknochen besitzen an den Flächen, mit denen sie an andere Knochen stossen, Gelenkflächen. Das *Os tarsale 1, 2, 3* und *4* und das *Os centrale* stellen kleine, unregelmässig würfel-, keil- oder scheibenförmige Knochen dar. Bei den Wiederkäuern entsteht aus der Verschmelzung des Os tarsale *4* mit dem Os centrale ein unregelmässiger Knochen (s. S. 184). Das *Os tarsi fibulare,* der grösste Tarsalknochen, überragt beträchtlich das Os tarsi tibiale und bildet so einen starken Hebelarm zum Ansatz der Strecker des Tarsalgelenks. Sein proximales Ende bildet den Fersenhöcker, *Tuber calcanei;* von seiner medialen Seite springt ein ziemlich starker Fortsatz, das *Sustentaculum tali,* vor. Das *Os tarsi tibiale* ist der nächst grösste Tarsalknochen und besitzt eine m. o. w. schräge, aus 2 Kämmen bestehende Gelenkrolle zur Artikulation mit der Tibia, während der entgegengesetzte, zur Artikulation mit dem Os tarsi centrale dienende Abschnitt des Knochens bei Mensch und Fleischfressern als *Caput tali* ziemlich scharf abgesetzt ist; beim Schweine ist das Caput undeutlich, beim Wiederkäuer bildet es eine distale Gelenkrolle, beim Pferde fehlt es.

2. Die Verhältnisse des **Metatarsalskeletts** (Fig. 36 HM, 38 27 27′, 50 u′, 52 43, 243 10 u. 11, 249 7 u. 257 9,9) gleichen denen des Metacarpus (s. S. 125); nur folgende kleine Abweichungen sind zu erwähnen: *α*) die Metatarsalknochen sind durchgehends etwas ($^1/_{12}$—$^1/_5$) länger als die Metakarpalknochen, *β*) beim Rinde fehlt Mt 5, dagegen findet sich ein rudimentäres Mt 2, *γ*) bei den Karnivoren fehlt Mt 1 oder ist nur rudimentär vorhanden.

3. Die **Digiti pedis** gleichen denen des Vorderfusses (s. S. 126), nur ist Phalanx I meist etwas länger als am Vorderfusse; bei den Karnivoren fehlen die Glieder der 1. Zehe meist.

Figur 231
Proximales
und Figur 232
Distales End-
stück des Os
femoris und
Figur 233
Patella des
Pferdes mit
ihren Balken-
systemen.

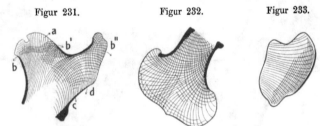

Figur 231.   Figur 232.   Figur 233.

Innere Struktur der Knochen der Beckengliedmasse (nach Zschokke [713]). Das Becken hat in der Umgebung des Pfannengelenks eine starke Compacta und einen einer Markhöhle ähnlichen Binnenraum; von hier aus verlaufen die Spongiosaspangen kranial und kaudal; gegen das Sitzbein hin findet man spitzwinklig sich kreuzende Züge, die von der dorsalen zur ventralen Wand und umgekehrt verlaufen. Ganz ähnliche Bälkchen finden sich im Darmbein; sie entspringen hier am lateralen und medialen Rand und den entsprechenden Winkeln und ziehen kaudal zur Compacta der gegenüber liegenden Seite. Das **Os femoris** lässt im proximalen Endstück folgende Balkensysteme erkennen (Fig. 231): 1. ein von der Gelenkfläche nach der kranialen Wand des Körpers verlaufendes Druckfasersystem (a), 2. ein Druck-kurvensystem (b, b′, b″), das an der Spitze und der kaudalen Wand des Trochanter major entspringt; diese bogigen Bälkchen vereinigen sich auf ein kurzes Stück an der kranialen Trochanter-wand, um sich jedoch bald wieder aufzulösen und in schräger Richtung gegen die kraniale und mediale Femurwand zu verlaufen, wobei ein Teil von ihnen direkt in den Kopf ausstrahlt, 3. ein fächerförmiges Zugbalkensystem (c), das von der kaudalen und lateralen Wand im Bogen gegen den Gelenkkopf und die kraniale Trochanterwand verläuft und 4. ein Zugfasersystem, das von der kaudalen Wand des Trochanter major zu dessen Spitze und kranialer Wand verläuft (d) (Fortsetzung der Gesässmuskeln!). Das distale Endstück zeigt 2 Balkensysteme (Fig. 232): 1. ein Druckbalkenwerk, das im Bogen von der kaudalen Wand in die Kondylen, die Roll-kämme und gegen die kraniale Wand ausstrahlt; in der Nähe der Fossa plantaris steht es fast senkrecht zur Knochenwand, 2. ein das vorige fast rechtwinklig kreuzendes Druckbalken-werk, das von der kranialen Wand des Knochens zur hinteren Wand, in die Kondylen und teils mehr gerade nach den Rollkämmen zu verläuft. Die **Patella** besitzt (Fig. 233) als Haupt-fasersystem ein horizontales Druckfasersystem; dazu kommen entlang der freien Fläche der Kniescheibe dieser parallel verlaufende Längsbalken, der Richtung des Zuges des M. quadriceps entsprechend. In der **Tibia** führen ziemlich geradlinige Knochenbalken von den beiden Gelenkflächen nach der Compacta der Diaphyse; in der distalen Epiphyse finden sich noch quere

Zugfasern, entsprechend den Einschnitten der Cochlea. Das **Os tarsi tibiale** zeigt deutlich radiäre Spongiosafaserung; daneben kommen quere Lamellen zwischen den beiden Kämmen vor. Im **Os tarsi fibulare** finden sich 2 mächtige Balkensysteme, die sich fast rechtwinklig kreuzen: 1. ein Zugbalkensystem, das vom kaudalen Rande nach dem Tuber calcanei ausstrahlt und der Verlängerung der Achillessehne entspricht, 2. ein vom kranialen Rande nach dem Höcker und dem kaudalen Rande ausstrahlendes Druckbalkenwerk; dazu gesellen sich distal noch 2 ebenfalls sich kreuzende, doch kleinere Balkennetze. Zwischen den genannten Balkensystemen befindet sich ein weitmaschiger oder ganz spongiosafreier Raum. Die **übrigen Tarsalknochen** zeigen vorwiegend vertikale Balkenrichtung. Die Verhältnisse des **Metatarsus** und **der Phalangen** entsprechen im wesentlichen denen des Metacarpus und der Phalangen der Schultergliedmasse (s. S. 127).

Über die **Altersveränderungen der Gliedmassenknochen** s. S. 127.

II. Skelett der Beckengliedmasse des Pferdes.

(Über die allgemeinen Verhältnisse der Knochen der Beckengliedmasse s. S. 162 u. folg.).

a) Beckenskelett des Pferdes.

Das Beckenskelett bildet den aus dem knöchernen Becken, dem Kreuzbein und den ersten Schwanzwirbeln bestehenden Beckengürtel, der die Beckenhöhle, das *Cavum pelvis*, einschliesst. Das knöcherne Becken, *Pelvis*, zerfällt in die beiden Hüftbeine, *Ossa coxae*, die sich dorsal mit dem Os sacrum und ventral in der Median-

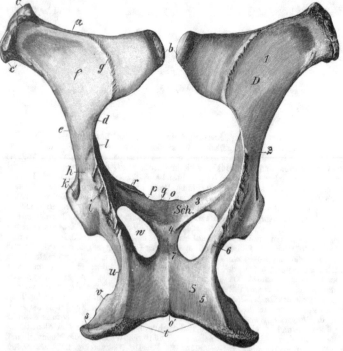

Figur 234.

Becken einer Stute, von der dorsalen Seite gesehen.

D Os ilium, Sch Os pubis, S Os ischii.
1 Ala oss. ilium, 2 Corpus oss. ilium, 3 Ramus acetabularis und 4 Ramus symphyseos des Schambeins, 5 Corpus, 6 Ramus acetabularis und 7 Ramus symphyseos des Sitzbeins.

a Crista iliaca, b Tuber sacrale, c, c' Tuber coxae, d Incisura ischiadica major, e lateraler Darmbeinrand, f Facies glutaea des Darmbeins, g Linea glutaea,

h ventraler Darmbeinwinkel, i Spina ischiadica, k Grube für den M. rectus femoris, l Tuberculum psoadicum, o, o' Symphysis pelvis, p Pecten ossis pubis, q Tuberculum pubicum, r Eminentia iliopectinea, s Tuber ischiadicum, t Arcus ischiadicus, u Incisura ischiadica minor, v Sitzbeinkamm, w For. obturatum.

ebene durch die knorplige, im Alter (mit 7—9 Jahren) m. o. w. verknöchernde Beckenfuge, *Symphysis pelvis* (Fig. 234 u. 236 o, o'), miteinander verbinden. Jedes Hüftbein besteht aus dem Darm-, Scham- und Sitzbein, die beim Fetus durch Knorpel getrennt sind und im Acetabulum zusammenstossen.

Die Hüftbeine sind platte Knochen, die aus schwammiger Knochensubstanz und einer kompakten Knochenrinde bestehen. Scham- und Sitzbein sind schon bei oder bald (2—3 Monate) nach der Geburt miteinander verschmolzen, das Darmbein verwächst mit ihnen am Ende des 1. oder im Anfang des 2. Lebensjahres.

1. Das **Os ilium, Darmbein** (Fig. 234—236 D), der kraniodorsale Teil des Hüftbeins, bildet kraniodorsal die breitere *Ala oss. ilium*, den Darmbeinflügel (Fig. 234 u. 235 1), der sich nach der Gelenkpfanne hin zu dem fast dreieckigen, kaudoventral gerichteten *Corpus oss. ilium*, der Darmbeinsäule (Fig. 234 u. 235 2), verschmälert. Die fast glatte, leicht konkave Aussenfläche, *Facies glutaea* (Fig. 234 f), des

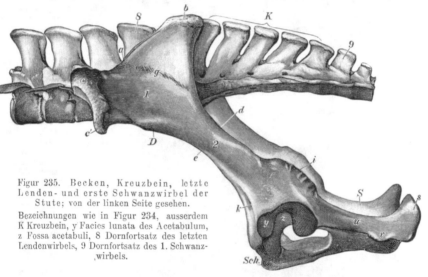

Figur 235. Becken, Kreuzbein, letzte Lenden- und erste Schwanzwirbel der Stute; von der linken Seite gesehen.
Bezeichnungen wie in Figur 234, ausserdem K Kreuzbein, y Facies lunata des Acetabulum, z Fossa acetabuli, 8 Dornfortsatz des letzten Lendenwirbels, 9 Dornfortsatz des 1. Schwanzwirbels.

Darmbeinflügels wird durch die schwache, rauhe *Linea glutaea* (Fig. 234 u. 235 g) in eine kleinere, fast dreieckige mediale und eine grössere, unregelmässig-viereckige laterale Fläche geteilt. Die schwach gewölbte Innenfläche, *Facies pelvina* (Fig. 236), wird durch die flache *Linea arcuata* (Fig. 236 g) in die mediale rauhe, dreieckige *Pars articularis* und in die laterale glatte, länglich-viereckige *Pars iliaca* (Fig. 236 f) geschieden. Von der *Pars articularis* (Fig. 236 h) hebt sich eine schmale, längsovale, überknorpelte *Facies auricularis*, Gelenkfläche (Fig. 236 i), ab, die zur Verbindung mit der Ala sacralis bestimmt ist; von ihr aus zieht eine scharfe, mitunter recht undeutliche *Crista iliopectinea* (Fig. 236 k) über die Darmbeinsäule bis zum Schambeinkamm; ungefähr in der Mitte ist die Crista zu dem kleinen, flachen *Tuberculum psoadicum* (Fig. 234 u. 236 l) verdickt. An der *Pars iliaca*, die ein grösseres Ernährungsloch enthält, verlaufen eine schwächere und eine stärkere Gefässrinne für die A. iliolumbalis (Fig. 236 1) und circumflexa femoris lateralis (Fig. 236 2). Der etwas konkave kraniale Rand, die *Crista iliaca*, der Darmbeinkamm (Fig. 234 u. 236 a), ist medial stark aufgebogen. Der schwach ausgehöhlte laterale Rand (Fig. 234—236 e) wird an der Darmbeinsäule dicker und besitzt dorsal von der Gelenkpfanne 2 seichte, rauhe Gruben; in ihnen befestigten sich die Ursprungssehnen des M. rectus femoris (Fig. 234 u. 235 k, 236 ₄). Der mediale Rand bildet die tiefe *Incisura ischiadica major*, den grossen Beckenausschnitt (Fig. 234—236 d), an den sich die dorsal von der Gelenkpfanne gelegene, starke, rauhe *Spina ischiadica*, der Pfannenkamm (Fig. 234 u. 235 i), anschliesst.

Der mediale Darmbeinwinkel, Darmbeinhöcker, *Tuber sacrale* (Fig. 38 17', 234—236 b), ist wenig verdickt und nicht weit von dem der anderen Seite entfernt.

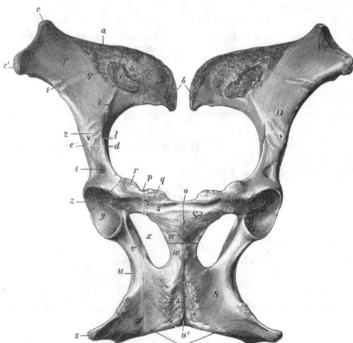

Figur 236.
Becken einer Stute; von der ventralen Seite gesehen.
D Os ilium, Sch Os pubis; S Os ischii.

a Crista iliaca, b Tuber sacrale, c, c' Tuber coxae, d Incisura ischiadica major, e lateraler Darmbeinrand, f Pars iliaca, g Linea arcuata, h Pars articularis, i Facies auricularis, k Crista iliopectinea, l Tuberculum psoadicum, m Ramus acetabularis und n Ramus symphyseos des Schambeins, o, o' Symphysis pelvis, p Pecten ossis pubis, q Tuberculum pubicum, r Eminentia iliopectinea, s Tuber ischiadicum, t Arcus ischiadicus, u Incisura ischiadica minor, v Ramus acetabularis und w Ramus symphyseos des Sitzbeins, x Foramen obturatum, y Facies lunata des Acetabulum, z Fossa acetabuli.
1 Rinne für die A. iliolumbalis, 2 Rinne für die A. circumflexa femoris lateralis, 3 Rinne für das Lig. accessorium, 4 Grube für den Ursprung des M. rectus femoris, 5 Muskelrauhigkeit.

Beide bilden den Anfang der Kruppe und schliessen den 1. Dornfortsatz des Os sacrum ein. Der starke laterale Darmbeinwinkel, Hüfthöcker, *Tuber coxae* (Fig. 38 17, 234—236 c, c'), stellt einen langgezogenen, schräg dorsomedial und kranial gerichteten Kamm dar, der an beiden Enden beulenartig verdickt ist. Der Hüfthöcker bildet die Grundlage der Hüfte. Der ventrale Winkel (Fig. 234 h) bildet den kraniolateralen Teil der Gelenkpfanne und verschmilzt mit dem Scham- und Sitzbein.

Das Os ilium entwickelt sich aus 3 für den Körper, den Kamm und die Gelenkpfanne bestimmten Stücken; der Kamm und die beiden Winkel sind bei jungen Tieren noch knorplig; später verknöchern sie und verschmelzen mit dem Darmbein (die beiden Winkel nach Ussow [641] ungefähr im 4.—5. Lebensjahre).

2. Die **Ossa pubis, Schambeine** (Fig. 234—236 Sch), die kleinsten Beckenknochen, bilden den kranialen Teil der ventralen Beckenwand und bestehen jedes aus dem Queroder Pfannenast und dem Längs- oder Fugenast, die im rechten Winkel zusammenstossen. Der *Ramus acetabularis* (Fig. 234 ₃ u. 236 m) geht von der Gelenkpfanne medial und stösst median an den der anderen Seite. Sein medialer Abschnitt geht ohne Grenze im rechten Winkel in den neben der Medianebene kaudal gerichteten *Ramus symphyseos* (Fig. 234 ₄ u. 236 n) über, der an den medialen Sitzbeinast stösst. Die etwas konkave Innenfläche, *Facies pelvina*, des Schambeins fällt nach dem For. obturatum zu etwas ab; die schwach konvexe, ventrale Aussenfläche, *Facies externa* (Fig. 236), enthält eine seichte, breite Querfurche zur Aufnahme des Lig. accessorium (s. S. 190 u. Fig. 236 ₃); der mediale Rand bildet mit dem der anderen Seite die *Symphysis ossium pubis*, Schambeinfuge (Fig. 234 u. 236 o), deren Verknöcherung frühzeitig kranial beginnt. Der kaudale und laterale Rand helfen das For. obturatum (Fig. 236 x) begrenzen; der kraniale Rand ist zum *Pecten ossis pubis*, Schambeinkamm (Fig. 234 u. 236 p), verdickt; er besitzt in der Nähe des lateralen Endes die rauhe *Eminentia iliopectinea* (Fig. 234 u. 236 r) und nächst der Fuge das höckerige *Tuberculum pubicum* (Fig. 234 u. 236 q).

Das Schambein entwickelt sich aus 3 Stücken, von denen je eines den Gelenkpfannenteil, den Hauptteil des Pfannenastes und den Fugenast bildet.

3. Die **Ossa ischii, Sitzbeine** (Fig. 234—236 S), bilden den kaudalen Teil der ventralen Beckenwand und bestehen jedes aus den beiden Ästen (Fig. 234 ₆ u. ₇), die sich kaudal zum breiten, unpaaren Körper, *Corpus oss. ischii* (Fig. 234 ₅), verbinden. Am Sitzbein unterscheidet man eine nach der Beckenfuge zu etwas abfallende Innenfläche, *Facies pelvina*, und eine schwach gewölbte Aussenfläche, *Facies externa* (Fig. 236), einen dicken, glatten, gerundeten, konkaven lateralen Rand, der die *Incisura ischiadica minor,* den kleinen Beckenausschnitt (Fig. 234—236 u), bildet, ferner einen konkaven kranialen Rand, der zur Begrenzung des For. obturatum beiträgt, einen medialen Rand, der sich mit dem der anderen Seite zur *Symphysis ossium ischii*, Sitzbeinfuge (Fig. 234 u. 236 o′), vereinigt und einen verdickten kaudalen Rand, der mit dem der anderen Seite den stark konkaven *Arcus ischiadicus*, Sitzbeinausschnitt (Fig. 234 u. 236 t), bildet. Da, wo der laterale und kaudale Rand zusammenstossen, entsteht das kammartige *Tuber ischiadicum,* der Sitzbeinhöcker (Fig. 234—236 s), mit einem dickeren medialen und einem schwächeren lateralen Winkel. Der letztere geht in den an der ventralen Fläche des Knochens befindlichen Sitzbeinkamm (Fig. 234 u. 235 v) über.

Der *Ramus acetabularis,* Pfannenast des Sitzbeins (Fig. 234 ₆ u. 236 v), ist stark, fast dreikantig, bildet den grösseren Teil der Gelenkpfanne und verbindet sich in ihr mit dem Darm- und Schambein. Sein dorsaler Rand geht nach der Darmbeinsäule zu in die dorsal von der-Gelenkpfanne gelegene *Spina ischiadica*, den Pfannenkamm (s. S. 172), über; kaudal von ihm findet sich eine flache Rinne für die Sehne des M. obturator int. Der *Ramus symphyseos*, Fugenast des Sitzbeins (Fig. 234 ₇ und 236 w), ist schmäler und dünner. Die Sitzbeinfuge verknöchert später als die Schambeinfuge und kaudal meist nicht vollständig.

Das Sitzbein entwickelt sich von zwei Verknöcherungspunkten aus, von denen einer für den Sitzbeinhöcker bestimmt ist. Dieser ist bei jungen Tieren noch knorplig, später verknöchert er, verschmilzt aber erst sehr spät mit dem Sitzbein, so dass er selbst bei 5jährigen Tieren noch getrennt ist (Ussow [641]); bei Neugeborenen bildet das Sitzbein fast die gradlinige Verlängerung des Darmbeins.

Zwischen der Gelenkpfanne und den Ästen des Sitz- und Schambeins bleibt das grosse, fast runde **For. obturatum, Verstopfungsloch** (Fig. 234 w u. 236 x). Das von

allen 3 Beckenknochen gebildete, länglich-runde **Acetabulum,** die **Gelenkpfanne**
(Fig. 236 y, z), nimmt das Caput femoris auf und hat medial die tiefe *Incisura acetabuli,*
den Pfannenausschnitt, der im Zentrum der Pfanne die *Fossa acetabuli,* Pfannen-
grube (Fig. 235 u. 236 z), bildet; hierdurch nimmt die überknorpelte Fläche eine halbmondförmige Gestalt an (*Facies lunata*) (Fig. 235 u. 236 y).

4. Das Becken als Ganzes (Fig. 38 u. 235).

Die **Beckenhöhle** wird begrenzt:
dorsal durch das Os sacrum und die ersten 4 Schwanzwirbel, ventral durch die Ossa pubis
und ischii, seitlich durch die Ossa ilium und die Ligg. sacrospinosa et -tuberosa. An
diesen Knochen und Bändern liegen starke Muskelmassen. Der B e c k e n e i n g a n g , die
Apertura pelvis cranialis (sup. N.), stellt ein ventrokaudal gerichtetes Halboval dar und
wird von der *Linea terminalis* umsäumt; diese beginnt am Promontorium des Kreuzbeins
und folgt dem kranialen Rande der Ala sacralis, der Crista iliopectinea und dem Pecten
ossis pubis. Der kranial von ihr gelegene Teil der Beckenhöhle geht in die Bauchhöhle über; beim Menschen ist er infolge der stärkeren Entwicklung der Darmbeinflügel besser ausgeprägt und heisst g r o s s e s B e c k e n ; erst das kaudal von der Linea
terminalis gelegene k l e i n e B e c k e n des Menschen bildet die eigentliche Beckenhöhle
der Haustiere, so dass man bei ihnen am besten nur von einer einzigen Beckenhöhle
spricht. Der B e c k e n a u s g a n g , die *Apertura pelvis caudalis (inf. N.)* (Beckenboden
des Menschen), ist enger als der Beckeneingang und wird durch den Arcus ischiadicus,
den kaudalen Rand der Kreuz-Sitzbeinbänder und den 4. Schwanzwirbel begrenzt.
D e r k r a n i a l v o n d e r P f a n n e g e l e g e n e T e i l d e s B e c k e n s v e r h ä l t s i c h z u
d e m k a u d a l g e l e g e n e n A b s c h n i t t w i e 3 : 2 o d e r 5 : 3 (Fig. 206).

Zur Bestimmung der **Höhen- und Querdurchmesser der Beckenhöhle** kommen folgende
Linien in Betracht: die *Conjugata vera* und die *Conj. diagonalis* bezeichnen die Entfernung
zwischen dem Promontorium des Kreuzbeins und dem kranialen bzw. kaudalen Ende der Beckenfuge; den s e n k r e c h t e n D u r c h m e s s e r d e s B e c k e n e i n g a n g s drückt eine senkrecht vom
kranialen Ende der Beckenfuge zur ventralen Fläche des Kreuzbeins gezogene Linie aus. Von
den Q u e r d u r c h m e s s e r n d e s B e c k e n e i n g a n g s verläuft der dorsale vom lateralen Ende des
linken zum lateralen Ende des rechten Kreuzbeinflügels, der m i t t l e r e vom linken zum rechten
Tuberculum psoadicum und der v e n t r a l e von der linken zur rechten Eminentia iliopectinea. Der
m i t t l e r e Q u e r d u r c h m e s s e r , *Diameter transversus,* bezeichnet die Entfernung zwischen der
Mitte der linken und der rechten Spina ischiadica, der k a u d a l e Q u e r d u r c h m e s s e r die Entfernung zwischen dem medialen Ende der beiden Sitzbeinhöcker[1].

Bei a l t e n T i e r e n werden die Beckenknochen dünner (Schwund der Diploë), die Ränder und
Kämme scharf und rauh, die Gefässrinnen tief, die Facies glutaeae stärker ausgehöhlt (Ussow [641]).

Geschlechtsunterschiede. Das Becken der w e i b l i c h e n T i e r e ist geräumiger
als das der m ä n n l i c h e n (Fig. 237 u. 238). Infolgedessen sind die symmetrischen
Punkte (Gelenkpfannen, Pfannenkämme, Sitzbeinhöcker usw.) weiter voneinander entfernt;
die ventrale Beckenwand ist breiter und meist auch flacher; die Darmbeinsäulen nehmen
eine mehr parallele Stellung beim weiblichen Tiere ein (Sussdorf [613]). Alle in das
Becken vorspringenden Ränder, Kämme, Stachel usw. sind gerundet, geglättet und abgeflacht. Bei der S t u t e ist die ventrale Wand des Beckens b r u s t w ä r t s abschüssig und
ausgehöhlt, das Tuberculum pubicum nicht ausgeprägt, die Incisura ischiadica major
nicht tief, der Arcus ischiadicus breit und flach; der senkrechte Durchmesser des Beckeneingangs trifft das 3. For. sacrale; der mittlere Querdurchmesser ist gross. Beim H e n g s t e
ist die ventrale Beckenwand k a u d a l abschüssig, das Tuberculum pubicum stark, die
Incisura ischiadica major tief, der Arcus ischiadicus schmal und tief; der senkrechte
Durchmesser des Beckeneingangs trifft das 1. For. sacrale. Das Becken der W a l l a c h e
ähnelt dem der Stute, wenn frühzeitig kastriert wurde; ihr Tuberculum pubicum ist
klein und ihr Arcus ischiadicus breit und flach.

---

1) Genaueres über die relativen und absoluten Masse der Durchmesser s. Schmaltz [548];
Franck [178]; Padelt [457]; Sussdorf [613]; Ellenberger und Baum [156]; Kiesewalter [302]; Lesbre [355]; Arloing [9]; Ussow [641].

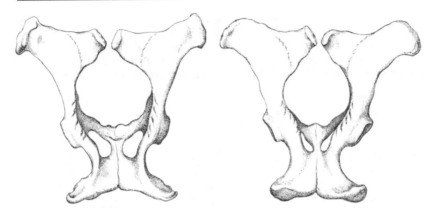

Figur 237. Becken der Stute.   Figur 238. Becken des Hengstes.

Bei 2 Pferdebecken (je einem von Stute und Hengst), bei denen die Entfernung des lateralen Darmbeinwinkels vom Sitzbeinhöcker 40 cm betrug, stellten wir für die hauptsächlichsten Durchmesser der Beckenhöhle folgende Masse (in cm ausgedrückt) fest:

	weibl. Becken	männl. Becken
Conjugata vera	23	18
Conjugata diagonalis	33$\frac{1}{2}$	30$\frac{1}{4}$
Mittlerer Querdurchmesser des Beckenhöhleneingangs	22$\frac{1}{2}$	20$\frac{1}{2}$
Mittlerer Querdurchmesser der Beckenhöhle	17$\frac{1}{2}$	15$\frac{1}{2}$
Kaudaler Querdurchmesser der Beckenhöhle	15	14

b) Das Os femoris, Oberschenkelbein, des Pferdes (Fig. 38, 239, 240 u. 241).

Das Os femoris, der stärkste Röhrenknochen des Skeletts, bildet die Grundlage des Oberschenkels (Femur). Es ist schräg vor- und abwärts gerichtet (Fig. 38 19) und verbindet sich mit dem Os coxae zu einem freien Gelenk, mit der Tibia zu einem unvollkommenen Wechselgelenk.

Die Linien: kraniomedialer Winkel des Tuber coxae — mittlerer Umdreher des Os femoris — Tuberositas tibiae bilden einen Winkel (Pfannenwinkel) von etwa 95⁰ und die Linien: mittlerer Umdreher des Oberschenkelbeins — Tuberositas tibiae — Malleolus lateralis tibiae den Kniewinkel von etwa 120⁰ (Schmaltz [542]).

Das **proximale Endstück**, die *Extremitas (Epiphysis) proximalis*, trägt am freien Ende das flachkugelige *Caput femoris*, den Gelenkkopf (Fig. 239 u. 240 a), der medial die tiefe, fast dreieckige *Fovea capitis*, Bandgrube (Fig. 239 u. 240 b), zum Ansatz des Lig. teres besitzt und durch ein wenig deutliches *Collum femoris*, den Hals (Fig. 239 u. 240 c), abgesetzt ist. Lateral werden Kopf und Hals vom Trochanter major (Fig. 239—241 d u. e) überragt, der durch einen Einschnitt (Fig. 239—241 f) in den kammförmigen, fast sagittal gestellten, im Niveau des Gelenkkopfs liegenden mittleren Umdreher (Fig. 240 u. 241 e) und den kaudal an ihn sich anschliessenden, erheblich höheren oberen Umdreher (Fig. 239—241 d) zerfällt. An der medialen Seite des mittleren Umdrehers befinden sich mehrere kleinere Ernährungslöcher, während sein freier Rand und ein kleiner Teil seiner lateralen Fläche überknorpelt sind. Dicht distal von dieser Stelle befindet sich eine lange, rauhe Knochennarbe für den Ansatz des M. glutaeus accessorius (Fig. 241 e'). Zwischen oberem Umdreher, Caput und Collum liegt die tiefe *Fossa trochanterica*, Umdrehergrube (Fig. 239 h).

Das **Mittelstück**, der **Körper**, das *Corpus (Diaphysis) femoris*, ist rumpfseitig etwas breiter als knieseitig; seine glatte, gewölbte Vorderfläche fliesst mit den

Seitenflächen ohne Grenze zusammen; seine Hinterfläche ist grösstenteils rauh, besonders zwischen proximalem und mittlerem Femurdrittel. Am lateralen Rande des Knochens zwischen seinem mittleren und distalen Drittel liegt die tiefe *Fossa plantaris,* Beugergrube (Fig. 239 u. 241 o), für den Ursprung des M. flexor digit. ped. sublimis. An der Grenze der lateralen zur hinteren Fläche springt zwischen proximalem und

Figur 239.   Figur 240.   Figur 241.

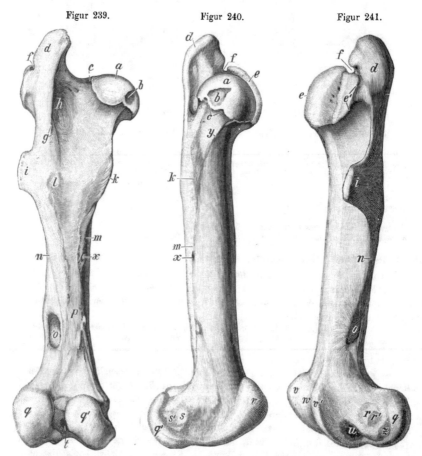

Figur 239. Linkes Os femoris des Pferdes; von der kaudalen Seite gesehen.
    „ 240.   „   „   „   „   „   „   medialen   „   „
    „ 241.   „   „   „   „   „   „   lateralen   „   „

a Caput femoris, b Fovea capitis, c Collum femoris, d oberer und e mittlerer Umdreher, e' Anheftungsstelle des M. glutaeus accessorius, f Einschnitt zwischen oberem und mittlerem Umdreher, g Linea intertrochanterica post., h Fossa trochanterica, i Trochanter tertius, k Trochanter minor, l rauhe Stelle für eine Sehne des M. biceps femoris, m Labium mediale und n Labium laterale der Facies aspera, o Fossa plantaris, p Rinne für die Schenkelgefässe, q lateraler und q' medialer Condylus, r Epicondylus lateralis mit der entsprechenden Bandgrube r', s Epicondylus medialis mit der entsprechenden Bandgrube s', t Fossa intercondyloidea, u Fossa extensoria, v medialer und v' lateraler Rollkamm, w Rollfurche, x Foramen nutritium, y Linea intertrochanterica anterior, z Fossa musculi poplitei.

mittlerem Drittel des Knochens der fast dreieckige, platte, etwas nach vorn gebogene *Trochanter tertius,* dritte (laterale) Umdreher (Fig. 38 $_{22}$, 239 u. 241 i), vor; von ihm geht beiderseits ein undeutlicher Knochenkamm, das *Labium laterale,* die laterale Oberschenkelleiste (Fig. 239 u. 241 n), aus. Dem Trochanter tertius gegenüber befindet sich am Übergang der medialen in die hintere Fläche der langgezogene, kammartige, rauhe *Trochanter minor,* kleine Umdreher (Fig. 38 $_{21}$, 239 u. 240 k), der ebenfalls nach beiden Seiten in eine Knochenleiste, das *Labium mediale,* die mediale Oberschenkelleiste (Fig. 239 u. 240 m), ausgeht. Von ihm aus zieht im flachen Bogen über die hintere Fläche des Knochens die rauhe *Linea intertrochanterica posterior,* Umdreherleiste (Fig. 239 g), zum oberen Umdreher.

Diese Leiste ist meist nicht deutlich und distal von der Fossa trochanterica sogar unterbrochen. An der vorderen Seite befindet sich auch eine rauhe Leiste, *Linea intertrochanterica anterior hom.* (Fig. 240 y), die vom lateralen Teil des Collum zum Trochanter minor zieht; distal von diesem findet sich ein grosses Ernährungsloch (Fig. 239 u. 240 x) und distal davon eine seichte Rinne für die grossen Schenkelgefässe (Fig. 239 p).

Das **distale Endstück,** die *Extremitas (Epiphysis) distalis,* trägt 2 überknorpelte, stark gewölbte Knopffortsätze, *Condylus lateralis* und *medialis* (Fig. 239—241 q u. q'), von denen der mediale etwas stärker ist als der laterale. Hinten sind beide Kondylen durch die tiefe *Fossa intercondyloidea,* den Kniekehlenausschnitt (Fig. 239 t), dessen vorderer Teil mehrere Ernährungslöcher und Bandgruben enthält, getrennt. Seitlich finden sich an jedem Condylus ein *Epicondylus,* Bandhöcker (Fig. 240 u. 241 r u. s), und eine Bandgrube (Fig. 240 u. 241 r' u. s'), am Condylus lateralis ausserdem eine rauhe Grube zur Anheftung der Sehne des M. popliteus, *Fossa musculi poplitei* (Fig. 241 z). Vorn am distalen Endstück findet sich die Kniescheibengleitfläche, *Facies articularis patellaris,* in Form der Kniescheibenrolle, die aus der sagittalen Rollfurche (Fig. 241 w) und 2 seitlichen, zehenwärts etwas konvergierenden Rollkämmen (Fig. 241 v, v') besteht.

Von den beiden Rollkämmen, deren der Rollfurche abgekehrte Fläche auch noch von Gelenkknorpel überzogen ist, ist der mediale stärker, reicht ausserdem weiter beckenwärts und ist am proximalen Ende beulenartig verdickt. Die Facies patellaris steht durch 2 schmale Brücken mit der Gelenkfläche der Kondylen in Verbindung. Über der Facies patellaris befindet sich eine seichte *Fovea suprapatellaris,* ferner zwischen lateralem Rollkamm und Condylus lateralis nahe dem distalen Rande des Knochens eine Grube für den Ursprung des M. extensor digit. ped. long. u. peronaeus tertius, die *Fossa extensoria,* Streckergrube (Fig. 241 u u. 243 b).

Das Oberschenkelbein entwickelt sich von 5 Knochenkernen aus, je einem im Mittel- und distalen Endstück, zwei im proximalen Endstück und einem in der Spitze des Trochanter tertius. Die Markhöhle des Mittelstücks ist gross.

Die **Patella,** Kniescheibe (Fig. 38 $_{23}$, 221, 243 $_2$ u. 263 $_2$), ist ein grosses, in die Sehne des M. quadriceps eingeschobenes, dreiseitiges Sesambein, das aus einer nur dünnen Compacta und aus spongiöser Knochensubstanz besteht. Die unregelmässig-viereckige *Facies libera* ist rauh und gewölbt, die *Facies articularis* wird durch eine flache Erhöhung in zwei seitlich abfallende Hälften geteilt und artikuliert mit dem Oberschenkelbein. Die beckenseitige *Basis patellae* ist nahezu dreieckig und rauh; der mittlere Teil ihres vorderen Randes bildet einen beckenwärts gerichteten, stumpfen Fortsatz. Der laterale Winkel ist stumpf; an den medialen Winkel und an den Rand, der von ihm zur *Apex patellae* verläuft, befestigt sich ein starker, hakenförmig gekrümmter Ansatzknorpel, die *Fibrocartilago patellae* (Fig. 262 $_7$ u. 263 $_{2'}$), welche die Gelenkfläche vergrössert und die Kniescheibe mit in der Lage erhält.

c) Die Ossa cruris, das Unterschenkelskelett, des Pferdes (Fig. 38 $_{24, 25}$, 242).

Das die Grundlage des Unterschenkels, *Crus,* bildende Skelett besteht aus dem stärkeren medialen Schienbein und dem erheblich schwächeren lateralen Wadenbein.

Die **Tibia,** das **Schienbein** (Fig. 38 $_{24}$, 242 $_1$, 243 $_3$), ist ein starker Röhren-knochen, der schräg fuss- und rückwärts zwischen Os femoris und Tarsus liegt und sich mit dem ersteren zu einem unvollständigen Wechsel-, mit dem letzteren zu einem Schrauben-gelenk verbindet. Das **Mittelstück,** *Corpus (Diaphysis) tibiae,* ist im proximalen Drittel dreikantig, weil an der vorderen Seite die starke, fusswärts und etwas medial verlaufende und allmählich niedriger werdende *Crista tibiae,* Schienbeingräte(Fig.242f'), vorspringt,

so dass eine ausgehöhlte laterale und eine schwach gewölbte mediale Fläche entstehen. Das proximale Ende der Crista ist zur *Tuberositas tibiae,* Schienbeinbeule (f), verdickt.

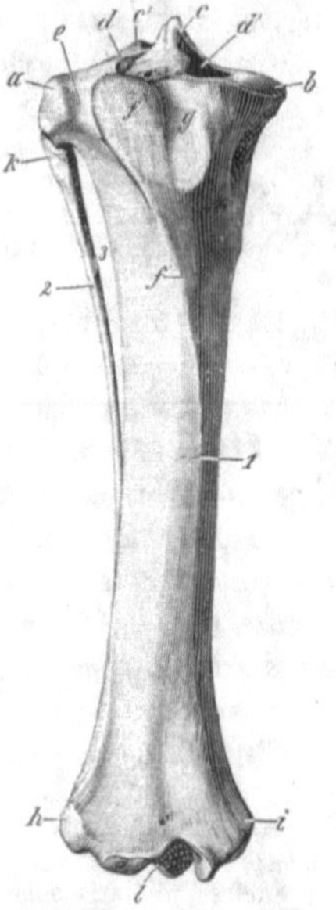

Figur 242.
Unterschenkelskelett des Pferdes; von vorn ge-sehen.
1 Tibia, 2 Fibula, 3 Unter-schenkelspalte. a Condylus lateralis und b Condylus me-dialis tibiae, c, c' Eminentia intercondyloidea, d, d' Band-gruben, c Muskelausschnitt, f, f' Tuberositas bzw. Crista tibiae, g Grube für den An-satz des mittleren geraden Kniescheibenbandes, h Mal-leolus fibularis, i Malleolus tibialis, k Köpfchen der Fi-bula, l Schraubenkamm.

Zehenwärts ist die Crista ziemlich scharf abgesetzt; medial ist sie rauh (Insertionsnarbe für den M. semitendinosus); ihre beiden Flächen fliessen zehenwärts allmählich zu einer vorderen Fläche des Knochens zusammen, so dass dieser in der distalen Hälfte von vorn nach hinten zusammengedrückt erscheint. Die fast ebene hintere Fläche enthält rauhe Muskelleisten, *Lineae musculares,* und im proximalen Viertel ein Ernährungsloch. Die Seitenränder werden distal flächenartig breit.

Das **proximale Endstück,** die *Extremitas (Epiphysis) proximalis,* ist der dickste und breiteste Teil des Knochens und zerfällt in die beiden *Condyli tibiae,* Schienbein-knorren (a und b), die an ihrer freien Fläche überknorpelt und durch die *Eminentia intercondyloidea,* den Zwischen-knorrenfortsatz (c, c'), geschieden sind. Der laterale Condylus ist am Rande beulenartig verdickt und trägt eine kleine Gelenkfläche, *Superficies articularis fibularis,* zur Auf-nahme des Capitulum fibulae. Hinten werden beide Kon-dylen durch die *Incisura poplitea,* den Kniekehlenaus-schnitt, getrennt. Ihm gegenüber befindet sich vorn die Schienbeinbeule (s. oben); zwischen ihr und dem late-ralen Condylus ist der Gelenkrand, *Margo infraglenoidalis,* fast halbkreisförmig ausgeschnitten: *Sulcus muscularis,* Muskelausschnitt (e und Fig. 243 d), zur Aufnahme der Ursprungssehne des M. extensor digitalis longus u. peronaeus tertius.

Die *Eminentia intercondyloidea* besteht aus 2 durch eine Vertiefung getrennten Knochenkämmen, dem *Tuberculum intercondy-loideum laterale* (Fig. 242 c') *et mediale* (c). Die etwas konkave Gelenkfläche des medialen Condylus ist nahezu dreieckig und liegt etwas tiefer als die fast viereckige und ebene Gelenkfläche des lateralen Condylus. Beide setzen sich auf die ihnen zuge-kehrte Seite der Eminentia intercond. fort. Vor und hinter der Eminentia intercond. finden sich Bandgruben und zwar hinten eine, die *Fossa intercondyloidea post.,* vorn zwei, die *Fossae intercondyloideae anteriores* (d, d'). Medial von der Schienbein-beule findet sich eine beckenwärts glatte, fusswärts rauhe Ver-tiefung (g) zur Anheftung des mittleren geraden Bandes der Kniescheibe.

Das **distale Endstück,** die *Extremitas (Epiphysis) distalis,* ist schmäler als das proximale, jedoch breiter als der Körper und trägt zur Verbindung mit dem Os tarsi tibiale eine schräg nach hinten und medial gerichtete *Cochlea tibiae,* Gelenkschraube, die aus einem hohen, mittleren Schraubenkamm (l) und 2 tiefen, seitlichen Schrauben-rinnen besteht. Beiderseits wird die Gelenkschraube von einem beulenartigen Band-höcker, dem *Malleolus tibialis et fibularis,* medialen und lateralen Knöchel (i bzw. h und Fig. 243 f), überragt, deren der Cochlea tibiae zugewendete Fläche überknorpelt ist. Am lateralen Knöchel (Fig. 242 h) befindet sich eine deutliche, am medialen eine schwache Sehnenrinne.

Der Schraubenkamm besitzt in der Mitte eine Synovialgrube und geht rückwärts in einen starken, spitzen, vorwärts in einen breiteren, niedrigeren Fortsatz über; beide Fortsätze hindern die übermässige Streckung oder Beugung des Gelenks zwischen Tibia und dem Os tarsi tibiale.

Die Tibia entwickelt sich von 5 Knochenkernen aus, je einem im Körper, in der Schienbeinbeule, dem proximalen und distalen Endstück und dem lateralen Knöchel; der letztere (Fig. 242 h) muss als das distale Ende der Fibula angesehen werden (S. 168); die Grenze zwischen ihm und dem distalen Ende der Tibia wird auch bei erwachsenen Pferden häufig noch durch eine feine Linie in der lateralen Schraubenrinne angedeutet. Die Balken der distal sehr dichten Substantia spongiosa verlaufen hauptsächlich quer, am proximalen Endstück meist geradlinig von den Gelenkflächen zur kompakten Rinde. Bei den übrigen Haustieren entsteht das Schienbein aus 4 Kernen, da der laterale Knöchel der Fibula angehört, die sich beim Schweine und den Fleischfressern aus 3 Kernen (Körper, proximales und distales Endstück) entwickelt.

Die **Fibula, das Wadenbein** (Fig. 38 $_{25}$, 242 $_2$, 243 $_4$), besteht hauptsächlich aus kompakter Substanz, liegt lateral an der Tibia und reicht nur bis etwa zu deren Mitte, trägt jedoch zur Bildung des Femorotibialgelenks nicht bei. Das seitlich abgeplattete und beulenartig verdickte proximale Ende, das *Capitulum fibulae*, Köpfchen des Wadenbeins (Fig. 242 k u. 243 g), besitzt medial eine kleine Gelenkfläche zur Artikulation mit der Tibia, *Facies articularis capituli;* fusswärts verschmälert sich das Köpfchen bald so, dass das Wadenbein die Form eines abgerundeten Dornes mit stumpfer Spitze erhält. Abgesehen von beiden

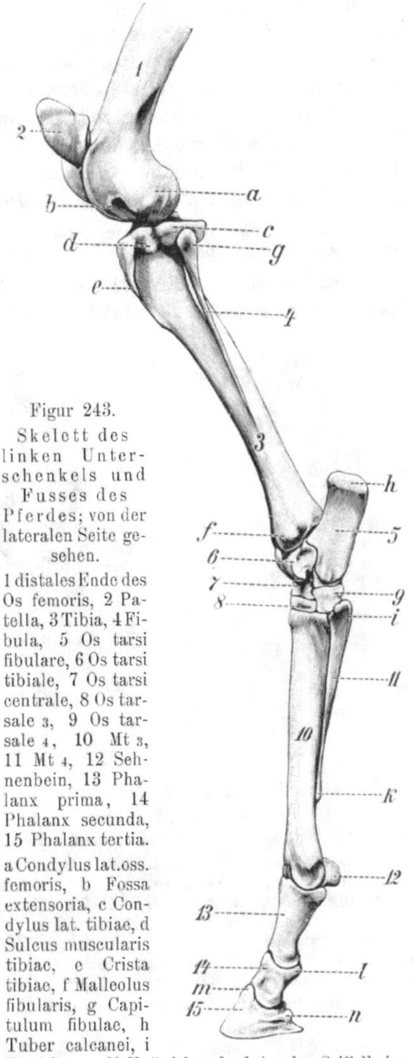

Figur 243.
Skelett des linken Unterschenkels und Fusses des Pferdes; von der lateralen Seite gesehen.

1 distales Endstück des Os femoris, 2 Patella, 3 Tibia, 4 Fibula, 5 Os tarsi fibulare, 6 Os tarsi tibiale, 7 Os tarsi centrale, 8 Os tarsale 3, 9 Os tarsale 4, 10 Mt 3, 11 Mt 4, 12 Sehnenbein, 13 Phalanx prima, 14 Phalanx secunda, 15 Phalanx tertia. a Condylus lat. oss. femoris, b Fossa extensoria, c Condylus lat. tibiae, d Sulcus muscularis tibiae, e Crista tibiae, f Malleolus fibularis, g Capitulum fibulae, h Tuber calcanei, i Köpfchen und k Knöpfchen des lateralen Griffelbeins, l Kronbeinlehne, m Hufbeinkappe, n Hufbeinast.

Enden bleibt zwischen Fibula und Tibia das *Spatium interosseum cruris,* die Unterschenkelspalte (Fig. 242 $_3$), die grösstenteils durch ein Band ausgefüllt wird.

d) Tarsus, Hinterfusswurzel, des Pferdes (Fig. 38 $_{26}$, 244 u. 245).

Das Tarsalskelett, das Skelett des Sprunggelenks, wird von 6, mitunter 7 kurzen Knochen, *Ossa tarsi* (Fig. 244 u. 245), gebildet, die aus Spongiosa und aus einer relativ starken kompakten Rinde bestehen. Sie liegen lateral in 2, medial in

12*

3 Reihen übereinander. Die proximale oder Krural-(Unterschenkel-)reihe wird durch das mediale Os tarsi tibiale (b) und das laterale Os tarsi fibulare (a) gebildet. Das erstere verbindet sich mit der Tibia zu einem Wechsel-(Schrauben-)gelenk; an der Streckseite überragt ein starker Fortsatz des Os tarsi fibulare das Sprunggelenk beckenwärts; er dient zur Anheftung von Muskeln. Die distale oder Metatarsal-(Mittelfuss-)reihe besteht aus 3, mitunter 4, von der medialen Seite aus als Os tarsale *1* u. *2, 3, 4* (d, e, f) gezählten Knochen und ruht auf dem Mittelfussskelett; zwischen beide Reihen schiebt sich von der medialen Fläche aus das Os tarsi centrale (c) ein.

Der Sprunggelenkswinkel (Tuberositas tibiae — Malleolus lateralis tibiae — lateraler Bandhöcker des Mt 3) beträgt ca. 140° (Schmaltz [542]).

Der Tarsus im Ganzen hat 6 Flächen; die dorsale, Fussrücken- oder Beugefläche ist ausgehöhlt, die plantare, Fussohlen- oder Streckfläche uneben und medial vertieft, die laterale (fibulare) schwach gewölbt, die mediale(tibiale) proximal vertieft, weiter zehenwärts schwach gewölbt; die proximale und distale sind Gelenkflächen zur Verbindung mit dem Unterschenkel- bzw. Mittelfussskelett.

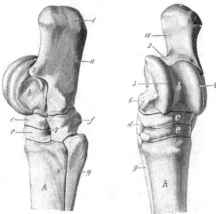

Linkes Tarsalskelett des Pferdes.

Figur 244. Von der   Figur 245. Von der vorderen
lateralen Seite gesehen.   (dorsalen) Seite gesehen.

a Os tarsi fibulare, b Os tarsi tibiale, c Os centrale, d Os tarsale *1* u. *2*, e Os tarsale *3*, f Os tarsale *4*, g laterales und g′ mediales Griffelbein, h Hauptmittelfussknochen (Mt 3).
1 Tuber calcanei, 2 Sustentaculum tali, 3 Proc. cochlearis, 4 lateraler und 5 medialer Rollkamm, 6 medialer Bandhöcker des Os tarsi tibiale, 7 Canalis tarsi, 8 Rinne für die A. metatarsea dors. lat.

1. Das **Os tarsi tibiale** (Rollbein), **Tt** (Fig. 243 6, 244 u. 245 b), bildet proximal die *Trochlea tali,* Gelenkschraube, deren Rollkämme (Fig. 245 4 u. 5) schräg lateral und zehenwärts so gerichtet sind, dass sie sich gegen eine senkrecht durch die Mitte des Knochens gelegte Ebene unter einem Winkel von 12—15 Grad neigen. Zwischen beiden Rollkämmen findet sich die tiefe Rollfurche mit einer Synovialgrube.

Der mediale Kamm (Fig. 245 5) ist höher als der laterale (Fig. 245 4); die plantare Fläche hat 4 Gelenkflächen zur Verbindung mit dem Os tarsi fibulare. Zwischen ihnen bleibt eine unregelmässig geformte, rauhe, vertiefte Stelle, der *Sulcus tali,* der zusammen mit dem entspr. des Os tarsi tibiale den *Sinus tarsi* bildet. Auf dem dorsalen Teil der lateralen und medialen Fläche setzen sich die Gelenkflächen der Rolle fort; der übrige Teil dieser Flächen ist rauh und enthält je eine Bandgrube; an der medialen grösseren findet sich ein starker Bandhöcker (Fig. 245 6). In die schwach gewölbte distale Gelenkfläche dringt vom lateralen Rande her eine rauhe Einbuchtung tief ein; dorsal von letzterer hebt sich neben dem lateralen Rande eine kleine, fast dreieckige Gelenkfläche ab, die mit dem Os tarsale 4 artikuliert; der übrige Teil der distalen Fläche ruht auf dem Os tarsi centrale.

2. Das **Os tarsi fibulare** (Fersenbein), **Tf** (Fig. 38 26′, 243 5, 244 u. 245 a), liegt plantar- und lateral vom Os tarsi tibiale in der Kruralreihe, ist stark in die Länge gezogen und zerfällt in den Körper, das *Corpus,* und den medialen Fortsatz, das *Sustentaculum tali* (Fig. 245 2). Der Körper bildet an seinem proximalen Ende eine starke Beule, das *Tuber calcanei,* den Fersenhöcker (Fig. 243 h, 244 1). Der mediale Fortsatz

ist an seiner plantaren Fläche ausgehöhlt und glatt, Rollausschnitt des Fersenbeins, *Sulcus musculi flexoris hallucis N.*

Die mediale Fläche des Körpers ist flach ausgehöhlt und zum grössten Teile glatt, die laterale ist fast eben. Der plantare Rand ist relativ sehr breit und gerade, der dorsale Rand in den proximalen zwei Dritteln abgerundet; er endet zehenwärts in dem kleinen, an der medialen Seite mit einer Gelenkfläche versehenen *Proc. cochlearis*, **Rollfortsatz** (Fig. 244 3), an den sich zehenwärts eine schräg gestellte, unregelmässig geformte Fläche anschliesst, die dem Körper und dem medialen Fortsatz angehört und 4 Gelenkflächen zur Artikulation mit dem Talus enthält; zwischen ihnen bleibt eine rauhe und vertiefte Stelle, der *Sulcus calcanei*, der mit dem entspr. des Os tarsi tibiale den *Sinus tarsi* bildet. Das distale Ende des Körpers trägt eine vorwärts abgeschrägte Gelenkfläche, die auf dem Os tarsale 4 ruht.

3. Das **Os tarsi centrale, Tc** (Fig. 243 7, 244 u. 245 c), ist platt und fast viereckig.

Die schwach ausgehöhlte proximale Gelenkfläche verbindet sich mit dem Os tarsi tibiale und wird lateral durch eine rauhe Grube unterbrochen. Die auf dem Os tarsale 3 ruhende distale Gelenkfläche wird durch eine rauhe Grube in einen dorsalen breiten und plantaren schmalen Teil getrennt und enthält eine kleine Gelenkfläche zur Verbindung mit dem Os tarsale 1 u. 2. Der rauhe dorsale und mediale Rand gehen bogenförmig ineinander über; der laterale Rand trägt 2 Gelenkflächen zur Verbindung mit Os tarsale 4.

4. Das **Os tarsale primum et secundum, T 1 u. T 2** (Fig. 245 d), verschmelzen i. d. R. zu einem kleinen, in der Metatarsalreihe am weitesten medial gelegenen Knochen. Nicht selten findet man jedoch zwei getrennte Knochen, das plantar gelegene Os tarsale 1 und das dorsal sich an dieses anschliessende Os tarsale 2.

Der stark konvexe proximale Rand trägt an seiner dorsalen Hälfte eine schwach vertiefte Gelenkfläche für das Os centrale; der ausgehöhlte distale Rand zeigt eine Gelenkvertiefung, die auf dem medialen Griffelbein ruht. Am plantaren Ende stossen beide Ränder in einem spitzen, abgerundeten Winkel zusammen; das dorsale Ende trägt zur Verbindung mit dem Os tarsale 3 eine kleine Gelenkfläche und plantar von dieser eine zweite sehr schmale zur Verbindung mit dem Hauptmittelfussknochen.

5. Das **Os tarsale tertium, T 3** (Fig. 243 8, 244 u. 245 e), ist dem Os tarsi centrale ähnlich, jedoch kleiner und mehr dreieckig.

Die schwach ausgehöhlte, zweigeteilte proximale Gelenkfläche verbindet sich mit dem Os centrale. Die fast ebene distale Gelenkfläche ruht auf dem Hauptmittelfussknochen; beide Seitenränder treffen plantar in einem breiten, rauhen Kamm zusammen. Der laterale Rand hat zwei Gelenkflächen zur Verbindung mit dem Os tarsale 4, der mediale eine solche zur Verbindung mit dem Os tarsale 1 u. 2.

6. Das **Os tarsale quartum, T 4** (Fig. 243 9, 244 f), liegt am meisten lateral in der Metatarsalreihe und gleicht einem seitlich zusammengedrückten Würfel, der so hoch ist wie das Os tarsi centrale und Os tarsale 3 zusammen.

Die schwach gewölbte proximale Gelenkfläche artikuliert mit dem Os tarsi tibiale und fibulare, die distale mit dem Haupt- und dem lateralen Nebenmittelfussknochen. Die dorsale, plantare und laterale Fläche sind rauh und bilden zusammen eine Wölbung. Am dorsalen Ende der lateralen Fläche findet sich ein kleiner, an der plantaren Fläche ein starker Bandhöcker. Die im übrigen rauhe mediale Fläche trägt kleine Gelenkflächen zur Verbindung mit dem Os centrale und tarsale 3. Der vordere Rand der medialen Fläche hat etwa in der Mitte einen Ausschnitt, von dem eine seichte Rinne plantar und distal an der medialen Fläche entlang läuft. Ausschnitt und Rinne bilden zusammen mit entspr. Vertiefungen des Os centrale und des Os tarsale 3 den *Canalis tarsi,* Sprunggelenkskanal (Fig. 244 7).

Das Os tarsi fibulare entwickelt sich von 2 Kernen aus, von denen einer dem Fersenhöcker angehört; das Os tarsale 1 u. 2 sind während des fetalen Lebens 2 Knochen, die bis zur Geburt meist verschmelzen; die übrigen Knochen entwickeln sich aus je einem Ossifikationspunkt.

e) **Metatarsus, Hintermittelfuss, des Pferdes** (Fig. 38 27 u. 243 10 u. 11).

Das Hintermittelfussskelett besteht aus drei *Ossa metatarsi:* dem mittleren Hauptmittelfussknochen, Mt 3 (Fig. 38 27, 243 10, 244 u. 245 h), und dem lateralen (Fig. 38 27', 243 11, 244 g) und medialen (Fig. 245 g') Nebenmittelfussknochen oder Griffelbein (Mt 4 bzw. Mt 2), die im wesentlichen mit den entspr. Knochen des Vordermittelfusses übereinstimmen. Der **Hauptmittelfussknochen, Mt 3,** ist etwas schräg zehen- und vorwärts gerichtet, seitlich zusammengedrückt und etwa um ein Fünftel länger und an der dorsalen Fläche stärker gewölbt als Mc 3 (s. S. 135).

Der Querdurchmesser des Mt 3 (Fig. 247) ist fast kreisrund, der des Mc 3 (Fig. 246) quer-oval. An der lateralen Fläche des Körpers verläuft ganz nahe ihrer Verbindung mit dem lateralen Griffelbein eine seichte Gefässrinne. Die proximale Gelenkfläche wird durch eine breite, rauhe Grube in eine grössere dorsale und eine kleinere plantare geschieden; von ersterer setzt sich lateral eine etwas schräge Stelle, auf der T 4 ruht, und medial eine sehr schmale Gelenkfacette ab, auf der T 1 u. 3 ruhen; ihr übriger Teil wird von T 3 bedeckt.

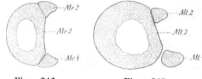

Figur 246.   Figur 247.

Figur 246. Querschnitt durch die Metakarpalknochen und
Figur 247. Querschnitt durch die Metatarsalknochen des Pferdes.

Mc 3 bzw. Mt 3 = Hauptmittelfussknochen.
Mc 2 bzw. Mt 2 = mediales Griffelbein.
Mc 4 bzw. Mt 4 = laterales Griffelbein.

Die **Griffelbeine,** Nebenmittelfussknochen, **Mt** 2 u. 4 (Fig. 38 27′, 243 11), sind etwas länger als **Mc** 2 u. 4 und verschmelzen später durch Verknöcherung mit dem Hauptmittelfussknochen als die des Metacarpus (s. S. 136). Das laterale Griffelbein reicht etwas weiter nach hinten als das mediale (Fig. 247).

Auf dem lateralen Griffelbein, das am proximalen Ende einen vorspringenden Bandhöcker trägt, ruht der laterale Teil von T 4, auf dem medialen, etwas schwächeren T 1 u. T 2. Beide Griffelbeine reichen i. d. R. verschieden weit zehenwärts; Rudert [516] fand unter 366 Fällen 58 mal (16 %) beide Griffelbeine gleich lang, 163 mal (45 %) das laterale länger als das mediale und 145 mal (40 %) das mediale länger als das laterale. — Die kompakte Rinde der Markhöhle des Mt 3 ist sehr dick, noch stärker als die des Mc 3 und trägt nach der Höhle zu noch eine ziemlich deutliche Schicht von schwammiger Knochensubstanz.

f) Skelett der Hinterzehe des Pferdes (Fig. 38 28, 243 13, 14 u. 15).

Das Skelett der Hinterzehe wird von denselben Knochen, wie das der Vorderzehe (s. S. 136 u. folg.) gebildet; sie stimmen mit denen der Vorderzehe fast vollständig überein, nur ist die *Phalanx prima* der Hinterzehe etwas schmäler und dünner und die *Phalanx secunda* etwas weniger breit; die ein wenig kleinere *Phal. tertia* verschmälert sich dorsal, so dass die Sohlenfläche nicht wie an der Vorderzehe eine runde, sondern eine mehr länglichovale Form besitzt. Die Wandfläche ist, namentlich medial, steiler, die Sohlenfläche etwas stärker ausgehöhlt; die Hufbeinäste springen weniger vor, und die Entfernung zwischen ihnen ist geringer. Die beiden Sesambeine des Fesselgelenks sind etwas kleiner, jedoch dicker; das Strahlbein ist schmäler.

III. Die Knochen der Beckengliedmasse der Wiederkäuer.

Pelvis. Die **Ossa ilium** (Fig. 36 D) stehen mehr sagittal und fast parallel zueinander. Der Darmbeinflügel ist kleiner als beim Pferde. Die *Linea glutaea* (Fig. 36 19) verläuft nahe dem lateralen Rande und mit ihm fast parallel. Zwischen dem rauhen und glatten Teil der inneren Fläche findet sich als *Linea arcuata* ein niedriger Kamm. Das *Tuber sacrale* (Fig. 36 17) ist schwächer, weniger stark in die Höhe gebogen, weiter von dem der anderen Seite entfernt als beim Pferde und überragt die Kreuzbeindornfortsätze nicht. Das *Tuber coxae* ist eine langgezogene, starke, in der Mitte breitere, nach beiden Enden sich verschmälernde Beule (Fig. 36 18). Die **Ossa ischii** (Fig. 36 Si) und **Ossa pubis** sind tief ausgehöhlt, so dass die Innenflächen dieser Knochen stark konkav, die ventralen Flächen stark konvex erscheinen. Der Ramus acetabularis des Schambeins verläuft schräg kaudomedial; die *Eminentia iliopectinea* markiert sich stärker als beim Pferde. Das *Tuber ischiadicum* (Fig. 36 21) geht in drei starke, mit rauhen Beulen endende Fortsätze aus. Die *Spina ischiadica* (Fig. 36 20) ist hoch und scharf; sie besitzt an ihrer lateralen Seite 5—8 fast senkrecht und parallel zueinander verlaufende Knochenleisten; die Furche für die Sehne des M. obturator int. fehlt. Der *Arcus ischiadicus* ist dreieckig und tiefer als beim Pferde; das *For. obturatum* sehr gross. Die Beckenfuge beschreibt einen ventral konvexen Bogen (beim Stier nach Franck-Martin ein Dreieck) und trägt fast in der Mitte der Aussenseite einen starken Knochenkamm (die Fugenleiste). Das mehr kreisrunde *Acetabulum* hat einen nur schmalen Ausschnitt und wird durch eine rauhe Stelle in eine kleinere Schambein- und eine grössere Darm-Sitzbeinfläche geteilt. Der kranial von dem Acetabulum gelegene Teil des Beckens verhält sich zu dem kaudal von ihm gelegenen Abschnitt fast wie 1 : 1 (Fig. 207). Bei der Kuh neigen sich die Darmbeine weniger gegeneinander: die Aushöhlung der ventralen Beckenwand ist tiefer, die Fugenleiste stärker als beim Bullen.

Bei Schaf und Ziege erscheint das Becken wegen der schrägeren Richtung der Darmbeine mehr gestreckt (Fig. 208); die *Linea glutaea* ist kammartig; die dorsalen Flächen der Scham- und Sitzbeine bilden nur eine seichte Vertiefung. Der dorsale Fortsatz des Sitzbeinhöckers ist nur schwach angedeutet; die Beckenfuge verläuft gerade; die Fugenleiste fehlt. Der kranial von der Pfanne gelegene Teil des Beckens verhält sich zu dem kaudal von dieser gelegenen Abschnitt wie 3 : 2. Bei der Ziege sind (nach Bützler [91]) alle Beckenknochen schlanker und dünner als beim Schafe, das Becken selbst schmal und lang und somit die Beckenöffnungen bedeutend enger als beim Schafe; das For. obturat. länger als bei diesem.

Das **Os femoris** des Rindes (Fig. 36 O) hat einen relativ schwächeren Körper als das des Pferdes. Das *Caput* ($_{22}$) ist deutlicher abgesetzt; die *Fovea capitis* ist relativ flach und klein und fast in der Mitte des Caput gelegen. Der *Trochanter major* ($_{23}$) ist ungeteilt und bildet einen das Caput stark überragenden, mit dem freien Rand schräg nach vorn abfallenden Fortsatz; hinten geht von ihm eine starke *Crista intertrochanterica post.* zu dem flachen *Trochanter minor* ($_{25}$), wodurch eine tiefe *Fossa trochanterica* entsteht. Der *Trochanter tertius* ist kaum angedeutet ($_{24}$). Die *Fossa plantaris* ($_{26}$) ist sehr seicht. Die beiden Rollkämme sind fast parallel gerichtet; der mediale ist im Verhältnis zum lateralen ($_{31}$) noch stärker als beim Pferde; sein proximales Ende bildet eine seitlich komprimierte Beule.

Das fast zylindrische Os femoris von Schaf und Ziege ist etwas vorwärts gekrümmt, die *Fossa plantaris* kaum angedeutet, die *Fossa intercondyloidea* sehr breit und tief; die beiden Rollkämme sind fast gleich hoch, der mediale nicht beulenartig verdickt. Im übrigen ist der Knochen wie beim Rinde. Bei (über 1 Jahr) alten Ziegen findet man i. d. R. in der distalen Hälfte der Rollfurche durch Schwund des Gelenkknorpels entstandene, sagittale Furche mit unregelmässigen Rändern, die dem Schafe fehlt (Parisset [463]).

Die verhältnismässig schmale **Patella** (Fig. 36 Kn, 222) hat die Gestalt eines mit der Spitze zehenwärts gerichteten Dreiecks; die rauhe Vorderfläche ist stark gewölbt; die Gelenkfläche fällt nach beiden Seiten ab; die proximale Fläche ersetzt ein dicker, rauher, schwach konvexer Rand.

Die Kniescheibe von Schaf und Ziege hat eine in der Längsrichtung ausgehöhlte Gelenkfläche; der distale Winkel krümmt sich stark nach hinten.

Die **Tibia** des Rindes (Fig. 36 Sch) ist massiger als die des Pferdes und etwas medial gekrümmt. Die Gelenkflächen am rumpfseitigen Ende liegen fast in gleicher Höhe; vom lateralen, stark vorspringenden, etwas konkaven Condylus ($_{30}$) geht meist ein stumpfer, kurzer Fortsatz zehenwärts. Die *Tuberositas tibiae* ($_{28}$) ist breit; der Rand der *Crista tibiae* stumpfer und nicht so lateral umgebogen wie beim Pferde. Die Grube für das mittlere gerade Band der Patella fehlt. Der *Sulcus muscularis* ($_{29}$) ist erheblich schmäler und flacher als beim Pferde. Die *Cochlea tibiae* besitzt eine grosse Synovialgrube und ist gerade gerichtet. Der Schraubenkamm überragt den vorderen Rand. Der mediale Knöchel (Fig. 248 $_1$) geht in einen spitzen Fortsatz aus; das fusseitige Ende trägt lateral zwei kleine, durch eine Rinne geschiedene Gelenkflächen für die Fibula.

Das rumpfseitige Ende der **Fibula** wird durch den erwähnten Fortsatz des lateralen Condylus der Tibia angedeutet. Nur sehr ausnahmsweise findet sich eine Fibula wie beim Pferde. Dagegen ist das fusseitige Endstück der Fibula als das isolierte, kleine, viereckige Knöchelbein, *Os malleolare* (Fig. 36 W u. 248 b), vorhanden, das den *Malleolus lateralis* bildet und durch seine Gelenkfläche die *Cochlea* *tibiae* vervollständigt. Die proximale Fläche trägt zwei kleine, mit den entspr. des Schienbeins artikulierende Gelenkflächen und zwischen beiden einen beckenwärts gerichteten, von der Rinne am lateralen Rande der Tibia aufgenommenen, spitzen Fortsatz. An der fusseitigen Fläche findet sich eine Gelenkerhöhung, die auf dem Os tarsi fibulare ruht.

Die Tibia von Schaf und Ziege ist relativ länger als die des Rindes; im übrigen gleicht das Unterschenkelskelett dem des Rindes.

Der **Tarsus** (Fig. 248) besteht nur aus 5 Knochen, weil das Os centrale und Os tarsale 4 und das Os tarsale 2 und 3 zu je einem Knochen (e bzw. f) verschmolzen sind.

Das **Os tarsi tibiale** (Fig. 248 d) ist länger, aber schmäler als beim Pferde; die Kämme der proximalen Gelenkrolle (Fig. 248 3) stehen fast senkrecht. Die distale Fläche ist gewölbt und bildet eine Gelenkrolle (Fig. 248 4), die auf dem verschmolzenen Tc und T 4 ruht. Die plantare Fläche ist, abgesehen von kleinen, rauhen Stellen, überknorpelt und artikuliert mit Tf.

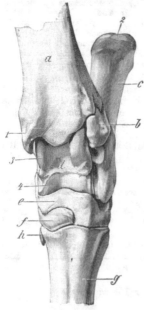

Figur 248.
Tarsalskelett des Rindes;
von vorn und ein wenig von der
lateralen Seite gesehen.

a Tibia, b Os malleolare, c Os tarsi fibulare, d Os tarsi tibiale, e das aus der Verschmelzung des Os centrale mit dem Os tarsale 4 entstandene Os centrotarsale 4, f Os tarsale 2 u. 3, g Hauptmittelfussknochen, h rudimentäres mediales Griffelbein (Mt 2).

1 Malleolus tibialis, 2 Tuber calcanei, 3 proximale und 4 distale Gelenkrolle des Os tarsi tibiale.

Figur 249.
Skelett des Hinterfusses des
Rindes; von der medialen Seite
gesehen.

1 distales Ende der Tibia, 2 Os tarsi fibulare, 3 Os tarsi tibiale, 4 Os centrotarsale 4, 5 Os tarsale 2 u. 3, 6 Os tarsale 1, 7 Hauptmittelfussknochen, 8 Phalanx I, 9 Phalanx II, 10 Phalanx III, 11 proximales und 12 distales Sesambein.

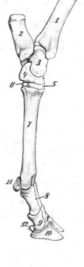

Figur 248.   Figur 249.

Die rauhe und vertiefte laterale Fläche besitzt 2 Gelenkflächen zur Verbindung mit dem Tf. Der laterale Rollkamm artikuliert auch mit dem Knöchelbein. Das **Os tarsi fibulare** ist länger und schmäler als beim Pferde, der kurze mediale Fortsatz an seiner dorsalen Fläche ganz mit Gelenkknorpel bekleidet. Das distale Ende des Körpers ist stark seitlich komprimiert und trägt am dorsalen Rande eine Gelenkfläche zur Artikulation mit dem Os malleolare. Das distale Ende des Knochens artikuliert mit Tc und T 4. Das in dorsaler und plantarer Richtung abgeschrägte *Tuber calcanei* (Fig. 248 2) ist plantar überknorpelt. Der **vereinigte zentrale und vierte Fusswurzelknochen, Os centrotarsale 4,** Tc + T 4 (Fig. 248 e), nimmt die ganze Breite des Tarsus ein und besitzt lateral den Höhendurchmesser der mittleren und der metatarsalen Reihe zusammen. Die proximale Fläche artikuliert lateral mit Tf, medial mit Tt; an ihrem medioplantaren Winkel wird sie von einem beckenwärts gerichteten Fortsatz überragt, der dem Tt als Lehne dient. Die distale Gelenkfläche verbindet sich lateral mit dem Metatarsus, medial mit T 1 und mit T 2 u. 3. Der vereinigte **zweite** und **dritte,** fast viereckige **Fusswurzelknochen** (Fig. 248 f) füllt zusammen mit T 1 den Raum zwischen dem medialen Teile des vorigen und dem Mittelfuss aus und hat zur Verbindung mit diesem eine proximale und eine distale Gelenkfläche. Die Ränder sind rauh bis auf schmale Gelenkflächen zur Artikulation mit dem vereinigten Tc und

T 4 bzw. mit T 1. Der **erste Fusswurzelknochen** liegt plantar vom vorigen und artikuliert mit Tc und dem Mt 3; medial von ihm findet sich ein kleines Sesambein.

Der **Hauptmittelfussknochen**, Mt 3 u. 4 (Fig. 248 g), ist etwas länger als der der Schultergliedmasse und seitlich so komprimiert, dass er fast vierkantig erscheint.

Der proximale, durch den Körper führende Kanal fehlt, ebenso der tiefe Ausschnitt am plantaren Rande des proximalen Endes; die dorsale Gefässrinne ist tiefer und breiter. Nahe dem plantaren Rande der Gelenkfläche führt ein Loch zu einem Kanal, der am proximalen Teile der plantaren Fläche mündet. Am proximalen Ende des medioplantaren Randes findet sich eine kleine Gelenkfläche zur Verbindung mit dem plattrundlichen, knopfförmigen **medialen Nebenmittelfussknochen**, Mt 2 (Fig. 248 h), der am Metacarpus fehlt, an dem dagegen ein Mc 5 vorkommt. Bei Schaf und Ziege ist der Körper weniger viereckig, der Kanal von der proximalen Gelenk- zur plantaren Fläche nicht vorhanden. Das mediale Griffelbein fehlt häufig.

Die beiden **ersten Zehenglieder** sind etwas länger und schmäler als die der Schultergliedmasse, jedoch ist der Unterschied nicht bedeutend.

IV. Skelett der Beckengliedmasse des Schweines.

Pelvis. Die **Ossa ilium** (Fig. 250 a, b) sind fast sagittal und fast parallel zueinander gestellt. Die *Crista iliaca* (d) ist konvex. Die *Linea glutaea* (f) verläuft fast in der Längsachse des Darmbeins und teilt dessen äussere Fläche in einen grösseren ventrolateralen und einen kleineren dorsomedialen Abschnitt, die beide mässig ausgehöhlt sind. Die mediale Fläche zerfällt in einen glatten dorsokranialen und einen rauhen ventrokaudalen Teil; der letztere zeigt nahe dem Darmbeinhöcker eine rundliche, rauhe Stelle zur Verbindung mit dem Kreuzbein. Der Hüfthöcker (c) ist nicht beulenartig verdickt, der Darmbeinhöcker (e) fast rechtwinklig gegen die Incisura ischiadica major abgesetzt. Die *Spina ischiadica* (t, t') ist sehr hoch und scharf; die *Incisura ischiad. major* (g) ist sehr tief; das *Tuberculum psoadicum* (k) gut ausgeprägt. Die **Ossa pubis et ischii** (m, n und p, p') sind wenig ausgehöhlt; die *Eminentia iliopectinea* (l) ist sehr deutlich. Das *Tuber ischiadicum* (q) ist kaudal abgerundet und hat lateral einen stumpfen Fortsatz (q'); der *Arcus ischiadicus* (s) ist sehr tief, das *Acetabulum* (u) fast kreisrund. Der kranial von der Pfanne gelegene Teil des Beckens verhält sich zu dem kaudalen Abschnitt wie 4 : 3 (Fig. 209). Der Beckeneingang ist fast kreisförmig (Schmaltz).

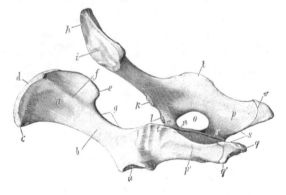

Figur 250. Becken des Schweines; von links und etwas von hinten gesehen. a Ala oss. ilium, b Corpus oss. ilium, c Hüfthöcker, d Crista iliaca, e Darmbeinhöcker, f Linea glutaea (ant.), g Incisura ischiadica major, h glatter und i rauher Teil der inneren Fläche des Darmbeinflügels, k Tuberculum psoadicum, l Eminentia iliopectinea, m Pfannenast und n Fugenast des Schambeins o For. obturatum, p, p' Sitzbein, q, q' Tuber ischiadicum, r Beckensymphyse, s Arcus ischiadicus, t, t' Spina ischiadica, u Acetabulum, v Epiphysenfugenlinie.

Das **Os femoris** (Fig. 251) ist relativ dick und massig; sein Körper ist fast vierkantig; das *Caput* (a) besitzt ein deutliches *Collum;* der *Trochanter minor* bildet eine flache, rauhe Beule; die *Facies aspera* ist breit und scharf begrenzt. Die *Fossa plantaris* fehlt (d); die Rollkämme sind gleich gross; die *Facies patellaris* (f) ist breit. Die **Patella** (Fig. 224) ist seitlich so stark zusammengedrückt, dass man an ihr eine freie und eine Gelenkfläche, eine mediale und laterale Fläche, einen stumpfen proximalen und einen spitzen distalen Winkel unterscheidet.

Die **Tibia** des Schweines (Fig. 252 ₁) ähnelt der des Pferdes und ist relativ kürzer und plumper als bei Schaf, Ziege und Hund; das laterale *Tuberculum intercondyloideum* (d) ist aber höher als das mediale. Der laterale Condylus (c) bildet kaudal einen Fortsatz. Der Körper ist wegen der stark vorspringenden *Crista* (a, a') proximal deutlich dreiseitig. Der *Malleolus fibularis* wird durch das distale Ende der Fibula (g) gebildet. Die *Cochlea tibiae* ist fast gerade.

Die **Fibula** (Fig. 252 ₂) ist ein seitlich zusammengedrückter Knochen von der Länge der Tibia. Das Mittelstück ist im proximalen Drittel lateral ausgehöhlt. Das proximale Ende (f) bildet eine zugespitzte Beule. Das etwas verdickte distale Ende bildet den *Malleolus fibularis* (g) und artikuliert mit dem distalen Ende der Tibia und dem Os tarsi fibulare.

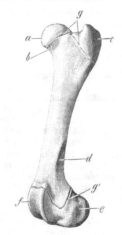 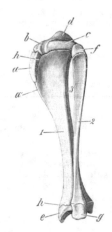 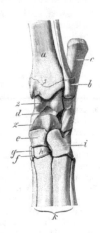

Figur 251. Os femoris des Schweines; von vorn und von der lateralen Seite gesehen.

a Caput femoris, b Collum femoris, c Trochanter major, d rauhe Fläche an Stelle der Fossa plantaris, e Condylus lateralis, f Facies patellaris mit den beiden Rollkämmen, g und g' Epiphysenfugenlinien.

Figur 252. Unterschenkelskelett des Schweines; von der lateralen Seite und etwas von vorn gesehen.

1 Tibia, 2 Fibula, 3 Unterschenkelspalte.

a, a' Crista tibiae (a entspricht der Tuberositas tibiae), b Muskelausschnitt, c Condylus lateralis der Tibia, d Eminentia intercondyloidea, e distales Endstück der Tibia (Malleolus tibialis), f proximales Endstück der Fibula, g distales Endstück der Fibula (Malleolus fibularis), h, h Epiphysenfugenlinien.

Figur 253. Linker Tarsus des Schweines; von vorn u. von der lat. Seite gesehen.

a distales Ende der Tibia, b distales Ende der Fibula (Malleolus fibularis), c Os tarsi fibulare, d Os tarsi tibiale, e Os centrale, f Os tarsale 2, g Os tarsale 1, h Os tarsale 3, i Os tarsale 4, k Mittelfussknochen (Mt 2—5). 1 distale Epiphysenfugenlinie, 2 proximale Gelenkrolle und 2' distale Gelenkrolle des Os tarsi tibiale.

Der **Tarsus** (Fig. 253) besteht aus sieben Knochen.

Die beiden Knochen der Kruralreihe gleichen im allgemeinen denen der Wiederkäuer. Das relativ lange **Os tarsi tibiale** (d) erscheint schief, weil die distale Rolle (2') sich etwas medianwärts wendet. Sie ruht auf Tc und T 4. Der Höcker des relativ langen **Os tarsi fibulare** (c) hat eine Rinne. Die proximale Gelenkfläche des **Os centrale** (e) ist ausgehöhlt und plantar stark in die Höhe gebogen. Die distale Fläche artikuliert mit T 1, T 2 und T 3. Das **Os tarsale 1** (g) ist platt, länglich-viereckig; es verbindet sich mit T 2, Tc und Mt 2. Das platte **Os tarsale 2** (f) ist der kleinste Knochen; es verbindet sich mit Tc, T 1, T 3, Mt 2 und Mt 3. Das **Os tarsale 3** (h) ruht auf dem Mt 3; die proximale Gelenkfläche stützt Tc: seitlich verbindet es sich mit T 2 und T 4. Das **Os tarsale 4** (i) ist von unregelmässiger Gestalt und entwickelt sich aus 2 Stücken. Die proximale Gelenkfläche stützt T f und T t. Die distale Gelenkfläche ruht auf Mt 4 und Mt 5; die mediale Fläche verbindet sich mit Tc und T 3.

Die **vier Ossa metatarsi** (Fig. 253 k) stimmen im wesentlichen mit den Ossa metacarpi überein, sind jedoch etwas länger.

Der hakenförmige Fortsatz am dorsalen Rande des proximalen Endes des Mt 3 ist kaum angedeutet; am proximalen Ende von Mt 3 und Mt 4 findet sich plantar ein Fortsatz, der am Mt 4 etwas grösser ist und an Mt 3 plantar eine kleine Gelenkfläche für ein kleines, rundliches Sesambein trägt. Mt 4 und Mt 5 verbinden sich beckenwärts mit T 4, Mt 3 mit T 2 und T 3, Mt 2 mit T 1 und T 2; Mt 4 reicht etwas weiter zehenwärts als Mt 3.

Die beiden **ersten Phalangen** sind etwas länger und schmäler als die entspr. der Schultergliedmasse.

V. Skelett der Beckengliedmasse der Fleischfresser.

Pelvis. Das Becken (Fig. 254) ist zwischen den Gelenkpfannen breiter als zwischen den fast sagittal gestellten **Alae oss. ilium** (Fig. 254 h); die *Crista iliaca* (Fig. 254 a) ist konvex, das *Tuber coxae* (Fig. 254 e u. f) ziemlich scharf, das *Tuber sacrale* (Fig. 254 b u. c) gewulstet und lang. Beide zerfallen in je 2 Höcker, die durch einen flachen Ausschnitt getrennt sind (s. im übrigen S. 163 und Legende zu Fig. 254). Die *Incisura ischiadica major* (Fig. 254 d) ist flach. Die äussere Darmbeinfläche ist ausgehöhlt; die *Linea glutaea anterior* (Fig. 254 k) wenig ausgeprägt, die *Spina ischiadica* (Fig. 254 u) niedrig und abgerundet. Das *Tuberculum psoadicum* wird durch die *Crista iliopectinea* (Fig. 254 m) an der medialen Fläche des Darmbeins ersetzt. Die **Ossa pubis et ischii** bilden eine schwach ausgehöhlte, ventrale Beckenwand; das *Tuber ischiadicum* (Fig. 254 w) ist ein langgezogener, lateral vorspringender Kamm; der *Arcus ischiadicus* (Fig. 254 x) ist breit; das *Acetabulum* (Fig. 254 o) besitzt einen ziemlich starken Ausschnitt. Der Beckeneingang ist enger als der vertikale Durchschnitt des Beckenraumes (Schmaltz [548]). Der kranial vom Acetabulum gelegene Teil des Beckens verhält sich zum kaudalen wie 5:3 (Fig. 210).

Figur 254. Becken des Hundes; von links und hinten gesehen.
a Crista iliaca, b und c medialer Darmbeinwinkel (und zwar b = Spina iliaca posterior sup. und c = Spina iliaca post. inf.), d Incisura ischiadica major, e und f lateraler Darmbeinwinkel (und zwar e = Spina iliaca ant. sup. und f = Spina iliaca ant. inf.), g Linea glutaea inf., h Ala oss. ilium, i Corp. oss. ilium, k Linea glutaea anterior, l Facies auricularis, m Crista iliopectinea, n Grube für den Ursprung des M. rect. fem., o Acetabulum, p Pfannenast und q Fugenast des Schambeins, r Eminentia iliopectinea, s For. obturat., s' Sulcus obturatorius, t Muskelleiste für die Anheftung des M. coccygeus, u Spina ischiadica, v Incisura ischiadica minor, w Tuber ischiadicum, x Arcus ischiadicus.

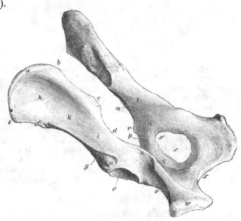

Das **Os femoris** (Fig. 39 18 u. 255) verhält sich wie das des Schafes (s. S. 183), nur ist es länger; das *Collum* (b) ist noch deutlicher abgesetzt; der *Trochanter major* (c) erreicht nicht das Niveau des *Caput* (a).

Die Mm. gastrocnemii schliessen je ein kleines Sesambein (**Vesalisches Sesambein**) ein, für das am Os femoris eine kleine Gelenkfläche hinten über jedem Condylus vorhanden ist. Ein 3. kleines Sesambein ist in die Sehne des M. popliteus eingefügt.

Die schmale **Patella** (Fig. 39 20 u. 225) ist in der Längsrichtung gekrümmt, die Gelenkfläche hingegen in der Querrichtung gewölbt. Der Knochen bildet einen stumpferen proximalen und einen spitzeren distalen Winkel.

Die lange und starke **Tibia** (Fig. 39 21 u. 256 A) krümmt sich erst schwach medial und fusseitig wieder etwas lateral; die *Crista tibiae* (c) springt stark vor; die Gelenkflächen beider Condyli liegen fast in derselben Ebene; die Kämme der *Eminentia intercondy-loidea* (b) sind niedrig. Das fusseitige Ende bildet nur den *Malleolus tibialis* (i); der Schraubenkamm steht fast sagittal und geht hinten in einen stumpfen Fortsatz über.

Die **Fibula** (Fig. 39 ₂₃ u. 256 B) ist ein schmaler, an beiden Enden etwas verdickter Knochen von der Länge der Tibia. Das proximale Ende artikuliert mit der Tibia, die distale Hälfte liegt ihrem lateralen Rande fest an; das distale Ende (h) bildet den Malleolus fibularis und artikuliert mit der Tibia, dem Os tarsi tibiale und dem Os tarsi fibulare (Fig. 257 ₄), auf dem es ruht. Bei der Katze legt sich. die relativ stärkere Fibula nur mit ihren Enden der Tibia an.

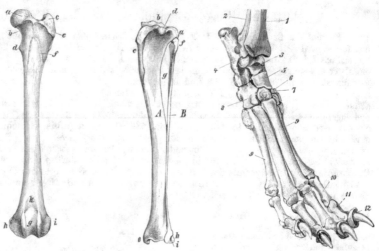

Figur 255. Vorderansicht des Os femoris des Hundes.
a Caputfemoris, b Collum femoris, c Trochanter major, d Trochanter minor, e rudimentärer Trochanter tertius, f Anfangsteil der lateralen Oberschenkelleiste (Labium laterale der Facies aspera), g Kniescheibenrolle, h Condylus medialis und i Condylus lateralis ossis femoris, k Fossa suprapatellaris.

Figur 256. Unterschenkelskelett des Hundes; von vorn und ein wenig von der lateralen Seite gesehen.
A Tibia, B Fibula.
a Condylus lateralis tibiae, b Eminentia intercondyloidea, c Crista tibiae, d Muskelausschnitt, e Malleolus tibialis, f Capitulum fibulae, g Spatium interosseum cruris, h Malleolus fibularis, i Sehnenrinne.

Figur 257. Knochen des rechten Hinterfusses des Hundes; von der lateralen und dorsalen Fläche gesehen. 1 Tibia, 2 Fibula, 3 Os tarsi tibiale. 4 Os tarsi fibulare, 5 Os tarsi centrale, 6 Os tarsale ₂, 7 Os tarsale ₃, 8 Os tarsale ₄, 9 Metatarsalknochen, 10 Phalanx I, 11 Phalanx II, 12 Phalanx III der zweiten Zehe.

Der **Tarsus** besteht aus 7 Knochen.

Die Gelenkrolle des **Os tarsi tibiale** (Fig. 257 ₃) ist relativ breit; zehenwärts verschmälert sich der Knochen und bildet das viereckige *Caput tali*, dessen schwach gewölbte distale Gelenkfläche auf dem Tc ruht. Die plantare Fläche der Gelenkrolle hat 3 Gelenkflächen zur Artikulation mit dem Tf. Die schmale laterale Fläche artikuliert mit der Fibula. Der mediale **Fortsatz des Os tarsi fibulare** (Fig. 257 ₄) ist kurz; Tf artikuliert mit der Fibula und dem Tt. Der Fersenhöcker hat eine breite nach hinten verlaufende Rinne. Die ausgehöhlte proximale Gelenkfläche des **Os centrale** (Fig. 257 ₅) artikuliert mit Tt, die distale mit T ₁, T ₂ und T ₃. Das **Os tarsale 1** ist platt, unregelmässig viereckig; es artikuliert mit Tc, T ₂ und dem Rudiment der 1. Zehe. Das **Os tarsale 2** (Fig. 257 ₆) und 3 (Fig. 257 ₇) gleichen jedes einem mit der Kante plantar gerichteten Keile; ersteres ist der kleinste Knochen und verbindet sich mit Tc, T ₁, T ₃ und Mt ₂; letzteres verbindet sich mit Tc, T ₂, T ₄ und Mt ₃. Das **Os tarsale 4** (Fig. 257 ₈) gleicht einer vierseitigen Säule und steht mit Tf, Tc, T ₃ Mt ₄ und Mt ₅ in Gelenkverbindung.

Die **vier Ossa metatarsi** (Fig. 257 ₉) verhalten sich wie die Ossa metacarpi der 2. bis 5. Zehe, sind jedoch etwas länger. An der plantaren Fläche des proximalen

Endes vom Mt 3 und Mt 4 findet sich je eine schwache Gelenkerhöhung zur Verbindung mit einem kleinen, rundlichen Sesambein.

Mt 4 und Mt 5, die Mittelfussknochen der 4. und 5. Zehe, grenzen an T 4, Mt 3 an T 3, Mt 2 an T 2. Die 1. Zehe fehlt mitunter ganz; meist findet sich jedoch ein Rudiment von ihr in Form eines abgestumpften Kegels, das sich mit T 1 verbindet oder mit ihm verschmilzt; nicht selten kommt eine vollständige 1. Zehe vor, das Mt 1 ist dann jedoch nur kurz und dünn. Bei der Katze sind die sonst denen des Hundes gleichenden Metatarsalknochen etwas vorwärts gekrümmt.

Die Zehenglieder (Fig. 257 10, 11 u. 12) verhalten sich wie die der Schultergliedmasse (s. S. 147).

VI. Verbindungen der Knochen der Beckengliedmasse.

1. Verbindung der Hüftbeine unter sich und mit dem Kreuzbein.

Die Verbindung der beiden Ossa coxae in der ventralen Mittellinie durch Knorpel bildet die *Symphysis pelvis*, Beckenfuge, die bei älteren Tieren verknöchert.

Zwischen beiden Sitzbeinen bleibt die Symphyse meist in Form einer Längsspalte offen; im übrigen wird sie an beiden Flächen durch quere und schräge Bandfasern, das *Lig. arcuatum*, verstärkt. Als *Membrana obturatoria* bezeichnet man die am Rande des For. obturatum sich festsetzende, dünne Bindegewebsschicht zwischen dem M. obturator int. und ext.

Mit dem Kreuzbein verbindet sich jedes Hüftbein durch folgende Bänder:

1. Das **Lig. sacroiliacum dorsale breve,** Oberflächliches Kreuz-Darmbeinband (Fig. 258 a), reicht vom Tuber sacrale bis zu den Spitzen der Kreuzbeindornfortsätze. 2. Das **Lig. sacroiliacum dorsale longum,** Seitliches Kreuz-Darmbeinband (Fig. 258 b), bildet eine dreieckige, glänzende, gelbliche Bandausbreitung, die sich am medialen Rande des Os ilium vom Tuber sacrale bis zur ventralen Fläche des Os sacrum und am Seitenrand des letzteren befestigt und dorsal in das vorige Band übergeht. 3. Die sehr enge **Capsula articularis** heftet sich an die Ränder der Gelenkflächen der Ala sacralis und der Facies auricularis ossis ilium an. 4. Das **Lig. sacroiliacum ventrale,** Flügelband, besteht aus sehr kurzen Fasern, die in der Umgebung des vorigen entspringen und zu seiner Verstärkung dienen.

Die Verbindung des Darmbeins mit dem Kreuzbein durch die zuletzt genannten Bänder bildet ein sehr straffes Gelenk, das nur eine ganz geringfügige Bewegung zulässt.

5. Das **Lig. sacrospinosum et -tuberosum,** Kreuz-Sitzbeinband, schliesst als hautartige Ausbreitung (Fig. 258 c) zwischen Kreuz-, Darm- und Sitzbein die Beckenhöhle seitlich ab und gewährt Muskeln Anheftung und Unterlage.

Es besteht (nach Barski [25]) im dorsalen Teile aus 2 Blättern, die im ventralen Teile verschmelzen, und befestigt sich am Seitenrand des Kreuzbeins und der beiden ersten Schwanzwirbel, an der Spina ischiadica, am medialen Rande des Darmbeins am dorsalen Rande des Sitzbeins bis zum Tuber ischiad.; schwanzwärts ist es mit dem M. semimembranosus und dessen Sehne verbunden. Zwischen ihm und dem Beckenskelett bleiben Spalten zum Durchtritt von Sehnen, Gefässen und Nerven (Fig. 258 2, 3). Beim Menschen besteht es aus 2 getrennten Bändern, einem *Lig. sacrospinosum,* das vom Kreuzbein zur Spina ischiadica geht, und einem *Lig. sacrotuberosum,* das sich zwischen Kreuzbein und Tuber ischiadicum ausspannt. Bei den Fleischfressern findet sich nur das schmale, jedoch starke *Lig. sacrotuberosum,* das sich an den Seitenrand des Os sacrum nahe dessen kaudalen Ende und an das Tuber ischiad. befestigt. Nach Barski [25] hat das Pferd noch ein *Lig. iliolumbale,* welches das Tuber coxae und die Crista iliaca mit dem Querfortsatz des letzten Lendenwirbels verbindet.

2. Hüftgelenk.

Oberschenkelbein und Becken bilden ein freies Gelenk, **Hüftgelenk, Articulatio coxae,** das jedoch vorzugsweise nur Beugung und Streckung ausführt. Drehbewegungen und laterale Bewegungen des Oberschenkelbeins werden durch das Lig. teres und accessorium, Bewegungen medianwärts durch die Mm. glutaei wesentlich beschränkt.

Obgleich das Acetabulum durch einen aus Faserknorpel bestehenden, dem freien Pfannenrand sich anlegenden Ergänzungssaum, das Labrum glenoidale, vergrössert wird, umfasst es das Caput femoris nicht vollständig. Die Incisura acetabuli wird durch eine Fortsetzung dieses Saumes und durch das *Lig. transversum acetabuli*, Ergänzungsband (Fig. 258 d), überbrückt. Die Verbindung des Beckens mit dem Os femoris geschieht durch folgende Bänder:

1. Die geräumige **Capsula articularis** befestigt sich am Rande der Beckenpfanne, am Ergänzungsband und am Os femoris, einige Millimeter vom Rande des Caput entfernt.

Sie wird lateral und vorn durch Faserzüge verstärkt, verbindet sich innig mit dem M. obturator ext. und glutaeus prof. und ist schwanzseitig stets von Fett bedeckt.

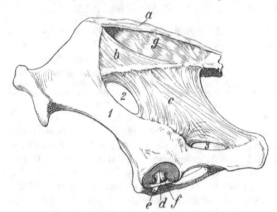

Figur 258.
Bänder des Beckens und des Hüftgelenks des Pferdes; von links gesehen.

a Lig. sacroiliacum dorsale breve, b Lig. sacroiliacum dorsale long., c Lig. sacrospinosum et -tuberosum, d Lig. transversum acetabuli, e Lig. accessorium (Sehnenschenkel des M. rectus abdom.), f Lig. teres, g diffuse Bandmassen, die seitlich an den Dornfortsätzen des Kreuzbeins liegen.
1 Becken, 2 Spalte für den N. ischiadicus, 3 Spalte für die Sehne des M. obturator int.

2. Das **Lig. teres,** Rundes Band (Fig. 258 f), ist ein fast kleinfingerstarkes, kurzes, zwischen Incisura acetabuli und Fovea capitis des Os femoris ausgespanntes Band. Es wird durch einen vom M. rectus abdominis abgehenden und z. T. vom Schambein entspringenden Sehnenschenkel, das **Lig. accessorium,** verstärkt (Fig. 258 e, 357 n u. 369 $_6$), das zwischen M. pectineus, gracilis und adductor oder durch ersteren in die Tiefe tritt, unter dem Lig. transversum hinweggeht und in der Incisura acetabuli mit dem Lig. teres verschmilzt.

Bei den Wiederkäuern sind der knorplige Saum und das Lig. transversum acetabuli, sowie die die Gelenkkapsel verstärkenden Faserzüge sehr stark. Das Lig. accessorium fehlt; dieses Band kommt nur bei den Einhufern vor.

3. Kniegelenk.

Die Verbindung zwischen Os femoris, Tibia und Patella bildet das **Kniegelenk,** die **Articulatio genu.** Sie zerfällt in das Kniescheibengelenk, *Articulatio femoropatellaris,* und das Oberschenkel-Schienbeingelenk, *Articulatio femorotibialis.* Da die Kniescheibe ein in den M. quadriceps femoris eingeschobenes Sesambein ist, so müssen die geraden Bänder als die Sehnen dieses Muskels aufgefasst werden und sich bei jeder Stellung der Kniescheibe im gespannten Zustand befinden. Die Kniescheibe ruht in der Ruhe-(Streck-)stellung des Gelenks in einer flachen Grube dicht über dem medialen Rollkamm. Bei den Bewegungen des Gelenks gleitet sie auf der Kniescheibenrolle des Os femoris auf und ab, wobei die Querbänder ein seitliches Ausweichen der Kniescheibe verhindern. Die *Articulatio femorotibialis* bildet ein unvollständiges Wechselgelenk, in dem bei Beugestellung auch schwache Drehbewegungen der Tibia stattfinden können. Während der Streckung sind die Ligg. cruciata und collateralia so straff gespannt, dass sie Drehbewegungen ausschliessen. Die Winkelbewegungen finden aber nur im Menisco-Femoralgelenk statt. Bei der Beugung des Gelenks folgen die Zwischenknorpel zwar den Bewegungen der Tibia, gleiten jedoch etwas rückwärts und rücken bei der Streckung wieder vor; ebenso folgen sie den Drehbewegungen der Tibia. Die Streckung des Gelenks wird durch die

Ligg. cruciata erheblich beschränkt, während die Befestigung der Patella an der Tibia und am M. quadriceps eine übermässige Beugung verhindert.

Die Inkongruenz zwischen den fast ebenen Gelenkflächen der Tibia und den stark gewölbten des Os femoris wird ausgeglichen durch Faserknorpelscheiben, den **Meniscus lateralis et medialis,** die halbmondförmigen Zwischenknorpel (Fig. 259 3 u. 7, 262 6, 263 d). Sie sind sichelförmig und haben eine ausgehöhlte femorale und eine fast ebene tibiale Fläche. Der der Mittelebene des Gelenks abgekehrte konvexe Rand ist dick, der ihr zugekehrte stark konkave Rand dünn und scharf.

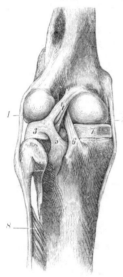

Figur 259.
Bänder des linken Kniege-
lenks des Pferdes; von der
Beuge-(hinteren)seite gesehen.
1 laterales Seitenband, 2 mediales
Seitenband, 3 Meniscus lateralis,
4 Lig. femorale menisci lateralis,
5 Lig. tibiale post. menisci lateral.,
6 Lig. cruciatum post., 7 Meniscus
medialis, 8 Membrana interossea
cruris.

Figur 260.
Sagittalschnitt des linken
Kniegelenks vom Pferde (der
Schnitt ist etwas lateral von der
Mittellinie geführt).
1 mittleres gerades Band der Kniescheibe, 2 Lig. cruciatum post., 3
Lig. cruciatum ant., 4 Lig. femorale
menisci lateralis (abgeschnitten),
5 Meniscus medialis, 6 Lig. tibiale
anterius, 7 die punktierte Linie
deutet die Kapsel des Kniescheibengelenks an, 8 ein Pfeil, der die
Kommunikationsöffnung von der
Kniescheibenkapsel in die Kapsel
des Femorotibialgelenks angibt.
a Patella, b Os femoris, c Tibia.

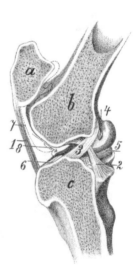

Figur 259.

Figur 260.

Die Zwischenknorpel befestigen sich an die Tibia durch das vordere (Fig. 260 6) und hintere (Fig. 259 5) Schienbeinband der Zwischenknorpel, *Lig. tibiale anterius et posterius menisci medialis et lateralis,* die von den vorderen (kranialen) Winkeln der Zwischenknorpel zu den Fossae intercondyloideae anteriores (s. S. 178) und von den hinteren (kaudalen) Winkeln zur Fossa intercondyloidea post. (das mediale) bzw. zur Incisura poplitea der Tibia (das laterale) verlaufen. Der laterale Zwischenknorpel verbindet sich ausserdem mit dem Os femoris durch ein schräges Band, *Lig. femorale menisci lateralis* (Fig. 259 4).

A. Das Oberschenkel-Schienbeingelenk, die *Art. femorotibialis.*

a) Die **Capsula articularis** (Fig. 261 a', a', a') bildet einen geräumigen Sack, dessen Fibrosa sich am Rande der Gelenkflächen der Kondylen des Os femoris und der Tibia und am konvexen Rande der Zwischenknorpel befestigt. Die Synovialhaut umhüllt die Sehne des M. popliteus, sowie die Ligg. cruciata und bildet 2 geschlossene Säcke für je 2 zusammengehörige Kondylen des Os femoris und der Tibia. Beide Säcke kommunizieren beim Pferde nur ausnahmsweise (beim Rinde fast stets) miteinander (das Genauere s. Baum [33] und Paulli [465]). Jeder von ihnen zerfällt durch seine Insertion am Meniscus in 2 Abteilungen, die an dem der Mittelebene des Gelenks zu-gekehrten Rande des Knorpels in Verbindung stehen. Die laterale Gelenkkapsel steht immer mit der Bursa unter der Ursprungssehne des M. ext. digitalis pedis longus und peronaeus tertius in Verbindung.

Die Gelenkkapsel ist an der Beugeseite durch fibröse Faserzüge verstärkt und innig mit dem M. popliteus verbunden, an der Streckseite ist sie dünn, stösst an die Kniescheibenkapsel (s. unten) und ist von einem Fettpolster bedeckt. Zwischen der Kapsel des Femorotibialgelenks und der des Kniescheibengelenks besteht beim Pferde in 75—90% eine Verbindung und zwar meist durch eine enge Spalte am medialen Rollkamm, die sich da (Fig. 260 8) befindet, wo die Kniescheibenkapsel mit der Kapsel des Femorotibialgelenks zusammenstösst, also an der tiefsten Stelle des medialen Rollkamms; nur bei ca. 18—25 % der Pferde findet sich eine ähnliche Spalte auch am lateralen Rollkamm. Beim Rinde besteht eine Verbindung zwischen der Kniegelenkskapsel und dem medialen Sacke der Femorotibialkapsel in Form einer $3\frac{1}{2}$—$4\frac{1}{2}$ cm breiten und $\frac{3}{4}$—1 cm weiten Spalte an der Basis des medialen Rollkamms; ausnahmsweise findet sich eine 2. Verbindung in Form einer ca. linsengrossen Öffnung am lateralen Rollkamm. Bei den Fleischfressern befestigen sich die Gelenkkapseln auch an den Gelenkrand der Vesalischen Sesambeine und der Gelenkflächen des Os femoris.

b) Das **Lig. collaterale fibulare et tibiale** (Fig. 259 1 u. 2, 262 4, 263 c, c') entspringen an den Bandhöckern der Kondylen des Os femoris und enden an den Kondylen der Tibia, das laterale, etwas längere auch am Capitulum fibulae; das mediale verbindet sich mit dem Meniscus medialis, das laterale geht über die Sehne des M. popliteus hinweg.

c u. d) Das **Lig. cruciatum posterius** (Fig. 259 6 u. 260 2) entspringt vom medialen Teile der Incisura poplitea der Tibia und z. T. in der Fossa intercondyl. post.

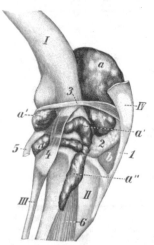

Figur 261. Injektionspräparat vom Kniegelenk des Hundes; von der lateralen Seite gesehen.
a Kapsel des Kniescheibengelenks, a', a', a' Kapsel des Femorotibialgelenks, a'' Bursa synovialis vaginalis des M. extensor digitalis pedis longus, die sich bei der Injektion der Kapsel des Kniegelenks mitgefüllt hat, b Bursa subpatellaris. I Femur, II Tibia, III Fibula, IV Patella.
1 Lig. rectum patellae, 2 Fettmassen, 3 Sehnenzug vom M. gastrocnemius lateralis, der das Lig. transversum patellae lat. ersetzt, 4 laterales Seitenband des Femorotibialgelenks, 5 Ursprungssehne des M. popliteus, 6 M. ext. digit. ped. long.

und erstreckt sich auf- und vorwärts bis zur lateralen Fläche des medialen Condylus des Os femoris. Das etwas kürzere **Lig. cruciatum anterius** (Fig. 260 3) entspringt in der Grube zwischen den Tubercula der Eminentia intercondyloidea tibiae und endet an der medialen Fläche des lateralen Condylus des Os femoris. Beide gekreuzte Bänder sind stark; das hintere überkreuzt die mediale Fläche des vorderen.

B. Kniescheibengelenk, *Art. femoropatellaris.*

a) Die geräumige **Capsula articularis,** Kniescheibenkapsel (Fig. 260 7, 261 a), befestigt sich am Rande der Gelenkfläche der Patella und der Facies patellaris des Os femoris und zwar 2—4 cm vom freien Rande der Rollkämme entfernt. Gegen die Tibia hin stösst sie an die Femorotibialkapsel, mit deren Innenraum sie kommuniziert (s. oben), und wird durch ein reichliches Fettpolster umhüllt.

An der Basis der Kniescheibe bildet sie eine beckenwärts gerichtete, innig mit dem M. quadriceps verbundene, mittlere und 2 seitliche, blindsackartige Ausstülpungen.

b u. c) Das **Lig. femoropatellare fibulare et tibiale,** Laterales und mediales Kniescheibenquerband (*Retinaculum later. et mediale hom.*), sind innig mit der Gelenkkapsel verbunden, das laterale (Fig. 263 b) entspringt am lateralen Bandhöcker des Os femoris und endet unter dem lateralen Winkel am lateralen Rande der Patella; das mediale schmälere (Fig. 262 5) ist dünner (weshalb Kniescheibenverrenkungen nur nach der lateralen Seite vorkommen), entspringt vor und über dem medialen Bandhöcker des Os femoris und endet am Knorpelfortsatz der Patella über dem medialen geraden Bande.

d) Die **Ligg. recta patellae** (Fig. 262 ₁, ₂ u. ₃ u. 263 a, a', a''). Beim Pferde kommen 3 gerade Kniescheibenbänder, ein laterales, ein mediales und ein mittleres vor, von denen eines am lateralen, eines am distalen Winkel und eines am Knorpelfortsatz der Patella entspringt. Das laterale (Fig. 262 ₁) endet an der Tuberositas tibiae, das mittlere (Fig. 262 ₂) in einer Grube medial von dieser und das mediale (Fig. 262 ₃) dicht medial vom mittleren an der Tibia.

Die distalen Enden der 3 geraden Bänder stossen fast zusammen; das laterale und mediale verbinden sich fest mit den Sehnenausbreitungen des M. biceps femoris und gracilis bzw. mit den Oberschenkelfaszien. Zwischen diesen bzw. den geraden Bändern und den Gelenkkapseln findet sich ein Fettpolster, welches das mittlere gerade Band einhüllt.

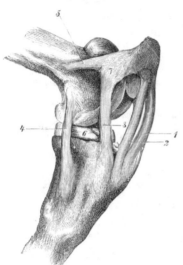

Figur 262.

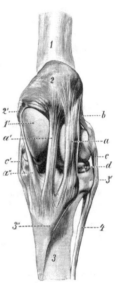

Figur 263.

Figur 262.
Mediale Bänder
des linken Kniegelenks
des Pferdes.

1 laterales, 2 mittleres und 3 mediales gerades Band der Kniescheibe, 4 mediales Seitenband des Femorotibialgelenks, 5 mediales Querband der Kniescheibe, 6 Meniscus medialis, 7 Knorpelfortsatz am medialen Winkel der Patella.

Figur 263.
Bänder des Kniegelenks
des Pferdes;
von vorn gesehen.

a laterales, a' mittleres und a'' mediales gerades Band, b laterales Querband der Kniescheibe, c laterales und c' mediales Seitenband des Femorotibialgelenks, d lateraler Meniscus. 1 Os femoris, 1' dessen Condylus medialis, 2 Patella, 2' Fibrocartilago patellae, 3 Tibia, 3' Condylus lateralis tibiae, 3'' Tuberositas tibiae, 4 Fibula.

Bei den Fleischfressern sind die Querbänder der Kniescheibe sehr undeutlich; bei Schaf, Ziege, Schwein, Hund, Katze und Mensch ist von den geraden Bändern nur das mittlere vorhanden, *Lig. rectum patellae* (Fig. 261 ₁). Beim Rinde sind auch 3 gerade Bänder vorhanden; das laterale von ihnen verschmilzt aber so vollkommen mit der Aponeurose des M. biceps femoris, dass eine Grenze zwischen beiden nur undeutlich ist.

Die Kapsel bildet 3 Recessus: 1. unter der Ursprungssehne des M. ext. digit. longus und peronaeus tertius; 2. unter dem M. popliteus und 3. unter dem M. vastus intermedius (Trachsel [630]).

4. Verbindung der beiden Unterschenkelknochen untereinander.

Die Verbindung zwischen Tibia und Fibula, *Articulatio tibiofibularis,* des Pferdes ist eine fast unbewegliche und weist folgende Bänder auf:

a) Die enge **Capsula articularis fibulae** befestigt sich am Rande der Gelenkflächen beider Knochen und verknöchert häufig bei alten Tieren.

b) Die **Membrana interossea cruris,** die Zwischenknochenhaut, verbindet Waden- und Schienbein und hat unter dem Capitulum fibulae eine Lücke zum Durchtritt von Gefässen.

Bei den Wiederkäuern erstreckt sich von dem fusswärts gerichteten Fortsatz am lateralen Condylus der Tibia ein starkes Band schräg fuss- und medianwärts und endet etwa in der Mitte des lateralen Randes der Tibia. Es ersetzt den proximalen Teil des Wadenbeins und ist fest mit den anliegenden Muskeln verbunden. Das Os malleolare (s. S. 183) verbindet sich mit dem distalen Ende der Tibia fast unbeweglich, *Syndesmosis tibiofibularis*, durch das aus starken Fasern bestehende laterale Knöchelband, *Lig. malleoli lateralis anterius et posterius*.

Bei Schwein, Hund und Katze finden sich je eine straffe Gelenkkapsel zwischen dem proximalen und distalen Ende der Tibia und Fibula und das laterale Knöchelband. Diese fast unbewegliche Verbindung (*Syndesmose*) schliesst Drehungen der Tibia um die Fibula aus.

5. Die Gelenke der Hinterfusswurzel, *Articulationes tarsi*.

Durch die Verbindung der Tarsalknochen unter sich, mit dem Crus und Metatarsus entsteht das **Hinterfuss-, Sprung-** oder **Tarsalgelenk,** das in die *Articulationes tarsi* zerfällt und zwar in a) die *Articulatio talocruralis (pedis N.)*, zwischen Unterschenkel und proximaler Reihe der Tarsalknochen, Rollgelenk, b) die *Articulatio tarsometatarsea,* zwischen distaler Reihe und Mittelfuss, Mittelfussgelenk, c) *Articulationes intertarseae,* Gelenke zwischen den Reihen der Fusswurzelknochen, Zwischenreihengelenke, d) *Articulationes interosseae,* Gelenke zwischen Knochen derselben Reihe, Zwischenknochengelenke.

Das Talokruralgelenk ist beim Pferde ein vollkommenes und federndes Wechselgelenk; die grössere Gelenkrolle des Os tarsi tibiale wird von der weniger umfangreichen Gelenkvertiefung der Tibia wie eine Schraube von der Schraubenmutter aufgenommen. Diese Schraube ist schräg zehenwärts und lateral gerichtet, so dass die Achse, um die Beugung und Streckung ausgeführt werden, schräg ab- und medianwärts von der Bandgrube an der lateralen zum Bandhöcker an der medialen Seite des Os tarsi tibiale geht. Seitwärts- und Drehbewegungen sind durch die starken Seitenbänder und durch die ineinandergreifenden Kämme und Vertiefungen der Gelenkflächen ausgeschlossen. Die übrigen Gelenke sind, da die Gelenkflächen eben oder fast eben sind, straffe Gelenke, die fast gar keine Bewegung gestatten. (Näheres s. Pütz [480].) Bei den übrigen Haustieren federt das Talokruralgelenk weniger, auch ist die Beweglichkeit der anderen Gelenke eine grössere. Bei den Wiederkäuern und Schweinen bildet das Tt mit dem Tc ein vollkommenes Wechselgelenk. Bei den Fleischfressern trägt der Kopf vom Tt eine schwache Gelenkerhöhung, die von der Gelenkvertiefung des Tc aufgenommen wird. Hierdurch und durch die lockere Verbindung von Tt und Tf wird eine freiere Beweglichkeit der Hinterfusswurzel hergestellt, so dass ausser Beugungen und Streckungen auch schwache Seitwärts- und Drehbewegungen ausgeführt werden können.

Am Tarsus unterscheiden wir gemeinschaftliche und besondere Bänder:

A. Gemeinschaftliche Bänder. 1. Die **Capsula articularis** ähnelt der des Karpalgelenks (s. S. 150); die Fibrosa erstreckt sich vom distalen Unterschenkel- bis zum proximalen Mittelfussende und verbindet sich innig mit dem Periost der Tarsalknochen und den Seitenbändern. Die Synovialhaut hingegen bildet, entsprechend den Unterabteilungen des Gesamtgelenks, 4 Kapseln, die an den Rändern der entspr. Gelenkflächen sich inserieren, und von denen die proximale die weiteste ist (Fig. 376 d, 377 f, f'). Sie befestigt sich an den Rändern der das Talokruralgelenk bildenden Gelenkflächen und bildet an der dorsalen Fläche eine kleine, an der plantaren eine weite, lockere, dünnhäutige Ausbuchtung, die mit der Sehnenscheide des M. flexor digit. ped. prof. verschmilzt und durch eine Faserknorpelplatte verstärkt wird, die eine breite Gleitrinne für die tiefe Beugesehne bildet.

Die zweite Kapsel, die mit der vorigen kommuniziert, inseriert sich am Rande der Gelenkflächen des Tt und Tf einer- und des Tc und T 4 anderseits und schliesst deren einander zugekehrte Gelenkflächen ein. Die dritte Kapsel verläuft in derselben Art zwischen Tc und T 1, 2 u. 3 und schliesst die seitlichen zur Verbindung zwischen Tc und T 3 bzw. T 4 bestimmten Gelenkflächen ein. Die distale Kapsel befestigt sich an die Ränder der distalen Gelenkflächen der Knochen der Metatarsalreihe, an die der über diesen liegenden, seitlichen Gelenkflächen und an die der Gelenkflächen am proximalen Ende des Metatarsus.

2. Das **Lig. collaterale fibulare longum,** Langes laterales Seitenband (Fig. 264 ₁), entspringt am Malleolus lateralis, plantar von dessen Sehnenrinne, befestigt sich an Tt, Tf und T ₄ und endet am Köpfchen von Mt ₄ und daneben am Mt ₃.

3. Das **Lig. collaterale fibulare breve,** Kurzes laterales Seitenband (Fig. 264 ₂), entspringt am lateralen Knöchel vor dessen Sehnenrinne, ist, vom vorigen überkreuzt, zehen- und rückwärts gerichtet und teilt sich in 2 Schenkel, die am Tf (Fig. 264 ₂ʺ) und in der lateralen Bandgrube von Tt (Fig. 264 ₂ʹ) enden.

4. Das **Lig. collaterale tibiale longum,** Langes mediales Seitenband (Fig. 265 ₁), entspringt plantar am Malleolus medialis der Tibia, gleicht in Form und Verlauf dem lateralen, befestigt sich am Tt, Tc und T ₁₋₃, verschmilzt mit dem Lig. tarsi dorsale und endet am Köpfchen von Mt ₂ und neben ihm am Mt ₃.

5. Das **Lig. collaterale tibiale breve,** Kurzes mediales Seitenband (Fig. 265 ₂), entspringt dorsal vom vorigen, von dem es fast ganz bedeckt und überkreuzt wird, am medialen Knöchel der Tibia und teilt sich in zwei Schenkel, von denen der längere, stärkere am medialen Fortsatz von Tf (Fig. 265 ₂ʺ), der kürzere an der medialen Fläche von Tt (Fig. 265 ₂ʹ) endet.

6. Das **Lig. tarsi plantare** (Fig. 264 u. 265 ₃) bildet ein starkes, die plantare Fläche des Tarsus bedeckendes, plattes Band, auf dem die Beugesehnen gleiten; es entspringt am plantaren Rande des Os tarsi fibulare und endet, indem es allmählich breiter und dicker wird und sich an T ₄, Tc und T ₃ befestigt, am Köpfchen des lateralen Griffelbeins (Mt ₄) und an der plantaren Fläche des Mt ₃.

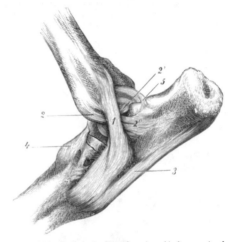

Figur 264. Laterale Bänder des linken, stark gebeugten Sprunggelenks des Pferdes.
1 langes laterales Seitenband, 2 kurzes laterales Seitenband, 2ʹ dessen Schenkel zum Os tarsi tibiale, 2ʺ dessen Schenkel zum Os tarsi fibulare, 3 Lig. tarsi plantare, 4 Lig. tarsi dorsale, 5 kurzes laterales Plantarband des Os tarsi tibiale und fibulare. Ausserdem zwischen 1 und 4 das dorsale Schrägband des Os tarsale 4 und des Mittelfusses bzw. das dorsale Schrägband des Os tarsale 3 und des Mittelfusses.

Von dem Bande geht eine starke Sehnenplatte aus, die mit der Sprunggelenksfaszie verschmilzt, an der medialen Fläche des Sprunggelenks sich anheftet und eine Scheide zur Aufnahme der Beugesehnen bildet.

7. Das **Lig. tarsi dorsale** (Fig. 264 u. 265 ₄ u. 266 ₁) ist ein breites, plattes, dreieckiges Band, das am medialen Bandhöcker des Os tarsi tibiale entspringt und sich fächerförmig bis zum proximalen Ende von Mt ₂ und Mt ₃ ausbreitet, indem es sich ausser an diese noch an den dorsalen Rand des Tc und T ₃ befestigt.

B. Besondere Bänder. Sie sind sehr zahlreich und werden in Längs- (Zwischenreihen-)bänder und Querbänder (Zwischenknochenbänder) eingeteilt.

Längsbänder. 1. An der **lateralen Fläche** der Hinterfusswurzel verlaufen: a) das laterale Band des Tf und des T ₄ und b) das laterale Band des T ₄ und des lateralen Griffelbeins, mit dem langen lateralen Seitenband fest verschmolzen, zwischen den lateralen Flächen von Tf und T ₄ bzw. T ₄ und Mt ₄. — 2. An der **medialen Fläche** des Tarsus sind, vom langen tibialen Seitenband nur undeutlich abgesetzt, vorhanden: ein mediales Band zwischen

Tt und Tc, zwischen Tc und T 1—3 und zwischen T 1 u. 2 und Mt 2. — 3. An der **dorsalen Fläche** des Tarsus: a) das schräge Dorsalband des Tf und Tc (Fig. 266 5) ist kurz, jedoch stark und verläuft schräg zehenwärts und medial gerichtet von Tf zu Tc; b) das schräge Dorsalband des Tc und T 3; c) das schräge Dorsalband des T 3 und des Mittelfusses; die beiden letzteren Bänder setzen sich nur undeutlich vom Lig. tarsi dorsale ab; d) das schräge Dorsalband des T 4 und des Mittelfusses (Fig. 266 8); es wird zum Teil vom langen lateralen Seitenband bedeckt. — 4. An der **plantaren Fläche** des Tarsus: a) das Plantarband des Tt und Tc; b) das Plantarband des Tf und des T 4 (Fig. 266 6); c) das Plantarband des Tf und T 1 u. 2; d) das Plantarband des T 1 u. 2 und des Mt 2; e) das Plantarband des T 4 und des Mittelfusses (Fig. 266 9). Der Verlauf der Bänder wird durch die Bezeichnung genügend gekennzeichnet; die unter b, c und d genannten setzen sich nur undeutlich vom Lig. tarsi plantare ab. 5. Zwischen den rauhen Vertiefungen der einander zugewendeten Gelenkflächen liegen kurze, zum Teil sehr starke Bänder, die bezeichnet werden als das **innere Band** a) des Tt und Tf einerseits und des Tc und T 4 anderseits, b) des Tc und T 3, c) des T 3 und des Mt 3.

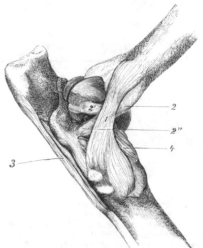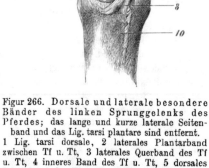

Figur 265. Mediale Bänder des linken Sprunggelenks des Pferdes; das Gelenk ist stark gebeugt.
1 langes mediales Seitenband, 2 kurzes mediales Seitenband, 2' dessen Schenkel zum Os tarsi tibiale, 2'' dessen Schenkel zum Os tarsi fibulare, 3 Lig. tarsi plantare, 4 Lig. tarsi dorsale.

Figur 266. Dorsale und laterale besondere Bänder des linken Sprunggelenks des Pferdes; das lange und kurze laterale Seitenband und das Lig. tarsi plantare sind entfernt.
1 Lig. tarsi dorsale, 2 laterales Plantarband zwischen Tf u. Tt, 3 laterales Querband des Tf u. Tt, 4 inneres Band des Tf u. Tt, 5 dorsales Schrägband des Tf u. Tc, 6 Plantarband des Tf u. T 4, 7 dorsales Querband des Tc u. T 4, 8 dorsales Schrägband des T 4 und des Mittelfusses, 9 Plantarband des T 4 und des Mittelfusses, 10 Lig. interosseum der Mittelfussknochen.

Querbänder. 1. Der Kruralreihe. a) Das laterale Querband des Tt und Tf (Fig. 266 3) ist platt, ziemlich breit und erstreckt sich von der lateralen Fläche des Tf schräg dorsal und zehenwärts zur lateralen Fläche des Tt. b) Das kurze laterale und mediale Plantarband des Tf und Tt (Fig. 264 5 und 266 2) bestehen aus kurzen Fasern, die vom dorsalen Rande des Tf bzw. vom proximalen Rande des medialen Fortsatzes des letzteren bis zum proximalen plantaren Rande des Tt reichen. c) Das innere Band des Tf und Tt (Fig. 266 4) befestigt sich an die rauhen Stellen der einander zugewendeten Flächen beider Knochen und füllt den Sinus tarsi aus. 2. Zwischen dem Tc und dem T 4 findet sich ein plattes, vom langen lateralen Seitenband bedecktes dorsales (Fig. 266 7) und ein inneres Querband. 3. In der Metatarsalreihe: a) das dorsale und das innere Querband des T 3 u. 4; b) das Querband des T 3 und des T 1 u. 2. Die unter 2 und 3 genannten Bänder verhalten sich im wesentlichen wie die dorsalen und inneren Querbänder des Carpus.

Bei den **Wiederkäuern** endet das kurze laterale Seitenband nur am Tt, das kurze mediale Seitenband mit einem Schenkel an letzterem, mit dem zehenwärts viel breiteren zweiten am Tf und am plantaren Fortsatz des vereinigten Tc und T 4. Das *Lig. tarsi dorsale* ist sehr schwach. Das Os tarsi tibiale verbindet sich plantar mit dem Os malleolare durch ein starkes Q u e r b a n d. Von den Zwischenreihenbändern der Krural- und der mittleren Reihe fehlt das innere Band; das Plantarband ist sehr schwach, dagegen ist ein starkes Plantarband vorhanden, das von Tf zum medialen Teile des vereinigten Tc und T 4 reicht. Letzteres verbindet sich mit dem Metatarsus durch ein plantares und mediales, mit T 2 und T 3, sowie mit T 1 durch ein schwaches dorsales Band und durch Querbänder. Von den Ligg. interossea der proximalen Reihe fehlen die kurzen Plantarbänder zwischen Tf und Tt; das innere Band ist schwach. Das laterale Querband endet dorsal unter der Gelenkrolle von Tt.

Beim **Schweine** sind die Verhältnisse ähnlich wie bei den Wiederkäuern, selbstverständlich mit den Unterschieden, die durch die Trennung des Tc und T 4 und durch das Vorhandensein von T 1, T 2 und T 3 bedingt werden.

Bei den **Fleischfressern** sind die *Ligg. collateralia longa* schwach und die *brevia* doppelt; je eines der letzteren endet an Tt und Tf. Das *Lig. tarsi dorsale* fehlt oder ist kaum angedeutet.

Die Verbindung der Hintermittelfuss- und der Zehenknochen ist dieselbe wie an den entspr. Knochen der Schultergliedmasse (s. S. 153—162).

Zahnlehre.[1]

Die das **Gebiss** bildenden **Zähne,** *Dentes,* des Menschen und der Haustiere, die in die Zahnfächer (Alveolen) der Maxilla, des Os incisivum und der Mandibula eingekeilt sind, gehören zu den D e n t i n z ä h n e n (gegenüber den H o r n z ä h n e n der Cyclostomen und Amphibien). Sie bilden, da sie in verschiedenen Formen auftreten, ein h e t e r odontes Gebiss (gegenüber dem h o m o d o n t e n Gebiss der niederen Wirbeltiere). Sie stellen die härtesten Gebilde des Körpers dar.

Figur 267. Q u e r s c h n i t t d u r c h d i e Z a h n a n l a g e eines Embryo.

a Epithel der Mundhöhle, b, b Zahnwall, c Zahnfurche, d Schmelzorgan, e Stiel des Schmelzorgans, f Zahnleiste, g Zahnpapille, h Lippenfurche.

Figur 268. L ä n g s s c h n i t t d u r c h d i e Z a h nanlage eines Embryo.

a Epithel der Mundhöhle, b Zahnsäckchen, c äussere und d innere Schmelzzellen, e Schmelzpulpa, f Dentin, g Zahnpulpa, h Lippenfurche, i Odontoblasten, k Schmelz, l Epithelscheide.

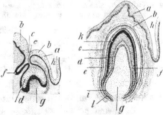

Figur 267.   Figur 268.

Genesis der Zähne. Auf den freien Kieferrändern entsteht (beim Menschen am Ende des 2. Fetalmonats) eine Wucherung des Epithels, dessen Keimzellschicht als zusammenhängende, platte, der Gestalt der Kieferbögen folgende, bogenförmige Leiste in das Bindegewebe der Kieferschleimhaut als Z a h n - oder S c h m e l z l e i s t e einwuchert und deren unterer Rand sich wulstartig verdickt. Über ihr entsteht durch Verdickung der oberflächlichen Epithelschichten der Zahnwall (Fig. 267 b, b), der vorübergehend eine furchenartige Vertiefung zeigt, die Zahnfurche (Fig. 267 c). An der vestibularen (bukkalen und labialen) Fläche der Zahnleiste entstehen, der Zahl der Milchzähne entsprechend, kolbenförmige Epithelwucherungen (Epithelkolben), in deren basale Partie warzenartige Mesenchymwucherungen, P a p i l l e n (Fig. 267 g), derart einwachsen, dass die Epithelkolben glockenförmig auf ihnen sitzen. Jedes dieser aus einer bindegewebigen, gefässreichen Papille (Fig. 267 g) und der Epithelkappe bestehenden Gebilde ist ein Z a h n k e i m; seine Epithelkappe ist das S c h m e l z o r g a n (Fig. 267 d); dieses schnürt sich allmählich von der sich zurückbildenden Zahnleiste bis auf einen dünnen Stiel, Kolbenhals (Fig. 267 e), ab. Um jeden Zahnkeim bildet sich später eine von der Umgebung sich abhebende bindegewebige Hülle, das Z a h n s ä c k c h e n (Fig. 268 b), das den Kolbenhals durchwächst und so die Zahnkeime von

---

1) Genauere Angaben über die Verhältnisse der Zähne findet man in: C o r n e v i n et Lesbre [116], W. Leche [346], Röse [502], Schwalbe [565] und Talker [619].

der Zahnleiste trennt. Aus dem Schmelzorgan entsteht die Schmelzsubstanz (Fig. 268 c, d u. e), aus der peripheren, nur aus den kegelförmigen oder zylindrischen Odontoblasten bestehenden Schicht der Zahnpapille (Fig. 268 i) die Dentinsubstanz, aus der übrigen Zahnpapille die Zahnpulpa (Fig. 268 g), aus der Wand des Zahnsäckchens das Alveolarperiost und die Zementsubstanz. Das Schmelzorgan zerfällt in die äusseren und inneren Schmelzzellen (Fig. 268 c u. d) und die zwischen ihnen liegende Schmelzpulpa (Fig. 268 e), die da, wo sich die äussere in die innere Schmelzzellage umschlägt, am Umschlagsrand, fehlt; dieser pulpafreie Teil wächst nach unten und umgibt die Zahnpapille als Epithelscheide (Fig. 268 l). Aus den inneren Schmelzzellen entsteht unter Schwinden der Schmelzpulpa der Schmelz durch Abscheidung einer verkalkenden Masse an deren Basalseite. Jedes entstehende Schmelzprisma entspricht je einer Zelle. Die äusseren Schmelzzellen bilden die Epidermicula des Zahnes. Unter der so ent-standenen Schmelzkappe der Zahnkrone entsteht das Zahnbein (Fig. 268 f) von den Odonto-blasten, die auf ihrer Oberfläche eine fibrilläre, weiche, später verkalkende Masse ausscheiden, in welch letztere Fortsätze der Odontoblasten, als Zahnfasern, einwachsen. Vom ganzen Zahne ent-steht zuerst die Zahnkrone; durchbricht diese das Zahnsäckchen, ehe Zementsubstanz entstanden ist, dann ist die Krone zementfrei; die Zahnwurzel bildet sich zuletzt; ihr Dentin entsteht wie das der Krone; es fehlt aber die Bildung einer Schmelzschicht; dagegen entsteht aus der inneren Schicht der Zahnsäckchenwand, deren Aussenschicht das Alveolarperiost liefert, die Zementsubstanz, die sich dem Wurzeldentin, die Epithelscheide durchbrechend und zum Schwinden bringend, als dünne Hülle anlegt. Ist die Zahnpapille einfach (ohne Vorsprünge), dann entsteht ein schmelzkappiger Zahn, ist die Zahnpapille eine in 2 und mehr Spitzen ausgehende Papille, dann entsteht ein schmelzhöckeriger Zahn; über jeder Papillenspitze bildet sich je ein aus Dentin und Schmelzsubstanz bestehendes Zahnscherbchen, die später mit-einander verschmelzen. Die schmelzfaltigen Zähne entstehen dadurch, dass sich das die Zahnpapille umgebende Schmelzblech faltet, und dass die Schmelzfalten in die Papille eindringen, so dass die Bildung der Dentinsubstanz sich den Faltungen anpassen muss. Die zurückgebildete Zahnleiste hat während der Bildung der Milchzähne die Verbindung mit dem Mundhöhlenepithel verloren. Ihr freier Rand wächst aber in die Tiefe; hier entstehen an ihr lingual von den Milchzähnen die Anlagen der bleibenden Zähne in derselben Weise, wie vorher die der Milch-zähne. Wenn hinter den Milchbackzähnen, die später durch bleibende Zähne (Prämolaren) ersetzt werden, noch weitere, bleibende Zähne (Molaren) bei der betr. Tierart entstehen sollen, dann wachsen die kaudal gerichteten Enden der hufeisenförmigen Zahnleiste weiter nach hinten; hier bildet sich die Anlage der Molaren. Inzwischen ist der vordere Teil der Zahnleiste ganz geschwunden, so dass ihre hinteren, zuletzt entstandenen Stücke ganz isoliert sind. Solange Reste der Zahnleiste da sind, können von ihr aus neue Zähne entstehen.

Die Zähne werden eingeteilt:

1. nach der Zeit ihres Ausbruchs und ihrer Dauer in

a) **Milchzähne**, *Dentes decidui*, die ersten Zähne des jungen Tieres, die zu einer bestimmten Lebenszeit ausfallen (Wechselzähne) und durch b) die **bleibenden Zähne**, *Dentes permanentes* (Ersatzzähne), ersetzt werden. So nennt man auch die Zähne, die nur einmal im Leben zum Durchbruch gelangen.

Es kommt bei den Haustieren nur zu einem einmaligen Wechsel (diphyodontes Ge-biss, gegenüber dem polyphyodonten Gebiss der Fische, Amphibien und Reptilien, bei denen eine fortwährende Neubildung von Zähnen den Verbrauch der alten Zähne ersetzt).

Der **Ausfall der Milchzähne** ist bedingt durch die Entwicklung der Ersatzzähne, die einen andauernden Druck auf ihre Umgebung und besonders auf die Milchzähne ausüben und deren Blutgefässe zerstören, wodurch eine allmähliche Resorption dieser Teile eingeleitet wird; die Kalk-salze werden gelöst und die zurückbleibenden Weichteile bis zum Zahnhals zum Schwunde ge-bracht. Der Zahnrest hängt dann nur noch lose am Zahnfleischrand (Fig. 271) und wird durch das Hervordrängen des bleibenden Zahnes abgelöst. Die Milchzähne sind mithin schon lange vor ihrem Ausfall tot und gleichen Fremdkörpern.

2. nach ihrer Form und ihrer Stellung in den Kiefern in

a) **Schneidezähne**, *Dentes incisivi*, die beim Menschen (Fig. 269 und 270 J) zu je 2, bei Pferd, Schwein und Fleischfressern zu je 3 jederseits in die Alveolen des Unterkiefers und der Ossa incisiva bzw. der Maxillae eingekeilt sind; der der Mittellinie zunächststehende Schneidezahn wird als erster, J_1 (Zange), der folgende als zweiter, J_2 (Mittelzahn), und der äussere als dritter Schneidezahn, J_3 (Eckzahn), bezeichnet. Bei den Wiederkäuern, die 8 Schneidezähne nur im Unterkiefer be-sitzen, werden diese erster bis vierter Schneidezahn ($J_1—J_4$) resp. Zange, innerer und äusserer Mittelzahn und Eckzahn genannt.

b) Die **Hakenzähne,** *Dentes canini*, Eck-, Fang- oder Hundszähne, sind 4 kegel-förmige Zähne, die zu je einem jederseits in die Alveolen des Zwischenzahnrandes der Kiefer eingekeilt sind. Sie fehlen den Wiederkäuern und meist auch den Stuten.

c) Die **Backzähne,** *Dentes molares*, stecken in den Alveolen der Maxilla und Mandibula. Bei Mensch (Fig. 269 u. 270), Pferd, Schwein und Wiederkäuern sind die 3 letzten Backzähne, beim Hunde oben die 2, unten die 3 letzten, bei der Katze oben der letzte Backzahn jeder Reihe bleibende Zähne, Molaren; diese werden von vorn nach hinten gezählt, so dass beim Pferde der letzte Backzahn den 3. Molaren (M 3) darstellt. Die vorderen, dem Zahnwechsel unterworfenen Backzähne (2 beim Menschen, 3 bei den Haustieren), die Prämolaren, werden gewöhnlich von hinten nach vorn gezählt, so dass beim Pferde der erste Backzahn den 3. Prämolaren (P 3) darstellt. Vielfach (z. B. in England) zählt man die Prämolaren jedoch auch umgekehrt, von vorn nach hinten und zählt die Molaren weiter und spricht vom 4., 5. und 6. Back-zahn. Vor den Prämolaren findet sich beim Pferde häufig, bei Schwein und Hund konstant jederseits ein kleiner bleibender Zahn, der entweder zu den Prämolaren ge-rechnet oder als Lücken- oder Wolfszahn bezeichnet wird.

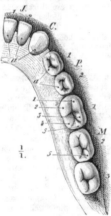

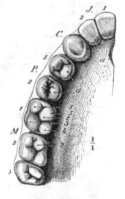

Figur 269. Gebiss des Oberkiefers des Menschen; von der Kaufläche gesehen (nach Gegenbaur).

Figur 270. Gebiss des Unterkiefers des Menschen; von der Kaufläche gesehen (nach Gegenbaur).

Die Buchstaben resp. Zahlen auf der vestibularen, konvexen Seite bedeuten die Benennung der Zähne und zwar: **J.** Incisivus 1, 2, **C.** Caninus, **P.** Prä-molare 1, 2 und **M** Molare 1, 2, 3. An der inneren, lingualen Fläche be-deuten die Bezeichnungen folgendes: a innerer Vorsprung, 1 vorderer-äusserer, 2 vorderer-innerer, 3 hinterer-äusserer, 4 hinterer-innerer, 5 fünfter Höcker.

Figur 269.　　　　　　　　　　　　　　　　　Figur 270.

Die Zähne des Unterkiefers bilden den **mandibularen Zahnbogen,** *Arcus dentalis inferior,* und die der Ober- und Zwischenkieferbeine den **maxillaren Zahnbogen,** *Arcus dentalis sup.;* bei den Haustieren sind die Zahnbögen im Gegensatz zum Menschen (Fig. 269 u. 270) nicht geschlossen, sondern durch die Zwischenzahnränder unterbrochen.

An jedem Zahne unterscheidet man die von der Alveole umschlossene **Wurzel,** *Radix dentis,* und die die Alveole überragende **Krone,** *Corona dentis.* Zwischen beiden findet sich an gewissen Zähnen eine Einschnürung, der **Hals** des Zahns, *Collum dentis.* Ausserdem unterscheidet man an jedem Zahn: eine *Facies masticatoria,* Kaufläche, eine *F. vestibularis* (*F. labialis et buccalis*), *F. lingualis,* sowie *F. contactus,* Berührungs-flächen. Die Knochenhaut, welche die Zahnwurzel mit der Alveolarwand verbindet, heisst Alveolarperiost, *Periosteum alveolare.*

Die Zähne bestehen aus drei verschiedenen Geweben: 1. Dem gelblichweissen, glänzenden Zahnbein, der Dentinsubstanz, *Substantia eburnea* (s. S. 198); sie bildet die Hauptmasse des Zahnes, ist von einer der anderen Zahnsubstanzen bedeckt und tritt nur an der Kaufläche der Backzähne der Pferde und Wiederkäuer, sowie der Schneidezähne der Pferde zutage. 2. Dem rein weissen Schmelz oder Email, der *Substantia adamantina* (s. S. 198); sie ist das härteste Ge-webe der Zähne, überzieht an den schmelzkappigen Schneide- und den schmelzhöckerigen Backzähnen mit einer dünnen Schicht die Krone und bildet bei den schmelzfaltigen Zähnen sehr verschiedenartige, für die Tierart charakteristische Falten und Einstülpungen, welche in die Dentinsubstanz eindringen und sie umgeben und an den Kauflächen der Backzähne bei den Einhufern und Wiederkäuern in Form von m. o. w. scharfen Leisten, Schmelzkämmen oder Schmelzblechen, hervortreten. Nach längerer Einwirkung von Salzsäure auf die Emailsubstanz kann man von deren Oberfläche eine feine amorphe Schicht ablösen, die *Cuticula dentis*, das Schmelzoberhäutchen. 3. Der gelblichbraunen Zementsubstanz, *Substantia ossea* (s. S. 198); sie bekleidet als eine dünne Schicht die Zahnwurzeln und bei den Pflanzenfressern, mit Ausnahme der Schneidezähne der Wiederkäuer, auch die Krone und füllt bei den schmelzfaltigen Zähnen den Raum zwischen den Schmelzkämmen aus; sie liegt stets am meisten nach aussen und ist zu verwechseln mit dem sog. Zahnstein, der als eine braunschwarze Masse oft die Oberfläche der Zahnkrone bedeckt und auf Niederschläge aus dem Speichel und den Nahrungsmitteln zurückzuführen ist.

In jedem Zahn, bei mehrwurzeligen Zähnen in jeder Zahnwurzel, findet sich eine Zahnhöhle, das *Cavum dentis*, das in den engen Wurzelkanal, *Canalis radicis,* übergeht, der an der Spitze der Wurzel mit dem *Foramen apicis (radicis) dentis* mündet. Die Zahnhöhle ist mit der weichen, gefäss- und nervenreichen Zahnpulpa, *Pulpa dentis*, angefüllt. Bei alten Tieren sind Zahnhöhle und Zahnpulpa bis auf kleine Überreste verschwunden.

Das Gebiss zeigt, namentlich an den Backzähnen so auffällige Verschiedenheiten, dass nach der Beschaffenheit der Zähne die Ernährungsweise dieser Tiere beurteilt werden kann. Bei den Pflanzenfressern sind die Hakenzähne meist m. o. w. verkümmert oder fehlen ganz; die schmelzfaltigen Backzähne besitzen unebene Kauflächen (Mahlzähne). Dagegen besitzen die Fleischfresser lange, kegelförmige Hakenzähne und schmelzhöckerige, scharfkantige und seitlich komprimierte Backzähne. Auf die kleineren ersten Backzähne folgt bei ihnen ein durch seine bedeutende Grösse ausgezeichneter Zahn, der Reisszahn, *Dens sectorius,* und auf diesen ein oder mehrere Zähne mit breiter Kaufläche. Je stärker die Fleischfressernatur bei der betr. Tierart hervortritt, desto mehr verkümmern die letzteren Zähne, die nur bei den auch Pflanzenkost verzehrenden Fleischfressern deutlich sind. Beim Hunde ist der 4. Backzahn des Oberkiefers und der 5. des Unterkiefers der Reisszahn, auf den noch 2 Zähne mit breiter Kaufläche folgen; bei der Katze ist die Fleischfressernatur deutlicher ausgeprägt: auf den Reisszahn, den 3. Backzahn in beiden Kiefern, folgt nur im Oberkiefer ein Zahn mit undeutlicher Reibefläche. Die Omnivoren (das Schwein) zeigen in ihrem Gebiss den Übergang von den Pflanzen- zu den Fleischfressern, die ersten Backzähne gleichen denen der Fleisch-, die letzten denen der Pflanzenfresser. Der Ausbruch und Wechsel der Zähne kann zu einer ziemlich sicheren Bestimmung des Alters benutzt werden. Die Tabelle auf S. 206 u. 207 weist die Zeit des Wechsels und des Ausbruchs der Zähne bei den einzelnen Haustieren nach. Ausserdem geschieht die Bestimmung des Alters nach Beendigung des Zahnwechsels bei den Pferden nach dem Vorhandensein und der Beschaffenheit der Kunden (s. S. 201) und, wenn diese durch die fortschreitende Abnutzung des Zahnes verschwunden sind, nach der Form der Reibeflächen an den Schneidezähnen. Mit dem fortschreitenden Alter werden die Kronen, am auffälligsten bei den Einhufern und Wiederkäuern, durch den Gebrauch abgenutzt; sie behalten jedoch durchschnittlich dieselbe Länge, weil der Zahn, entsprechend der Abnutzung, aus der Alveole hervorgeschoben und die Zahnwurzel verkürzt wird, wobei der freiwerdende Teil der Alveole durch Knochenmassen ausgefüllt wird. Im höheren Alter bedingt die fortgesetzte Verkürzung der Wurzel nicht selten ein Ausfallen der Zähne.

Gebissformeln. In den sog. Zahn- oder Gebissformeln werden die Zahlen der verschiedenen Zähne in Brüchen angegeben, deren Zähler den Zähnen des Oberkiefers und deren Nenner den Zähnen des Unterkiefers entsprechen. Zuerst werden die Schneide- (J), dann die Haken- (C), zuletzt die Backzähne mit ihren Untergruppen: Prämolaren (P) und Molaren (M) angegeben. Die Lückenzähne werden zu den Backzähnen gerechnet. Hiernach sind die Formeln für das Ersatzgebiss beim Menschen und den Haustieren folgende:

Mensch . . . $J \frac{2}{2}$ $C \frac{1}{1}$ $P \frac{2}{2}$ $M \frac{3}{3}$ | Schwein . . $J \frac{3}{3}$ $C \frac{1}{1}$ $P \frac{4}{4}$ $M \frac{3}{3}$

Pferd . . . $J \frac{3}{3}$ $C \frac{1}{1}$ $P \frac{3}{3}$ $M \frac{3}{3}$ | Hund . . . $J \frac{3}{3}$ $C \frac{1}{1}$ $P \frac{4}{4}$ $M \frac{2}{3}$

Wiederkäuer . $J \frac{0}{4}$ $C \frac{0}{0}$ $P \frac{3}{3}$ $M \frac{3}{3}$ | Katze . . . $J \frac{3}{3}$ $C \frac{1}{1}$ $P \frac{3}{3}$ $M \frac{1}{0}$

1. Die Zähne des Pferdes.[1]

I. Von den **Schneidezähnen**, *D. incisivi* (Fig. 272 9, 10, 9', 10', 273 9, 10, 11 und 275), sitzen je 6 im Zwischen- und im Unterkiefer; sie besitzen eine gelblichweisse

---

[1] Genauere Angaben über die Zähne des Pferdes s. in Ellenberger u. Baum [158].

oder gelbbräunliche Farbe und haben bei 5—6jährigen Pferden eine Länge von ca. 6,5 bis 7,5 cm, die bei J 1 fast 2 cm mehr beträgt als bei J 3. Die maxillaren Schneidezähne sind stärker gebogen und kürzer als die mandibularen. Ihre Wurzeln konvergieren nach der Medianebene des Kopfes (Fig. 273); die 1,5—2 cm langen Kronen stehen eng aneinandergedrängt. Die lippenseitige Fläche, *Facies labialis,* ist gewölbt und enthält an den Unterkieferschneidezähnen 1, an den Oberkieferschneidezähnen 2 seichte Furchen; die zungenseitige Fläche, *Facies lingualis,* ist in der Längsrichtung konkav, in der Querrichtung etwas gewölbt. Beide Flächen verschmälern sich nach der Wurzel zu, während die Ränder sich flächenartig verbreitern, so dass an den Wurzeln 2 Seitenflächen, ferner ein schmälerer lingualer und ein breiterer labialer Rand entstehen. Die Reibefläche, *Facies masticatoria,* hat bei jungen Tieren eine

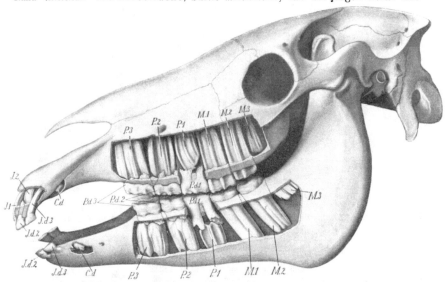

Figur 271. Gebiss eines 2¹/₄jährigen Pferdes; der in den Alveolen steckende Teil der Zähne ist durch Wegnahme der lateralen Knochenplatte ganz (bei beiden Pd 1) oder zum grössten Teile (bei den übrigen Zähnen) freigelegt.
J 1 u. J 2 = Zange und Mittelschneidezahn, Jd 2 u. Jd 3 = Milchmittel- und -Eckschneidezahn, P 1, P 2 u. P 3 = 1., 2. und 3. Prämolare, Pd 1, Pd 2 u. Pd 3 = 1., 2. und 3. Milchprämolare (Praemolaris deciduus), M 1, M 2 u. M 3 = 1., 2. u. 3. Molare, Cd = Milchhakenzähne.

querovale Form, die entspr. der Form des Zahnes mit dem Abreiben des Zahnes zu einer runden und schliesslich dreieckigen wird. Die Ränder der Reibefläche sind scharf, der labiale springt etwas stärker vor und ist weniger konvex als der linguale. Die Reibefläche zeigt eine Vertiefung, die Kunde (Bohne, Marke) (Fig. 275 a, 276 e), die am gebrauchten Zahn schwärzlich erscheint und von einer etwas vorstehenden Schmelzleiste (Fig. 275 b) umgeben ist.

Die Kunde ist in den Schneidezähnen des Unterkiefers, ehe sie in Reibung treten, 7 mm, an denen des Oberkiefers 13—14 mm tief und verschwindet durch die Abnutzung des Zahnes demgemäss an den oberen Schneidezähnen später als an den unteren. Im vorgerückten Alter wird die Krone auf Kosten der Wurzel länger und die Richtung der Zähne mehr horizontal.

Die weissen **Milchschneidezähne** (Fig. 274) sind kleiner, kürzer und haben einen deutlichen Hals. Die Kunde (a) ist weniger tief; die Furchen sind seicht; die gegen die Zeit des Zahnwechsels immer schwächer werdende Wurzel hat fast ebene Flächen und schmale Ränder.

II. Die **Hakenzähne,** *D. canini* (Fig. 272 $_{8, 8'}$), sind schmelzkappige Zähne
(s. S. 198). Es finden sich bei **Hengsten** und **Wallachen** fast stets 4 Stück und zwar
je 1 jederseits im Unterkiefer und je 1 jederseits an der Grenze des Zwischen- und Oberkieferbeins; bei der **Stute** fehlen sie in der Regel.

Die selten vorkommenden Hakenzähne der **Stute** sind sehr klein und haben eine rund-
lich-kegelförmige Krone. Von etwa 8000 untersuchten Stuten besassen 2—3% Hakenzähne in
beiden Kiefern, 20—30% kleine Hakenzähne nur im Unterkiefer und 6—7% ebensolche nur im
Oberkiefer; 70—80% aller Stuten besitzen gar keine Dentes canini. Auch bei 1—1,80% der
Hengste und Wallache fehlen ein oder einige Hakenzähne. Näheres s. Ellenberger [154] und
Ellenberger und Baum [157].

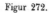

Figur 272.

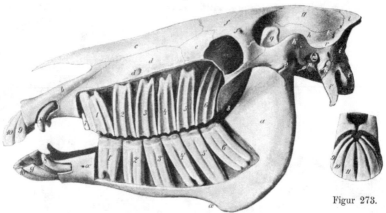

Figur 273.

Figur 272. Seitenansicht der freigelegten Schneide- und Backzähne eines 6 Jahre
alten Pferdes.
1, 2, 3, 4, 5, 6 erster bis sechster linker Backzahn des Oberkiefers, 1′, 2′, 3′, 4′, 5′, 6′ erster
bis sechster linker Backzahn des Unterkiefers, 7 Wolfszahn, 8, 8′ Hakenzahn des Oberkiefers
bzw. Unterkiefers, 9 Eck- und 10 Mittelschneidezahn des Zwischenkieferbeins, 9′ und 10′ Eck-
und Mittelschneidezahn des Unterkiefers.

Figur 273. Freigelegte Schneidezähne des Zwischenkiefers eines 6 Jahre alten
Pferdes; von vorn und oben gesehen.
9 Eckzahn (J $_3$), 10 Mittelzahn (J $_2$), 11 Zange (J $_1$).

Die Hakenzähne sind durch eine grössere Lücke von den Backzähnen und die
maxillaren durch eine grössere, die mandibularen durch eine kleinere Lücke von den
Schneidezähnen getrennt. Eine gegenseitige Abreibung der Hakenzähne des Ober- und
Unterkiefers findet nicht statt. Die Hakenzähne des Hengstes und Wallachs sind
4—5 cm lang, von denen 1 cm auf die Krone kommt, und an den Wurzeln stark gekrümmt.

Die seitlich zusammengedrückte Krone hat eine gewölbte **labiale** und eine ausgehöhlte
linguale Fläche; an letzterer werden durch die nach innen gebogenen Ränder und durch
eine starke, kegelförmige, mittlere Wulst 2 Gruben gebildet. Die Ränder gehen an der Spitze
mit einer Wölbung ineinander über. Der Zahnhals fehlt; die rundliche Wurzel enthält eine mit
Pulpa gefüllte Höhle. Bei älteren Tieren bildet die Krone einen rundlichen, stumpfen Höcker.

Die **Milchhakenzähne** sind nur 3—5 mm lang und durchbrechen selten das Zahnfleisch.

III. Die 24 **Backzähne,** *D. molares,* sind schmelzfaltige Zähne (s. S. 198);
sie sind in 4 Reihen, die aus je 6 Zähnen bestehen, in die Alveolen des Unter- und
Oberkiefers eingekeilt und haben die Gestalt einer viereckigen Säule. Der Querdurch-
schnitt der etwas gekrümmten, dickeren **Oberkiefer-Backzähne** (Fig. 272 $_{1—6}$ u. 277)

ist fast quadratisch. Die Länge der Zähne beträgt bei 5—6jährigen Pferden 7—9,5 cm, wovon $1^1/_2$—2 cm auf die Krone entfallen. Die Wurzeln divergieren etwas, so dass zwischen den Wurzelenden der ersten und der letzten Backzähne ein breiterer, zwischen denen des 3. und 4. Zahnes ein schmälerer Spalt bleibt (Fig. 272).

Die *Facies buccalis* zeigt in der Mitte und am oralen Rande je eine starke, am aboralen Rande eine schwächere, kammartige Erhöhung und zwei durch die mittlere Erhöhung getrennte Längsfurchen. Am 1. Backzahn hat die Facies buccalis zwei Längsleisten. Die *Facies lingualis* besitzt eine starke, von zwei Rinnen eingefasste Erhöhung (Fig. 277.a); die orale und aborale *Facies contactus* sind eben; nahe dem medialen Rande der letzteren verläuft eine Rinne. Der erste und letzte Backzahn haben einen dreiseitigen Querschnitt, weil ihre orale bzw. aborale Fläche zu einem stumpfen Rande verschmälert ist. Der backenseitige Rand der medial abgedachten **Reibefläche** überragt den zungenseitigen Rand; die **Reibefläche**, *Facies masticatoria*, enthält 4 halbmond-

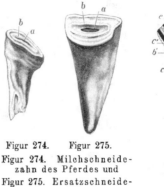

Figur 274. Figur 275.
Figur 274. Milchschneidezahn des Pferdes und
Figur 275. Ersatzschneidezahn des Pferdes.
a Kunde, b Schmelzleiste.
Figur 276. Längsschliff durch einen Schneidezahn vom Pferde.
a Zahnbein mit Zahnbeinkanälchen, b äusserer Kronenschmelz, b' Schmelzeinstülpung (-einfaltung) der Kunde, c Wurzelzement, c' äusserer Kronenzement, c" Zementablagerung (Zementinsel) in der Marke, d Zahnhöhle, e sogenannte Kunde oder Bohne. — Figur 276.

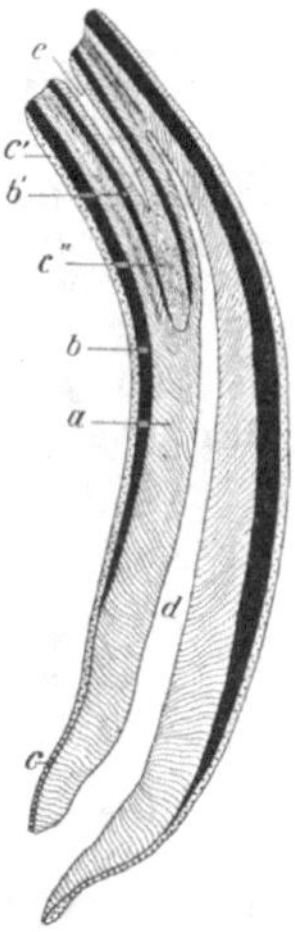

förmige **Schmelzleisten** mit vorwiegend medialer Konvexität. Sie entstehen dadurch, dass an der Kaufläche dicht medial vom bukkalen Rande das Schmelzblech 2 Einsenkungen und damit 2 Vertiefungen bildet. Durch die später eintretende Abreibung des Zahnes kommt das die Kunden auskleidende Schmelzblech ausser Zusammenhang mit dem äusseren, das den ganzen Zahn umgibt, und es bleiben 4 Schmelzleisten zurück. Jede Wurzel ist an ihrem Ende in 3 Wurzeläste gespalten; von diesen ist der mediale der stärkste und besteht aus 2 verschmolzenen Ästen, die mitunter getrennt bleiben.

Die **Unterkiefer-Backzähne** (Fig. 272 $_{1'-6'}$, 278) haben nur zwei Wurzeläste, sie sind stark seitlich zusammengedrückt, aber nicht gekrümmt und etwas länger als die maxillaren; die Wurzel des 1. Backzahns ist etwas lippenwärts gerichtet, die des 2. steht fast senkrecht, die des 3.—6. wenden sich immer stärker aboral, so dass zwischen den Wurzelenden ein 2—2,5 cm breiter Raum bleibt (Fig. 272). Die Divergenz der Wurzeln wird mit der Abnutzung der Zähne schwächer.

Die bukkale Fläche hat nur eine tiefe, die linguale eine tiefe (Fig. 278 b) und 3 seichte Furchen (Fig. 278 c, c', c") und zwischen ihnen flache Erhöhungen; die orale und aborale Fläche verhalten sich wie an

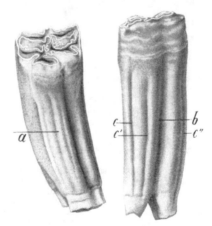

Figur 277. Figur 278.
Figur 277. Linguale Fläche des 3. linken Oberkiefer-Backzahns des Pferdes und
Figur 278. Linguale Fläche des 3. linken Unterkiefer-Backzahns des Pferdes.
a Längserhöhung, b tiefe Furche, c, c', c" seichte Furchen.

den Oberkiefer-Backzähnen; der Zungenrand der mit halbmondförmigen, mit der Konvexität vorwiegend lateral gerichteten Schmelzleisten versehenen, lateral abgedachten *Facies masticatoria* überragt den bukkalen Rand. An der Reibefläche bildet das Schmelzblech 4 Schmelzeinfaltungen und zwar je 1 an der bukkalen und oralen Fläche und 2 an der lingualen Seite. Bei alten Tieren gehen die mit der fortschreitenden Abnutzung mehr heraustretenden Wurzeln der Backzähne ohne Hals in die Krone über. Da die Unterkiefer-Backzähne einen geringeren Querdurchmesser haben und der harte Gaumen breiter ist als der Kehlgang, überragen die Backzahnreihen des Ober- die des Unterkiefers lateral und zwar lippenwärts mehr als aboral.

Ausnahmsweise kommt beim Pferde ein 4. (überzähliger) Molare vor (Bradley [75]).

Die 3 ersten Backzähne (Prämolaren) werden gewechselt; die **Milchbackzähne** sind kleiner, kürzer, weichen jedoch nicht wesentlich von den bleibenden ab.

Im Oberkiefer findet sich unmittelbar vor dem 1. Backzahn häufig, im Unterkiefer sehr selten, ein kleiner, kegelförmiger **Lücken- oder Wolfszahn** (Fig. 272 7).

Bei etwa 3 Monate alten Fohlen fand ihn oder seine Alveole Franck [178] auch im Unterkiefer häufig, er bricht aber offenbar nicht durch.

2. Zähne der Wiederkäuer (Fig. 109, 279, 280 u. 281).

Die **Schneidezähne** fehlen im Os incisivum; die 8 schmelzkappigen Schneidezähne des Unterkiefers sind rein weiss; die Krone hat beim Rinde Schaufelform und setzt sich durch einen deutlichen Hals von der rundlichen, mit stumpfer Spitze endenden Wurzel ab, die in einer seichten Alveole steckt, so dass die Zähne oft etwas beweglich sind.

Die labiale Fläche der Krone ist dreieckig, schwach gewölbt; die ausgehöhlte Reibefläche enthält 1—2 schwache Leisten. Beide Flächen werden durch einen bei jüngeren Tieren scharfen, bei älteren stumpfen, freien Rand und durch 2 Seitenränder voneinander getrennt; der freie Rand geht mit einer starken Wölbung in den medialen und unter spitzem Winkel in den lateralen über. Die **Milchschneidezähne** haben eine schmälere Krone als die bleibenden Schneidezähne.

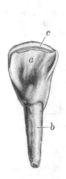 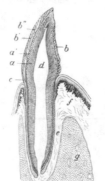 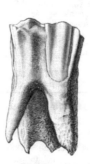 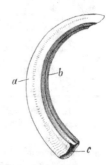

Figur 279.   Figur 280.   Figur 281.   Figur 282.

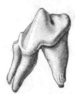

Figur 279. Schneidezahn des Rindes. a schaufelförmige Krone, b Wurzel, c meisselförmiger Rand.

Figur 280. Längsschnitt durch einen im Kiefer sitzenden Schneidezahn vom Rinde. a, a′ Zahnbein mit Zahnbeinkanälchen, b, b′, b″ Schmelz, c Wurzelzement, d Zahnhöhle, e Wurzelhaut, f Zahnfleisch, g Unterkieferknochen mit Zahnalveole.

Figur 281. 4. Rechter maxillarer Backzahn des Rindes (laterale Seite) mit 3 Wurzeln, von denen die mediale wieder unvollständig geteilt ist.

Figur 282. Ein linker Unterkieferhakenzahn vom Eber (wurzelloser Zahn). a orolabiale, b aborale (kaudale) Fläche, c die zeitlebens offen bleibende Pulpahöhle.

Figur 283.

Figur 283. Bukkale Ansicht des 4. maxillaren Backzahns (Reisszahns) des Hundes mit lilienförmiger Krone und 3 Wurzeln.

Die Schneidezähne des Schafes und der Ziege sind relativ länger und schmäler, die Wurzeln seitlich plattgedrückt, so dass die Flächen der Krone sich allmählich verschmälern und die Seitenränder sich flächenartig verbreitern. Der Hals ist undeutlich; die Wurzel steckt fester als beim Rinde in den Zahnalveolen.

Die **Hakenzähne** fehlen[1]).

Die Zahl und Anordnung der schmelzfaltigen **Backzähne** ist dieselbe wie beim Pferde. Ihre Grösse nimmt vom ersten bis letzten Backzahn allmählich zu; ihre Wurzeln sind länger und deutlicher abgesetzt; ihre Zahl verhält sich ähnlich wie beim Pferde. Die mandibularen Backzähne haben 2 Wurzeläste (P 3 bisweilen sogar nur 1), die maxillaren Backzähne hingegen besitzen 3 Wurzeläste (2 laterale schmälere und 1 medialen sehr breiten), die Molaren bisweilen sogar 4 Wurzeläste (2 mediale und 2 laterale).

3. Zähne des Schweines (Fig. 114 u. 116).

Von den 6 **Oberkiefer-Schneidezähnen** werden J 1 und J 2 durch einen kleineren, J 2 und J 3 durch einen grösseren Zwischenraum getrennt. J 1 ist der grösste Schneidezahn, etwas medial gekrümmt und besitzt an der Reibefläche eine Kunde, aber keinen deutlichen Hals. J 2 ist seitlich zusammengedrückt und etwas kleiner als J 1; der Rand ist eingekerbt; der Hals setzt sich schwach von der breiten Krone ab. J 3 ist der kleinste Schneidezahn; seine Krone hat 3 Höcker, von denen der mittlere der grösste ist. Der Schmelzüberzug bekleidet grösstenteils auch die Zahnwurzeln. Die 6 Unterkiefer-Schneidezähne stehen fast wagerecht und eng gedrängt. J 1 und J 2 sind fast gleich lang und stecken mit ihren fast vierkantigen Wurzeln tief in den Alveolen. Die labiale Fläche der durch keinen Hals abgesetzten Krone ist flach gewölbt, die ausgehöhlte linguale hat nahe der Spitze mitten eine starke Leiste und zwischen ihr und den umgebogenen Rändern rinnenartige Vertiefungen. J 3 hat eine kürzere, seitlich zusammengedrückte Krone und einen Hals.

Nach Nehring [445] kommen bei manchen Schweinen die oberen Eckschneidezähne nicht zur Entwicklung. Die kleineren **Milchschneidezähne** sind ähnlich geformt wie die bleibenden. Am ersten Milchschneidezahn (J 1) des Oberkiefers fehlt die Kunde; die des Unterkiefers stehen weniger eng und weniger wagerecht als die des Oberkiefers.

Die **Hakenzähne**, Hauer (Fig. 282), sind bei männlichen Schweinen viel stärker als bei weiblichen und ragen seitlich aus der Mundhöhle hervor. Die Oberkiefer-Hakenzähne haben beim Eber eine Länge von 6—9 cm und bogenförmig gekrümmte Wurzeln. Die gekrümmte Krone ist seitlich zusammengedrückt, fast kegelförmig und läuft in eine stumpf-dreikantige Spitze aus. Die an der Wurzel fast halbkreisförmig gekrümmten Unterkiefer-Hakenzähne werden bei erwachsenen Schweinen bis 16 cm lang. Die 4—5 cm lange, gekrümmte, dreikantige Krone besitzt eine labiale, eine linguale und eine aborale Fläche, einen oralen stumpfen und je einen scharfen Rand, der die aborale von der Lippen- bzw. Zungenfläche trennt, und eine scharfe Spitze.

Die Hakenzähne des Ober- und Unterkiefers stehen so zueinander, dass eine gegenseitige Abreibung stattfinden kann. — Die **Milchhakenzähne** sind klein und ragen mit ihren seitlich zusammengedrückten Kronen nicht aus der Maulhöhle hervor.

Das Schwein hat 28 **Backzähne**, je 7 jederseits im Ober- und Unterkiefer, die vom ersten bis letzten an Grösse zunehmen. Der 1. Backzahn ist der bleibende Lücken- oder Wolfszahn, *Prämolare* 4, und fehlt (nach Nehring) bei manchen Schweinen; er ist ein kleiner Zahn, der dem 3. maxillaren Schneidezahn gleicht und im Oberkiefer dem 1. Backzahn benachbart, im Unterkiefer dagegen von ihm durch einen grösseren Zwischenraum getrennt ist. Die folgenden 3 Backzähne werden gewechselt (Prämolare 3, 2 u. 1); sie sind mit Ausnahme des 4. Oberkieferbackzahns seitlich abgeplattet, schneidend, besitzen keine Reibeflächen, sondern gehen in 3 Spitzen aus; die letzten 3 Backzähne (Molare 1–3) werden nicht gewechselt. Die 3 letzten Unterkiefer- und die 4 letzten Oberkieferbackzähne haben viereckige Kauflächen, die von stumpfen, mit Schmelz bekleideten Höckern überragt werden und zwischen den Höckern durch das

---

1) Bei dem 2 Monate alten Rinds- und Schafsfetus (A. Hoffmann [263]) findet sich die Anlage für die beiden Hakenzähne des Oberkiefers, die bald wieder verschwindet. J 4 ist als ein modifizierter Hakenzahn des Unterkiefers angesprochen worden.

Tabellarische Zusammenstellung des

	Pferd[2])	Rind		
		Frühreife Rassen	Mittelfrüh-reife Rassen	Spätreife Rassen
1. Schneidezähne.				
Ausbruch der Milchzangen, J 1.	Vor der Geburt oder in den ersten 2 Lebenswochen.	Vor der Geburt.	Vor der Geburt.	Vor der Geburt.
Ausbruch der Milchmittelzähne, J 2.	Mit 2—4, seltener von 4—8 Wochen.			
Ausbruch der äusseren Milchmittelzähne, J 3, der Wiederkäuer.	Fehlen.	Vor der Geburt.	Vor der Geburt.	2—6 Tage.
Ausbruch der Milcheckzähne, J 3 von Pferd, Schwein, Hund, J 4 der Wiederkäuer.	Mit 5—9 Monaten.	Vor der Geburt.	2—6 Tage.	6—14 Tage.
Wechsel der Zangen.	Mit 2¼—3 Jahren.	17 Monate.	21 Monate.	25 Monate.
Wechsel der Mittelzähne.	Mit 3½—4 Jahren.	22 „	27 „	32 „
Wechsel der äusseren Mittelzähne.	Fehlen.	32 „	36 „	40 „
Wechsel der Eckzähne.	Mit 4¼—5 Jahren.	36 „	45 „	52 „
2. Hakenzähne.				
Ausbruch der Milchhaken.	Sind bald, spätestens ½ Jahr nach der Geburt vorhanden, kommen jedoch in der Regel nicht zum Durchbruch.	Fehlen.	Fehlen.	Fehlen.
Ausbruch der Ersatzhaken.	Mit 3½—5 Jahren.	Fehlen.	Fehlen.	Fehlen.
3. Backzähne.				
Ausbruch des ersten Milchbackzahns, P 3.	Vor der Geburt oder in der ersten Lebenswoche.	Vor der Geburt.	Nach einigen Tagen.	14—21 Tage.
Ausbruch des zweiten Milchbackzahns, P 2.				
Ausbruch des dritten Milchbackzahns, P 1.				
Wechsel des ersten Backzahns, P 3.	Mit 2½ Jahren.	24 Mon.	26 Monate.	28 Monate.
Wechsel des zweiten Backzahns, P 2.	Mit 2½ Jahren.			
Wechsel des dritten Backzahns, P 1.	Mit 3½—4 Jahren.	28 „	31 „	34 „
Ausbruch des vierten Backzahns, M 1.	Mit 6—9, mitunter bis 14 Monaten.	5 „	5 „	6 „
Ausbruch des fünften Backzahns, M 2.	Mit 2—2¼ Jahren.	15 „	16 „	18 „
Ausbruch des sechsten Backzahns, M 3.	Mit 3½—4½ Jahren.	24 „	26 „	28 „
Ausbruch des Lückenzahns.	Unbestimmt, meist im ersten halben Lebensjahr.	Fehlen.	Fehlen.	Fehlen.

1) Eingehende Angaben über den Ausbruch und Wechsel der Zähne findet man in: Nehring [445], Rohde [504], Pusch [481], Mentzel [411], Schwarznecker [570]. Cornevin et Lesbre [116], Rauber [486]. Nach den genannten Werken sind auch die Angaben der vorstehenden Tabelle kontrolliert bzw. ergänzt und geändert worden.

2) Beim Pferde wechseln in der Regel die Schneidezähne des Oberkiefers um 2—8 Wochen früher als die des Unterkiefers. Bei frühreifen Pferden tritt der Zahnwechsel meist um 2 Monate früher ein als bei spätreifen (Franck-Martin [397]).

3) Bei den Ziegen dürften die Schneidezähne etwas später wechseln als beim Schafe. Man rechnet im allgemeinen so viel voll zurückgelegte Lebensjahre wie Paare von Ersatzschneidezähnen vorhanden sind. Demnach würde eine Ziege, welche die Eckzähne gewechselt hat, volle 4 Jahre alt sein. Zuweilen erscheinen die äusseren Milchmittelzähne beim Schafe eher als die inneren Milchmittelzähne (Bohm). Nach Magnus [387] ist beim Schafe die Regel, dass die inneren Inzisiven im Alter von 2 Jahren und die Mittelzähne mit 3 Jahren gewechselt werden, mit 4 Jahren 6 und mit 5 Jahren 8 Incisivi vorhanden sind. Nach Scheunpflug [529a] wechseln bei der Ziege die Zangen im allgemeinen mit 1¼ Jahr, die inneren Mittelzähne mit 1¾ Jahr, die äusseren Mittelzähne mit 2 Jahren und die Eckzähne mit 2¾—3 Jahren.

Das Kalb bringt nach Pusch [481] meist 8, nach Schwarz [569] in der Hälfte der Fälle nur 6, im übrigen gleichfalls 8 Milchschneidezähne mit zur Welt. Wenn die Eckzähne bei der Geburt von der Schleimhaut verdeckt sind, so dass sie neben den

Ausbruchs und des Wechsels der Zähne¹).

Schaf und Ziege³)	Schwein			Hund⁵)	Mensch
	Frühreife Rassen	Mittelfrühreife Rassen	Spätreife Rassen		
Vor der Geburt od. in der ersten Lebenswoche.	2 Wochen.	3—4 Woch.	5 Wochen.	Von 5—6 Wochen (3 bis 4 Wochen nach Cornevin u. Lesbre).	6—8 Monate.
Von 8—14 Tagen.	oben } 8 Woch. unten } 5 „	12 Wochen. 8 „	16 „ 12 „		7—9 „
Von 10—21 Tagen.	Fehlen.	Fehlen.	Fehlen.	Fehlen.	Fehlen.
Von 3—4 Wochen.	Vor der Geburt.	Vor der Geburt.	Vor der Geburt.	Von 5—6 Wochen.	Fehlen.
Von 12—16, mitunt. 18 M.	11 Monate.	12 Monate.	14 Monate.	Alle 6 Schneidezähne im Alter von 2—5 Monaten, meist im 5. Monat.	8 Jahre.
Von 1½—2 Jahren.	oben } 16 Mon. unten } 16 „	18 „ 17 „	20 „ 18 „		9 „
Von 2½—3 Jahren.	Fehlen.	Fehlen.	Fehlen.		Fehlen.
Von 3¾—4 Jahren.	7—8 Monate.	9 Monate.	10 Monate.		Fehlen.
Fehlen.	Vor der Geburt.	Vor der Geburt.	Vor der Geburt.	Von 4 Wochen.	16—20 Mon.
Fehlen.	8½ Monate.	9 Monate.	10 Monate.	Von 4½—5½ Monaten.	11—13 Jahre.
Vor der Geburt oder in den ersten vier Lebenswochen.	5 Wochen.	7 Wochen.	9 Wochen.	Von 5—6 Wochen (nach Cornevin u. Lesbre P₃ nach 4—5 Wochen und P₂ u.₁ nach 3 bis 4 Wochen.	Fehlen.
	oben } 4 Tage. unten } 2 Woch.	8 Tage. 3—4 Woch.	14 Tage. 5 Wochen.		12—15 Mon.
	oben } 4 Tage. unten } 2 Woch.	8 Tage. 3—4 Woch.	14 Tage. 5 Wochen.		20—24 „
	13 Monate.	14—15 Mon.	16 Monate.	Von 5—5½ Monaten (nach Cornevin u. Lesbre P₃ u.₂ nach 6 Monaten, P₁ nach 5—6 Monaten,	Fehlen.
Von 1¾—2 Jahren.	12 „	13—14 „	15 „		10 Jahre.
	12 „	13—14 „	15 „		11—15 Jahre.
Von 3 Mon. im Unterkief., 5 Mon. im Oberkiefer.	4 „	5 Monate.	6 „ ⁴)	Von 4—5 Monaten.	7 Jahre.
Von 9—12 Monaten.	7—8 „	9—10 Mon.	12—13 Mon.	Von 5—6 „	13—16 Jahre.
Von 1½—2 Jahren.	17 „	18—19 „	20—22 „	Von 6—7 „	18—30 „
Fehlen.	4 „	5 Monate.	6 Monate.	Von 4—5 „	Fehlen.

äusseren Mittelzähnen als Erhabenheiten gesehen und noch besser gefühlt werden können, brechen sie in 2—6 Tagen durch. Das Zahnfleisch zieht sich in 7—10 Tagen allmählich zurück, so dass die Schaufelform der Zähne mehr und mehr zutage tritt, so dass nach 2 Wochen die Schaufeln der Zangen und inneren Mittelzähne, dann die der äusseren Mittelzähne und Eckzähne frei werden. Von den Prämolaren sind bei der Geburt nach Pusch [481] sämtliche vorhanden; nach Schwarz [569] fehlt jedoch immer P₃.

4) Zuweilen bricht er schon mit 4 Wochen, ja noch früher durch (Nathusius [444]).

5) Nach Cornevin-Lesbre [116] sind grosse Hunde kleinen gegenüber im Zahnwechsel einige Wochen voraus; auch dürften ziemlich grosse Unterschiede durch die Rassen bedingt sein.

Man hat weiterhin geglaubt, aus der Abnutzung der Spitzen (Lilien) der Schneidezähne Schlüsse auf das Alter des betr. Hundes ziehen zu können; so gibt Moussu [437] für die Abnutzung der Milchschneidezähne an, dass die Spitzen des J₁ des Unterkiefers mit 2½ Monaten, die des J₂ mit 3—3½ Monaten, die des J₃ mit 4 Monaten verschwinden. — Von den Ersatzschneidezähnen sind nach Cornevin u. Lesbre [116] mit 18 Monaten die unteren Zangen (d. h. deren Spitzen oder Lappen) abgenutzt, mit 2½—3 Jahren die unteren Mittelzähne, mit 3½—4 Jahren die oberen Zangen, mit 4—5 Jahren die oberen Mittelzähne, mit 5 Jahren die oberen und unteren Eckzähne. Diese Angaben sind jedoch deshalb nur von relativ geringem Werte, weil die Schnelligkeit der Zahnabnutzung nach der Natur der Nahrung, den Gewohnheiten des Hundes usw. grossen Schwankungen unterworfen ist.

Auftreten kleiner Säulchen und Wärzchen zerklüftet erscheinen (Weiss [678]) (Fig. 285);
die Höcker schleifen sich allmählich ab.

Die Oberkieferbackzähne haben 3 Wurzeläste, von denen der mediale aus der Verschmelzung
zweier Wurzeläste entstanden ist; die des Unterkiefers haben 2 Wurzeläste, die an P 3 mitunter
verschmelzen. Die Milchbackzähne unterscheiden sich nicht wesentlich von den bleibenden.

4. Zähne der Fleischfresser (Fig. 118, 119, 121 u. 283).

Die 6 eng aneinandergedrängten, rein weissen **Schneidezähne** des Ober- und
Unterkiefers haben einen Hals. Die oberen sind stärker als die unteren, ihre Grösse
nimmt von J 1 bis J 3 stetig zu. Ihre labiale Fläche ist gewölbt, die linguale schwach
ausgehöhlt; der diese trennende Rand geht in 3 auf die Zungenfläche sich fortsetzende
Spitzen (Lappen) aus, von denen die mittlere die stärkste ist.

Die Spitzen (Lappen) verschwinden durch Abreibung, s. darüber Anm. 5 auf S. 207.
Die etwas kleineren Milchschneidezähne berühren sich bis zum Alter von
2 Monaten, dann rücken sie infolge Breitenwachstums des Zwischenkiefers und
Unterkiefers voneinander ab, so dass Lücken entstehen (Cornevin und Lesbre [116]).

Die vier **Hakenzähne,** Fangzähne, Hundszähne, sind gekrümmt; haben eine
rundliche, etwas platte Wurzel und eine fast kegelförmige Krone, deren mediale Fläche
an beiden Rändern eine sehr seichte Furche enthält. Die Hakenzähne der Katze sind
verhältnismässig stärker; die Krone endet mit scharfer Spitze.

Die Milchhakenzähne sind kleiner, stärker gekrümmt und spitzer.

Der Hund hat jederseits 6 **Backzähne** im Ober- und 7 im Unterkiefer; der
1. untere Backzahn ist ein Lückenzahn und besitzt eine kleine, einspitzige Krone. Bis
zum 4. des Oberkiefers und bis zum 5. des Unterkiefers nimmt die Grösse der nicht
eng aneinander stehenden Backzähne zu; der 4. des Ober- und der 5. des Unterkiefers
sind die grössten (Reisszähne). Die bisher genannten Backzähne sind seitlich zusammengedrückt und dreispitzig; die mittlere Spitze springt am weitesten vor. Die beiden
letzten Backzähne jedes Kiefers besitzen wagerechte, maxillar grössere Reibeflächen als
mandibular. Die Zähne haben 1 bis 3 Wurzeln. Der 1.—4. Backzahn des Ober- und
der 2.—4. des Unterkiefers werden gewechselt, die übrigen nicht.

Hilzheimer [257] untersuchte die **Variationen des Hundegebisses** an etwa 900 Schädeln
und beschreibt die Befunde. Es finden sich zahlreiche Verschiedenheiten; namentlich kann bei
kurzköpfigen Hunderassen die Zahl der Backzähne im ganzen auf 4 obere und 5 untere sinken.

Die Katze hat 4 Backzähne im Ober- und 3 im Unterkiefer; der letzte Backzahn des
Oberkiefers ist sehr klein und besitzt eine undeutliche Reibefläche; der 3. Backzahn ist in allen
Reihen der grösste.

5. Zähne des Menschen (Fig. 269 u. 270).

Der erwachsene Mensch hat jederseits oben wie unten 2 Schneidezähne, 1 Hakenzahn,
2 Prämolaren und 3 Molaren, im ganzen also 32 Zähne. Die Schneide- und Hakenzähne und die
Prämolaren werden gewechselt.

Die **Schneidezähne** haben eine breite, meisselförmige Krone, und zwar ist sie bei den medialen
oberen am grössten, dann folgen die lateralen; die medialen unteren haben die schmalste Krone.

Am **Hakenzahn** ist die bedeutende Dicke der Krone, die in eine Spitze ausläuft, charakteristisch.
Ihr Zacke überragt i. d. R. das Niveau der übrigen Zähne; die Spitze des oberen tritt stets
hinter die Spitze des unteren.

Die **Prämolaren** besitzen eine zweizackige Krone, die seitlich komprimiert ist.

Die Krone der **Molaren** ist vierseitig; auf der Kaufläche treten 4—5 Höcker hervor
(4 i. d. R. bei den oberen, 5 bei den unteren). Die Wurzel der oberen Molaren ist i. d. R. 3teilig,
die der unteren 2teilig; die Grösse der Molaren nimmt i. d. R. von vorn nach hinten etwas ab.

Über den **Ausbruch der Zähne** des Menschen und der Haustiere s. Tabelle auf S. 207.

Trituberkulartheorie: Die höhere Ausbildung des Gebisses unserer Haustiere äussert sich
namentlich in den Backzähnen. Mit Hilfe der auf paläontologischer Basis von Cope [110] und
Osborne [455] aufgebauten Trituberkulartheorie (vgl. Fig. 284—287) gelingt es, alle Back-
zahnformen unserer Haussäuger auf Zähne mit konischer Krone, einfacher Wurzel und einem die Basis
der Krone umgebenden Basalwulst (Cingulum) zurückzuführen (haplodonter Typus) (Fig. 284 I);
er stellt das hypothetische, vermittelnde Glied zwischen dem einfachen konischen Reptilien- und
dem differenzierten Säugetierzahn dar. Bei weiterer Differenzierung entstehen an dem Basalwulst
eines solchen einfachen Zahnes vorn (oral) und hinten (aboral) kleine Nebenzäckchen; die Wurzel

ist noch einfach, aber mit einer seichten Längsfurche als erstem Anzeichen einer späteren Teilung versehen (protodontes Stadium) (Fig. 284 II). In einem weiteren Stadium ist die Krone verlängert und besteht aus 3 hintereinander liegenden Zacken, von denen die mittlere die ursprüngliche ist und im Oberkiefer Protoconus (im Unterkiefer Protoconid), die vordere (orale) im Oberkiefer Paraconus (im Unterkiefer Paraconid), die hintere (aborale) im Oberkiefer Metaconus (im Unterkiefer Metaconid) genannt wird (Fig. 284 III). Die Wurzel ist zweigeteilt. Infolge des auf die Zacken einwirkenden Kaudruckes verschieben sich im Oberkiefer die weniger widerstandsfähigen Zacken, Para- und Metaconus, nach aussen (bukkal), im Unterkiefer Para- und Metaconid nach innen (lingual), so dass also die Zacken ein Dreieck (Trigon bzw. Trigonid) bilden. Solche dreispitzige Zähne von Dreieckform nennt man trituberkular (Fig. 284 IV). Eine leichte Modifikation des trituberkularen Typus bildet die trigonodonte Zahnform, bei der die 3 Höcker durch scharfe Leisten verbunden sind.

Der trituberkulare oder trigonodonte Zahn erfährt zunächst an den bei der Differenzierung vorauseilenden Mandibularzähnen durch Ausbildung eines Anhanges (Talonid) (Fig. 284) an dem hinteren Basalwulst eine weitere Ausbildung. Auf dem Talonid entsteht zunächst eine Aussen-(bukkale)spitze, das Hypoconid, dann eine Innen-(linguale)spitze, das Entoconid und schliesslich eine Zwischenspitze, das Hypoconulid oder Mesoconid. So hat sich aus dem trituberkularen Zahn ein quadri-, quinti- und schliesslich ein sextituberkularer (mit 3 Höckern auf dem Talonid, z. B. Reisszahn der Fleischfresser) gebildet (Fig. 284 V—VII). Die Maxillarzähne bleiben länger als die Mandibularzähne auf dem Zustand des einfachen Trigons stehen. Später entsteht in den Oberkiefermolaren ein Talon (Fig. 284 VI) mit dem Hypoconid entspr. Hypoconus. Durch den Aufbiss des Talonids auf das Trigon entstehen schliesslich noch 2 Zwischenhöcker, der Protoconulus zwischen Protoconus und Paraconus und der Metaconulus zwischen Protoconus und Hypoconus (Fig. 284 VII).

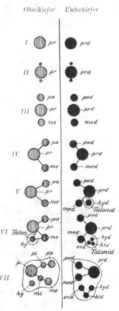

Figur 284. Schematische Darstellung der mechanischen Entwicklung der Molarenhöcker nach der Cope-Osborneschen Trituberkulartheorie.
Die schwarz ausgetuschten Figuren sollen rechte mandibulare Molarenhöcker, die schraffierten rechte maxillare Molarenhöcker von der Kaufläche gesehen darstellen.
Es bedeutet im Oberkiefer: pa Paraconus, me Metaconus, pr Protoconus, hy Hypoconus, pl Protoconulus, ml Metaconulus; im Unterkiefer: prd Protoconid, pad Paraconid, med Metaconid, hyd Hypoconid und end Entoconid, hld Hypoconulid.
I haplodontes Stadium, II protodontes Stadium, III trigonodontes Stadium, IV trituberkulares Stadium, V trituberkulares bzw. quadrituberkulares Stadium, VI quadrituberkulares bzw. sextituberkulares Stadium, VII sextituberkulares Stadium (tuberkulo-sektorialer Typus).

Figur 284.

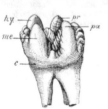

Figur 285.

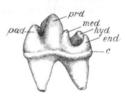

Figur 285.
Linke Molare 2 des Oberkiefers vom Schweine (bukkale Ansicht).
pa Paraconus, me Metaconus, pr Protoconus, hy Hypoconus, c Cingulum.

Figur 286.
Rechter mandibularer Reisszahn vom Hunde (linguale Ansicht).
prd Protoconid, pad Paraconid, med Metaconid, hyd Hypoconid, end Entoconid, c Cingulum (Basalwulst).

Figur 286.

Die Backzähne des Hundes (Fig. 286 u. 287) und der Katze leiten sich vom tuberkulo-sektorialen Typus ab und zwar mit der Neigung, im Oberkiefer sechsspitzig mit Protoconus, Paraconus, Metaconus auf dem Trigon und mit Protoconulus, Hypoconus und Metaconulus auf dem Talon und im Unterkiefer fünfspitzig mit Protoconid, Paraconid, Metaconid auf dem Trigonid und mit Hypoconid und Entoconid auf dem Talonid zu werden. Bei der Katze sind i. d. R. die lingualen Spitzen verkümmert. Bei den Fleischfressern besteht also der schneidende (sekodonte) Charakter der Krone. Die Zähne eines Kiefers entsprechen in ihrer Stellung nicht den

Zähnen des gegenüberstehenden, sondern den Zwischenräumen zwischen ihnen. Es besteht somit
ein Alternieren der maxilaren und mandibularen Backzähne.

Die Krone der Backzähne des Schweines (Fig. 285) passt sich bereits dem Mahlen an. Die
hohen, scharfen Spitzen verflachen sich zu niedrigen, stumpfen Höckern (bukkodonter Typus),
wobei gleichzeitig ein Herabsinken des Trigons bzw. Trigonids zum Niveau des Talons bzw. Talonids
stattfindet. An den Wiederkäuerbackzähnen haben sich die pyramidenförmigen Höcker der bukkodonten Schweinemolaren abgeflacht und zu Halbmonden umgebildet (selenodonter Typus). In
der Maxilla sind die Halbmonde mit ihrer Konkavität bukkal, in der Mandibula lingual gerichtet.

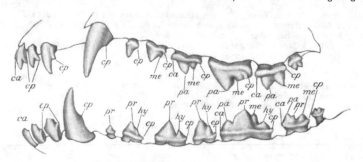

Figur 287. Ersatzgebiss des Hundes.

ca vordere Zingulumspitze, cp hintere Zingulumspitze, hy Hypoconid, me Metaconus, pa Paraconus bzw. Paraconid, pr Protoconid. Nach Pirus aus Weber.

An den Backzähnen der Einhufer vereinigen sich die Höcker der Krone zu Leisten, den
sog. Jochen; so entsteht der lophodonte (zygodonte) Typus. Eine Vergrösserung erfährt die
Kaufläche wie bei Wiederkäuern durch sekundäre Faltungen und Pfeilerbildungen (Styli) von der
Peripherie der Krone aus.

Die Krone der Backzähne der Fleischfresser und des Schweines ist im allgemeinen
niedrig, während die Wurzel lang ist. Diese brachydonten Zähne führen durch Umbildung
der niedrigen in eine hohe, säulenförmige Krone zur hypselodonten Backzahnform der
Wiederkäuer und des Pferdes. Die hypselodonten Backzähne entwickeln erst spät eine
kurze Wurzel, während die Krone durch fortgesetztes Wachstum sehr hoch wird und den Verlust,
den sie durch Abschleifen fortwährend erfährt, beständig kompensiert.

Die Art der Bewegung der Kiefer ist gepaart mit Unterschieden in der gegenseitigen Lage
derselben. Sind oberer und unterer Zahnbogen gleich weit, so nennt man das Gebiss isognath;
es ist dagegen anisognath, wenn der untere Zahnbogen enger ist als der obere und innerhalb
des letzteren fällt. Im ersteren Falle liegen die Zahnreihen einander gegenüber, wie dies im
sekodonten Gebiss des Hundes, der Katze und auch im bukkodonten des Schweines der Fall
ist, somit also bei Tieren mit karnivorer und omnivorer Nahrungsweise. Die Kieferbewegung ist
hier vertikal. Den anisognathen Typus finden wir bei Tieren mit prismatischen, selenodonten und
lophodonten Zähnen (Wiederkäuer, Einhufer). Hier ist die Bewegung des Unterkiefers
eine transversale und geeignet, ausschliesslich vegetabilisches Futter zu zermahlen.

II. Muskellehre.

Das **Muskelsystem** besteht aus den gleichartig gebauten Muskeln, *Musculi,* welche die Bewegungen im Tierkörper vermöge ihrer Kontraktilität vermitteln können. Die Muskulatur wird in willkürliche und unwillkürliche eingeteilt; die letztere findet sich in den Eingeweiden und wird in der Eingeweidelehre besprochen werden. Die willkürliche Muskulatur befestigt sich entweder am Skelett (an Knochen und Knorpeln) als Skelettmuskulatur oder ist am Aufbau von Organen beteiligt (Organmuskulatur). Im Nachfolgenden sollen nur die Skelettmuskeln geschildert werden. Sie stellen jene rote oder rötliche, weiche und feuchte Masse dar, die unter dem Namen „Fleisch" bekannt ist. Jeder Muskel hat eine bestimmte Form und Anordnung und bildet ein selbständiges Ganzes mit bestimmten Leistungen. Die Haussäugetiere besitzen 200—250 paarige und einige unpaare Muskeln.

Entwicklung der Skelettmuskulatur. An jeder Muskelplatte, Myotom (Myomere) (s. S. 14), den Anlagen der Rumpfmuskulatur, unterscheidet man 2 durch ein Faszienblatt, das laterale Längsseptum (Fig. 288 c), voneinander geschiedene Felder: a) die starke dorsale Stammmuskulatur, die auf den Wirbeln und den dorsalen Endstücken der Rippen liegt (Fig. 288 a) und von den dorsalen Ästen der Spinalnerven (Fig. 288 e) versorgt wird, und b) die dünnere und breitere, von den Ventralästen der Spinalnerven (Fig. 288 e') innervierte ventrale in der Thorax- und Bauchwand, sowie ventral und seitlich an den Wirbelkörpern liegende Muskulatur. Durch ein dorsales und ventrales medianes Längsseptum (Fig. 288 k u. l) werden die rechte und linke Rumpfmuskelhälfte geschieden. Aus diesen segmentierten Muskelmassen differenzieren sich die Muskeln z. T. dadurch, dass Bindegewebe mit Gefässen und Nerven in die Myotome eindringt und sie in Bündel (Muskeln) zerlegt, die es umscheidet, z. T. durch Verwachsung von Bündeln benachbarter Myotome oder ganzer Myotome miteinander, wobei jedes Myotom seine Nerven beibehält. Man unterscheidet danach monomere und pleiomere Muskeln; letztere sind aus mehreren Myotomen hervorgegangen und werden von mehreren Nerven versorgt. Bei dieser Entstehung der Muskeln aus den Myotomen erfährt die Muskulatur der leicht beweglichen Gebilde (z. B. des Integuments) eine viel geringere Differenzierung als die Skelettmuskulatur, an der eine ausgedehntere Differenzierung eintritt. Werden später Skelettabschnitte immobilisiert (Synostosen etc.), dann können gesonderte Muskeln zurückgebildet und zu Bindegewebssträngen (Sehnen) werden. Bei den höheren Wirbeltieren geht die metamere Gliederung (Segmentierung) der Rumpfmuskulatur durch Verschiebungen grösstenteils verloren; sie erhält sich nur noch an den Interkostalmuskeln, am M. rectus abdominis, am M. multifidus und wenigen anderen. Trotzdem kann man die Zugehörigkeit der Muskeln zu bestimmten Myotomen aus der Nervenversorgung nachweisen; denn alle Muskeln, die von demselben Myotom abstammen, werden auch von demselben segmentalen Nervenstamm versorgt. Bei der Bildung der Muskelplatten (Myotome) hat jede ihren Nervenstamm (Neurotom) erhalten. Bei den Verschiebungen der Myotome und der aus ihnen entstehenden Muskeln werden die Nerven mit verschoben und verlagert. An ihrem Ursprung aus dem zentralen Nervensystem ist aber stets zu erkennen, woher sie stammen

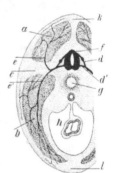

Figur 288. Rumpfsegment eines Embryo.
a dorsale Rumpfmuskulatur, b ventrale Rumpfmuskulatur, c laterales Längsseptum, d dorsale und d' ventrale Wurzel des Spinalnerven, e dorsaler und e' ventraler Ast des Spinalnerven, f Medulla spinalis, g Chorda mit Wirbelanlage, h Coelom, i Darm. k dorsales Längsseptum, l ventrales Längsseptum.

und aus welchem Myotom der von ihnen versorgte Muskel entstanden ist. Die Gliedmassen-muskulatur sollte nach älterer Anschauung aus den Myotomen der Rumpfmuskulatur hervor-gehen. Nach neueren Forschungen ist dies nur bei der Rumpfgliedmassenmuskulatur der Fall, die für die Schultergliedmasse aus dem 4.—8. Hals- und 1. Brust- und für die Beckengliedmasse aus 6 anderen Myotomen sich bildet, während die eigentlichen Gliedmassenmuskeln aus dem Mesenchym der Extremitätenanlagen entstehen. Die dorsale Kopfmuskulatur geht aus 2 bis 3 Kopfsegmenten hervor, während die viszerale Kopfmuskulatur von den Viszeralbögen entsteht.

Die Skelettmuskeln sind entweder zwischen 2 beweglichen Knochen ausgespannt, oder sie bilden Wände von Höhlen, die Grössen- und Formveränderungen zu erleiden haben. Als aktive Bewegungsorgane des Körpers vermitteln sie die gegenseitige Lage-veränderung der Skeletteile bei den Stellungen und Ortsbewegungen der Tiere.

Bau. Jeder willkürliche Muskel besteht aus quergestreiften Muskelfasern (s. S. 4), die durch das Faserperimysium (zarte Bindegewebshäutchen) zu den pri-mären Muskelbündeln vereinigt werden. Gröbere Bindegewebszüge, das *Perimysium internum*, verbinden diese zu grösseren (sekundären und tertiären) Bündeln, die in ihrer Gesamtheit einen Muskel darstellen mit einem bindegewebigen Gesamtüberzug, dem *Perimysium externum.*

Die Gefässe und Nerven der Muskeln folgen hauptsächlich den an und in ihnen vor-kommenden Bindegewebszügen und bilden langgestreckte Maschen.

Die Fasern eines oder verschiedener Muskeln erscheinen oft nicht gleichmässig rot; man kann vielmehr helle (weisse) und trübe (rote) Fasern erkennen. Die Farbdifferenz ist durch histologische und physiologische Verschiedenheiten bedingt (Näheres s. Lissitzki [369]).

Hilfsapparate der Muskeln. a) Die Muskeln heften sich meist nicht direkt an die zu bewegenden Teile an, sondern mittels fester, aus fibrillärem Bindegewebe bestehender, glänzend weisser Gebilde, die entweder strangförmig oder breit, platt und hautähnlich sind. Erstere werden **Sehnen,** *Tendines,* letztere **Sehnenhäute,** *Aponeuroses,* genannt; sie gehen oft in die Muskelbinden über. Wo bedeutende Reibungen vorkommen, werden die Sehnen durch knorpelige oder knöcherne Einlagerungen, die Sehnen- oder Sesambeine, verstärkt.

Nach Varaldi [649] kommen nicht selten in Sehnen Knorpelherde vor; meist überkleidet eine Faserknorpelschicht eine Sehnenfläche, um sich auch in das Sehneninnere hineinzuziehen. V. beschreibt den Sitz der Knorpelherde in den Sehnen der Haustiere.

b) Die **Schleimbeutel,** *Bursae mucosae subtendineae,* sind dünnhäutige, mit Endothel ausgekleidete Säcke, die eine der Synovia (s. S. 24) ähnliche Flüssigkeit einschliessen und besonders an solchen Stellen unter Muskeln oder Sehnen liegen, wo die Knochen Vorsprünge und Unebenheiten darbieten. Vielfach stehen sie mit Gelenkkapseln in Ver-bindung und bilden dann gleichsam nur deren Ausstülpungen (Kapselschleimbeutel).

c) Die **Sehnenscheiden,** *Vaginae tendinum mucosae* (Fig. 289 u. 290), sind zylin-drische Beutel, welche die langen Sehnen streckenweise rings umgeben und aus einer äusseren Fibrosa (Fig. 289 u. 290 a) und einer inneren Synovialis (Fig. 289 u. 290 b) bestehen. Die Synovialis schlägt sich, und zwar i. d. R. in Form einer Scheidewand (Mesotenon) (Fig. 289 e), auf die Sehne um und überzieht diese (Fig. 289 u. 290 c); zwischen beiden Blättern der Synovialis befindet sich der intervaginale Raum (Fig. 289 u. 290 d). Die Sehnenscheiden verwachsen häufig mit ihrer Umgebung.

Ihre Innenoberfläche kann glatt und eben sein, aber auch Falten bilden, die dem Beutel ein mehrkammeriges Aussehen verleihen. Zwischen Schleimbeuteln und Sehnenscheiden kommen Übergangsformen oft dadurch zustande, dass die Scheidewand mit der Oberfläche der Sehne m. o. w. verwächst, oder dass ein Schleimbeutel sich über die Ränder der Sehne hinaus noch z. T. auf deren Oberfläche erstreckt (scheidenartiger Schleimbeutel, *Bursa vaginalis*).

Nicht selten fehlt die fibröse Schicht an einzelnen Stellen, besonders an den Enden der Sehnenscheiden; die Synovialis kann sich dann an solchen Stellen bei krankhaft vermehrter An-häufung von Sehenscheidenflüssigkeit leicht vorbuchten und ausdehnen („Gallen"!); diese Stellen heissen je nach ihrem Sitze End- oder Zwischenpforten (Fig. 334 u. 335). Bisweilen sind

Sehnen von zahlreichen geräumigen Bindegewebsmaschen umgeben, die sich mit ihren Septen an die Sehne anheften und seröse Flüssigkeit enthalten (zellige Scheiden). Schleimbeutel und Sehnenscheiden sollen Reibungen verhindern. Mit den echten sind die fibrösen Sehnenscheiden, *Vaginae tendinum fibrosae*, nicht zu verwechseln. Diese spannen sich brückenartig über Sehnen hinweg, fliessen mit dem Periost zusammen und bilden Kanäle oder Gurte, in denen die Sehnen geschützt liegen, so dass sie nicht aus der Lage kommen. Sind sie kurz, so heissen sie Quer- oder Ringbänder, *Retinacula tendinum*.

d) Die Muskelbinden oder **Faszien**, *Fasciae*, sind bindegewebige, an manchen Stellen mit vielen elastischen Fasern durchwebte, stellenweise ganz aus diesen bestehende Häute, die einzelne Muskeln oder Muskelgruppen überziehen.

Charakteristisch für die Faszien sind 1. ein deutlich faseriger (schniger) Bau, 2. eine weisse, silberglänzende Farbe, 3. die Armut an Gefässen und Nerven. Mit ihren Enden und Rändern gehen sie teils in das Periost vorspringender Knochenteile über, teils vereinigen sie sich mit Sehnen oder mit dem Perimysium der Muskeln. Nicht selten entspringen Muskelfasern an ihnen. An einzelnen Körperstellen schicken sie zwischen die Muskeln Blätter, die Zwischenmuskelbänder, *Septa intermuscularia*, die oft bis an die Knochen gehen und sich an diese befestigen. Nach ihrer Lage unterscheidet man oberflächliche und tiefe Muskelbinden: erstere bestehen aus lockerem, vielfach Fettgewebe enthaltenden Bindegewebe, während die tiefen derbe, feste Umhüllungshäute (Umhüllungsaponeurosen) bilden. Für den Chirurgen sind die Faszien je nach ihrer Stärke und ihrem Verhalten zur Unterlage verschieden wichtig. (Vgl. Eichbaum [147].)

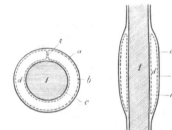

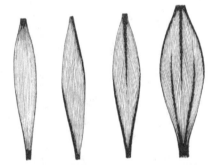

Figur 289.   Figur 290.

Schematische Darstellung des Verhaltens der Sehnenscheiden und zwar in Figur 289 auf dem Querschnitt und in Figur 290 auf dem Längsschnitt.

1 Sehne. a Fibrosa, b parietales und c viszerales Blatt der Synovialis der Sehnenscheide, d intervaginaler Raum, e Umschlagstelle der Synovialis = Mesotenon.

Figur 291. Figur 292. Figur 293.   Figur 294.

Schematische Darstellung der Anordnung der Muskelfasern im Muskel.

Figur 291 geradfaseriger, Figur 292 einfach gefiederter, Figur 293 doppelt gefiederter und Figur 294 mehrfach gefiederter Muskel. Die stärkeren schwarzen Linien sollen Sehnen bzw. Sehnenzüge andeuten.

Lage und Form der Muskeln. In der speziellen Muskellehre betrachtet man Lage, Anheftung, Form, Grösse, Faserlauf usw. der Muskeln. Die Angaben über die **Lage** des Muskels können auch die benachbarten Muskeln und alle angrenzenden Gebilde, z. B. Gefässe, Nerven etc. mitberücksichtigen (Topographische Myologie). Hinsichtlich der Anheftung unterscheidet man den wenig beweglichen oder unbeweglichen Ursprung, Origo (fixen Punkt, *Punctum fixum*), und den beweglichen Ansatz, *Insertio* (beweglichen Punkt, *Punctum mobile*).

Die meisten Muskeln entspringen sehnig oder fleischig an Knochen und heften sich meist sehnig wieder an Knochen an (Ursprungs- und Endsehnen). Doch nimmt ein Teil der Muskeln seinen Ursprung oder Ansatz oder beides auch an Bändern, Aponeurosen, Faszien oder Knorpeln. Ursprung und Ansatz können kleinere oder grössere umschriebene Stellen einnehmen (punktförmige, flächenartige, lineare Insertion).

Nach **Form** und **Faserverlauf** unterscheidet man lange, breite, dicke, ringförmige, gefiederte, durchflochtene, gesägte Muskeln usw.

Bei den langen Muskeln übertrifft der Längs- den Quer- und Dickendurchmesser; sie
sind zylindrisch, spindelförmig und meist rundlich oder abgeplattet, selbst bandförmig. Meist
inserieren sie sich mit Sehnen an entfernten Ansatzpunkten. Das Ursprungsende der Muskeln
nennt man den Kopf, *Caput,* den mittleren Teil den Bauch, *Venter,* und das Ansatzende
den Schwanz, *Cauda.* Die breiten Muskeln sind flächenartig ausgedehnt, platt, nicht
selten fächerförmig und gehen meist in breite Sehnen über oder entspringen mit solchen. Die
dicken Muskeln sind verschieden geformt; sie haben einen bedeutenden Querschnitt und beträchtliche Ausdehnung. Die Sehnenbildung tritt bei ihnen mehr in den Hintergrund. Die ringförmigen oder Kreismuskeln, *Mm. orbiculares,* umgeben Öffnungen und heissen auch
Schliessmuskeln, *Sphincteres.*

Verlaufen die Muskelfasern nicht durch den ganzen Muskel hindurch (Fig. 291), sondern
treten sie unter m. o. w. spitzen Winkeln an die Ansatzsehne heran, etwa wie die Bärte der
Federn an ihre Schäfte, so nennt man den Muskel gefiedert und zwar einfach gefiedert,
M. unipennatus (Fig. 292), wenn die Insertion an der Sehne einseitig, doppelt gefiedert, *M.
bipennatus* (Fig. 293), wenn dies von beiden Seiten stattfindet, mehrfach gefiedert oder sehnen-
faltig, *M. multipennatus* (Fig. 294), wenn der Muskel von mehreren Sehnen durchzogen ist und
die Muskelfasern an diese von beiden Seiten herantreten. Nach Stoss [606] sind trotz der scheinbaren grossen, äusseren Verschiedenheiten alle Muskeln mehr oder weniger gefiedert.

Inserieren sich die Muskelfasern an gewissen, die Muskeln quer durchziehenden Zwischen-
sehnen, so nennt man sie durchflochten. Ist ein Muskel durch eine starke Zwischensehne

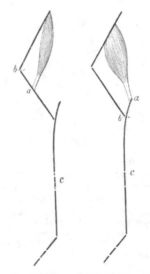

getrennt, so heisst er zweibäuchig, *M. digastricus.* Sind
der Ursprung oder Ansatz eines Muskels sägeförmig ausgeschnitten, so nennt man die Muskeln gezahnte oder gesägte Muskeln. Setzt sich der Muskelanfang aus mehreren
Portionen zusammen, so spricht man von zwei-, drei-,
vielköpfigen, *biceps, triceps* oder bei Spaltung nach dem
Ende hin von mehrästigen Muskeln; vielspaltig, *multifidus,* heisst ein Muskel mit mehrfachen Ursprüngen und
Ansätzen. Wenn mehrere Muskelbäuche sich zu einer
Sehne vereinigen, so bilden sie einen *M. compositus;* geht
hingegen ein Muskel in verschiedene Sehnen über, so ist
er ein *M. communis.*

Wirkungen der Muskeln. Die Wirkung der Muskeln
beruht auf ihrer Kontraktilität. Durch die Kontraktion der
Muskeln werden ihre Endpunkte einander genähert. Da
sich die Muskeln in Spannung befinden, so wird bei der
Kontraktion die Wirkung ohne Kraft- und Zeitverlust auf
die Ansatzpunkte übertragen. Jeder Muskelfaser kommt eine
gewisse Kraft und Verkürzungsgrösse zu. Je mehr
Fasern ein Muskel hat, desto grösser ist seine Hubkraft, je
länger seine Fasern sind, desto bedeutender ist die Hubhöhe.

Ausser der Dicke und Länge des Muskels hat die
Art und Weise seines Ansatzes auf die Ausgiebigkeit
und Schnelligkeit der Bewegungen den grössten Einfluss.
Die Grundnormen der Skelettbewegung sind auf die Gesetze
des Hebels zurückzuführen. Die Mehrzahl der Muskeln ist so
befestigt, dass die Knochen einarmige Hebel darstellen
(Fig. 295), bei denen die Last (der zu bewegende Körperteil)

(Fig. 295 c) an einem Ende und der Angriffspunkt der Kraft
(Muskelansatz) (Fig. 295 a) zwischen Last (Fig. 295 c) und
Hypomochlion (dem im Gelenk befindlichen Drehpunkt) (Fig. 295 b) liegt. Beim zweiarmigen
Hebel (Fig. 296) liegt das Hypomochlion (Fig. 296 b) zwischen Angriffspunkt der Kraft (Fig. 296 a)
und der Last (Fig. 296 c). Beispiel: Strecker des Ellbogengelenks, Strecker des Sprunggelenks.

Nach den Wirkungen der Muskeln unterscheidet man verschiedene Arten der Bewegung,
nämlich: Beugung, Streckung, Abziehen, Anziehen und Drehen. Bei der Beugung, *Flexio,* wird
der Winkel zwischen den gelenkig verbundenen Knochen kleiner und bei der Streckung,
Extensio, grösser. Durch das Anziehen, *Adductio,* werden die Teile dem Mittelebene des Körpers
genähert und durch das Abziehen, *Abductio,* von ihr entfernt. Beim Drehen oder Rollen wird
ein Teil bis zu einem gewissen Grade um seine Längsachse gedreht. Unterstützen sich die Muskeln
in den Bewegungen, dann heissen sie Genossen, Gehilfen, *Socii* oder Synergeten, und, wenn
sie entgegengesetzte Bewegungen hervorrufen, Gegner oder Antagonisten. Beispiel: Alle Beuger
eines Gelenks sind Genossen; die Beuger sind aber Antagonisten der Strecker. Beim Steifmachen
der Gelenke halten sich Strecker und Beuger das Gleichgewicht. Ausser der Hauptwirkung

kommen den meisten Muskeln noch Nebenwirkungen zu. Die Funktion eines Muskels kann sich verändern mit der Stellungsänderung des Gliedes, auf das er zu wirken hat; so kann aus einem Beuger ein Strecker werden; oder der eine Teil eines Muskels kann eine andere Funktion besitzen als der andere Teil oder der Gesamtmuskel usw. Für ein eingehenderes Studium der Wirkungen der Muskeln der Haustiere ist K. Günther [219] zu empfehlen.

Wir teilen die Muskeln im nachstehenden in 4 Hauptgruppen ein: A. Muskeln des Kopfes, B. der Schultergliedmasse, C. des Stammes und D. der Beckengliedmasse und zerlegen diese Hauptgruppen in Unterabteilungen, die sich aus der Lage der Muskeln ergeben. Die Schilderung der Muskeln umfasst auch die ihrer Hilfsapparate: der Sehnen, Aponeurosen, Faszien, Sehnenscheiden und Schleimbeutel. Die Muskeln der Sinnesorgane und der Eingeweide sollen erst bei diesen Organen besprochen werden. Dagegen sind im Hinblick auf die Präparierübungen die Muskeln der Lippen, Backen und Nase in der Muskellehre berücksichtigt.

A. Muskeln am Kopfe.

Von den am Kopfe liegenden Muskeln werden hier nur beschrieben: a) die Muskeln der Lippen, Backen und der Nase und b) die Muskeln des Unterkiefers.

Faszien des Kopfes. Man unterscheidet oberflächliche und tiefe Kopffaszien, die in die entspr. Halsfaszien übergehen.

1. Die **oberflächliche Kopffaszie** liegt direkt unter der Cutis, überzieht fast den ganzen Kopf und enthält dessen Hautmuskelsystem. Sie überzieht als **Fascia parotideomasseterica,** den M. auricularis ventralis in sich aufnehmend, die Parotis und den M. masseter (woselbst sie Züge des M. subcutaneus faciei enthält) und inseriert sich an der Gesichtsleiste. Diese Faszie setzt sich als **Fascia temporalis superficialis,** den M. temporalis überziehend, bis zur Crista frontalis und sagittalis externa fort und dient einem Teile des Schildspanners und der Einwärtszieher des Ohres zum Ursprung. Anderseits setzt sie sich als **Fascia nasobuccalis** auf die Backe und die Nase fort; sie nimmt den M. cutaneus labiorum, zygomaticus, malaris und nasolabialis in sich auf, überzieht die Backenmuskeln, verschmilzt nach dem Lippenwinkel hin, dünner werdend, schliesslich mit diesen und setzt sich als **Fascia submaxillaris** und **subhyoidea** in den Kehlgang fort; hier nimmt sie den M. cutaneus labiorum in sich auf und ist im mittleren Teile des Kehlgangs am stärksten. Vom Nasenrücken aus, wo sie mit dem Periost verschmilzt, überzieht die Fascia nasobuccalis als **Galea aponeurotica** die Stirn- und Nasenbeine.

2. Die **tiefe Kopffaszie** steht besonders an der Backe mit dem oberflächlichen Blatte in Verbindung. Sie überzieht als **Fascia buccopharyngea** die Unterfläche des M. masseter, soweit dieser nicht am Knochen befestigt ist, und den vor ihm gelegenen Teil des Unterkiefers und spaltet sich in 2 Blätter, deren eines an die Unterfläche des M. depressor labii inf. tritt und mit der Backenschleimhaut verschmilzt, während das andere Blatt in der Massetergegend die Oberseite des M. depressor lab. inf. und molaris, die maxillaren Backendrüsen und die V. buccinatoria und reflexa überzieht und an der Gesichtsleiste endet. Oral vom M. masseter tritt dieses Blatt teils zwischen Backen- und Backzahnmuskel und verliert sich, teils geht es nach dem Nasenrücken zu, umhüllt den M. caninus, tritt an die Unterfläche des M. levator labii sup. proprius und endet an der Nase und der oberflächlichen Faszie. Aboral setzt sich die Fascia buccopharyngea in die **Rachenfaszie** fort, die am Hamulus des Flügelbeins und in dessen Nähe an der Maxilla entspringt und teils (als *Lig. pterygomandibulare*) am dorsalen Rande der Mandibula aboral vom letzten Backzahn, teils (als Flügelband des Zungenbeins) am grossen Zungenbeinast und dem Kehlkopfsast des Zungenbeins endet und im übrigen (als Rachenfaszie, *Fascia pharyngea*) die Muskeln des Schlundkopfs überzieht; die 3 genannten Unterabteilungen gehen ineinander über. Als **Fascia temporalis profunda** überzieht die tiefe Kopffaszie den M. temporalis, mit dem sie fest verbunden ist, und das extraorbitale Augenfett und endet am Proc. zygomaticus des Stirnbeins und am Jochbogen.

I. Allgemeines.

a) **Muskeln der Lippen, Backen und Nase.** Der **M. orbicularis oris** (Fig. 297 8, 298 k, 302 e und 304 5) besteht aus parallel mit der Lippenspalte verlaufenden, gegen die übrige Lippenmuskulatur nicht scharf abgesetzten Muskelbündeln und ist beim Rinde m. o. w. unterbrochen.

Die **Mm. incisivi** (Fig. 298 l) sind blasse, direkt unter der Schleimhaut beider Lippen gelegene Muskeln, die vom Zahnfachrand des Zwischen- und Unterkiefers entspringen und in den
Lippen enden.

Der **M. zygomaticus** (Fig. 297 12', 298 e, 302 g, 304 7, 305 f, f u. 315 5) ist ein blasser, dünner
Muskel, der beim Menschen vom Jochbein, bei Pferd, Rind und Schwein vom Jochbogen
bzw. der Fascia masseterica und beim Hunde vom Schildknorpel des Ohres entspringt, direkt
unter der Haut zum Mundwinkel verläuft und in den M. orbicularis oris ausstrahlt.

Der **M. quadratus labii sup.** zerfällt in 1. den *M. malaris (Caput zygomaticum N.)*, 2. den
M. levator nasolabialis (Caput angulare N.) und 3. den *M. levator labii sup. proprius (Caput infraorbitale N.)*. Beim Menschen sind alle 3 Muskeln (Fig. 297 7, 9 u. 12) variabel miteinander verbunden; der gemeinsame Muskel entspringt an der Maxilla entlang der medialen Hälfte des

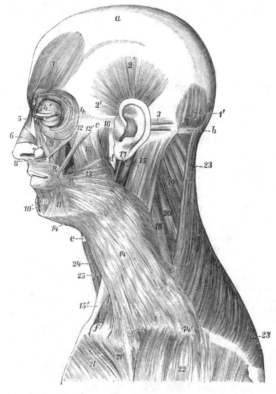

Figur 297. Oberflächliche
Muskulatur von Kopf und
Hals des Menschen
(Rauber). ⅓ nat. Grösse.
a Galea aponeurotica, b Linea
nuchalis superior, c Arcus zygomaticus, d Ramus mandibulae,
e Os hyoideum, f Capitulum
claviculae.
1 M. frontalis, 1' M. occipitalis,
2 M. attollens auriculae, 2' M.
attrahens auriculae, 3 M. retrahens auriculae, 4 Pars orbitalis
und 4' Pars palpebralis des M. orbicularis oculi, 5 M. pyramidalis
nasi, 6 M. transversus nasi, 7 M.
levator nasolabialis, 8 M. orbicularis oris, 8' M. depressor septi
narium, 9 M. levator labii superioris proprius, 10 M. quadratus
labii inf., 10' M. mentalis, 11 M.
triangularis oris, 12 M. malaris,
12' M. zygomaticus, 13 M. risorius
(cutaneus labiorum), 14, 14 Platysma myoides, 14' Stelle der
Articulatio acromioclavicularis,
15 M. sternocleidomastoideus, 15'
Ansatz dieses Muskels am Sternum, 16, 16 M. masseter, 17 M. digastricus, 18 M. levator scapulae,
19 M. splenius capitis, 20 M.
splenius cervicis, 21 M. pectoralis superficialis (major), 21'
Portio clavicularis m. pect. maj.,
22 M. deltoideus, 23, 23 M. trapezius, 24 M. sternohyoideus,
25 M. omohyoideus.
7, 9 u. 12 bilden den M. quadratus labii superioris.

unteren Augenlides, verläuft, direkt unter der Haut liegend, ventral und endet in der Oberlippe
und am Nasenflügel. Bei den Haustieren sind 1 u. 2 m. o. w. miteinander verschmolzen, aber
stets von 3 getrennt, sie liegen ausserdem stets oberflächlicher als dieser. ad 1. Der
M. malaris (Fig. 297 12, 298 i, 302 f u. 305 k) strahlt als blasser, dünner, nur bei den Wiederkäuern etwas stärkerer Muskel vom unteren Augenlid nach der Crista facialis und der Backe
aus und fliesst m. o. w. mit 2 zusammen (s. Muskeln der Augenlider). ad 2. Der *M. levator
nasolabialis* (Fig. 297 7, 298 f, f', f'', 302 a, a', 304 1, 305 l u. 313 2) entspringt als breiter, platter
Muskel entweder zwischen den Augen an der Stirn aus der Faszie (Pferd, Hund) bzw. dem Stirn-
Nasenhautmuskel (Rind) oder von der Mitte der Nase (Schwein); er endet bei Pferd und
Hund in der Oberlippe und am Nasenloch, beim Rinde ausserdem am Zwischenzahnrand der
Maxilla, beim Schweine nur in der Oberlippe. Bei Pferd und Rind teilt sich der Muskel in
2 Schenkel, durch die der M. caninus (s. S. 217) hindurchtritt. ad 3. Der *M. levator labii sup.
proprius* (Fig. 297 9, 298 h, h', 302 b, b', 304 2, 305 m u. 313 1, 1') liegt tiefer als der vorige.

Er entspringt an der Maxilla aboral vom For. infraorbitale. Bei Schwein und Pferd geht er in eine längere, bei Rind und Hund mehrfach geteilte Sehne aus, die an der Nasenspitze in die Oberlippe ausstrahlt; beim Rinde tritt er durch die beiden Schenkel des vorigen.

Der M. caninus (Fig. 298 g, 302 c, c', 304 3, 305 n u. 313 3) ist m. o. w. vom M. quadratus labii sup. bedeckt; er entspringt beim Menschen als schwacher Muskel von der Maxilla nahe dem unteren Augenlid und endet am Mundwinkel. Bei den Haustieren liegt der Ursprung näher der Oberlippe und dem Nasenloch. Beim Pferde entspringt er ungefähr am oralen Ende der Jochleiste, beim Rinde an der Gesichtsbeule, beim Schweine aboral, beim Hunde ventral vom For. infraorbitale. Er endet, bei Rind und Schwein in eine Anzahl feiner Sehnen ausgehend, am Nasenloch und ev. noch in der Oberlippe (Schwein) oder vorwiegend in letzterer (Hund). Bei Pferd und Rind tritt der Muskel durch die beiden Portionen des M. levator nasolabialis hindurch. Bei den Wiederkäuern und dem Schweine findet man noch einen besonderen Niederzieher der Oberlippe (des Flotzmaules bzw. Rüssels [Fig. 302 d, d' u. 304 4]). Er liegt und entspringt ventral vom M. caninus und endet sehnig im Flotzmaul oder Rüssel (s. im übrigen S. 225 u. 226).

Der M. cutaneus labiorum (risorius N.) (Fig. 297 13, 298 a u. 305 q) ist ein Hautmuskel; er liegt ganz oberflächlich und entspringt als dünner, platter Muskel aus der Fascia masseterica oder in der Gegend der Incisura vasorum aus dem Gesichtshautmuskel und endet am Mundwinkel und in der Unterlippe; beim Rinde ist er relativ am stärksten. Mit seinem Endabschnitt vereinigt sich beim Menschen der dünne, platte M. triangularis oris (Fig. 297 11), der ziemlich breit am freien Rande des Unterkiefers und zum Teile aus dem Hautmuskel, Platysma, entspringt und zum Mundwinkel aufsteigt. Als gesonderter Muskel lässt er sich bei den Haustieren nicht nachweisen.

Der M. depressor (quadratus N.) labii inferioris (Fig. 297 10, 298 b, b', 302 i, 304 u. 313 6) ist bei Pferd und Rind relativ viel stärker und länger als beim Menschen, bei dem er ein dünner, rhomboidal gestalteter Muskel ist, der, teilweise vom M. triangularis oris bedeckt, unterhalb des For. mentale am Kieferrand entspringt und zur Unterlippe aufsteigt. Bei den Haustieren findet sich der Muskel deutlich nur bei Pferd und Rind; er entspringt, verschmolzen mit dem M. molaris, am Unterkieferast und Tuber maxillare; er liegt als plattrundlicher Muskel ventral am M. molaris, von dem er sich erst oral vom M. masseter, beim Rinde sogar erst nahe dem Mundwinkel trennt, und geht ungefähr am For. mentale in eine Sehne aus, die in der Unterlippe endet. Besonders innig ist die Verbindung zwischen M. molaris und depressor labii inferioris beim Schweine, bei dem sich letzterer erst nahe der Lippe als eine Muskelzacke abtrennt, die mit dünnen Sehnen in die Unterlippe strahlt. Den Fleischfressern fehlt der Muskel.

Der M. mentalis (Fig. 297 10') ist ein beim Menschen und den Haustieren nur schwacher Muskel, der am Unterkiefer in der Gegend der seitlichen Schneidezähne entspringt und in das Kinn ausstrahlt. Beim Pferde fliessen die beiderseitigen Muskeln zusammen.

Der M. buccinator (Fig. 298 c, c', d, 302 h, 305 o u. p u. 313 4) ist ein breiter, platter Muskel, der die Grundlage der Backe bildet und als M. buccolabialis in die Lippe ausstrahlt. Er entspringt an den Alveolarfortsätzen beider Kiefer und lässt sich bei den Haustieren in eine oberflächliche Pars (s. M.) buccalis und in eine tiefe Pars (s. M.) molaris scheiden.

Die Nasenmuskeln, Mm. nasales. Für die äusseren Nasenöffnungen können Verengerer und Erweiterer vorhanden sein. Bei den Haustieren sind nur der Erweiterer ausgebildet; beim Pferde findet man ausser den Erweiterern des Nasenloches (M. caninus u. levator nasolabialis s. oben u. M. transversus nasi) noch Erweiterer der Nasentrompete, M. lateralis nasi (S. 221); bei Schwein und Hund sind die Nasenmuskeln rudimentär oder fehlen.

b) Muskeln des Unterkiefers. Der M. digastricus (Fig. 297 17, 300 ZB u. 305 r) liegt im Kehlgang; er ist bei Mensch und Pferd ein zweibäuchiger Muskel, dessen Bäuche hintereinander liegen und durch eine rundliche Sehne verbunden sind. Beim Rinde sind beide Bäuche nur unvollständig und bei Schwein und den Fleischfressern gar nicht oder höchstens durch eine Sehneninskription geschieden, so dass der Muskel einbäuchig wird (M. digastricus spurius; Bijvoet [54]). Er entspringt beim Menschen in der Incisura mastoidea des Temporale, bei den Haustieren am Proc. jugularis des Occipitale und ist oroventral gerichtet. Bei Mensch und Pferd geht der aborale Bauch, Venter posterior N. (Fig. 300 ZB 1), in eine Sehne aus, die am Kehlkopfsast des Zungenbeins befestigt ist und sich bald in den Venter anterior N. (Fig. 300 ZB 2) verwandelt, der am Unterkiefer endet. Die Befestigung der Sehne an das Zungenbein geschieht dadurch, dass die Digastrikussehne durch die Sehne des M. stylohyoideus (oder durch diesen selbst) tritt. Beim Pferde spaltet der aborale Bauch einen starken Ast ab, der an die Beule des Unterkiefers tritt (M. jugulomandibularis) (Fig. 298 r, 300 GK); bei Rind, Schwein und den Fleischfressern reicht der Muskel vom Proc. jugularis bis zur medialen Unterkieferfläche. Beim Rinde verbindet die beiderseitigen Muskeln ein Quermuskel. Nach Toldt [629] sind die beiden Bäuche des M. digastricus genetisch 2 verschiedene Muskeln.

Der M. masseter (Fig. 297 16, 16, 298 n, n', 302 l, 305 i, 313 8, 327 f u. 336 h, 341 a) ist ein kräftiger, sehnig durchsetzter Muskel, der vom Jochbogen und der Jochleiste entspringt, auf der lateralen Fläche des Unterkieferastes liegt und an dieser bis zum Kehlrand endet. Er lässt sich unvollständig in eine oberflächliche und eine tiefe Portion zerlegen.

Der **M. pterygoideus** (Fig. 300 u. 301 IF u. ÄF) liegt an der medialen Seite des Kiefers; er entspringt am Pterygoid und am Proc. pterygoid. des Keilbeins und endet an der medialen Seite des Unterkieferastes. Er zerfällt in den kleineren *M. pterygoideus lateralis* und den grösseren *M. pterygoideus medialis.*

Der **M. temporalis** (Fig. 298 o) füllt die Schläfengrube aus; er entspringt an der Wandung der Schläfengrube und endet am Proc. coronoideus des Unterkiefers.

II. Muskeln der Lippen, Backen und Nase des Pferdes.

M. orbicularis oris.	Geht rings um die Maulöffnung und steht mit den Mm. incisivi und den übrigen Lippenmuskeln in Verbindung.
M. incisivus sup.	U. Zahnrand des Os incisivum. A. Oberlippe.
M. incisivus inf.	U. Schneidezahnrand des Unterkiefers. A. Unterlippe.
M. zygomaticus.	U. Crista facialis. A. Backenmuskel, Angulus oris.
M. levator nasolabialis.	U. Stirnfaszie. A. Oberlippe, Kreismuskel.
M. caninus.	U. Maxilla an oder nahe der Crista facialis. A. Lateraler Nasenflügel.
M. levator labii super. proprius.	U. Vereinigung des Tränen-, Joch- und Oberkieferbeins. A. Mitte der Oberlippe.
M. cutaneus labiorum.	U. Gesichtshautmuskel. A. Kreismuskel nahe dem Angulus oris.
M. depressor labii inf.	U. Tuber maxillare und Proc. coronoid. mandibulae. A. Kreismuskel der Unterlippe.
M. mentalis.	Mit Fett und Bindegewebe durchsetzte Muskelmasse im Kinn.
M. buccinator.	U. Der *M. buccalis* am oralen Teile, der *M. molaris* am aboralen Teile des Backzahnrandes der Maxilla und am Proc. coronoideus mandibulae. A. Unterkiefer und M. orbicularis oris.
M. transversus nasi.	U. u. A. Flügelknorpel der Nase.
M. lateralis nasi.	U. Lateraler Rand des Os nasale, Proc. nasalis des Os incisivum. Maxilla, Horn des Flügelknorpels. A. Haut des falschen Nasenlochs, S-förmiger und gerader Knorpel.

Der **M. orbicularis oris** (Fig. 298 k u. 299 f) liegt als Grundlage der Lippen zwischen der innig mit ihm verbundenen äusseren Haut und der Schleimhaut; seine Fasern verlaufen parallel dem Lippenrand.

Er steht mit allen Lippenmuskeln im Zusammenhang und hat keinen direkten Knochenursprung; dieser wird vielmehr durch die beiden Mm. incisivi vermittelt. An der Oberlippe ist er stärker und in ihrer Mitte vielfach von fibrösen Fäden durchkreuzt.

Der **M. incisivus superior** liegt unter der Schleimhaut der Oberlippe; er entspringt am Alveolarrand des Incisivum vom Haken- bis zum Mittelschneidezahn und endet in der Lippe und an der Nasentrompete.

Der **M. incisivus inferior** (Fig. 298 l) entspringt am Alveolarrand der Mandibula vom Haken- bis zum Mittelschneidezahn, liegt unter der Schleimhaut und endet an ihr, im Kinn und am M. buccalis.

Der **M. zygomaticus** (Fig. 298 e, 313 ₅) ist ein dünner, blasser Muskel, der unter der Haut liegt; er entspringt ventral von der Jochleiste aus der Fascia masseterica, verläuft nach dem Mundwinkel und verliert sich im M. buccalis.

Der **M. levator nasolabialis**, Nasenlippenheber (Fig. 298 f, 313 ₂, 442 c), ist ein dünner, platter Muskel, der an der Seitenfläche des Gesichts direkt unter der Haut liegt; er entspringt am Frontale und Nasale aus der Galea aponeurotica (s. S. 215), geht schräg mundwärts und spaltet sich in 2 Schenkel, zwischen denen der M. caninus durchtritt. Der tiefere dorsale Schenkel (Fig. 298 f') tritt unter den M. caninus, verschmilzt z. T. mit ihm und geht in die Oberlippe; der oberflächliche, schwächere ventrale Schenkel (f'') verschmilzt nahe dem Mundwinkel mit dem M. orbicularis oris und dem M. buccalis.

Der **M. caninus** (Fig. 298 g, 313 ₃, 442 d) entspringt mit einer platten Sehne an der Maxilla nasal von der Jochleiste, tritt, sich fächerförmig verbreiternd, zwischen den Schenkeln des vorigen Muskels hindurch und endet im lateralen Nasenflügel, an der Nasentrompete und im M. orbicularis oris.

Der **M. levator labii sup. proprius,** Heber der Oberlippe (Fig. 298 h, h', 299 b, b' und 313 ₁, 442 b), liegt, grösstenteils bedeckt vom M. levator nasolabialis, dorsal an der Seitenfläche des Gesichts. Er entspringt platt an der Vereinigung des Tränen-, Joch- und Oberkieferbeins, 3—4 cm oral von dem medialen Augenwinkel, geht, schmäler und dicker werdend, schräg nasenrückenwärts und wird nahe der weichen Nase sehnig. Die Sehne (Fig. 298 b') verläuft zur Nasenspitze und vereinigt sich mit der der anderen Seite zu einer dem M. transversus nasi aufliegenden, etwa 3 cm breiten Sehnenplatte (Fig. 299 b'', 313 ₁'), die fächerförmig in die Oberlippe ausstrahlt.

Die Sehne ist bis zu ihrer Vereinigung mit der der anderen Seite von einer Sehnen-scheide umgeben.

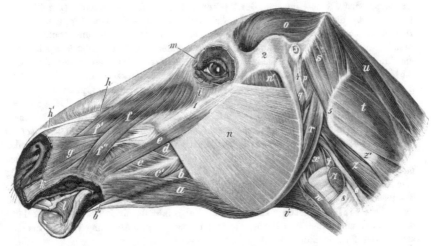

Figur 298. Linke Gesichtsmuskeln des Pferdes (die Parotis, die Ohrmuskeln, die Ohr-muschel [letztere bis auf den äusseren Gehörgang], das Ende des M. brachiocephalicus, splenius und longiss. capitis sind entfernt).

a M. cutaneus labiorum, b M. depressor labii inf., b' seine Sehne, c, c' M. buccalis, d M. molaris, e M. zygomaticus, f M. levator nasolabialis, f' u. f'' seine beiden Endschenkel, g M. caninus, h M. levator labii sup. proprius, h' seine Sehne, i M. malaris, k M. orbicularis oris, l M. inci-sivus inf., m M. orbicularis oculi, n, n' M. masseter, o M. temporalis, p M. jugulohyoideus, q M. stylohyoideus, r M. jugulomandibularis und aboraler Bauch des M. digastricus, s M. obliquus capitis cran., t M. obliquus capitis caud., u M. semispin. capitis, v Ende des M. sterno- und omohyoideus, w Ende des M. sternothyreoideus, x M. cricopharyngeus, y M. cricoarytaenoideus dorsalis, z M. longus capitis, z' Endsehne des M. longiss. atlantis.

1 Angesichtsleiste, 2 Jochbogen, 3 abgeschnittener äusserer Gehörgang, 4 grosser Zungenbeinast, 5 Rand des Atlasflügels, 6 Speiseröhre, 7 Schilddrüse, 8 Luftröhre.

M. cutaneus labiorum, Lippenhautmuskel (Fig. 298 a). Dieser äusserst dünne, platte, ziemlich breite Muskel liegt direkt unter der Haut (subkutan) an der ventralen Partie der Seitenfläche des Gesichts. Er entspringt am Gefässausschnitt der Mandibula aus dem Gesichtshautmuskel und der Gesichtsfaszie, verläuft schräg gegen den Lippen-winkel und endet am Backenmuskel und am M. orbicularis oris.

Der **M. depressor labii inferioris,** Niederzieher der Unterlippe (Fig. 298 b, b', 313 ₆), liegt als langer, plattrundlicher Muskel am Zahnfortsatz der Mandibula. Er ent-springt, bedeckt vom M. masseter und verschmolzen mit dem M. molaris, am Tuber maxillare und dem Proc. coronoideus des Unterkiefers. Am 1. Backzahn (P ₃) trennt er sich vom M. molaris und geht am For. mentale in eine runde Sehne (Fig. 298 b') aus, die

sich fächerförmig im M. orbicularis oris in Bündel auflöst, die mit denen der anderen
Seite ein Netz bilden.

Der **M. mentalis,** Kinnmuskel, bildet die Grundlage des Kinns; er entspringt
seitlich an der Pars incisiva der Mandibula und strahlt in die Haut des Kinns und in
den M. orbicularis der Unterlippe aus.

Er ist mit dem der anderen Seite zu einer mit Fett und fibrösen Zügen durchsetzten
Fleischmasse verschmolzen.

Der **M. buccinator,** Wangenmuskel, liegt in der Backe und reicht vom Tuber
maxillare bis zum Lippenwinkel. Auf, in und unter ihm finden sich Backendrüsen. An
ihm unterscheidet man 2 Portionen, den Backenmuskel und Backzahnmuskel, und
an diesem wieder 2 Abteilungen. Der **Backenmuskel,** *Pars s. M. buccalis* (Fig. 298 c, c',
313 4), bildet die oberflächliche, mehr orale Schicht und reicht vom Lippenwinkel bis
zum M. masseter. Er ist ein gefiederter Muskel mit einer dorsalen und ventralen Abteilung, die teils an einem Längssehnenstreif enden, teils ineinander übergehen und
am Lippenwinkel mit dem M. orbicul. oris verschmelzen. Die Fasern der dorsalen
Abteilung entspringen an der Maxilla nasodorsal vom 1. Backzahn bis zur Hakenzahngegend und verlaufen teils schräg kaudoventral, teils (nahe dem Lippenwinkel) senkrecht. Die sehr dünne ventrale Abteilung entspringt auf der Pars molaris und am
Margo interalveolaris des Unterkiefers. Ihre Fasern verlaufen nahe dem Mundwinkel
senkrecht und im übrigen schräg kaudodorsal. Der **Backzahnmuskel,** *Pars s. M. molaris*
(Fig. 298 d, 442 e), wird in seiner oralen Hälfte vom Backenmuskel, in seiner aboralen
vom M. masseter bedeckt. Seine stärkere aborale Abteilung entspringt, verschmolzen
mit dem M. depressor labii inf., sehnig am Proc. coronoideus der Mandibula, fleischig
vom Zahnfachrand der Maxilla entlang der letzten 3 Backzähne und vom aboralen Teile
des Backzahnrandes der Mandibula und verliert sich im M. orbicularis oris. Die viel
schwächere orale Abteilung entspringt am Margo interalveolaris der Mandibula, läuft
dorsokaudal und bildet eine Sehne, die sich in der vorigen Abteilung und im Sehnenstreifen der Pars buccalis verliert.

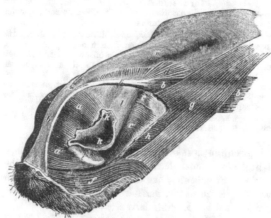

Figur 299.

Nasenmuskeln des Pferdes;
von vorn und von der Seite gesehen.

a M. transversus nasi (oberflächliche Portion), a' M. transversus
nasi (tiefe Portion), b, b M. levator
labii sup. proprius, b' dessen
Sehne, b" Sehnenplatte der beiderseitigen Mm. levatores proprii
labii sup., c und c' M. lateralis
nasi ventralis (c Heber der geraden Falte, c' Heber der Sigma-
falte), c" M. lateralis nasi oralis,
d M. lateralis nasi aboralis, e M.
lateralis nasi dorsalis, f M. orbicularis oris, g M. levator nasolabialis, h M. caninus, i Horn des
Flügelknorpels, k äussere Nasenöffnung, k' falsches Nasenloch,
l weiche Nase, m Nasenbein.

Der unpaare **M. transversus nasi,** Quermuskel der Nase (Fig. 299 a, a'), liegt,
bedeckt von der Sehne der Mm. levat. lab. sup. proprii, auf den Flügelknorpeln und verbindet beide. Seine oberflächliche Schicht, *Pars superficialis* (Fig. 299 a), entspringt

auf den Platten der Flügelknorpel und bedeckt sie fast ganz; sie geht in die tiefe Schicht, *Pars profunda* (Fig. 299 a'), über; diese liegt zwischen den Knorpelhörnern und befestigt sich auch an das Ende der Nasenscheidewand und ans Incisivum, wird lippenwärts schwächer und verliert sich im M. orbicularis oris.

Der **M. lateralis nasi** (Fig. 299 c, c', c'', d, e) liegt wesentlich auf der knöchernen Begrenzung der weichen Nase und besteht aus kleinen, blassen, platten Muskeln, die in der Haut der Nasentrompete, am S-förmigen und geraden Knorpel enden und in folgende Abteilungen zerlegt werden:

a) Die dünne, blassrote *Pars dorsalis* (Fig. 299 e) entspringt am freien Rande der Nasenbeine, geht lateral und endet in der Wand der Nasentrompete und am freien Rande des Seitenwandknorpels. b) Die schmale, dünne *Pars aboralis* (Fig. 299 d) entspringt aboral vom Kauakt in des Nasenkieferausschnitts und endet in der Wand der Nasentrompete. c) Die *Pars ventralis* zerfällt in zwei Abteilungen: *α)* Der dünne, blasse Heber des geraden Knorpels (Fig. 299 c) entspringt am aboralen Teile des Nasenfortsatzes des Incisivum und endet am geraden Knorpel. *β)* Der Heber des S-förmigen Knorpels (Fig. 299 c') entspringt nasal von *α* an der Maxilla und endet am S-Knorpel. d) Die *Pars oralis* (Fig. 299 c'') entspringt vom konkaven Rande des Flügelknorpelhorns nahe dessen Ende und geht an die Haut des Nasenlochs.

Wirkungen. Die Muskeln der Lippen und Wangen bilden einen anatomisch zusammenhängenden Bewegungsapparat, der bei der Futter- und Getränkaufnahme und dem Kauakt in Wirksamkeit tritt. Der *M. levator nasolabialis* zieht die Oberlippe und den Mundwinkel in die Höhe; der *M. zygomaticus* zieht den Mundwinkel auf- und rückwärts, und der *M. cutaneus labiorum* bringt ihn mehr rück- und abwärts. Der *M. levator labii sup. proprius* hebt die Oberlippe und öffnet die Lippenspalte. Wirken die beiderseitigen Muskeln gemeinschaftlich, so heben sie die Lippe gerade in die Höhe; als höchster Grad der Wirkung ist das „Flehmen" anzusehen. Einseitig wirkend zieht er die Oberlippe seitlich aufwärts. Der *M. caninus* unterstützt die Erweiterer der Nasenlöcher; bei Untätigkeit dieser drückt er das Horn des Flügelknorpels nach innen und verengert den Naseneingang (beim Prusten). Der *M. depressor labii inferioris* zieht die Unterlippe herab und öffnet die Lippenspalte; bei beiderseitiger Wirkung zieht er die Lippe gerade, bei einseitiger seitlich abwärts. Der *M. incisivus sup.* zieht die Oberlippe ab-, der *M. incisivus inf.* die Unterlippe aufwärts. Das Schliessen der Lippenspalte wird durch den Kreismuskel, der gleichzeitig pressend auf die Lippendrüsen wirkt, erzielt. Der *M. mentalis* bewegt das Kinn. Die Backenmuskeln bringen, unterstützt vom M. depressor labii inf., beim Kauen das in den Backenvorhof gelangte Futter wieder zwischen die Reibeflächen der Backzähne.

Der *M. caninus* zieht den äusseren Nasenflügel rück- und auswärts, der *M. transversus nasi superficialis* hebt den lateralen Teil der Platten der Flügelknorpel und der *M. transversus nasi profundus* zieht den inneren Nasenflügel vor- und einwärts. Die Abteilungen des *M. lateralis nasi* spannen und erweitern die Nasentrompete, wobei der Heber des S-förmigen Knorpels dadurch, dass er diesen Knorpel lateral zieht, von besonderer Bedeutung ist. Eine Verengerung des Nasenlochs, z. B. beim Prusten, kann nur durch den M. caninus unter Mitwirkung des M. incisivus sup. und der oralen Portion des M. lateralis nasi bei Untätigkeit des M. transversus nasi stattfinden.

Innervation und Blutgefässversorgung. Die Muskeln der Lippen, Backen und Nase werden von Zweigen der A. facialis, buccinatoria, mentalis, infraorbitalis und palatina major mit Blut versorgt und vom N. facialis und temporalis superficialis innerviert.

III. Muskeln des Unterkiefers (Kaumuskeln) des Pferdes.

M. digastricus. U. Processus jugularis. A. M. jugulomandibularis: Beule der Mandibula; eigentlicher zweibäuchiger M.: Innenfläche des ventralen Randes der Mandibula.

M. masseter. U. Crista facialis, Arcus zygomaticus bis Kiefergelenk. A. Laterale Fläche des Unterkieferastes.

M. temporalis. U. Schläfengrube. A. Proc. coronoideus der Mandibula.

M. pterygoideus med. U. Proc. pterygoideus des Palatinum, Sphenoidale und Pterygoideum, A. Mediale Fläche des Unterkieferastes.

M. pterygoideus lat. U. Proc. pterygoideus des Keilbeins. A. medial unter dem Gelenkfortsatz der Mandibula.

Der **M. digastricus**, Zweibäuchiger Muskel, entspringt am Proc. jugularis, läuft schräg oroventral zum Unterkiefer und spaltet sich in einen stärkeren lateralen Ast, den **M. jugulomandibularis** (Fig. 298 r, 300 G. K.), der am Angulus mandibulae endet, und den **medialen Ast**, den **aboralen Bauch des eigentlichen zweibäuchigen Muskels:** dieser (Fig. 300 Z. B. ₁) wendet sich zur medialen Seite der Mandibula und geht in eine rundliche Sehne aus, die oroventral verläuft; sie durchbohrt die Sehne des M. stylohyoideus (Fig. 300 L. Zb), wobei beide von einer dünnwandigen Bursa umgeben sind, und bildet den stärkeren **oralen Muskelbauch** (Fig. 300 Z. B. ₂), der medial am ventralen Mandibularrand, vom Gefässausschnitt bis gegen den Kinnwinkel, endet.

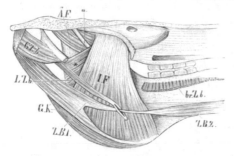

Figur 300.
Muskeln der linken Kopfhälfte
des Pferdes;
von der medialen Seite gesehen.
Ä. F. M. pterygoideus lateralis, **br. Z. b.**
M. mylohyoideus, **G. K.** M. jugulomandibularis, **G. Z. b.** M. jugulohyoideus,
l. F. M. pterygoideus medialis, * seine
kaudolaterale Portion, **L. Zb.** M. stylohyoideus, **Z. B.** M. digastricus, 1 sein
aboraler, 2 sein oraler Bauch,
a N. lingualis und N. alveolaris mandibulae.

Der **M. masseter,** (Ausserer) Kaumuskel (Fig. 298 n, n′, 313 ₈, 442 i), ist ein starker, breiter, von einer glänzenden Sehnenhaut überzogener und sehnig durchsetzter Muskel, der die Mandibula aboral vom 3. Backzahn bedeckt. Er entspringt an der Crista facialis und dem Arcus zygomaticus bis zum Kiefergelenk und endet an der lateralen Fläche des Unterkieferastes bis zu dessen Kehlrand. Der Muskel ist zweischichtig; die Fasern der **oberflächlichen Schicht** verlaufen von der Crista facialis divergierend nach dem ganzen bogigen Kieferrand. bis zum Gefässausschnitt. Die **tiefere Schicht** (Fig. 298 n′) ist, mit Ausnahme eines kleinen, dreieckigen Teiles in der Nähe des Kiefergelenks, von der oberflächlichen bedeckt. Ihre Fasern sind vom Arcus zygomaticus fast senkrecht nach dem Kehlrand des Kiefers gerichtet, erreichen ihn aber nicht. Die beiden Schichten sind nur aboral und dorsal leicht voneinander zu trennen, im übrigen aber miteinander verschmolzen. Am **oralen Rande** dieses Muskels liegen der Duct. parotideus und die A. und V. facialis.

M. temporalis, Schläfenmuskel (Fig. 298 o). Dieser kräftige, von einer glänzenden Sehnenhaut überzogene und sehnig durchsetzte Muskel liegt in der Fossa temporalis, bedeckt vom Schildknorpel und den Ohrmuskeln. Er entspringt an der Crista frontalis und sagittalis ext., der Linea nuchalis sup., dem Os parietale, occipitale, sphenoidale et temporale, soweit diese die Fossa tem-

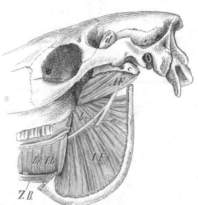

Figur 301. Die Mm. pterygoidei der linken
Kopfhälfte des Pferdes; von der lateralen
Seite gesehen, nachdem der grösste Teil des
Unterkiefers weggenommen ist.
br. Zb. M. mylohyoideus, **Ä. F.** M. pterygoideus
lateralis, **I. F.** M. pterygoideus medialis, **Z. B.**
oraler Bauch des M. digastricus.
a abgeschnittener N. alveolaris mandib., b N. lingualis, c Proc. condyloid. und d Proc. coronoideus
der Mandibula.

poralis begrenzen, und medial am Proc. zygomaticus des Temporale. Seine z. T. mit
dem M. masseter verschmelzenden Fasern verlaufen konvergierend zum Proc. coronoideus
des Unterkiefers.

Der **M. pterygoideus,** Flügelmuskel, liegt an der medialen Seite des Unterkieferastes, ist schwächer als der M. masseter und zerfällt in 2 durch den N. lingualis
und N. alveolaris mandib. getrennte Portionen. Der *M. pterygoideus medialis* (Fig. 300 u.
301 I. F.) ist ein sehnig durchsetzter, an der medialen Fläche des Ramus mandibulae
liegender Muskel. Er entspringt am Proc. pterygoideus des Sphenoidale, am Palatinum
und Pterygoid, ist fächerförmig und endet an der medialen Fläche und hauptsächlich
an dem stark medial vorspringenden Rande des Unterkieferastes. Er zerfällt in eine
kleinere **kaudolaterale** (Fig. 300*) und in eine grössere **oromediale Portion,** die
sich am medialen Teile des Muskels deutlich abgrenzen, und deren Fasern sich teilweise kreuzen. Der *M. pterygoideus lateralis* (Fig. 300 u. 301 Ä. F.) ist ein kurzer, dicker,
fleischiger Muskel, der halswärts und lateral vom vorigen am Proc. pterygoideus des
Sphenoidale entspringt, halswärts geht und medial an der Mandibula dicht unter dem
Proc. condyloideus und z. T. noch an ihm endet.

Wirkungen. Die Unterkiefermuskeln wirken besonders beim Kauen der Nahrung, wobei
sie den Unterkiefer ab-, auf- und seitwärts bewegen. Die Abwärtsbewegung findet schon bei
Erschlaffung der Schliesser statt, im übrigen aber bewirken dies der M. *sternocephalicus* (s. S. 231)
und der M. *digastricus.* Wirken diese Muskeln einseitig, dann ziehen sie den Unterkiefer gleichzeitig nach der betreffenden Seite. Der M. digastricus hebt auch das Zungenbein in die Höhe.
Der M. *temporalis* zieht den Unterkiefer an den Oberkiefer. Der M. *masseter* ist i. d. R. auf
einer Seite tätig; der Muskel der tätigen, d. h. der Kauseite, zieht den bei Öffnen des Maules
seit- und abwärts bewegten Unterkiefer wieder nach oben und nach seiner Seite in die Ruhe-
lage zurück; dabei werden die Backzähne des Unterkiefers an denen des Oberkiefers vorbei-
gerieben. Die *Mm. pterygoidei mediales* sind, da sie bei einseitiger Wirkung den Unterkiefer
nach der entgegengesetzten Seite führen, Gehilfen des M. masseter der anderen Seite. Die *Mm.*
pterygoidei laterales bewegen bei einseitiger Wirkung den Unterkiefer seitlich, bei beiderseitiger
nach vorn.

Innervation und Blutgefässversorgung. Die Kiefermuskeln werden vom N. mandibularis
(N. massetericus und mylohyoideus) und facialis (N. digastricus, N. zygomaticotemporalis) innerviert und von Ästen der A. maxillaris externa und interna mit Blut versorgt.

IV. Muskeln am Kopfe der Wiederkäuer.

Der **M. orbicularis oris** (Fig. 302 e) stellt beim **Rinde** keinen völlig geschlossenen
Kreis dar, da, besonders in der Oberlippe, die Fasern beider Seiten nicht zusammenstossen, was indes beim **Schafe** der Fall ist. Der **M. incisivus** *inf.* entspringt jederseits als ein fast rundlicher Muskel in der Gegend der Mittelschneidezähne des Unterkiefers, der *M. incisivus sup.* als relativ schwacher Muskel seitlich am Körper des Os
incisivum und am vorderen Teile des Zwischenzahnrandes der Maxilla. Er ist zum kleinen
Teile noch vom M. lateralis nasi oralis bedeckt und im übrigen an seinem Ursprung
mit der oberflächlichen Portion des M. dilatator naris lateralis verbunden; die Grenzen
zwischen beiden gibt der N. labialis dorsalis an. Beide Mm. incisivi enden im M. orbicularis oris. Der **M. zygomaticus** (Fig. 302 g) ist kräftiger als beim Pferde; er entspringt im orodorsalen Viertel der Massetergegend aus dem Hautmuskel und der Faszie
und vermischt sich mit dem M. orbicularis, doch so, dass seine Fasern in die Oberlippe
gehen. Der **M. levator nasolabialis** (Fig. 302 a, a′) geht als platter, hautartiger,
nicht scharf begrenzter Muskel aus dem Stirn- und Nasenhautmuskel hervor und teilt
sich in zwei Schenkel, die den M. caninus und levator labii sup. proprius zwischen sich
haben. Der **laterale** (oberflächliche) (Fig. 302 a), durch Fasern des Nasenhautmuskels
verbreiterte **Schenkel** endet in der Haut zwischen dem lateralen Nasenflügel und dem
Mundwinkel bzw. der Oberlippe. Der **mediale** (tiefere) Schenkel (Fig. 302 a′) endet
mit einem Teile seiner Fasern (Fig. 303 c) an beiden Seitenwandknorpeln und der binde-
gewebig-fibrösen Platte zwischen diesen; der übrige Teil (Fig. 303 c′) endet am Proc.

nasalis des Os incisivum ganz nahe dem Zwischenzahnrand und verschmilzt z. T. mit dem M. dilatator naris lateralis. (Näheres s. Baum [36].) Der **M. levator labii sup. proprius** (Fig. 302 b) entspringt als plattrundlicher Muskel am Tuber malare und dicht oral von ihm und tritt in nasodorsaler Richtung zwischen den beiden Schenkeln des M. levator nasolabialis hindurch. Nahe dem dorsalen Winkel des Nasenlochs verschmilzt ein Teil von ihm mit dem tiefen Schenkel des M. levator nasolabialis, während sein grösserer Teil in mehrere Sehnen (Fig. 302 b′) ausgeht, die zwischen den Nasenlöchern an der äusseren Haut und an der Flotzmaulhaut enden, indem sie sich dabei z. T. mit denen der anderen Seite vereinigen; sehr oft gabelt sich der Muskel nach seinem Ende hin (Fig. 302). Der relativ schwache **M. caninus** (Fig. 302 c) liegt zwischen dem vorigen und dem nächstfolgenden Muskel und ist i. d. R. anfangs von beiden nicht scharf zu trennen; er entspringt dicht oral vom Tuber malare, tritt zwischen die beiden Schenkel des M. levator nasolabialis und geht in 2—3 dünne Sehnen (Fig. 302 c′) aus, die im

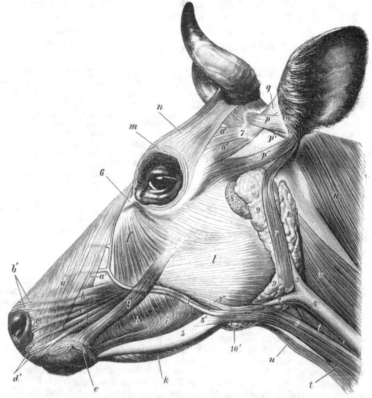

Figur 302. Muskeln am Kopfe des Rindes.
a, a′, M. levator nasolabialis, b M. levator labii sup. proprius, b′ dessen Sehnen, c M. caninus, c′ dessen Sehnen, d M. depressor labii sup., d′ dessen Sehnen, e M. orbicularis oris, f M. malaris. g M. zygomaticus, h M. buccalis, i M. depressor labii inf., k M. mylohyoideus, l M. masseter, m M. orbicularis oculi, n Stirnhautmuskel, o, o′, o″ M. scutularis, p oberer Einwärtszieher, p′ mittlerer Einwärtszieher, p″ äusserer Einwärtszieher, q kurzer Heber und r Niederzieher der Ohrmuschel, s M. sternomandibularis, s′, s″ dessen Endsehnen, t M. sternomastoideus, u M. sternohyoideus, v M. cleidomastoideus, w M. cleidooccipitalis.
1 V. facialis, 2 V. maxillaris ext., 3 V. maxillaris int., 4 V. jugularis, 5 Unterkiefer, 6 mediales Lidband, 7 Schildknorpel, 8 subparotidealer Lymphknoten, 9,9 Parotis, 10,10′ Gland. submaxillaris.

lateralen Nasenflügel enden; auch er spaltet sich sehr oft nach seinem Ende hin in
2 Äste (Fig. 302). Ventral vom M. caninus und anfangs nicht scharf von ihm getrennt
liegt der dem Pferde fehlende **M. depressor labii sup.** (Fig. 302 d); er entspringt dicht
nasal vom Tuber malare und verläuft nach der Oberlippe, indem er sich dabei i. d. R.
in 2 Äste spaltet; ein Teil seiner Fasern endet am M. dilatator naris lateralis und am
M. orbicularis oris, während der grössere Teil der beiden Muskeln allmählich in eine
Anzahl Sehnen (Fig. 302 d') ausgeht, die
sich in der Oberlippe bzw. im Flotzmaul
fast bis zur Medianebene verfolgen lassen
und sich netzartig untereinander verbinden. Der **M. buccinator** (Fig. 302 h)
ähnelt dem des Pferdes (s. S. 220). Der
M. depressor labii inf. (Fig. 302 i) entspringt als platter, fast hautartiger Muskel
vom Backzahnrand der Mandibula im Bereich der 3 letzten Backzähne, erstreckt
sich also nicht so weit aboral wie der
des Pferdes; seine Fasern verlaufen von
hier aus zunächst über den M. buccinator,
mit dem sie teilweise verschmelzen, und
von dem auch noch ein Teil der Fasern
entspringt, im Bogen oroventral und treten
an den ventralen Rand des M. buccalis,
ohne von diesem scharf getrennt zu sein;
erst nahe dem Mundwinkel lassen sich
beide Muskeln scheiden. Dieser dünne
Muskel wird durch die ventralen Backendrüsen so vorgewölbt, dass er einen rundlichen, voluminösen Muskel vortäuscht.
Der **M. cutaneus labiorum** ist relativ
sehr kräftig; seine Fasern verlieren sich
im M. orbicularis oris. Der **M. digastricus**
(Fig. 455 h, h') entspringt sehnig am Proc.
jugularis und ist in seiner Mitte schmäler
und stark sehnig. In der Gegend des

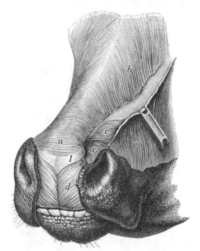

Figur 303. Nasenmuskeln des Rindes.
a apikaler Teil des Nasenhautmuskels, b Ursprungsteil des M. levator nasolabialis, c Nasen-
abschnitt und c' Kieferabschnitt des tiefen Schenkels des M. levator nasolabialis, d M. dilatator
naris apicalis, und e. M. dilatator naris medialis.
1 Nasenlochteil der Seitenwandknorpel.

Gabelheftes verbinden sich beim Rinde
die beiderseitigen Muskeln durch einen fleischigen Querstrang und schicken stärkere
Muskelbündel ab, die am M. mylohyoideus liegen und am Unterkiefer enden; der M.
digastricus durchbohrt nicht den M. stylohyoideus. Der längliche **M. temporalis** füllt
die lange und tiefe Schläfengrube aus; er entspringt in der Fossa temporalis und endet
am Proc. coronoideus des Unterkiefers. Der **M. masseter** (Fig. 302 l u. 327 f) und
pterygoideus ähneln denen des Pferdes (s. S. 222 u. 223). Der M. masseter entspringt
z. T. am *Tuber malare.*

Statt des *M. transversus nasi* besitzen die Wiederkäuer jederseits 3 **Erweiterer
des Nasenlochs:**

a) Der ziemlich starke *M. dilatator naris apicalis* (Fig. 303 d) liegt unter den Drüsen des
Flotzmauls; er entspringt vom freien Rande und z. T. noch von den dorsalen Fläche des Körpers
des Os incisivum und strahlt in den ventralen Nasenwinkel und die ventrale Hälfte des medialen
Nasenflügels aus; median stösst er an den der anderen Seite. b) Der *M. dilatator naris medialis*
(Fig. 303 e) entspringt vom Nasenlochteil der Seitenwandknorpel und strahlt in den dorsalen Nasenwinkel und den dorsalen Teil des medialen Nasenflügels aus. c) Der *M. dilatator naris lateralis*
zerfällt in eine oberflächliche und eine tiefe Portion. Die erstere entspringt als ein relativ
sehr kräftiger Muskel von der lateralen Fläche des Nasenfortsatzes des Os incisivum und endet im
lateralen Nasenflügel. Mit ihr verschmelzen Fasern vom tiefen Schenkel des M. levator nasolabialis,
ferner Fasern vom M. levator labii sup. propr., caninus und depressor labii sup., weshalb der Muskel
nasenrückenwärts und aboral nicht scharf abgegrenzt ist. Er bedeckt vollkommen die tiefe
Portion, die vom apikalen (Nasenloch-) Teile des ventralen Seitenwandknorpels entspringt und an
der lateralen Seite des lateralen Ansatzknorpels endet. Ein *M. lateralis nasi* findet sich nicht,
dafür endet ein Teil des M. levator nasolabialis (s. S. 223) an den Seitenwandknorpeln.

V. Muskeln am Kopfe des Schweines.

Die Muskeln der **Lippen** und der **Nase** (Fig. 304) zeigen besonders wegen der Rüsselbildung einige Besonderheiten. Der kreisförmig in den Lippen verlaufende **M. orbicularis oris** (Fig. 304 5) ist schwach. Der **M. zygomaticus** (Fig. 336 g) entspringt auf dem M. masseter und endet nahe dem Lippenwinkel. Der **M. levator nasolabialis** (Fig. 304 1) ist sehr innig mit der Haut verbunden und blass; er geht als platter Muskel von der Mitte der Nasenbeine schräg zur Mitte der Oberlippe und teilt sich **nicht** in Schenkel. Der sehr starke **M. levator labii sup. proprius** (Fig. 304 2) ist **Heber des Rüssels**; er füllt die Grube der lateralen Fläche des Os lacrimale und der Maxilla aus und entspringt in dieser als plattrundlicher Muskel, der bald in eine starke Sehne ausgeht, die auf den Rüssel tritt und an dessen apikalem Teile endet. An die Sehne befestigt sich ein länglicher Fleischschenkel (Fig. 304 2′), der am Os incisivum entspringt und die Aufgabe hat, die Sehne beim Wühlen festzustellen. Der **M. caninus** (Fig. 304 3) liegt als platter Muskel zwischen dem vorigen und dem folgenden Muskel, entspringt, m. o. w. verschmolzen mit diesen, in der Grube der lateralen Fläche der Maxilla und bildet zahlreiche feine, netzartig sich verflechtende Sehnen, die sich um das Nasenloch herum inserieren. Ventral von ihm liegt der **Niederzieher des Rüssels**, **M. depressor rostri** (Fig. 304 4); er entspringt ventral vom Heber des Rüssels und vom M. caninus an der Maxilla und zwar am oralen Ende der Gesichtsleiste; seine ein-

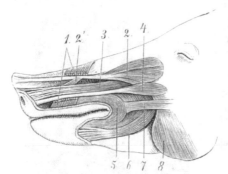

Figur 304. Gesichtsmuskeln des Schweines; Seitenansicht.
1 M. levator nasolabialis, 2 M. levator labii sup. proprius (Heber des Rüssels), 2′ sein Fleischschenkel, 3 M. caninus, 4 M. depressor rostri (Niederzieher des Rüssels), 5 M. orbicularis oris, 6 M. depressor labii inf., 7 M. zygomaticus, 8 M. masseter.

fache, starke Sehne zieht ventral von dem letztgenannten Muskel nasenlochwärts, geht ventral vom Nasenloch und es umgreifend dorsomedial, verbindet sich mit der gleichnamigen Sehne der anderen Seite und endet median in der Haut der Rüsselscheibe. Der Muskel zieht die Rüsselscheibe abwärts und verengert das Nasenloch etwas. Die **übrigen Nasenmuskeln** sind rudimentär. Der **M. depressor labii inferioris** (Fig. 304 6) ist sehr innig mit dem M. molaris verbunden, von dem er sich erst nahe der Lippe trennt; er bildet eine Anzahl feiner, sich in der Unterlippe verlierender Sehnen. Der **M. buccinator**, der **M. cutaneus labiorum** und die **Mm. incisivi** verhalten sich ähnlich wie beim Pferde (s. S. 218—220).

Der einbäuchige **M. digastricus** (Fig. 460 g) entspringt mit einer langen Sehne (g′) am Processus jugularis und endet medial am freien Rande des Unterkiefers oral vom Gefässausschnitt. Der **M. temporalis** entspringt in der Schläfengrube und endet am Proc. coronoideus des Unterkiefers. Der **M. masseter** (Fig. 336 h) entspringt an der Gesichtsleiste und am ventralen Rande und der medialen Fläche des Jochbogens und endet an der lateralen Fläche des Unterkieferastes. Der **M. pterygoideus** entspringt am Flügelbein und den Flügelfortsätzen des Keil- und Gaumenbeins und endet an der medialen Fläche des Unterkieferastes.

VI. Muskeln am Kopfe der Fleischfresser.

Der **M. orbicularis oris** ist in der Oberlippe median gespalten, in der Unterlippe ist er nur schwach und fliesst mit dem M. buccalis zusammen. Der sehr starke **Gesichtshautmuskel** schickt Portionen an die Unterlippe, die den **M. cutaneus labiorum** (Fig. 305 q) darstellen, und an den Schildknorpel des Ohres (g). Die übrigen Muskeln der **Lippen**, **Backen** und **Nase** (Fig. 305) sind teils hautartig oder rudimentär. Der **M. levator nasolabialis** (Fig. 305 l) entspringt aus der Galea aponeurotica und nahe dem medialen Augenwinkel an der Maxilla und endet, ohne sich zu spalten, in der Oberlippe; aboral verbindet er sich mit dem **M. malaris** (Fig. 305 k), der teils als eine Fortsetzung des Gesichtshautmuskels anzusehen ist, mit einem Teile seiner Sehnen aber auch zwischen den Läppchen der dorsalen Backendrüsen an der Backenschleimhaut entspringt; er endet teils am Tränenbein, teils verschmilzt er mit dem M. orbicularis oculi. Der **M. levator labii sup. proprius** (Fig. 305 m) ist vom M. levator nasolabialis fast ganz bedeckt; er entspringt am Oberkiefer aboral vom For. infraorbitale und bildet starke Sehnen, die sich mehrfach teilen und sich teils um das Nasenloch herum inserieren, teils sich mit denen der anderen Seite verbinden. Der

M. caninus (Fig. 305 n) entspringt mit dem vorigen, bedeckt z. T. den M. levator nasolabialis und geht fächerförmig in die Oberlippe über. Der M. **buccinator** (Fig. 305 o, p) ist umfangreich, aber sehr dünn und in ganzer Ausdehnung hautartig. Ein M. **depressor labii inf.** ist nicht nachweisbar. Der M. **zygomaticus** (Fig. 305 f, f) ist bandförmig und schmal und reicht vom Schildknorpel des Ohres, wo er mit einem Bündel des Gesichtshautmuskels (Fig. 305 g) verschmilzt, bis zum Mundwinkel. Die **Mm. incisivi** sind individuell sehr verschieden stark, entspringen vom Schneidezahnrand bis zum Hakenzahn und bestehen meist nur aus wenigen Muskelfasern. Besondere **Nasenmuskeln** sind nicht vorhanden.

Figur 305.
Muskeln am Kopf
des Hundes; Seiten-
ansicht.
a M. scutularis, b oberer
und c äussererEinwärts-
zieher des Ohres, d M.
helicis, e M. antitragicus,
f, f M. zygomaticus (aus
ihm ist ein Stück her-
ausgeschnitten), g Ge-
sichtshautmuskel(abge-
schnitten), h M. auricularis ventr., i M. masseter,
k M. malaris, l M. levator
nasolabialis, m M. leva-
tor labii sup. proprius,
n M. caninus, o M. buc-
calis, p M. molaris, q M.
cutaneus labiorum, r M.
digastricus, s M. mylo-
hyoideus. 1 Grund der
Ohrmuschel, 2 Parotis,
2′ Ductus parotideus, 3 Gland. submaxillaris, 4, 4, 4 Kehlgangslymphknoten, 5 Gland. buccal., 6 Arcus zygomatic., 7 Maxilla, 8 Nasenrücken, 9 Lgl. subparotidea.

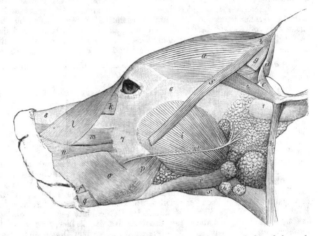

Der M. **digastricus** (Fig. 305 r) ist nicht zweibäuchig, nur bisweilen an der entspr. Stelle von einer Sehne durchsetzt, im übrigen stark, rundlich und ganz fleischig; er entspringt am Proc. jugularis und inseriert sich beim Hunde am freien Rande und der medialen Fläche des mittleren Teiles der Mandibula; bei der Katze geht er bis zur Vereinigungsstelle der beiden Unterkieferbeine. Der vom Arcus zygomaticus entspringende M. **masseter** (Fig. 305 i) überragt ventrokaudal den Unterkieferrand, an dem er endet. Er lässt sich unvollständig in 3 Portionen, eine oberflächliche, mittlere und tiefe, zerlegen. Der M. **temporalis** ist ungemein stark und sehnig durchsetzt; er füllt die Fossa temporalis aus, entspringt an deren Wandung und am Lig. orbitale und endet am Proc. coronoideus der Mandibula. Seine oberflächliche Schicht verschmilzt teilweise mit dem vorigen. Der M. **pterygoideus** entspringt am Os pterygoideum und am Proc. pterygoideus des Sphenoidale und Palatinum und endet an der medialen Fläche des Unterkieferastes bis zu dessen kehlseitigen Rand.

B. Muskeln der Schultergliedmasse.

Die Muskeln der Schultergliedmasse entspringen z. T. am Stamm; diese bedecken die dorsalen Rumpfmuskeln und stellen deren oberflächliche Schichten dar.

Die **Faszien des Halses** bilden ein oberflächliches und ein tiefes Fasziensystem.

1. Die teilweise zweiblättrige **Fascia superficialis colli** enthält den M. subcutaneus colli; sie endet dorsal am Nackenband, während sie ventral durch ein vom Sternum zum Kopfe verlaufendes, fibröses Zwischenband mit der anderen Seite zusammenstösst. Die oberflächliche Lamelle überzieht, aus dem Halshautmuskel hervorgehend, den M. brachiocephalicus und trapezius cerv. und verschmilzt dann mit der tiefen Lamelle, welche die Unterfläche des Halshautmuskels und den M. sternomandibularis überzieht, die Drosselrinne überbrückt, unter den M. brachiocephalicus und omohyoideus tritt und zum Nackenband verläuft, wobei sie die Halsportion des M. serratus ventralis, den M. splenius und die Unterfläche des M. trapezius cerv. überzieht und an den ersteren Muskeln mit der oberflächlichen Lamelle verschmilzt. Kopfwärts

verbinden sich beide Lamellen mit der Endsehne des M. brachiocephalicus, splenius und longissimus capitis. 2. Die **Fascia profunda colli** inseriert sich mit ihrer oberflächlichen Lamelle am Seitenrand des Atlas und am ventralen Rande des M. longus capitis und scalenus, überzieht die Seiten- und die Ventralfläche der Trachea und liefert gemeinsam mit der tiefen Lamelle Scheiden für den N. vagus und sympathicus und die A. carotis communis. Dorsal sendet sie Fortsätze zwischen die Nackenmuskeln. Brustwärts geht die Faszie zum Sternum und zur 1. Rippe; kopfwärts überzieht sie die Schilddrüse und den Kehlkopf und endet teils am Felsen- und Zungenbein, teils in der Schlundkopffaszie (s. S. 215). Das tiefe Blatt geht aus dem Perimysium der Mm. intertransversarii hervor, überzieht als *Fascia prae-(ventro-)vertebralis* die ventrale Fläche des M. longus colli et capitis und überkleidet, grösstenteils mit der oberflächlichen Lamelle verschmolzen, die Luft- und Speiseröhre. Kopfwärts schiebt sie sich zwischen die Luftsäcke ein; brustwärts heftet sie sich teils an die erste Rippe und das Manubrium sterni an, teils setzt sie sich in die Brusthöhle fort. 3. Die **Fascia propria tracheae** liegt schlauchartig um die Luftröhre und ist an deren Ringe und die Fascia profunda befestigt.

Faszien der Schultergliedmasse. An der Schultergliedmasse finden sich die Fascia superficialis und profunda.

1. Die nur dünne **Fascia superficialis** überzieht zunächst die laterale Fläche von S c h u l t e r und O b e r a r m, nimmt den Schulterhautmuskel in sich auf und geht halswärts in die Fascia superficialis colli, beckenwärts in die Fascia superficialis trunci über. Am U n t e r a r m, auf den sie sich fortsetzt, ist sie sehr dünn und verschmilzt, besonders an der vorderen und hinteren Seite und in der distalen Hälfte, grösstenteils mit der Fascia profunda. Am C a r p u s ist sie, besonders dorsal und lateral, wieder etwas stärker und weniger innig mit der Fascia profunda verbunden. Am Metacarpus verliert sie sich allmählich und verschmilzt mit der Fascia profunda. Sie bedeckt die Hautvenen und -nerven. 2. Die **Fascia profunda** überzieht a) als dünne, durchscheinende *Fascia subscapularis* locker die Schultermuskeln, gelangt auf die mediale Fläche des M. latissimus dorsi und die laterale des M. serratus ventralis und geht in die Halsfaszie über. Sie setzt sich auf die mediale Fläche des Oberarmes fort, tritt hier zum Teile an die Brustmuskeln, mit deren Perimysium sie allmählich verschmilzt, überzieht den M. tensor fasciae antebrachii und überbrückt, durch ein von diesem Muskel stammendes Faszienblatt verstärkt, die grossen Gefässe, Nerven und Lymphknoten, um dann mit den Scheiden des M. biceps zu verschmelzen. b) Als *Fascia omobrachialis* überzieht sie die lateralen Schulter- und Oberarmmuskeln und lässt sich in ein sehr dünnes oberflächliches Blatt, das am hinteren Rande des M. triceps br. mit der Fascia subscapularis zusammenfliesst, und in ein tiefes Blatt zerlegen. Das letztere verschmilzt an der Schulter mit dem Perimysium der von ihm bedeckten Muskeln, während es am O b e r a r m grösstenteils nur locker mit diesen verbunden ist und besonders für den Endabschnitt des M. brachialis eine lockere Scheide bildet; halswärts tritt es z. T. auf den M. brachiocephalicus, z. T. verschmilzt es mit den Scheiden des M. biceps; distal geht es in die Unterarmfaszie, kaudal, erheblich dünner geworden, in die Fascia subscapularis über. Es senkt sich zwischen die Muskeln in Form von Zwischenmuskelbändern ein, die teils mit dem Muskeln verschmelzen, teils an Scapula und Humerus sich ansetzen. — Die doppelblättrige Scheide des M. biceps verschmilzt mit der Fascia omobrachialis und subscapularis, den Faszien der Brustmuskeln und des M. brachiocephalicus und inseriert sich am Oberarmbein, besonders an den seitlichen Rollfortsätzen und der Crista humeri. Fusswärts verschmilzt sie mit der Endsehne des M. biceps. c) Als *Fascia antebrachii* (tiefe Unterarmfaszie) umscheidet die Fascia profunda den Unterarm gleich einer Hose; die Faszie ist sehr stark und weissblau glänzend und entsteht als Fortsetzung der Fascia subscapularis und omobrachialis, verstärkt durch Faszien vom M. pector. superf., tensor fasciae antebrachii, brachiocephal. u. a.; gleichzeitig entspringt sie am Humerus, an den Seitenbändern des Ellbogengelenks und am proximalen Endstück der Ulna. Die Unterarmbinde legt sich im allgemeinen den vorn und lateral gelegenen Streckmuskeln dicht, den hinten befindlichen Beugemuskeln hingegen nur locker an. An vielen Stellen ist sie deutlich zweiblättrig. Sie senkt sich in Form von Zwischenmuskelbändern zwischen M. extensor digital. lateralis und M. extensor carpi ulnaris einer- und M. extensor digitalis communis anderseits, ferner zwischen letzterem und M. extensor carpi radialis und endlich zwischen M. flexor carpi radialis und flexor carpi ulnaris ein, umgibt sie scheidenartig und befestigt sich an den betr. Knochen. Ausserdem verschmilzt sie an allen nicht von Muskeln oder Sehnen bedeckten Teilen des Radius mit dessen Periost, so dass sie die Sehnen der Streckmuskeln scheidenartig umgibt; ferner verschmilzt sie mit der Verstärkungssehne des M. flexor digitalis sublimis und zum Teil mit der Endsehne des M. flexor und extensor carpi ulnaris. Vom Unterarm aus setzt sie sich auf den C a r p u s fort, an dessen lateraler, medialer und Streckseite sie mit den dort gelegenen Bändern und dem Periost verschmilzt und so Kanäle für die Sehnen der Streckmuskeln und für den zum lateralen Griffelbein ziehenden Schenkel der Sehne des M. ext. carpi ulnaris bildet. Von der lateralen Karpusseite aus, wo sie auffallend stark ist und besondere Insertion am Os accessorium nimmt, setzt sie sich in Form einer 4—6 cm breiten, starken, aber nicht scharf begrenzten Faszienplatte schräg auf den Metacarpus fort und tritt an die Sehne des M. extensor digit. lateral.

und dann, sich verbreiternd, an die Sehne des M. extensor digit. communis und verbindet sich mit der sehr dünnen, den übrigen Teil des Metacarpus überziehenden Faszie, die sich zehenwärts allmählich fast ganz verliert. An der Beugeseite des Carpus spannt sich die Faszie vom medialen Rande des Carpus, dem medialen Bandhöcker des Radius und dem proximalen Teile des medialen Griffelbeins, die Sehnen der Zehenbeuger und die Gefässe und Nerven überbrückend, über die Beugeseite hinweg als *Lig. transversum carpi,* **Bogenband der Vorderfusswurzel,** bis zum freien Rande des Os accessorium aus und verschmilzt mit der Sehne des M. flexor carpi ulnaris und dem erwähnten, zu den Strecksehnen gehenden Faszienzug. Das Bogenband ist mehrere Millimeter dick und setzt sich noch auf die proximale Hälfte der volaren Fläche des Metacarpus fort, wo es sich von einem Griffelbein zum anderen ausspannt und die Beugesehnen mit den Gefässen und Nerven in der Lage erhält. Zehenwärts wird es schwächer und verliert sich schliesslich ganz. An den Zehen ist die Faszie an der Streckseite dünn und mit den Streck-sehnen und Bändern verschmolzen; volar ist sie verstärkt zum Ringband am Metakarpo-phalangealgelenk und zur Fesselplatte (s. S. 253).

I. Allgemeines.[1]

a) **Stamm-Schultergliedmassenmuskeln.** Der **M. trapezius** (Fig. 297 23, 23, 306, 307 b, 308 h, 313 11, 11', 327 m, m', 331 a, a', 336 n, n', 341 g, g') ist beim Menschen und allen Haustieren ein dünner, breiter, platter Muskel, der an der Seitenfläche der Nackengegend und des Widerristes direkt unter der Haut liegt. Er beginnt bei den Haustieren am Nacken-band vom 2. (1.) Hals-bis 9. (Wiederkäuer) oder 11.(13.) Brustwirbel, beim Menschen am Occipitale, am Nacken-band und in der Regel an den Dornfortsätzen sämtlicher Brustwirbel und endet an der Spina scapulae, beim Men-schen ausserdem noch an der Pars acromialis der Clavicula. Durch einen in der Verlängerung der Spina scapulae verlaufen-den Sehnenstreifen zer-fällt er, besonders bei **Pferd** und **Fleisch-fressern,** in einen *M. trapezius cervicalis* und *thoracalis.* Bei **Rind, Schwein** und den **Fleischfressern** ver-einigt sich mit ersterem nahe dessen Insertion an der Spina scapulae ein platter, verhältnismässig schmaler Muskel, der vom Atlas (bzw. auch Epistro-pheus) entspringt und an der Spina scapulae endet, der **M. omotransversarius** (*transversus scapulae* der

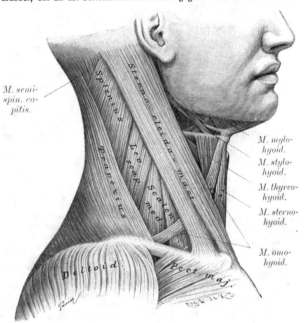

Figur 306. Seitliche Halsmuskeln des Menschen nach Ent-fernung des Platysma (Gegenbaur).

Franz.) (Fig. 327 n, 331 b, 336 m, 341 k). Nach Pearl [467] ist der M. omotransversarius dem M. sternocleidomastoideus zuzurechnen.

Der **M. rhomboideus** (Fig. 308 l, 313 12, 315 a, a') entspringt beim Menschen und den Haustieren, vom vorigen bedeckt, am Nackenbandstrang vom 2. Hals- bis 6. (7.) Brustwirbel und endet an der medialen Fläche des Schulterblattknorpels und des Nacken- und Rückenwinkels der Scapula. Er kann in einen *M. rhomboid. cervicalis (minor N.)* und *thoracalis (major N.)* zer-

---

1) Vgl. betr. Einzelheiten auch die Arbeiten von Reiser [489] und Haack [227].

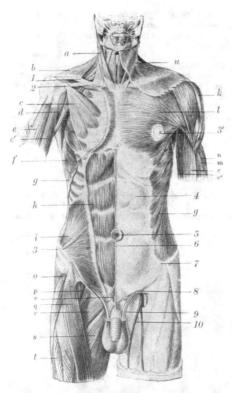

Figur 307. Rumpfmuskeln des Menschen; von vorn (aus Duval-Gaupp, Anatomie für Künstler). Linkerseits sind der M. pectoral. superficialis und obliquus abdom. ext. abgeschnitten.

a M. sternocleidomastoideus, b M. trapezius, c M. pectoralis min. (prof.), d M. coracobrachialis, c, c' M. biceps (c langer, c' kurzer Kopf), f M. serratus ventr., g M. obliquus abdom. ext., h M. rectus abdominis, i M. obliquus abdom. int., k M. deltoideus, l M. pectoralis maj. (superficialis), m M. brachialis, n M. triceps br., o M. tensor fasciae latae, p M. iliopsoas, q M. sartorius, r M. pectineus, s M. adductor longus, t M. rectus femoris, u Platysma myoides, v Pyramidenmuskel.

1 Clavicula, 2 Proc. coracoideus, 3 Crista iliaca, 3' Brustwarze, 4 Scheide des M. rectus abdominis, 5 Nabel, 6 Linea alba, 7 Spina iliaca ant. sup., 8 Austritt des Samenstrangs aus dem Leistenkanal, 9 Samenstrang, 10 Hautvene.

legt werden. Mit ersterem vereinigt sich nahe der Scapula bei Schwein und Hund der bandartige, von der Linea nuchal. sup. entspringende *M. rhomboid. capitis.*

Der **M. serratus ventralis** (Fig. 307 f, 313 14, 14', 315 t, t', 327 u und 342 b) ist bei allen Haustieren ein gewaltiger Muskel, der an der Seite des Nackens und der ersten 7—10 Rippen liegt: er entspringt an der medialen Fläche des Schulterblatts nahe der Basis scapulae und endet, indem seine Fasern stark divergieren, mit m. o. w. deutlichen Zacken als *M. serratus cervicis* an den Querfortsätzen des 3. (2.) bis 7. (Pferd, Hund, Rind) oder des 1. bis 7. (Schwein) Halswirbels und als *M. serratus thoracis* an den ersten 7 bis 9 (10) Rippen. Beim Menschen endet der Muskel als *M. serratus anterior* nur an der 1.—9. Rippe; der bei den Tieren vor der Schulter gelegene M. serratus cervicis stellt beim Menschen den von den Proc. transversi der ersten vier Halswirbel entspringenden und am Schulterblatt-Nackenwinkel endenden *M. levator scapulae* (Fig. 297 18, 306, 308 b) dar.

Der **M. sternocleidomastoideus** entspringt beim Menschen (Fig. 297 15, 306, 307 a u. 308 g) mit einer Pars sternalis (*M. sternomastoideus*) am Sternum und mit einer Pars clavicularis (*M. cleidomastoideus*) an der Clavicula. Beide Portionen steigen als platte Muskeln oberflächlich in der Mitte des Halses schräg zum Kopfe empor und enden an der Linea nuchalis sup. des Occipitale und am Proc. mastoideus des Temporale.

Bei den Haustieren gestalten sich die Verhältnisse dieses Muskels teils durch Reduktion, teils durch Vermehrung der Köpfe viel komplizierter. Da den Haustieren die Clavicula fehlt, so setzt sich die klavikulare Portion des Muskels bis zum Humerus fort. Man findet aber als Homologon des Schlüsselbeins fast stets in dem Muskel in der Höhe des Schultergelenks einen quer zur Faserrichtung verlaufenden Sehnenstreifen (Schlüsselbeinstreifen) eingeschaltet, in dem sich (bei den Fleischfressern) ein kleines Knöchelchen befindet. Der von dem Schlüsselbeinstreifen zum Oberarmbein reichende Teil des Muskels entspricht der klavikularen Portion des M. deltoideus hom. (s. S. 233) und vielleicht auch der Pars clavicularis des M. pectoralis superficialis hom. Weiterhin werden die Verhältnisse des Muskels bei den Haustieren insofern

kompliziert, als der M. sternomastoideus beim Pferde und teilweise auch beim Rinde an den Unterkiefer tritt und deshalb *M. sternocephalicus* genannt wird, und der M. cleidomastoideus nicht allein am Proc. mast. des Temporale und der Linea nuchalis sup., sondern bei manchen Tieren an den Querfortsätzen von Halswirbeln (als *M. cleidotransversarius*) oder an der dorsalen Medianlinie des Halses (als *M. cleidocervicalis*) oder nur am Os occipitale (als *M. cleidooccipitalis*) endet und sogar in einzelne Äste zerfallen kann. Man bezeichnet deshalb den dem M. cleidomastoideus hom. und den der klavikularen Portion des M. deltoideus hom. entsprechenden Muskel der Haustiere als *M. brachiocephalicus* (die französischen Anatomen nennen ihn *M. derobrachialis*). Bei den Haustieren verhält sich der M. sternocleidomastoideus, wie folgt: A) Beim **Pferde** (Fig. 313) besteht er aus 1. dem *M. cleidomastoideus* (15·), der vom Schlüsselbeinstreifen oberflächlich seitlich am Halse kopfwärts aufsteigt und an der Linea nuchal. sup. und der Pars mastoidea endet; 2. dem *M. cleidotransversarius* (15), der vom Schlüsselbeinstreifen an die Proc. transversi des 2.—4. Halswirbels geht. Beide Portionen verschmelzen innig miteinander; 3. der *Pars clavicularis* des M. deltoideus, die vom Schlüsselbeinstreifen bis zur vorderen-lateralen Fläche des Humerus reicht. Der Schlüsselbeinstreifen ist meist so undeutlich, dass beide Portionen zusammenfliessen; 4. dem *M. sternocephalicus* (Fig. 313 17, 315 h, 317 d); dieser entspringt am Sternum und endet sehnig an der Beule des Unterkiefers, ist also ein *M. sternomandibularis*. B) Beim **Rinde** (Fig. 327) zerfällt der Muskel in 1. den *M. cleidomastoideus* (o'), der gemeinsam mit 2 vom Schlüsselbeinstreifen (o'') entspringt und mit einer Sehne an der Pars mastoid. des Schläfenbeins (und am M. longus capitis) endet; 2. den *M. cleidooccipitalis* (o); er entspringt gemeinsam mit 1 und ist zunächst mit ihm verschmolzen und inseriert sich am Genickkamm und zum kleinen Teile am Nackenband; 3. die *Pars clavicularis* des M. deltoideus (o'''); sie verhält sich wie beim Pferde; 4. den *M. sternocephalicus* (p u. p'), der in zwei am Sternum entspringende Muskeln zerfällt, von denen der oberflächliche (der gleichzeitig auch noch an der 1. Rippe beginnt) (p) mit einer Sehne am M. masseter und mit einer Faszie an der Mandibula und am M. depressor labii inf. endet (er fehlt dem Schafe), der tiefe Kopf (p') geht kopfwärts in eine breite Sehne aus, die an der Pars mastoidea endet. C) **Schwein** (Fig. 336). Man findet 1. einen *M. cleidomastoideus* (i'), der vom Schlüsselbeinstreifen (i''') bis zur Pars mastoidea reicht; 2. einen *M. cleidooccipitalis* (i), der mit 1 entspringt und zunächst noch mit ihm verschmolzen ist, sich dann aber von ihm trennt, um an der Linea nuchalis sup. zu enden; 3. die *Pars clavicularis* des M. deltoideus (i''), die das gewöhnliche Verhalten zeigt; 4. einen *M. sternocephalicus* (k), der vom Sternum entspringt und mit einer langen Sehne an der Pars mastoid. endet. D) **Hund** (Fig. 341). Man findet: 1. einen *M. cleidocervicalis* (f); er entspringt am Schlüsselbeinstreifen; steigt oberflächlich am Halse empor und endet zum kleineren Teile an der Linea nuchalis sup. und zum grösseren Teile an der dorsalen Medianlinie des Halses; 2. der *M. cleidomastoideus* liegt tiefer (von 1 und 3 bedeckt), entspringt am Schlüsselbein-

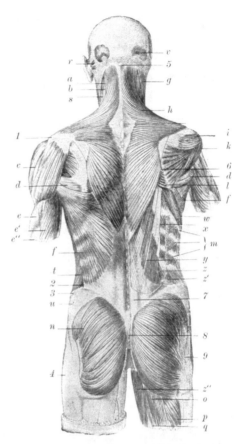

Figur 308. Rumpfmuskeln des Menschen; Rückenseite (aus Duval-Gaupp).

a M. splenius, b M. levator scapulae, c M. deltoideus, d, d M. teres major, e, e', e'' M. triceps br. (e Caput laterale, e' Caput longum, e'' Ansatzsehne), f, f M. latissimus dorsi, g M. sternocleidomastoideus, h M. trapezius, i M. infraspinatus, k M. teres minor, l M. rhomboideus, m M. serratus post. inf., n M. glutaeus max., o M. semitendinosus, p M. biceps femoris, q M. semimembranosus, r M. auricularis post., s M. scalenus, t M. obliquus abdom. ext., u M. glutaeus medius (von der breiten Schenkelbinde bedeckt), v M. occipitalis. w M. serratus anterior, x M. intercostalis ext., y M. iliocostalis et longissimus dorsi, z M. quadratus lumborum, z' M. obliquus abdom. int., z'' M. adductor magnus.

1 Spina scapulae, 2 Petitsches Dreieck, 3 Crista iliaca, 4 Fascia lata, 5 Protuberantia occipitalis ext., 6 Rückenrand des Schulterblattes, 7 Fascia lumbodorsalis, 8 Steissbein, 9 Aponeurose des M. glutaeus maxim. (superficialis).

streifen und endet an der Pars mastoidea; 3. die *Pars clavicularis* des M. deltoideus (f') zeigt nichts besonderes (bei der K a t z e endet sie an der Tuberositas ulnae); 4. dor *M. sternocephalicus* (e) steigt vom Sternum, oberflächlich am orolateralen Rande des M. cleidocervicalis gelegen und den M. cleidomastoideus bedeckend, zur Pars mastoidea auf.

Der **M. latissimus dorsi** (Fig. 308 f, f, 314 38, 320 c, 327 t, 336 p, 341 s) ist ein breiter Muskel von grosser Ausdehnung, der dorsal und seitlich am Thorax liegt. Er entspringt mit einer breiten Sehnenplatte, die mit der Fascia lumbodorsalis verschmilzt, an den Dornfortsätzen der Lenden- und meisten Brustwirbel und am

M. pectoralis
M. pectoralis minor. M. supraspinatus.
major.

M. latissimus dorsi.
M. coracobrachialis.

M. brachialis.

M. brachioradialis.

Lacertus fibrosus.

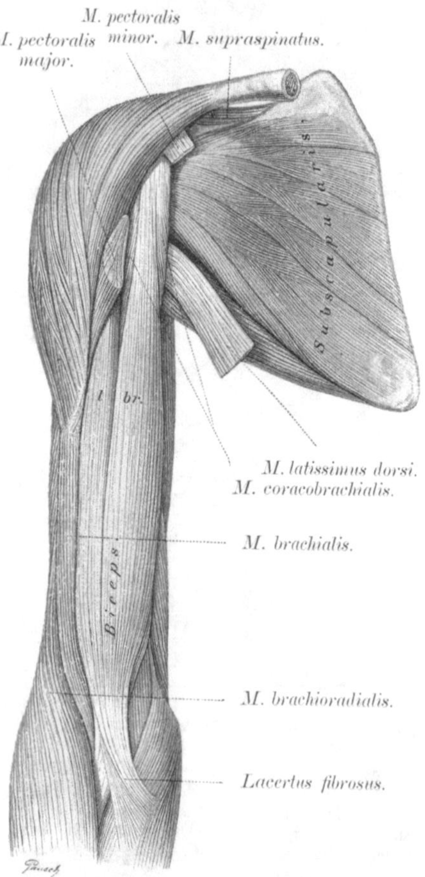

Figur 309.   Muskeln am Oberarm des Menschen (Gegenbaur).
l Caput longum, br. Caput breve des M. biceps.

Darmbein und fleischig bei Mensch und Hund an den letzten Rippen und endet, indem seine Fasern konvergieren, an der Crista tuberculi minoris des Humerus. Betr. des *M. latissimus accessorius* s. S. 233.

Die **Brustmuskeln** zerfallen in den **M. pectoralis superficialis** (major N.) und **profundus** (minor N.), doch übertrifft nur beim Menschen der erstere den letzteren an Masse, während dies bei den Haustieren gerade umgekehrt ist. Der **M. pectoralis superficialis** (Fig. 297 21, 21', 307 l, 313 18, 315 o, p, 316 g, g', 317 g, g' u. 327 r) liegt direkt unter der Haut an der Brust. Er hat beim Menschen 3 Ursprungsteile. Der eine entspringt am sternalen Drittel der Clavicula, *Pars clavicularis,* der 2. an der Ventralfläche des Sternum und den ersten 6—7 Rippenknorpeln, *Pars sternocostalis,* und der 3., meist ein schlankes Muskelbündel, geht vom ventralen Blatte der Rektusscheide aus, *Pars abdominalis;* die Fasern konvergieren lateral und setzen sich durch eine mächtige, hufeisenförmig gebogene Sehne an der Crista tuberculi majoris fest. Bei den Haustieren entspringt der M. pectoralis superficialis am Sternum im Bereich des 1.—6. (Pferd, Rind, Schwein) bzw. 1.—3. (Hund) Rippenknorpels und ausserdem am Manubrium sterni. Der letztere Teil des Muskels, *Pars descendens N. V.,* dürfte der *Pars clavicularis,* der übrige Teil, *Pars transversa N. V.,* der *Pars sternocostalis* des Menschen entsprechen; doch sind beide Abschnitte oft vollständig miteinander verschmolzen (besonders beim Hunde); der Muskel inseriert sich bei Pferd, Wiederkäuern und Schwein teils (Pars clavicularis) an der lateralen Oberarmbeinfläche (und zwar distal an der Crista tuberculi majoris), teils (Pars sternocostalis) geht er am bzw. distal vom Ellbogengelenk in die Unterarmfaszie über; bei den Fleischfressern endet der ganze Muskel an der Crista tuberculi majoris des Humerus. Die Pars abdominalis hom. dürfte den Tieren ganz fehlen. Der **M. pectoralis profundus** (Fig. 307 c, 313 19, 20, 315 n, 316 h, 320 i u. k, 327 s, 336 o, u und 341 t) wird beim Menschen vollständig, bei den Tieren

nur zum Teil vom vorigen bedeckt. Beim Menschen geht er von der 3.—5. Rippensymphyse zum Proc. coracoideus. Bei Hund und Rind entspringt er vom 2. Rippenknorpel ab bis zum Schaufelknorpel am Sternum und an den Rippenknorpeln und endet wesentlich am Tuberculum minus humeri, sendet aber beim Hunde noch eine Sehnenplatte zum Tuberculum majus humeri und beim Rinde eine Sehnenzacke zum Proc. coracoideus und zum M. supraspinatus. Bei Pferd und Schwein zerfällt der Muskel in eine *Pars humeralis (ascendens N. V.)* und eine *Pars praescapularis.* Die erstere entspringt vom 4. (Pferd) oder 3. (Schwein) Rippenknorpel ab am Sternum und den wahren Rippenknorpeln bis zur Cartilago xiphoidea und endet im wesentlichen am Tuberculum minus humeri (beim Pferde am medialen Rollfortsatz). Die *Pars praescapularis* entspringt, bedeckt vom M. pectoralis superf., am Sternum im Bereich des 1.—2. (Schwein) oder 1.—4. (Pferd) Rippenknorpels und wendet sich über das Schultergelenk hinweg an den kranialen Rand des M. supraspinatus, an dem sie aufsteigt und endet. Eine sichere Homologisierung der Teile der Brustmuskeln der Haustiere mit denen des Menschen ist noch nicht einwandfrei gelungen, obgleich in den letzten Dezennien mehrere Arbeiten diese Frage eingehend behandeln (vergl. z. B. Lavocat [342], Lesbre [354], Saar [519] und Zuckerkandl [717]). — Wir halten die vorstehende Deutung für richtig.

b) **Muskeln an Schulter und Oberarm.** An der lateralen Seite der Schulter liegen folgende Muskeln: Der **M. deltoideus** (Fig. 306, 307 k, 308 c, 318 d,d', 327 2, 2', 336 w,w' und 341 m, m') liegt unter der Haut und dem Hautmuskel in dem Dreieck zwischen Spina scapulae und proximaler Hälfte des Humerus. Er zerfällt bei Tieren mit Acromion (Rind und Hund) in eine *Pars acromialis* mit dem Ursprung am Acromion und in eine *Pars scapularis* mit dem Ursprung an der Spina scapulae und dem beckenseitigen Rande des Schulterblatts; bei Tieren ohne Acromion (Pferd, Schwein) sind beide Teile m. o. w. zu einem Muskel verschmolzen. Beim Menschen entspringt der M. deltoideus als kräftiger, einheitlicher Muskel am akromialen Drittel der Spina scapulae, am Acromion und an der Clavicula. Die Klavikularportion verschmilzt bei den Tieren mit dem M. brachiocephalicus (s. S. 230). Stets endet der M. deltoideus an der Tuberositas deltoidea. Eine andere Auffassung vom M. deltoideus hat Saar [519]. Der **M. supraspinatus** (Fig. 318 a, 320 l, 343 a) liegt und entspringt in der Fossa supraspinata und überragt sie halswärts; er endet am Tuberculum majus humeri, bei den Haustieren auch noch mit einem kleineren Teile am Tuberculum minus, beim Pferde am lateralen und medialen Rollfortsatz. Der die Fossa infraspinata ausfüllende und in ihr entspringende **M. infraspinatus** (Fig. 308 i, 318 b, 343 b) endet am Tuberculum majus humeri (beim Pferde am lateralen Muskelhöcker und am lateralen Rollfortsatz). Der vom M. deltoideus bedeckte, kleine **M. teres minor** (Fig. 308 k, 318 l, 319 a) spannt sich zwischen distalem Drittel des kaudalen Randes der Scapula und der Crista humeri aus.

An der medialen Fläche der Schulter finden wir den **M. subscapularis** (Fig. 309, 320 a, 345 a), der die Fossa subscapularis ausfüllt und in ihr entspringt und am Tuberculum minus, beim Pferde am medialen Muskelhöcker des Oberarmbeins, endet. Aboral von ihm liegt der **M. teres major** (Fig. 308 d,d, 320 b, 345 c), der vom Rückenwinkel der Scapula bis zur Oberarmbeinnarbe bzw. bis zur Crista tuberculi minoris reicht. An der medialen Seite des Schultergelenks befindet sich noch der vom Proc. coracoideus der Scapula zur vorderen und medialen Seite des Humerus ziehende **M. coracobrachialis** (Fig. 307 d, 309, 320 g, 345 e). An der Beugeseite des Schultergelenks liegt auf der Gelenkkapsel beim Pferde und bisweilen beim Schweine noch ein dünner, blasser **M. capsularis** (Fig. 320 d).

Dem Humerus liegen direkt nur 2 Muskeln an, nämlich vorn der **M. biceps brachii** (Fig. 307 e, e', 309, 318 e, 319 e, 320 h u. 345 g), der beim Menschen mit je einem Kopfe sehnig am Proc. coracoideus und am Tuber scapulae, bei den Haustieren hingegen nur mit einer Sehne an letzterem entspringt und bis zur Tuberositas radii et ulnae reicht, weiterhin der **M. brachialis** (Fig. 307 m, 309, 318 h, 319 b u. 320 m, m'), der sich vom Collum humeri um die laterale Fläche des Humerus ebenfalls zur Tuberositas radii et ulnae windet.

Beckenwärts von Scapula und Humerus liegt, den Raum zwischen beiden ausfüllend, vor allem der **M. triceps brachii** mit dem *Caput longum, laterale* und *mediale*, von denen das erstere (Fig. 308 e', 318 f, 327 3', 336 x, 343 e) an der Scapula (und zwar bei den Haustieren fast am ganzen kaudalen Rande, beim Menschen jedoch nur an der Tuberositas infraglenoidalis), das laterale (Fig. 308 e, 318 f', 327 3, 336 y, 343 e') an der lateralen und das mediale (Fig. 320 f, 345 k) an der medialen Fläche des Humerus entspringen. Bei den Fleischfressern findet sich ausserdem noch ein *Caput accessorium* (Fig. 345 f), das, von den 3 anderen Köpfen eingeschlossen, direkt auf der hinteren Seite des Humerus liegt und auch am Olecranon endet. Zu diesen Muskeln gesellt sich noch ein *M. anconaeus* (Fig. 319 d, 343 e''), der zwischen den Epikondylen des Humerus und der lateralen Fläche des proximalen Unterarmstücks liegt. Medial von den genannten Muskeln liegt bei den Haustieren ein dem Menschen fehlender, von uns **M. tensor fasciae antebrachii** (Fig. 320 e, e', 345 i) benannter Muskel, der entweder am kaudalen Rande der Scapula (Pferd, Schwein) oder vom M. latissimus dorsi (Hund) oder von beiden (Rind) oder vom M. latissimus und dem Bauchhautmuskel (Katze) entspringt und z. T. am Olecranon endet, hauptsächlich aber in die Unterarmbinde übergeht. Die Franzosen fassen ihn als einen abgespaltenen Teil des M. latissimus dorsi auf und nennen ihn *M. latissimus accessorius.*

c) **Die am Unterarm gelegenen Muskeln** zerfallen in die an der dorsolateralen Seite gelegenen Strecker und die an der volaren Seite liegenden Beuger. 1. **Streckergruppe:** Der **M. extensor carpi radialis** (*M. radialis dorsalis*) (Fig. 311, 321 d, d', 328 a, 337 a, a', 343 g u. 344 a) entspringt an der Spina condyloidea lat. bzw. am Streckknorren des Humerus, liegt vorn am Unterarm und endet, event. unter Zweiteilung seiner Sehne und seines Muskelbauches (Hund), am proximalen Ende von Mc 3 (beim Hunde am Mc 2 und Mc 3); beim Menschen ist der Muskel in 2 Bäuche geschieden: *M. extensor carpi radialis longus et* *brevis*, die am Mc 2 und Mc 3 enden. Lateral und rückwärts von diesem Muskel liegen die **Streck-muskeln der Finger, Vorderzehen**, der M. extensor digit. communis und der M. ext. digit. lateralis. Der **M. extensor digitalis** (*digitorum N.*) **communis** (Fig. 311, 321 e, 328 b, c, 337 c, d, e, 343 h u. 344 b) entspringt am Epicondylus lateralis und der Spina condyloidea lat. des Humerus, am lateralen Seitenband des Ellbogengelenks und am lateralen Bandhöcker des Radius und reicht mit seiner Sehne stets bis zum 3. Zehen- (Finger-) glied. Die Sehne ist stets für alle Vorderzehen mit

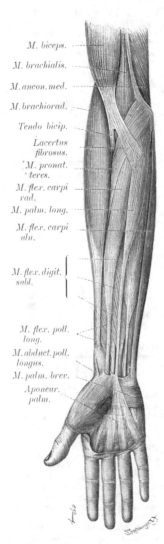

Ausnahme der 1. bestimmt; sie spaltet sich infolgedessen beim Rinde in 2, beim Schweine in 4 oder sogar noch mehr (s. S. 265), beim Hunde und Menschen in 4 Schenkel, während sie beim Pferde einheitlich bleibt. Bei Schwein und Hund zerfällt auch der Muskel-körper in einzelne Bäuche. Beim Pferde spaltet sich vom lateralen Teile des Mus-kels ein kleiner Bauch ab, der Philipps'scheMuskel, der nach Martin [397] dem für die 4. und 5. Zehe be-stimmten Anteil des M. ext. digitor. commun. hom. ent-spricht (das Weitere s. S. 251). Bei den Wiederkäuern spaltet sich vom medialen Teile des Muskels eine starke Portion als gesonderter Mus-kel ab, der seine Sehne zur medialen (3.) Zehe sendet und dadurch zu einem *M. extensor digiti tertii pro-prius* (Fig. 328 b) wird. Bei Pferd, Wiederkäuern und Schwein ist mit dem M. ext. digit. comm. m. o. w. der kleine *M. ext. indic. pro-prius* verbunden (s. S. 235).

Der **M. extensor digi-talis lateralis** (Fig. 321 h, h', 328 d, d', 337 g, h, 343 i u. 344 c) liegt an der Ulnarseite des M. ext. digit. communis; er entspringt am lateralen Sei-tenband des Ellbogengelenks, am lateralen Bandhöcker und am lateralen Rande des Ra-dius und geht noch am Unter-arm in seine Sehne bzw. seine Sehnen aus. Er bildet bei Mensch, Pferd und Wie-derkäuern einen einheit-lichen Muskel. Seine Sehne inseriert sich beim Pferde am 1. Zehengled, beim Menschen geht sie zum 5. Finger, so dass der Muskel zu einem *M. extensor digiti quinti proprius* wird (Fig. 311); bei den Wieder-käuern endet die Sehne am 2. Gliede der lateralen (4.) Zehe; der Muskel ist

Figur 310. Oberflächliche Beugemuskeln des Unter-arms des Menschen (Gegenbaur).

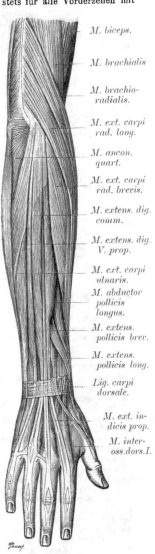

Figur 311. Oberflächliche Streckmuskeln des Unter-arms des Menschen (Gegenbaur).

also ein *M. extensor digiti quarti proprius*. Beim Hunde spaltet sich der Muskel nach seinem Ende hin in 2, bei der Katze in 3 Bäuche, aus denen 2 bzw. 3 Sehnen hervorgehen, von denen sich die eine wieder spaltet, so dass 3 bzw. 4 Sehnen entstehen, die beim Hunde zur 3., 4. und 5., bei der Katze zur 2.—5. Zehe gehen bzw. sich mit den für diese Zehen bestimmten Sehnen des M. ext digit. comm. vereinigen; der Muskel wird beim Hunde mithin zu einem *M. ext. digiti III, IV und V*, bei der Katze zu einem *M. ext. digiti II, III, IV und V*. Beim Schweine ist er in 2 Muskeln, die *Mm. extensores digiti IV und V*, zerlegt, die ihre Sehnen zur lateralen Haupt- und Nebenzehe senden. Bei den Fleischfressern kommt noch ein kleiner als *M. extensor digiti II (indicis) et extensor pollicis longus* (S. 273) aufzufassender Muskel vor, der Sehnen zur 1. und 2. Zehe schickt. Bei den übrigen Haustieren ist er als *M. extensor indicis (proprius N.)* ganz (Pferd, Wiederkäuer) oder teilweise (Schwein) mit dem M. ext. digit. comm. verschmolzen. Oft verschmelzen die Sehnen der Mm. extensores digit. proprii mit den Sehnenschenkeln des M. ext. digit. comm.

Der am Epicondylus extensorius humeri entspringende **M. extensor carpi ulnaris** (*M. ulnaris lateralis*) (Fig. 311, 321 l, 328 e, 337 i, k u. 343 k) liegt bei den Haustieren oberflächlich am Übergang der lateralen zur volaren Unterarmseite (beim Menschen noch an der Dorsalseite); er ist jedoch nur bei Mensch und Hund, bei denen er am proximalen Ende von Mc 5 endet, ein Strecker; bei den übrigen Haustieren inseriert er sich zwar auch mit einem Schenkel am proximalen Ende von Mc 4 (Pferd) oder Mc 5 (Schwein, Rind), im wesentlichen aber am Os accessorium; er wird dadurch zu einem Beuger.

Der **M. abductor pollicis longus** (*et extensor brevis pollicis*) (Fig. 310—312, 313 31, 328 f, 337 b u. 343 m) ist bei den Haustieren (exkl. Fleischfresser) das einzige Rudiment der 8 Daumenmuskeln des Menschen; nur bei den Fleischfressern ist ein Teil dieser erhalten (S. 274 u. 275). Der platte M. abduct. poll. long. der Haustiere liegt direkt vorn und lateral am Unterarmskelett und endet beim Hunde am Mc 1, bei den übrigen Tieren am proximalen Ende von Mc 2 (bzw. Mc 3 beim Rinde).

Bei Mensch und Hund kommen noch die Rückwärtswender: **M. brachioradialis** und **M. supinator** vor. Der erstere (Fig. 310 u. 311) liegt als langer, schmaler, dünner Muskel oberflächlich an der vorderen Seite des Unterarms auf den Streckmuskeln und reicht vom distalen Humerusende nahe an das distale Ende des Radius. Der M. supinator (Fig. 312 u. 346 3) (der auch beim Schweine sich findet) bedeckt direkt das proximale Speichenviertel und entspringt am Condylus extensorius des Humerus (Hund) bzw. an der Ulna (Mensch).

2. **Beugergruppe.** Der **M. flexor carpi radialis** (*M. radialis volaris*) (Fig. 310, 322 e, e', 324, 329 f, 345 p) liegt oberflächlich medial hinter dem Radius; er entspringt am Condylus flexorius des Humerus; seine Sehne endet an der volaren Seite des proximalen Endes des Metacarpus und zwar entweder am proximalen Ende von Mc 2 (Mensch, Pferd, Katze) oder an dem von Mc 3 (Rind, Schwein) oder endlich an dem von Mc 2 und Mc 3 (Hund).

Der **M. flexor carpi ulnaris** (*M. ulnaris medialis*) (Fig. 310, 322 f, f', f'', 324, 329 g u. 345 o) liegt hinten und ebenfalls oberflächlich; nur bei Schwein und den Fleischfressern liegt er mehr in der Tiefe. Er entspringt mit einem stärkeren *Caput humerale* am Beugeknorren des Humerus und mit einem schwächeren (dem Schweine meist fehlenden) *Caput ulnare* an der Ulna. Seine Sehne endet am Os accessorium.

Der **M. flexor digitalis** (*digitorum N.*) **sublimis und profundus** sind gemeinsame Zehen-(Finger-)beuger; ihre Sehnen sind also, abgesehen vom Pferde, für mehrere Zehen bestimmt. Der **M. flexor digit. sublimis** (Fig. 310, 313 35, 324, 326 m, m', 330 h, h', i, 337 m u. 345 q), der oberflächlichere von beiden, entspringt vom Condylus flexorius humeri (beim Menschen noch mit einem Caput radiale vom proximalen Teile des Radius).

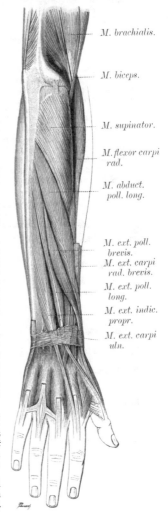

M. brachialis.

M. biceps.

M. supinator.

M. flexor carpi rad.

M. abduct. poll. long.

M. ext. poll. brevis.
M. ext. carpi rad. brevis.
M. ext. poll. long.
M. ext. indic. propr.
M. ext. carpi uln.

Figur 312. Tiefe Schicht der Streckmuskeln des Unterarms.

Seine Sehne spaltet sich bei Mensch und Hund in 4 Schenkel für den 2.—5. Finger, bei Rind und Schwein in 2 für die 3. und 4. Zehe, beim Pferde bleibt sie einheitlich. Die Sehnenschenkel inserieren sich am 2. Zehenglied, werden aber kurz vorher von den entspr. Sehnen des tiefen Zehenbeugers durchbohrt. Bei Mensch, Rind und Schwein zerfällt der Muskel in einzelne den Sehnen entspr. Muskelbäuche. Bedeckt vom M. flexor digitalis sublimis liegt auf der volaren Fläche des Unterarmskeletts der **M. flexor digitalis profundus** (Fig. 321 n,34, 324, 325 l, 326 g, h, h′, i, i′, k, 330 k, k′, k″, l). Bei allen Haustieren besteht er aus dem am Epicondylus flexorius humeri entspringenden *Caput humerale*, das sich m. o. w. vollständig in 3 Bäuche spalten lässt, ferner aus einem vom Radius entspringenden *Caput radiale*, das wohl dem *M. flexor pollicis longus hom.* (Fig. 310) entspricht, und einem *Caput ulnare* (wahrscheinlich das Homologon des *M. palmaris longus hom.* [Fig. 310]) mit dem Ursprung an der Ulna. Die aus den 3 Muskeln hervorgehenden Sehnen vereinigen sich bei den Haustieren am distalen Unterarmende zu einer gemeinschaftlichen Sehne, die sich am Metacarpus spaltet und zwar bei den Fleischfressern in 5, beim Schweine in 4 und bei den Wiederkäuern in 2 Schenkel, während sie beim Pferde einheitlich bleibt. Die Schenkel durchbohren die entspr. des M. flexor digit. sublimis und enden am 3. Zehenglied. Beim Menschen entspringt der M. flexor digit. profundus nur am Unterarm und teilt sich in 4 Äste, die 4 gesonderte Sehnen zum 2.—5. Finger senden; die Sehne des *M. flexor pollicis* endet am Daumen (betr. des Ursprungs des Muskels vgl. Alezais [5]); die Sehne des *M. palmaris longus* verliert sich in der Hohlhandfaszie (Fig. 310).

Zu den genannten Muskeln gesellen sich beim Menschen und den Fleischfressern noch der M. pronator teres und quadratus. Der **M. pronator teres** (Fig. 310, 329 c, 346 1), der ausserdem bei den Wiederkäuern und dem Schweine, nicht selten auch beim Pferde rudimentär vorkommt, liegt oberflächlich zwischen dem Epicondylus flexorius des Humerus und der proximalen Hälfte des medialen Randes des Radius; er bedeckt die A. brachialis. Der **M. pronator quadratus** (Fig. 346 2) bedeckt als platter, querfaseriger Muskel das Spatium interosseum an der medialen Seite.

d) Volar am **Metacarpus** liegen noch kleine Muskeln und zwar am tiefsten die **Mm. interossei**. Zu ihnen kommen je nach der Beweglichkeit der Finger (Vorderzehen) in verschiedener Zahl und Ausbildung **An- und Abzieher und Beuger einzelner Finger** (Zehen), die beim Menschen und den Fleischfressern am besten entwickelt sind (Fig. 310, 312, 351). Endlich liegen zwischen den Sehnen der beiden Zehenbeuger noch kleine **Mm. lumbricales**.

II. Stamm-Gliedmassenmuskeln des Pferdes.

Die Stamm-Gliedmassenmuskeln liegen am Halse und Rücken und an der Brust. Sie zerfallen in 3 Gruppen: 1. solche, die an der Scapula (M. trapezius, M. rhomboideus, M. serratus ventralis), 2. solche, die am Humerus (M. brachiocephalicus, M. latissimus dorsi) und 3. solche, die an Scapula und Humerus (Mm. pectorales) enden.

M. sternocleidomastoideus.	U. 1. *M. brachiocephalicus:* Linea nuchalis sup., Pars mastoidea des Schläfenbeins, Querforts. des 2.—4. Halswirb. 2. *M. sternocephalicus:* Beule des Unterkiefers. A. 1. *M. brachiocephalicus:* Oberarmbein, Schulter- und Unterarmfaszie. 2. *M. sternocephalicus:* Manubrium sterni.
M. trapezius.	U. Halsteil und Widerristteil des Nackenbandstrangs, Fascia lumbodorsalis. A. Spina scapulae.
M. rhomboideus.	U. Halsteil des Nackenbandstrangs und freie Enden der Proc. spinosi des 3.—8. Brustwirbels. A. Medial am Schulterblattknorpel.
M. latissimus dorsi.	U. Freie Enden der Proc. spinosi aller Brust- und Lendenwirbel mit Ausnahme der ersten 2—3 Brustwirbel, Fascia lumbodorsalis. A. Oberarmbeinknorren.
M. pectoralis superficialis.	U. 1. *Pars clavicularis:* Manubrium sterni. 2. *Pars sternocostalis:* Ventraler Rand des Sternum vom 1. bis zum 6. Rippenknorpel. A. 1. *Pars clavicularis:* Oberarmbein. 2. *Pars sternocostalis:* Unterarmfaszie.
M. pectoralis profundus.	U. 1. *Pars humeralis:* Bauchdecken, Schaufelknorpel, Sternum, wahre Rippenknorpel mit Ausnahme der ersten vier. 2. *Pars praescapularis:* 4 erste Rippenknorpel und der entspr. Teil der Seitenfl. des Brustbeins. A. 1. *Pars humeralis:* Hauptsächlich medialer Rollfortsatz des Humerus. 2. *Pars praescapularis:* Halsseitiger Rand des M. supraspinatus.
M. serratus ventralis.	U. Querfortsätze der 4 letzten Halswirbel, laterale Fläche der ersten 8—9 Rippen. A. Dorsaler Teil der medialen Schulterblattfläche.

Der **M. sternocleidomastoideus** (s. S. 230) zerfällt in den Kopf-Hals-Armmuskel, *M. brachiocephalicus,* und den Brustkiefermuskel, *M. sternocephalicus.*

Der **M. brachiocephalicus** (Fig. 313 $_{15, 15'}$, 317 c, c) ist ein breiter, vom Oberarm bis zum Kopfe reichender, seitlich am Halse gelegener Muskel, der vom Halshautmuskel, mit dem er sich innig verbindet, bedeckt wird. Er beginnt an der Crista humeri unterhalb der Tuberositas deltoidea (Fig. 400), liegt hier zwischen M. biceps und brachialis und verläuft zum Buggelenk, das er vorn und lateral umfasst; hier befindet sich in dem kopfwärts verlaufenden Muskel der quere, sehr undeutliche, sehnige Schlüsselbeinstreifen; am Halse wird er dadurch, dass die ventralen Äste der Halsnerven durch ihn treten, unvollständig in 2 Portionen getrennt. a) Der Warzenteil, *M. cleidomastoideus* (Fig. 313 $_{15'}$), bedeckt z. T. den Querfortsatzteil, wird am 1.—2. Halswirbel sehnig und endet mit einer breiten Sehne, die mit der des M. splenius und longissimus cap. verschmilzt und sich durch eine von der Parotis bedeckte Aponeurose mit der Sehne des Brustkiefermuskels verbindet, an der Pars mastoidea des Schläfenbeins und am Occipitale. b) Der Querfortsatzteil, *M. cleidotransversarius* (Fig. 313 $_{15}$), heftet sich mit Zacken an der Sehne des M. longissimus atlantis und den Proc. transversi des 2.—4. Halswirbels an.

Der aus den beiden Portionen zusammengesetzte Muskel verbindet sich an seiner Oberseite mit dem Halshautmuskel und an seiner Unterseite innig mit dem M. omohyoideus. Mit seinem ventralen Rande begrenzt er die Drosselrinne. In der Schultergelenksgegend hat er seine grösste Breite: er bedeckt hier die in lockeres Bindegewebe eingebetteten *Lgl. cervicales superficiales* und den M. pectoralis profundus, umgibt das Buggelenk von vorn und lateral, bedeckt den Endteil des M. supra- und infraspinatus und den M. biceps brachii und bildet mit der Pars clavicularis des M. pectoralis superf. die seitliche Brustfurche.

Der **M. sternocephalicus**, Brustkiefermuskel (Fig. 313 $_{17}$, 315 h, 316 c und 317 d), ist ein langer, rundlicher Muskel, der von ventral von der Trachea liegt, vom Sternum bis zur Mandibula reicht und mit dem M. brachiocephalicus die Drosselrinne bildet. Er entspringt, mit dem der anderen Seite verschmolzen, am Manubrium sterni; nahe der Halsmitte trennen sich beide Muskeln; jeder reicht, sich etwas verjüngend, bis zur Parotis seiner Seite, wo er in eine rundliche Sehne übergeht, die, von der Parotis bedeckt, bald platt wird und am Halsrand des Unterkiefers über dessen Beule endet.

Der **M. trapezius**, Kappenmuskel (Fig. 313 $_{11, 11'}$), ist ein platter Muskel, der direkt unter der Haut an der Seitenfläche der Nacken- und Widerristgegend liegt und durch einen in der Verlängerung der Spina scapulae gelegenen Sehnenstreifen in einen Hals- und einen Brustteil zerfällt. a) Der Halsteil, *M. trapezius cervicalis* (Fig. 313 $_{11}$), ist ein dreieckiger, dünner, blassroter, oft sehnige Stellen enthaltender Muskel, der sehnig am Nackenband vom 2. Hals- bis zum 2.—3. Brustwirbel entspringt und sehnig an der Spina scapulae endet (Fig. 400). Durch die oberflächliche Halsfaszie (s. S. 227) ist er mit dem M. brachiocephalicus verbunden. b) Der ebenfalls dreieckige, bedeutend dickere Brustteil, *M. trapezius thoracalis* (Fig. 313 $_{11'}$), liegt zur Seite des Widerristes und entspringt sehnig an den Proc. spinosi des 3.—10. (11.) Brustwirbels und teilweise von der Fascia lumbodorsalis. Die schräg zur Spina scapulae gerichteten Muskelfasern gehen in eine Sehne über, die am dorsalen Drittel der Spina endet (Fig. 400) und mit der Schulterfaszie verschmilzt.

Der **M. rhomboideus**, Rautenmuskel, ist vom vorigen bedeckt. Er entspringt am Nackenband vom 2. Hals- bis 7. (8.) Brustwirbel und endet an der Unterseite des Schulterblattknorpels. Er zerfällt in einen Hals- und einen Brustteil. a) Der Halsteil, *M. rhomboideus cervicalis* (Fig. 313 $_{12}$ u. 315 a), liegt als ein grobfaseriger, rundlicher Muskel neben und ventral vom Nackenbandstrang in einer Rinne des M. splenius. Er fängt in der Gegend des 2. Halswirbels am Nackenband spitz an, verstärkt sich dann aber durch vom Nackenband mit kurzen Sehnen entpringende Fleischbündel

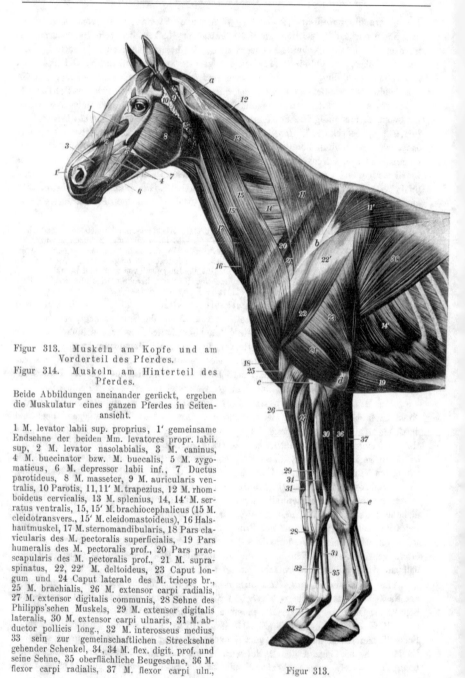

Figur 313. **Muskeln am Kopfe und am
Vorderteil des Pferdes.**
Figur 314. **Muskeln am Hinterteil des
Pferdes.**

Beide Abbildungen aneinander gerückt, ergeben
die Muskulatur eines ganzen Pferdes in Seitenansicht.

1 M. levator labii sup. proprius, 1' gemeinsame
Endsehne der beiden Mm. levatores propr. labii.
sup, 2 M. levator nasolabialis, 3 M. caninus,
4 M. buccinator bzw. M. buccalis, 5 M. zygomaticus, 6 M. depressor labii inf., 7 Ductus
parotideus, 8 M. masseter, 9 M. auricularis ventralis, 10 Parotis, 11, 11' M. trapezius, 12 M. rhomboideus cervicalis, 13 M. splenius, 14, 14' M. serratus ventralis, 15, 15' M. brachiocephalicus (15 M.
cleidotransvers., 15' M. cleidomastoideus), 16 Halshautmuskel, 17 M. sternomandibularis, 18 Pars clavicularis des M. pectoralis superficialis, 19 Pars
humeralis des M. pectoralis prof., 20 Pars praescapularis des M. pectoralis prof., 21 M. supraspinatus, 22, 22' M. deltoideus, 23 Caput longum und 24 Caput laterale des M. triceps br.,
25 M. brachialis, 26 M. extensor carpi radialis,
27 M. extensor digitalis communis, 28 Sehne des
Philipps'schen Muskels, 29 M. extensor digitalis
lateralis, 30 M. extensor carpi ulnaris, 31 M. abductor pollicis long., 32 M. interosseus medius,
33 sein zur gemeinschaftlichen Strecksehne
gehender Schenkel, 34, 34 M. flex. digit. prof. und
seine Sehne, 35 oberflächliche Beugesehne, 36 M.
flexor carpi radialis, 37 M. flexor carpi uln.,

Figur 313.

bedeutend und endet kranial an der Unterfläche des Schulterblattknorpels, mit der Brustportion zusammenfliessend (Fig. 401). b) Der platte, fast viereckige **Brustteil**, *M. rhomboideus thoracalis* (Fig. 315 a′), liegt an der Seite des Widerristes, entspringt an den Enden der Proc. spinosi des 2. (3.)—9. (8.) Brustwirbels und endet an der kaudalen Hälfte der Unterfläche des Schulterblattknorpels (Fig. 401).

Der **M. latissimus dorsi,** Breiter Rückenmuskel (Fig. 314 ₃₈ u. 320 c), ist ein breiter, platter, dreieckiger Muskel, der am Thorax zwischen Wirbelsäule und Humerus, bedeckt von der Haut und dem Bauchhautmuskel, liegt. Er entspringt mit einer breiten, dünnen Sehnenhaut, die mit der des M. cutan. maxim. und serratus dorsalis und mit der Fascia lumbodorsalis verschmilzt, am Nackenband vom 3. (4.) Brust- bis zum letzten Lendenwirbel. Die von der 12. bis 13. Rippe ab entstehenden Fleischfasern verlaufen, indem der Muskel dicker wird und unter den M. triceps br. tritt, konvergierend gegen das proximale Drittel des Humerus. Der Muskel bildet eine relativ schwache Sehne, die sich mit dem

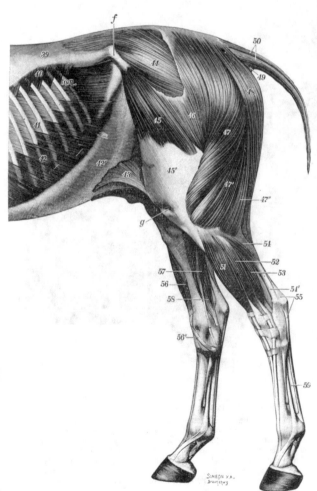

Figur 314.

38 M. latissimus dorsi, 39 Fascia lumbodorsalis, 40 M. serratus dorsalis exspirator., 41 M. intercostalis ext., 42 M. obliquus abdom. ext., 42′ seine Aponeurose, 43 Ende des Bauchhautmuskels mit der Kniefalte, 44 M. glutaeus medius, 45 M. tensor fasciae latae, 45′ Fascia lata, 46 M. glutaeus superficialis, 47, 47′ u. 47″ M. biceps femoris, 48 M. semitendinosus, 49 M. coccygeus, 50 Heber des Schwanzes, 51 M. ext. digitalis pedis long., 52 M. extensor digit. lateral., 53 M. flexor hallucis long. und M. tibialis post., 54 M. gastrocnemius lateralis, 54′ Achillessehne, 55 oberflächliche Beugesehne, 56 M. tibialis anterior, 56′ seine mediale Endsehne, 57 M. flexor digitalis ped. longus, 58 M. flexor hallucis longus und M. tibialis posterior, 59 tiefe Beugesehne.

a Flügel des Atlas, b Spina scapulae, c Condylus lateralis humeri, d Olecranon, e Os accessorium, f lateraler Darmbeinwinkel, g Patella. 18R. 18. Rippe.

M. tensor fasciae antebrachii verbindet, mit dem Ende des M. teres major verschmilzt und mit diesem an der Oberarmbeinnarbe (Crista tuberculi minoris) endet (Fig. 401).

Die ventrale Grenze des Muskels liegt in einer Linie, die seinen Endpunkt mit dem medialen Darmbeinwinkel verbindet. Der kraniale Abschnitt des Muskels, dessen Fasern fast senkrecht verlaufen, bedeckt den Rückenwinkel der Scapula und einen Teil des Schulterblattknorpels.

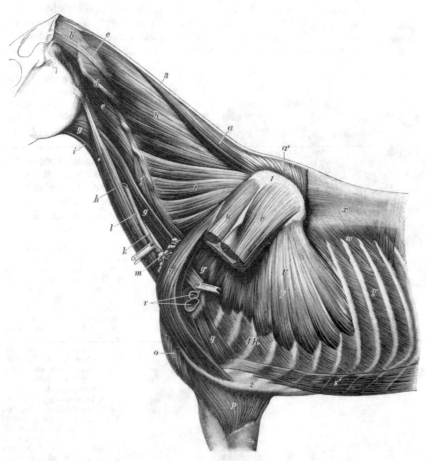

Figur 315. Tiefere Schicht der Rumpf-Schultergliedmassenmuskeln des Pferdes (die linke Schultergliedmasse ist bis auf den dorsalen Teil des Schulterblattes entfernt).

a, a′ M. rhomboideus, b M. splenius, b′ seine Aponeurose, c Sehne des M. longissimus capitis, d Sehne des M. longissimus atlantis, e M. longus capitis, f M. scalenus, g, g M. omohyoideus, g′ seine Ursprungsaponeurose (abgeschnitten), h M. sternocephalicus, i M. sternohyoideus, k A. carotis communis, l V. jugularis, m Lgl. cervicales superficiales, n Pars praescapularis des M. pectoralis prof., o Pars clavicularis und p Pars sternocostalis des M. pectoralis superficialis, q M. transversus costarum, r Achselgefässe, s′ M. rectus abdominis, t Halsteil und t′ Brustteil des M. serratus ventralis, u M. supraspinatus, v M. infraspinatus, w M. serratus dorsalis inspiratorius, x seine Ursprungsfaszie bzw. Fascia lumbodorsalis, y M. intercostalis ext.

1 Schulterblattknorpel, 2 Sternum, 3 Nackenbandstrang. 4. R. 4. Rippe.

Die **Mm. pectorales,** Brustmuskeln, bilden eine sehr starke Fleischmasse, die zwischen der ventralen Brustwand einerseits und Schulter und Arm anderseits liegt und in mehrere Abteilungen zerfällt: a) Der kleinere **M. pectoralis superficialis,** Ober-

flächlicher Brustmuskel, liegt unter der Haut und geht vom Sternum seit- und fusswärts an das distale Ende des Humerus, das Ellbogengelenk und den Anfang des Unterarms. Er zerfällt wieder in 2 Teile: a) Die *Pars clavicularis* (Fig. 313 18, 315 o, 316 g, 317 g) liegt unter der Haut als kurzer, rundlicher Muskel an der Vorderbrust und zwar derart neben dem der anderen Seite, dass beide durch die mittlere Brustfurche äusserlich geschieden sind und zur Seite der Brustbeinspitze gewölbt hervortreten. Er entspringt seitlich am Manubrium sterni, geht lateral und fusswärts und endet teils an der Oberarmfaszie, teils am distalen Teile des Humerus (Fig. 400), indem er sich mit dem M. brachiocephalicus zwischen M. biceps und brachialis einsenkt. Zwischen ihm und dem M. brachiocephalicus findet sich oberflächlich die seitliche Brustfurche. β) Die *Pars sternocostalis* (Fig. 315 p, 316 u. 317 g') stellt eine breite, hellrote Fleischplatte

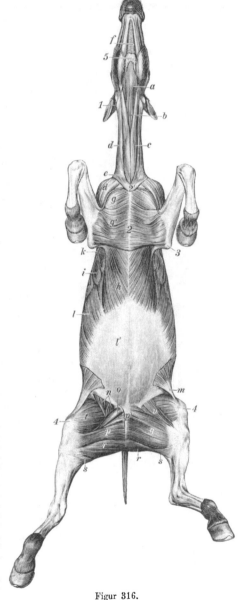

Figur 316. Ventralansicht der Muskeln des Pferdes (nach Wegnahme der Haut und des Hautmuskels; an der medialen Seite des rechten Oberschenkels sind die oberflächlichen Muskeln entfernt).

a Ende des M. omohyoideus, b Ende des M. sternohyoideus, c M. sternocephalicus, d, d M. brachiocephalicus, e Halshautmuskel, f M. mylohyoideus, g Pars clavicularis und g' Pars sternocostalis des M. pectoralis superficialis, h Pars humeralis des M. pectoralis prof., i M. serratus ventr., k Randabschnitt des M. latissimus dorsi, l M. obliquus abdom. ext., l' seine Aponeurose bzw. gelbe Bauchhaut, m Kniefalte mit dem Ende des Bauchhautmuskels, n Ende des M. iliopsoas, o M. pectineus, p, p' M. adductor, q M. gracialis, r, r M. semimembranosus, s, s M. semitendinosus, t M. vastus medialis, u M. sartorius.

1 Ala atlantis, 2 Sternum, 2' Manubrium sterni, 3 Olecranon, 4 Patella, 5 Lgl. submaxillares (mandibulares).

Figur 316.

dar; sie entspringt mit der der anderen Seite ventral am Brustbein vom 1.—6. Rippenknorpel und tritt teils an die klavikulare Portion, grösstenteils aber an die mediale Unter-
armfläche, in deren proximalem Viertel sie aponeurotisch in die Unterarmfaszie übergeht.

b) Der **M. pectoralis profundus,** Tiefer Brustmuskel, ist massiger als der
vorige und geht von der Brust zum proximalen Ende des Humerus und zum Schulter-

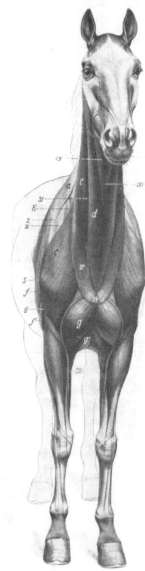

gelenk und mit einem Aste an die Schulter. Er zerfällt in 2 Teile: α) Die *Pars humeralis* (Fig. 313 19,
316 h u. 320 i) stellt einen stark fleischigen, grobfaserigen Muskel dar; er beginnt am Schaufelknorpel und
kaudal und seitlich von ihm an der gelben Bauchhaut, ferner seitlich am Brustbein und an den Knorpeln
resp. dem ventralen Teile der 4.—9. Rippe und geht,
indem er schmäler, aber dicker wird, im leichten
Bogen kraniodorsal bis zum Schultergelenk. Er inseriert sich hauptsächlich am medialen Rollfortsatz des
Humerus (Fig. 401) und an der Sehne des M. biceps.

Ein Teil seiner Fasern geht jedoch in eine Sehnenhaut aus, die mit der Sehne des M. coracobrachialis und
dem M. supraspinatus verschmilzt, die Sehne des M. biceps
überbrückt und am lateralen Rollfortsatz endet, so dass der
Muskel das Gelenk umfasst.

β) Die *Pars praescapularis* (Fig. 313 20 u. 315 n)
entspringt, vom M. pectoral. superficialis bedeckt,
seitlich am Sternum und an den Knorpeln der
4 ersten Rippen. Von hier aus verläuft sie in
einem Bogen kraniolateral und dorsal, geht am
Schultergelenk, das sie vorn und z. T. noch medial
bedeckt, vorbei, verläuft dann, sich immer mehr zuspitzend, am halsseitigen Rande des M. supraspinatus
bis über dessen Mitte dorsal und befestigt sich an
dessen sehnigem Perimysium. Am Schultergelenk
zweigt sich von ihr eine Sehnenhaut ab, die über das
Gelenk und die Sehne des M. biceps hinweg zum lateralen Rollfortsatz zieht.

M. serratus ventralis (Fig. 313 14, 14' u. 315 t, t').
Der sehr breite, fächerförmige Muskel liegt seitlich am
Nacken und an der kranialen Hälfte des Brustkorbs.
Er entspringt an der medialen Fläche des Rücken-
und Nackenwinkels (Facies serrata) der Scapula und
z. T. noch am Schulterblattknorpel (Fig. 401) und

Figur 317. Vorderansicht eines Pferdes (Muskulatur).
2 Spina scapulae, 5 lateraler Muskelhöcker des Humerus,
6 Tuberositas deltoidea, 14' Manubrium sterni, 29 M. omohyoideus, 30 Mm. sternohyoidei und -thyreoidei, 31 V. jugularis, 32 V. cephalica antebrachii.
a M. trapezius, c, c M. brachiocephalicus, d M. sternocephalicus, f Caput longum und f' Caput laterale des M. triceps
br., g Pars clavicularis und g' Pars sternocostalis des
M. pectoralis superfic., h' Pars praescapularis des M. pectoralis prof., v Halshautmuskel, z M. supraspinatus.

Figur 317.

endet, indem seine Fasern stark divergieren, so dass der Muskel erheblich breiter wird, mit Zacken an den Querfortsätzen der letzten 4 (5) Halswirbel und am mittleren Drittel der ersten 8—9 Rippen. Von den Zacken sind indes nur die an der 5.—9. Rippe endenden deutlich; sie greifen in die kranialen Ursprungszacken des M. obliquus abdom. ext. ein; hier ist der Muskel von der gelben Bauchhaut (s. Bauchmuskeln) überzogen.

Man kann an ihm den an den letzten Halswirbeln endenden Teil als Halsteil, *M. serratus cervicis* (Fig. 315 t), und den an den Rippen sich inserierenden Teil als Brustteil, *M. serratus thoracis* (Fig. 315 t'), unterscheiden, die aber nicht scharf voneinander geschieden sind.

Der Brustteil ist lateral von einer starken, glänzenden Aponeurose überzogen, die schulterwärts immer lockerer aufliegt und isoliert an das Schulterblatt tritt. Die Unterfläche des Muskels ist von einer gelben, elastischen Haut überkleidet, die mit der Fascia lumbodorsalis und den Sehnen des M. serratus dorsalis und splenius verschmilzt und sich teils an den Proc. spinosi der Widerristwirbel befestigt, teils über die Proc. spinosi der ersten Brustwirbel kappenartig unter dem Nackenband hinweggeht, um sich mit der gleichartigen Vorrichtung der anderen Seite zu verbinden.

Wirkungen (Fig. 396—398). Der *M. sternocephalicus* ist wesentlich Kopfbeuger; im übrigen s. S. 223. Der *M. brachiocephalicus* bringt bei festgestelltem Kopfe und Halse die ganze Gliedmasse vor und streckt das Buggelenk. Bei festgestellter Schultergliedmasse streckt er Kopf und Hals oder zieht diese bei einseitiger Wirkung seitwärts. Der M. cleidomastoideus kann den Kopf strecken, der M. cleidotransversarius den Hals beugen. Ist das Bein rückwärts festgestellt, so zieht der Muskel den Rumpf rückwärts. Der *M. trapezius* hebt die Schulter in die Höhe und das Bein vom Boden; er unterstützt auch die Vorbringer des freien Beines, die Halsportion spannt die Schulterbinde. Nach Todd [627] wird er auch zu einem Atmungsmuskel, der als Feststeller der Schulter auf die von ihr entspringenden Respirationsmuskeln mit einwirkt. Die Mm. rhomboidei ziehen die Schulterblattbasis auf- und vorwärts und bringen dadurch das Bein, besonders bei gleichzeitiger Wirkung des M. latissimus dorsi, zurück; gleichzeitig ziehen sie den Schulterblattknorpel an den Rumpf. Der M. rhomboideus cerv. allein kann auch als Gehilfe der Vorwärtsführer der Schulter wirken. Bei festgestelltem Schulterblatt hebt er den Hals. Der *M. latissimus dorsi* zieht den Oberarm becken- und aufwärts, beugt das Buggelenk und presst den Rückenwinkel des Schulterblatts an den Rumpf. Die Brustmuskeln sind Einwärtsführer des Rumpfes; dabei ist der oberflächliche Träger des Schenkels und der tiefe Träger des Rumpfes. Die Pars clavicularis des oberflächlichen hilft auch beim Vor- und die Pars humeralis des tiefen beim Rückführen des Beines, die Pars sternocostalis beim Spannen der Unterarm- und die Pars praescapularis beim Spannen der Schulterfaszie. Der tiefe Brustmuskel streckt auch das Buggelenk und ist bei vorwärtsgestelltem Beine Vorführer des Rumpfes. Ausserdem zieht die Schulterportion das dorsale Ende der Scapula vor- und abwärts und bringt dadurch die freie Gliedmasse zurück. Der *M. serratus ventralis* befestigt das Schulterblatt an den Rumpf. Er bildet mit dem der anderen Seite vermittelst des vielen elastischen Materials, von dem er überzogen ist und in das er ausgeht, gleichsam einen den Brustkasten umgebenden elastischen Gurt, durch den der Thorax zwischen den Schultergliedmassen aufgehängt ist und gehoben oder gesenkt werden kann. Bei festgestelltem Schenkel streckt die Halsportion den Hals und biegt ihn bei einseitiger Wirkung seitlich ab; die Brustportion erweitert den Brustkasten bei brustkranken Tieren.

Innervation. Die Stamm-Gliedmassenmuskeln werden vom N. accessorius (M. trapezius, M. brachiocephalicus, M. sternocephalicus), von den Nn. pectorales (Brustmuskeln, M. latissimus dorsi, M. serrat. ventralis [N. thoracalis longus]), von den Halsnerven (M. brachiocephalicus, M. rhomboideus cervicalis), von den Nn. thoracales (M. rhomboideus thoracalis) und vom N. axillaris (Pars clavicularis des M. brachiocephalicus) versorgt.

Blutgefässversorgung. Das arterielle Blut erhalten der M. trapezius und der M. rhomboideus von den Aa. intercostales und der A. profunda cervicalis und transversa colli, der M. serratus ventralis von der A. profunda cervicalis, den Aa. intercostales und der A. vertebralis, der M. brachiocephalicus im wesentlichen von der A. vertebralis, cervicalis asc., transversa scapulae, thoracicoacromialis und von Muskelästen der A. carotis comm., der M. latissimus dorsi von den Aa. intercostales et lumbales, die Brustmuskeln von der A. mammaria int. und ext., transversa scapulae, cervicalis asc., thoracicoacromialis und circumflexa humeri ant. und von den Aa. intercostales.

III. Muskeln an Schulter und Oberarm des Pferdes.

Die **Scapula** ist bis auf einen Teil des Randes der Spina scapulae von Muskeln umlagert, welche die Flächen der Scapula bedecken, ihre Ränder noch überragen und hier zusammenstossen. Auch der **Humerus** ist ganz von Muskeln umlagert.

16*

M. supraspinatus.	U. Fossa supraspinata. **A.** Medialer und lateraler Rollfortsatz des Humerus.
M. infraspinatus.	U. Fossa infraspinata. **A.** Lateraler Muskelhöcker des Humerus und laterale Seite des lateralen Rollfortsatzes.
M. deltoideus.	U. Spina und kaudaler Rand der Scapula. **A.** Tuberositas deltoidea.
M. teres minor.	U. Kaudaler Rand des Schulterblatts. **A.** Crista humeri.
M. subscapularis.	U. Fossa subscapularis. **A.** Medialer Muskelhöcker des Humerus.
M. teres major.	U. Rückenwinkel der Scapula. **A.** Mediale Oberarmbeinnarbe.
M. capsularis. ┥	U. Beckenseit. Rand der Schulterblattpfanne. **A.** Humerus.
M. coracobrachialis.	U. Proc. coracoideus. **A.** Vordere und mediale Fläche des Humerus.
M. biceps brachii.	U. Tuber scapulae. **A.** Tuberositas radii.
M. brachialis.	U. Collum humeri. **A.** Tuberositas radii.
M. tensor fasciae antebr.	U. Beckenseit. Rand der Scapula. **A.** Olecranon, Unterarmfaszie.
M. triceps brachii.	
a) **Caput longum.**	U. Beckenseit. Rand der Scapula. **A.** Olecranon.
b) **Caput laterale.**	U. Laterale Fläche des Humerus (Linea anconaea). **A.** Olecranon.
c) **Caput mediale.**	U. Mediale Fläche des Humerus. **A.** Olecranon.
M. anconaeus.	U. Distal an der hinteren Fläche des Humerus. **A.** Olecranon.

1. Muskeln an der lateralen Seite der Schulter.

M. deltoideus, Deltamuskel (Fig. 313 22, 22′ u. 318 d, d′). Er liegt oberflächlich in dem Winkel zwischen Scapula und Humerus als ein sehnig überzogener, fast dreieckiger, platter Muskel. Er entspringt mit einer starken, den M. infraspinatus überziehenden

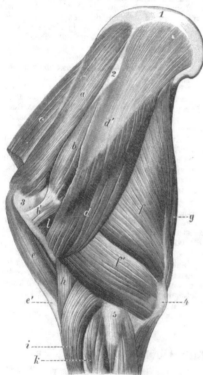

und mit ihm verschmelzenden Aponeurose (Fig. 313 22′ und 318 d′) an der Spina scapulae und fleischig am beckenseitigen Rande der Scapula nahe dem Rückenwinkel (Fig. 400) und endet an der Tuberositas deltoidea (Fig. 400).

Er liegt grösstenteils in einer Vertiefung des M. triceps br., mit dem er auch nahe dem Schulterblatt verbunden ist, und zerfällt in 2 undeutlich geschiedene Portionen, die der *Pars scapularis* des *M. deltoideus* der Fleischfresser und Wiederkäuer entsprechen.

M. supraspinatus, Halsseitiger Grätenmuskel (Fig. 313 21, 318 a, 320 l). Dieser starke, von einer glänzenden Aponeurose überzogene Muskel liegt in der

Figur 318. Muskeln an Schulter und Oberarm des Pferdes; von der lateralen Seite gesehen.

a M. supraspinatus, b M. infraspinatus, b′ seine Endsehne, c Pars praescapularis des M. pectoralis prof., d M. deltoideus, d′ seine Ursprungsaponeurose, e M. biceps brachii, e′ die aus dem M. biceps brachii an den M. extensor carpi radialis (i) tretende Sehne, f Caput longum u. f′ Caput laterale des M. triceps brachii, g M. tensor fasciae antebrachii, h M. brachialis, i M. extensor carpi radialis, k M. ext. digitalis communis, l M. teres minor. 1 Schulterblattknorpel, 2 Tuber spinae scapulae, 3 lateraler Rollfortsatz des Humerus, 4 Olecranon, 5 Condylus lateralis humeri.

Figur 318.

Fossa supraspinata, überragt aber den halsseitigen Rand der Scapula erheblich und z. T. auch die Spina scapulae. Er entspringt flach am Schulterblattknorpel, an der Spina, dem halsseitigen Rande der Scapula und in der Fossa supraspinata (Fig. 400), wird erheblich dicker und spaltet sich am Tuber scapulae in zwei starke, peripher fleischige, zentral sehnige Schenkel, welche die Ursprungssehne des M. biceps umfassen und am lateralen und medialen Rollfortsatz des Humerus enden (Fig. 400 und 401).

Beide Schenkel sind innig an die Gelenkkapsel befestigt und durch eine dünne, vom M. pectoralis profundus stammende, nicht selten Muskelfasern enthaltende Sehnenplatte miteinander verbunden.

M. infraspinatus, Beckenseitiger Gräten - muskel (Fig. 318 b). Der sehnig durchsetzte, von einer glänzenden Aponeurose überzogene Muskel füllt die Fossa infraspinata aus und entspringt am Schulterblattknorpel, an der Gräte und in der Fossa infraspinata (Fig. 400). In der distalen Hälfte verbindet sich sein starker, die Spina überragender Körper mit dem M. supraspinatus. Er endet mit 2 Ästen, von denen der oberflächliche eine 4—5 cm breite und 1 cm dicke, harte, das l a t e r a l e Seitenband des Schultergelenks vertretende Sehne (Fig. 318 b′) bildet, die auf einer zirka wallnuss - grossen B u r s a m u c o s a liegt, über den lateralen Muskel - höcker des Humerus hinweggeht und dicht zehenwärts von ihm endet (Fig. 400). Sie wird durch ein fibröses Querband in der Lage erhalten. Der schwächere tiefe Ast endet fleischig am lateralen Muskelhöcker des Humerus.

Der **M. teres minor** (Fig. 318 l, 319 a) liegt an der Beugeseite des Buggelenks. Er entspringt mit Sehnen - fasern von der distalen Hälfte des beckenseitigen Randes der Scapula, wird bald fleischig und endet an der Crista humeri schulterwärts von dem viel stärkeren M. deltoideus, grösstenteils von ihm bedeckt (Fig. 400).

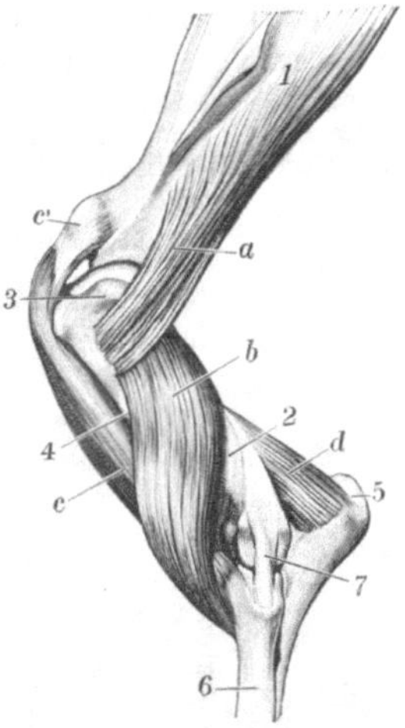

Figur 319. T i e f s t e L a g e d e r M u s k e l n a m S c h u l t e r - gelenk und Oberarm des Pferdes.
a M. teres minor, b M. brachialis, c M. biceps brachii, c′ seine Ur - sprungssehne, d M. anconaeus.
1 Scapula, 2 Humerus, 3 late - raler Muskelhöcker, 4 Tuberositas deltoidea, 5 Olecranon, 6 Radius, 7 laterales Seitenband des Ell - bogengelenks.

Zwischen ihm und der Gelenkkapsel liegt nicht selten ein zirka wallnussgrosser S c h l e i m - beutel, der nach F r a n c k [397] meist mit der Gelenkhöhle in Verbindung stehen soll.

2. Muskeln an der medialen Seite der Schulter.

Der **M. subscapularis,** U n t e r s c h u l t e r m u s k e l (Fig. 320 a), liegt und entspringt in der Fossa subscapularis (Fig. 401), die er hals - und beckenwärts etwas überragt, wo - durch er sich mit dem M. supraspinatus und teres major verbindet. Am Schultergelenk geht er in eine breite, starke Sehne aus, die am medialen Muskelhöcker des Humerus endet (Fig. 401); sie verschmilzt innig mit der Gelenkkapsel und v e r t r i t t d a s m e d i a l e Seitenband des Schultergelenks.

Er ist ein von einer glänzenden Sehnenhaut überzogener, sehnig durchsetzter und aus - gesprochen gefiederter Muskel, dessen anfangs breiter und dünner Fleischkörper dorsal bis zur Facies serrata reicht und sich armwärts verschmälert und verdickt.

Der **M. teres major** (Fig. 320 b) liegt als fleischiger Muskel beckenseitig vom M. subscapularis und medial am M. triceps brachii. Er entspringt am kaudalen Rande und am Rückenwinkel der Scapula (Fig. 400 u. 401) und vom M. subscapularis und trennt sich erst im distalen Drittel von letzterem, um eine Rinne für die Unterschultergefässe zu lassen. Er endet auf der Ansatzsehne des ihn lateral bedeckenden M. latissimus dorsi, mittelst deren er sich an der medialen Oberarmbeinnarbe (Fig. 401) inseriert.

Der **M. capsularis** (Fig. 320 d) liegt, von Fett und Bindegewebe umgeben, auf der Gelenkkapsel an der Beugeseite des Schultergelenks.

Er ist ein kleiner, rundlicher oder platter, mitunter nur aus wenig Bündeln bestehender, blasser Muskel, der dicht über der Gelenkpfanne des Schulterblatts (Fig. 401) entspringt und am Collum humeri endet.

3. Muskeln, die dem Humerus direkt anliegen.

Der **M. coracobrachialis** (Fig. 320 g) stellt einen platten, anfangs schmalen, armwärts sich fächerförmig verbreiternden Muskel dar. Er entspringt mit einer langen, in einer Sehnenscheide und zwischen dem M. subscapularis und supraspinatus liegenden Sehne am Proc. coracoideus der Scapula (Fig. 401), geht auf der Sehne des M. subscapularis über das Schultergelenk und endet mit einer schwächeren Fleischportion proximal und mit einer stärkeren distal von der Insertion des M. teres major an der vorderen und medialen Fläche des Humerus (Fig. 401).

Der **M. biceps brachii** (Fig. 318 e, 319 c, 320 h) ist ein rundlicher, nach beiden Enden sich verschmälernder, glänzender, von der S. 228 beschriebenen doppelten Faszienscheide umgebener, straffer Muskel, der an der vorderen Fläche des Humerus liegt. Er entspringt am Tuber scapulae (Fig. 400 u. 401) mit einer starken, oberflächlich mit Fleischfasern versehenen Sehne (Fig. 319 c′) und geht am Ellbogengelenk, wo er innig mit der Gelenkkapsel verbunden ist, wieder in eine starke Sehne aus, die grösstenteils an der Tuberositas radii endet, zum kleineren Teile in Form eines längeren, schwächeren Schenkels unter das mediale Seitenband des Ellbogengelenks tritt und sich am medialen Rande des proximalen Speichenendes inseriert (Fig. 400 u. 401).

Die Ursprungssehne nimmt am Schultergelenk eine knorpelartige Härte an, wird sehr breit und ist auf ihrer Unterfläche mit einer für den mittleren Rollfortsatz des Humerus bestimmten Grube ver-

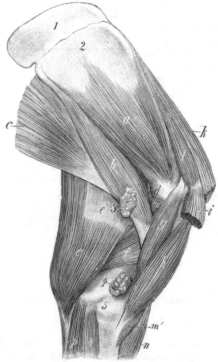

Figur 320. Muskeln an der medialen Seite von Schulter und Oberarm des Pferdes.
a M. subscapularis, b M. teres major, c M. latissimus dorsi, d M. capsularis, e M. tensor fasciae antebrachii, e′ dessen Ursprungssehne, f Caput med. des M. triceps br., g M. coracobrachialis, h M. biceps br., i Pars humeralis und k Pars praescapularis des M. pectoralis prof. (beide abgeschnitten), l M. supraspinatus, m Anfang und m′ Ende des M. brachialis, n M. ext. carpi radialis, o M. flexor carpi radialis, p M. flexor carpi ulnaris. 1 Cartilago scapulae, 2 Facies serrata der Scapula, 3 Lgl. axillares, 4 Lgl. cubitales, 5 Condyl. flexor. humeri.

sehen. Sie wird durch die beiden Endschenkel des M. supraspinatus und durch ein vom M. pectoralis profundus stammendes Sehnenblatt in der Lage erhalten und besitzt an ihrer Unterfläche ganz nahe dem Tuber scapulae einen kleinen, haselnussgrossen, inkonstanten und am mittleren Rollfortsatz einen konstanten grösseren **Schleimbeutel.** Der letztere, die *Bursa intertubercularis,* schlägt sich von den seitlichen Rollfortsätzen auf die Sehne über und überzieht einen Teil ihrer Oberseite, ihre Seitenränder und ihre Unterfläche. Ein aus der Ursprungssehne hervorgehender, starker Sehnenstrang durchzieht den Muskel und teilt ihn in zwei individuell verschieden deutliche Bäuche. Am Ellbogengelenk teilt sich der Sehnenstrang in den kurzen und sehr starken medialen Hauptschenkel, der an der Tuberositas radii endet, und den längeren lateralen Schenkel (*Lacertus N.*), der am M. extensor carpi radialis zehenwärts geht und sich in dessen Sehne (Fig. 318 e', 326 b) verliert.

Der **M. brachialis** (Fig. 313 25, 319 b, 320 m, m', 326 d) stellt einen dunkelroten, rein fleischigen Muskel dar, der in spiraliger Windung dem Humerus unmittelbar anliegt. Er entspringt an der hinteren Fläche und am Collum humeri (Fig. 400 u. 401), windet sich, vom M. triceps brachii bedeckt, auf die laterale und schliesslich vordere Fläche des Oberarmbeins, gelangt zwischen den M. biceps brachii und M. extensor carpi radialis, tritt über das Ellbogengelenk hinweg an den Radius, bedeckt hier teilweise den M. biceps brachii und endet teils medial am Radius distal von der Insertion des M. biceps brachii (Fig. 401), teils mit einer Sehne, die unter das mediale Seitenband tritt und mit dem Querband der Ulna und des Radius verschmilzt.

4. Muskeln, die beckenwärts vom Humerus liegen und den Raum zwischen ihm und der Scapula ausfüllen.

Der **M. tensor fasciae antebrachii** (Fig. 318 g und 320 e, e') liegt medial am M. triceps brachii. Er entspringt mit einer breiten Aponeurose (Fig. 320 e'), die mit der des M. latissimus dorsi und des M. cutan. max. und mit dem M. triceps brachii verbunden ist, am beckenseitigen Rande der Scapula. Sie geht zunächst nur am hinteren Rande des M. triceps brachii ungefähr in halber Höhe der Scapula in einen schmalen, platten Muskelkörper, der am beckenseitigen Rande und z. T. an der medialen Fläche des M. triceps brachii fusswärts zieht, und dann in ihrer ganzen Ausdehnung ungefähr in der Höhe der Oberarmmitte in einen platten, medial am M. triceps br. liegenden Muskel über, der z. T. am Olecranon (Fig. 401), zum grössten Teile aber distal vom Ellbogengelenk in der Unterarmfaszie endet.

Der **M. triceps brachii,** Dreiköpfiger Unterarmstrecker, ist der grösste Muskel der Schultergliedmasse, der im wesentlichen den dreieckigen Raum zwischen Scapula, Humerus und Olecranon ausfüllt. Er wird aus 3 Köpfen, die in eine gemeinschaftliche Endsehne übergehen, zusammengesetzt:

1. Das **Caput longum** (*M. anconaeus longus*) (Fig. 313 23 u. 318 f) stellt einen mächtigen, dreieckigen Muskel dar, der am ganzen beckenseitigen Rande der Scapula (Fig. 400) entspringt und unter Konvergenz seiner Fasern zum Olecranon (Fig. 400 u. 401) geht.

An seiner lateralen Fläche zeigt der Muskel eine tiefere Grube zur Aufnahme des M. deltoideus und teres minor und an der medialen Fläche eine seichtere Grube zur Aufnahme des M. teres major. Im Muskel entsteht allmählich ein Sehnenzug, aus dem eine starke Endsehne hervorgeht, die sich am freien Ende des Olecranon inseriert.

2. Das **Caput laterale** (*M. anconaeus lateralis*) (Fig. 313 24, 318 f') ist ein kräftiger, länglich-viereckiger Muskel, der lateral und beckenseitig vom Humerus in einer von den beiden anderen Köpfen gebildeten Grube liegt. Er entspringt mit einer dünnen Sehne an einer Knochenlinie, die sich vom Caput humeri zur Tuberositas deltoidea erstreckt (Fig. 158 i u. 400), an letzterer selbst und an dem hier befestigten Blatte der Faszie. Seine Fasern laufen schräg nach dem Olecranon und enden teils an dessen lateraler Seite (Fig. 400), grösstenteils aber an der Endsehne des Caput longum.

3. Das viel schwächere **Caput mediale** (*M. anconaeus medialis*) (Fig. 320 f) stellt einen schlaffen, meist blassen Muskel dar, der medial zwischen dem Caput longum und der distalen Hälfte des Humerus liegt. Er entspringt in der Mitte der medialen Fläche des Humerus (Fig. 401), läuft schräg nach dem Olecranon, spitzt sich zu und endet sehnig an der medialen Fläche des Olecranon (Fig. 400 u. 401).

Der **M. anconaeus** (*parvus*) (Fig 319 d) liegt zwischen den beiden Epikondylen des Humerus, bedeckt von den 3 Köpfen des M. triceps brachii und besonders vom Caput laterale, von dem er schwer zu trennen ist, Es ist ein fleischiger Muskel, der an der distalen Hälfte der hinteren Humerusfläche entspringt, der Gelenkkapsel adhäriert und lateral am Olecranon endet (Fig. 400 u. 401).

Wirkungen. (Fig. 392 u. 393). Die um Scapula und Humerus liegenden Muskeln lassen sich in Strecker und Beuger des Schulter- und in Strecker und Beuger des Ellbogengelenks teilen. Da das Schultergelenk ein freies Gelenk ist, so haben seine Muskeln noch gewisse Nebenwirkungen. Sie stellen vor allem aktive Bänder des Schultergelenks dar, die befähigt sind, die Beweglichkeit des Gelenks zu beschränken oder zu erweitern. Das laterale Seitenband wird durch den M. infraspinatus, das mediale durch den M. subscapularis ersetzt. Ersterer findet im M. deltoideus, letzterer im M. teres major und coracobrachialis Unterstützung. Die Muskeln machen das Buggelenk bei ihrer gleichzeitigen Wirkung geradezu zu einem Wechselgelenk.

Strecker des Schultergelenks sind: der M. supraspinatus, subscapularis und coracobrachialis. Letztere beide unterstützen jedoch nur den ersteren; bei ihrer vorwiegenden Wirkung wird der Humerus einwärts geführt. Als Beuger des Schultergelenks fungieren der M. deltoideus, teres minor und major, wenn sie gleichzeitig wirken, letzterer mit Unterstützung des M. latissimus dorsi. Einzeln wirkend bringen der M. deltoideus und teres minor den Arm zugleich aus- und der M. teres major zugleich einwärts. Die Wirkung des Kapselbandspanners ist unerheblich. Der M. infraspinatus dreht das Oberarmbein nach aussen; sonst wirkt er je nach der Stellung des Schultergelenks mit den Streckern oder Beugern.

Die Unterarmstrecker (M. triceps brachii, anconaeus und tensor fasciae antebrachii) strecken das Ellbogengelenk. „Von ihrer Tätigkeit hängt die Festigkeit des Schenkels so vollständig ab, dass er bei ihrer Lähmung haltlos zusammensinkt; ihre Anspannung streckt alle Gelenke" (Günther [219]). Der *M. tensor fasciae antebr.* spannt auch die Fascia antebrachii. Der *M. biceps* und *M. brachialis* beugen das Ellbogengelenk. Der erstere wirkt im Stande der Ruhe mittels des ihn durchziehenden Sehnenstrangs auf das Schulter- und Karpalgelenk als ein Muskelkraft ersparendes und daher Ermüdung hinderndes Spannband. Das Schultergelenk fixiert er und unterstützt dessen Strecker. Er stützt es auch von vorn dadurch, dass seine breite Ursprungssehne auf das proximale Ende des Oberarmbeins drückt. Durch seine sehnige Verbindung mit dem M. ext. carpi rad. wirkt er streckend auf den Carpus.

Innervation. Die Muskeln an der lateralen Seite der Schulter werden teils vom N. suprascapularis (M. supraspinatus), teils von diesem und dem N. axillaris (M. infraspinatus, deltoideus und teres minor), die an der medialen Seite von den Nn. subscapulares (M. subscapularis), dem N. axillaris (M. teres major) und dem N. musculocutaneus (M. coracobrachialis) innerviert. Die den Humerus umlagernden Muskeln werden teils vom N. musculocutaneus (M. biceps br.), teils vom N. radialis (M. brachialis, Mm. anconaei, M. tensor fasciae antebrachii) versorgt.

Blutgefässversorgung. Die an der lateralen Schulterseite gelegenen Muskeln erhalten ihr Blut von der A. axillaris und subscapularis (A. thoracicoacromialis, A. circumflexa humeri post., A. circumflexa scapulae) und die an der medialen Fläche gelegenen von der A. subscapularis (A. thoracicodorsalis, A. circumflexa scapulae, A. circumflexa humeri posterior und Rami musculares). Die arteriellen Gefässe für die den Humerus umlagernden Muskeln und die Mm. anconaei stammen von der A. subscapularis und brachialis (A. circumflexa humeri ant. et post., A. circumflexa scapulae, Rami musculares, A. profunda brachii, A. collateralis ulnaris, A. collateralis radialis).

IV. Muskeln am Unterarm des Pferdes.

Der Unterarm wird nur an der vorderen, lateralen und hinteren Fläche von Muskeln umlagert, während die mediale Seite zum grössten Teile muskelfrei und somit direkt von der Haut bedeckt ist. An der vorderen und lateralen Seite des Unterarms findet man die Strecker des Vorderfusses, die am Epicondylus extensorius des

Humerus und proximal am Unterarm entspringen. Hinten liegen die Beuger, die am Epicondylus flexorius des Humerus und proximal an Radius und Ulna beginnen. Strecker wie Beuger gehen schon am Unterarm in ihre Sehnen aus.

Die am Unterarm liegenden Muskeln sind mit Ausnahme des M. flexor carpi radialis sehnig durchsetzt; sie sind z. T. zur Bewegung des Unterarms, vor allem aber des Vorderfusses und seiner Zehen bestimmt.

M. extensor carpi rad.	U. Crista condyloidea lat. des Humerus. A. Beule von Mc 3.
M. extens. digit. comm.	U. Epicondylus extensorius des Humerus, proximaler Teil des lateralen Speichenrandes. A. Hufbeinkappe.
M. extens. digit. lateral.	U. Proximal und lateral am Radius. A. Proximal an Phalanx I.
M. abductor pollicis longus.	U. Lateraler Rand des mittleren Drittels des Radius. A. Kopf des medialen Griffelbeins.
M. extens. carpi ulnaris.	U. Epicondylus extens. humeri. A. Os accessor.; Köpfchen von Mc 4.
M. flexor carpi ulnaris.	U. Epicondylus flexorius des Humerus, mediale Fläche des Ellbogenhöckers. A. Os accessorium.
M. flexor carpi radialis.	U. Epicondylus flexorius humeri. A. Köpfchen von Mc 2.
M. flexor digitalis sublimis.	U. Epicondylus flexorius humeri. A. Distal am Fesselbein und an der Kronbeinlehne.
M. flexor digitalis profundus.	U. Caput humerale: Beugeknorren des Humerus. Caput ulnare: Mediale Fläche und hinterer Rand des Olecranon. Caput radiale: Volare Fläche des Radius. A. Facies flexoria des Hufbeins mittelst der gemeinschaftlichen tiefen Beugesehne.

1. Muskeln an der vorderen (dorsalen) und lateralen Seite.

Der **M. extensor carpi radialis** (Fig. 318 i, 321 d, 322 c, 324, 326 a), der dickste Muskel der Streckergruppe, entspringt an der Crista condyloidea lateralis humeri (Fig. 400), an der Gelenkkapsel des Ellbogengelenks, an dem zwischen ihm und dem M. extensor digit. commun. sich einsenkenden Blatt der Unterarmfaszie und mittelst einer den M. brachialis bedeckenden Aponeurose auch an der Tuberositas deltoidea. Er bildet einen starken, fast kegelförmigen Fleischkörper, der anfangs zwischen M. brachialis und extensor digitalis communis, später auf der vorderen (dorsalen) Fläche des Radius liegt und, sich allmählich zuspitzend, zwischen dem mittleren und distalen Drittel des Unterarms in eine starke Sehne ausgeht. Diese liegt in der mittleren Gleitrinne am distalen Radiusende und auf der Gelenkkapsel des Carpus und endet an der Mittelfussbeule (Fig. 400 u. 401).

Mit der Sehne vereinigt sich ein von der Endsehne des M. biceps stammender Sehnenzug (s. S. 247). Die Sehne ist ausserdem von einer Sehnenscheide (Fig. 323 a) umgeben, die zwischen dem 3. und 4. Viertel des Unterarms beginnt und kurz, ehe die Sehne sich inseriert, endet.

Der **M. extensor digitalis communis,** Gemeinschaftlicher Zehenstrecker (Fig. 318 k, 321 e, e', 324), ist schwächer als der vorige, ihm aber ähnlich geformt; er liegt zwischen ihm und dem M. extensor digitalis lateralis vorn und lateral am Radius und setzt sich aus zwei meist miteinander verschmolzenen Köpfen zusammen. Der grössere Kopf entspringt am Streckknorren des Humerus, am lateralen Seitenband des Ellbogengelenks und am lateralen Bandhöcker des Radius (Fig. 400). Aus ihm geht gegen das distale Drittel des Unterarms eine starke Sehne hervor, die durch die laterale Sehnenrinne am distalen Speichenende und über den Carpus hinweg an die dorsolaterale Seite des Metacarpus tritt, an dieser schräg zehenwärts zur dorsalen Fläche der Phalanx I und II verläuft und, sich verbreiternd, am Streckfortsatz der Phalanx III (Fig. 400) endet, vorher aber noch einzelne Fasern vom Hufknorpel (Fig. 194 t) erhält; sie verbindet sich innig mit den Gelenkkapseln der Zehengelenke und am Metacarpus mit der vom lateralen Karpusrand stammenden Faszienplatte (s. S. 229). Auf der Phalanx I erhält sie jederseits eine vom M. interosseus medius kommende, zehen- und fussrückenwärts verlaufende Verstärkungssehne (Fig. 321 q', 326 p).

Figur 321.

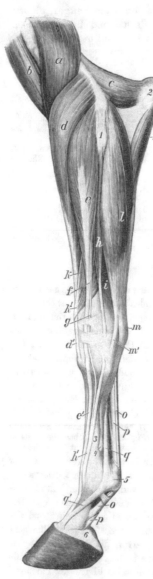

Muskeln am linken
Unterarm und Fusse
des Pferdes; von der
lateralen Seite gesehen.

a Ende des M. brachialis,
b Ende des M. biceps,
c M. anconaeus, d M. ext.
carpi radialis, d′ seine
Sehne, e M. ext. digit.
comm., e′ seine Sehne,
f Sehne des Thiernesse-
schen Muskels, g Sehne
des Philipps'schen Mus-
kels, h M. ext. digit. lat.,
h′ seine Sehne, i ein Teil
des M. flex. digit. prof.,
k M. abduct. pollic. long.,
k′ seine Sehne, l M. ext.
carpi ulnaris, m seine an
das Os accessorium und
m′ seine an das late-
rale Griffelbeinköpfchen
gehende Sehne, n Caput
ulnare des M. flex. digit.
prof., o, o oberflächliche
und p, p tiefe Beuge-
sehne, q M. interosseus
medius, q′ die von ihm
zur gemeinsamen Streck-
sehne gehende Unter-
stützungssehne.
1 laterales Seitenband des
Ellbogengelenks, 2 Ole-
cranon, 3 Metacarpale III,
4 Knöpfchen des late-
ralen Griffelbeins, 5 Ringband am Metakarpo-
phalangealgelenk, 6 Huf-
knorpel.

Figur 322.

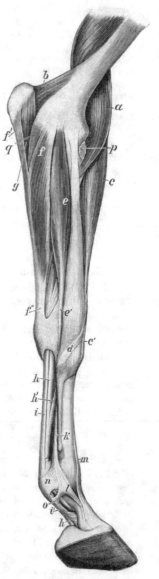

Muskeln am linken
Unterarm und Fusse
des Pferdes; von der
medialen Seite gesehen.

a M. brachialis, b M. an-
conaeus, c M. ext. carpi
radialis, c′ seine Sehne,
d Sehne des M. abductor
pollicis longus, e M. flexor
carpi radialis, e′ seine
Sehne, f Caput humerale
und f′ Caput ulnare des
M. flexor carpi ulnaris,
f″ seine Sehne, g Caput
ulnare des M. flexor digit.

Figur 321.

Figur 322.

prof., h, h tiefe Beugesehne, h′ ihre Unterstützungssehne, i oberflächliche Beugesehne, i′ ihr medialer Endschenkel, der mit der Fesselplatte verschmolzen ist, k M. interosseus medius, l ein
Schenkel von ihm zur gemeinschaftlichen Strecksehne, m gemeinschaftliche Strecksehne, n Ringband am Metakarpophalangealgelenk, o Fesselplatte, p Ende vom M. biceps (abgeschnitten),
q M. flexor digit. sublimis.

Der laterale, kleinere, halbgefiederte Kopf entspringt am lateralen Rande des Radius und der Ulna (Fig. 400), am lateralen Seitenband des Ellbogengelenks und an der Unterarmfaszie. Er verschmilzt innig mit dem grösseren Kopfe, lässt sich aber oft in 2 gesonderte Muskeln zerlegen. Der tiefere von diesen, der an der Ulna entspringt, stellt einen kleinen, rundlichen Muskel (Thiernesse'schen Muskel) dar, dessen Sehne sich in der Hauptstrecksehne verliert; ausnahmsweise löst sie sich am Metacarpus wieder von der Hauptsehne ab und lässt sich medial neben dieser gesondert bis zur Phalanx I verfolgen, wobei sie sich öfter nochmals gabelt; der zweite der beiden Muskeln (Philipps'scher Muskel) ist stärker als der Thiernesse'sche, entspringt am Radius und bildet eine dünne Sehne, die mit der Hauptstrecksehne in einer Sehnenscheide liegt und diese bis über den Carpus begleitet, dann lateral tritt und sich mit der Sehne des M. ext. digit. lateral. vereinigt (Fig. 321 g); von dieser Sehne zweigt sich nach Martin i. d. R. ein Schenkel ab, der proximal am 1. Zehenglied endet und bisweilen ein feines Ästchen abspaltet. Der Thiernesse'sche Muskel dürfte dem M. extensor indicis proprius und der Philipps'sche dem für die 4. und 5. Zehe bestimmten Teile des M. extensor digit. comm. hom. entsprechen (Kulczycki [331], Martin [397], Sussdorf [613] und Zimmermann [707]).

Die Sehne des M. ext. digit. comm. ist von einer Sehnenscheide (Fig. 323 b) umgeben, die auch die Sehne des Philipps'schen Muskels (b′) einschliesst, ca. 10—12 cm über dem Carpus beginnt und bis zum proximalen Mittelfussende reicht. Zwischen der Sehne und der Fesselgelenkskapsel befindet sich ein ca. wallnussgrosser Schleimbeutel (Fig. 323 g).

Der **M. extensor digitalis lateralis,** Seitlicher Zehenstrecker (Fig. 321 h, h′, 324), liegt an der lateralen Seite des Unterarms zwischen dem vorigen Muskel und dem M. extensor carpi ulnaris und ist ein schmaler, halb gefiederter, von der Fascia antebrachii eingeschlossener Muskel. Er entspringt distal vom Seitenband an der lateralen Seite des proximalen Speichenendes und am lateralen Rande des Radius und der Ulna (Fig. 400) und geht zwischen dem 3. und 4. Viertel des Unterarms in eine rundliche Sehne über. Diese geht durch die Rinne am lateralen Bandhöcker des distalen Speichenendes an den lateralen Rand des Carpus, wo sie vom lateralen Seitenband bedeckt wird, und von hier an die dorsolaterale Fläche des Metacarpus; an diesem verschmilzt sie mit der S. 228 beschriebenen Faszienplatte, verbindet sich i. d. R. mit der Sehne des Philipps'schen Muskels und verläuft zehenwärts und gleichzeitig etwas dorsal. Wesentlich verbreitert tritt die Sehne, eine Bursa (Fig. 323 h) unter sich, über das Fesselgelenk und endet proximal an der dorsalen Fesselbeinfläche (Fig. 400).

Die Sehne ist von einer Sehnenscheide (Fig. 323 c) umgeben, die 6—8 cm über dem Carpus beginnt und am proximalen Ende des Metacarpus endet.

Der **M. abductor pollicis longus** (Fig. 321 k, k′, 326 r) liegt, von den Zehenstreckern bedeckt, als platter, stark sehniger Muskel an der dorsolateralen Fläche des Radius. Er entspringt am lateralen Rande und auf der vorderen (dorsalen) Fläche des mittleren Drittels des Radius (Fig. 400), verläuft schräg zehen- und medianwärts und geht nahe dem Carpus in eine Sehne aus, die von einer Sehnenscheide umschlossen, über die Sehne des M. extensor carpi radialis und durch die mediale Sehnenrinne des Radius an den Carpus tritt und am Köpfchen des medialen Griffelbeins endet (Fig. 401).

2. Muskeln an der hinteren (volaren) Seite des Unterarms.

M. extensor carpi ulnaris (Fig. 321 l, m, m′, 324) und **M. flexor carpi ulnaris** (Fig. 322 f, f′, 324). Die beiden fast gleich geformten, platten und stark sehnig durchsetzten Muskeln liegen oberflächlich hinten am Unterarm und schliessen die Zehenbeuger ein. Der *M. extensor carpi ulnaris* entspringt am Epicondylus extensor. des Humerus (Fig. 400) und endet kurzsehnig am Os accessorium (Fig. 400). Von ihm geht eine starke, rundliche Sehne ab, die, von einer Sehnenscheide (Fig. 323 d) umgeben, in einer Rinne des Os accessorium liegt, unter das laterale Seitenband des Carpus tritt, teils mit ihm verschmilzt und am Köpfchen des lateralen Griffelbeins endet (Fig. 400). Unter dem Ursprungsteil des Muskels liegt eine wallnussgrosse Bursa, die oft mit dem Ellbogengelenk kommuniziert. Der *M. flexor carpi ulnaris* entspringt mit dem schwächeren, sehnig-muskulösen *Caput ulnare* (Fig. 322 f') medial am Olecranon und mit seiner Hauptmasse, dem *Caput humerale* (f) am Epicondylus flexor. des Humerus hinter dem M. flexor carpi rad. (Fig. 401) und endet starksehnig, mit dem Lig. carpi transversum (s. S. 229) verbunden, am Os accessorium (Fig. 401).

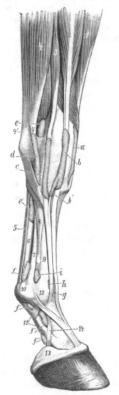

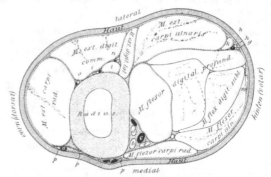

Figur 324. Querschnitt durch den Unterarm des Pferdes. Der Schnitt ist zwischen 3. und 4. Achtel des Unterarms im rechten Winkel zu dessen Längsachse geführt.

a Hautvene (V. cephalica accessoria), b A. und c V. mediana, d starker Ramus muscularis arteriosus mit der entspr. Vene, e N. medianus, f V. cephalica antebrachii, g N. ulnaris, h, h A. und V. collateralis ulnaris, i Zweig des N. radialis mit einem Arterien- und Venenaste, k Caput ulnare des M. flexor digital. prof., l M. abductor pollic. long., m Caput ulnare des M. flexor carpi ulnaris, n Zweig der A. interossea dorsalis, o Endzweig der A. collateralis radialis mit der entspr. Vene, p, p, p Hautnerven vom N. medianus.

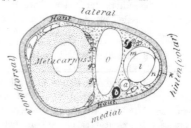

Figur 323. Sehnenscheiden und Schleimbeutel der am Vorderfusse gelegenen Sehnen des Pferdes.

a Sehnenscheide des M. ext. carpi radialis (1), b Sehnenscheide des M. ext. digital. communis (2), die einen mit b' bezeichneten Seitenschenkel für die Sehne des Philipps'schen Muskels abzweigt, c Sehnenscheide für den M. ext. digital. lat. (3), d Sehnenscheide für den zum Köpfchen des lateralen Griffelbeins ziehenden Sehnenschenkel (4'') des M. ext. carpi ulnaris (4), e, e' Sehnenscheide der oberflächlichen und tiefen Beugesehne (5 u. 6) im Bereich des Carpus, f, f', f'', f''' Sehnenscheide der oberflächlichen und tiefen Beugesehne (5 u. 6)

Figur 325. Querschnitt durch die Mitte des Vordermittelfusses des Pferdes. a A. digitalis communis, b die entspr. Vene, c N. volaris medialis, d N. volaris lateralis und e der ihn begleitende dünne Arterienast, f V. metacarpea vol. superf. lat., g, g, g Aa. metacarpeae volares prof., h Sehne des M. ext. digital. comm., i Sehne des M. ext. digital. lat., k Ramus communicans zwischen beiden Nn. volares, l tiefe Beugesehne, m ihre Verstärkungssehne, n oberflächliche Beugesehne, o M. interosseus medius.

im Bereich des distalen Mittelfussendes und der ersten beiden Zehenglieder, g Schleimbeutel unter der Sehne des M. ext. digital. communis, h Schleimbeutel unter der Sehne des M. ext. digital. lat., i Fesselgelenkskapsel. 1 M. ext. carpi radialis, 2 M. ext. digital. comm., 3 M. ext. digital. lat., 4 M. ext. carpi ulnaris, der mit einer Sehne (4') am Os accessorium, mit der anderen (4'') am Köpfchen des lateralen Griffelbeins endet, 5 oberflächliche und 6 tiefe Beugesehne, 7 M. interosseus medius, 8 laterales Griffelbein, 9 Hauptmittelfussknochen, 10 Ringband, 11 Fesselplatte, 12 Fesselgelenk, 13 Hufknorpel, 14 Hufknorpel-Fesselbeinband.

Der **M. flexor carpi radialis** (Fig. 322 e, e', 324) liegt als schlanker, rundlicher Muskel unter der Faszie medial an der hinteren Fläche des Radius, nach vorn vom vorigen. Er entspringt am Epicondylus flexorius des Humerus (Fig. 401) und geht zwischen dem 3. und 4. Viertel des Unterarms in eine rundliche Sehne aus, die in einem von der Unterarmfaszie und dem Lig. carpi transversum gebildeten Kanal, von einer Sehnenscheide umschlossen, über die Beugefläche des Carpus nahe dessen medialem Rande herabläuft und am Köpfchen des medialen Griffelbeins endet.

Ausnahmsweise findet man beim Pferde einen muskulösen **M. pronator teres**, der als schmaler, dünner Fleischkörper am Epicondylus flexorius des Humerus entspringt, schräg vor- und fusswärts gerichtet ist und am medialen Seitenband des Ellbogengelenks bzw. am Radius endet. Er bedeckt die A. mediana. Lesbre [357] hat einmal auch einen *M. brachioradialis* (s. S. 235) beim Pferde beobachtet.

Der **M. flexor digitalis sublimis**, Oberflächlicher Zehenbeuger (Fig. 324 und 326 m), ist ein stark sehniger, fast dreikantiger Muskel, der, fast ganz vom M. flexor carpi uln. bedeckt, auf dem innig mit ihm verbundenen M. flexor digit. profund. liegt, an dessen Sehne sein distaler Teil nicht selten Sehnenfäden abgibt. Er entspringt vom Beugeknorren des Humerus zwischen M. flexor carpi uln. und flexor digit. prof. (Fig. 401), erhält vom medialen Rande des Radius, distal von dessen Mitte, eine Verstärkungssehne *(Caput tendineum,* Schmaltz [547]) (Fig. 326 n, 400 u. 401) und geht nahe dem Carpus in eine starke Sehne (oberflächliche Beugesehne) über, die an der volaren Fläche des Carpus (innerhalb des Lig. carpi transv.) und Metacarpus herabläuft (Fig. 200 b, 313 ₃₅ u. 326 m', m') und dabei auf der tiefen Beugesehne liegt (Fig. 325 n und l), mit der sie 2 gemeinschaftliche Sehnenscheiden (s. S. 254) besitzt. Nahe dem 1. Zehengelenk wird sie breiter, gelangt über die Gleitfläche der Sesambeine, durch ein Ringband (Fig. 194 e, 198 e, 200 ₈, 323 ₁₀ u. 326 s) fixiert, an die volare Seite des 1. Zehenglieds und spaltet sich in 2 Schenkel (Fig. 326 m'), zwischen denen die tiefe Beugesehne (k) durchtritt; die Schenkel enden seitlich an der Kronbeinlehne und mit einem schwächeren Zuge auch am distalen Ende des Seitenrandes des Fesselbeins (Fig. 194 a, 400 u. 401) und verschmelzen an der Kronbeinlehne mit den volaren Kronfesselbeinbändern.

Im distalen Viertel des Metacarpus geht von den Seitenrändern der oberflächlichen Beugesehne eine Sehnenplatte (Fig. 194 d) ab, die gurt- oder röhrenförmig die tiefe Beugesehne umfasst und bis zum Fesselgelenk reicht. Am Fesselbein bildet die Sehne einen zweiten, aber viel schwächeren Gurt um die tiefe Beugesehne. Am Fesselgelenk wird die Sehne ausserdem durch das erwähnte, durch eine Verstärkung der Faszie entstandene Ringband (Fig. 326 s) in der Lage erhalten, das eine nicht scharf abgesetzte Faszienplatte darstellt, die mit dem Zwischengleichbeinband und den Sesambeinen, stellenweise auch mit der Oberfläche der Sehne verschmilzt und zehenwärts mit einer zweiten Sehnenplatte (Fesselplatte) (Fig. 198 f, f', f'') in Verbindung steht, welche die beiden Schenkel der oberflächlichen Beugesehne unter sich und mit dem Fesselbein verbindet. Sie befestigt sich jederseits mit je einem Zipfel oder Schenkel am proximalen und distalen Drittel des Randes des Fesselbeins (Fig. 194 h u. 198 f', f''). Hufbeinseitig verdünnt sich die Fesselplatte und verschmilzt z. T. mit der Zehenbinde (S. 140) (Fig. 198 i). Am Metacarpus ist der mediale Rand der Sehne mehr gerundet und der laterale mehr scharf, umgekehrt am Metatarsus (Lotze [376 a]).

Der **M. flexor digitalis profundus**, Tiefer Zehenbeuger, bildet die tiefste Muskelschicht und besteht aus 5 Köpfen (Muskeln), die einen verschiedenen Ursprung haben, vom Carpus ab aber eine gemeinschaftliche Sehne bilden.

a) Das dreibäuchige *Caput humerale* (Fig. 324, 326 g) besteht aus 3 starken, miteinander verbundenen, grösstenteils sehnig durchsetzten Muskelkörpern, die an der hinteren Fläche des Radius liegen, am Beugeknorren des Humerus entspringen (Fig. 401) und nahe dem Carpus in eine sehr harte, platte Sehne ausgehen. b) Das *Caput ulnare* (Fig. 324 k u. 326 i) liegt oberflächlich zwischen M. extensor und flexor carpi ulnaris. Es entspringt fleischig an der medialen Fläche und dem hinteren Rande des Olecranon (Fig. 401) und geht bald in eine lange, schmale Sehne (Fig. 326 i') über, die zwischen dem vorigen und dem M. ext. carpi ulnaris liegt und sich nahe dem Carpus in der Hauptsehne verliert. c) Das *Caput radiale* (Fig. 326 h), der schwächste Kopf, ist ein platter Muskel, der hinten unmittelbar am Radius liegt und an dessen

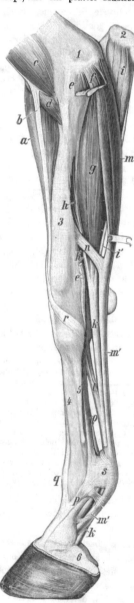

mittlerem Drittel entspringt (Fig. 400). Er bildet am distalen Speichenende eine Sehne (Fig. 326 h'), die alsbald mit der Hauptsehne verschmilzt.

Die gemeinschaftliche Sehne, die tiefe Beugesehne (Fig. 198 b, 200 d, 313 $_{34}$ u. 326 k, k), ist anfangs knorpelhart und platt, wird aber bald rundlich. Sie liegt, von der oberflächlichen Beuge-sehne bedeckt, an der Beugefläche des Carpus, über-brückt vom Lig. carpi transversum, und am Metacarpus (Fig. 325 l), an dessen mittlerem Drittel sie eine Ver-stärkungssehne (*Caput tendineum*, Schmaltz [547]) (Fig. 326 l) empfängt, die aus dem Lig. carpi volare entspringt. Nahe dem Fesselgelenk tritt die tiefe Beuge-sehne durch den S. 253 erwähnten Ring der oberflächlichen und über die Gleitfläche der Sesambeine, durch das S. 253 beschriebene Ringband (Fig. 326 s) in der Lage erhalten, an die volare Fläche des Fesselbeins, wird platt, tritt zwischen den Schenkeln der oberflächlichen Beugesehne hindurch (Fig. 326 m', m') und endet, einen kleinen Schleimbeutel, die *Bursa podotrochlearis* (Fig. 200 u), unter sich, an der Beugesehnenfläche des Hufbeins, gleichzeitig aber auch noch am Huf-knorpel (Stoss [603]).

Die beiden Beugesehnen besitzen 2 gemeinschaft-liche Sehnenscheiden. Die eine (Fig. 323 e, e') beginnt 8—10 cm über dem Carpus und reicht bis zur Verbindung der Verstärkungssehne mit der tiefen Beugesehne; sie ver-schmilzt am Metacarpus mit der Oberfläche der oberfläch-lichen Beugesehne. Die 2. Sehnenscheide (Fig. 200 t, t', 323 f, f', f'' u. f''') beginnt 8—10 cm über dem Fesselgelenk und reicht bis zur Mitte des 2. Zehenglieds. Sie ist auch

Figur 326.   Tiefe Muskeln am rechten Unterarm und Fusse des Pferdes; von der medialen Seite gesehen.

a M. extensor carpi radialis, b der von der Sehne des M. biceps stammende Sehnenzug, der sich mit der Sehne des M. extensor carpi radialis vereinigt, c Ende vom M. biceps, d Ende vom M. brachialis, e Ursprungsteil vom M. flexor carpi radialis (abgeschnitten), c' Sehne des M. flexor carpi radialis, f Ursprungsteil vom M. flexor carpi ulnaris, g Caput humerale des M. flexor dig. profundus, h Caput radiale des M. flexor dig. profundus, h' seine Sehne, i Caput ulnare des M. flexor dig. profundus, i' seine Sehne, k, k tiefe Beugeschne, l ihre Unterstützungssehne, m M. flexor dig. sublimis, m', m' seine Sehne, n Unterstützungssehne derselben, o M. interosseus medius, p sein Strang zur ge-meinschaftlichen Strecksehne, q gemeinschaftliche Streck-sehne, r Sehne vom M. abductor pollicis longus, s Ring-band am Metakarpophalangealgelenk.

1 distales Ende des Humerus, 2 Olecranon, 3 Radius, 4 Os metacarpale III, 5 Os metacarpale II, 6 Hufknorpel.

Figur 326.

mit der Oberfläche der Sehne des M. flexor digitalis subl. und mit der Fesselplatte verbunden und zeigt mehrere blindsackartige Ausbuchtungen zwischen den Schenkeln der Fesselplatte. Am schwächsten ist die Sehne am Metacarpus oberhalb ihrer Verbindung mit der Unterstützungssehne, in der Mitte des Fessels und am Strahlbein (Lotze [376a]).

Die Unterstützungssehne lässt sich mit Leichtigkeit bis ins distale Drittel des Metacarpus abtrennen und ist bei schweren, kaltblütigen Tieren doppelt so stark als bei warmblütigen (Siedamgrotzky [579a]).

Wirkungen (Fig. 392 u. 393). Die Wirkung der Unterarmmuskeln erstreckt sich hauptsächlich auf die Streckung oder Beugung des Fussgelenks und der Zehengelenke. Nach Günthers Ansicht tragen aber die Streckmuskeln auch zur Beugung und die Beugemuskeln zur Streckung des Ellbogengelenks bei. Der *M. ext. carpi radialis* streckt und fixiert das Karpalgelenk und wird dabei durch den *M. abduct. pollic. long.* unterstützt, der auch die leichten Drehbewegungen im Carpus zu vermitteln scheint. Der *M. ext. digit. comm.* streckt die Zehengelenke und das Karpalgelenk. Der *M. ext. digit. lateralis* streckt das erste Zehengelenk. Der *M. ext.* und *flexor carpi ulnaris* beugen das Karpalgelenk, wirken aber wegen ihrer sehnigen Beschaffenheit auch als Spann- und Stützbänder. Der *M. flexor carpi radialis* beugt das Karpalgelenk. Der *M. flexor digit. subl.* beugt das 1. und 2., der *M. flexor digit. prof.* das 3. Zehengelenk. Die Verstärkungssehnen beider Muskeln und der Sehnenzug, der von der Endsehne des M. biceps an den M. ext. carpi rad. geht, tragen ganz wesentlich dazu bei, dass die Pferde ohne Ermüdung der Beuge- und Streckmuskeln lange Zeit stehen und sogar im Stehen schlafen können.

Innervation. Die am Unterarm gelegenen Streckmuskeln (inkl. M. extensor carpi ulnaris) werden vom N. radialis, die Beuger hingegen vom N. medianus und ulnaris innerviert.

Blutgefässversorgung. Die Arterien für die Streck- und Beugemuskeln stammen von der A. brachialis und mediana, und zwar die für die ersteren im wesentlichen von der A. collat. radialis und der A. interossea dorsalis, die für die letzteren von der A. collateralis ulnaris, A. interossea communis und von Rami musculares der A. mediana.

V. Muskeln am Vordermittelfuss des Pferdes.

Am Metacarpus finden wir ausser den Sehnen von am Unterarm gelegenen Muskeln nur an der volaren Seite einzelne kleinere Muskeln. Die **Mm. interossei**, Zwischenknochenmuskeln, kommen beim Pferde teils rudimentär, teils rein sehnig vor. Der meist ganz sehnige, nur vereinzelte Muskelfasern führende **M. interosseus medius**, Mittlerer Zwischenknochenmuskel (Aufhängeband der Sesambeine; s. S. 155) (Fig. 313 32, 325 u. 326 o), liegt zwischen beiden Griffelbeinen direkt an der volaren Fläche des Mc 3. Er entspringt aus dem Lig. carpi volare (s. S. 150). Im distalen Drittel des Metacarpus spaltet er sich in 2 Schenkel, die sich an den Sesambeinen anheften (Fig. 400 u. 401); jeder Schenkel gibt noch einen schräg hufbeinwärts und dorsal verlaufenden, stärkeren Strang (Fig. 313 33 u. 326 p) ab, der sich teilweise mit dem entspr. Seitenband der Sesambeine verbindet und sich auf der Fussrückenfläche des Fesselbeins mit der Sehne des M. ext. digit. comm. vereinigt und einen kleinen Schleimbeutel unter sich hat (Fig. 194 c, c, c). Die **Mm. interossei laterales**, Seitliche Zwischenknochenmuskeln, sind 2 rundliche, dünne, blasse Muskeln, die an den einander zugewandten Flächen der Griffelbeinköpfchen entspringen; sie bilden dünne, an den Griffelbeinen liegende Sehnen, die sich in der Fesselgelenksgegend verlieren. Die **Mm. lumbricales**, Wurmförmige Muskeln, sind 2 blassrote, sehr kleine Muskeln, die jederseits proximal vom Fesselgelenk seitlich an den Beugesehnen liegen und sich mit ihren schwachen Sehnen in der Gegend des Kötenschopfes verlieren.

Wirkungen. Der *M. interosseus medius* ist beim Pferde nur Feststeller und Träger des Fesselgelenks und Spannband. Dadurch, dass er die Sesambeine trägt und diese einen Teil der Gelenkfläche für die Hauptmittelfussknochen bilden, wird es, dass der grösste Teil der Körperlast beim Auftreten der Tiere vom M. interosseus medius aufgefangen und getragen wird. Durch seine Verbindung mit der Sehne des M. ext. digit. commun. wird das Gelenk beim Auftreten gestreckt und dadurch ein zu starkes Durchtreten verhindert. Die Wirkung der *Mm. inteross. later.* und *lumbricales* ist ohne Belang.

Innervation und Blutgefässversorgung. Die am Fusse gelegenen Sehnen und Muskeln werden vom N. medianus und ulnaris (der M. interosseus medius nach Szakáll [615] vom N. volaris lateralis) und von der A. mediana versorgt.

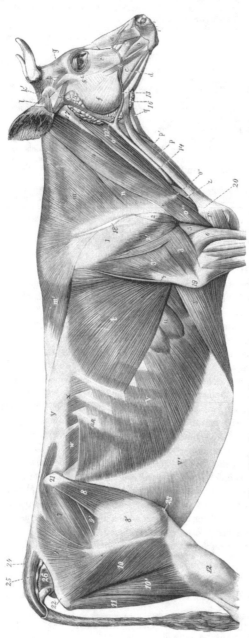

Figur 327. Oberflächliche Muskelschicht des Rindes; von der Seite gesehen.

a M. levator nasolabialis, a' M. levator labii sup. proprius und M. caninus, b M. depressor labii sup., c M. buccinator, c' M. malaris, d M. depressor labii inf., e M. zygomaticus, f M. masseter, g M. frontalis, g' M. orbic. oculi, h M. scutularis, i Niederzieher des Ohres, k, k' Einwärtszieher des Ohres, l kurzer Heber des Ohres, m M. trapezius cervicalis, m' M. trapezius thoracalis, n M. omotransversarius, o, o', o'' u. o''' M. brachiocephalicus, und zwar o M. cleidooccipitalis, o' M. cleidomastoideus, o'' Schlüsselbeinsehne, o''' Pars clavicularis, p M. sternomandibularis, p' M. sternomastoideus, q M. sternohyoideus, r M. pectoralis superficialis, s M. pectoralis prof., t M. latissimus dorsi, u Ursprungszacken des M. serratus ventralis, v M. obliquus abdom. ext., v' dessen Sehne, w M. obliquus abdom. int., x M. serratus dorsalis exsp., y Fascia lumbodorsalis, z der dem M. subclavius hom. entspr. Muskel. 1 Ursprungsfaszie des M. deltoideus, 2 Pars acromialis und 2' Pars scapularis des M. deltoideus, z der dem M. subclavius hom. entspr. Muskel. 'brachii, 4 M. tensor fasciae antebrachii, 5 M. brachialis, 6 M. extensor carpi radialis, 7 M. glutaeus medius, 8 M. tensor fasciae latae, 8' Fascia lata, 9 der dem medialen Teil des M. glutaeus superfic. entspr., mit dem M. biceps femoris verschmelzende, 9' der dem lateralen Teil des M. glutaeus superficialis entspr., mit dem M. tensor fasciae latae verschmelzende Muskelabschnitt, 10, 10' M. biceps femoris, 11 M. semitendinosus, 12 Fascia cruris, 13 V. facialis, 13' V. maxillaris int., 14 V. jugularis, 15 Gland. parotis, 16 Gland. submaxillaris, 17 Atlasflügel, 18 Spina scapulae, 19 Olecranon, 20 Sternum, 21 Tuber coxae, 22 Tuber ischiadicum, 23 Patella, 24 u. 25 Heber des Schwanzes, 26 Seitwärtszieher des Schwanzes, 13. R. = 13 Rippe.

VI. Muskeln an der Schultergliedmasse der Wiederkäuer.

I. Der **M. brachiocephalicus** entspringt beim Rinde als **M. cleidooccipitalis** (Fig. 327 o) am Occipitale und am Nackenband und als **M. cleidomastoideus** (Fig. 327 o') mit einer langen, rundlichen, mittelst einer dünnen Sehnenhaut mit dem Unterkiefer verbundenen Sehne teils an der Pars mastoidea, teils am M. longus capitis. Beide Portionen treten etwa in der Mitte des Halses zusammen und vereinigen sich im Schlüsselbeinstreifen (Fig. 327 o'', 331 c''') mit der klavikularen Portion (Fig. 327 o''').

Bei der Ziege verschmilzt der M. cleidomastoideus (Fig. 331 c') mit dem M. longus capitis und dem tiefen Kopfe des M. sternocephalicus und endet am Tuberculum pharyngeum. An die mediale Fläche des Muskels tritt am Schultergelenk ein kleiner, rundlicher Muskel (Fig. 327 z), der an der 1. Rippe entspringt und wahrscheinlich dem M. subclavius hom. entspricht. Beim Schafe soll er nach Chauveau [103] bisweilen fehlen; wir fanden ihn stets.

Der **M. sternocephalicus** besteht aus zwei Muskeln. Der oberflächliche (Brustkiefermuskel) (Fig. 327 p, 331 d, d') entspringt am Sternum und an der 1. Rippe; er endet mit einer stärkeren Sehne (Fig. 302 s'') am oralen Rande des M. masseter und oral von ihm aponeurotisch an der Mandibula (Fig. 302 s') und dem M. depressor labii inf. Bei der Ziege geht der erstere Schenkel mitten über die laterale Fläche des M. masseter bis zum Jochbogen und verschmilzt mit der Eigenaponeurose des M. masseter; beim Schafe fehlt er. Der tiefere Muskel (Brustwarzenmuskel) (Fig. 302 t, 327 p') entspringt am Sternum, kreuzt den vorigen und endet sehnig an der Pars mastoidea, am Unterkiefer und mit dem M. longus capitis am Tuberculum pharyngeum, an letzterem besonders beim Schafe. Der **M. trapezius** (Fig. 327 m, m', 331 a, a') ist fleischiger als beim Pferde. Er entspringt vom 1. (2.) Hals- bis 10. Brustwirbel am Nackenband und an den Proc. spinosi der Brustwirbel und endet sehnig an der Spina scapulae; sein Ursprungsteil liegt auf (nicht unter) dem Nackenband. Mit dem M. trapezius cerv. stösst am Schulterblatt der **M. omotransversarius** (Fig. 327 n, 331 b) zusammen. Er entspringt dünnsehnig am 1. (2.) Halswirbel und wird vom M. brachiocephal. bedeckt. Er verliert sich in der Schulterbinde. Der **M. rhomboideus** entspringt auf dem Nackenband vom 2. Hals- bis 7. oder 8. Brustwirbel und endet an der Unterfläche des Schulterblattknorpels. Der **M. latissimus dorsi** (Fig. 327 t, 331 k) entspringt aus der Fascia lumbodorsalis mit einer breiten Sehnenplatte und endet an der medialen Oberarmbeinnarbe. Der **M. pectoralis superficialis** (Fig. 327 r, 331 g, g') nimmt seinen Ursprung am ventralen Rande des Sternum vom Manubrium bis zum 5. Rippenknorpel und endet mit dem kleineren kranialen Teil (**Pars clavicularis**) am Humerus und mit dem erheblich breiteren kaudalen Teil (**Pars sternocostalis**) in der Unterarmfaszie. Der **M. pectoralis profundus** (Fig. 327 s, 331 h) entspringt am Sternum vom Schaufelknorpel bis zur 2. Rippe (bei Schaf und Ziege nach Reiser [489] bis zur 5. Rippe) und endet am Tuberculum minus et majus humeri, ausserdem mit einer lateralen Muskelzacke am M. supraspinatus und vermittelst einer starken, an seinem dorsalen Rande entstehenden Sehne am Proc. coracoideus; letztere Sehne verschmilzt mit der Ursprungssehne des M. coracobrachialis. Die *Pars praescapularis* des *M. pectoralis prof.* fehlt. Der **M. serratus ventralis** (Fig. 327 u) breitet sich vom 3. (2.) Halswirbel bis zur 9. Rippe aus; Hals- und Brustteil sind relativ deutlich voneinander getrennt. Der Halsteil befestigt sich an einer reichlich handtellergrossen Stelle in der Umgebung des Nackenwinkels (Fig. 176 a), der Brustteil teils am dorsalen Teile des Beckenrandes der Scapula, teils schiebt er sich mit einer breiten, starken Sehne zwischen den kaudalen und mittleren Teil des M. subscapularis ein und inseriert sich an der Fossa subscapularis (Fig. 176 b).

II. Der **M. supra-** und **infraspinatus** füllen die Grätengruben aus und entspringen in ihnen; der erstere springt stark über den halsseitigen Rand der Scapula vor; er endet mit einem grösseren Schenkel am freien Rande und medial vorn am Tuberculum majus und mit dem schwächeren medialen Schenkel vorn am Tuberculum minus; zwischen beiden befindet sich im Sulcus intertubercularis die Sehne des M. biceps brachii. Der *M. infraspinatus* inseriert sich mit seinem tieferen Teile am freien Rande und hinten an der medialen Fläche des Tuberculum majus, während sein oberflächlicher Teil in eine starke, platte Sehne ausgeht, die, einen geräumigen Schleimbeutel unter sich, über den freien Rand des Tuberculum majus hinweggeht und an dessen lateraler Seite endet. Der **M. deltoideus** zerfällt in eine am Acromion entspringende *Pars acromialis* (Fig. 327 ₂) und eine an der Aponeurose des M. infraspinatus (Fig. 327 ₁) und am beckenseitigen Rande des Schulterblatts beginnende *Pars scapularis* (Fig. 327 ₂'); beide Portionen vereinigen sich und enden zum grösseren Teile an der Tuberositas deltoidea, doch geht ein grosser Teil der Pars scapularis in eine Faszie aus, die mit der den M. triceps br. überziehenden Aponeurose verschmilzt. Der **M. teres minor** inseriert sich am Anfang der Crista humeri; sonst ist er wie beim Pferde (s. S. 245). Der die Fossa subscapularis ausfüllende und in ihr entspringende **M. subscapularis** besteht aus 3 deutlich voneinander getrennten Portionen. Die Ansatzsehne wird von der mittleren Portion gebildet, mit der die beiden anderen verschmelzen; er inseriert sich am Tuberculum

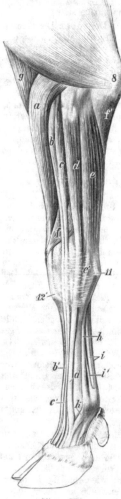

minus. Der **M. teres major** reicht vom Rückenwinkel der Scapula bis zur medialen Oberarmbeinnarbe. Der **M. coracobrachialis** entspringt am Proc. coracoid. und endet medial und vorn am Humerus. Der **M. triceps brachii** (Fig. 327 ₃, ₃', 331 f, f') und der **M. anconaeus** (*parvus*) sind wie beim Pferde. Der Kapselbandmuskel fehlt. Der **M. tensor fasciae antebr.** (Fig. 327 ₄, 331 z) entspringt am M. latissimus dorsi und aponeurotisch am beckenseitigen Rande der Scapula (bei Schaf und Ziege ausserdem noch von der Aponeurose des M. infraspinatus), ist schmal und bildet eine schmale, flache, stark markierte Endsehne, die sich medial am Olecranon inseriert. Der **M. biceps br.** ist weniger dick und sehnig als beim Pferde und liegt mehr medial am Humerus. Seine am Tuber scapulae beginnende, platte Ursprungssehne wird am Sulcus intertubercularis durch ein Ringband in der Lage erhalten; beim Schafe geht die rundliche Sehne durch die Schultergelenkskapsel. Der Muskel endet (Fig. 329 a) teils fleischig (am medialen Seitenband des Ellbogengelenks), grösstenteils aber sehnig und zwar mit einem starken Sehnenzuge an der Tuberositas radii und mit einem zweiten lateral von ihr vorn am Radius, bei Schaf und Ziege an der Tuberositas radii und am Proc. coronoideus der Ulna. Der nur wenig gewundene **M. brachialis** (Fig. 327 ₅, 331 ₁) entspringt hinten am Humerus dicht unter dem Caput, verläuft nach der Beugeseite des Ellbogengelenks und endet an der Tuberositas radii und am medialen Speichenrand (Fig. 329 b), bei Schaf und Ziege ausserdem an der Ulna dicht unterhalb des Proc. coronoideus.

III. Der **M. extensor carpi radialis** (Fig. 328 a, 329 c, c' u. 331 ₂) verhält sich im allgemeinen wie beim Pferde (s. S. 249); seine Sehne ist m. o. w. zweigeteilt. Mitunter enthält er (beim Rinde seltener, beim Schafe

Figur 328. Laterale Ansicht der Muskeln am Unterarm und Fusse des Rindes.
a M. ext. carpi radialis, b M. ext. digiti tertii proprius, b' seine Sehne, c M. ext. digit. comm., c' seine Sehne, d, ď M. ext. digiti quarti proprius mit seiner Sehne, e M. ext. carpi ulnaris, e' sein zum Mc 5 ziehender Sehnenschenkel, f M. abductor pollicis longus, f' Caput ulnare des M. flexor digit. prof., g M. brachialis, h M. interosseus medius, i Beugesehnen, i' Unterstützungssehne von dem M. interosseus zu den Beugesehnen, k Unterstützungssehne vom M. interosseus zur seitlichen Strecksehne.
8 Olecranon, 11 Os accessorium, 12' Beule des Mc 3.

Figur 328.

häufiger) noch einen kleinen Muskelbauch, dessen sehr dünne Sehne an seinem medialen Rande herabläuft, dann mit der Hauptsehne über den Carpus tritt und am proximalen Ende des Mc neben der letzteren endet (*M. extensor pollicis* nach Franck-Martin). Es sind 3 **Zehenstrecker** vorhanden. Der mittlere **M. extensor digitalis communis** (Fig. 328 c, c', 331 4) ist relativ sehr schwach; er entspringt mit einem oberflächlichen Kopfe am Streck-

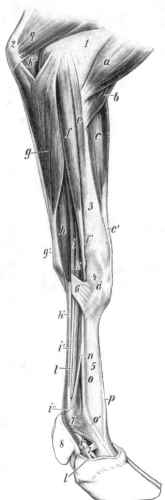

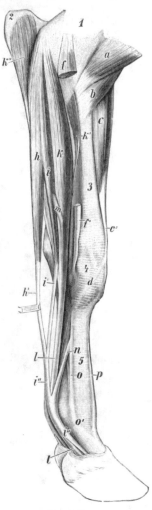

Figur 329.
Mediale Ansicht der Muskeln und Sehnen am Unterarm und Fusse des Rindes (oberflächliche Schicht).

Figur 330.
Mediale Ansicht der Muskeln und Sehnen am Unterarm und Fusse des Rindes (tiefe Schicht).

In dieser Abbildung sind der M. flexor carpi ulnaris (g der Fig. 329), der M. pronator teres (e in Fig. 329) und der grössere Teil des M. flexor carpi radialis (f der Fig. 329) entfernt, damit die Beugemuskeln in ganzer Ausdehnung zum Vorschein kommen. Es sind ausserdem die Beugesehnen etwas auseinandergezogen, damit deren anatomische Verhältnisse besser überschaut werden können.

Die nachfolgenden Bezeichnungen beziehen sich auf beide Abbildungen.

a Ende vom M. biceps brachii, b Ende vom M. brachialis, c M. extensor carpi radialis, c' seine Sehne, d Sehne des M. abductor pollicis longus, e M. pronator teres, f M. flexor carpi radialis, f' seine Sehne, g M. flexor carpi ulnaris, g' seine Sehne, h oberflächlicher Kopf des M. flexor dig. sublimis, h' seine Sehne, i tiefer Kopf des M. flexor dig. sublimis. i' seine Sehne, i'', i'' oberflächliche Beugesehne, k Caput humerale, k' Caput radiale und k'' Caput ulnare des M. flexor dig.

Figur 329.

Figur 330.

profundus, l, l tiefe Beugesehne, m Muskelbündel vom tiefen Kopf des M. flexor dig. sublimis zum M. flexor dig. profundus, n Unterstützungssehne vom M. interosseus medius zu den Beugesehnen, o M. interosseus medius, o' seine Unterstützungssehne zu den Sehnen der Zehenstrecker, p Sehne des M. extensor dig. tertii proprius, q Caput mediale des M. triceps brachii.
1 Humerus, 2 Olecranon, 3 Radius, 4 Carpus, 5 Metacarpus, 6 Lig. carpi dorsale, 7 Ringband des Metakarpophalangealgelenks, 8 mediale Afterklaue.

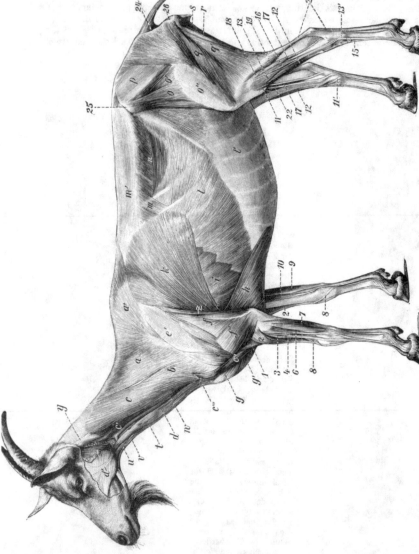

Figur 331.
Oberflächliche
Muskeln der Ziege
(nach Wegnahme der
Hautmuskeln).

a M. trapezius cervical., a' M. trapezius thorac., b M. omotransversarius, c, c', c'' M. brachiocephalicus (c M. cleidooccipitalis, c' M. cleidomastoideus, c'' Pars clavicularis), c''' Klavikularsehne, d M. sternomandibularis, d' dessen Endaponeurose, e M. deltoideus, e' dessen Ursprungsaponeurose, f Caput long. u. f' Caput lat. des M. tric. brach., g, g' M. pectoralis superfic., h M. pectoralis prof. (Pars humeralis), i M. serratus ventr., k M. latissimus dorsi, l M. obliquus abd. ext., l' dessen Endaponeurose, m M. serratus dorsalis exspirat., m' Fascia lumbodorsalis, n M. obliquus abdom. int., o M. tensor fasciae latae, o' der mit o verschmolzene Teil des M. glutaeus superfic., o'' Fascia lata, p M. glutaeus medius, q, q' M. biceps, r M. semitendinosus, s M. semimembranosus, t M. sternomastoideus, u M. omohyoideus, v M. sternohyoideus, w V.

jugularis, y Sehne des M. atlantooccipitalis, z M. tens. fasc. antebr. 1 M. brachialis, 2 M. ext. carpi rad., 3 M. ext. digiti tertii propr., 4 M. ext. digit. comm., 6 M. ext. digiti quarti propr., 7 M. ext. carpi uln., 8 Sehne des M. abductor poll. long., 9 M. flexor carpi rad., 10 M. flexor carpi uln., 11 M. tibialis anterior, 11' dessen Endsehne, 12 M. peronaeus tertius und ext. digit. pedis long., 13 M. peronaeus longus, 13' dessen Endsehne, 15 Sehne des M. ext. digit. comm., 16 M. ext. digiti quarti proprius, 17 M. flexor digital. prof. (M. flexor halluc. long. u. tibialis post.), 18 M. soleus, 19 M. gastrocnemius lateralis. 20 oberflächliche Beugesehne, 22 M. flexor digitalis ped. longus, 24 freier Rand der Faszzie, 1 knorren des Humerus und mit einem tieferen (*M. extensor indicis*) an der Ulna; beide Köpfe vereinigen sich ungefähr in der Mitte des Unterarms zu einem Muskel, der bald in eine Sehne übergeht, die (Fig. 328 c') zwischen den beiden anderen Strecksehnen liegt und sich am distalen Metakarpusende, wo sie durch ein Querband fixiert wird, in 2 Schenkel spaltet, die an beiden Klauenbeinen enden, den Kapselbändern der entspr. Zehengelenke aber nur locker anliegen. Bei Schaf und Ziege vereinigt sich die Sehne des M. ext. ind. proprius mit der des M. ext. digit. comm. erst gegen das distale Viertel des Radius. Lateral und medial vom M. ext. digit. comm. liegt je ein besonderer Zehenstrecker. Der mediale **M. extensor digiti tertii proprius** (Fig. 328 b, 331 $_3$) ist als ein abgespaltener Teil des M. extensor digitalis communis aufzufassen (s. S. 234); er entspringt am Streckknorren des Humerus; der **laterale M. extensor digiti quarti proprius** (Fig. 328 d, d, 331 $_6$) ist identisch mit dem **M. extensor digitalis lateralis** (s. S. 234); er entspringt am lateralen Seitenband des Ellbogengelenks, dem lateralen Bandhöcker des Radius und mit wenigen Fasern an der Ulna. Die beiden Sehnen (Fig. 328 b' u. d) inserieren sich, nachdem sie je 2 Verstärkungsschenkel vom M. interosseus medius (Fig. 328 k u. 329 o') erhalten haben, an der medialen bzw. lateralen Phalanx II und schicken beim Rinde noch ein dünnes Sehnenblatt an das mediale bzw. laterale Klauenbein; sie verbinden sich innig mit den Gelenkkapseln der Zehengelenke. Am distalen Unterarmende werden die Sehnen des M. ext. digit. comm. und des M. ext. digiti tertii proprius durch ein gemeinsames und die des M. ext. digiti quarti proprius durch ein besonderes Ringband in der Lage erhalten. Der **M. abductor pollicis longus** (Fig. 328 f, 329 d, 331 $_8$) verhält sich wie beim Pferde (s. S. 251) und inseriert sich medial am proximalen Ende des Mc $_3$. Der **M. extensor** und **flexor carpi ulnaris** und der **M. flexor carpi radialis** (Fig. 328 e, e', 329 g, g' u. f, f', 331 $_7$, $_9$, $_{10}$) verhalten sich wie beim Pferde (s. S. 251 u. 253); der letztere inseriert sich am mediovolaren Teile des proximalen Endes des Mc $_3$. Der am Beugeknorren des Humerus entspringende und dabei teilweise mit dem M. flexor carpi ulnaris verschmolzene **M. flexor digitalis sublimis** spaltet sich bald in einen oberflächlichen (Fig. 329 u. 330 h) und einen tiefen (Fig. 329 u. 330 i) Bauch, die am distalen Unterarmende in je eine Sehne (Fig. 329 u. 330 h' u. i') auslaufen, nachdem sich der tiefe Bauch kurz vorher durch einen stärkeren Sehnenzug (M. interflexorius n. Pitzorno [473]) (Fig. 330 m) innig mit dem Caput humerale des M. flexor digit. prof. (Fig. 329 u. 330 k) verbunden hat. Die Sehne des oberflächlichen Bauches (h') geht ausserhalb des Bogenbandes des Carpus (Fig. 329 $_6$) zum proximalen Ende des Mc, wo sie die starke Mittelfussfaszie durchbohrt. Die Sehne des tiefen Bauches geht, umgeben vom gen. Bande, zehenwärts; sie liegt am Carpus in einer Rinne der tiefen Beugesehne und erhält von dieser Verstärkungsmuskelbündel (M. lumbricalis, s. S. 262); in der Mitte des Mc verschmelzen beide Sehnen (Fig. 330 i''), um sich bald darauf wieder in 2 Sehnenschenkel zu teilen (Fig. 330); diese bilden, nachdem sie sich im distalen Viertel des Mc mit einer vom M. interosseus medius kommenden starken Sehnenplatte (Fig. 330 n) vereinigt haben, an der volaren Seite der Metakarpophalangealgelenke eine kräftige, röhrenförmige Scheide (Fig. 199 b) um die tiefen Beugesehnen und treten mit diesen durch das Ringband am 1. Zehengelenk (Fig. 330 $_7$) und durch ein zweites Haftband (Fig. 199 u. 202 h) an der volaren Seite des 1. Zehenglieds; sie enden an der Phalanx II der lateralen und medialen Zehe und zwar so, dass jeder Schenkel kurz vor seinem Ende m. o. w. vollkommen in 3 Äste zerfällt (Fig. 201 p), von denen die beiden seitlichen schwächeren an den beiden volaren Bandhöckern des proximalen Gelenkrandes der Phalanx II und der mittlere starke Ast an der volaren Fläche des 2. Zehenglieds enden. Der mittlere und der dem Zehenspalt abgekehrte seitliche Ast verschmelzen ausserdem mit den seitlichen volaren Kronfesselbeinbändern und enden dadurch indirekt auch am 1. Zehenglied. Der **M. flexor digitalis profundus** (Fig. 330 k, k', k'') setzt sich aus 3 Köpfen zusammen, wie beim Pferde (s. S. 253); das m. o. w. dreigeteilte Caput humerale verbindet sich dicht über dem Carpus und auch in seinem Bereich mit den tiefen Bauche des M. flexor digit. subl. (s. oben). Die gemeinsame tiefe Beugesehne (Fig. 329 u. 330 l, l) spaltet sich am distalen Ende des Metacarpus in 2 Schenkel, welche die oberflächliche Sehne durchbohren (Fig. 199 g) und an den Klauenbeinen und mit einem schwachen elastischen Zug auch an den 2. Zehengliedern enden. Sie werden an jedem Zehenglied durch Ringbänder (Fig. 199 h, 202 i, h, 329 $_7$) in der Lage erhalten. Eine Verstärkungssehne erhält die tiefe Beugesehne nicht; s. jedoch

M. interosseus medius S. 263.   Medial am Ellbogengelenk liegt ein meist rudimentärer
M. pronator teres (s. S. 236).

IV. Als ein **M. lumbricalis** werden die am Carpus zwichen der Sehne des
tiefen Bauches des M. flexor digit. sublimis und der tiefen Beugesehne liegenden Muskelbündel angesehen (s. S. 236).   Der **M. interosseus medius** (Fig. 328 h, 330 o) ist etwas
fleischiger als beim Pferde, bei jungen Tieren meist ganz fleischig.

Im distalen Drittel des Mc spaltet er sich zunächst in 3 und dann (durch abermalige
Spaltung der beiden seitlichen Schenkel oder durch 3-Teilung des mittleren Schenkels [wie in
Fig. 201 a″, a″, a‴]) in 5 Schenkel, von denen die beiden lateralen und medialen an die Sesam-
beine der beiden Zehen gehen, während der mittlere durch den Ausschnitt am distalen Ende des
Mc 3 u. 4 tritt, sich teilt und sich mit den Sehnen der für die betr. Zehen bestimmten, besonderen
Streckmuskeln vereinigt (Fig. 328 k, 330 o′), dabei aber auch Fasern an die interdigitalen
Seitenbänder der 1. Zehengelenke und die einander zugekehrten Flächen der Sesambeine abgibt

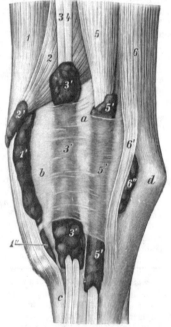
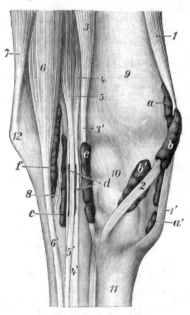
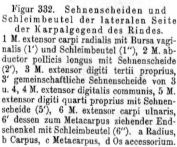

Figur 333. Sehnenscheiden und Schleimbeutel der medialen und volaren Seite der
Karpalgegend des Rindes.

Figur 332. Sehnenscheiden und
Schleimbeutel der lateralen Seite
der Karpalgegend des Rindes.

1 M. extensor carpi radialis mit Bursa vaginalis (1′) und Schleimbeutel (1″), 2 M. abductor pollicis longus mit Sehnenscheide
(2′), 3 M. extensor digiti tertii proprius,
3′ gemeinschaftliche Sehnenscheide von 3
u. 4, 4 M. extensor digitalis communis, 5 M.
extensor digiti quarti proprius mit Sehnenscheide (5′), 6 M. extensor carpi ulnaris,
6′ dessen zum Metacarpus ziehender Endschenkel mit Schleimbeutel (6″). a Radius,
b Carpus, c Metacarpus, d Os accessorium.

1 M. extensor carpi radialis, 1′ seine Sehne, 2 Sehne
des M. abductor pollicis longus, 3 M. flexor carpi
radialis, 3′ seine Sehne, 4 M. flexor dig. profundus,
4′ seine Sehne, 5 tiefer Bauch des M. flexor dig.
sublimis, 5′ seine Sehne, 6 oberflächlicher Bauch des
M. flexor dig. sublimis, 6′ seine Sehne, 7 M. flexor carpi
ulnaris, 8 durchschnittenes Lig. carpi transvers.,
9 Radius, 10 Carpus, 11 Metacarpus, 12 Os accessorium.
a, a′ Schleimbeutel unter der Endsehne des M. extensor carpi radialis, b Sehnenscheide und b′ Schleimbeutel der Sehne des M. abductor pollicis longus,
c Sehnenscheide des M. flexor carpi radialis, d Sehnenscheide bzw. Schleimbeutel zwischen der tiefen Beugesehne und der Sehne des tiefen Bauches des M. flexor

dig. sublimis, e scheidenartiger Schleimbeutel unter der tiefen Beugesehne, f scheidenartiger
Schleimbeutel unter der Sehne des oberflächlichen Bauches des M. flexor dig. sublimis.

(Fig. 202 a'''). Die beiden seitlichen an die Sesambeine tretenden Schenkel senden über die dem Zehenspalt abgekehrte Seite der Metakarpophalangealgelenke Stränge zu den besonderen Zehenstreckern; sie inserieren sich gleichzeitig aber auch am distalen Ende des Mc 3 u. 4.

Ungefähr mitten am Metacarpus zweigt vom M. interosseus medius eine Sehnenplatte (Fig. 202 a', 328 i') ab, die nahe dem Metakarpophalangealgelenk die tiefe Beugesehne gurtartig umfasst und mit der oberflächlichen Beugesehne verschmilzt; sie verbindet sich auch mit der Vordermittelfussfaszie (s. unten) und könnte mit der Unterstützungssehne der tiefen Beugesehne des Pferdes verglichen werden.

Die am Mittelfuss gelegene Faszie ist an der dorsalen Metakarpusseite dünn, an der volaren, wo sie eine direkte Fortsetzung des Bogenbandes des Carpus bildet, sehr stark, so dass sie einer dünnen Sehnenplatte gleicht; sie bleibt am ganzen Mittelfuss inkl. Mittelfusszehengelenk fast gleich stark, so dass das Ringband am gen. Gelenk nicht deutlich abgesetzt ist, sondern nur den distalen Teil der Mittelfussfaszie bildet; diese dicke Faszie befestigt sich an den Seitenrändern des Mc 3 u. 4 und verschmilzt mit der vom M. interosseus medius abgehenden Sehnenplatte (s. oben). An den Metakarpophalangealgelenken treten Züge der Faszie in die Hautwülste, die den Afterklauen als Grundlage dienen. Distal von diesen Gelenken spaltet sich die Faszie in 2 divergierend zu den 2. Zehengliedern und zur Wandfläche der Klauenbeine verlaufende und dort endende, gut markierte Stränge, die unter sich nur durch ein dünnes Faszienblatt verbunden sind und mit den Seitenbändern des 2. und 3. Zehengelenks verschmelzen.

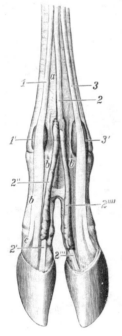

Figur 334.

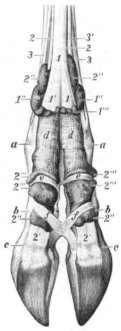

Figur 335.

Figur 334.
Dorsale Ansicht des linken Vorderfusses des Rindes mit Sehnenscheiden und Schleimbeuteln.
1 Sehne des M. extensor digiti tertii proprius mit Schleimbeutel (1'), 2 Sehne des M. extensor digitalis comm., 2' ihre mediale Endsehne mit Sehnenscheide (2''), 2''' ihre laterale Endsehne mit Sehnenscheide (2''''), 3 Sehne des M. extensor digiti quarti proprius mit Schleimbeutel (3'). a Metacarpus, b 1. Zehenglied, c 2. Zehenglied.

Figur 335.
Plantare Ansicht des linken Vorderfusses des Rindes mit der gemeinschaftlichen Sehnenscheide der oberflächlichen und tiefen Beugesehne.
1 oberflächliche Beugesehne, 1', 1' ihre Endschenkel, 1'', 1'' Endpforten des vorderen Abschnittes ihrer Sehnenscheide, 1''' kranzförmige Endpforte des hinteren Abschnittes ihrer Sehnenscheide, 2 tiefe Beugesehne, 2', 2' ihre Endschenkel, 2'', 2'', 2'', 2'' Endpforten ihrer Sehnenscheiden, 2''', 2''', 2''', 2''' Zwischenpforten ihrer Sehnenscheiden, 3, 3 M. interosseus medius (seitliche Schenkel), 3' das von ihm zur oberflächlichen Beugesehne gehende Unterstützungsband. a Metakarpophalangealgelenk, b, b 2. Zehengelenke, c, c Klauengelenke, d, d Ringbänder der Metakarpophalangealgelenke, e, e Ringband am ersten Zehenglied, f, f gekreuzte Zwischenzehenbänder.

An **Sehnenscheiden** und **Schleimbeuteln** finden sich nach Fölger [175] und Schmidtchen [553] folgende:

Schultergelenksgegend: a) Sehnenschleimbeutel; 1. unter der Endsehne des M. infraspinatus; 2. unter der Ursprungssehne des M. biceps brachii im Sulcus intertubercularis; 3. unter der Akromialportion des M. deltoideus (inkonstant); 4. unter der Endsehne des M. teres minor (kirschgross, nicht konstant); 5. zuweilen unter der Endinsertion des M. subscapularis; 6. unter der Ursprungssehne des M. coracobrachialis. b) Kapselschleimbeutel (Bursae synoviales): 1. die Bursa subcoracoidea (gelegentlich); 2. unter dem Ursprung des M. biceps (nicht konstant). **Ellbogengelenks-gegend**: a) Sehnenschleim-beutel: 1. unter der Ansatz-sehne des M. triceps brachii; 2. unter der Endsehne des M. biceps brachii; 3. unter der Endsehne des M. tensor fasciae antebrachii (nur selten); 4. unter dem medialen Seiten-band. b) Kapselschleim-beutel: 1. unter dem Ur-sprung des M. extensor carpi ulnaris; 2. unter dem Ursprung des M. flexor carpi radialis; 3. unter dem Ursprung des M. flexor digitalis profundus. **Karpalgegend**: a) Sehnen-schleimbeutel: 1. unter der Endinsertion des M. extensor carpi radialis (Fig. 332 1″, 333 1, a, a′); 2. unter dem vom M. extensor carpi ulnaris zum Mc 5 gehenden Sehnenschenkel (bei jüngeren Tieren inkonstant [Fig. 332 6″]); 3. unter dem Ende der Sehne des M. abductor pollicis longus (Fig. 333 b′); 4. u. 5. unter dem lateralen und medialen Seitenband des Carpus; sie können bei jungen Tieren fehlen. b) Schei-denartige Schleimbeutel: 1. unter der Sehne des ober-flächlichen Muskelbauches des M. flexor digitalis sublimis (Fig. 333 f); 2. unter der Sehne des tiefen Bauches des M. flexor digitalis sublimis (Fig. 333 d); 3. unter der Sehne des M. flexor digitalis profundus (Fig. 333 e). c) Echte Sehnenscheiden: 1. an der Sehne des M. ab-ductor pollicis longus auf der Dorsalfläche des Carpus (Fig. 332 2′ u. 333 b); 2. an den Sehnen des M. extensor digitalis communis und M. ex-tensor digiti tertii proprius, gemeinschaftlich (Fig. 332 3′); 3. an der Sehne des M. ex-tensor digiti quarti proprius (Fig. 332 5′); 4. an der Sehne des M. flexor carpi radialis (Fig. 333 c). **Phalangeal-gegend**: a) Sehnenschleim-beutel: 1. u. 2. unter der Sehne des M. extensor digiti tertii und quarti proprius (Fig. 334 1′ u. 3′) an den ersten Zehengelenken (konstant nur bei älteren Tieren); 3. unter dem lateralen und dem me-dialen Seitengleichbeinband der Metakarpophalangealge-lenke (nicht konstant); 4. unter den zu den Afterklauen

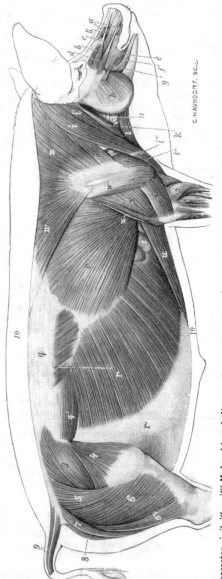

Figur 336.
Oberfläch-liche Muskel-schicht des Schweines (nach Entfer-nung der Haut-muskeln); von der rechten Seite gesehen.

a. M. levator naso-labialis, b M. le-vator labii sup. proprius, b′ Fleischzacke desselben, c M. caninus, d M. de-pressor rostri, e M. orbicularis oris, f M. depres-sor labii inf, g M. zygomaticus, h M. masseter, i, i′, i″ u. i‴ M. brachiocephalicus und zwar i M. cleidooccipitalis, i′ M. cleidomastoideus, i″ M. cleidocapitalis, i‴ "Pars clavicularis, i‴ "Schlüssel-beinstreifen, k M. sternocephalicus, l M. sternohyoideus, m M. omotransversarius, n M. trapezius cervicalis, n′ M. trapezius thoracalis, o Pars praescapularis des M. pectoralis profundus, p M. latissimus dorsi, q Fascia lumbodorsalis, q′ M. longissimus dorsi, r M. obliquus abdom. ext., r′ dessen Endaponeurose, s M. serratus dors. exspirat., t Ursprungszacken des M. serratus ventralis, u Pars humeralis des M. pectoralis prof., v M. supraspinatus, w M. deltoideus, w′ dessen Ursprungsaponeurose, x Caput longum und y Caput laterale des M. triceps brachii, z M. tensor fasciae antebrachii, 1 M. brachialis, 2 M. ex-tensor carpi radialis, 3 M. glutaeus medius, 4 M. tensor fasciae latae, 5 der dem M. glutaeus superficialis entspr. Teil des M. biceps femoris, 6, 6″ M. biceps femoris, 6′ M. vastus lateralis, 7 M. semitendinosus, 8 M. semimembranosus, 9 Schwanzmuskeln, 10 Panniculus adiposus, 11 Parotis.

ziehenden Blättern der Mittelfussfaszie (nicht konstant); 5. unter den Endsehnen des M. flexor digitalis profundus an den distalen Sesambeinen. b) Echte Sehnenscheiden: 1. dorsal an den Endsehnen des M. extensor digitalis communis (Fig. 334 2″ u. 2″″): 2. volar an der Sehne des M. flexor digitalis sublimis (Fig. 335 1″ u. 1‴) und 3. an der Sehne des M. flexor digitalis profundus (Fig. 335 2″ u. 2‴). Beide gemeinschaftlichen Sehnenscheiden sind dadurch ausgezeichnet, dass distal und proximal vom Ringband an der volaren Fläche des 1. Zehenglieds Zwischenpforten von verschieden grosser Ausdehnung vorkommen. Ausdehnung der Sehnenscheiden, Verhalten der End- und Zwischenpforten usw. ergeben sich aus den Figuren 332—335.

VII. Muskeln an der Schultergliedmasse des Schweines.

I. Der **M. brachiocephalicus** entspringt als *M. cleidooccipitalis* (Fig. 336 i) am Os occipit. und als *M. cleidomastoideus* (Fig. 336 i′) an der Pars mastoidea des Schläfenbeins; beide vereinigen sich in dem deutlichen Schlüsselbeinstreifen (Fig. 336 i‴). Von ihm reicht bis zum Humerus die klavikulare Portion (Fig. 336 i″). Der vom M. cleidomastoideus grossenteils verdeckte **M. sternocephalicus** (Fig. 336 k) entspringt am Sternum und inseriert sich mit einer sehr langen, rundlichen Sehne an der Pars mastoidea. Der Halsteil des **M. trapezius** (Fig. 336 n) ist sehr breit und reicht bis an das Occipitale; die Brustportion (n′) erstreckt sich bis zum 10. Brustwirbel, beide enden sehnig an der Spina scapulae. Der **M. omotransversarius** (Fig. 336 m) entspringt am 1. (2.) Halswirbel, ist in seiner Kopfhälfte vom M. cleidooccipitalis bedeckt und endet sehnig am distalen Teile der Spina scapulae. Der **M. rhomboideus** entspringt am 2. Hals- bis 6. Brustwirbel; sein Halsteil ist sehr stark. Zu ihm gesellt sich ein **M. rhomboideus capitis;** er beginnt am Os occipit. und vereinigt sich nahe dem Schulterblatt mit dem M. rhomboideus cervic. Der **M. serratus ventralis** (Fig. 336 t) hat einen starken Halsteil, denn er entspringt vom 1. Halswirbel bis zur 6.—8. Rippe und inseriert sich am dorsalen Teile der medialen Schulterblattfläche. Der **M. latissimus dorsi** (Fig. 336 p) und die **Mm. pectorales** (Fig. 336 o, u) ähneln denen des Pferdes (s. S. 239—242). Die *Pars praescapularis* entspringt nur im Bereich der 1. (2.) Rippe.

II. **Muskeln an Schulter und Oberarm.** Der einheitliche, aus der den M. infraspinatus überziehenden Aponeurose (Fig. 336 w′) entspringende **M. deltoideus** (Fig. 336 w) endet zwar grösstenteils an der Crista humeri, doch strahlt ein Teil auch in die Oberarmfaszie aus. Der in der Fossa infraspinata entspringende und sie ausfüllende **M. infraspinatus** endet in einer flachen Grube lateral am Tuberculum majus. Der **M. supraspinatus** (Fig. 336 v) überragt bedeutend die Fossa supraspinata, in der er entspringt, und endet unter undeutlicher Spaltung an beiden Höckern des Tuberculum majus und zum kleinen Teile am Tuberculum minus. Der **M. capsularis** ist unbeständig. Der in der Fossa subscapularis gelegene und dort entspringende **M. subscapularis** endet am Tuberculum minus. Der **M. coracobrachialis, M. teres major,** der sehr starke **M. teres minor, M. brachialis** (Fig. 336 ₁), **M. triceps brachii** (Fig. 336 x, y), **M. anconaeus** (*parvus*) und **M. tensor fasciae antebr.** (Fig. 336 z) sind wie beim Pferde (s. S. 245—248). Der **M. biceps brachii** ist spindelförmig und gleicht dem des Hundes (s. S. 271).

III. Von den vorn und lateral am **Unterarm** gelegenen Streckmuskeln ist der an der Crista condyloidea lateralis des Humerus entspringende **M. extensor carpi radialis** (Fig. 337 a, a′) sehr fleischig; seine Sehne inseriert sich am proximalen Ende des Mc ₃. Bisweilen spalten sich Muskel und Sehne in einen M. ext. carpi rad. longus et brevis. Der lateral bzw. rückwärts von ihm liegende **M. extensor digitalis communis** lässt sich in drei Muskelbäuche zerlegen, die am Streckknorren des Humerus und am lateralen Seitenband des Ellbogengelenks entspringen.

Der am M. ext. carpi rad. gelegene Bauch (Fig. 337 c) geht mit seiner Hauptsehne (c′) an die mediale Hauptzehe und mit einer schwächeren (c″), oft fehlenden, an die mediale Afterzehe. Der mittlere Bauch (Fig. 337 d) gibt an die mediale Afterzehe auch eine Sehne (d″) ab, die sich meist mit der dünnen Sehne des M. ext. indicis proprius (f) vereinigt. Die Hauptsehne (d′) spaltet sich und geht an die beiden Hauptzehen. Der laterale bzw. volare, mit dem M. ext. digiti quarti in Verbindung stehende Muskelbauch (e) geht in eine dünne Sehne aus, die mit der Sehne des mittleren Bauches zusammenfliesst (e″) und eine Sehne (e′) an die laterale Afterzehe abgibt; die einzelnen Bäuche und ihre Sehnen zeigen jedoch viele Variationen. Bedeckt vom M. ext. digit. communis und z. T. mit ihm verschmolzen, liegt noch ein dünner, schlanker vierter

Muskelbauch, der an der Ulna entspringt und eine sehr dünne Sehne (f) bildet, die neben den Sehnen des vorigen liegt und sich mit ihnen verbindet oder sich am Metacarpus verliert oder zur medialen Afterzehe geht. Er entspricht dem Strecker der 1. und 2. Zehe des Hundes, M. *extensor poll. long. et indicis proprius*.

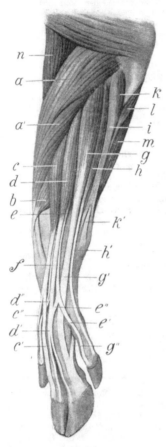

Figur 337.

Figur 337.
Muskeln an der dorsolateralen Seite des Unterarms des Schweines.

a, a' M. extensor carpi radialis, b M. abductor pollicis longus, c, d u. e M. extensor digitalis communis und zwar ist c der dorsomediale Kopf, d der mittlere Kopf und e der volare Kopf, c' Sehne des dorsomedialen Kopfes, die an der medialen Hauptzehe endet, c" deren Schenkel zur medialen Afterzehe, d' Sehne des mittleren Kopfes, die sich in zwei Schenkel für die beiden Hauptzehen spaltet, d" deren Schenkel zur medialen Afterzehe, der sich mit f vereinigt, e' Sehne des volaren Kopfes, die zur lateralen Afterzehe geht, e" deren Schenkel zur Sehne des mittleren Kopfes, f Sehne des M. extens. indicis proprius, g M. extensor digiti quarti proprius, g' dessen Sehne, die einen Unterstützungsschenkel (g") vom M. inteross. medius erhält, h M. extensor digiti quinti proprius, h' dessen Sehne, i sehniger Teil und k fleischiger Teil des M. extensor carpi ulnaris, k' Sehne des letzteren, l Caput ulnare des M. flexor digit. prof., m M. flexor digit. sublimis, n M. brachialis.

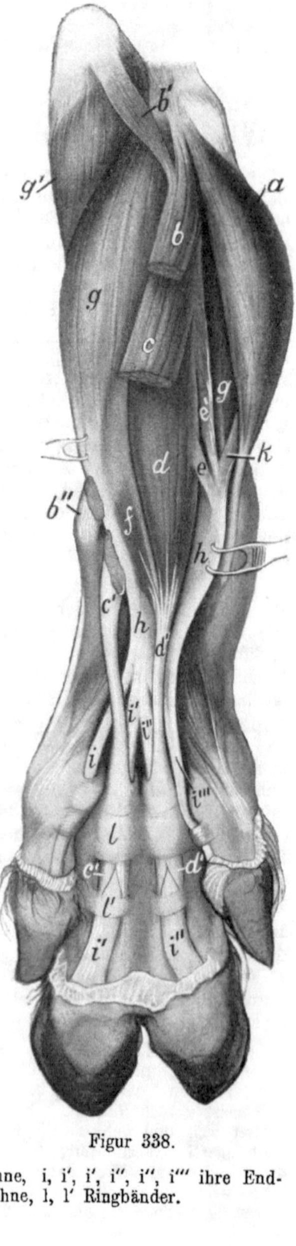

Figur 338.
Muskeln an der hinteren Seite des linken Unterarms und Fusses des Schweines (tiefere Schicht).

a M. flexor carpi radialis, b, b', b" M. flexor carpi ulnaris (ein Stück aus ihm herausgeschnitten), c oberfl. Bauch des M. flexor digit. subl. (ein Stück aus ihm herausgeschnitten), c', c" seine Sehne, d tiefer Bauch des M. flexor digit. subl., d', d" seine Sehne, e sehnige und e' muskulöse Verbindung von d mit h, f M. interflexorius, g, g Caput humerale und g' Caput ulnare des M. flexor digit. prof., h, h tiefe Beugesehne, i, i', i', i", i", i"' ihre Endschenkel, k Unterstützungssehne der tiefen Beugesehne, l, l' Ringbänder.

Figur 338.

An den M. extensor digit. communis reiht sich der
M. extensor digitalis lateralis an, der in 2 getrennte
Muskeln zerfällt; von ihnen ist der stärkere dorsale der
Strecker der lateralen Hauptzehe, *M. ext. digiti
quarti proprius* (Fig. 337 g); seine bisweilen zweigeteilte
Sehne schickt nicht selten noch einen Sehnenschenkel an
die laterale Afterzehe. Der schwächere volare Muskel
ist Strecker der lateralen Afterzehe, *M. ext. digiti
quinti proprius* (h). Der **M. abductor pollicis longus** (b)
endet proximal am Mc $_2$. Der **M. extensor carpi ulnaris**
(i, k) besteht aus einer oberflächlichen breiten, sehnigen (i)
und einer rundlichen, von dieser bedeckten muskulösen (k)
Portion, die beide am Streckknorren des Humerus entspringen. Die sehnige Portion (i) setzt sich nicht
scharf gegen die Unterarmfaszie ab; sie verhält sich an
ihrer Insertion wie der M. ext. carpi uln. des Pferdes
und der Wiederkäuer (s. S. 251 resp. 261), während die
fleischige Portion eine rundliche Sehne (k') bildet,
welche den distalen Teil der sehnigen Portion durchbohrt
und proximal am Mc $_5$ endet und somit dem homologen Muskel der Fleischfresser (s. S. 273) ähnelt. Der
M. flexor carpi ulnaris (Fig. 338 b, b', b'') hat nur ein
ganz schwaches oft fehlendes *Caput ulnare;* im letzteren
Falle entspringt er nur am Beugeknorren des Humerus
und ist verhältnismässig schmal, so dass die übrigen
Beugemuskeln nicht vom M. flexor und extensor carpi
ulnaris eingeschlossen werden. Er liegt zwischen dem
M. flexor digit. sublim. und dem lateralen Kopfe des
M. flexor digit. prof. und inseriert sich am Os accessorium.
Der ziemlich kräftige **M. flexor carpi radialis** (Fig. 338 a)
entspringt am Beugeknorren des Humerus und endet
proximal an der volaren Seite von Mc $_3$. Vor ihm liegt am
medialen Seitenband des Ellbogengelenks der schwache
M. pronator teres, der vom Beugeknorren des Humerus
zur proximalen Hälfte des medialen Randes des Radius
geht. Der zwischen dem M. flexor carpi radialis und
ulnaris befindliche **M. flexor digitalis sublimis** (Fig. 204 a
u. 337 m) spaltet sich bald nach seinem Ursprung am
Epicondylus flexorius humeri in 2 Bäuche (Fig. 338 c u. d),
die am Carpus in Sehnen übergehen. Die Sehne des
oberflächlichen Bauches (c', c') zieht ausserhalb
des Bogenbandes des Carpus zum Metacarpus, bildet am
Metakarpophalangealgelenk, wo sie durch ein Ringband
fixiert ist, eine Röhre für die entsprechende Sehne des
M. flexor digit. prof. und endet zweischenklig an der
Phalanx II der lateralen Hauptzehe. Die Sehne des
tiefen Bauches (d', d') zieht innerhalb des Lig. carpi
transvers. zur medialen Hauptzehe und verhält sich wie
die Sehne des oberflächlichen Bauches. Der mittlere Teil
des tiefen Bauches verbindet sich durch 2 bzw. 3 musku-

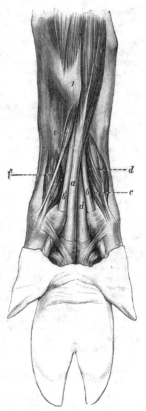

Figur 339. Muskeln an der
volaren Seite des linken
Vorderfusses vom Schwein
(vgl. auch Figur 204).

a Sehne des oberflächlichen und
a' Sehne des tiefen Kopfes des
M. flexor digitalis sublimis, b die
für die mediale und b' die für
die laterale Afterzehe bestimmte
Sehne des M. flexor digitalis profundus, c M. flexor digiti secundi
brevis, d M. abductor digiti secundi, e M. flexor digiti quinti
brevis, f M. abductor digiti quinti.
1 Os accessorium.

löse (e') und 1 sehnigen Zug (e) mit der tiefen Beuge-
sehne (h); ferner entspringt aus dem Anfangsteil der tiefen Beugesehne ein deutlicher,
kleiner Muskel (M. interflexorius nach Agduhr [2 a]) (f), der zu der Sehne des
tiefen Bauches des M. flex. digit. subl. geht. Der **M. flexor digitalis profundus** zerfällt
in das *Caput humerale, ulnare et radiale.*

Das am Beugeknorren des Humerus entspringende *Caput humerale* (Fig. 338 g, g) lässt sich
deutlich in 2 Bäuche, einen oberflächlichen (lateralen) und einen tiefen (medialen), zerlegen. Die
kurzen, kräftigen Sehnen beider Bäuche verschmelzen an der distalen Unterarmgrenze zur tiefen

Beugesehne (h, h), welche die oben erwähnten Verbindungen mit dem tiefen Bauche des M. flexor digit. sublimis eingeht. Das kräftige, am proximalen Endstück der Ulna entspringende *Caput ulnare* (g') geht bald in eine relativ starke Sehne aus, die sich am Carpus mit der tiefen Beugesehne vereinigt, ebenso, wie die dünne Sehne des *Caput radiale*, das am 2. Viertel des medialen Radiusrandes entspringt. Die gemeinsame tiefe Beugesehne (h, h) teilt sich in 2 seitliche schwächere, für die Afterzehen bestimmte (Fig. 204 b' u. 338 i, i''') und in 2 mittlere stärkere, die oberflächlichen Beugesehnen durchbohrende und an die beiden Hauptzehen gehende Schenkel (Fig. 204 b u. 338 i', i''); die ersteren werden durch ein Spiralband (Fig. 204 f, f') in der Lage erhalten. Die tiefe Beugesehne erhält öfter eine Unterstützungssehne vom Radius (Fig. 338 k).

IV. Muskeln am Vorderfuss[1]:

1. Der **M. flexor digiti secundi (brevis)** (Fig. 339 c) entspringt als ein dünner, rundlicher, schlanker Muskel ungefähr in der Mitte des Metacarpus vom medialen Rande der tiefen Beugesehne; seine zarte Sehne endet an der Phalanx I am Übergang der volaren zur medialen Fläche und an der Zehenbinde; öfter verschmilzt er mit dem folgenden. 2. Der **M. abductor digiti secundi** (Fig. 339 d) liegt als ein ziemlich kräftiger, rundlicher Muskel auf dem Mc 2. Er entspringt an einem starken, am Mc 3 liegenden Sehnenzuge und z. T. am Mc 2 und der ihn überziehenden Faszie und endet an der Kapsel des 2. Metakarpophalangealgelenks und der Phalanx I der 2. Zehe. 3. Der **M. flexor digiti quinti (brevis)** (Fig. 339 e) ein 2—3 mm dicker Muskel, entspringt nahe dem Os accessorium an einem am Mc 4 sich herabziehenden Bandzug und endet mit einer feinen Sehne an der Phalanx I der 5. Zehe am Übergang der volaren zur medialen Seite und in der Zehenfaszie. Der **M. abductor digiti quinti** (Fig. 339 f) verhält sich entsprechend dem Abzieher der medialen Afterzehe. Die **Mm. adductores digiti secundi et quinti** liegen zwischen den Beugesehnen und den den Knochen direkt aufgelagerten Mm. interossei. Sie entspringen, anfangs vereinigt, nahe dem Carpus an der volaren Seite von Mc 3 u. 4 und enden je mit einer dünnen Sehne an der Gelenkkapsel des 2. bzw. 5. Metakarpophalangealgelenks und am 1. Gliede der 2. bzw. 5. Zehe, und zwar an der der Fussachse zugekehrten Seite und am interdigitalen Seitenband. Von den **Mm. interossei** sind nur der 3. und 4. entwickelt; sie liegen, bedeckt von den Anziehern der Afterzehen, auf Mc. 3 u. 4 und entspringen an diesen; sie enden mit je 2 Sehnen an den Sesambeinen ihrer Zehe und schicken Verstärkungsschenkel zu den entsprechenden Strecksehnen. Wahrscheinlich sind der 2. und 5. Zwischenknochenmuskel mit dem Abzieher der 2. und 5. Zehe verschmolzen. Die sämtlichen beschriebenen Muskeln sind von relativ starken Faszien umscheidet. Zwischen der tiefen Beugesehne und der Sehne des tiefen Kopfes des M. flexor digit. subl. finden sich noch Muskelbündel, die als **M. lumbricalis** zu deuten sein dürften.

VIII. Muskeln an der Schultergliedmasse der Fleischfresser.

I. Der **M. brachiocephalicus** (Fig. 341)

besteht aus 3 Portionen, die im Schlüsselbeinstreifen, in dem die rudimentäre Clavicula liegt, zusammenfliessen; sein breiter Halsteil, *M. cleidocervicalis* (f), ist mit dem M. sternocephalicus (e) verbunden und entspringt am dorsalen Nackenrand bis zum M. trapezius cervicalis und am Occipitale; sein Warzenteil, *M. cleidomastoideus,* entspringt an der Pars mastoidea und ist bedeckt vom M. sternocephalicus, mit dem er sich kreuzt und innig verbindet; die beiden gemeinsame Armportion, *Pars clavicularis* (f'), fängt am Schlüsselbeinstreifen an und endet beim Hunde am Humerus, bei der Katze an der Tuberositas ulnae (Fig. 340 d'). Der starke **M. sternocephalicus** (Fig. 341 e) entspringt an der Pars mastoidea des Os temporale, liegt oroventral vom M. cleidocervicalis, mit dem er m. o. w. verschmilzt, und endet am Manubrium sterni. Der Halsteil des **M. trapezius** (g) entspringt beckenwärts von der Halsportion des M. brachiocephalicus und reicht etwa bis zum 3. Brustwirbel; der Brustteil (g') erstreckt sich zum 9. oder 10. Brustwirbel; beide enden an der Spina scapulae (8). Der **M. omotransversarius** (k) entspringt an der Ala atlantis, verläuft fast parallel mit dem M. cleidomastoideus und endet am distalen Teile der Spina scapulae, oft verschmolzen mit dem M. trapezius. Der **M. latissimus dorsi** (Fig. 341 s) entspringt sehnig an den Lenden- und Brustwirbeln, fleischig an den beiden letzten Rippen (oder nur an einer) und endet an der Crista tuberculi minoris. Sein ventraler Rand verschmilzt nahe der Schulter mit Bündeln des Bauchhautmuskels. Bei der Katze zweigt von ihm ein Bündel ab (Fig. 340 c), das sich mit dem M. pectoralis superficialis verbindet. Der **M. rhomboid. cervicalis** reicht bis zum 2.—3. Halswirbel und endet medial am Nackenwinkel der Scapula; der schmale Brustteil entspringt beim

---

1) Betr. der spezielleren Verhältnisse s. Baum [35].

Hunde an den Proc. spinosi des 4.—6. (7.), bei der Katze an denen des 2.—4. Brustwirbels und endet am Rückenwinkel der Scapula. Beide Teile bilden einen einheitlichen Muskel. Zu ihnen gesellt sich noch ein dünner, bandförmiger *M. rhomboideus capitis;* er entspringt am Occipitale und verschmilzt beckenwärts mit dem M. rhomboid. cervicalis. Der beim Hunde einheitliche und schmale **M. pectoralis superficialis** entspringt am Sternum vom 1.—3. Rippenknorpel und endet an der kranialen Fläche der proximalen $^3/_4$ des Humerus; bei der Katze ist er bedeutend stärker und breiter (Fig. 340 a', a'') und endet an der Crista tuberculi majoris; er spaltet aus seinem ober

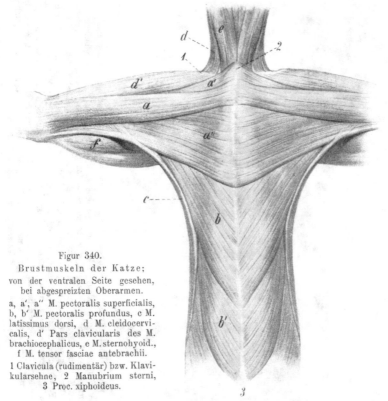

Figur 340.

Brustmuskeln der Katze;
von der ventralen Seite gesehen,
bei abgespreizten Oberarmen.

a, a', a'' M. pectoralis superficialis,
b, b' M. pectoralis profundus, c M.
latissimus dorsi, d M. cleidocervicalis, d' Pars clavicularis des M.
brachiocephalicus, e M. sternohyoid.,
f M. tensor fasciae antebrachii.

1 Clavicula (rudimentär) bzw. Klavikularsehne, 2 Manubrium sterni,
3 Proc. xiphoideus.

flächlichen kranialen Teile ein breites Muskelbündel ab, das mit dem M. brachiocephalicus verschmilzt und in der Unterarmfaszie endet (Fig. 340 a). Der **M. pectoralis profundus** (Fig. 341 t) entspringt von der Cartilago xiphoidea bis zum 2. Rippenknorpel am Sternum, sowie an den Rippenknorpeln und endet am Tuberculum minus humeri und zum kleinen Teile auch am Tuberculum majus.

Von seinen oberflächlichen Fasern löst sich ein bandförmiges Bündel ab, das an der medialen Oberarmbeinfaszie endet. Bei der Katze ist das Ende des Muskels (Fig. 340 b) m. o. w. deutlich in 3 Äste gespalten, von denen der dorsale am Tubercul. majus et minus humeri und am Proc. coracoideus, der ventrale und mittlere am Anfangsteil der Crista tuberculi majoris hum. enden. Der in Fig. 340 mit b' bezeichnete Teil geht in eine gesonderte Sehne aus, die am Tuberculum majus et minus humeri endet. Ein *Pars praescapularis* fehlt.

Der **M. serratus ventralis** (Fig. 342 b) reicht vom 3. Halswirbel bis zur 8. (bei der Katze selbst 9. oder 10.) Rippe und endet am dorsalen Teile der medialen Schulterblattfläche; seine Trennung in einen Hals- und einen Brustteil ist undeutlich.

II. Der **M. supraspinatus** (Fig. 341 l u. 343 a) und **infraspinatus** (Fig. 341 r u. 343 b) füllen die Grätengruben aus; der letztere endet aussen am Tuberculum majus humeri; der erstere am freien Rande, beim Hunde auch noch an dessen medialer Fläche und zum geringen Teile auch am Tuberculum minus. Der **M. deltoideus** ist deutlich

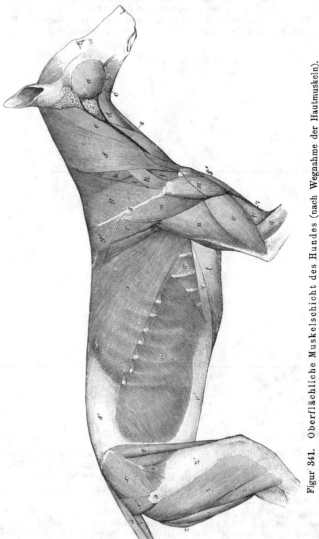

Figur 341. Oberflächliche Muskelschicht des Hundes (nach Wegnahme der Hautmuskeln).

a M. masseter, b M. digastricus, c M. mylohyoideus, d M. sternohyoideus et -thyreoideus, e M. sternocephalicus, f M. cleidocervicalis, f' Pars clavicularis des M. brachiocephalicus, g M. trapezius cervic., g' M. trapezius thorac., h M. serratus ventralis (Halsteil), i M. splenius, k M. omotransversarius, l M. supraspin., l' M. deltoid., Pars scapular., m' M. deltoid., Pars acromialis, n Caput longum und o Caput laterale des M. triceps brachii, p M. brachialis, q M. extens. carpi radial, r M. infraspinatus, s M. latissimus dorsi, s' Fascia lumbodorsalis, t M. pectoralis profundus, u M. rectus abdomin., v M. obliquus abdomin. extern., v' dessen Bauchsehne, w M. intercostalis ext., x M. glutaeus medius, x' M. glutaeus superficialis, y M. sartorius, y' M. tensor fasciae lat., z, z' M. biceps femoris, z' dessen Sehne, die als Fascia lata den M. quadriceps überzieht. 1 M. semitendinosus, 2 M. semimembranosus, 3 und 4 Schwanzmuskeln, 5 Gland. parotis, 5' Gland. submaxill., 6 V. jugular., 7 V. cephalica humeri, 8 Spina scapulae, 9 Trochant. major des Os femoris.

in eine längsovale, am Acromion entspringende *Pars acromialis* (Fig. 343 d') und eine sehnig an der Spina scapulae entspringende *Pars scapularis* (Fig. 343 d) geschieden, die beide an der Tuberositas deltoidea enden. Der vom M. deltoideus bedeckte **M. teres minor** entspringt vom beckenseitigen Rande der Scapula dicht über der Pfanne (an der Tuberositas infraglenoidalis) und endet proximal vom M. deltoideus an der Crista humeri. Der die Fossa subscapularis ausfüllende **M. subscapularis** (Fig. 345 a) ist sehr breit und endet am Tuberculum minus; der **M. teres major** (Fig. 345 c) ist ziemlich dick und fleischig; er entspringt am dorsalen Viertel des beckenseitigen Randes der Scapula und am M. subscapularis und endet an der Crista tuberculi minoris. Der Kapselbandmuskel fehlt. Der kurze **M. coracobrachialis** (Fig. 345 e) entspringt mit einer langen, rundlichen Sehne am Proc. coracoideus und endet am proximalen Drittel der kaudomedialen Fläche des Humerus. Der lange, spindelförmige **M. biceps brachii** (Fig. 345 g) liegt fast an der medialen Seite des Humerus. Seine am Tuber scapulae entspringende Anfangssehne ist rundlich und wird am Sulcus intertubercularis von einem Querband überbrückt. Er endet bei der Katze an der Tuberositas radii, beim Hunde an der Tuberositas radii et ulnae. Der lateral am Humerus liegende **M. brachialis** (Fig. 343 f) entspringt distal vom Caput humeri und endet am medialen Rande der Ulna; beim Hunde tritt seine Endsehne vorher zwischen den Endsehnen des vorigen hindurch. Der dünne, bandförmige **M. tensor fasciae antebrachii** (Fig. 345 i) entspringt von der lateralen Fläche des M. latissimus dorsi, bei der Katze auch noch vom Bauch-

Figur 342.
III. Muskelschicht am Thorax und Halse vom Hunde.

a M. splenius, b M. serratus ventralis (an seinem Ursprung vom Schulterblatt abgeschnitten), c M. serratus dorsalis inspiratorius, c' dessen Ursprungsaponeurose, d M. scalenus supracostalis, d' M. scalenus primae costae, e M. longus capitis, f M. transversus costarum, g Ende des M. longissimus dorsi, g' M. spinalis et semispinalis dorsi et cervicis, h M. iliocostalis, i M. intercostalis externus, k M. intercostalis internus, l M. rectus abdominis. 1—8 die entspr. Rippen.

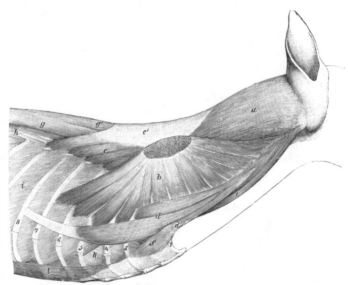

hautmuskel und endet am Olecranon und der Unterarmfaszie. Vom **M. triceps brachii** entspringen das *Caput longum* (Fig. 343 e u. 345 h) am kaudalen Rande der Scapula (bei der Katze nur von dessen distalem Drittel), das *Caput mediale* (Fig. 345 k) an der Crista tuberculi minoris und das *Caput laterale* (Fig. 343 e') an der Crista tuberculi majoris; alle 3 enden am Olecranon.

Der *M. anconaeus* (Fig. 343 e'') füllt den Raum zwischen beiden Epikondylen des Humerus aus und endet lateral am proximalen Endstück der Ulna. Beim Hunde findet sich zwischen Caput longum, laterale und mediale noch ein rundliches *Caput accessorium* (Fig. 345 f), das dicht unter dem Caput humeri entspringt und am Olecranon endet. Bei der Katze verschmilzt es mit dem medialen Kopfe. Dafür findet sich bei ihr ein kleiner, ca. 2 cm langer Muskel, der in der Umgebung des For. supracondyloideum entspringt und medial am Olecranon endet.

III. **Am Unterarm der Fleischfresser** finden sich ausser den gewöhnlichen Muskeln noch die Dreher des Unterarms und zwar die Vorwärtswender (Pronatoren) an der Beuge- und die Rückwärtswender (Supinatoren) an der Streckseite.

Vorn und lateral liegen: Der lange, schmale **M. brachioradialis,** der bei Hunden häufig verkümmert ist oder fehlt, bei Katzen dagegen fleischig und ausgeprägt ist.

Er entspringt am Humerus vor und über dem M. extensor carpi radialis, liegt neben ihm und endet am medialen Rande des Radius. Er dreht den Fuss nach aussen. Der **M. extensor carpi radialis** (Fig. 343 g) lässt sich m. o. w. in 2 Muskeln zerlegen, die an der Crista condyloidea lateralis entspringen; der schwächere oberflächlichere *M. ext. carpi radial. longus* inseriert sich am proximalen Ende des Mc 2, der stärkere, mehr lateral gelegene tiefere *M. ext. carpi radial. brevis* an dem des Mc 3 (Fig. 344 a). Der **M. extensor digitalis communis** (Fig. 343 h) beginnt am Epicondylus lateralis humeri und am lateralen Seitenband des Ellbogengelenks und besteht aus 4 Bäuchen, die im distalen Unterarmdrittel in je eine Sehne ausgehen, die sich an der Phalanx III der 2.—5. Zehe ansetzen (Fig. 344 b u. 347 b, b'). Der lateral bzw. volar vom vorigen gelegene **M. extensor digitalis lateralis** besteht aus 2, bei Hunden (Fig. 343 i) nicht selten fest miteinander verbundenen, bei Katzen leicht trennbaren Muskeln, die am Streckknorren und am lateralen Seitenband des Ellbogengelenks entspringen. Der **vordere** geht beim Hunde in 2 Sehnen aus (Fig. 344 c''), die sich mit den für die 3. und 4. Zehe bestimmten Sehnen des vorigen Muskels vereinigen, *M. ext. digiti tertii et quarti.* Die Sehne des **hinteren** Muskels, *M. ext.*

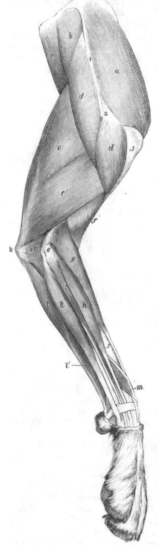

Figur 343.
Laterale Ansicht
der Muskeln der Schulter-
gliedmasse des Hundes.
a M. supraspinatus, b M. infraspinatus, c M. teres major, d M.
deltoid., Pars scapularis, d' M.
deltoid., Pars acromial., e Caput
longum und e' Caput laterale
des M. triceps br., e'' M. anconaeus (parvus), f M. brachialis,
g M. extensor carpi radial., h M.
extensor digitalis commun., i M.
extensor digitalis lateral., k M.
extensor carpi ulnaris, l M. flexor
carpi ulnar. (Ellbogenkopf), l' M.
flexor carpi ulnar. (Oberarmbein-
kopf), m M. abductor pollicis longus. 1 Spina scapulae, 2 Acromion, 3 Tuberc. maj. humeri,
4 Olecranon, 5 Radius, 6 Epi-
condyl. extens. humeri.

Figur 344.
Sehnen der Fusstrecker
des Hundes.
a Sehne des M. extens. carpi
radialis, b Sehne des M. extens.
digitalis communis, b' von den
Mm. interossei stammende Unterstützungssehne, c Sehne des
M. extens. digital. lateralis, c'
Sehne des M. extens. digiti
quinti, c'' Sehne des M. extensor
digiti tertii et quarti, d Sehne
des M. abduct. pollicis longus, e
Sehne des M. extens. poll. long.
et indic. propr..

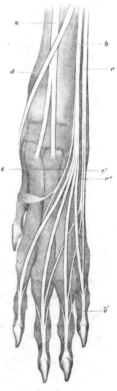

Figur 343.   Figur 344.

digiti quinti (Fig. 344 c′), verschmilzt mit dem entspr. Sehnenschenkel des M. extensor digit. comm. und heftet sich mit ihm an der 5. Zehe an. Bei der Katze geht der Muskel in 4 Sehnen aus, die an der 2.—5. Zehe enden, wie es c, c′ in Fig. 347 zeigen. Der **M. extensor carpi ulnaris** (Fig. 343 k) bildet einen starken, am Streckknorren des Humerus, bei der Katze auch am lateralen Ulnarand entspringenden Muskel, der am lateralen Rande der Ulna liegt und endet am proximalen Ende des Mc 5 endet.

Der **M. supinator** (Fig. 346 3) wird vom M. ext. carpi radial. und M. ext. digit. commun. bedeckt. Er entspringt als kurzer, aber breiter Muskel unter dem lateralen Seitenband und von ihm bedeckt am distalen Ende des Humerus, geht schräg über die vordere Fläche des Radius und endet an seinem medialen Rande und seiner vorderen Fläche. Er dreht den Fuss nach aussen. Der **M. abductor pollicis longus** (Fig. 343 m u. 344 d) entspringt beim Hunde an den beiden mittleren Vierteln, bei der Katze am mittleren und distalen Drittel des lateralen Randes und der vorderen Fläche der Ulna und mit einem kleinen Teile noch am Lig. interosseum und am proximalen Teile des lateralen Radiusrandes. Er inseriert sich am Mc 1. Der **M. ext. pollicis longus und ext. indicis proprius,** Strecker der 1. und 2. Zehe, ist von den Zehenstreckern bedeckt. Er entspringt beim Hunde an der proximalen Hälfte, bei der Katze an den distalen $^2/_3$ der Ulna, liegt an dieser und am M. abductor pollicis longus und begleitet mit seiner dünnen Sehne (Fig. 344 c) die Sehne des M. ext. digit. comm. Ein dünner Sehnenschenkel geht an die erste, ein zweiter stärkerer gemeinschaftlich mit dem entspr. Sehnenschenkel des M. ext. digital. comm. an die 2. Zehe. Bei der Katze liegt die Sehne dieses Muskels an der Sehne des M. extensor digit. lat. und teilt sich in 3 Schenkel, die an die 1. und 2. Zehe gehen (Fig. 347 f, f′, f″).

Medial und hinten liegen: Der **M. pronator teres** (Fig. 345 n und 346 1) entspringt am Epicondylus flexorius humeri vor den Beugemuskeln, geht schräg zehen- und vorwärts und

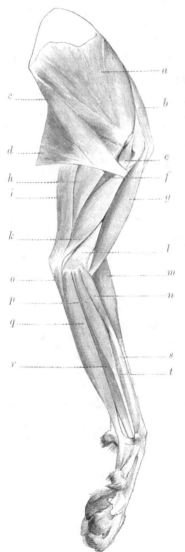

Figur 345.

Ellenberger und Baum, Anatomie. 14. Aufl.

Figur 345. Mediale Ansicht der Muskeln der Schultergliedmasse des Hundes.

a M. subscapularis, b M. supraspinatus, c M. teres major, d M. latissimus dorsi, e M. coracobrachialis, f Caput accessorium des M. triceps br., g M. biceps br., h Caput longum des M. triceps br., i M. tensor fasciae antebr., k Caput mediale des M. triceps br., l Humerus, m M. extensor carpi radialis, n M. pronator teres, o M. flexor carpi ulnaris, p M. flexor carpi radialis, q M. flexor digital. sublimis, r M. flexor digital. prof., s Radius, t Caput radiale des M. flexor digital. prof.

Figur 346. Dorsomediale Seite des rechten Ellbogengelenks des Hundes.

1 M. pronator teres, 2 M. pronator quadratus, 3 M. supinator.

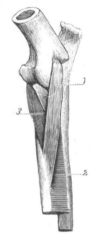

Figur 346.

18

endet breitsehnig am medialen Rande des Radius distal vom M. supinator fast bis zur Mitte des Knochens. Der hinter ihm am Epicondylus flexorius humeri entspringende **M. flexor carpi radialis** (Fig. 345 p) inseriert sich am proximalen Ende des Mc $2 \text{ u. } 3$ (bei der Katze Mc 2). Der **M. flexor digitalis ´sublimis** (Fig. 345 q) entspringt am Beugeknorren des Humerus und liegt hinter (auf) dem vorigen unter der Haut. An seine Sehne treten am proximalen Teile des Metacarpus 2 starke Sehnenzüge heran, die vom Os accessorium und von dem medial am Carpus gelegenen Sesambein (s. S. 147 und 153) kommen; an dieser Stelle entspringt an ihr der kurze Sohlenspanner (s. unten); dann teilt sie sich in 4 Schenkel, die von den Sehnen des M. flexor digital. prof. durchbohrt werden und sich an der Phalanx II der 2.—5. Zehe anheften (Fig. 205 a, a'). Bei der Katze findet sich noch ein für die 1. Zehe bestimmter, dünner Sehnenschenkel (Fig. 348 l, l'). Der **M. flexor carpi ulnaris** besteht aus 2 Muskeln, der schwächere (Caput ulnare) (Fig. 343 l) entspringt am Olecranon und heftet sich beim Hunde mit seiner langen, schwachen Sehne am Os accessorium neben der kurzen, starken Sehne des grösstenteils vom M. flexor digit. subl. bedeckten, am Epicondylus flexorius humeri entspringenden, stärkeren Caput humerale (Fig. 343 l') an. Bei der Katze verschmelzen beide Köpfe. Der **M. flexor digitalis profundus** besteht aus 5 Köpfen, von denen 3 m. o. w. zum *Caput humerale* (Fig. 345 r) verschmelzen, das am Epicondylus flexorius des Humerus entspringt, während das *Caput ulnare* an der Ulna und das *Caput radiale* (Fig. 345 t) am medialen Rande des Radius entspringen. Die gemeinsame vom Lig. carpi transversum bedeckte Sehne gibt erst einen kleinen Schenkel an die 1. Zehe ab und spaltet sich dann in vier Schenkel, die am 1. Zehenglied die sie bedeckenden oberflächlichen Beugesehnen durchbohren und an der Phalanx III der 2.—5. Zehe enden (Fig. 205 i, 348 k'). In ihrer Lage werden sie durch am 1. und 2. Zehenglied vorhandene Ringbänder (Fig. 205 h) erhalten.

Am M. flexor. digit. prof. entspringt im distalen Speichendrittel noch der **lange Sohlenspanner**[1]), dessen distales, wurmförmiges Ende bis auf die tiefe Beugesehne reicht, und dessen dünne Sehne (Fig. 205 b) zwischen beiden Beugesehnen zehenwärts geht und sich dann beim Hunde in 2 kleine Sehnen spaltet, die sich in den an die 3. und 4. Zehe gehenden Sehnenschenkeln des M. flexor. digit. subl. verlieren. Bei der Katze hat der Muskel 3 Sehnen, die an die 2., 3. u. 4. Zehe gehen (Fig. 348 q). Der **M. pronator quadratus** (Fig. 346 2) bedeckt beim Hunde die mediovolare Fläche des Radius und füllt bei querem Faserverlauf den Raum zwischen Radius und Ulna aus. Bei der Katze reicht er weniger hoch hinauf, aber bis an das Ende der Unterarmknochen hinab. Er ist in seinem Endteil viel kräftiger als anfangs.

IV. Am Vorderfuss der Fleischfresser finden sich mehrere Muskeln, die bei den übrigen Tieren nicht vorhanden sind.

Der **kurze Sohlenspanner**[2]) ist ein wenig fleischiger Muskel, der am lateralen Rande der Unterseite der oberflächlichen Beugesehne am Carpus entspringt, mit seiner Sehne den für die 5. Zehe bestimmten Sehnenschenkel begleitet und sich beim Hunde am 5. Metakarpophalangealgelenk in der Sehnenscheide des M. flexor digit. prof. und am Ringband des 5. Metakarpophalangealgelenks verliert; bei der Katze geht er mit 2 Sehnen an die 4. und 5. Zehe (Fig. 348 n, n'). Die **Mm. lumbricales** sind beim Hunde 3, bei der Katze 4 kleine, rundliche Muskeln, die an der volaren Fläche der tiefen Beugesehnen zwischen deren für die Hauptzehen bestimmten Schenkeln liegen, an diesen entspringen und beim Hunde an die ersten Glieder der 3.—5., bei der Katze an die der 2.—5. Zehe gehen. Der **M. abductor pollicis brevis et opponens pollicis** (Fig. 351 a) ist sehr klein und entspringt an dem von der oberflächlichen Beugesehne zu dem medial am Carpus gelegenen Sesambein verlaufenden Sehnenzug (s. oben), geht gerade zehenwärts und endet am distalen Teile des Mc 1 und an der Phalanx I der 1. Zehe.

---

1) Gurlt [222] vergleicht ihn mit dem *M. palmaris longus h.*, während Franck [397] und Sussdorf [613] den Ellbogenkopf des M. flexor digitalis profundus und Alezais [5] den M. flexor digit. sublimis für den langen Hohlhandmuskel des Menschen halten; Gurlt [222] hatte deshalb den langen Sohlenspanner der Fleischfresser als M. palmaris longus accessorius bezeichnet. Bei den ausserordentlich vielen Abweichungen, die der M. palmaris longus, der sogar oft fehlt, beim Menschen zeigt, dürften sich derartige Differenzen in der Anschauung überhaupt nicht beseitigen lassen. (Vgl. im übrigen: Sussdorf [613] und Bardeleben [21].)

2) Gurlt [222] vergleicht diesen Muskel mit dem *M. palmaris brevis h.* Dieser dürfte indes eher in der Fleischmasse des an der Beugeseite des Carpus befindlichen Karpalballens der Fleischfresser sein Homologon finden. Der oben beschriebene Muskel ist nach Leisering [348] als eine eigentümliche, für Spannzwecke der Sohlenballen eingerichtete Abteilung der Zehenbeuger zu betrachten, für die sich beim Menschen kein Homologon findet.

Bei der Katze fehlt der Muskel oder kommt höchstens rudimentär vor. Der **M. flexor pollicis brevis** (Fig. 348 o, 351 b) liegt zwischen dem vorigen und dem folgenden. Er entspringt medial an der volaren Fläche des Carpus, geht schräg zur ersten Zehe und endet am Sesambein bzw. an der Phalanx I. Der **M. adductor pollicis** (Fig. 351 c) ist der stärkste der Daumenmuskeln; er entspringt an der volaren Fläche des Carpus zwischen dem vorigen und dem M. interosseus der 2. Zehe und geht an die Phalanx I der 1. Zehe. Der **M. adductor digiti secundi** (Fig. 351 d) entspringt als schlanker, dünner Muskel volar am proximalen Ende des Metacarpus zwischen dem M. interosseus der 2. und dem Anzieher der 5. Zehe und endet am ersten Gliede der 2. Zehe. Der **M. adductor digiti quinti** (Fig. 351 e) entspringt an der volaren Fläche des Carpus neben dem vorigen, läuft schräg über die Mm. interossei der 3. und 4. Zehe lateral und geht, zwischen den Mm. interossei der 4. und 5. Zehe liegend, mit seiner Sehne an die mediale Fläche der Phalanx I der 5. Zehe. Der **M. flexor digiti quinti** (Fig. 351 f) entspringt an dem starken volaren Bande, welches das Os accessorium mit dem Mc 3 u. 4 verbindet, geht schräg über den

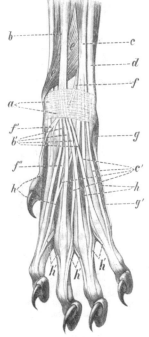

Figur 347.

Sehnen an der dorsalen
Seite des Vorderfusses
der Katze.

a Sehnen des M. extensor carpi
radialis, b, b′ Sehnen des M.
extens. digital. comm., c, c′
Sehnen des M. extensor digit.
lateral., d Sehne des M. extens.
carpi ulnaris, e, M. abduct.
pollic. long., f, f′, f″ Sehnen
des M. extens. pollic. long. et
indic. propr., g M. abductor digiti V, g′ dessen Sehne, h Mm.
interossei, h′ deren Sehnen.

Figur 348.

Sehnen an der volaren
Seite des Vorderfusses
der Katze.

e′ Sehne des M. abduct. pollic.
long., g, g′ M. abduct. digiti V,
h Mm. interossei, i M. flexor
carpi ulnaris, k, k′ M. flex. digital. profund. mit Sehnen,
l, l′ M. flex. digital. sublim.
(nach unten geschlagen), m
M. flex. carpi radial., n, n′
kurzer Sohlenspanner (mit
Sehnen), o M. flex. poll. brev.,
p M. adductor poll. brevis, q
Sehnen des langen Sohlenspanners.

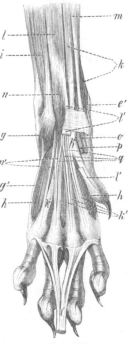

Figur 347.

Figur 348.

M. interosseus der 5. Zehe lateral und verbindet sich durch eine äusserst dünne, platte Sehne mit der Sehne des folgenden. Der **M. abductor digiti quinti** (Fig. 347 u. 348 g, g′, 351 g) ist der beträchtlichste Muskel dieser Zehe und liegt unmittelbar unter der Haut. Er entspringt am Os accessorium und bedeckt das Band zwischen diesem und dem Mc 5. Seine Sehne verbindet sich mit der des vorigen Muskels und endet hauptsächlich am lateralen Sesambein der Phalanx I. Eine dünne Sehne lässt sich von hier bisweilen noch bis zur Phalanx I verfolgen; bei der Katze endet er nur am Sesambein. Die 4 **Mm. interossei** (Fig. 347 h, h′, 351 h) liegen an der volaren Fläche des Metacarpus. Sie sind verhältnismässig stark und ganz fleischig. Sie entspringen an der Mittelfussreihe der Karpalknochen und an den proximalen Enden der Metakarpalknochen und teilen sich zehenwärts in einen lateralen und medialen Schenkel, von denen jeder seine eigene Sehne bildet, die sich an dem betr. Sesambein anheftet und sich ausserdem noch mit den entspr. Strecksehnen der Zehen verbindet.

    Sehnen- und Kapselschleimbeutel und Sehnenscheiden (vgl. Fig. 349 u. 350). 1. **Sehnenschleimbeutel** finden sich: unter der Pars acromialis des *M. deltoideus,* der Endsehne des *M. infraspinatus* (2 Stück), *teres major* (inkonstant), *triceps brachii, anconaeus medialis* und *tensor fasciae antebrachii,* unter der Ursprungssehne des *M. flexor carpi ulnaris, flexor digitalis sublimis* und *ext. carpi ulnaris,* unter den Endsehnen des *M. ext. carpi radialis* (inkonstant), *ext. carpi ulnaris* (inkonstant), zwischen den Endsehnen der beiden Köpfe des *M. flexor carpi ulnaris* (Fig. 350 a), unter der Sehne des *M. flexor digitalis sublimis* nahe dem Os accessorium (inkonstant), unter der Sehne des *M. flexor digitalis prof.* am Carpus (inkonstant). **2. Kapselschleimbeutel** findet man unter der Endsehne des *M. subscapularis* und der Ursprungssehne des *M. biceps brachii.*

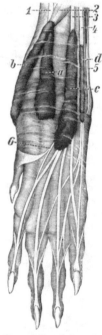

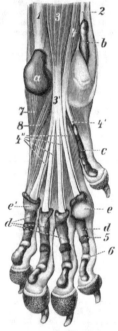

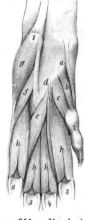

Figur 351. Muskeln an der Vola des Metacarpus des Hundes.
a M. abductor pollicis brevis et opponens pollicis, b M. flexor pollicis brevis, c M. adductor pollicis, d M. adductor digiti secundi, e M. adductor digiti quinti, f M. flexor digiti quinti brevis, g M. abductor digiti quinti, h, h, h, h Mm. interossei. 1 Os accessorium, 2 erste Zehe, 3, 4, 5, 6 Metakarpophalangealgelenke bzw. die auf ihnen liegenden Ossa sesamoidea.

Figur 349. Sehnenscheiden an der Dorsalseite des Karpalgelenks des Hundes.
1 Sehne des M. ext. carpi radialis, 2 Sehne des M. abductor pollicis longus, 3 Sehne des M. ext. digit. comm., 4 Sehne des M. ext. digit. lat., 5 Sehne des M. ext. carpi ulnaris, 6 Sehne des M. ext. pollicis longus et indicis propr.
a Sehnenscheide von 1, b Sehnenscheide von 2, c Sehnenscheide von 3, d Sehnenscheide von 4.

Figur 350. Sehnenscheiden an der volaren Seite des Vorderfusses des Hundes.
1 Sehne des M. flexor carpi ulnaris, 2 Sehne des M. flexor carpi radialis, 3 Ende des M. flexor digit. sublimis, 3' seine Sehne, 4 Ende des M. flexor digit. prof., 4' sein zur 1. Zehe gehender Sehnenschenkel, 4'' die übrigen Endschenkel der tiefen Beugesehne, 5 u. 6 Ringbänder, 7 M. abductor digiti V, 8 M. flexor digiti V brevis. a subfaszialer Schleimbeutel am Os accessorium, der mit dem Schleimbeutel zwischen den Endsehnen der beiden Teile des M. flexor carpi ulnaris kommuniziert, b Sehnenscheide von 2, c Sehnenscheide von 4', d Sehnenscheiden der korrespondierenden Schenkel der oberflächlichen und tiefen Beugesehne, e Schleimbeutel auf dem ersten Ringband, e' erstes Ringband (am Metakarpophalangealgelenk der 3. und 4. Zehe sind Ringband und Schleimbeutel entfernt).

3. Sehnenscheiden besitzen: die Ursprungssehne des *M. coracobrachialis,* die Endsehnen des *M. ext. carpi radialis* (inkonstant) (Fig. 349 a), *extens. digit. comm.* (Fig. 349 c) und *ext. digit. lateralis* (inkonstant) (Fig. 349 d) am Carpus, die Endsehne des *M. abductor pollicis longus* und *flexor carpi radialis* (Fig. 350 b), der für die 1. Zehe bestimmte Endschenkel der tiefen Beugesehne (Fig. 350 c), die an die 2.—5. Zehe gehenden Endschenkel der oberflächlichen und tiefen Beugesehne (Fig. 350 d) (Näheres s. Walter [672] und Mahlstedt [388]).

C. Muskeln des Stammes.

Die Stammuskeln sind wesentlich zur Bewegung des Rumpfes und seiner Teile bestimmt, einige bewegen aber auch den Kopf.

Die dorsal und seitlich an der Wirbelsäule liegenden Muskeln sind wesentlich Streckmuskeln der Wirbelsäule und des Kopfes, die ventral von den Hals- und ersten Brustwirbeln dagegen Beuger von Kopf und Hals. Die ventral von den letzten Brust- und den Lendenwirbeln liegenden Lendenmuskeln werden bei den Muskeln der Beckengliedmasse besprochen.

Die Faszien des Rumpfes. Wie am Halse (s. S. 227 u. 228), so unterscheidet man auch am übrigen Rumpfe eine oberflächliche und eine tiefe Faszie.

1. Die **Fascia superficialis trunci** enthält den Bauchhautmuskel; am Rücken verschmilzt sie teils mit der Fascia lumbodorsalis, teils befestigt sie sich an den freien Enden der Proc. spinosi der Brust- und Lendenwirbel, teils geht sie in die der anderen Seite über. Halswärts verschmilzt sie mit der Fascia superficialis der Schultergliedmasse und des Halses, beckenwärts mit der des Beckens; durch ihren Übertritt auf den Oberschenkel bildet sie die Grundlage der Kniefalte; an der ventralen Bauchwand verschmilzt sie mit der Linea alba (Einseitigbleiben der Emphyseme!) und dem Perimysium der Brustmuskeln; auch gibt sie die Fascia superficialis des Penis und des Euters ab (s. diese Organe).

2. Die **Fascia profunda trunci** (tiefe Rumpffaszie) zerfällt in die *Fascia lumbodorsalis* und die gelbe Bauchhaut (s. S. 292). Die Grundlage der den M. longissimus dorsi überziehenden **Fascia lumbodorsalis** (Rückenlendenbinde) wird von den Ursprungsaponeurosen des M. latissimus dorsi und des M. serratus dorsalis gebildet; sie reicht bis zum Becken, wo sie sich z. T. in die Fascia glutaea fortsetzt und sich an der Crista iliaca, dem Tuber coxae und sacrale des Darmbeins und den beiden ersten Kreuzbeindornfortsätzen inseriert; in der Gegend des 7. Brustwirbels setzt sie sich auf den M. rhomboideus und den Schulterblattknorpel fort und verschmilzt schliesslich mit dem tiefen Blatte der oberflächlichen Halsfaszie. Von der Ursprungfaszie des M. latissimus dorsi löst sich noch eine ziemlich starke, silberglänzende Faszie ab, die dem M. latissimus dorsi direkt aufliegt, mit der Ursprungsaponeurose der Mm. serrati dorsales verschmilzt, zwischen dem M. longissimus dorsi und iliocostalis an die Rippen tritt, sich schulterwärts unter dem M. rhomboideus fortsetzt und hier mit der Ursprungsaponeurose des M. splenius und semispinalis capitis zur *Fascia spinotransversalis* verschmilzt. Die letztere entspringt vom Dorn des 2. (3)—5. Brustwirbels, verbindet sich über dem Dorn des 3. Brustwirbels mit der der anderen Seite, senkt sich, vom M. serratus ventralis bedeckt, zwischen M. iliocostalis und longissimus dorsi, mit deren Endsehnen sie verschmilzt, ein und setzt sich an den ersten 7—8 Rippen bzw. den Querfortsätzen der entspr. Brustwirbel. Von ihr geht eine Sehnenplatte, das *Ligamentum dorsoscapulare*, an die Unterfläche der Scapula; es trägt wesentlich zur Befestigung der Schulter an den Rumpf bei. Das tiefe Blatt der Fascia lumbodorsalis ist eine etwa 6 cm breite, starke Aponeurose, die an den Enden der Querfortsätze der Lendenwirbel entspringt und sich von der letzten Rippe bis zum Kreuzbeinflügel und dem Tuber coxae hinzieht; sie verschmilzt mit der Fascia lumbodorsalis, der Fascia iliaca und mit den Ursprungssehnen des M. transversus abdom. und obliquus abdom. int.

I. Allgemeines.

a) **Muskeln am Rücken und am Nacken.** Die oberflächlichen Lagen der am Rücken und Nacken gelegenen Muskeln werden von den S. 229 u. folg. besprochenen Stammgliedmassenmuskeln gebildet und zwar liegen in I. Schicht: der M. trapezius (S. 229), ein Randteil des M. brachiocephalicus und der M. latissimus dorsi (S. 231 u. 232); in II. Schicht: der M. rhomboideus und M. serratus ventralis (S. 229 u. 230). Darauf folgen am Nacken der M. splenius und am Rücken der M. serratus dorsalis.

Der platte **M. splenius** (Fig. 297 19 u. 20, 306, 308 a, 313 13, 315 b, b′, 342 a) liegt in dem Raume zwischen Schulter, Nackenbandstrang (bzw. dorsaler Medianlinie der Fleischfresser), Halswirbelsäule und Os occipitale; er entspringt in der Gegend des Widerristes teils an der Fascia spinotransversalis, teils am Nackenband und endet 1. als M. **splenius capitis** am Os occipitale mit einer breiten Sehne, die beim Schweine je eine Zacke für die Linea nuchalis sup. und die Pars mastoidea oss. temp. bildet; 2. als M. **splenius cervicis**, der den Fleischfressern fehlt, beim Menschen und Rinde am Querfortsatz der 3 (2) ersten Halswirbel, beim Schweine an der Ala atlantis, beim Pferde an den Proc. transversi des 3.—5. Halswirbels.

Der **M. serratus dorsalis** (*posterior* N.) (Fig. 308 m, 314 40, 315 w, 327 x, 331 m, 336 s, 342 c, 355 k) ist eine dünne Fleischplatte, die den M. sacrospinalis bedeckt und sich lateral von ihm mit Zacken an den Rippen (mit Ausnahme der 1. bei Mensch und Hund oder der 4—5 ersten bei Pferd, Schwein und Rind) befestigt; er entspringt mit einer ausgedehnten, mit der Fascia lumbodorsalis verschmelzenden Aponeurose an den Proc. spinosi der Brust- und Lendenwirbel. Die Fasern der kranialen Zacken, *M. serrat. dors. inspiratorius (M. serrat post. sup. N.)*, verlaufen kaudoventral, die der kaudalen Zacken, *M. serrat. dors. exspiratorius (M. serrat. post.*

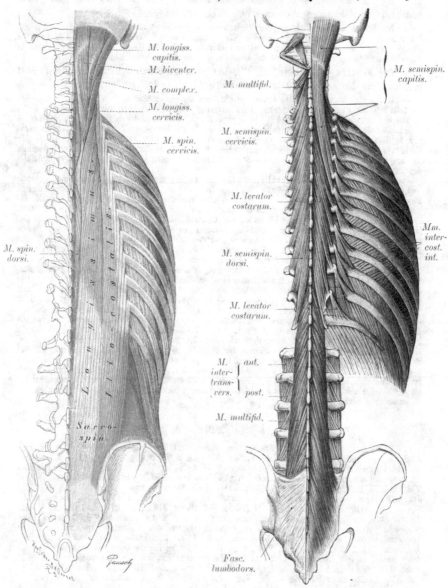

Figur 352. Oberflächliche Rückenmuskeln des Menschen (Gegenbaur).

Figur 353. Tiefe Rückenmuskeln des Menschen (Gegenbaur).

inf. N.), kranioventral. Bei Mensch, Hund, Schwein und den Wiederkäuern bleiben zwischen beiden Portionen eine bis mehrere Rippen frei von Zacken. Bei Hund und Schwein und oft auch beim Rinde treten die Ursprungszacken des M. serratus dors. exspir. unter den M. intercostalis ext. oder (beim Rinde) bisweilen auch unter den M. obliquus abdom. ext. Die Ursprungsaponeurose beider Muskeln bildet bei den Haustieren (im Gegensatz zu vielen anderen Wirbeltieren; s. darüber Maurer [405]) eine einzige, an manchen Stellen allerdings mehrblättrige Sehnenhaut.

Auf den M. splenius und serratus dors. folgt der gewaltige M. sacrospinalis, der dorsal auf der Wirbelsäule und den Wirbelenden der Rippen liegt und vom Becken bis zum Os occipitale reicht. In der Lendengegend sondert er sich in den lateralen M. iliocostalis und den medialen M. longissimus. Der erstere zerfällt in einen M. iliocost. lumborum, dorsi und cervicis, die durch akzessorische Bündel von den Rippen und Halswirbeln verstärkt werden, der letzere in einen M. longiss. dorsi, cervicis und capitis, zu denen noch Bündel von den Lenden-, Brust- und Halswirbeln kommen. Medial vom M. sacrospinalis liegt der anfangs mit ihm verschmolzene M. spinalis (Fig. 352).

Der schmale M. iliocostalis (Fig. 352, 355 i, i', 361 c) liegt auf den Rippenwinkeln; er besteht aus einzelnen von den Rippen entspringenden Muskelbündeln, die miteinander verschmelzen, während ihre Sehnen an anderen Rippen enden. Seine an der letzten Rippe endende Lendenportion, *M. iliocostalis lumborum*, ist nur beim Menschen, den Wiederkäuern und den Fleischfressern deutlich. Die Brustportion, *M. iliocost. dorsi*, ist stets deutlich, die Halsportion, *M. iliocost. cervicis*, endet bei den Fleischfressern am 7., beim Menschen am 4.—6., bei den Wiederkäuern und Pferden am 7., 6. u. 5. Halswirbel, beim Schweine reicht sie bis zur Ala atlantis.

Der M. longissimus reicht vom Becken bis zum Kopfe, gibt Zacken an die Wirbel und Rippen ab und erhält von ihnen Verstärkungsbündel. Als M. longissimus dorsi (Fig. 352, 355 e u. 361 a, a) liegt er medial vom M. iliocostalis und seitlich von den Proc. spinosi der Lenden- und Brustwirbel auf den Proc. transversal der ersteren und auf dem dorsalen Teile der Rippen und befestigt sich an diesen Teilen; er reicht vom Becken, an dem er entspringt, bis zum 7. (6.) Halswirbel. Der platte, dreieckige M. longissimus cervicis (Fig. 355 f u. 361 g) entspringt an den Querfortsätzen der ersten 5—8 Brustwirbel und endet an den Proc. transversal der letzten 3—5 Halswirbel. Der M. longissimus capitis entspringt an den Querfortsätzen der ersten (2—3) Brust- und an den Proc. articulares der letzten (4—5) Halswirbel und bildet beim Menschen einen einheitlichen, am Proc. mastoid. oss. temp. endenden Muskel, der an seinem Ursprung mit dem M. longissimus cervicis verschmilzt; bei den Haustieren fehlt diese Verbindung; er wird zu einem M. longissimus capitis et atlantis, weil er in 2 Muskeln gespalten ist, von denen der ventrolaterale *M. longiss. atlantis* (Fig. 355 h, h', u. 361 f) am Atlas und event. am Epistropheus, der dorsomediale *M. longiss. capitis* (Fig. 361 e) an der Pars mastoidea endet. Das System des M. spinalis, den wir zweckmässig zum M. longissimus rechnen, wird durch Muskelbündel gebildet, die an den Proc. spinosi entspringen und enden, wobei sie aber einen oder mehrere überspringen. Eine Anzahl von Bündeln vereinigt sich zu einem zur Seite der Dornfortsätze liegenden platten Muskelbauch, aus dem sich allmählich kopfwärts verlaufende Insertionsbündel ablösen. Beim Menschen lässt sich der Muskel in einen *M. spinalis dorsi* (von den ersten Lendenwirbeln bis zum 2. Brustwirbel) und in einen *M. spinalis cervicis* (von den 2 ersten Brustwirbeln bis zum 2. Halswirbel) (Fig. 352) scheiden. Bei den Haustieren bilden beide Portionen einen Muskel, der auch den beim Menschen isolierbaren *M. semispinalis dorsi et cervicis* (s. unten) umfasst. Der gemeinsame *M. spinalis et semispinalis dorsi et cervicis* (Fig. 355 d, 356 k u. 361 b) reicht bei den Haustieren von den Lenden- und letzten 5 bis 6 Brustwirbeln bis zum 3. Halswirbel. Der an den Lenden- und letzten Brustwirbeln liegende Teil ist bei Pferd und Fleischfressern mit dem M. longissimus dorsi verschmolzen.

Die tiefste Lage der am Nacken und Rücken gelegenen (grösstenteils vom M. longissimus und M. splenius bedeckten) Muskulatur wird vom M. transversospinalis gebildet. Er zerfällt in den oberflächlichen *M. semispinalis* und den tiefen *M. multifidus*. Für beide ist charakteristisch die Zusammensetzung aus schräg kopfwärts gerichteten Bündeln, die von den Quer- (resp. Zitzen-) fortsätzen entspringen und an den Dornfortsätzen, mehrere Wirbel überspringend, enden. Da der M. transversospinalis vom Becken bis zum Kopfe reicht, so kann man jede seiner Schichten in eine Rücken-, Hals und Kopfportion zerlegen.

Der M. semispinalis zerfällt beim Menschen deutlich in einen M. semispinalis dorsi, cervicis und capitis (Fig. 353). Der M. semispinalis dorsi geht von den Proc. transversal der letzten 6—7 zu den Proc. spinosi der ersten 5—6 Brustwirbel. Der M. semispinalis cervicis reicht von den Proc. transversal der ersten 5—6 Brustwirbel bis zu den Proc. spinosi des 2.—5. (6.) Halswirbels. Beide Portionen des *M. semispinalis* verschmelzen bei den Haustieren mit dem M. spinalis (s. oben). Der M. semispinalis capitis entspringt an den Querfortsätzen der 6—7 ersten Brust- und an den Gelenkfortsätzen der letzten 4—6 Halswirbel und endet an der Squama occipitalis. Beim Menschen, den Fleischfressern und dem Schweine zerfällt er in den *M. biventer cervicis* (Fig. 361 d) und den *M. complexus (major)* (Fig. 352 u. 361 d'). Beim Pferd und den Wiederkäuern ist der Muskel einheitlich. Der M. biventer (bzw. bei Pferd und den Wiederkäuern der einheitliche Muskel) ist von 4—6 schrägen Sehnenstreifen durchsetzt.

Der M. **multifidus dorsi et cervicis** (Fig. 353, 356 l u. m) erstreckt sich vom Kreuzbein bis zum 2. Halswirbel und liegt direkt den Proc. spinosi bzw. den Wirbelbögen auf. Seine Bündel entspringen an den Proc. articulares und mamillares (an den Brustwirbeln auch an den Proc. transversi) der Wirbel und gehen entweder von Wirbel zu Wirbel oder überspringen einige und enden an den Proc. spinosi.

Ausser den angeführten Muskeln kommen in der Tiefe noch die **kurzen Rückenmuskeln** vor, die 1. als **Mm. rotatores** vom Proc. transversus eines zum Proc. spinosus des vorhergehenden Wirbels verlaufen (*Mm. rotatores breves*) oder diesen überspringen und sich dann erst inserieren (*Mm. rotatores longi*); 2. als **Mm. interspinales** zwischen je 2 Proc. spinosi, und 3. als **Mm. intertransversarii** (Fig. 353 u. 356 n, n) entweder zwischen den Proc. transversi oder zwischen Proc. articulares und transversi bzw. zwischen Proc. mamillares und accessorii sich ausspannen. Besonders stark sind die Mm. intertransversarii am 2.—5. Halswirbel der Wiederkäuer, Fleischfresser und Schweine; sie fliessen zu einem stärkeren, am Atlasflügel endenden Muskel (*M. intertransversarius longus*) zusammen.

An die beschriebenen Stammuskeln reihen sich kopfwärts die folgenden kleinen Muskeln an: Der M. **obliquus capitis cranialis** (*sup. N.*) (Fig. 298 t u. 356 a) füllt den Raum zwischen Os occipitale und Atlas aus; er entspringt am Atlasflügel und endet bei den Haustieren an der Linea nuchalis sup., beim Menschen auch noch an der Linea nuch. inferior des Schädels. Der platte, ziemlich kräftige M. **obliquus capitis caudalis** (*inf. N.*) (Fig. 298 t, 355 u, 356 b) liegt dorsal auf den beiden ersten Halswirbeln, entspringt am Kamme (Dorn) des Epistropheus und endet an der Ala atlantis. Der M. **rectus capitis dorsalis** (*posterior N.*) **major** und **minor** (Fig. 356 o, o' u. p) liegen dicht neben dem Lig. nuchae; der erstere entspringt am Kamme des Epistropheus, der letztere am Tuberculum dorsale des Atlas; beide enden am Os occipitale. Der erstere ist bei den Haustieren m. o. w. zweibäuchig.

b) Muskeln an der ventralen Fläche der Halswirbelsäule. An der ventralen Seite der Hals- und des Anfangsteils der Brustwirbelsäule liegt der *M. longus colli;* kopfwärts reihen sich ihm, gleichsam als seine Fortsetzung, der *M. longus capitis, M. rectus capitis ventralis* und *lateralis* an. Hierher gehören noch die Mm. scaleni.

Der M. **longus colli** (Fig. 356 f) reicht vom 1. Hals- bis 3. (5., 6.) Brustwirbel und liegt ventral an den Wirbelkörpern: a) Sein Brustteil entspringt an den Körpern der ersten 5—6 (Haustiere) oder 3 (Mensch) Brustwirbel und endet an den Körpern der letzten Halswirbel. b) Sein Halsteil besteht aus einzelnen Bündeln, die bei Mensch und Schwein an den Körpern und Querfortsätzen des 2.—5. (6.), bei Pferd, Rind und Hund an denen des 3. bis 7. Halswirbels entspringen, schräg kopf- und medianwärts verlaufen und ventral und median an den entspr. Wirbelkörpern (bis zum Tuberculum ventrale des Atlas) enden.

Der M. **longus capitis** (Fig. 342 e und 355 q) ist der längste Kopfbeuger und reicht von den Querfortsätzen des 3.—6. (Mensch) oder 2.—5. (Pferd) oder 2.—6. (Rind, Schwein, Hund) Halswirbels bis zum Tuberculum pharyngeum der Schädelbasis. Der M. **rectus capitis ventralis** (*anterior N.*) (Fig. 356 d) ist kürzer, entspringt am Arcus ventralis des Atlas und endet medial vom vorigen. Der M. **rectus capitis lateralis** (Fig. 356 c) entspringt am Arcus ventralis und Flügel des Atlas und endet am Os occipitale (bei den Haustieren am Proc. jugularis, beim Menschen in der Umgebung des Foramen jugulare).

Die Mm. **scaleni** (Fig. 306, 342 d, d', 355 p, p', 356 g, g') sind 2—3 Muskeln, die von den ersten Rippen zu den Proc. transversi der letzten Halswirbel gehen, im übrigen aber verschieden sind. Übereinstimmend ist nur, dass der ventrale Teil der Mm. scaleni an der 1. (M. scalenus primae costae), der dorsale hingegen an den folgenden Rippen (bis zur 9.) (M. scal. supracostalis) entspringt. Der M. **scalenus primae costae** zerfällt beim Menschen (und bisweilen bei den Wiederkäuern, s. S. 297) in 2 Teile, zwischen denen die A. subclavia hindurchtritt. Der ventral von der A. subclavia gelegene Teil, *M. scalenus anterior N.*, geht von der 1. Rippe zu den Querfortsätzen des 3.—6. Halswirbels; der dorsal von der A. subclavia gelegene M. *scalenus medius N.* spannt sich hingegen zwischen der 1. Rippe und den Querfortsätzen des 2.—7. Halswirbels aus. Bei den Haustieren fehlt der ventral von der A. subclavia gelegene Teil, so dass nur der dorsal von diesem Gefäss befindliche Teil, der von der 1. Rippe zu den Querfortsätzen des 3. (4.)—7. Halswirbels geht, vorhanden ist. Bei Pferd, Rind und Schwein wird er nahe der 1. Rippe von den Wurzeln des Plexus brachialis durchsetzt und dadurch von ihm eine kleinere dorsale Portion abgespalten; die letztere, der *M. scalenus minimus*, endet am 7. Halswirbel. Der M. **scalen. supracostalis** fehlt dem Pferde. Er entspringt beim Menschen (als *M. scalenus posterior N.*) an der 2. Rippe, beim Schweine an der 3. und beim Rinde an der 4. (5.) Rippe. Beim Hunde ist er zweiköpfig; der dorsale Kopf entspringt an der 3. (4.) und der ventrale an der 8. (9.) Rippe. Der Muskel endet beim Menschen an den

Querfortsätzen des 5. (6.)—7. und bei den Haustieren an denen des 3.—6. Halswirbels. Beim Hunde verschmilzt er mit dem M. scalenus primae costae und reicht mit einzelnen Zacken bis zum Atlas.

c) **Muskeln an der Brustwand.** Die **Mm. intercostales** (Fig. 342 i u. k, 353, 355 l, l, m) füllen die Räume zwischen den Rippen und die zwischen den Rippenknorpeln aus und bestehen aus den oberflächlichen *Mm. intercostales externi,* deren Fasern kaudoventral, und aus den tiefen *Mm. intercostales interni,* deren Fasern kranioventral gerichtet sind. Der den Wirbeln zunächstliegende, verstärkte Teil jedes **M. intercostalis ext.** wird als **M. levator costae** (Fig. 353) bezeichnet. Der **M. transversus thoracis** liegt als platter Muskel an der Innenfläche des Brustbeins und der Knorpel der wahren Rippen und endet mit Zacken an den wahren Rippen. Über den **M. transversus costarum** s. S. 282.

d) Das **Zwerchfell,** *Diaphragma* (Fig. 354, 357 a, c, d, e, c', f, f'), bildet die kuppelförmig in die Brusthöhle vorgewölbte Scheidewand zwischen Brust- und Bauchhöhle, an der wir einen zentralen sehnigen und einen peripheren fleischigen Teil unterscheiden, die thorakal vom Brust- und abdominal vom Bauchfell überzogen werden. Der **sehnige Teil,** das *Centrum tendineum* (Zwerchfellsspiegel), hat ungefähr die Form eines Kartenherzens oder Kleeblattes (Mensch, Pferd, Wiederkäuer und Schwein) bzw. eines Stiefelziehers (Fleischfresser) mit dorsal gerichteter Basis, ist bei den Fleischfressern relativ klein und enthält ein wenig rechts und dorsal von der Mitte des Zwerchfells das *For. venae cavae* zum Durchtritt der V. cava caudalis. Das Centrum tendineum heftet sich jederseits in der Lumbalregion neben der Pfeilermuskulatur an; so entsteht das Trigonum lumbocostale, das rechts wie links mit dem Spiegel in relativ breitem (Pferd, Wiederkäuer, Schwein) oder schmalem (Hund, Katze) Zusammenhang steht, der nur dann unterbrochen ist, wenn Pars lumbalis und costalis in Verbindung treten (Trautmann [637]). Am Zwerchfellsspiegel, der sich wesentlich aus Sehnenfaserbündeln und -bälkchen aufbaut, unterscheidet man drei Hauptschichten: eine abdominale (bauchfellseitige), eine thorakale (brustfellseitige) und eine (intermediäre) Mittelschicht. Die Sehnenfaserbündel werden in die Hauptmasse der abdominalen und thorakalen Schicht bildenden Hauptsehnenfaserzüge und die abweichend von ihnen verlaufenden Nebensehnenfaserzüge geschieden. Die ersteren verlaufen in der bauchfellseitigen Schicht wesentlich radiär und in der brustfellseitigen wesentlich zirkulär, ohne dass man aber diesen Verlauf auf ein einheitliches Zentrum beziehen kann. Nebensehnenfaserzüge kommen bei allen Tieren vor. Sie haben einen anderen Verlauf als die Hauptsehnenfaserzüge und sind oft so zahlreich und in so starken Zügen vorhanden, dass sie die Hauptsehnenfasern m. o. w. verdecken und den Faserverlauf kompliziert gestalten. (Näheres siehe aus Fig. 354 und bei Trautmann [637].) Der **fleischige Teil,** die *Pars muscularis,* zerfällt in eine Pars lumbalis, costalis und sternalis. a) Die *Pars lumbalis* entspringt an der Lendenwirbelsäule mit 2 Hälften, den Pfeilern, *Crura diaphragmatis.* Jeder Pfeiler zerfällt beim Menschen und (nach Schmaltz[536]) auch bei den Haustieren in ein Crus laterale und mediale. Die beiden *Crura lateralia* bilden den dorsalen Rand des Zwerchfells und strahlen in dessen dorsale Seitenteile aus; die

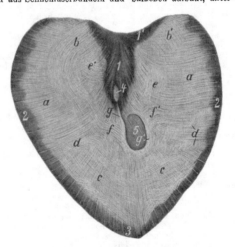

Figur 354. Abdominale Fläche des Zwerchfells des Pferdes.

1 Rechte mediale und 1' rechte laterale Pfeilermuskulatur, 2, 2 kostale und 3 sternale Zwerchfellsmuskulatur, 4 Hiatus oesophageus, 5 For. venae cavae.

a, a Hauptsehnenfaserzüge, b, b', c, c, d, d, e, e' f, f' Nebensehnenfaserzüge (die Hauptsehnenfaserzüge verdeckend), g aus der Pfeilerspitze hervorgehender Sehnenstrang, den Rand des For. venae cavae umfassend (g').

Crura medialia senken sich neben der Medianebene in das Centrum tendineum ein und haben nahe der Wirbelsäule den *Hiatus aorticus* (zum Durchtritt der Aorta, V. azygos und hemiazygos und des Ductus thoracicus) und nahe ihrem ventralen Ende den *Hiatus oesophageus* (zum Durchtritt der Speiseröhre, die sich durch die Membrana phrenicooesophagea mit der Muskulatur verbindet, und der Nn. vagi) zwischen sich. So liegen die Verhältnisse bei Mensch, Fleischfressern und Schwein. Bei den übrigen Haustieren liegt der Hiatus aorticus zwischen dem Crus laterale und mediale sinistrum; das Crus mediale sinistr. verschmilzt mit dem Crus mediale dextrum. Der Hiatus oesophageus befindet sich aber auch beim Pferde und den Wiederkäuern zwischen den beiden Crura medialia. b) Die *Pars costalis* entspringt mit radiär gegen das Centrum tendineum gerichteten Fasern an der Innenfläche der letzten 3—5 Rippen und der Rippenknorpelverbindungen bis zum Schaufelknorpel, wo sie ohne Grenze in c), die *Pars sternalis*, übergeht, die von der Cartilago xiphoidea zum Centrum tendineum verläuft. Bei Pferd und Schwein springen von der Pars costalis zackenartige Fortsätze in die Zwerchfellssehne vor. Bei Pferd, Schaf, Ziege, Kalb, Schwein, Hund sind im Spiegel quergestreifte Muskelfasern vereinzelt und auch in Bündeln eingelagert. Auch ziehen Muskelbündel von der Pars costalis über die eigentliche Muskelgrenze hinaus in den Spiegel (Trautmann [637]).

　　e) **Muskeln des Bauches.** Die Bauchmuskeln bilden die muskulöse Grundlage der Bauchdecken und werden bei den männlichen Tieren vom Leistenkanal durchbohrt. Bei den Tieren mit schweren Baucheingeweiden (Pferden, Wiederkäuern) werden die Bauchmuskeln von der starken, fibrös-elastischen *Tunica flava abdominis*, gelben Bauchhaut, überzogen, welche die Bauchmuskeln im Tragen der Baucheingeweide unterstützt; sie überzieht den M. obliquus abdom. ext. und ist mit seiner Bauchsehne fast untrennbar verbunden. (Das Nähere s. S. 293.) Beim Menschen und den Haustieren kommen 4 Bauchmuskeln vor, von denen jeder eine von der des andern verschiedene und zwar derartige Faserrichtung hat, dass sich die Fasern des einen Muskels mit denen des anderen kreuzen.

　　1. Der **M. obliquus abdominis externus** (Fig. 307 g, 314 42, 42′, 316 l, l′, 327 v, v′, 331 l, l′, 336 r, r′, 341 v, v′, 359 c, c′, e) ist der oberflächlichste Bauchmuskel und liegt seitlich am Thorax und Abdomen. Er entspringt fleischig an den Rippen mit Ausnahme der ersten 4 (5) derart, dass die ersten Ursprungszacken zwischen die des M. serratus ventralis eingreifen und die folgenden immer weiter dorsal entspringen. Er geht ungefähr am lateralen Rande des M. rectus abdom. in eine grosse Sehnenplatte aus, die teils (sich mit der Sehne des M. obliquus abdom. int. zum äusseren Blatte der Rektusscheide vereinigend) in der Linea alba mit der der anderen Seite zusammenstösst (Bauchsehne), teils an Darm- und Schambein endet (Beckensehne), teils auf die mediale Oberschenkelseite tritt (Schenkelsehne). Die Beckensehne wird durch das *Lig. inguinale* verstärkt und in der Regio inguinalis vom äusseren Leistenring durchbrochen (Baumeier [42]). 2. Der vom vorigen fast ganz bedeckte **M. obliquus abdominis internus** (Fig. 307 i, 331 n, 359 d, d′, e, 366 k, 367 o, o′) liegt in der Regio iliaca. Er entspringt beim Pferde am Tuber coxae, bei den übrigen Haustieren und beim Menschen ausserdem an den Querfortsätzen der Lendenwirbel und der Fascia lumbodorsalis und geht in eine grosse Sehnenplatte aus, die mit der Bauchsehne des vorigen zum äusseren Blatte der Rektusscheide verschmilzt und in der Linea alba mit der anderseitigen zusammenstösst. Beim Menschen spaltet sie sich in 2 Blätter, von denen das oberflächliche mit dem äusseren, das tiefe mit dem inneren Blatte der Rektusscheide verschmilzt. Bei Pferd und Hund endet ein Teil des Muskels direkt am Rippenbogen. 3. Der **M. transversus abdominis** (Fig. 359 a, b, 361 m, 366 l, 367 n, n′) wird vom vorigen fast ganz bedeckt und entspringt an den Querfortsätzen der Lendenwirbel und entlang der Zwerchfellsinsertion an den Knorpeln der falschen Rippen, beim Menschen auch am Darmbeinkamm. Er geht ungefähr am lateralen Rande des M. rectus abdom. in eine Sehnenplatte aus, die als inneres Blatt der Rektusscheide die Innenfläche des M. rectus abdom. überzieht und in der Linea alba mit der der anderen Seite verschmilzt. Beim Menschen verschmilzt die Sehne der kranialen Hälfte mit der inneren, die der kaudalen Hälfte mit der äusseren Rektusscheide. Beim Hunde spaltet sich die Sehne teilweise in 2 Blätter, die mit beiden Blättern der Rektusscheide verschmelzen. · (Über die Rektusscheide s. Dall' Acqua [119].) 4. Der M. **rectus abdominis** (Fig. 307 h, 315 s′, 355 o, 359 f, 361 l) liegt als langer, platter Muskel jederseits neben der Linea alba, eingehüllt von der Rektusscheide. Er entspringt an den Knorpeln der ersten Rippen und am Brustbein und endet sehnig am Schambeinkamm. Er wird von queren Sehnenzügen, *Inscriptiones tendineae*, durchsetzt, die bei Mensch und Pferd sehr deutlich sind. Bei letzterem sendet seine Endsehne einen starken, rundlichen Schenkel (*Lig. accessorium*) an das Caput femoris. Als *Pars thoracica* des M. rectus abdom. kann man den platten, dünnen, dem Menschen fehlenden M. **transversus costarum** (Fig. 315 q, 355 n) auffassen; er bedeckt den Übergang der 1.—3. (4.) Rippe in ihre Knorpel.

　　f) Die **Muskeln des Schwanzes** sind bei den Haustieren weitaus besser entwickelt als beim Menschen, der nur 4 bis 5 rudimentäre Schwanzwirbel besitzt. Wir unterscheiden 3 Gruppen von Schwanzmuskeln: 1. die dorsal gelegenen Heber, *M. sacrococcygeus dorsalis* (post. N.), 2. die ventral gelegenen Niederzieher, *M. sacrococcygeus ventralis* (ant. N.), 3. den bzw. die Seitwärtszieher, *M. coccygeus*. Die Schwanzmuskeln umgibt die aus der Gesässfaszie hervorgehende Schwanzfaszie, die sich auch zwischen die Muskeln einsenkt.

　　Die **Heber** und **Niederzieher** werden beim Menschen nur durch je einen kleinen Muskel, *M. sacrococcygeus dorsalis* (post. N.) und *ventralis* (ant. N.), die oft fehlen, repräsentiert.

Bei den Haustieren sind die beiden Mm. sacrococcygei je in 2 m. o. w. getrennte Muskeln gespalten, so dass wir jederseits je einen kürzeren medialen und einen längeren lateralen Heber und Niederzieher finden (Fig. 314 50, 327 24, 25, 336 9, 341 3 u. 4, 369 e); alle vier reichen vom Kreuzbein (beim Hunde von den Lendenwirbeln) bis zu den mittleren und letzten Schwanzwirbeln. Die **Seitwärtszieher** (Fig. 314 49, 327 26 u. 369 f) werden durch den paarigen *M. coccygeus* repräsentiert, der an der Spina ischiadica bzw. dem Kreuz-Sitzbeinband entspringt und an den ersten Schwanzwirbeln zwischen Hebern und Niederziehern endet. Er ist beim Menschen schwächer und fehlt nicht selten. Beim Hunde kommt noch ein 2. Seitwärtszieher vor, der jedoch nur ein verstärkter M. intertransversarius ist.

II. Muskeln am Rücken und an den Seitenflächen des Halses beim Pferde (s. auch S. 277 u. folg.).

M. serratus dorsalis in-spirat. et exspir.	U. Fascia lumbodorsalis. A. M. serrat. dors. inspir.: 5.—11. Rippe, M. serrat. dors. exspir.: 11.—18. Rippe.
M. iliocostalis.	U. Proc. transversi d. Lendenwirbel, Rippen. A. Die lateralen Sehnen am kaudalen Rande, die medialen am kranialen Rande der Rippen.
M. longissimus dorsi.	U. Proc. spinosi des Kreuzbeins, der Lenden- und letzten Brustwirbel, Darmbeinwinkel, Crista iliaca. A. Mit medialen Zacken an den Gelenk- und Zitzenforts. der Lendenw. und an den Querforts. d. Brustw. und mit lateralen Zacken an den Querforts. d. Lendenw., den proximalen Rippenenden und dem Querforts. des 7. Halswirbels.
M. longissim. cervicis.	U. Querfortsätze des 1.—7. Brustw. A. Querforts. der 4 letzen Halsw.
M. spinalis et semispi-nalis dorsi et cervicis.	U. Freies Ende d. Dornforts. der Lenden- und letzten 5—6 Brustwirbel. A. Kaudale Ränder der Dornforts. der ersten 6—7 Brustw. und rudimentäre Dornforts. der 4 (5) letzten Halsw.
M. splenius.	U. Fascia spinotransversalis in der Gegend der ersten Brustw., Nackenbandstrang. A. Proc. transversi des 5., 4. u. 3. Halsw., Linea nuch. sup. des Os occipitale.
M. longissim. capitis et atlantis.	U. Querfortsätze der 2 ersten Brustw., Gelenkforts. des 7.—3. Halsw. A. M. longissimus capitis: Pars mastoidea des Os temporale. M. longissimus atlantis: Ala atlantis.
M. multifidus dorsi.	U. Seitenränder d. Kreuzb., Gelenkforts. d. Lendenw., Querforts. der Brustw. A. Dornforts. der Lenden- und Brustwirbel.
M. semispinalis capitis.	U. Fascia spinotransversalis im Bereich des 1.—6. Brustw., Gelenkforts. der letzten 5 Halsw. A. Squama occipitalis.
M. multifidus cervicis.	U. Querforts. des 1. Brustw., Gelenkforts. der 4 letzten Halswirbel. A. Rudimentäre Dornforts. der Halsw. bis zum 2.
M. obliquus cap. cranial.	U. Kopfseitiger Rand des Atlasflügels und Flügelgrube. A. Linea nuchalis sup. und Proc. jugularis des Occipitale.
M. obliquus cap. caudalis.	U. Kamm und kaudale Gelenkforts. des Epistropheus. A. Kranialer Rand der Ala atlantis.
M. rectus cap. dorsalis major.	U. Kamm des 2. Halsw. A. Squama occipitalis (z. T. gemeinschaftlich mit dem M. semispinalis capitis).
M. rectus cap. dorsalis minor.	U. Arcus dorsalis des Atlas. A. Squama occipitalis.
Mm. intertransversarii u. interspinales.	Sie füllen die Räume zwischen den verschiedenen Wirbelforts. aus.

a) Die Mm. serrati dorsales.

Der **M. serratus dorsalis** (Fig. 314 40, 315 w und 355 k), Dorsaler gezahnter Muskel, ist ein platter Muskel, der auf den Rückenstreckern dorsal am Thorax liegt. Er entspringt mit einer grossen Sehnenausbreitung (Fig. 315 x), die mit der Fascia lumbodorsalis und den Aponeurosen des M. latissimus dorsi und des Bauchhautmuskels verschmilzt, an den Proc. spinosi der Brust- und Lendenwirbel und endet mit Fleischzacken an der 5. bis 18. Rippe, lateral vom M. iliocostalis. Die Fasern des kranialen Teiles des Muskels sind schräg kaudoventral gerichtet und enden mit relativ undeutlichen Zacken am kranialen Rande der 5. (6.) bis 11. (12.) Rippe: *M. serratus dors.*

inspiratorius, während die Fasern des kaudalen Teiles schräg kranioventral gerichtet sind und am kaudalen Rande der 11. (12.) bis 18. Rippe mit deutlicheren Zacken enden: *M. serratus dors. expiratorius.*

Wirkungen. Der M. serratus dorsalis cranialis (insp.) ist Inspirations- und der M. serratus dors. caudalis (exspirat.) Exspirationsmuskel.

Innervation und Blutversorgung. Die Mm. serrati dorsales werden von den Dorsalästen der Rückennerven innerviert und von den Aa. intercostales mit Blut versorgt.

b) Oberflächliche Streckmuskeln.

Der **M. iliocostalis,** Gemeinschaftlicher Rippenmuskel (Fig. 355 i, i′), liegt als langer, schmaler, platter, stark sehnig durchsetzter Muskel entlang der Anguli costarum am lateralen Rande des M. longissimus dorsi auf den Rippen und ist von den Mm. serrati dorsales bedeckt. Er entspringt mit einer feinen Sehne an den Proc. transversi der Lendenwirbel (oft auch noch am Darmbein) und fleischig an den Rippen, reicht bis zu den letzten Halswirbeln und besteht aus m. o. w. miteinander verschmolzenen Bündeln, die je in eine Sehne ausgehen. Die platten Sehnen der oberflächlich und lateral gelegenen Bündel sind kranioventral gerichtet, überspringen je 3—4 Rippen und enden am kaudalen Rande der 1.—15. Rippe und die halsseitigste am Querfortsatz des 7. (6.) Halswirbels. Die Sehnen der tiefer und medial gelegenen Bündel sind dünner, schmäler und beckenwärts gerichtet; sie überspringen 1—2 Rippen und enden am kranialen Rande der 4.—18. Rippe.

Den M. iliocostalis kann man in einen *M. iliocostalis lumborum, dorsi* und *cervicis* scheiden. Der letztere (Fig. 355 i′) ist mit dem dorsalen Teile des M. scalenus primae costae vereinigt, reicht vom Proc. transversus des 1. Brust- bis zu dem des 5. (4.) Halswirbels und erhält von den Proc. transversi des 6.—7. Halswirbels Verstärkungsbündel.

Der **M. longissimus dorsi,** Langer Rückenmuskel (Fig. 355 e), liegt seitlich von den Proc. spinosi der Lenden- und Brustwirbel und reicht vom Becken bis zum Halse. Sein kaudaler Teil füllt den Raum zwischen den Quer- und Dornfortsätzen der Lendenwirbel aus und überragt die Querfortsätze noch. Halswärts nimmt er bedeutend an Dicke und Breite ab und bildet schliesslich nur noch dünne Sehnen. Er entspringt an den Dornfortsätzen des Kreuzbeins, am Darmbeinkamm und den Darmbeinwinkeln und erhält Verstärkungsbündel von den Proc. spinosi der Lenden- und letzten Brustwirbel. Aus dem tieferen Teile des Muskels gehen sehnige Zacken ab, die als **mediale Zacken** an die Gelenk- und Zitzenfortsätze der Lenden- und die Querfortsätze der Brustwirbel und als **laterale Zacken** an die Querfortsätze der Lendenwirbel, die Wirbelenden der Rippen und an den Querfortsatz des 7. (und ev. 6.) Halswirbels treten.

Die Oberfläche des Muskels ist von einer glänzenden, starken Sehnenhaut überzogen und besitzt in der Lendengegend eine tiefe, dreieckige, halswärts schmäler werdende Grube zur Aufnahme des Lendenkopfes des M. glutaeus medius.

Der **M. longissimus cervicis** (Fig. 355 f) liegt, bedeckt vom vorigen und vom Halsteil des M. serratus ventralis, in dem Winkel zwischen Hals- und Brustwirbelsäule. Er entspringt an den Proc. transversi der 6—7 ersten Brustwirbel und auf der Ursprungssehne des M. semispinalis capitis und endet mit einzelnen an seiner Oberfläche verlaufenden Sehnenstreifen an den Proc. transversi der vier letzten Halswirbel.

Der **M. spinalis et semispinalis dorsi et cervicis** (Fig. 355 d, 356 k) (s. S. 279) ist als eine Fortsetzung des M. longissim. dorsi anzusehen. Er entspringt an den Enden der Proc. spinosi der Lenden- und der letzten 5 (6) Brustwirbel mit starken, schwer voneinander trennbaren Sehnen, die mit der Aponeurose des M. longissim. dorsi verschmelzen. In der Gegend des 12. (13.) Brustwirbels wird der Muskel fleischig, nimmt halswärts an

Breite zu und bildet einen stark sehnigen Falz, der den M. longiss. dorsi von oben umfasst. Er befestigt sich am kaudalen Rande der Dornfortsätze der ersten 6—7 Brustwirbel und geht, verstärkt durch einige an den Proc. spinosi der ersten beiden Brustwirbel entspringende Bündel, an die dorsalen Mediankämme der letzten 4—5 Halswirbel.

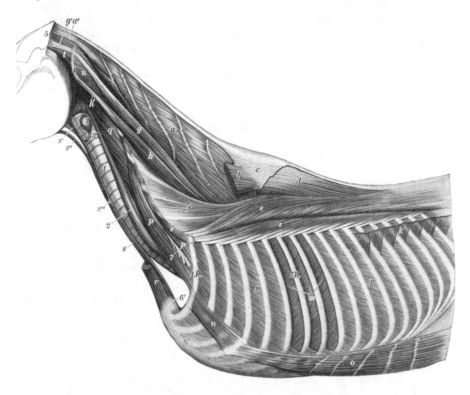

Figur 355. Linke Rumpfmuskeln des Pferdes (oberflächliche Schicht).

a M. semispinalis capitis, a' seine Endsehne, b Ursprungsteil des M. splenius, c Sehnenplatte, aus welcher der M. splenius entspringt, d M. spinalis et semispinalis dorsi et cervicis, e M. longissimus dorsi, f M. longissimus cervicis, g M. longissimus capitis, g' seine Endsehne, h M. longissimus atlantis, h' seine Endsehne, i M. iliocostalis dorsi, i' M. iliocostalis cervicis, k M. serratus dorsalis exspirat. (abgeschnitten), l, l Mm. intercostales ext., m Mm. intercostales int., n M. transversus costarum, o M. rectus abdom., p, p' M. scalenus, q M. longus capitis, r M. sternocephalicus (abgeschnitten), s vereinigte Mm. sternothyreoidei und sternohyoidei, s' M. sternothyreoideus, s'' M. sternohyoideus, s''' Sehnenstreifen, t M. obliquus capitis cranialis, u M. obliquus capitis caudalis. 1 Trachea, 2 Oesophagus, 3 Thyreoidea, 3' deren Isthmus, 4 Rand vom Atlasflügel, 5 Linea nuchalis sup., 6 Brustbein, 6' Manubrium sterni, 7 Plexus brachialis. **1. R.** 1. Rippe, **7. R.** 7. Rippe.

Er wird kranial vom M. semispinalis capitis und M. multifid. cervicis, weiter beckenwärts von der Ursprungsaponeurose des M. serratus dorsalis bedeckt und bedeckt seinerseits den M. multifid. dorsi und das Nackenband.

Nach Martin [397] kommt beim Pferde noch ein kleiner, direkt unter der Haut gelegener **M. spinalis capitis** vor, der in der Atlasgegend am Nackenband entspringt und sich kopfwärts allmählich verliert, ohne das Os occipitale zu erreichen.

Der platte, dreieckige **M. splenius,** Riemenmuskel (Fig. 313 ₁₃, 315 b, 355 b), bildet nach Entfernung der Stammgliedmassenmuskeln die oberflächlichste Schicht der Nackengegend. Er entspringt mit einer breiten, starken Sehne an der Fascia spino-transversalis (s. S. 277) (Fig. 355 c) in der Widerristgegend und mit dünnen Sehnen am Nackenbandstrang; seine Fasern heften sich teils (als *M. splenius cervicis*) an den Querfortsätzen des 5., 4. und 3. Halswirbels an, teils verbinden sie sich mit dem von ihm bedeckten M. longissimus capitis. Der übrige Muskel endet (als *M. splenius capitis*) mit einer dünnen Sehnenhaut (Fig. 315 b'), die mit der Sehne des M. longissim. cap. (c) und M. brachiocephalicus zusammenfliesst, an der Linea nuchalis sup. und der Pars mastoidea des Schläfenbeins.

Der **M. longissimus capitis et atlantis** besteht aus 2 Muskeln, die zwischen M. splenius und semispinalis capitis seitlich und dorsal von der Halswirbelsäule liegen und von den ersten Brustwirbeln bis zum Atlas und Os occipitale reichen. Sie entspringen an den Querfortsätzen der 2 ersten Brustwirbel und bilden 2 lange, schmale, kopfwärts verlaufende Muskelbäuche, die Verstärkungen von den Gelenkfortsätzen der letzten 5 Halswirbel bekommen und teilweise mit dem sie bedeckenden M. splenius verschmelzen. Der eine Muskel endet mit einer starken Sehne, an der eine Zacke des M. cleidomastoideus entspringt, am Rande des Atlasflügels (*M. longissimus atlantis*) (Fig. 315 d, 355 h, h', 446) und der andere (*M. longissimus capitis*) (Fig. 315 c, 355 g, g', 446) mit einer platten Sehne, die mit der des M. splenius und brachiocephalicus verschmilzt, an der Pars mastoidea des Schläfenbeins.

Wirkungen (Fig. 396 u. 397). Der *M. iliocostalis* unterstützt die Streckmuskeln der Wirbelsäule durch Feststellung der Rippen und kann als In- und Exspirator fungieren. Der *M. longissimus dorsi* ist der mächtigste Streckmuskel der Lenden- und Brustwirbelsäule; er erstreckt seine Wirkung mittelst seiner Verbindungen mit dem M. longissimus cervicis und M. spinalis et semispinalis dorsi et cervicis auch auf die Halswirbelsäule. Er unterstützt auch die Tätigkeit der Gesäss- und Hinterbackenmuskeln, namentlich beim Rückwärtsgehen der Pferde und im schweren Zuge, indem er das Vorderteil hebt und den Rücken feststellt. Er wirkt ferner beim Steigen und beim Hintenausschlagen durch Heben des Vorder- oder Hinterteiles. Allein wirkend ist er beim Recken und Strecken der Pferde tätig. Der *M. longissimus cervicis* und der *M. spinalis et semispinalis dorsi et cervicis* unterstützen die Strecker des Halses und den M. longissimus dorsi. Einseitig wirkend krümmt diese Muskelgruppe die Wirbelsäule seitwärts. Der *M. splenius* und *longissimus capitis* wirken als Strecker und Aufrichter des Halses und Kopfes. Bei einseitiger Wirkung biegen sie Kopf und Hals seitlich ab, bei alleiniger und einseitiger Wirkung kann der bei der Bildung des Schwanenhalses beteiligte *M. longissimus atlantis* die Drehung des 1. Halswirbels unterstützen.

Innervation und Blutversorgung. Die am Halse und Rücken gelegenen oberflächlichen und tiefen Streckmuskeln werden von den Dorsalästen der Hals-, Rücken- und Lendennerven innerviert und von der A. occipitalis, vertebralis, cervicalis profunda, costocervicalis und von den Aa. intercostales und lumbales mit Blut versorgt.

c) Tiefe Streckmuskeln des Pferdes.

Der **M. multifidus dorsi** (Fig. 356 l) besteht aus zahlreichen flachen, sehnig-fleischigen Muskelkörpern, die an den Seitenflächen der Proc. spinosi der Wirbel liegen. Sie entspringen an den Seitenrändern des Kreuzbeins (und den Schwanzmuskeln), an den Gelenk- und Zitzenfortsätzen der Lenden- und der letzten 2—3 Brustwirbel und an den Querfortsätzen der übrigen Brustwirbel; sie enden, einige (2—6) Dornfortsätze überspringend und kraniodorsal gerichtet, an den Enden der Proc. spinosi der Lenden- und letzten Brustwirbel. Von der Gegend des 10.—11. Brustwirbels ab liegen sie mehr wagerecht und enden, immer weiter von der Spitze entfernt, an den Flächen der Proc. spinosi und schliesslich am Dorne des 7. (6.) Halswirbels. Kaudal inseriert sich der Muskel mit einer sehnigen Ausbreitung an den Seitenrändern des Kreuzbeins und den Seitenflächen seiner Dornfortsätze.

Der **M. semispinalis capitis** (Fig. 355 a, a', 446) ist fast ganz von dem ähnlich gestalteten, aber dünneren M. splenius bedeckt. Er bedeckt Teile des M. multifidus und spinalis cervicis und des M. obliquus capitis caudalis und die Nackenbandplatte. Er entspringt mit dem M. splenius an der Fascia spinotransversalis (s. S. 277) und sehnig an den Proc. transversi der 6—7 ersten Brust- und den Proc. articulares der 5 (6) letzten Halswirbel. Er endet mit einer starken Sehne (Fig. 355 a'), an der sich der M. rectus capit. dors. major inseriert, an der Squama occipit. neben dem Nackenband und ist von 4—5 schrägen Sehnenstreifen durchsetzt.

Figur 356.
Tiefste Schicht der Nackenmuskeln des Pferdes.
a M. obliquus cap. cran., b M. obl. cap. caud., c M. rectus capitis lat., d M. rectus cap. ventr., e M. longus cap. (abgeschn.), f M. longus colli, g, g' M. scalenus, h M. iliocostalis, i M. longissimus dorsi (abgeschn.), k M. spinalis et semispinalis dorsi et cervicis, l M. multifidus dorsi, m M. multifidus cervicis, n, n Mm. intertransversarii, o, o' M. rectus cap. dorsalis major, p M. rectus cap. dors. minor, q Endsehne des M. semispinal. capitis. 1 Nackenbandplatte, 1' Nackenbandstrang, 2 Linea nuchalis sup. u. 3 Proc. jugularis des Occipitale, 4 Flügelrand des Atlas, 5 Querfortsätze u. 6 Gelenkfortsätze von Halswirbeln, 7 abgeschnittene Nerven des Plexus brachialis, 8 erste Rippe.

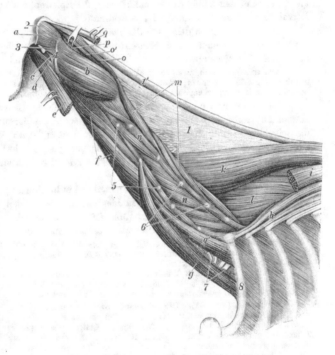

Der **M. multifidus cervicis** (Fig. 356 m) besteht aus 4—5 starken Muskelportionen, die vom Querfortsatz des 1. Brustwirbels und den Gelenkfortsätzen der 4 (5) letzten Halswirbel entspringen, schräg kopfwärts und medial verlaufen und, je einen Wirbel überspringend, an den rudimentären Proc. spinosi der Halswirbel bis zum zweiten hinauf enden. Die kaudalen Muskelportionen sind durch den M. spinalis cervicis vom Nackenband getrennt, während die kranialen die Nackenbandplatte direkt bedecken.

Wirkungen (Fig. 396). Die Muskeln dieser Gruppe sind wesentlich Feststeller der Wirbelsäule und drücken die Wirbel aneinander. Dies gilt besonders vom M. multifidus dorsi und cervicis; letzterer ist kräftiger Aufrichter des Halses. Der M. semispinalis capitis ist infolge der ihn durchziehenden Sehnenstreifen ein kurzfaseriger, kräftiger Muskel. Wie die Mm. multifidi für die Wirkung der übrigen Streckmuskeln die einzelnen Wirbel fixieren, so fixiert der M. semispinalis capitis den Kopf und stellt gleichzeitig die Widerristpartie für den M. splenius und longissim. dorsi fest. Der M. semispinalis capitis ist daher der kräftigste und ausdauerndste Aufrichter und Feststeller des Kopfes.

Betr. **Innervation und Blutversorgung** s. S. 286.

d) Dorsale Wirbel-Hinterhauptsmuskeln, Zwischendorn- und Zwischenquermuskeln des Pferdes.

M. obliquus capitis cranialis (Fig. 298 s, 355 t, 356 a). Dieser kurze, kräftige, viereckige Muskel entspringt am kranialen Flügelrand und in der Flügelgrube des Atlas und endet an der Linea nuchalis sup. und an der Basis des Proc. jugularis; er ist von der Sehne des M. splenius und brachiocephalicus bedeckt.

Der **M. obliquus capitis caudalis** (Fig. 298 t, 355 u, 356 b) ist ein sehr starker, länglich-viereckiger Muskel, der auf den ersten beiden Halswirbeln liegt. Er entspringt am Kamm und den kaudalen Gelenkfortsätzen des Epistropheus und geht schräg kraniolateral zum kopfseitigen Rande der Ala atlantis.

Der **M. rectus capitis dorsalis major** (Fig. 356 o, o') ist ein schlaffer, platter Muskel, der am Kamm des 2. Halswirbels und dessen Ästen entspringt, sich mit der Sehne des M. semispinalis capitis, der ihn bedeckt, verbindet und am Os occipitale endet.

Von ihm lässt sich ziemlich deutlich der tiefere Teil als mittlerer gerader Kopfmuskel (Fig. 356 o') trennen; dieser entspringt kranial am Kamm des 2. Halswirbels und endet, bedeckt vom M. obliquus cap. cranialis, an der Hinterhauptsschuppe.

Der **M. rectus capitis dorsalis minor** (Fig. 356 p) ist vom vorigen und dem M. obliquus capitis cran. bedeckt. Er entspringt am Arcus dorsalis des Atlas, bedeckt die Gelenkkapsel, mit der er innig verbunden ist, und endet zur Seite des Nackenbandes mit dem vorigen. (Oft findet man ihn verkümmert oder geschwunden.)

Die sehnigen **Mm. interspinales (cervicis, dorsi et lumborum)** liegen zwischen den Proc. spinosi der Wirbel.

Die **Mm. intertransversarii (cervicis, dorsi et lumborum)** (Fig. 356 n, n) kommen nur am Halse in Betracht und bilden hier ansehnliche Muskelportionen, welche die Räume zwischen den Proc. transversi (*Mm. intertransv. ventrales*) und zwischen diesen und den Proc. articulares (*Mm. intertransv. dorsales*) ausfüllen.

Zwischen dem 1. und 2. Halswirbel werden sie durch den M. obliquus capitis caud. ersetzt. Die Mm. intertransversarii der Brust- und Lendengegend sind undeutlich und fehlen zwischen dem 5. und 6. Lendenwirbel ganz.

Besonders stark sind 2 Mm. intertransversarii, die jederseits an dem Proc. transversus des 3. Halswirbels entspringen und, ohne sich zu vereinigen, am Körper des 2. Halswirbels enden; sie sind mit dem *M. intertransversarius longus* der Wiederkäuer zu vergleichen.

Wirkungen (Fig. 397). Der *M. obliquus capitis cranialis* und die *Mm. recti capitis dorsales* sind Kopfstrecker; bei einseitiger Wirkung biegen sie den Kopf seitlich ab. Die *Mm. obliqui cap. caudales* stellen durch beiderseitige Wirkung bei gestrecktem Kopfe den 1. Halswirbel auf dem 2. fest, bei einseitiger drehen sie den 1. Halswirbel und den Kopf auf dem 2. Die *Mm. intertransversarii cervicis* ziehen die Halswirbel aneinander und strecken bei beiderseitiger Tätigkeit den Hals; einseitig wirkend biegen sie ihn seitlich ab.

Innervation und Blutversorgung. Die vorstehenden Muskeln werden von den dorsalen Ästen des 1. und 2. Halsnerven innerviert und von Zweigen der A. vertebralis, occipitalis und cervicalis profunda mit Blut versorgt.

III. Muskeln an der ventralen Fläche der Halswirbelsäule des Pferdes (s. auch S. 280).

M. scalenus.	U. Erste Rippe. A. Querfortsätze des 7., 6., 5., 4. Halswirbels.
M. longus colli.	U. Pars thoracalis: Körper der 6 ersten Brustw., Pars cervicalis: Querfortsätze und Körper der 5 letzten Halswirbel. A. Pars thoracalis: Querforts. der 2 letzten Halsw.; Pars cervicalis: Körper der 5 ersten Halswirbel.
M. longus capitis.	U. Querfortsätze des 4., 3., 2. Halsw. A. Tuberculum pharyng.
M. rectus capitis ventr.	U. Arcus ventralis des Atlas. A. Schädelbasis aboral vom vorigen.
M. rectus capitis lateral.	U. Arcus ventralis des Atlas. A. Proc. jugularis des Schädels.

Der **M. scaleneus primae costae,** Rippenhalter (Fig. 355 p, p′, 356 g, g′), entspringt an der 1. Rippe und endet an den Querfortsätzen des 4.—7. Halswirbels. Der platte Muskel zerfällt dadurch, dass die den Plexus brachialis (Fig. 355 7 u. 356 7) bildenden Nerven durch ihn hindurchtreten, in 2 Muskeln; die grössere *Pars ventralis* entspringt (Fig. 355 p u. 356 g) in der Mitte des kranialen Randes der 1. Rippe und endet an den Proc. transversi des 6., 5. und 4. Halswirbels, die kleinere, dreieckige *Pars dorsalis* (Fig. 355 p′ u. 356 g′) beginnt dorsal am kranialen Rande der 1. Rippe und reicht nur bis zum Querfortsatz des 7. Halswirbels. Ventral von den Mm. scaleni kommen die Gefässe der Schultergliedmasse aus der Brusthöhle und treten in diese ein.

Der **M. longus colli,** Beuger des Halses, setzt sich aus starken Bündeln zusammen, welche die Körper der 5—6 ersten Brust- und der 6 letzten Halswirbel ventral bedecken. Er zerfällt in 2 Portionen: a) Die an den Seitenflächen der 6 ersten Brustwirbel entspringende *Pars thoracalis* bildet jederseits einen rundlichen Muskel, der an Körper und den Proc. transversi der beiden letzten Halswirbel endet. b) Von der an den Proc. transversi und den Körpern des 7.—3. Halswirbels enspringenden *Pars cervicalis* (Fig. 356 f, 446) gehen die Bündel vom jederseitigen gleichen Wirbelursprung konvergierend kopfwärts und medial, treten, häufig einen Wirbel überspringend, sehr spitzwinklig in der ventralen Mittellinie der kopfwärts folgenden Wirbelkörper, sich an deren Kamm inserierend, zusammen und bilden so gleichsam ein System von ineinandergeschobenen /\-förmigen Muskeln. Die am weitesten kopfwärts gelegenen Bündel inserieren sich starksehnig am Tuberculum ventrale des Atlas.

Der **M. longus capitis,** Beuger des Kopfes (Fig. 298 z, 355 q, 356 e) liegt seitlich an der ventralen Fläche der 4 ersten Halswirbel und ist gleichsam die Fortsetzung des vorigen. Er entspringt an den Querfortsätzen des 4. (5.) bis 2. Halswirbels, bildet einen starken, rundlichen Muskelbauch, geht ventral vom Atlas kopfwärts, vereinigt sich, vom Luftsack bedeckt, mit dem anderseitigen uud endet am Tuberculum pharyngeum.

Der **M. rectus capitis ventralis** (Fig. 356 d) ist ein kleiner, schlanker Muskel, der am Arcus ventralis des Atlas entspringt, der Gelenkkapsel locker anliegt, dorsal vom vorigen liegt und sich aboral von ihm an der Schädelbasis befestigt.

M. rectus capitis lateralis (Fig. 356 c). Dieser kleine, vom vorigen bedeckte Muskel entspringt am Atlas und geht schräg zum Proc. jugularis.

Wirkungen (Fig. 396 u. 397). Die *Mm. scaleni* stellen die erste Rippe oder bei gleichzeitiger Wirkung der Halsstrecker den brustseitigen Teil der Halswirbelsäule fest. Bei beiderseitiger Wirkung beugen sie den Hals, bei einseitiger biegen sie ihn seitlich ab. Der *M. longus colli* beugt die Halswirbelsäule, seine Portionen die einzelnen Halswirbelgelenke. Der *M. longus cap.* und der *M. rectus capitis ventr. et lat.* beugen den Kopf und ziehen ihn bei einseitiger Wirkung zur Seite.

Innervation und Blutversorgung. Die erwähnten Muskeln werden von den ventralen Ästen der Halsnerven und 6 ersten Nn. thoracales innerviert und von der A. carotis comm., occipitalis, vertebralis, intercostalis suprema und cervicalis ascendens mit Blut versorgt.

IV. Muskeln an der Brustwand beim Pferde (s. auch S. 281).

Mm. levatores costarum.	U. Proc. transversi der Brustwirbel.	A. Kranialer Rand der Rippen.
Mm. intercostales.	Füllen die Räume zwischen den Rippen und ihren Knorpeln aus.	
M. transvers. costarum.	U. Lateral an der 1. Rippe.	A. Knorpel der 2., 3., 4. Rippe.
M. transvers. thoracis.	U. Innenfläche des Sternum.	A. 2.—7. Rippen-Rippenknorpelverbindung, 2.—7. Rippe.

. Die plattrundlichen **Mm. levatores costarum** liegen unter dem M. longissimus dorsi. Sie entspringen an den Proc. transversi der Brustwirbel und gehen schräg kaudoventral zum kranialen Rande der nächsten Rippe.

Sie fehlen an der ersten und letzten Rippe und sind als verstärkte Portionen der Mm. intercostales externi anzusehen.

Die **Mm. intercostales**, Zwischenrippenmuskeln (Fig. 314 $_{41}$, 315 y, 355 l, l, m, m), füllen die Räume zwischen den Rippen und zwischen den Rippenknorpeln aus. Sie bestehen aus zwei Schichten kurzer, schräger, vielfach sehnig durchsetzter Muskelbündel, die einander kreuzen. Die stärkere **äussere Schicht**, **Mm. intercostales externi** (Fig. 355 l, l), reicht von den Mm. levat. cost. bis zu den Rippenknorpeln; sie endet in jedem folgenden Interkostalraum etwas weiter dorsal. Die Fasern dieser Schicht entspringen am kaudalen Rande jeder Rippe und laufen schräg kaudoventral zum kranialen Rande der nächsten Rippe. An den letzten Rippen gehen sie auch in den M. obliquus abdom ext. über. Die Fasern der **inneren Schicht**, **Mm. intercostales interni** (Fig. 355 m, m), verlaufen vom halsseitigen Rande der einen Rippe kranioventral zum beckenseitigen Rande der vorhergehenden Rippe.

Nach dem Brustbein zu werden die Mm. intercostales zu den einschichtigen, mehr horizontal gelagerten **Mm. intercartilaginei.** Diese liegen an den falschen Rippen nicht nur z w i s c h e n, sondern z. T. auch lateral auf den Knorpeln. Am kaudalen Rande des dorsalen Teiles der letzten Rippe befestigt sich, gleichsam als Fortsetzung der Mm. intercostales, ein kleiner, dreieckiger, dünner, platter Muskel, **M. retractor costae**, der zwischen der letzten Zacke des M. serrat. dors. exspirat. und dem M. obliquus abdom. ext. einerseits und dem M. transversus abd. anderseits liegt; seine Fasern verlaufen schräg kaudodorsal und entspringen aus der Fascia lumbodorsalis. Der Muskel ist wahrscheinlich dem M. serrat. dorsalis exsp. zuzurechnen.

Der **M. transversus costarum** (Fig. 315 q u. 355 n) bildet einen platten, sehnigfleischigen Muskel, der an der 1. Rippe ventral vom M. scalenus entspringt, schräg kaudoventral verläuft und an den Knorpeln der 2—4. Rippe endet. Er geht in die Aponeurose des M. rectus abdom. über, als dessen **Brustteil** er angesehen wird.

Der **M. transversus thoracis**, Brustbeinmuskel (Fig. 91 $_5$), liegt auf der Brusthöhlenfläche des Sternum. Seine beiden symmetrischen Portionen bedecken die Knorpel der wahren Rippen. Er entspringt neben dem mittleren Schenkel des Lig. sterni proprium internum, läuft, dessen seitlichen Schenkel bedeckend, dorsolateral und endet mit 6—7 Zacken an der 2.—7. (8.) Rippen-Rippenknorpelverbindung.

Wirkungen (Fig. 396). Die *Mm. levatores costarum* und die *Mm. intercostales externi* ziehen die Rippen halswärts und drehen sie nach aussen, sie sind daher Inspirations-, die *Mm. intercostales interni* dagegen Exspirationsmuskeln. Der *M. transversus costar.* trägt zur Erweiterung, der *M. transversus thoracis* zur Verengerung der Brusthöhle bei.

Innervation und Blutversorgung. Die erwähnten Muskeln werden von den Nn. und den Aa. intercostales und von der A. mammaria interna versorgt.

V. Zwerchfell des Pferdes (s. auch S. 281).
(Fig. 357 a—f'.)

Das **Diaphragma**, Z w e r c h f e l l, ist ein unpaarer, platter Muskel, der eine Scheidewand zwischen Brust- und Bauchhöhle bildet, d a b e i a b e r k u p p e l a r t i g gegen die Brusthöhle vorgewölbt ist. Seine konvexe Brusthöhlenfläche ist von der Pleura, seine konkave Bauchhöhlenfläche vom Peritonaeum überzogen. Man unterscheidet an ihm den z e n t r a l e n s e h n i g e n und den p e r i p h e r e n f l e i s c h i g e n T e i l.

a) Der **sehnige Teil**, das *Centrum tendineum* (Fig. 357 a), wird ringsum von dem fleischigen Teil eingeschlossen und hat fast die Form eines Kartenherzens, dessen Basis der Wirbelsäule und dessen Spitze dem Brustbein zugewendet ist. Etwas rechts von der Mitte besitzt es etwa in der Höhe des 7. Brustwirbels (bzw. Interkostalraums) und etwa zwischen dem dorsalen und mittleren Drittel der Leibeshöhle das ziemlich grosse, von stärkeren Sehnenfasern umrandete *For. venae cavae*, **Hohlvenenloch** (Fig. 357 b), zum Durchtritt der Vena cava caudalis, und zwar da, wo das Zwerchfell die stärkste Wölbung nach der Brusthöhle hat (Näheres s. S. 281).

b) Der **fleischige Teil,** die *Pars muscularis,* zerfällt in den Lenden-, Rippen- und Brustbeinteil. 1. Der Lendenteil, die *Pars lumbalis,* besteht aus einem langen rechten und einem kurzen linken Schenkel oder **Pfeiler,** den *Crura diaphragmatis* (Fig. 357). Der erstere (e, e') entspringt plattsehnig an den 4 ersten Lenden- und 1—2 letzten Brustwirbeln. Er ist der bedeutend stärkere, tritt fast median tief in den sehnigen Teil hinein und besitzt einen Schlitz, den *Hiatus oesophageus,* **Speiseröhrenschlitz,** für den Durchtritt der Speiseröhre (g) und der Nn. vagi. Der kurze, breite, dreieckige linke Pfeiler (f, f') entspringt in der Gegend der 2 ersten Lendenwirbel und tritt links von der Medianebene in den sehnigen Teil. Zwischen beiden Pfeilern findet sich an der Wirbelsäule der *Hiatus aorticus,* **Aortenschlitz,** für den Durchtritt der Aorta (h), des Ductus thoracicus und der V. azygos (und hemiazygos).

Figur 357.
Zwerchfell und
Lendenmuskeln
des Pferdes;
bei Rückenlage des
Tieres.
a sehniger Teil des
Zwerchfells, b For.venae
cavae, c Pars sternalis,
d Pars costalis und
e, e', f, f' Pars lum-
balis des Zwerchfells
und zwar ist e das Crus
laterale und e' das Crus
mediale des rechten
Zwerchfellspfeilers und
f das Crus laterale und
f' das Crus mediale
des linken Zwerchfells-
pfeilers, g die durch
den Hiatus oesophageus
tretende Speiseröhre, h
die durch den Hiatus
aorticus tretende Aorta,
i, i M. psoas minor mit
Sehne, k M. psoas major,
l, l' M. iliacus, m End-
sehne der Mm. recti
abdom., n Lig. accesso-
rium, o Lig. transvers.
acetabuli, p M. obtu-
rator ext., q M. gra-
cilis, r, r M. sartorius
(auf der rechten Seite
fast ganz entfernt), s
M. vastus medialis, t M.
adduct. (zum grössten
Teile, M. pectineus ganz
entfernt), u M. semi-
membranosus, v M.
semitendinosus.
1 letzte Rippe, 2 letzter
Lendenwirbel, 3 äusse-
rer Leistenring.

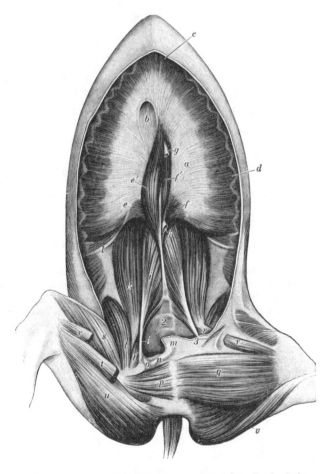

Öfter verschmelzen ventral vom Aortenschlitz beide Pfeiler miteinander. Häufig findet sich rechts noch ein dritter aus dem langen Pfeiler hervorgehendei Fleischkörper, wie überhaupt Abweichungen an diesem Teile nicht selten sind. Nach Schmaltz [536] zerfällt jeder Zwerchfellspfeiler in ein *Crus laterale* und *mediale;* die Crura lateralia (Fig. 357 e u. f) strahlen in den dorsalen Rand und den Seitenteil des Zwerchfells aus, während die beiden Crura medialia (e' u. f') miteinander verschmelzen, sich fast median in den sehnigen Teil einsenken und nahe ihrem ventralen Ende den Speiseröhrenschlitz enthalten. Der Aortenschlitz liegt zwischen dem Crus laterale und mediale sinistrum. Bertelli [51] stimmt mehr unserer obigen Schilderung bei. Der von uns als linker Pfeiler beschriebene Teil würde nach Schmaltz demnach nur das Crus laterale sinistrum und der als rechter Pfeiler beschriebene Teil das Crus mediale sinistrum, Crus mediale dextrum und Crus laterale dextrum umfassen (s. S. 282).

2. Der platte Rippenteil, die *Pars costalis* (Fig. 357 d), entspringt mit gegen das Centrum tendineum gerichtetem, radiären Faserverlauf mit Zacken, die mit denen des M. transv. abdom. abwechseln, innen an den 3—4 letzten Rippen und der 14. (15.) bis 6. (7.) Rippensymphyse. Sie liegt zunächst der Innenfläche des Brustkastens an (weniger bei der In-, mehr bei der Exspiration) und wendet sich dann gegen das Centrum tendineum, wo ihre Fasern enden. 3. Der kleine, jederseits in den Rippenteil übergehende Brustbeinteil, die *Pars sternalis* (Fig. 357 c), entspringt an der Innenfläche der Cartilago xiphoidea und steigt fast gerade in die Höhe.

Am Zwerchfell heften sich ausserdem an der Bauchhöhlenfläche die Leber und an der Brusthöhlenfläche die Lungen durch Bänder an. Über die Stellung des Zwerchfells bei In- und Exspiration s. Ellenberger-Baum [158].

Wirkungen. Bei der Kontraktion des muskulösen Teiles flacht sich das in die Brusthöhle vorgewölbte Zwerchfell ab und erweitert den Raum der Brusthöhle; es ist mithin Inspirations-muskel; bei der Exspiration erschlafft es, seine Wölbung nach der Brusthöhle nimmt wieder zu.

Innervation und Blutversorgung. Das Zwerchfell wird von den Nn. phrenici innerviert und erhält von den letzten Aa. intercostales, den ersten Aa. lumbales, den Aa. phrenicae und der A. thoracica interna sein Blut.

Über die Entwicklung des Zwerchfells s. S. 355.

VI. Bauchmuskeln des Pferdes (s. auch S. 282).

M. obliquus abdom. ext.	U. Äussere Fläche des Thorax von der 5. Rippe an. A. Linea alba, Becken, mediale Schenkelfläche.
M. obliquus abdom. int.	U. Tuber coxae. A. Linea alba, Knorpel der letzten 4—5 Rippen.
M. rectus abdominis.	U. Knorpel der 4.—9. Rippe; Aussenfläche des Sternum. A. Schambein-kamm; Caput femoris.
M. transversus abdom.	U. Knorpel der letzten 12—13 Rippen, Proc. transversi der Lendenw. A. Linea alba.

Die Bauchmuskeln bilden die muskulöse Grundlage der Bauchdecken und sind aussen von der starken, fibrös-elastischen *Tunica flava abdom.*, gelben Bauchhaut, überzogen, welche die Bauchmuskeln im Tragen unterstützt.

Sie überzieht den M. obliquus abdom. ext., ist ventral sehr stark und mit der Bauchsehne des genannten Muskels fast untrennbar verbunden. Dorsal wird sie schwächer und ist vom M. obliquus abdom. ext. leichter zu trennen, über den hinaus sie sich noch auf die Mm. intercostales und den M. serratus ventralis fortsetzt. Kaudal reicht sie bis zum Becken, inseriert sich am Hüfthöcker und setzt sich noch unter die Symphysis pubis fort, um in die Faszien des Schenkels überzugehen. Aus der gelben Bauchhaut spalten sich die tiefe Faszie für den Penis (*Lig. fundiforme penis*) und für das Euter ab (das Nähere s. bei diesen Organen).

Der **M. obliquus abdominis externus,** Äusserer schiefer Bauchmuskel (Fig. 314 42, 42' u. 359 c, c'), der umfänglichste, von der gelben Bauchhaut und dem Bauchhautmuskel bedeckte Bauchmuskel, liegt an der seitlichen Bauch- und dem ventralen Drittel der seitlichen Brustwand und bedeckt die übrigen Bauchmuskeln. Er entspringt an der Aussenfläche der letzten 13—14 Rippen, an den Mm. intercostales und zum kleinen Teile an der Fascia lumbodorsalis mit Muskelzacken, die im Bereich des M. serratus ventralis am ausgeprägtesten sind und zwischen dessen Ursprungszacken eingreifen; die folgenden Zacken werden undeutlicher und entspringen immer weiter dorsal. Die Fasern des Muskels laufen schräg kaudoventral und gehen in eine breite, mit der gelben

Bauchhaut fast untrennbar verbundene Sehnenplatte (Fig. 314 42') über, die teils zur Linea alba geht (*Crus mediale,* nach Schmaltz [545], oder Bauchsehne) (Fig. 316 l' u. 358 1), teils an das Becken und den Schenkel tritt (*Crus laterale* oder Beckensehne) (Fig. 358 2 u. 3). Nur der dorsale, seitlich an die Lende sich anschliessende und an der letzten Rippe entspringende Teil des Muskels endet fleischig am Tuber coxae. Die Bauchsehne (Fig. 359 c') verschmilzt mit der des M. obliquus abdom. int. (Fig. 359 d') und der gelben Bauchhaut (s. S. 292) zum äusseren Blatte der Rektusscheide (Fig. 359 e), das die Aussenfläche des M. rectus abdom. überzieht, in der ventralen Mittellinie mit dem der anderen Seite zusammenstösst und mit den hier zusammentreffenden Sehnen des M. obliquus abdom. int. und M. transversus abdom. einen medianen, strangartigen, sehnigen Streifen, die *Linea alba,* weisse Linie (Fig. 359 g), bildet, die sich vom Ende des Sternum bis zum Schambein erstreckt, und in der sich beim Fetus, etwa in der Höhe der letzten Rippe, der *Annulus umbilicalis,* Nabelring, findet, der sich beim geborenen Tiere narbenartig zum Nabel, *Umbilicus,* schliesst.

Die Beckensehne überzieht die mediale Fläche des M. iliopsoas und befestigt sich am Hüfthöcker, an der Darmbeinsäule und am Schambeinkamm; ihr Ansatz erfolgt also bogenförmig (Schenkelbogen) und wird durch direkt vom lateralen Darmbeinwinkel zum Schambeinkamm verlaufende, fibröse Fasern, die das *Lig. inguinale* darstellen, erheblich verstärkt und markiert sich deutlich. Ehe die Beckensehne das Darmbein erreicht, zweigt von ihr eine Lamelle, *Lamina iliaca* (nach Schmaltz[545]), ab, welche die laterale Fläche des M. iliopsoas überzieht und sich dann am Darmbein, lateral von der ersteren Sehne, inseriert; der M. iliopsoas wird also von der Beckensehne geradezu eingehüllt. Die nach der Beckenhöhle den Schenkelbogen fortsetzende Sehne wird schwächer und verschmilzt mit der Fascia iliaca und der Fascia pelvis. Von der Beckensehne spaltet sich ausserdem das Schen-

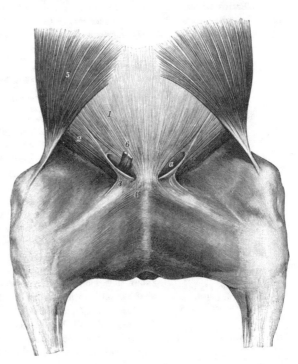

Figur 358. Äusserer Leistenring des Pferdes.
a äusserer Leistenring. 1 Bauchsehne, 2 Beckensehne und 3 Schenkelsehne des M. obliquus abdom. ext., 4 Lig. accessorium, 5 Bauchhautmuskel, 6 abgeschnittener Samenstrang.

kelblatt, die *Lamina femoralis* (nach Schmaltz [545]) (Fig. 358 3), eine dünne, breite Sehnenplatte, ab, die an die mediale Fläche des Oberschenkels tritt und hier mit der Fascia femoralis verschmilzt; eine weitere dünne Lamelle zweigt von der Beckensehne nahe dem Tuber coxae ab und tritt auf die mediale Fläche des M. tensor fasciae latae.

Bauch- und Beckensehne gehen ohne scharfe Grenze ineinander über; zwischen beiden befindet sich jedoch in der Regio inguinalis, 2—3 cm vom Schambein und von der ventralen Mittellinie entfernt, ein 12—14 cm langer, schräger Schlitz, der *Annulus inguinalis subcutaneus,* äussere Leistenring (Fig. 358 a). Kranial und kaudal von ihm verschmelzen beide Sehnen wieder. An dem schräg gestellten Annulus inguin. subcutan. kann man einen kraniolateralen und einen kaudomedialen Winkel, einen kraniomedialen Rand, das *Crus mediale* (*sup. N.*), und einen kaudolateralen Rand, das *Crus laterale* (*inf. N.*), unterscheiden. Neben dem kaudomedialen Winkel befindet sich das Lig. accessorium des Hüftgelenks (4). Der Annulus inguin. subcutan. führt in einen langen, schräg dorsolateral gerichteten trichterförmigen Spalt zwischen M. obliquus abdom. ext. und int., den *Canalis inguinalis,* Leistenkanal (s. Stoss [605]). Bei männlichen Tieren steht dieser mittelst des *Annulus inguin. abdominalis,* inneren Leistenrings, mit der Bauchhöhle in Verbindung. Der letztere wird vom kaudalen Rande des M. obliquus abdom. int. und vom Lig. inguinale begrenzt, liegt 5—8 cm dorsal vom kraniolateralen Winkel des äusseren Leistenrings und ist kleiner als dieser (ca. 2—4 cm lang). Im Leistenkanal liegt der Samenstrang. Bei den Stuten sind nur der äussere Leistenring und ein blind endender Leistenkanal vorhanden; der innere Leistenring fehlt.

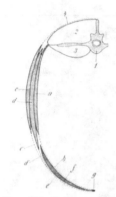

Figur 359. Schematische Darstellung der Rektusscheiden.
a M. transversus abdom., b dessen Endsehne als inneres Blatt der Rektusscheide, c M. obliquus abdom. ext., c′ dessen Sehne, d M. obliquus abdom. int., d′ dessen Sehne, e äusseres Blatt der Rektusscheide, f M. rectus abdom., g Linea alba. 1 querdurchschnittener Lendenwirbel, 2 M. longissimus dorsi, 3 Lendenmuskeln, 4 Fascia lumbodorsalis.

Dorsal und ventral vom inneren Leistenring ist zunächst auf eine 3 bis 4 cm lange Strecke der M. obliquus abdom. int. nur durch lockeres Bindegewebe mit dem Lig. inguinale vereinigt, erst dann tritt eine innigere Verbindung beider ein. Schmaltz rechnet den ersteren Teil noch zum Annulus inguinalis abdom. und gibt für diesen eine Länge von 10—12 cm an. Nahe dem inneren Leistenring verlaufen die A. und V. epigastrica caud., während die A. pudenda ext. um das Lig. inguinale herum in den Leistenkanal eintritt.

Der **M. obliquus abdominis internus,** Innerer schiefer Bauchmuskel (Fig. 359 d, d′, 366 k u. 367 o, o′), ist vom vorigen bedeckt und bedeckt selbst den M. rectus und transv. abdom. Er bildet einen starken, breiten, fächerförmigen Fleischkörper, der nur in der seitlichen weichen Bauchwand liegt und dessen Fasern sich mit denen des vorigen kreuzen. Der Muskel entspringt am Tuber coxae und Lig. inguinale; die Fasern seiner dorsalen Abteilung laufen als *Crus costocoxale* brustwärts und enden teils fleischig an der letzten Rippe, teils mit 4—5 platten Sehnen an der inneren Fläche der Knorpel der 4—5 letzten Rippen; die Fasern der kaudoventralen stärkeren Abteilung verlaufen schräg kranioventral und gehen ungefähr am lateralen Rande des M. rectus abdom. in eine Sehnenhaut (Fig. 359 d′, 367 o′) aus, die sich mit der Bauchsehne des M. obliquus abdom. ext. (Fig. 359 c′) zum äusseren Blatte der Rektusscheide (Fig. 359 e) verbindet. Beckenseitig begrenzt der Muskel mit dem Lig. inguinale den Leistenkanal und den inneren Leistenring (s. oben).

M. rectus abdominis, Gerader Bauchmuskel (Fig. 315 s′, 355 o, 359 f, 367 q). Dieser an der ventralen Bauchseite neben der Linea alba vom Sternum zum Becken verlaufende, ca. handbreite Muskel liegt, mit Ausnahme seines Anfangsteils, zwischen den verschmolzenen Sehnen der Mm. obliqui abdominis, dem äusseren Blatte der Rektusscheide, und der Sehne des M. transv. abdominis, dem inneren Blatte der Rektusscheide, *Vagina m. recti abdom.* (Fig. 359 e u. b). Er entspringt mit 5—6 fleischigen Portionen an den Knorpeln der 4.—9. Rippe und an der Aussenfläche des Sternum, bedeckt, zunächst etwas breiter und dicker werdend, die Knorpel der falschen Rippen bis zur 13. hin, ohne sich an sie anzuheften, verschmälert sich dann allmählich wieder und endet mit einer starken Sehne am Schambeinkamm, besonders am Tuberculum pubicum (Fig. 404). Von hier schickt er das runde *Lig. accessorium* (s. unten) zum *Caput femoris*. Der Muskel zeigt 9—11 unregelmässige, im Zickzack verlaufende quere *Inscriptiones tendineae*, sehnige Inschriften, die Fasern an die Sehnenausbreitung der Mm. obliqui abdom. schicken.

Das ungefähr kleinfingerstarke *Lig. accessorium* tritt zwischen dem M. gracilis, pectineus und adductor oder durch den M. pectineus in die Tiefe (Fig. 369 6) und durch den vom Lig. transversum überbrückten Pfannenausschnitt in das Hüftgelenk und befestigt sich mit dem Lig. teres an dem Caput femoris. Ein anderer Sehnenzug läuft kaudal und vereinigt sich, nachdem er mit dem der anderen Seite ein Loch zum Durchtritt der V. pudenda externa gebildet hat, mit dem vorigen.

Nach Schmaltz endet die Sehne des M. rectus abdominis an einer ca. fingerdicken, zwischen den beiden Eminentiae iliopectineae sich ausspannenden Quersehne, *Tendo pectineus transversus*, und setzt sich z. T. in die Sehnenmasse an der Aussenfläche der Beckensymphyse fort.

Der **M. transversus abdominis,** Querbauchmuskel (Fig. 366 l, 367 n). Dieser von den übrigen Bauchmuskeln bedeckte, platte, verhältnismässig schwache Muskel liegt in der seitlichen weichen Bauchwand und umschliesst mit dem der anderen Seite die ganze Bauchhöhle wie ein breiter Gurt. Er entspringt mit Zacken, die zwischen die Ursprungszacken des Zwerchfells greifen, innen an den Knorpeln der 11—12 letzten Rippen und den Enden der Proc. transversi der Lendenwirbel. Seine ventral laufenden Fasern bilden eine Sehnenhaut (Fig. 367 n'), die als **inneres Blatt der Rektusscheide** (Fig. 359 b) die Innenfläche des M. rectus abdom. überzieht und in der Linea alba (s. S. 293) mit der anderseitigen zusammenstösst. Beckenwärts verschmilzt sie mit den Sehnen der übrigen Bauchmuskeln.

Da die *Fascia transversa abdominis* nur sehr dünn ist, so grenzt der M. transversus abdom. fast unmittelbar an das Peritonaeum, jedoch findet sich zwischen beiden eine Fettschicht, die bei mageren Tieren durch atrophisches Fett und Bindegewebe ersetzt wird.

Wirkungen (Fig. 396 u. 397). Die Bauchmuskeln verkleinern bei ihrer Kontraktion die Bauchhöhle und pressen auf die Bauch- und Beckeneingeweide und deren Inhalt und dies besonders bei Inspirationsstellung des Zwerchfells (Bauchpresse). Ferner unterstützen sie die Ausatmung dadurch, dass durch ihre Kontraktion die Baucheingeweide brustwärts geschoben werden und dadurch die Brusthöhle verengert wird. Durch die Wirkung des M. obliquus abdom. ext. wird bei erschwerter Exspiration die Dampfrinne gebildet. Ausserdem bewirkt der M. rectus abdom. das Aufkrümmen und bei gleichzeitiger Wirkung des M. longissim. dorsi das Feststellen der Wirbelsäule. Der M. rectus abdom. zieht durch das Lig. accessorium das Caput femoris fest in das Acetabulum und verhindert dessen Ausgleiten aus der Pfanne.

Innervation und Blutversorgung. Die Bauchmuskeln werden von den ventralen Ästen der betr. Interkostal- und Lumbalnerven innerviert und von den Aa. intercostales und lumbales, der A. mammaria int., epigastrica caudalis et cranialis und circumflexa ilium profunda vaskularisiert.

VII. Schwanzmuskeln des Pferdes (s. auch S. 282 u. 283).

M. coccygeus.	U. Kreuz-Sitzbeinband. A. Querfortsätze der ersten 4 Schwanzwirbel.
Mm. sacrococcygei dorsales.	U. Dornfortsätze und dorsale Fläche des Kreuzb. und d. Schwanzw. A. Dorsale Seitenvorsprünge der Schwanzw. vom 5. an.
Mm. sacrococcygei ventrales.	U. Ventrale Fläche des Os sacrum und der Schwanzwirbel. A. Ventrale Seitenvorsprünge der Schwanzwirbel vom 5. an.
Mm. intertransversarii.	Liegen zwischen den Proc. transversi der ersten Schwanzwirbel.

Der **M. coccygeus,** Seitwärtszieher des Schwanzes (Fig. 314 49, 360 c u. 369 f), ist ein fast handbreiter, platter Muskel, der innen am Kreuz-Sitzbeinband in der Gegend der Spina ischiadica sehnig entspringt, schräg kaudodorsal läuft und sich in 2 einander deckende Lagen spaltet, die den M. sacrococcygeus ventralis lat. umfassen und an den Proc. transversi der 3—4 ersten Schwanzwirbel und an der Schwanzfaszie enden.

·Der **M. sacrococcygeus dorsalis medialis,** Kurzer Heber (Strecker) des Schwanzes (Fig. 314 50, 360 a), liegt als kräftiger, rundlicher, aus einzelnen Bündeln bestehender Muskel dicht neben der Medianlinie auf der dorsalen Fläche der Schwanzwirbel. Er entspringt an den 2—3 letzten Proc. spinosi des Kreuzbeins und an den Proc. spinosi bzw. den Bögen der Schwanzwirbel, erhält vom M. multifid. dorsi Verstärkungsbündel und geht in feine, mit denen des folgenden verschmelzende Sehnen aus.

Der **M. sacrococcygeus dorsalis lateralis,** Langer Heber (Strecker) des Schwanzes (Fig. 314 50, 360 a′), liegt lateral vom vorigen. Er geht am Kreuzbein als rundlicher, kräftiger Muskel aus dem M. multifid. dorsi hervor und erhält von den Querfortsätzen des Os sacrum und von den ersten Schwanzwirbeln Verstärkungen; vom 5. Schwanzwirbel ab bildet er Sehnen, die mit denen des vorigen an seitlichen Vorsprüngen der Schwanzwirbel enden.

Der kräftige, seitlich zusammengedrückte **M. sacrococcygeus ventralis lateralis,** Langer Niederzieher (Beuger) des Schwanzes (Fig. 360 d und 367 e), liegt ventral am Seitenrand des Schwanzes; er entspringt lateral an der ventralen Kreuzbeinfläche vom 2.—3. Kreuzwirbel ab und erhält Verstärkungen von den Proc. trans-

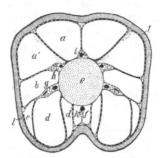

Figur 360. Querschnitt durch den Schwanz (der Schnitt ist da geführt, wo die durch den M. coccygeus bedingte Hautfalte an den Schwanz herantritt).

a M. sacrococcygeus dors. med., a′ M. sacrococcygeus dors. lat., b Mm. intertransversarii caud., c Ende des M. coccygeus, d M. sacrococcygeus ventr. lat., d′ M. sacrococcygeus ventr. med., e 3. Schwanzwirbel, f A. coccygea mit der entspr. Vene, g A. caudalis lat. ventr. mit den entspr. Venen und dem entspr. Schwanznerven, h A. caudalis lat. dors. mit der entspr. Vene und den entspr. Schwanznerven, i Vene mit einem Nervenfaden auf der dorsalen Seite des Schwanzwirbels, k Afterschwanzband, l, l äussere Haut.

versi der ersten Schwanzwirbel. Am freien Schwanze gehen aus ihm lange, dünne, zweigeteilte Sehnen hervor, die an den Querfortsätzen und verbunden mit den Sehnen des folgenden an der ventralen Fläche der Schwanzwirbel enden.

Der **M. sacrococcygeus ventralis medialis,** Kurzer Niederzieher (Beuger) des Schwanzes (Fig. 360 d′), liegt medial vom vorigen, ist weit schwächer als dieser und entspringt ventral am Kreuzbeinende und den acht ersten Schwanzwirbeln. Seine Endsehnen gehen an die ventrale Fläche der Schwanzwirbel.

Die **Mm. intertransversarii caud.** liegen zwischen dem M. sacrococcygeus dors. und ventr. lat. und bestehen aus Muskelbündeln, welche die Räume zwischen den Proc. transversi der ersten Schwanzwirbel ausfüllen. (Fig. 360 b).

Eine genaue Beschreibung der Schwanzmuskeln des Pferdes gibt Varaldi [649].

Wirkungen. Der *M. coccygeus* zieht den Schwanz seitlich herab; bei beiderseitiger Wirkung pressen sie ihn fest gegen den After (Günther [219]). Die *Mm. sacrococc. dors.* heben den Schwanz bei beiderseitiger Wirkung gerade, bei einseitiger Wirkung seitlich in die Höhe. Die *Mm. sacrococc. ventr.* ziehen den Schwanz bei beiderseitiger Wirkung gerade, bei einseitiger Wirkung seitlich abwärts. Die *Mm. intertransversarii* stellen bei beiderseitiger Wirkung die Schwanzwirbel fest; einseitig wirkend biegen sie den Schwanz zur Seite.

Innervation und Blutversorgung. Die Schwanzmuskeln werden von den Kreuz- und Schwanznerven innerviert (s. auch v. Schumacher [561]) und von der A. coccygea und caudalis lateralis mit Blut versorgt.

VIII. Stammuskeln der Wiederkäuer (s. auch S. 277 u. folg.).

I. Der **M. splenius** ist nur wenige (3—6) mm dick, also schwächer als beim Pferde; er entspringt an den Dornen der ersten 3—4 Brustwirbel und endet mit einer dünnen Sehnenplatte, die mit der Aponeurose des M. cleidooccipitalis, cleidomastoideus und longissimus capitis et atlantis verschmilzt und sich an der Ala atlantis und dem Querfortsatz des Epistropheus (bei Schaf und Ziege am 2.—5. Halswirbel) inseriert. Der **M. serratus dorsalis inspirat.** ist ebenfalls sehr dünn; er entspringt mit undeutlichen Zacken beim Rinde an der 5. (4., 6.) bis 8. (9.) Rippe und der **M. serratus dorsalis exspirat.** (Fig. 327 x, 331 m) an der 10. (11.)—13. Rippe, beim Schafe der M. serrat. dors. insp. an der 4.—6., der M. serrat. dors. exspir. an der 9.—13. Rippe; beide strahlen in die Fascia lumbodorsalis (Fig. 327 y u. 331 m') aus. Der **M. longissimus** *dorsi* reicht vom Darmbein bis zum letzten Halswirbel und ist halswärts fleischiger als beim Pferde; er wird nicht vom M. spinalis et semispinalis dorsi umfasst. In der Lendengegend stehen die Ursprungssehnen über den freien Enden der Proc. spinosi mit denen der anderen Seite in Verbindung. Ursprung und Ende sind wie beim Pferde (s. S. 284). Von den lateralen Zacken sind die kranialen 4—5 sehr stark. Der *M. longissimus cervicis* ist wie beim Pferde (s. S. 284). Der *M. longissimus capitis* entspringt in der Gegend der beiden ersten Brustwirbel an einer Sehnenplatte, ausserdem direkt an den Gelenkfortsätzen des 6.—4. (3.) Halswirbels; in der Gegend des 3. Halswirbels spaltet er sich und endet als *M. longissimus atlantis* mit einer Fleischzacke am Atlas und als *M. longissimus capitis* mit langen, platten Sehnen am Genickkamm und an der Pars mastoidea. Der M. longissimus capitis ist fleischiger und breiter, aber dünner, der M. longissimus atlantis schwächer als beim Pferde. Der **M. spinalis et semispinalis** *dorsi et cervicis* verhält sich fast wie beim Pferde, umfasst aber nicht den M. longissimus dorsi und lässt sich bis zu den Lendenwirbeln hin isolieren. Der **M. semispinalis capitis** und **M. multifidus** sind denen des Pferdes ähnlich (s. S. 286 u. 287). Der erstere entspringt an den Querfortsätzen des ersten 8 (9) Brustwirbel und an den Gelenkfortsätzen der letzten 5 Halswirbel und endet am Os occipitale. Der **M. iliocostalis** zeigt eine Lendenportion, die von der Lendenportion des M. longissimus dorsi nicht scharf getrennt ist, an den Querfortsätzen der Lendenwirbel sich befestigt und sich bis zum lateralen Darmbeinwinkel verfolgen lässt; sie endet sehnig an der letzten Rippe; im übrigen ist der Muskel wie beim Pferde. Der **M. obliquus capitis** *cranialis et caudalis* verschmelzen z. T. miteinander, sonst sind sie wie beim Pferde. Die **Mm. recti capitis dorsales** sind etwas fleischiger, sonst aber, wie auch der *M. rectus capitis lateralis,* wie beim Pferde.

Ausser den Mm. recti capitis dorsales fand Reiser [489] bei Schaf und Ziege noch einen *M. atlantooccipitalis* (Fig. 331 y), der lateral von der Sehne des M. longissimus capitis liegt, am Ende des M. omotransversarius und M. intertransversarius longus (bzw. M. scalenus) und am M. obliquus cap. caudalis entspringt und an der Pars mastoidea endet, nachdem er vorher m. o. w. mit dem M. obliquus capitis cranialis verschmolzen ist.

Die **Mm. intertransversarii** sind fleischiger als beim Pferde und als kleine Muskelbündelchen bis zu den Lendenwirbeln verfolgbar. Besonders stark sind sie am Halse, wo die am 2.—6. Halswirbel entspringenden zu einem starken, rundlichen *M. intertransversarius longus* zusammenfliessen, der am Atlasflügel endet und nicht scharf vom M. scalenus zu trennen ist. An den letzten Brust- und den Lendenwirbeln dürfte ein Teil von ihnen den *Mm. rotatores hom.* (s. S. 280) entsprechen. Die **Mm. interspinales** gleichen denen des Pferdes.

II. Der **M. scalenus primae costae** reicht von der 1. Rippe bis zu den Proc. transversi des 3. (4.) bis 7. Halswirbels; er liegt dorsal von der A. und V. axillaris und zerfällt durch den Durchtritt der Wurzeln des Plexus brachialis in eine kleinere dorsale und in eine grössere ventrale Portion. Bei Schaf und Ziege endet der Muskel an den Querfortsätzen des 1.—7. Halswirbels.

Nach Sussdorf [613] ist der M. scalenus primae costae gespalten, so dass er mit einem schwächeren Bündel ventral von der A. axillaris an der 1. Rippe entspringt; wir fanden dieses Bündel bei Rind und Schaf nicht, bei der Ziege nur einmal, so dass es nur ausnahmsweise vorkommen dürfte.

Der **M. scalenus supracostalis** entspringt an der 4. (5.), meist mit kleinen Zacken noch an der 2. und 3. Rippe oder am M. serratus ventralis (besonders bei der

Ziege) und endet an den Proc. transversi des 6.—3. Halswirbels (4.—5. bei der Ziege). Beim Schafe fehlt der M. scal. supracostalis oder ist durch einige blasse Muskelbündel vertreten. Der **M. longus colli** gleicht dem des Pferdes (s. S. 289). Der **M. longus capitis** entspringt an den Querfortsätzen des 3.— 6. Halswirbels; mit seinem kranialen Teile verbinden sich der M. cleidomastoideus, sternocephalicus und omohyoideus. Der **M. rectus capitis ventralis** ist etwas kräftiger als beim Pferde.

III. Die **Mm. intercostales** und der *M. retractor costae* gleichen denen des Pferdes. Von *Mm. levatores costarum* findet man 10—11. Der **M. transversus costarum** ist breit und reicht bis zum 4. (5.) Rippenknorpel. Der **M. transversus thoracis** weicht von dem des Pferdes nicht ab (s. S. 290).

IV. Das **Zwerchfell** weicht insofern ab, als die Insertionsstelle der Pars costalis erst von der 9. Rippe ab die Rippensymphysen erreicht, an den letzten 4—5 Rippen aber weiter dorsal liegt; die Folge davon ist, dass das Zwerchfell weniger schräg steht als beim Pferde und dass ein bedeutender Teil der Rippenwand die Baucheingeweide unmittelbar umgibt. Die Zwerchfellspfeiler sind relativ stärker als bei den anderen Tieren. Das For. venae cavae liegt rechts und etwas ventral vom Hiatus oesophageus (s. auch S. 349).

V. Die **Bauchmuskeln.** Der *M. rectus abdominis* hat nur 5 (bei Schaf und Ziege 7) sehnige Inskriptionen; das *Lig. accessorium* fehlt. Ein starker Schenkel seiner Sehne verschmilzt (nach Schmaltz) mit der an der Aussenfläche der Beckensymphyse gelegenen Sehnenmasse. Zwischen diesem Schenkel und dem eigentlichen Endteil der Sehne bleibt, von der Bauchhöhle aus gesehen, eine talergrosse Stelle. Ungefähr an der (von vorn gezählt) 2. Inskription findet sich das besonders bei Milchtieren deutliche sog. Milchnäpfchen, d. h. eine etwa fingerdicke Verbindungsöffnung zwischen der V. subcutanea abdom. und der V. epigastrica cranialis (bzw. V. mammaria int.). Der *M. obliquus abdom. ext.* (Fig. 327 v, v', 331 l, l') und der *M. transversus abdom.* verhalten sich im wesentlichen wie beim Pferde (s. S. 292—295). Der *M. obliquus abdomin. internus* (Fig. 327 w) entspringt auch noch an den Proc. transversi der Lendenwirbel, so dass er die Hungergrube überbrückt. Beim Schafe geht er nicht an die letzte Rippe.

VI. Die **Schwanzmuskeln** verhalten sich ähnlich wie beim Pferde (s. S. 295 und 296); der **Seitwärtszieher** (Fig. 327 26) ist beim Rinde sehr stark.

IX. Stammuskeln des Schweines (s. auch S. 277 u. folg.).

I. Der **M. splenius** endet mit 3 Köpfen am Os occipitale, an der Pars mastoid. des Schläfenbeins und an der Ala atlantis. Der **M. serratus dorsalis** *inspirat.* entspringt an der 5. (4.)—8. und der *M. serrat dors. exspiratorius* (Fig. 336 s) an der 9. (10.)—14. (ev. 16.—17.) Rippe. Der **M. longissimus dorsi** (Fig. 336 q') reicht meist bis zum Querfortsatz des 5. Halswirbels und trennt sich bereits ungefähr am 1. Lendenwirbel vom M. spinalis et semispinalis. Der **M. longissimus cervicis, M. longissimus capitis, M. spinalis et semispinalis dorsi et cervicis** und **M. multifidus** verhalten sich wesentlich wie beim Rinde. Der **M. semispinalis capitis** ist deutlich in einen dorsomedialen *M. biventer cervicis* und in einen ventrolateralen *M. complexus major* geschieden; der erstere ist von 4—5 schrägen Sehnenzügen durchsetzt. Der **M. iliocostalis** gleicht dem des Pferdes, ist also ohne Lendenportion; die Halsportion reicht bis zum Atlas. Der **M. obliquus capitis** *cranialis et caudalis* sind wie beim Pferde; der letztere ist schwach. Der **M. rectus capitis dorsalis** *major* und *minor* sind stärker als beim Rinde und verschmelzen z. T. miteinander. Der **M. rectus capit. lateralis** ist wie beim Pferde. Die **Mm. intertransversarii** sind wie beim Rinde. Die **Mm. interspinales** sind an der ganzen Wirbelsäule nachweisbar.

II. Der **M. scalenus primae costae** geht von der 1. Rippe zu den Querfortsätzen des 4.—7. Halswirbels und wird von den Nerven des Plexus brachialis durchbohrt. Der **M. scalenus supracostalis** entspringt an der 3. Rippe und endet an den Proc. transversi des 3.— 6. Halswirbels. Der **M. longus colli** gleicht dem des Pferdes, doch ist seine des Wirbeln entpr. Segmentierung deutlicher. Die einzelnen Muskelportionen inserieren sich so, dass die 3—4 letzten Halswirbel in der Mittellinie frei sind. Der **M. longus capitis** entspringt am 2.— 6. Halswirbel und ist, wie der **M. rectus capitis ventralis,** dem des Pferdes gleich.

III. Die **Mm. intercostales** *interni* sind zwischen den Knorpeln der wahren Rippen sehr stark und hängen mit dem M. rectus abdom. zusammen. Die *Mm. intercostales ext.* fehlen, soweit die Mm. serrati dorsales und die Zacken des M. obliquus abdom. externus reichen. Der *M. retractor costae,* die *Mm. levatores costarum,* der **M. transversus costarum** und **transversus thoracis** verhalten sich ähnlich wie beim Pferde.

IV. Das **Zwerchfell** verhält sich wie beim Pferde, doch reicht die Sehne der Zwerchfellspfeiler bis zum letzten Lendenwirbel, und der Hiatus oesophageus liegt zwischen beiden Pfeilern;
der sehnige Teil ist mehr rundlich.

V. Die **Bauchmuskeln.** Der *M. rectus abdom.* zeigt 7—9 sehnige Inschriften, gibt
keinen Schenkel an das Hüftgelenk ab, befestigt sich aber nach Franck-Martin sehnig an
der Verwachsungsstelle beider Mm. graciles. Den *M. obliquus abdom. externus* (Fig. 336 r, r')
bedeckt nur eine sehr schwache gelbe Bauchhaut; der *M. transversus abdominis* ist sehr
fleischig. Der *M. obliquus abdom. int.* gleicht dem des Rindes. Der innere Leistenring liegt
zwischen M. obliquus abdom. int., Lig. inguinale und M. rectus abdom.

VI. Die **Schwanzmuskeln** gleichen denen des Pferdes. Die Heber reichen bis zu den
letzten Lendenwirbeln. Die gewundene Richtung des Schwanzes der Schweine kommt nach
Gurlt [222] dadurch zustande, dass sich die Sehnen der Schwanzmuskeln in einer Schraubenwindung an den Schwanzwirbeln befestigen.

X. Stammuskeln der Fleischfresser (s. auch S. 277 u. folg.).

I. Der sehr starke **M. splenius** (Fig. 342 a) entspringt schmal aus einer Aponeurose, die
an den Dornfortsätzen der ersten 4—5 (2—3 bei der Katze) Brustwirbel und am sehnigen
Mittelstreifen des Halses sich befestigt; kopfwärts verbreitert sich der Muskel und endet an der
Linea nuchalis sup. des Schädels und mit dem M. longissimus capitis vereinigt an der Pars
mastoidea des Schläfenbeins. Der **M. serratus dorsalis** *inspirat.* (Fig. 342 c) entspringt am
lateralen Rande des M. iliocostalis von der 2.—9. und der *M. serratus dorsalis exspirat.* von
der 11.—13. Rippe, so dass zwischen beiden 1—2 Rippen frei bleiben. Der **M. longissimus**
dorsi (Fig. 342 g), der an der Crista iliaca und der ventralen Fläche des Darmbeinflügels entspringt und sich mit einzelnen Sehnen an den Querfortsätzen der Lenden-, Brust- und letzten
Halswirbel, an den Rippen und den Proc. spinosi der Lenden- und letzten Brustwirbel anheftet,
ist in der Lendengegend nicht am ventral vom M. gluteus medius bedeckt; bei der Katze ist der
Lendenteil des Muskels oberflächlich durch eine Furche in eine laterale und mediale Portion
geschieden. Vom M. spinalis et semispinalis trennt sich der M. longissimus dorsi am 6.—7. (bei
der Katze am 10.—13. Brustwirbel. Mit ihm ist der platte *M. longissimus cervicis* (Fig. 342 g)
innig verbunden; dieser entspringt ausserdem an den Querfortsätzen der 4—5 ersten Brustwirbel
und endet als platter Muskel an den Proc. transversi der letzten 4—5 Halswirbel. Auf seiner
Oberfläche befinden sich 3—4 glänzende Sehnenstreifen. Der *M. longissimus capitis* (Fig. 361 e)
entspringt als ein sehr kräftiger, fleischiger Muskel an den Querfortsätzen der vier ersten Brust-
und den Gelenkfortsätzen der 3—4 letzten Halswirbel; er inseriert sich, verbunden mit dem
M. splenius, an der Pars mastoidea des Os temporale. Der ventral mit ihm verbundene *M. longissimus atlantis* (Fig. 361 f) beginnt an den Gelenkfortsätzen der 3.—5. Halswirbels und endet
an der Ala atlantis. Der **M. spinalis et semispinalis** *dorsi et cervicis* (Fig. 361 b) ist mit dem
M. longissimus dorsi verbunden, von dem er sich deutlich erst vom 6.—7. Brustwirbel ab trennt.
Er liegt zwischen ihm und dem M. multifidus und tritt halswärts, nachdem er Verstärkungsbündel vom 1. und bisweilen auch 2. Brustwirbel erhalten hat, an die Unterfläche des M. semispinalis capitis, um an den Gelenk- und Dornfortsätzen der letzten 6 Halswirbel zu enden. Der zwei-
bäuchige **M. semispinalis capitis** zerfällt in den dorsalen *M. biventer cervicis* (Fig. 361 d) und
den ventralen *M. complexus major* (Fig. 361 d'). Der erstere ist von 4 schrägen Sehnenzügen
durchsetzt und entspringt an den Proc. transversi des 5. und 6. und an den Proc. spinosi des
2.—5. (6.) Brustwirbels, am Nackenband und am dorsalen Nackenrand, während der M. complexus an den Querfortsätzen der ersten 3—4 Brust- und an den Gelenkfortsätzen der letzten
5 Halswirbel beginnt. Am Atlas vereinigen sich beide Muskeln und enden mit einer starken
Sehne am Os occipitale. Der lateral am M. longissimus dorsi gelegene **M. iliocostalis** (Fig. 361 c)
ist relativ sehr stark und besitzt eine Lendenportion, die beckenwärts mit dem M. longissimus
dorsi verschmilzt; der Brustportion ist relativ stark; die Lumbalportion reicht bis zum 4. bis
6. Halswirbel. Die Sehnen des Muskels überspringen 2—3 Interkostalräume und inserieren sich
an den Rippen. Der **M. multifidus** *dorsi et cervicis* und der **M. obliquus capitis** *cranialis et
caudalis* sind wie beim Pferde (s. S. 286—288). Die **Mm. recti capitis** *dorsales*, der *M. rectus
capitis lateralis* und die **Mm. intertransversarii** verhalten sich wie beim Rinde (s. S. 297). Die
Mm. interspinales sind wie beim Schweine (s. S. 298) und besonders kräftig an den Lendenwirbeln.

II. Der **M. scalenus primae costae** (Fig. 342 d') entspringt an der 1. Rippe, liegt dorsal
von den Achselgefässen und endet an den Querfortsätzen des 4.—7. Halswirbels; der **M. scalenus
supracostalis** (Fig. 342 d) entspringt mit einem dorsalen Kopfe an der 3. (4.) und mit einem
ventralen plattsehnig an der 8. (9.) Rippe und reicht kopfwärts, indem er teilweise mit dem
M. scalenus primae costae und den Mm. intertransversarii verschmilzt, bis zum Atlas. Der
M. longus colli gleicht dem des Pferdes (s. S. 289). Der **M. longus capitis** (Fig. 342 e) entspringt an den Querfortsätzen des 2.—6. Halswirbels und endet am Tuberculum pharyngeum
des Schädels. Sein Anfangsteil verbindet sich innig mit dem M. scalenus und longus colli. Der
M. rectus capitis ventralis gleicht dem des Pferdes (s. S. 289).

III. Die **Mm. intercostales** *externi* (Fig. 342 i) fehlen zwischen den Rippenknorpeln; ebenso fehlt der *M. retractor costae*. Die *Mm. levatores costarum* sind nach Gurlt in der 12-Zahl vorhanden. Der **M. transversus costarum** (Fig. 342 f) und **transversus thoracis** gleichen

denen des Pferdes (s. S. 290); der erstere geht bei der Katze bisweilen z. T. direkt in den M. rectus abdominis über.

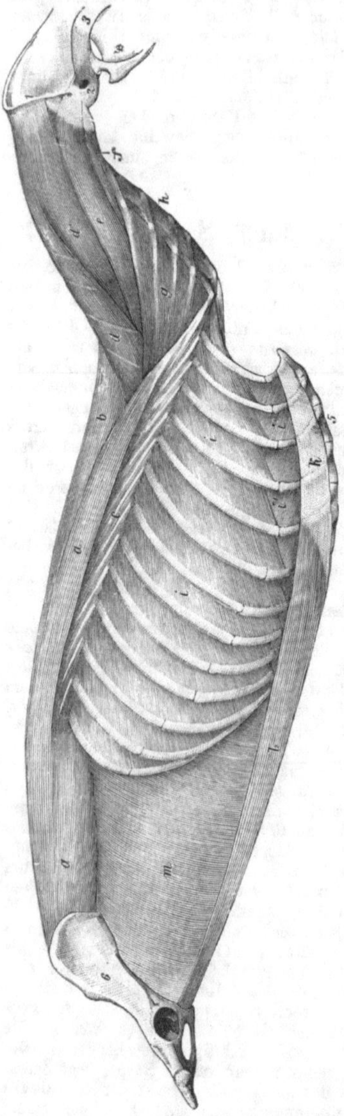

IV. Das **Zwerchfell** (s. S. 281) besitzt, besonders bei der Katze, ein relativ ganz kleines Centrum tendineum. Der *Hiatus oesophageus* liegt zwischen den Zwerchfellspfeilern.

V. Die **Bauchmuskeln.** Der **M. rectus abdominis** (Fig. 341 u u. 342 l) entspringt (Fig. 361 k) sehnig schon an den ersten 5—6 (3—4 bei der Katze) Rippenknorpeln und am Brustbein und muskulös an der Cartilago xiphoidea; er endet am Pecten ossis pubis, wesentlich am Tuberculum pubicum. Er besitzt 3—4 (bei der Katze 7) sehnige Inschriften, die aber oft sehr undeutlich sind. Der sehr fleischige **M. obliquus abdom. ext.** (Fig. 341 v, v') liegt wie beim Pferde; er entspringt an den letzten 8—9 Rippen und sendet seine Aponeurose zur Linea alba, zum Becken (vom Tuber coxae bis zum Tuberculum pubicum) und zur medialen Oberschenkelfläche. An Stelle der gelben Bauchhaut ist nur die einfache Rumpffaszie vorhanden. Der medial von dem vorigen gelegene **M. obliquus abdom. int.** zeigt einen fast senkrechten Faserverlauf und entspringt ausser am Hüfthöcker noch an den Querfortsätzen der Lendenwirbel bzw. an der Fascia lumbodorsalis; er endet an der letzten Rippe und mit einer Aponeurose an der Linea alba und am Becken. Er hilft den Annulus inguinalis abdom. begrenzen, der sich wie beim Schweine verhält. Der **M. transversus abdom.** (Fig. 361 m) liegt medial vom vorigen. Er entspringt an den Lendenwirbelquerfortsätzen und an den falschen Rippen und endet mit breiter Aponeurose an der Linea alba.

VI. Die **Schwanzmuskeln** ähneln denen des Pferdes (s. S. 295 u. 296), doch entspringen die *Mm. sacrococcygei* schon in der Lendengegend (Fig. 385 e, f). Ausser dem an der Spina ischiadica entspringenden und am Querfortsatz des 2.—5. Schwanzwirbels endenden, starken *M. coccygeus* (Fig. 385 h) findet sich am Anfang des Schwanzes ein zwischen dem langen Heber und dem M. coccygeus liegender, ziemlich starker, rundlicher Muskel (Seitenschwanzmuskel, *M. sacrococcygeus acces-*

Figur 361. Rumpfmuskeln des Hundes, 4. Schicht; von der rechten Seite gesehen. a, a M. longissimus dorsi, b M. spinalis et semispinalis dorsi et cervicis, c M. iliocostalis, d, d' M. semispinalis capitis (d = M. biventer cervicis und d' = M. complexus [major]), e M. longissimus capitis, f M. longissimus atlantis, g M. longissimus cervicis, h Mm. intertransversarii cervicis, i, i Mm. intercostales externi, i', i' Mm. intercostales interni, k Ursprungssehne des M. rectus abdom., l M. rectus abdom., m M. transversus abdom. 1 Linea nuchalis sup., 2 Bulla ossea des Schläfenbeins, 3 Arcus zygomaticus, 4 Mandibula, 5 Sternum, 6 Becken.

sorius), der am medialen Darmbeinrand, dem Seitenrand des Os sacrum und den Querfortsätzen der ersten Schwanzwirbel entspringt und sich zwischen dem langen Heber und dem langen Niederzieher verliert. Er entspricht den *Mm. intertransversarii* des Pferdes, ist aber viel stärker. Er und der M. coccygeus sind besonders beim Wedeln tätig.

D. Muskeln der Beckengliedmasse.

Die Muskeln der Beckengliedmasse entspringen teils an der Wirbelsäule, teils an Rumpfmuskeln, hauptsächlich aber am Becken- und Gliedmassenskelett. Ihre Faszien kommen vom Rumpfe oder von Gliedmassenknochen oder gehen aus Muskeln hervor.

Faszien. A. Faszien des Beckens. 1. Die **Fascia iliaca** überzieht, am Peritonaeum gelegen, als starke, straff gespannte Membran locker den M. iliopsoas, verschmilzt mit der Sehne des M. psoas minor und dem Lig. inguinale resp. der Sehne der Bauchmuskeln und dient dem M. sartorius, cremaster ext. und transversus abdominis zum Ansatz; sie endet teils am Darmbein, teils setzt sie sich in 2. die **Fascia pelvis, innere Beckenfaszie,** fort. Diese überzieht als parietales Blatt die Innenwand der Beckenhöhle und verschmilzt dabei da, wo nicht Muskeln und Gefässe dazwischen liegen, mit dem Periost und dem Kreuzsitzbeinband. Nahe dem Beckenausgang trennt sie sich von beiden, schlägt sich auf die Beckeneingeweide um (**viszerales Blatt**) und bildet dadurch den kaudalen Verschluss der Beckenhöhle. Sie steht mit der Fascia transversa, iliaca und caudalis in Verbindung. Aussen am Becken findet man 3. die dünne **Fascia superficialis,** die alle oberflächlich gelegenen Beckenmuskeln überzieht und aus der Aponeurose des Bauchhautmuskels hervorgeht. Sie setzt sich auf den Ober- und Unterschenkel fort. Unter ihr und nicht selten mit ihr verbunden liegt 4. die **Fascia glutaea,** Gesässfaszie. Sie überzieht teils locker, teils fest die äusseren Beckenmuskeln und stellt eine Fortsetzung der Fascia lumbodorsalis dar. Sie inseriert sich an den Proc. spinosi des Kreuzbeins und an den Darmbeinwinkeln und steht mit der Schwanzaponeurose und den Faszien des Oberschenkels in Verbindung. Sie dient beim Pferde dem M. glutaeus superficialis zum Ursprung und senkt sich in Form von Zwischenmuskelbändern zwischen die Muskeln ein.

B. Faszien am Oberschenkel. Ausser der dünnen *Fascia superficialis* befindet sich an der lateralen Oberschenkelseite (als Fortsetzung der Gesässfaszie) die kräftige, starke **Fascia lata,** Oberschenkelbinde, die alle lateralen Oberschenkelmuskeln überzieht; besonders stark und stellenweise mehrblättrig ist sie im kranioventralen Viertel der lateralen Oberschenkelseite, weil sie hier mit der aus dem M. biceps hervorgehenden Fascia mit der Endaponeurose des M. tensor fasciae latae vérschmilzt; dieser Teil der Fascia lata überzieht ganz locker den M. quadriceps, während am M. biceps die Faszie stellenweise mit dem Perimysium verschmilzt. Am kranialen Rande des M. tensor fasciae latae geht sie z. T. in die gelbe Bauchhaut und die Kniefalte, z. T. in die **Fascia femoralis medialis** über, die eine starke, zweiblättrige Faszie bildet, die grösstenteils vom Schenkelblatt des M. obliquus abdom. ext., vom Bauchhautmuskel und der gelben Bauchhaut stammt. Sie überzieht locker die mediale Fläche das M. tensor fasciae latae, rectus femoris, vastus medialis und sartorius, überbrückt den Schenkelkanal und setzt sich, schwächer werdend, auf den M. gracilis, semimembranosus und semitendinosus fort, um an der hinteren Schenkelkontur mit der Fascia lata zu verschmelzen. Fusswärts verschmilzt sie teils mit den Endaponeurosen des M. gracilis und sartorius, teils geht sie, ebenso wie die Fascia lata, in die Fascia cruris über und verbindet sich so indirekt mit der Achillessehne und den Strecksehnen der Zehen (s. S. 321). Besondere Anheftung nimmt das tiefe Blatt beider Faszien an der Kniescheibe und deren lateralem und medialem geraden Bande; auch senkt es sich in Form von Zwischenmuskelbändern zwischen die Oberschenkelmuskeln, selbst zwischen die Endäste des M. biceps ein, überzieht diese grösstenteils, verschmilzt mit dem Perimysium und befestigt sich am Oberschenkelbein.

C. Faszien des Unterschenkels. Die **Fascia cruris** ist eine sehr starke, mehrblättrige Faszie, welche die am Crus gelegenen Muskeln überzieht und sich bis auf den Metatarsus fortsetzt. An ihr unterscheidet man die zweiblättrige gemeinschaftliche Faszie, welche die Unterschenkelmuskeln gemeinsam überzieht, und die besonderen Muskelhüllen für einzelne Muskeln oder Muskelgruppen. 1. Die gemeinsame Faszie: ihr oberflächliches Blatt stellt eine Fortsetzung der Fascia lata und der Fascia femoralis medialis dar, während die tiefe Blatt z. T. vom Ober- und Unterschenkelbein entspringt, z. T. eine Fortsetzung der Endsehnen des M. tensor fasciae latae, biceps femoris, sartorius, gracilis, pectineus und semitendinosus darstellt. Beide umgeben mantelartig die Unterschenkelmuskeln; das tiefe Blatt befestigt sich besonders am medialen und lateralen geraden Kniescheibenband, an der Crista tibiae und deren distaler Verlängerung und verschmilzt an der medialen Seite der Tibia an vielen Stellen mit dem Periost, während das oberflächliche Blatt die mediale Seite der Tibia ganz überzieht. Beide Blätter verschmelzen vielfach miteinander, besonders hinten und nahe dem Tarsus. Von den hinteren Enden spaltet sich von ihnen ein dünnes Blatt ab, das die Achilles- und oberflächliche Beugesehne (s. S. 330) überzieht und mit ihnen verschmilzt. Die Hauptmasse der beiden verschmolzenen Faszienblätter tritt in den Raum zwischen dem M. flexor digit. prof. einer- und der Achilles- und oberflächlichen Beugesehne anderseits und verbindet sich sowohl mit letzteren beiden, als auch mit den sehnigen

Fortsetzungen des M. biceps femoris und semitendinosus zu einer zwischen dem M. flexor digit. prof. und der oberflächlichen Beuge- bzw. Achillessehne liegenden Sehne (*Tendo accessorius* oder Fersenbeinsehne des M. biceps und semitendinosus), die am Tuber calcanei endet; ausserdem verbindet sie sich mit einem dem M. gastrocnemius aufgelagerten, vom Os femoris entspringenden Faszienzug, dem Fersenstrang, *Tendo solei* (Schmaltz [544]), der mit der Achillessehne verschmilzt und hilft so den Fersen-Sehnenstrang (s. S. 321) bilden. Becken- wärts überzieht das tiefe Blatt noch die Oberfläche der Mm. gastrocnemii und endet am Os femoris. 2. Die besonderen Muskelhüllen bilden ein Muskelscheidensystem, das man als drittes Blatt der Fascia cruris auffassen kann. Dieses verschmilzt an verschiedenen Stellen mit der gemeinsamen Faszie. Die Muskelhüllen senken sich zwischen den Muskeln, deren Fasern sie vielfach zum Ursprung dienen, bis auf die Knochen ein. Man unterscheidet drei Muskelhüllen: a) die Muskel- scheide für den M. tibialis anterior und M. extensor digitalis (pedis) longus, b) diejenige für den M. ext. digitalis lateralis und c) die für den M. flexor digit. ped. prof. und den M. popliteus.

        D. Faszie des Fusses. Die Fascia pedis bildet eine Fortsetzung der Fascia cruris, doch sind ihre beiden Blätter nicht mehr scharf zu trennen. Am Tarsus ist sie noch stark, am Metatarsus wird sie dünner. An der Beugeseite des Tarsus wird sie durch Unterstützungs- züge von den Knöcheln der Tibia verstärkt und verschmilzt teils mit den Sehnen der Zehen- strecker, teils inseriert sie sich an den Griffelbeinen. An den Seitenflächen des Sprunggelenks verschmilzt sie grösstenteils mit den Bändern. An der plantaren Seite ist sie stark, besonders seitlich in dem Raume zwischen Tibia und Os tarsi fibulare, wo sie mit der Fersenbeinsehne des M. biceps und semitendinosus verschmilzt und die Beugesehnen als *Lig. laciniatum N.* überbrückt. Auch die Muskelscheiden des Unterschenkels setzen sich teilweise auf den Tarsus fort; sie verschmelzen dort mit dem Periost und dem Bandapparat und bilden Kanäle für Sehnen und Sehnenscheiden.

I. Allgemeines.

A. Muskeln am Becken und Oberschenkel.

        Becken und Oberschenkelbein werden fast allseitig von Muskeln umlagert. An der Innenseite des Beckens finden sich die an der ventralen Seite der Lenden- wirbel und des Darmbeins gelegenen inneren Hüft- und inneren Beckenmuskeln: M. psoas minor, iliopsoas, quadratus lumborum und obturator internus. An der Aussenseite des Beckens liegen die äusseren Hüftmuskeln: M. glutaeus superficialis, medius und pro- fundus, M. piriformis und M. tensor fasciae latae. Kaudal von diesen finden sich die Anfänge der hinteren Oberschenkel- und Hinterbackenmuskeln: M. biceps femoris, M. semitendinosus und semimembranosus. An der medialen und kaudalen Seite des Oberschenkels liegen die Einwärtszieher des Schenkels: M. sartorius, gracilis, pec- tineus und die Mm. adductores. Die vordere und die Seitenflächen des Oberschenkel- beins bedeckt der Strecker des Kniegelenks: M. quadriceps femoris. Zwischen der Incisura ischiadica minor bzw. der ventralen Fläche des Beckens und der Fossa trochanterica findet man die 3 kleinen ventralen Beckenmuskeln: M. obturator externus, Mm. gemelli, M. quadratus femoris und die Sehne des M. obturator internus.   **1. Innere Hüftmuskeln**[1]). Der M. iliopsoas (Fig. 357 k u. l, l', 369 b, c, c' u. 387 a) setzt sich aus 2, auch als selbständige Muskeln aufgefassten, beim Hunde verschmolzenen Köpfen, einem Lenden- (M. psoas major) und einem Darmbeinabschnitt (M. iliacus), zusammen. a) Der starke **M. psoas major** liegt ventral von den Lendenwirbeln und entspringt an ihnen und an den letzten 1—2 Rippen; nahe der Darmbeinsäule legt er sich dem Darmbeinabschnitt an und verschmilzt schliesslich mit ihm. b) Der **M. iliacus** entspringt an der Facies pelvina des Darm- beinflügels und an der Darmbeinsäule und vereinigt sich mit dem M. psoas major; der gemein- schaftliche Muskel endet am Trochanter minor ossis femoris.   Der **M. psoas minor** (Fig. 357 i, i, 367 a, a' u. 387 b) liegt bauchhöhlenseitig am M. psoas major (verschmilzt auch z. T. mit ihm), entspringt an den Körpern der 3 letzten Brust- und der ersten 4—5 Lendenwirbel und geht in eine Sehne aus, die am Tuberculum psoadicum des Os ilium, beim Menschen auch an der Beckenfaszie endet.   Der **M. quadratus lumborum** (M. subtransversarius lumborum) liegt ventral von den Proc. transversi der Lendenwirbel und der Ala ossis sacri, an denen er sich befestigt, und wird ventral bei den Haustieren ganz oder fast ganz vom M. psoas bedeckt, während er diesen beim Menschen, bei dem er noch an der Crista iliaca endet, überragt.   Über den M. obturator int. s. S. 304.   **2. Die äusseren Hüftmuskeln**[2]). Der **M. glutaeus superficialis** entspringt als M. glutaeus maximus beim Menschen (Fig. 308 n u. 363) von der Spina iliaca post. ab am Kreuz- und

---

    1) Über die vergleichende Morphologie der Lendenmuskeln s. Pardi [460].
    2) Über die Homologie der Mm. glutaei und deren Variationen vergl. Lesbre [353].

Steissbein, wendet sich als gewaltiger, oberflächlicher Muskel nach dem Anfang des Oberschenkels und geht in eine Sehne aus, die teils mit der Fascia lata verschmilzt, teils distal vom Trochanter major am Os femoris endet. Bei den Haustieren ist der Muskel viel schwächer, am stärksten noch bei den Fleischfressern (Fig. 341 x'), wo er als platter Muskel vom Os sacrum entspringt und distal uud kaudal vom Trochanter major endet. Beim Pferde (Fig. 314 46) entspringt der platte Muskel aus der Fascia glutaea und verschmilzt lateral mit dem M. tensor fasciae latae; er endet an der Fascia lata und am Trochanter tertius. Bei Schwein und Wiederkäuern (Fig. 327 9, 9', 331 o', 336 5) verschmilzt sein kaudomedialer Teil mit dem M. biceps femoris und der ventrolaterale mit dem M. tensor fasciae latae.

Der **M. glutaeus medius** (Fig. 314 44, 327 7, 331 p, 336 3, 341 x u. 366 a, a') liegt direkt auf dem Darmbeinflügel, an dem er beim Menschen und Hunde entspringt, während er bei den anderen Haustieren noch mit einem Kopfe am M. longissimus dorsi anfängt. Er endet am Trochanter major ossis femoris und z. T. noch distal von ihm (Wiederkäuer, Schwein) und lässt sich m. o. w. deutlich in eine oberflächliche und tiefe Portion zerlegen. Schmaltz vermutet, dass die oberflächliche Portion zusammen mit unserem M. glutaeus superficialis dem M. glutaeus maximus hom. entspricht. Bei den Haustieren ist er der grösste Gesässmuskel. Mit ihm ist bei Pferd, Rind und Schwein der M. piriformis verschmolzen (s. unten).

Der **M. glutaeus profundus** (*minimus N.*) (Fig. 366 c, 371 K G u. 386 a) liegt, vom vorigen bedeckt, auf dem Koxalgelenk zwischen der Spina ischiadica bzw. der Darmbeinsäule und dem Trochanter major ossis femoris.

Der **M. piriformis** (Fig. 366 a'') entspringt, bedeckt vom M. glutaeus superficialis, beim Menschen und Hunde wesentlich an der ventralen Fläche und dem Seitenrand des Os sacrum, geht am M. glutaeus medius lateral und endet sehnig am Trochanter major. Bei Pferd, Rind und Schwein ist er mit dem M. glutaeus medius verschmolzen, von dem er sich erst ganz nahe dem Os femoris als besondere Fleischzacke ablöst, die an der kaudalen Fläche des Trochanter major ossis femoris endet.

Der **M. tensor fasciae latae** (Fig. 307 o, 314 45 327 8, 331 o, 336 4, 341 y', 369 o) entspringt am lateralen Darmbeinwinkel, der Spina iliaca anterior, und breitet sich gegen die vordere und laterale Fläche des Femur aus; an letzterem setzt er sich in eine grosse Faszie fort, die in die Fascia lata übergeht. Bei Pferd, Wiederkäuern und Schwein verschmilzt er mit dem ventrolateralen Teile des M. glutaeus superficialis.

3. Die 3 mächtigen hinteren Oberschenkelmuskeln (Hinterbackenmuskeln), *M. biceps femoris, M. semitendinosus, M. semimembranosus,* liegen kaudal vom Os femoris und reichen vom Sitzbein und event. noch vom Kreuzbein, dann hier kaudal von den Mm. glutaei liegend, bis zum Unterschenkel. Dabei liegt der M. biceps lateral, der M. semitendinosus hinten (kaudal) und der M. semimembranosus medial.

Der **M. biceps femoris** (Fig. 308 p, 314 47, 47', 47'', 327 10, 10', 331 q, q', 336 6, 6', 341 z, z, z', 363, 365 c) entspringt beim Menschen mit einem langen Kopfe am Tuber ischiadicum und mit einem kurzen an der hinteren Fläche des Os femoris; bei Pferd, Wiederkäuern und Schwein beginnt er, da ein Teil des M. glutaeus superficialis mit ihm verschmolzen ist (s. 325 u. 329), mit einem langen Wirbelkopf am Os sacrum und Kreuz-Sitzbeinband und einem kurzen Beckenkopf am Tuber ischiadicum; bei den Fleischfressern entspringt er mit je einem Kopfe am Kreuz-Sitzbeinband und am Tuber ischiadicum, doch sind beide Köpfe kaum zu trennen. Der Muskel geht bei den Haustieren, nachdem er sich in 2 (Rind, Schwein) oder 3 (Pferd) Äste gespalten hat, an der lateralen Seite des Kniegelenks und des proximalen Unterschenkelviertels in eine breite Sehne aus, die mit der Fascia lata und cruris verschmilzt, sich an der Patella, dem (lateralen und medialen) geraden Kniescheibenband und der Tibia inseriert und einen Ast zum Tuber calcanei sendet; beim Menschen endet der Muskel am Capitulum fibulae und entsendet einen Sehnenzug zur Fascia cruris. Bei den Fleischfressern kommt noch ein medial von dem M. biceps gelegener, äusserst dünner, bandartiger dritter Kopf hinzu, der am Kreuz-Sitzbeinband bzw. den ersten Schwanzwirbeln entspringt und sich kniewärts mit dem M. biceps vereinigt (*M. abductor cruris posterior*). Bei der Katze kommt ausserdem ein *M. abductor cruris anterior* vor, der am 2.—3. (3.—4.) Schwanzwirbel entspringt, erst zwischen M. glutaeus superficialis und M. biceps und dann unter letzterem liegt und dünnsehnig an der Patella und Fascia lata endet. Bei Schwein und Rind ist mit dem M. biceps der kaudomediale Teil des M. glutaeus superficialis verschmolzen (s. oben), wahrscheinlich ist auch beim Pferde der Wirbelkopf ganz oder teilweise als eine abgespaltene Partie des M. glutaeus superficialis aufzufassen. Der M. biceps wird deshalb bei Pferd, Wiederkäuern und Schwein passend als **M. glutaeobiceps** bezeichnet.

Der **M. semitendinosus** (Fig. 308 o, 314 48, 327 11, 331 r, 336 7, 341 1, 357 v, 363, 366 b, 367 g, g', 386 g u. 387 o) entspringt beim Menschen, den Wiederkäuern und Fleischfressern am Tuber ischiadicum und bei Pferd und Schwein mit einem Beckenkopf daneben und mit einem Wirbelkopf am Ende des Os sacrum und an den ersten Schwanzwirbeln. Der Muskel geht bei den Haustieren ungefähr in der Höhe des Kniegelenks (beim Menschen viel höher) in eine Sehne über, die mit der des M. gracilis und sartorius und der Fascia cruris verschmilzt und wesentlich medial an der Crista tibiae endet; teilweise setzt sie sich in die

Unterschenkelfaszie und damit bis zum Tuber calcanei fort (s. S. 316). Beim Menschen lässt sich die Sehne am Muskelbauch weit in die Höhe verfolgen (daher „halbsehnig").

Der M. semimembranosus (Fig. 308 q, 331 s, 336 s, 341 2, 357 u, 363, 367 h, h, 369 h, h und 386 e, e', e") entspringt beim Pferde mit einem Wirbelkopf an den letzten Kreuz- und ersten Schwanzwirbeln und mit einem Beckenkopf medial am Tuber ischiadicum, bei den anderen Haustieren und beim Menschen nur an letzterem; bei Wiederkäuern, Schwein und Fleischfressern spaltet sich der Muskel in 2 Äste, die je in eine Sehne ausgehen, während bei Mensch und Pferd erst die Sehne des Muskels sich spaltet. Die Sehnen enden am Condylus medialis ossis femoris und der Tibia.

4. Die medialen Oberschenkelmuskeln. Der platte M. sartorius (Fig. 307 q, 357 r, r, 367 b, b u. 387 h, h') liegt oberflächlich an der medialen Oberschenkelseite. Er entspringt beim Menschen und Hunde am Tuber coxae (Spina iliaca anterior) und noch am lateralen Rande des Darmbeinflügels; beim Pferde nimmt er von der Fascia iliaca und der Sehne des M. psoas minor seinen Ursprung, bei den Wiederkäuern und dem Schweine ebenfalls an letzteren beiden, gleichzeitig mit einem zweiten Kopfe aber an der Darmbeinsäule. Ungefähr in der Höhe des Kniegelenks geht er in eine mit der Fascia cruris verschmelzende Sehnenplatte aus.

Der M. gracilis (Fig. 357 q, 367 i, 387 n) liegt als ein beim Menschen schlanker, bei den Haustieren breiter und platter Muskel kaudal vom vorigen medial am Oberschenkel unter der Haut und reicht von der Beckensymphyse, wo er sehnig entspringt, bis zum Knie, wo er in eine Sehnenplatte übergeht, die mit der Fascia cruris verschmilzt.

Der M. pectineus (Fig. 307 r, 369 k u. 387 l) entspringt als rundlicher Muskel am Schambeinkamm und endet am mittleren Drittel der kaudalen Fläche des Oberschenkelbeins.

Der Mensch hat 3—4 Mm. adductores (Fig. 307 s, 369 i, i' u. 387 m): Der M. adductor longus liegt rückwärts vom M. pectineus medial und oberflächlich; der M. adductor brevis et magnus liegen, bedeckt vom M. pectineus, gracilis und adductor longus, in 2. und 3. Schicht. Der M. adductor minimus ist meist mit dem M. adductor magnus verschmolzen. Diese Muskeln entspringen ventral am Becken und enden an der kaudalen Fläche des Os femoris. Bei den Haustieren sind diese Muskeln m. o. w. zu einem verschmolzen, der ebenfalls von der ventralen Fläche des Beckens zur kaudalen Fläche des Os femoris zieht.

5. Die vorderen Oberschenkelmuskeln werden durch den M. quadriceps repräsentiert. Er besteht aus 4 m. ö. w. miteinander verschmolzenen Köpfen: 1. dem mittleren M. rectus femoris (Fig. 307 t, 366 o, 369 m u. 386 i) mit dem Ursprung an der Darmbeinsäule, 2. dem lateralen M. vastus lateralis (Fig. 363, 365 a, 366 p u. 386 k) mit dem Ursprung an der lateralen, 3. dem medial gelagerten M. vastus medialis (Fig. 369 l u. 387 k) mit dem Ursprung an der medialen und 4. dem in der Tiefe am Knochen liegenden M. vastus intermedius mit dem Ursprung an der kranialen Oberschenkelbeinseite. Der M. vastus intermedius lässt sich bei den Haustieren meist nicht als gesonderter Muskel nachweisen, sondern ist mit dem M. vast. lat. oder med. verschmolzen. Alle 4 Köpfe vereinigen sich zu einer Sehne (Fig. 365 b), welche die Patella in sich aufnimmt und in Form des geraden Bandes (oder der geraden Bänder) der Patella am proximalen Ende der Tibia und der Crista tibiae endet. Bei Pferd und Fleischfressern liegt an der kraniolateralen Fläche der Hüftgelenkskapsel noch ein dünner M. capsularis.

6. Innere und ventrale Beckenmuskeln. Der M. obturator internus (Fig. 366 h, 367 d, d', 369 a, a', 371 i. V. u. 386 c), ein flacher Muskel an der Innenseite des Beckens, entspringt in der Umgebung des Foramen obturatum, bei Pferd und Schwein auch an der Darmbeinsäule (beim Schweine auch noch am Kreuzbein). Seine Sehne tritt bei Rind und Schwein durch das For. obturatum, bei Mensch, Pferd und Hund über die Incisura ischiadica minor aus dem Becken und endet in der Fossa trochanterica.

Der M. obturator externus (Fig. 357 p u. 371 ä. V.) entspringt an der Aussenseite des Beckens in der Umgebung des For. obturatum und endet in der Fossa trochanterica.

Die Mm. gemelli (Fig. 366 g, 371 Kl. Z. u. 386 b) sind beim Menschen zwei kleine Muskeln, die an der Spina ischiada und der Incisura ischiadica minor entspringen und in der Fossa trochanterica enden. Bei den Haustieren sind beide Muskeln in der Regel zu einem, bei Rind und Schwein starken Muskel verschmolzen. Henle und Gegenbaur rechnen die Mm. gemelli dem M. obturator internus zu und betrachten sie als dessen nicht in die Beckenhöhle gerückte Portion.

Der M. quadratus femoris (Fig. 366 f, 371 v. S. u. 386 d) liegt den Mm. gemelli an und reicht als relativ schwacher Muskel von der ventralen Fläche des Sitzbeins bis zur kaudalen Fläche des Os femoris, an dem er in der Nähe der Fossa trochanterica endet.

B. Muskeln am Unterschenkel.

Die Unterschenkelmuskeln gruppieren sich um das Unterschenkelskelett derart (Fig. 373), dass sie die mediale Fläche der Tibia frei lassen. Sie besitzen proximal starke Bäuche, verjüngen sich aber zehenwärts und entsenden schlanke Sehnen. Da der Tarsus umgekehrt gewinkelt ist, wie der Carpus, so ist auch die

Lage der denselben bewegenden Muskeln umgekehrt; seine Beuger liegen vorn und die Strecker hinten. Die die Zehenglieder bewegenden Muskeln liegen dagegen ebenso wie die analogen Muskeln der Schultergliedmasse.

g) Muskeln an der dorsolateralen Seite des Unterschenkels.

An der dorsolateralen (vorderen-äusseren) Seite des Unterschenkels findet man 1. die Beuger des Fussgelenks (*M. tibialis anterior, M. peronaeus longus, tertius et brevis*); 2. die Zehenstrecker (*M. ext. digitalis longus, M. extensor digitalis lateralis, M. extensor hallucis longus* (vergl. auch Ruge [518] und Gläsmer [210]).

Der **M. tibialis anterior** (Fig. 314 56, 331 11, 365 h, 372 V. Us. m., 374 c, d, d', 378 c, c', c'', c''', 381 a, a', 384 a, a', 386 t u. 373) ist der dem medialen Tibiarand zunächst liegende Muskel. Bei Mensch und Hund liegt er oberflächlich, fast in ganzer Ausdehnung an der Haut, entspringt am proximalen Teile der Tibia und endet langsehnig am Mt 1 (bzw. Mt 2) noch am Os tarsale 1. Bei Schwein, Rind und Pferd liegt der Muskel direkt der Tibia auf, ist zum grösseren (Schwein) oder grössten Teile (Rind, Pferd) von dem folgenden und dem M. ext. digit. bedeckt und entspringt an der Tibia, bei Pferde am Os tarsale 1 und Mt 2 und 3. deren Rudiment; der letztere Teil entspricht dem *M. extensor hallucis longus* (s. S. 306). Der Muskel endet mit einer längeren Sehne, die beim Pferde und den Wiederkäuern am Tarsus die des M. peronaeus tertius durchbohrt, medial am Tarsus und proximal am Metatarsus und zwar beim Rinde am Os tarsale 2 und 3 und Mt 3, beim Schweine am Os tarsale 1 und Mt 2 und beim Pferde mit 2 Schenkeln am Os tarsale 1 und 2 und Mt 2 und 3.

Der **M. peronaeus tertius** (Fig. 331 12, 372 B. d. S., 373 m, 374 a, b, b', b'', 381 b, b') ist m. o. w. innig mit dem M. extensor digit. longus verbunden und beim Pferde sehnig, bei den Wiederkäuern und dem Schweine fleischig. Bei den letzteren liegt er oberflächlich, beim Pferde hingegen zwischen M. tibialis anterior und M. ext. digit. longus. Er entspringt mit letzterem in der Sehnengrube am lateralen Condylus des Os femoris und endet mit einer Sehne, die am Tarsus bei Pferd und Rind die Sehne des M. tibialis anterior durchtreten lässt, beim Pferde am Os tarsi fibulare, Os tarsale 4 und Mt 3, beim Rinde am Mt 3 und 4 und Os tarsale 2 (3), beim Schweine am Os tarsale 1 und 2 und Mt 3. Sussdorf [613] fasst den Muskel als eine Mittelfussportion des M. ext. digit. longus, andere Autoren (z. B. Varaldi [649]) als einen abgespaltenen Teil des M. tibialis anterior auf. Der M. peronaeus tertius fehlt dem Hunde; man kann aber den S. 334 beschriebenen Sehnenzug als sein Homologon auffassen: beim Menschen ist er meist selbständig vorhanden, nicht selten aber auch mit dem M. ext. digit. longus verschmolzen, entspringt an der Fibula und endet sehnig am Mt 5 und event. Mt 4 (Fig. 365 m).

Der **M. peronaeus longus** (Fig. 331 13, 365 f, f, f', 380 e, e', 382 4 u. 386 p) fehlt dem Pferde, bei den anderen Haustieren und dem Menschen liegt er an der fibulären Seite des Crus; er entspringt proximal an der Fibula, event. noch am lateralen Condylus der Tibia und am lateralen Seitenband des Kniegelenks und geht in eine Sehne aus, die an den lateralen Rand des Tarsus tritt und in einer Knochenrinne des Os tarsale 4 (Mensch) oder zwischen diesem und dem Mt sich an die plantare Seite wendet und am Os tarsale 1 (2) oder Mt 1 endet.

Der **M. peronaeus brevis** (Fig. 365 g, g', 386 r, r') findet sich deutlich nur beim Menschen und den Fleischfressern; er entspringt, bedeckt vom vorigen, am mittleren bzw. distalen Teile der Fibula, geht mit seiner dünnen Sehne lateral über den Tarsus und endet am Mt 5.

Von den **Zehenstreckern** kommen folgende in Betracht:

Der **M. extensor digitalis** (*digitorum N.*) **longus** (Fig. 314 51, 365 i, 378 a, a', 380 u. 381 c, c', d, d', 384 c, d, e, f, 386 s, s' u. 373) liegt an der vorderen (bzw. dorsolateralen) Seite des Unterschenkels und zwar bei Mensch, Pferd und grossenteils auch beim Hunde oberflächlich und im allgemeinen fibulär vom M. tibialis anterior; bei Schwein und den Wiederkäuern hingegen ist er fast ganz vom M. peronaeus tertius bedeckt und entspringt mit diesem am lateralen Epicondylus des Os femoris und geht nahe dem Tarsus in eine Sehne aus. Diese spaltet sich bei Mensch und Hund alsbald in 4 Schenkel, die an der Phalanx III der 2.—5. Zehe enden. Beim Schweine zerfällt der Muskel in 3 m. o. w. miteinander und mit dem M. peronaeus tertius verbundene Bäuche, deren mittlerer eine lange Sehne entsendet, die sich nahe den Metatarsophalangealgelenken in 2 Schenkel für die 3. Glieder der beiden Hauptzehen spaltet; der mediale Bauch entsendet eine Sehne zur medialen Hauptzehe (wird also zu einem besonderen Strecker der 3. Zehe), der laterale Muskelbauch endlich entsendet im wesentlichen dünne Sehnen zu den beiden Afterzehen. Beim Rinde spaltet sich der Muskel in 2 Bäuche, von denen der tiefer gelegene mediale eine lange Sehne zum 2. Gliede der medialen Hauptzehe sendet, demnach zu einem besonderen Strecker der 3. Zehe wird, während die Sehne des oberflächlich gelegenen lateralen Bauches sich nahe dem 1. Zehengelenk in 2 Schenkel für die beiden Klauenbeine spaltet. Beide Bäuche verschmelzen in ziemlich grosser Ausdehnung mit dem M. peronaeus tertius. Beim Pferde endet die einheitliche Sehne an der Phalanx III.

Der **M. extensor digitalis (pedis) lateralis** (*M. extensor digiti quinti brevis N. V., M. ext. hallucis brevis N.*) (Fig. 314 52, 372 S. St., 373, 380 f, f', 384 h, h', i, i', 386 q, q) liegt bei den Haustieren hinter dem M. peronaeus longus (beim Hunde von ihm und dem M. flexor hallucis longus bedeckt) am lateralen Rande des Unterschenkels. Beim Menschen verschmilzt er am Mt mit dem

M. extensor digit. brevis. Bei den Haustieren entspringt er an der Fibula und event. noch am lateralen Seitenband des Femorotibialgelenks und geht am Unterschenkel in eine Sehne aus, die durch die Gleitrinne am Malleolus lateralis und über den lateralen Rand des Tarsus an den Metatarsus tritt und bei den Fleischfressern an den Phalangen der 5. Zehe (besonderer Strecker der 5. Zehe), bei den Wiederkäuern am 2. Gliede der lateralen Zehe (besonderer Strecker der 4. Zehe) endet; beim Pferde fliesst die Sehne am Metatarsus mit der Sehne des M. extensor digit. long. zusammen; beim Schweine zerfällt der Muskel in 2 Bäuche, deren Sehnen zur lateralen Hauptzehe (besonderer Strecker der 4. Zehe) und zur lateralen Afterzehe (besonderer Strecker der 5. Zehe) gehen.

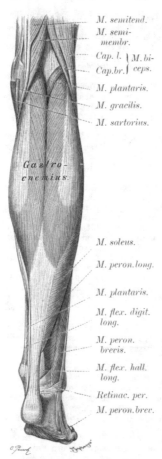

M. semitend.
M. semi-
    membr.
Cap. l. ⎰ M. bi-
Cap.br. ⎱ ceps.

M. plantaris.

M. gracilis.

M. sartorius.

Gastro-
cnemius.

M. soleus.

M. peron.long.

M. plantaris.

M. flex. digit.
long.

M. peron.
brevis.

M. flex. hall.
long.

Retinac. per.

M. peron.brev.

Figur 362. Oberflächliche Muskeln an der hinteren Seite des Unterschenkels des Menschen (Gegenbaur).

Der M. extensor hallucis longus (Fig. 365 l) kommt selbständig nur dem Menschen, den Fleischfressern, dem Schweine und Schafe zu, während er bei Rind und Pferd mit dem M. tibialis anterior verschmilzt (s. S. 305). Er liegt in der Tiefe auf der Fibula, neben oder bedeckt vom M. tibialis anterior. Er entspringt am 2. Viertel der Fibula; seine Sehne verläuft mit der des M. tibialis ant. über den Tarsus und endet variabel (beim Menschen an der Endphalange der 1., bei den Haustieren meist an der 2. Zehe).

h) Die Muskeln an der plantaren (hinteren) Seite des Unterschenkels zerfallen in eine oberflächliche Lage (M. triceps surae und M. plantaris bzw. M. flexor digital. pedis sublimis) und in eine tiefe Lage (M. flexor digit. pedis profundus und M. popliteus).

Der M. triceps surae besteht aus dem dem Hunde fehlenden M. soleus und dem M. gastrocnemius. Der M. gastrocnemius zerfällt in ein Caput laterale und mediale (M. gastrocnemius lateralis und medialis) (Fig. 314 54, 54', 331 19, 362, 363, 365 d, d', 369 n, 372 ä. W., 378 m,n,o,o, 380 h,h', 384 m, 386 m,m' u. 387 q,q',q'), 2 plattrunde, m. o. w. verschmolzene Muskelbäuche, die hinten am distalen Teile des Os femoris entspringen. Der M. soleus (Fig. 331 18, 362, 365 e, 372 d. St. d. Sp., 380 i u. 384 l) ist bei den Haustieren ein dünner und schmaler, nur beim Schweine dickerer und breiterer Muskel, der am proximalen Teile der Fibula (beim Schweine auch am Lig. patellae, der Kniescheibe und dem Condylus lateralis des Os femoris) entspringt. Beim Menschen ist er ein kräftiger, platter, unter den Mm. gastrocnemii liegender Muskel, der an der Fibula und an der Tibia entspringt. Die 3 Köpfe des M. triceps surae bilden am Unterschenkel die kräftige Achillessehne, Tendo calcaneus (Achillis), die am Tuber calcanei endet.

M. flexor digitalis pedis sublimis (Fig. 372 K. b. b., 373, 378 k,l, 380 k,k u. 387 r,r',r'). Unter und zwischen den Mm. gastrocnemii liegt bei den Haustieren der M. flexor digit. pedis sublimis, der an der hinteren Fläche des distalen Teiles des Os femoris (in der Fossa plantaris oder der entspr. Stelle) entspringt und gegen die Mitte des Unterschenkels in eine Sehne ausgeht, die anfangs von der Achillessehne bedeckt ist, sich dann aber so um diese windet, dass sie nahe dem Tuber calcanei auf ihr liegt. Sie geht über letzteres, teilweise sich an ihm befestigend, hinweg an den Mittelfuss und verhält sich dann wie die entspr. Sehne am Vorderfuss (s. S. 236). Beim Pferde und bis zu einem gewissen Grade auch beim Rinde ist der Muskel fast ganz sehnig. Beim Menschen kommt der M. flexor digit. pedis sublimis nicht vor; es ist vielmehr anzunehmen, dass dieser Muskel der Haustiere den M. plantaris und flexor digitorum brevis hominis umfasst. Der von den Mm. gastrocnemii bedeckte, schwache M. plantaris h. (Fig. 363) entspringt über dem Condylus lateralis oss. femoris; seine dünne Sehne verschmilzt mit der Achillessehne oder verliert sich medial am Calcaneus. Der schwache M. flexor digit. ped. brevis h. liegt an der plantaren Seite des Metatarsus und sendet 3—4 dünne Sehnen zur 2.—4. (5.) Zehe. Er fehlt den Haustieren; ein Homologon desselben findet man höchstens bei

der Katze in Form von Muskelfasern, die der Sehne des M. flexor digitalis sublimis am Metatarsus reichlich aufgelagert sind.

Der **M. flexor digitalis pedis profundus** liegt an der hinteren Seite des Unterschenkel-
skeletts und besteht aus 3 i. d. R. stellenweise verbundenen Muskeln: dem *M. tibialis posterior,
M. flexor digitalis longus* und *M. flexor hallucis longus,* deren Sehnen bei den Haustieren exkl.
Fleischfressern sich zu einer gemeinsamen Endsehne vereinen, beim Menschen (und teilweise bei den Fleischfressern) aber getrennt bleiben. 1. Der **M. tibialis posterior** (Fig. 364,
378 g, 380 g' u. 387 v) liegt oberflächlich; nur bei den Fleischfressern rückt der sehr

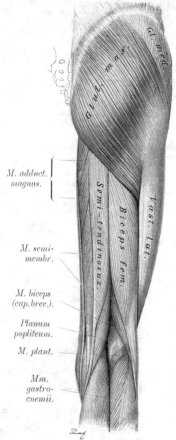

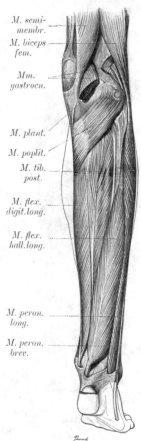

Figur 363. Oberflächl. Schicht der
äusseren Hüftmuskeln und hintere
Muskeln des Oberschenkels des
Menschen (Gegenbaur).

Figur 364. Tiefe Muskeln an der hinteren
Seite des Unterschenkels des Menschen.
Vom Wadenbauche sind die Konturen beiderseits
angegeben (Gegenbaur).

schwache Muskel unter den M. flexor digit. longus. Er entspringt proximal an der Fibula und
event. noch am Condylus lateralis der Tibia und geht in eine Sehne aus, die bei Mensch und
Hund an der medialen Seite des Tarsus (Os tarsi centrale, Os tarsale 1) und am Mt 2 endet.
Bei den übrigen Haustieren verschmilzt die Sehne proximal vom Tarsus mit der des M. flexor
hallucis longus (vgl. jedoch betr. der Deutung des Muskels: Rosenfeld [509]). 2. u. 3. **M. flexor
hallucis longus** und **M. flexor digitalis** (digitorum N.) **longus.** Sie liegen direkt auf der Tibia
und zwar der erstere mehr lateral, der letztere mehr medial. Der *M. flexor hallucis longus*

20*

(Fig. 314 58, 364, 372 d. H. b., 378 f, 380 g u. 387 u) entspringt beim Menschen an der Fibula und endet mit einer langen Sehne am 3. Gliede der 1. Zehe; bei den Haustieren ist er der stärkste unter den 3 Genossen (nur bei den Wiederkäuern schwächer als die beiden anderen). Er entspringt an der Fibula und Tibia und geht noch am Unterschenkel in eine starke Sehne aus, die (bei Pferd, Schwein und den Wiederkäuern nach Aufnahme der Sehne des M. tibialis posterior [Fig. 378 g]) über die Streckfläche des Tarsus zum Metatarsus geht und sich mit der Sehne des *M. flexor digit. longus* (Fig. 314 57, 364, 378 e, e′ u. 387 u′) vereinigt. Dieser entspringt hauptsächlich an der Tibia und geht über dem Tarsus in eine Sehne aus, die über die mediale Fläche des Tarsus an den Metatarsus tritt und dort bei den Haustieren mit der Sehne des M. flexor hallucis longus verschmilzt, während die Sehne beim Menschen getrennt bleibt und sich in Schenkel für die 2.—5. Zehe spaltet. Die gemeinsame Endsehne verhält sich bei den Haustieren wie die des M. flexor digit. prof. am Vorderfuss (s. S. 236).

Der **M. popliteus** (Fig. 364, 372 K. K., 378 d u. 387 t) liegt in der Tiefe der Kniekehle direkt auf der Gelenkkapsel; er entspringt am Condylus lateralis des Oberschenkelbeins und endet am medialen Rande der hinteren Fläche des proximalen Drittels (Hälfte) der Tibia.

C. Muskeln am Metatarsus.

Über die am Hintermittelfuss gelegenen Muskeln und Sehnen gilt im grossen und ganzen das S. 236 vom Vordermittelfuss Gesagte. Nur trifft man dorsal am Metatarsus noch den **M. extensor digitalis (pedis) brevis** (Fig. 365 k), der direkt am Mittelfussskelett liegt. Beim Menschen entspringt er am Os tarsi fibulare und bildet 3 Bäuche, deren Sehnen zu der 2.—4. Zehe verlaufen. Bei den Haustieren ist er m. o. w. reduziert. Seine Sehnen verbinden sich in variabler Weise mit den übrigen Strecksehnen.

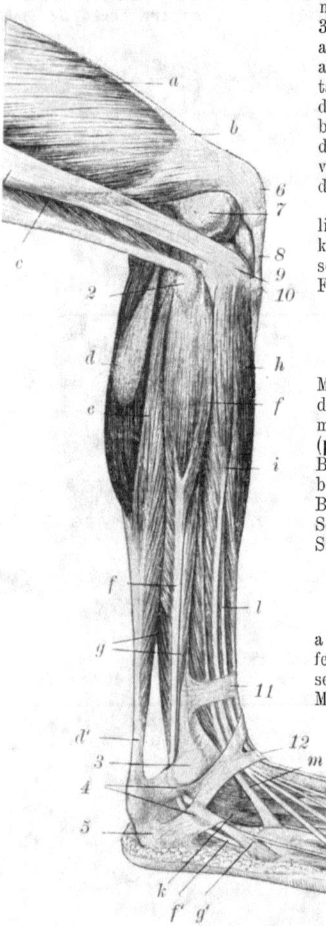

Figur 365. Beinmuskeln des Menschen (nach Duval-Gaupp).

a M. vastus lateralis, b gemeinsame Sehne des M. quadriceps fem., c M. biceps femoris, d M. gastrocnemius, d′ Achillessehne, e M. soleus, f, f M. peronaeus longus, f′ Sehne des M. peronaeus longus, g M. peronaeus brevis, g′ Sehne des M. peronaeus brevis, h M. tibialis anterior, i M. extensor digit. longus, k M. extensor digit. brevis, l M. extensor hallucis longus, m M. peronaeus tertius. 2 Capitulum fibulae, 3 Malleolus lat., 4 Retinacula, 5 Tuber calcanei, 6 Patella, 7 Condylus lateral. oss. fem., 8 Ligamentum patellae, 9 Condylus lateralis tibiae, 10 Tuberositas tibiae, 11 Lig. transversum cruris, 12 Lig. cruciatum cruris.

Figur 365.

II. Muskeln am Becken und Oberschenkel des Pferdes.

(Über die Lagerung dieser Muskeln s. S. 302.)

M. psoas minor.   U. Körper der 3 letzten Brust- und 4 ersten Lendenwirbel.   A. Darmbeinsäule (Tuberculum psoadicum).

M. psoas major.   U. Letzte 2 Rippen, ventrale Fläche der Querforts. der Lendenwirbel.   A. Mit dem M. iliacus am Trochanter minor ossis femoris.

M. iliacus.   U. Innenfläche des Darmbeinflügels, Darmbeinsäule, Os sacrum. A. Mit vorigem am Trochanter minor ossis femoris.

M. quadrat. lumborum.	U. Letzte Rippe; ventrale Fläche der Proc. transversi der Lendenwirbel. **A.** Ventrale Fläche der Proc. transversi der Lendenwirbel und des Kreuzbeinflügels.
M. tensor fasciae latae.	U. Tuber coxae. **A.** Fascia lata, Patella, Crista tibiae.
M. glutaeus superficialis.	U. Fascia glutaea. **A.** Trochanter tertius.
M. glutaeus medius.	U. Oberfläche des M. longiss. dorsi, Darmbeinflügel, beide Darmbeinwinkel, Fascia glutaea. **A.** Trochanter maj. und distal von ihm.
M. piriformis.	U. Fleischmasse des M. glutaeus medius. **A.** Distal vom oberen Umdreher.
M. glutaeus profundus.	U. Spina ischiadica. **A.** Mittlerer Umdreher.
M. sartorius.	U. Fascia iliaca, Sehne des M. psoas minor. **A.** Fascia cruris.
M. gracilis.	U. Symphysis pelvis. **A.** Fascia cruris.
M. pectineus.	U. Schambeinkamm, Endsehne des M. rectus abdom. **A.** Mediale und hintere Fläche des Os femoris.
M. adductor.	U. Ventrale Fläche des Beckens. **A.** Kaudale Fläche des Os femoris vom Trochanter minor fusswärts.
M. biceps femoris.	U. Dornfortsätze der letzten Kreuzbeinwirbel, Tuber ischiadicum. **A.** Kniescheibe, laterales und mediales gerades Kniescheibenband, Fascia cruris, Crista tibiae, Tuber calcanei.
M. semitendinosus.	U. Os sacrum, Tuber ischiadicum. **A.** Mediale Seite der Crista tibiae, Fascia cruris, Tuber calcanei.
M. semimembranosus.	U. Letzte Kreuz- und erste Schwanzwirbel, Tuber ischiadicum. **A.** Medialer Condylus des Os femoris und der Tibia.
M. obturator internus.	U. Innenfläche der Darmbeinsäule, des Scham- und Sitzbeins. **A.** Fossa trochanterica.
Mm. gemelli.	U. Incisura ischiadica minor. **A.** Fossa trochanterica.
M. obturator externus.	U. Ventrale Fläche des Beckens um das For. obturatum. **A.** Fossa trochanterica.
M. quadratus femoris.	U. Ventrale Sitzbeinfläche. **A.** Distal von der Fossa trochanterica.
M. quadriceps femoris.	U. a) M. rectus femoris: Darmbeinsäule, b) M. vastus lateralis: Kraniolaterale Fläche, c) M. vastus medialis: Kraniomediale Fläche und d) M. vastus intermedius: Kraniale Fläche des Os femoris. **A.** Sämtliche Muskeln enden vereinigt an der Patella.
M. capsularis.	U. Lateral am Pfannenrand. **A.** Os femoris zwischen M. rectus femoris und vastus lateralis.

a) Innere Hüftmuskeln, Lendenmuskeln (s. S. 302).

Der **M. psoas minor,** Kleiner Lendenmuskel (Fig. 357 i, i, 367 a, a' u. 369 p), liegt als langer, platter, fast halbgefiederter Muskel ventral am Körper der 3 letzten Brust- und der Lendenwirbel, teils medial neben, teils ventral vom M. psoas major. Er entspringt an den Körpern der 3 letzten Brust- und 4 (5) ersten Lendenwirbel und an den Zwerchfellspfeilern und endet mit einer ca. 20 cm langen, platten Sehne am Tuberculum psoadicum des Os ilium (Fig. 402 u. 403).

M. iliopsoas. Dieser starke, rein fleischige Muskel liegt lateral und dorsal vom vorigen ventral am Darmbein, den Lenden- und 2 letzten Brustwirbeln und an der Beugeseite des Hüftgelenks. Er zerfällt in den *M. psoas major* und den *M. iliacus.* Der **M. psoas major,** Grosser Lendenmuskel (Fig. 357 k, 369 b), ist ein fleischiger, anfangs breiter und platter, später rundlicher Muskel, der fleischig an den Wirbelendstücken der 17. und 18. Rippe und, bedeckt vom M. psoas minor, an den Proc. transversi und Körpern sämtlicher Lendenwirbel entspringt und gegen das proximale Drittel des Femur verläuft. Sein z. T. sehniges Endstück liegt in einer Vertiefung des M. iliacus, mit dessen beiden Bäuchen es schliesslich verschmilzt. Der **M. iliacus,** Darmbeinmuskel (Fig. 357 l, l', 369 c, c'), ist zweibäuchig und bedeckt die ventrale Fläche des Darmbeins, ragt aber über dessen lateralen Rand vor. Er entspringt mit seinem starken lateralen Kopfe (Fig. 357 l, 366 i, 369 c') an der Pars iliaca des Darmbeins und der ventralen Kreuzbeinfläche und mit einem schwächeren medialen

Kopfe (Fig. 357 l', 369 c) an der Darmbeinsäule, dem Os sacrum und an der Sehne des M. psoas minor (Fig. 402 u. 403). Beide Köpfe vereinigen sich bald, nehmen den M. psoas major auf und enden am Trochanter minor des Os femoris (Fig. 403).

Der **M. quadratus lumborum** liegt ventral an den Querfortsätzen der Lendenwirbel, dorsal vom M. psoas major. Er entspringt an den dorsalen Enden der beiden letzten Rippen und an den Proc. transversi der Lendenwirbel mit sehnig-fleischigen Bündeln, die kaudolateral gehen und sich an den Proc. transversi der folgenden Lendenwirbel und ventral an den Kreuzbeinflügeln anheften.

b) Äussere Hüftmuskeln (s. S. 302 u. 303).

M. tensor fasciae latae, Spanner der Schenkelbinde (Fig. 314 45, 369 o). Dieser kräftige, fächerförmige, grösstenteils von einer glänzenden Aponeurose überzogene, mit dem folgenden innig verbundene Muskel liegt unter der Haut zwischen Tuber coxae und Knie und bildet die vordere Begrenzung des Oberschenkels. Er entspringt als rundlicher Muskel am Tuber coxae (Fig. 402), verläuft, sich fächerförmig verbreiternd, fusswärts und geht mitten zwischen Hüfthöcker und Knie in eine breite Schnenplatte aus, die mit der Fascia lata und cruris (s. S. 301) verschmilzt und sich an der Patella, dem lateralen geraden Kniescheibenband und der Crista tibiae anheftet.

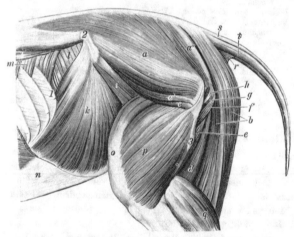

Figur 366.
Tiefere Schicht der an der seitlichen weichen Bauchwand, am Becken und Oberschenkel gelegenen Muskeln (die in Fig. 314 mit 42, 43, 45, 45', 46, 47, 47', 47'' bezeichneten Muskeln und Aponeurosen sind entfernt).
a M. glutaeus medius, a' M. glutaeus accessorius, a'' M. piriformis, b M. semitendinosus, c M. glutaeus profundus, d M. semimembranosus, e M. adductor, f M. quadratus femoris, g M. gemellus, h Sehne des M. obturator internus, i M. iliacus, k M. obliquus abdom. int., l M. transversus abdom., m M. serratus dorsalis exspirat., n Aponeurose des M. obliquus abdom. ext., o M. rectus femoris, p M. vastus lateralis, q M. gastrocnemius lateralis, r M. coccygeus, s Heber und t Niederzieher des Schwanzes. 1 Achtzehnte Rippe, 2 Tuber coxae, 3 Trochanter tertius.

Der **M. glutaeus superficialis,** Oberflächlicher Gesässmuskel (Fig. 314 46), liegt unter der Haut und entspringt in einer vom lateralen zum medialen Darmbeinwinkel verlaufenden, kaudoventral stark ausgebogenen Linie aus der Fascia glutaea; er bildet einen platten Muskel, dessen Fasern konvergierend kaudoventral verlaufen; sein 1—2½ cm dickes Ende geht über den Trochanter major hinweg, verschmälert sich und endet sehnig am Trochanter tertius (Fig. 402) und an der Oberschenkelfaszie. Sein lateraler Teil verschmilzt mit dem M. tensor fasciae latae.

Der **M. glutaeus medius,** Mittlerer Gesässmuskel (Fig. 314 44, 366 a), ist der dickste Muskel des Pferdes. Er liegt unter der Fascia lumbodorsalis und glutaea und dem M. glutaeus superficialis und bedeckt fast die ganze äussere Darmbeinfläche

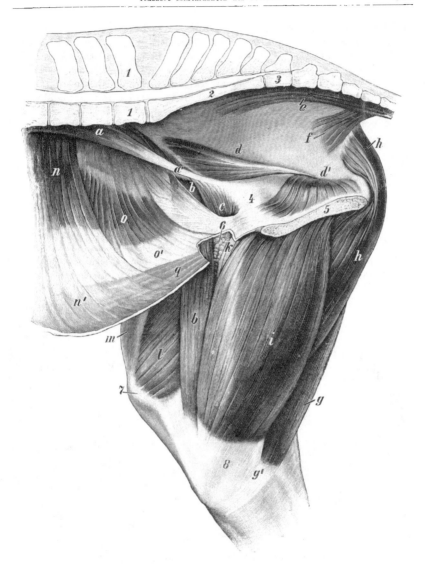

Figur 367. Muskeln am rechten Becken und Oberschenkel des Pferdes;
von der medialen Seite gesehen.

a M. psoas minor, a' seine Sehne, b, b M. sartorius, c Darmbeinsäulenportion des M. iliacus, d, d'
M. obturator internus, e Niederzieher des Schwanzes, f M. coccygeus, g M. semitendinosus, g' seine
Sehne, h, h M. semimembranosus, i M. gracilis, k M. pectineus, l M. vastus medialis, m M. rectus
femoris, n M. transversus abdominis, n' seine Endsehne (innere Rektusscheide), o M. obliquus abdom.
int., o' dessen Endsehne (äussere Rektusscheide), q M. rectus abdom., aus dem ein Stück herausgeschnitten ist, damit die im Schenkelkanal gelegenen Lgl. inguinales prof. (6) sichtbar werden.
1, 1 letzter Lendenwirbel, 2 Kreuzbein, 3 erster Schwanzwirbel, 4 Becken, 5 Beckensymphyse,
6 Lgl. inguinales profundae, 7 Patella, 8 Tibia.

und den Endabschnitt des M. longissimus dorsi. Er entspringt mit einem dreieckigen, mit der Spitze bis zum 1. Lendenwirbel reichenden Kopf in einer Vertiefung des M. longissimus dorsi, ferner an der äusseren Darmbeinfläche und den Darmbeinwinkeln, am Kreuzbein (Fig. 402), am Lig. sacroiliacum dorsale und der Fascia glutaea. Er endet mit seiner Hauptmasse fleischig und sehnig am oberen Umdreher des Os femoris (Fig. 402). Seine tiefere Schicht geht in eine breite, starke Sehne aus, die über den mittleren Umdreher, wo sie die geräumige *Bursa trochanterica* unter sich hat, hinweggeht und distal von diesem an einer Knochenleiste endet (Fig. 402).

Die erwähnte tiefere Schicht des Muskels wird auch als **M. glutaeus accessorius** (Fig. 366 a') beschrieben; er umfasst den tiefst gelegenen Teil des M. glutaeus medius, der an der Linea glutaea und lateral von ihr am Darmbeinflügel entspringt (Fig. 402) und in die erwähnte starke Sehne ausgeht, die über den mittleren Umdreher hinwegzieht und distal von ihm endet. Die Trennung in beide Muskeln ist aber niemals eine durchgehende.

Der **M. piriformis** (Fig. 366 a'') spaltet sich als stärkere Muskelplatte von dem kaudalen Teile des M. glutaeus medius ab und endet sehnig distal vom oberen Umdreher an der kaudalen Seite des Os femoris (Fig. 403).

Der **M. glutaeus profundus,** Tiefer Gesässmuskel (Fig. 366 c, 371 K. G.), liegt, vom M. glutaeus medius bedeckt, auf dem Hüftgelenk. Er ist ein kurzer, aber kräftiger, stark sehnig durchsetzter Muskel, der an der Spina ischiadica entspringt und medial am mittleren Umdreher sehnig endet (Fig. 402). Unter der Insertion liegt oft eine wallnussgrosse Bursa mucosa.

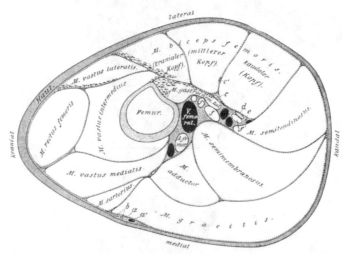

Figur 368. Querschnitt durch den Oberschenkel. Der Schnitt ist zwischen dem 3. und 4. Viertel des Femur im rechten Winkel zur Längsachse des Os femoris geführt. a A. und a' V. saphena, b Äste des N. saphenus, c N. peronaeus, c' starker Muskelast von ihm, d N. tibialis, e N. cutaneus surae post., f A. femoris caud., die starke Zweige (f', f') abgegeben hat; zwischen ihnen die entspr. Venen.

c) Mediale Oberschenkelmuskeln (s. S. 304).

Der **M. sartorius** (Fig. 316 u, 357 r, r, 367 b, b) ist ein langer, ganz fleischiger, medial am Oberschenkel liegender Muskel. Er entspringt als platter, fast handbreiter Muskel im Becken an der Fascia iliaca und an der Sehne des M. psoas minor, tritt, indem er allmählich schmäler und fast dreikantig wird, zwischen dem M. iliopsoas und dem Schenkelkogen aus dem Becken, liegt dann auf dem M. vastus medialis und endet mit einer Sehne, die mit der des M. gracilis und mit dem medialen geraden Bande der Kniescheibe verschmilzt, proximal an der medialen Fläche der Tibia (Fig. 403). Der kaudale Rand des Muskels begrenzt den Schenkelkanal (s. S. 314).

Der breite, platte **M. gracilis** (Fig. 316 q, 357 q, 367 i, 370 w) liegt hinter dem vorigen an der medialen Seite des Oberschenkels unter der Haut (Fig. 368) und reicht von der Beckensymphyse, an der er sehnig, mit dem der anderen Seite vereint, entspringt

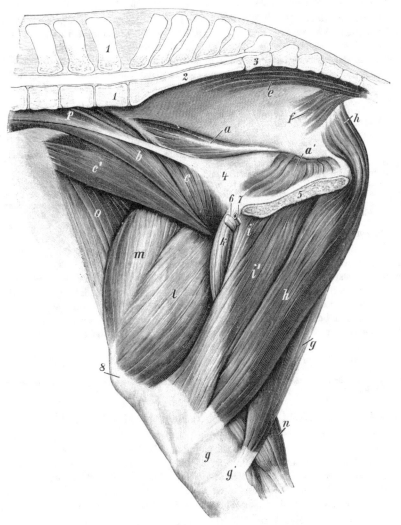

Figur 369.　Tiefere Muskeln des rechten Beckens und Oberschenkels des Pferdes; von der medialen Seite gesehen.

a, a′ M. obturator internus, b M. psoas major, c Darmbeinsäulen- und c′ Darmbeinflügelportion des M. iliacus, e Niederzieher des Schwanzes, f M. coccygeus, g M. semitendinosus, g′ seine Sehne, h, h M. semimembranosus, i, i′ M. adductor, k M. pectineus, l M. vastus medialis, m M. rectus femoris, n M. gastrocnemius, o M. tensor fasciae latae, p M. psoas minor.

1, 1 letzter Lendenwirbel, 2 Kreuzbein, 3 erster Schwanzwirbel, 4 Becken, 5 Beckensymphyse, 6 Lig. accessorium, 7 V. pudenda ext., 8 Patella, 9 Tibia.

(Fig. 404), bis zum Knie, wo er in eine Sehnenplatte ausgeht, die teils am medialen geraden Kniescheibenband und der Crista tibiae endet (Fig. 403), teils mit der Sehne des M. sartorius in die Fascia cruris übergeht. Sein kranialer Teil entspringt noch an der Endsehne des M. rectus abdom. und am Lig. accessorium.

Der **M. pectineus** (Fig. 316 o, 367 k, 369 k), ist ein fast spindelförmiger, distal zusammengedrückter, zum grossen Teile vom M. gracilis bedeckter Muskel, der am Schambeinkamm (Fig. 404), der Endsehne des M. rectus abdominis und dem Lig. accessorium, das er meist fast ganz umfasst, entspringt und sehnig an der Grenze der medialen zur hinteren Fläche des Os femoris, etwas distal von dessen Mitte (Fig. 403), endet. Sein vorderer Rand begrenzt den Schenkelkanal.

Der **Schenkelkanal,** *Canalis femoralis,* liegt medial am Oberschenkel und bildet eine tiefe Rinne zwischen dem M. sartorius einerseits und dem M. gracilis und pectineus anderseits. Seinen Boden bilden der M. iliopsoas und vastus medialis. Medial wird die Rinne von der Fascia femoralis überbrückt und so zu einem Kanal abgeschlossen. Die innere (Bauch-) Öffnung des Schenkelkanals (innerer Schenkelring) liegt ein wenig medial und kaudal vom inneren Leistenring und wird vom Os pubis, Lig. inguinale, M. sartorius, transversus abdom. und iliopsoas begrenzt. Gegen die Bauchhöhle wird die Öffnung durch die Fascia transversa und das Peritonaeum abgeschlossen, die event. durch Darmteile in den Kanal ausgestülpt werden können (*Hernia femoralis*). Eine äussere Öffnung des Schenkelkanals ist nicht vorhanden. Der Schenkelkanal setzt sich nämlich von der Mitte des Oberschenkels aus in der Tiefe in einen von den Schenkelgefässen erfüllten Kanal fort, dessen Decke anfangs vom M. gracilis und dann vom M. adductor gebildet wird. Die betr. Gefässe gelangen aus dem Kanal in die Kniekehle. Im Schenkelkanal liegen die A. (V.) femoralis, der N. saphenus, ein Teil der A. (V.) saphena und nahe der Bauchöffnung die Lgl. inguinales prof. (Fig. 367 6).

Der dicke **M. adductor** (Fig. 316 p, p', 369 i, i') reicht, zwischen M. pectineus und semimembranosus eingekeilt und vom M. gracilis bedeckt (Fig. 368), von der ventralen Fläche des Beckens bis zum distalen Ende des Femur. Er geht von der ersteren (Fig. 404) schräg fusswärts und etwas lateral und endet kaudal am Os femoris von der Gegend des Trochanter minor bis zum medialen Condylus oss. femoris (Fig. 403) und am medialen Seitenband des Femorotibialgelenks, von dem oft Fasern bis zur Tibia ziehen. Distal von der Mitte des Os femoris findet sich in der Endsehne des Muskels ein Spalt zum Durchtritt der Schenkelgefässe.

Oft lässt sich eine kleinere kraniale Portion vom Hauptmuskel abtrennen, die man als *M. adductor longus* (Fig. 369 i) deutet. Der übrige Teil des Muskels (Fig. 369 i') würde alsdann dem *M. adductor brevis et magnus* hom. (s. S. 304) entsprechen. Oft verbindet sich der M. adductor innig mit dem M. semimembranosus.

d) Hinterbackenmuskeln (Kaudale Oberschenkelmuskeln) (s. S. 303 u. 304).

Am Becken und Oberschenkelbein liegen schwanzseitig 3 lange, starke, von der Wirbelsäule bis zum Unterschenkel reichende und die Grundlage der sog. Hinterbacke des Pferdes bildende Muskeln: der M. biceps femoris, semimembranosus und semitendinosus, und zwar der M. biceps femoris **lateral**, der M. semitendinosus **kaudal** und der M. semimembranosus **medial**. Sie entspringen mit je einem Wirbelkopf an der Wirbelsäule und je einem Beckenkopf am Tuber ischiadicum.

Der mächtige **M. biceps femoris** (Fig. 314 47, 47', 47'') liegt unter der Haut und der Faszie lateral an der Hinterbacke und dem Oberschenkel (Fig. 368). Der schwanzseitig von den Gesässmuskeln liegende Wirbelkopf entspringt sehnig und fleischig am 3.—5. Dorn des Kreuzbeins, an der Schwanzfaszie und dem Kreuz-Sitzbeinband, der Beckenkopf stark sehnig am Tuber ischiadicum (Fig. 402). Ein Teil der Muskelfasern entspringt an der Fascia lata und glutaea und sehnig hinten am Oberschenkelbein (Fig. 239 l). Der durch Vereinigung beider Köpfe entstandene Muskel teilt sich in

3 Äste, die ungefähr am Femorotibialgelenk am kranialen und distalen Rande des Muskels eine breite Aponeurose bilden, die grösstenteils mit der Fascia lata und cruris verschmilzt und sich am lateralen und medialen geraden Bande der Kniescheibe, an dieser selbst, an der Crista tibiae und mit der verdickten Fascia cruris am Tuber calcanei inseriert.

1. Der stärkste kraniale Ast (Fig. 314 47 u. 370 q) endet an der Patella und deren lateralem und medialem geraden Bande und mit einer stärkeren Sehnenplatte an der kaudalen Seite des Os femoris distal vom Trochanter tertius. 2. Der kaudale Ast (Fig. 314 47″ u. 370 q″) geht in eine Aponeurose aus, die teils mit der Fascia cruris verschmilzt, teils als stärkerer, von dieser nicht scharf abgesetzter Zug (Fersenbeinsehne) die Unterfläche der Achillessehne begleitet, sich mit ihr verbindet und an ihr und dem Tuber calcanei endet (s. S. 302) (Fig. 402 u. 403). 3. Der mittlere Ast (Fig. 314 47′ u. 370 q′) liegt zwischen den beiden anderen; seine Sehne endet teils an der Crista tibiae und dem lateralen und medialen geraden Kniescheibenband, teils in der Fascia cruris (Fig. 402). Zwischen die 3 Äste senkt sich die Fascia lata in Form von Zwischenmuskelbändern ein und dient einem Teile der Fasern (besonders des mittleren Astes) zum Ursprung.

Der **M. semitendinosus** (Fig. 314 48, 366 b, 369 g) liegt als langer, rein fleischiger Muskel zwischen dem vorigen und dem folgenden und bildet den grössten Teil der hinteren Grenzlinie der Hinterbacke (Fig. 368). Sein langer, mit dem M. biceps fem. verbundener Wirbelkopf beginnt am letzten Proc. spinosus des Os sacrum, an der Schwanzaponeurose bis zum 3.—4. Schwanzwirbel und am Kreuzsitzbeinband bzw. an den Querfortsätzen der 2 ersten Schwanzwirbel (Fig. 402), geht über das Tuber ischiadicum (nicht selten eine wallnussgrosse Bursa unter sich) hinweg und vereinigt sich mit dem von der ventralen Fläche des letzteren

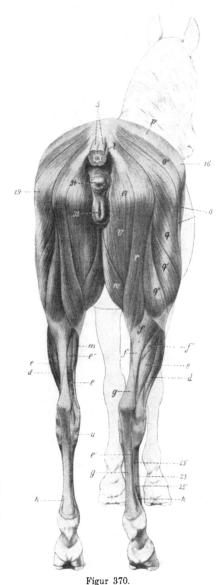

Figur 370. Muskulatur eines Pferdes; von hinten gesehen.

a Spatschenkel des M. tibialis anterior, d, d M. extensor digitalis lateralis, e, e, e M. flexor digitalis pedis profundus, e′ tiefe Beugesehne, e″ M. tibialis posterior, f Mm. gastrocnemii, f′ Achillessehne, f″ M. soleus, g, g oberflächl. Beugesehne, h, h m. interosseus medius, m M. flexor digitalis longus, o M. tensor fasciae latae, o″ M. glutaeus superfic., p′ Fascia glutaea, q, q′, q″ M. biceps (q dessen kranialer, q′ dessen mittlerer und q″ dessen kaudaler Ast), r M. semitendinosus, s und t kurzer und langer Heber des Schwanzes, v M. semimembranosus, w M. gracilis.
16 Hüfthöcker, 17 Sitzbeinhöcker, 19 grosser Umdreher, 34 After, 35 Vulva, 25 Metatarsus, 25′ laterales Griffelbein und 25″ dessen Knöpfchen.

Figur 370.

entspringenden Beckenkopf (Fig. 404); der von beiden Köpfen gebildete Muskel verläuft, an die mediale Schenkelseite tretend, kniewärts und geht ein wenig distal vom Femorotibialgelenk in eine platte Sehne (Fig. 369 g′) aus, die teils an der Crista tibiae endet (hier ein kleiner Schleimbeutel) (Fig. 403), teils mit der Fascia cruris verschmilzt und mit der Bizepssehne (s. S. 315) die erwähnte, von der Fascia cruris nicht scharf abgesetzte, an der Achillessehne befestigte Fersenbeinsehne zum Tuber calcanei sendet (s. S. 302) (Fig. 402 u. 403).

Häufig sind der M. biceps und der M. semitendinosus am Oberschenkel durch einen Muskelzug verbunden (Skoda [582]).

Der **M. semimembranosus** (Fig. 357 u, 367 h, h, 369 h, h, 370 v) liegt medial vom vorigen (Fig. 368). Sein Wirbelkopf entspringt mit einer Sehnenhaut, die mit dem Kreuzsitzbeinband verschmilzt und ungefähr in halber Beckenhöhe in den Muskel übergeht, an den ersten Schwanzwirbeln (Fig. 402) und hilft die kaudale Grenzlinie der Gesässmuskulatur bilden. Der bedeutend stärkere Beckenkopf beginnt ventral am Tuber ischiadicum nahe dem Arcus ischiadicus (Fig. 404). Der aus beiden Köpfen entstandene Muskel tritt an die Unterfläche des M. gracilis, verbindet sich dabei oft innig mit dem M. adductor und endet mit einer kurzen Sehne am Condylus medialis ossis femoris (Fig. 403) und am medialen Seitenband des Femorotibialgelenks, ferner aponeurotisch am Condylus medialis tibiae und an der Fascia cruris.

e) Innere und ventrale Beckenmuskeln (s. S. 304).

Der **M. obturator internus** (Fig. 369 a, a′ u. 371 i. V.) besteht aus einer Darmbein- und einer Sitzbeinportion. Die platte und gefiederte Darmbeinportion (Fig. 369 a und 371 *) entspringt an der ganzen inneren Fläche der Darmbeinsäule. Die platte und dünne Sitzbeinportion (Fig. 369 a′) entspringt am kranialen und medialen Rande des For. obturatum, an der Sitzbeinfuge und dem grössten Teile der dorsalen Fläche des Os ischii (Fig. 403); ihre Fasern laufen fächerartig zusammen und bilden eine breite, mit einer Sehnenscheide versehene Sehne, die, nachdem sie sich mit der Sehne der Darmbeinportion vereinigt hat, über die Incisura ischiadica minor aus der Beckenhöhle tritt, hier auf den Mm. gemelli liegt und in der Fossa trochanterica endet (Fig. 366 h, 371 ** u. 403).

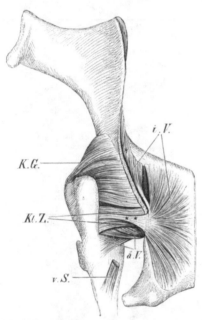

Figur 371. Linke Beckenhälfte des Pferdes; von der dorsalen Seite gesehen. K. G. M. glutaeus profundus, Kl. Z. Mm. gemelli, v. S. M. quadratus femoris, i. V. M. obturator internus, * dessen Darmbeinportion, ** dessen Sehne, ä. V. M. obturator ext.

Die beiden **Mm. gemelli** (Fig. 366 g, 371 Kl. Z.) verschmelzen meist zu einem kleinen, flachen Muskel, der kaudal vom M. glutaeus prof. liegt und von der Sehne des M. obturator int. bedeckt wird. Sie entspringen an der Incisura ischiadica minor und gehen lateral zur Fossa trochanterica (Fig. 402 resp. 403).

Der **M. obturator externus** (Fig. 371 ä. V.) bildet eine lockere Muskelpyramide, die mit der Basis an der ventralen Fläche des Beckens (Fig. 404) in der Umgebung des For. obturatum entspringt, dieses von aussen bedeckt, ventrolateral läuft und in der Fossa trochanterica endet (Fig. 403).

Der **M. quadratus femoris** (Fig. 366 f, 371 v. S.) ist ein schlanker Muskel, der an der ventralen Fläche des Os ischii entspringt, schräg kranioventral und lateral läuft und etwas distal von der Fossa trochanterica an der kaudalen Fläche des Os femoris endet (Fig. 403).

f) Muskeln an der vorderen Seite und den Seitenflächen des Oberschenkels (Kraniale Oberschenkelmuskeln) (s. S. 304).

Der **M. quadriceps femoris**, Vierköpfiger Schenkelmuskel, stellt eine gewaltige Muskelmasse dar, welche die vordere und beide Seitenflächen des Oberschenkelbeins bedeckt (Fig. 368) und aus 4 Muskelkörpern besteht, die vereinigt an der Patella und indirekt durch die geraden Kniescheibenbänder am proximalen Ende der Tibia enden. Vorn liegt in der Tiefe direkt am Knochen der *M. vastus intermedius* und direkt auf ihm der *M. rectus femoris;* lateral von diesen befindet sich der *M. vastus lateralis* und medial der *M. vastus medialis.*

a) Der **M. rectus femoris** (Fig. 366 o u. 369 m) ist ein vorn gerundeter Muskel, der, wie ein Keil zwischen die beiden folgenden eingeschoben, den M. vastus intermedius bedeckt. Er entspringt mit 2 kurzen Sehnen (Fig. 402 u. 403) an der Darmbeinsäule dicht über dem kranialen Pfannenrand (Fig. 402). Die ihn überziehende Sehnenhaut setzt sich als eine starke, fibröse Platte über das Kniegelenk fort und endet am proximalen Ende der Tibia. *β*) Der **M. vastus lateralis** (Fig. 366 p) entspringt an der Grenze zwischen der kaudalen und lateralen Fläche des Os femoris (Fig. 402) und endet am vorigen und an der Patella (Fig. 402). *γ*) Der **M. vastus medialis** (Fig. 369 l) entspringt distal vom Caput femoris an der medialen Oberschenkelleiste und der medialen Seite des Os femoris und endet wie der vorige (Fig. 403). Seine Fasern verlaufen wie dessen Fasern vor- und fusswärts. *δ*) Der **M. vastus intermedius** entspringt vorn am Os femoris, bedeckt dieses und wird von den 3 anderen Köpfen eingeschlossen. Er bedeckt die Kniescheibenkapsel.

Mit den beiden seitlichen Köpfen, besonders dem medialen, verwächst er so innig, dass manche Anatomen sein Vorkommen leugnen. Er lässt sich indes, besonders bei jungen Pferden, auf dem Querschnitt und durch vorsichtiges Schaben zur Anschauung bringen.

Unter dem lateralen Ursprungsschenkel des M. rectus fem. und unter der Endinsertion des M. rectus fem., vastus lateralis und medialis finden sich nach Eichbaum häufig ungefähr wallnussgrosse Bursae synoviales.

Der **M. capsularis**, Kapselbandmuskel, liegt zwischen dem M. vastus lateralis und M. rectus fem. und ist ein kleiner, rundlicher, ziemlich langer Muskel, der lateral neben dem Ursprung des M. rectus fem. über dem Pfannenrand entspringt, die Gelenkkapsel überschreitet und mit 1—2 dünnen Sehnen am Os femoris endet (Fig. 402).

Wirkungen (Fig. 396—398). Die Becken- und Oberschenkelmuskeln wirken entweder auf die Gliedmasse oder auf den Rumpf. Auf die Gliedmasse wirken sie, da das Hüftgelenk ein freies Gelenk ist, als Strecker (Rückwärtsführer), Beuger (Vorführer), Abduktoren (Auswärtszieher), Adduktoren (Einwärtszieher) und Dreher (Rotatoren) des Beines. Auf den Rumpf wirken sie hauptsächlich als Vortreiber, können ihn aber auch rückwärts führen. Die an den Unterschenkel tretenden Muskeln sind Strecker oder Beuger des Kniegelenks, beteiligen sich aber auch an den Bewegungen des ganzen Beines. Der *M. tensor fasc. lat.* ist Erheber und Vorführer der Gliedmasse und spannt die Fascia lata und cruris an und gibt hierdurch den anderen Muskeln mehr Halt. Der *M. iliopsoas* ist Vorführer der Gliedmasse und Beuger des Koxalgelenks, wobei er gleichzeitig das Kniegelenk nach aussen dreht. Bei rückwärts festgestellter Gliedmasse zieht er den Rumpf nach hinten. Der *M. psoas minor* stellt, vom Becken aus wirkend, den kaudalen Teil der Wirbelsäule fest und wird dabei vom M. iliopsoas unterstützt. Bei festgestellter Wirbelsäule bringt er das Becken nach vorn (beim Urinieren). Der *M. quadrat. lumbor.* stellt die Lendenwirbelsäule fest. Der *M. glutaeus superficialis* ist Spanner der Fascia glutaea und unterstützt den M. tensor fasciae latae beim Vorführen der Gliedmasse. Der *M. glutaeus medius* ist mit dem M. piriformis der kräftigste Strecker des Hüftgelenks; er bringt die freie Gliedmasse rückwärts und bei vorwärts gestelltem Bein den Rumpf vorwärts. Durch seine Verbindung mit dem M. longissimus dorsi wird die Wirkung der Schenkelmuskeln auf die Strecker der Wirbelsäule übertragen; umgekehrt überträgt er die vom M. longissimus entwickelte Kraft auf das Hinterteil. Alle Gesässmuskeln, besonders der *M. glutaeus profundus,* drehen das Kniegelenk etwas nach innen, sind also Antagonisten des M. iliopsoas. Die Einwärtszieher bringen den Rumpf nach aussen und das Bein nach innen und je nachdem zugleich auch nach vorn oder nach hinten. Der *M. biceps femoris* führt bei alleiniger Wirkung die Gliedmasse nach aussen. In Verbindung mit dem M. semitendinosus beugen sein mittlerer und hinterer Ast das Kniegelenk. Wirken alle 3 Abteilungen in Gemeinschaft mit dem M. semimembranosus und semitendinosus, dann werden das Knie- und Sprunggelenk gestreckt, oder es wird der Rumpf bei festgestellter Gliedmasse vorwärts geschoben. Günther [219] fasst die Wirkung der 3 Hinterbackenmuskeln folgendermassen zusammen: „sie sind die kräftigsten Erheber des Vorderteils auf das Hinterteil, die nachdrücklichsten Vortreiber des Körpers und die kräftigsten Rückwärtsführer des freien Schenkels". Die *Mm. obturatorii,* die *Mm. gemelli* und der *M. quadratus femoris* drehen das Oberschenkelbein derartig im Pfannengelenk, dass das Kniegelenk nach aussen gerichtet wird, sind mithin Antagonisten der Mm. glutaei und besonders des M. glutaeus prof. Der *M. quadriceps* ist Strecker und Feststeller des Kniegelenks und bringt die freie Gliedmasse nach vorn.

Blutgefässversorgung und Innervation. Die inneren Hüftmuskeln (*M. psoas minor, iliopsoas* und *quadratus lumborum*) werden von den Aa. lumbales, der A. circumflexa ilium profunda und iliolumbalis mit Blut versorgt und von den Nn. lumbales und dem N. femoralis innerviert. Die äusseren Hüftmuskeln (*M. tensor fasc. latae, Mm. glutaei* und *M. piriformis*) erhalten ihr Blut von der A. glutaea cran., iliolumbalis, circumflexa femor. lateralis und circumflexa ilium profunda und ihre Nerven von dem N. glutaeus cran. et caudalis. Der *M. biceps, semitendin.* und *semimembran.* werden von der A. glutaea caud., obturatoria, profunda femoris und femoris caudalis und vom N. ischiadicus, glutaeus caudalis und cutan. fem. caud. versorgt. Die Einwärtszieher des Schenkels (*M. sartorius, gracilis, pectineus* und *Mm. adductores*) beziehen ihr Blut von der A. profunda femoris und obturatoria, von Muskelästen der A. femoralis und von der A. femoris caudalis und ihre Nerven vom N. femoralis, obturatorius und saphenus. Der *M. quadriceps* wird vom N. femoralis innerviert und von der A. femoris cranialis, circumflexa fem. lat. und med. und femoris caudalis mit Blut versorgt. Die inneren und ventralen Beckenmuskeln (*M. obturat. int.* und *ext., Mm. gemelli, M. quadratus fem.*) erhalten ihre Nerven vom N. obturatorius und ischiadicus und ihr Blut von der A. obturatoria und profunda femoris.

III. Unterschenkelmuskeln des Pferdes.

(Über die Lagerung dieser Muskeln s. S. 305.)

M. ext. digital. longus.	U. Fossa extens. am Condylus lat. oss. femoris. A. Hufbeinkappe.
M. ext. digital. ped. lateralis.	U. Laterales Seitenband des Femorotibialgelenks, Fibula. A. Sehne des vorigen in der Mitte des Metatarsus.
M. tibialis anterior.	U. Laterale Fläche des proximalen Teiles der Tibia, Fibula. A. Os tarsale 1—2, Mt 3.
M. peronaeus tertius.	U. Fossa extens. oss. femoris. A. Os tarsi fibulare, Os tarsale 3 u. 4, Mt 3.
M. triceps surae.	U. *M. gastrocnemius:* Kaudal am distalen Drittel des Oberschenkelbeins. *M. soleus:* Capitulum fibulae. A. Tuber calcanei vermittelst der Achillessehne.
M. flexor digital. ped. subl.	U. Distal an der kaudalen Fläche des Os femoris (Fossa plantaris). A. Tuber calcanei, 1. u. 2. Zehenglied.
M. flexor digital. ped. profundus.	U. Lateraler Condylus und plantare Fläche der Tibia, Fibula. A. Die Sehne des *M. tibialis post.* verschmilzt proximal, die des *M. flexor digit. long.* distal vom Tarsus mit der Sehne des *M. flexor halluc. long.* Die gemeinschaftliche tiefe Beugesehne inseriert sich an der Sohlenfläche der Phalanx III.
M. popliteus.	U. Distales Ende des Os femoris vor dem lateralen Condylus. A. Medialer Rand und kaudale Fläche der proximalen Hälfte der Tibia.

a) Vordere und laterale Unterschenkelmuskeln.

Der starke, plattrundliche **M. extensor digitalis longus,** Gemeinschaftlicher (langer) Zehenstrecker (Fig. 314 51, 372 l. Zst., 373, 374 e, e' u. 378 a), liegt oberflächlich vorn und lateral am Unterschenkel. Er entspringt mit dem M. peronaeus tertius in der Fossa extensoria am distalen Ende des Os femoris (Fig. 402). Seine Anfangssehne tritt, eine Bursa unter sich, durch den Muskelausschnitt der Tibia an den Unterschenkel und bildet einen längsovalen Muskel, der handbreit über dem Tarsus in eine Sehne (Fig. 378 a′) übergeht, die, von einer Sehnen-

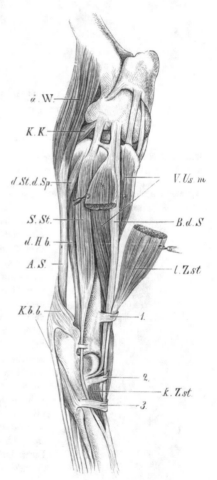

scheide umgeben, am lateralen Rande des M. tibialis anterior über die Beugeseite des Tarsus hinweggeht, sich in der Mitte des Metatarsus mit der Sehne des M. ext. digit. lat. vereinigt und sich wie die des entspr. Muskels am Vorderfuss (s. S. 249) verhält. Sie wird in der Tarsalgegend durch ein proximales, mittleres und distales Querband (*Lig. transversum*) in der Lage erhalten.

Das proximale Querband (Fig. 372 1, 374 g u. 378 u) liegt im distalen Drittel der Tibia und schliesst den M. tibialis anterior ein. Das mittlere Querband (Fig. 372 2 u. 374 h) bildet eine Sehlinge, die am Fersenbein entspringt und sich mit dem lateralen Schenkel des M. peronaeus tertius verbindet. Es umfasst nur die Sehne des M. extensor digit. longus. Das distale Querband (Fig. 372 3, 374 i u. 378 u′) liegt am proximalen Ende des Metatarsus, wo es von der Mitte des Mt 3 bis an das laterale Griffelbein reicht. Es umfasst die Sehnen beider Zehenstrecker. Die Querbänder sind Verstärkungen der Faszie und dem *Lig. transversum cruris, Lig. cruciatum* und *Lig. fundiforme tarsi* des Menschen vergleichbar.

Die unter der verschmolzenen Ursprungssehne des M. ext. digit. long. und des M. peronaeus tertius befindliche Bursa beginnt nahe dem Ursprung beider Sehnen, ist 12—15 cm lang und kommuniziert mit der Kapsel des Femorotibialgelenks und zwar meist mit der proximalen und distalen Abteilung dieser. Die Sehnenscheide der Endsehne des Muskels (Fig. 376 a) beginnt 1—2 cm über dem lateralen Knöchel der Tibia und reicht bis nahe an die Vereinigungsstelle der Sehne mit der des M. ext. digit. lat.

Der **M. extensor digitalis lateralis,** Seitlicher Zehenstrecker (Fig. 314 52, 370 d,d, 372 S. St. u. 373), ist schwächer als der vorige und liegt zwischen ihm und dem M. flexor hallucis longus lateral am Unterschenkel unter der Haut und der Faszie auf der Fibula. Der lange, rundliche Muskel entspringt am lateralen Seitenband des Femorotibialgelenks und an der Fibula (Fig. 402), geht handbreit über dem Tarsus in eine rundliche Sehne über, die durch die laterale Knöchelrinne, in eine Sehnenscheide eingeschlossen und von einer Sehnenplatte überbrückt, an die laterale Fläche des Tarsus

Figur 372. Muskeln am rechten Unterschenkel des Pferdes; von der dorsolateralen Seite gesehen.
A. S. Achillessehne, B. d. S. M. peronaeus tertius, d. H. b. M. flexor hallucis longus, K. b. b. M. flexor digit. pedis sublimis, K. K. M. popliteus, d. St. d. Sp. M. soleus, S. St. M. ext. digit. lateralis, V. Us. m. M. tibialis anterior, ä. W. Caput laterale des M. gastrocnemius, k. Zst. M. ext. digit. brevis, l. Zst. M. ext. digit. longus, * dessen Anfangsteil. 1 proximales, 2 mittleres und 3 distales Querband.

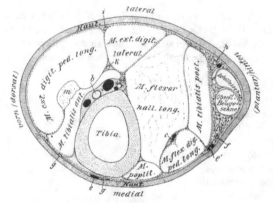

Figur 373.
Querschnitt
durch den Unterschenkel
des Pferdes;
der Schnitt ist mitten durch
den Unterschenkel im rechten
Winkel zu dessen Längsachse
geführt.

a Fibula, b A. tibialis anterior,
die von mehreren Venen umgeben
ist, c A. tibialis post., d M. soleus
(Ende), e V. saphena, e' V. tibialis
recurrens, f A. saphena, g, g
Zweige des N. saphenus, h N.
cutaneus surae post. (mit der V.
tarsea recurrens, i N. peronaeus
(oberflächlicher Ast), k N. peronaeus (tiefer Ast), l N. tibialis,
m M. peronaeus tertius.

tritt und sich, nachdem sie unter dem distalen Querband hindurchgegangen ist, unter
spitzem Winkel mit der des M. ext. digit. long. vereinigt (Fig. 372).

    Die die Sehne umhüllende Sehnenscheide (Fig. 376 b) beginnt 2—3 cm über dem
lateralen Knöchel und endet 3—4 cm über der Vereinigung beider Strecksehnen.

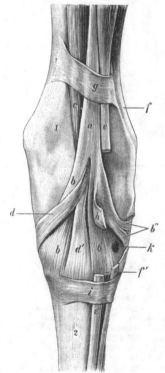

Figur 374.

Der **M. peronaeus tertius** (Fig. 372 B. d. S.,
373 m, 374 a, 378 b) liegt auf dem M. tibialis anterior
und stellt einen starken Sehnenstrang dar, der mit
dem M. ext. digit. long. in der Fossa extens. des Os femoris
(Fig. 402) entspringt und mit ihm durch den Muskelausschnitt der Tibia, den S. 319 erwähnten Schleimbeutel unter sich, an den Unterschenkel tritt. Mit
dem M. tibialis ant. ist er anfangs nur locker, dann
aber fester verbunden. Am distalen Ende des Unterschenkels bildet er einen Spalt, durch welchen die
Sehne des M. tibial. ant. tritt. Er endet mit 3 Sehnenschenkeln. Der laterale (Fig. 374 b") läuft, teilweise
mit dem mittleren Querband (h) verschmelzend, in
einem flachen Bogen distal und lateral und heftet
sich am Os tarsi fibulare und Os tarsale 4 an. Der breite
mittlere Schenkel (Fig. 374 b') verschmilzt teils mit
dem lateralen, teils geht er zehenwärts zum Os centrale, Os tarsale 3 und zum Mt 3. Ein Teil seiner
Fasern endet auch am Lig. tarsi dorsale. Der mediale
Schenkel (Fig. 374 b, 378 b') endet mit divergierenden

Figur 374. Sehnen an der Beugeseite des Sprunggelenks des Pferdes.
a M. peronaeus tertius, b dessen mediale, b' dessen mittlere
und b" dessen laterale Endsehne, c M. tibialis anterior,
d dessen mediale und d' dessen laterale Endsehne, e, e' Sehne
des M. ext. digit. ped. longus, aus der ein Stück herausgeschnitten ist, f, f' Sehne des M. ext. digit. lateralis, aus
der auch ein Stück herausgeschnitten ist, g proximales
Querband, h mittleres Querband (abgeschnitten), i distales
Querband, k Canalis tarsi. 1 Tibia, 2 Mt 3.

Fasern am Os centrale, Os tarsale 3 und am proximalen Ende des Mt 3 bis zum Mt 2 (Fig. 402 u. 403).

Der **M. tibialis anterior** (Fig. 314 56, 372 V. Us. m., 373, 374 c u. 378 c) liegt an der vorderen Fläche der Tibia, bedeckt vom vorigen und dem M. ext. digital. long. Er ist ein platter, anfangs breiter, dann sich zuspitzender Muskel, der proximal an der Tibia, lateral an der Crista tibiae und an der Fibula entspringt (Fig. 402). Ungefähr in der Mitte des Crus verbindet er sich mit dem vorigen. Nahe dem Tarsus geht er in eine starke Sehne (Fig. 378 c') aus, die den M. peronaeus tertius durchbohrt und sich dann in 2 Schenkel teilt. Der gerade **laterale** Schenkel (Fig. 374 d', 378 c''') endet mit dem mittleren Schenkel des M. peronaeus tertius am proximalen Ende des Mt 3. Der stärkere **mediale** Schenkel (Fig. 314 56', 370 a, 374 d, 378 c'') läuft schräg zehen- und rückwärts und über den medialen Schenkel des M. peronaeus tertius hinweg und endet am Os tarsale 1 u. 2 und mit einzelnen Fasern am Köpfchen des Mt 2 (Fig. 402 u. 403).

An der Unterfläche des medialen Schenkels liegt ein geräumiger Schleimbeutel (Fig. 377 b) (wichtig für Spat!). Eine zweite Bursa (Fig. 377 a) findet sich an der Teilungsstelle der Sehne.

b) Hintere (plantare) Unterschenkelmuskeln.

Der **M. triceps surae**, Dreiköpfiger Wadenmuskel, besteht aus dem M. gastrocnemius und soleus, die in die Achillessehne übergehen. a) Der **M. gastrocnemius,** Zwillingswadenmuskel (Fig. 366 q, 369 n, 370 f u. 378 m, n), zerfällt in ein *Caput laterale* und *mediale*, 2 breite, platte, fast eiförmige, grösstenteils verschmolzene, stark sehnig durchsetzte Muskeln; beide entspringen an der kaudalen Seite des Os femoris dicht über dessen Kondylen (Fig. 402 u. 403) an rauhen Stellen zu beiden Seiten der Plantarisgrube. Zwischen beiden Köpfen liegt eine Spalte für die Vasa poplitea. Ungefähr zwischen dem 1. und 2. Drittel des Unterschenkels geht aus dem Muskel die starke, rundliche Achillessehne, *Tendo calcaneus [Achillis]*, hervor (Fig. 314 54', 370 f', 372 A. S., 373, 378 o, o). Anfänglich liegt sie auf der Sehne des M. flexor. digital. sublimis, dann lateral neben ihr und nahe dem Tuber calcanei unter ihr (Fig. 402 und 403). Mit der Achillessehne verbinden sich der Fersenstrang und die Fersenbeinsehne des M. biceps und semitendinosus.

Der **Fersenstrang** (*Tendo solei* nach Schmaltz [544]) entspringt als ein platter Faszienzug am Os femoris, liegt dem M. gastrocnemius lat. fest an, nimmt nach der Mitte des Unterschenkels hin die Sehne des M. soleus auf und verbindet sich mit der Endsehne des M. biceps und durch einen unter der oberflächlichen Beugesehne hindurchtretenden Zug mit der Endsehne des M. semitendinosus und wird dabei ein mehr plattrundlicher Strang, der knapp handbreit über dem Tuber calcanei mit der Achillessehne verschmilzt.

Der **Tendo accessorius** ist ein in die verdickte Unterschenkelfaszie eingelagerter und mit ihr ohne Grenze verschmolzener, platter Strang, der unter der Achillessehne und oberflächlichen Beugesehne liegt, im proximalen Drittel des Unterschenkels von der oberflächlichen Beugesehne abzweigt und dann ebenfalls und in erster Linie mit der Endsehne des M. biceps und semitendinosus verschmilzt und deshalb auch als Fersenbeinsehne dieser Muskeln bezeichnet wird. Nach dem Tuber calcanei hin spaltet er sich in 2 Schenkel, die an beiden Seiten des Tuber calcanei enden.

Den Fersenstrang, den Tendo accessorius, die Achillessehne und den Unterschenkelabschnitt der oberflächlichen Beugesehne fasst Schmaltz [544], der die Verhältnisse grundlegend beschrieben hat, als Fersen-Sehnenstrang zusammen.

Das ungefähr 4 cm lange Endstück der Achillessehne wird rundum von einer Sehnenscheide (Fig. 376 c u. 377 e) umgeben, die sich von hier aus in Form eines Schleimbeutels zwischen Achilles- und oberflächlicher Beugesehne noch ca. 10 cm weit beckenwärts und unter der oberflächlichen Beugesehne bis zur Mitte des Tarsus zehenwärts fortsetzt (Fig. 376 c' u. 377 e').

b) Der **M. soleus** (Fig. 370 f'', 372 d. St. d. Sp.) ist ein kleiner, schlaffer Muskel, der am Capitulum fibulae entspringt und schräg fuss- und rückwärts geht. Seine schwache Sehne verliert sich im Fersenstrang, der schliesslich mit der Achillessehne verschmilzt (s. oben).

Der **M. flexor digitalis pedis sublimis**, Oberflächlicher Zehenbeuger
(Fig. 372 K. b. b., 373 u. 378 k), ist ein strangartiger Muskel, der fast rein sehnig ist.
Er entspringt, ziemlich fest mit dem lateralen Gastrocnemiuskopf verbunden, in der
Plantarisgrube des Os femoris (Fig. 402). Am Unterschenkel wird er ganz sehnig; die
Sehne ist anfangs von der Achillessehne bedeckt (Fig. 314 ₅₅, 370 g, 378 l), windet sich
dann aber um deren medialen Rand auf ihre Oberfläche. Am Tuber calcanei verbreitet sie sich kappenartig und befestigt sich jederseits durch einen kurzen, starken
Sehnenschenkel seitlich an ihm (Fig. 402 u. 403). An dieser Stelle befindet sich eine
beträchtliche Bursa unter der Sehne (s. S. 321). Von hier ab wird sie schmäler, gelangt über die plantare Fläche des Tarsus an den Mittelfuss und verhält sich dann wie
die entsprechende Sehne des Vorderfusses (s. S. 253).

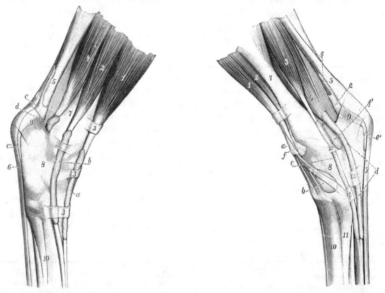

Figur 376. Sehnenscheiden an der
lateralen und vorderen Seite des
Sprunggelenks des Pferdes.
a Sehnenscheide der Sehne des M. ext.
digit. longus (1), b Sehnenscheide der
Sehne des M. ext. digit. lat. (2), c, c′
Sehnenscheide zwischen Achillessehne
(5) und oberflächlicher Beugesehne (6);
die bei c und c′ hervortretenden Teile
der Sehnenscheide sind durch zwei
schwarze Linien verbunden, d angefüllte Gelenkkapsel des Talokruralgelenks.
1 M. ext. digitalis longus, 2 M. ext.
digitalis lat., 3, 3, 3 Querbänder der
Strecksehnen, 4 M. flexor hallucis long.
inkl. M. tibialis post., 5 Achillessehne,
6, 6 oberflächliche Beugesehne, 7 Tibia,
8 Tarsus, 9 Tuber calcanei, 10 Metatarsus.

Figur 377. Sehnenscheiden an der medialen und
vorderen Seite des Sprunggelenks des Pferdes.
a Sehnenscheide bzw. Schleimbeutel an der Durchtrittsstelle der Sehne des M. tibialis anterior (2) durch die Endschenkel des M. peronaeus tertius, b Schleimbeutel unter
dem medialen Endschenkel der Sehne des M. tibialis anterior (2′), c Sehnenscheide des M. flexor digitalis longus (3),
d Sehnenscheide des M. flexor hallucis longus inkl. M.
tibialis post. (4), e, e′ Sehnenscheide zwischen der Achillessehne (6) und der oberflächlichen Beugesehne (5); diese
Sehnenscheide tritt in der Abbildung bei e und e′ stärker
hervor, während der dazwischen gelegene, von der oberflächlichen Beugesehne verdeckte Teil derselben durch
punktierte Linien angedeutet ist; f, f′ angefüllte Gelenkkapsel des Talokruralgelenks.
1 M. extens. digit. long., 2 M. tibialis ant., 2′ seine Sehne,
3 M. flexor digitalis long., 4 M. flexor hall. long. inkl. M.
tibialis post., 5 oberflächliche Beugesehne, 6, 6 Achillessehne, 7 Tibia, 8 Tarsus, 9 Tuber calcanei, 10 Mt 3, 11 Mt 2,
12, 12, 12 stehengebliebene Band- bzw. Sehnenmassen.

Im proximalen Drittel des Unterschenkels zweigt von ihrer Unterfläche ein platter Zug ab, der mit dem Tendo accessorius verschmilzt (s. S. 321).

Der **M. flexor digit. pedis profundus,** Tiefer Zehenbeuger, liegt hinten an der Tibia und setzt sich aus 3 Köpfen zusammen, die in die tiefe Beugesehne übergehen. a) Der oberflächliche laterale Kopf, der platte **M. tibialis posterior** (Fig. 373, 378 g), entspringt am Condylus later. der Tibia und am Köpfchen der Fibula (Fig. 402), liegt auf dem folgenden Muskel, mit dem er teilweise verschmilzt, und bildet zwischen dem 2. und 3. Tibiadrittel eine platte Sehne, die mit der des folgenden verschmilzt. b) Der tiefe laterale Kopf ist der **M. flexor hallucis longus** (Fig. 314 58, 370 e, e, e, 372 d.H.b., 373 u. 378 f); er ist viel stärker als der vorige, stark sehnig durchsetzt und liegt direkt auf der Tibia; er entspringt an dem lateralen Condylus und der hinteren Fläche der Tibia und an der Fibula (Fig. 402). Am Ende des Unterschenkels bildet er eine starke, rundliche Sehne, die nach Aufnahme der Sehne des vorigen, mit einer Sehnenscheide (Fig. 377 d) versehen, über den Rollausschnitt des Calcaneus an den Metatarsus tritt (Fig. 378 h), wo sie etwa in dessen Mitte mit der Sehne des folgenden Muskels verschmilzt. Die Sehnenscheide (Fig. 377 d) reicht bis nahe an die Vereinigungsstelle beider Sehnen und verschmilzt mit der Gelenkkapsel. c) Der mediale Kopf, der schlanke **M. flexor digitalis longus** (Fig. 314 57, 377 3 u. 378 e), liegt in einer Aushöhlung des vorigen, zwischen ihm und dem M. popliteus. Er entspringt hinten am lateralen

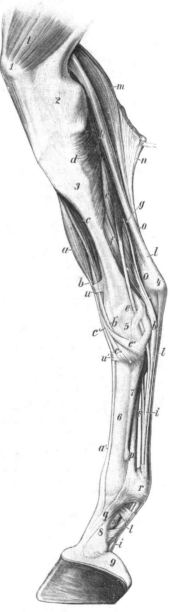

Figur 378. Muskeln am rechten Unterschenkel und Fuss des Pferdes; von der medialen Seite gesehen.
a M. extens. dig. pedis longus, a′ seine Sehne, b M. peronaeus tertius, b′ seine mediale Endsehne, c M. tibialis anterior, c′ seine Endsehne, c″ u. c‴ deren Endschenkel, d M. popliteus, e M. flexor dig. pedis longus, e′ seine Sehne, f M. flexor hallucis longus, g M. tibialis posterior, h Endsehne von f und g, i, i tiefe Beugesehne, i′ ihre Unterstützungssehne, k M. flexor dig. pedis sublimis, l, l, l seine Sehne, m M. gastrocnemius lateralis, n M. gastrocnemius medialis (abgeschnitten nnd zurückgeschlagen), o, o Achillessehne, p M. interosseus medius, q sein zur gemeinschaftlichen Strecksehne gehender Schenkel, r Ringband am Fesselgelenk, s Lig. obliquum sesamoideum der Sesambeine, t Ende vom M. vastus medialis, u, u′ Querbänder für die Strecksehnen.
1 Patella, 2 Condylus medialis ossis femoris, 3 Tibia, 4 Tuber calcanei, 5 Tarsus, 6 Os metatarsale III, 7 mediales Griffelbein, 8 Phalanx I, 9 Hufknorpel.

Figur 378.

21*

Condylus der Tibia (Fig. 402); in der Mitte des Unterschenkels bildet er eine rundliche Sehne, die durch eine Rinne des Malleolus medialis, von einer Sehnenscheide umgeben, schräg über die mediale Sprunggelenksfläche zehen- und sohlenwärts geht (Fig. 378 e′), um sich am Metatarsus in der gemeinsamen Sehne zu verlieren.

Die die Sehne umgebende Sehnenscheide (Fig. 377 c) beginnt ungefähr zwischen dem 3. und 4. Viertel der Tibia und reicht bis zur Vereinigung der Sehne mit der des M. flexor hallucis longus.

Die tiefe Beugesehne (Fig. 314 ₅₉, 378 i) erhält etwa in der Mitte des Metatarsus eine vom Tarsus kommende, verhältnismässig schwache Unterstützungssehne (Fig. 378 i′) und verhält sich wie die tiefe Beugesehne am Vorderfuss (s. S. 254).

Der **M. popliteus**, Kniekehlenmuskel (Fig. 372 K.K. u. 378 d), ist ein kräftiger, fast dreieckiger Muskel, der, vom M. gastrocnemius und flexor digit. pedis subl. bedeckt, in der Kniekehle und an der kaudalen Fläche der proximalen Hälfte der Tibia liegt. Er entspringt mit einem starken Fleischkörper am medialen Rande und der kaudalen Fläche der Tibia bis zu deren Mitte (Fig. 403), läuft beckenwärts und lateral, geht nahe dem Gelenk in eine Sehne aus, die unter dem lateralen Seitenband des Femorotibialgelenks zum Condylus lat. oss. femoris geht und in der Fossa musculi poplitei endet (Fig. 402).

Die Endsehne des Muskels ist mit einer Sehnenscheide versehen, die mit der Kniegelenkskapsel in Verbindung steht.

Wirkungen (Fig. 394 u. 395). Der *M. extensor digit. longus* streckt die Zehengelenke, unterstützt vom *M. ext. digit. lat.* Der *M. peronaeus tertius* ist beim Pferde nur ein Spannband zwischen Os femoris und Metatarsus, das auf die Winkelstellung des Knie- und Sprunggelenks wirkt. Der *M. tibialis anterior* beugt das Sprunggelenk. Der *M. triceps surae* unterstützt die Streckung des Sprunggelenks durch die Hinterbackenmuskeln; doch wirkt er mit dem M. flexor digit. ped. subl. und mit dem Fersenstrang (s. S. 321) hauptsächlich als muskulöses Spannband. Beide werden durch den M. peronaeus tertius und tibialis anterior in Gegenspannung erhalten und sichern die Winkelstellung im Knie- und Sprunggelenk. Der *M. flexor digit. pedis sublimis* spannt mit dem M. peronaeus tertius die Tibia so fest zwischen dem Knie- und Sprunggelenk ein, dass beide Gelenke in Abhängigkeit voneinander geraten, zugleich macht er das 2. und 3. Zehengelenk derart abhängig vom Kniegelenk, dass sie gebeugt werden müssen, sobald das Kniegelenk gebeugt wird usw. (Günther [219]). Der *M. flexor digit. ped. prof.* beugt das Hufgelenk. Der *M. popliteus* dreht den Unterschenkel von aussen nach vorn und innen und beugt das Femorotibialgelenk etwas.

Innervation und Blutversorgung. Die an der dorsolateralen Seite des Unterschenkels und Fusses gelegenen Muskeln werden vom N. peronaeus innerviert und von der A. tibialis anterior mit Blut versorgt; die plantar gelegenen Muskeln erhalten ihre Nerven vom N. tibialis und ihr Blut von der A. femoris caudalis, poplitea und tibialis posterior.

IV. Muskeln am Metatarsus des Pferdes (s. S. 308).

Der **M. extensor digitalis brevis**, Kurzer Zehenstrecker (Fig. 372 k.Zst.), ist ein kleiner, schlaffer, platter Muskel, der am lateralen Schenkel des M. peronaeus tertius entspringt und distal vom Tarsus in dem Vereinigungswinkel der seine Ränder bedeckenden und mit ihm verbundenen Strecksehnen liegt.

Die **Mm. interossei und lumbricales** verhalten sich wie am Vordermittelfuss (s. S. 255), doch sind die Mm. lumbricales stärker als dort.

Innervation und Blutgefässversorgung s. oben.

V. Muskeln an der Beckengliedmasse der Wiederkäuer.

I. Der am lateralen Darmbeinwinkel und am M. glutaeus medius entspringende **M. tensor fasciae latae** (Fig. 327 ₈, 331 o) ist stärker als beim Pferde und strahlt erst unter der Mitte des Oberschenkels in die Fascia lata aus. Die Vergrösserung des Muskels kommt teilweise daher, dass der **M. glutaeus superficialis** meist als selbstständiger Muskel nicht besteht, indem sein lateraler Teil (Fig. 327 ₉′, 331 o′) mit dem

Tensor, sein medialer Teil (Fig. 327 ₉) mit dem M. biceps femoris verschmilzt. Der **M. psoas minor, iliopsoas** und **quadratus lumborum** weichen nicht wesentlich von denen des Pferdes ab (s. S. 309 u. 310); der M. iliacus verschmilzt jedoch noch inniger mit dem M. psoas major. Der **M. glutaeus medius** (Fig. 327 ₇, 331 p) ist kleiner als beim Pferde; seine auf den M. longiss. dorsi reichende Zacke ist nur kurz, so dass der Muskel wesentlich nur am Darmbeinflügel entspringt. Es lässt sich von ihm deutlicher als beim Pferde ein tiefer **M. glutaeus accessorius** trennen.

Der Hauptmuskel endet teils fleischig, teils mit vier, nur undeutlich geschiedenen, kurzen Sehnen am freien Rande und lateral und medial am Trochanter major (Fig. 379 a), der M. glutaeus access. stark sehnig dicht medial und distal vom kranialen Rande des Trochanter major (Fig. 379 c), vom M. vastus lateralis bedeckt. Der **M. piriformis** gleicht dem des Pferdes (s. S. 312). Der der Hüftgelenkskapsel aufliegende und wesentlich an der Spina ischiadica, aber auch noch an der lateralen Fläche der Darmbeinsäule entspringende **M. glutaeus profundus** ist verhältnismässig gross, entspringt ausser an der Spina ischiadica auch am breiten Beckenband und endet mit kräftiger, breiter, platter Sehne medial und distal vom M. glutaeus accessorius am Übergang der vorderen zur lateralen Fläche des Os femoris (Fig. 379 d), noch bedeckt vom M. vastus lateralis.

Der **M. sartorius** entspringt mit einem Schenkel an der Sehne des M. psoas minor und der Fascia iliaca und mit einem zweiten an der Darmbeinsäule; beide Schenkel umfassen die Schenkelgefässe. Der an und neben der Sitzbeinsymphyse und z. T. auch vom M. pectineus entspringende **M. gracilis** ist an seinem Ursprung noch weiter mit dem der anderen Seite verwachsen als beim Pferde, und zwar erscheint nach Franck-Martin [397] die mediane Schnittfläche der verwachsenen Partie beim Ochsen dreieckig, bei der Kuh mehr bohnenförmig. In der Höhe des Kniegelenks geht er in eine relativ dünne Faszie aus, die mit der

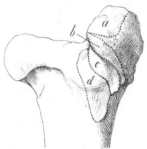

Figur 379. Proximales Endstück vom Os femoris des Rindes mit Einzeichnung der Insertionsstellen.
a für den M. glutaeus medius, b den proximalen Teil des M. vastus lateralis, c den M. glutaeus accessorius, d den M. glutaeus profundus.

Fascia cruris verschmilzt; z. T. vereinigt sich der Muskel auch mit dem M. sartorius. Der starke **M. pectineus** entspringt im wesentlichen starksehnig an der Eminentia iliopectinea und endet vom Trochanter minor ab am Übergang der medialen zur hinteren Fläche des Os femoris. Der **M. adductor** verhält sich wie beim Pferde (s. S. 314). Der länglich-viereckige **M. biceps femoris** (Fig. 327 ₁₀ u. 10', 331 q, q') entspringt an den Dornfortsätzen des Kreuzbeins, am Kreuzsitzbeinband und am Sitzbein. Sein Ursprungsteil ist mit dem medialen Kopfe des M. glutaeus superficialis (Fig. 327 ₉) verschmolzen. Der Endteil des Muskels spaltet sich nur in 2 Äste.

Der vordere Teil seiner medialen Fläche ist stark sehnig. Die Insertion des Muskels erfolgt so, dass er vom der Kniescheibe ab bis zum Ursprung der Achillessehne und an der distalen Hälfte seines kranialen Randes in eine starke Faszie ausgeht, die mit der Fascia lata und cruris verschmilzt und an der Patella, den seitlichen geraden Kniescheibenbändern, der Crista tibiae und dem Tuber calcanei sich befestigt. Diese Endfaszie besteht aus 2 Blättern, von denen das schwächere die Oberseite, das stärkere die Unterseite des Muskels überzieht. Letzteres ist besonders stark in seinem Beckenteil, tritt an das Kreuzsitzbeinband und an das Sitzbein, bedeckt den Trochanter major und verliert sich zehenwärts. Da unter diesem Blatte auf dem Trochanter eine grosse Bursa liegt, so schiebt sich der Muskel an dieser Stelle leicht hin und her und hakt sich unter Umständen hinter dem Umdreher fest. Die Sehne des M. biceps gleitet am Condylus lat. oss. femoris auf einem bedeutenden Schleimbeutel.

Der **M. semitendinosus** (Fig. 327 ₁₁, 331 r) und **M. semimembranosus** (Fig. 331 s) entspringen nur am Sitzbein; beide Muskeln enden wie beim Pferde (s. S. 315 u. 316). Der **M. obturator internus** hat nur eine Sitzbeinportion und geht sehnig durch das For. obturatum. Die **Mm. gemelli** sind sehr stark, sonst wie beim Pferde (s. S. 316). Der **M. quadratus femoris** und **obturator externus** gleichen denen des Pferdes (s. S. 317); bei letzterem Muskel prägt sich der kraniale Teil stärker aus als beim Pferde. Auch der **M. quadriceps** ähnelt dem des Pferdes, doch trennt sich der M. vastus intermedius leichter von den übrigen Köpfen. Der **M. capsularis** fehlt.

II. Der **M. ext. digitalis longus** (Fig. 331 12 u. 15, 380 u. 381 c u. d) ist vorn und medial grösstenteils vom M. peronaeus tertius (Fig. 381 b) bedeckt und entspringt mit diesem in der Sehnengrube am Condylus lateralis des Oberschenkelbeins. Erst im proximalen Drittel des Unterschenkels trennen sich beide Muskeln. Der M. ext. digit. longus

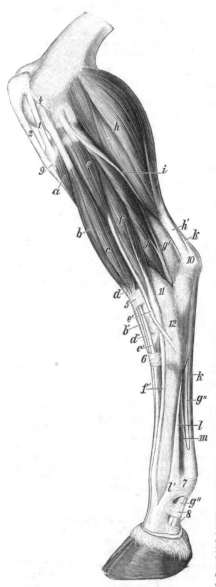

Figur 380.

Figur 380 und 381.

Muskeln
am linken Unterschenkel und Fuss
des Rindes:
in Fig. 380 von der lateralen und in Fig. 381
von der vorderen Seite
gesehen.

Die Bezeichungen
sind in beiden Figuren
gleich.

a M. tibialis anterior, a′ seine Sehne, b M. peronaeus tertius, b′ seine Sehne, c oberflächlicher Kopf des M. extensor dig. pedis longus, c′ seine Sehne, d tiefer Kopf des M. extensor dig. pedis longus (besonderer Strecker der medialen Zehe), d′, d′ seine Sehne, e M. peronaeus longus, e′ seine Sehne, f M. extensor dig. quarti proprius, f′ seine Sehne, g und g′ M. flexor dig. ped. profundus und zwar g M. flexor hallucis longus, g′ M. tibialis posterior, g″, g″ tiefe Beugesehne, h Caput laterale des M. gastrocnemius, h′ Achillessehne, i M. soleus, k, k oberflächliche Beugesehne, l M. inteross. medius, l′, l′ seine Schenkel zu den Strecksehnen, m vom M. interosseus medius abgehende Unterstützungssehne für die Beugesehnen.
1 laterales, 2 mittleres und 3 mediales gerades Band der Kniescheibe, 4 laterales Seitenband der Kniescheibe, 5 und 6 Querbänder für die Strecksehnen, 7 Ringband am Metakarpophalangealgelenk, 8 Ringbänder der Phalanx I, 9 Crista tibiae, 10 Tuber calcanei, 11 Os malleolare, 12 laterales Seitenband des Tarsalgelenks.

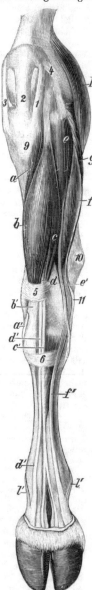

Figur 381.

zerfällt sogleich in 2 Bäuche, die im distalen Viertel des Unterschenkels in Sehnen übergehen. Die Sehne des medialen tieferen Bauches (Fig. 381 d', d') verläuft zur medialen Zehe und endet proximal an deren 2. Glied; der Muskel ist mithin Strecker der medialen (3.) Zehe, *M. extensor digiti tertii proprius*, während die Sehne des lateralen oberflächlichen Kopfes (Fig. 381 c') am distalen Mittelfussende sich in 2 Schenkel spaltet, die im Zehenspalt verlaufen und an den beiden Klauenbeinen sich befestigen; der Muskel ist also gemeinschaftlicher Zehenstrecker. Beide Sehnen werden am distalen Unterschenkel- und am proximalen Mittelfussende durch Querbänder (Fig. 380 u. 381 5, 6) in der Lage erhalten. Der weiter hinten (plantar) gelegene **M. extensor digitalis lateralis** (Fig. 331 16, 380 u. 381 f), der am lateralen Seitenband des Femorotibialgelenks und am lateralen Condylus der Tibia (beim Schafe auch an der Fibula) entspringt und nahe dem Tarsus in seine Sehne (Fig. 380 u. 381 f') übergeht, ist Strecker der lateralen (4.) Zehe, *M. extensor digiti quarti proprius;* seine Sehne inseriert sich am 2. Gliede der lateralen Zehe; sie erhält, ebenso wie die Sehne des Streckers der medialen Zehe, eine doppelte Unterstützungssehne vom M. interosseus medius. Unmittelbar vor dem M. ext. digit. lat. liegt der **M. peronaeus longus** (Fig. 331 13, 13', 380 u. 381 e), der am lateralen Condylus der Tibia und an dem die Fibula vertretenden Bande entspringt; er bildet einen etwa mitten am Unterschenkel in eine lange Sehne ausgehenden Muskelbauch, der vor dem Strecker der lateralen Zehe liegt; seine Sehne (Fig. 380 e') kreuzt am Tarsus die des letzteren Muskels, tritt unter das laterale Seitenband des Tarsus und läuft in einer Rinne des Os tarsale 4 zwischen diesem und dem Metatarsus plantar und medial, um medial am Sprunggelenk am Os tarsale 1 zu enden. Er dreht das Sprunggelenk einwärts. Der **M. peronaeus tertius** (Fig. 331 12, 380 u. 381 b) ist ein kräftiger Muskel, der anfangs vollständig mit dem M. extensor digit. longus verschmolzen ist und ihn grösstenteils bedeckt. Im proximalen Drittel des Unterschenkels trennt er sich von ihm und geht ganz nahe dem Tarsus in eine breite Sehne (Fig. 381 b') aus, die in ihrem medialen Teile von der des M. tibialis ant. durchbohrt wird und am proximalen Teile des Mt 3 u. 4 und, indem sie unter das mediale Seitenband tritt, am Os tarsale 2 u. 3 endet. Der **M. tibialis anterior** entspringt mit 2 getrennten Köpfen und zwar mit dem stärkeren (Fig. 380 u. 381 a) an der lateralen Seite der Crista tibiae und mit dem schwächeren (**M. extensor hallucis longus**) am lateralen Rande des proximalen Endes der Tibia und an dem die Fibula ersetzenden Bande. Seine runde, dünne Sehne (Fig. 381 a') durchbohrt den medialen Teil der Sehne des vorigen und endet medial am proximalen Ende von Mt 3 (u. 4) und dem Os tarsale 1. Der **M. triceps surae** (Fig. 331 18, 19 u. 380 h, h', i) verhält sich wie beim Pferde (s. S. 321). Der **M. flexor digit. pedis sublimis** ist, besonders beim Schafe, fleischiger, im übrigen aber wie beim Pferde (s. S. 322 u. Fig. 331 20, 380 k, k); die Insertion seiner Sehne verhält sich wie an der Schultergliedmasse. Der **M. flexor digit. pedis prof.** (Fig. 331 17 u. 22, 380 g, g', g'', g'') zerfällt, wie beim Pferde, in 3 Muskeln (s. S. 323), die sich wesentlich wie bei diesem Tiere verhalten (s. S. 323); wegen des Fehlens der Fibula entspringt der M. tibialis post. nur am lateralen Condylus und der M. flexor hallucis longus nur an diesem und der plantaren Fläche der Tibia; im übrigen ist der *M. flexor hallucis longus* verhältnismässig schwach und der *M. flexor digit. longus* (Fig. 331 22) und der deutlich getrennte *M. tibialis post.* verhältnismässig stärker als beim Pferde. Die Sehne verhält sich wie die tiefe Beugesehne an der Schultergliedmasse (s. S. 254). Der **M. popliteus** ist wie beim Pferde (s. S. 324).

III. Der **M. extensor digitalis brevis** liegt ähnlich wie beim Pferde (s. S. 324); seine Sehne verbindet sich aber nur mit der des M. ext. digit. long. Der **M. interosseus medius** (Fig. 380 u. 381 l, l', l') verhält sich wie an der Schultergliedmasse (s. S. 255).

Von **Sehnenscheiden** und **Schleimbeuteln** finden sich an der Beckengliedmasse nach den Untersuchungen von Schmidtchen [553] folgende:

Becken- und Hüftgelenksgegend: a) Sehnenschleimbeutel: 1. Am Trochanter major unter den oberflächlichen Endsehnen des M. glutaeus medius; er ist kirsch- bis wallnussgross; 2. unter der Endinsertion des M. glutaeus accessorius von der Grösse einer Kirsche, konstant nur bei älteren Tieren; 3. unter der Endsehne des M. glutaeus prof. von Haselnussgrösse; 4. unter der Sehne des M. iliopsoas (inkonstant); 5. unter der Sehne des M. obturator internus, fehlt bisweilen (besonders bei Kälbern und Jungrindern); 6. unter der Ursprungssehne des M. rectus femoris von Wallnussgrösse (kann bei jungen Tieren fehlen); 7. unter dem M. glutaeobiceps am

Trochanter major; er ist meist hühnereigross und nicht regelmässig nachweisbar; nur bei Tieren im Alter von 2 und mehr Jahren ist er deutlich ausgebildet, bei jüngeren Rindern und Kälbern treten an seiner Stelle grossmaschiges Bindegewebe oder mehrere kleinere Hohlräume bzw. Beutel auf. **Kniegelenksgegend:** a) Sehnenschleimbeutel: 1. Unter der Endsehne des M. biceps femoris am Condylus lateralis femoris; er ist 8—10 cm lang und 6—7 cm breit; 2. unter der Endsehne des M. vastus lateralis ein wallnussgrosser; 3. ein Schleimbeutel vom Umfang eines kleinen Hühnereies unter der Endsehne des M. vastus medialis; 4. unter dem Ansatz des M. rectus femoris von Bohnen- bis Taubeneigrösse, nicht ganz konstant; 5. unter dem lateralen Seitenband des Kniegelenks von Kirschgrösse; 6. unter dem distalen Teile des medialen Seitenbands des Kniegelenks ebenfalls kirschgross; 7. unter dem mittleren geraden Bande der Kniescheibe; er ist wallnussgross. Die unter 4—7 erwähnten Schleimbeutel können, besonders bei jüngeren Tieren, fehlen; 8. unter dem Endansatz des M. semitendin.; Grösse inkonstant, findet sich nur bei älteren Tieren. b) Kapselschleimbeutel: 1. Unter der Sehne des M. popliteus; 2. unter dem Ursprung des M. peronaeus tertius und M. extensor digit. longus. Er beginnt etwa 2—3 cm distal vom Ursprung der Sehne am Condylus lat. oss. femoris, kommuniziert am distalen Rande des lateralen Meniskus durch eine weite, ca. 3 cm lange Spalte mit der distalen Gelenkhöhlenabteilung und endet 2½ bis 3 cm entfernt vom proximalen Tibiarand; 3. unter dem M. vastus intermed.; er ist meist hühnereigross. **Tarsalgegend:** a) Sehnenschleimbeutel: 1. Unter dem Endansatz des M. tibial. ant. (Fig. 383 ₅), bei jüngeren Tieren fehlt er i. d. R.;

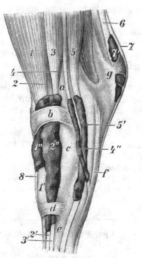

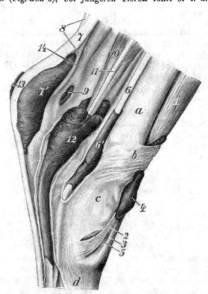

Figur 382. Linker Tarsus des Rindes mit Sehnenscheiden; von der dorsolateralen Seite gesehen.

1 M. peronaeus tertius, 1' seine Endsehne, 1'' deren Bursa vaginalis, 2 M. extensor digiti tertii proprius, 2' seine Sehne, 2'' gemeinschaftliche Sehnenscheide des M. extensor digiti tertii proprius und des M. extensor digitalis longus (3, 3'), 4 M. peronaeus longus mit Sehnenscheide (4''), 5 M. extensor digiti quarti proprius mit Sehnenscheide (5'), 6 Sehne des M. gastrocnemius, 7 M. flexor digitalis pedis sublimis mit Bursa vaginalis (7'), 8 Sehne des M. tibialis anterior. a Tibia, b proximales Querband, c Tarsus, d distales Querband, e Metatarsus, f laterales Seitenband des Tarsus, g Tuber calcanei.

Figur 383. Linker Tarsus des Rindes mit Sehnenscheiden und Schleimbeuteln; von der medialen Seite gesehen.

1 M. peronaeus tertius, 2 Sehne des M. tibialis anterior, 3 Sehne des M. peronaeus tertius, 4 Sehnenscheide für 2, 5 Schleimbeutel unter dem Ende der Sehne des M. tibialis anterior, 6 M. flexor digitalis longus mit Sehnenscheide (6'), 7 Sehne des M. flexor digitalis pedis sublimis mit Bursa vaginalis (7'), 8 Achillessehne, 9 Schleimbeutel unter der Achillessehne bzw. der verdickten Unterschenkelfaszie (14), 10 M. flexor hallucis longus, 11 M. tibialis posterior, 12 Sehnenscheide von 10 u. 11 (sie ist durch Herausschneiden der fibrösen Bandmassen freigelegt), 13 Bursa subcutanea, 14 verdickter Teil der Unterschenkelfaszie am Tuber calcanei. a Tibia, b proximales Querband, c Tarsus, d Metatarsus.

2. unter dem Ende der Achillessehne (Fig. 383 9); 3. unter dem lateralen langen Seitenband des Tarsalgelenks. b) Scheidenartige Schleimbeutel: 1. Unter der Sehne des M. flexor digit. pedis subl. (Fig. 382 u. 383 7'). 2. An der Oberfläche der Sehne des M. peronaeus tertius (Fig. 382 1''). c) Echte Sehnenscheiden: 1. An der Sehne des M. peronaeus longus (Fig. 382 4''); 2. an der Sehne des M. extensor digiti quarti proprius (Fig. 382 5'); 3. an den Sehnen des M. extensor digitalis longus und des M. extensor digiti tertii proprius gemeinschaftlich (Fig. 382 2''); 4. an der Sehne des M. tibialis anterior (Fig. 383 4); 5. an der Sehne des M. flexor digitalis longus (Fig. 383 6'); 6. an den miteinander verschmolzenen Sehnen des M. flexor hallucis longus und des M. tibialis posterior (Fig. 383 12). Die Sehnenscheiden für die Sehnen des M. peronaeus tertius, tibialis anterior, extensor digitalis longus und extensor digiti tertii proprius fliessen m. o. w. zusammen. Die gemeinsame Scheide beginnt noch oberhalb des proximalen Querbandes, zieht unter diesem hindurch und buchtet sich unterhalb des Querbandes in der Mitte des Tarsus weit aus. Auf die einzelnen Sehnen setzt sie sich in ähnlicher Weise wie die Handschuhfinger auf die Finger fort mit Ausnahme der Sehne des M. peronaeus tertius, für welche die Scheide nur als Bursa vaginalis besteht. Ausdehnung der genannten Sehnenscheiden, Verhalten ihrer Endpforten usw. ergeben sich aus der Figur 382. Phalangealgegend: a) Sehnenschleimbeutel: 1. Unter der Sehne des M. extensor digiti tertii proprius; 2. unter der Sehne des M. extensor digiti quarti proprius; 3. unter dem lateralen und medialen Seitengleichbeinband der Metatarsophalangealgelenke; 4. unter den Endinsertionen des M. flexor digit. pedis prof. an den beiden distalen Sesambeinen. b) Echte Sehnenscheiden: 1. An den Endsehnen des M. extensor digit. longus; 2. an der Sehne bzw. den Endsehnen des M. flexor digit. pedis subl. und 3. an den Endsehnen des M. flexor digit. pedis prof. Die genannten Sehnenscheiden und Schleimbeutel verhalten sich im wesentlichen wie die entsprechenden an der Schultergliedmasse (S. 263—265).

VI. Muskeln an der Beckengliedmasse des Schweines.

I. Der **M. tensor fasciae latae** (Fig. 336 4) ist relativ breit und reicht mit seiner fleischigen Spitze fast bis zum Knie. Der **M. iliopsoas** gleicht dem des Pferdes (s. S. 309). Der **M. psoas minor** reicht nicht bis zu den Brustwirbeln. Der **M. quadratus lumborum** entspringt an den 3—4 letzten Brustwirbeln. Der **M. glutaeus superficialis** (5) entspringt nur am Os sacrum und verschmilzt mit dem M. biceps (6). Der **M. glutaeus medius** (3) ähnelt dem des Pferdes; er entspringt mit einer kurzen Fleischspitze auf dem M. longiss. dorsi und ist mit dem M. piriformis, der nur einen dreieckigen Anhang bildet, innig verwachsen. Vom M. glutaeus medius lässt sich deutlicher als beim Pferde der *M. glutaeus accessorius* (s. S. 312) trennen. Er endet mit 2 Sehnen, von denen die eine an den Trochanter major geht, die andere unter dem M. vastus lateralis tritt und am Os femoris endet. Der **M. glutaeus profundus** ist sehr stark und entspringt bis gegen den lateralen Darmbeinwinkel hin. Die **Mm. adductores** verwachsen so innig, dass es oft schwer hält, ihre Grenzen zu bestimmen. Sie enden schon unmittelbar über dem Ursprung der Mm. gastrocnemii. Der **M. sartorius** ist wie beim Rinde (S. 325). Der **M. gracilis** entspringt grösstenteils an der gemeinschaftlichen Endsehne der Bauchmuskeln und ist in relativ grosser Ausdehnung mit dem der anderen Seite verwachsen. Der **M. pectineus** ist stark kraniokaudal zusammengedrückt. Der **M. biceps femoris** (6, 6') entspringt, innig mit dem M. glutaeus superficialis (5) verbunden, am Kreuzbein und im übrigen am Kreuzsitzbeinband und am Tuber ischiad. mit 2 Köpfen. Der **M. semimembranosus** (8) entspringt nur am Tuber ischiadicum und spaltet sich in 2 Äste, von denen der eine an die Tibia, der andere an den Condylus med. oss. femoris geht. Der **M. semitendinosus** (7) entspringt mit einem Wirbelkopf an der von M. glutaeus superficialis und biceps überziehenden Aponeurose und dadurch indirekt am Kreuzbein und mit einem Beckenkopf am Tuber ischiad. Der Muskel endet wesentlich an der medialen Seite der Crista tibiae. Der starke **M. obturator internus** entspringt am Os ilium und sogar am Os sacrum; seine breite Sehne tritt durch das For. obturatum und endet mit dem M. obturat. ext. in der Fossa trochanterica. Die verwachsenen **Mm. gemelli** sind nicht deutlich vom M. obturator internus getrennt. Der **M. quadratus femoris, obturator externus** und der **M. quadriceps** sind wie beim Pferde (s. S. 317); der **M. capsularis** fehlt.

II. Der einen beträchtlichen Fleischkörper bildende **M. peronaeus tertius** (Fig. 384 b) entspringt, verschmolzen mit dem M. ext. digital. longus, den er bedeckt, am Condylus lat. oss. femoris. Er geht, nachdem er sich vom M. ext. digit. longus getrennt hat, am distalen Ende des Unterschenkels in eine relativ breite und starke Sehne (b') aus, die sich am proximalen Ende des Mt 2 und mit einem starken Schenkel am Os tarsale 1 u. 2 inseriert. Der mit ihm nicht verwachsene **M. tibialis anterior** (a) ist schwächer, liegt zum kleinen Teile auf und medial von ihm, entspringt lateral an der Crista tibiae und geht etwas weiter kranzwärts als der M. peronaeus tertius in eine schlanke Sehne (a') aus, die medial bzw. plantar von dessen Sehne über den Tarsus verläuft, um sich am Os tarsale 1 und am proximalen Ende von Mt 2 zu inserieren. Die Sehnen des M. tibialis anterior und des M. peronaeus tertius (a', b') durchbohren einander nicht. Der mit dem M. peronaeus tertius am Condylus lat. oss. femoris entspringende und grösstenteils von diesem bedeckte **M. ext. digitalis longus** (c) löst sich, nachdem er sich in der distalen Unterschenkelhälfte vom M. peronaeus tertius getrennt hat, in 3 am distalen Unterschenkelende in Sehnen übergehende Muskeln auf, von denen der mediale (d) an das 2. und 3. Glied der medialen Zehe geht (Strecker der medialen Hauptzehe, *M. ext. digiti tertii*); der mittlere (e) endet an den Klauenbeinen der beiden Hauptzehen (gemeinschaftlicher Strecker der beiden Hauptzehen); der laterale (f) ist gemeinschaftlicher Strecker der beiden Afterzehen, sendet aber auch einen Schenkel an die laterale Hauptzehe. Das Nähere ergibt die Fig. 384. Der Anfangsteil dieser Muskeln wird von dem am lateralen Condylus der Tibia entspringenden **M. peronaeus longus** (g) bedeckt, dessen Muskelkörper bis in das distale Drittel des Unterschenkels reicht; seine Sehne geht, nachdem sie die Sehnen des nachfolgenden Muskels gekreuzt, durch eine Rinne des Os tarsale 4 plantar und dann medial und inseriert sich am Os tarsale 1. Nach hinten (plantar) vom M. peronaeus longus liegt der am lateralen Condylus der Tibia, am lateralen Seitenband des Femorotibialgelenks und an der Fibula entspringende **M. extensor digitalis lateralis** (h. i); er zerfällt in 2 Muskeln, den dorsalen Strecker der lateralen Hauptzehe, *M. ext. digiti quarti* (h), und den plantaren Strecker

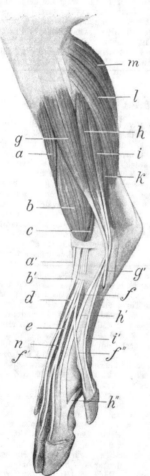

der 5. Zehe, *M. ext. digiti quinti* (i), dessen Sehne an der lateralen Afterzehe endet. Der **M. extensor hallucis longus** (Strecker der medialen Afterzehe) entspringt auch an der Fibula und ist vom M. ext. digit. long. bedeckt. Er läuft schräg über die Tibia medial, begleitet mit seiner dünnen Sehne den M. peronaeus tertius und endet an der medialen Afterzehe. Vom **M. triceps surae** ist der **M. gastrocnemius** (m) dem des Pferdes ähnlich (s. S. 321); der **M. soleus** (l) ist dagegen sehr breit und entspringt schon am Os femoris und in der Gegend der Patella; ein Teil von ihm endet fleischig am Caput laterale des M. gastrocnemius; der übrige Teil bildet eine Sehne, die in die Achillessehne übergeht. Der starke, von den Mm. gastrocnemii bedeckte **M. flexor. pedis sublimis** entspringt mit dem Caput laterale des M. gastrocnemius. Seine Sehne windet sich um die Achillessehne, tritt über das Tuber calcanei an den Metatarsus und geht an die beiden Hauptzehen; ihre Oberfläche steht mit einem Bandapparat in Verbindung, von dem aus Schenkel an die beiden Afterzehen gehen. Der **M. flexor digit. pedis profundus** zerfällt in 3 Köpfe, die sich wie beim Pferde verhalten (s. S. 323); die gemeinsame Beugesehne schickt an jede Afterzehe einen schwächeren und an jede Hauptzehe einen stärkeren Schenkel, die an den 3. Zehengliedern wie am Vorderfuss (s. S. 268) enden. Der **M. popliteus** ist wie beim Pferde (s. S. 324).

III. Der dorsal an den Hauptmittelfussknochen liegende, von den Strecksehnen bedeckte **M. ext. digital. brevis** (Fig. 384 n) ist stark fleischig und m. o. w. dreigeteilt; er verbindet sich mit den Sehnen des gemeinsamen Streckers der beiden Hauptzehen und schickt noch dünnere Sehnen an die ersten Glieder der beiden Hauptzehen; mit den Afterzehen steht er insofern in Verbindung, als sich Sehnenfasern von ihm mit den Sehnen des gemeinsamen

Figur 384. Muskeln am linken Unterschenkel des Schweines; von der dorsolateralen Seite gesehen.

a M. tibialis anterior, a' seine Sehne, b M. peronaeus tertius, b' seine Sehne, c M. extensor digitalis longus, d Sehne des medialen, e Sehne des mittleren, f Sehne des lateralen Bauches des M. extensor digitalis longus, f', f'' Schenkel der letzteren Sehne für die Afterzehen, g M. peronaeus longus, g' seine Sehne, h besonderer Strecker der lateralen Hauptzehe, h' seine Sehne, h'' Unterstützungsschenkel für sie vom M. interosseus medius, i besonderer Strecker der lateralen Afterzehe, i' seine Sehne, k M. flexor digitalis pedis profundus, l M. soleus, m Caput laterale des M. gastrocnemius, n M. ext. digitalis brevis.

Figur 384.

Streckers der Afterzehen vereinigen. Die plantar am Metatarsus gelegenen Muskeln verhalten sich so, wie die volar am Metacarpus gelegenen (s. S. 268); es fehlen aber die Anzieher der lateralen und medialen Afterzehe und die Mm. lumbricales.

VII. Muskeln an der Beckengliedmasse der Fleischfresser.

I. Muskeln am Becken und Oberschenkel. Der M. tensor fasciae latae

(Fig. 341 y', 385 b, b) besteht aus einem kranialen, platt rundlichen, brustseitig an den M. sartorius grenzenden und einem kaudalen, schwächeren, fächerförmigen Teil, die beide am Tuber coxae und am lateralen bzw. ventralen Darmbeinrand anfangen; sie gehen ungefähr in der Mitte des Oberschenkels in die Fascia lata (Fig. 385 b') über. Der einheitliche **M. iliopsoas** (Fig. 387 a) entspringt an den Körpern und Querfortsätzen der 2 letzten Brust- und den ersten Lendenwirbeln und an der ventralen Darmbeinfläche und endet am Trochanter minor oss. femoris; bei der Katze lässt er sich deutlicher in einen M. psoas major und iliacus trennen; der erstere entspringt an den Körpern und den Proc. transversi der letzten 3 Brust- und aller Lendenwirbel, der letztere am Darmbeinflügel und der Darmbeinsäule; der **M. psoas minor** beginnt an den ersten 5 Lendenwirbeln und bisweilen noch am letzten Brustwirbel und endet mit einer langen Sehne (Fig. 387 b) an der Crista iliopectinea des Darmbeins. Der den beiden letzten Brustwirbeln und den Lendenwirbeln anliegende **M. quadratus lumborum** ist auffallend stark und überragt lateral den M. iliopsoas. Sein kaudaler Teil ist dick und gerundet und endet mit einer Sehne an der Facies pelvina des Darmbeinflügels. Der **M. glutaeus superficialis** (Fig. 341 x' u. 385 c) entspringt am Kreuzbein und an den ersten Schwanzwirbeln; er endet sehnig distal und kaudal vom Trochanter major. Der breite, fächerförmige **M. glutaeus medius** (Fig. 341 x u. 385 d) entspringt nur am kranialen Rande und an der lateralen Fläche des Darmbeinflügels und endet am Trochanter major. Der **M. piriformis** verschmilzt nicht mit dem M. glut. med., von dem er, wie auch vom M. glut. superf., bedeckt wird. Er entspringt beim Hunde am Seitenrand des Os sacrum und am Lig.

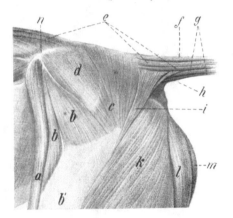

Figur 385. Muskeln an der lateralen Fläche des Beckens der Katze.
a M. sartorius, b, b M. tensor fasciae latae, b' Fascia lata, c M. glutaeus superficialis, d M. glutaeus medius, e M. sacrococcygeus dors. lateral., f M. sacrococcygeus dors. medialis, g Mm. sacrococcygei ventrales, h M. coccygeus, i M. abductor cruris cranialis, k M. biceps, l M. semitendinosus, m M. semimembranosus, n Crista iliaca.

sacrotuberosum, bei der Katze auch noch am 1. Schwanzwirbel, spitzt sich, fusswärts und lateral laufend, zu und endet am Trochanter major. Der **M. glutaeus profundus** liegt auf der Hüftgelenkskapsel zwischen der Spina ischiadica und dem Trochanter major. **Der M. sartorius** (Fig. 341 y) besteht beim Hunde i. d. R. aus 2 Portionen (Fig. 387 h, h'), die aber öfter m. o. w. zusammenfliessen und bei der Katze immer verschmelzen (Fig. 385 a). Die kraniale Portion (Fig. 387 h) entspringt am lateralen Darmbeinwinkel (Spina iliaca ant.) und am ventralen Rande des Darmbeinflügels, läuft am kranialen Rande des Oberschenkels herab, tritt proximal von der Patella an die mediale Fläche und endet an der Kniescheibe; sie kann ev. dem M. tensor fasc. lat. zugerechnet werden (s. Ellenberger und Baum [156] und Barpi [23]). Die kaudale Portion (Fig. 387 h') entspringt am ventralen Rande des Darmbeinflügels; ihre Sehne vereinigt sich teils mit der des M. gracilis, teils endet sie direkt an der medialen Fläche der Tibia. Der breite **M. gracilis** (Fig. 386 f und 387 n) entspringt an und neben der Beckensymphyse und geht in der Höhe des Kniegelenks in eine Faszie über, die sich teils an der Crista tibiae anheftet, teils mit der Fascia cruris verschmilzt. Der **M. pectineus** (Fig. 387 l) ist beim Hunde rundlich,

bei der Katze mehr flach; er entspringt an der Eminentia iliopectinea des Schambeins und endet mit einer breiten Sehne an der distalen Hälfte des Os femoris (am
Labium mediale der Facies aspera). Die **Mm. adductores** (Fig. 386 h u. 387 m) entspringen an der ventralen Beckenwand und enden an der hinteren Fläche des Oberschenkelbeins und medial am Kniegelenk. Meist ist der *M. adductor long.* deutlich
abgegrenzt.   Der **M. biceps femoris** (Fig. 341 z, z u. 385 k) hat zwei Köpfe, die

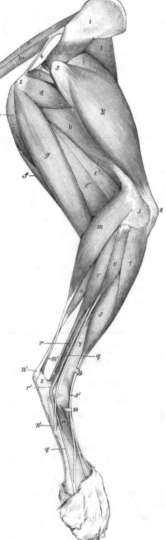

bald miteinander verschmelzen. Der eine Kopf
entspringt am Kreuzsitzbeinband und am Tuber
ischiad., der andere schwächere sehnig nur an
letzterem. Am Knie und am proximalen Viertel
des Unterschenkels geht der Muskel in eine
grosse Sehnenplatte aus, die an der Patella,
dem Lig. rectum patellae und der Crista tibiae
sich inseriert und mit der Fascia lata und
cruris verschmilzt.

Als einen eigenen Kopf des Muskels kann
man den dünnen, bandförmigen *M. abductor cruris
caudalis* betrachten. Er entspringt beim Hunde
mit einer schwachen Sehne am Kreuzzitzbeinband,
liegt zwischen M. biceps und semimembranosus und
tritt im proximalen Drittel des Unterschenkels auf
die laterale Fläche des M. gastrocnemius lateralis,
wo er mit dem M. biceps so verschmilzt, dass er
dessen kaudalen Rand darstellt; seine Sehne verliert
sich in der des M. biceps. Bei der Katze entspringt dieser Muskel am 1. oder 2. Schwanzwirbel
und ist öfters so dünn, blass und fadenförmig, dass
man ihn kaum präparieren kann. Bei der Katze
kommt noch der dem Hunde fehlende *M. abductor
cruris cranialis* (Fig. 385 i), ein kräftiger, länglicher
Muskel, vor, der zwischen M. glut. superf. und M.
biceps liegt, an dem 2. und 3. oder 3. und 4. Schwanzwirbel entspringt, schräg fuss- und vorwärts geht
und dann unter den M. biceps tritt. Seine dünne

Figur 386.   Laterale Muskeln der Beckengliedmasse des Hundes.
Der M. biceps femoris (Fig. 341 z, z), glutaeus
superficialis und medius (Fig. 341 x, x'), der
M. tensor fasciae latae und ein Teil des
M. sartorius (Fig. 341 y, y') sind entfernt.
a M. glutaeus profundus, b M. gemellus, c Sehne des
M. obturator intern., d M. quadratus femoris, e M.
semimembranosus, e' sein kranialer Bauch und e"
sein kaudaler Bauch, f M. gracilis, g M. semitendinosus, h M. adductor, i M. rectus femoris, k M.
vastus lateralis, l M. sartorius, m Caput laterale des
M. gastrocnemius, m' Achillessehne, n M. flexor digit.
sublimis, n', n' seine Sehne, o M. flexor halluc. long.,
p M. peronaeus longus, q, q Sehne des M. ext. digital.
lat., r M. peronaeus brevis, r' seine Sehne, s M. ext.
digit. longus, s' seine Sehne, t M. tibialis anterior,
u M. extensor digital. brevis, v M. sacrococcygeus
dors. lat., w M. sacrococcygeus ventr. lat.
1 laterale Fläche des Darmbeinflügels, 2 Tuber ischiadicum, 3 Trochanter major ossis femoris, 4 Lig.
sacrotuberosum, 5 Condylus lateralis oss. femor.,
6 Patella, 7 Tibia, 8 Os tarsi fibulare, 9 proximales
Querband für die Sehnen des M. tibialis anterior und
M. extensor digital. longus, 10 distales Querband für
die Sehne des letzteren.

Figur 386.

Sehne liegt auf dem M. vastus lateralis und endet an der Patella und Fascia lata. Der Muskel dürfte Seitwärtsbeweger des Schwanzes sein.

Der **M. semimembranosus** (Fig. 341 $_2$, 386 e, e', e'' u. 387 p) entspringt nur am Tuber ischiadicum und spaltet sich in 2 Bäuche, von denen der kraniale am Condylus medialis oss. femoris, an der Sehne des M. pectineus und am medialen Vesali'schen Sesambein endet. Der etwas stärkere kaudale Bauch tritt mit seiner Sehne unter das mediale Seitenband des Kniegelenks und endet am Condylus medialis der Tibia. Der

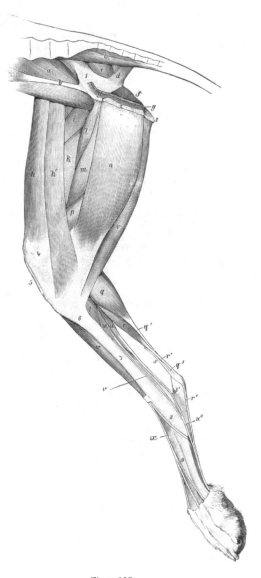

M. semitendinosus (Fig. 341 $_1$, 386 g u. 387 o) entspringt nur am Tuber ischiadicum und endet mit seiner Sehne medial an der Crista tibiae, soweit diese nicht mit der Fascia cruris verschmilzt und als Fersenbeinsehne bis zum Tuber calcanei reicht.

Der **M. obturator internus** (Fig. 386 c u. 387 f) entspringt in der Beckenhöhle in der Umgebung des For. obturatum; seine Fasern konvergieren nach der Incisura ischiadica minor und bilden eine Sehne, die in der Fossa trochanterica endet. Die **Mm. gemelli** (Fig. 386 b) gleichen denen des Pferdes. Der **M. quadratus femoris** (Fig. 386 d) ist kurz, kräftig und rundlich-vierkantig. Er geht von der ventralen Beckenwand zur hinteren Fläche des Os femoris. Der **M. obturator externus** beginnt aussen rund um das For. obturatum herum und endet hinten am Oberschenkelbein, direkt unter der Fossa trochanterica. Der **M. quadriceps femoris** (Fig. 386 i, k u. 387 i, k) verhält sich wesentlich wie beim

Figur 387. Mediale Muskeln der Beckengliedmasse des Hundes.
a M. iliopsoas, b Sehne des M. psoas minor, c M. sacrococcygeus ventral. lat., d M. coccygeus, e M. piriformis, f M. obturator intern., g M. levator ani (abgeschnitten), h M. sartorius. vordere bzw. laterale Portion, h' M. sartorius, hintere bzw. mediale Portion, i M. rectus femoris, k M. vastus medialis, l M. pectineus, m M. adductor, n M. gracilis, o M. semitendinosus, p M. semimembranosus, q Caput mediale des M. gastrocnemius, q', q' Tendo calcaneus, r M. flexor digit. pedis sublimis, r', r' seine Sehne, s Fersenbeinsehne des M. biceps femoris, t M. popliteus, u M. flexor digit. pedis profundus, sein lateraler Bauch = M. flexor hallucis longus, u' sein medialer Bauch = M. flexor digital. pedis longus, u'' die gemeinschaftliche Sehne, v Sehne des M. tibialis posterior, w M. tibialis anterior, x Sehne des M. extensor digital. longus.
1 mediale Fläche des Beckens, 2 Symphyse des Beckens (durchschnitten), 3 Tuber ischiadicum, 4 Condylus medialis oss. femor., 5 Lig. rectum patellae, 6 mediale Fläche der Crista tibiae, 7 Tibia, 8 Tarsus, 8' Os tarsi fibulare, 9 Metatarsus.

Figur 387.

Pferde (s. S. 317). Er entspringt mit einem Kopfe an der Darmbeinsäule und mit den drei anderen am Oberschenkelbein und heftet sich an die Kniescheibe und vermittelst des Lig. rectum patellae an die Crista tibiae an. Der **M. capsularis** ist beim Hunde ein kleiner, blasser, bei der Katze ein verhältnismässig stärkerer Muskel, der am Pfannenrand entspringt, über das Hüftgelenk hinweggeht und vor dem Trochanter major proximal am Os femoris endet und zuweilen fehlt.

II. Muskeln am Unterschenkel. Der **M. tibialis anterior** (Fig. 386 t u. 387 w)

ist von den an der dorsolateralen Seite des Crus befindlichen Muskeln der stärkste und oberflächlich gelegen. Er entspringt am lateralen Condylus und der Crista der Tibia und geht in der distalen Hälfte des Crus in eine Sehne aus, die schräg über den Tarsus medial verläuft, um sich an dem Rudiment des Mt 1 und, wenn dieses fehlt, an dem T 1 und Mt 2 anzuheften. Der **M. peronaeus tertius** fehlt.

Statt dessen findet sich ein Sehnenstrang, der unterhalb der Crista medial an der Tibia entspringt, medial am M. tibialis anterior liegt und sich mit dem im distalen Drittel des Crus befindlichen Querband verbindet. Von hier geht er über die Beugefläche des Tarsus distal, verschmilzt mit Faserzügen der Gelenkkapsel und heftet sich am proximalen Ende des Mt 3 an. Er hält das Tarsalgelenk in gebeugter Stellung.

Der dorsolateral an der Tibia gelegene, spindelförmige **M. extensor digital. longus** (Fig. 386 s, s' u. 387 x) ist grösstenteils vom M. tibialis anterior bedeckt; er entspringt sehnig am Condylus lat. oss. femoris und geht im distalen Drittel des Unterschenkels in eine Sehne aus, die sich am Metatarsus in 4 Schenkel teilt, die sich an den Gelenken der Zehenglieder befestigen und an den Endgliedern der 2.—5. Zehe enden. Der **M. peronaeus longus** (Fig. 386 p) entspringt lateral am proximalen Ende der Tibia, am lateralen Seitenband des Femorotibialgelenks und am proximalen Ende (bei der Katze am proximalen Drittel) der Fibula. Sein kaum bis zur Mitte des Unterschenkels reichender Muskelbauch bildet eine Sehne, die am lateralen Rande der Tibia liegt, durch ein besonderes Fach an die plantare Seite des Tarsus tritt, in einer Rinne des Os tarsale 4 liegt, quer medial geht und sich am rudimentären Mt 1 anheftet. Der halbgefiederte, wenig fleischige **M. peron. long.** liegt mit seinem proximalen Teile zwischen dem M. peron. long. und dem M. flexor hallucis longus, durch die er verdeckt wird. Er entspringt etwas distal vom Köpfchen am Wadenbein. Seine Sehne (q, q) geht über die laterale Seite des Tarsus an das Mt 5 und fliesst mit der für die 5. Zehe bestimmten Sehne des M. ext. digitalis longus zusammen. Der halbgefiederte **M. peronaeus brevis** (r) entspringt an der lateralen Seite der distalen Hälfte bzw. der distalen 2/3 der Tibia und Fibula. Seine Sehne (r') verläuft mit der des vorigen und heftet sich lateral am proximalen Ende des Mt 5 an. Der sehr dünne **M. extensor hallucis longus,** Strecker der 1. Zehe, ist anfangs vom M. ext. digital. longus bedeckt und entspringt über dem M. peron. brev. an der Fibula. Seine sehr dünne Sehne läuft am medialen Rande der Sehne des M. tibialis anterior über den Tarsus zum Mt 1 und heftet sich am Rudiment der 1. Zehe an (oder verliert sich hier in einer Sehnenausbreitung); bei der Katze verschmilzt der Muskel meist mit dem M. tibial. ant., seltener bildet er eine feine Sehne, die an der Phal. I der 2. Zehe endet. Der **M. triceps surae** besteht beim Hunde nur aus dem **M. gastrocnemius** (Fig. 386 m, 387 q), der an den Vesali'schen Sesambeinen (s. S. 187) und in deren Umgebung am Os femoris (bei der Katze sogar noch an der lateralen Fläche der Patella) entspringt und mit der Achillessehne am Tuber calcanei endet.

Bei der Katze kommt ein sehr starker, platter **M. soleus** vor, der grösstenteils vom Caput laterale des M. gastrocnemius bedeckt und etwas dunkler rot als dieser ist. Er entspringt an der proximalen Hälfte der Fibula und an dem den M. peronaeus longus überziehenden Teil der Unterschenkelfaszie und hilft die Achillessehne (Fig. 386 m' u. 387 q', q') bilden.

Der **M. flexor digit. pedis sublimis** (Fig. 386 n, 387 r) ist sehr stark und ganz fleischig und grösstenteils vom M. gastrocnemius bedeckt.

Er entspringt (z. T. mit dem Caput laterale des M. gastrocnemius verschmolzen) am lateralen Vesali'schen Sesambein und am Os femoris; in der Mitte der Tibia geht er in eine Sehne aus, die sich allmählich auf die Achillessehne windet, über das Tuber calcanei an den Metatarsus geht und sich in 2 Schenkel teilt, die sich bald wieder in je 2 Schenkel spalten, deren Ansatz an den Zehen sich wie an der Schultergliedmasse (s. S. 274) verhält. Ausserdem schicken die seitlichen Sehnen kleine Schenkel an die Aufhängebänder des Sohlenballens, so dass durch den Muskel auch der Sohlenballen gespannt wird. An der Schultergliedmasse ist dies

Verhalten nicht so auffällig. In der Sehne finden sich am Metatarsus nicht selten Fleischfasern, die bei der Katze so beträchtlich sind, dass dieser Teil bei ihr als ein eigener Muskel, *M. flexor digitalis brevis N.* (Fig. 388 b, b, b', b'), aufzufassen ist.

Der der Tibia anliegende **M. flexor digit. pedis profundus** besteht nur aus dem M. flexor hallucis longus und dem M. flexor digitalis pedis longus. Der stärkere laterale *M. flexor hallucis longus* (Fig. 386 o, 387 u) entspringt an der Tibia und Fibula und geht nahe dem Tarsus in eine Sehne aus, die sich, nach Überschreitung des Calcaneus, nur mit der Sehne des M. flexor digit. ped. long. zur tiefen Beugesehne verbindet, die wie die der Schultergliedmasse endet (s. S. 274). Im 1. Drittel des Metatarsus gibt sie eine dünne Sehne ab, die zehenwärts geht, sich dann teilt und sich im Sohlenballen

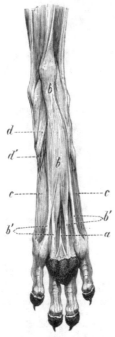 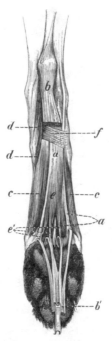

Figur 388. Muskeln und Sehnen an der plantaren Seite des Hinterfusses der Katze.
a zum Sohlenballen gehende Sehne des M. flex. digital. ped. profund., b, b, b', b' M. flex. digital. pedis brev. mit Sehnen, c, c Mm. interossei, d, d' M. abduct. digiti V.

Figur 389. Muskeln und Sehnen an der plantaren Seite des Hinterfusses der Katze nach Zurückschlagen des M. flex. digit. brev.
a, a Sehnen des M. flex. digital. ped. profund., b, b' M. flex. digital. brev. (nach unten geschlagen), c, c Mm. interossei, d, d M. abduct. digiti V, e, e' Mm. accessorii, f M. quadrat. plantae.

verliert. Der Muskel hilft den Sohlenballen spannen. Der *M. flexor digitalis longus* (Fig. 387 u') ist der schwächere mediale Teil des M. flexor digit. pedis prof., entspringt an der Fibula und Tibia und geht über der Mitte der Tibia in eine Sehne über, die mit der des M. tibialis posterior zehenwärts verläuft, um sich an der distalen Grenze des Tarsus mit der des M. flexor hallucis longus zu vereinigen (s. oben). Der **M. tibialis posterior** ist sehr klein und vom M. flexor digitalis long. bedeckt. Er entspringt am proximalen Ende der Fibula (bei der Katze auch noch an der Tibia). Seine dünne, lange Sehne (v) läuft am medialen Rande der Tibia vor der Sehne des M. flexor digital. longus zehenwärts, tritt durch ein eigenes Fach am distalen Ende der Tibia und verliert sich beim Hunde in den medialen Seitenbändern des Tarsus. Bei der Katze endet der relativ stärkere Muskel am proximalen Ende des Mt ₂. Der **M. popliteus** (t) verhält sich wie beim Pferde (s. S. 324). Seine Endsehne enthält am Ende der Muskelfasern ein Sesambeinchen.

III. **Muskeln am Fusse.** Der ziemlich breite und fleischige **M. extensor digitalis brevis** (Fig. 386 u) ist bedeckt von den Sehnen des M. ext. digit. longus und bedeckt die distale Reihe der Tarsal- und das proximale Drittel der Metatarsalknochen. Er entspringt beim Hunde am Calcaneus und den dortigen Bandmassen (bei der Katze am Os tarsi fibulare, Os tarsale 4 und den proximalen Teilen des Mt 2, 3 u. 4) und zerfällt in 3 Abteilungen, von denen die mittlere die längste ist. Seine 3 Sehnen gehen an die 2.—4. Zehe und verbinden sich mit Sehnen der Mm. interossei. Die **Mm. lumbricales**, die **Anzieher der 2. und 5. Zehe** und die **Mm. interossei** verhalten sich wie an der

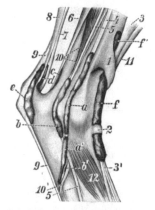 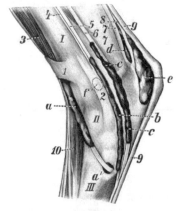

Figur 390. Sehnenscheiden und Schleimbeutel am Tarsus des Hundes; von der lateralen Seite gesehen.

1 u. 2 Querbänder, 3 M. ext. digital. longus, 3′ seine Endsehnen, 4 Sehne des M. ext. digit. longus, 5 Sehne des M. ext. digit. lateralis, 6 M. flexor hallucis longus, 7 verdickte Fascia cruris, 8 Achillessehne, 9, 9 oberflächliche Beugesehne, 10 M. peronaeus brevis, 10′ seine Sehne, 11 M. tibialis anterior, 12 M. ext. digit. pedis brevis.

a, a′ Sehnenscheide von 4, b Sehnenscheide von 5 und 10, b′ Schleimbeutel unter 10′, c Sehnenscheide von 6, d Schleimbeutel unter 8, e Sehnenscheide bzw. Schleimbeutel zwischen 8 und 9, f, f′ Schleimbeutel für 3.

Figur 391. Sehnenscheiden und Schleimbeutel am Tarsus des Hundes; von der medialen Seite gesehen.

I Tibia, II Tarsus, III Metatarsus.
1 Querband, 2 mediales Seitenband des Tarsus, 3 M. tibialis anterior, 4 Sehne des M. tibialis post., 5 Sehne des M. flexor digit. pedis longus, 6 Sehne des M. flexor hallucis longus, 7 Fascia cruris, 7′ deren verdickter Teil, 8 Achillessehne, 9,9 oberflächliche Beugesehne, 10 M. ext. digit. pedis brevis.

a Sehnenscheide von 3, a′ Schleimbeutel unter der Endsehne des M. tibialis ant., b Sehnenscheide von 5, c Sehnenscheide von 6, d Schleimbeutel unter dem Ende der Achillessehne, e Sehnenscheide bzw. Schleimbeutel zwischen 8 und 9, f Schleimbeutel unter 2.

Schultergliedmasse (s. S. 274 u. 275). Ausserdem kommen vor: der **viereckige Sohlenmuskel**, *M. quadratus plantae* (Fig. 389 f). Er entspringt fleischig an der lateralen Fläche des distalen Fersenbeinendes und am lateralen Seitenband des Tarsus, geht von dem den Abzieher der 5. Zehe darstellenden Sehnenstrang bedeckt, quer medial und bildet eine dünne, breite Sehne, die sich in der Sehne des M. flexor digit. pedis prof. verliert. Er spannt diese Sehne an. Der **M. abductor digiti quinti**, Abzieher der 5. Zehe, besteht aus 2 Abteilungen; die eine wird beim Hunde durch einen langen, schmalen Sehnenstrang gebildet, der plantar am proximalen Teile des Os tarsi fibulare entspringt, an dessen lateraler Fläche liegt und an der Basis des Mt 5 endet. Bei der Katze stellt diese Abteilung einen ziemlich fleischigen Muskel dar. Die andere Abteilung entspringt medial am proximalen Teile des Os tarsi fibulare oder an der ersteren Abteilung und bildet eine dünne Sehne, die an der Phalanx I der 5. Zehe endet (Fig. 388 d, d′ u. 389 d, d). Der **M. adductor digiti** V und der **M. adductor digiti** II verhalten sich wesentlich wie am Vorderfuss. Ein *M. flexor digiti quinti*, sowie Muskeln, die den Daumenmuskeln des Metacarpus (s. S. 274 u. 275) entsprechen, **fehlen**. Dagegen sind bei der Katze noch **3 kleine Mm. accessorii** (Fig. 389 e, e′)

vorhanden, die auf der plantaren Seite der tiefen Beugesehne liegen und entspringen; ihre 3 dünnen Sehnen verschmelzen an der Phal. 1 der 3., 4. und 5. Zehe mit den Sehnen des M. flexor digit. brevis. Haack [194] deutet sie als Analogon des langen Sohlenspanners am Vorderfuss.

Sehnen- und Kapselschleimbeutel und Sehnenscheiden (Fig. 390 u. 391). **1. Sehnenschleimbeutel** finden sich: unter der Endsehne des *M. obturator internus, M. glutaeus superficialis* (inkonstant), *M. glutaeus medius* und *prof.* (inkonstant); unter dem *M. biceps* am Trochanter major des Os femoris, unter der Ursprungssehne des *M. rectus femoris* (sehr inkonstant), zwischen *M. rectus femoris* und Os femoris am Übergang des mittleren zum distalen Drittel desselben, unter der Endsehne des *M. vastus lateralis* und *medialis,* unter dem *geraden Kniescheibenband,* unter der Sehne des *M. tibialis anterior* (Fig. 391 a′), *M. peronaeus brevis* (Fig. 390 b′), *M. flexor digit. pedis sublimis* (am Tarsus) (Fig. 390 u. 391 e), der *Achillessehne* (am Tarsus) (Fig. 390 u. 391 d) und unter dem langen medialen Seitenband des Tarsus. **2. Kapselschleimbeutel** findet man: unter der Ursprungssehne des *M. ext. digit. ped. longus* und dem Ende der Sehne des *M. peronaeus longus.* **3. Sehnenscheiden** besitzen: die Sehne des *M. tibialis anterior* (Fig. 391 a), *M. ext. digit. ped. longus* (am Tarsus) (Fig. 390 f, f′), *M. peronaeus longus* (2 übereinander gelegene) (Fig. 390 a, a′), *M. flexor digitalis pedis longus* (Fig. 391 b) und *M. flexor hallucis longus* (Fig. 391 c), die Sehnen des *M. ext. digit. lateralis* und *peronaeus brevis* gemeinsam (Fig. 390 b), die zur 2.—5. Zehe gehenden Endschenkel der *oberflächlichen und tiefen Beugesehne.* (Näheres s. Mahlstedt [388] und Walter [672].)

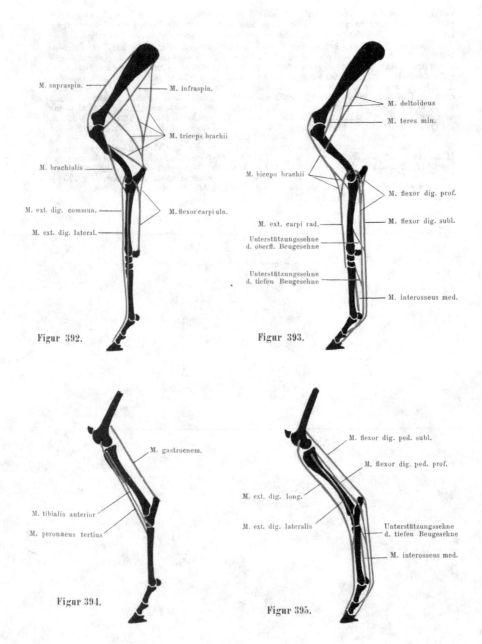

M. supraspin.

M. infraspin.

M. deltoideus

M. teres min.

M. triceps brachii

M. brachialis

M. biceps brachii

M. flexor dig. prof.

M. ext. dig. commun.

M. flexor carpi uln.

M. ext. carpi rad.

M. flexor dig. subl.

M. ext. dig. lateral.

Unterstützungssehne
d. oberfl. Beugesehne

Unterstützungssehne
d. tiefen Beugesehne

M. interosseus med.

Figur 392.

Figur 393.

M. gastrocnem.

M. flexor dig. ped. subl.

M. flexor dig. ped. prof.

M. ext. dig. long.

M. tibialis anterior

M. ext. dig. lateralis

Unterstützungssehne
d. tiefen Beugesehne

M. peronaeus tertius

M. interosseus med.

Figur 394.

Figur 395.

Die Figuren 392—399 sollen in schematischer Weise

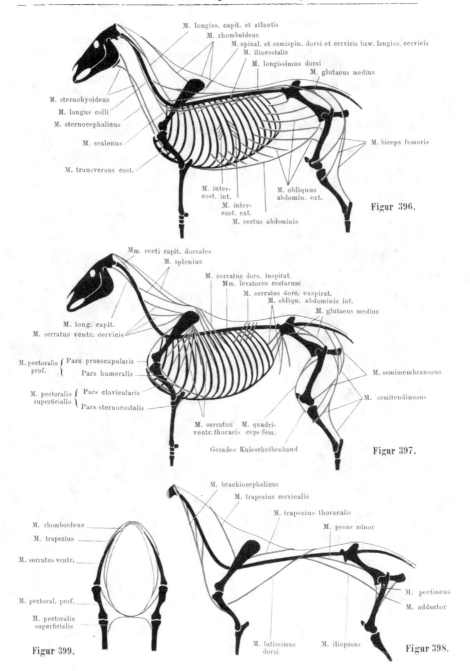

M. longiss. capit. et atlantis
M. rhomboideus
M. spinal. et semispin. dorsi et cervicis bzw. longiss. cervicis
M. iliocostalis
M. longissimus dorsi
M. glutaeus medius

M. sternohyoideus
M. longus colli
M. sternocephalicus
M. scalenus
M. biceps femoris
M. transversus cost.

M. inter-
cost. int.
M. inter-
cost. ext.
M. rectus abdominis
M. obliquus
abdomin. ext.

Figur 396.

Mm. recti capit. dorsales
M. splenius

M. serratus dors. inspirat.
Mm. levatores costarum
M. serratus dors. exspirat.
M. obliqu. abdominis int.
M. glutaeus medius

M. long. capit.
M. serratus ventr. cervicis

M. pectoralis (Pars praescapularis
prof.   (Pars humeralis

M. semimembranosus

M. pectoralis (Pars clavicularis
superficialis (Pars sternocostalis

M. semitendinosus

M. serratus   M. quadri-
ventr. thoracis   ceps fem.

Gerades Kniescheibenband

Figur 397.

M. brachiocephalicus
M. trapezius cervicalis
M. trapezius thoracalis

M. rhomboideus
M. trapezius
M. psoas minor

M. serratus ventr.

M. pectoral. prof.
M. pectineus
M. adductor

M. pectoralis
superficialis

Figur 399.

M. latissimus
dorsi
M. iliopsoas

Figur 398.

die Zugwirkung der Körpermuskeln demonstrieren.

22*

Figur 400.   **Figur 401.**

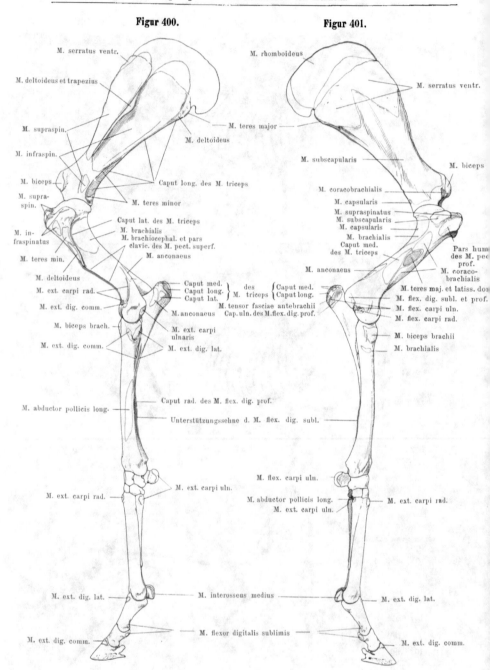

Fig. 400. Skelett der Schultergliedmasse des Pferdes, von der lateralen Seite gesehen.
Fig. 401.   „   „   „   „   „   „   „ medialen „   „

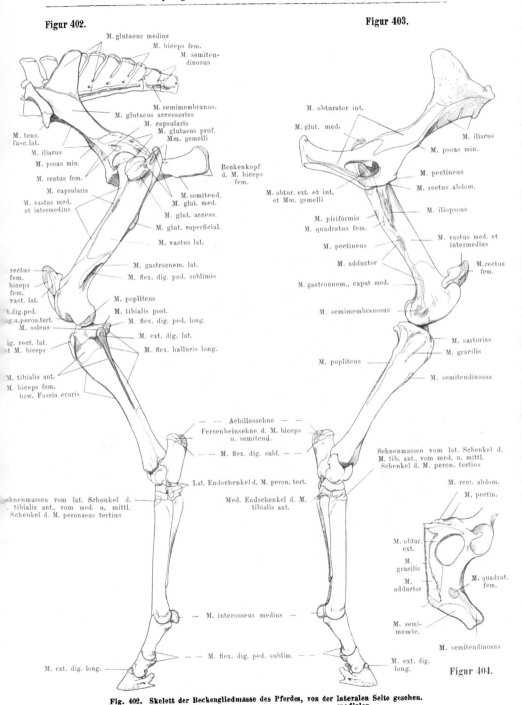

Figur 402.

M. glutaeus medius
M. biceps fem.
M. semiten-
dinosus
M. semimembranos.
M. glutaeus accessorius
M. capsularis
M. glutaeus prof.
Mm. gemelli
M. tens.
fasc. lat.
M. iliacus
M. psoas min.
M. rectus fem.
M. capsularis
M. vastus med.
et intermedius
Beckenkopf
d. M. biceps
fem.
M. semitend.
M. glut. med.
M. glut. access.
M. glut. superficial.
M. vastus lat.
rectus
fem.
biceps
fem.
vast. lat.
M. gastrocnem. lat.
M. flex. dig. ped. sublimis
M. popliteus
t.dig.ped.
g.n.peron.tert.
M. soleus
M. tibialis post.
M. flex. dig. ped. long.
M. ext. dig. lat.
ig. rect. lat.
t M. biceps
M. flex. hallucis long.
M. tibialis ant.
M. biceps fem.
bzw. Fascia cruris
— — Achillessehne — —
Fersenbeinsehne d. M. biceps
u. semitend.
— M. flex. dig. subl. — —
Lat. Endschenkel d. M. peron. tert.
ehnenmassen vom lat. Schenkel d.
. tibialis ant., vom med. u. mittl.
Schenkel d. M. peronaeus tertius
Med. Endschenkel d. M.
tibialis ant.
— M. interosseus medius —
— M. flex. dig. ped. sublim. —
M. ext. dig. long.

Figur 403.

M. obturator int.
M. glut. med.
M. iliacus
M. psoas min.
M. pectineus
M. rectus abdom.
M. obtur. ext. et int.
et Mm. gemelli
M. piriformis
M. quadratus fem.
M. iliopsoas
M. vastus med. et
intermedius
M.rectus
fem.
M. pectineus
M. adductor
M. gastrocnem., caput med.
M. semimembranosus
M. sartorius
M. gracilis
M. popliteus
M. semitendinosus
Sehnenmassen vom lat. Schenkel d.
M. tib. ant., vom med. u. mittl.
Schenkel d. M. peron. tertius
M. rect. abdom.
M. pectin.
M. obtur.
ext.
M.
gracilis
M.
adductor
M. quadrat.
fem.
M. semi-
membr.
M. semitendinosus
M. ext. dig.
long.

Figur 404.

Fig. 402. Skelett der Beckengliedmasse des Pferdes, von der lateralen Seite gesehen.
Fig. 403.   „   „   „   „   „   „ medialen   „   „
Fig. 404. Linke Hälfte des Beckenskeletts des Pferdes, von der ventralen Seite gesehen.
entspringenden und endenden Muskeln eingezeichnet. Diese Figuren sind in Anlehnung an entspr. Figuren im Schmaltz'schen Atlas der
entworfen worden.

III. Eingeweidelehre.

Die in den Körperhöhlen lagernden Organe werden Eingeweide, *Viscera*, im weiteren Sinne genannt. Hergebrachter Weise beschreibt man aber in der Eingeweidelehre, *Splanchnologie*, nur die Organapparate, die mit der Aussenwelt in direkter Kommunikation stehen, nämlich den Verdauungs-, Atmungs-, Harn- und Geschlechtsapparat. Zu jedem von ihnen gehört ein mit Ausbuchtungen versehenes Kanalsystem, dessen Wände darin übereinstimmen, dass ihre innerste Schicht eine Schleimhaut ist; zu ihr kommt meist noch eine Muskelhaut, die i. d. R. von einer Bindegewebshaut umgeben wird, die bei den meisten Eingeweiden eine seröse Haut ist. Zu den Eingeweideschläuchen gehören drüsige Gebilde (s. S. 5). Diese liegen entweder in der Schlauchwand oder als abgeschlossene Organe ausserhalb von ihr.

Die die innerste Schicht der Eingeweideschläuche bildende **Schleimhaut**, *Tunica mucosa* (s. S. 5), geht an den Körperöffnungen in die äussere Haut über. Sie ist in betreff ihrer Stärke, Gefässverteilung und Epithelbekleidung nach dem Apparate, dem sie angehört, sehr verschieden, zeigt aber sonst übereinstimmende Eigenschaften. Die Schleimhaut bildet an verschiedenen Stellen Vorsprünge, die als Blätter, Falten, Leisten, Zotten, Papillen etc. auftreten und zur Vergrösserung der Schleimhautoberfläche, zum Schutze vor mechanischen Einwirkungen oder zur Vermittlung der Aufsaugung, von Sinneseindrücken usw. dienen. Die den Höhlen zugewandte, stets feuchte Schleimhautfläche ist mit Epithel, dem Schleimhautoberhäutchen (s. S. 3), überzogen. Die das Epithel tragende, bindegewebige Eigenschicht, *Lamina propria mucosae*, geht in die lockere, die grösseren Gefässe und Nerven enthaltende *Lamina submucosa* über, welche die Schleimhaut an die Umgebung befestigt. Zwischen Lamina propria und submucosa liegt oft eine dünne Muskelschicht, die *Lamina muscularis mucosae*. Die das Schleimhautrohr umgebende **Muskelhaut**, *Tunica muscularis,* ist an den natürlichen Körperöffnungen meist sehr stark und besteht hier oft aus willkürlichen, quergestreiften Muskelfasern, die meist die Schliessmuskeln der Öffnungen bilden und sich daher vielfach an Knochen oder Knorpeln ansetzen. Zum allergrössten Teile wird die Muskelhaut indes aus glatten Muskelfasern (s. S. 4) zusammengesetzt. Die Muskelfaserbündel sind meist in Schichten und zwar oft in 2, einer inneren Ring- und einer äusseren Längsfaserschicht, geordnet; es kommen indessen grosse Verschiedenheiten vor. Die Eingeweide, die in mit serösen Auskleidungen versehenen Körperhöhlen liegen, besitzen als äussere Schicht einen serösen Überzug, der ihrer äusseren Fläche eine glatte, feuchte Beschaffenheit verleiht. Die **serösen Häute**, *Tunicae serosae* (s. S. 5), sind dünn, bestehen aus verflochtenen Bindegewebsbündeln und elastischen Fasern und sind an der freien Fläche von einem niedrigen ungeschichteten Epithel bedeckt; zwischen ihnen und den Organen, die sie überziehen, findet sich oft eine Schicht lockeren Bindegewebes, die *Lamina subserosa*.

A. Die grossen Körperhöhlen.

Die Eingeweide im engeren Sinne liegen in der Brust- und Bauch-Beckenhöhle, dem *Cavum thoracis et abdominis* mit Einschluss des *Cavum pelvis*. Beide Höhlen werden von einer serösen Haut ausgekleidet, die geschlossene Säcke bildet, deren Hohlräume als seröse Höhlen bezeichnet werden. Das die Brusthöhle auskleidende Brustfell bildet die beiden Pleurasäcke, welche die Pleurahöhlen, *Cava pleurae*, enthalten, und zwischen die sich der Perikardialsack mit der Perikardialhöhle, dem *Cavum pericardiale,* einschiebt; das die Bauch- und Beckenhöhle auskleidende Bauchfell hingegen bildet nur einen Sack, den Peritonaealsack, der die Peritonaealhöhle, das *Cavum peritonaei,* umschliesst. Man macht sich die Be-

ziehungen des Bauch- und Brustfells zu den Eingeweiden klar, wenn man sich vorstellt, dass die Brust- und Bauchhöhle ursprünglich vollständig leer, und dass ihre Innenflächen von den serösen Häuten bekleidet sind (Fig. 405). Denkt man sich weiter, dass alle Organe zunächst dem serösen Sacke aussen anliegen, sich also zwischen ihm und der übrigen Leibeswand befinden (Fig. 405 a) und erst später an einer Stelle, den betreffenden Teil der Wand des Sackes vor sich

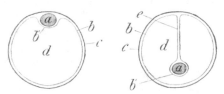

Figur 405.　　　　Figur 406.

Schematische Darstellung des Verhaltens der Serosa zu den Organen.

a Organ, b Serosa, Wandblatt, b′ Serosa, Eingeweideblatt, c Leibeswand, d seröse Höhle, e Duplikatur der Serosa (Gekröse etc.).

herschiebend, in diesen gelangen (Fig. 406 a), so ergibt sich, dass die Organe wohl in der Bauch- bzw. Brusthöhle, niemals aber in der Peritonaeal- bzw. Pleurahöhle (Fig. 405 u. 406 d) liegen können. Je nachdem sich ein Organ m. o. w. weit in den Sack einstülpt, ist es m. o. w. von der serösen Haut überzogen. Hat sich das Organ weit von der Wand entfernt, dann tritt die Serosa in Form einer Doppellamelle (Fig. 406 e) von der Wand zum Organ, und man unterscheidet dann an der Serosa die das Organ überziehende *Lamina visceralis,* das Eingeweideblatt (Fig. 405 u. 406 b′), die die Wand der Höhle bekleidende *Lamina parietalis,* das Wandblatt (Fig. 405 u. 406 b), und das Verbindungsstück (Fig. 406 e), das als Band, Gekröse, Netz usw. bezeichnet wird.

a) Die Brusthöhle und das Brustfell.

Im **Brustkorb, Thorax** (s. S. 40), befindet sich die zweitgrösste Körperhöhle, die Brusthöhle, das *Cavum thoracis,* das die beiden Pleurahöhlen (s. S. 342) einschliesst. Die Brustwand besteht aus 4 Schichten. Die innerste Schicht bildet das parietale Blatt der Pleura, dann folgen die Fascia endothoracica, Muskulatur mit Skeletteilen und die äussere Haut. Der Brusteingang, *Apertura thoracis cranialis (sup. N.),* wird vom 1. Brustwirbel, dem 1. Rippenpaar und dem kranialen Ende des Sternum umgrenzt und von der Luft- und Speiseröhre, vom M. longus colli, von Gefässen, Nerven, Lymphknoten und Bindegewebe ausgefüllt (s. unten). Der Brustausgang, *Apertura thoracis caudalis (inf. N.),* wird vom letzten Brustwirbel, dem letzten Rippenpaar, den Rippenbögen und dem kaudalen Ende des Sternum umrandet und durch das Zwerchfell (s. S. 281 u. 290) geschlossen. Die dorsale Wand wird von den Brustwirbeln und dem Anfang der Rippen und die ventrale Wand vom Sternum und den wahren Rippenknorpeln gestützt; beide werden durch die Brust- bzw. Rückenmuskeln und die Haut ergänzt. Die Skelettgrundlage der Seitenwände bilden die Rippen mit ihren Knorpeln. Die Spatia intercostalia sind von Muskulatur ausgefüllt.

Der Brusteingang ist beim Menschen queroval, bei den Fleischfressern fast kreisrund und bei den anderen Haustieren hochoval. Im Brusteingang liegen (Fig. 407): dorsal der M. longus colli, ventral von ihm rechts die Trachea, links der Oesophagus und seitlich und ventral von diesen Teilen Nerven (N. sympathicus, vagus, recurrens, phrenicus), Gefässe (A. vertebralis, Truncus omocervicalis, Truncus bicaroticus, Ende der A. subclavia, die entspr. Venen, das Ende des Ductus thoracicus) und Lymphknoten (Übergang der Lgl. cervicales caudales in die Lgl. mediastinales craniales) und bei jungen Tieren die Thymus. Man kann die

Brusthöhle in einen kranialen Eingangs- (präkardialen), einen kaudalen Ausgangs- (postkardialen) und einen Mittelabschnitt (Kardialteil) einteilen und unterscheidet an ihr einen
dorsoventralen Vertikal- (Höhen-), einen Quer- (Transversal-) und einen kraniokaudalen Sagittal-
(Längs-)durchmesser. Der Querdurchmesser ist am Brusteingang am kleinsten und etwa in
der Mitte des Brustkorbes oder auch am Brustausgang am grössten. In der Mitte der Brusthöhle sind Höhen- und Querdurchmesser einander nahezu
gleich, dann wird der Höhendurchmesser infolge der Schrägstellung
des Zwerchfells wieder kleiner. Der Sagittaldurchmesser ist
ventral am kürzesten, weil er vom Brusteingang nur bis zur
letzten wahren Rippe reicht; dorsal ist er bedeutend grösser und
reicht bis zum letzten Brustwirbel. Die Stellung des Zwerchfells
ist je nach der Tierart und dem Atmungszustand verschieden
(s. S. 292, 298 und Bauchhöhle). Die Brusthöhle des Pferdes
ist relativ länger als die des Rindes, das eine kurze Brustwirbelsäule hat, und dessen Bauchhöhle einen grossen intrathorakalen Abschnitt besitzt. Beim Schafe ist der Eingangsteil
der Brusthöhle sehr schmal, der Ausgangsteil dagegen breit.

Die **Fascia endothoracica** ist eine elastische Haut,
welche die Innenfläche der Brustwand überzieht und die
Grundlage des Herzbeutels bildet.

Sie geht nahe der Medianebene von der dorsalen Thoraxwand als Eingeweideblatt an die grossen Gefässe, läuft an
ihnen herzwärts und bildet das fibröse Blatt des Herzbeutels,
gelangt zum Sternum und geht dort wieder als Wandblatt an
die Brustwand. Seitlich verstärkt sich die Faszie beim Rinde zu
den Zwischenrippenbändern (s. S. 63).

Die **Brustfelle, Pleurae** (Fig. 408—413), sind 2 seröse
Häute, die 2 geschlossene, die seitlichen Brusthöhlenhälften
auskleidende Brustfellsäcke bilden. Der der Brusthöhlenwand anliegende Teil der Brustfellsäcke stellt die *Pleura
parietalis* dar, während die beiden einander zugekehrten
medialen Wände die *Pleurae mediastinales* (Mittelfelle)
bilden. Den kegelförmigen kranialen Abschluss der Pleurasäcke (am Brusteingang) nennt man die *Cupula* und den
kaudalen die *Basis pleurae*. An der Pleura parietalis unterscheidet man die die Rippenwand bekleidende *Pleura costalis*,
Rippenfell, und die das Zwerchfell überziehende *Pleura
diaphragmatica*. Der Teil der Pleura mediastinalis, der den
Herzbeutel überzieht, heisst *Pleura pericardiaca*. In die
beiden Brustfellsäcke sind von der Medianebene aus die
Lungen, die mediastinale Pleura einstülpend, derart eingeschoben, dass sie von der Pleura als *Pleura pulmonalis*,
Lungenfell, ganz überzogen werden; Pleura mediastinalis
und pulmonalis gehen mithin ineinander über. Die Lungen
engen das *Cavum pleurae*, die Pleurahöhle, bis auf
einen engen Spalt ein, der nur eine geringe Menge seröser
Flüssigkeit enthält, so viel, als genügt, um die aneinander liegenden Pleuraflächen schlüpfrig zu erhalten.

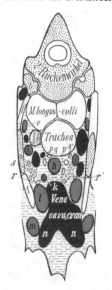

Figur 407.   Querschnitt
durch den Brust-
höhleneingang des
Pferdes.
a 1. Rippe, b dorsales Ende
der 2. Rippe, e zum Plexus
brachialis ziehende, ventrale
Wurzel des 1. u. 2. Thorakalnerven, f, f Mm. intercostales,
h Truncus bicaroticus, i, i Aa.
vertebrales, k Stamm der A.
cervicalis ascendens u. transversa scapulae (rechterseits
entspringt er ein wenig weiter
halswärts), l A. subclavia sin.,
m A. axillaris sin., n, n Vv.
axillares, die sich zur V. cava
cran. vereinigen, p, p′ N.
vagus sin. bzw. dexter, q
linker und q′ rechter N. recurrens, r linker und r′
rechter N. phrenicus, s Lgl.
cervicales caudales.

Da der ventrolaterale Rand der Lungen nicht bis zum Sternum und zum Ansatz der Pars
costalis des Zwerchfells reicht, so berühren sich hier Pleura costalis und mediastinalis (bzw. diaphragmatica) und zwar bei Exspiration in grösserer, bei Inspiration in kleinerer Ausdehnung. Der
Spalt zwischen beiden heisst *Sinus phrenicocostalis*, Komplementär-Raum der Pleurahöhle.

Die linke und rechte Pleura mediastinalis sind durch Bindegewebe dicht miteinander
verbunden zum *Septum mediastinale;* in diesem, also zwischen beiden Pleurae mediastinales,

finden sich die Mittelfellspalten, *Spatia (Cava N.) mediastinalia*, in denen sich mehr oder weniger median gelegene Brustorgane, von denen viele unpaar sind, finden.

Im kranialen (Eingangs-) Teile der Brusthöhle liegen die Mittelfelle zum Teil aneinander; sie bilden aber auch eine Spalte, die präkardiale (kraniale, vordere) Mittelfellspalte (Fig. 408 und 411), welche die Luft- und Speiseröhre, die V. cava cranialis, das Ende des Ductus thoracicus, die Nn. cardiaci, vagi, recurrentes, phrenici, sympathici, die Thymusdrüse, Lymphknoten und grosse Gefässtämme aufnimmt. Im mittleren Teile der Brusthöhle liegt zwischen den Pleurae mediastinales in der grossen mittleren oder kardialen Mittelfellspalte (Fig. 409 u. 412) das vom Herzbeutel umschlossene Herz mit den Anfängen und Enden der grossen Gefässe und die Luft- und Speiseröhre und die Nn. vagi. Auch kaudal vom Herzen treten die beiden Pleurae mediastinales, die hier ein spinnwebenartiges Aussehen haben, zum Teil auseinander und bilden die postkardiale (kaudale, hintere) Mittelfellspalte (Fig. 410 u. 413). In ihr liegen dorsal die Aorta, der Brustteil der V. azygos und hemiazygos, die sympathischen.Nerven und der Ductus thoracicus, mehr ventral die Speiseröhre, Lymphknoten und die Nn. vagi. Ausser diesen Mittelfellspalten kommt bei den Haustieren nach Sussdorf [610 u. 611] im postkardialen Mittelfell noch ein *Cavum mediastini (serosum)*, eine von Epithel ausgekleidete, sehr grosse Lymphspalte vor, die sich entlang des Oesophagus von der Lungenwurzel bis zum Zwerchfell erstreckt. Der Oesophagus ist in die linke Seitenwand dieser Spalte eingelagert. Beim Menschen unterscheidet man ein *Cavum mediastinale anterius (ventrale) et posterius (dorsale);* als Grenze zwischen beiden dient eine durch den Hilus pulmonalis gelegte, frontale Ebene. Die Pleura bildet auch das *Ligamentum pulmonale* (s. Lunge).

Von den beiden Pleurasäcken ist der linke, da das zwischen beiden Säcken liegende Herz sich mehr nach links als nach rechts erstreckt, kleiner als der rechte. Namentlich beim Rinde, dessen Pleura stark ist, liegt das Mediastinum erheblich links von der Medianebene. Der rechte Pleurasack zeigt bei den Haustieren noch die Eigentümlichkeit, dass kaudal vom Herzen von seiner ventralen Wand bzw. vom Sternum und dem Zwerchfell eine Pleurafalte gegen den Rücken aufsteigt; diese heisst, da sie am dorsalen Rande die Vena cava caudalis einschliesst, das Hohlvenengekröse (Fig. 410 f, 413 Hvb). Hierdurch wird die ventrale Hälfte des kaudalen Teiles der rechten Pleurahöhle in einen kleineren medialen (Fig. 413 mL) und einen grösseren lateralen Raum eingeteilt. Im ersteren, dem mittleren Brustraum, *Cavum pleurae intermedium*, liegt der Anhangslappen der rechten Lunge (Fig. 410 u. 413 mL). Ausserdem bildet die Pleura eine kleine Falte (Gekröse) für den N. phrenicus (Fig. 410 b).

Das Verhalten der Pleurae ergibt sich aus den Figuren 408—413. Die Figur 408 stellt einen Querschnitt durch den kranialen Abschnitt der Brusthöhle dar und zeigt, wie sich die Pleura in diesem Abschnitt verhält. Man sieht, dass die Lungenpleura lateral der Rippenpleura und medial dem Mediastinum in ganzer Ausdehnung anliegt, und dass dorsal und ventral die Rippenpleurae in die Pleurae mediastinales übergehen, die im ventralen Teile der Brusthöhle dicht aneinander liegen und das *Septum mediastinale* bilden. Weiter dorsal weichen sie auseinander, indem sich verschiedene Organe zwischen sie einschieben, so dass die kraniale Mittelfellspalte entsteht. In dieser sieht man am meisten ventral die quer durchschnittene V. cava cranialis mit dem rechten N. phrenicus (b) und über ihr die A. brachiocephalica (c), an der links der N. vagus und phrenicus (e, f) und rechts ein N. recurrens liegen. Weiter dorsal folgen links die A. subclavia sinistra (b) und rechts von ihr die Trachea (T) mit dem rechten N. vagus (d) und dem dorsal an ihrer linken Seite gelegenen Oesophagus (S).

Die 2. Figur (Fig. 409) stellt einen Durchschnitt durch den mittleren Abschnitt der Brusthöhle dar. Der Übergang der an der Brustwand liegenden Pleura costalis in die rot dargestellte Mediastinalpleura am Rücken und Sternum ist deutlich sichtbar. Zwischen den beiden Mediastinalpleuren liegt in der grossen mittleren Mittelfellspalte ventral das Herz (H, r. V, r. K) mit dem Herzbeutel (h, h). Mitten über dem Herzen (H) sieht man die Aorta (A) gegen den Rücken aufsteigen. Auf ihr liegt über dem rechten Vorkammer rechts die V. cava cranialis (a) und links die A. pulmonalis (c). Weiter dorsal liegen rechts an der Aorta die Luft- und Speiseröhre (T u. S) mit dem rechten N. vagus (e) und die V. azygos (b) übereinander und links der N. vagus und recurrens. Der Herzbeutel (h, h) wird vom Mediastinum in ganzer Ausdehnung überzogen.

Die 3. Figur (Fig. 410) stellt einen Querschnitt durch den kaudalen Abschnitt der Brusthöhle dar, der aber ventral noch den mittleren Brustabschnitt mit der darin liegenden Herzspitze getroffen hat. Man bemerkt also ventral in dem Endabschnitt der mittleren Mittelfellspalte die Herzspitze mit dem Ende der linken Herzkammer. Rechts dicht neben und ventral vom Herzen sieht man, dass die Pleura das dorsal aufsteigende Hohlvenengekröse (f) bildet,

das an seinem Ende die V. cava caud. beherbergt. Es bildet eine kleine Nebenfalte zur Aufnahme des rechten N. phrenicus (b). Dorsal vom Herzen liegen die Pleurae mediastinales zunächst dicht aneinander (*Septum mediastinale*), um dann wieder zur kaudalen Mittelfellspalte,

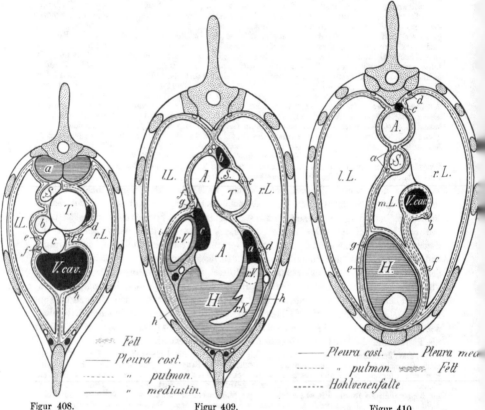

Figur 408.   Figur 409.   Figur 410.

Figur 408. Halbschematischer Durchschnitt durch den präkardialen (kranialen)
Teil der Brusthöhle zur Demonstration der Pleuraverhältnisse und der kranialen
Mittelfellspalte.
l. L. linke Lunge, r. L. rechte Lunge, T Trachea, S Oesophagus, V. cav. Vena cava cranialis.
a M. longus colli, b A. subclavia sinistra, c A. brachiocephalica, d rechter N. vagus, e linker
N. vagus, f linker N. phrenicus, g linker N. recurrens, h rechter N. phrenicus.

Figur 409. Halbschematischer Durchschnitt durch den kardialen (mittleren) Teil
der Brusthöhle zur Demonstration der Pleuraverhältnisse und der mittleren
Mittelfellspalte.
l. L. linke Lunge, r. L. rechte Lunge, A, A Aorta (bzw. Aortenbogen), T Trachea, S Oesophagus,
H Herz, r. V., r. V. rechte Vorkammer, r. K rechte Kammer. a V. cava cranialis an ihrer Einmündung,
b V. azygos, c Lungenarterie, d rechter N. phrenicus, e rechter N. vagus, f linker N. vagus,
g linker N. recurrens (vor der Umschlagstelle), h, h Herzbeutel, i linker N. phrenicus.

Figur 410. Halbschematischer Durchschnitt durch den postkardialen (kaudalen)
Teil der Brusthöhle zur Demonstration der Pleuraverhältnisse und der hinteren
Mittelfellspalte.
l. L. linke Lunge, r. L. rechte Lunge, m. L. Anhangslappen der rechten Lunge, A Aorta, H Herz,
S Oesophagus, V. cav. V. cava caudalis. a beide Nn. vagi, b rechter N. phrenicus, c V. azygos,
d rechter N. sympathicus, e Herzbeutel, f Hohlvenengekröse, g linker N. phrenicus.

in der übereinander die Speiseröhre (S), die Nn. vagi (a), die Aorta (A) und die V. azygos (c) liegen, auseinander zu weichen. Zwischen Hohlvenengekröse und Hohlvene einer- und Mediastinum und Speiseröhre anderseits bemerkt man den durchschnittenen Anhangslappen der rechten Lunge (m. L.). Die vorstehend kurz geschilderten 3 Abbildungen (Fig. 408—410) sind nach der Natur angefertigt und nur etwas schematisiert worden. Sie zeigen also die wirklichen Verhältnisse und demonstrieren vor allen Dingen, dass es keine vorgebildeten Mittelfellräume gibt, sondern dass die beiden aneinanderliegenden Pleurasäcke nur an bestimmten Stellen durch Organe, die zwischen ihnen liegen oder sich zwischen sie einschieben, auseinandergedrängt werden, und dass die betr. Organe mit dem sie umgebenden Bindegewebe und Fett die so entstehenden Mittelfellspalten vollständig ausfüllen. Gerade weil in den Abbildungen 408—410 möglichst die richtigen Verhältnisse nachgebildet sind, sind sie ziemlich schwer verständlich; wir haben deshalb zu ihrer Ergänzung noch die Fig. 411—413 aufgenommen, welche die betreffenden Verhältnisse ganz schematisiert zeigen; vor allem demonstrieren sie übersichtlicher (in Fig. 412), wie die Pleura pulmonalis aus der Pleura mediastinalis hervorgeht, und dass das Hohlvenengekröse (Fig. 413 Hvb) eine Falte des rechten Pleurasackes ist.

Bau. Die seröse Pleura (s. S. 5) erscheint stellenweise (s. S. 345) spinnwebenartig dünn und durchlöchert; die Löcher sind aber durch feine, glashelle Blättchen geschlossen; nur das Hohlvenengekröse soll manchmal echte Löcher besitzen. Da, wo die Pleurae mediastinales aneinanderstossen, sind sie durch die Subserosa, die Fett enthält, verbunden. Die Zwischenrippenpleura ist stärker als die den Rippen, dem Zwerchfell und den Lungen anliegende Pleura. Bei älteren und grösseren Tieren sind die Serosen relativ dicker als bei jüngeren und kleineren. An der parietalen Pleura unterscheidet man ausser dem einer Membrana limitans aufsitzenden

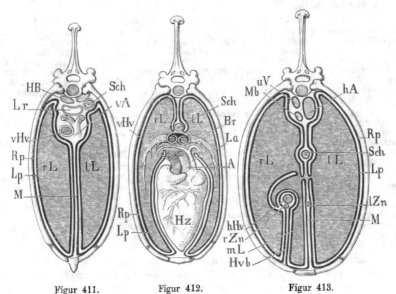

Figur 411.   Figur 412.   Figur 413.

Schematische Querdurchschnitte der Brusthöhle des Pferdes;
von der kranialen Seite gesehen.

Figur 411. Kranial vom Herzen.   Figur 412. In der Herzgegend.   Figur 413. Zwischen dem Herzen und dem Zwerchfell. Die Nerven sind, mit Ausnahme der Zwerchfellsnerven in Figur 413, nicht weiter berücksichtigt.

A Arcus aortae, hA Aorta thoracica, vA Truncus brachiocephalicus communis, Br durchschnittene Bronchien, HB M. longus colli, Hvb Hohlvenengekröse, hHv V. cava caudalis, vHv V. cava cranialis, Hz Herz, lL linke Lunge, mL Anhangslappen der rechten Lunge, rL rechte Lunge, La A. pulmonalis, Lp Lungenpleura, Lr Luftröhre, M Mittelfell (in Figur 413 als phrenicomediastinales Blatt auftretend), Mb Ductus thoracicus, Rp Rippenpleura, Sch Oesophagus, uV V. azygos, lZn linker, rZn rechter N. phrenicus.

Endothel eine vornehmlich kollagene subendotheliale Schicht, eine aus dicken, elastischen Fasern zusammengesetzte Mittelschicht (Fascia endothoracica) und endlich eine oft fettzellenhaltige, bindegewebige Unterschicht (Trautmann [637]).

Gefässe und Nerven der Pleura. Die Arterien stammen von den Aa. intercostales, phrenicae, bronchiales und der A. thoracica int., die Venen von den gleichnamigen Venenstämmen; die Nerven kommen von den Nn. phrenici, vom Vagus, Sympathicus und den Interkostalnerven.

b) Die Bauch- und Beckenhöhle und das Bauchfell.

1. Die **Bauchhöhle,** *Cavum abdominis,* ist die grösste seröse Höhle; sie liegt im Abdomen, reicht vom Zwerchfell bis zum Beckeneingang und erstreckt sich in den kaudalen Teil des Brustkorbes, den intrathorakalen Teil der Bauchhöhle bildend.

Bauchwände. Die dorsale Bauchwand wird von den Lendenwirbeln und den anliegenden Muskeln gebildet. Die Seitenwände erhalten ihre Stütze im intrathorakalen Teil der Bauchhöhle von den letzten Rippen und Rippenknorpeln und am Übergang zur Beckenhöhle von den Darmbeinflügeln und werden im übrigen von der weichen, muskulösen Bauchwand gebildet. Die ventrale Bauchwand wird vom Ende des Sternum und der Cartilago xiphoidea gestützt und im übrigen von Muskeln und der Haut dargestellt; sie reicht bis zum Os pubis. Die Eingangswand bildet das Zwerchfell. Am Bauchhöhlenausgang geht die Bauchhöhle im Beckeneingang in die Beckenhöhle über.

Bau der Bauchwände. Die innere Schicht der Bauchwand ist das im Bau der Pleura ähnliche *Peritonaeum* (Bauchfell); ihm folgen die *Fascia transversa* und *iliaca,* darauf am Bauchhöhleneingang das Zwerchfell und im übrigen Bauch- und Lendenmuskeln; dann reihen sich an bestimmten Stellen Skeletteile und darauf wieder Muskulatur an; auf diese folgen dorsal die Fascia lumbodorsalis, seitlich und ventral die Fascia trunci, der Bauchhautmuskel und die äussere Haut. Die **Fascia transversa** ist eine elastische Membran, die aus der Fascia iliaca (s. S. 301) entspringt. Sie verschmilzt, nachdem sie den M. transversus abdom. und die Zwerchfellsmuskulatur locker überzogen hat, mit dem sehnigen Teile des Zwerchfells und der Sehne des M. transversus abdom. und geht in die Beckenfaszie über.

Grösse der Bauchhöhle. Der grösste (dorsoventrale) Höhendurchmesser fällt in das Niveau der ersten Lendenwirbel und der grösste Querdurchmesser in das der zwei bis drei letzten Rippen. Der kraniokaudale Längsdurchmesser ist wegen der Schrägstellung des Zwerchfells dorsal viel kürzer als ventral; den grössten Sagittaldurchmesser stellt eine Linie vom Zwerchfellsansatz am Sternum bis zum kranialen Ende der Beckenfuge dar.

Öffnungen in den Bauchhöhlenwänden. Die Bauchhöhlenwände besitzen zum Durchtritt von Gefässen, Nerven, Schläuchen usw. Öffnungen, z. B. im Zwerchfell den Hohlvenen-, Aorten- und Speiseröhrenschlitz (s. S. 291) und in der ventralen Wand des Fetus die Nabelöffnung, die später nur noch durch den **Nabel** markiert ist. Nahe dem Schambein findet sich bei männlichen Tieren der Leistenkanal (s. S. 294) und bei weiblichen an seiner Stelle eine flache Grube, mit Ausnahme der weiblichen Fleischfresser, die einen Leistenkanal besitzen. Bei männlichen Tieren kommuniziert die Bauchhöhle nicht mit der Aussenwelt; bei weiblichen findet dies durch die Bauchöffnungen der Tuben statt, die in den Uterus und somit indirekt nach aussen führen.

Einteilung der Bauchhöhle und der Bauchwand (s. Fig. 1 u. S. 7). Die Bauchhöhle wird durch Quer-(Segmental-)ebenen bzw. die Bauchwand durch Linien, die man sich auf ihr gezogen denkt, in gewisse Gegenden, Regionen und Subregionen, eingeteilt, und zwar unterscheidet man:

α) Die *Regio epigastrica,* **vordere (kraniale) Bauchgegend.** Sie erstreckt sich vom Zwerchfell bis zu einer durch das letzte Rippenpaar gelegten Segmentalebene und umfasst wesentlich den intrathorakalen Teil der Bauchhöhle. Sie zerfällt in die an der ventralen Bauchseite median zwischen dem Schaufelknorpel und den beiderseitigen Rippenbögen gelegene, fast dreieckige *Regio xiphoidea,* Schaufelknorpelgegend, und in die *Regio hypochondriaca dextra et sinistra,* Unterrippengegenden, die den medial von den Rippen und dem Rippenbogen gelegenen Teil der Bauchhöhle umfassen. Der am Rippenbogen entlang ziehende Teil der Schaufelknorpelgegend wird wohl auch als **Rippenweiche** bezeichnet.

Beim Menschen bezeichnet man die Schaufelknorpelgegend als Regio epigastrica und stellt diese der Regio hypochondriaca dextra et sinistra gegenüber. Wo in der Medianebene der ventralen Rumpffläche die Brust in den Bauch übergeht, liegt beim Menschen eine vertiefte Stelle, Magengrube oder Herzgrube, Scrobiculus cordis.

β) Die *Regio mesogastrica,* **mittlere Bauchgegend,** erstreckt sich von der genannten Segmentalebene bis zu einer durch den kraniomedialen Winkel des Tuber coxae gelegten Parallelebene. Sie zerfällt in die ventromediane *Regio umbilicalis,* Nabelgegend, in die rechte und linke Flanken- oder seitliche Bauchgegend, *Regio abdominalis lateralis s. iliaca dextra et sinistra,* und in die dorsale, durch die Lendenwirbel gestützte Lendengegend, *Regio lumbalis.* An der Flankengegend unterscheidet man wieder a) die eigentliche Flanke, d. h. die Abteilung, die von dem dorsalen Randabschnitt des M. obliquus abdom. int. (der vom kraniomedialen Winkel des Tuber coxae zur 18. Rippensymphyse verläuft und sich deutlich markiert; s. S. 294) bis zur Kniefalte reicht; b) die zwischen diesem Muskelzug, der letzten Rippe und der Lendengegend gelegene *Fossa paralumbalis,* Hungergrube, und c) die medial von der Kniefalte gelegene Flankenweiche.

Beim Menschen versteht man unter Regio mesogastrica nur die Regio umbilicalis und Regio abdom. lateralis, während der von der Lendenwirbelsäule gestützte Teil *Regio mediana* und der seitlich von dieser gelegene Abschnitt *Regio lumbalis* heisst.

γ) Die *Regio hypogastrica,* **hintere (kaudale) Bauchgegend,** reicht von der genannten 2. Segmentalebene bis zum Beckeneingang bzw. bis zum knöchernen Becken. Sie zerfällt in die mittlere *Regio pubica,* Schamgegend, und in die rechte und linke *Regio inguinalis dextra et sinistra,* Leistengegend. Eine *Regio subinguinalis* ist kaum abzutrennen. Beim Menschen stösst an die Regio pubica die *Regio pudendalis,* in der der Hodensack und der nicht erigierte Penis liegen.

Die **Bauchhöhle des Pferdes** zeichnet sich dadurch aus, dass die Regio mesogastrica sehr kurz ist, so dass der Nabel an die vordere Grenze der Regio umbilicalis oder sogar noch in die Regio epigastrica und ein Teil der Schamteile in die Regio mesogastrica fällt[1]). Die Dornfortsätze des 15.—18. Brustwirbels stehen nahezu senkrecht über den Körpern. Das ventrale Ende der die Bauchhöhle begrenzenden 10 letzten Rippen liegt um 2 (3) Wirbel weiter kaudal als der gleichzählige Wirbel, so dass das Ende der letzten Rippe in die Segmentalebene des 3. Lendenwirbels fällt. Bei der **Bauchhöhle der Wiederkäuer** sind die Regio epigastrica wegen der geringeren Zahl der Rippen und der geringeren Länge der Brustwirbelsäule kürzer und die Regio mesogastrica wegen der grösseren Länge der Lendenwirbelsäule länger als die entspr. Regionen des Pferdes. Die Verhältnisse des intrathorakalen Teiles ergeben sich aus den Verhältnissen des Zwerchfells und der Rippen. Das For. venae cavae (bzw. der Zwerchfellscheitel) liegt in der Höhe des 7. Interkostalraums; von hier aus fällt das Zwerchfell fast senkrecht gegen das Sternum ab und steigt schräg zum 13. Brustwirbel auf. An der 13. Rippe heftet sich das Zwerchfell nicht an, während von der 12. ca. die ventrale Hälfte, von der 11. $^1/_3$ und von der 10. $^1/_4$ vom Zwerchfell freigelassen werden; am 8. Rippenknorpel geht das Zwerchfell entlang bis zum Sternum. Die Rippen sind beim Rinde weniger gebogen, liegen aber fast noch schräger als beim Pferde, so dass die 2 letzten Rippen mit ihren ventralen Enden um 3—4 Wirbel kaudal vom gleichzähligen Wirbel und die kaudale Grenze des Rippenbogens in der Höhe des Endes des 3. Lendenwirbels liegen; die 6.—11. Rippe sind etwas weniger schräg gerichtet. Die Cartilago xiphoidea erreicht die Höhe des 11. Brustwirbels. Der Beckeneingang liegt zum Becken. Die Regio hypogastrica besitzt dorsal nur die Länge des letzten Lenden- und ventral die des letzten Lendenwirbels und der 2 ersten Kreuzwirbel; der Hüfthöcker reicht nicht so weit brustwärts wie beim Pferde (Fig. 36). Auch beim **Schweine** ist der intrathorakale Abschnitt der Bauchhöhle erheblich kürzer als beim Pferde; er reicht zwar brustwärts bis zur 7. Rippe, aber das ventrale Ende der letzten Rippe schneidet wegen der geringeren Schrägstellung der Rippen nicht mit dem 3., sondern mit dem 1. Lendenwirbel ab. Die Lendenwirbelsäule ist relativ lang und sonach der extrathorakale Teil der Bauchhöhle relativ gross. Die ventrale Grenze des schräg gestellten Bauchhöhlenausgangs liegt in der Höhe des 3. Kreuzwirbels. Bei den **Fleischfressern** ist der intrathorakale Abschnitt der Bauchhöhle kleiner als bei den Pflanzenfressern, während der extrathorakale infolge der grossen Länge der Lendenwirbelsäule relativ grösser ist. Das For. venae cavae liegt in der Höhe der Mitte der 6.—7. Rippe; das ventrale Ende der letzten Rippe fällt in die Querebene des 1. Lendenwirbels; die Rippen sind weniger schräg gestellt als beim Pferde. Das kraniale Ende der Beckenfuge liegt in der Höhe des 3. Kreuzwirbels; demnach ist der Bauchhöhlenausgang sehr schräg gestellt.

---

1) Das ist auch der Grund, weshalb man vorgeschlagen hat, die Regio epigastrica nur bis zu einer durch den Winkel der 16. Rippe (Sussdorf [613]) oder sogar der 14. Rippe (Schmaltz) gelegten Querebene reichen zu lassen.

2. Die **Beckenhöhle,** das *Cavum pelvis,* ist der Endabschnitt des Rumpfzöloms; ihre dorsale Wand wird von den Kreuz- und den ersten (3—4) Schwanzwirbeln, die Seitenwände werden jederseits vom Os ilium und einem Teile des Os ischii und die ventrale Wand von den Ossa pubis et ischii gestützt. Im übrigen werden diese Wände von Muskeln und Bändern, seitlich namentlich vom Kreuzsitzbeinband und den Gesässmuskeln, gebildet; an ihnen liegen Gefäss- und Nervenstämme. Brustwärts fliesst die Becken- mit der Bauchhöhle am Beckeneingang zusammen. Der Beckeneingang (s. S. 174) ist eine ovale, schräge Öffnung, die von der Linea terminalis (s. S. 174) begrenzt wird. Seitlich am Beckeneingang liegen die grossen Gefässtämme der Beckengliedmassen; sie treten hier in den Schenkelkanal ein. Die kaudale Beckenwand, Beckenausgangswand (Beckenboden des Menschen), wird von Faszien, Muskeln, dem Ende des Rectum und dem After, sowie Teilen des Geschlechtsapparats gebildet. Der zwischen After und äusseren Geschlechtsteilen liegende, der Regio pudendalis entspr. Teil der Beckenwand heisst **Mittelfleisch,** *Perineum,* und die Gegend *Regio perinei,* **Damm, Mittelfleischgegend.** Sie ist bei weiblichen Tieren und bei männlichen Schweinen und Katzen sehr kurz. Die **seröse** (Auskleidung der) **Beckenhöhle** reicht nicht bis zum Ende des äusseren Beckens. Es gehen vielmehr schon vorher das Bauchfell und die Fascia pelvis (s. S. 301) an die Eingeweide, so dass ein **retroperitonaealer,** nach der Tierart verschieden grosser Teil der Beckenhöhle entsteht.

Medial vom Eingang in den Schenkelkanal und dicht kranial vom Beckeneingang öffnet sich jederseits durch den inneren Leistenring (s. S. 294) der Leistenkanal, *Canalis inguinalis;* beide Kanäle werden hier nur durch das Lig. inguinale getrennt.

Die Beckenhöhle der **Einhufer** ist relativ kurz und weit, am Beckeneingang am weitesten; gegen den Beckenausgang hin wird sie enger; das Promontorium des Os sacrum ist undeutlich; die seröse Beckenhöhle reicht nur bis zum 3.—4. Kreuzwirbel, also nur bis zur Mitte des äusseren Beckens. Die ventrale Beckenwand ist bei weiblichen Tieren etwas mehr ausgehöhlt als bei männlichen; s. im übrigen S. 174. Bei den **Wiederkäuern** ist der retroperitonaeale Beckenraum viel kürzer als beim Pferde, weil der seröse Beckenraum bis zum 1. Schwanzwirbel reicht. Dabei ist die ganze Beckenhöhle relativ länger und schmäler; das Promontorium ist deutlicher und liegt um die Länge des letzten Lendenwirbels kaudal vom Hüfthöcker; die dorsale und ventrale Beckenwand sind mehr ausgehöhlt. Der Beckeneingang ist sehr schräg kaudoventral gerichtet; der ventrale Anfang der Beckenhöhle fällt in die Ebene des 3. (oder sogar 4.) Kreuzwirbels. Die Beckenhöhle des **Schweines** ist verhältnismässig lang und schmal; ventral etwas mehr als beim Pferde und weniger als beim Rinde ausgehöhlt. Der seröse Beckenraum reicht bis zum Ende des 1. bis 2. Schwanzwirbels; der kurze retroperitonaeale Beckenraum liegt ventral vom 2.—4. Schwanzwirbel. Bei den **Fleischfressern** reicht die seröse Beckenhöhle bis zum 2.—4. Schwanzwirbel; der kurze retroperitonaeale Raum liegt ventral vom 3.—4. Schwanzwirbel. Kaudal erweitert sich die Beckenhöhle noch etwas; die ventrale Beckenwand ist fast eben oder fällt schwanzwärts etwas ab. Beim **Menschen** wird der kaudale Abschluss der Beckenhöhle durch den M. levator ani und M. coccygeus, das *Diaphragma pelvis,* das auch bei den Fleischfressern ziemlich deutlich, bei den übrigen Tieren jedoch undeutlich ist, gebildet.

3. Das **Bauchfell, Netz** und **Gekröse.** Das Bauchfell, *Peritonaeum* (s. S. 343), kleidet die Bauch- und den kranialen Teil der Beckenhöhle aus und bildet den Peritonaealsack, der die Peritonaealhöhle, das *Cavum peritonaei,* enthält und an der Bauch- und Beckenwand liegt oder Baucheingeweide überzieht. Wie S. 343 schon dargetan, unterscheidet man ein parietales und viszerales Bauchfell. Da die Eingeweide von der Bauchhöhlenwand aus m. o. w. tief in den Sack hineingeschoben erscheinen, so bildet das viszerale Bauchfellblatt teils kürzere, teils längere, in das Innere des Sackes hineinziehende oder sich von einem Organ zum anderen erstreckende Verdoppelungen und Falten, an denen die Organe beweglich aufgehängt oder mit benachbarten Teilen verbunden sind. Diese Bauchfellduplikaturen heissen Gekröse, *Mesenteria,* Netze, *Omenta,* oder Bänder, *Ligamenta,* und finden sich an der Zwerchfells-, der dorsalen und kaudalen Bauchhöhlenwand, von denen aus die Organe in die Höhle vorgeschoben sind.

Die Bauchhöhle enthält wie die Brusthöhle eine geringe Menge seröser Flüssigkeit, welche die einander zugekehrten Flächen des Bauchfells schlüpfrig erhält.

a) Der das Zwerchfell überziehende Bauchfellsabschnitt bildet durch seinen Übertritt auf Leber, Magen und Milz Bänder, die diese Organe miteinander und mit dem Zwerchfell verbinden. Zwischen Leber und Zwerchfell entstehen so fast median ventral von der Hohlvene das *Ligamentum falciforme* und dorsal von der Hohlvene das *Lig. coronarium* und seitlich die *Ligg. triangularia*. Von der Leber springt das Peritonaeum als *Lig. hepatogastricum* auf den Magen (s. S. 352) und als *Lig. hepatoduodenale* auf das Duodenum über. Vom Zwerchfell tritt das Peritonaeum als *Lig. gastrophrenicum* auf den Magen, überzieht diesen und geht von dessen Curvatura major an das Pankreas, das Colon und die Milz und bildet das *Omentum majus* (s. S. 353), und das *Lig. gastrolienale*. Vom Zwerchfell und der linken Niere geht das Bauchfell zum dorsalen Ende der Milz; dadurch entstehen links das *Lig. reno- et phrenicolienale* und rechts durch den Übertritt von Niere auf Leber und Duodenum das *Lig. hepatorenale* und *duodenorenale*.

b) In der Beckenhöhle (Fig. 414) ragt von der kaudalen Wand des Peritonaealsackes (S. 350) und den Seitenwänden eine horizontale Falte des Peritonaeum kranial in das Becken vor und scheidet dieses in einen dorsalen, das Rectum, und einen ventralen, die Harnblase enthaltenden Raum. In dieser Falte, der *Plica urogenitalis (rectouterina [Douglasii] N.)*, liegen median bei weiblichen Tieren der Uterus, bei männlichen der männliche Uterus, das Ende der Ductus deferentes, die Samenblasen und das Ende der Ureteren. Bei weiblichen Tieren bildet diese Plica auch die *Ligg. lata uteri*, die auch an die Tuben und Ovarien gehen und das Mesovarium, die Mesosalpinx und das Mesometrium darstellen. Das ventrale Blatt der Plica urogenitalis schlägt sich auf die Harnblase um, überzieht ihren Scheitel, einen Teil ihrer ventralen und den grössten Teil ihrer dorsalen Wand und tritt von den Seitenrändern der Harnblase aus, die die obliterierten Nabelarterien einschliessenden *Plicae umbilicales laterales* s. *Ligg. lateralia vesicae* bilden, an die seitliche Beckenwand und von der ventralen Wand der Harnblase aus an die ventrale Becken- und Bauchwand, wodurch die *Plica pubovesicalis* s. *Lig. pubovesicale* und die *Plica umbilicalis media* s. *Lig. vesicoumbilicale* (Fig. 414 u. 415) entstehen. An der seitlichen und ventralen Beckenwand geht die Serosa in das parietale Peritonaeum über. Das dorsale Blatt der Plica urogenitalis schlägt sich auf die ventrale Wand des Rectum um (Fig. 414), überzieht dieses und tritt von seiner dorsalen Wand in Form einer sagittal gestellten Falte an die dorsale Wand des

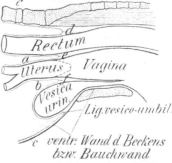

Figur 414. Schema eines Medianschnittes durch die Beckenhöhle eines weiblichen Tieres mit Darstellung des Peritonaeum.
a Excavatio rectouterina, b Excavatio vesicouterina, c, c parietales Blatt des Peritonaeum, das sich bei d auf das Rectum umschlägt, e Umschlagsstelle des Peritonaeum vom Rectum auf den Uterus, f Umschlagsstelle des Peritonaeum vom Uterus auf die Harnblase.

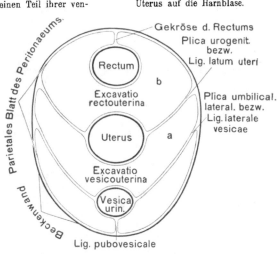

Figur 415. Schema eines Querschnittes durch die Beckenhöhle mit Darstellung der Verhältnisse des Peritonaeum.
a Raum, in den seitlich die Excavatio vesicouterina übergeht,
b Raum, in den seitlich die Excavatio rectouterina übergeht.

Beckens, um hier wieder in das parietale Peritonaeum überzugehen. Auf diese Weise entstehen 4 schwanzwärts abgeschlossene, brustwärts aber in die Bauchhöhle führende Ausbuchtungen, und zwar 1. zwischen dorsaler Beckenwand und Rectum (Fig. 414 d), 2. zwischen Rectum und Plica urogenitalis mit Inhalt (Fig. 414 a), 3. zwischen Plica urogenitalis mit Inhalt und Harnblase (Fig. 414 b), 4. zwischen Harnblase und ventraler Becken- bzw. Bauchwand. Die unter 2 genannte Bucht liegt mithin bei weiblichen Tieren zwischen Rectum und Uterus als *Excavatio rectouterina* (Fig. 414, 415 u. 747 a); sie geht seitlich in einen Raum (Fig. 415 b) über, der ventral und seitlich von den Ligg. lata uteri und der seitlichen Beckenwand abgeschlossen wird und dorsal in die unter 1 genannte Bucht sich fortsetzt. Die unter 3 beschriebene Bucht liegt bei weiblichen Tieren zwischen Harnblase und Uterus und heisst *Excavatio vesicouterina* (Fig. 414 b, 415 a u. 747 b); sie geht seitlich in den Raum zwischen den breiten Uterus- und den seitlichen Blasenbändern (Fig. 415 a) über. Da bei männlichen Tieren die Plica urogenitalis klein ist, so fliessen die der Excavatio rectouterina und vesicouterina der weiblichen Tiere entspr. Buchten zum Teil zur *Excavatio rectovesicalis* zusammen. Die unter 1 und 4 genannten Buchten zerfallen durch eine mediane Scheidewand in 2 seitliche Hälften. Das den Uterus überziehende Bauchfell heisst das *Perimetrium* und das seitlich an den Uteruskörper und die Scheide anstossende, von den Blättern des Lig. latum überzogene Bindegewebe das *Parametrium*. Neben der Plica umbilicalis media liegen 2 kleine Falten, von denen die eine die A. und V. epigastrica caud. und die andere den Ductus deferens einschliesst.

c) Von der dorsalen Seite der Bauchhöhle tritt eine Bauchfellfalte an den Dünndarm, das Caecum und grosse Colon und eine solche an das kleine Colon und Rectum; die erstere schliesst die A. mesenterica cranialis, die letztere die A. mesenterica caudalis ein; so entstehen die **kraniale** und **kaudale Gekröswurzel** (s. S. 354), zwischen denen das Duodenum von der rechten nach der linken Seite hinüberzieht. Die an den Darm tretenden Bauchfellblätter stellen das Gekröse, *Mesenterium commune*, dar.

Das **Netz**, *Omentum*, das seinen Namen von den vielen sich kreuzenden, mit Gefässen versehenen Fettstreifen erhalten hat, ist eine Bauchfellfalte, die zwischen Magen und Leber das kleine und zwischen Magen, Milz und Colon das grosse Netz bildet. Das kleine Netz hilft das zwischen Magen und Leber gelegene, spaltartige *Vestibulum bursae omentalis*, den Netzbeutelvorhof, begrenzen, während das grosse Netz die *Bursa omentalis*, den Netzbeutel, bildet; beide Hohlräume kommunizieren unter sich durch den *Aditus ad bursam omentalem* und mit der Peritonaealhöhle durch das *Foramen epiploicum*, das Netzbeutelloch.

a) Das *Foramen epiploicum* (Winslowii), **Netzbeutelloch**, liegt beim Pferde als 4—6 cm lange und 4—6 mm breite Spalte rechts von der Medianebene dicht medial von der rechten Niere und Nebenniere, zwischen dem (am Blinddarm liegenden) Pankreas mit dem Pfortaderstamm einer- und der Leber (Lobus caudatus) und deren Hohlvene und deren Bauchfellfalte anderseits. Der Eingang in dasselbe von der Peritonaealhöhle aus wird vom Pankreas, dem Lobus caudatus der Leber und der rechten Niere und Nebenniere begrenzt und vom Duodenum verdeckt. Von hier aus führt das Netzbeutelloch zwischen der V. cava caudalis (resp. deren Bauchfellfalte) und der Pfortader in den Netzbeutelvorhof, das *Vestibulum bursae omentalis;* aus diesem gelangt man über die kleine Kurvatur des Magens durch den *Aditus ad bursam omentalem* in den Netzbeutel.

b) Das *Omentum minus*, **kleine Netz** (seine Entwicklung s. S. 356 u. Fig. 417—419), verhält sich bei Mensch, Einhufern, Schwein und Fleischfressern gleich. Es entsteht dadurch, dass das Bauchfell von der Eingeweidefläche der Leber auf den Magen und den Anfangsteil des Duodenum als *Lig. hepatogastricum* und *Lig. hepatoduodenale* (s. diese) überspringt. Es hilft das *Vestibulum bursae omentalis*, den **Netzbeutelvorhof** (Fig. 419 g), begrenzen. Dieser stellt einen zwischen dem mittleren Teile der Leber und dem Magen gelegenen Spalt dar, der beckenwärts über die kleine Kurvatur des Magens hinweg in den Netzbeutel übergeht (*Aditus ad bursam omentalem*) und rechts in das Netzbeutelloch und damit in die freie Bauchhöhle führt, im übrigen aber allseitig begrenzt ist. Links wird er durch das Lig. gastrophrenicum und hepatogastricum abgeschlossen, brustwärts durch den mittleren Leberlappen, dorsal durch die Cauda pancreatica und die Plica gastropancreatica, kaudal (bis auf die Kommunikationsöffnung zum Netzbeutel) durch den Magen und dessen Übergang in das Duodenum, z. T. durch das Pankreas und die Plica gastropancreatica, ventral durch das Lig. hepatogastricum und hepatoduodenale, nach rechts zum Teile noch durch das letztere Band, im übrigen durch die V. cava caudalis, die Pfortader, das Caput pancreaticum und die Plica gastropancreatica, die hier mit dem Lig. hepatoduodenale verschmilzt. Zwischen V. cava caud. und Pfortader gelangt man zum For. epiploicum. Der Aditus ad bursam omentalem wird durch die vom Magen zum Pankreas und Duodenum gehende *Plica gastropancreatica* beengt (s. Bänder des Magens des Pferdes). Bei den Wiederkäuern tritt das Bauchfell von der Leber an den Labmagen und das Duodenum, das es zugleich mit dem Pankreas überzieht, um dann in das grosse Netz überzugehen. Es bildet mit der Leberfläche des Psalters und der Magenfläche der Leber zusammen das *Vestibulum bursae omentalis*. Das For. epiploicum liegt in der Nähe der Leberpforte, ähnlich wie beim Pferde.

c) Das *Omentum majus,* **grosse Netz** (seine Entwicklung s. S. 355 u. Fig. 417—419), wird dadurch gebildet, dass die beiden Blätter des Peritonaeum nach Umhüllung des Magens an dessen Curvatura major wieder zusammentreten und nunmehr eine ausgedehnte Doppellamelle bilden, die an der ventralen Bauchwand beckenwärts sich erstreckt, dann wieder umbiegt, aufsteigt und sich mit dem Magen (Saccus caecus beim Pferde), der Cauda pancreatica und dem Colon vereinigt bzw. in das Dickdarmgekröse übergeht; auf diese Weise entsteht die *Bursa omentalis,* der **Netzbeutel** (Fig. 419 f). Das grosse Netz liegt der ventralen Seite des Darmes m. o. w. weit an und schiebt sich wohl auch zwischen einzelne Darmteile ein. Beim Pferde gestalten sich diese Verhältnisse, wie folgt: Der geschlossene Teil des Sackes schiebt sich zwischen Dünndarm- und Kolonschlingen und den Magen ein, so dass er bei geöffneter Bauchhöhle oft zwischen diesen Darmteilen versteckt ist. Der die offene Seite des Sackes begrenzende Rand ist brustwärts und dorsal gerichtet und an Magen, Duodenum, Pancreas und Colon befestigt, so dass sich die Wände des Netzbeutels in die Serosa dieser Organe fortsetzen. Der blinde Teil des Sackes ist im allgemeinen kaudoventral gerichtet. Zieht man ihn aus der Bauchhöhle hervor und breitet ihn aus, dann bildet er einen sehr geräumigen Sack, dessen Wände (wie auch im Körper) aneinander liegen und im kaudalen Teile des Sackes zu einem vierblätterigen Gebilde verschmelzen. Die die offene Seite des Sackes begrenzende Insertionslinie hat folgenden Verlauf: Sie beginnt am Saccus caecus des Magens, läuft an der ganzen grossen Kurvatur des Magens entlang bis an die Stelle des Duodenum, wo diesem das Caput pancreaticum anliegt, tritt vom ventralen Rande des Zwölffingerdarms auf die rechte dorsale Längslage des Colon (diese und das Duodenum liegen aneinander), läuft an ihr 30—40 cm weit bis zum Anfangsteil des kleinen Colon, biegt an diesem dorsal um und läuft an ihm wieder 30—40 cm zurück zur rechten dorsalen Längslage des Colon und tritt von hier aus über die ventrale Fläche der Cauda pancreatica zum Ausgangspunkt am Saccus caecus des Magens. Die der offenen Wand des Sackes entsprechende Seite wird mithin begrenzt: vom Magen und Anfangsteil des Duodenum, von der ventralen Seite der Cauda pancreatica und einem Streifen der rechten dorsalen Längslage des Colon und des Anfangsteils des kleinen Colon. Durch diese Teile wird hier der Sack verschlossen bis auf einen geräumigen Spalt, den *Aditus ad bursam omentalem,* der zwischen der kleinen Kurvatur des Magens und der Cauda pancreatica in den Netzbeutelvorhof und damit zum Netzbeutelloch führt. Der linken Seitenwand des Netzbeutels ist von aussen die Milz derart angelagert,

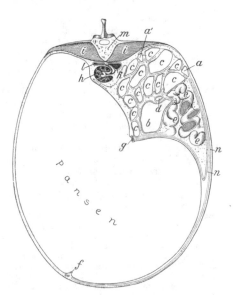

Figur 416. Querschnitt durch die Bauchhöhle des Rindes (in Höhe des 4. Lendenwirbels), zur Demonstration des Netzes des Rindes. Nach Schmaltz, umgezeichnet. Netz und Darmgekröse sind rot eingezeichnet.

a, a′ Duodenum, b Caecum, c, c, c Kolonschlingen, d Ileum, e, e Jejunumschlingen, f linke und g rechte Längsfurche des Pansens, h linke Niere, i, i Lendenmuskeln, k Hohlvene, l Aorta, m 4. Lendenwirbel, n, n Netz.

dass der Netzbeutel scheinbar am Hilus der Milz sich befestigt. Nur sehr selten tritt der Sack ventral vom Colon bis an das Becken, wo er bei männlichen Tieren durch den inneren Leistenring in den Hodensack treten und einen Netzbruch bilden kann. Der freie Teil des grossen Netzes ist bei den Einhufern am wenigsten ausgeprägt. Bei den Wiederkäuern besteht der Netzbeutel aus einer lateralen (oberflächlichen) und einer medialen (tiefen) Wand, die beide zweiblättrig sind. Der das offene Ende des Sackes begrenzende Rand befestigt sich an der linken und rechten Längsfurche des Pansens, am dorsalen und ventralen Rande des Labmagens, am ventralen Rande des Psalters und an der leberseitigen Fläche desselben nahe dem ventralen

Rande, so dass die Öffnung des Sackes verschlossen wird bzw. der ventrale Pansensack, die pansenseitige Fläche des Labmagens und der grössere Teil des Psalters in der Öffnung des Sackes liegen. Vom Labmagen aus setzt sich das Netz auf das Duodenum fort bis zu der in der Nähe des Tuber coxae gelegenen Umbiegungsstelle (Fig. 416 n, n), verbindet sich dabei mit dem kleinen Netz und überzieht die rechte Seite des Darmkonvoluts. Beide Wände des Netzbeutels gehen daher in der rechten Flankengegend vom Duodenum aus und hängen geradezu von ihm aus herab. Die laterale (oberflächliche) Wand zieht an der rechten Bauchwand herab und unter dem ventralen Pansensack hinweg bis zur linken Längsfurche des Pansens, die mediale (tiefere) Wand hingegen biegt um den ventralen Rand des Darmkonvoluts um und befestigt sich an der rechten Längsfurche des Pansens; in der kaudalen Pansenfurche treffen beide Wände zusammen; so entsteht der kaudale Abschluss des Netzbeutels, der bis zur Beckenhöhle reicht. Am Duodenum verbindet sich die mediale Wand des Netzbeutels mit dem Gekröse des Duodenum und des Colon. Durch das geschilderte Verhalten ist es bedingt, dass der Netzbeutel das Konvolut der Darmschlingen excl. Duodenum von der rechten Seite aus vollständig verdeckt bzw. umschliesst. Beim Schweine verhält sich das grosse Netz wie beim Pferde, ist aber bedeutend grösser und fettreicher. Es reicht bis an das Becken und bedeckt den Darmkanal ventral. Das kleine Netz gleicht dem des Pferdes. Bei den Fleischfressern bildet das Netz einen mit starken Fettstreifen durchzogenen Sack, der an der grossen Kurvatur des Magens beginnt und die Baucheingeweide ventral und seitlich in der Art einer Schürze bedeckt, also zwischen Eingeweiden und Bauchwand liegt. Nahe dem Beckeneingang verbindet sich das Netz mit dem Darmgekröse. Die Milz und das Duodenum werden vom Netz nicht bedeckt. Beim Menschen stellt das Vestibulum bursae omentalis einen schmalen, medianwärts gerichteten, zwischen Lobus caudatus der Leber, Pars superior duodeni, Caput pancreat. und Lig. hepatoduodenale gelegenen Gang dar, der Ausbuchtungen, *Recessus*, zeigt. (Näheres über den Bau des Netzes und des Mesenterium s. Trautmann [637].)

Das *Mesenterium commune*, **Gekröse**, trägt und umhüllt den Darmkanal. Es besteht aus 2 Blättern, zwischen denen eine Fettgewebe enthaltende Bindegewebsschicht liegt, welche die Trägerin der Blut- und Lymphgefässe, der Lymphknoten und der Nerven ist. Am Gekröse des Pferdes unterscheidet man: 1. das Zwölffingerdarmgekröse, Mesoduodenum; 2. das Leer- und Hüftdarmgekröse, Mesojejunum und Mesoileum; 3. das Hüftblinddarmgekröse, Mesenterium ileocaecale; 4. das Blind-Grimmdarmgekröse, Mesenterium caecocolicum; 5. das Grimmdarmgekröse (das Gekröse des grossen Colon), Mesocolon majus; 6. das Gekröse des kleinen Colon, Mesocolon minus; 7. das Mastdarmgekröse, Mesorectum.

Das **Mesoduodenum** wird beim Duodenum des Pferdes geschildert werden. Das **Gekröse des übrigen Darmkanals** entspringt in der Lendengegend median oder etwas neben der Medianlinie. Der von den Brustwirbeln bis unter den Anfang des Kreuzbeins reichende Gekrösursprung wird dadurch, dass das Duodenum zwischen der A. mesenterica cranialis und caudalis, ungefähr in der Mitte der Lendenwirbelsäule, von der rechten zur linken Seite hinübertritt, in 2 Abschnitte, die kraniale und kaudale Gekröswurzel zerlegt. Die kraniale Gekröswurzel stellt den Ursprung des Gekröses aus dem Wandblatt des Bauchfells im Bereich der letzten Brust- und der 2 ersten Lendenwirbel dar, während die kaudale Gekröswurzel ventral vom Ende der Lendenwirbelsäule und dem Anfangsteil des Kreuzbeins aus dem Bauchfell hervorgeht. An der kranialen Gekröswurzel umhüllt das gefaltete Bauchfell mantelartig in Form eines seitlich zusammengedrückten Zylinders die A. mesenterica cranialis und den Anfang ihrer Äste und stellt einen dicken, faltigen Strang dar. Von diesem Bauchfellstrang geht der kraniale Teil in Form eines Doppelblatts, das sich allmählich sehr verbreitert, als **Mesojejunum und Mesoileum** zum Jejunum und Ileum und umhüllt diese, indem die beiden Blätter auseinander weichen. Der kaudale Teil des Bauchfells der kranialen Gekröswurzel tritt über das Pankreas hinweg, die Dickdarmäste der A. mesenterica cran. begleitend und sich verbreiternd, an das Ende der rechten dorsalen und den Anfang der rechten ventralen Längslage des Colon und an die kleine Krümmung des Blinddarms, befestigt so alle 3 Darmteile an die Wirbelsäule und verbindet sie untereinander. Von hier aus umkleidet es, von einem Darmteil auf den andern überspringend, in Form einer breiten und langen, doppelblätterigen Platte das Caecum und beide Lagen des grossen Colon, wobei das Caecum an die rechte ventrale und diese an die rechte dorsale Längslage des Colon befestigt wird, so dass zwischen Caecum und rechter ventraler Längslage ein doppelblättriges Gekröse entsteht. Der zwischen dem Blinddarm und der rechten ventralen Längslage des Colon befindliche Gekröseteil wird als **Mesenterium caecocolicum** und der zwischen der dorsalen und ventralen Längslage des Colon gelagerte Abschnitt als **Mesocolon majus** bezeichnet. Vom Caecum aus springt das Dickdarmgekröse auf den Hüftdarm als **Hüftblinddarmgekröse** über und fliesst dann mit dem Dünndarmgekröse zusammen. In der kaudalen Gekröswurzel mit der Ursprungslinie links neben der Medianebene liegen zwischen den beiden Blättern des Bauchfells die A. mesenterica caud. und der Anfang ihrer Äste. Die doppelblättrige Platte der kaudalen Gekröswurzel senkt sich, indem sie sich enorm verbreitert, als **Gekröse des kleinen Colon** (*Mesocolon minus*) bis zum kleinen Colon herab und umhüllt es. Sie setzt sich beckenwärts als **Mesorectum** auf das Rectum fort und fliesst in der Beckenhöhle mit dem parietalen Peritonaeum zusammen. Wiederkäuer und Schwein besitzen ein viel kürzeres und schmäleres Darmgekröse als das Pferd. Dünn- und Dickdarmgekröse sind nicht geschieden. Die dieses Gekröse bildenden Bauchfellblätter treten von der Wirbelsäule zuerst an den Dickdarm, überziehen diesen und speziell das Grimmdarmlabyrinth, dessen Lagen sie miteinander verbinden, treten dann an den halbkreisförmig um den Dickdarm in kurzen Windungen liegenden Dünndarm und überziehen ihn. Das *Mesorectum* ist fettreich und das *Mesoduodenum* kurz; letzteres kommt von der Zwerchfellsfläche des Psalters und von der Lendengegend. Bei den Fleischfressern hat das Duodenum sein eigenes, ziemlich langes Gekröse, das auch den rechten Lappen des Pankreas einschliesst und brustseitig durch eine besondere Falte mit dem Dickdarmgekröse in Verbindung steht. Das Gekröse entspringt im allgemeinen wie beim Pferde, es besteht jedoch keine Scheidung in eine kraniale und kaudale Gekröswurzel; das Dickdarmgekröse ist kürzer als das relativ sehr lange Dünndarmgekröse (Fig. 583).

Man spricht auch von einem **Mesovarium**, einer Bauchfellfalte, die an das Ovarium tritt (*Lig. suspensorium ovarii* [s. Ovarium]) und dem **Mesorchium** (*Tunica vaginalis propria* [s. Hoden]), einer die Hoden tragenden Bauchfellfalte. Die Nieren liegen an der dorsalen Bauchwand, so dass sie den Bauchfellsack wenig vorbuchten, also nicht an einem Gekröse hängen; nur die linke Niere der Wiederkäuer und häufig eine Niere des Hundes besitzen ein Gekröse, ebenso die Wandernieren, die bei Mensch und Tieren zuweilen vorkommen.

Entwicklungsgeschichtliches über die Leibeshöhlen, das Netz und Gekröse. Ursprünglich hat der Fetus eine einzige Leibeshöhle, das Coelom. Dieses zerfällt in das Kopf- und Rumpfzölom. Das erstere bildet die das Herz enthaltende Perikardialhöhle (s. S. 343), die sich mit der weiteren Entwicklung des Fetus vom Kopfe entfernt und in den Thorax (die Pleurahöhle) zu liegen kommt. Das Rumpfzölom, die Leibeshöhle im engeren Sinne, wird bald in die in der Brusthöhle liegenden Pleurahöhlen und die Bauch- oder Peritonäalhöhle durch das sich entwickelnde Zwerchfell geschieden. Dieses entsteht aus 2 Anlagen, indem sich zunächst eine von der seitlichen und ventralen Rumpfwand ausgehende Querfalte, das *Septum transversum*, bildet, die sich mit einer später von der dorsalen Rumpfwand ausgehenden Querfalte (dem primären Zwerchfell) vereinigt (s. S. 359).

Die Pleuroperikardialhöhle umfasst die beiden Pleurahöhlen und die Perikardialhöhle; diese 3 Räume fliessen ursprünglich m. o. w. zusammen, erst später werden sie getrennt und zwar dadurch, dass die Cuvier'schen Gänge (s. Genese des Venensystems) an der Seitenwand des Rumpfes in kaudoventraler Richtung zum Septum transversum verlaufen; sie drängen dabei die Pleura in Form einer Falte, der Herzbeutelfalte, *Mesocardium laterale*, in die Pleuroperikardialhöhle vor; beide Herzbeutelfalten deuten die Abtrennung der ventralen Perikardialhöhle von den beiden dorsalen Pleurahöhlen an. Nunmehr werden die beiden Herzbeutelfalten immer weiter nach der Medianebene verschoben, bis sie mit dem medianen, die Speiseröhre umkleidenden Mesenterium (Mediastinum [s. unten u. S. 345] bzw. dem dorsalen Herzgekröse sich vereinigen; damit ist die ventrale Perikardialhöhle von den beiden dorsalen und durch das Mediastinum geschiedenen Pleurahöhlen getrennt. Mit dem Wachstum der Lungen dehnen sich die Pleurahöhlen weiter ventral aus und drängen dabei den Herzbeutel immer mehr von der seitlichen und ventralen Brustwand und vom Zwerchfell ab.

In der Peritonäalhöhle wird das ursprüngliche gerade Darmrohr durch das median gestellte *Mesenterium* befestigt (s. oben u. Fig. 423), das in das Dorsal- und Ventralgekröse zerfällt; letzteres fehlt jedoch kaudal vom Ductus choledochus. Am Magen unterscheidet man das *Mesogastrium dorsale* und *ventrale*. Durch die Bildung des Zwerchfells wird das Magengekröse vom Speiseröhrengekröse getrennt. Der mit dem Zwerchfell in Verbindung tretende Teil des Mesogastrium dorsale wird zum *Lig. gastrophrenicum*, der entspr. des ventralen Magengekröses zum Lig. falciforme und coronarium und zum kleinen Netz (s. S. 352). Mit der S. 357 geschilderten Lageveränderung des Magens erleidet auch das Mesogastrium bedeutende Veränderungen. Solange der Magen noch eine einfache, spindelförmige, sagittal gestellte, mediane Erweiterung des Darmrohres bildet, ist das *Mesogastrium dorsale* direkt zwischen der Wirbelsäule und der dorsal gekehrten grossen Krümmung des Magens ausgespannt (Fig. 417 c u. 423). Infolge der S. 357 geschilderten Drehung des Magens muss das Mesogastrium dorsale stark wachsen, damit sein Ansatz an der grossen Kurvatur des Magens (Fig. 417—419 a) allen Lageveränderungen dieses Organs folgen kann (Fig. 418 c). Es entsteht infolgedessen zwischen der beckenseitigen Wand des Magens und dem verlängerten Mesogastrium dorsale ein spaltartiger Raum (Fig. 418 f), der zum Netzbeutelvorhof wird. Im weiteren Verlauf vergrössert sich das Mesogastrium dorsale durch beckenseitiges Wachstum und stellt das **grosse Netz** (Fig. 419 c, 419 A gn¹, gn² u. gn³) dar. Der beckenwärts reichende Sack heisst die *Bursa omentalis*, der Netzbeutel. Sein Hohlraum kommuniziert durch einen schmalen Spalt, der später zum Aditus ad bursam omentalem wird, mit dem Netzbeutelvorhof (Fig. 419 g) und führt durch das Netzbeutelloch (Fig. 419 i)

23 *

Figur 417.   Figur 418.

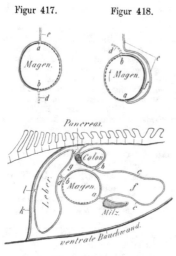

Figur 419.

Figur 417—419. Schematische Darstellung der Entstehung des Netzes
(beim Pferde).
a grosse und b kleine Kurvatur des Magens,
c dorsales Magengekröse bzw. grosses Netz,
d ventrales Magengekröse bzw. kleines
Netz, f Netzbeutel, g Netzbeutelvorhof,
h Aditus ad bursam omentalem, i Eingang zum Netzbeutelvorhof und zum Netzbeutel (Netzbeutelloch), k Zwerchfell, l Lig. falciforme et coronarium.

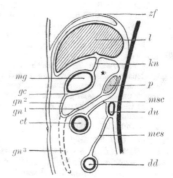

Figur 419 A. Schema zur Entwicklung des
grossen Netzbeutels (O. Hertwig).
zf Zwerchfell, l Leber, p Pankreas, mg Magen,
gc grosse Kurvatur desselben, du Duodenum,
dd Dünndarm, ct Colon transversum, * Netzbeutel, kn kleines Netz, gn¹ hintere, an der
Wirbelsäule entspringende Lamelle des grossen
Netzes, gn² vordere, an der grossen Magenkurvatur (gc) befestigte Lamelle des grossen
Netzbeutels, gn³ der über den Dünndarm ge-
wucherte Teil des Netzes, mes Mesenterium des
Dünndarms, msc Mesocolon des Colon transversum.

nach rechts in die Bauchhöhle. Mit dem Anfangsteil des dorsalen Magengekröses (des grossen
Netzes) verwächst links die Milz, ausserdem beim Pferde nachträglich das grosse Colon (Fig. 419).
Aus dem Geschilderten geht auch hervor, dass die ursprünglich nach rechts, nach der vollendeten
Drehung des Magens aber kaudal gekehrte Fläche des Magens in den grossen Netzbeutel zu
liegen kommt und an dessen Begrenzung sich beteiligen muss (Fig. 419). Auch das *Mesogastrium ventrale* folgt der S. 357 beschriebenen Lageveränderung der ursprünglich ventral
gekehrten kleinen Kurvatur des Magens (Fig. 417 u. 418). Dadurch, dass die Leber in Beziehung zum Mesogastrium ventrale tritt, entstehen an diesem 2 Abschnitte. Der eine verbindet
die Leber mit dem Zwerchfell und der ventralen Rumpfwand (Lig. falciforme et coronarium
hepatis [Fig. 419 l]), der andere liegt als **kleines Netz** (Fig. 419 d u. 419 A kn) zwischen der Leber
einerseits, dem Magen und dem Anfang des Darmes anderseits (Lig. hepatogastricum und hepatoduodenale, die den S. 352 beschriebenen **Netzbeutelvorhof** [Fig. 419 g] begrenzen helfen). Das an
das Mesogastrium dorsale sich anschliessende übrige Mesenterium dorsale erleidet durch die S. 357
beschriebenen Wachstumsverhältnisse und Lageveränderungen des Darmrohres entspr. Veränderungen.

B. Verdauungsorgane, Organa digestionis.

Der Verdauungsapparat besteht aus dem vom Mund zum After ziehenden,
mit Wanddrüsen versehenen Verdauungsschlauch (Nahrungskanal, Tubus alimentarius),
den man in den Kopf-, Vorder-, Mittel- und Enddarm einteilt; in ihn ergiessen einige
grosse Anhangsdrüsen (Speicheldrüsen, Leber und Pankreas) ihre Sekrete.

Entwicklung der Verdauungsorgane. Der in der S. 15 besprochenen Art entstandene
Verdauungsschlauch zerfällt in: 1. die primitive Mundhöhle, die später in die bleibende Mundhöhle, den grössten Teil der Nasenhöhle und die Rachenhöhle zerfällt. Nach dieser Differen-

zierung der primitiven Mundhöhle stellen Mund- und Kopfhöhle zusammen den Kopf- oder Munddarm dar. Am Kopf-Schlundkopfdarm entwickeln sich die Kopfdarmdrüsen, die Zunge, die Zähne und der ʼkraniale Teil der Hypophyse usw.; 2. den Vorderdarm, aus dem sich Pharynx, Oesophagus, Magen, Duodenum bis zur Papilla duodeni, Kehlkopf, Luftröhre und Lungen, Schild- und Thymusdrüse bilden; 3. den Mittel-(Dünn-)darm, an dem Leber und Pankreas entstehen, und an dem die rudimentär gewordene Nabelblase hängt; 4. den End-(Dick-)darm, in den die aus ihm entstandene Allantoisblase (Fig. 422 v) mündet, in die der Harn- und Geschlechtsapparat führen, so dass der Endabschnitt des Enddarms eine Kloake darstellt. Die Grenze zwischen Vorder- und Mitteldarm bildet die Leberanlage bzw. die Mündung des späteren Duct. choledochus (Fig. 422 n), die Grenze zwischen Mittel- und Enddarm ein kleines, höckerartiges Divertikel, die Blinddarmanlage. Der Darm steht mit der Leibeswand median durch das Dorsalgekröse und bis zum Gallengang auch durch ein Ventralgekröse in Verbindung.

Ad 1. u. 2. **Kopf- und Vorderdarm.** Die primitive Mundhöhle ist aus der Mundbucht entstanden (S. 15); sie reicht bis zum Eingang in die erste Schlundtasche; ihr Eingang wird von dem Maxillar- und Mandibularbogen mit den daran sich entwickelnden Lippen umgrenzt. Die primitive Mundhöhle wird durch Bildung des (sekundären) Gaumens in 2 Etagen, die bleibende Mund- und Nasenhöhle, geschieden; der Gaumen entsteht so, dass sich an der medialen Seite jedes Oberkieferfortsatzes eine Leiste bildet, die (sekundäre) Gaumenleiste (Gaumenfortsatz), die bis an die wirbelseitige Rachenwand reicht. Diese Leisten verbreitern sich, mit Ausnahme des mundabseitigen Endabschnittes, bis sie sich median erreichen und zu einer Platte verwachsen, die Mund- und Nasenhöhle bis auf eine kanalartige, enge paarige Kommunikation nahe dem Maxillarfortsatz und nahe der Medianebene, den *Ductus nasopalatinus,* scheidet, der sich aber beim Pferde an der Mundhöhlenseite schliesst. Der Endabschnitt der Kopfdarmhöhle bleibt ungeteilt, weil die Gaumenleisten schmal bleiben, sie ziehen als Arcus pharyngopalatini an den Seitenwänden des Munddarms zu dessen wirbelseitiger Wand. Dadurch, dass im vorderen Teile des Gaumens eine Knochenplatte auftritt, erfolgt seine Scheidung in den harten und weichen Gaumen; ersterer liegt dauernd in der Richtung der Kopfachse, letzterer biegt vom harten Gaumen ähnlich wie die Wirbelsäule vom Schädel, fast rechtwinklig ab in der Richtung zum Kehlkopf, so dass zwischen ihm und der wirbelseitigen Wand des Verdauungsschlauchs ein freier, zur Rachenhöhle gehöriger Raum entsteht. — Die Zunge bildet sich aus 2 Anlagen, einer unpaaren für die Zungenspitze in Form eines median zwischen Unterkiefer- und Zungenbeinbogen entstehenden Höckers, *Tuberculum impar,* und einer paarigen für den Zungengrund in Form zweier am Zungenbeinbogen auftretender Höcker. Indem diese 3 Höcker wachsen und sich vereinigen, bilden sie die Zunge (Fig. 92 d u. 422 a); dabei bleibt ein kleiner Spalt (das spätere For. caecum) zwischen den paarigen Höckern als Mündung des Ductus thyreoideus (thyreoglossus) (Fig. 92 e u. 422 b). Die Schleim- und Speicheldrüsen der Mundhöhle entstehen in Form von Epithelsprossen und Epithelleisten und zwar zuerst die Submaxillaris, dann die Parotis, darauf die Sublingualis und zuletzt die kleinen Drüsen. Vom Kopfdarm bildet sich auch eine dorsale, gegen das Gehirn gerichtete Tasche, die später durch eine Mesenchymplatte vom Darm abgeschnürt wird, und an die sich eine ventral gerichtete Gehirnausbuchtung anlegt. Aus beiden entsteht die Hypophyse und aus der Gehirnausbuchtung das Infundibulum. Ferner entstehen in der Mundhöhlenwand die Zähne (s. S. 197). Der Teil des Verdauungsschlauchs, der Schlundtaschen trägt, wird zur Schlundkopfhöhle (Pharynx). Am Pharynx entstehen Schild- und Thymusdrüse und Epithelkörperchen (s. Atmungsorgane). Der der Schlundkopfhöhle folgende Teil des Vorderdarms wird zum anfangs sehr kurzen Oesophagus (Fig. 422 f), der später mit dem Halse in die Länge wächst. Der in der Bauchhöhle liegende Endabschnitt des Vorderdarms bildet eine spindelförmige, sagittal gestellte Erweiterung, die Magenanlage (Fig. 422 k). An dieser unterscheidet man die grosse Dorsal- und die kleine Ventralkurvatur. An ersterer setzt sich das Dorsalgekröse, *Mesogastrium dorsale* (Fig. 423 m), an letzterer das Ventralgekröse, *Mesogastrium ventrale* (s. S. 355 und Fig.423 l), an. In ersterem entsteht die Milz. Am Pylorus wendet sich das Duodenum bald in scharfer Knickung dorsal und wird durch das Mesoduodenum befestigt. Mit dem Wachstum des Magens tritt eine derartige Lageveränderung des Magens ein, dass der Magen zunächst eine schräge und dann eine quere Lage einnimmt, so dass der ursprünglich kranial gekehrte Mageneingang nach links und dorsal und der ursprünglich kaudal liegende Magenausgang rechts und ventral zu liegen kommt. Bald legt sich auch der Magensack derart nach links um, dass die grosse Kurvatur (links und) kaudal und die kleine (rechts und) kranial, die ursprünglich rechte Fläche beckenwärts (und etwas nach rechts), die ursprünglich linke Fläche brustwärts (und etwas nach links) gerichtet ist, und dass der rechte N. vagus dorsal, der linke ventral vom Oesophagus im Zwerchfellschlitz liegt. Selbstverständlich müssen dabei erhebliche Veränderungen am Magengekröse ablaufen; das dorsale muss sich durch Wachstum erheblich verlängern; es wird zum grossen Netz, während aus dem Mesogastrium ventrale das kleine Netz hervorgeht usw. Diese Verhältnisse sind S. 355 u. 356 beschrieben worden.

Bei den Wiederkäuern entsteht an der (Fig. 420 u. 421) zunächst spindelförmigen Magenanlage bald dicht an der Cardia eine Ausbuchtung, die Pansenanlage, an die sich bald kaudoventral eine zweite Ausbuchtung, die Haubenanlage, anschliesst. Schliesslich

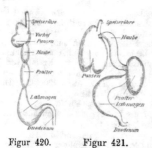

Figur 420.   Figur 421.

bildet sich zwischen dem Haubensack und der Labmagen-
anlage noch die Psalteranlage; dabei entstehen im
Innern von der Cardia bis zum Psaltereingang 2 Längsleisten, die Lippen der Speiserinne; bald tritt am Pansen
auch die Scheidung in seine Säcke auf. Die definitive
Lage der zunächst sagittal hintereinander liegenden 4 Mägen
kommt durch ungleiches Wachstum, sowie durch Drehungen
und Verschiebungen zustande, die durch die wachsende
Leber, z. T. auch die Lunge und das entstehende Zwerchfell veranlasst werden. Indem sich der stark wachsende
Pansen infolge Raummangels dreht, kommen seine Endblindsäcke kaudal zu liegen. Der Pansen entwickelt sich
nun mächtig nach links und kaudal und verdrängt die
anderen Abteilungen nach rechts und kranial. Dabei gelangt
die Haube ganz kranial und ventral. Der Psalter, der
zunächst eine nach rechts gelagerte, rundliche Ausbuchtung darstellt, macht unter dorsaler Verschiebung eine Drehung durch, so dass seine grosse Kurvatur dorsal gerichtet ist. Diese
Drehung fällt mit einer Drehung des Labmagens zusammen, dessen Hauptteil vom Pansen
nach rechts verdrängt wird; er selbst drängt den Psalter dorsal. Die 4 Mägen bilden nach
Vollendung ihrer Ausbildung und besonders kurz vorher fast eine hufeisenförmige Schleife,
deren linken Schenkel der Pansen, deren Scheitel die Haube und deren rechten Schenkel der
Psalter und der diesem sich anschliessende Labmagen bilden.

Aus dem Vorderdarm entsteht noch der Atmungsapparat mit Ausnahme der Nasenhöhle, die vom Kopfdarm abstammt. Hierüber s. unter Atmungsorganen.

Ad 3. u. 4. **Mittel- und Enddarm.** Die Höhle des Mitteldarms kommuniziert am Nabel mit der
Höhle der Nabelblase, die gewissermassen ein embryonaler Darmabschnitt ist. Der Darmkanal
ist am Nabel so lange fixiert, bis die Nabelblase schwindet. Der übrige an das am Rücken
liegende Duodenum sich anschliessende Darmschlauch verläuft vom Rücken des Embryo ventral
zum Leibesnabel, biegt hier dorsal um und verläuft wieder dorsal und bildet so die primitive
Darmschleife (Fig. 422 q, q' u. q"), mit einem absteigenden kranialen (q) und einem aufsteigenden
kaudalen Schenkel (q', q"); der letztere biegt da, wo er die Wirbelsäule erreicht, scharf kaudal
um (s) und verläuft zum After. Der Scheitel der Schleife, von dem der Ductus omphalicus (x)
abgeht, liegt in der Nabelöffnung der Bauchwand und ist vom Amnion überzogen. Am aufsteigenden Schenkel tritt, nicht weit vom Scheitel, ein Höckerchen, die Anlage des Caecum (r),
und damit die Scheidung dieses Schenkels in den kurzen Dünn-(Mittel-)darmanteil (Fig. 422 q') und
den längeren Dick-(End-)darmanteil (q") auf. Der Schlingenscheitel (am Nabel) rollt sich bei
weiterem Wachstum spiralig auf (Fig. 423 e) und wird hier, namentlich durch die mächtig
wachsende Leber, in das Coelom des Nabelstrangs, also aus der Bauchhöhle des Fetus nach
aussen gedrängt (embryonaler Nabelbruch). Später, bei lebhafterem Wachstum der Leibeswand
und verzögertem Wachstum der Leber, rücken die embryonalen Darmteile, die eine immer
dichtere Spirale gebildet haben, wieder in die Bauchhöhle. Der absteigende Schenkel der Schleife
wächst lebhafter als der aufsteigende, wesentlich als Dickdarmschenkel aufzufassende Abschnitt (Fig. 423 f) und bildet, unter lebhaftem Wachstum und unter Verlängerung des Mesen-
teriums sich kräuselnd, zahlreiche Schlingen und Schleifen. Der Enddarmschenkel schiebt sich
dorsal und nach rechts und zwar in einem Bogen. Die weitere Entwicklung des Mitteldarms,
der am Duodenum eine Drehung um seine eigene Achse vollführt, und des Enddarms
und die dabei ablaufenden Lageveränderungen sind so kompliziert, dass auf eine genauere Darstellung dieser Verhältnisse verzichtet werden muss. Beim Menschen und den Karnivoren
sind die Entwicklungsvorgänge relativ einfacher. Der Mitteldarm bildet einfache Schlingen, die
sehr beweglich und verschiebbar bleiben (abgesehen vom Duodenum). Das Caecum gelangt nach
vorhergehendem Wachstum bald in seine bleibende Lage. Das Colon bildet die bekannte hufeisenförmige Schleife bei den Fleischfressern mit Colon ascendens, transversum und descendens,
wozu beim Menschen noch eine kleine Schleifenbildung am Colon descendens (Colon sigmoideum)
kommt. Bei den Einhufern, Wiederkäuern und dem Schweine werden die Verhältnisse
aber sehr kompliziert, und zwar wahrscheinlich besonders durch Schleifenbildungen oder Auf-
rollungen am Colon ascendens (s. Colon, Allgemeines, S. 408). Es ist jedoch noch zu bemerken,
dass die Verbindung des Jejunum mit der Nabelblase durch den Nabelblasenstiel und mit dem
Leibesnabel später schwindet, so dass der Darm frei beweglich wird.

Die Wanddrüsen des Darmkanals und die Analdrüsen entstehen durch strangartige
Epithelwucherungen in die Tiefe und ihre Durchwachsungen durch mesenchymatöse Bildungen.
Die Blätter, Zotten, Leisten usw. bilden sich durch Schleimhautfalten und -vorstülpungen. Am
Anfang des Mitteldarms, der bis zur späteren Gallengangsmündung ein dorsales und ventrales
Mesenterium besitzt, entstehen die Leber und das Pankreas, und zwar im ventralen Gekröse
die Leber und ein Teil des Pankreas, im dorsalen der andere Teil des Pankreas und die Milz.
Vorher ist der ventrale Teil der Zwerchfellsanlage, das Septum transversum, in Form

einer Querfalte entstanden, in der die Vena omphalica und die V. umbilicalis quer zum ventralen Herzende verlaufen. Das Septum transversum und das sagittale (mediane) Ventralgekröse bilden eine Kreuzfalte, Septum cruciatum.

Als Anlage der **Leber** erscheint an der ventralen Wand des Duodenum eine längliche, rinnenartige Ausbuchtung, die Leberrinne (Leberfalte), die in der Kreuzfalte liegt und sich zur Leberwulst (Vorleber) verdickt, womit man aber auch das kaudal verdickte Septum transversum bezeichnet. Die Leberfalte verlängert sich kranial und kaudal, so dass sie vom Herzen bis zum Nabel reicht und zerfällt dann in die kaudale Pars cystica und die kraniale Pars hepatica; aus ersterer entsteht die Gallenblase mit dem Ductus cysticus, aus letzterer das Leberparenchym. Die Leberanlage löst sich allmählich vom Duodenum bis auf einen sich kanalisierenden Stiel, den Ductus choledochus (Fig. 422 n u. 423 k), ab, mit dem der kraniale Teil durch den Duct. hepat. und der kaudale durch den Duct. cysticus verbunden ist. Durch das

Figur 422. Verdauungskanal eines Embryomodells.

a Zunge, b Ductus thyreoglossus, c Pharynx, d Chorda, e Trachea, f Oesophagus, g Aorta, h Lunge, i Mesogastrium dorsale, k Magen, l Milz, m Leber, n Ductus choledochus, o Mesenterium dorsale, p Pankreas, q, q', q" primitive Darmschlinge u. zwar q absteigender (oder Mitteldarmschenkel) und q', q" aufsteigender Schenkel; der letztere zerfällt in q' den Mitteldarmteil und q" den Enddarmteil, r Caecum, s Rectum, t Schwanzdarm, u A. mesenterica cranialis, v Urachus, w A. umbilicalis, x Darmnabel, y Leibesnabel, z Herz.

Figur 423. Darmkanal eines Embryo.

a Speiseröhre, b Magen, c Milz, d Duodenum, e Dünn-(Mittel-)darmspirale, f Enddarm, g Caecum, h Nabelblasenstiel, i Pankreas, k Gallengang, l Mesogastrium ventrale, m Mesogastrium dorsale, n Dünndarmspirale, o Eingang in den Netzbeutel.

Figur 424 u. 425. Pankreasanlagen.

a ventrales u. b dorsales Pankreas, c Ductus choledochus, d Ductus pancreaticus, e Ductus pancreaticus accessorius. 1 Magen, 2 Duodenum.

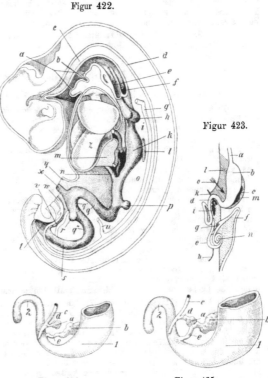

Figur 422.

Figur 423.

Figur 424.   Figur 425.

Wachstum des Duct. choledochus wird die Leber ein freies Organ. Das in den kaudalen Teil des Septum transversum eingewachsene Epithel der kranialen Pars hepatica wuchert und treibt solide Knospen, die sich untereinander zu einem Netz von Zellsträngen verbinden. Später werden diese Zellstränge z. T. hohl und unter Rückbildung der Anastomosen zu Gallengängen, die sich zum Ductus hepaticus vereinigen, der mit dem Ductus choledochus in Verbindung steht; der Rest wird zum sekretorischen Parenchym, das teilweise auch durch Epithelsprossen der Pars cystica entsteht. Über die Verhältnisse beim Pferde, dem eine Gallenblase mangelt, fehlen Untersuchungen. Die bald in Lappen zerfallende Leber wächst anfangs ungemein rasch, wird unverhältnismässig gross und wölbt das ventrale Mesenterium wulstig in die Leibeshöhle vor, so dass für Magen und Darm wenig Raum ist. Erst später bleibt sie im Wachstum zurück, so dass Platz für die übrigen Baucheingeweide wird. Die Bindegewebsmasse der Kreuzfalte wird zur Kapsel, dem Interstitialgewebe, dem Peritonäalüberzug und den Bändern der Leber.

Das **Pankreas** besitzt eine doppelte Anlage, eine unpaare dorsale, die aus der dorsalen Darmwand hervorgeht (Fig. 424 b) und in das Mesogastrium dorsale wächst, und eine paarige ventrale (Fig. 424 a). Die beiden ventralen Anlagen entstehen etwas später als die dorsale und sprossen etwas kaudal und zu beiden Seiten der Leberrinne und direkt aus ihr als Epithelzapfen hervor. Sie verschmelzen meistens bald miteinander und bilden den Duct. pancreaticus (Fig. 424 u. 425 d); die dorsale bildet den Duct. pancreaticus accessorius (Fig. 424 und 425 e). Die dorsale und ventrale Anlage gelangen infolge der Drehung des Duodenum nebeneinander und verwachsen dann zu einem Organ (Fig. 425). Das Pankreas, das zwischen Curvatura major des Magens und Wirbelsäule liegt, macht die Drehungen des Magens mit und kommt so in eine Querlage (mit dem Kopfe in der Duodenalschlinge), dabei verschmilzt ein Teil des Mesogastrium dorsale mit dem parietalen Peritonaeum. Von den Pankreasgängen bleiben entweder beide, der dorsale als Duct. pancreaticus accessorius s. minor (Santorini) und der ventrale (wohl auch doppelte!) als Duct. pancreaticus (major) (Wirsungianus) erhalten (Pferd, meist auch Hund), oder einer von beiden bildet sich zurück; bei Schaf, Ziege, Katze und i. d. R. auch beim Menschen bleibt nur der ventrale, bei Schwein und Rind nur der dorsale erhalten, der getrennt vom Duct. choledochus ins Duodenum mündet.

Über die Entwicklung der **Milz** ist Näheres noch nicht sicher nachgewiesen. Sie entsteht im Mesogastrium dorsale (Fig. 422 l u. 423 c).

I. Der Kopfdarm.   Allgemeines.

A. Die Mund- oder Maulhöhle, das Cavum oris.   Allgemeines.

Die Mundhöhle, deren knöcherne Grundlage vom Gaumengewölbe, den Alveolarfortsätzen der Zwischen- und Oberkieferbeine und den Unterkieferbeinen gebildet wird, wird begrenzt am Eingang von den Lippen, seitlich von den Backen, dorsal vom harten Gaumen (Mundhöhlendach), ventral vom Mundhöhlenboden mit Einschluss der Zunge und rachenwärts vom weichen Gaumen. Die Lippen umschliessen den Mundhöhleneingang, die Mundspalte, *Rima oris.* Der gewöhnlich geschlossene Mundhöhlenausgang, die Rachenenge, *Isthmus faucium,* wird dadurch geöffnet, dass das Gaumensegel, das dem Zungengrund anliegt und die Mundhöhle abschliesst, gehoben wird. Bei allen Haustieren, mit Ausnahme der Einhufer, befindet sich im Mundhöhlendach nahe dem Munde die Öffnung des *Ductus nasopalatinus,* der aus der Mund- in die Nasenhöhle führt. Dadurch, dass bei geschlossenem Munde die Zähne aneinander liegen, wird die Mundhöhle in das zentrale, die Zunge beherbergende *Cavum oris proprium* und das zwischen den Lippen und Backen einer- und den Alveolarbögen und dem Gebiss anderseits befindliche, periphere, spaltartige *Vestibulum oris,* das in das *Vestibulum labiale* und buccale zerfällt, eingeteilt. Vom Cavum oris proprium kann man wieder das seitlich zwischen Zunge und Unterkiefer gelegene *Cavum sublinguale laterale* und das unter der Zungenspitze gelegene *Cavum sublinguale apicale* abtrennen; der Boden des ersteren ist meist durch die Gland. sublingualis etwas vorgewölbt (Sublingualiswulst). Während beim Menschen Cavum und Vestibulum bei geschlossenem Munde vollständig voneinander getrennt sind, kommunizieren sie bei den Tieren durch eine zwischen Schneide- und Backzähnen befindliche Lücke und durch eine kleinere Spalte hinter dem letzten Backzahn.

Die **Lippen** (Fig. 443, 452 u. 657). Das *Labium superius* und *inferius,* die Ober- und Unterlippe, umschliessen die Mundspalte, *Rima oris,* und gehen in den *Commissurae labiorum* spitzwinklig ineinander über, von denen jede einen der beiden *Anguli oris,* Mundwinkel, umgibt. Die Lippen von Mensch, Pferd, Schaf und Ziege sind lang, leicht und frei beweglich, die des Schweines, Rindes und Hundes kurz und sehr wenig beweglich. Jede Lippe besteht aus der äusseren Haut, einer sehnig-muskulösen Mittelschicht und der Schleimhaut; diese geht am freien Lippenrand in die äussere Haut über. In der Submucosa (Pferd, Esel, Fleischfresser) oder in der Muskulatur (Wiederkäuer, Schwein) findet man, namentlich nahe den Lippenwinkeln, Drüsen, *Glandulae labiales* (Fig. 443 q'). Sie sind am mächtigsten beim Pferde und Esel, dann folgen Rind, Schaf, Ziege, Schwein und schliesslich Hund und Katze; bei den letzteren finden sie sich nur in der Unterlippe, bei den anderen in beiden Lippen (Hartig [237]). — Bei Mensch, Schaf, Ziege, Hund und Katze findet sich median an der Oberlippe ein deutliches, beim Pferde und Rinde weniger deutliches *Philtrum,* die Lippenrinne, die dem Schweine fast ganz fehlt. Beim Rinde ist die bei den anderen Tieren behaarte Haut der Oberlippe im mittleren Teile unbehaart und setzt sich in den unbehaarten Nasenspiegel fort; so entsteht das Flotzmaul. Beim Schweine geht die Oberlippe in den Rüssel, bei Schaf, Ziege, Hund und Katze in den Nasenspiegel über (Näheres darüber s. unter Nase.) Das beim Menschen deutliche Lippenbändchen ist bei den Haustieren undeutlich oder fehlt. An die Unterlippe schliesst sich das **Kinn** an.

Die *Buccae,* **Backen,** welche die Seitenwand der Mundhöhle bilden, bestehen aus der äusseren Haut, einer Muskelschicht und der Schleimhaut. Zwischen den Muskeln oder zwischen ihnen und der Schleimhaut kommen die *Glandulae buccales,* **Backendrüsen** (Fig. 443 q u. r, r') vor, die als maxillare (dorsale) und mandibulare (ventrale) an den Alveolarrändern liegen; beim Rinde findet man noch eine mittlere Backendrüse (Näheres s. Bärner [19] und Hartig [237]); bei den Fleischfressern ist die dorsale Backendrüse als *Glandula zygomatica* (s. *orbitalis*) (Fig. 464 7) in die Orbitalgegend gerückt. Die Backendrüsen sind am mächtigsten bei den Wiederkäuern, dann folgen Pferd, Esel, Schwein, Hund und Katze. Die beim Rinde mit hohen, rachenwärts gerichteten Papillen besetzte, kutane Backenschleimhaut ist bei den übrigen Tieren und beim Menschen glatt. Sie wird vom Parotidengang durchbohrt, dessen Ausmündung sich an der *Papilla salivalis* findet; diese liegt beim Menschen und der Katze in der Höhe des 2., beim Pferde und Hunde in der des 3., bei Schaf und Ziege des 4., beim Schweine des 4.—5. und beim Rinde des 5. maxillaren Backzahns.

Das **Zahnfleisch**, *Gingiva*, das die Alveolarfortsätze überkleidet, ist innig mit dem Periost verbunden und umfasst den Hals der Zähne. An dem zahnlosen maxillaren Schneidezahnrand der Wiederkäuer ist die Schleimhaut sehr dick, derb und fest, drüsenlos und mit einem dicken, verhornten Epithel bekleidet und wird als Zahnplatte bezeichnet.

Über die allgemeinen Verhältnisse der **Zähne** s. S. 197 u. folg.

Figur 426 (Pferd).   Figur 427 (Rind).   Figur 428 (Schwein).   Figur 429 (Hund).

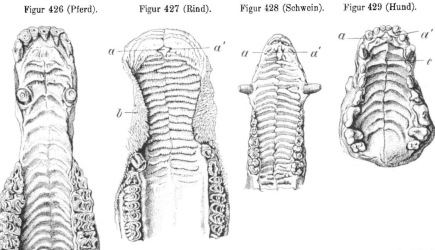

Figur 426—429. Palatum durum von Pferd (Fig. 426), Rind (Fig. 427), Schwein (Fig. 428) und Hund (Fig. 429). a Papilla incisiva, a' Mündung des Canalis nasopalatinus, b starke Papillen der Backenschleimhaut, c Raphe palati.

Als *Palatum durum*, **harter Gaumen** (Fig. 426—429), wird die derbe, feste Schleimhaut bezeichnet, die das knöcherne Gaumengewölbe bekleidet, an dessen Periost befestigt ist und bei Mensch, Rind, Schaf und Ziege, bei letzteren 3 aber nur im aboralen Drittel submuköse Drüsen besitzt. Median findet man am harten Gaumen eine nicht sehr deutliche Rinne, oder (bei Mensch, Hund und Katze) eine Leiste, *Raphe palati*, an deren mundseitigem Ende man die niedrige *Papilla incisiva* bemerkt, an der jederseits der *Ductus nasopalatinus* (s. S. 360) mündet. Beim Pferde ist nur fetal eine Papilla incisiva vorhanden; bei erwachsenen Tieren fehlt sie (Freund [184]). Beiderseits von der Gaumenfurche bzw. der Raphe befinden sich quere, flache, mit dem freien Rande rachenwärts gerichtete Kämme, die *Rugae palati*, Gaumenstaffeln. Ihre Zahl beträgt beim Pferde 16—18, beim Rinde 15—20, beim Schafe meist 14, bei der Ziege meist 12, beim Schweine 20—22, beim Hunde 9 und bei der Katze 7; beim Menschen finden sich nur 3—5 unregelmässig angeordnete Querrunzeln im oralen Teile des harten Gaumens. Beim Pferde und Schweine reichen die Staffeln bis zum Beginn des weichen Gaumens; beim Hunde werden die letzten Staffeln niedrig und undeutlich. Beim Rinde sind die ersten 12 grossen Staffeln am freien Rande gezähnelt, während die letzten 3—5 niedrig und glatt sind und allmählich verschwinden (s. Jänicke [284], Linton [368] u. Retzius [491]).

Das *Palatum molle* (*Velum palatinum*), der **weiche Gaumen (Gaumensegel)** (Fig. 448 24), der wie ein Vorhang die Mund- von der Schlundkopfhöhle scheidet, ist eine Schleimhautfalte, in der Muskeln und Drüsen liegen. Er ist beim Menschen verhältnismässig kurz und besitzt am konkaven freien Rande, *Arcus palatinus,* die *Uvula (Staphyle)*, das Zäpfchen, das den Haustieren fehlt, höchstens bei Schwein, Rind und Schaf rudimentär vorkommt. Bei Pferd, Wiederkäuern und Fleischfressern reicht der freie Rand des Gaumensegels zwischen Zungengrund und Kehldeckel bis an oder bis nahe an die Basis des letzteren, während bei Mensch und Schwein das Gaumensegel schräg wirbelwärts gestellt ist. Es ist durchschnittlich beim Pferde 10,8—12,4, beim Rinde 8,5—12,2, beim Schweine 5,8—6,4, beim Schafe 6,0, bei der Ziege 4,8, beim Hunde 4,0—6,0 und bei der Katze 1,8—2,6 cm lang. Jederseits zieht vom Gaumensegel eine drüsenhaltige Schleimhautfalte, der *Arcus glossopalatinus*, zum Seitenrand der Zunge und eine zweite, der drüsenhaltige *Arcus pharyngopalatinus* (Fig. 441 f, f, f') (s. S. 357), zum Schlundkopf.

Der **Boden der Mundhöhle** wird ausser von der Zunge von der sublingualen Mund-schleimhaut gebildet, die median das bei Rind und Schwein doppelte *Frenulum linguae*, Zungenbändchen, und neben und aboral von diesem den Sublingualiswulst bildet. Neben dem Zungenbändchen findet man beim Rinde jederseits eine Reihe hoher, freier Papillen. Nahe den Schneidezähnen besitzen Mensch, Pferd und Rind die *Caruncula sublingualis*, Hunger-warze. An ihr münden beim Pferde der Ductus submaxillaris, bei Mensch und Rind dieser und der Ductus sublingualis major; bei den anderen Haustieren ist die Hungerwarze sehr klein oder fehlt; dann münden beide Gänge neben oder am Grunde des Zungenbändchens. Hier befindet sich bei der Ziege die Mundhöhlenbodendrüse. Ackerknecht [1] hat bei vielen Säugern (u. a. Pferd, Rind, Schaf, Ziege, Schwein, Hund, Katze) in der Schleimhaut des sublingualen Mundhöhlenbodens nahe den J 1 jederseits ein eigenartiges, äusserlich aber kaum her-vortretendes Organ gefunden, das beim Pferde eine röhren-artige, rachenwärts sich erstreckende Schleimhauteinbuchtung darstellt und mit meist halbmondförmiger, selten rudimentärer Öffnung nahe den J 1 beginnt. Bedeutung ist unbekannt.

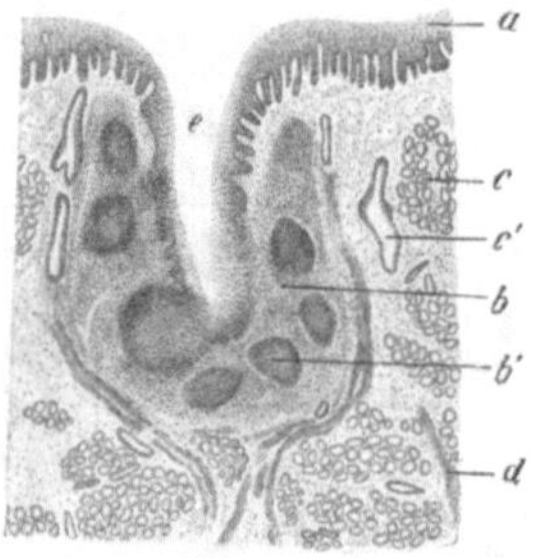

Mandeln im allgemeinen sind durch fibröses Gewebe gegen die Umgebung abgegrenzte Partien von zytoblastischem Gewebe mit Lymph-(Sekundär-)knötchen. Die Platten liegen aber meist nicht im Niveau der Schleimhaut, sondern sie bilden entweder Vorwölbungen, Wülste u. dgl. oder Einsenkungen der Schleimhaut (Bälge, *Folliculi tonsillares*) (Fig. 430). Man kann darnach die Mandeln einteilen in Plattenmandeln (Fig. 432) und in Balgmandeln (Fig. 431) (G. Illing [287]). Beide Formen können miteinander verbunden sein. (Näheres über die Form der Mandeln siehe bei den einzelnen Tierarten.)

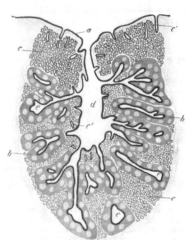

Figur 430. Schnitt durch einen Schleimhautbalg vom Zungengrund.
a mehrschichtiges Plattenepi-thel, b zytoblastisches Gewebe mit b' Keimzentren, c Drüsen, c' Drüsen-ausführungsgänge, d quergestreifte Mus-kulatur, e Fossula tonsillaris.

Figur 431.
Querschnitt durch eine Tonsilla palatina vom Rinde (halbschema-tisch).

a Epithel, b, b Tonsillenge-webe, c, c Drü-sen, c', c' Drü-senausführungs-gänge, d Fossa tonsillaris, e, e, e Fossulae tonsillares.

Figur 431.

Figur 432.
Tonsilla palatina vom Pferde (G. Illing).
a, a Öffnungen, die in Foveolae tonsillares füh-ren, b, b Öffnun-gen, die in Fos-sulae tonsillares führen.

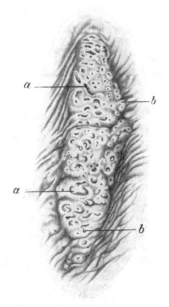

Figur 432.

Die **Gaumenmandeln**, *Tonsillae palatinae*, liegen bei Mensch (Fig. 433 7), Hund (Fig. 437 a, 440 d', d'), Katze, Rind (Fig. 435 a), Schaf, Ziege in einem Sinus tonsillaris zwischen Arcus palatopharyngeus und palatoglossus; beim Pferde (Fig. 432, 434 a) sind sie lang gestreckt und liegen zwischen Zungengrund bzw. Plica glossoepiglottica mediana und dem Arcus palatopharyngeus, beim Schweine (Fig. 460 10) im Gaumensegel (Fig. 458 a); beim Menschen sind sie etwa haselnussgross. Beim Pferde kommt ausserdem am Übergang des harten zum weichen Gaumen median noch die *Tonsilla palatina impar* vor. Rechts und links neben der Basis des Kehldeckels finden sich konstant bei Schwein, Schaf, Ziege und inkonstant bei der Katze die *Tonsillae paraepiglotticae* (Fig. 458 b) (G. Illing [287]).

Die **Zunge** (Fig. 433—437, 457, 462) zerfällt in die Zungenspitze, den Zungenkörper und den Zungengrund; die Zungenspitze (Fig. 433 a) besitzt nur eine Rücken- und Bodenfläche, die in einem stumpfen Rande ineinander übergehen; der Zungenkörper liegt zwischen den Backzähnen und hat eine Rücken- und 2 Seitenflächen; der Zungengrund (die Zungenwurzel) liegt aboral von der Backzahngegend und besitzt nur eine Rückenfläche, im übrigen setzt er sich in die benachbarten Teile fort. Die Zunge besteht aus dem Zungenfleisch und der Zungenschleimhaut. a) Die kutane **Zungenschleimhaut** ist an der Bodenfläche verhältnismässig dünn und glatt, an den Seitenrändern bzw. -flächen dicker und an der Rückenfläche am dicksten. Am Rücken und den Seitenflächen der Zunge finden sich die **Zungenpapillen**, die in 4 Hauptformen vorkommen: *Papillae filiformes*, *fungiformes*, *vallatae et foliatae*. Bei Mensch, Pferd, Schwein und Ziege ist die Rückenfläche der Zungenspitze und des Zungenkörpers mit weichen, meist sehr feinen *Papillae filiformes* besetzt, während beim Rinde grosse, hornige, spitze, rachenwärts gerichtete Papillen vorkommen, an deren Stelle beim Schafe kleinere, stumpfe Papillen vorhanden sind, die schon an der Bodenfläche der Zungenspitze beginnen. Zwischen den stacheligen, gegen den Zungenrand weich werdenden Papillen des Rindes finden sich kleine, hügelartige *Papillae conicae*, während am Zungenrückenwulst grosse, derbe, zottenartige (Rind) oder blattartige (Schaf) Papillen vorkommen. Am Ende des Zungenkörpers treten bei der Ziege an die Stelle der haarförmigen blattartige und andere Papillenformen. Beim Hunde finden sich oral auf der Rückenfläche kurze, kegelförmige, spitze und etwas scharfe, aboral längere und weichere, kegelförmige Papillen, während die Zungenoberfläche der Katze in der Mitte mit hornigen Stacheln besetzt ist, die spitzenwärts und gegen die Ränder rasch an Grösse abnehmen. Bei Mensch, Pferd und Wiederkäuern ist der Zungengrund papillenfrei, während bei Schwein, Hund und Katze ziemlich lange und weiche Papillen an ihm vorkommen. Zwischen den Papillae filiformes stehen abgerundete, pilz- oder knopfförmige *Papillae fungiformes* (Fig. 433 3, 434—437 e) zerstreut (Pferd, Fleischfresser, Schwein, Mensch) oder in Gruppen (Wiederkäuer). Sie finden sich besonders an den Seitenflächen des Zungenkörpers und dem Rücken der Zungenspitze und bei Schaf und Ziege vereinzelt auch an der Bodenfläche; sie fehlen an der medianen Partie der Zunge des Schweines und am Zungenrückenwulst der Wiederkäuer. Sie sind bei Pferd und Schwein an den Seitenrändern (resp. -flächen) relativ gross und am Zungenrücken klein, bei den Fleischfressern an der Spitze sehr klein, dagegen nach dem Zungengrund hin grösser.

Nahe dem Zungengrund findet man jederseits am Zungenrücken grössere, von einem Walle umgebene Papillen, *Papillae vallatae* (Fig. 433 2, 434—437 d): beim Menschen treten jederseits (in je eine Reihe geordnet) 4—6, beim Rinde 8—17, meist 10—14, selten bis 21 (s. Münch [439]), beim Schafe 18—24, selbst 25—28, bei der Ziege i. d. R. 12, nur ausnahmsweise 11 oder 13—18, bei Hund und Katze 2—3 und bei Pferd und Schwein nur 1 grosse Papille auf, zu denen sich beim Pferde öfters noch eine unpaare, kleinere Papille (*Pap. vallata accessoria*) gesellt. Beim Rinde können die Wallpapillen nur einseitig umwallt sein.

Über die phylogenetische Entwicklung der Zungenpapillen und der Geschmacksorgane s. Becker [48] und Haller [232].

Unmittelbar vor dem Ansatz des Arcus glossopalatinus an die Zunge findet man an deren Seitenrande eine durch Querfurchen geblätterte, beim Menschen kleine Hervorragung, die *Papilla foliata* (das Randorgan) (Fig. 433 4, 434, 436 u. 437 c), die den Wiederkäuern fehlt oder ganz rudimentär ist (Becker [48]). Beim Pferde ist sie 2—2$^1/_2$ cm lang und besitzt 3 bis 10 Querfurchen; beim Schweine ist es eine kleine, 7—8 mm lange Erhöhung mit 5 Spalten, beim Hunde ein kleines, linsen- bis bohnengrosses, wenig deutliches Gebilde mit 6—7 Spalten, an dessen Stelle bei der Katze eine Gruppe langer Papillen mit knolliger Spitze vorkommt. (Näheres über die Zungenpapillen s. Ellenberger [155] und Immisch [290]).

Bei Mensch und Hund findet man an der Zungenoberfläche median den *Sulcus medianus linguae* (Fig. 433 1) und an dessen Ende beim Menschen, dicht an der Zungenwurzel, das den Haustieren fehlende, flache *For. caecum* (Fig. 433 5). Beim Pferde ist die Schleimhaut des Zungenrückens in der Mitte der Zunge sehr dick und stellt den Zungenrückenknorpel dar; bei den Wiederkäuern findet sich an dessen Stelle der mit sehr grossen, harten Papillen versehene Zungenrückenwulst. An der Bodenfläche der Zunge kommt bei den Fleischfressern median unter der Schleimhaut ein strangförmiges, festes, derbes Gebilde, die *Lyssa* (Fig. 463 a), (s. Ellenberger [155]) und beim Pferde eine leistenartige, mediane Schleimhautverdickung

Figur 433 (Mensch).

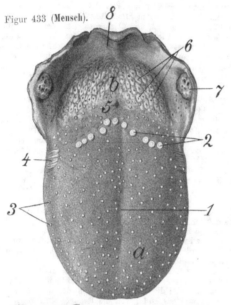

Figur 433.

Zunge des Menschen.

a Zungenspitze, b Zungenwurzel.
1 Raphe linguae, 2 Papillae vallatae,
3 Papillae fungiformes, 4 Papilla foliata, 5 Foramen caecum, 6 Zungenbälge, 7 Tonsille, 8 Epiglottis.

Figur 434—437.

Zungen von Pferd, Rind, Schwein und Hund.

a Tonsille bzw. Mandelgrube, in der
sie liegt, b Übergangsstelle der Schleimhaut vom Zungengrund auf das Gaumensegel, c Papilla foliata, d Papillae
vallatae, e Papillae fungiformes, f Epiglottis, g Plica glossoepiglottica mediana, h Öffnungen von Zungenbälgen,
i, i' starke Papillen, k Zungenrückenwulst mit starken Papillen.

1 Zungenspitze, 2 Zungenkörper,
3 Zungenwurzel.

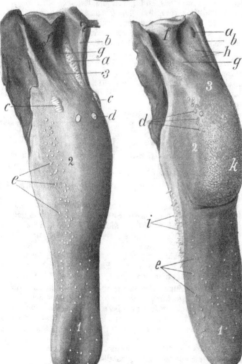

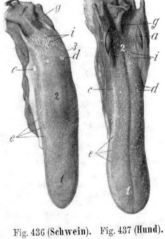

Fig. 436 (Schwein).   Fig. 437 (Hund).

Figur 434 (Pferd).   Figur 435 (Rind).

vor, während bei Mensch, Schaf und Ziege sich hier die Zungenboden-(Nuhn'sche)drüse befindet. Am Zungengrund und in der Umgebung der Papillae vallatae und foliatae finden sich die Zungendrüsen, ausserdem am aboralen Teile des Zungengrunds und seitlich von der Plica glossoepiglottica mediana bei Mensch (Fig. 433 6), Pferd und Rind zahlreiche Zungenbälge, *Folliculi tonsillares linguae* (Fig. 430), die vereinzelt auch beim Schweine zwischen grossen, zottenförmigen Papillae filiformes vorkommen; es sind kleine Einstülpungen (Gruben, Säckchen) der Schleimhaut, deren Wand aus zytoblastischem Gewebe (b) mit Sekundärknötchen mit Keimzentren (b') besteht. Drüsen kommen noch an den Seitenrändern, ferner im Arcus glossopalatinus (exkl. Rind) und in der Plica pterygomandibularis vor. Die Zungengrunddrüsen setzen sich (manchmal jedoch nur spärlich) auf die mundseitige Fläche der Epiglottis fort (ausgenommen die Katze). Über die Zungendrüsen s. Ellenberger [155] und Lange [335].

b) Das **Zungenfleisch**, das grössere Gefässe und Nerven enthält, besteht aus Muskeln mit longitudinalem, vertikalem und transversalem Faserverlauf. Die Muskeln treten entweder von benachbarten Knochen in die Zunge, äussere Zungenmuskeln, oder sie gehören der Zunge allein an, innere Zungenmuskeln. Als äussere Zungenmuskeln fasst man den M. genio-, hyo- und styloglossus auf. Von diesen liegt der M. genioglossus am meisten medial, so dass er median mit dem der anderen Seite zusammenstösst. Auf ihn folgt lateral der M. hyoglossus und auf diesen direkt unter der Schleimhaut der Seitenfläche der Zunge der M. styloglossus. Diese 3 Muskeln kommen wesentlich dem Zungenkörper und der -spitze zu. Ihnen gesellen sich als innere Zungenmuskeln der M. lingualis verticalis, longitudinalis und transversalis bei. Zu diesen eigentlichen Zungenmuskeln kommen als Beweger der Zunge noch die Zungenbeinmuskeln und die Muskeln des Kehlgangs hinzu. Als Zungenbeinmuskeln bezeichnet man alle am Kopf- oder Rumpfskelett entspringenden und am Zungenbein endenden Muskeln. Als Muskeln des Kehlgangs und akzessorische Zungenmuskeln sind der M. mylohyoideus und M. myloglossus aufzufassen.

Beim Menschen und vielen Tieren findet sich median im Zungenfleisch (zwischen den Mm. genioglossi) eine Bindegewebslage als *Septum linguae*, das je nach der Tierart Fettgewebe, Muskelbündel und Knorpelgewebe enthalten und direkt oder indirekt mit dem Zungenbein in Verbindung stehen kann; hier kreuzen sich zahlreiche transversale Fasern. Beim Menschen ist das Septum eine sehnige Platte, bei den Einhufern und Wiederkäuern ist es sehr undeutlich. Besondere ventral, dorsal und in der Mitte vorkommende Verdickungen des Septum werden als Lyssa bezeichnet; sie kommen besonders bei den Fleischfressern und beim Schweine vor (s. S. 394 u. 399). Das Septum und die Lyssabildungen werden als Rudimente des Binnenskeletts der Zunge, also als Stützorgane angesehen.

Die **Zungenmuskeln**. Der M. styloglossus (Fig. 445 h, 455 f, 456 e, 460 e, 464 c) entspringt beim Menschen am Proc. styloideus des Temporale, bei den Haustieren am grossen Zungenbeinast und geht seitlich in die Zunge. Der M. genioglossus (Fig. 445 c, 456 c, 460 c, 464 e) entspringt an einer vom Kinnwinkel bis zum Zungenbein reichenden Sehne und strahlt in die Zunge aus. Der M. hyoglossus (Fig. 445 i, 460 d, 464 g) entspringt am Zungenfortsatz, dem Körper und dem Kehlkopfsast des Zungenbeins, beim Rinde auch noch am grossen und mittleren Zungenbeinast und geht seitlich in die Zunge, z. T. bedeckt vom M. styloglossus. Der **M. chondroglossus** des Menschen geht vom kleinen Zungenbeinast zum Zungenrücken. Er findet beim Pferde sein Homologon in einem Muskelbündel, das an der Vereinigung des grossen und kleinen Zungenbeinastes entspringt, zwischen M. genio- und hyoglossus oral geht und sich dann in diesen Muskeln verliert. Beim Rinde ist dieser Muskel stark und entspringt am mittleren Zungenbeinast. Die **inneren Zungenmuskeln** bilden 3 Fasersysteme, ein transversales, ein vertikales und ein longitudinales und heissen danach **M. longitudinalis superf.** (Fig. 448 50) et prof., transversus und verticalis linguae. Nur der erstere entspringt am Zungenbein, während die anderen in der Zunge selbst anfangen und enden. Der M. longitudinalis inferior fehlt den Haustieren.

Die **Zungenbein- und Kehlgangsmuskeln**. Oberflächlich im Kehlgang, direkt unter der Haut und dem Hautmuskel, liegt der quere **M. transversus mandibulae** (Fig. 306, 316 f, 445 a, a', 456 a, 460 a, 465 a), der bei Pferd, Schwein und Wiederkäuern aus 2 Portionen (M. mylohyoideus und myloglossus) besteht, bei Mensch und Fleischfressern einfach ist. Bei ihnen ist nur der *M. mylohyoideus* vorhanden, der im Bogen von einer Linea mylohyoidea des Unterkiefers zur anderen verläuft und einen Gurt im Kehlgang unter der Zunge bildet. Beim Pferde und den Wiederkäuern liegt ein zweiter kürzerer Muskelgurt, der *M. myloglossus*, auf dem oralen Teile des M. mylohyoideus und z. T. noch oral von ihm. In den ganzen Muskelgurt ist eine mediane Längssehne eingeschoben. Der **M. geniohyoideus** (Fig. 445 b, 460 b) entspringt am Unterkiefer nahe dem Kinnwinkel und inseriert sich bei Mensch, Schwein und Fleischfressern am Körper des Zungenbeins, bei Pferd und Wiederkäuern hingegen an dessen Zungenfortsatz und verbindet sich nicht selten mit dem M. mylohyoideus. Der **M. stylohyoideus** (Fig. 306, 445 g, 460 f) beginnt beim Menschen und den Fleischfressern am Schläfenbein, bei den anderen Tieren am grossen Zungenbeinast nahe dessen Schädelende und endet am Kehlkopfsast des

Zungenbeins. Beim Pferde enthält seine Sehne und beim Menschen der Muskel einen Spalt, durch den die Sehne des M. digastricus geht; bei den anderen Haustieren fehlt der Spalt. Bei den Fleischfressern ist der Muskel sehr schlank und geht unter dem M. digastricus medial zum Zungenbeinkörper. Bei den Haustieren liegt ausserdem zwischen dem Proc. jugularis des Occipitale und dem grossen Zungenbeinast der platte **M. jugulohyoideus** (Fig. 445 f), den man zum M. stylohyoideus rechnen kann. Er fehlt beim Menschen und ist beim Schweine rudimentär. Der **M. hyoideus transversus**, der von dem kleinen Zungenbeinast der einen zu dem der anderen Seite geht, fehlt dem Menschen, dem Schweine und den Fleischfressern und ist bei den Wiederkäuern zweischenklig. Ebenso fehlt dem Menschen der kleine, dreieckige **M. keratohyoideus** (Fig. 451 7), der beim Pferde zwischen Kehlkopfsast, kleinem und grossem und bei den anderen Tieren zwischen Kehlkopfsast, mittlerem und kleinem Zungenbeinast liegt und beim Schweine zweischenklig ist. Bei den Haustieren kommt noch der beim Menschen fehlende oder sehr schwache **M. hyoepiglotticus** (Fig. 448 51) vor, der vom Zungenbeinkörper zum Kehldeckel geht und bei den Fleischfressern zweischenklig ist. Der **M. omohyoideus** (Fig. 306, 315 g, g, 460 i), der den Fleischfressern fehlt, entspringt beim Menschen vom halsseitigen Rande der Scapula und am Proc. coracoideus, beim Pferde und Schweine aus der Fascia subscapularis und geht, indem er den M. brachiocephalicus, von dem er grossenteils bedeckt ist, kreuzt, an der Seite der Trachea zum Körper des Zungenbeins. Beim Rinde entspringt er aus der Fascia profunda colli im Bereich des 3. Halswirbels und verhält sich dann wie bei den erwähnten Tieren. Gurlt rechnet zum M. omohyoideus des Rindes noch einen kleinen, schlanken Muskel, der vom 1. Rippenknorpel bzw. dem Sternum zur Unterfläche des M. brachiocephalicus geht und dem **M. subclavius hom.** entsprechen dürfte, der zwischen der Clavicula und 1. Rippe sich ausspannt. Der **M. sternohyoideus** (Fig. 306, 316 b, 355 s″ u. 460 h) ist ein platter, schmaler (nur beim Hunde stärkerer) Muskel, der vom Manubrium sterni (ausserdem beim Menschen von der Clavicula und beim Hunde vom Knorpel der 1. Rippe) entspringt, ventral an der Trachea liegt und am Körper des Zungenbeins endet. Bei Mensch (Fig. 297 24) und Pferd ist der Muskel ungefähr in der Mitte seiner Länge durch eine Sehne unterbrochen. Der **M. sternothyreoideus** (Fig. 355 s′, 460 k, k′) entspringt gemeinsam mit dem vorigen und anfänglich von ihm bedeckt und mit ihm verbunden am Manubrium sterni, steigt zunächst an der ventralen, dann an der seitlichen Fläche der Trachea kopfwärts und endet sehnig am Schildknorpel. Der **M. hyothyreoideus** (Fig. 445 k) ist ein platter Muskel, der zwischen dem Kehlkopfsast des Zungenbeins und dem Schildknorpel liegt.

Gefässe und Nerven der Mundhöhle. Die Teile der Mundhöhle empfangen das Blut von den beiden Aa. maxillares. Die Lymphgefässe treten in die Lgl. mandibulares, subparotideae und retropharyngeales ein. Die Nerven stammen vom N. trigeminus, facialis, glossopharyngeus und hypoglossus. Die vom Brustbein bzw. der Schulter kommenden Muskeln werden von den ventralen Ästen der Halsnerven innerviert und von den Ästen der A. carotis communis, vertebralis und cervicalis ascendens mit Blut versorgt.

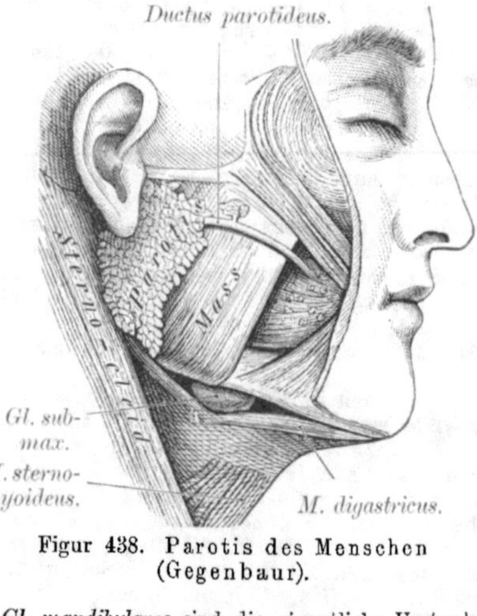

Anhangsdrüsen der Mundhöhle sind die am Grunde des Ohres liegende **Gl. parotis** und 3 am Unterkiefer liegende **Gl. mandibulares.** Die **Ohrspeicheldrüse** (Fig. 438, 442 v, v, 454 a, 459 a, a′, a″ u. 464 1) liegt halsseitig vom Unterkieferast und ragt m. o. w. weit am Halse herab. Sie ist am grössten beim Pferde (Gewicht ca. 225 g); es folgt dann die ebenfalls grosse Parotis des Schweines, während die der Wiederkäuer und Fleischfresser relativ klein ist; die Parotis des Menschen nimmt eine Mittelstellung ein, sie wiegt 20—30 g. Der Ausführungsgang, der **Ductus parotideus** (Fig. 305 2′, 438, 442 24, 24, 443 49, 49), verläuft bei Mensch, Hund, Katze, Schaf und Ziege quer über die Backe, während er bei Pferd, Rind und Schwein an der medialen Seite des Unterkiefers liegt und sich erst an dessen Gefässausschnitt auf die Backe umschlägt, dorsal verläuft und in das Vestibulum buccale mündet (s. S. 373). Die

Ductus parotideus.

Gl. sub-
max.
M. sterno-
hyoideus.   *M. digastricus.*

Figur 438. Parotis des Menschen
(Gegenbaur).

Gl. mandibulares sind die eigentliche Unterkieferdrüse, Gl. submaxillaris, und 2 Unterzungendrüsen, Gl. sublinguales. Die *Glandula submaxillaris*, **Unterkieferdrüse** (Fig. 443 t, 449 1, 455 a, a′, 456 2, 2, 460 2, 2′, 464 2 u. 465 2), liegt wesentlich zwischen Atlas und Zungenbein und reicht verschieden weit in den Kehlgang hinein. Sie ist beim Rinde grösser als beim Pferde und grösser als die Parotis und reicht mit ihrem knolligen Kehlgangende weit aus dem Kehlgang heraus; beim Pferde ist sie erheblich kleiner, ihre Grösse beträgt ca. $^{1}/_{4}$ der Parotis; beim Schweine und den Fleischfressern ist sie ein knolliges, rundliches Gebilde, das bei der ersteren Tierart im Verhältnis zur Parotis klein, bei den Fleischfressern dagegen gross ist; recht klein erscheint sie bei der Ziege. Beim Menschen wiegt sie 10—15 g, ist also halb so gross wie die Parotis. Der Ausführungsgang, **Ductus submaxillaris** (Fig. 449 2, 2′, 455 b, 456 6, 6, 460 6, 6′, 464 4), mündet neben dem Zungenbändchen und zwar bei Mensch, Pferd und Rind an der *Caruncula sublingualis* (s. S. 375).

Die *Glandulae sublinguales*, **Unterzungendrüsen** (Fig. 449 3, 455 c, d, 456 3, 4, 460 3, 4, 464 3, 3′, 465 3, 4), liegen oral von der vorigen im Boden der Mundhöhle, seitlich unter der Zunge und bilden i. d. R. durch Vorwölbung der Schleimhaut den Sublingualiswulst (s. S. 375). Von altersher unterscheidet man 2 Unterzungendrüsen, eine mit einem grossen Ausführungsgang, dem Bartholinschen Gange, Duct. sublingualis major, und eine mit vielen kleinen Ausführungsgängen, den Rivinischen Gängen, Duct. sublinguales minores. Die letztere ist eigentlich nicht als eine Drüse aufzufassen; es handelt sich vielmehr um viele kleine Drüsen, die mit je einem Gange in die Mundhöhle münden. Es sind dies Einzeldrüsen, *Gland. sublinguales minores*, während die Unterzungendrüse mit dem grossen Ausführungsgang die *Gland. sublingualis major* s. *grandicanalaris* darstellt. Dadurch, dass bei einigen Tierarten eine grössere Anzahl Gland. sublinguales minores dicht aneinander liegen, täuschen sie eine geschlossene Drüse mit vielen kleinen Gängen, die Gland. sublingualis mit den Rivinischen Gängen der Autoren, vor; wir nennen sie die *Gland. sublingualis parvicanalaris*. Neben dieser geschlossenen Drüsenmasse, deren Drüsenläppchen als Gland. sublinguales minores aufzufassen sind, kommen vielfach auch isoliert gelegene oder der Gland. sublingualis grandicanalaris angelagerte Einzeldrüsen vor, die isoliert in die Mundhöhle oder in den Duct. sublingualis major oder vielleicht sogar in den Duct. mandibularis münden. Im ersten Falle sind sie echte Gland. sublinguales minores, in den letzten Fällen sind sie als Läppchen oder auch als Gangdrüsen der Gland. subl. grandicanalaris oder der Gland. submaxillaris aufzufassen. Ob die Zungenranddrüsen etwa auch als Gland. subl. minores aufzufassen sind, müssen Untersuchungen lehren. Wir unterscheiden mithin 1. *Glandulae sublinguales minores* mit je einem Duct. sublingualis minor, 2. eine lobuläre *Glandula sublingualis parvicanalaris* mit zahlreichen Duct. sublinguales minores (Fig. 449 4, 4, 455 c′, 460 9) und 3. eine *Glandula sublingualis major* s. *grandicanalaris* mit einem Duct. sublingualis major (Fig. 456 7, 460 7, 7′, 464 5, 465 6), der mit dem Ductus submaxillaris oder neben ihm in die Mundhöhle mündet. Beim Menschen findet sich eine aus 5 bis 20 Einzeldrüsen bestehende Gland. sublingualis parvicanalaris, deren kleine Gänge direkt in die Mundhöhle münden (Stöhr [601]); daneben findet sich meist noch eine Gland. sublingualis grandicanalaris, die am hinteren-unteren Abschnitte der ersteren liegt. Beim Pferde haben wir nur eine Gland. sublingualis parvicanalaris, bei den anderen Haustieren beide Sublingualisdrüsen. Beim Schweine liegen beide Drüsen hintereinander und zwar die grandikanaläre aboral von der parvikanalären; bei Hund und Katze besteht die Gland. sublingualis grandicanalaris aus 2 hintereinander gelegenen Teilen; denen oralen Teile sind eine Anzahl Gland. sublinguales minores angelagert. Bei den Wiederkäuern liegen beide Drüsen so zueinander, dass die grandikanaläre oroventral von der parvikanalären sich befindet. In bezug auf die Benennung und Begriffsbestimmung der mandibulären Drüsen, die nicht unter der Maxilla, aber stets an der Mandibula (der Submaxilla oder Maxilla inferior der älteren Autoren) liegen und deshalb mandibulare Drüsen zu nennen sind, herrscht in den vergleichend-anatomischen und zoologischen Werken grosse Verwirrung; s. darüber Ranvier [484], Zumstein [720], Oppel [454], Maximow [408], und vor allem Pardi [460], Metzner [415], Ellenberger [155] und Illing [286]; die letzteren 4 Autoren bezeichnen die Unterzungendrüsen als *Gland. subling. monostomatica* und *sublingualis polystomatica*. Stöhr [601] spricht beim Menschen von einer *Gland. sublingualis major* und den *Gland. sublinguales minores*.

Gefässe und Nerven. Die Parotis erhält ihre Gefässe von der A. carotis communis und den Aa. maxillares, die Submaxillardrüse von der A. maxillaris externa, der A. carotis externa und der A. occipitalis und die Sublingualisdrüsen von der A. maxillaris externa. Die Nerven der Parotis stammen vom N. glossopharyngeus, trigeminus und facialis, die der Submaxillardrüse von N. sympathicus und der Chorda tympani und die der Sublingualisdrüsen vom N. sympathicus und trigeminus.

B. Der Schlundkopf, Pharynx[1]. Allgemeines (Fig. 439, 448 21, 461 u. 474).

Rückwärts (aboral) vom Gaumensegel, zwischen Nasen- und Mundhöhle einer- und dem Anfang der Speise- und Luftröhre (Kehlkopf) anderseits liegt ein von einer Schleimhaut und zum Teile von Muskeln umgebener Hohlraum, in dem sich der Luft- und Speiseweg kreuzen, wobei der anfangs dorsal vom

---

1) Es soll nicht unerwähnt bleiben, dass man die Schlundkopfhöhle vielfach, namentlich beim Menschen, als Schlund bezeichnet und dann für die Speiseröhre den Ausdruck Schlund vermeidet.

Nahrungskanal gelegene Atmungskanal ventral von diesen tritt. Dieser Hohlraum heisst **Schlundkopfhöhle, Cavum pharyngis**; Höhle und Wand bilden den **Schlundkopf, Rachen, Pharynx.** Der Pharynx hat fast die Gestalt eines Trichters, dessen
Grundfläche schädelwärts gerichtet ist. Er reicht von den Choanen resp. der
Schädelbasis bis zum Eingang in die Speiseröhre und den Kehlkopf und kommuniziert mit der Mund- und Nasenhöhle, dem Kehlkopf, der Speiseröhre, der
Paukenhöhle und beim Pferde auch mit den Luftsäcken. Demgemäss findet man
7 Öffnungen in der Schlundkopfwand, nämlich 4 am Dach und 3 am Boden.

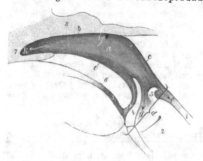

An der Schädelwand finden sich nasal die beiden
grossen Nasenausgangsöffnungen, **Choanen**
(Fig. 439 k u. 448 23), und halswärts von ihnen
die **Öffnungen der Hörtrompeten,** *Ostia pharyngea
tubae* (Fig. 439 i u. 448 22). Am Boden der Schlundkopfhöhle findet sich oral ein in die Mundhöhle führender Querspalt, der **Isthmus faucium**
(Fig. 439 h). Zwischen Kehldeckel und den Aryknorpeln (5) findet sich der **Eingang in den
Kehlkopf** (g) und wirbelwärts davon der **Eingang in die Speiseröhre** (f). Seitlich vom
Kehlkopf ist eine Vertiefung, der *Recessus piriformis,* bemerkbar.

An **Pharynxwänden** unterscheidet man eine
kraniale (schädelseitige), vertebrale, laryngo-
oesophageale und oroventrale Wand und die
Seitenwände. Die rein häutige, nicht muskulöse
schädelseitige Wand (Rachengewölbe), *Fornix
pharyngis* (Fig. 439 b), erhält ihre hnöcherne
Grundlage vom Os sphenoidale, einem Teile des
Vomer, der Palatina und Pterygoidea. An ihrem
nasalen Ende befinden sich die Choanen (Fig. 439 k),
während kaudal die häutige Pharynxwand einen
dreieckigen Blindsack, den *Recessus pharyngeus,*
bildet. Die stark muskulöse wirbelseitige
Wand (Fig. 439 c) stösst an die ventral an den
Halswirbeln liegenden Muskeln (M. longus colli et
capitis) bzw. die Fascia praevertebralis und beim

Figur 439.   Schlundkopf des Hundes;
halbschematisch.
a Schlundkopfhöhle, b kraniale Wand, c vertebrale Wand, d laryngeale Wand, e Gaumen-
segelwand, f Eingang in den Oesophagus, g Eingang in den Kehlkopf, h Eingang in das Cavum
oris, i Eingang in die Tuba auditiva, k Eingang in die Nasenhöhle (Choanen).
1 Oesophagus, 2 Kehlkopf, 3 Mundhöhle,
4 Kehldeckel, 5 Aryknorpel, 6 Gaumensegel,
7 Pflugscharbein, 8 Schädelbasis.

Pferde an den Luftsack (Fig. 448 20), während die muskulösen Seitenwände an den grossen
Zungenbeinästen (Fig. 450 e) und dem M. pterygoideus liegen und beim Pferde auch an den
Luftsack stossen. Die **orale Wand** wird vom Gaumensegel (Fig. 439 6 u. 448 24) und die
laryngeale Wand, der von 3 Öffnungen durchbrochene Schlundkopfboden (Fig. 439 d),
durch den Kehldeckel (Fig. 439 4), die Aryknorpel (Fig. 439 5), die Plicae aryepiglotticae und
den Speiseröhreneingang gebildet.

An der Schlundkopfhöhle unterscheiden wir einen dem Atmungsweg angehörenden Teil,
Atmungsrachen, *Pars respiratoria* (Nasenrachen, *Pars nasalis hom.*), und einen dem
Verdauungsweg angehörenden Teil, Schlingrachen, *Pars digestoria* (Kehlrachen, *Pars
laryngea hom.*). Beide Teile verhalten sich beim Pferde, den Wiederkäuern und Fleisch-
fressern so zueinander, dass beim ruhigen Atmen nur der Atmungsweg entfaltet und gegen den
Nahrungsweg abgeschlossen und umgekehrt beim Abschlucken eines Bissens der Nahrungs-
weg entfaltet und gegen den Atmungsweg abgesperrt ist. Beim ruhigen Atmen liegen die Verhältnisse so, wie es Fig. 439 u. 448 illustrieren, d. h. das Gaumensegel (Fig. 448 24) liegt am
Zungengrund, der Kehldeckel (Fig. 448 31) ist zurückgeschnellt, der Kehlkopfseingang offen, der
Speisenröhreneingang verschlossen; die Schlundkopfhöhle erscheint mithin als eine einzige
Höhle; in Wirklichkeit stellt aber diese Höhle nur den entfalteten und gegen den Verdauungsweg (Mundhöhle, Speisenröhreneingang) m. o. w. abgeschlossenen Atmungsweg der Schlundkopfhöhle
dar; der Verdauungsweg der Schlundkopfhöhle ist eingeengt (s. Fig. 448). Wenn hingegen ein
Bissen abgeschluckt werden soll, dann wird der Verdauungsweg entfaltet und gegen den
Atmungsweg abgeschlossen; dies geschieht so, dass das Gaumensegel gehoben, der Speiseröhreneingang geöffnet und mundwärts gezogen und der Kehldeckel über den Kehlkopfeingang gepresst
wird; nunmehr ist der von einer kutanen Schleimhaut ausgekleidete Verdauungsweg entfaltet und
gegen den Atmungsweg (Nasenhöhle und Kehlkopfseingang) so vollkommen abgeschlossen, dass
der abzuschluckende Bissen nirgends mit der Respirationsschleimhaut in Berührung kommt. Ist
der Bissen abgeschluckt, dann sinkt das Gaumensegel auf den Zungengrund herab, der Kehldeckel schnellt zurück, der Speiseröhreneingang wird zurückgezogen und geschlossen; damit ist
der Atmungsweg wieder entfaltet und gegen den Verdauungsweg abgeschlossen. Die Grenze
zwischen beiden Teilen wird in jedem Falle vom Arcus pharyngopalatinus gebildet, dessen Lage

mithin keine ganz konstante sein kann. Bei Mensch und Schwein, deren Gaumensegel derart gestellt ist (Fig. 461 u. 474), dass sein Endabschnitt nicht vor, sondern über (schädelwärts von) dem Kehlkopf liegt, besteht die Scheidung in Atmungs- und Schlingrachen bis zu einem gewissen Grade auch während des Atmens. Der freie Rand des Gaumensegels stösst aber nicht an die wirbelseitige Wand der Schlundkopfhöhle; es bleibt deshalb eine grosse Kommunikation, die Nasenrachenöffnung (Fig. 461 g), zwischen beiden Abteilungen des Schlundkopfs. An der Innenfläche der Schlundkopfhöhle bemerkt man jederseits eine seitlich vom Gaumensegel ausgehende Schleimhautfalte, den *Arcus pharyngopalatinus* (s. S. 357 u. 362), der seitlich am Kehlkopf vorbei zur Wirbelwand des Schlundkopfs zieht und an dieser bogig in den der anderen Seite übergeht (Fig. 441 f, f', g); nahe seinem Anfang, zwischen ihm und dem Arcus glosso-palatinus, liegen die Tonsille (s. S. 363) und die interarkualen Schleimhautbälge.

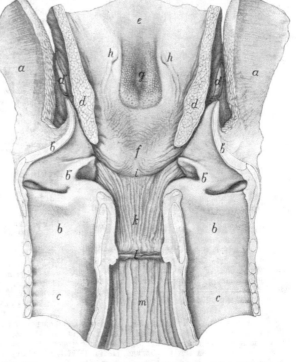

Figur 440.
Schlundkopfhöhlen- und Anfangsteil der Speiseröhren-schleimhaut des Hundes; von der ventralen Seite aus betrachtet (G. Illing).

(Zunge [a], Kehlkopf [b] und Gaumensegel [d] sind in der Medianebene durchschnitten und die beiden Hälften zur Seite gelegt worden. Des weiteren wurde die Speiseröhre [m] an der Kehlkopfsfläche aufgeschnitten und ausgebreitet. Um die Schlundkopfhöhlenschleimhaut gut übersehen zu können, wurde sie von der Unterlage abpräpariert und ausgebreitet zur Darstellung gebracht.)

a, a Zungengrund, b, b Kehlkopf, b', b' Kehldeckel, b'', b'' Aryknorpel, c, c Anfangsteil der Trachea, d, d Gaumensegel, d', d' Gaumenmandel, e nasenseitige, f wirbelseitige Schlundkopfhöhlenschleimhaut, g Rachenmandel, h, h Tubenöffnungen, i dorsale Pharynxösophagusgrenze (Limen pharyngooesophageum dorsale), k Ösophagusvorhof mit schmalen niedrigen Längsfalten, l zirkuläre Doppelfalte im Oesophagus (Plica annularis), m Oesophagus mit den gewöhnlichen breiten und grossen Längsfalten.

Bau der Schlundkopfwand. Abgesehen von der nur aus der Schleimhaut bestehenden schädelseitigen Wand kann man von innen nach aussen folgende Schichtung der Schlundkopfwand feststellen: 1. die Schleimhaut, 2. die dünne, innere Rachenfaszie, 3. rote Muskulatur, 4. die äussere Rachenfaszie und lockeres Bindegewebe. Am Gaumensegel, der oralen Wand (s. S. 383), fehlen die Faszien. 1. Die blassrote **Schleimhaut** ist leicht gerunzelt, besitzt feine Mündungen der Ausführungsgänge der in und unter ihr gelegenen Schleimdrüsen, *Glandulae pharyngeae*, und enthält makroskopische Lymphknötchen. Im Atmungsrachen gleicht sie der mit Flimmerepithel bekleideten Nasen-, im Schlingrachen der mit geschichtetem Plattenepithel bedeckten und mit einem Papillarkörper versehenen Mundschleimhaut. Zwischen den Eingängen zu den Hörtrompeten liegt die **Rachenmandel**, Tonsilla pharyngea. Bei den Fleischfressern stellt sie eine etwas über die Umgebung prominierende Platte dar (Fig. 440 g). Bei Pferd und Esel wird die Rachenmandel durch ein zwischen oder auch auf den konvexen Flächen der Deckklappen der Tubenöffnungen liegendes, dreieckiges, zytoblastisches Schleimhautgebiet repräsentiert (G. Illing [287]). Bei den Wiederkäuern tritt die Rachenmandel als eine an der Oberfläche unebene Wulst auf, die am Ende des häutigen Rachenseptum liegt und bei Schaf und Ziege sich noch auf dessen Seitenflächen erstreckt. Beim Schweine liegt die wulstartige, unebene Rachenmandel an der wirbelseitigen Rachenwand.

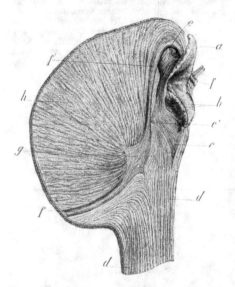

2. Die sehr dünne **innere Rachenfaszie** ist an die Schädelbasis befestigt; sie verbindet sich mit der Raphe pharyngis.

3. Die **Muskulatur** bildet gewissermassen eine Längs- und eine Kreisfaserschicht. Die erstere gehört z. T. dem Gaumensegel und z. T. den Seitenwänden an (*M. palatinus* [Fig. 448 25] und *palatopharyngeus*). Die Ringfaserschicht findet sich besonders seitlich und wirbelwärts (*M. pterygo-, kerato-, thyreo-, cricopharyngeus* und *M. levator veli palatini*); dazu kommen noch der *M. stylopharyngeus* und *tensor veli palatini*. In die Muskelschicht der Vertebralwand ist median ein schmaler, sehniger, speiseröhrenwärts verbreiterter Streifen eingelagert, die Mediansehne des Schlundkopfs, *Raphe pharyngis*, an der sich die 4 erstgenannten Ringmuskeln inserieren.

Beim Menschen unterscheidet man Schlundschnürer, *Mm. constrictores pharyngis*, und Schlundheber, *Mm. levatores pharyngis*. Es gibt 3 Schnürer: *M. constrictor pharyngis inf., medius* und *sup.* Die Heber sind: Der *M. stylopharyngeus* und *salpingopharyngeus*. Zu diesen beiden Muskelgruppen gesellen sich noch die Gaumensegelmuskeln (*M. tensor* und *levator veli palatini, M. palatinus* und *palatopharyngeus, glosso-* und *palatostaphylinus*). Bei den Haustieren sind im wesentlichen dieselben Muskeln vorhanden, die einzelnen Abteilungen der Muskeln jedoch weniger geschieden. Der **M. constrictor pharyng. inf. (caudalis)**

Figur 441. Pharynx und Ösophagusanfang vom Pferde; an der Seite aufgeschnitten und die dorsale Wand zurückgeschlagen.

a Epiglottis, b Cartilagines corniculatae, c u. c′ Boden des Ösophagusanfanges (Ösophagusvorhofes), d, d längsverlaufende Schleimhautfalten des Oesophagus, e freier Rand des Gaumensegels, f, f linker Arcus pharyngopalatinus (durchschnitten), f′ linker Arcus pharyngopalatinus, g Vereinigung beider an der Dorsalseite, h die sich von g aus strahlenförmig verbreitenden Schleimhautfalten des Pharynx.

(Fig. 445 n, o, 451 3, 4) entspringt am Schild- und Ringknorpel und stösst in der Mediansehne mit dem der anderen Seite zusammen. Er zerfällt in den *M. crico-* und *thyreopharyngeus*. Dazu kommt noch ein kleiner, schmaler *M. arytaenopharyngeus*, der vom Aryknorpel zur Schlundkopfwand geht. Der **M. constrictor pharyng. medius** (Fig. 445 p, 451 2) zerfällt in den am Kehlkopfsast des Zungenbeins (Cornu majus des Menschen) entspringenden *M. cerato-* und den beim Menschen am kleinen Zungenbeinast und dem Lig. stylohyoideum, bei den Tieren am grossen Zungenbeinast seinen Anfang nehmenden *M. chondropharyngeus* und verläuft zur Mediansehne. Beim Pferde fehlt der *M. keratopharyngeus* oder bleibt rudimentär. Der **M. constrictor pharyng. sup. (cranialis)** wird beim Menschen in den *M. glosso-, mylo-, bucco-, palato-* und *pterygopharyngeus* eingeteilt. Bei den Haustieren sind nur der *M. palato-* und *pterygopharyngeus* deutlich nachzuweisen. Der *M. pterygopharyngeus* (Fig. 449 s, 450 2) entspringt am Flügelbein und endet an der Raphe pharyngis. Der *M. palatopharyngeus* (Fig. 449 t u. 451 2′) entspringt aus dem *M. palatinus* und seitlich am Gaumen- und Flügelbein und geht in sehr schräger Richtung nach der Raphe pharyngis; er steht mit dem **M. palatinus** (Fig. 451 1), von dem er kaum zu trennen ist, im engsten Zusammenhang. Dieser entspringt mit einer breiten Sehnenplatte, der *Aponeurosis palatina*, am freien Rande des Gaumenbeins und verläuft gegen den freien Rand des Gaumensegels. Beim Menschen geht er in die Uvula und heisst *M. uvulae*. Beim Menschen kommen noch ein *M. glossopalatinus* und ein *M. salpingopharyngeus* vor. Der **M. stylopharyngeus** (Fig. 451 5) entspringt beim Menschen am Proc. styloideus des Os temporale, bei den Haustieren am grossen Zungenbeinast und geht zur Wirbel- und Seitenwand der Schlundkopfhöhle. Der **M. tensor** und **levator veli palatini** (Fig. 449 q u. r, 450 1) entspringen beim Menschen am

Os petrosum bzw. am Keilbein, bei den Haustieren am Proc. muscularis der Pars tympanica des Schläfenbeins und liegen anfangs an der Tuba auditiva bzw. an der Schädelbasis; dann geht der erstere über den Hamulus des Flügelbeins, der letztere in der Seitenwand der Schlundkopfhöhle zum Gaumensegel.

    4. Die **äussere Rachenfaszie,** *Fascia pharyngea,* entspringt an der Maxilla, aboral vom letzten Backzahn, am Os palatinum und pterygoideum; sie sendet jederseits einen Ast in den Arcus glossopalatinus und damit zur Zunge; die Hauptabteilung geht zum dorsalen Rande des grossen Zungenbeinastes (**Flügelband des Zungenbeins**) und zum Kehlkopfsast und geht mundwärts in die Fascia buccopharyngea und halswärts in die Fascia profunda colli über. Eine andere Abteilung der Rachenfaszie, das *Lig. pterygomandibulare,* entspringt am Hamulus des Flügelbeins, wo es die Sehne des M. tensor veli palat. in der Lage erhält, und endet am Unterkiefer aboral vom letzten Backzahn. Es liegt in der Plica pterygomandibularis und gewährt dem M. molaris und depressor lab. inf. Ansatz. Im übrigen liegt die Faszie zwischen der Längs- und Querfaserschicht des Pharynx und befestigt sich am Schildknorpel. Sie überzieht die Muskeln des Pharynx, namentlich den M. palato- und pterygopharyngeus, die sich z. T. an ihr befestigen.

    Gefässe und Nerven. Die Arterien stammen von der A. carotis communis und ext. und der A. maxillaris ext. und int., die Nerven vom N. glossopharyngeus, trigeminus und vagus. Die Lymphgefässe ziehen zu den retropharyngealen und zervikalen Lymphknoten.

II. Mundhöhle und Schlundkopf des Pferdes.

A. Das Cavum oris, die Mund- oder Maulhöhle des Pferdes (s. auch S. 360).

    Die Mundhöhle reicht vom Munde bis zum Schlundkopf. Ihre knöcherne Grundlage wird von den Proc. palatini der Zwischen- und Oberkieferbeine, der Pars horizontalis der Gaumenbeine, den Proc. alveolares der Zwischen- und Oberkieferbeine und den Unterkieferbeinen gebildet. Sie wird begrenzt am Eingang von den Lippen, seitlich von den Backen, dorsal vom harten Gaumen (Mundhöhlendach), ventral vom Mundhöhlenboden mit der Zunge und rachenwärts vom weichen Gaumen. Die den Mundhöhleneingang bildende Öffnung heisst *Rima oris,* **Mundspalte, Lippenspalte.** Rachenwärts wird die Mundhöhle geöffnet, wenn das Gaumensegel, das für gewöhnlich dem Zungengrund anliegt und die Maulhöhle abschliesst, gehoben wird; es entsteht dann eine Öffnung, der Mundhöhlenausgang, der in die Schlundkopfhöhle führt und *Isthmus faucium,* **Rachenenge,** heisst. Die Mundhöhle wird in das die Zunge bergende **Cavum oris** und in das zwischen den Lippen und Backen einer- und den Zahnfortsätzen und den Zähnen anderseits befindliche **Vestibulum oris,** das in das *Vestibulum labiale,* den Lippenvorhof, und das *Vestibulum buccale,* den Backenvorhof, zerfällt, eingeteilt. Beide kommunizieren durch eine grosse Zahnlücke zwischen den Schneide- und Backzähnen und durch einen kleinen, zwischen dem letzten Backzahn und der Plica pterygomandibularis gelegenen Spalt.

    Die kutane Mundhöhlenschleimhaut geht an den Lippen in die äussere Haut und entgegengesetzt in die Pharynxschleimhaut über. In der Submucosa finden sich Drüsen, die ihr Sekret in die Mundhöhle ergiessen und je nach ihrem Vorkommen als Lippen-, Backen-, Gaumen-, Zungendrüsen usw. bezeichnet werden. Ausserdem ergiessen noch die grösseren, paarigen Speicheldrüsen, die Glandula parotis und die Glandulae mandibulares, ihr Sekret in die Mundhöhle.

1. Die Lippen, Labia oris, des Pferdes (s. auch S. 360).

    Das *Labium superius,* die **Oberlippe,** ist am Zahnfortsatz des Os incisivum, das *Labium inferius,* die **Unterlippe,** an dem der Mandibula im Bereich der Schneide- und Hakenzähne befestigt. Beide gehen durch die *Commissurae labiorum* ineinander über; letztere begrenzen die *Anguli oris,* **Lippenwinkel,** und liegen seitlich am Kopfe nahe dem 1. Backzahn, so dass die *Rima oris,* **Mund-** oder **Maulspalte,** ziemlich gross ist. Die äussere Fläche der Lippen ist fein behaart und auch mit Fühlhaaren besetzt. Median besitzt die Oberlippe ein flaches, undeutliches *Philtrum,* die **Lippenrinne** (Fig. 631 b);

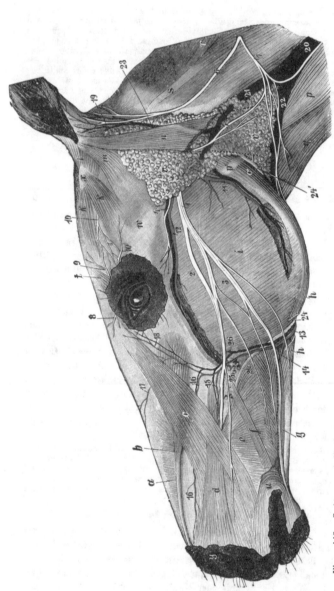

Figur 442. Seitenansicht des Kopfes des Pferdes; oberflächliche Schicht. (Der Hautmuskel ist grösstenteils entfernt.)

a dorsale Portion des M. lateralis nasi, b M. levator labii sup. proprius mit Sehne, c M. levator nasolabialis, d M. caninus, e M. buccalis, f M. zygomaticus, g M. depressor labii inf., h, h M. cutaneus labiorum (von dem ein Stück herausgeschnitten ist, um die A. und V. facialis und den Ductus parotideus an der Umschlagstelle zeigen zu können), i M. massoter, k, k M. scutularis, l oberer und unterer Einwärtszieher, m äusserer Einwärtszieher und n Niederzieher der Ohrmuschel, o M. jugulomandibularis, p' seine Sehne, q Mm. sternohyoidei et -thyreoidei und M. omohyoideus, r Nackenmuskulatur, s Sehne des M. longissimus capitis und splenius, t M. corrugator supercilii, u M. orbicularis oris, v Gland. parotis, w Jochbogen, x Schildknorpel des Ohres, y falsches Nasenloch. 1 N. facialis, 2 N. buccalis dorsalis, 3 N. buccalis ventr., 4 N. temporalis superficialis, 5 N. cutaneus colli des N. facialis, 6 N. auricularis post. des 2. Halsnerven, 7 N. cutaneus colli des 2. Halsnerven, 8 N. infratrochlearis, 9 N. frontalis, 10 N. lacrimalis, 10' Ende des N. auriculopalpebralis, 11 A. masseterica (mit Vene), 12 A. transversa faciei (mit Vene), 13 A. facialis, 14 A. labialis inf., 15 A. labialis sup., 16, 16 A. lateralis nasi, 17 A. dorsalis nasi, 18 A. angularis oculi, 19 A. auricularis magna (13—19 mit den entspr. Venen), 20 V. jugularis, 21 V. maxillaris int., 22 V. maxillaris ext., 23 V. auricularis magna, 24, 24 Ductus parotideus, 24' sein Anfangsteil, 25 zerstreute Läppchen der dorsalen Backendrüsen, 26 V. reflexa.

die Unterlippe geht an der ventralen Fläche in das aus Bindegewebe, Fett und Muskulatur (*M. mentalis*) bestehende, wulstartig vorspringende *Mentum*, **Kinn,** aus. Die Mundhöhlenfläche ist rötlich oder gelbrötlich, oft teilweise pigmentiert (schwarz gefleckt) und mit feinen Öffnungen, den Mündungen der Lippendrüsen (Fig. 443 q'), versehen. Das fehlende *Frenulum labiorum,* **Lippenbändchen,** vertreten kleine Schleimhautfalten. Der **freie Lippenrand** ist an einzelnen Stellen scharf und trägt kurze, straffe Härchen. Als **angewachsenen Rand** bezeichnet man den an den Knochen befestigten Randabschnitt der beweglichen Lippen.

Bau der Lippen. An den Lippen unterscheidet man 4 Schichten und zwar: 1. die äussere Haut; 2. die Muskulatur; 3. Drüsen; 4. die Schleimhaut.

Die äussere Haut ist direkt, ohne Subcutis, an der Muskulatur, die einen sehr.verwickelten Faserverlauf besitzt und von vielen sehnigen Elementen durchsetzt ist, befestigt. Nach innen von der Muskulatur, submukös, folgen die *Glandulae labiales,* **Lippendrüsen** (Fig. 443 q'), die an der Oberlippe stärker sind als an der Unterlippe. Sie kommen im mittleren Abschnitt der Lippen nur spärlich, gegen die Lippenwinkel hin in zusammenhängenden, ca. 3 cm breiten Drüsenlagern vor. Die kutane Schleimhaut geht aus dem Zahnfleisch hervor, von dem aus sie sich noch eine Strecke weit auf den Knochen erstreckt, um sich dann auf die Lippen umzuschlagen; so entsteht das Vestibulum labiale (s. S. 371). Die **Lippenmuskulatur** wird von dem M. orbicularis oris und den Mm. incisivi und von den Endausstrahlungen des M. depressor labii inf. und cutaneus labiorum in der Unterlippe und des M. transversus nasi, levator labii sup. prop., levator nasolabialis und caninus in der Oberlippe gebildet (s. S. 218—220).

Gefässe und Nerven. Die Arterien stammen von der A. facialis, palatina major, alveolaris mandib. und sublingualis. Die Lymphgefässe ziehen zu den Lgl. mandibulares; die motorischen Nerven stammen vom N. facialis und die sensiblen vom N. trigeminus.

2. Die Backen, Buccae, des Pferdes (s. auch S. 360 u. 361).

Die die Seitenwand der Mundhöhle bildenden Backen reichen von den Mundwinkeln bis zur Plica pterygomandibularis. Sie befestigen sich am Backzahnrand des Ober- und Unterkiefers und bedecken die Backzähne.

Bau der Backen. Die Backen bestehen aus: 1. der äusseren Haut; 2. einer mittleren Muskel- und Drüsenschicht (Mittelschicht); 3. der Schleimhaut. Die äussere Haut ist behaart, die kutane Schleimhaut rötlich und zuweilen stellenweise schwarz pigmentiert. Sie enthält am maxillaren und mandibularen Teile auf sehr kleinen, meist reihenweise geordneten Vorsprüngen kleine Öffnungen als Mündungen der Ausführungsgänge der Backendrüsen. In der Höhe des 3. maxillaren Backzahns findet sich ein Vorsprung, die *Papilla salivalis,* mit der Mündung des Parotidengangs.

Die Schleimhaut geht am Ober- und Unterkiefer in das Zahnfleisch über und kleidet das *Vestibulum buccale* (s. S. 371) aus.

Die **Mittelschicht** enthält die Backenmuskeln und Backendrüsen.

Zum Backenmuskel, M. buccinator, kommen noch Teile des M. zygomaticus, depressor labii inferioris, caninus, levator nasolabialis und cutaneus labiorum (s. S. 218 u. 219). Vom 4. Backzahn (M 1) ab kaudal liegt auf den Backenmuskeln der M. masseter (s. S. 222), der die Grundlage der Regio masseterica bildet; Backe im engeren Sinne ist also nur der Teil der Seitenwand der Mundhöhle, der vom Lippenwinkel bis zum M. masseter reicht.

Die *Glandulae buccales,* **Backendrüsen,** treten als maxillare und mandibulare Backendrüsen auf. a) Die **maxillaren (dorsalen) Backendrüsen** (Fig. 443 r, r'), liegen am maxillaren Backzahnrand und zerfallen in 2 Abteilungen.

Die **aborale Abteilung** bildet einen zusammenhängenden, $1^1/_4$—$1^3/_4$ cm breiten und ca. 6—8 cm langen, platten Drüsenhaufen, der in der Massetergegend 2—3 fingerbreit ventral von der Kante der Gesichtsleiste liegt und nach Durchschneiden des M. masseter sichtbar wird. Die **orale Abteilung** besteht aus vereinzelten auf und im Backenmuskel gelegenen Drüsenläppchen und bildet 2 je 1—$1^1/_2$ cm breite und 3—4 cm lange Streifen, von denen der eine direkt vor dem M. masseter und der andere nahe dem Lippenwinkel liegt.

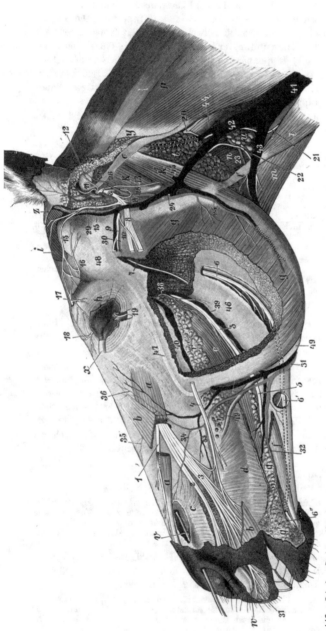

Figur 443. Linke Seitenfläche des Kopfes des Pferdes; 2. Lage. Die Muskeln der oberflächlichen Lage sind zum grössten Teile entfernt, vor allem der M. masseter, ferner die Gland. parotis, so dass man die unter diesen Teilen gelegenen Organe übersehen kann.

a, a M. levator labii sup. propr. (sein mittlerer Teil ist herausgeschnitten), b, b M. levator nasolabialis (der grösste Teil ist aus ihm herausgeschnitten), c ventrale Portion des M. later. nasi, d M. buccalis (sein ventraler Abschnitt ist abgeschnitten), e Ursprungsteil des M. molaris und des M. depressor labii inf., f Endteil des M. depressor labii inf., g, g M. masseter (von ihm ist der mittlere Teil herausgeschnitten), h M. orbicularis oculi, i M. temporalis, k M. jugulohyoideus und k' aboraler Bauch des M. digastricus und M. jugulomandibularis, l M. sterno-mandibularis, l' seine Sehne, m M. sternohyoideus und -thyreoideus, n M. cricopharyngeus, o Sehne des M. brachiocephalicus, p Backenmuskulatur, q ventrale Backendrüsen, die mit q' den Lippendrüsen zusammenfliessen, r und r' dorsale Backendrüsen, s Rest der Gland. parotis, die im übrigen entfernt ist, t Gland. submaxillaris, u retropharyngeale Lymphknoten, v Sonde, die in die geöffnete Nasentrompete eingeführt ist, w Teil des Flügelknorpels, x mediales Lidband, y Flügel des Atlas, z Schilddknorpel des Ohres. 1 N. nasalis externus, 2 N. nasalis anterior, 3 N. labialis dorsalis, 4 Ende des N. buccalis dorsalis, 5, 5 N. buccinatorius, 6 N. alveolaris mandib., der in dem aufgemeisselten Canalis mandib. liegt und Rami dent. abgibt; bei 6' ist der Knochen trepaniert, so dass man den Nerven im Knochenkanal liegen sieht, 6'' das Ende des Nerven als N. mentalis (soweit der Canalis mandibul. nicht auf-gemeisselt ist, ist der Verlauf der Nerven einpunktiert), 7 N. massetericus (in der Substanz des M. masseter liegend), 8, 8 N. facialis (abgeschnitten), 9 N. temporalis superficialis, 10 sein Verbindungszweig zum N. facialis, 11 N. auricularis internus, 12 N. auricularis posterior, 13 N. digastricus, 14 Ramus colli des N. facialis (abgeschnitten), 15, 15 N. auriculopalpe-bralis, 16 N. lacrimalis, 17 N. frontalis, 18 N. infratrochlearis, 19 N. subcutaneus malae, 20 N. accessorius (dorsaler Endzweig), 21 N. accessorius (ventraler Endzweig), 22 ventraler End-zweig des 1. Halsnerven, 23 A. thyreoidea cranialis, 24 A. carotis ext., 25 A. masseterica (mit der entspr. Vene), 26 A. auricularis magna, 26' ihr Ramus intermedius und medialis, 27 ihr Ramus lateralis, 28 A. auricularis prof., 29 A. temporalis superfic., 30 A. transversa faciei, beide mit den entspr. Venen, 31 A. facialis, 32 A. labialis inf., 33 A. labialis sup., 34 A. lateralis nasi, 35 A. dorsalis nasi, 36 A. angularis oculi (31—36 mit den entspr. Venen), 37 Endstamm der Aa. palatinae majores, 38 grösserer, konstant vorkommender Zweig der A. buccinatoria, 39 V. buccinatoria, 40 V. reflexa, 41 V. jugularis, 42 V. maxillaris int. 43 V. maxillaris ext., 44 V. cerebralis ventr., 45 abgeschnittene V. auricularis magna, 46 Mandibula, 47 Jochleiste, 48 Jochbogen, 49, 49 Ductus parotideus.

b) Die mandibularen (ventralen) Backendrüsen (Fig. 443 q) stellen einen an der Backenschleimhaut und z. T. auch an der Mandibula liegenden, zusammenhängenden, variablen, höchstens 8—10 mm breiten Drüsenstreifen dar, der vom M. masseter bis zum Lippenwinkel reicht und vom M. molaris und depressor labii inf. bedeckt wird. Man legt sie frei durch Einschneiden zwischen diesen beiden Muskeln.

Die zahlreichen Ausführungsgänge der Backendrüsen durchbohren die Backenschleimhaut bis zum letzten Backzahn; ihre Mündungen liegen in mehreren Reihen ungefähr in gleicher Höhe mit den Backzähnen beider Kiefer.

Gefässe und Nerven. Die A. facialis und buccinatoria senden den Backen das Blut, und die gleichnamigen Venen führen es ab. Ihre motorischen Nerven stammen vom N. facialis (abgesehen vom M. masseter) und ihre sensiblen vom N. trigeminus.

3. Boden der Mundhöhle, Zahnfleisch und Kieferfalte des Pferdes.

a) Der **Boden der Mundhöhle** wird von der im Kehlgang gelegenen Zunge gebildet. Im vorderen $^1/_4 - ^1/_3$ der Mundhöhle ist die Zunge als Zungenspitze frei (Fig. 448); unter ihr befindet sich der **sublinguale Mundhöhlenboden**. Er wird von der kutanen Mundschleimhaut gebildet, die den Schneidezahnteil der Mandibula überzieht. Aboral setzt er sich jederseits in Form eines schmalen Schenkels zwischen Zahnfleisch und Zungenkörper bis zum Arcus glossopalatinus fort. 1—1$^1/_2$ cm medial vom Hakenzahn und etwas aboral von ihm bemerkt man die platte, längliche *Caruncula sublingualis*, **Hungerwarze** (Fig. 449 b), an welcher der Ductus submaxillaris mündet. Median liegt eine sagittale, nahe dem Kinnwinkel entspringende und an die Bodenfläche der Zungenspitze gehende Schleimhautfalte, das *Frenulum linguae,* **Zungenbändchen.** Seitlich unter der Zunge findet sich am Boden der lange, flache, ca. $^1/_2 - ^3/_4$ cm breite, wulstartige **Sublingualiswulst**, der vom Zungenbändchen bis zum 4. Backzahn reicht.

Er besitzt an der Oberfläche zahlreiche niedrige, papillenähnliche Hervorragungen, an denen die Gänge der den Wulst hervorrufenden Sublingualisdrüse ausmünden.

Gefässe und Nerven. Der sublinguale Mundhöhlenboden wird von der A. sublingualis und dem N. lingualis versorgt.

b) **Zahnfleisch**, *Gingiva*, heisst der Teil der Mundhöhlenschleimhaut, der die Zahnfortsätze und den 3—5 mm hohen Hals der Zähne überzieht und sich auch zwischen die Zähne erstreckt.

Es geht allseitig in die übrige Mundschleimhaut über und liegt den Knochen und Zähnen fest an, indem es mit dem Periost der Alveolarfortsätze, dem der Alveolen, dem gefäss- und nervenreichen Alveolarperiost und dem der Zahnwurzeln innig verbunden ist. Durch letzteren Umstand dient es zur Befestigung der Zähne. Es ist 1—3 mm dick, blassrötlich, drüsenlos, nicht falt- oder verschiebbar und fühlt sich hart und derb an.

c) Aboral vom letzten Backzahn geht die Schleimhaut vom Unter- zum Oberkiefer bzw. zum Pterygoideum und bildet die lateral neben dem Arcus glossopalatinus liegende, drüsenhaltige *Plica pterygomandibularis*, **Kieferfalte**, in die sich das *Lig. pterygomandibulare* erstreckt.

Gefässe und Nerven. Die Gefässe des Zahnfleisches stammen von der A. maxillaris interna und externa, die Nerven vom N. trigeminus.

d) Über die **Zähne** s. S. 197 u. folg.

4. Der harte Gaumen, Palatum durum, des Pferdes (s. auch S. 361).

Der harte Gaumen besitzt eine derbe, am knöchernen Gaumendach liegende, kutane Schleimhaut und erstreckt sich von den Schneidezähnen bis zum Choanenrand des Palatinum. Aboral schliesst sich das Gaumensegel und seitlich das Zahnfleisch an. Eine mediane Längsfurche, die *Raphe palati*, teilt ihn in 2 Hälften; an jeder finden sich 16—18 bogenförmige, mit denen der anderen Seite korrespondierende, mit ihrer

Konvexität und dem freien Rande rachenwärts gerichtete, durch Querfurchen geschiedene Querwülste, die *Rugae palatinae,* **Gaumenstaffeln** (Fig. 426), die schneidezahnwärts deutlicher und weiter voneinander entfernt sind als rachenwärts.

Hinter dem letzten Backzahn bemerkt man neben der Kieferfalte einen kleinen, lockeren Wulst, der Häufchen von Schleimdrüsen enthält. Das schneidezahnseitige Ende des harten Gaumens springt wulstig vor und erreicht bei jungen Tieren die Höhe der Reibeflächen der Milchschneidezähne.

Bau. Der harte Gaumen besteht aus einer derben kutanen Schleimhaut, die durch eine teils lockere, teils straffe Submucosa am knöchernen Gaumengewölbe befestigt ist. In dieser finden sich ausser Arterien und Venen Venennetze, die schneidezahnwärts förmliche Schwellkörper (Fig. 448 34) darstellen und 4- bis 5-fach geschichtet sind; hier ist deshalb die Schleimhaut leicht verschiebbar. Median fehlen die Schwellkörper; hier verbinden einzelne venöse Äste den rechten und linken Venenplexus. Vom 2. Backzahn ab liegt dagegen die Schleimhaut dem Knochen straff an.

Gefässe und Nerven. Die Arterien des harten Gaumens stammen wesentlich von der A. palatina major und die Nerven vom N. maxillaris.

5. Die Zunge, Lingua, des Pferdes (s. auch S. 363).

Die Zunge ist ein muskulöses, sehr bewegliches, am Boden der Mundhöhle im Kehlgang liegendes, von den Schneidezähnen bis zum Kehlkopf reichendes Organ (Fig. 448 45); sie wird eingeteilt in die Wurzel, den Körper und die Spitze. Die *Radix linguae,* **Zungenwurzel, Zungengrund** (Fig. 444 3), reicht vom Kehlkopf bis ungefähr zum letzten Backzahn und stellt den 5—6 cm breiten, schrägen, etwas vertieften, am Zungenbein befestigten Anfangsteil der Zunge dar. Sie ist seitlich und am Boden befestigt und besitzt also nur eine Rückenfläche. Das *Corpus linguae,* **Zungenkörper** (Fig. 444 2), ist der 5—6 cm hohe und am Zungenrücken 5—6 cm breite, zwischen den Backzähnen liegende, dreikantige Teil der Zunge, der mit der Bodenfläche am Unterkiefer und dessen Muskeln festgewachsen ist und 2 Seiten- und eine Rückenfläche, den Zungenrücken, *Dorsum linguae,* besitzt. Die freie, platte, 6—7 cm breite und median 2—2½ cm dicke, nach den Rändern zu etwas dünnere *Apex linguae,* **Zungenspitze** (Fig. 444 1), besitzt einen gerundeten freien Rand, eine Rücken- und eine Bodenfläche.

Die Rückenfläche des Zungenkörpers hebt sich (besonders an der herausgeschnittenen Zunge) deutlich von der Zungenspitze ab, indem der Rücken des Zungenkörpers wulstartig erhöht erscheint. Die Spitze ist ca. 17, der Körper 18 und der Grund ca. 9 cm lang.

Die feste, derbe, relativ starke **Zungenschleimhaut** erreicht ihre grösste Dicke in der Mitte des Zungenrückens, wo sie auf eine Strecke von 12—16 cm 2—3—4 mm dick, sehr derb und knorpelartig hart ist und den bindegewebigen **Zungenrückenknorpel** bildet. Nach der Zungenspitze und dem -grund hin wird sie erheblich dünner, namentlich an den Seitenflächen, wo sie nur 1—1½ mm dick ist. Die Schleimhaut der Bodenfläche der Zungenspitze, die nur ½—1 mm dick ist, bildet median eine strangartige Verdickung und da, wo die Zungenspitze in den -körper übergeht, eine 2 bis 2½ mm dicke, sagittale Schleimhautfalte, das *Frenulum linguae,* **Zungenbändchen,** das zur Schleimhaut des sublingualen Mundhöhlenbodens geht (s. S. 375). In dasselbe erstrecken sich die Mm. genioglossi (Fig. 445 c). Am Übergang des Körpers in den Zungengrund bildet die Schleimhaut jederseits eine zum Gaumensegel ziehende, drüsenhaltige Falte, den *Arcus glossopalatinus,* **Zungengaumenpfeiler.** Am Zungenrücken und auch an den Seitenflächen kommen eigentümliche Vorsprünge, die *Papillae linguales,* **Zungenwärzchen,** vor, die sich, wie folgt, verhalten:

a) Die äusserst dünnen, weichen, fadenartigen, bis 1, medial sogar bis 2 mm hohen, dicht gedrängt stehenden **Papillae filiformes** bedecken die Rückenfläche der Zungenspitze und des Zungenkörpers bis zwischen die Papillae vallatae und reichen nur seitlich von diesen, zwischen ihnen und den Papillae foliatae, bis zum Zungengrund. Sie geben der Zungenoberfläche eine sammetartige Beschaffenheit. b) Die helleren **Papillae fungiformes,** pilzförmigen **Wärzchen** (Fig. 444 e, 445 2'), sind kleine, rundliche, gestielte Erhöhungen und besonders deutlich an den Seitenflächen und Rändern der Zunge. An der Rückenfläche sind sie kleiner, platter und liegen

zerstreut und versteckt zwischen den Pap. filiformes, besonders an der Zungenspitze. c) Die
2 Papillae vallatae, umwallten Wärzchen (Fig. 444 d), stellen rundliche oder ovale Erhöhungen von ca. $^3/_4$ cm Durchmesser dar, die eine zerklüftete Oberfläche besitzen und von einer
Furche, dem Wallgraben, und einem Schleimhautwall umgeben sind. Sie liegen, je eine, nahe
dem Übergang des Körpers in den Zungengrund, ca. $1^1/_2$ cm von
der Mittellinie entfernt. Oft findet sich aboral von ihnen noch
eine (sehr selten zwei) kleinere, umwallte Papille. d) Die **2 Papillae foliatae,** blätterigen Wärzchen (Fig. 444 c, c, 445 $2''$),
stellen ovale, 2—2$^1/_2$ cm lange, wulst- oder bohnenartige Vorsprünge dar, deren Oberfläche kleine, quere Einschnitte zeigt.
Sie liegen dicht vor den Arcus glossopalatini am Zungenrand.
Die unter b, c und d genannten Wärzchen besitzen Geschmacksknospen im Epithel.

Die papillenfreie Schleimhaut der Zungenboden-
fläche ist glatt, während die des Zungengrundes uneben
und gerunzelt erscheint und mit zahlreichen kleinen Löchern
(den Mündungen der Zungendrüsen und Zungenbälge) und
einer lockeren Submucosa, welche die Faltenbildung gestattet, versehen ist. In der Submucosa liegt eine Schicht
Glandulae linguales, **Zungendrüsen,** die auch in die Muskulatur bis zum Zungenbein reichen können und auf der Oberfläche der Zunge münden. Zungendrüsen finden sich ausserdem in der Gegend der Papillae vallatae und foliatae (Regio
gustatoria) und am Rande resp. der Seitenfläche der Zunge
Zungenranddrüsen (Fig. 445 3). Letztere variieren nach
Ausbreitung, Mächtigkeit usw. sehr, können auch fehlen.

Am aboralen Teile des Zungengrundes und seitlich von
der Plica glossoepiglottica finden sich zerstreut oder gruppen-
weise zahlreiche *Folliculi tonsillares,* **Zungenbälge** (S. 365).
In ihrer Umgebung liegen zahlreiche Schleimdrüsen, die
Balgdrüsen (*Gland. tonsillares*), die aber nicht in die
Balghöhlen münden.

Vom Zungengrund geht die Schleimhaut auf den Kehldeckel über; dabei bildet sie median eine drüsenhaltige
Falte, die *Plica glossoepiglottica,* **Zungenkehldeckelfalte**
(Fig. 444 g), in welcher der M. hyoepiglotticus liegt. Vom
Seitenrand des Zungengrundes aus geht die Schleimhaut ohne
scharfe Grenze in dorsaler Richtung in die Schleimhaut des
Gaumensegels über. Medial von dieser Stelle und lateral
von der Plica glossoepiglottica liegen die langgestreckten,
flachen **Mandeln** (s. S. 363).

Bau des Zungenfleisches. Das Zungenfleisch besteht aus Muskulatur, Bindegewebe, Gefässen, Nerven und Fettgewebe. Über die Muskulatur s. S. 365. Im Zungen-
innern sind aber keine bestimmten Muskeln mehr zu erkennen; man findet nur noch
Fasersysteme und zwar ein vertikales, transversales und longitudinales.

Das vertikale Fasersystem bildet sich wesentlich aus Faserlamellen des M. genioglossus
und perpendicularis, aber auch aus Fasern des M. hyo- und styloglossus. Das transversale
System entsteht aus dem M. transversus linguae und Fasern des M. hyoglossus. Das longitudinale System entsteht aus dem aboralen Teile des M. genioglossus, dem oralen des M. hyoglossus, Teilen des M. styloglossus und aus dem M. longitudinalis. Die Fasern und Faserlamellen
durchsetzen einander an manchen Stellen so mannigfaltig, dass es schwer ist, den Faserverlauf
nur annähernd festzustellen. Die Verwischung des Faserverlaufs wird besonders durch Fettgewebs-
einlagerung in die Zunge bedingt. In geringster Menge findet sich das Fett in der Zungenspitze; es nimmt im Körper der Zunge, besonders nach der Wurzel hin, so auffallend zu, dass
es sich hier auf Querschnitten gleichsam wie ein heller, m. o. w. gelblich gefärbter, weicher Kern
zu einer vom Muskelgewebe gebildeten, dunkleren, roten, festen Rinde verhält. Die median in

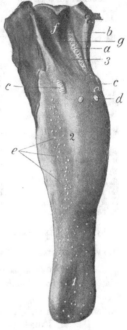

Figur 444. Zunge vom
Pferde; halb von der Seite
gesehen.

a Tonsille, b Arcus pharyngopalatinus, c, c Papillae foliatae, d Papilla vallata, e Papillae fungiformes, f Epiglottis,
g Plica glossoepiglottica.
1 Spitze, 2 Körper u. 3 Wurzel
der Zunge.

der Zunge aufsteigenden Mm. genioglossi bilden bis zu einer gewissen Höhe eine doppelte, durch Bindegewebe und Fett zusammengehaltene Scheidewand; wo sie zusammenfliessen und in das Zungenfleisch übergehen, findet sich eine durch festeres Gefüge markierte Stelle, von der aus Muskelbündel radiär auszustrahlen scheinen; man nimmt neben den vertikalen und transversalen Muskelbündeln auch eine grosse Menge solcher Bündel wahr, die in schräger Richtung rücken- und bodenwärts und nach beiden Seiten verlaufen, so dass um diesen Mittelpunkt herum eine Durchkreuzung und Verflechtung von Muskelbündeln nach den verschiedensten Richtungen hin zustande kommt. Im Bereich des Zungenrückenknorpels gehen von diesem Punkte Fasern aus, die teils gerade, teils schräg aufsteigen und sich am Zungenrückenknorpel befestigen.

6. Zungen- und Zungenbeinmuskeln des Pferdes (s. auch S. 365).

M. styloglossus.	U. Laterale Fläche des grossen Zungenbeinastes. A. Zunge.
M. hyoglossus.	U. Gabel des Zungenbeins. A. Zunge.
M. genioglossus.	U. Kinnwinkel. A. Zunge und Zungenbein.
M. mylohyoideus.	U. Linea mylohyoidea der medialen Fläche der Mandibula. A. Medianer Sehnenstreif im Kehlgang und Gabel des Zungenbeins.
M. myloglossus.	U. Mediale Fläche des Alveolarrandes der Mandibula. A. Sehniger Medianstreif im Kehlgang.
M. geniohyoideus.	U. Kinnwinkel. A. Zungenfortsatz des Zungenbeins.
M. stylohyoideus.	U. Grosser Zungenbeinast. A. Kehlkopfsast des Zungenbeins.
M. omohyoideus.	U. Fascia subscapularis. A. Zungenfortsatz des Zungenbeins.
M. sternohyoideus.	U. Manubrium sterni. A. Zungenfortsatz des Zungenbeins.
M. sternothyreoideus.	U. Manubrium sterni. A. Laterale Fläche des Schildknorpels.
M. hyothyreoideus.	U. Kehlkopfsast des Zungenbeins. A. Schildknorpel.
M. ceratohyoideus.	U. Kehlkopfsast des Zungenbeins. A. Kleiner Zungenbeinast und orales Ende des grossen Zungenbeinastes.
M. hyoideus transversus.	U. und A. Vereinigungsstelle der grossen und kleinen Zungenbeinäste jederseits.
M. hyoepiglotticus.	U. Körper des Zungenbeins. A. Kehldeckel.

Der **M. styloglossus**, Zungenbeinzungenmuskel (Fig. 445 h), ist ein langer, platter, schlanker Muskel, der am oralen Teile der lateralen Fläche des grossen Zungenbeinastes plattsehnig anfängt und ventral an der Seitenfläche der Zunge liegt. Seine Fasern verlieren sich im Zungenfleisch.

Der **M. hyoglossus**, Grundzungenmuskel (Fig. 445 i), ein breiter, platter, unregelmässig-viereckiger Muskel, liegt seitlich am Zungengrund, bedeckt den M. genioglossus und wird lateral vom M. styloglossus bedeckt. Er entspringt fleischig am Körper, dem Zungenfortsatz und dem Gabelast des Zungenbeins und verläuft schräg gegen den Zungenrücken bis zur Zungenspitze, sich im Zungenfleisch verlierend.

Der **M. genioglossus** (Fig. 445 c u. 448 48) liegt median an dem der anderen Seite, ist halbgefiedert, platt und fleischig. Er entspringt an einer Sehne, die am Kinnwinkel beginnt, am Ende fleischig wird und sich am Körper und dem kleinen Zungenbeinast befestigt. Seine Fasern verlaufen von der Sehne fächerförmig nach dem Zungenrücken und der Zungenspitze.

Der **M. longitudinalis superficialis** (Fig. 448 50) ist ein bandförmiger, kaum fingerbreiter, lockerer Muskel, der unter der Schleimhaut des Zungengrundes neben dem M. hyoepiglotticus liegt. Er entspringt am Körper und kleinen Aste des Zungenbeins, geht spitzenwärts und überkreuzt den M. hyoideus transversus. Seine dicht an der Schleimhaut gelegenen Fasern verlaufen z. T. gerade und verlieren sich im Zungenrücken, z. T. biegen sie seitlich ab und verlieren sich im M. styloglossus.

M. transversus linguae. Seine Fasern gehen vom Septum linguae zur Schleimhaut, kreuzen sich mit den Vertikalfasern und bilden Lamellen mit quer und schräg gerichteten Fasern.

Der **M. perpendicularis** umfasst Muskellamellen, deren Fasern fast senkrecht vom Rücken zur Bodenfläche verlaufen.

Zungenbeinmuskeln (s. a. S. 365). **M. myloglossus** (Fig. 445 a'). Dieser ganz dünne, platte, blassrote Muskel liegt gurtartig im oralen Teile des Kehlgangs unter der Zunge direkt an der Haut und mit seinem aboralen Abschnitt auf dem folgenden Muskel. Er entspringt medial am Alveolarrand vom Kinnwinkel bis zum 3. (4.) Backzahn, verläuft ventral und dann quer, um sich mit dem der anderen Seite in einem medianen Sehnenstreifen zu vereinigen.

Der platte **M. mylohyoideus** (Fig. 316 f, 445 a, 448 46 u. 449 e) bildet mit dem der anderen Seite und dem M. myloglossus einen im Kehlgang ausgespannten Muskelgurt, auf dem die Zunge ruht. Er entspringt medial am Backzahnrand des Unterkiefers (an der Linea mylohyoidea), läuft am Kiefer ventral und dann medial und stösst in einem medianen Sehnenstreifen mit dem der anderen Seite zusammen. Aboral heftet er sich am Gabelheft und am Zungenbeinkörper an.

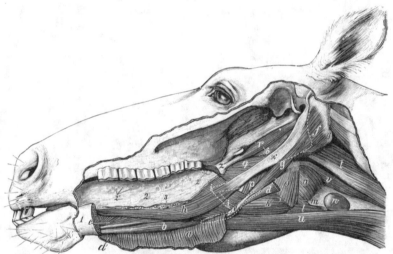

Figur 445. Kopf des Pferdes mit Zungen- und Schlundkopfmuskeln.
Das Zungenbein ist z. T. einpunktiert.

a M. mylohyoideus und a' M. myloglossus (beide zurückgeschlagen), b M. geniohyoideus, c M. genioglossus, d aboraler Bauch des M. digastricus (abgeschnitten), e Sehne des M. digastricus, f M. jugulohyoideus mit dem Anfange des M. digastricus, g M. stylohyoideus, h M. styloglossus, i M. hyoglossus, k M. hyothyreoideus, l M. sternothyreoideus, m M. cricothyreoideus, n M. cricopharyngeus, o M. thyreopharyngeus, p M. ceratopharyngeus, q M. pterygopharyngeus, r M. tensor und s M. levator veli palatini, t Kopfbeuger, u M. omo- und sternohyoideus, v Speiseröhre, w Schilddrüse, x grosser Zungenbeinast, y Proc. jugularis, z Pterygoid. 1 Unterkiefer (abgeschnitten), 2 Zunge, 2' Papillae fungiformes, 2'' Papilla foliata, 3 Zungenranddrüsen.

Der **M. geniohyoideus** (Fig. 445 b, 448 47 u. 449 d) ist ein spindelförmiger, 1—2 cm starker Muskel, der dorsal vom vorigen und neben dem der anderen Seite im Kehlgang liegt und lateral und dorsal an den M. genioglossus stösst. Er entspringt am Kinnwinkel und endet am Gabelheft des Zungenbeins.

Der **M. stylohyoideus** besteht aus folgenden 2 Abteilungen: a) der platte **M. jugulohyoideus** (Fig. 445 f) entspringt mit dem M. digastricus, zu dem er auch gerechnet werden kann, am Proc. jugularis und endet am aboralen Rande des grossen Zungenbeinastes und an der medialen Fläche seines Winkels. b) der **eigent-**

liche M. stylohyoideus (Fig. 445 g, 449 h) ist ein schlanker, rundlicher Muskel, der lateral am Winkel des grossen Zungenbeinastes entspringt und mit einer platten Sehne, die einen Spalt zum Durchtritt der Sehne des M. digastricus (Fig. 445 e) besitzt, am Gabelast des Zungenbeins endet. An der Durchtrittsstelle der genannten Sehne findet sich eine dünnwandige Bursa vaginalis.

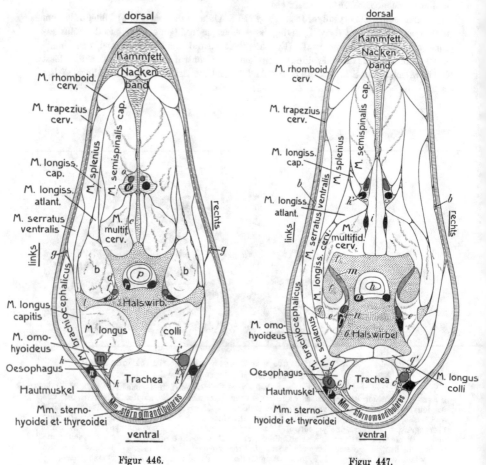

Figur 446. Figur 447.

Figur 446. Querschnitt durch die Gegend des 5. Halswirbels des Pferdes.

b, b M. intertransversarius, c M. spinalis cervicis, d u. e A. u. V. vertebralis, f sympathischer Nervenzweig, g, g dorsaler Ast des N. accessorius, h, h′ N. recurrens, i, i′ N. vagus und sympathicus, k, k′ Ductus trachealis lymphaticus, 1 Querfortsatz des Halswirbels, m A. carotis comm., n V. jugularis, o, o′ A. u. V. profunda cervicalis, p Halsmark mit Hüllen, r Wirbelblutleiter.

Figur 447. Querschnitt durch die Gegend des 6. Halswirbels des Pferdes.

a Wirbelblutleiter, b, b Zweige der Halsnerven, c, c′ N. recurrens, e, e M. intertransversarius, f, f Gelenkfortsatz, g Querfortsatz des Halswirbels, h Halsmark mit Hüllen, i M. spinalis cervicis, k, k′ A. u. V. profunda cervicis, l, l′ A. u. V. vertebralis, m Gelenkkapsel, n sympathischer Nervenzweig, o A. carotis comm., p V. jugularis, q, q′ N. vagus und sympathicus, r Lgl. cervicales mediae.

Der **M. hyothyreoideus,** Zungenbeinschildmuskel (Fig. 445 k, 652 b), ist ein breiter, platter Muskel, der am Gabelast des Zungenbeins entspringt, die orale Hälfte der lateralen Schildfläche bedeckt und an dieser endet.

M. hyoepiglotticus (Fig. 448 $_{51}$). Dieser blasse, kleine, schlaffe Längsmuskel liegt in der Plica glossoepiglottica, entspringt zweischenklig am Körper des Zungenbeins und endet median an der Basis des Kehldeckels.

Der kleine **M. ceratohyoideus brevis** (Fig. 451 $_7$) liegt, bedeckt vom M. hyoglossus, in dem dreieckigen Raum zwischen den Zungenbeinästen und dem Gabelast. Er entspringt am Gabelast und endet am kleinen und oral am grossen Zungenbeinast.

Der unpaare, schlaffe **M. hyoideus transversus** beginnt am kleinen Zungenbeinast der einen Seite nahe dessen Vereinigung mit dem grossen und verläuft zu derselben Stelle der anderen Seite. Er liegt ventral vom M. longitudinalis superficialis.

M. sternohyoideus, Brustzungenbeinmuskel (Fig. 315 i, 316 b, 317 $_{30}$, 355 s, s'', 445 u), und **M. sternothyreoideus,** Brustschildmuskel (Fig. 355 s, s', 445 l). Beide Muskeln entspringen, bedeckt vom M. sternomandibularis, mit denen der anderen Seite am Manubrium sterni und bilden mit diesen einen einzigen schlanken, rundlichen Muskelkörper, der zwischen M. sternomandibularis und Trachea liegt. In der Mitte des Halses geht der ganze Muskelkörper oder je eine Hälfte in einen querverlaufenden Sehnenstreifen (Fig. 355 s''') über, aus dem jederseits wieder 2 Muskeln hervorkommen, von denen die medialen *Mm. sternohyoidei* median gegen das Zungenbein aufsteigen, mit den Mm. omohyoidei verschmelzen und am Gabelheft enden, während die flachen, schmalen, lateralen *Mm. sternothyreoidei* lateral abbiegen und mit einer dünnen Sehne jederseits am halsseitigen Rande und der lateralen Fläche des Schildknorpels enden.

Der platte, ziemlich breite **M. omohyoideus,** Schulterzungenbeinmuskel (Fig. 315 g, g und 445 u), entspringt mit einer sehr dünnen, breiten Sehne (Fig. 315 g') aus der Fascia subscapularis nahe dem Schultergelenk und verschmilzt am Halse zunächst innig mit der Unterfläche des M. brachiocephalicus. In der Mitte des Halses trennt er sich von diesem und tritt, breiter werdend und vom M. sternomandibularis bedeckt, über den Seitenrand der Trachea an deren ventrale Fläche, indem er sich mit dem genannten Muskel und dem M. sternothyreoideus kreuzt. Nun vereinigt er sich mit dem der anderen Seite und den Mm. sternohyoidei zu einem breiten Muskelkörper (Fig. 445 u), der am Gabelheft des Zungenbeins endet. In der kranialen Hälfte des Halses liegt er zwischen A. carotis comm. und V. jugularis (Fig. 446).

Wirkungen der Zungen- und Zungenbeinmuskeln. Der *M. styloglossus* zieht bei beiderseitiger Wirkung die Zunge rück- und bei einseitiger seitwärts und drückt sie auch gegen die Backzähne. Der *M. hyoglossus* zieht die Zunge rückwärts, während der *M. genioglossus* sie und namentlich ihren medianen Teil vom Gaumen abzieht und eine Rinne am Zungenrücken bildet. Der *M. longitudinalis superficialis* zieht die Zunge rück- und aufwärts und verkürzt sie; der *M. transversus linguae* verschmälert und verdickt sie; der *M. perpendicularis* flacht sie ab. Der *M. mylohyoideus* und *myloglossus* heben die Zunge und drücken sie gegen den harten Gaumen. Der *M. geniohyoideus* zieht die Zunge und das Zungenbein vorwärts, wirkt also beim Vorstrecken der Zunge aus dem Maule. Der *M. stylohyoideus* hebt die Zungenbeingabel nach oben. Der *M. hyothyreoideus* hebt das orale Ende des Schildknorpels, so dass dessen kaudaler Teil absinkt. Der *M. ceratohyoideus brevis* zieht den Gabelast mit dem Kehl- und Schlundkopf nach vorn. Der *M. hyoideus transversus* hebt den Zungengrund. Der *M. sternohyoideus, sternothyreoideus* und *omohyoideus* ziehen den beim Schlingen erhobenen Schlund- und Kehlkopf mit dem Zungengrund wieder herab.

Gefässe und Nerven der Zunge. Die Arterien der Zunge stammen im wesentlichen von der A. maxillaris externa, die Nerven vom N. hypoglossus (motorisch), N. lingualis (sensibel und sensoriell) und vom N. glossopharyngeus (sensoriell).

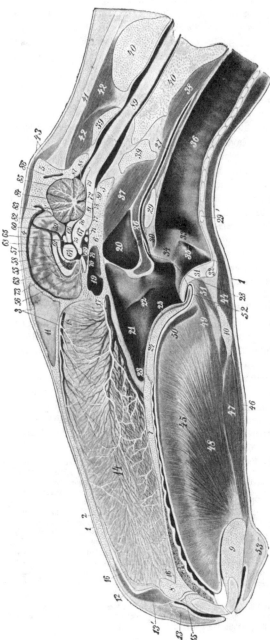

Figur 448. Medianschnitt durch den Kopf des Pferdes.

1, 1 äussere Haut, 2 Nasenbein, 3 Stirnbein, 4 Scheitelbein, 4' Tentorium osseum, 5, 5 Hinterhauptsbein, 6 Keilbein, 7 knöcherner Gaumen, 8 Zwischenkieferbein, 9 Unterkiefer, 10 Zungenbein (Körper und Gabelheft), 11 Septum beider Stirnhöhlen, 12 Flügelknorpel, 13 M. orbicularis oris, 13' M. transversus nasi, 14 Nasenscheidewand mit den venösen Schwellkörpern, 15 Endstamm der beiden Aa. palatinae majores, 16 ihr dorsaler und 16' ihr ventraler Endzweig, 17 Endzweig der A. und V. sphenopalatina, 18 Endzweig der A. und V. ethmoidalis, 19 Keilbeinhöhle, 20 Luftsack, 21 Schlundkopfhöhle, 22 Eingang zur Tuba auditiva, 23 Choane, 24 Gaumensegel mit den Drüsen, 25 M. palatinus, 26 Schlundkopfkonstriktoren, 27 Speiseröhre, 28 Arcus pharyngopalatinus, 29 Ringknorpelplatte, 29' Ringknorpelreif, 30 M. arytaenoideus transv., 31 Kehldeckel, 32 Schildknorpel, 33 Cavum laryngis bzw. Stimmlippe, 34 Aryknorpel, 35 Eingang in die seitliche Kehlkopfstasche, 36 Trachea (die Trachealringe sind durchschnitten), 37 Kopfbeuger, 38 M. longus colli, 39, 39 Atlas, 40, 40 Epistropheus, 41 Nackenband, 42, 42 Nackenmuskeln, 43 Ohrrnmuskulatur, 44 M. sterno- und omohyoideus, 45 Zunge, 46 M. mylohyoideus, 47 M. genihyoideus, 48 M. genioglossus, 49 M. longitud. prof., 50 M. longitudinalis superfic, 51 M. hyoepiglotticus, 52 Plica glossoepiglottica, 53 Kinn, 54 Schwellgewebe des harten Gaumens mit der Gaumenschleimhaut, 55 Sulcus callosomarginalis, 56 A. corporis callosi, 57 Sinus sagittalis, 58 V. corporis callosi, 59 V. cerebri magna, 60 Sinus rectus, 61 Balken, 62 Ventrikel bzw. Septum pellucidum, 63 Fornix, 64 Thalamus, 65 Zirbel, 66 Vierhügel, 67 Grosshirnschenkel, 68 Markkügelchen, 69 Hypophyse, 70 N. opticus, 71 Ramus communicans zwischen beiden Aa. carotides int., innerhalb des Sinus cavernosus gelegen, 72 Medulla oblongata, 73 Aditus ad infundibulum, 74 Infundibulum, 75 dritte Hirnkammer, 76 Aquaeductus cerebri, 77 Velum medullare, 78 vierte Hirnkammer bzw.Fastigium, 79 Tegmen fossae rhomboideae, 80 A. basilaris cerebri, 81 Lingula, 82 Lobus centralis, 83 Lob. ascendens, 84 Culmen, 85 Declive, 86 Tuber vermis, 87 Pyramis. 88 Uvula, 89 Rückenmark.

7. Der weiche Gaumen, Palatum molle, des Pferdes (s. auch S. 361).

Das sehr lange *Velum palatinum*, der weiche Gaumen, das **Gaumensegel** (Fig. 448 24), bildet die häutig-muskulöse Scheidewand zwischen Mund- und Schlundkopfhöhle. Man unterscheidet an ihm den Ursprungsrand, eine Schlundkopf- und eine Mundhöhlenfläche, den freien Rand und zwei angewachsene Seitenränder.

Bau. Das Gaumensegel baut sich auf aus: 1. der kutanen Mundschleimhaut, die am Arcus palatinus auf die Rachenfläche umbiegt und bald in deren Schleimhaut übergeht; 2. einem 1—1¼ cm dicken, graugelblichen Lager von *Glandulae palatinae*, Gaumensegeldrüsen; 3. einer nahe den Gaumenbeinen sehnigen, im übrigen muskulösen Schicht; 4. einer dünnen submukösen Schicht mit Schleimdrüsen und 5. einer mit mehrreihigem, flimmernden Zylinderepithel bedeckten Schleimhaut, der Fortsetzung der Nasenschleimhaut.

Die kutane Schleimhaut der oralen Fläche geht aus der des harten Gaumens hervor; der Übergang liegt am Choanenrand der Gaumenbeine. Das 11—12,5 cm lange Segel reicht bis zum Grund des Kehldeckels. Seine **Mundhöhlenfläche** liegt am Zungengrund, ist runzlig und enthält zahlreiche feine Öffnungen (Drüsenmündungen) und sagittale Furchen. Etwas (ca. 1½ cm) aboral vom letzten Backzahn geht die Schleimhaut des Gaumensegels fast senkrecht nach der Stelle der Seitenfläche der Zunge, an welcher der Zungenkörper in den Zungengrund übergeht, und fliesst hier mit der Zungenschleimhaut zusammen; so entsteht eine drüsenhaltige Schleimhautfalte, der *Arcus glossopalatinus*, **Zungengaumenbogen.** Direkt lateral von ihm befindet sich eine zweite fast senkrecht gestellte, drüsenhaltige Schleimhautfalte, die *Plica pterygomandibularis*, **Kieferfalte** (s. S. 375). Der konkave freie Rand, *Arcus palatinus*, **Gaumenbogen,** liegt dicht mundseitig vom Grunde des Kehldeckels über der Plica glossoepiglottica. Die **pharyngeale Fläche** des Gaumensegels beginnt an den Choanen und liegt mit ihrem Endabschnitt an der oralen Fläche des Kehldeckels. Vom aboralen Ende der am Palatinum und Pterygoid angewachsenen Seitenränder geht jederseits eine nach dem Anfang der Speiseröhre gerichtete, drüsenhaltige Schleimhautfalte, der *Arcus pharyngopalatinus*, **Schlundkopfgaumenbogen** (Fig. 441 f, f', g u. 448 28), ab, der, am Kehlkopf seitlich vorbeiziehend, nach der vertebralen Wand des Verdauungsschlauchs verläuft und hier in den der anderen Seite übergehend als *Plica pharyngooesophagea* die Grenze zwischen Pharynx und Oesophagus bildet. Der **Schlundkopfgaumenbogen entspringt also am seitlichen Ende des freien Randes des Gaumensegels.** Im übrigen setzt sich die pharyngeale Schleimhaut des Gaumensegels ohne Grenze in die übrige Schlundkopfhöhlenschleimhaut und die orale Schleimhaut in ventraler Richtung in die Schleimhaut des Zungengrundes fort. Medial von letzterer Stelle liegt seitlich an der Zungenwurzel (bzw. lateral von der Plica glossoepiglottica) eine längliche, ca. 10—12 cm lange, höckerige, eine flache Wulst darstellende, durch Häufung und dichte Lagerung von *Folliculi tonsillares* entstandene *Tonsilla palatina*, **Mandel** (Fig. 432 u. 444 a). Von ihrer Oberfläche gehen zahlreiche kleine, spaltförmige Öffnungen (Fig. 432 b, b) in die Tiefe. Daneben finden sich grössere Gruben mit weiter Öffnung (Fig. 432 a, a), von denen wieder sekundäre, kleinere spaltförmige Grübchen abgehen. In der Mittellinie des oralen Teiles des Gaumensegels liegt noch eine *Tonsilla palatina impar;* sie stellt ein aus zahlreichen Schleimhautbälgen sich zusammensetzendes Feld dar.

Gefässe und Nerven. Die Arterien (Venen) des Gaumensegels stammen von der A. (V.) maxillaris ext. und int.; die Lymphgefässe ziehen zu den Lgl. retropharyngeales. Die Nerven stammen vom N. glossopharyngeus, vagus und trigeminus.

8. Die Speicheldrüsen, Glandulae salivales, des Pferdes (s. S. 366 u. 367).

a) Die *Glandula parotis*, **Ohrspeicheldrüse** (Fig. 313 ₁₀, 442 v, v), die grösste Speicheldrüse, ist von länglich-viereckiger Gestalt, liegt ventral vom Grunde des Ohres zwischen dem halsseitigen Rande der Mandibula und dem Flügel des Atlas (Fig. 443 y) und reicht bis zum Kehlgang und zur V. maxillaris externa herab.

Die graue oder gelb-rötliche Drüse zeigt einen deutlichen Läppchenbau, ist 20—26 cm lang, verschieden (5—10 cm) breit, $1^1/_2$—$2^1/_2$ cm dick und 200—225 g schwer.

Die ziemlich ebene **laterale Fläche** ist vom Hautmuskel und vom M. auricularis ventr. bedeckt und wird von der V. maxillaris int., deren laterale Wand entweder frei liegt oder vom Drüsenparenchym überbrückt wird, schräg durchzogen. Hierdurch zerfällt die Drüse in eine dorsale und ventrale Abteilung. In ihrer dorsalen Hälfte wird sie von der grossen Ohrvene, die häufig z. T. frei liegt, durchzogen. Die unebene **mediale Fläche** bedeckt den Luftsack, den grossen Zungenbeinast, den M. jugulohyoideus und jugulomandibularis, die platte Sehne des M. sternomandibularis, grosse Gefässe und Nerven. Der **kopfseitige Rand** ist etwas ausgeschweift und reicht bis auf das Kiefergelenk und den Rand des Unterkiefers, wo er fest anliegt und meist auch noch einen kleinen Teil des M. masseter bedeckt. Auch der **kaudale Rand** ist ausgeschweift und durch lockeres Bindegewebe am Flügel des Atlas und den hier liegenden Muskeln befestigt. Das schmalere **Ohrende** umfasst den knorpeligen Gehörgang lateral und z. T. oral und aboral. Das breitere **Kehlende** liegt an der V. maxillaris ext. und geht in 2 Zipfel aus, von denen sich der Halszipfel in den von den beiden Vv. maxillares gebildeten Winkel einschiebt, während der **Kopfzipfel** bis in den Kehlgang und an die mediale Fläche des M. jugulomandibularis reicht, oft aber nur dünn und kurz ist oder fehlt.

Die aus den Drüsenläppchen hervorgehenden, kleinen Gänge setzen sich zu 3 bis 4 grösseren zusammen, die sich im ventralen Drittel der Drüse, in der Nähe ihres Kopfrandes, zum grossen *Ductus parotideus*, **Parotidengang**, vereinigen. Dieser (Fig. 442 ₂₄') verlässt die Drüse ca. 3 cm dorsal von der V. maxillar. ext.; nach 2 bis 3 cm Verlauf tritt er an die mediale Fläche des Unterkiefers, läuft meist ventral von der V. maxillaris ext. gegen dessen Gefässausschnitt und schlägt sich mit den Gesichtsgefässen auf die laterale Fläche um (Fig. 443 ₄₉). Er läuft am oralen Rande des M. masseter ca. 4—6 cm weit neben der A. und V. facialis (₃₁) dorsal, kreuzt deren mediale Fläche, durchbohrt, sich etwas erweiternd, schräg die Backe und mündet, von der *Papilla salivalis* umgeben, in der Höhe des 3. Oberkiefer-Backzahns in das Vestibulum buccale.

Die Lage des Ganges zu den Gefässen ist am Gesicht derart, dass am Gefässausschnitt von vorn nach hinten folgen: Arterie, Vene, Gang, dann 4—6 cm dorsal davon: Arterie, Gang, Vene und etwas dorsal davon: Gang, Arterie, Vene. Der Gang ist am Gesicht nur vom Hautmuskel und der Haut bedeckt.

b) Die *Glandula submaxillaris* s. *mandibularis*, **Unterkieferdrüse** (Fig. 449 ₁), ist erheblich kleiner als die Parotis; sie ist lang und schmal und erstreckt sich in einem leicht konkaven Bogen von der Flügelgrube des Atlas bis zur Vereinigungsstelle des kleinen Zungenbeinastes mit dem Körper des Zungenbeins.

Die Länge der Drüse beträgt 20—23 cm, ihre Breite gegen 2—$3^1/_2$ cm, ihre Dicke $^3/_4$—1 cm und ihr Gewicht 45—60 g. Ihre **laterale Fläche** wird z. T. von der Parotis, z. T. vom M. jugulomandibularis, digastricus und pterygoideus bedeckt; die **mediale Fläche** bedeckt die Kopfbeuger, den Luftsack, die Teilungsstelle der Carotis comm., die in der Nähe dieses Gefässes liegenden Nerven (N. vagus, sympathicus, laryngeus cranialis etc.) und den Kehlkopf. Der nasodorsale Rand ist konkav; der dickere Halsrand ist gewölbt, sein vorderer Teil liegt neben der V. maxillaris ext., sein mittlerer Teil berührt die Schilddrüse. Das halsseitige Ende ist durch lockeres Bindegewebe in der Fossa atlantis befestigt. Das orale Ende liegt zur Seite der Zungenwurzel.

Der Ausführungsgang, *Ductus submaxillaris (mandibularis)*, **Submaxillargang** (Fig. 449 2, 2'), beginnt nahe dem Halsende der Drüse und wird, indem er an deren naso-dorsalem Rande liegt und die aus den Drüsenläppchen kommenden Gänge aufnimmt, allmählich stärker (2—4 mm dick). Vom oralen Ende der Drüse tritt er über die Sehne des M. digastricus (Fig. 449 i') zwischen den M. hyoglossus und M. mylohyoideus (Fig. 449 e) und dann an die mediale Fläche der Sublingualisdrüse (Fig. 449 3); am Ende dieser tritt er seitlich vom Frenulum linguae auf den Unterkiefer unter die Schleimhaut (Fig. 449 2'). Er mündet in der Hakenzahngegend lateral an der länglichen, platten Hungerwarze, *Caruncula sublingualis* (s. Fig. 449 b u. S. 375).

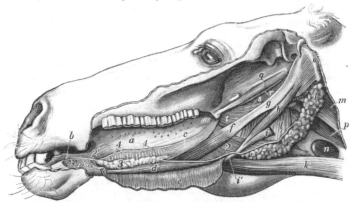

Figur 449. **Kopf des Pferdes** mit Darstellung der Gl. submaxillaris und sublingualis. Der linke Unterkiefer und der linke M. pterygoideus sind entfernt.
1 Gl. submaxillaris, 2, 2' Ductus submaxillaris, 3 Gl. sublingualis, 4, 4 Ductus sublinguales minores. a Zunge, b Caruncula sublingualis, c abgeschnittene Zungenschleimhaut, d M. geniohyoideus, e M. mylohyoideus, f M. styloglossus, g grosser Zungenbeinast, h M. stylohyoideus, i aboraler Bauch des M. digastricus (abgeschnitten), i' Sehne des M. digastricus, k M. sterno- und omohyoideus, l M. thyreopharyngeus, m Kopfbeuger, n Schilddrüse, o Proc. jugularis, p Speiseröhre, q M. tensor und r M. levator veli palatini, s M. pterygopharyngeus, t M. palatopharyngeus.

c) Die seitlich abgeplattete *Glandula sublingualis (parvicanalaris)*, **Unterzungendrüse** (Fig. 449 3), liegt seitlich vom mittleren Teile der Zunge am Boden der Maulhöhle und reicht von der Gegend des 3. Backzahns bis zum Kinnwinkel.

Sie ist 12—15 cm lang, 1½—3 cm breit, 4—6 mm dick und 15—16 g schwer und bisweilen durch einen Bindegewebsstreifen in 2 hintereinander gelegene Abschnitte geteilt (G. Illing [286]). Die laterale Fläche der graurötlichen, ziemlich kompakten Drüse ist von der Maulschleimhaut, dem M. mylohyoideus und myloglossus bedeckt; mit ihrer medialen Fläche bedeckt sie den M. styloglossus, genioglossus und den Submaxillarisgang; ihr ventraler Rand reicht bis zum M. geniohyoideus und bleibt 2½—3½ cm vom ventralen Kieferrand entfernt; der dorsale Rand liegt an der Schleimhaut und markiert sich dort durch einen langgezogenen Wulst mit unregelmässiger, höckeriger Oberfläche (Sublingualiswulst).

Von den 30 oder mehr kurzen, geschlängelten Ausführungsgängen, *Ductus sublinguales minores,* **kleinen Sublingualisgängen** (Fig. 449 4, 4), sind nicht selten einzelne stark erweitert. Sie münden am Sublingualiswulst an kleinen Wärzchen.

B. Der Schlundkopf, Pharynx, des Pferdes (s. auch S. 367—371).

Die ventral vom Schädel zwischen Nasenhöhle und Gaumensegel einerseits, Kehlkopf und Speiseröhreneingang anderseits gelegene Schlundkopfhöhle stellt einen trichterförmigen Hohlraum dar (Fig. 448 21). Über das gegenseitige Verhalten ihrer beiden Teile, Atmungs- und Schlingrachen, s. S. 368. Die Figuren 450 und 451 geben die Grenze zwischen Atmungs- und Schlingrachen an. Sie liegt äusserlich ungefähr am kaudalen Rande des M. pterygopharyngeus (Fig. 450 2) bzw. da, wo sich der M. stylopharyngeus (Fig. 451 5) einpflanzt. Die Schlundkopfhöhle grenzt wirbelwärts und seitlich an den den Einhufern eigentümlichen Luftsack und kommuniziert mit dessen Hohlraum. Die Tubenspalten (Fig. 448 22) sind 4—5 cm lang, medial von breiten Knorpelplatten bedeckt und liegen, ca. 1 cm von der Schädelbasis entfernt, nahe den Choanen in einer durch den lateralen Augenwinkel gelegten Querebene. Es sind schräge Spalten, von denen eine Falte, die *Plica salpingopharyngea*, nach dem Kehlkopf zieht. Auf der Deckklappe der Tubenöffnung liegt die dreieckige, aus schmalen, niedrigen Wülstchen bestehende Rachenmandel, *Tonsilla pharyngea*. Kurze Querwülstchen verbinden die divergierenden Längswülstchen, so dass die Oberfläche der Mandel gitterförmig erscheint. Die Choanen (Fig. 448 23) bilden ein grosses Loch, weil beide Nasenhöhlen dicht vor der Schlundkopfhöhle zusammenfliessen. Die quere Mundrachenöffnung liegt versteckt an der Basis der Epiglottis und wird erst bei deren Zurückklappen sichtbar.

Muskeln des Schlundkopfes und Gaumensegels des Pferdes.

1. **M. palatinus** (unpaar).   U. Choanenrand der Gaumenbeine.   A. Freier Rand des Gaumensegels.
2. **M. palatopharyngeus.**   U. Gaumen- und Flügelbein.   A. Schildknorpel und Raphe pharyngis.
3. **Mm. constrictores pharyngis.**   U. a) *M. pterygopharyngeus:* Os pterygoideum.
    b) *M. chondropharyngeus:* Medial am grossen Zungenbeinast.
    c) *M. ceratopharyngeus:* Gabelast des Zungenbeins.
    d) *M. thyreopharyngeus:* Laterale Fläche des Schildknorpels.
    e) *M. cricopharyngeus:* Laterale Fläche des Ringknorpels.
    A. Sämtliche Schnürer enden in der Raphe pharyngis.
4. **M. tensor veli palat.**   U. Muskelfortsatz der Pauke.   A. Ursprungssehne des M. palatinus.
5. **M. levator veli palat.**   U. Muskelfortsatz der Pauke.   A. Mittellinie des Gaumensegels.
6. **M. stylopharyngeus.**   U. Medial am grossen Zungenbeinast.   A. Seitliche Schlundkopfwand.

Von diesen Muskeln gehören zum Atmungsrachen: der M. tensor und levator veli palatini, M. palatinus, palato-, pterygo- und stylopharyngeus, während der M. cerato-, chondro-, thyreo- und cricopharyngeus dem Schlingrachen angehören.

1. **M. palatinus,** Gaumensegelmuskel (Fig. 448 25 u. 451 1). Dieser unpaare Muskel liegt im Gaumensegel und fängt am Choanenrand beider Ossa palatina mit der breiten *Aponeurosis palatina* an; diese geht am Hamulus des Pterygoid in einen platten Muskel über, der am freien Rande des Gaumensegels endet.

Von seiner Mundhöhlenfläche hebt sich ein rundliches Faserbündel als *M. uvulae* ab.

2. **M. palatopharyngeus,** Gaumenschlundkopfmuskel (Fig. 449 t u. 451 2'). Er ist mit dem vorigen verschmolzen und beginnt am medialen Rande des Gaumen- und Flügelbeins und am M. palatinus als dünner, hautartiger Muskel. Er bildet die muskulöse Grundlage der Seitenwand der Schlundkopfhöhle und endet teils am oralen Rande des Schildknorpels, teils strahlen seine Fasern fächerartig bis zur Raphe pharyngis und der äusseren Rachenfaszie aus.

An ihn reiht sich dorsal der *M. pterygopharyngeus* ohne scharfe Grenze an, so dass M. palatinus, palatopharyngeus und pterygopharyngeus eine einzige Muskelplatte bilden.

3. Der **M. tensor veli palatini** (Fig. 449 q), Spanner des Gaumensegels, ist ein platter, oberflächlich sehniger, glänzender, an der Schädelbasis und der Tuba auditiva liegender Muskel, der sehnig am Processus muscularis der Pars tympanica des Schläfenbeins beginnt, nach dem Os pterygoideum verläuft, mit seiner Endsehne über dessen Hamulus, durch ein kleines Band in der Lage erhalten und eine Bursa mucosa unter sich, hinweggeht und in der Aponeurosis palatina endet.

4. Die **Schliesser des Atmungsrachens.** Sie schliessen beim Schlingen den Atmungs- vom Schlingrachen ab (vgl. S. 370).   a) Der **M. levator veli palatini,** Heber des Gaumensegels (Fig. 449 r u.

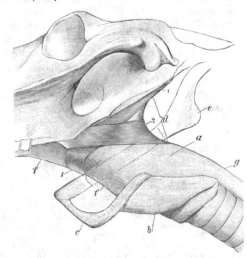

450 ₁, ₁), entspringt mit dem vorigen am Proc. muscularis und der Hörtrompete, liegt anfangs medial vom vorigen an der Schädelbasis, geht dann in die Seitenwand der Schlundkopfhöhle und verläuft daselbst, vom M. palato- und pterygopharyngeus bedeckt, bis in das Gaumensegel, wo er median mit dem der anderen Seite zusammenstösst.

b) Der **M. pterygopharyngeus,** Flügelschlundkopfmuskel (Fig. 449 s u. 450 ₂), ist ein platter, in der Seitenwand des Schlundkopfs liegender Muskel, der am Flügelbein entspringt und, den vorigen kreuzend, nach der wirbelseitigen Wand des Schlundkopfs bis zur Raphe pharyngis läuft und mit dem der anderen Seite zusammenstösst. Gegen den M. palatopharyngeus ist er nicht scharf abgegrenzt (s. S. 386).

Figur 450. Schliesser der Schlundkopfhöhle des Pferdes.
1, 1 M. levator veli palat., 2 M. pterygopharyngeus. a Schlingrachen, b Kehlkopf, c Zungenbein, d Atmungsrachen, e grosser Zungenbeinast, f, f Velum palatinum, g Oesophagus.

5. Die **Schnürer des Schlingrachens,** *Mm. constrictores pharyngis* (s. S. 370), bilden die muskulöse Grundlage der Seiten- und Wirbelwand des Schlingrachens. a) Der **M. constrictor pharyngis medius** (*M. hyopharyngeus*) besteht aus α) dem kleinen, häufig fehlenden **M. chondropharyngeus.** Er entspringt medial am grossen Zungenbeinast, geht schräg wirbelwärts und endet an der medianen Schlundkopfsehne; β) dem breiten, fleischigen **M. ceratopharyngeus** (Fig. 445 p, 451 ₂),

Figur 451. Muskeln des Gaumensegels und der Schlundkopfhöhle des Pferdes.
a Atmungsrachen, b Schlingrachen, * Grenze zwischen beiden, c Zungenbein, d grosser Zungenbeinast, e Gaumensegel, f Speiseröhre.
1 M. palatinus, 2′ M. palatopharyngeus, 2 M. ceratopharyngeus, 3 M. thyreo-, 4 M. crico- und 5 M. stylopharyngeus, 6 M. hyothyreoideus, 7 M. ceratohyoideus.

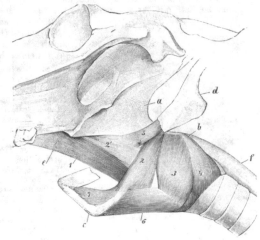

Figur 451.

25*

der am Ende des Gabelastes des Zungenbeins und dessen Knorpel entspringt und an der Raphe pharyngis endet. b) Der **M. constrictor pharyngis caudalis** zerfällt in *a*) den **M. thyreopharyngeus** (Fig. 451 $_3$). Er entspringt an der äusseren Fläche des Schildes neben dem M. hyothyreoideus und steigt über die Seiten- nach der wirbelseitigen Fläche des Schlundkopfs zur Raphe pharyngis. Ein Teil seiner Fasern endet an einem oral am M. cricopharyngeus verlaufenden Sehnenstreifen. *β*) den **M. cricopharyngeus** (*4*). Er beginnt auf der lateralen Fläche des Ringknorpels. Die Fasern verlaufen konvergierend kraniodorsal zu einem oral am Muskel verlaufenden Sehnenstreifen, der sich mit der Raphe pharyngis vereinigt und nahe dieser noch einigen Fasern der Längsmuskulatur der Speiseröhre als Ursprung dient.

6. Der ziemlich starke **Erweiterer der Schlundkopfhöhle, M. stylopharyngeus** (Fig. 451 $_5$), beginnt am dorsalen Drittel der medialen Fläche des grossen Zungenbeinastes fleischig und tritt ungefähr an der Grenze des Atmungs- und Schlingrachens zwischen M. pterygo- und palatopharyngeus ein und vermischt sich mit ihnen.

Wirkungen der Gaumensegel- und Schlundkopfmuskeln. Die Muskeln des Gaumensegels und Schlundkopfs wirken mit beim Schling-, Brech- und (beim Wiederkäuer) beim Wiederkauakt, wobei es nicht nur darauf ankommt, dass der Bissen durch den entfalteten Schlingrachen befördert wird, sondern dass auch die Nasenhöhlen, die Hörtrompeten und besonders der Kehlkopf so abgesperrt werden, dass von den Nahrungsmitteln nichts in diese hineingelangt. Der *M. levator veli palatini* hebt das Gaumensegel (schädelwärts); indem der *M. pterygopharyngeus* gleichzeitig wirkt, zieht er die Wirbelwand des Schlundkopfs dem Gaumensegel entgegen. So ziehen beide Muskeln, wie ein Kreuzband wirkend, die Mundhöhlen- und die Wirbelwand des Schlundkopfs gegeneinander und schliessen den Atmungs- vom Schlingrachen ab. Der *M. palatinus* verkürzt und steift das Gaumensegel. Der *M. palatopharyngeus* verkürzt und erweitert die Schlundkopfhöhle. Der *M. tensor veli palatini* spannt das erhobene Gaumensegel; beide Muskeln unterstützen den M. levator veli palatini. Die Wirkung des M. tensor und levator veli palatini auf die Hörtrompete und den Luftsack ist zweifelhaft. Die Schlundkopfschnürer verengern den Schlundkopf und treiben den Bissen in die Speiseröhre. Der *M. stylopharyngeus* führt nach vollbrachtem Schlingen die Wirbelwand des Schlundkopfs wieder zurück und wirkt erweiternd auf die Schlundkopfhöhle.

III. Die Maulhöhle und der Schlundkopf der Wiederkäuer.

Die **Lippen** des Rindes sind dick, wenig beweglich und mit Deck- und Fühlhaaren besetzt, mit Ausnahme des mittleren Teiles der Oberlippe, der mit dem *Planum nasolabiale*, **Nasenlippenspiegel**, zum **Flotzmaul** (Fig. 657 $_{1-5}$) zusammenfliesst; dieses erstreckt sich vom Lippenrand bis zwischen und ein wenig über die Nasenlöcher.

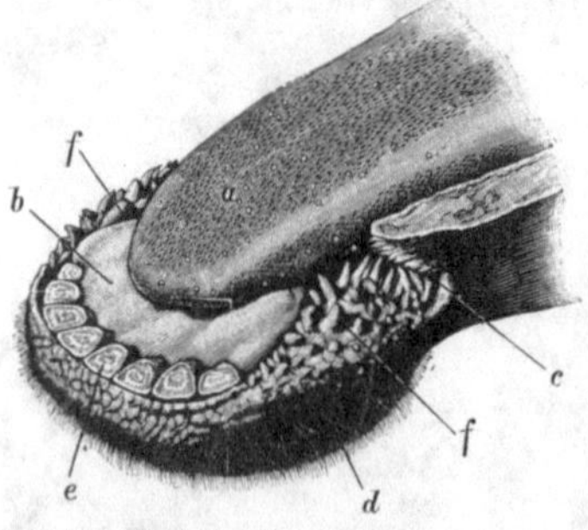

Figur 452. Unterlippe, Schneidezahnteil des Unterkiefers und Zungenspitze des Rindes.
a Zungenspitze, b Schleimhaut des Mundhöhlenbodens, c Lippenwinkel, d Kinn, e Schneidezähne, f, f grosse Papillen der Lippenschleimhaut.

Das Flotzmaul zerfällt in eine *Pars labialis* (1 u. 2) und eine *Pars narica* (3, 4 u. 5). Die Haut des Flotzmauls ist mit Ausnahme der mit Sinushaaren (e) ausgestatteten, seitlichen Partien haarlos, dabei glatt, feucht und kalt und von verschiedener Farbe (schwarz bis bleifarben oder fleischfarben); median besitzt sie eine undeutliche Lippenrinne (a). Sie zerfällt in zahlreiche vieleckige, bei ausgewachsenen Tieren 3—15 mm lange und 3—4 mm breite, bei jungen ca. 1 mm im Durchmesser betragende, durch Furchen getrennte Felder, Areale; die Furchen dürften bei den Rinderschlägen des Tieflandes weniger zahlreich und seichter sein als bei Höhenschlägen (Kormann [321]). Die Haut des Flotzmauls besitzt kleine Löcher, die Öffnungen der Ausführungsgänge einer mächtigen, 1—2 cm starken, subkutanen Drüsenschicht, der *Gl. nasolabiales*, Flotzmauldrüsen, deren klares, wässriges Sekret das Flotzmaul feucht und kalt erhält und mitunter in kleinen, klaren Tropfen sichtbar ist. Die Haut des Flotzmauls besitzt einen sehr starken Papillarkörper und eine starke Epidermisschicht.

Die Seitenteile der Oberlippe sind behaart. Auch an der Unterlippe ist ein schmaler, in der Mitte 1½ cm breiter Randteil unbehaart und verhält sich fast wie das Flotzmaul. Der freie Rand der Lippen und zum Teile deren innere Fläche sind mit ziemlich harten, unregelmässigen, warzenförmigen Hervorragungen besetzt. Lippendrüsen (Fig. 454 f) finden sich nur nahe den Lippenwinkeln und sind in die Muskulatur eingelagert. Seitlich an den Lippen besitzt die Schleimhaut hohe, kegelförmige Papillen (Fig. 452 f,f).

Nach Meoni [410] kommt bei älteren Rindern zuweilen im Flotzmaul ein prismatischer Knochen von der Grösse einer kleinen Nuss vor.

Beim Schafe ist die Oberlippe grösstenteils behaart, sehr beweglich und besitzt eine tiefe Lippenrinne; am Lippenrand, abgesehen von der Mitte der Oberlippe, und an der Lippenschleimhaut finden sich bei Schaf und Ziege in einfacher oder doppelter Reihe Wärzchen, die in der Gegend des Maulwinkels länger (bis 3—4 mm hoch) und spitzer werden und in die Papillen der Backen übergehen. Zwischen den beiden Nasenlöchern findet sich ein unbehaarter, gefelderter, mit feinen Öffnungen (Foveolae) versehener **Nasenspiegel**, das *Planum nasale*, der eine Drüsenschicht unter sich hat. Die Lippendrüsen bilden nahe dem freien Rande der Oberlippe ein zusammenhängendes Lager und sind im übrigen gleichmässig verteilt.

Die **Backen** besitzen an ihrer Schleimhaut grosse, kegelförmige, mit hornigen Spitzen versehene Wärzchen, die Backenwärzchen, die rachenwärts gerichtet sind und beim Rinde bis 1 cm hoch werden (Fig. 427 b); sie sind vom Maulwinkel bis zu den Backzähnen besonders gross und am dichtesten gestellt; rachenwärts werden sie mit Ausnahme einer in der Höhe der maxillaren Backzähne hinziehenden Reihe allmählich kleiner. Der Backenvorhof ist sehr geräumig. Die Mündung des Parotidenganges befindet sich beim Rind über dem 5., bei Schaf und Ziege über dem 4. Oberkieferbackzahn. Die **Backendrüsen** zerfallen in die maxillare, mittlere und mandibulare. Über die Lippen- und Backenwärzchen und die Wärzchen des Mundhöhlenbodens s. auch Immisch [290].

Die mandibulare Backendrüse (Fig. 454 c) bildet ein 3—4 cm breites, ca. 24 g schweres, braunrotes oder graubraunes, zusammenhängendes Drüsenlager, das vom M. masseter bis zum Lippenwinkel reicht, ca. 20 cm lang und verhältnismässig dick ist. An den dorsalen Rand dieser Drüse legt sich die schmalere, weniger zusammenhängende, gelbliche mittlere (Fig. 454 d) Backendrüse an, die lippenwärts an Stärke zunimmt. Die gelbliche maxillare Backendrüse (Fig. 454 e) liegt vom Tuber maxillare bis zum Lippenwinkel am maxillaren Alveolarrand und reicht mit ihrem mundabseitigen Teile unter den M. masseter. Gegen die Lippe hin ist sie unterbrochen und schmal. Die Ausführungsgänge der Backendrüsen münden zwischen den Papillen der Backenschleimhaut und sind schwer auffindbar.

Am sublingualen **Mundhöhlenboden** findet man jederseits am Zungenbändchen eine Reihe grosser Papillen (Fig. 435 i), in deren Nähe die kleinen Sublingualisgänge münden. Die Hungerwarze ist breit, knorpelhart und gezahnt.

An Stelle des **Zahnfleisches** ist am zahnlosen Schneidezahnrand der Ossa incisiva die Schleimhaut sehr dick und fest, besitzt ein sehr starkes Stratum corneum und bildet als Verlängerung des harten Gaumens die **Zahnplatte.**

Der **harte Gaumen** (Fig. 427) ist breit und trägt 2 Arten von Staffeln; die von der Zahnplatte bis zu den ersten Backzähnen vorhandenen 12—13 sind breit, ganz wenig gebogen und beim Rinde mit rachenwärts gerichteten feinen, zahnartigen Vorsprüngen besetzt; einzelne von ihnen greifen über die mediane Längsfurche hinüber. Die folgenden 3—6 Staffeln sind glatt und weniger breit; am hinteren Teile des harten Gaumens fehlen die Staffeln und die Längsfurche.

Zwischen der Zahnplatte und den ersten Gaumenstaffeln findet sich in der Mittellinie die kleine, rundlich dreieckige *Papilla incisiva*, **Gaumenpapille**, (a), die von einer tiefen, schmalen Furche begrenzt ist, aus der jederseits eine Öffnung in den Ductus nasopalatinus führt (s. Atmungsorgane). Die Gaumenstaffeln des Schafes verhalten sich ähnlich, doch ist ihr Rand glatt oder nur undeutlich gezahnt.

Submukös finden sich bei Schaf und Ziege im aboralen Drittel des Gaumens Drüsen.

Die häufig schwarzgefleckte **Zunge** des Rindes ist dicker, plumper und weniger dreikantig als beim Pferde. Die Zungenspitze hat ziemlich scharfe Seitenränder und der Zungenkörper ganz niedrige Seitenflächen. Der Zungenrücken erhebt sich im mittleren Drittel zu dem elliptischen, wulstartigen Zungenrückenwulst (Fig. 435 k), der bei älteren Tieren relativ stärker hervortritt als bei jüngeren. Den Zungenrücken bedecken vor dem Zungenrückenwulst zahlreiche grosse und harte, dicht stehende *Papillae filiformes*, die rachenwärts gerichtet und namentlich an der Zungenspitze mit spitzen, starken, hornigen Scheiden umgeben sind. Auf dem Rückenwulst sind die Papillen sehr gross, m. o. w. flach oder rundlich, selten spitz; der Zungengrund ist, abgesehen vom oralen Drittel, wo vereinzelte rudimentäre Wärzchenbildungen vorkommen, wärzchenfrei. Die zahlreichen *Pap. fungiformes* (Fig. 435 e) sind über den ganzen Zungenrücken zerstreut; die *Pap. vallatae* (Fig. 435 d) sind zahlreich, relativ klein, aber ungleich gross und unregelmässig gestellt; sie finden sich am Übergang des Zungenkörpers in den Zungengrund und erstrecken sich zu je 8—17 (beim Schafe 18—24, selbst 25—28, bei der Ziege i. d. R. 12, ausnahmsweise 11 oder 13 bis 18) nahe dem Seitenrand des Zungenrückenwulstes mundwärts. Die *Pap. foliatae* und der Zungenrückenknorpel

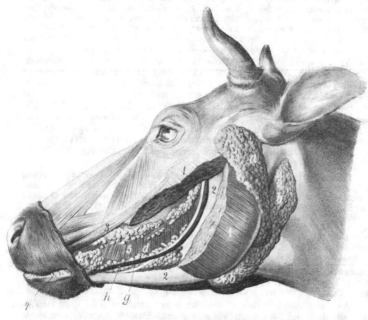

Figur 454.

Kopf des Rindes mit Speicheldrüsen.

a Gl. parotis, b Gl. submaxillaris, b′ deren Kehlgangsende, c mandibulare, d mittlere, e maxillare Backendrüse, f Lippendrüsen, g N. buccinatorius, h V. buccinatoria.

1 M. masseter (z. T. herausgeschnitten), 2 Unterkiefer, 3 M. zygomaticus, 4 grosse Papillen der Lippenschleimhaut, 5 M. buccinatorius.

fehlen. Zwischen den beiden Gaumenpfeilern bzw. zwischen dem Arcus pharyngopalatinus und dem Zungengrunde befindet sich, tief in die Muskulatur eingesenkt, die etwa wallnussgrosse Tonsilla palatina, **Mandel** (Fig. 435 a). Sie ist eine Balgmandel (s. S. 362 u. Fig. 431). An der Oberfläche ihrer Schleimhaut finden sich 1—3 trichterförmig sich verengernde Vertiefungen, die in erweiterte Höhlen (Fossae tonsillares) führen. Jede Fossa tonsillaris (Fig. 431 d) verästelt sich zu den Rami tonsillares, in die schliesslich die Bälge (Folliculi tonsillares) einmünden. Zwischen das verzweigte Hohlraumsystem und zwischen Balgbündel schieben sich Schleimdrüsen ein, deren Ausführungsgänge entweder an der Oberfläche der Schleimhaut oder in die Fossae tonsillares, aber niemals in die Fossulae der Bälge münden. Am aboralen Teile des Zungengrundes und seitlich von der Plica glossoepiglottica finden sich zahlreiche Zungenbälge (Fig. 430, 435 h). Die Zungenranddrüsen variieren nach Ausbildung und Lagerung; beim Rinde kommen auch an der Grenze vom Zungenrücken zum Zungengrund 2 cm tief in der Muskulatur Zungenfleischdrüsen vor. Das *Frenulum linguae* ist beim Rinde doppelt. Die **Zungenmuskeln** sind sehr kräftig und ganz ähnlich denen des Pferdes (s. S. 378 u. 379 u. Fig. 455). Der *M. myloglossus* (Fig. 455 g′)

ist jedoch grösser und stärker als beim Pferde; er reicht vom Kinnwinkel bis zum
Gefässausschnitt des Kiefers, so dass er einen grossen Teil des M. mylohyoideus bedeckt;
aber nur sein oraler Teil entspringt an der medialen Kieferfläche, der aborale Teil
nimmt vom M. digastricus Ursprung; der orale Teil verbindet sich so innig mit dem
M. digastricus, dass oftmals kaum eine Grenze zwischen beiden zu erkennen ist; die
Fasern des aboralen Teiles verlaufen fast rein quer, die des oralen hingegen medial
und stark aboral. Der *M. mylohyoideus* (Fig. 302 k u. 455 g) beginnt 5—8 cm kaudal
vom Kinnwinkel. Der *M. hyoglossus* (Fig. 455 e) entspringt noch am grossen und
mittleren Zungenbeinast. Von den **Muskeln des Zungenbeins** weicht der *M. stylohyoideus* (Fig. 455 i) dadurch von dem des Pferdes ab, dass er anfangs sehnig ist und

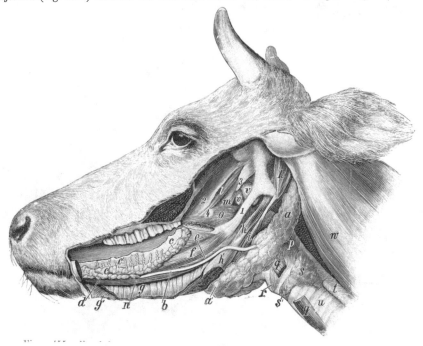

Figur 455. Kopf des Rindes mit den tiefer gelegenen Drüsen und Muskeln.
a Gl. submaxillaris, a' ihr knollig verdicktes Kehlgangsende, b Duct. submaxillaris, c, c Gl. sublingualis parvicanalaris, c' Duct. sublinguales minores, d Gl. sublingualis grandicanalaris, e M. hyoglossus, f M. styloglossus, g M. mylohyoideus, g' M. myloglossus (zurückgeschlagen), h, h' M. digastricus, i M. stylohyoideus, k M. jugulohyoideus, l M. tensor veli palatini, m M. levator veli palatini,
n M. geniohyoideus, o M. pterygo- und palatopharyngeus, p M. cricopharyngeus, q, q M. sternothyreoideus (aus dem ein Teil herausgeschnitten ist), r M. cricothyreoideus, s Schilddrüse, s' ihr Isthmus,
t Speiseröhre, u Luftröhre, v Lgl. retropharyngeale mediale, w M. cleido- und sternomastoideus.
1 grosser Zungenbeinast, 2 Pars perpendicularis des Gaumenbeins, 3 Processus muscularis des
Schläfenbeins, 4 Hamulus des Flügelbeins.

nicht vom M. digastricus durchbohrt wird. Der *M. omohyoideus* ist ein relativ recht
schwacher Muskel, der in der Gegend des 3. Halswirbels aus der tiefen Halsfaszie und
am M. longus capitis, mit dem er sich innig verbindet, entspringt; er kreuzt sich mit
dem M. brachio- und sternocephalicus, von denen er bedeckt ist, und endet am Zungenbein. Der *M. sternohyoideus* (Fig. 302 u) und *-thyreoideus* (Fig. 455 q, q) sind in der
Mitte ihrer Länge ohne Sehne. Der *M. ceratohyoideus* befestigt sich am mittleren und
kleinen Zungenbeinast und am Kehlkopfsast.

Bei Schaf und Ziege verhält sich die Zunge ähnlich wie beim Rinde; die Papillae filiformes sind vor dem Zungenrückenwulst beim Schafe stachelförmig, aber klein, bei der Ziege zart und fadenförmig, auf dem Wulste schuppen- und z. T. kegelförmig. Die Papillae fungiformes und filiformes erstrecken-sich an der Zungenspitze noch auf die Bodenfläche. Die Gaumenmandeln von Schaf und Ziege sind etwa haselnussgross und bestehen aus drei bis sechs sehr grossen Bälgen (Folliculi tonsillares) mit breiten, spaltartigen Öffnungen. Sie ragen etwas über das Schleimhautniveau hervor. Ausserdem findet man jederseits an der Basis des Kehldeckels eine kleine Anhäufung von mehreren in einer Ebene nebeneinander stehenden Bälgen, die eine Tonsilla paraepiglottica bilden. Die **Zungenmuskulatur** ist auch beim Schafe sehr stark. Die Raphe der Mm. mylohyoidei ist mit der Aponeurose der Mm. geniohyoidei verbunden. Nahe dem Zungenbändchen kommt bei Schaf und Ziege eine Drüse, die Nuhn'sche Drüse vor, die mit mehreren Gängen an der Bodenfläche der Zungenspitze mündet. Ausserdem kommen Zungenranddrüsen vor.

Das **Gaumensegel** reicht mit seinem freien Rande, an dem zuweilen eine rudimentäre Uvula vorkommt, nicht bis auf die Plica glossoepiglottica hinab.

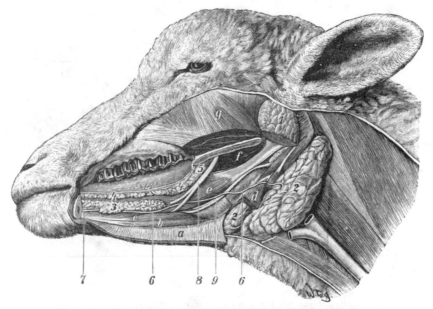

Figur 456. Gland. submaxillaris und sublingualis des Schafes.
1 Gl. parotis, 2, 2 Gl. submaxillaris, 3 Gl. sublingualis grandicanalaris, 4, 4 Gl. sublingualis parvicanalaris, 5 Gl. palatinae, 6, 6 Ductus submaxillaris, 7 Ductus sublingualis major, 8 N. lingualis, 9 N. hypoglossus.
a M. mylohyoideus, b M. geniohyoideus, c M. genioglossus, d M. digastricus, e M. styloglossus, f M. pterygoideus medialis, g M. masseter.

Die Speicheldrüsen. 1. Die **Parotis** (Fig. 302 9, 9, 454 a, 456 1) ist verhältnismässig kleiner als beim Pferde. Sie liegt halsseitig vom Unterkiefer und zum kleinen Teile halsseitig am M. masseter. Ohrwärts ist sie stark und dick, ventral geht sie in einen schmalen Teil aus. Mit ihrem stärkeren dorsalen Teil und dem Kopfrand bedeckt sie die grosse, kugelige Lgl. subparotidea und mit ihrem ventralen Teile einen Teil der Mandibulardrüse. Sie ist derber und fester als die Parotis des Pferdes, weil ihre Läppchen fester gefügt sind, und hat eine braunrote Farbe. Ihr Gewicht verhält sich zu dem des Körpers wie 1:3500—4000.

Der **Ausführungsgang** verläuft beim Rinde im Kehlgang, um erst am Gefässausschnitt des Kiefers an die Gesichtsfläche zu treten und am 5. Oberkieferbackzahn in die Maulhöhle zu münden. Bei Schaf und Ziege geht er quer über die laterale Fläche des M. masseter und zwar gerade oder in einem ventral konvexen Bogen, der zuweilen bis nahe an den ventralen Kieferrand herabreicht. Er mündet in der Gegend des 3. oder 4. maxillaren Backzahns.

2. Die gelbliche **Gland. submaxillaris** (Fig. 302 10, 10′, 455-a, a′, 456 2, 2) ist relativ grösser als beim Pferde, 18—20 cm lang, 8—10 cm breit und $2^{1}/_{4}$—4 cm dick. Sie reicht vom Atlas bis weit in den Kehlgang. Ihr Kehlgangsende ist knollig aufgetrieben (Fig. 455 a′), stösst mit dem der anderen Seite fast zusammen, ist von aussen fühlbar und kann mit geschwollenen Kehlgangslymphknoten verwechselt werden.

Der **Ausführungsgang** (Fig. 455 b, 456 6, 6) setzt sich etwa in der Mitte des nasodorsalen Randes der Drüse aus kleinen und schliesslich aus 2—3 grösseren Gängen zusammen, die aus der Drüse kommen. Er geht, zunächst den M. digastricus kreuzend, mundwärts und mündet basal an der Caruncula sublingualis, die beim Rinde breit, knorpelhart und gezahnt ist.

3. Von den **2 Sublingualisdrüsen** besteht die gelbliche **dorsale** Gl. sublingual. parvicanalaris (Fig. 455 c, c) aus locker zusammenhängenden Drüsenläppchen. Sie beginnt ungefähr in der Höhe des Arcus glossopalatinus und reicht fast bis zum Kinnwinkel, manchmal sogar bis an ihn heran und ist 15—18 cm lang, 2—$2^{1}/_{2}$ cm breit und 0,3—0,5 cm dick; die **ventrale**, langgestreckte, lachsfarbene, kaudal etwas dickere Gl. sublingual. grandicanalaris (Fig. 455 d) ist nur ca. 10—12 cm lang, 2—3 cm breit und 1—$1^{1}/_{4}$ cm dick. Sie liegt ventral vom oralen Abschnitt der vorigen und reicht bis zum Kinnwinkel. Dabei liegt sie lateral und meist dorsal vom Duct. submaxill., den sie z. T. umfasst. Beide Drüsen verhalten sich bei Schaf und Ziege ähnlich wie beim Rinde (Fig. 456 3 u. 4, 4).

Aus der parvikanalären Drüse gehen zahlreiche relativ lange und geschlängelte Ductus sublinguales minores (Fig. 455 c′) hervor, die in 2 durch eine Reihe langer, verhornter Papillen getrennten Reihen seitlich unter der Zunge in das Cavum sublinguale laterale münden. Aus der grandikanalären Drüse kommt an der medialen Fläche der Ductus sublingualis major, der den Submaxillarisgang begleitet und neben ihm basal an der Caruncula sublingualis mündet oder sich vorher mit ihm vereinigt.

Die Schlundkopfhöhle ist kürzer und weiter als beim Pferde; die Hörtrompeten haben einen viel engeren Eingang und keine knorpeligen Deckplatten daselbst. Da das Gaumensegel nicht so weit herabreicht wie beim Pferde, so ist der Isthmus faucium weiter. Beim Schafe wird der Anfang des Atmungsrachens durch eine häutige Fortsetzung der Nasenscheidewand (Rachenseptum) in 2 Hälften geteilt.

Der M. palatinus wird schon nahe seinem Ursprung fleischig. Der M. uvulae ist stark, beginnt nahe dem Anfang des freien Gaumensegels und reicht bis zum Arcus palatinus. Die übrige Schlundkopfmuskulatur (Fig. 455) ähnelt der des Pferdes (s. S. 386—388). Die Raphe pharyngis ist schmal und an ihrem Ende, besonders beim Schafe, schon von einem Längsfaserbündel der Speiseröhre bedeckt. Auf der wirbelseitigen Wand des Schlundkopfs liegen grosse retropharyngeale Lymphknoten. Sie reichen bis zum Rachengewölbe und liegen dort am M. longus capitis. Über die Rachenmandel s. S. 369.

IV. Maul- und Schlundkopfhöhle des Schweines.

Die ziemlich kurzen, wenig beweglichen **Lippen** des Schweines sind spärlich behaart. Die Oberlippe verschmilzt mit dem Rüssel; die nur schmale Unterlippe läuft spitz zu; die Lippendrüsen liegen in der Muskulatur und sind meist spärlich vorhanden. Die Lippenspalte ist gross, reicht weit auf die Seitenflächen des Kopfes und kann nicht vollständig geschlossen werden; aus ihr ragen seitlich die grossen Hakenzähne (Hauer) hervor. Die Schleimhaut der **Backen** ist glatt; die Backendrüsen (Fig. 459 b u. c) bilden zusammenhängende, längliche Massen, die sich längs beider Backzahnreihen bis gegen die Eckzähne erstrecken und viele Ausführungsgänge haben. Der Ductus parotideus mündet in der Höhe des 4.—5. maxillaren Backzahns. Der **harte Gaumen** (Fig. 428) wird durch eine mediane Längsfurche in 2 Hälften geschieden. In jeder Hälfte befinden sich 20—22 glatte, wenig gebogene Staffeln, die vorn höher und scharfkantiger sind als hinten. Zwischen den beiden ersten Staffeln findet sich median die kleine, dreieckige Papilla incisiva (Fig. 428 a), neben der die Duct. nasopalatini ausmünden. **Zahnfleisch** und sublingualer **Mundhöhlenboden** gleichen dem des Pferdes, nur dass an letzterem die Hungerwarze fehlt. Die **Zunge** ist lang und schmal mit langer Spitze. Jederseits ist nur 1 *Pap. vallata* (Fig. 457 c) vorhanden, die *Pap. fungiformes* (Fig. 457 e) sind klein, aber auf dem Zungenrücken deutlich sichtbar; besonders reichlich kommen sie im mittleren Drittel der Zunge an den Seitenrändern vor. Die *Pap. filiformes* sind sehr fein und weich; am Zungengrund finden sich lange, zottenförmige, weiche, an ihrer Oberfläche oft höckrige Papillen (Fig. 457 b, 458 c). Die *Pap. foliatae* (Fig. 457 d) haben meist 5 Querspalten.

Im Septum des oralen Teiles der Zunge befindet sich eine strangförmige Lyssa (s. S. 339).

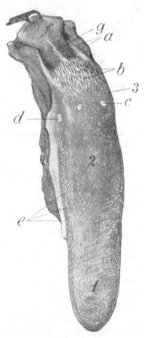

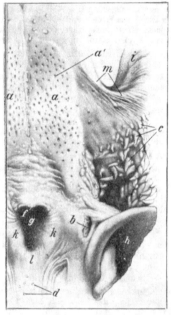

Figur 457. Zunge des Schweines.

a Öffnungen von Zungenbälgen, b starke Papillen am Zungengrund, c Papilla vallata, d Papilla foliata (in der Abbildung zu deutlich), e Papillae fungiformes, f Epiglottis (zurückgeschlagen), g Plica glossoepiglottica.
1 Spitze, 2 Körper und 3 Wurzel der Zunge.

Figur 458. Die zytoblastischen Organe am Übergang der Mundhöhle in die Rachenhöhle vom Schweine. (Zunge, Kehlkopf und Speiseröhre sind in der Längsrichtung an der ventralen Fläche aufgeschnitten und nach rechts und links umgelegt.) (G. Illing.)
a, a durch die Tonsillae palatinae bedingte Erhöhung, a′ Öffnungen, die in Fossulae tonsillares der Tonsillae palatinae führen, b Tonsilla paraepiglottica, c Papillae tonsillares, d Folliculi oesophageales im Anfangsteil des Oesophagus, f Arcus palatinus mit rudimentärer Uvula, g Eingang zum Pharynx, h Epiglottis (sagittal durchschnitten), i Seitenfläche des Zungenkörpers, k, k rechter und linker Arcus palatopharyngeus, l Limen pharyngooesophageum dorsale, m Arcus glossopalatinus.

Die *Arcus glossopalatini* (Fig. 458 m) und die *Plicae glossoepiglotticae* sind gross. Die Zungenranddrüsen wechseln nach Mächtigkeit und Lage. Das *Frenulum linguae* ist doppelt. Die **Muskulatur der Zunge und des Zungenbeins** (Fig. 460) weicht nicht wesentlich von der des Pferdes ab (s. S. 378—381).

Der **M. myloglossus** trennt sich weniger scharf vom M. mylohyoideus (Fig. 460 a), ist verhältnismässig stärker als beim Pferde und deckt nur einen ganz kleinen Teil des M. mylohyoideus. Der **M. stylohyoideus** (f) ist anfangs sehnig und breitet sich dann fächerförmig aus. Der **M. omohyoideus** (i) ist nur schwach und entspringt an der medialen Fläche der Schulter; er verbindet sich nicht mit dem M. brachiocephalicus. Der **M. sternothyreoideus** entspringt, getrennt von dem der anderen Seite, am Manubrium sterni; etwa in der Mitte seiner Länge findet sich ein schräger

Sehnenstreifen; von dieser Stelle an spaltet sich der Muskel in zwei Schenkel, von denen der eine (k) am dorsokaudalen, der .andere (k') am kranioventralen Teile der lateralen Fläche des Schildknorpels endet. Er ist mit dem **M. sternohyoideus** (h) verbunden.

Das relativ kurze, schräg wirbelwärts gestellte **Gaumensegel** (Fig. 461 a) besitzt eine *Uvula* (Fig. 458 f) und hat unter seiner Maulschleimhaut jederseits eine m. o. w. dreieckige, grosse, plattenartige, etwas hervorragende Anhäufung von *Folliculi tonsillares,* die Gaumensegelmandel. Sie entspricht der Tonsilla palatina, **Gaumenmandel,** der übrigen Tiere (Fig. 458 a, a, 460 10). Diese an der Oberfläche mit den Öffnungen zahlreicher in Fossulae tonsillares (Fig. 458 a') ausgestatteten Platten verdünnen sich gegen die Mittellinie hin, stossen aber median noch zusammen. Ausser den Gaumenmandeln kommen beiderseits von der Plica glossoepiglottica noch grössere

Figur 459.

Kopf des Schweines mit den oberfläch- lichen Drüsen.

a Gl. parotis mit a' dem Hals- und a'' dem Kehl- gangszipfel, b ventrale,· c dorsale Backendrüse, d Lippen- drüsen, e M. masseter, f, f' Lymph- knoten, g die punk- tierte Linie gibt die Grenze der unter der Parotis und dem Unter- kiefer ge- legenen Gl. submaxillaris an.

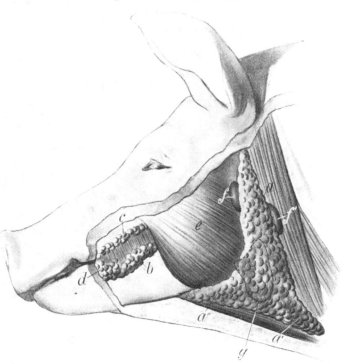

Haufen von 5—12 Folliculi tonsillares mit Drüsen als *Tonsillae paraepiglotticae* (Fig. 458 b) vor. Die Folliculi münden in eine 5—8 mm lange, 3—4 mm breite, leicht vertiefte Furche (Sulcus tonsillaris). Die Gaumensegeldrüsen (Fig. 460 5) sind teils um die Gaumenmandeln herum gruppiert, teils von diesen bedeckt (s. Ellenberger [155], Jänicke [284], G. Illing [286]).

Die Speicheldrüsen. 1. Die weisslich-graue **Parotis** (Fig. 459 a) ist gross, dreispitzig, liegt kaudal von der Mandibula und bei gut genährten Tieren derart im Fett, dass sie nur schwer herauspräpariert werden kann. Ohrseitig erreicht sie den knorpeligen Gehörgang nicht ganz, ventral spaltet sie sich in einen Kehlgangs- und einen Halszipfel. Der erstere (a'') reicht im Kehlgang bis über die Höhe des oralen Randes des M. masseter mundwärts. Der Halszipfel (a') erstreckt sich weit am Halse hinab. An der Unterfläche der Drüse finden sich grössere subparotideale Lymphknoten (f, f').

Der Ausführungsgang entsteht ungefähr in der Mitte der Drüse und geht an deren medialer Fläche bis zum Unterkiefer, tritt dann in den Kehlgang und verläuft dort an der Mandibula bis zu deren Gefässausschnitt, tritt an die Gesichtsfläche, verläuft dorsal und mündet in der Gegend des 4.—5. maxillaren Backzahns in die Mundhöhle.

2. Die rötliche **Gland. submaxillaris** (Fig. 459 g u. 460 2, 2') ist bedeutend kleiner als die Parotis (4½—5 cm lang, 4—5½ cm breit und 1—1½ cm dick); sie ist rundlich-knollig, bildet einen mundwärts gerichteten Zapfen (Fig. 460 2') und wird von der Parotis bedeckt.

Ihr Ausführungsgang (Fig. 460 6, 6') mündet neben dem Zungenbändchen.

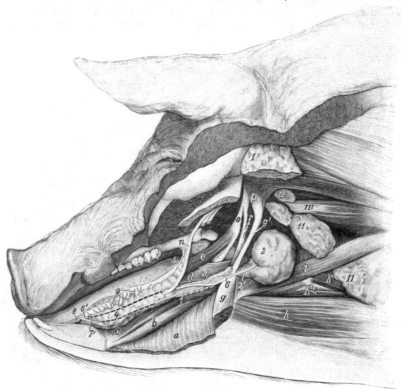

Figur 460. Unterkieferspeicheldrüsen des Schweines.

1 Gl. parotis (abgeschnitten), 2, 2' Gl. submaxillaris, 3 Gl. sublingualis grandicanalaris, 4 Gl. sublingualis parvicanalaris, 5 Gland. palatinae, 6, 6' Duct. submaxillaris (soweit er von der Gl. sublingualis bedeckt ist, ist er punktiert), 7, 7' Duct. sublingualis major (soweit er von der Gl. sublingualis bedeckt ist, ist er punktiert), 8 Mündung von 6' und 7', 9 Duct. sublinguales minores, 10 Gaumensegelmandel von der Seite gesehen, 11, 11 Teile der Thymus, 12 retropharyngealer Lymphknoten.

a M. mylohyoideus, b M. geniohyoideus, c M. genioglossus, d M. hyoglossus, e M. styloglossus, f M. stylohyoideus, g M. digastricus, g' seine Ursprungssehne, h M. sternohyoideus, i M. omohyoideus, k, k' beide Portionen des M. sternothyreoideus, m M. longus capitis, n N. lingualis, o grosser Zungenbeinast, p Proc. jugularis des Hinterhauptsbeins, der von einigen Muskelfasern bedeckt ist.

3. Es sind **2. Gland. sublinguales** vorhanden, die hintereinander liegen. Die *Gl. sublingualis grandicanalaris* (Fig. 460 3) ist eine bandförmige (4½—6 cm lange, 1—1½ cm breite und 0,3—0,6 cm dicke), rötlichgelbe Drüse, die vom oralen Ende der Submaxillaris bis zur Kreuzung des N. lingualis (n) mit dem Duct. submaxill. (6', 6') reicht. Die (5 bis

7 cm lange, 2—3 cm breite und ½—1 cm dicke) rötliche *Gl. sublingual. parvicanalaris* (Fig. 460 ₄) reicht von dieser Kreuzungsstelle bis zum Kinnwinkel.

Ausführungsgänge: Aus der Gl. sublingualis grandicanalaris kommen bis 10 Ausführungsgänge hervor, die sich alle oder in der grossen Mehrzahl zum *Ductus sublingualis major* (Fig. 460 ₇, ₇') vereinigen, der mit dem Submaxillarisgang verläuft und in dessen Nähe mündet oder sich vorher mit ihm verbindet, so dass der gemeinschaftliche Stamm neben dem Zungenbändchen mündet (Fig. 460 ₈). Aus der Gl. sublingualis parvicanalaris treten zahlreiche *Ductus sublinguales minores* (Fig. 460 ₉) hervor, die meist einzeln in die Mundhöhle münden.

Der **Schlundkopf** des Schweines (Fig. 461) zeichnet sich aus durch die deutliche Scheidung in einen Atmungs- und Schlingrachen, durch das Vorhandensein der Rachentasche an der wirbelseitigen Wand und durch die eigentümliche Stellung des kurzen Gaumensegels (s. auch Lothes [375]).

Figur 461. Medianschnitt durch die Schlundkopfhöhle des Schweines; von rechts gesehen.

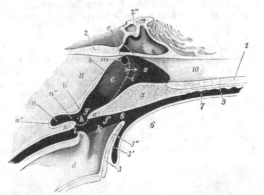

a Gaumensegel, a' sein freier Rand, b, b' wirbelseitige und c schädelseitige Wand der Schlundkopfhöhle, d Kehlkopf, e Atmungsrachen, f Schlingrachen, g Nasenrachenöffnung, h punktierte Linie, welche die Lage des Arcus pharyngopalatinus angibt, i punktierte Linie, welche die Grenze zwischen dem aboralen Teile der Nasenhöhle und dem Atmungsrachen angibt, k Eingang in den Kehlkopf, l Eingang in die Speiseröhre, m Eingang in die Hörtrompete, n Rachentasche, n' deren ventrale Wand (Falte der Arcus pharyngopalatini), n" Grund der Rachentasche und n''' Eingang in diese, o der Teil des Atmungsrachens, der von dem anderseitigen durch eine häutige Scheidewand getrennt ist; der Pfeil zeigt den Zugang zu den Choanen an. 1 Gaumenbein, 2, 2' und 2" Schädelbasis, 3 Kehldeckel mit Mundhöhlenschleimhaut (3') und Kehlkopfschleimhaut (3"), 4 Aryknorpel, 6 Zunge, 7 Mundhöhle, 8 Isthmus faucium, 9 harter Gaumen, 10 Nasenscheidewand, 11 prävertebrale Muskulatur.

Die Scheidung in Atmungs- und Schlingrachen (Fig. 461 e u. f) kommt dadurch zustande, dass das kurze und dicke Gaumensegel (a) schräg wirbelwärts gerichtet ist, und dass sein Ende nicht an der Mundhöhlenfläche des Kehldeckels (₃), sondern über (schädelwärts von) dem Kehlkopfseingang liegt; es bildet den Boden des Atmungs- (e) und das Dach des Schlingrachens (f). Da der freie Rand des Gaumensegels (a') die wirbelseitige Wand der Schlundkopfhöhle nicht erreicht, so bleibt eine deutliche, aus dem Atmungs-(Nasen-) in den Schlingrachen führende **Nasenrachenöffnung** (s. S. 369 und Fig. 461 g). Diese wird von den Arcus pharyngopalatini umrandet, indem diese die Seitenränder der Öffnung bilden und an der vertebralen Rachenwand ineinander fliessen. In der Höhe dieser Öffnung stülpt sich an der vertebralen (dorsalen) Wand des Pharynx die Schleimhaut zu der blinden **Rachentasche** (Fig. 461 n) aus. Da die Ränder dieser Tasche und der Nasenrachenöffnung muskulös sind, so können beide geschlossen werden. Über die **Rachenmandel** s. S. 369.

Der kanalartige **Atmungsrachen** (Fig. 461 e) ist ungefähr dreimal so lang wie breit. Die wirbelseitige Wand wölbt sich nahe der Schädelbasis etwas dorsal (Fornix pharyngis) und geht in die kraniale Wand über. Hier liegt jederseits eine trichterförmige Vertiefung, in deren Grund die Tuba auditiva (m) mündet. In den kranionasalen Abschnitt des Atmungs-(Nasen-)rachens erstreckt sich, als Fortsetzung der knorpeligen Nasenscheidewand, das häutige **Nasenseptum**; dieses halbiert diesen Teil und setzt sich als mediane Leiste auf die Pharynxfläche des Gaumensegels fort. In der Höhe der Nasenrachenöffnung befindet sich der Eingang in die **Rachentasche** (n), die zwischen dem Anfang der Speiseröhre (l) einer- und dem M. longus capitis und rectus capitis ventr. anderseits liegt. Sie ist 3—4 cm tief und in ihrem Eingangsteil von Muskulatur (M. pharyngopalatinus) umgeben. Der **Schlingrachen** (f) ist kürzer, aber etwas breiter als der Atmungsrachen; sein Boden wird vom Kehlkopf und Zungengrund und seine durch die Nasenrachenöffnung unterbrochene Decke vom Gaumensegel (a) gebildet. Der *Isthmus faucium* (₈) ist, da das Gaumensegel weit von der Zungenwurzel entfernt ist, weit, so dass ein **Mundrachen**, die *Pars oralis* des *Cavum pharyngis*, entsteht, der mit dem Schlingrachen zusammenfliesst. Die **Muskulatur** gleicht der des Pferdes. Die verschmolzenen *M. palatinus* und *palatopharyngeus* strahlen in die Begrenzung der Nasenrachenöffnung und der Rachentasche aus. Der *M. uvulae* und der *M. levator veli palat.* sind stark. Der *M. stylopharyngeus* verliert sich im M. palatopharyngeus. Der *M. ceratopharyngeus* entspringt an den Gabelästen.

V. Maul- und Schlundkopfhöhle der Fleischfresser.

Bei Hund und Katze sind die behaarten **Lippen** mit Fühlhaaren besetzt, die bei der Katze besonders entwickelt sind. Nur an der Oberlippe findet sich median eine kleine, unbehaarte, pigmentierte Stelle, die in den Nasenspiegel übergeht. Die Oberlippe hat in der Mittellinie eine tiefe, schmale Rinne (das *Philtrum*), die zuweilen einen förmlichen Einschnitt bildet (bei den Bulldoggen). Die Schleimhaut ist meist schwarz pigmentiert und bildet an der Oberlippe ein relativ deutliches, bei den sogen. Doppelnasen doppeltes Lippenbändchen. Die bei Hunden nach den Mundwinkeln zu schlaffe Unterlippe ist am Rande mit Zacken versehen. Die Lippenspalte ist gross, so dass die Lippenkommissuren in der Höhe des 3. und 4. Backzahns liegen. Die submukösen Lippendrüsen sind klein, spärlich vorhanden und auf die Unterlippe beschränkt. Die **Backenschleimhaut** ist glatt und meist auch schwärzlich gefärbt. Der Parotidengang mündet beim Hunde i. d. R. über dem 3., bei der Katze über dem 2. maxillaren Backzahn. Die dorsale Backendrüse liegt als rundliche **Orbitaldrüse,** *Glandula zygomatica* (Fig. 464 7), in der Augenhöhlengegend, medial vom Jochbogen, an der Periorbita und am M. pterygoideus; sie hat 4—5 in der Gegend des letzten maxillaren Backzahns mündende Ausführungsgänge, die Nuck'schen Gänge, *Ductus zygomatici* (*Nuckiani*) (Fig. 464 8), von denen der grösste fast die Stärke des Parotidengangs hat. Die kleineren Gänge fehlen bisweilen. Nicht selten kommen kleine akzessorische Drüsen vor. (Näheres, auch über Blutgefäss- und Nervenversorgung der Drüse s. Liadze [365]). Auch bei der Katze findet sich medial vom Jochbogen im extraorbitalen Fette eine entspr. Drüse. Die ventrale Backendrüse erstreckt sich vom Dens caninus bis' zum 3. mandibularen Backzahn. Der meist pigmentierte sublinguale **Mundhöhlenboden** bildet ein deutliches *Frenulum linguae.* Die Hungerwarze fehlt. Der lippenwärts schmale, mundabwärts breite **harte Gaumen** (Fig. 429) hat 9—10 Staffeln, die bogenförmig von einer Zahnreihe zur anderen laufen.

Die Staffeln liegen pharyngeal enger als oral; zwischen ihnen kommen oft noch unvollständige Staffeln vor; median befindet sich eine *Raphe palati* (c). Beim Hunde ist die meist pigmentierte Schleimhaut fast glatt; bei der Katze trägt sie zwischen den Wülsten kurze, rachenwärts gerichtete Papillen. Oral von der 1. Staffel, nahe den mittleren Schneidezähnen,

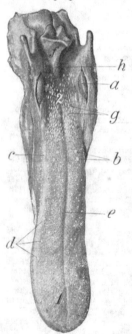

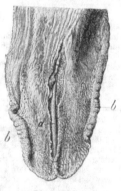

Figur 463.

Figur 462. **Zunge des Hundes.** a Tonsille, b Papillae vallatae, c Papilla foliata, d Papillae fungiformes, e mediane Längsrinne auf dem Dorsum linguae, f Kehldeckel, g weiche Papillen am Zungengrund, h Plica glossoepiglottica. 1 Zungenspitze, 2 Zungengrund.

Figur 463. **Ventralseite der Zungenspitze des Hundes** mit freigelegter Lyssa. a Lyssa, b, b umgebogene Ränder der Zunge.

Figur 462.

liegt die rundlich-dreieckige *Papilla incisiva* (a), von der aus die 1—2 cm langen *Ductus naso-palatini* in die Nasenhöhlen führen (vgl. Nasenhöhlen).

Die lebhaft rot gefärbte, nicht pigmentierte **Zunge** ist breit, flach und hat scharfe Seitenränder. Die beim Hunde median mit einem schwachen *Sulcus medianus linguae* (Fig. 462 e) versehene Zungenrückenfläche ist mit kurzen, feinen, rachenwärts gerichteten, ziemlich scharfen *Papillae filiformes*, die an den Seitenrändern und der Bodenfläche fehlen, dicht bedeckt. Am Zungengrund finden sich längere und weichere Papillen (Fig. 462 g). Die *Papillae fungiformes* (d) sind sehr klein, über den ganzen Zungenrücken zerstreut und an den Seitenrändern in Reihen geordnet. Sie sind an der Zungenspitze undeutlich und werden gegen den Zungengrund deutlicher und grösser. *Pap. vallatae* (b) finden sich jederseits 2—3. Die *Pap. foliatae* (c) mit 5—7 Querfurchen sind klein und undeutlich. Zungenranddrüsen sind vorhanden; der Zungenrückenknorpel fehlt.

Bei der Katze ist die Rückenfläche der Zunge, mit Ausnahme der Randzone, mit hornigen Stacheln (Hornzähnen) besetzt, die besonders an der Spitzenhälfte stark und rachenwärts ge-richtet sind. Die *Papillae foliatae* sind vorhanden; unmittelbar neben ihnen findet sich eine Anzahl ziemlich langer, fadenförmiger, weicher Papillen.

Figur 464.
Speicheldrüsen
des Hundes.
Der Arcus zygomatic.
und der linke Unter-
kiefer sind abgesägt.
1 Gl. parotis, 2 Gl. sub-
maxillaris, 3 Gl. sub-
lingualis grandicana-
lar., 3′ Gl. sublingual.
parvicanalar., 4 Duct.
submaxill., 5 Duct.
sublingualis maj.,6 Gl.
palatinae, 7 Gl. zygo-
matica, 8 Duct. zygo-
matici,9 Gl.lacrimalis.
a,a Augapfel mit Mus-
keln, b M. pterygoi-
deus medialis, c M.
styloglossus, d M. di-
gastricus, e M. genio-
glossus, f M.geniohyoi-
deus, g M. hyoglossus,
h M. ceratopharyn-
geus, i M. thyreopha-
ryngeus, k M. thyreo-
hyoideus,l Proc. zygo-
maticus.

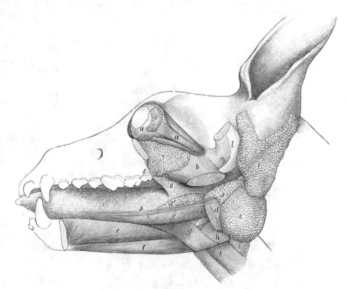

An der Bodenfläche der Fleischfresserzunge findet sich nach der Spitze hin median in lockerem Bindegewebe unter der Schleimhaut ein derbes Stützgebilde, der sog. **Tollwurm**, *Lyssa* (Fig. 463 a); er ist spindelförmig und wurmähnlich, bei grossen Hunden 4—5 cm, bei Katzen 2 cm lang, einige Millimeter dick, in seinem ventralen Teile weisslich, in seinem dor-salen rötlich; sein apikales Ende steht mit der Schleimhaut der Zungenspitze in fester Verbindung, sein aborales Ende läuft in einen von Bindegewebe umgebenen, fadenförmigen Fettstrang aus. Dies Gebilde besteht aus Fettgewebe, Nerven und Muskelfasern. Betreffs der **Muskulatur der Zunge und des Zungenbeins** (s. S. 365) ist zu bemerken, dass der relativ starke *M. styloglossus* dorsal am grossen Aste des Zungenbeins entspringt, und dass der *M. myloglossus* und *hyoideus trans-versus* fehlen. Der *M. mylohyoideus* ist kräftig; der *M. stylohyoideus* ist sehr schlank und inseriert sich am Körper des Zungenbeins. Der *M. omohyoideus* fehlt. Der *M. sternohyoideus* und -*thyreoideus* sind stark und entspringen nur zum kleinen Teile am Manubrium sterni, im wesentlichen am Knorpel der 1. Rippe.

Das **Gaumensegel** liegt mit seinem Endabschnitt an der Mundhöhlenfläche des Kehldeckels, erreicht aber die Plica glossoepiglottica nicht.

Die Mundhöhlenfläche besitzt meist einzelne pigmentierte Stellen. Zwischen dem Arcus glossopalatinus und pharyngopalatinus befindet sich in einem von 2 Schleimhautfalten begrenzten

Sinus tonsillaris ein länglich-bohnenförmiger, bei der Katze rundlicher, rötlicher, $1\frac{1}{2}$—3 cm grosser Wulst, die *Tonsilla palatina*, die an der lateralen Wand der Tasche sitzt und zwar so, dass zwischen ihrer dorsalen Hälfte und dem Arcus pharyngopalatinus eine Tasche (Fovea tonsillaris) bleibt. Inkonstant kommt bei der Katze eine kugelige, die Schleimhaut stark vorwölbende *Tonsilla paraepiglottica* vor. Die Arcus pharyngopalatini sind zweischenklig. Der eine Schenkel zieht zur wirbelseitigen Wand des Pharynx bzw. des Speiseröhrenanfanges, während der andere zur Epiglottis geht und dorsal von ihr mit dem der anderen Seite zusammenfliesst.

Die Speicheldrüsen. 1. Die **Parotis** (Fig. 305 2, 464 1, 465 1) ist klein, fast dreieckig, verbreitert sich ohrwärts und besitzt einen tiefen Ausschnitt für den Grund der Ohrmuschel. Das schmale, ventrale Ende bedeckt den dorsalen Teil der Submaxillardrüse (Fig. 464 2). Medial von ihr liegen *Lgl. subparotideae.*

Der Ausführungsgang (Fig. 305 2') geht aus dem kranialen Rande der Drüse hervor, überquert den M. masseter und durchbohrt die Backe beim Hunde über dem 3., bei der Katze über dem 2. maxillaren Backzahn. Bisweilen sondern sich von der Drüse einzelne Drüsenläppchen als *Glandulae parotideae accessoriae* ab, die am Ductus parotideus liegen.

2. Die hellgelbe, wachsartige **Gland. submaxillaris** (Fig. 305 3, 464 u. 465 2) ist rundlich-knollig, meist grösser als die Parotis, bei grossen Hunden $4\frac{1}{2}$—6 cm lang,

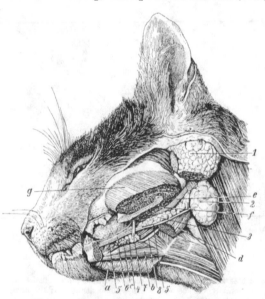

2—$3\frac{1}{2}$ cm breit bzw. hoch und ca. $1\frac{1}{2}$—2 cm dick. Sie wird nur teilweise und zwar dorsal von der Parotis bedeckt. An ihrer Unterfläche und an ihrem oralen und ventralen Rande (Fig. 305 4, 4, 4) liegen Lymphknoten. Halswärts schiebt sie sich in das durch Teilung der V. jugularis in die Vv. maxillares gebildete Venendreieck ein.

Ihr starker Ausführungsgang (Fig. 464 4) kommt aus der medialen Fläche der Drüse, tritt über die laterale Fläche des M. digastricus zwischen M. mylohyoideus und die Zungenmuskeln und mündet neben dem *Frenulum linguae.*

3. Man findet bei den Fleischfressern eine **Gl. sublingualis** *parvicanalaris* (Fig. 464 3' u. 465 4) und eine kaudal von ihr gelegene *Gl. sublingual. grandicanalaris* (Fig. 464 u. 465 3). Die letztere ist stärker, unregelmässig viereckig; sie wird mundwärts schmäler und dünner und verbindet sich derart durch Bindegewebe mit der Submaxillardrüse, mit der sie in einer gemeinsamen Bindegewebskapsel liegt, dass sie als Fortsatz von ihr erscheint, obwohl sie parenchymatös vollständig von ihr getrennt ist. Die langgestreckte,

Figur 465. Speicheldrüsen der Katze.
1 Gl. parotis, 2 Gl. submaxillaris, 3 Gl. sublingualis grandicanalaris, 4 Gl. sublingual. parvicanalaris, 5, 5 Duct. submaxill., 6 Duct. sublingualis major, 7 N. lingualis, 8 N. hypoglossus. a M. mylohyoideus, b M. geniohyoideus, c M. genioglossus, d M. digastricus, e M. styloglossus, f M. pterygoideus medialis, g M. masseter.

schmale *Gl. parvicanalaris* schliesst sich mundwärts an die vorige direkt an und ist durch Bindegewebe mit ihr verbunden.

Die Gl. sublingual. grandicanalaris liegt auf dem M. digastricus und medial von dem über den halsseitigen Rand des Unterkiefers vorstehenden Teile des M. masseter; die Gl. sublingual. parvicanalaris (Fig. 464 3') liegt seitlich von der Zunge auf dem M. styloglossus und reicht bis zum letzten oder vorletzten Backzahn. Ihre Grösse schwankt innerhalb weiter Grenzen. Aus der Gl. sublingualis grandicanalaris kommt der grosse Sublingualisgang (5), der den Submaxillargang begleitet und mit ihm am Zungenbändchen mündet. Ausnahmsweise mündet der Sublingualisgang auch in den Submaxillarisgang ein. Von der Gl. sublingualis parvicanalaris führt eine Anzahl Läppchen mittelst (8—12) kleiner Sublingualisgänge direkt in die Mundhöhle, während andere in den grossen Gang einmünden, so dass man die Drüse auch als oralen Teil der Gl. sublingualis grandicanalaris auffassen kann, dem mehrere Gl. sublinguales minores (s. S. 367) angelagert sind.

Die **Schlundkopfhöhle** (Fig. 440) zeigt die S. 367—369 beschriebenen Verhältnisse. Die schädelseitige Wand ist mit einer fibrös-elastischen Platte an das Keil- und Hinterhauptsbein befestigt. Die Öffnungen in die Hörtrompeten (Fig. 440 h, h) stellen schräge Spalten dar; aboral von ihnen ist die Schleimhaut wulstartig verdickt, so dass zwischen Tubenöffnung und Wulst eine Furche entsteht. Das Gaumensegel ist lang (s. S. 361). Über die Rachenmandel s. S. 369.

Die **Muskulatur** verhält sich wie beim Pferde (s. S. 386—388). Der regelmässig vorhandene *M. ceratopharyngeus* entspringt am mittleren Zungenbeinast.

VI. Vorder-, Mittel- und Enddarm (Tubus digestorius) mit Anhangsdrüsen. Allgemeines.

Über die Entwicklung von Magen, Darm, Leber, Pankreas und Milz s. S. 356—360.

a) Der Vorderdarm. Allgemeines.

Zum Vorderdarm rechnet man die Speiseröhre, die Vormagen und den eigentlichen Magen.

1. Der *Oesophagus,* die **Speiseröhre** (Fig. 466—473, 474 7). Die Speiseröhre ist ein langer, häutig-muskulöser Schlauch, der am Schlundkopf als dessen Fortsetzung beginnt und am Magen, in den er mündet, endet. Beim Menschen wird der Anfang des Oesophagus an den kaudalen Rand des Ringknorpels verlegt. Bei den Tieren ist dies nicht durchführbar. Bei ihnen wird die Grenze zwischen Pharynx und Oesophagus ventral von den zurückgebogenen Spitzen der Cartilagines corniculatae (arytaenoideae) und wirbelseitig von der Vereinigung der beiderseitigen Arcus pharyngopalatini gebildet, die als Wulst (Wiederkäuer und Fleischfresser) oder Falte (Pferd, Schwein) erscheint. Dicht kaudal von ihr liegt beim Hunde ein drüsenhaltiger Ringwulst (Fig. 440 l), bei der Katze eine Ringfalte, beim Rinde eine (allerdings auf die ventrale Ösophaguswand beschränkte) wulstartige Bildung; sie scheiden den Ösophagusvorhof (Fig. 440 k) vom eigentlichen Oesophagus (Fig. 440 m). Die Vereinigung beider Arcus pharyngopalatini zeigt bei den einzelnen Tierarten kleine Verschiedenheiten (Haane [228]). Der Halsteil der Speiseröhre liegt ventral von der Halswirbelsäule, anfangs dorsal und in der zweiten Halshälfte links an der Trachea. Der Brustteil liegt zunächst dorsal auf der Trachea, geht dann beckenwärts von deren Bifurkationsstelle frei im Mediastinum gegen den Ösophagusschlitz des Zwerchfells, durch den er hindurchtritt, und mündet sofort in den Magen ein, so dass der Bauchteil sehr kurz ist. Die Speiseröhre besitzt vom Anfang bis zum Ende nahezu dieselbe Dicke und Weite, stellt aber bei keiner Haustierart ein vollständig gleichweites Rohr dar. Sie zeigt vielfach Erweiterungen von wechselnder Deutlichkeit (Rubeli [513], Hellfors [247a]) (Fig. 466—473): die Dicke der Muskelwand schwankt und ist im allgemeinen an den engeren Stellen grösser; hierzu kommt eine Verdickung derselben am kaudalen Ende gegen die Cardia (Ausnahme: Rind) (Fig. 466—473). Die Wand besteht aus drei konzentrisch umeinander gelagerten Schichten: einer Tunica fibrosa (oder serosa), muscularis und mucosa.

a) Die äussere Schicht ist am Halse eine lockere, mit der Fascia colli profunda (s. S. 228) verbundene fibröse und in der Brust- und Bauchhöhle eine seröse Haut.

b) Die mittlere Schicht ist eine Muskelhaut, die bei den Hunden und den Wiederkäuern bis zum Magen aus roter, quergestreifter Muskulatur besteht. Beim Schweine tritt kurz vor dem Magen an Stelle der roten allmählich weiss-gelbliche glatte Muskulatur; bei der Katze erfolgt dieser Wechsel am Ende des 2. Drittels der Speiseröhre, beim Pferde ungefähr in der Höhe der Lungenwurzel, wenn auch einzelne quergestreifte Fasern in der äusseren Muskelschicht sich bis zum Magen erstrecken. Beim Menschen tritt die glatte Muskulatur schon im 2. Viertel auf; aber erst das letzte Viertel besteht ganz aus ihr. Faserverlauf und Zahl der Schichten der Muskulatur des Oesophagus sind (nach Helm [248]) jedoch nach Tierart und Individualität verschieden. Muskelschichten können im Maximum 4 vorkommen (Fig. 519): 1. eine äussere längsverlaufende Nebenschicht, 2. und 3. zwei Hauptschichten, 4. eine innere längsverlaufende Nebenschicht. Die 2. und 3. Schicht sind stets vorhanden. Die 1. Schicht kann ausnahmsweise ganz fehlen; i. d. R. ist sie jedoch vorhanden, bildet aber nur ein ganz unvollkommenes Stratum. Die 4. Schicht fehlt noch häufiger und zwar bei Hund und Katze stets, bei Schwein ist sie meist, bei Pferd und Wiederkäuern nur bisweilen und dann nur nach dem magenseitigen Ende des Oesophagus hin vorhanden. Die einzelnen Schichten entspringen teils direkt am Schild- und Ringknorpel, teils an der Raphe pharyngis, grösstenteils aber entstammen sie dem M. cricopharyngeus und ev. noch einem M. crico- und thyreooesophageus. Ein am Ringknorpel entspringender *M. cricooesophageus* (S. 418) ist gesondert nur beim Pferde vorhanden; bei den anderen Haustieren ist er vielleicht mit dem M. cricopharyngeus verschmolzen, denn ein Teil der Fasern dieses Muskels biegt in den Oesophagus um. Ein vom Schildknorpel entspringender *M. thyreooesophageus* kommt nur bei Ziege und Schwein vor. Bei der Katze geht die Ösophagusmuskulatur ohne sichtbare Grenze aus der des Pharynx hervor. In den beiden Hauptschichten bilden die Faserbündel vom Pharynx aus zunächst Kreis- oder elliptische Touren und zwar in der äusseren Hauptschicht mit oroventraler Spitze und kaudodorsalem Bogen, in der inneren Hauptschicht umgekehrt. Die Ellipsen (Pferd, Schaf, Ziege, Rind) bzw. Kreise

Fig. 466 (Pferd).　　　Fig. 467 (Schaf).　　　Fig. 468 (Hund).　　　Fig. 469 (Rind).

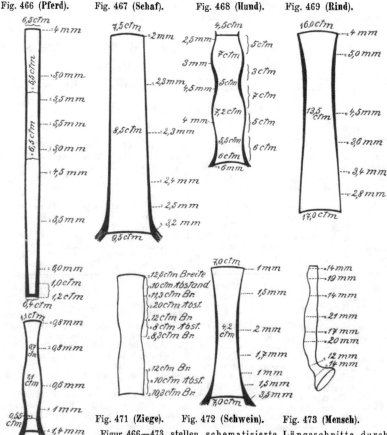

Fig. 471 (Ziege).　　　Fig. 472 (Schwein).　　　Fig. 473 (Mensch).

Figur 466—473 stellen schematisierte Längsschnitte durch die Speiseröhre der Haustiere dar und sollen die verschiedene Dicke der Speiseröhrenwand und die wechselnde Weite des Speiseröhrenlumens demonstrieren (nach Rubeli [513]).

Fig. 470 (Katze).

Figur 466.	Oesophagus	des Pferdes.	Figur 470. Oesophagus der Katze.
„ 467.	„	des Schafes.	„ 471. „ der Ziege.
„ 468.	„	des Hundes.	„ 472. „ des Schweines.
„ 469.	„	des Rindes.	„ 473. „ des Menschen.

(Schwein, Hund, Katze) setzen sich bis zum 2. Viertel (Fünftel) des Oesophagus, bei der Katze jedoch nur auf eine Strecke von 1 cm und beim Schweine noch weniger weit fort. Dann gehen die elliptischen Touren in Spiraltouren über. Diese laufen in den beiden übereinanderliegenden Schichten entgegengesetzt und kreuzen sich dorsal und ventral in der Medianebene derart, dass beide Schichten abwechselnd zur Hälfte die oberflächliche, zur Hälfte die tiefe Schicht bilden; zwischen den Spiraltouren verlaufen u. U. bis 1 cm breite Faserbündel in regelmässigen, elliptischen Touren. Aus den Spiraltouren bildet sich bei Pferd, Ziege, Schaf und Hund am Anfang des letzten Fünftels (Sechstels), bei Schwein und Katze in der Mitte, beim Rinde am Anfang des letzten Zehntels der Speiseröhre in der äusseren Schicht eine Längsfaserschicht, in der inneren eine reine Kreisfaserschicht aus. Bei Pferd und Esel treten zwischen den Kreistouren bis $\frac{1}{2}$ cm starke, ganz unregelmässig verlaufende Bündel auf. Bei den Wiederkäuern gehen die Längs- und Kreisfasern auf die Schlundrinne über. Die äussere Längsschicht ist in ganzer Ausdehnung ausser beim Pferde, bei dem sie ungefähr um die Hälfte an Dicke zunimmt, gleich stark bis zum Magen, während die Kreisfaserschicht magenwärts an Stärke zunimmt und zwar beim Pferde am bedeutendsten. Beim Menschen kommen auch noch 2 Muskeln, der vom linken Bronchus entspringende *M. broncho-* und der von der Fascia endothoracica abgehende *M. pleurooesophageus* vor. Diese sind bei den Haustieren kaum nachweisbar.

c) Die innerste Schicht ist eine kutane, vereinzelte, beim Schweine zahlreiche Lymphknötchen enthaltende Schleimhaut, die in leicht verstreichbare Längsfalten, bei der Katze ausserdem von der Mitte ab in nicht verstreichbare Querfalten gelegt ist. Die Submucosa enthält beim Hunde ein zusammenhängendes Drüsenlager; beim Menschen treten die Drüsen zerstreut, nur nahe der Cardia dichter gelagert auf, beim Schweine kommen sie als fast geschlossenes Drüsenlager nur in der Anfangshälfte der Speiseröhre vor, dann nehmen sie an Zahl und Grösse ab, reichen meist jedoch, wenn auch ganz vereinzelt, bis nahe zur Cardia. Bei den Einhufern, Wiederkäuern und der Katze finden sich Drüsen nur im Ösophagusvorhof.

Gefässe und Nerven. Die Speiseröhre wird von der A. oesophagea und den Rami oesophagei der A. carotis comm. versorgt. Die Nerven stammen vom N. vagus, glossopharyngeus und sympathicus.

2. **Magen und Vormagen.** Der **Magen**, *Ventriculus* s. *Gaster* (Fig. 474 9, 476—480), ist ein sackartiges Organ, das zwischen Speiseröhre und Darm eingeschoben ist, so dass einerseits, und zwar in der linken Körperhälfte, die Speiseröhre in den Magen einmündet, *Cardia,*

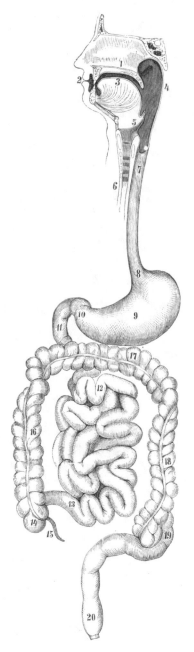

Figur 474. Schematische Übersicht des Verdauungsschlauches des Menschen (nach Rauber [486]).
1 Palatum, 2 Labia et Rima oris, dahinter Vestibulum labiale, 3 Lingua, darüber Cavum oris, 4 Pharynx, 5 Larynx, 6 Trachea, 7 Oesophagus, 8 Cardia, 9 Ventriculus, 10 Pylorus, 11 Duodenum, 12 Jejunum, 13 Ileum, 14 Caecum, 15 Proc. vermiformis, 16 Colon ascendens, 17 Colon transversum, 18 Colon descendens, 19 Colon sigmoideum, 20 Rectum.

Figur 474.

26*

Mageneingang, während anderseits, rechts, der Magen in den Zwölffingerdarm, übergeht, *Pylorus,* **Magenausgang.** Bei vielen Wirbeltieren bildet die Speiseröhre vor dem Magen eine oder mehrere

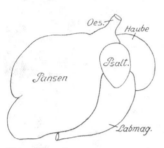

Ausbuchtungen, die als *Proventriculi,* **Vormagen,** bezeichnet werden (Fig. 475, 476—480 ö), und für die charakteristisch ist, dass sie, ebenso wie die Speiseröhre, mit einer kutanen, mit mehrschichtigem Plattenepithel und Papillarkörper ausgestatteten Schleimhaut versehen sind, während der Magen eine mit Zylinderepithel besetzte Drüsenschleimhaut besitzt (Fig. 476—480 c, f, p). Man nennt den mit einem oder mit mehreren Vormagen (oder Nachmagen, wenn hinter dem Drüsenmagen eine besondere Magenabteilung, z. B. ein Muskelmagen liegt) ausgestatteten, also mehrhöhligen Magen dann einen zusammengesetzten Magen, wenn er gleichzeitig aus mehreren, äusserlich m. o. w. voneinander getrennten Säcken besteht, also mehrhöhlig ist. Der einhöhlige Magen des Pferdes (Fig. 477) und des Schweines (Fig. 478) werden trotz ihrer Vormagenabteilung als einfache Magen bezeichnet. Der Magen des Menschen (Fig. 476) und der Fleischfresser (Fig. 479 u. 480) sind einfache Magen ohne Vormagenabteilung und ohne

Figur 475. Zusammengesetzter Magen der Wiederkäuer (halbschematisch).

Ausstülpungen. Beim Schweine stellt ein etwa handtellergrosses, an die Speiseröhre anschliessendes Stück des Magens eine Vormagenabteilung, *Pars oesophagea* s. *proventricularis* (Fig. 478 ö), dar. Beim Pferde ist eine grössere Vormagenabteilung, *Pars oesophagea* (Fig. 477 ö), vorhanden, die äusserlich ohne scharfe Grenze in den eigentlichen Magen, die *Pars intestinalis* (s. *glandularis*), übergeht, so dass der Pferdemagen äusserlich als ein einheitlicher und im Innern als ein einhöhliger Sack erscheint. Bei den Wiederkäuern bildet die Speiseröhre 3 gewaltige Vormagen (Fig. 475 Pansen, Haube und Psalter), deren letzter in den eigentlichen Magen, den Labmagen (Fig. 475 Labmag.), führt. Der zusammengesetzte Wiederkäuermagen besteht mithin aus 4 Magen und ist mehrhöhlig.

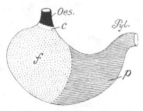

Figur 476 (Mensch).

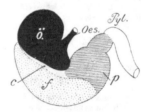

Figur 477 (Pferd).

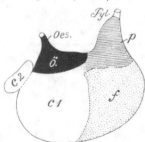

Figur 478 (Schwein).

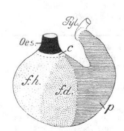

Figur 479 (Hund).

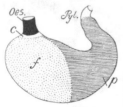

Figur 480 (Katze).

Figur 476—480. Magen der Haustiere (halbschematisch).

Figur 476 Mensch, Figur 477 Pferd, Figur 478 Schwein, Figur 479 Hund, Figur 480 Katze.

c, c1 Kardiadrüsenregion, c2 Diverticulum ventriculi mit Kardiadrüsenschleimhaut, f Fundusdrüsenregion (f.h. helle und f.d. dunkle Fundusdrüsenregion), p Pylorusdrüsenregion, ö Pars oesophagea s. proventricularis, Oes. Oesophagus, Pyl. Pylorus.

Der Magen des Menschen, der Fleischfresser, Einhufer und Schweine liegt in der Regio epigastrica und zwar mit dem grösseren Teile oder ganz (Pferd) links von der Medianebene. Er stellt einen m. o. w. gekrümmten Sack dar, an dem man eine grosse und kleine Krümmung, *Curvatura major et minor,* ein linkes dorsales, ein rechtes mehr ventrales Ende und 2 Flächen unterscheidet. Beim Pferde ist der verhältnismässig kleine Magen (Fig. 477) stärker gekrümmt als bei den anderen Tieren und beim Menschen, so dass Cardia und Pylorus nahe aneinander liegen. Dabei wird die *Cardia* von einem links und dorsal gerichteten Blindsack, dem *Saccus caecus*, überragt, von dem man beim Menschen, dem Schweine und den Fleischfressern nicht sprechen kann. Der Magen des Menschen, der Fleischfresser und des Schweines (Fig. 476, 478, 479, 480) ist relativ grösser und länger als der des Pferdes; Pylorus und Cardia liegen weiter voneinander; die Speiseröhre mündet trichterförmig ein. Beim Schweine bildet der linke, dorsale Teil des Magens einen blindsackähnlichen Anhang, das *Diverticulum ventriculi* (Fig. 478 c 2). Beim Menschen und den Fleischfressern wird der linksseitige, abgerundete, der Cardia naheliegende Teil des Magens *Fundus ventriculi*, Magengrund, genannt, während die dem Pförtner benachbarte Abteilung *Pars pylorica* heisst; sie umschliesst das *Antrum pyloricum*. Zwischen Fundus und Pars pylorica liegt der Körper des Magens, das *Corpus ventriculi*. Da beim Pferde links und dorsal von der Cardia der Saccus caecus liegt, so rückt der dem Fundus des Menschen entspr. Teil mehr in die Mitte des Magens und fliesst mit dem Corpus ventriculi zusammen. Über den Magen der Wiederkäuer s. S. 440 u. folg.

Der Magen besteht aus einer äusseren serösen, einer mittleren Muskel- und einer inneren Schleimhaut. Die **seröse Haut** zeigt nichts Besonderes. Die **Muskelhaut** (Fig. 521, 522, 545—548, 569, 570, 571, 579, 580) besteht im allgemeinen aus einer dünneren äusseren, nur an einzelnen Stellen vorhandenen Längs- und einer dickeren mittleren Kreisfaserschicht; letztere findet sich nur in der rechten Magenhälfte, ist am Magenausgang m. o. w. verdickt und bildet hier den *Sphincter pylori*. Zu ihnen kommt noch eine schiefe Muskelschicht, *Fibrae obliquae*, hinzu, die am *Sphincter cardiae* grösstenteils bildet und nur in der Nähe der Cardia bzw. in der kardiaseitigen Magenhälfte deutlich nachzuweisen ist. Die Muskelhaut der Vormagenteilung des Pferdes und die der Pars pylorica ist stärker als die der fundalen Abteilung, ebenso ist die der darmseitigen Wand etwas dicker als die der zwerchfellseitigen, abgesehen von der Katze. An der Grenze zwischen Vormagenabteilung und eigentlichem Magen des Pferdes ist die Muskulatur bandartig verdickt. Die **Schleimhaut** ist in den Vormagen der Wiederkäuer und in der *Pars oesophagea* des Magens von Pferd und Schwein eine derbe, feste, drüsenlose, mit vielschichtigem Plattenepithel und einem Papillarkörper ausgestattete (kutane) Schleimhaut. Der eigentliche Magen, die *Pars glandularis*, besitzt eine mit Zylinderepithel bekleidete, Lymphknötchen enthaltende Drüsenschleimhaut, die in die Kardiadrüsen-, Fundusdrüsen- und Pylorusdrüsenabteilung zerfällt. Beim Menschen findet man an der Cardia in der Propria mucosae zerstreute Häufchen eigenartiger Drüsen, die *Glandulae cardiacae*, Kardiadrüsen (Fig. 476 c); daran schliesst sich eine den Magenfundus und Magenkörper auskleidende Schleimhaut an, welche die *Glandulae gastricae*, Fundusdrüsen, enthält (Fundusdrüsenabteilung [Fig. 476 f]); sie geht allmählich in die *Glandulae pyloricae*, Pylorusdrüsen, enthaltende Schleimhaut der Pars pylorica des Magens (Fig. 476 p) über, welche beim Pferde ca. 1/4, bei Wiederkäuern und Fleischfressern ca. 1/3 und beim Schweine ca. 1/6 der inneren Oberfläche des Magens einnimmt (Pylorusdrüsenabteilung [Fig. 477—480 p]). Bei den Fleischfressern liegen ähnliche Verhältnisse wie beim Menschen vor (Fig. 479 u. 480). Beim Schweine findet man in der Nähe der Cardia in der Grösse eines Handtellers eine drüsenlose, weisse, kutane Schleimhaut, die *Pars oesophagea* (Fig. 478 ö), darauf folgt in der linken Magenhälfte und im Diverticulum ventriculi eine grauweissliche, dünne Kardiadrüsenabteilung (c 1 u. c 2); an diese schliesst sich die dickere, braunrötliche, borkig erscheinende Fundusdrüsen-schleimhaut (f) an, die sich an der grossen Kurvatur und den Seitenwänden befindet. Diese Abteilung geht in die den Pylorusteil auskleidende, grauweisse, dünnere Pylorusdrüsen-schleimhaut (p) über. An der kleinen Kurvatur fliessen die Kardia- und Pylorusdrüsen-schleimhaut zusammen. Beim Pferde wird das linke, dorsale Drittel des Magens, die *Pars pro-ventricul.*, von einer weissen, drüsenlosen, kutanen Schleimhaut bekleidet (Fig. 477 ö); dann folgt, durch einen scharfen, gezackten Rand (*Margo plicatus*) getrennt, ein in der grossen Kurvatur ganz schmaler (nur mikroskopisch nachweisbarer), gegen die kleine Kurvatur breiter werdender Streifen mit Kardia-, Pylorus- und Übergangsdrüsen (c in Fig. 477); an diesen schliesst sich an beiden Flächen und an der grossen Kurvatur die Fundusdrüsenschleimhaut (Fig. 477 f) an, die pylorusseitig und nach der Curvatura minor zu in die Pylorusdrüsenschleimhaut (Fig. 477 p) übergeht. Bei den Wiederkäuern enthalten die Vormagen nur eine kutane Schleimhaut. Im Labmagen findet man proximal die gefaltete Fundusdrüsenschleimhaut und pylorusseitig die fast glatte Pylorusdrüsenschleimhaut. An der Psalterlabmagengrenze im Psalter-segel ist ein schmaler Streifen von Kardiadrüsen zu konstatieren. Die Drüsenmünden i. d. R. in kleine Magengrübchen, *Foveolae gastricae*, die bei Hund und Katze 1/3—1/2 der Dicke der Propria tief, bei Pferd, Wiederkäuern und Schwein aber viel flacher sind.

b) Der Darmkanal. Allgemeines.

Der Darmkanal, das *Intestinum* (Fig. 474 11—20, 525, 528, 554, 555, 557, 558, 575 u. 583), stellt einen vielfach gewundenen Schlauch dar, der vom Magen bis zum After reicht. Seine Länge ist je nach der Tierart sehr verschieden; die bedeutendste

Länge besitzt der Darmkanal bei Schaf und Ziege; am kürzesten ist er bei den Fleischfressern und dem Menschen. Die Länge des Darmes steht gewöhnlich zu seiner Weite im umgekehrten Verhältnis. Das Fassungsvermögen des Darmkanals (Länge und Weite) richtet sich nach der Natur der Nahrung, besonders ihres Zellulosegehaltes (Gehaltes an schwer- und unverdaulichen Bestandteilen) und nach dem Fassungsvermögen des Magens und der Vormägen. Bei den Fleischfressern ist der Darmkanal etwa 5 mal, beim Pferde 10 mal, beim Schweine 15 mal, beim Rinde 20 mal und bei den kleinen Wiederkäuern 25 mal so lang wie die Körperlänge der betreffenden Tiere. Nach Colin [109] beträgt die Länge des ganzen Darmes bei Pferd im Mittel in Metern 29,91 (Min. 22,07, Max. 40,32), bei Rind 57,06 (Min. 51,03, Max. 63,00), bei Schaf und Ziege 32,73 (Min. 19,63, Max. 41,94), bei Schwein 23,51 (Min. 19,31, Max. 25,95), bei Hund 4,83 (Min. 2,26, Max. 7,31), bei der Katze 2,07 (Min. 1,57, Max. 2,34). — Nach May [406] beträgt die Länge des Dünndarms bei Pferd in Metern 16,50—23,53, Rind 31,10—48,17, 4—6 Wochen altem Kalbe 13,75—23,95, Schaf 21,60—34,18, Ziege 17,40—25,52, Schwein 16,77—20,57, Hund 2,09—7,32, Katze 0,79—1,95 und die Länge des Colon bei Pferd 6,20—8,00, Rind 8,20—13,28, Kalb 1,84—3,60, Schaf 4,34—7,90, Ziege 5,75—10,12, Schwein 2,97—5,74, Hund 0,32—1,36, Katze 0,10—0,45. — Der Dünndarm des Menschen ist 5,6—7,5, der Dickdarm 1,2—1,5 m lang.

Wegen seiner verschiedenen Weiten beim Menschen wird der Darmkanal in den Dünn- und den Dickdarm eingeteilt, von denen jeder wiederum in 3 Unterabteilungen zerfällt. Die Bezeichnungen Dick- und Dünndarm sind deshalb nicht passend, weil bei vielen Tierarten der Dickdarm durchaus nicht weiter als der Dünndarm ist. Deshalb sind die Bezeichnungen Mittel- und Enddarm passender. Die Ausmündung des Darmes heisst After.

1. Der Mittel- oder Dünndarm, das *Intestinum tenue.*

Der Mitteldarm reicht vom Pylorus bis zum Eingang in den Enddarm und zerfällt in 3 Abschnitte: den Anfangsteil, das Mittelstück und den Endteil. Der Anfangsteil, das **Duodenum**, der **Zwölffingerdarm** (Fig. 474 11, 555 e, e', 557 Z, 583 b, b), ist verhältnismässig kurz und zwar beim Menschen 12 Fingerbreiten (30 cm) lang (daher der Name!); er liegt dorsal in der rechten Hälfte der Bauchhöhle und beschreibt vom Magen aus einen das Pankreas teilweise umfassenden Bogen nach rechts und beckenwärts. Er entspringt am Pylorus, wendet sich rechts, dorsal und etwas brustwärts, *Pars superior N.,* biegt an der rechten Bauchwand um, *Flexura prima (sup. N.),* und geht beckenwärts etwa bis zum kaudalen Ende der rechten Niere, *Pars descendens N.,* oder bildet erst eine S-förmige *Flexura portalis* (Wiederkäuer), biegt dann nach links um, *Flexura secunda (inf. N.),* und gelangt als *Pars ascendens N.* ungefähr bis zur linken Niere oder, indem er nochmals umbiegt, *Flexura tertia,* und wieder brustwärts verläuft, bis nahe zur Leber (Fleischfresser) und geht dann in der *Flexura duodenojejunalis* in das Jejunum über. Das Duodenum besitzt beim Menschen kein, bei Pferd, Wiederkäuern und Schwein ein kurzes und bei den Fleischfressern ein längeres Gekröse. Betr. der Beurteilung der Frage, welchen Teil des Dünndarms man zweckentsprechend als Duodenum auffassen soll, s. die Arbeit von Scheunert und Grimmer [529]. Das Mittelstück, das als **Intestinum jejunum, Leerdarm** (Fig. 474 12, 525 b, 554 u. 555 f, f, f, 557 L, 583 c, c), bezeichnet wird, weil es postmortal fast stets leer angetroffen wird, bildet bei Mensch, Einhufern und Fleischfressern grosse Schlingen, die an einem langen Gekröse hängen; sie liegen beim Pferde im wesentlichen im linken-dorsalen Viertel der Bauchhöhle, während sie bei Mensch und Fleischfressern sowohl ventral als seitlich die Bauchwand berühren. Bei den Wiederkäuern bildet der Leerdarm sehr viele kleine, dichtgelagerte Darmwindungen,. welche die Dickdarmscheibe guirlandenartig einfassen, am Rande des Gekröses hängen und in der rechten Hälfte der Bauchhöhle liegen. Beim Schweine hängt der Leerdarm in einem Bogen an einem 16 bis 20 cm langen Gekröse und bildet, wie bei den Wiederkäuern, kurze Schlingen. Der Endteil, **Intestinum ileum, Hüftdarm** (so genannt nach seiner Lage am Hüftbein des Menschen!) (Fig. 474 13, 525 c, 554 g, 557 H, 558 u. 575 H, 583 d), hebt sich vom Jejunum nicht ab. Beim Menschen wird ein sehr bedeutender Teil des Dünndarms zum Ileum gerechnet. Das Ende des Dünndarms wendet sich stets nach rechts und etwas dorsal und mündet in der Nähe der Hüfte in den Dickdarm (s. darüber S. 408). Beim Pferde ist dieses Endstück durch eine bedeutende Wandverdickung (Sphincter ilei) und ein doppeltes Gekröse (Dünndarm- und Hüftblinddarm-Gekröse) ausgezeichnet. Das Ileum mündet beim Pferde ins Caecum, bei den anderen Tieren und dem Menschen da, wo Caecum und Colon ineinander übergehen (bzw. beim Menschen direkt ins Colon), so dass sein Inhalt in beide zugleich eintreten kann. Somit muss man beim Pferde vom *Ostium ileocaecale* und bei den anderen Tieren und beim Menschen vom *Ostium ileocaecocolicum* sprechen; an diesem findet sich der *Sphincter ilei.* Die **Wand des Dünndarms** besteht aus einer äusseren serösen, einer mittleren Muskel- und einer inneren Schleimhaut. Die **Serosa** ist eine Fortsetzung des Peritonaeum und bildet auch das Gekröse des Darmkanals (s. S. 354). Die **Muskelhaut** besteht aus einer dünnen äusseren Längs- und einer dicken inneren Kreisfaserschicht. Die **Schleimhaut**, die an ihrer Oberfläche Zotten, *Villi intestinales,* bildet, besitzt eine Muscularis mucosae und enthält **Drüsen**, und zwar schlauchförmige, dicht gelagerte Darmeigendrüsen, *Glandulae intestinales,* und im Anfangsteil noch die Submukosadrüsen, *Glandulae duodenales.* Die Submukosadrüsen-zone ist beim Pferde ca. 6 m, Rinde 4—4,5 m, Schafe 65 cm, Ziege 20—25 cm, Schwein 3—5 m, Hund 1,5—2 cm, der Katze 1,8—2 cm lang (Deimler [121]). Ausserdem finden sich in der Dünndarmschleimhaut Lymphknötchen, und zwar entweder Einzelknötchen, *Noduli lymphatici solitarii,* oder gehäufte *Noduli lymphatici aggregati* (Peyersche Platten); die letzteren, die sich fast stets an der der Gekrösanheftung gegenüberliegenden Seite befinden und im Endabschnitt des Dünndarms am grössten und zahlreichsten vorkommen, sind beim Menschen 2—10 cm lang, 1—3 cm breit und in der Zahl von 20—30 in der afterseitigen Dünndarmhälfte (bis $^2/_3$) vorhanden; beim Pferde sind sie klein; ihre Zahl schwankt zwischen 51 und 263 (meist 100—200); sie fehlen im Duodenum und werden gegen den Dickdarm hin grösser und zahlreicher. Die Wiederkäuer besitzen nur 18—44 Follikelplatten. Beim Schweine sind die 16—38 Platten am grössten; kleine Haufen finden sich schon im Duodenum. Letzteres ist auch bei den Fleischfressern der Fall, von denen der Hund 11—25, die Katze 4—6 Platten besitzen. Die Form der Knötchenplatten des Dünndarms ist nach der Tierart verschieden (vergl. Fig. 527, 556, 573, 581, 582). Bei den Wiederkäuern und beim Schweine sind sie wesentlich bandförmig. Die Einhufer weisen sehr unregelmässig geformte, wie zerrissen er-scheinende Follikelplatten auf. Hund und Katze besitzen in dem magenseitigen Dünndarm-abschnitte kreisrunde, gegen das Caecum hin mehr ovale Platten. Die Platten sind bei jungen Tieren grösser und zahlreicher als bei alten (s. May [406] und Trautmann [631]). Die Darmzotten sind nach der Tierart in Form, Grösse, Stellung usw. so verschieden, dass man an einem kleinen Stückchen Dünndarmschleimhaut meist die Tierart erkennen kann. Sie sind am längsten bei Hund und Katze, dann folgen die übrigen Tiere; bei der einzelnen Tierart sind sie am längsten im Duodenum. Die Breite der Zottenbasis ist am grössten beim Pferde. Beim Pferde sind sie plump, mit einem deutlichen Hals und schwach kolbig verdicktem, freien Ende versehen. Beim Rinde sind sie länger, schmäler, schlanker und zierlicher, der Hals ist weniger ausgeprägt; der Querschnitt ist bei Rind und Pferd rund; bei Schaf und Schwein sind sie ganz plump, bei der Ziege relativ hoch, aber mit ausgeprägtem Halse und am freien Ende wieder so breit wie an der Basis; der Querschnitt soll kantig oder prismatisch sein (Kunstprodukt?); beim Hunde sind die Zotten ähnlich wie bei der Ziege, aber etwas länger und schlanker. Bei allen Tieren kann die Spitze in 2—3 Äste geteilt sein. Beim Pferde stehen die Zotten unregelmässig und jede Zotte für sich auf der Schleimhaut, wie Korn-halme auf dem Boden; bei Rind, Hund und Katze stehen sie dichter (sammetartiges Aussehen der Schleimhaut!) und fliessen teilweise an ihrer Basis zu Leisten zusammen; noch besser sind die Zottenleisten beim Schweine, dann bei der Ziege und am besten beim Schafe ausge-prägt, bei dem keine Zotten mehr selbständig auf der Schleimhaut sitzt und die Zottenleisten Netze, ähnlich wie die Netze in der Haube, bilden; bei Schwein und Ziege stehen auch Zotten zwischen den Zottenleisten. Nach Heidenhain (242) wird bei dem starken Längenwachstum des Darmes beim wachsenden Tier der Bedarf an neuen Zotten durch Teilung der vorhandenen gedeckt. Auf 1 qcm entfallen im Jejunum der Katze 4500 Zotten. Betr. Einzelheiten über die Darmzotten s. im übrigen die Arbeiten von Schriever [556], Martin [397], Ellenberger [155], Matthias [401], Bujard [93] und Trautmann [631]. In den Anfangsteil des Darmkanals münden die Ausführungsgänge der Leber und des Pankreas (s. S. 414 u. 416). An der Einmündungsstelle bildet die Schleimhaut einen Vorsprung, *Papilla duodeni,* bzw. beim Pferde an der Einmündung beider Gänge, einen kurzen Schleimhautschlauch, das Vater'sche Divertikel (s. S. 437). Beim Menschen bildet die Schleimhaut dicht gestellte, nicht verstreichbare Querfalten, die *Plicae circulares (Kerkringii).* Bei den Wiederkäuern kommen ähnliche Bildungen vor. Bei den übrigen Haustieren fehlen sie.

Gefässe und Nerven. Der Dünndarm erhält seine Arterien von der A. coeliaca und mesenterica cranialis. Seine Venen gehen zur V. portae. Seine Nerven stammen vom N. vagus und sympathicus, insbesondere vom Plexus coeliacus und Plexus mesentericus cranialis.

2. Der End- oder Dickdarm, das *Intestinum crassum.*

Der Anfangsteil des Dickdarms wird als Blinddarm (Caecum), das Mittelstück als Grimmdarm (Colon) und das Endstück als Mastdarm (Rectum) bezeichnet. Das Caecum, der Blinddarm (Fig. 474 14, 15, 484—488, 525 d, 528 B, 554 h, 557 B, 558 u. 575 B, 583 e), stellt einen zwischen Dünndarm und Colon eingeschalteten Blindsack dar. Er liegt rechts und mit seinem Anfang dorsal, nahe dem Darmbein und den Lendenwirbeln, und ist bei Mensch und Katze sehr kurz (beim Menschen 6—8 cm lang), beim Hunde schon länger und spiralig ge-wunden, beim Schwein und den Wiederkäuern relativ lang und weit und bei den Einhufern ungewöhnlich gross. Bei den Haustieren, mit Ausnahme des Pferdes, ist sein blindes Ende ventral und beckenwärts gekehrt; beim Pferde zieht sich das Caecum von seinem im rechten dorsalen Viertel der Bauchhöhle gelegenen, magenähnlich erweiterten Teile (Blinddarmkopf) ab brustwärts und ventral, so dass sich sein spitz zulaufendes, blindes Ende nahe dem Schaufelknorpel befindet. Beim Menschen findet sich am Caecum der 2—20 (meist 6—8) cm lange, $^1/_2$—1 cm dicke, i. d. R. hohle, doch in manchen Fällen auch solide *Processus vermiformis*, der den Haustieren fehlt. Am Ostium ileocolicum des Menschen findet sich die aus 2 Labien und den Frenula bestehende *Valvula coli*. Beim Schweine ragt das Ileum in Form eines $1^1/_2$—2 cm langen, mit je einem seitlichen Frenulum (Schleimhautfalte) versehenen Zapfen in den Enddarm (Fig. 481 e). Beim Pferde ist ein etwas kürzerer Ileumzapfen ohne Frenula vorhanden; bei den Fleischfressern bildet der Ileumzapfen nur eine niedrige, bei mittelgrossen Hunden etwa $^1/_2$ cm hohe Papille (Fig. 483 c); bei den Wiederkäuern fehlt er (Fig. 482); um das Ostium ileocaecocolicum findet sich aber in Form einer Ringfalte der Schleimhaut eine *Valvula ileocaecocolica*. Bei den übrigen Haustieren ist eine der Valvula coli des Menschen entsprechende Klappe nicht vorhanden (s. Schumann [563]); ein (beim Pferde sehr mächtiger und ausgedehnter [S. 406]) *Sphincter ilei* und die sich bei dessen Kontraktion und denen des Enddarms bildenden Schleimhautfalten ersetzen sie.

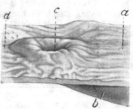

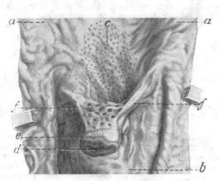

Figur 482. Einmündung des Ileum in den Enddarm beim Rinde.
a Zäkumschleimhaut, b Ileum, c Ostium ileo-caecocolicum, d Follikelplatte (angedeutet).

Figur 481. Einmündung des Ileum in den Enddarm beim Schweine.

a, a Schleimhaut des Colon, b Schleimhaut des Caecum, c Follikelplatte, d Mündungsstück des Ileum, e Ileumzapfen, f, f Frenula des Ileumzapfens.

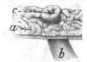

Figur 483. Einmündung des Ileum in den Enddarm bei der Katze.
a Colon, b Ileum, c Ileumpapille.

Das **Colon**, der **Grimmdarm** (Fig. 484—488, 525 e, f, g, 528 G, G, M, 554 u. 555 i, i', i'', k, k', l, 557 g, 1, 1', 2, 2', 3, 3', 558 G, G, 575 G, G', 583 f, g, h), verhält sich sehr verschieden. Beim Menschen verläuft es vom Blinddarm an der rechten Bauchwand brustwärts und bildet das *Colon ascendens* (Fig. 474 16); nahe der Leber wendet es sich in der *Flexura coli dextra* nach links und verläuft als *Colon transversum* (17) bis ins linke Hypochondrium; nun biegt es wieder um (*Flexura coli sinistra*) und verläuft beckenwärts bis zur linken Darmbeingrube, *Colon descendens* (18). Dieses biegt nun abermals schräg nach rechts um und bildet eine doppelte Biegung in Gestalt eines S, das *Colon sigmoideum* (19), das in die Beckenhöhle herabhängt. Dieses geht in das *Intestinum rectum* (20) über. Bei den Fleischfressern fehlt das Colon sigmoideum, im übrigen verhält sich das Colon ähnlich wie beim Menschen; es ist jedoch nicht wesentlich weiter als der Dünndarm. Beim Pferde wird aus der einfachen Kolonschlinge des Menschen und der Fleischfresser eine Doppelschlinge. Das Colon verläuft vom Blinddarm zunächst brustwärts (rechte ventrale Längslage), dann nach links (ventrale Querlage) und dann beckenwärts (linke ventrale Längslage). So weit reicht die Anfangs- oder Ventralschleife des Colon. Die linke ventrale Längslage schlägt sich im Becken auf derselben Seite wieder brustwärts um (Beckenflexur), verläuft auf der linken Seite bis nahe zum Zwerchfell und zur Leber (linke dorsale Längslage), geht dann nach rechts (dorsale Querlage), biegt um und verläuft beckenwärts bis in die rechte Flankengegend (rechte dorsale Längslage). Das ist die End- oder Dorsalschleife des Colon. Die Anfangs- und Endschleife bilden zusammen das grosse Colon; die Anfangsschleife ist sehr weit und fast in ganzer Ausdehnung gleichweit; die Endschleife ist an der Beckenflexur sehr eng, erweitert sich dann aber allmählich bis zum Ende ganz bedeutend, um sich hier plötzlich zum kleinen Colon zu verengern; dies ist ein ziemlich enger Darmabschnitt, der Schlingen bildet, die während den Leerdarmschlingen an einem langen Gekröse hängen. Aus dem kleinen Colon geht das Rectum hervor. Bei den Wiederkäuern bildet der Grimmdarm, der nicht viel weiter als der Dünndarm ist, zunächst die Anfangsschleife, indem er eine Strecke brust-, dann wieder becken- und dann wieder brustwärts verläuft; nunmehr bildet er das scheibenförmige Grimmdarmlabyrinth, indem er 2—3 zentripetale, sich verengernde, fast kreisförmige Windungen beschreibt, dann umbiegt und in ebensovielen zentrifugalen Windungen zurückläuft. Aus diesem Labyrinth entwickelt sich die Endschleife, indem der Darm erst nach rechts und dann brustwärts verläuft, dann beckenwärts umkehrt und bald in das Rectum übergeht. Beim Schweine bildet das Colon ein ähnliches Konvolut von Schlingen, das aber einen Zylinder oder einen Kegel bildet. Der Grimmdarm verläuft in mehreren relativ weiten Windungen spiralig von links nach rechts und ventral, kehrt dann um und läuft in engeren, von den grossen Anfangsspiralen m. o. w. umschlossenen Endspiralen wieder zurück. Aus dem Ende der dorsal verlaufenden, kleineren Spiralen tritt das Colon frei hervor, bildet eine Endschleife, die bis zum Magen reicht, und geht in den Mastdarm über.

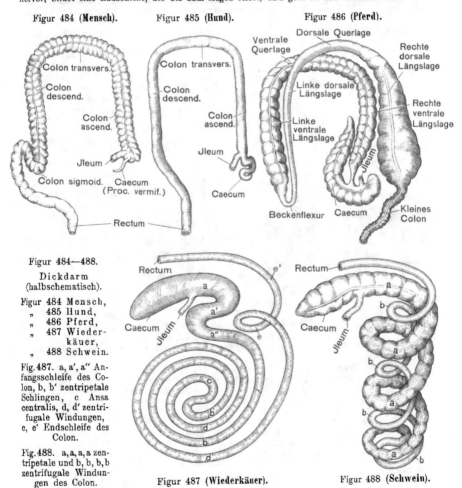

Figur 484 (Mensch). Figur 485 (Hund). Figur 486 (Pferd).

Figur 484—488.
Dickdarm
(halbschematisch).

Figur 484 Mensch,
„   485 Hund,
„   486 Pferd,
„   487 Wiederkäuer,
„   488 Schwein.

Fig. 487. a, a', a'' Anfangsschleife des Colon, b, b' zentripetale Schlingen, c Ansa centralis, d, d' zentrifugale Windungen, e, e' Endschleife des Colon.

Fig. 488. a, a, a, a zentripetale und b, b, b, b zentrifugale Windungen des Colon.

Figur 487 (Wiederkäuer). Figur 488 (Schwein).

Es ist noch nicht mit Sicherheit entschieden, welche Abschnitte des Colon des Pferdes, des Schweines und der Wiederkäuer als Colon ascendens, transversum, descendens und sigmoideum des Menschen und der Fleischfresser zu deuten sind (s. S. 408). Sussdorf [614] ist der Ansicht, dass bei allen Tieren der kranial von der A. mesenterica cranialis gelegene Kolonteil dem Colon transversum entspricht (s. Fig. 489 bis 496). Er rechnet mithin a) beim Pferde (Fig. 494) zum Colon ascendens (4, 4) das gesamte grosse Colon, zum Colon transversum (4') die kurze Partie von der plötzlichen Verengerung der rechten dorsalen Längslage des grossen Colon bis zum Beginn der Poschenreihe des kleinen Colon, zum Colon descendens inkl. Colon sigmoideum (4'') das kleine Colon. b) Bei den Wieder- käuern (Fig. 495) deutet Sussdorf als Colon ascendens (4) die Anfangsschleife, das Grimm- darmlabyrinth und den brustwärts gerichteten Schenkel der Endschleife. Das Querstück der letzteren ist nach ihm Colon transversum (4') und deren beckenwärts gerichteter Schenkel Colon descendens inkl. Colon sigmoideum (4''). c) Beim Schweine (Fig. 496) liegen die Verhältnisse ganz ähnlich. Martin rechnet auf Grund entwicklungsgeschichtlicher Beobachtungen ebenfalls das grosse Colon des Pferdes zum Colon ascendens und das kleine zum Colon descendens. Für den Wiederkäuerdarm gibt er nur an: Die Endschlinge ist wohl als die schleifenartige Ver- längerung der Umbiegungsstelle des Colon ascendens in das Colon transversum zu betrachten.

Fig. 489.   Fig. 490.   Fig. 491.   Fig. 492.   Fig. 493.   Figur 489—496.

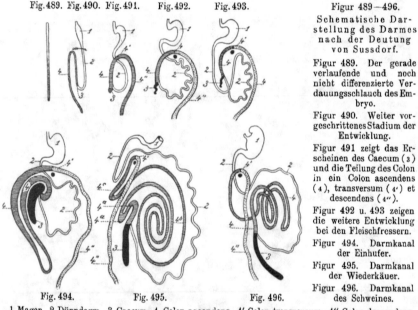

Fig. 494.   Fig. 495.   Fig. 496.

Schematische Dar-
stellung des Darmes
nach der Deutung
von Sussdorf.

Figur 489. Der gerade verlaufende und noch nicht differenzierte Ver- dauungsschlauch des Em- bryo.

Figur 490. Weiter vor- geschrittenes Stadium der Entwicklung.

Figur 491 zeigt das Er- scheinen des Caecum (3) und die Teilung des Colon in ein Colon ascendens (4), transversum (4') et descendens (4'').

Figur 492 u. 493 zeigen die weitere Entwicklung bei den Fleischfressern.

Figur 494. Darmkanal der Einhufer.

Figur 495. Darmkanal der Wiederkäuer.

Figur 496. Darmkanal des Schweines.

1 Magen, 2 Dünndarm, 3 Caecum, 4 Colon ascendens, 4' Colon transversum, 4'' Colon descendens, 4ª Anfangsschleife des Colon, 4ᵇ Kolonlabyrinth, 4ᶜ Endschleife, • = A. mesenterica cranialis.

Das **Intestinum rectum**, der **Mastdarm** (Fig. 474 20, 484—488, 554 m, 557 M, 731 i), geht, ventral von der Wirbelsäule gelegen, in ziemlich gerader Richtung gegen den After. Die kleinen Biegungen, die er macht, z. B. die *Flexura sacralis* und *perinealis* des Menschen, haben keine grosse Bedeutung. Unmittelbar vor dem After findet sich bei Mensch, Pferd, Schwein und Hund eine Erweiterung, die *Ampulla recti;* bei Schwein und Hund zeigt er am Anfang eine deutliche Lumenverengerung, bei der Katze eine ampullenähnliche Erweiterung.

Die **Wand des Dickdarms** besteht aus einer serösen, einer Muskel- und einer Schleimhaut und ist bei Pferd und Rind am Rectum stärker als am Colon. Die **seröse Haut** stammt vom Bauchfell, welches das Gekröse des Darmes bildet und dann den Darm überzieht. Der Streifen, an dem das Gekröse an die Därme herantritt, heisst die Gekrösanheftung (s. Bauchfell, S. 350). Am Endabschnitt des Mastdarms wird die Serosa durch eine lockere Adventitia ersetzt. Die **Muskelhaut** besteht aus einer äusseren Längs- und einer inneren Kreisfaserschicht. Die Längs- fasern bilden bei Mensch, Einhufern und Schwein einige flache, m. o. w. breite, weisslich erscheinende *Taeniae*, Bandstreifen. Beim Menschen findet man am Colon 3 Tänien, die bis zum Anfang des Rectum deutlich sind und dann undeutlicher werden; das Pferd besitzt am Caecum und der Anfangsschleife des Colon 4, an dessen Endschleife 3 und am kleinen Colon und dem Anfang des Rectum 2 Streifen, während das Schwein am Blinddarm 3 und am Grimmdarm 2 Bandstreifen besitzt. Da die Bänder kürzer als der Darm sind, so wird die Darmwand ge- wissermassen gefaltet; es entstehen dadurch zwischen den Bandstreifen Reihen hintereinander liegender, taschenförmiger Aussackungen der Darmwand, *Haustra,* Poschen, und nach innen gerichteter Einstülpungen, Querfalten, *Plicae semilunares.* Die Zahl der Poschenreihen entspricht der Zahl der Bandstreifen. Präpariert man die Bandstreifen ab, dann verschwinden die Aus- und Einstülpungen, und der Darm wird länger. Wiederkäuer und Fleischfresser besitzen weder Bandstreifen noch Poschen. Am Mastdarm wird die Muskelhaut allmählich dicker, die Bandstreifen verschwinden. Die Ringfaserschicht bildet am After den *M. sphincter ani internus;* die Längsfaserschicht geht z. T. als Afterschwanzband an die ersten Schwanzwirbel und z. T. auf die dorsale Wand des Rectum als dorsale Mastdarmschleife. Die mit einem Zylinderepithel bedeckte **Schleimhaut** enthält einfache tubulöse Schleimdrüsen, *Gland. intestinales,* und besitzt eine Muscularis mucosae; Zotten fehlen; Follikelplatten sind selten; man findet eine solche am blinden Ende des Caecum des Pferdes und der Katze und bei den Wiederkäuern und Schweinen im Caecum an der Einmündung des Ileum und in dessen Nähe (Fig. 481 c). Bei den Wiederkäuern findet man eine Platte am Ende der Anfangsschlinge des Colon (Fig. 559), bei Schaf und Schwein ausserdem eine solche kurz hinter dem Caecum und bei Schaf und Ziege weiterhin mehrere ca. reiskorngrosse, bei Schwein bis 7 mm grosse, scheibenförmige Platten am Ende der Mastdarmschleimhaut. Solitäre Lymphknötchen sind vorhanden (Fig. 574), am zahlreichsten am After, und etwas grösser als im Dünndarm. Bei Hund und Katze treten sie im Mastdarm meist sehr deutlich hervor. Im Rectum bildet die Schleimhaut beim Menschen grosse, feststehende, bei den Tieren höchstens niedrige und verstreichbare Querfalten. Das an die Afterschleimhaut anstossende Endstück der Mastdarmschleimhaut besitzt jedoch bei Rind, Schaf und Ziege 5—8 deutliche, m. o. w. feststehende Längsfalten (*Zona columnaris recti*) und ausserdem beim Rinde parallele, nicht verstreichbare Querwülste.

Der **After** (Fig. 532 k) ist eine innen von einer Schleimhaut, aussen von der äusseren Haut bekleidete, dehnbare Öffnung. Als Aftermuskeln kommen in Betracht 1. der an der Schleimhaut liegende, aus glatter, zirkulärer Muskulatur bestehende *M. sphincter ani internus,* 2. der rote, aus quergestreiften, den After kreisförmig umgebenden Muskelfasern aufgebaute und 1 bedeckende *M. sphincter ani externus,* 3. der paarige, dem Mastdarmende seitlich anliegende *M. levator ani,* der am Kreuzsitzbeinband und ev. an der Spina ischiadica entspringt und am After endet, 4. die ventrale Mastdarmschleife, die jederseits am Anfang des Schwanzes beginnt, von 2 bedeckt ist und das Mastdarmende gurtartig umgibt und trägt. Am **Analtegument** kann man nach Mladenowitsch [425] und Zimmermann [704] m. o. w. 3 Zonen unterscheiden (Fig. 497): 1. die *Zona cutanea* (a), die den Übergang zur allgemeinen Decke bildet und besonders bei Pferd und Hund noch in die Analöffnung hineinreicht (Zona cutanea ext. et int.). Sie besitzt Schweiss- und stark ausgebildete Talgdrüsen und beim Hunde noch die eigentümlichen Zirkumanaldrüsen und bei Hund und Katze ausserdem die Analbeutel (Sinus paranales) (Fig. 731 l). Am freien Afterrand und in seiner Nähe fehlen die Haare oder sind sehr spärlich und fein; 2. die *Zona intermedia* (c), die sich kranial an die Zona cutanea anreiht und von ihr durch eine deutliche Grenzlinie (Linea anocutanea [b]) geschieden ist; sie ist glatt, drüsen- und haarlos. Bei Schaf, Ziege und Schwein zerfällt sie in eine rektumseitige, hellere, feuchtglänzende und die folgende, dunklere und trockene Zone (c' u. c''); 3. die *Zona columnaris* (e), die von der Rektalschleimhaut (g) durch eine deutliche, scharfe Linea anorectalis (f) abgegrenzt ist; sie ist gekennzeichnet durch den Besitz unverstreichbarer Längsfalten, Columnae ani (e''), zwischen denen sich die Sinus anales (e') befinden. Die Zona columnaris ani findet sich aber nur bei Mensch, Hund, Schwein und Katze; sie ist bei Hund und Schwein durch starke Lymphknötchen und Knötchenplatten und durch den Besitz submuköser sog. Analdrüsen und grosser weiter, oberflächlich liegender, eine Art Schwellkörper bildender Blutsinus ausgezeichnet und trägt noch mehrschichtiges Plattenepithel. — Die Analschleimhaut ist beim Hunde in der Zona columnaris, bei Pferd und Rind im distalen Teile pigmentiert.

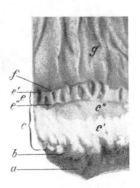

Figur 497. Anus und Rectum des Schweines (aufgeschnitten).

a Zona cutanea, b Linea anocutanea, c Zona intermedia und zwar c' trockener, matt aussehender Teil und c'' feuchtglänzender Teil derselben, e Zona columnaris (e' Sinus, e'' Kolumnen), f Linea anorectalis, g Schleimhaut des Rectum.

Gefässe und Nerven des Dickdarms. Die Gefässe des Dickdarms stammen von der A. mesenterica cranialis und caudalis und die des Mastdarms z. T. noch von der A. hypogastrica. Die Venen ziehen zur Vena portae. Die Nerven kommen vom Plexus mesentericus cranialis und caudalis, haemorrhoidalis und hypogastricus.

3. Anhangsdrüsen des Mitteldarms.

a) Die **Leber, Hepar,** ist ein grosses, drüsiges, plattes, solides, rotbraunes, bei fetten und hochträchtigen Tieren mehr gelbbraunes Organ, das in der Regio epigastrica am Zwerchfell und zwar zum grösseren Teile rechts von der Medianebene liegt. Sie besitzt eine konvexe Wand- (Zwerchfells-) und eine konkave Eingeweidefläche, einen stumpfen und einen scharfen Rand; ersterer umfasst das mittlere Drittel des dorsalen Randes, der letztere die übrigen Ränder. An der Zwerchfellsfläche, *Facies diaphragmatica (sup. N.)*, befinden sich fast median das *Lig. falciforme* (ventral von der Hohlvene) und *coronarium* (dorsal von der Hohlvene) und an den beiden Seitenrändern das *Lig. triangulare dextrum et sinistrum.* An der Eingeweidefläche, *Facies visceralis (inf. N.)*, bemerkt man eine Querfurche, die *Porta hepatis*, Leberpforte, in der in fibrösem Gewebe (*Capsula fibrosa* s. *Glissonii*) Gefässe (V. portae, A. hepatica propria, Vasa lymphatica), Nerven (Plexus hepaticus), Lymphknoten und Gallengänge liegen. Durch Furchen an der Eingeweidefläche (Mensch) oder durch m. o. w. tiefe, vom scharfen Rande ausgehende Einschnitte (Haustiere) wird die Leber in **Lappen** eingeteilt. Beim Menschen (Fig. 498) sind 2 Längsfurchen, die *Fossa sagittalis dextra* und *sinistra*, vorhanden. In der *Fossa sagittalis dextra* liegt ventral die Gallenblase, *Vesica fellea* (E), und dorsal die V. cava caudalis; sie zerfällt also in die *Fossa vesicae felleae* (9) und die *Fossa venae cavae;* die letztere tritt wesentlich am stumpfen dorsalen Rande hervor (12, 12). In der *Fossa sagittalis sinistra* findet sich ventral die obliterierte Nabelvene als Lig. teres (2) (*Fossa venae umbilicalis* [10]) und dorsal der Ductus venosus Arantii

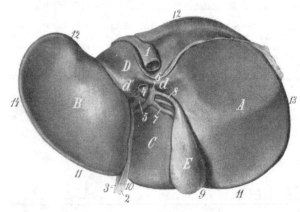

Figur 498.

Eingeweidefläche der Leber des Menschen.

A Lobus dexter, B Lobus sinister, C Lobus quadratus, D Lobus caudatus, d Processus caudatus, d' Processus papillaris, E Vesica fellea.

1 Vena cava caudalis, 2 Lig. teres, 3 Lig. falciforme, 4 Vena portae, 5 A. hepatica propria, 6 Duct. choledochus, 7 Duct. hepaticus, 8 Duct. cysticus, 9 Fossa vesicae felleae, 10 Fossa venae umbilicalis, 11, 11 Margo acutus, 12, 12 Margo obtusus, 13 Margo dexter, 14 Margo sinister.

(*Fossa ductus venosi*). Durch beide Längsfurchen wird bei der Leber des Menschen die Trennung in einen rechten (A), linken (B) und mittleren Lappen angedeutet. Durch die Querfurche (Leberpforte) zerfällt der Mittellappen wieder in den dorsalen *Lobus caudatus* (Lobus omentalis, Rex [493], Pars centralis supraportalis, Meyer [417]) und den ventralen *Lobus quadratus* (Pars centralis infraportalis, Meyer [417]). Der *Lobus quadratus* (C) liegt mithin zwischen Gallenblase, Leberpforte und Lig. teres. Der *Lobus caudatus*, geschwänzte (Spigelsche) Lappen (D), ilegt dorsal von der Leberpforte und stösst rechts an die Fossa venae cavae und links an die linke Längsfurche. Gegen die Leberpforte hin ragt er als *Processus papillaris* (d') vor, während er nach rechts schmal ausläuft und den *Proc. caudatus* bildet, der am rechten Leberlappen liegt. Am dorsalen, stumpfen Rande findet sich links von der Fossa venae cavae die *Impressio oesophagea.* Ausserdem findet man an der Leber des Menschen und der Tiere noch eine Anzahl Eindrücke von anliegenden Organen, die *Impressio gastrica, duodenalis, colica, renalis et suprarenalis* usw., die aber deutlich nur an der in situ gehärteten Leber (Fig. 535), an der exenterierten, aber nicht gehärteten Leber jedoch kaum nachweisbar sind.

Bei den Tieren gestaltet sich die Lappung der Leber erheblich anders als beim Menschen, schon deshalb, weil bei vielen Tierarten am ventralen Leberrand tiefe Einschnitte (Incisurae interlobares) vorkommen, die Lappen deutlicher als beim Menschen trennen. Der Leber des Menschen am nächsten kommt die Leber des Rindes (Fig. 500 u. 562); sie besitzt keine tiefen Incisurae interlobares und erscheint deshalb nur undeutlich gelappt. Bei diesem Tiere findet sich links ein schwacher Einschnitt, welcher der Fossa sagittalis sinistra hom. entspricht und die kleine Fossa venae umbilicalis mit dem Lig. teres (Fig. 500 1) enthält, und rechts die Fossa vesicae felleae (F. sagittalis dextra) mit der Gallenblase (2). Dadurch zerfällt die Leber

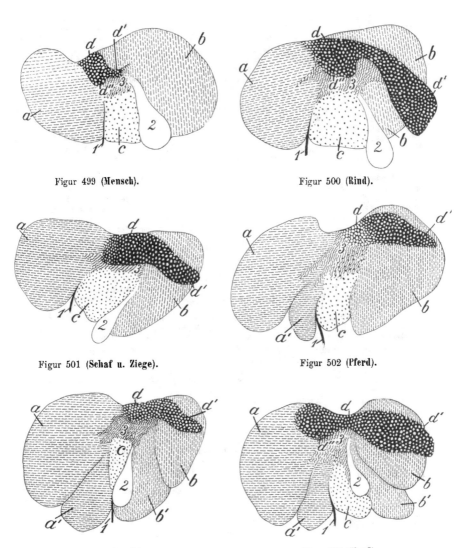

Figur 499 (Mensch).   Figur 500 (Rind).

Figur 501 (Schaf u. Ziege).   Figur 502 (Pferd).

Figur 503 (Schwein).   Figur 504 (Hund).

Figur 499—504. Leber des Menschen und der Haustiere; halbschematisch.
Die Abbildungen sollen vergleichend die Lappung der Leber bei den verschiedenen Tieren zeigen; es sind deshalb in allen Abbildungen die homologen Lappen in derselben Ausführung zur Darstellung gebracht worden.

Figur 499 Mensch, Figur 500 Rind, Figur 501 Schaf und Ziege, Figur 502 Pferd, Figur 503 Schwein, Figur 504 Hund.

a Lobus sinister bzw. Lobus sinister lateralis, a' Lobus sinister medialis, b Lobus dexter bzw. Lobus dexter lateralis, b' Lobus dexter medialis, c Lobus quadratus, d Lobus caudatus, d' Proc. caudatus, d'' Processus papillaris. 1 Lig. teres, 2 Gallenblase, 3 Porta hepatis.

undeutlich in 3 Lappen. Der von den beiden erwähnten Fossae begrenzte, undeutliche Mittellappen zerfällt durch die *Porta hepatis* in den ventral gelegenen *Lobus quadratus* (den Teil
zwischen Lig. teres, Gallenblase und Porta hepatis) (c) und den dorsal gelegenen *Lobus caudatus* (d). Der links von der V. cava liegende, die Impressio oesophagea bildende Abschnitt des
letzteren lässt einen sehr starken *Proc. papillaris* (d") erkennen. Der andere Abschnitt zieht
sich stark nach rechts und bildet dort den fast viereckigen, den rechten Leberrand überragenden
Proc. caudatus (d'). Beim Pferde (Fig. 502, 533 u. 534) sind 2 tiefe Einschnitte, ein rechter
und ein linker vorhanden, welche die Leber in einen rechten, mittleren und linken Lappen
teilen (Fig. 502 b, c u. a', a). Das Lig. teres (1) liegt aber nicht zwischen linkem und mittlerem
Lappen, sondern in einem kleinen Einschnitt des letzteren. Infolgedessen entspricht der
linke Hauptlappen (a) zusammen mit dem links vom Lig. teres gelegenen Teile
des Mittellappens (a') dem Lobus sinister, der rechte Lappen (b) dem Lobus
dexter und der rechts vom Lig. teres und ventral von der Porta gelegene Teil des
Mittellappens (c) dem *Lobus quadratus* der menschlichen Leber. Der linke Hauptlappen wird mithin zweckentsprechend *Lobus sinister lateralis* (a) und der links vom Lig.
teres gelegene Teil des Mittellappens *Lobus sinister medialis* (a') genannt. Dorsal von der
Porta hepatis liegt weiterhin der *Lobus caudatus* (d), der am rechten Lappen einen grossen,
spitz zulaufenden *Proc. caudatus* (d') bildet. Beim Schweine (Fig. 503, 576) wird die Leber
durch 3 Einschnitte, von denen der rechte und linke tiefer sind als der mittlere, in 4 Lappen,
einen *Lobus sinister lateralis* (Fig. 503 a) und *medialis* (a') und einen *Lobus dexter lateralis* (b)
und *medialis* (b') eingeteilt. Zu diesen kommen noch der dorsal von der Leberpforte liegende
und rechts den *Proc. caudatus* (d') bildende *Lob. caudatus* (d) und ein Lappen, der zwischen
Gallenblase, Leberpforte und Lig. teres liegt, mithin der *Lobus quadratus* (c) ist; er besitzt eine
dreieckige Gestalt. Beim Hunde (Fig. 504, 584) ist die Hauptlappung wie beim Schweine.
Der *Lob. quadratus* (Fig. 504 c) ist aber noch grösser und ragt zwischen dem Lobus sinister et
dexter medialis vor, so dass sein Randabschnitt auch von der Zwerchfellseite sichtbar ist. Der
Lob. caudatus (d) ist sehr gross; sein rechter Abschnitt, der *Proc. caudatus* (d'), steht über den
Rand des rechten Leberlappens vor; der linke Abschnitt, der eigentliche Lobus caudatus, ist
sehr entwickelt und lässt einen *Proc. papillaris* (d") erkennen. Bei Schwein und Hund
würden mithin der Lobus sinister lateralis und medialis (Fig. 503 u. 504 a, a') zusammen dem Lobus sinister und der Lobus dexter lateralis und medialis (b u. b')
zusammen dem Lobus dexter der Leber des Menschen entsprechen. (Näheres über
die Deutung der Leberlappen s. Rex [493], Meyer [417] und Bradley [76].)

Aus der Leber des Menschen, der Wiederkäuer, des Schweines und der Fleischfresser kommen *Ductus biliferi*, **Gallengänge** (Fig. 505 a, a), die sich zum *Ductus hepaticus* (b) vereinigen, der gegen das Duodenum verläuft und sich mit dem Ausführungsgang der Gallenblase, dem

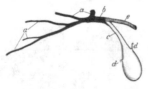

Figur 505. System der Gallengänge (halbschematisch).

a, a Ductus biliferi, b Ductus hepaticus, c Ductus cysticus, d, d
Ductus hepatocystici, e Ductus
choledochus.

Ductus cysticus (c), zum *Ductus choledochus* (e) vereinigt;
dieser mündet an der *Papilla duodeni* in das Duodenum
ein. Beim Rinde (nach Rex [493] auch beim Schafe und
Hunde) mündet ausserdem ein Teil der aus der Leber
kommenden Gallengänge, die *Ductus hepatocystici* (d, d),
direkt in die Gallenblase an ihrem Halse ein. Bei den
Fleischfressern vereinigen sich die Ductus biliferi
zu 3—5 Ductus hepatici; die letzteren münden getrennt
in den Ductus cysticus, der von der Einmündung des
letzten Ductus cysticus ab Ductus choledochus heisst. Das
Pferd besitzt keine Gallenblase. Seine ausführenden
Gänge vereinigen sich zum *Ductus hepaticus*, dessen Endabschnitt als Ductus choledochus ungefähr 15 cm vom
Pylorus mit dem Ductus pancreaticus gemeinsam am Duodenumdivertikel (s. S. 487) in den Darm mündet. Der
Ductus choledochus des Rindes mündet 50—70, der des
Schafes und der Ziege 25—30, der des Schweines 2—5,
der des Menschen 10—12 und der der Fleischfresser 2½—6 cm vom Pylorus entfernt in
das Duodenum und zwar alle an einer m. o. w. deutlichen Papilla duodeni (Fig. 564—566), die
jedoch auch fehlen oder undeutlich sein kann (Stracker [607]), und bei manchen Tierarten
vereint mit dem grossen Ausführungsgang des Pankreas (s. darüber S. 416). Die birnförmige
Gallenblase liegt in der Fossa sagittalis dextra, überragt bei den Wiederkäuern aber den
ventralen Leberrand bedeutend. Sie besteht aus einer Serosa, einer Muskel- und einer
Schleimhaut. Die letztere bildet beim Rinde grosse Falten mit sekundären und tertiären
Nebenfalten; bei Schaf, Ziege, Hund, Katze und Schwein ist sie nur gefeldert; sie enthält
beim Wiederkäuer zahlreiche, bei Hund, Katze und Schwein nur vereinzelte (oder gar
keine) Drüsen (Baumann und Schmotzer [41] und Schache [524]).

Nicht selten wird das embryonale Lebergewebe an gewisssen Stellen zurückgebildet, ohne
dass die Rückbildung auch die Gallengänge betrifft; so entstehen Netze von Gallengängen ohne

Lebersubstanz, die *Vasa aberrantia* der Leber, die offenbar auch durch Atrophie des Leber-
gewebes infolge Druckes von den Nachbarorganen entstehen können. Nach Barpi und Tornello
[24] finden sich Vasa aberrantia bei Pferd, Esel und Maultier schon mit unbewaffnetem Auge
sichtbar, an der Insertion der Ligamenta und z. T. noch in diesen in Form feiner netz- und
baumförmiger Verzweigungen. Sie finden sich ausserdem in der Adventitia der Pfortader.

Bau der Leber. Die Leber ist vom Peritonaeum überzogen, das nur an wenigen
Stellen (Porta hepatis, Fossa vesicae felleae und Fossa venae cavae) fehlt. Serosa und ihre
lockere Subserosa stellen die seröse Leberkapsel dar; diese sendet nur dünne Faserbündel
und kleine Gefässe und Nerven in die Leber und steht dadurch mit deren Interstitialgewebe in
Verbindung; sie ist leicht von der Lebersubstanz abzuziehen. In der Porta hepatis liegt eine
grössere Bindegewebsmasse, die Capsula fibrosa, Glissonsche Kapsel, welche die hier
vorhandenen Gefässe, Nerven und Gallengänge umhüllt und sich mit den Gefässen in die Leber
fortsetzt und sich mit ihnen verzweigt. Die Leber selbst besteht aus den das Leberparenchym
darstellenden Leberläppchen und dem bindegewebigen Interstitialgewebe. Das letztere
liegt wesentlich zwischen den Läppchen als Interlobulargewebe und enthält im bindegewebigen Gerüste die interlobulären Gefässe (Zweige der Leberarterie und Pfortader), Nerven
und Gallengänge. Die Leberläppchen messen nach G. Illing [286] im Durchschnitt bei Schwein
1573 μ, Rind 1380 μ, Pferd 1326 μ, Ziege 1072 μ, Schaf 993 μ, Hund 968 μ und Katze
955 μ. Sie bestehen im wesentlichen aus den Leberzellen, Blut- und Gallenkapillaren und
einem zarten Gitterfasernetz. Bei den Tieren mit viel Interlobulargewebe (Schwein, Mensch)
sind die Läppchen auf der
Oberfläche und auf Schnittflächen als kleine, umgrenzte
Felder leicht (Fig. 507), bei
den anderen Tieren schwer
zu sehen (Fig. 506). Aus den
achsenwärts verlaufenden Kapillaren entwickelt sich eine
in der Achse des Leberläpp-
chens liegende Zentralvene,
die *Vena intralobularis*. Die
Leberläppchen liegen um
eine Achse, die durch die
Vena sublobularis gegeben
wird. In die Sublobularvene
münden die Zentralvenen der
Läppchen. Die Sublobular-
venen vereinigen sich zu
grössere Venen, die schliesslich an der Wandfläche als

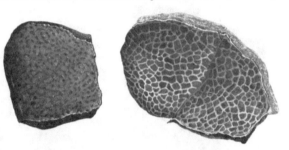

Figur 506.   Figur 507.

Figur 506. Ein Stück der Leber eines Pferdes.
    „ 507. „   „   „   „   „ Schweines.

Vv. hepaticae hervortreten und in die V. cava caud. münden. Die Leberarterie und Pfortader liegen an der Eingeweidefläche in der Porta hepatis, treten hier mit der Capsula
fibrosa in die Leber, verästeln sich baumförmig und treten als Vasa interlobularia zwischen
die Läppchen. Das Kapillargebiet der Pfortader liegt intralobulär, das der Leberarterie grösstenteils interstitiell. Die Gallengänge beginnen mit den Gallenkapillaren in den Läppchen, liegen
aber im übrigen wesentlich wie die Nerven interlobulär.

Gefässe und Nerven. Das arterielle Blut erhält die Leber von der A. hepatica propria;
ausserdem wird ihr das von dem Magen-Darmkanal, dem Pankreas und der Milz stammende
Venenblut durch die Pfortader zugeführt: diese verzweigt sich in einer für die Lappung der Leber
typischen Weise (Rex [493]). Die Lebervenen, deren Grundzahl nach Rex die Zahl 3 ist
(V. hepatica dextra, media und sinistra), ergiessen sich in die V. cava caudalis, die Lymphgefässe
in den Ductus thoracicus. Die Nerven stammen vom Plexus hepaticus.

Über das Verhältnis des Lebergewichts zum Körpergewicht und zur Körperoberfläche s. die
ausführlichen Untersuchungen von Maurel [404].

Bisweilen kommen sog. **Nebenlebern**, die ebenfalls aus Lebergewebe bestehen, vor; ihre
Lage und Grösse schwanken (s. Bass [27]), Görig [212] und Knoll [312]).

b) Das Pankreas, die Bauchspeicheldrüse (Fig. 520 B, 537, 572 Bsp. u. 578 Pa, Pa'), ist ein
drüsiges, blassfleischrotes Organ, das wesentlich beckenwärts von Leber und Magen, ventral von der
Wirbelsäule und dorsal vom Duodenum liegt. Sein breiter rechter Teil wird beim Menschen vom
Duodenum umfasst und heisst *Caput pancreatis*. Die schmälere linke *Cauda pancreatis* grenzt
an die Milz. Auch beim Pferde und Schweine kann man den breiteren rechten Kopfteil deutlich von dem linken schmäleren Schwanzteil unterscheiden. Allerdings setzt sich, namentlich
beim Pferde, der Kopf weiter beckenwärts und rechts gegen die rechte Niere fort, so dass man
bei diesen Tierarten ein Mittelstück (*Caput*), einen rechten kurzen (*Extremitas dextra*) und einen
linken längeren Lappen (*Cauda*) unterscheiden kann. Bei den Wiederkäuern und Fleisch-

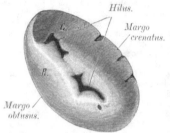

Figur 508. Milz des Menschen.
G. Superficies gastrica, R. Superficies
renalis.

fressern stellt das Pankreas eine einfache Schleife mit 2 beckenwärts gerichteten Schenkeln oder Lappen dar. Beim Menschen vereinigen sich die **Ausführungsgänge** zu einem Hauptgang, dem *Ductus pancreaticus [Wirsungianus]*, der mit dem Ductus choledochus gemeinsam an der Papilla duodeni mündet. Zuweilen ist noch ein kleiner Nebengang, der *Ductus pancreaticus accessorius [Santorini]*, vorhanden, der selten gesondert in den Darm, meist aber in den grossen Gang mündet. Beim Pferde mündet die Drüse fast immer mit 2 Gängen, dem Hauptgang, der mit dem Gallengang in das Duodenumdivertikel tritt, und einem kleinen Nebengang, der diesem Divertikel gegenüber in den Darm oder auch in den Hauptgang einmündet. Beim Rinde fehlt der Hauptgang i. d. R. (s. S. 458), während der Nebengang 30—40 cm distal vom Gallengang (80—90 cm kaudal von dem Pylorus) in den Darm mündet. Beim Schweine ist meist nur 1 Gang

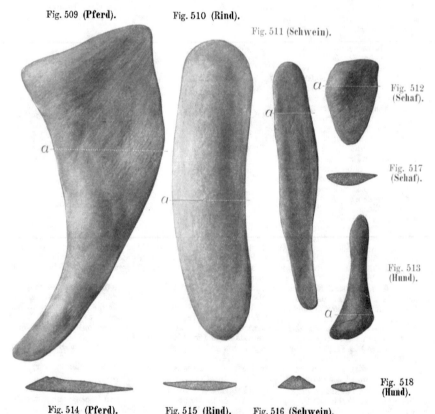

Fig. 509 (Pferd).   Fig. 510 (Rind).

Fig. 511 (Schwein).

Fig. 512 (Schaf).

Fig. 517 (Schaf).

Fig. 513 (Hund).

Fig. 518 (Hund).

Fig. 514 (Pferd).   Fig. 515 (Rind).   Fig. 516 (Schwein).

Figuren 509, 510, 511, 512, 513. Milz von Pferd, Rind, Schwein, Schaf und Hund;
von der parietalen Fläche gesehen.

Figuren 514, 515, 516, 517, 518. Querschnitte durch die Milz von Pferd, Rind,
Schwein, Schaf und Hund.
a, a Schnittrichtung für die Querschnitte.

(der Nebengang) vorhanden, der 12—20 cm entfernt vom Gallengang mündet. Der Hund hat 1 oder 2 Gänge, von denen einer dicht am, der andere 3—5 cm entfernt vom Gallengang in das Duodenum tritt. Bei Schaf, Ziege und Katze münden Gallengang und Pankreasgang (der Hauptgang) vereint in den Darm (S. 414).

Bau. Das Pankreas ist eine zusammengesetzte, alveolotubulöse, den Kopfspeicheldrüsen ähnlich gebaute, aber eigenartige Zellhäufchen (Pankreasinseln) und keine Sekretröhren enthaltende Eiweissdrüse, deren Läppchen locker zusammenhängen.

Gefässe und Nerven. Die Arterien kommen von der A. coeliaca und mesenterica cranialis; die Venen gehen in die V. portae. Die Nerven stammen aus dem Plexus coeliacus und mesentericus cranialis.

c) Anhang. Die Milz, Lien (Fig. 508—518, 538, 567, 568, 577 u. 590). Die Milz liegt in der linken Regio hypochondriaca nahe dem Magen, ist dorsoventral gerichtet und meist mit dem Magen, dem Zwerchfell und der linken Niere durch Bänder verbunden. Sie besitzt eine Zwerchfells- oder Wand- und eine Eingeweidefläche, ein dorsales und ventrales Ende, einen kranialen und kaudalen Rand. Bei Mensch, Schaf und Ziege ist die Milz kurz; sie hat beim Menschen eine m. o. w. ellipsoide und bei Schaf und Ziege eine fast dreieckige Gestalt; bei den anderen Haustieren stellt sie ein längliches, plattes Organ dar, das beim Rinde und Schweine m. o. w. zungenähnlich bzw. gleich breit, beim Pferde dagegen am dorsalen Ende, *Caput lienis,* breit und am ventralen, *Cauda lienis,* schmal ist. Beim Hunde ist meist das ventrale Ende das breitere. An der Eingeweidefläche, *Facies visceralis,* findet sich beim Menschen eine grubenartige Einsenkung, der *Hilus lienis,* in dem die Stämme der Milzgefässe liegen. Bei den Haustieren findet man an Stelle der Grube entweder eine lange, leistenartige Hervorragung mit einer langen Gefässfurche (Pferd, Schwein, Fleischfresser) oder eine schmale, kurze Fläche (Wiederkäuer). Die Milz des Schweines erscheint dadurch, dass sie sich gegen die Leiste hin verdickt, auf dem Querschnitt dreieckig; sie ist bisweilen doppelt (Lappe [340] und Venturi [652]), oder es kommen rudimentäre Nebenmilzen vor (Venturi [652]).

Bau. Die Milz wird von der Milzkapsel überzogen. Sie besteht aus dem dünnen Bauchfell und einer fest mit ihm verbundenen, subserösen, dicken, fibrösen Schicht (*Tunica albuginea*), die viele Muskel- und elastische Elemente enthält. Sie schliesst die weiche Milzsubstanz ein. Diese besteht aus der braunroten, breiartigen roten Milzpulpa, welche die kleinen, weisslichen, kugeligen Milzkörperchen, die *Noduli lymphatici lienales,* die weisse Milzpulpa, enthält. Streicht man die Milzpulpa ab, so bemerkt man ein schwammartiges, aus weissen Strängen bestehendes Netzwerk, das Interstitialgewebe der Milz. Es besteht aus den Muskulatur und elastische Elemente führenden, bindegewebigen *Trabeculae lienis,* Milzbalken, die von der Tunica albuginea stammen und sich unter lebhafter Verästelung untereinander verflechten. Weil die Milzkapsel starke Balken ins Innere sendet, kann sie nur in Fetzen abgezogen werden.

VII. Vorder-, Mittel- und Enddarm mit Anhangsdrüsen beim Pferde.

a) Der Vorderdarm des Pferdes.

Zum Vorderdarm rechnet man die Speiseröhre und den Magen.

1. Die Speiseröhre, der Oesophagus (s. auch S. 401).

Lage. Die vom Pharynx bis zum Magen reichende Speiseröhre liegt (Fig. 448 27, 519 h u. 653 e) mit ihrem Anfang dorsal vom Ringknorpel zwischen beiden Luftsäcken und des weiteren dorsal auf der Trachea; sie wendet sich dann gegen den linken Rand der Trachea, so dass sie am 6. Hals- bis 1. Brustwirbel an diesem liegt. Medial von der linken 1. Rippe tritt die Speiseröhre in die Brusthöhle und zwischen die beiden Pleurae mediastinales; hier liegt sie anfangs links neben und dann wieder dorsal von der Trachea bis zu deren Teilung (Fig. 827 p, p, p); sie geht dann am Arcus aortae rechts vorbei und zwischen beiden Lungen bis zum Zwerchfell, tritt dorsal und etwas links von der V. cava caud. und ca. 12 cm ventral von der Wirbelsäule in der Höhe des 13. Brustwirbels durch den Ösophagusschlitz des Zwerchfells in die Bauchhöhle und in die Incisura oesophagea des dorsalen Randes der Leber, um an deren Eingeweidefläche in den Magen zu münden.

Die Speiseröhre verläuft in der Brusthöhle in kaudaler Richtung von der Herzbasis zum Hiatus oesophageus des Zwerchfells (Fig. 529 g, 530 u. 530 A h). Am Brusteingang und im präkardialen Mittelfellspalt liegen an ihr die grossen Gefäss- und Nervenstämme der Brusthöhle, sowie der Ductus thoracicus und mediastinale Lymphknoten, während dorsal von der Herzbasis links von ihr der Arcus aortae und rechts die Vena azygos liegen. In der postkardialen Mittelfellspalte ist sie von den Nn. vagi begleitet. In der Brusthöhle ist sie vor allem durch 2 fibröse, glatte Muskulatur enthaltende Platten einerseits an den linken Bronchus und die Trachea, *M. broncho-oesophageus*, und anderseits an die Wirbelsäule, *M. pleurooesophageus*, befestigt.

Stärke der Wand und Weite des Lumens (Fig. 466). Die Wand der 125—150 cm langen Speiseröhre ist nicht gleich dick und ihr Lumen (bei künstlicher Ausdehnung) nicht gleich weit. An den weiten Stellen ist die Wand dünn. Sie ist am Anfang bei einem künstlichen Lumen von 5,7 cm nur 4 mm, 25 cm kaudal davon bei einem Lumen von 4,4 cm jedoch 5 mm stark; wieder 25 cm weiter kaudal beträgt das Lumen 4,6 cm, die Muskelstärke 4,5 mm. Nun nimmt die Dicke der Muskulatur immer mehr bis zur Cardia zu, wo die Stärke 1,2 cm und darüber, dagegen das Lumen nur noch 4 cm beträgt (Rubeli [513]).

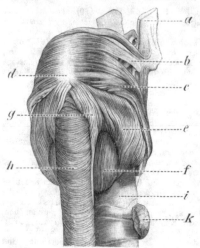

Figur 519. Anfang der Speiseröhren-muskulatur vom Pferde.
a grosser Zungenbeinast (abgeschnitten), b M. ceratopharyngeus, c M. thyreopharyngeus, d die dreieckig erweiterte Raphe pharyngis, e M. cricopharyngeus, f M. cricoarytaenoideus dors., g Mm. oesophagei longitudinales laterales, h elliptische Faserschicht der Speise-röhrenmuskulatur, i Trachea, k Thyreoidea.

Bau der Speiseröhre. Die Speiseröhre besteht aus einer *Tunica fibrosa, muscularis* und *mucosa*. Die lockere **Fibrosa** (Adventitia) befestigt die Speiseröhre an die Umgebung. Die **Muskelhaut** entspringt teils an der Raphe pharyngis mit zwei bis 20 mm starken Längsbündeln (*Mm. oesophagei longitudinales laterales,* Fig. 519 g) und erhält vom M. cricopharyngeus (e) Bündel; weiterhin entspringen an den Aryknorpeln und dem Ringknorpel 2 kleine Bündel, der *M. arytaeno-oesophageus* und *cricooesophageus;* der erstere Muskel stellt ein kleines, schlankes Bündel dar, das sich bald in den Fasern des Oesophagus verliert. Die Fasern der beiderseitigen *Mm. cricooesophagei* gehen über den Oesophagus und unter ihm hinweg und vereinigen sich mit denen der anderen Seite, so dass sie den Eingang zur Speiseröhre vollständig schliessen können (Chauveau-Arloing [103]). Die Muskulatur der Speiseröhre ist am Halse dunkelrot; in der Brusthöhle wird sie von der Gegend der Lungenwurzel ab allmählich blassgelblich und dabei immer dicker und derber, so dass die ganze Speiseröhrenwand eine derbe Beschaffenheit erhält; sie verschliesst das Lumen der Speiseröhre derart, dass nicht einmal Luft aus dem stark aufgeblasenen Magen entweichen kann. Soweit die Speiseröhre rot erscheint, enthält sie quergestreifte, in dem blassen Teile dagegen glatte Muskelfasern. Über **Schichtung und Faserverlauf der Muskulatur** s. S. 401 u. 402.

Die mit einem Papillarkörper und vielschichtigem Plattenepithel ausgestattete, weisse **Schleimhaut** ist leicht verschiebbar. Sie bildet in der leeren Speiseröhre viele Längsfalten (Fig. 441 d, d), die besonders nahe dem Magen dicht liegen und bei Dehnung der Speiseröhre verschwinden. Sie ist drüsenfrei, nur ganz im Anfange der Speiseröhre liegen ventral in der Submucosa Drüsen.

2. Der Magen, Ventriculus, des Pferdes (s. auch S. 404).

Der Magen (Fig. 520 Mg) hat die Form eines länglichen, zusammengebogenen Sackes, der links von der Mitte ein wenig, manchmal und bei leerem Zustand auch bedeutender eingeschnürt ist (Fig. 520 3) und dadurch in 2 äusserlich auch durch Farbe und Muskelfaserverlauf markierte Abteilungen: die linke, dorsale, kleinere *Pars oesophagea* (*proventricularis*), **Vormagenabteilung,** und die rechte, ventrale, grössere *Pars intestinalis* (*glandularis*), **eigentlichen Magen,** zerfällt. Der Pferdemagen ist verhältnismässig klein; er fasst ungefähr 8—15 Liter Flüssigkeit und wiegt 1 bis 1,5 kg. Man unterscheidet an ihm eine stark konvexe *Curvatura major,* **grosse Krümmung** (4), und eine konkave *Curvatura minor,* **kleine Krümmung** (5), die beide an der Cardia beginnen. Die erstere zeigt an der Grenze zwischen Vormagen und eigentlichem Magen die beschriebene Einziehung (3), die sich bei gefülltem Magen verwischt. An der linken Grenze der Curvat. minor pflanzt sich spitzwinklig die Speiseröhre ein, *Cardia,* **Magenmund, Mageneingang.** Zwischen ihr und dem Pylorus ist die Magenwand tief eingezogen (5'), wodurch innen im Magen eine Falte (Fig. 524 3'') entsteht, welche die Scheidung in Vormagenabteilung und eigentlichen Magen andeutet. Die beiden Kurvaturen gehen ohne Grenze in die gewölbten, glatten **Magenflächen** über. Man unterscheidet eine Leberzwerchsfell- und eine Darmfläche; die erstere ist beim leeren

Figur 520.
Magen des Pferdes
mit Nachbar-
organen;
von der kaudalen Seite
gesehen.
B. Pankreas, Hv. Vena
cava caudalis, L. Leber,
Mg. Magen, Mz. Milz,
Pf. Vena portae, Z. Duo-
denum.
1 Oesophagus, 2 Saccus
caecus des Magens, 3 ein-
gezogene Stelle, welche
die Grenze zwischen
dem Vormagen und dem
eigentlichen Magen an-
deutet, 4 Curvatura ma-
jor, 5 Curvatura minor,
5' Einziehung der Ma-
genwand, 6 Pylorus-
sack, 7 erste, 8 zweite
Krümmung des Duode-
num, 9 linker, 10 rech-
ter, 11 mittlerer Lappen
des Pankreas, 12 Ductus
pancreaticus accesso-

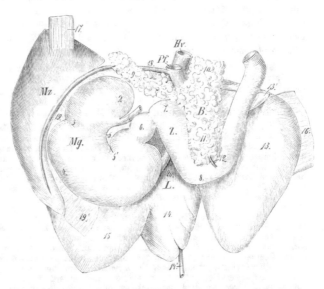

rius, 13 rechter Leberlappen, 13' Proc. caudatus, 14 mittlerer und viereckiger Leberlappen, 14' obliterierte V. umbilicalis (Lig. teres), 15 linker Leberlappen, 16 Lig. triangulare dextrum, 17 Lig. renolienale, 18 V. lienalis, 19 Lig. gastrolienale, 19' Teil des grossen Netzes, 20 ein in der Leber verlaufender Pfortaderast.

Magen brustwärts, beim gefüllten brustwärts und nach links, die letztere beim leeren Magen beckenwärts, beim gefüllten beckenwärts und nach rechts gerichtet. Der dorsal von der Cardia gelegene linke Endabschnitt, *Extremitas sinistra,* stellt eine abgerundete, blinde Ausbuchtung, den *Saccus caecus,* **Blindsack** (Fig. 520 2) dar, während das rechte Ende, die *Extremitas dextra,* mehr ventral liegt und eine dickwandige, durch 2 Einschnürungen begrenzte Aussackung, den **Pförtnersack** (Fig. 520 6), bildet; die darmseitige, rechte-dorsale, stärkere Einschnürung stellt den **Pförtner,** Pylorus, dar und ist durch den *Sphincter pylori,* die magenseitige, linke-ventrale, schwächere durch einen ähnlichen, aber schwächeren Kreismuskel (s. S. 422 u. Fig. 524 6 u. 7) bedingt. Der darmseitige Endabschnitt des Magens (Fig. 520, rechts von 5'), seine *Pars pylorica* (S. 405), umfasst das *Antrum pylori;* der Teil zwischen 3 und 5' ist *Corpus ventriculi.*

27*

Lage des Magens[1]). Der leere oder mässig gefüllte Magen (Fig. 529 Ma) liegt in der dorsalen Hälfte der Regio hypochondriaca sinistra derart, dass der Saccus caecus im Bereich des 14.—15. Zwischenrippenraums an den linken Zwerchfellspfeiler stösst und der am weitesten ventral gelegene, der Fundusdrüsenregion entspr. Teil des Magens in halber Höhe der Bauchhöhle entlang des 9.—11. (12.) Interkostalraums auf der dorsalen Querlage des grossen Colon und auf Schlingen des Jejunum und des kleinen Colon liegt, während der Pylorusteil wieder dorsal aufbiegt und dabei die Medianebene nach rechts etwas überschreitet. Die Hauptachse des mässig gefüllten Magens ist mithin ventral und brustwärts und gleichzeitig etwas nach rechts gerichtet. Bei der Anfüllung dehnt sich der Magen insbesondere beckenwärts und ventral aus, ohne aber die ventrale Bauchwand zu erreichen. Brustwärts stösst der Magen an das Zwerchfell und die Leber, beckenwärts an Schlingen des Jejunum und kleinen Colon, an die Cauda pancreatica und bei starker Füllung auch an die linke Niere und die dorsale Querlage des Colon. Links grenzt er an die Milz (Fig. 520 Mz) und das Zwerchfell, rechts an den linken Zwerchfellspfeiler, das Pankreas, die Leber (Fig. 520 L) und das Duodenum (Fig. 520 Z).

Befestigung des Magens. Der Magen ist verbunden mit dem Zwerchfell durch die Speiseröhre und das Lig. gastrophrenicum, mit der Milz und dem linken Zwerchfellspfeiler durch das Lig. gastrolienale, mit dem Pankreas, der Leber und dem Zwölffingerdarm durch Teile des kleinen Netzes, speziell durch das **Leber-Magen-** und **Leber-Zwölffingerdarmband** und das **Magen-Zwölffingerdarmband.**

Das *Lig. gastrophrenicum*, **Magen-Zwerchfellsband**, wird durch das in der Umgebung der Cardia vom Zwerchfell auf den Magen übergehende Peritonaeum gebildet. Dorsal von der Speiseröhreneinpflanzung setzt es sich in ein Band fort, das zunächst kaum fingerbreit ist, dann allmählich breiter wird und vom vorderen-rechten Rande des Saccus caecus des Magens auf den linken Zwerchfellspfeiler überspringt und ohne scharfe Grenze in das Lig. phrenicolienale und das Lig. gastrolienale übergeht. Das *Lig. gastrolienale*, **Milz-Magenband** (Fig. 520 19), ein Teil des grossen Netzes, geht von der grossen Kurvatur des Magens an den Hilus lienis; sein dorsaler Teil geht ohne scharfe Grenze in das Milz-Zwerchfells- und Milz-Nierenband über und inseriert sich auch am linken Zwerchfellspfeiler; auf diese Weise wird der Saccus caecus des Magens an den linken Zwerchfellspfeiler befestigt. Mit dem Pankreas ist der Magen durch lockeres Bindegewebe verbunden. Das *Lig. gastrohepaticum*, **Leber-Magenband**, befestigt sich in ventral konvexem Bogen am mittleren Leberlappen und am mittleren Teile des Pankreas; es springt als ein ungefähr 10—12 cm langes Band auf die Curvatura minor des Magens bis an dessen Übergang in das Duodenum bzw. bis zum Caput pancreatis über. Nach rechts geht es in das **Leber-Zwölffingerdarmband**, *Lig. hepatoduodenale*, über, ein ca. 7—10 cm breites Band, das von der Leberpforte zum Anfangsteil des Zwölffingerdarms geht. In diesem Bande verlaufen der Lebergallen- und der Pankreasgang. Ausserdem kommt noch die *Plica gastropancreatica*, das **Magen-Zwölffingerdarmband**, vor, das am Saccus caecus dorsal von der Cardia, am mittleren Teile des dorsalen Leberrandes und der Hohlvene, am linken und mittleren Pankreaslappen und am Pylorus bzw. Duodenum sich inseriert; es verschmilzt nach rechts mit dem Leber-Zwölffingerdarmband, nach links mit dem Teile des Milz-Magenbandes, der an den linken Zwerchfellspfeiler tritt, und hilft den Netzbeutelvorhof (s. S. 352) begrenzen. (Genaueres über die Plica gastropancreatica s. Schmaltz [538]).

Struktur der Magenwände. Die Wand des leeren Magens ist zusammengezogen, m. o. w. faltig und dicker als die des gefüllten Magens. Die Magenwand besteht aus einer äusseren serösen, einer mittleren Muskel- und einer inneren Schleimhaut. Die **seröse Haut** verbindet den Magen mit dem Zwerchfell und den umgebenden Organen und bildet dabei Bänder und das kleine und grosse Netz (s. S. 353). Die **Muskelhaut** besteht aus blassen, glatten Muskelfasern; diese bilden eine äussere, sehr dünne, nur an den Kurvaturen und am Pförtnerabschnitt vorkommende **Längsfaserschicht**, eine mittlere, dickere, an der rechten Magenhälfte befindliche **Kreisfaserschicht**, die am

---

1) Genaueres über die Lage des Magens s. Ellenberger u. Baum [158].

Pylorus einen doppelten Ring- oder Schliessmuskel, die *Sphincteres pylori*, bildet, und eine äussere und innere, an der linken Magenhälfte auftretende schiefe Schicht, die *Fibrae obliquae,* deren innere Abteilung eine starke Muskelschlinge um die Cardia, als deren Schliessmuskel, *Sphincter cardiae* (S. 422), bildet. An der **Schleimhaut,** die eine lockere Submucosa besitzt, unterscheidet man: die weissliche, derbe, feste, drüsenfreie kutane Vormagenschleimhaut (Fig. 524 3) und die weiche, sammetartige, schlüpfrige Drüsenschleimhaut (Fig. 524 4), die durch einen etwas vorspringenden, unregelmässig gezackten, gekerbten Rand, den *Margo plicatus* (Fig. 524 3'), voneinander geschieden sind. Die Drüsenschleimhaut zerfällt in eine dunkler gefärbte, borkige, braunrote, dickere, den mittleren Teil der grossen Kurvatur und der Flächen des Magens einnehmende Fundus- und eine hellere, grauweisse oder graugelbliche, dünnere, den pylorusseitigen Abschnitt des Magens auskleidende Pylorusdrüsenschleimhaut.

Am Margo plicatus zieht sich ein hellerer, von der Fundusdrüsenschleimhaut zu unterscheidender Streifen hin, der nahe der grossen Kurvatur sehr schmal (1—1½ mm) ist, nach der kleinen sich auf ca. 2½ cm verbreitert und in die Pylorusdrüsenschleimhaut übergeht; es ist dies die kardiale Übergangszone. Auf die Portio oesophagea entfällt ⅓—⅖ der gesamten Schleimhaut und von den übrigen ⅔—⅗ etwas mehr als die Hälfte auf die Fundusdrüsenschleimhaut.

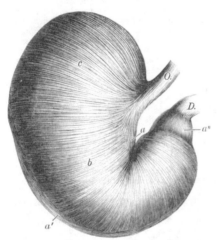

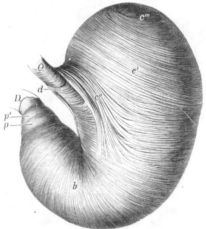

Figur 521. Eingeweidefläche des Magens des Pferdes, von der Serosa entblösst.
0. Oesophagus, D. Duodenum. a Stratum longitudinale curv. min., a′ Stratum longitudinale curv. maj., a″ Stratum longitudinale pylori, b Stratum circulare, c Fibrae obliquae externae.

Figur 522. Umgestülpter Magen des Pferdes, ohne Schleimhaut.
0. Oesophagus, D. Duodenum. b Stratum circulare, c′ Fibrae obliquae int., c″ hufeisenförmige Schlinge, c‴ Übergang der Fibrae obliquae int. in die Fibrae obliquae ext., d Verbindungsast der beiden Schenkel der hufeisenförmigen Schlinge, p, p′ Mm. sphincteres pylori.

Spezielles über den Bau der Magenwände. Die an den Flächen fest, an den Kurvaturen locker mit der Muskelhaut verbundene **Serosa** bildet an der Curvatura minor eine eigentümliche Falte. An der Stelle, wo sich die Magenwand an der kleinen Kurvatur einstülpt, bleibt zwischen der Serosa und der Muskelhaut ein mit lockerem Binde- und Fettgewebe ausgefüllter Raum. Da die seröse Haut an der kleinen Kurvatur kürzer ist als die beiden anderen Häute, so zieht sie die beiden Magenenden gegeneinander und verursacht die Krümmung des ganzen Magens und die Einschnürung an der kleinen Kurvatur. Trennt man hier die Serosa ab, so wird der Magen länger und die Einstülpung verschwindet. Die Serosa ist besonders an der kleinen Kurvatur ungemein reich an elastischen Elementen. An der Curvatura major gehen die von beiden Flächen kommenden serösen Platten in das Milz-Magenband und das grosse

Netz, an der kleinen Kurvatur in das kleine Netz und das Magenzwerchfellsband über.
Die äussere Längsfaserschicht, das *Stratum longitudinale,* der **Muskelhaut** ist schwach; sie
findet sich nur an den Kurvaturen und in deren Nähe und zwar in dünner Schicht. Die an
der Curvat. minor sich findenden Fasern (Fig. 521 a) sind eine Fortsetzung der äusseren (Längs-)
Muskulatur der Speiseröhre; die an der grossen Kurvatur (Fig. 521 a') gelegenen sind mit so vielen
elastischen Fasern vermengt, dass die Muskelfasern oft in den Hintergrund treten. Am Pylorus-
sack findet sich eine gesonderte, starke, durchschnittlich 5 mm dicke Längsfaserschicht (Fig. 521 a''),
die von dem einen Ringmuskel des Pylorus bis zum anderen reicht. Die Kreisfaserschicht,
das *Stratum circulare* (Fig. 521 b, 522 b u. 523 2), dessen Fasern von der kleinen etwas diver-

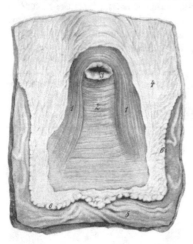

gierend nach der grossen Kurvatur verlaufen und
auf der entgegengesetzten Fläche des Magens wieder
zur kleinen Kurvatur zurückkehren und Kreistouren
bilden, findet sich nur rechts vom Margo plicatus
und ist 2—3 mm dick. Am Ein- und Ausgang
des Pylorussackes bildet das Stratum circulare je
einen kräftigen Ring- oder Schliessmuskel des
Pförtners, die *Sphincteres pylori* (Fig. 522 p, p'),
die wulstförmig in das Magenlumen prominieren und
von denen der magenwärts liegende kürzer und
weniger dick ist. Im Bereich des Margo plicatus,
also rund um den ganzen Magen, findet sich eine
bandartige Verdickung der Kreismuskulatur, die
wegen ihrer Lage an der Grenze zwischen Vormagen
und Magen von Ellenberger Sphincter ventriculi
genannt worden ist. Die schiefe Schicht, *Fibrae
obliquae,* findet sich an der linken Hälfte des Magens;
sie zerfällt in die äussere und innere schiefe Schicht.
Die *Fibrae obliquae externae* (Fig. 521 c) liegen oberflächlich und stammen wesentlich von der Längsmuskulatur der Speiseröhre. Sie bilden inkonstante
Schleifentouren um die linke Magenhälfte und
besonders den Saccus caecus, deren Richtung sich
aus Fig. 521 ergibt. Die *Fibrae obliquae internae*
(Fig. 522 c') bilden die Muskelinnenschicht des Saccus
caecus und stehen durch Faseraustausch mit dem
Stratum circulare, der Innenmuskulatur der
Speiseröhre und den Fibrae obliquae externae in Verbindung. Der Hauptteil ihrer Fasern bildet kurze,
kräftige, etwas divergierende Schenkel, die zu beiden

Figur 523. Ein Teil eines Pferdemagens an der Curvatura minor, mit
von innen freigelegter Muskelhaut.
1, 1 die die Cardia umfassende, hufeisenförmige Muskelschleife, 2 zirkuläre Muskelfasern, 3 Schleimhaut der Cardia, 4 kutane
Schleimhaut, 5 Fundusdrüsenschleimhaut,
6, 6 Margo plicatus.

Seiten der Curvatura minor liegen und indem
sie die Seitenränder und den linken dorsalen Rand
der Cardia umfassen, derart vereinigen, dass sie
eine hufeisenförmige Schlinge um die Cardia
bilden (Fig. 522 c'' u. 523 1, 1). Von dem brustseitigen Schenkel dieser Kardiamuskelschleife
zweigt an der Cardia ein Muskelast (Fig. 522 d) so ab, dass er — die Richtung der zwischen
den beiden Schenkeln sichtbar werdenden Kreisfaserschicht (Fig. 523 2) annehmend — den
rechten ventralen Rand der Cardia umfasst; der grössere Teil seiner Fasern verschmilzt mit
denen des beckenseitigen Schenkels; so entsteht ein wirklicher Schliessmuskel der Cardia,
M. sphincter cardiae, der ergänzt wird von den Fasern der zirkulären Schicht (Fig. 522 c'' u. d);
der übrige Teil der Fasern bildet Spiraltouren, die in die Kreisfaserschicht der Speiseröhre
übergehen. Seitlich verdünnen sich die Schenkel allmählich und breiten sich fächerförmig
aus; ihr Faserverlauf ist verschieden; er ergibt sich aus Fig. 522. Näheres s. Seber [574]
und Weissflog [679].

Die **Schleimhaut** ist mit der Muskelhaut durch die lockere, die grösseren Gefäss- und
Nervenzweige enthaltende *Lamina submucosa* verbunden. Sie bildet bei zusammengezogenem
Magen zahlreiche, in verschiedenen Richtungen verlaufende Falten oder Runzeln, die am gedehnten
Magen verschwinden. Die die Vormagenabteilung auskleidende, weissliche Schleimhaut
(Fig. 477 ö u. 524 3) ist eine kutane, mit einem deutlichen Papillarkörper ausgestattete, drüsenlose,
mit vielschichtigem, oberflächlich verhornten Plattenepithel überzogene Schleimhaut. Die an der
kleinen Krümmung in den Magen hineinragende Falte (Fig. 524 3'') ist von ihr nur auf der kardiaseitigen Fläche überzogen. Die dunkler gefärbte Schleimhaut des eigentlichen Magens (Fig. 524 4)
ist eine vereinzelte Lymphknötchen enthaltende Drüsenschleimhaut, die Zylinderepithel
trägt. Sie ist weich, mit Schleim bedeckt und lässt kleine, seichte Grübchen, die *Foveolae
gastricae,* Magengrübchen. erkennen. Zuweilen treten Hervorragungen auf, die Drüsengruppen
entsprechen, *Areolae gastricae.* Bei näherer Betrachtung lassen sich an ihr 2 Zonen unter-

scheiden, die allmählich ineinander übergehen. Die **dunklere**, mehr braunfleckige, dickere und (am toten Magen) auch weichere **Fundusdrüsenregion** (Fig. 477 f) nimmt die mittlere Gegend des Magens ein und zieht sich vom Margo plicatus an der grossen Krümmung und an den Wänden hin, erreicht aber weder den Pförtnersack, noch die Gegend der kleinen Kurvatur. Ihre Oberfläche hat ein m. o. w. zerklüftetes, borkiges Aussehen und wird durch seichte, schmale, verschieden laufende Furchen in unregelmässige Felder zerlegt. Sie enthält die mit Beleg- und Hauptzellen ausgestatteten, tubulösen **Fundusdrüsen**. Die **hellere**, gelbliche oder gelblichgraue Schleimhaut der **Pylorusdrüsenzone**, welche die nur mit einer Zellart ausgekleideten Pylorusdrüsen besitzt, ist dünner und glatter; sie kleidet das pylorusseitige Sechstel bis Fünftel des Magens, das Antrum pylori, aus und zieht sich noch als ein jederseits 4—5 cm breiter Streifen an der kleinen Krümmung bis an den Margo plicatus hin, wo sie die pylorusseitige Fläche der in den Magen vorspringenden Falte überkleidet und sich dann am Margo plicatus als ein anfangs $2\frac{1}{2}$ cm breiter, dann schmäler werdender und nahe der grossen Kurvatur nur noch $1-1\frac{1}{2}$ mm breiter, schliesslich verschwindender Streifen hinzieht. Dieser letztere Schleimhautstreifen (kardiale Übergangszone) enthält verschiedene Arten von Drüsen: Kardia-, Pylorus- und Übergangsdrüsen. An der **Pylorusdrüsenschleimhaut** (Fig. 477 p) befinden sich, besonders pylorusseitig, kleine Leisten, *Plicae villosae,* die sich stellenweise in Zotten auflösen. Die Stärke der Schleimhaut nimmt bis zum 5. Lebensjahr zu (Fundusdrüsenzone bis 4, Pylorusdrüsenzone bis ca. 1,5 mm) und dann wieder ab, so dass sie bei alten Tieren nur noch $1\frac{1}{3}$ bzw. $\frac{2}{3}$ mm beträgt. (Näheres s. Marquardt [392].)

Figur 524.
Durchschnitt durch einen
aufgeblasenen und gefrorenen
Pferdemagen.

Mg Magen, **Z** Duodenum.

1 Oesophagus, 1′ Schnittfläche seiner Muskelhaut, 2 mit Schleimhautfalten umgebene Ösophagusöffnung, 3 Schleimhaut der Vormagenabteilung, 3′ Margo plicatus, 3″ halbmondförmig in das Lumen vorspringende Schleimhautfalte, 4 Schleimhaut der Drüsenabteilung, 5 Pförtnersack, 5′ Magen - Duodenumöffnung, 6 und 7 stark entwickelte und Schliessmuskeln darstellende Kreisfaserschicht der Muscularis, 8 Curvatura major, 9 Curvatura minor, 10 Diverticulum duodeni.

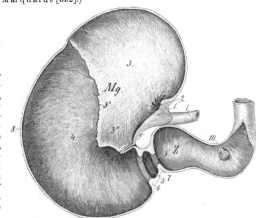

Am aufgeblasenen und getrockneten Pferdemagen finden sich am Mageneingang und -ausgang klappenartige Gebilde, die am Ösophagus- und Pförtnerklappe. Die erstere ist am getrockneten Magen halbmondförmig, sehr selten spiralig, findet sich aber weder an einem frisch aufgeschnittenen, noch am aufgeblasenen und gefrorenen Magen, ist also nur das Resultat der Eintrocknung und entsteht, weil die Schleimhaut nahe der Cardia nur locker mit der Unterlage verbunden ist und bei leerem Magen Falten bildet. Die *Valvula pylori* ist am getrockneten Magen sehr scharf ausgeprägt und ringförmig. Am frischen und gefrorenen Magen stellt sie einen zwischen der Pförtnerhöhle und dem Duodenum befindlichen, die Pförtneröffnung rings umgebenden Schleimhautwulst dar.

b) Der Mitteldarm (Dünndarm) des Pferdes (s. auch S. 406).

Das *Intestinum tenue,* der Dünndarm, ist 16—24 (beim Esel 9—14) m lang und ziemlich gleich weit. Er hängt, mit Ausnahme des Duodenum, an dem zahlreiche Blut- und Lymphgefässe und Nerven einschliessenden, langen und beweglichen Dünndarmgekröse, dessen Ursprung an der Wirbelsäule die kraniale Gekröswurzel (s. S. 354) heisst. Das Jejunum bildet viele bogenförmige Schlingen, *Ansae,* an deren konkavem Rande sich das Gekröse anheftet.

1. Das ca. 1 m lange *Duodenum,* der **Zwölffingerdarm** (s. S. 406, Fig. 520 Z und 530 m, m), hat dicht am Magen die grösste Weite und bildet sofort eine brustwärts,

rechts und dorsal gerichtete 1. Krümmung (Fig. 520 $_7$) und eine 10—12 cm lange, sich über das rechte Magenende erhebende birnförmige Erweiterung (Fig. 524 Z) und geht dann, indem er sich etwas einschnürt, aber alsbald wieder erweitert (Fig. 524), an der Eingeweidefläche der Leber nach rechts und ventral, biegt durch eine 2. Krümmung (Fig. 520 $_8$) abermals um und zieht sich an der Leber nach rechts und dorsal bis zur ventralen Fläche der rechten Niere. Die beiden Krümmungen beschreiben ein liegendes S ($\sim$), in dessen zweiter, ventral konvexer Krümmung der Kopf des Pankreas (Fig. 520 $_{11}$) liegt und der Ductus hepaticus, sowie der Hauptgang des Pankreas am Diverticulum duodeni (s. S. 407) münden. Ventral von der rechten Niere biegt das

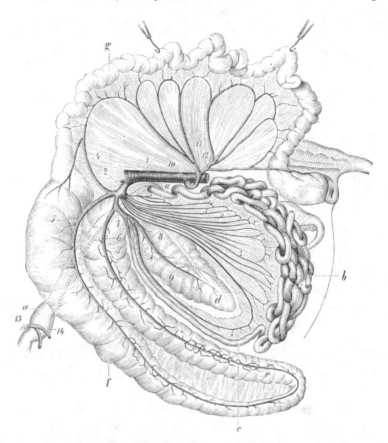

Figur 525. Gesamtübersicht des Darmkanals des Pferdes; von links gesehen.

a, a das Duodenum läuft, vom Dickdarm verdeckt, dorsal und tritt beckenwärts von der A. mesenterica cranialis (2) nach links hinüber, um in b, das an einem langen Gekröse hängende Jejunum, überzugehen, c das in den Blinddarm mündende Ileum, d Caecum (das den Blinddarm von links verdeckende Dünndarmgekröse ist entfernt, um diesen zur Anschauung zu bringen), e und f zeigen die aus der Lage gebrachte, durch ein kurzes Gekröse verbundene, mächtige Kolonschleife, e ventrale und f dorsale Lagen des grossen Colon, g das an dem langen Gekröse befestigte kleine Colon, das in das weitere Rectum übergeht.

Die Zahlen bezeichnen Gefässe (s. darüber Gefässlehre).

Duodenum durch die *Flexura prima* beckenwärts um, läuft an der rechten Bauchwand bis zum beckenseitigen Ende der rechten Niere (Fig. 530 r.N.), biegt dann durch die *Flexura secunda* nach links um und tritt in der Querebene des 3. Lendenwirbels und beckenseitig von der kranialen Gekröswurzel nach links, um ventral von der linken Niere ohne scharfe Grenze in das Jejunum überzugehen.

Der Zwölffingerdarm wird durch das 4—6 cm breite *Lig. hepatoduodenale*, **Leber-Zwölffingerdarmband** (s. S. 420), an die Leber, durch das ebenso breite **Zwölffingerdarmgekröse** an das Caecum und an die dorsale Quer- und die rechte dorsale Längslage des Colon (mit Einschluss des Pankreas) und durch das ca. handbreite *Lig. renoduodenale*, **Nieren-Zwölffingerdarmband**, an die rechte Niere befestigt. Ausserdem steht er noch mit dem kleinen Colon durch das kurze Zwölffingerdarm-Kolonband, *Lig. duodenocolicum*, mit dem Caecum durch das Zwölffingerdarm-Blinddarmband, *Lig. caecoduodenale*, und mit dem Magen durch das Magen-Zwölffingerdarmband, *Lig. gastroduodenale* (s. S. 420), in Verbindung. Das Lig. duodenocolicum bezeichnet das Ende des Duodenum.

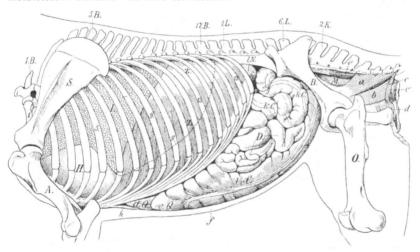

Figur 526. Lage der Brust- und Bauchhöhlenorgane des Pferdes; von links gesehen. Brust- und Bauchwand sind, soweit sie aus Weichteilen bestehen, entfernt.
Die Abbildung ist nach Gefrierpräparaten angefertigt.
1, 5, 9, 13 u. 17 bedeuten die entspr. Rippen, 1.B., 5.B. u. 17.B. 1., 5. u. 17. Brustwirbel, 1.L. u. 6.L. 1. u. 6. Lendenwirbel, 2.K. 2. Kreuzwirbel, S. Schulterblatt, A. Humerus, B. Becken, O. Os femoris, H. Herzbeutel, L. Lunge, Z. Zwerchfell, Z.' Zwerchfellsehne, l.N. linke Niere, l.v.C. linke ventrale Längslage des grossen Colon, v.Q. ventrale und d.Q. dorsale Querlage des grossen Colon, D. Jejunumschlingen, k.C., k.C. kleines Colon, R. Rectum.
a M. coccygeus, b M. levator ani, c paarige und c' unpaare Portion des M. sphincter ani externus, d M. constrictor cunni, e langer Niederzieher des Schwanzes, f ventrale Bauchwand, g Grenze der Lunge bei starker Inspiration, h Schaufelknorpel.

2. Das 6—7 cm weite *Intestinum jejunum,* der **Leerdarm** (Fig. 525 b), ist eine Fortsetzung des Duodenum und beginnt da, wo das Gekröse länger wird. Er ist der bei weitem längste und beweglichste Teil des Dünndarms und wird in ganzer Ausdehnung durch das lange Dünndarmgekröse getragen. Er liegt in unregelmässigen Schlängelungen wesentlich im linken dorsalen Viertel der Bauchhöhle, vermengt mit Schlingen des kleinen Colon; doch können sich einzelne seiner Schlingen auch zwischen andere Darmteile einschieben (Fig. 526 D).

3. Das *Intestinum ileum,* der **Hüftdarm** (Fig. 525 c), geht in der linken Flankengegend aus dem Jejunum ohne Grenze hervor, läuft nach rechts und in der Segmental-

ebene des 3.—4. Lendenwirbels, etwa eine Hand'breit rechts von der Medianebene, fast senkrecht dorsal und senkt sich brustwärts vom Ursprung des Colon aus dem Caecum an der kleinen Krümmung des Blinddarmkopfs in diesen ein. Sein Endabschnitt unterscheidet sich vom Leerdarm durch eine ca. 1 m vor dem Blinddarm beginnende Wandverdickung, so dass dieses Stück mit dem derben Endabschnitt der Speiseröhre verglichen werden kann. Ausser dem gemeinschaftlichen Dünndarmgekröse besitzt das Ileum noch das 10—15 cm lange Hüftblinddarmgekröse, *Mesenterium ileocaecale,* das es mit dem Blinddarm verbindet.

Das Ileum ist im Kadaver stets stark zusammengezogen und scheinbar enger als das Jejunum. Meist finden sich in ihm noch Futtermassen.

Struktur des Dünndarms (s. S. 406). Die Dünndarmwand besteht aus der serösen, der Muskel- und Schleimhaut. Die **seröse Haut,** *Tunica serosa,* das Bauchfell, lässt an der Gekrösanheftung, wo auch die Gefässe des Darmes ein- und austreten, am Darm einen schmalen Streifen frei. Die **Muskelhaut,** *Tunica muscularis,* ist mit der Serosa innig, mit der Schleimhaut locker verbunden. Sie zerfällt in eine dünnere äussere Längs- und eine dickere innere Kreisfaserschicht; letztere ist besonders stark am Endabschnitt des Ileum. Die grau- oder gelbrötliche **Schleimhaut,** *Tunica mucosa,* ist weich, sammetartig und sehr gefässreich; sie besitzt eine Muscularis mucosae und eine lockere, Faltungen und leichte Verschiebbarkeit gestattende, gefäss- und nervenreiche Submucosa, ferner Darmzotten, Darmeigen- und Submukosadrüsen, zahlreiche Lymphknötchen und das *Diverticulum duodeni.*

a) An den fadenförmig dünnen, aber relativ plumpen, dicht stehenden *Villi intestinales,* **Darmzotten,** unterscheidet man den dickeren, fast zylindrischen Basalteil (Basiszylinder) und den abgerundeten, kuppenartigen Spitzenkegel; sie sind mit blossem Auge wahrzunehmen, wenn man das Darmstück in klares Wasser bringt. In diesem nehmen sie sich dann wie eine dichte Rasenfläche aus und flottieren hin und her. Sie finden sich nur im Dünn-, nicht im Dickdarm (s. im übrigen S. 407).

b) Die **Drüsen** unterscheidet man in die *Glandulae intestinales* oder Propriadrüsen, und die *Glandulae duodenales,* Duodenal- oder submukösen Drüsen. Erstere finden sich in der Propria mucosae des ganzen Dünndarms als handschuhfingerähnliche Schläuche. Die Submukosadrüsen finden sich nur im ca. 6 m langen Anfangsteile des Dünndarms und sind geknäuelte, tubulöse Drüsen, die hauptsächlich in der Submucosa liegen.

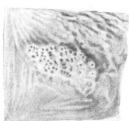

c) Die **Lymphknötchen** kommen als *Noduli lymphatici solitarii,* Einzelknötchen, und in Gruppen als *Noduli lymphatici aggregati,* Knötchenplatten, Peyersche Platten, vor. Die ersteren sind etwa hirsekorngross, rund, oval oder birnförmig und gegen die Umgebung ziemlich scharf abgegrenzt; sie finden sich zerstreut im ganzen Dünndarm und sind wegen ihrer tiefen Lage oft schwer wahrzunehmen. Die Knötchenplatten kommen nur an der der Gekrösanheftung gegenüberliegenden Seite der Darmwand vor. Sie bilden meist undeutliche, rundliche oder länglich-ovale, plattenartige, flache Hervorragungen der Schleimhaut (Fig. 527). Man findet im Mittel 100—200 (51—263). Sie sind verschieden gross, meist 2—6 cm lang, 2—14 mm breit und unregelmässig geformt;

Figur 527. Lymphknötchen-platte 'aus dem Dünndarm des Pferdes.

die grössten kommen am Ende des Ileum vor. Bei jungen Pferden findet sich hier eine 17—38 cm lange und 5—25 mm breite, alten Pferden fehlende Platte. Die erste Platte ist meist 90—140 cm distal vom Pylorus gelegen. Bei Krankheiten und postmortal fallen oft Knötchen aus; die betr. Stellen der Schleimhaut haben dann ein feingrubiges, siebartiges (areoliertes) Aussehen.

d) Über das **Diverticulum duodeni** (Vateri) s. S. 437.

c) Der Enddarm (Dickdarm) des Pferdes (s. auch S. 407—411).

Der aus Caecum, Colon und Rectum bestehende Dickdarm ist erheblich weiter als der Dünndarm und mit Bandstreifen und Poschen versehen.

Nach Colin's Angaben hat der Blinddarm des Pferdes im Mittel 1,00 (0,81 Min., 1,28 Max.), das grosse Colon 3,39 (2,91 Min., 4,00 Max.), das kleine Colon 3,08 (2,35 Min.

3,44 Max.) Meter Länge. Die Inhaltskapazität beträgt nach demselben Autor für das Caecum 33,54 (16,20 Min., 68,00 Max.), für das grosse Colon 81,25 (55,00 Min., 128,00 Max.) und für das kleine Colon 14,77 (10,00 Min., 19,00 Max.) Liter.

1. Das *Intestinum caecum,* der **Blinddarm** (Fig. 525 d, 528 B), ist relativ sehr gross, von konischer Gestalt und brustwärts und ventral gerichtet. Man unterscheidet an ihm den dorsal gelegenen Blinddarmkopf und den kegelförmigen, in eine Spitze (Fig. 528 sp) auslaufenden Körper. Der **Blinddarmkopf,** *Saccus caecus* (Fig. 528 gr), besitzt eine magenähnliche Gestalt und füllt fast das ganze rechte dorsale Viertel der Bauchhöhle aus. Man unterscheidet an ihm eine konvexe dorsolaterale *Curvatura major* und eine konkave ventromediale *Curvatura minor,* ein blindes brustseitiges Ende, und ein in den Körper übergehendes beckenseitiges Ende, eine laterale parietale

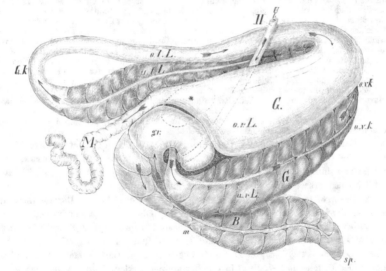

Figur 528. Dickdarm des Pferdes; von rechts gesehen.
B. Caecum, **gr.** dessen Kopf, **m.** Körper, **sp.** Spitze. In den Blinddarmkopf mündet der (in der Figur aus der Lage gebrachte) Hüftdarm (**H**), **G, G** grosses Colon, **u. r. L.** rechte ventrale Längslage, **u. v. K.** ventrale Querlage, **u. l. L.** linke ventrale Längslage, **h. K.** Beckenflexur, **o. l. L.** linke dorsale Längslage, **o. v. K.** dorsale Querlage, **o. r. L.** rechte dorsale Längslage; die punktierte Linie bei * gibt die Lage des Pankreas an der rechten dorsalen Längslage des Colon und am Blinddarmkopf an, **M.** kleines Colon.

und eine mediale viszerale Fläche. Aus seinem kaudalen Teile geht das *Corpus caeci,* der **Körper** (Fig. 528 m), hervor; er stellt einen Kegel dar, dessen blind endende, frei liegende und abgerundete *Apex (Fundus N.),* **Spitze,** ventral und brustwärts gerichtet ist. Er ist mit dem Ileum und der rechten ventralen Längslage des Colon durch ein kurzes Gekröse verbunden und besitzt 4 ungefähr fingerbreite *Taeniae,* **Bandstreifen,** und 4 Reihen *Haustra,* **Poschen,** und Einschnürungen, *Plicae,* wodurch im Innern 4 Reihen blasiger Ausbuchtungen, *Cellulae,* entstehen.

Die 4 Bandstreifen sind ein dorsaler, ventraler, lateraler und medialer; der laterale und ventrale erreichen aber die Spitze nicht; der ventrale ist frei, während der laterale und dorsale vom Gekröse und die mediale von einer fetthaltigen Falte der Serosa bedeckt ist. Am dorsalen Bandstreifen heftet sich das Ileozäkalgekröse an, lässt den Bandstreifen jedoch an der Blinddarmspitze frei; er ist mithin an der Blinddarmspitze der einzige freie Bandstreifen; verfolgt man ihn, so muss man mit Sicherheit auf das Ileum stossen.

An der kleinen Kurvatur des Blinddarmkopfs finden sich dicht nebeneinander 2 Öffnungen: 1. die von starker Muskulatur (*Sphincter ilei*) umgebene Einmündung des zapfenartig ins Caecum ragenden Ileum (s. S. 406), das *Ostium ileocaecale;* es liegt etwas medial und brustwärts von der Ausgangsöffnung; 2. die Ausgangsöffnung, das *Ostium caecocolicum;* an ihm finden sich vielleicht als Klappe (Valvula caecocolica) dienende Schleimhautfalten und ein Muskelring (*Sphincter caeci*).

Lage (Fig. 530 u. 530 A: C, C' u. C''). Der Blinddarm liegt grösstenteils im rechten-dorsalen Viertel der Bauchhöhle, das er fast ganz ausfüllt; nur ein Teil seines Körpers und die Spitze ragen in die ventrale Hälfte der Bauchhöhle hinein; sie ziehen sich schräg von der rechten Flanken- zur Schaufelknorpelgegend. Der Blinddarmkopf liegt ventral von den Lendenwirbeln und Wirbelenden der 3 letzten Rippen und reicht vom Darmbeinflügel bis zur ventralen Fläche der rechten Niere und bis an die Leber und das Pankreas. Er stösst dorsal an die rechte Niere, das Duodenum und die Lendenmuskeln, rechts an die Bauchwand, das Duodenum und event. an ein kleines Stück der Leber, links an die rechte dorsale Längslage des Colon, Schlingen des Jejunum und kleinen Colon, die A. mesent. cranialis, das Pankreas und bei weiblichen Tieren an das rechte Ovarium und den Uterus, brustwärts an Pankreas, Duodenum und Leber und beckenwärts an Jejunum- und Kolonschlingen. Der Blinddarmkörper liegt zwischen und ventral von der Anfangsschleife des Colon, rechts berührt er die Bauchwand und links die linken Kolonlagen und Dünndarmschlingen. Die Blinddarmspitze liegt in der Ebene der 13.—16. Rippe an der ventralen Bauchwand. Der Blinddarmkörper ist durch das Ileozäkalgekröse an das Ileum und durch das Blindgrimmdarmgekröse an die rechte ventrale Längslage des Colon befestigt; er ist im übrigen ebenso wie die Spitze frei. Der Blinddarmkopf ist mit seinem kraniomedialen Viertel bindegewebig an die rechte Niere, die Lendenmuskeln, die Fascia iliaca und das Pankreas und ausserdem durch ein Gekröse und Bindegewebe an das Duodenum, die rechte dorsale Längslage des Colon und die kraniale Gekröswurzel befestigt.

2. Das *Intestinum colon,* der **Grimmdarm** (Fig. 528 G, G), geht aus der kleinen Kurvatur des Blinddarmkopfs hervor und zerfällt in das weite und dicke grosse und das enge und dünne kleine Colon. Er ist die umfänglichste Abteilung des Dickdarms und nimmt den grössten Teil der Bauchhöhle ein. Über seine Länge s. S. 406 u. 426.

a) Das **grosse Colon** bildet eine mächtige, zusammengebogene Darmschlinge, die somit aus 2 durch ein kurzes Gekröse verbundenen Schleifen besteht, von denen die ventrale von ziemlich gleicher Weite ist und sehr viele Ausbuchtungen zeigt, während die dorsale anfangs eng ist, dann allmählich an Weite zunimmt und teils glatt, teils mit wenigen Poschen versehen ist. Vom grossen Colon liegen etwa $1/3$ (mit Anfangs- und Endteil) rechts in der Bauch- und $2/3$ links in der Bauch- und Beckenhöhle. Vom Caecum aus verläuft es an der rechten Bauchwand ventral und brustwärts und bildet die **rechte ventrale Längslage**, *Colon ventrale dextrum* (Fig. 528 u. r. L. u. 530 r. v. C.); in der Schaufelknorpelgegend geht diese als **ventrale Querlage**, *Flexura diaphragmatica ventralis* (Fig. 528 u. v. K., 529 u. 530 v. Q.), nach der linken Seite und zieht sich als **linke ventrale Längslage**, *Colon ventrale sinistrum* (Fig. 528 u. l. L. u. 529 l. v. C.), durch die linke Unterrippen- und Flankengegend bis ins Becken. Dieser ganze Abschnitt heisst die **ventrale** oder **Anfangsschleife**. Im Becken biegt das Colon durch die **Beckenkrümmung, Beckenflexur,** *Flexura pelvina* (Fig. 528 h. K. u. 530 F) um und geht medial und dorsal von der linken ventralen Längslage als **linke dorsale Längslage,** *Colon dorsale sinistrum* (Fig. 528 o. l. L. u. 529 l. d. C.), wieder brustwärts, schlägt sich nahe dem Zwerchfell, die **dorsale Querlage,** *Flexura diaphragmatica dorsalis* (Fig. 528 o. v. K., 529 u. 530 d. Q.), bildend, nach rechts um, geht als **rechte dorsale Längslage,** *Colon dorsale dextrum* (Fig. 528 o. r. L. u. 530 r. d. C.), beckenwärts und geht ins kleine Colon über. Der Abschnitt von der Beckenflexur bis zum kleinen Colon stellt die **dorsale** oder **Endschleife** des grossen Colon dar.

Da, wo das Colon aus dem Caecum entspringt, ist es sehr eng und dickwandig und hat keine Poschen. Nach kurzem Verlauf erweitert es sich oft beutelförmig, verengt sich wieder und erweitert sich dann plötzlich bis zu dem beträchtlichen Durchmesser von 20 bis 25 cm, den die ganze ventrale Schleife besitzt. An der Beckenflexur tritt eine ganz bedeutende Verengerung ein; dann erweitert sich das Colon jedoch allmählich wieder und erreicht am Ende der rechten dorsalen Längslage als magenähnliche Erweiterung seine grösste Weite. Dann verengt es sich plötzlich wieder und geht in das kleine Colon über. Die Anfangsschleife des Colon hat 4 starke Bandstreifen, *Taeniae,* und 4 Reihen zahlreicher deutlicher Poschen; an der Beckenflexur hören Poschen und Bandstreifen (bis auf den vom Gekröse bedeckten, auf die linke dorsale Längslage übertretenden) ganz auf und erst allmählich entstehen an der dorsalen Schleife 3 schwächere Bandstreifen und 3 Reihen nicht sehr zahlreicher und flacher Poschen. Von den beiden der dorsalen Schleife zugekehrten Bandstreifen der ventralen Schleife ist der eine ganz, der andere nur im Bereich der rechten ventralen Längslage vom Mesenterium bedeckt (*Taeniae mesocolicae*); die beiden anderen liegen frei (*Taeniae liberae*).

Lage des grossen Colon. Die rechte ventrale Längslage (Fig. 530 r. v. C. u. 530 A r. v. K.) liegt direkt an der rechten Bauchwand entlang des rechten Rippenbogens, teils extra-, teils intrathorakal; medial stösst sie wesentlich an die linken Grimmdarmlagen und an unbeständige Dünndarmschlingen; kaudoventral grenzt sie an das Caecum und kraniodorsal an die rechte dorsale Längslage. Die ventrale Querlage (Fig. 526, 529, 530 u. 530 A v. Q.) ruht etwa handbreit beckenwärts vom Schaufelknorpel auf der ventralen Bauchwand, beckenwärts und ventral von der dorsalen Querlage. Kaudal stösst sie an die Zäkumspitze, links und rechts an die Bauchwand. Die linke ventrale Längslage (Fig. 526 u. 529 l. v. C.) liegt mit ihrer linken und ventralen Fläche direkt an der linken Bauchwand am Übergang der linken zur ventralen Bauchfläche; medial grenzt sie an unbeständige Dünndarmschlingen, an das rechte Colon und stellenweise an das Caecum, dorsal an die linke dorsale Längslage und an Schlingen des Jejunum und kleinen

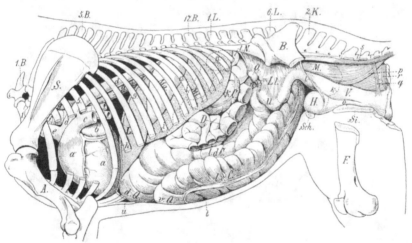

Figur 529. Lage der Brust- und Bauchhöhlenorgane des Pferdes; von links gesehen; tiefere Lage. Die Weichteile der Brust- und Bauchwand, sowie ein Teil der Rippen, des Beckens und Oberschenkelbeins, die linke Lunge und die linke Hälfte des Zwerchfells, ein Teil der rechte dorsale des Jejunum und kleinen Colon, der M. levator ani und coccygeus sind entfernt (s. Fig. 526). Die Abbildung ist nach Gefrierpräparaten angefertigt.
1, 5, 9, 13 u. 17 die entspr. Rippen, **1. B.**, **5. B.** u. **17. B.** 1., 5. u. 17. Brustwirbel, **1. L.** u. **6. L.** 1. u. 6. Lendenwirbel, **2. K.** 2. Kreuzwirbel, **S.** Scapula, **A.** Humerus, **B.** Becken, **F.** Os femoris, **Si.** Sitzbein, **Sch.** Schambein, **L.** Leber, **Ma.** Magen, **Mi.** Milz, **1. N.** linke Niere, l. v. C. linke ventrale und l. d. C. linke dorsale Längslage des Colon, **v. Q.** ventrale und **d. Q.** dorsale Querlage des Colon, **D.** Jejunumschlingen, **k. C.** kleines Colon, **O.** linkes Ovarium, **U.** linkes Uterushorn, **L. l.** Lig. latum uteri, **H.** Harnblase, **V.** Vagina, **M.** Rectum.
a linke und a' rechte Herzkammer, b linke Vorkammer, c A. pulmonalis, d, d Aorta, e Truncus brachiocephalicus communis, f Trachea, g Oesophagus, h Zwerchfell (in der Medianebene durchschnitten und im Stande der höchsten Exspiration), i, i kaudale Grenze des M. T. durch die Milz verdeckten, leeren Magens, k punktierte Linie, welche die Umschlagsstelle des Peritonaeum auf Rectum, Scheide und Harnblase angibt, l abgeschnittenes linkes Lig. latum uteri, m linker Eileiter, n linke Eierstockstasche, o Harnröhre, p Afterschwanzband, q Aufhängeband des Mastdarms, r M. sphincter ani int., s Niederzieher des Schwanzes, t ventrale Bauchwand, u Schaufelknorpel.

Colon. Die Beckenflexur (Fig. 530 F) liegt in der Beckenhöhle, infolge der grossen Beweglichkeit aber ziemlich inkonstant. Die linke dorsale Längslage (Fig. 529 l. d. C.) liegt dorsal von der linken ventralen Längslage an der linken Bauchwand, doch i. d. R. so, dass sie von dieser durch Schlingen des Jejunum und kleinen Colon und bei weiblichen Tieren auch durch das linke Uterushorn getrennt wird; medial und dorsal stösst sie an Schlingen des Jejunum und kleinen Colon. Die dorsale Querlage (Fig. 526, 529, 530 u. 530 A d. Q.) liegt zum grossen Teile intrathorakal, teils dorsal, teils kranial von der ventralen Querlage; der kranial von letzterer befindliche Teil ruht auf dem vom Schaufelknorpel gestützten Teile der ventralen Bauchwand; brustwärts grenzt sie an Leber und Zwerchfell, dorsal an Leber und Magen und ev. an Schlingen des Jejunum und kleinen Colon; links und rechts stösst sie wesentlich an das Zwerchfell und die Rippen und Rippenknorpel. Die rechte dorsale Längslage (Fig. 530 r. d. C. u. 530 A r. d. K.) liegt intrathorakal; lateral (bzw. rechts) grenzt sie an Leber, Duodenum und Zwerchfell (und Rippen), den Zäkumkopf und z. T. auch noch an die rechte ventrale Längslage, medial (bzw. links) an Schlingen des Jejunum und kleinen Colon, an den Magen und an die linken Kolonlagen, ventral an die rechte ventrale Längslage und ev. an Schlingen des Jejunum und kleinen Colon, dorsal an Pankreas, Pfortader, Hohlvene, Leber, Jejunalgekröse mit der A. mesenterica cran. und deren Hauptästen, den entspr. Venen und Nerven und an Schlingen des Jejunum und kleinen Colon.

Befestigung. Die ventrale und dorsale Schleife des grossen Colon sind durch ein kurzes Gekröse miteinander verbunden (s. S. 354); im übrigen liegt das grosse Colon, abgesehen von seinem Anfangs- und Endabschnitt, frei in der Bauchhöhle. Der Anfang des Colon ist an

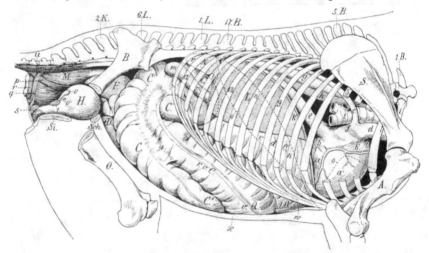

Figur 530. Lage der Brust- und Bauchhöhlenorgane des Pferdes, von rechts gesehen; tiefere Lage. Die Weichteile der Brust- und Bauchwand, ein Teil des Beckens und des Os femoris, die rechte Hälfte des Zwerchfells und die rechte Lunge, der M. coccygeus, levator ani und sphincter ani ext. sind entfernt. Die Abbildung ist nach Gefrierpräparaten angefertigt.

1, 5, 9, 13 u. 17 die gleichzähligen Rippen, 1. B., 5. B. u. 17. B. 1., 5. u. 17. Brustwirbel, 1. L. u. 6. L. 1. u. 6. Lendenwirbel, 2. K. 2. Kreuzwirbel, S. Scapula, A. Humerus, B. Becken, O. Os femoris, Si. Sitzbein, Sch. Schambein, L. Leber, r. N. rechte Niere, r. v. C. rechte ventrale Längs- und v. Q. ventrale Querlage und r. d. C. rechte dorsale Längs- und d. Q. dorsale Querlage des Colon, C. Caecum, C.′, C.′ Blinddarmkopf, dessen kraniale Grenze punktiert ist, C.″ Blinddarmspitze, D. Jejunumschlingen, F. Beckenflexur, H. Harnblase, M. Rectum.

a linke und a′ rechte Herzkammer, b linke und b′ rechte Vorkammer, c V. azygos, d V. cava cranialis, e V. cava caudalis, f Sinus venosus, g Aorta, h Oesophagus, i Trachea, k Zwerchfell (in der Medianebene durchschnitten und im Stande höchster Exspiration), l Lig. triangulare dextrum hepatis, m, m Duodenum, n, n Linie, die den Stand des Zwerchfells in der Medianebene während starker Inspiration angibt, o, o Grenze der Lunge bei starker Inspiration, p Afterschwanzband, q Aufhängeband des Mastdarms, r M. sphincter ani internus, s Gland. bulbourethralis, t Prostata, u Niederzieher des Schwanzes, v Samenblase, v′ rechter Harnleiter (abgeschnitten), w Schaufelknorpel, x durchschnittene ventrale Bauchwand.

den Blinddarm durch das ca. 4 cm lange Blindgrimmdarmgekröse und an die kraniale Gekröswurzel bzw. das Mesojejunum befestigt; die rechte dorsale Längslage ist gegen ihr Ende an den Blinddarmkopf und das Pankreas und durch eine Peritonäalfalte auch an die Leber, das Zwerchfell und Duodenum angeheftet. Der Übergang in das kleine Colon ist auch mit der linken Niere, der kranialen Gekröswurzel und dem grossen Netze verbunden.

b) Das relativ enge, durchgängig gleich weite **kleine Colon** (Fig. 526 k.C., k.C., 528 M. und 529 k.C.) geht links vom Caecum aus dem grossen Colon hervor und hängt an einem langen, dem Dünndarmgekröse ähnlichen Gekröse, dessen Ursprungsteil (**kaudale Gekröswurzel**; s. S. 352) sich links neben der Medianebene bis ins Becken zieht und die A. mesenterica caud. einschliesst. Es liegt, vermengt mit Jejunumschlingen, in unregelmässigen Schlingen im linken-dorsalen Viertel der Bauchhöhle auf den beiden linken Längslagen des grossen Colon, gelangt dann ins Becken, indem sein Gekröse kürzer wird, und geht ins Rectum über; es besitzt einen freien und einen vom Gekröse bedeckten **Bandstreifen** und 2 Reihen **Poschen**. Über das **Zwölffingerdarm-Kolonband** s. S. 425.

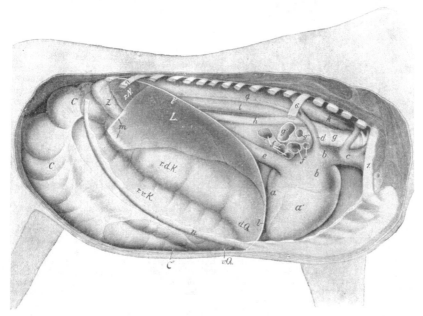

Figur 530 A. Lage der Brust- und Bauchhöhlenorgane des Pferdes; von der rechten Seite gesehen. Formalinpräparat. Tiefere Lage. (Die Brust- und Bauchhöhlenwände sind bis auf einen Teil der Rippen entfernt, ebenso die rechte Lunge und die rechte Hälfte des Zwerchfells.) Die Figur dient zur Ergänzung von Figur 530 und soll insbesondere die richtige Lage der V. cava caudalis (e) in der Brusthöhle demonstrieren; in Figur 530 steigt die Vene zu steil auf, weil das Zwerchfell durch Gasentwicklung im Verdauungskanal zu stark gegen die Bauchhöhle vorgewölbt ist.

1., 6. und 17. die entsprechenden Rippen bzw. Rippenteile; die übrigen Rippen sind entfernt. C Zäkumkörper, C′ Zäkumkopf, C″ Zäkumspitze, L Leber, r.N. rechte Niere. r.v.K. rechte ventrale und r.d.K. rechte dorsale Längslage des Colon, d.Q. dorsale und v.Q. ventrale Querlage des Colon, Z Duodenum.
a linke und a′ rechte Herzkammer, b rechte Vorkammer, b′ Sinus venosus, c V. cava cranialis, d, d V. azygos, e V. cava caudalis, f Vv. pulmonales, f′ A. pulmonalis, g Trachea (bei g′ abgeschnitten), g″ Bronchus für den rechten Spitzenlappen, h Oesophagus, i Aorta, k M. longus colli, l, l abgeschnittenes Zwerchfell, m Lig. triangulare dextrum, n Rippenbogen.

3. Das *Intestinum rectum,* der **Mastdarm** (Fig. 529 u. 530 M.), geht in gerader Linie vom Colon zum After. Er ist 20—30 cm lang, sehr ausdehnbar und **erweitert sich vor dem After** flaschenförmig (**Ampulle**) (Fig. 531 d u. e). Er liegt ventral vom Os sacrum, an das er retroperitonäal durch lockeres Bindegewebe angeheftet ist, während er sich an die ersten Schwanzwirbel mit Muskelbündeln befestigt.

Bei männlichen Tieren bedeckt er die Harnblase, das Ende der Ureteren und der Samenleiter, die Samenblasen, die Prostata, die Glandulae bulbourethrales und die Urethra, bei weiblichen Tieren den Uterus, die Vagina und das Vestibulum vaginae.

Als besondere Eigentümlichkeit ist das Verhalten seiner Muskulatur zu erwähnen. Es verlieren sich an ihm die Tänien; die Längsfaserschicht wird zusammenhängend und bildet starke, durch lockeres Bindegewebe vereinigte Bündel (Fig. 531). Vom ventralen Teile des Mastdarms löst sich jederseits eine Gruppe solcher Längsbündel los, läuft afterwärts und dorsal und befestigt sich, indem sich die Bündel mehrfach kreuzen, an der ventralen Fläche der ersten Schwanzwirbel; sie bilden den *M. rectococcygeus,* das **Afterschwanzband** (Fig. 530 p u. 531 b). Eine Anzahl von diesen in gleicher Richtung laufenden Bündeln tritt jedoch nicht an den Schwanz, sondern verbindet sich mit von der anderen Seite kommenden ähnlichen Bündeln und bildet die das Rectum dorsal umgreifende **dorsale Mastdarmschleife.** Über die ventrale Mastdarmschleife s. S. 434. Fast ebenso stark ist die aus Bündeln

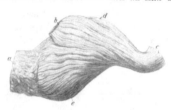

Figur 531. **Muskulatur des Rectum des Pferdes.**
a Anus, b Afterschwanzband, c Rectum (abgeschnitten), d dorsale und e ventrale Ausbuchtung.

bestehende Kreisfaserschicht des Mastdarms. Nach dem After zu verdünnt sich diese, wird aber am After wieder stark und bildet unter der Afterschleimhaut den 3—4 cm breiten und 4—6 mm dicken *M. sphincter ani internus,* **inneren Schliessmuskel des Afters** (Fig. 529 u. 530 r), der vom M. sphincter ani ext. umgeben wird.

Struktur des Dickdarms. Die Dickdarmwand besteht aus einer serösen, einer Muskel- und einer Schleimhaut.

Die **seröse Haut** ist fest mit der Muskelhaut verbunden; nur da, wo sie in das kurze Verbindungsgekröse der beiden Kolonschleifen und in das Mesenterium caecocolicum übergeht, springt sie über die Gefässe, Mesenteriallymphknoten usw. hinweg und heftet sich hier nur locker an. Ferner überzieht sie nicht die Stellen des Blinddarmkopfs und der rechten dorsalen Längslage des Colon, wo das Pankreas liegt, sondern bedeckt hier dessen kraniodorsale Fläche. Ebenso besitzen die einander zugewendeten Flächen des Blinddarmkopfs und der rechten dorsalen Längslage des Colon und der Endteil des Rectum keinen Peritonäalüberzug. Das Verhalten der **Muskelhaut** am Rectum und das Vorkommen von Tänien sind S. 410, 427 u. 431 und oben besprochen worden. Die Kreisfaserschicht weicht nicht wesentlich von der des Dünndarms ab. Zwischen den Platten des Mesocolon gehen von den Gekrös-Bandstreifen der dorsalen Schleife Muskelfaserbündel, den Quermuskel des Colon (Franck [397]) bildend, an die der ventralen und lassen Nischen zwischen sich, in denen **Gekröslymphknoten,** *Lgl. mesentericae,* liegen. Die der Magenschleimhaut ähnlich gefurchte, mit Zylinderepithel bedeckte **Schleimhaut** haftet locker an der Muskelhaut und bildet, besonders an den poschenreichen Teilen, viele grosse, in das Lumen des Darmes hineinspringende und an der Einmündungsstelle des Ileum viele kleine, dicht liegende Falten, *Plicae semilunares.* Eine *Valvula ileocolica* fehlt; das dickwandige Ileumende ragt zapfenartig, die Zäkalschleimhaut vorstülpend, in die Zäkumhöhle vor. Am schlitzförmigen Ostium caecocolicum finden sich starke Faltenbildungen, die geeignet sind, diese Öffnung abzuschliessen. Ganz besonders locker ist die Schleimhaut mit der Muskelhaut im Endstück des Rectum verbunden; sie hat hier einen viel grösseren Umfang als die Muskelhaut und liegt in vielen unregelmässigen Falten, die sich verschieben lassen und beim Kotabsetzen in Form der sog. **Rose** aus dem After herausgepresst werden. Darmzotten und Submukosadrüsen fehlen; gehäufte Lymphknötchen sind sehr selten; dagegen finden sich in der Schleimhaut Darmeigendrüsen und zahlreiche Lymphknötchen. Letztere treten in der Schleimhaut der Blinddarmspitze, der Beckenflexur und stellenweise im Rectum gehäuft auf und zwar in der Zäkumspitze derart, dass man von einer Follikelplatte sprechen kann, die 10—20 cm von der Spitze nach oben reicht.

d) Der After des Pferdes und seine Muskeln (s. auch S. 411).

Der After, *Anus* (Fig. 370 ₃₄), stellt eine etwas vorspringende, rundliche Erhabenheit dar, die aussen von der allgemeinen Decke, innen von einer Schleimhaut bekleidet ist und eine muskulöse Grundlage hat. Die äussere Haut des Afters ist dünn, haarlos oder höchstens mit sehr spärlichen, dünnen Haaren besetzt, reich an Talg- und Schweissdrüsen und geht etwas einwärts vom Afterrand in der *Linea anocutanea* in die Afterschleimhaut über. Diese bildet einen 3—4 cm breiten, die Öffnung umgebenden Streifen und unterscheidet sich von der Rektalschleimhaut, von der sie sich in der *Linea anorectalis* scharf abgrenzt, durch ihr weissliches Aussehen, das Fehlen von Drüsen und den Besitz eines geschichteten, oberflächlich verhornten Plattenepithels und eines hohen Papillarkörpers. Ausser dem beim Mastdarm (s. S. 432) erwähnten, an der Afterschleimhaut liegenden, blassen *M. sphincter ani internus* bildet die Aftergrundlage noch der unter der äusseren Haut befindliche **M. sphincter ani externus** (Fig. 526 u. 532 c, c'), ein kräftiger, roter Muskel, der als breiter Ring die Afteröffnung umgibt und ventral einen Fortsatz abschickt, der sich bei männlichen Tieren in der Mittelfleischgegend verliert und bei weiblichen in den M. constrictor cunni übergeht.

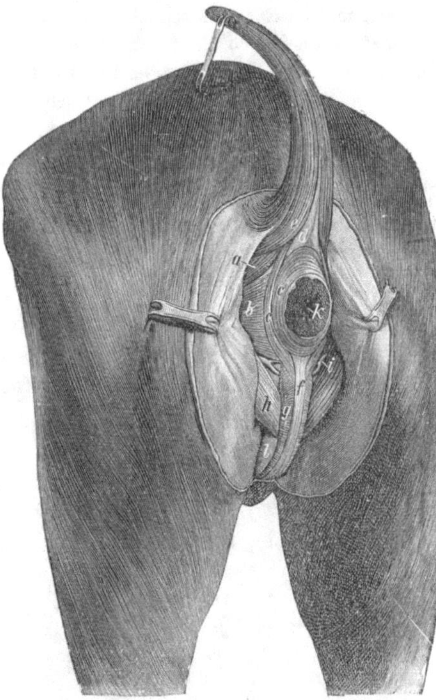

Figur 532. Gegend des Afters und des Penisursprungs beim Pferde (die äussere Haut ist entfernt und die Mm. semimembranosi sind durch Haken etwas zurückgedrängt; der Schwanz ist stark aufgebogen).

a M. coccygeus, b M. levator ani, c paariger und c' unpaarer Teil des M. sphincter ani externus, d Afterschwanzband, e langer Niederzieher des Schwanzes, f Afterrutenmuskel, g M. bulbocavernosus, h M. ischiocavernosus, i Ende der A. pudenda interna, die sich in die A. perinei und profunda penis spaltet, k Afteröffnung, l Corpus cavernosum penis.

Der Muskel zerfällt in den kranialen (paarigen) (Fig. 526 u. 532 c) und kaudalen (unpaaren) Abschnitt (Fig. 526 u. 532 c'). Der letztere ist ein Ringmuskel. Der kraniale Abschnitt ist dagegen paarig und besteht aus einer oberflächlichen und einer tiefen Schicht. Die oberflächliche, etwa fingerbreite Abteilung entspringt an der Schwanzfaszie, läuft ventral und endet am ventralen Teile des Aufhängebandes des Afters. Die tiefe Abteilung entspringt sehnig an der ventralen Schwanzfläche und fleischig am dorsalen Teile des Aufhängebands; sie läuft zwischen der oberflächlichen Abteilung und dem M. levator ani schräg zum ventralen Rande des Afters, wo sie sich mit der der anderen Seite vereinigt.

Der vom M. sphincter ani externus bedeckte **M. transversus perinei**, Mittelfleischmuskel, entspringt am kaudalen Sitzbeinrand nahe dem M. ischiocavernosus und endet am Aufhängeband des Afters.

Der **M. levator ani**, Vorzieher des Afters (Fig. 526 u. 532 b), liegt seitlich am Rectum, innen am Lig. sacrospinosum et -tuberosum, ist platt und ziemlich kräftig.

Er entspringt, von diesem Bande bedeckt und anfangs mit ihm innig verbunden, an der Spina ischiadica, läuft, breiter werdend, afterwärts und dorsal, tritt zwischen den M. sphincter ani ext. und int. und endet am Afterrand.

Das aus glatten Muskelfasern bestehende **Aufhängeband des Afters,** die ventrale Mastdarmschleife (Fig. 529 u. 530 q), entspringt jederseits breit an der ventralen Fläche der ersten Schwanzwirbel und umgreift den After, bedeckt vom M. sphincter ani ext. und levator ani, seitlich und ventral gurtartig. Ein Teil seiner Fasern geht bei männlichen Tieren als **Afterrutenmuskel** (Fig. 532 f) an die ventrale Fläche der Urethra bzw. des Penis und verläuft an dieser eichelwärts, bei weiblichen Tieren als **Afterschammuskel** in die Scham. Über die dorsale Mastdarmschleife s. S. 432.

Wirkungen. Der *M. sphincter ani ext.* hält, unterstützt vom *M. sphincter ani int.,* den After geschlossen. Die oberflächliche Abteilung seiner kranialen Partie kann seitlich auf die durch den After tretenden Kotballen drücken und wird dabei vom *M. transversus perinei* unterstützt, während die tiefe Abteilung den After wirbelwärts zieht. Der *M. levator ani* zieht den After brustwärts. Das Aufhängeband hilft den After tragen, kann ihn wirbelwärts bewegen und in Verbindung mit der dorsalen Mastdarmschleife schliessen.

e) Die Leber des Pferdes (s. auch S. 412—415).

Die Leber (Fig. 502, 529, 530 u. 530 A L., 533, 534 u. 535), ein plattes, breites, braunrotes Organ, ist die grösste Drüse des Körpers und bei jungen Tieren relativ grösser als bei älteren. Sie wiegt im Mittel 5, bei alten Tieren oft nur $2^{1}/_{2}$—$3^{1}/_{2}$ kg. Sie liegt in der Regio epigastrica am Zwerchfell, zum grösseren Teile rechts von der Median-

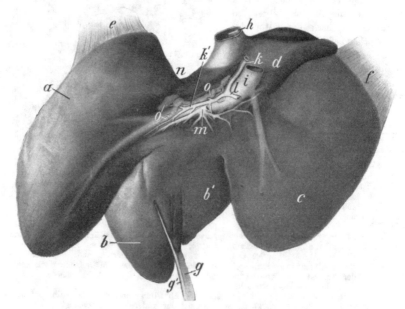

Figur 533. Viszerale Fläche der Leber des Pferdes.
a Lobus sinister lateralis, b Lobus sinister medialis, b' Lobus quadratus, c Lobus dexter, d Lobus bzw. Proc. caudatus, e Lig. triangulare sinistr., f Lig. triangulare dextr., g Lig. falciforme mit g' dem Lig. teres, h V. cava caud., i V. portae, k A. hepatica, k' A. hepatica propria, l A. gastroduodenalis, m Ductus hepaticus (i, k' und m mit ihren grösseren Ästen), n Impressio oesophagea, o, o Lgl. hepaticae.

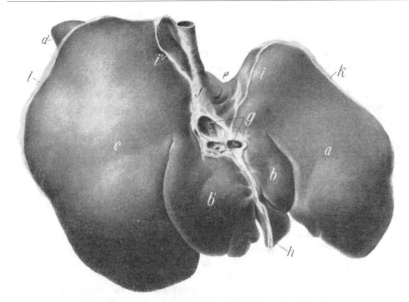

Figur 534. Parietale Fläche der Leber des Pferdes.

a Lobus sinister lateralis, b Lobus sinister medialis, b' Lobus quadratus, c Lobus dexter, d Proc. caudatus, e Impressio oesophagea, f V. cava caudalis, g in die V. cava caud. einmündende Lebervenen, h Lig. falciforme mit dem Lig. teres, i linker und i' rechter Schenkel des Lig. coronarium, k Lig. triangulare sinistrum, l Lig. triangulare dextrum.

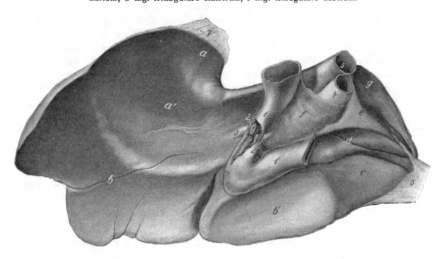

Figur 535. Viszerale Fläche einer in situ mit Formalin gehärteten Leber des Pferdes.

a, a' Impressio gastrica, b, b' Impressio colica, c Impressio caecalis, d Impressio duodenalis, e und f Impressio pancreatica, g Impressio renalis.

1, 1' Duodenum, 2 Diverticulum duodeni, 2' Ductus pancreaticus accessorius, 3 Ende des Ductus hepaticus, 4 Pfortader, 5 Hohlvene, 6 Lig. triangulare dextrum, 7 Lig. triangulare sinistrum.

ebene. Ihre *Facies diaphragmatica,* **parietale Fläche,** stösst direkt an das Zwerchfell; sie ist dementsprechend gewölbt und enthält eine vom rechten Teile des dorsalen Leberrandes schräg ventral gegen die Lebermitte verlaufende, die Vena cava caud. (Fig. 534 f) enthaltende Furche (Hohlvenenfurche). In die V. cava caud. ergiessen sich hier die Vv. hepaticae (Fig. 534 g). Die konkave *Facies visceralis,* **Eingeweidefläche,** liegt am Magen, Pankreas, Duodenum und Caecum, an der dorsalen Quer- und der rechten dorsalen Längslage des Colon, an der rechten Niere und bisweilen an Jejunumschlingen, und zwar liegen diese Teile in flachgrubigen Vertiefungen der Leber, die in Fig. 535 mit a, a', b, b', c, d, e, f u. g bezeichnet sind; sie treten am Präparat aber nur dann deutlich hervor, wenn die Leber in situ gehärtet ist (z. B. mit Formalin). An ihr findet sich fast in der Mitte, nicht weit vom stumpfen Rande, eine längliche, schräge Grube, die *Porta hepatis,* **Leberpforte** (Fig. 502 ₃). In dieser liegen die Pfortader (Fig. 533 i), die Leberarterie (k, k'), die Lebernerven, die Lymphgefässe und -knoten (o, o) und die Gallengänge (m). Diese Gebilde werden von der *Capsula fibrosa (Glissonii),* **fibrösen Kapsel,** umhüllt.

Das ausgeschweifte mittlere Drittel des dorsalen Leberrandes ist verdickt zum gerundeten *Margo obtusus,* **stumpfen Rande** (bei e in Fig. 534). Er zeigt zwei flache Ausschnitte, von denen die *Fossa venae cavae,* durch welche die V. cava caud. (Fig. 533 h u. 534 f) auf die Zwerchfellsfläche tritt, rechts liegt. Die linke, tiefer liegende *Impressio oesophagea* (Fig. 533 n u. 534 e) ist für die Aufnahme des Oesophagus bestimmt. Die seitlichen Drittel des dorsalen Randes, die Seitenränder und der ventrale Rand der Leber sind scharf und bilden den *Margo acutus,* **scharfen Rand.** An seinem ventralen Teile befinden sich 2 tiefe Einschnitte, die *Incisurae interlobares,* welche die Leber in 3 Lappen teilen. Der **rechte** (*Lobus dexter*) (Fig. 502 b, 533 und 534 c), mehr in die Breite und der **linke** (*Lobus sinister lateralis*) (Fig. 502, 533 u. 534 a), mehr in die Länge gezogene **Lappen,** sind die grössten; dabei ist der rechte bei jüngeren Tieren stets der grössere, bei älteren Tieren sind beide entweder gleich gross, oder es ist der rechte oder auch der linke der grössere. Dorsal von der Porta hepatis bzw. der Pfortader findet sich an der Eingeweidefläche der den stumpfen Rand bildende *Lobus caudatus,* **geschwänzte (Spigel'sche) Lappen,** der sich auf den rechten Lappen fortsetzt und in den stumpf dreieckigen *Proc. caudatus* ausgezogen ist (Fig. 502 d', 533 u. 534 d). An letzterem und dem dorsalen Teile des rechten Lappens zeigt die Leber die seichte *Impressio renalis,* **Nierengrube** (Fig. 535 g), zur Aufnahme des kranialen Endes der rechten Niere. Der Lobus caudatus bildet den dorsalen Abschnitt des relativ kleinen, **mittleren Lappens** (Fig. 533 b, b'); dieser besitzt an seinem ventralen Rande einige m. o. w. tiefe Einschnitte, wovon einer eine Grube oder einen kurzen Kanal, die *Fossa venae umbilicalis,* besitzt, in der beim Fetus die Nabelvene liegt, die später zum *Lig. teres,* runden Bande (Fig. 502 ₁, 533 g', 534 h), wird. Der rechts von diesem Bande und ventral von der Porta hepatis liegende Abschnitt des mittleren Lappens ist der *Lobus quadratus* (Fig. 502 c, 533 u. 534 b'), während der links vom Lig. teres gelegene Teil des mittleren Lappens (Fig. 502 a', 533 b) der *Lobus sinister medialis* ist (s. S. 414).

Das Gewicht der Leber beträgt nach Bradley ¹/₈₅ des Körpergewichts.

Befestigung (Fig. 533 u. 534). Die Leber ist durch Gefässe und Bauchfellduplikaturen mit ihren Nachbarorganen verbunden. Am Zwerchfell wird sie ausser durch die V. cava caud., die sowohl mit der Leber als mit dem Zwerchfell in fester Verbindung steht, durch das *Lig. triangulare dextrum et sinistrum* und durch das *Lig. falciforme et coronarium* befestigt.

Das **Ligamentum triangulare dextrum** (Fig. 533 f) tritt seitlich vom scharfen Rande des rechten Leberlappens an den dorsalen Rippenteil der rechten Zwerchfellshälfte. Das längere **Lig. triangulare sinistrum** (Fig. 533 e, 534 k) entsteht links von der Impressio oesophagea am linken Lappen und befestigt sich links am sehnigen Teile des Zwerchfells. Das schmale **Lig. falciforme** (Fig. 533 g, 534 h) spannt sich ventral von der Hohlvene zwischen mittlerem Leberlappen und Zwerchfell aus, schliesst das *Lig. teres* (Fig. 533 g') ein und setzt sich auf die ventrale Bauchwand fort. Dorsal von der V. cava caud. geht es in das dreischenklige **Lig. coronarium** (Fig. 534 i, i') über, dessen linker Schenkel (i) am linken Leberlappen bis zum Lig. triangulare sinistr. geht; der rechte (i') zieht sich dicht an der Hohlvene am rechten Leberlappen bis zum Lig. triang. dextr. hin. Ein kleiner mittlerer Schenkel geht gerade zum Ösophagusausschnitt und zum Lig. gastrophrenicum. In die Ligg. triangularia und das Lig. coronarium erstrecken sich oft bis in die nächste Umgebung des Zwerchfells weite Gallengänge; auch Leberparenchym findet sich nicht selten inselartig zerstreut in denselben vor (T r a u t m a n n [637]). Beckenwärts ist die Leber mit dem Magen durch das **Lig. hepatogastricum** und mit dem Duodenum durch das **Lig. hepatoduodenale** (s. S. 420) verbunden. Dorsal wird die Leber mit der mit ihrem Brustende in der Impressio renalis liegenden rechten Niere und mit dem Caecum durch das 2—4 cm breite, in das Lig. triangulare dextr. übergehende **Lig. hepatorenale**, das reich an glatter Muskulatur ist, verbunden.

Die Leber wird von der A. hepatica und der V. portae versorgt. Die letztere durchbohrt das Pankreas und tritt durch die Leberpforte in die Leber, in der sie sich dendritisch verzweigt. Der in den linken Lappen gehende Ast zieht sich als oberflächlichster Zweig durch die ganze Länge der Leberpforte, während die für den rechten und mittleren Lappen bestimmten Äste sehr bald vom Leberparenchym verdeckt werden. Über die Verzweigungen der V. portae und der Leberarterie s. S. 415. Die Lebervenen führen das Blut der Pfortader und Leberarterie ab. Sie ergiessen sich an der Wandfläche der Leber in die V. cava caudalis (Fig. 534).

Der *Ductus hepaticus,* **Lebergang** (Fig. 533 m), dessen Endstück dem *Ductus choledochus* der anderen Tiere entspricht, setzt sich innerhalb der Leberpforte aus einem grösseren, vom linken und mittleren und aus einem kleineren, vom rechten Lappen kommenden Stamme zusammen. Die Gallengänge folgen dem Laufe der Pfortaderverzweigungen. Der Ductus hepaticus (Fig. 535 3) ist 4—5 cm lang, liegt zwischen den Blättern des Lig. hepatoduodenale und mündet 12—15 cm vom Pylorus entfernt mit dem Ductus pancreaticus in den 2. Schenkel der S-förmigen Biegung des Duodenum. An der Mündungsstelle bildet der gemeinsame Endabschnitt der gen. Gänge eine rundlich-ovale, die Duodenalschleimhaut wulstartig emporhebende Ampulle, das *Diverticulum duodeni* (Fig. 524 10, 535 2, 536, 537 f), das die Grösse einer Wallnuss, seltener die eines Hühnereies hat und mit einer m. o. w. grossen Öffnung mündet.

Die äussere Wandschicht des Divertikels gehört der Zwölffingerdarmschleimhaut (Fig 536 a) an; die innere Wandschicht wird jedoch von der meist gefalteten Schleimhaut der Gänge (Fig. 536 d, d) gebildet.

Figur 536. Sagittalschnitt durch das Diverticulum duodeni des Pferdes (schematisch).

a Schleimhaut, b Muskelhaut und c Serosa des Dünndarms, d, d Schleimhaut des Ductus choledochus bzw. hepaticus, die sich auf die Innenfläche des Diverticulum duodeni fortsetzt, e Ende des Ductus choledochus bzw. hepaticus, f Ende des Ductus pancreaticus, g Hohlraum des Diverticulum duodeni.

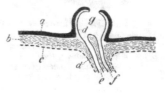

Über die **Struktur der Leber** s. S. 415. Die seröse Kapsel der Leber ist leicht abziehbar und bildet die Bänder der Leber. Jedes Leberband besteht aus 2 durch ihre Subserosa verbundenen serösen Blättern. Die braunrote Lebersubstanz des Pferdes lässt die Läppchenzeichnung nicht oder nur ganz undeutlich erkennen, weil das interlobuläre Gewebe nur sehr sparsam vorkommt (Fig. 506). Die Lebersubstanz ist von festem Gefüge, aber brüchig und leicht zerreissbar. An glatten Leberschnitten bemerkt man offene, rundliche Löcher, die von den mit dem Parenchym fest verbundenen Lebervenen gebildet werden, während die in lockerem Bindegewebe liegenden Pfortaderzweige zusammengefallen sind.

f) Die Bauchspeicheldrüse, das Pankreas, des Pferdes (s. auch S. 415).

Das im frischen Zustand rötlichgelbe oder -graue Pankreas (Fig. 537) wiegt 250 bis 350 g. Es besteht aus einem langen und schmalen **linken Lappen,** der *Cauda pancreatis* (Fig. 520 9 u. 537 a), und einem kurzen und dicken **rechten Lappen,** dem

Lobus dexter (Fig. 520 10 u. 537 c). Beide stossen unter einem fast rechten Winkel zusammen und gehen in den **mittleren Lappen,** das *Caput pancreatis* (Fig. 520 11 u. 537 b), über.

Man könnte auch den rechten und mittleren Lappen zusammen als Kopf bezeichnen.

Lage. Das Pankreas liegt dorsal in der Regio epigastrica nahe der Wirbelsäule, vom 17.—18. Brustwirbel zwischen A. coeliaca und mesenterica cran. und erstreckt sich mit der schmalen Cauda über die Eingeweidefläche des Magens nach links bis zur Milz, während der kurze und dicke Lobus dexter rechts bis zur rechten Niere reicht und der mittlere Lappen brustwärts und ventral an der Eingeweidefläche der Leber bis zum 2. Schenkel der S-förmigen Krümmung des Duodenum zieht. Das Pankreas reicht von einer durch den 15. Brustwirbel bis zu einer durch den 18. Brustwirbel gelegten Querebene. Dorsal stösst es an die Aorta, die V. cava caud., A. hepatica, V. lienalis, die rechte Niere, die Zwerchfellspfeiler, die Lendenzisterne und sympathische Nerven (ev. auch die Pfortader), ventral und beckenwärts an den Blinddarmkopf, die rechte dorsale Längslage des Colon und deren Übergang in das kleine Colon und an die linke Niere, brustwärts an Magen und Leber; der ventrale Rand des rechten und Mittellappens wird vom Duodenum umsäumt. **Das Pankreas liegt mithin zwischen Magen und Leber einerseits und Blinddarmkopf und rechter dorsaler Längslage des Colon andererseits.**

Die kraniodorsale Fläche des Pankreas ist vom Peritonaeum überzogen; zwischen diesem und der Drüsensubstanz liegt die V. portae (Fig. 537 3), die in dem vom linken und rechten Lappen gebildeten Winkel auf diese Fläche tritt und von einem 2—3 cm breiten, aus Drüsenparenchym bestehenden Ring, dem *Annulus portae,* **Pfortaderring,**

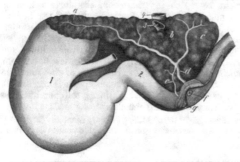

Figur 537. Pankreas des Pferdes.

a Cauda und b Caput pancreatis, c Lobus dexter, d Ductus pancreaticus, e Ductus pancreaticus accessorius, f Diverticulum duodeni, g Papilla min. mit der Mündung des Ductus pancreaticus accessorius.
1 Magen, 2 Duodenum, 3 V. portae, 4 V. cava caudalis.

umfasst wird. Der grösste Teil der kaudoventralen, am Colon und Caecum liegenden Fläche hat keinen serösen Überzug.

Befestigung. Das Pankreas ist an die umliegenden Teile nur durch Bindegewebe und ausserdem auch an das grosse Netz befestigt. Seine hauptsächlichste Befestigung erreicht es dadurch, dass es sich zwischen die Serosa und Muscularis des Blinddarmkopfs und der rechten dorsalen Längslage des Colon, soweit es auf diesen Teilen liegt, einschiebt.

Ausführungsgänge und Bau. In jedem Seitenlappen setzt sich ein Hauptgang zusammen; beide verbinden sich im mittleren Lappen zum **Hauptausführungsgang,** *Ductus pancreaticus [Wirsungi]* (Fig. 537 d), der am Ende dieses Lappens das Duodenum durchbohrt und mit dem Duct. hepaticus das Duodenumdivertikel (s. S. 437) bildet (Fig. 535 2 u. 537 f). Aus dem Hauptgang oder dem linken Gange zweigt sich der **Nebengang,** *Ductus pancreaticus accessorius [Santorini]* (Fig. 537 e), ab, der kleine Gänge aufnimmt und dem Hauptgang gegenüber an einer Papille (Papilla minor) in das Duodenum mündet (Fig. 535 2′ u. 537 g). Die Ausführungsgänge anastomosieren in der Drüse miteinander und sind relativ weit und dünnwandig. Über den **Bau** des Pankreas s. S. 417.

g) Die Milz des Pferdes (s. auch S. 417).

Die Milz (Fig. 509, 514, 520 Mz u. 538) ist ein plattes, fast sichelförmiges, bläulich-rotes Organ von langgezogener, fast dreieckiger Gestalt. Ihre parietale Fläche ist leicht gewölbt und glatt; die viszerale zeigt nahe dem kranialen Rande eine Längsfurche, den *Hilus lienis*, die **Milzrinne** (Fig. 538 c, c); an ihr befestigt sich das Lig. gastrolienale, und in ihr liegen Gefässe, Nerven und Lymphknoten. Durch den Hilus wird von der viszeralen Fläche eine schmälere kraniale *Facies gastrica* abgetrennt. Die Milz hat ihren grössten Dickendurchmesser dicht beckenwärts vom Hilus; von ihm aus nimmt sie brustwärts sehr rasch, beckenwärts nur allmählich an Stärke ab. Der konkave brustseitige Rand ist schärfer als der konvexe beckenseitige. Das dorsale Ende, *Caput lienis* (Fig. 538 a), ist breit, das ventrale, die *Cauda lienis* (Fig. 538 b), in eine stumpfe Spitze ausgezogen. Ränder und Flächen sind nicht selten mit Einschnitten versehen.

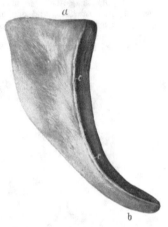

Figur 538. Eingeweidefläche der Milz des Pferdes.
a dorsales, b ventrales Ende, c, c Milzhilus.

Die **Grösse** und **Schwere** der Milz sind nach der Individualität und auch bei demselben Individuum je nach der Blutanfüllung sehr verschieden. Im Durchschnitt lassen sich ihre **Länge** auf 40—55 cm, ihre grösste **Breite** auf 17—25 cm und ihr mittleres **Gewicht** auf $1/2$—$1 1/2$ kg bzw. $1/280$ des Körpergewichts (Bradley [76]) veranschlagen.

Lage und **Bänder** (Fig. 529 Mi). Die Milz liegt intrathorakal in der linken Regio hypochondriaca, vom Rücken schräg kranioventral. Die parietale Fläche stösst an das Zwerchfell und nur mit einem ganz kleinen kaudodorsalen Abschnitt an die Wirbelenden der 2—3 letzten Rippen. Mit ihrer viszeralen Fläche grenzt die Milz an das grosse Netz, das Milznierenzwerchfellsband und an Schlingen des Jejunum und kleinen Colon, ev. auch an das grosse Colon und das Pankreas und mit dem schmaleren brustseitigen Abschnitt dieser Fläche an den Magen; das dorsale Ende schiebt sich im Bereich der 2—3 letzten linken Rippen und des 1. Lendenwirbels zwischen linke Niere und linke Bauchwand ein; die Spitze liegt ungefähr in halber Höhe des 9.—11. Interkostalraums und folgt den Bewegungen des Zwerchfells und den Verschiebungen des Magens. Die Lage der Milz ändert sich mit der Atmung und mit der Füllung und Entleerung des Magens. Hierüber s. unsere topographische Anatomie. Mit dem Magen ist die Milz durch das *Lig. gastrolienale*, **Milzmagenband** (Fig. 520 19), verbunden. Dieses tritt vom Saccus caecus und der Curvatura major des Magens an den Milzhilus und ist zwischen Magenblindsack und dorsalem Teile der Milz so kurz, dass beide dicht aneinander liegen. Nach der Milzspitze zu verlängert es sich und geht in das grosse Netz über, von dem es einen Teil darstellt. Mit der linken Niere und dem linken Zwerchfellspfeiler ist die Milz durch das *Lig. suspensorium lienis*, **Aufhängeband**, verbunden, das von der viszeralen Fläche nahe dem dorsalen Rande der Milz entspringt; von diesem wird der an die Niere tretende, sehr elastische Teil *Lig. renolienale*, **Milznierenband** (Fig. 520 17), und der an das Zwerchfell tretende *Lig. phrenicolienale*, **Milzzwerchfellsband**, genannt; letzteres geht in das Milzmagenband über und befestigt so den Saccus caecus des Magens an den linken Zwerchfellspfeiler. Nicht selten findet man im Milzmagenband kleine, der Milz an Farbe und Bau gleiche, rundliche oder platte Körper, die **Nebenmilzen**.

Über den **Bau der Milz** s. S. 417.

VIII. Vorder-, Mittel- und Enddarm mit Anhangsdrüsen bei den Wiederkäuern.

a) Vorderdarm.

1. Die **Speiseröhre der Wiederkäuer** (Fig. 467, 469 u. 471) ist weiter als beim Pferde. Ihre **Muskelhaut** besteht aus quergestreiften Fasern, die ein wenig auf den Speiserinnenboden und den Magenvorhof ausstrahlen. Betr. Schichtung und Faserverlauf s. S. 401—403. Die im übrigen drüsenfreie **Schleimhaut** enthält im Pharynx-Ösophagus-

grenzgebiet und beim Schafe zuweilen im 1. Viertel der Speiseröhre Drüsen; sie besitzt niedrige Leisten und bildet nahe dem Schlundkopf ventral eine wulstige Verdickung.

Die Wand der Speiseröhre ist beim Rinde verhältnismässig dünn und nimmt magenseitig an Stärke ab; nur am Ösophagusanfang (Hellfors [247 a]) oder am Ende des 1. Drittels (Rubeli [513]) ist sie verdickt und das Lumen verengt; nach Hellfors ist sie partiell wieder im letzten Drittel und am Ende verdickt. Beim Schafe nimmt die Wandstärke magenwärts zu, ist aber im ganzen gering; bei der Ziege kommt in der Mitte der Länge eine Verengerung und Wandverdickung vor (Rubeli [513]).

2. Der **Magen.** Der zusammengesetzte Wiederkäuermagen zerfällt in 3 Vormagen, *Proventriculi,* und den eigentlichen Magen. Dazu kommt noch der kleine gemeinsame Magenvorhof, in den die Speiseröhre mündet (Fig. 539). Die 3 Vormagen werden als 1., 2. und 3. Magen oder als Pansen (W, W*), Haube (H) und Psalter (P) und der eigentliche Magen als 4. oder Labmagen (L) bezeichnet. Psalter

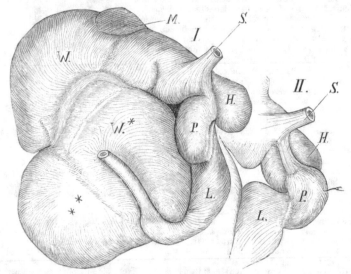

Figur 539. Magen des Schafes.

I. Die Magenabteilungen befinden sich in ihrer natürlichen Lage zueinander. **H.** Haube, **L.** Labmagen, **M.** Milz, **P.** Psalter, **S.** Oesophagus, **W.** dorsaler Pansensack, **W.*** ventraler Pansensack, ****** ventraler Endblindsack des Pansens.

II. Der Psalter (P) ist seitlich vom Pansen abgezogen, damit seine Verbindung mit der Haube (H) und dem Labmagen (L) gezeigt werden kann.

und Labmagen sind bis auf eine enge Verbindungsstelle deutlich voneinander und von den anderen Abteilungen getrennt; Pansen, Haube und Vorhof gehen dagegen äusserlich mehr ineinander über (Fig. 543 W, H). Ihre Trennung ist äusserlich nur ventral und z. T. seitlich durch eine seichte Rinne, die Haubenpansenrinne, angedeutet. Der Labmagen mündet am Pylorus in das Duodenum. Der **gemeinsame Magenvorhof,** das *Atrium ventriculi* (Fig. 540 u. 541 ₄), stellt eine kuppelartige Vorwölbung der dorsalen Seite der Haube und des brustseitigen Endes des Pansens dar, die nur undeutlich durch eine flache Rinne (Fig. 540 f, h) gegen Haube und Pansen abgegrenzt ist.

Der Hohlraum des Vorhofs geht ventral in den der Haube und kaudoventral in den des Pansenvorhofs über. Brustwärts liegt der Vorhof in der Gegend des Hiatus oesophageus am Zwerchfell, an dem er ausnahmsweise bindegewebig befestigt ist.

Die Speiseröhre (Fig. 539 S) mündet ungefähr in der Höhe des 8. Interkostalraums in horizontaler Richtung unmittelbar nach dem Durchtritt durch den Ösophagusschlitz des

Zwerchfells in die rechte, dorsale Ecke des Magenvorhofs (Schmaltz [546]). Sie setzt sich in Form der Speiserinne (Schlundrinne) (s. S. 447) bis zur Haubenpsalteröffnung und bis zum Labmagen fort.

Grösse der Magen. Bei ausgewachsenen Wiederkäuern ist der Pansen die grösste, der Labmagen die zweitgrösste Magenabteilung; bei älteren Feten und ganz jungen Tieren dagegen ist der Labmagen grösser als der Pansen. In 3. Linie folgt beim Rinde der Psalter, der oft dem Labmagen an Grösse gleich ist, und in 4. Linie die Haube, während bei Schaf und Ziege die Haube grösser ist als der Psalter.

Bei Kälbern (Fig. 543) ist nach Schmaltz [534] der Pansen samt Haube in den ersten 4 Wochen etwa halb so gross wie der Labmagen und verhält sich zu diesem mit sechs Wochen wie 2 : 3, mit 8 Wochen wie 3 : 2, mit 10—12 Wochen wie 2 : 1. Während dieser Zeit erscheint der Psalter ganz zusammengezogen. Mit 4 Monaten verhalten sich Pansen und Haube zu den beiden anderen Magenabteilungen wie 4—6 : 1. Dieses Verhältnis bleibt während des weiteren Lebens bestehen. Nur die relativen Grössenverhältnisse des Labmagens und des Psalters untereinander ändern sich noch; der Psalter ist bei Tieren von 4—6 Monaten noch relativ klein, und der Labmagen verhält sich zu ihm wie 8 : 1. Erst mit ungefähr 1¹/₂ Jahren hat der Psalter seine definitive Grösse erreicht; er fasst jetzt ungefähr ebensoviel wie der Labmagen oder ist nur unbedeutend kleiner. Nach Schmaltz [534] gestaltet sich die **Inhaltskapazität** des Wiederkäuermagens wie folgt: Das Fassungsvermögen aller 4 Magenabteilungen schwankt je nach der Grösse und dem Alter der ausgewachsenen Tiere zwischen 95 und 235 Litern und ist selten noch grösser; bei grossen Tieren beträgt es im Durchschnitt 200 (160—235), bei mittelgrossen älteren 120—150 und bei mittelgrossen jüngeren 100—120, bei kleinen älteren Tieren 110—130 und bei kleinen jüngeren Tieren 95—118 Liter. Der Kälbermagen fasst im Alter von 6 Monaten 51—56, von 4 Monaten 31, von 10—12 Wochen 4—10, von 8 Wochen 4—5³/₄, von 4—6 Wochen 1³/₄—4 Liter. Von dem Gesamtinhalt des Rindermagens entfallen 81—87⁰/₀ auf Pansen und Haube (durchschnittlich 84⁰/₀). Nach dem 4. Monat beträgt die Kapazität von Pansen und Haube schon durchschnittlich 83,8⁰/₀. — Das Fassungsvermögen des Labmagens liegt bei erwachsenen Rindern zwischen 8 und 20 Litern; er fasst im 10. Teil dessen, was der Pansen aufnehmen kann; bei grossen Tieren kann er durchschnittlich 15¹/₂, bei mittleren 10—11, bei kleineren 10 Liter aufnehmen. Das Fassungsvermögen des Psalters beträgt bei erwachsenen Rindern 7—18, und zwar bei grossen Tieren 14¹/₂, bei mittelgrossen älteren 10¹/₂—11¹/₂, bei mittelgrossen jüngeren 9, bei kleinen älteren 9 und bei kleinen jüngeren 7¹/₂ Liter. Bei Kälbern von 4—12 Wochen fasst er fast garnichts, von 4 Monaten 2, von 6 Monaten 2¹/₂—3 Liter. Die mittlere Inhaltskapazität des Magens des Schafes und der Ziege beträgt nach Colin für den Pansen 23,40, für die Haube 2,00, für den Psalter 0,90, für den Labmagen 3,30 Liter. Nach unseren Untersuchungen fasste der Pansen eines Schafes 13, die Haube 1, der Psalter kaum 0,30, der Labmagen 1,75 Liter Wasser. — Die Schleimhautoberfläche berechnet Colin für den Rindermagen in Quadratmetern: Pansen 2,00, Haube 0,43, Psalter 5,56, Labmagen 1,18, während er die Oberfläche der Darmschleimhaut für den Dünndarm auf 5,60, den Blinddarm auf 0,46 und das Colon auf 2,00 Quadratmeter anschlägt. Über die Grössen- und Formveränderungen, welche die Baucheingeweide von Rind und Schaf nach der Geburt bis zum erwachsenen Zustand durchmachen, s. Auernheimer [13].

Ausseres und Lage. Der **Pansen**, *Rumen* (Fig. 539 W, W*, 540 u. 541), stellt einen mächtigen, seitlich abgeplatteten Sack mit einer linken und rechten Seitenfläche, einem dorsalen und ventralen (bzw. ventralen-rechten), abgerundeten Rande und einem brust- und beckenseitigen Ende dar. Er füllt die linke Hälfte der Bauchhöhle fast ganz aus (Fig. 542) und erstreckt sich vom Zwerchfell bis zur Beckenhöhle und liegt zu einem erheblichen Teile intrathorakal. Brustwärts reicht er bis zum 6. Interkostalraum, beckenwärts bis an die ventrale Fläche des Darmbeins und bis nahe an das Schambein. Während sein kranialer Teil sich auf die linke Bauchhälfte beschränkt, erstreckt sich sein kaudaler Teil auch in den ventralen Teil der rechten Bauchhälfte. Mit seiner linken (parietalen) Fläche liegt er an der linken Bauchhöhlenwand von der dorsalen bis zur ventralen Medianlinie. Er stösst dabei an den Rippenteil des Zwerchfells, die letzten Rippen und die weiche Bauchwand; nur die Milz trennt ihn auf eine Strecke vom Zwerchfell. An seiner rechten (viszeralen) Fläche liegt der Psalter, ein Randabschnitt der Leber und ein Teil des Pankreas, der Labmagen, die linke Niere und der Darm; der ventrale Teil der rechten Fläche berührt direkt die rechte Bauchwand. Der dorsale Rand liegt am linken Zwerchfellspfeiler und an den linken Lendenmuskeln und stösst auf eine kurze Strecke an das Pankreas und die linke Niere, die er nach rechts gedrängt hat. Die kranialen ²/₃ des dorsalen Randes sind an die Lendenmuskeln durch Bindegewebe befestigt; das kaudale Drittel ist frei (ausnahmsweise ist er bis zum Kreuzbein befestigt); der ventrale bzw. rechte ventrale Rand ruht auf der Bauchwand und beckenseitig auf Darmteilen. Das beckenseitige Ende bildet die beiden Endblindsäcke, das brustseitige geht in die Haube über und stösst ventral an den Labmagen.

Der kraniale Teil der rechten Fläche des Pansens liegt fast median und stösst hier ventral an den Labmagen und dorsal an den Psalter und an die Leber (Fig. 542). Weiter beckenwärts reicht diese Wand ventral immer weiter nach rechts über die Medianebene hinaus, so dass die rechte Fläche eine schräge, ventrolaterale Richtung annimmt; vom Niveau des Anfangs der Lendenwirbelsäule ab ragt der Pansen ventral so weit nach rechts, dass er die rechte Bauchwand berührt und schliesslich das ganze ventrale Drittel der Bauchhöhle einnimmt.

An den Seitenflächen des Pansens findet sich je eine Längsfurche, der *Sulcus longitudinalis dexter et sinister* (Fig. 540 b u. 541 k), die den Pansen in einen linken dorsalen (Fig. 539 W, 540 u. 541 1) und einen rechten ventralen Pansensack (Fig. 539 W*, 540 u. 541 2) teilen.

Der dorsale, linke Sack reicht stets weiter brustwärts als der rechte, ventrale; beckenwärts reichen beide beim Rinde gleich weit, während bei Schaf und Ziege der ventrale (Fig. 539 **, 540 u. 541 2') sich etwas weiter ins Becken erstreckt als der dorsale (Fig. 540 und 541 1'); infolgedessen sind bei Schaf und Ziege beide Pansensäcke gleich lang, während beim Rinde der dorsale Pansensack länger als der ventrale ist. Das beckenseitige Ende des Pansens,

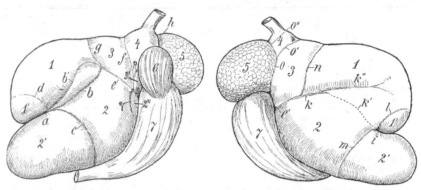

Figur 540.　　　　　　　　　　　　Figur 541.

Figur 540 u. 541. Skizzen des Wiederkäuermagens, zur Demonstration der Pansenfurchen. Figur 540 von der rechten, Figur 541 von der linken Seite gesehen.

1 dorsaler Pansensack, 1′ dorsaler Endblindsack, 2 ventraler Pansensack, 2′ ventraler Endblindsack, 2″ ventraler Anfangsblindsack, 3 Pansenvorhof (dorsaler Anfangsblindsack, von dem sich bei 3′ durch eine undeutliche, mit p bezeichnete Furche ein sekundärer Blindsack abhebt), 4 gemeinsamer Magenvorhof, 5 Haube, 6 Psalter, der nach vorn (brustwärts) gezogen worden ist, damit das Ende der Rinnen f und e frei sichtbar wird, 7 Labmagen.

a Kaudale Pansenfurche, b rechte Längsfurche, b′ akzessorische Nebenfurche, die einen flachen Blindsack abgrenzt, c rechte kaudoventrale Querfurche, d rechte kaudodorsale Querfurche, e ventral absteigender Teil der rechten Längsfurche bzw. ventraler Abschnitt des rechten Teiles der rechten kranialen Querfurche, e′ in Fig. 541 kraniale Pansenfurche, f Grenzfurche des gemeinsamen Magenvorhofs (4), die den letzteren vom Pansenvorhof (3) scheidet und nach links in o′ (Fig. 541) übergeht, g rechter Teil der kranialen Querfurche, die den Pansenvorhof (3) vom dorsalen Pansensack (1) scheidet und nach links in n (Fig. 541) übergeht, h Grenzfurche zwischen gemeinsamem Magenvorhof (4) und Haube (5), die nach links in o″ (Fig. 541) übergeht, i kaudale Pansenfurche, k linke Längsfurche, die sich in 2 Schenkel, einen dorsalen k″ und einen ventralen k′ spaltet; der ventrale ist bei Schaf und Ziege sehr undeutlich, l linke kaudodorsale, m linke kaudoventrale Querfurche, n linker Teil der kranialen Querfurche, o Haubenpansenfurche, die sich in 2 Schenkel, o′ und o″, spaltet, die den Magenvorhof (4) abgrenzen, o′ geht über den dorsalen Pansenrand nach rechts in f (Fig. 540) über, p undeutliche Nebenfurche, die vom Pansenvorhof (3) einen sekundären Blindsack (3′) abtrennt, q undeutliche Nebenrinne, die den ventralen Anfangsblindsack (2″) in verschwommener Weise vom ventralen Pansensack (2) trennt.

die *Extremitas pelvina*, geht in 2 Endblindsäcke, den *Saccus caecus caudalis dorsalis et ventralis* (Fig. 540 u. 541 1′ u. 2′), aus; diese sind durch die tiefe kaudale Pansenfurche, den *Sulcus caudalis* (Fig. 540 a u. 541 i), der die beiden Längsfurchen verbindet, voneinander und durch je eine seichte Querfurche, den *Sulcus coronarius caudalis dorsalis et ventralis*, die dorsokaudale und ventrokaudale Querfurche (Fig. 540 c, d u. 541 l, m), von den Pansensäcken geschieden. Jeder Endblindsack stellt also das kaudale Ende je eines Pansensacks dar. Der ventrale rechte ist weiter und mehr gerundet, der dorsale mehr kegelförmig. Das brustseitige Ende] des Pansens stösst an die Haube und den

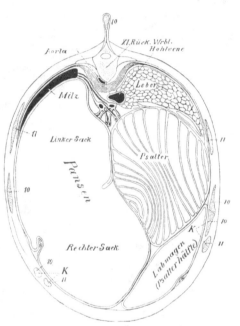

gemeinsamen Magenvorhof, von denen es durch die Haubenpansenfurche, den *Sulcus ruminoreticularis* (Fig. 541 o), und durch die Grenzfurche (f in Fig. 540 und o′ in Fig. 541) getrennt wird. Beckenwärts von diesen findet sich am dorsalen Pansensack die kraniale Querfurche, der *Sulcus coronarius cranialis dorsalis* (Fig. 540 g u. 541 n); ebenso findet sich am ventralen Pansensack eine schräg kaudoventral gerichtete, aus der rechten Längsfurche entspringende, undeutliche Querfurche (Gefässfurche), der *Sulcus coronarius cranialis ventralis* (Fig. 540 q). Diese beiden Querfurchen trennen von jedem Pansensack einen kranialen Teil, die Anfangsblindsäcke (3 u. 2″), ab. Den Anfangsblindsack des dorsalen Pansensacks nennt man auch den Pansenvorhof (3). Die Anfangsblindsäcke liegen so zueinander, dass der dorsale (3) sich brustwärts vor den ventralen schiebt, so dass er allein an die Haube stösst. Der Pansen zerfällt also in 2 Anfangs- (3, 3′ u. 2″) und 2 Endblindsäcke (1′ u. 2′) und die 2 eigentlichen Pansensäcke (1 u. 2). Den äusserlich am Pansen sichtbaren, meist mit Fett gefüllten, wesentlicheren Furchen entsprechen im Innern die muskulösen, mit Schleimhaut überzogenen Pfeiler. Die rechte Längsfurche (Fig. 540 b) fängt mit der die beiden Endblindsäcke scheidenden kaudalen Pansenfurche (a) an und reicht bis zum brustseitigen Ende des Pansens.

Figur 542. Querschnitt durch die Bauchhöhle des Rindes (nach Schmaltz).
Der Schnitt ist durch den 11. Brustwirbel bzw. durch den 10. Brustwirbeldornfortsatz geführt.

Sie verläuft zunächst schräg kraniodorsal, biegt dann plötzlich winklig ventral um und setzt sich in den rechten Teil der kranialen Querfurche (e) fort, die steil ventral bis zum ventralen Pansenrand absteigt; dann biegt sie als kraniale Pansenfurche um das brustseitige Ende des Pansens nach links (Fig. 541 e′) um und geht in die linke Längsfurche (k u. k′) über. Diese läuft vom brustseitigen Pansenende erst etwas dorsal, dann schräg ventral und beckenwärts bis zur kaudalen Pansenfurche (i). Dieser letztere in Fig. 541 mit k′ bezeichnete Teil fehlt bei Schaf und Ziege i. d. R.; die linke Längsfurche sendet gleich anfangs eine Nebenrinne (Fig. 541 k″) ab, die am dorsalen Pansensack schräg beckenwärts verläuft und sich dann verliert. Von der rechten Längsfurche geht kurz nach deren Ursprung aus der kaudalen Pansenfurche eine bogige Nebenfurche, *Sulcus accessorius dexter* (Fig. 540 b′) ab, die bald wieder mit der Hauptfurche zusammenfliesst. Die kraniale Querfurche entspringt von der linken Längsfurche nahe deren kranialem Ende; sie verläuft (Fig. 541 n) fast parallel zur Haubenpansenfurche (Fig. 541 o) (bei erwachsenen Rindern ca. 12 bis 15 cm kaudal von ihr) zum dorsalen Pansenrand und biegt um diesen auf die viszerale Fläche des Pansens um, wo sie (Fig. 540 g) ventral zieht, um sich mit dem kranialen Ende der rechten Längsfurche zu vereinigen (s. oben). Sie scheidet den Pansenvorhof (Fig. 540 u. 541 3) vom dorsalen Pansensack (1). — Von den kaudalen Querfurchen (Fig. 540 c, d u. 541 l, m) ist besonders deutlich die ventrale. Brustwärts vom Sulcus coronar. cranialis dors. findet sich die Grenzfurche des gemeinsamen Magenvorhofs, die diesen (Fig. 540 4) vom Pansenvorhof (3) und der Haube (5) abgrenzt; sie geht an der viszeralen Pansenfläche (f) etwas brustwärts von der kranialen Querfurche dorsal, biegt am dorsalen Rande nach links (Fig. 541 o′) und mündet in die Haubenpansenfurche (Fig. 541 o) ein. Da, wo sie einmündet, geht der kraniale Teil der Grenzfurche (Fig. 541 o″) zwischen Haube (5) und Magenvorhof (4) zur Abgrenzung beider ab.

Die **Haube,** das *Reticulum* (Fig. 539 H, 540 u. 541 5), ist fast kugelig und liegt zwischen Pansen und Zwerchfell auf dem vom Schaufelknorpel gestützten Teile der ventralen Bauchwand derart, dass sie durch die Medianebene in 2 fast gleiche Teile zerlegt wird. $^7/_{16}$ von ihr liegen links und $^9/_{16}$ rechts von der Medianebene.

Sie befindet sich in der Höhe des 6. bis 7. Interkostalraums und der sternalen Enden der 6. Rippen; während ihr ventraler Rand im Niveau des beckenseitigen Endes des Brustbeins am Zwerchfell und (bei Inspiration) auf dem Schaufelknorpel liegt, reicht der dorsale Rand etwa bis zur halben Höhe des Rumpfes (Schmaltz [546]). Mit ihrer brustseitigen Fläche liegt sie in der Konkavität des Zwerchfells und an der Leber, mit der beckenseitigen am Pansen, Psalter und Labmagen. Der rechte Rand stösst an den Labmagen, der linke an das Zwerchfell und zuweilen an die Milz; der dorsale Rand berührt den Pansen, den Psalter und die Leber. Vom Herzbeutel ist die Haube nur 2—4 cm entfernt.

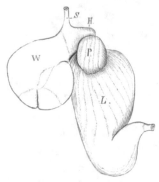

Figur 543. **Magen eines neu-geborenen Kalbes.**
H. Haube, L. Labmagen, P. Psalter, S. Oesophagus, W. Pansen.

Der **Psalter,** *Omasus* (Fig. 539 P, 540 6, 542, 543 P), hat beim Rinde eine kugelige, seitlich etwas zusammengedrückte, beim Schafe eine ovale Gestalt und liegt dicht rechts neben der Medianebene im mittleren Drittel der Bauchhöhle, dorsal von Haube und Labmagen zwischen Pansen und Leber, ungefähr im Bereich des 9.—12. Brustwirbels; er stösst mit seiner kranialen, rechten Fläche an das Zwerchfell und vor allem an die Leber und mit der kaudalen, linken Fläche an den Pansen und rechts und beckenwärts an die Gallenblase.

Die Bauchwand berührt er nur an einer kleinen Stelle ventral, etwa im 7.—9. Interkostalraum. Beim Schafe reicht er vom 7. Interkostalraum bis zur 10. Rippe.

Sein dorsaler konvexer Rand ist der Leber und beckenwärts von ihr der Wirbelsäule und dem Wirbelende der letzten rechten Rippen, sein nur kurzer ventraler konkaver Rand dem Labmagen, der Haube und dem Pansen zugewendet.

An seinem nach links gerichteten Anfangsabschnitt ist der Psalter etwas verengt und bildet den **Psalterhals,** das *Collum omasi.*

Der **Labmagen,** *Abomasus* (Fig. 539 L, 540 u. 541 7, 542, 543 L), ist ein langgezogener, fast birnförmiger Sack, der sich mit seinem engeren Endabschnitt dorso-kranial krümmt. Er liegt rechts von der kranialen Hälfte des Pansens auf der ventralen Bauchwand. Seine linke Fläche grenzt an den Pansen; seine rechte Fläche und seine gewölbte ventrale Krümmung, *Curvatura major,* stossen an die Bauchwand, während seine anfangs konvexe, gegen das Ende konkave dorsale Krümmung, *Curvatura minor,* an den Psalter und den Darm grenzt. Sein ventral vom Psalter liegender Anfangsabschnitt stösst im 6. Interkostalraum an die Haube und bildet links von der Medianebene einen z. T. ventral von Pansen und Haube liegenden Blindsack, der beim Schafe die linke Thoraxwand und bei Rind und Schaf den Schaufelknorpel an einer kleinen Stelle erreicht.

Der immer schmäler werdende Endabschnitt des Labmagens zieht sich ungefähr am rechten Rippenbogen dorsal bis zur 12. Rippen-Rippenknorpelverbindung hin und biegt dann brustwärts um, so dass die Pylorusöffnung bzw. der Übergang in das Duodenum am ventralen Ende der 9.—11. Rippe liegt. Etwa 15—20 cm vor dem Pförtner hat der Labmagen eine Einschnürung, hinter der er sich wieder erweitert. Diese Einschnürung scheidet die Pars pylorica mit dem Antrum pylori vom übrigen Magen. Über das **Duodenum** s. S. 451.

Bau und innere Einrichtung der Magenabteilungen. Die Wand der 4 Magen besteht aus der serösen, der Muskel- und der Schleimhaut.

Allgemeines. Die **seröse Haut** überzieht die Magenabteilungen, überbrückt aber die zwischen den Abteilungen befindlichen Spalten und die Pansenfurchen und lässt so die eingebogenen Teile der Magen, wie auch den ventral von den Pfeilern des Zwerchfells und den Lendenwirbeln liegenden Teil des Pansens frei. Die **Muskelhaut** besteht mit Ausnahme der wenigen von der Speiseröhre ausstrahlenden, quergestreiften roten aus glatten Muskelfasern, die sich im allgemeinen in Längs- und Querschichten ordnen, jedoch ziemlich verwickelte Verhältnisse darbieten (s. unten). Verhältnismässig am stärksten ist die Muskelhaut der Haube (5 mm beim Rinde, 2 mm bei Schaf und Ziege), doch finden sich auch an anderen Stellen starke Muskelverdickungen, z. B. an der Schlundrinne, an der Hauben-Psalter- und vor der Psalter-Labmagenöffnung und am Pylorus des Labmagens und ferner im Pansen in Form der Pfeiler. In schwächeren Zügen finden sich die glatten Muskelfasern auch in den Zotten, Leisten und in Schichten in den Blättern der Schleimhaut. Die Beschaffenheit der **Schleimhaut** ist für jede Magenabteilung charakteristisch. In den 3 Vormagen stimmt sie jedoch darin überein, dass sie drüsenfrei ist und ausser einem Papillarkörper ein sehr starkes, ge- schichtetes Plattenepithel besitzt, dessen oberflächliche, verhornte Schicht sich bald nach dem Tode unter dem mazerierenden Einfluss des Mageninhalts in Fetzen ab- löst. Die Schleimhaut des 4. Magens ist eine Drüsenschleimhaut.

Figur 544.
Aufgeblasener
und gefrorener
Magen des
Schafes; von
vorn und links ge-
sehen.

Die Haubenwand
ist nur teilweise,
die Wand des lin-
ken Pansensacks
grösstenteils ent-
fernt. Der Psalter
ist von der dor-
salen Seite ge-
öffnet, seine
Blätter sind ent-
fernt.
H. Haube, L. Lab-
magen, P. Psalter,

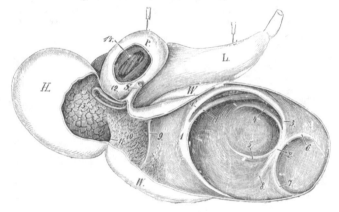

S. Oesophagus, W., W.* Pansen (W.* gehört dem ventralen Pansensack an). 1 kranialer Haupt- pfeiler, 1' seine Fortsetzung, die sich mit dem kaudalen Längspfeiler (3) verbindet, 1'' nach rechts laufender Seitenschenkel des kranialen Pfeilers (in der Figur zu stark gehalten), 2 kaudaler Hauptpfeiler, 3 sein dorsaler, mittlerer, sich mit dem kranialen Pfeiler zum rechten Längspfeiler verbindender Schenkel, 4 rechter dorsaler, 5 rechter ventraler Querpfeiler, 6 linker dorsaler, 7 linker ventraler Querpfeiler, 8 Andeutung eines mittleren ventralen Schenkels, 9 Schleimhaut- falte, die den Vorhof des Pansens von dem dorsalen Pansensack trennt, 10 Pansenvorhof, 11 Haubenpansenpfeiler, 12 Schlundrinne, 13 Hauben-Psalteröffnung, 14 durch die Entfernung der Psalterblätter sichtbar gewordene Psalter-Labmagenöffnung.

Spezielles. A. Pansen. An der Innenwand (Fig. 544 W, W*) fallen zunächst die als Scheidewände wirkenden Hauptpfeiler, sowie die von diesen abgehenden Neben- pfeiler in die Augen. Die Pfeiler zeichnen sich dadurch aus, dass sie glatter und mehr weiss erscheinen als der übrige Teil der inneren Pansenfläche. Sie stellen muskulöse Faltenverdickungen der Pansenwand dar und entsprechen den Furchen der äusseren Pansenoberfläche und zwar der kraniale und kaudale Hauptpfeiler (Fig. 544 1 u. 2) der kranialen und kaudalen Pansenfurche. Sie scheiden die Endblind- säcke und die Anfangsblindsäcke voneinander. Von den Hauptpfeilern gehen Neben- pfeiler aus, die teils Längs-, teils Querpfeiler sind und den S. 443 besprochenen Längs- und Querfurchen entsprechen.

Die *Pila cranialis*, der **kraniale Hauptpfeiler** (Fig. 544 1), liegt ungefähr in der Höhe des 11. Interkostalraums bzw. der 12. Rippe. Er stellt einen langen, bogenförmig ausgeschweiften, beim Rinde ca. 7 cm in den Pansen hineinragenden, bis 2 cm dicken Wulst dar, der beiderseits beckenwärts in je einen niedrigen Längspfeiler ausläuft, der in den entspr. des kaudalen

Hauptpfeilers übergeht. Vom rechten Längspfeiler geht brustwärts ein Nebenpfeiler ab, der den ventralen Anfangsblindsack umgrenzt. Den dorsalen Anfangsblindsack scheidet eine besondere Schleimhautfalte (9) ab. Die *Pila caudalis,* der **kaudale Hauptpfeiler** (2), liegt ungefähr in der Höhe des 2.—3. Lendenwirbels. Er bildet einen kurzen und dicken (beim Rinde bis 5,5 cm starken), nur ungefähr 3 cm in den Pansen vorspringenden, schrägen Querwulst, der an seinen beiden Enden in je einen niedrigen Längspfeiler (3) ausläuft; diese laufen an beiden Pansenflächen brustwärts, fliessen mit den Längspfeilern des kranialen Hauptpfeilers zusammen und entsprechen den beiden Längsfurchen des Pansens. Der rechte (dorsale) Längspfeiler spaltet sich und erscheint doppelt wie die rechte Längsrinne. Aus dem Hauptpfeiler entspringen da, wo er seitlich in die Längspfeiler übergeht, jederseits ein dorsaler und ventraler, zirkulär verlaufender Querpfeiler (4 u. 5, 6 u. 7); die rechten Querpfeiler bilden einen geschlossenen, die linken einen offenen Kranz, der die Endblindsäcke vom übrigen Pansen scheidet.

Die dunkelbraune bis schwarze **Pansenschleimhaut** besitzt eine lockere Submucosa und ist rauh und zottig und nur an den Pfeilern glatter und heller von Farbe. Ihre Rauhigkeit ist durch eine Unzahl dicht stehender **Zotten,** Papillen, bedingt, die beim Rinde eine Länge von 1 cm, beim Schafe von 5 mm oder mehr erreichen und meistens zungenförmig, aber auch fadenförmig sind.

Zwischen den grösseren Zotten finden sich vielfach kleinere Wärzchen. Am stärksten sind die Zotten im Haubenende des dorsalen Pansensacks, an den ventralen Teilen der Wände und in den End-

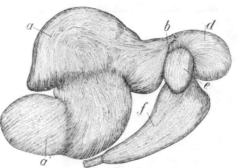

Figur 545. Verlauf der Muskelfasern der oberflächl. Schicht am Wiederkäuer-magen (von der rechten Fläche gesehen).

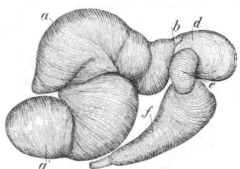

Figur 546. Verlauf der Muskelfasern der tiefen Schicht am Wiederkäuermagen (von der rechten Fläche gesehen).

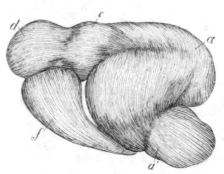

Figur 547. Verlauf der Muskelfasern der oberflächl. Schicht am Wiederkäuer-magen (von der linken Seite gesehen).

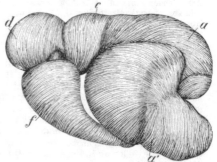

Figur 548. Verlauf der Muskelfasern der tiefen Schicht am Wiederkäuermagen (von der linken Seite gesehen).

a Dorsaler und a′ ventraler Pansensack, b Cardia, c Pansenvorhof, d Haube, e Psalter, f Labmagen.

blindsäcken, bedeutend schwächer am dorsalen Teile des dorsalen Pansensacks; in der Nähe der Pfeiler werden sie kleiner und schliesslich zu kleinen Knötchen oder fehlen ganz. Länge und Farbe der Zotten sind verschieden. Das starke geschichtete Pflasterepithel umhüllt die Papillen und ist der Träger der dunklen Farbe; die vom Epithel befreiten Zotten sind rötlichgelb.

Die aus glattem Muskelgewebe bestehende **Muskelhaut** des Pansens und des Magenvorhofs setzt sich aus einer äusseren, beim Rinde 1,5, bei Schaf und Ziege $\frac{1}{2}$ mm dicken Längs- und einer inneren, beim Rinde 3, bei Schaf und Ziege 1 mm starken Kreisfaserschicht, deren Faserrichtung sich aus Fig. 545—548 ergibt, zusammen. Wesentlich durch Verdickung der inneren Schicht entstehen die Pfeiler.

In der Wand des gemeinsamen Magenvorhofs findet sich ungefähr in der Höhe der 8.—9. Rippe dicht am Zwerchfell und nahe der Wirbelsäule die Einpflanzung der Speiseröhre, die Cardia (Fig. 550 a). Sie ist nicht trichterförmig und beckenwärts gerichtet, da die Speiseröhre horizontal in den Vorhof mündet; ein ausgesprochener *Sphincter cardiae* ist nicht zugegen.

An der der Cardia entgegengesetzten, ventralen Magenwand findet sich die beim Rinde bis 5 cm hohe *Pila ruminoreticularis*, der **Haubenpansenpfeiler** (Fig. 544 11), der ventral die Grenze zwischen Haube und Pansen markiert, während dorsal beide ohne Grenze in der beim Rinde ca. 18 cm hohen und ca. 13 cm breiten Pansenhaubenöffnung, *Ostium ruminoreticulare*, ineinander fliessen; ein Schliessmuskel ist nicht vorhanden. Eine Strecke beckenwärts vom Haubenpansenpfeiler liegt der kraniale Hauptpfeiler. Die Schleimhaut des Magenvorhofs ist mit kleinen, zottigen Papillen versehen; brustwärts schliessen sich an sie die Haubenzellen und seitlich, ventral und beckenwärts die höheren, zungenförmigen Papillen der Pansenschleimhaut an.

B. Haube. Das Innere der Haube (Fig. 544 H) zeichnet sich dadurch aus, dass ihre nicht verschiebbare kutane Schleimhaut leistenartige Blättchen bildet, die beim Rinde meist 10—12 mm hoch, beim Schafe aber viel niedriger sind und sich zu einem System von vier-, fünf- oder sechseckigen Zellen, *Cellulae reticuli*, verbinden, die den Wachszellen der Bienenstöcke ähneln (Fig. 549). In ihrem Grunde befinden sich niedrigere Leistchen, die kleinere, sekundäre Zellen bilden und bei Schafen durch kleine, strichartige Hervorragungen ersetzt werden. Die Ränder und Flächen der Leisten sind, wie auch die Zellenbasis, mit kleinen Spitzen oder Wärzchen versehen.

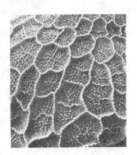

Figur 549. Ein Stück Schleimhaut aus der Haube des Schafes.

Gegen den Pansen und die Schlundrinne hin verschwinden die Zellen allmählich; sie werden flacher und ihre Wände niedriger; diese sind bald nur noch nebeneinander verlaufende Leistchen ohne Zwischenverbindungen und lösen sich schliesslich in Zotten auf. Bei Schaf und Ziege ist die Grenze zwischen Haubenzellen und Zotten ziemlich scharf. Über die Haubenpsalteröffnung s. S. 450.

Ausser der **Pansenhaubenöffnung** (s. oben) hat die Haube, etwa in der Mitte des ventralen Randes, die zum Psalter führende, schlitzförmige, meist fest geschlossene **Haubenpsalteröffnung**, das *Ostium reticuloomasicum* (Fig. 550 d). Sie steht mit der Cardia durch die **Speiserinne**[1], **Schlundrinne**, *Sulcus oesophageus* (Fig. 550), die der an einer Seite offenen Speiseröhre zu vergleichen ist, in Verbindung. Sie wird von 2 wulstigen Längsleisten, den Lippen (b, c), begrenzt, zwischen denen sich der Boden der Rinne befindet. Die Lippen fangen an der Mündung der Speiseröhre niedrig an und werden allmählich höher. Die Speiserinne verläuft von der Speiseröhreneinmündung (a) an der rechten Vorhofs- und Haubenwand ventral zur Haubenpsalteröffnung. Dabei beschreibt sie um eine innere, an der rechten Hauben- und Vorhofswand vorhandene Vorwölbung eine spiralige, langgezogene Drehung und zwar derart, dass die am Anfang rechts von der Speiseröhrenöffnung gelegene rechte Lippe (c) am Ende (c') links von der Haubenpsalteröffnung liegt, also zur linken Lippe geworden ist, während die linke Lippe (b) an die rechte Seite dieser Öffnung gelangt, also zur rechten Lippe (b') wird. Ventral von der Haubenpsalteröffnung umgreift die linke, sehr

---

[1] Genauere Angaben über die Schlundrinne geben: Ellenberger [153], Helm [248], Massig [400], Schmaltz [533], Würfel [687].

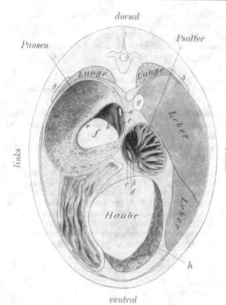

Figur 550. Gefrierquerschnitt durch ein Schaf (der Schnitt ist durch die 8. Rippe geführt und von der kaudalen Seite gesehen).

a Speiseröhre, b Anfangsteil und b' Endteil der linken (jetzt rechten) Schlundrinnenlippe, c Anfangsteil und c' Endteil der rechten (jetzt linken) Schlundrinnenlippe, d Haubenpsalteröffnung, e Haubenpansenpfeiler, f Pansenhaubenöffnung, g V. cava caud., h Cellulae reticuli. 8, 8 achte Rippe.

hohe Lippe, indem sie sich im Bogen nach rechts wendet, die links umbiegende, niedrige, rechte Lippe.

Die rechte Hauben- und Vorhofswand sind eingebuchtet und bilden dadurch die erwähnte innere Vorwölbung; diese bildet die Achse für die Drehung der Speiserinne in der Art, dass der Anfang dieser Rinne beckenseitig vom dorsalen Ende der Hervorragung liegt, während das Ende brustseitig von deren ventralem Ende sich befindet; die offene Seite der Rinne sieht also am Anfang nach hinten, am Ende nach vorn. Der Verlauf der Speiserinne gleicht mithin einer langgezogenen Schraubenwindung. Die Schleimhaut bildet am Boden der Speiserinne Längsfältchen oder Papillenreihen, die zu den Psalterblättern führen, während die Lippen kleine Querfältchen tragen, die sich in die Leisten der Haube fortsetzen. Den Lippen und dem Boden der Speiserinne dient als Grundlage starke Muskulatur; die des Bodens setzt sich aus einer dünnen äusseren Längsfaserschicht, deren Fasern z. T. aus quergestreiften Muskelfasern bestehen, und einer erheblich stärkeren Querfaserschicht (Fig. 551 f), die beim Rinde 3 und bei Schaf und Ziege 1 mm dick ist, zusammen; die Lippenmuskulatur besteht aus je einem starken, beim Rinde ca. 7, bei Schaf und Ziege 3 mm dicken, von der Kreismuskelschicht des Speiseröhrenendes abstammenden Muskelstrang längsgerichteter Fasern (e, e'), in den sich ein Muskelblatt der inneren Muskelschicht des Bodens, gegen den freien Rand der Lippe strebend, einsenkt. Die Fasern der Lippenmuskulatur laufen sowohl an der Cardia, als an der Haubenpsalter-öffnung teils ineinander, teils gehen sie in benachbarte Muskelzüge der Haubenwand (Fig. 551 i) über. Gegen die Psalterhaubenöffnung nimmt die Muskulatur an Stärke zu; an dieser Öffnung gehen die Fasern der Muskulatur der rechten Lippe z. T. in die Muskulatur der Psalterbrücke und Psalterblätter, die der linken z. T. in die Haubenmuskulatur über; im übrigen bildet die Muskulatur beider Lippen einen Schliessmuskel um die genannte Öffnung.

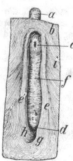

Figur 551. Speiserinne des Rindes; von der Höhle der Haube aus gesehen. Die Haube ist geöffnet und ihre Wand zurückgeschlagen worden, so dass die Speiserinne in ganzer Ausdehnung sichtbar ist. Letztere zeigt nicht die spiralige Drehung, weil ihre Schleimhaut abgezogen und die Rinne etwas in die Länge gestreckt worden ist. Die Schleimhaut der Rinne und der Haube ist abgezogen worden, um die innere Muskelschicht der Wand sehen zu können. a Oesophagus, b innere Muskelschicht der zurückgeschlagenen Wand des Magenvorhofs, c Ösophagusöffnung, d Haubenpsalteröffnung, e Längsmuskelstrang der starken Lippe, e' schwache Lippe der Speiserinne, f Quermuskelschicht des Speiserinnenbodens, g Ende der Muskulatur der starken Lippe, die sich hier umbiegt und das Ende ihrer anderseitigen Genossin überbrückt, h Ende der schwachen Lippe, das sich ebenfalls umbiegt und unter die andere Lippe tritt, i innere Muskelschicht der Haube von innen gesehen; ihre Fasern sind spitzwinklig zur Speiserinne gerichtet und treten z. T. in die Lippen ein, um dann in diesen in der Längsrichtung zu verlaufen.

Die **Muskelhaut** der Haube besteht aus 2 Hauptschichten, einer inneren, fast parallel der Speiserinne und einer äusseren, fast senkrecht zu ihr gerichteten Kreisfaserschicht, und der besprochenen Muskulatur der Speiserinne. Die beiden Hauptlagen, deren Verhalten sich aus Fig. 545—548 ergibt, finden ihren Anfang und ihr Ende in der Muskulatur der Speiserinne; sie umfassen die Haube gurtartig: an der Haubenpsalteröffnung ist eine deutliche Verstärkung der Wandmuskulatur nachweisbar (Massig [400]). Pansen und Haube besitzen, abgesehen von der Speiserinne und den Haubenleisten, keine Muscularis mucosae.

C. Psalter. Die innere Einrichtung (Fig. 552 u. 553) zeichnet sich besonders dadurch aus, dass sich vom Dache und den Seitenwänden des Psalters zahlreiche verschieden hohe, längsgerichtete Schleimhautfalten, die *Laminae omasi,* **Psalterblätter,** in das Lumen erstrecken und dieses fast ausfüllen. Nur die schmale ventrale Wand, der **Psalterboden,** *Fundus omasi* (Psalterbrücke), ist frei von Blättern; dagegen findet sich auf seinen Seitenrändern je eine von der Haube zum Labmagen gerichtete, mit starken, verhornten, hohen, spitzen Papillen besetzte Leiste. Beide Leisten begrenzen die von der Haubenpsalter- zur Psalterlabmagenöffnung führende **Psalterrinne** (Fig. 553 R). Der stark muskulöse, Hauben- und Labmagenende verbindende **Boden** der Psalterrinne (Fig. 553 Br.) ist glatt oder mit kleinen Leistchen und Papillen besetzt. Die Lippen der Rinne erstrecken sich bis zu der ovalen, 10—12 cm langen, in der Höhe des ventralen Endes der 8. Rippe liegenden, hufeisenförmigen **Psalterlabmagenöffnung,** *Ostium omasoabomasicum* (Fig. 544 14), vor der sich ein starker Quer-Muskelwulst im Psalterboden befindet; ein echter **Sphincter** fehlt. Die Öffnung ist beim Rinde 10 bis 12 cm von der Haubenpsalteröffnung entfernt; an dieser befindet sich seitlich je eine segelartige Falte, das **Psaltersegel;** s. Ellenberger [152].

Das psalterseitige Blatt des Segels ist beim Rinde kutane Psalter-, das labmagenseitige dagegen Labmagendrüsenschleimhaut, bei Schaf und Ziege ist auch das erstere teilweise Labmagenschleimhaut.

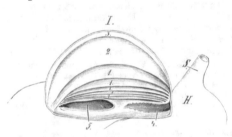

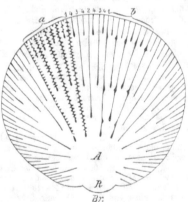

Figur 552. **Längsdurchschnitt durch den gefrorenen Psalter des Schafmagens;** von rechts gesehen.
I. Psalterlängsschnitt, **H.** Haube, **S.** Speiseröhre. 1, 1, 1, 1, 1 grosse Blätter, 2 mittleres Blatt der mittleren Psalternische, 3 kleines Blatt, 4 Haubenpsalteröffnung und die durch Längsfalten fortgesetzte Schlundrinne, 5 Psalterlabmagenöffnung.

Figur 553. **Schematischer Querschnitt durch den Psalter.**
A Psalterkanal, R Psalterrinne, **Br.** Psalterboden. a Nische zwischen 2 grossen Blättern (mit Papillen und Randwulst), b dasselbe (die Papillen sind nicht angedeutet, dagegen die Nebenblättchen). 1, 1 grosses, 2 mittleres, 3, 3 kleines, 4, 4, 4, 4 kleinstes Blatt.

Die Psalterblätter sind von der Ursprungsstelle radiär gegen die Labmagenöffnung und die Psalterrinne bzw. gegen eine ventral geneigte, in den Labmagen führende Achse gerichtet. Zwischen ihrem freien Rande und dem Psalterboden bleibt ein kleiner freier, in den Labmagen führender Raum, der **Psalterkanal** (Fig. 553 A).

An jedem Psalterblatt (Fig. 552) unterscheidet man den (haubenseitigen) Anfang und das (labmagenseitige) Ende, den angewachsenen und den freien Rand und 2 Seitenflächen. Die Psalterblätter (Fig. 552) sind am höchsten in der Mitte ihrer Länge und nehmen nach beiden Enden an Höhe allmählich ab; der haubenseitige Anfangsteil an der Haubenpsalteröffnung ist stärker muskulös und dicker als das übrige Blatt (Anfangswulst). Der freie, leicht konkave Rand der Blätter ist dicker und muskulöser als das übrige Blatt und bildet den

Randwulst (Fig. 553). Rand- und Anfangswulst sind nur ausgeprägt an den grossen Blättern. Auf den Seitenflächen der Blätter finden sich die Psalterwärzchen, makroskopische Papillen, die dorsal und labmagenwärts gerichtet sind; sie sind bis 5 mm hoch und in der Anfangshälfte der Blätter mit einer festen Hornspitze versehen; gegen den Labmagen werden sie niedriger und stumpfer und stellen schliesslich abgerundete, körnige Gebilde dar.

Psalterblätter (Fig. 553). Nach der Höhe und Länge unterscheidet man bei Rind und Schaf 4, bei der Ziege 3 Arten, nämlich grosse (1,1), mittlere (2), kleine (3,3) und kleinste (4, 4, 4, 4) Blätter.

Jede Art der Blätter hat im mittleren Teile des Psalters die grösste Länge und Höhe; hier reichen sie vom Psalterhals bis an das Psalterende und befestigen sich mit ihren angewachsenen, konvexen Rändern an der dorsalen Krümmung des Psalters. Die mehr seitlich entspringenden Blätter werden progressiv kürzer und schmaler (niedriger) und erreichen nicht mehr das Psalterende; sie befestigen sich an den Seitenwänden des Psalters und einige sogar ventral neben den Lippen der Psalterrinne. Die Anordnung der Blätter ergibt die Fig. 553.

Die grossen oder Hauptblätter, von denen beim Rinde 12—14, beim Schafe 9—10, bei der Ziege 10—11 vorkommen, sind so geordnet, dass sie sich in gewissen Abständen voneinander befinden und grosse, bis in die Nähe der Labmagenöffnung reichende, spaltförmige Nischen, Recessus interlaminares (Primärnischen- oder -kammern), begrenzen, deren offene Seite der Labmagenöffnung und dem Psalterboden zugekehrt ist (gerade so wie die Logen eines Theaters alle gegen die Bühne offen sind). Jede dieser Hauptnischen wird durch ein etwa bis zur halben Höhe des inneren Nischenraums reichendes mittleres Blatt (Mittelblatt) in 2 Hälften (Sekundärnischen oder -kammern) geteilt. Diese werden durch ein kleines Blatt (Zwischenblatt) abermals in 2 Abteilungen zerlegt, die ihrerseits durch die kleinsten Blätter (Nebenblätter) nochmals geteilt werden. Auf diese Weise zerfällt jede Hauptkammer in 8 progressiv kürzer und enger werdende, sekundäre, tertiäre und quartäre Nebenkammern. Die Zahl der Blätter berechnet sich nach der Zahl der Nischen bei Schaf auf 72—80, bei der Ziege auf 80—88, beim Rind auf 96—112. Bei Schaf und Ziege sind i. d. R. einige Psalternischen weniger vorhanden und die kleinsten Blätter oft nur leistenartig.

Die Reihenfolge der Blätter ergibt sich aus Fig. 553. Von dieser Anordnung kommen hinsichtlich der Grösse der Blätter jedoch mannigfache Ausnahmen vor; die mehr an den Seiten entspringenden Blätter verhalten sich unregelmässiger als die in der Mitte liegenden und gehen in der Nähe der Labmagenöffnung zuletzt in kurze Falten über. Beim Rinde kommen zwischen je 2 Blättern noch kleine mit Wärzchen vor, die kleine, leistenartige Vorsprünge bilden; fasst man sie auch noch als Blätter auf, so würde sich die Zahl der letzteren verdoppeln und auf 192—224 steigen.

Die in den Labmagen führende Psalterlabmagenöffnung (Fig. 552 5) liegt am Endabschnitt der ventralen Krümmung des Psalters. Sie ist längsoval, spaltförmig und wird von den Segeln (S. 449) in der Weise eingefasst, dass sie geflügelt erscheint. An der Haubenpsalteröffnung stehen (Fig. 550 d) am Ende der Speiserinne grosse, kolbige, blumenkohlartige, in ein Büschel mit Hornspitzen ausgehende Hervorragungen, die beim Rinde 10—12 Reihen bilden. Der Psalter besitzt eine Muscularis mucosae und eine äussere Muskelhaut; die letztere besteht aus einer von der Haube zum Labmagen gerichteten, dünneren äusseren Längs- und einer inneren, etwa 10 mal stärkeren (beim Rinde 3,5, bei Schaf und Ziege 1,5 mm starken) Kreisfaserschicht (Fig. 545—548); die Fasern der letzteren laufen konvergierend nach dem Boden des Psalters und bilden dessen starke Muskulatur und den S. 449 erwähnten, hufeisenförmigen Muskelstrang vor der Psalterlabmagenöffnung. Die Muscularis mucosae erstreckt sich in alle Blätter; ausserdem sendet die äussere Muskelhaut auch ein Muskelblatt in die grossen, mittleren und die meisten kleinen, nicht aber in die kleinsten Blätter, so dass in jedem Blatte 3 Muskelschichten vorhanden sind, ein Mittelblatt, dessen Fasern vom angewachsenen zum freien Blattrand verlaufen, und zwei Seitenblätter (Muscularis mucosae), deren Fasern von der Haubenpsalter- zur Psalterlabmagenöffnung gerichtet sind. Die Muskulatur des Bodens besteht aus einer sehr dünnen äusseren Längsschicht, einer inneren, beim Rinde 3 und bei Schaf und Ziege 1,5 mm dicken, querfaserigen Schicht und einer unvollständigen der Submucosa zugekehrten inneren Längsschicht.

D. Der Labmagen besitzt eine 0,5—0,7, am Pylorus sogar 1—1,5 mm dicke Drüsenschleimhaut; diese ist glatt, weich, schlüpfrig und bildet beim Rinde 13—14, beim Schafe 13—15 und bei der Ziege 16—17 lange, ziemlich hohe (5 cm und darüber hohe), nicht verstreichbare Falten, Plicae spirales, die an der Psalterlabmagenöffnung anfangen, sich an der Innenfläche in etwas spiraliger Richtung hinziehen und sich gegen den engeren Endabschnitt des Labmagens, den Pylorusteil, verlieren. Der Pylorus ist eng. Die gefaltete Abteilung des Labmagens, deren Schleimhaut rötlich

erscheint, stellt die Fundusdrüsenzone (das *Corpus abomasi*) und die glatte, eine gelbliche, runzelige Schleimhaut enthaltende Abteilung die Pylorusdrüsenregion, *Pars pylorica,*
dar. Zu ihnen kommt an der Psalterlabmagengrenze eine kleine, heller gefärbte,
makroskopisch kaum nachweisbare Kardiadrüsenzone.

Der Labmagen besitzt eine äussere Längs- und eine innere Kreismuskelschicht
(Fig. 545—548) und eine Muscularis mucosae. Die beiden Muskelschichten der Tunica muscularis nehmen pyloruswärts zunächst allmählich, von der Grenze zwischen Fundus- und Pylorusdrüsenzone aber relativ plötzlich an Stärke zu und erreichen als Ersatz für den Sphincter pylori
dicht vor dem Übergang in den Darm ihre grösste Dicke (Schwabe) [564]). Ein gegen die Umgebung abgesetzter *Sphincter pylori* fehlt. Am Ende der kleinen Kurvatur bildet die Kreisfaserschicht einen halbkugelig in den Pylorus hineinragenden Schliesswulst. In den Schleimhautfalten des Corpus abomasi findet sich nur die Muscularis mucosae.

b) Der Mittel- und Enddarm der Wiederkäuer nebst Anhangsdrüsen.

Der Darmkanal der Wiederkäuer bildet ein von einem gemeinschaftlichen Gekröse
getragenes und zusammengehaltenes Darmkonvolut, die **Darmscheibe,** die in der
Bauchhöhle an und auf der rechten Fläche des Pansens ihre Lage hat und von dem
grossen Netz eingeschlossen wird.

Der zentrale Teil der Darmscheibe wird vom Grimmdarmlabyrinth, der kaudale von dem
zuweilen nach links reichenden Caecum, der brust- und rückenseitige (dorsokraniale) vom Duodenum und der Anfangs- und Endschleife des Colon gebildet, während die kurzen Schlingen
des Jejunum die Scheibe ventral bogenförmig umgeben. Links (medial) liegt die Scheibe am
Pansen; rechts, durch das Netz getrennt, an der Bauchwand. Die Fassungskapazität des
Rinderdarms beträgt nach Schmaltz [534] bei grossen Tieren 84—118 (im Mittel 101) und bei
kleineren Tieren 59—78 (im Mittel 70) Liter; davon fasst der Dünndarm etwa 80%. Die Gesamtlänge des Darmes schwankt bei grossen Tieren von 39—59 und bei kleinen von 33—43 m
und beträgt das 24—33fache der Rumpflänge; davon entfallen auf den Dünndarm ungefähr
82% (Schmaltz). Der Darmkanal des Schafes fasst nach Colin 9 Liter Flüssigkeit.

1. Der **Dünndarm** (Fig. 557 Z, Z′, L u. H) ist sehr lang und relativ eng.

Beim Rinde erreicht er bei grossen Tieren eine Länge von 40—45 (selbst 49), bei kleinen
von 27—36 (33,5) m und einen Durchmesser von 5—6 cm. Bei Schaf und Ziege misst er 17
bis 34 m und hat einen Durchmesser von etwa 2 cm.

Das beim Rinde 90—120 cm lange und 5—7 cm weite **Duodenum** (Fig. 555 e, e′, 557 Z)
geht nach seinem beckenwärts von Leber und Psalter gelegenen Ursprung aus dem Labmagen,
an dessen dorsale Krümmung es durch das grosse Netz befestigt ist, dorsal und brustwärts bis an die Leber, mit der es durch das kleine Netz verbunden wird. An der
Porta hepatis bildet es die S-förmige Flexura portalis (Fig. 555) und steigt von ihr
aus noch etwas in die Höhe. Dann läuft es ventral von der rechten Niere längs der
rechten Bauchwand beckenwärts (Fig. 555 e′) bis gegen das Tuber coxae, biegt zwischen
den ausserhalb der Darmscheibe liegenden Windungen des Dickdarms medial um (Fig. 554)
und verläuft nunmehr, unter der Wirbelsäule und nur durch Bindegewebe an sie
befestigt, an der linken Seite des gemeinschaftlichen Darmgekröses wieder bis zur
Leber, wo es in das Jejunum (Fig. 557 Z′) übergeht. In dem von der Flexura portalis
zur Wirbelsäule aufsteigenden Teile nimmt es die Ausführungsgänge der Leber und
des Pankreas auf, die beim Rinde jeder für sich (der erstere 50—70, der andere
80—110 cm vom Pylorus), beim Schaf und der Ziege aber vereinigt (ca. 30—35 cm
vom Pylorus) einmünden. Das **Jejunum** (Fig. 554 u. 555 f, f, f, 557 L) bildet die aus sehr
viel kleinen Darmwindungen bestehende, guirlandenartige Einfassung der Kolonscheibe.
Es beschreibt am ventralen Rande der Dickdarmscheibe einen Bogen, der dorsal in der
Höhe der letzten Rippe, die Leber und das Pankreas berührend, beginnt, sich beckenwärts und ventral bis nahe an den Beckeneingang erstreckt und hier auch die Medianebene nach links überschreitet. Wo der Leerdarm aufhört sich zu schlängeln, wird
er zum **Ileum** (Fig. 554 g, 557 u. 558 H). Dieses liegt als gerade verlaufendes Darmstück zwischen dem Caecum und der letzten Windung des Kolonlabyrinths, ist vom
Mesenterium eingeschlossen und pflanzt sich in schiefer Richtung dorsokaudal in der
Höhe des 4. Lendenwirbels in den Dickdarm ein (Fig. 482).

Die **Schleimhaut** besitzt relativ kleine Zotten (s. S. 406) und bildet an der Einmündung des
Ductus choledochus und des Ductus pancreaticus kleine, kielartige Hervorragungen, **Papillae duodeni,**

29*

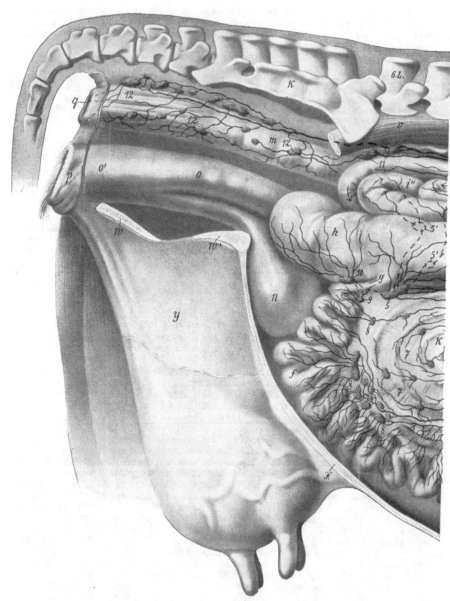

Figur 554.

Figur 554 u. 555. Bauchhöhleneingeweide des Rindes mit Lymphgefässen und Lymphknoten; von der rechten Seite gesehen. (Aus: Baum, Das Lymphgefässsystem des Rindes.)

Die Lage der Darmschlingen ist etwas schematisiert; z. B. sind die Jejunumschlingen von der Kolonscheibe etwas zu-
rückgenommen, die einzelnen Teile der Anfangsschleife des Colon etwas übereinander gezeichnet, während sie in
Wirklichkeit nebeneinander liegen.

a Zwerchfell (abgeschnitten), b Leber, c Gallenblase, d Lagmagen, d' ventraler Randabschnitt des Pansens, e, e' Duodenum, f, f, f, Jejunum, g Ileum, h Caecum, i, i', i'' Anfangsschleife des Colon, k Kolonscheibe und k' ihre letzte
Schlinge, l erster Schenkel der Endschleife des Colon, m Rectum, n Harnblase, o Vagina, o' Vestibulum vaginae,
p Vulva, q After, r rechte Niere (zurückgeschlagen) mit den Nierengefässen, von denen die Vene abgeschnitten ist,

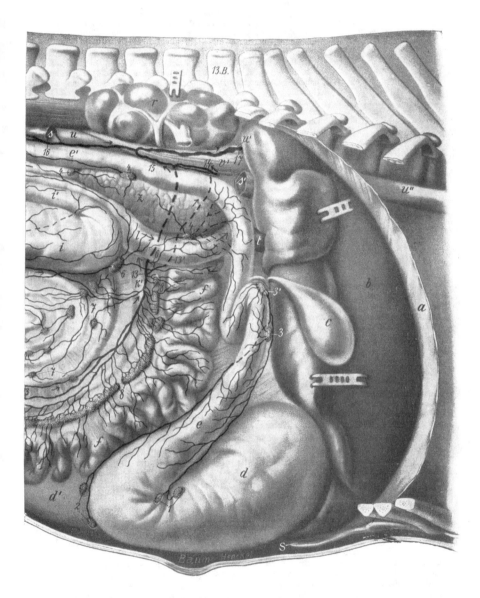

Figur 555.

s, s′ V. cava caudalis, aus der ein Stück herausgeschnitten ist, t Pfortader, u, u′ u″ Aorta, v Lendenmuskeln, v′ rechter
Zwerchfellspfeiler, w, w′ durchschnittene ventrale Beckenwand, x durchschnittene ventrale Bauchwand, y Euter, z Pankreas.
13. B. = 13. Brustwirbel, **6. L.** = 6. Lendenwirbel, **K** = Kreuzbein, **S** = Schaufelknorpel.
1 Lgl. abomasicae dorsales, 2 Lgl. abomasicae ventrales, 3, 3′ Lgl. hepaticae, 4, 4, 4 Lgl. pancreaticointestinales, 5, 5′, 5′
Lymphknoten der Gruppe a der Grimmdarmlymphknoten, 6, 6 Lymphknoten der Gruppe b der Grimmdarmlymphknoten,
7, 7, 7, 7, Lymphknoten der Gruppe c der Grimmdarmlymphknoten, 8, 8, 8, 8, 8 Jejunumlymphknoten, 9 Hüftdarmlymphknoten, 10 Blinddarmlymphknoten, 11 Lgl. iliacae mediales, 12, 12, 12 Lgl. anorectales, 13, 13 Vas efferens commune
der Darmlymphknoten, 13′ Nebenast von 13, 14 Vas efferens commune der Magenlymphknoten, 15 Truncus intestinalis,
16 Beckenlymphstamm, 17 Lendenzisterne.

(s. S. 407). Sie besitzt schwache, nicht ganz verstreichbare, quere Falten, *Plicae circulares*.
Am Ostium ileocaecocolicum ist eine Ringfalte, die **Valvula ileocaecocolica**, und ein schwacher
Sphincter ilei vorhanden. **Einzellymphknötchen** finden sich überall, sind bei Kälbern aber mit
unbewaffnetem Auge nicht zu sehen. Die **gehäuften Knötchen**,
Peyer'schen Platten, sind deutlicher als beim Pferde und variieren
sehr in bezug auf Grösse und Zahl; bei älteren Rindern finden
sich 18—40, bei Kälbern 20—58 (im Durchschnitt 33) langgestreckte,
bandartige, selten rundliche, über die Oberfläche vorspringende Platten
(Fig. 556), die 1—52 cm lang und 2—55 mm breit sind. Zuweilen
fliessen einige Platten zusammen, so dass grössere Platten auftreten,
die sich ausnahmsweise bis in den Dickdarm erstrecken. Stets liegt
kurz vor der Valvula ileocaecocolica eine Peyer'sche Platte, die bei
alten Tieren 1—35 cm, bei jungen hingegen 1,63—2,43 m lang ist
und bei letzteren fast die ganze Darmbreite einnimmt; sie findet sich
auch bei Schaf und Ziege; bei 77% der Därme ist die Valvula
ileocaecocolica an der Zäkalseite von einer Platte besetzt. Die ersten
Follikelplatten treten ca. 2 m, bei jungen Tieren meist schon 1 m
vom Pylorus entfernt auf. Schaf und Ziege besitzen 18—41 (durchschnittlich 25—30) längliche, m. o. w. rechteckige, bei Schaf 0,7 bis
27 cm lange und 2—19 mm breite, bei der Ziege 1—17 cm lange
und 5—25 mm breite Platten; eine auffallend grosse, 1,5—3,06 m
lange Platte findet sich bei jungen Schafen und Ziegen direkt vor
der Valvula ileocaecocolica. Die **Muskelhaut** besitzt eine dünnere
äussere Längs- und eine dickere innere Kreisfaserschicht und ist im
Ileum etwas dicker als im Jejunum. Ihr liegt die **seröse Haut** an.
Die **Darmeigendrüsen** finden sich im ganzen Darmkanal, die submukösen **Duodenaldrüsen** vom Pylorus aus beim Rinde auf 4—4,5 m,
beim Schafe auf 65 cm, bei der Ziege auf 20—25 cm Länge.

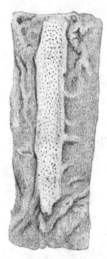

Figur 556. Follikel-
platte aus dem Dünn-
darm des Rindes.

2. Der **Dickdarm** (Fig. 557 B, g, M) unterscheidet sich durch
seine Weite nicht auffallend vom Dünndarm. In seinem Anfangsteil ist er zwar weiter als der letztere, wird dann aber wieder so
eng, dass er die Dimensionen des Dünndarms nicht viel überschreitet. **Er besitzt weder Poschen noch Bandstreifen.**

Die Länge des Dickdarms beträgt beim Rinde 9—11 m, bei Schaf und Ziege 4—6 m
und darüber. (Schmaltz [534] gibt die Länge bei grossen Rindern auf 6,4—10 und bei kleinen
auf 6,4—8,2 m und das Fassungsvermögen auf 17—23 Liter, May [406] die Länge des Colon
auf 8,20—13,28 m an.) Der Blinddarm hat beim Rinde eine Länge von 50—60 (30—70) cm,
einen Durchmesser von 10—12 cm und ein Fassungsvermögen von ca. 9 Litern; bei Schaf und
Ziege ist er 25—30 cm lang, 4—5 cm weit und fasst 1 Liter. Der Grimmdarm ist bei
Rindern 6—9, bei Schafen 3,5—5,5 m lang und fasst inkl. Rectum beim Rinde ungefähr 28,
beim Schafe 4—6 Liter. Er ist im Anfang 7, später 5 cm weit.

Das zylindrische **Caecum** (Fig. 554 h, 557 u. 558 B) ist mit seinem freien, über
das Gekröse hinaustretenden, abgerundeten blinden Ende beckenwärts gerichtet. Es
liegt im dorsalen Drittel der rechten Hälfte der Bauchhöhle und beginnt in der Mitte
der Lendenwirbelsäule. Sein ungefähr am Beckeneingang befindliches Ende findet man
rechts vom Pansen, zuweilen auch links (Colin); sein Anfangsteil geht ohne Grenze
in den Grimmdarm über. Am **Colon** (Fig. 558 G, G, G) kann man eine **Anfangsschleife**,
einen **labyrinthisch verlaufenden Teil** und eine **Endschleife** unterscheiden. Die
Ansa proximalis, **Anfangsschleife** (Fig. 487 a, a', a''. 554 u. 555 i, i', i'',), behält noch die
Weitendimensionen des Caecum bei, läuft ventral von der rechten Niere brustwärts bis
zum Übergang des Duodenum in das Jejunum, schlägt sich um, geht an der ersten Lage
zurück, tritt hierauf zwischen dem Duodenum, dem Caecum und der Endschleife des
Colon hindurch, um wieder brustwärts und zugleich in der Höhe des 3. Lendenwirbels
nach der Mitte des Gekröses zu gelangen. Auf dem Wege zur Mitte der Gekrössscheibe
und aus dieser heraus bildet der allmählich enger werdende Grimmdarm ein eigentümliches labyrinthisches Konvolut, die *Ansa spiralis*, das **Grimmdarmlabyrinth** (Fig. 554
und 555 k, k', 558 G, G, G), das man von links besser als von rechts übersieht, weil der
Darm hier über das seröse Blatt mehr an die Oberfläche tritt und freier liegt. Die das
Labyrinth bildende Darmabteilung beschreibt zunächst beim Rinde (Fig. 558) 1½—2, beim
Schafe und der Ziege meist 3 zentripetale Windungen, *Gyri centripetales* (Fig. 487 b, b',
557 c 1, 2, 3), schlägt sich in der Mitte um, *Ansa centralis* (Fig. 487 c), und kehrt in den

Figur 557.
Ausge-
breiteter
Darmkanal
des Schafes.

B Caecum, **g**
Colon; seine
Anfangs-
schleife liegt
frei und bildet
die direkte
Fortsetzung
des Blind-
darms; das
Kolonlaby-
rinth schim-
mert durch das
Gekrösblatt,
von dem es be-
deckt ist, hin-
durch; mit
seinen zentri-
petalen Win-
dungen (c 1, 2
u. 3) windet
sich der Darm
bis zur Mitte
des Laby-
rinths; mit
seinen zentri-
fugalen Win-

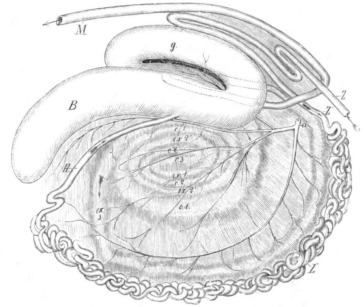

dungen (ex 1', 2', 2' u. 3) tritt er wieder heraus, läuft beim Schafe bis in die Nähe des Jejunum zurück, um in seine (in der Figur punktierte) Endschleife überzugehen, **H** Ileum, **L** Jejunum, **M** Rectum, **Z** Duodenum; es geht, nachdem es seine Schlinge gebildet hat, bei **Z'** in das Jejunum über. **a** A. mesenterica cranialis. Der Darminhalt wird in der Richtung der Pfeile fortbewegt.

Zwischenräumen, welche die zentripetalen Windungen zwischen sich lassen, in ebensovielen zentrifugalen Windungen, *Gyri centrifugales* (Fig. 487 d, d', 557 ex 1', 2', 3'), zurück, um dann in der Höhe des 1. Lendenwirbels in die *Ansa distalis*, **Endschleife** (Fig. 487 e, e', 555 1, 558), überzugehen. Sie geht weiter nach rechts, tritt zwischen Duodenum und Anfangs-

schleife des Colon, kehrt kurz
um, geht brustwärts um das
Pankreas herum bis an die
A. mesenterica cran., wo der
Darm die Wirbelsäule er-
reicht und sein eigenes Gekröse erhält, und läuft
beckenwärts, um in den Mastdarm überzugehen.

Die Windungen im Kolon-
labyrinth bilden meist m. o. w.
langgezogene Ovale, in denen
die Windungen neben- oder teilweise übereinander liegen. Bei
3 vollständigen zentripetalen und
ebensovielen zentrifugalen Windungen finden sich am Schaf-
darm 12, bei 1½ oder 2 zentripetalen und ebensovielen zentrifugalen Windungen am Rinder-
darm 6 bzw. 8 (Fig. 558) Lagen
nebeneinander. Mitunter kommen auch Unregelmässigkeiten

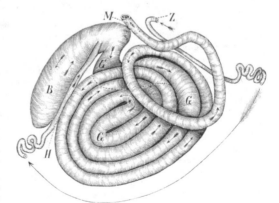

Figur 558. Enddarm des Rindes.
B Caecum, **G, G, G** Colon, **H** Ileum, **M** Rectum, **Z** Duodenum,
* Ansa centralis.

in der Anordnung der Schlingen vor. Bei Schaf und Ziege geht die letzte zentrifugale Windung im Gekröse bis zum Dünndarm, läuft dicht neben ihm in der Richtung vom Ileum nach dem Duodenum zurück und bildet dann die Endschleife, die sich wie die des Rindes verhält.

Das **Rectum** verläuft zunächst links neben dem Duodenum gerade zum After (s. S. 410 u. Fig. 554 m). Es ist i. d. R. von viel Fett umgeben und steht durch eine Bauchfellfalte mit dem Duodenum in Verbindung. An ihm finden sich mehrere ringförmige Einschnürungen (Fig. 560).

Der ungefähr 30 cm lange Endabschnitt des Rectum ist nur durch Binde- und Fettgewebe an die Umgebung, der kraniale Teil hingegen durch das Mastdarmgekröse befestigt; es ist (vom After aus gedacht) zunächst nur 2—3 cm lang (ungefähr am Promontorium des Kreuzbeins), verlängert sich bis zum letzten Lendenwirbel aber auf 15—18 cm.

Struktur des Wiederkäuerdickdarms. Die **Muskelhaut** bildet keine Bandstreifen und keine Poschen und ist etwas stärker als die des Jejunum. Nach dem After zu verstärkt sie sich erheblich, jedoch weniger als beim Pferde; sie bildet ein Afterschwanzband, indem sie mit Bündeln an die Schwanzwirbel tritt. Betr. der **Schleimhaut** s. S. 411.

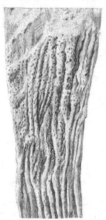

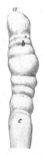

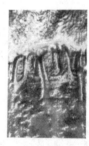

Figur 560.   Figur 561.

Figur 560. **Mastdarm des Kalbes** (mit Wasser gefüllt). a Anus, b Schnürring, c Colon.

Figur 559. **Lymphknötchenplatte am Ende der Anfangsschleife des Colon vom Kalbe.**

Figur 561. **Ein Stück aus Mastdarm und After des Schafes** (nach einer Photographie reproduziert) zur Demonstration der reiskorngrossen Lymphknötchenplatten und der Zona columnaris am Ende der Mastdarmschleimhaut.

3. Die relativ kleine **Leber** (Fig. 500, 501, 562 u. 563) ist nur undeutlich gelappt, weil sie keine *Incisurae interlobares* besitzt; ihr ventraler Rand zeigt vielmehr in der Höhe der Befestigung des Lig. teres (Fig. 562 m) nur eine beim Rinde flache, bei Schaf und Ziege (Fig. 501 ₁) tiefere Einbiegung. Dorsal von dieser findet sich an der Eingeweidefläche eine Grube, in die sich das bei älteren Rindern häufig fehlende Lig. teres einsenkt (*Fossa venae umbilicalis*). Sodann bemerkt man an dieser Fläche die *Fossa vesicae felleae* für die Gallenblase (Fig. 562 u. 563 e) und den Ductus cysticus (f). Diese beiden Furchen teilen die Leber in einen brustseitigen linken (a), einen mittleren (b) und einen beckenseitigen rechten Lappen (c). Der mittlere Lappen zerfällt durch die die Pfortader (k, k) enthaltende *Porta hepatis* in den ventralen *Lobus quadratus* (b) und den dorsalen *Lobus caudatus* (d, d', d''). Der Lobus caudatus bildet den dorsalen stumpfen Leberrand, an dem man links (brustseitig) den Einschnitt für den Oesophagus, die *Impressio oesophagea*, und rechts (beckenseitig) den für die von hier direkt in den Hohlvenenschlitz des Zwerchfells eintretende V. cava caud. (i), die *Fossa venae cavae*, wahrnimmt. Der Lobus caudatus zerfällt in 3 Abschnitte, den ventral über die Pfortader herabhängenden *Processus papillaris* (d'), den sich auf die Viszeralfläche des rechten Lappens erstreckenden und dessen beckenseitigen Rand überragenden stumpfen *Processus caudatus* (d'') und eine beide verbindende, zwischen Hohlvene und Pfortader durchgehende Brücke (d). Bei Schaf und Ziege ist der Proc. caudatus spitz zulaufend, dreikantig mit scharfen Rändern und kürzer, so dass er den rechten Leberrand nicht überragt (Fig. 501 u. 563).

Figur 562.
Viszeralfläche
der Leber des
Rindes.
a linker Lappen,
b mittlerer Lappen
bzw. Lobus qua-
dratus, c rechter
Lappen, d Lobus
caudatus, d' Proc.
papillaris, d'' Proc.
caudatus, e Gal-
lenblase, f Ductus
cysticus, g Ductus
hepaticus, dessen
Hauptäste bei g', g'
sichtbar sind, h
Ductus chole-
dochus (abge-
schnitten), i V. cava
caud., k, k V. por-
tae, l, l portale
Lymphknoten, m
Lig. teres, n Duc-
tus hepatocystici.

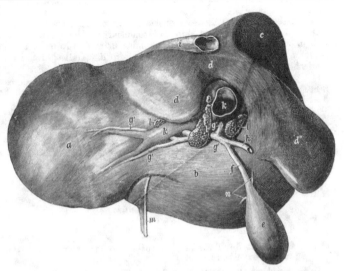

Lage. Die Leber liegt vollständig rechts von der Medianebene vom 6. Interkostalraum bis zur letzten Rippe bzw. 3. Lendenwirbel; der linke Rand wird also bei der Wiederkäuerleber zum brustseitigen und der rechte zum beckenseitigen. Der brustseitige, ungefähr median liegende Rand erreicht dorsal die V. cava caud. und ventral das Sternum; der beckenseitige Rand liegt an der Insertionslinie des Zwerchfells und z. T. noch beckenwärts von ihr. An ihm findet sich da, wo der Proc. caudatus den Leberrand beckenwärts überragt, die z. T. noch vom Rande des geschwänzten Fortsatzes gebildete *Impressio re-
nalis*, in der das brustseitige Ende der rechten Niere liegt und befestigt ist. Der Proc. caudatus ist durch ein Band an das Darmgekröse und damit indirekt an die Wirbelsäule und der rechte Lappen an den rechten Zwerchfellspfeiler befestigt. Das *Lig. falciforme* fehlt, i. d. R. auch das *Lig. teres;* die *Ligg. triangularia* und das *Lig. coronarium* sind vorhanden.

An der **Eingeweidefläche** der Leber liegt in der Fossa sagittalis dextra die 10—15 cm lange, birnförmige *Vesica fellea,* **Gallenblase** (Fig. 562 u. 563 e), an der man den Scheitel (Grund), den Körper und den Hals unterscheidet. Der gerundete Scheitel, *Fundus,* ragt über den ventralen Leberrand vor und berührt etwa im 10. Interkostalraum die Leibeswand. Der Körper liegt mit der kaudalen Wand frei, mit der anderen ist er in die **Fossa vesicae felleae** eingesenkt und mit der Leber bindegewebig verbunden. Der Hals geht in den *Ductus cysticus,* **Blasengang** (f), über. Dieser läuft bis zur Leberpforte und verbindet sich mit dem kleinere **Gallengänge** (g', g') aufnehmenden

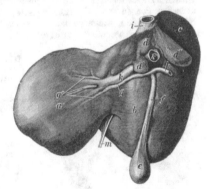

Figur 563. Viszeralfläche der Leber
des Schafes.

a linker Lappen, b mittlerer Lappen bzw.
Lobus quadratus, c rechter Lappen, d Lobus
caudatus, d' Proc. papillaris, d'' Proc. caudatus,
e Gallenblase, f Ductus cysticus, g Ductus
hepaticus, dessen Hauptäste bei g' sichtbar
sind, h Ductus choledochus (abgeschnitten),
i V. cava caud., k, k V. portae, m Lig. teres.

Ductus hepaticus, **Lebergang** (g), zum *Ductus choledochus,* **Lebergallengang** (h), der beim **Rinde** 50—70 cm, bei **Schaf** und **Ziege** 25—35, selbst 40 cm vom Pylorus entfernt in das Duodenum mündet (Fig. 555 c) und zwar bei letzterem nach vorheriger Vereinigung mit dem Ductus pancreaticus. Die Mündung erfolgt bei der Ziege an einer

frei vorstehenden, beim Rinde an einer einseitig mit der Darmwand m. o. w. verwachsenen Papille und beim Schafe in einer hohlsondenartigen Furche der Schleimhaut (Fig. 564, 565 u. 566). Nahe dem Blasenhals münden beim Rinde mehrere kleine *Ductus hepatocystici*, **Leberblasengänge** (Fig. 562 n), in die Gallenblase. Über den Bau der Gallenblase s. S. 414.

Das Gewicht der Rinderleber beträgt nach Schmaltz [535] durchschnittlich $^1/_{52}$ des Schlachtgewichts, bei Tieren von über 250 kg Schlachtgewicht 5—6 und bei kleineren Tieren 3—4$^1/_2$ kg. Dabei ist die Leber der schweren Tiere 45—55 und die Leber der leichten 40 bis 49 cm lang. Nach Schneider [555] beträgt das absolute Gewicht der Leber bei Ochsen 7,607 (11,54—4,995), bei Stieren 5,947 (8,45—3,1), bei Kühen 5,497 (7,8—3,7), bei weiblichen Jungrindern 4,786 (6,0—3,34) Kilo; das relative Lebergewicht entspricht durchschnittlich $^1/_{96}$, $^1/_{98}$, $^1/_{83}$ und $^1/_{87}$ des Lebendgewichts oder $^1/_{55}$, $^1/_{52}$, $^1/_{40}$ und $^1/_{45}$ des Schlachtgewichts. Die Leber des Schafes (Fig. 563) ist infolge von Pigmenteinlagerung zuweilen schwarz.

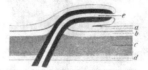  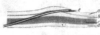

Figur 564. Schema der Papilla duodeni vom Rinde.

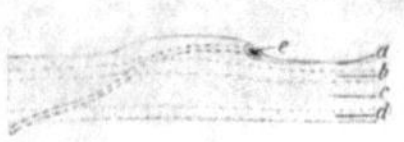

Figur 565. Schema der Papilla duodeni vom Schafe.

Figur 566. Schema der Papilla duodeni von der Ziege.

a Darmschleimhaut, b Submucosa, c Muscularis, d Serosa des Darmes, e Ductus choledochus.

4. Das **Pankreas** (Fig. 555 z) ist hellgelbbraun bis rötlich-gelbbraun und bei gemästeten Tieren etwas heller gefärbt, liegt fast ganz rechts von der Medianebene und reicht vom dorsalen Ende der Milz bzw. vom 12. Brust- bis zum 2., selbst 4. Lendenwirbel. Es bildet eine Schleife, die aus einem querliegenden, an die Milz grenzenden, zwischen Pansen und Zwerchfellspfeiler liegenden **linken** und einem an die **rechte** Niere stossenden, dickeren und längeren **rechten Lappen** und dem nicht verbreiterten, an die Leber stossenden **Scheitelstück** besteht.

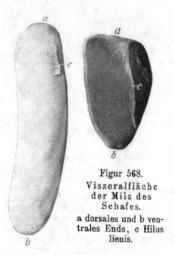

Figur 568.
Viszeralfläche der Milz des Schafes.

a dorsales und b ventrales Ende, c Hilus lienis.

Figur 567. Viszeralfläche der Milz des Rindes.

a dorsales und b ventrales Ende, c Hilus lienis bzw. eintretende Gefässe.

Der rechte Lappen liegt zwischen Dünndarm und Rectum und zwischen den Blättern des Gekröses am Duodenum, ventral von der rechten Niere nahe der rechten Bauchwand. Der linke, auf dem dorsalen Pansensack liegende und an diesen und die Milz bindegewebig befestigte Schenkel teilt sich beckenwärts in 2 Äste, welche die Pfortader zwischen sich aufnehmen. Beim Rinde ist das Pankreas ungefähr 40—50 cm lang und 8—10 cm breit.

Es hat beim Rinde nur einen Ausführungsgang, der am rechten Ende der Drüse hervortritt, sich ungefähr 80—110 cm vom Pylorus entfernt in der Höhe des 4. Lendenwirbels, etwa 15 cm ventral von der Wirbelsäule schief in das Duodenum einsenkt und ca. 30—40 cm beckenwärts vom Ductus choledochus mündet. Nach Franck soll das Pankreas öfter noch einen sehr kurzen, aber weiten Ausführungsgang haben, der in den Ductus choledochus führt. Bei Schaf und Ziege verbindet sich der einzige Ausführungsgang mit dem Ductus choledochus (s. S. 457).

5. Die **Milz** (Fig. 567 u. 568) ist relativ klein und steht mit dem grossen Netze nicht in Verbindung. Sie liegt beim Rinde fast senkrecht am Brustende des dorsalen Pansensackes, also zwischen Pansen und Zwerchfell, so dass man eine parietale Zwerchfells- und eine viszerale Pansenfläche unterscheidet. Sie ist, mit Ausnahme ihres

ventralen Drittels, durch das Milzzwerchfellsband an das Zwerchfell und durch das Milzpansenband an den Pansen befestigt. Das dorsale Ende liegt 6—10 cm von der Wirbelsäule entfernt; sein kaudaler Winkel liegt im 10. Interkostalraum (Gebauer [195]) (beim Schafe im 9.), sein kranialer am linken Zwerchfellspfeiler und das ventrale Ende im 6.—7. Interkostalraum; der kaudale Rand bildet eine schräge Linie vom dorsalen Ende der 13. Rippe bis zum ventralen Ende des 7. Interkostalraums. Das ventrale Ende liegt ca. 10 cm dorsal vom Ansatz des Rippenknorpels der 7. Rippe. Die Milz ragt beckenwärts nicht über die Zwerchfellsanheftung. Beim Rinde ist die Milz von länglicher Gestalt, ziemlich gleichmässig breit und rundet sich an beiden Enden etwas ab (Fig. 510, 515 u. 567). Ihre Länge beträgt 40—50, ihre Breite 10—15 und ihre Dicke 2—3 cm; bei Bullen und Mastochsen ist sie rotbraun und von derberer Konsistenz und hat abgerundete Ränder, während sie bei der Kuh eine graubläuliche Farbe, schlaffe Konsistenz und scharfe Ränder besitzt. Bei Schaf (Fig. 512, 517 u. 568) und Ziege ist die Milz stumpfeckig und mehr dreiseitig, von rotbrauner Farbe und weich-elastischer Konsistenz.

Die Milz grösserer Rinder (über 250 kg Schlachtgewicht) wiegt nach Schmaltz [535] im Mittel 1, die kleinerer Rinder (200 kg) $1/2$—$3/4$ kg; nach Schneider [555] wiegt die Milz bei Ochsen 1,155 (2,0—0,715), bei Stieren 0,878 (1,39—0,39), bei Kühen 0,789 (1,2—0,45), bei weiblichen Jungrindern 0,744 (0,98—0,55) kg; das relative Milzgewicht beträgt entspr. durchschnittlich $1/629$, $1/658$, $1/585$ oder $1/614$ des Lebendgewichts und $1/360$, $1/351$, $1/281$ oder $1/299$ des Schlachtgewichts. Form und Lage des Milzhilus ergeben sich aus Fig. 567 und 568 c.

IX. Vorder-, Mittel- und Enddarm mit Anhangsdrüsen beim Schweine.

a) Vorderdarm.

1. Die **Speiseröhre** (Fig. 472) mündet trichterförmig in den Magen.

Ihr Lumen beträgt am Introitus und an der Cardia 7,0 und ungefähr in der Mitte 4,2 cm (Rubeli). Von der engsten Stelle in der Mitte, an der die Muscularis am dicksten ist, erweitert sich das Lumen, und verdünnt sich die Wand nach beiden Seiten. An der Cardia tritt eine Verdickung der Muscularis ein. Die **Muskelhaut** besteht aus quergestreifter, roter, an deren Stelle kurz vor dem Magen glatte Muskulatur tritt. Betr. Faserverlauf und Schichtung s. S. 401—403. Die **Schleimhaut** enthält bis ungefähr zur Mitte der Länge der Speiseröhre viele und später nur ganz vereinzelte Schleimdrüsen, viele Lymphknötchen und sogar Schleimhautbälge.

2. Der **Magen des Schweines** (vergl. Ellenberger und Hofmeister [159]) (Fig. 478 u. 572) ist relativ viel grösser als der des Pferdes und ziemlich langgezogen. Am linken, dorsalen Teile des Magens befindet sich ein konischer, fast dreieckiger Anhangsblindsack, *Diverticulum ventriculi* (Fig. 572 3), dessen Spitze beckenwärts und nach rechts gerichtet ist. Das Divertikel ist bei Feten im Verhältnis zum gesamten Magen erheblich grösser und besser abgesetzt als bei erwachsenen Schweinen (Hopffe [277]). Die kleine Kurvatur ist konvex; zwischen der Cardia und dem starkwandigen Pförtner findet sich (bei der Zahl 1 in Fig. 572) eine taschenartige Ausbuchtung (Posche). Die Magenwand besteht aus der Tunica serosa, muscularis und mucosa. Die **Muskelhaut** zerfällt in eine Längsfaser-, eine Kreisfaser- und eine schiefe Schicht.

a) Die **Längsfaserschicht** findet sich an der kleinen und grossen Kurvatur, zwischen dem Diverticulum ventriculi und der Cardia, und am Pylorus (Fig. 569 u. 570 a, a', a'', a'''); an letzterem bleibt nur der die Curvatura minor fortsetzende Rand frei von Längsfasern. b) Die **Kreisfaserschicht** (Fig. 569, 570 u. 571 b) findet sich im wesentlichen in der Fundus- und Pylorusdrüsengegend. Am Pylorusende bildet sie einen aus dem halbmondförmigen Schliessmuskel und dem knopfförmigen Pförtnerwulst bestehenden Verschlussapparat. Der erstere, *Sphincter pylori*, geht von dem die Curvatura major fortsetzenden Rande des Endabschnitts der Pars pylorica auf dessen beide Flächen über. Dem stärksten, wulstartig in das Magenlumen prominierenden Teil des Sphincter gegenüber befindet sich der **Pförtnerwulst** (Fig. 571 p'), der einem gestielten, langgezogenen Knopfe ähnelt und bei mittelgrossen Schweinen 3—4 cm lang, 2 cm breit und 1 cm hoch ist. Er besteht aus Muskulatur und Fett und ist von der Schleimhaut überzogen. Beide Wülste, zwischen denen sich starke Schleimhautfalten hinziehen, berühren sich und bewirken einen derartigen Verschluss, dass selbst der Austritt der Luft aus dem aufgeblasenen Magen meist verhindert wird. Dazu kommt, dass an der ganzen

Wand des Antrum pylori die Muskelhaut sehr stark (5 mm) wird. c) Die schiefe Schicht vermischt sich an der Grenze zur Fundusdrüsengegend mit Zirkulärfasern; ihre äussere Lamelle (Fig. 569 u. 570 c) entstammt der Längsfaserschicht des Oesophagus und breitet sich auf beide Magenflächen, aber nicht auf das Diverticulum, aus; ihre innere Schicht (Fig. 571 c′, c″) bildet eine relativ schwache Schlinge (c″) um die Cardia und breitet sich seitlich flächenartig über den Kardiadrüsenteil des Magens aus (c′). Ihr Faserverlauf ergibt sich aus Fig. 571. Sie bildet

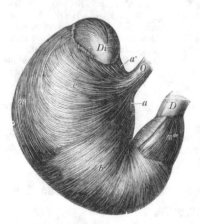

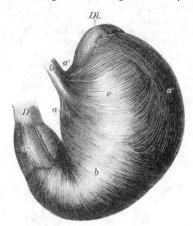

Figur 569. Eingeweidefläche des Magens
vom Schweine, ohne Serosa.

Figur 570. Zwerchfellsfläche des Magens
vom Schweine, ohne Serosa.

O Oesophagus, D Duodenum, Di Diverticulum ventriculi. a Stratum longitudinale curv. min., a′ Stratum longitudinale curv. maj., a″ Stratum longitudinale zwischen Speiseröhreneinpflanzung und Diverticulum ventriculi, a‴ Stratum longitudinale pylori, b Stratum circulare, c Fibrae obliquae externae.

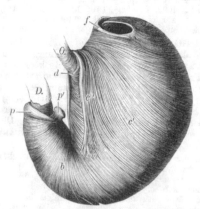

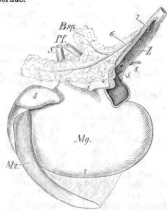

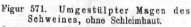

Figur 571. Umgestülpter Magen des
Schweines, ohne Schleimhaut.

O Oesophagus, D Duodenum. b Stratum circulare, c′ Fibrae obliquae internae, c″ hufeisenförmige Schlinge, d Verbindungsast der
Schenkel der hufeisenförmigen Schlinge, f Falte
am Eingang zum Diverticulum ventriculi, p
Schliessmuskel und p′ Pförtnerwulst.

Figur 572. Magen, Bauchspeicheldrüse und
Milz des Schweines; beckenseitige Fläche.

Bsp. Pankreas, Mg. Magen, Mz. Milz, Pf. V. portae,
S. Oesophagus, Z. Duodenum. 1 kleine, 2 grosse
Kurvatur des Magens, 3 Diverticulum ventriculi,
4 Sphincter pylori, 5 Pförtnerwulst am Pylorus,
6 Ductus pancreaticus, 7 seine Einmündungsstelle
in das Duodenum, 8 Ductus choledochus.

insbesondere auch die Muskulatur des Divertikels und die Grundlage einer den Eingang zum Divertikel begrenzenden, von der Schleimhaut überzogenen Spiralfalte (Fig. 571 f). (Näheres s. Ellenberger [155], Weissflog [679].)

Die **Schleimhaut** bildet an der Cardia viele Falten und am aufgeblasenen und getrockneten Magen eine halbmondförmige Klappe, die Kardiaklappe. An der Stelle, wo an der kleinen Kurvatur aussen die Posche vorkommt, bildet die Schleimhaut eine sehr starke, in das Lumen des Magens vorspringende Falte, welche die Abgrenzung der Pars pylorica markiert. Ebenso grenzt eine starke Falte die Höhle des Divertikels ab. Im Umkreis der Cardia und von einer der erwähnten Falten bis zur anderen reichend, besitzt die Schleimhaut in Form eines länglichen Vierecks den Charakter der Ösophagusschleimhaut; sie grenzt sich durch einen scharf ausgesprochenen Rand von der Drüsenmagenschleimhaut ab (Fig. 478 ö). An diese **Pars oesophagea** schliesst sich ein auch das Divertikel umfassender Magenabschnitt an, dessen Schleimhaut weisslich-grau erscheint, sich weich anfühlt und dünn (0,5—1 mm dick) ist; es ist die follikelreiche **Kardiadrüsenabteilung** (Fig. 478 c $_1$ u. c $_2$). An sie schliesst sich rechts die **Fundusdrüsenregion** (f) an; sie umfasst im mittleren Teile des Magens die grosse Kurvatur und die Seitenwände und charakterisiert sich durch ihre braunrote, fleckige Farbe, ihre grössere Dicke (3 mm), ihre borkige Oberfläche und durch das Vorkommen von Fundusdrüsen. Sie geht rechts in die **Pylorusdrüsenabteilung** (p) über, deren Schleimhaut dünner (2 mm dick) und mehr weisslich-grau ist, Pylorusdrüsen enthält und mit Schleimhautleistchen und verstreichenden Falten versehen ist.

Von der Kardiadrüsenabteilung führt an der kleinen Kurvatur eine brückenartige Verbindung, die eine dünne, weisslich-graue Schleimhaut besitzt, zur Pylorusdrüsenabteilung. Auf die Pars oesophagea entfallen ca. $^1/_{16}$, auf die Kardiadrüsenzone ca. $^2/_5$, auf die Fundusdrüsenzone ca. $^1/_3$ und auf die Pylorusdrüsenregion ca. $^1/_8$ der gesamten Schleimhaut. Das Antrum pylori zeichnet sich durch starke Schleimhautfalten aus.

Lage des Magens. Er liegt intrathorakal, bei mässiger Füllung vom 7. bis 10. Interkostalraum und wesentlich links. Er erstreckt sich von links an der ventralen Bauchwand entlang nach rechts und ist hier nur vom Netze bedeckt. Er berührt, abgesehen von Leber und Zwerchfell, nur im gefüllten Zustand die Bauchwand und zwar links den Zwerchfellspfeiler und den Rippenbogen und rechts eine kleine Stelle ventral von der 11.—12. Rippe und ventral die weichen Bauchdecken.

b) Mittel- und Enddarm des Schweines mit Anhangsdrüsen.

Der ganze Darmkanal ist ca. 24 m lang und 15 mal länger als der Körper.

1. Der Dünndarm hat bei erwachsenen Schweinen eine Länge von 15—20 m. Der Anfangsteil des 40—80 cm langen und 2,5—3 cm weiten **Zwölffingerdarms** besitzt ein 5—6 cm breites Gekröse. Der Zwölffingerdarm verläuft vom Pylorus aus am dorsalen Teile der rechten Bauchwand beckenwärts, biegt an deren kaudalem Ende nach links um, verläuft am medialen Rande der linken Niere magenwärts und geht nach Rückkehr in die Regio hypochondriaca dextra in das Jejunum über. Die Schlingen des **Jejunum** hängen in einem Bogen an einem 15—20 cm langen Mesenterium, das mit dem Caecum und der 1. Windung des Colon zwar verbunden ist, aber nicht wie bei den Wiederkäuern den Grimmdarm einschliesst.

Die Gesamtheit der zahlreichen kurzen Darmschlingen bildet einen beckenwärts und rechts gerichteten, bis zur Niere reichenden Halbkreis, der zum grössten Teile rechts und ventral vom Kolonkegel in der rechten Hälfte der Bauchhöhle so liegt, dass er die rechte und ventrale Bauchwand berührt und brustwärts und rechts an die Leber stösst; nur die Endschlingen des Jejunum erstrecken sich in die linke Hälfte der Regio meso- und hypogastrica, wo das durch ein deutliches Ileozäkalgekröse ausgezeichnete **Ileum** schräg dorsokranial und rechts gerichtet in das Caecum mündet, in das es zapfenförmig hineinragt (Fig. 481); es hat eine etwas stärkere Muskelhaut als der übrige Dünndarm.

Die **Dünndarmschleimhaut** trägt relativ kleine Darmzotten (s. S. 406) und enthält 2—4 cm vom Pylorus die Einmündung des Gallen- und 15—25 cm vom Pylorus entfernt die des Pankreasgangs. Solitäre und gehäufte Lymphknötchen sind sehr gut ausgeprägt. Von letzteren finden sich 16 bis 38; sie sind meist bandartig, springen über die Schleimhautoberfläche vor, sind meist gut abgegrenzt (Fig. 573) und fangen oft schon als kleine, $^1/_2$ cm lange Haufen im Duodenum an und nehmen afterwärts an Grösse und Länge bis auf 50 cm zu; eine besonders grosse, 1,15—3,20 m lange Platte findet sich im Ileum (Fig. 481 c) und zieht sich selbst etwas in den Dickdarm hinein. Die Einzelknötchen

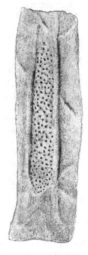

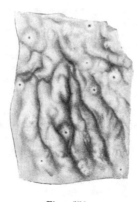

Figur 574.

Figur 573. Lymphknötchen-
platte im Dünndarm des
Ferkels.

Figur 574. Lymphknötchen
im Dickdarm des Ferkels.

Figur 573.

sind grösser als beim Pferde, ragen stark
über die Oberfläche vor und haben eine
Einsenkung (Fig. 574). Die **Duodenaldrüsen**
erstrecken sich vom Pylorus aus 3—5 m
weit in das Duodenum.

2. Der **Dickdarm** ist deutlich
weiter als der Dünndarm und erreicht
bei erwachsenen Schweinen eine Länge
von ca. 4 m. Der 20—40 cm lange
und 8—10 cm weite, etwa von der
Mitte bis zum Ende der Lendenwirbelsäule reichende **Blinddarm** (Fig. 575 B)
ist relativ weiter als bei den Wiederkäuern und hat 3 Reihen Poschen.
Sein Anfang liegt ungefähr ventral
vom kaudalen Ende der rechten Niere;
sein blindes, abgestumpftes Ende ist
beckenwärts gerichtet, reicht über das
Dünndarmgekröse hinaus bis ungefähr
in die Leistengegend und kommt rechts
zum Vorschein. Das ca. 3 m lange **Colon**
(Fig. 575 G, G) bildet sofort ein labyrinthisches, durch ein kurzes Gekröse zusammengehaltenes Konvolut, das nicht,
wie bei den Wiederkäuern, die Form

einer Scheibe, sondern die eines an einem Ende abgerundeten Kegels (Bienenkorbes) hat,
der in der Regio hypochondriaca sinistra und nur mit der Spitze in der Regio hypochondriaca dextra liegt, ohne die ventrale Bauchwand zu berühren. Dieses **Labyrinth**
entsteht dadurch, dass der Grimmdarm in engen Spiralen von links nach rechts laufende,
zentripetale Windungen (Fig. 575 G, G, G) beschreibt, innerhalb deren der Darm in zentrifugalen Windungen (G', G') wieder zurückläuft.

Die 3 ersten zentripetalen Windungen decken die 3 letzten zentrifugalen (Fig. 575 G', G')

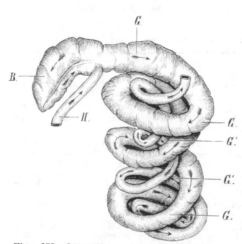

so vollständig, dass diese zunächst nicht
zu sehen sind. Die 4. zentripetale Windung dagegen deckt die 1. zentrifugale
Windung nicht mehr ganz; sie biegt nach
kurzem Verlauf in dem scheibenförmigen,
ventralen Ende des Labyrinths um und geht
dann in die erste zentrifugale Windung
über. Diese bildet zuerst einen Teil der Peripherie des ventralen Labyrinthendes und
wendet sich dann in aufsteigenden, kleinen
und erheblich engeren Spiralen innerhalb
der sie umschliessenden, grösseren, zentripetalen Windungen bis in die Nähe des
Caecum zurück. Diese Windungsverhält-
nisse ergeben sich aus der Fig. 575.

Der aus dem Grimmdarmlabyrinth herausgetretene, viel enger gewordene Darm bildet sofort eine grosse
Endschleife, die neben dem Duodenum liegt und brustwärts bis zum
Magen und zum linken Lappen des
Pankreas reicht. Ventral vom kranialen
Ende der Nieren tritt dieser Teil unter
die Aorta und V. cava caud. und läuft
nun als **Mastdarm**, an einem relativ
kurzen Gekröse hängend, geradlinig
zum After (s. S. 411). Das Rectum ist
oft ganz in Fett eingebettet.

Figur 575. Blinddarm und Grimmdarmlaby-
rinth des Schweines; etwas auseinandergezogen.
B. Caecum, **G., G., G.** Colon, dessen zentripetale
Windungen, **G.', G.'** zentrifugale Windungen, **H.** Ileum.
Der Darminhalt bewegt sich in der Richtung der Pfeile.

Struktur. Die äussere Längsfaserschicht der Muscularis bildet Bandstreifen. Während das Caecum 3 Bandstreifen und 3 Reihen Poschen besitzt, hat das Colon nur 2 Bandstreifen und 2 Reihen Poschen, doch sind diese in dem zurücklaufenden Teile unbedeutend und fehlen schliesslich ganz. Das Rectum ist ganz glatt; seine Längsmuskelschicht tritt mit starken Bündeln an das Kreuzbein und an die Schwanzwirbel. Der Afterrutenmuskel ist von der ventralen Mastdarmschleife getrennt und läuft zur Seite des Rectum sehr weit brustwärts, um sich an das Os sacrum anzuheften.

3. **Die Leber** (Fig. 503, 576) ist relativ gross und wird durch 3 vom ventralen Rande ausgehende Einschnitte in 4 Lappen, den Lobus sinister lateralis (Fig. 576 a) und medialis (c) und den Lobus dexter lateralis (b) und medialis (c') geteilt, zu denen sich der Lobus caudatus (e) und quadratus (d) gesellen. Der dorsal von der Pfortader (g) liegende, im übrigen nicht markierte *Lobus caudatus* (e) bildet einen stark ausgeprägten *Proc. caudatus;* der *Lobus quadratus* (d) ist meist dreieckig; er liegt zwischen Gallenblase, Pfortader und Lig. teres. Am Lobus dexter medialis (c') liegt die in die Fossa vesicae felleae tief eingesenkte **Gallenblase** (i), die den ventralen Leberrand nicht erreicht. Ihre Schleimhaut ist stark gefeldert und kann vereinzelte Drüsen enthalten. Die Gallengänge (h', h') vereinigen sich zum *Ductus hepaticus* (h); dieser verbindet sich mit dem *Ductus cysticus* (k) zu dem ziemlich langen *Ductus choledochus* (l), der 2—5 cm vom Pylorus entfernt an der kleinen *Papilla duodeni* in das Duodenum mündet und dabei nicht selten eine Ampulle bildet. *Ductus hepatocystici* fehlen. Die **Leberläppchen** sind sehr deutlich und erscheinen an der Ober- und Schnittfläche als kleine, rundliche oder unregelmässigeckige Felder (Fig. 507).

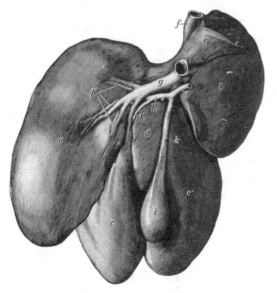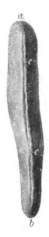

Figur 577.
Viszeralfläche der Milz
des Schweines.

a dorsales, b ventrales Ende,
c Hilus lienis.

Figur 576. Viszeralfläche der Leber des Schweines.
a Lobus sinister lateralis, b Lobus dexter lateralis, c Lobus sinister medialis, c' Lobus dexter medialis, d Lobus quadratus, e Lobus caudatus, f V. cava caud., g V. portae, h Ductus hepaticus, dessen Hauptäste bei h', h' sichtbar sind, i Gallenblase, k Ductus cysticus, l Ductus choledochus.

Die V. cava caudalis (Fig. 576 f) tritt am dorsalen Rande des Lobus caudatus an die Leber und wird bis dahin, wo die Lebervenen sich in sie ergiessen, m. o. w. oder auch gänzlich vom Leberparenchym umgeben. Sie geht nicht auf die Zwerchfellsfläche der Leber über wie beim Pferde, sondern tritt direkt in den Hohlvenenschlitz des Zwerchfells ein. Die *Impressio renalis* fehlt, weil die rechte Niere die Leber nicht erreicht; das *Lig. renohepaticum* ist aber vorhanden. Die *Ligg. triangularia* fehlen. Das *Lig. teres* liegt im mittleren Lebereinschnitt, links vom Lobus quadratus. Das *Lig. falciforme* und *coronarium* sind wie beim Pferde.

Lage und Gewicht. Die Leber bedeckt das Zwerchfell bis auf einen links gelegenen Abschnitt, berührt Magen und Milz und stösst an die ventrale Bauchwand; rechts reicht sie bis zum 12. Interkostalraum. Das Gewicht beträgt $1/40$ des Schlachtgewichts bzw. 1—2,45 kg.

4. Die **Bauchspeicheldrüse** verhält sich wie beim Pferde, ist aber mehr graugelb und von Fett durchwachsen; sie besteht aus dem *Caput pancreatis*, dem *Lobus dexter* und der *Cauda pancreatis.* Der einzige Ausführungsgang (Fig. 572 6) mündet (Fig. 572 7) 15—25 cm beckenwärts vom Ductus choledochus. Öfter geht vom rechten zum mittleren Lappen ein besonderer Drüsenschenkel.

Das Pankreas liegt im Bereich der 2 letzten Brust- und 2 ersten Lendenwirbel im dorsalen Drittel der Bauchhöhle, der Kopf dorsal vom Duodenum und ventral von der Pfortader; die Cauda stösst an die Milz und linke Niere; der rechte Lappen reicht bis zur Mitte des medialen Randes der rechten Niere, berührt die Leberpforte und liegt am Duodenum und neben der Pfortader.

5. Die **Milz** (Fig. 511, 572 Mz u. 577) ist lang, zungenförmig und mit Ausnahme ihrer Enden fast gleich breit. Die parietale Fläche ist eben, die viszerale hat längs der Gefässrinne eine kammartige Erhebung, durch welche die Milz auf dem Querschnitt dreikantig erscheint (Fig. 516). Die Farbe ist hellrötlich. Die Milzkörperchen sind mit blossem Auge deutlich sichtbar. Die Milz liegt fast senkrecht dorsoventral in der linken Regio hypochondriaca und zwar wesentlich am Magen, dorsal zwischen Magen und linker Niere, ventral an der Leber; sie ragt beckenwärts kaum über die letzte Rippe vor. Sie ist bei grossen Schweinen 38—45 cm lang und 5—8 cm breit.

X. Vorder-, Mittel- und Enddarm mit Anhangsdrüsen bei den Fleischfressern.

a) Vorderdarm.

1. Die **Speiseröhre** (Fig. 468 u. 470) mündet gerade und trichterförmig in den Magen ein. Ihre **Muskelhaut** besteht beim Hunde aus roten, quergestreiften, bei der Katze im letzten Drittel aus glatten Muskelfasern; im übrigen s. S. 401. Die **Schleimhaut** enthält submukös beim Hunde in ganzer Ausdehnung ein Drüsenlager und viele Lymphknötchen.

Das Lumen ist am Anfang am engsten, dann folgt eine Erweiterung, dann wieder eine Verengerung, dann die stärkste Erweiterung und dann tritt wieder Verengerung ein. Die Wand ist an den engen Stellen dicker als an den weiten Stellen. In der Höhe des kaudalen Randes des Ringknorpels bildet die Schleimhaut beim Hunde einen ziemlich breiten, drüsenreichen **Ringwulst** und bei der Katze eine drüsenfreie Ringfalte; so entsteht der *Isthmus oesophagi*, die Ösophagusenge, und kranial von dem Wulst der Ösophagusvorhof. Die Schleimhaut enthält eine Muscularis mucosae.

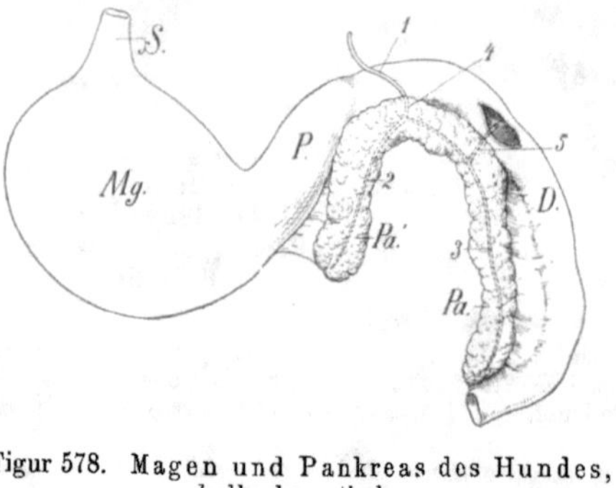

Figur 578. Magen und Pankreas des Hundes, halbschematisch.
Mg. Magen, **S.** Oesophagus, **P.** Pylorus, **Pa., Pa'.** Pankreas (und zwar Pa. dessen linker und Pa. dessen rechter Schenkel), **D.** Duodenum.
1 Ductus choledochus (abgeschnitten), 2 u. 4 Ductus pancreaticus accessorius, 3 u. 5 Ductus pancreaticus.

2. Der **Magen** (Fig. 479, 578 Mg) zerfällt in das kugelige, linke *Corpus ventriculi* und die darmähnliche, rechte *Pars pylorica* (Fig. 578 P). Der links zum Fundus ventriculi abgerundete Magenkörper ist sehr ausdehnungsfähig, während selbst bei stärkster Ausdehnung des Magens die rechte, starkwandige Pylorusabteilung ihren darmähnlichen Charakter beibehält. Diese krümmt sich nach rechts und dorsal und geht in das Duodenum über. Die Muskelhaut besteht aus einer äusseren Längsfaser-, einer mittleren Kreisfaserschicht und der schiefen Schicht.

Der Magen der Fleischfresser ist relativ sehr gross. Nach Neumayer [449] entfallen beim Hunde auf 1 kg Körpergewicht 100—250 ccm Magenvolumen. Nach Mintzlaff [424] schwankte das grösste Fassungsvermögen des Hundemagens zwischen 950 und 8750 g oder 8,26—29,31% des Körpergewichts. Der leere Magen wog 65—251 g oder 0,621—1,385% des Körpergewichts, der Magen mit Inhalt 100—550 g. Zum Darmvolumen verhält sich das Magenvolumen wie 1 : 0,7, sogar wie 1 : 0,5.

Die Längsfaserschicht der Muskelhaut befindet sich an der kleinen und grossen Kurvatur und am Pylorus (Fig. 579 a, a', a''). Die bei mittelgrossen Hunden durchschnittlich 1½ mm dicke Kreisfaserschicht (Fig. 579 u. 580 b) ist fast über den ganzen Magen verbreitet; am Corpus ventriculi liegt sie zwischen beiden Blätter der schiefen Schicht. Am Pylorus bildet sie zwei *Sphincteres pylori* (Fig. 580 p, p'), einen ventralen, magenseitigen (p') und einen dorsalen, darmseitigen (p), deren gegenseitiges Stärkenverhältnis individuell verschieden zu sein scheint; beide grenzen am linken, der kleinen Kurvatur entsprechenden Rande des Pylorus aneinander und verlaufen von hier aus divergierend nach dem rechten, der grossen Kurvatur entsprechenden Rande des Pylorus, wie es Fig. 580 ergibt. Die schiefe Schicht findet sich am Corpus ventriculi und schliesst zwischen ihren beiden Blättern die Kreisfaserschicht ein. Die äussere schiefe Schicht (Fig. 579 c) stammt von der Längsfaserschicht der Speiseröhre und liegt oberflächlich. Die innere schiefe Schicht (Fig. 580 c', c'') verhält sich ähnlich wie beim Pferde; sie bildet insbesondere eine Schleife und einen Sphincter um die Cardia.

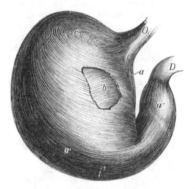
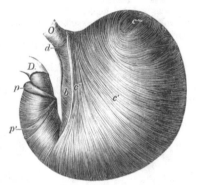

Figur 579. Viszeralfläche des Magens vom Hunde, ohne Serosa.

O Oesophagus, D Duodenum. a Stratum longitudinale curv. minoris, a' Stratum longitudinale curv. majoris, a'' Stratum longitudinale pylori, b Stratum circulare, c Fibrae obliquae externae.

Figur 580. Umgestülpter Magen des Hundes, ohne Schleimhaut.

O Oesophagus, D Duodenum. b Stratum circulare, c' Fibrae obliquae internae, c'' hufeisenförmige Schlinge, c''' Übergang der Fibrae obliquae int. in die Fibrae obliquae ext., d Verbindungsast der Schenkel der hufeisenförmigen Schlinge, p rechter dorsaler u. p' linker ventraler Sphincter pylori.

Die drüsenhaltige **Magenschleimhaut** bildet zahlreiche Falten und zerfällt, abgesehen von der ganz schmalen, bei mittelgrossen Hunden ca. 1 cm breiten, drüsenhaltigen kardialen Übergangszone (Fig. 479 c), in die Fundus- und Pylorusdrüsenabteilung (Fig. 479 f.h., f.d. u. p). Die erstere ist 0,5—2 mm dick und meist dunkler gefärbt als die 0,5—1 mm dicke Pylorusdrüsenabteilung, die blass und durch Galleneinwirkung post mortem oft gelblich gefärbt erscheint.

Man kann an der Fundusdrüsenabteilung wieder 2 Zonen, eine kardiaseitige, hellere und dünnere (durchschnittlich 0,5 mm dicke), mit deutlichen Magengrübchen ausgestattete (Fig. 479 f.h.) und eine pylorusseitig von ihr gelegene, ausgesprochen dunkelbraunrote, mit sehr engen und flachen Magengrübchen versehene (durchschnittlich 2 mm dicke) Zone (Fig. 479 f.d.) unterscheiden. Die Pylorusdrüsenabteilung (Fig. 479 p) nimmt ⅓, die Fundusdrüsenregion ⅔ des Magens ein. Der Katzenmagen (Fig. 480) ist mehr langgezogen als der Magen des Hundes.

Die **Lage** des Magens der Fleischfresser ähnelt der des Pferdemagens; er berührt aber im gefüllten Zustande die ventrale Leibeswand. Sein linkes Ende liegt am linken Zwerchfellspfeiler, das rechte an der Leberpforte. Bei starker Füllung reicht er beckenwärts bis zur 13., sonst höchstens bis zur 12. Rippe. Die Cardia liegt in der Höhe des 9. Interkostalraums; das dorsale, linke Ende reicht bis zur 9.—10. Rippe und berührt z. T. die Rippenwand. Der Übergang in das Duodenum liegt ungefähr im 9. Interkostalraum. Bei tiefer Inspiration rückt der Magen um 1 Interkostalraum beckenwärts und bei der Trächtigkeit um 2 Interkostalräume brustwärts. Genaueres über die Lage s. Ellenberger u. Baum [156].

b) Mittel- und Enddarm mit Anhangsdrüsen.

Der Darmkanal der Fleischfresser ist dem des Menschen sehr ähnlich. Das Colon bildet nur eine einfache Schlinge; das *Colon sigmoideum* und der *Proc. vermiformis* fehlen; das *Caecum* ist gegenüber dem der anderen Haustiere sehr klein. Der Darmkanal ist ca. 5 mal länger als der Körper.

1. Der relativ kurze **Dünndarm** hebt sich von dem sehr kurzen Dickdarm durch seine Weite kaum ab. Das **Duodenum** (Fig. 583 b, b) verläuft zunächst an der Leber und dem Pankreas nach rechts, dorsal und etwas beckenwärts bis zur rechten Bauchwand, dann an dieser als Duodenum descendens, begleitet vom rechten Schenkel des Pankreas, beckenwärts bis zum kaudalen Ende der rechten Niere. Darauf schlägt es sich in der Gegend des 6. bzw. 5.—6. Lendenwirbels, um das Caecum und den Anfang des Colon biegend, nach links um und geht als Duodenum ascendens medial von der linken Niere zwischen Caecum und Colon descendens wieder brustwärts bis nahe an den Pylorus und bis neben die kraniale Gekröswurzel; dann geht es ventral vom Colon in der *Flexura duodenojejunalis* in das **Jejunum** (Fig. 583 c, c) über. Dieses verläuft beckenwärts in 6—8 Windungen, welche die Bauchwand bzw. das an dieser liegende Netz ventral und seitlich berühren und vom Magen bis zum Becken reichen. Das **Ileum** (Fig. 583 d) wendet sich in schwachen Schlängelungen brustwärts und mündet in der Höhe des 1.—2. Lendenwirbels und des Endes des rechten Pankreasschenkels mit kaum merkbarem Vorsprunge (Fig. 483 e) (S. 408) in den Dickdarm an der Grenze vom Caecum zum Colon ein und ist nahe seinem Ende an das Caecum durch das Lig. ileocaecale befestigt.

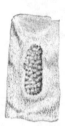

Figur 581.
Follikelplatte aus dem Dünndarm des Hundes.

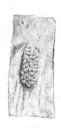

Figur 582.
Follikelplatte aus dem Dünndarm der Katze.

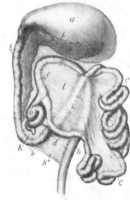

Figur 583.

Darmkanal des Hundes

(etwas schematisiert; die Jejunumschlingen sind nach links umgelegt).

a Magen, b, b Duodenum, c, c Jejunum, d Ileum, e Caecum, f Colon ascendens, g Colon transversum, h Colon descendens, i, i Pankreas, k Zwölffingerdarmgekröse, k' sein mit dem Dickdarmgekröse in Verbindung stehender Teil, l Dünndarmgekröse.

Die **Schleimhaut** besitzt auffallend hohe Darmzotten (s. S. 407); Duodenaldrüsen kommen nur nahe dem Pylorus (1,3—2 cm weit) vor. Die Lymphknötchenplatten beginnen schon im Duodenum; bei alten Hunden findet man 11—21, bei jungen 14—25 Platten von 7—85 mm Länge und 4—15 mm Breite; nur die letzte, bis zur Ileozäkalöffnung reichende Platte ist bei jungen Hunden 10—40 cm lang; während die ersten Follikelhaufen mehr kreisrunde Gestalt besitzen und meist in Einsenkungen der Schleimhaut liegen (Fig. 581), sind die mehr anal gelegenen oval, selbst bandförmig und treten über die Schleimhautoberfläche hervor. Bei der Katze finden sich nur 4—6 meist ovale Platten (Fig. 582); sie sind 4—30 mm, die letzte sogar 45—100 mm lang. Die Einzelknötchen des Hundes sind kugel-, die der Katze eiförmig, aber mit unbewaffnetem Auge nicht zu erkennen. Das Ileum ragt in Form einer ½ cm hohen Papille in das Dickdarmlumen vor. Die **Muskelhaut** ist relativ dick, namentlich bei der Katze; der Darm fühlt sich deshalb ziemlich hart an.

2. Der **Dickdarm**. Das **Caecum** (Fig. 583 e) beschreibt beim Hunde 2 bis 3 Windungen, die ein kleines Gekröse zusammenhält. Bei ganz grossen Hunden kann

der Blinddarm eine Länge von 20 cm erreichen. Bei der Katze bildet er nur einen einfachen, wenige Zentimeter langen, etwas gekrümmten, divertikelartigen Anhang des Colon. Der Blinddarm zeigt bei Hunden eine verschiedene Weite; er kann den weitesten, aber auch den engsten Teil des ganzen Darmes bilden.

Der Blinddarm liegt rechts und dorsal im Bereich des 2.—4. Lendenwirbels und zwar dorsal von den Jejunumschlingen und medial vom Duodenum descendens und dem rechten Pankreasschenkel. Das Duodenum umsäumt noch den kaudalen und linken Rand des Caecum, so dass dieses auch kaudal und links an den Endabschnitt des Duodenum grenzt. Links stösst das Caecum noch an das Ileum. Sein Ende ist vom Ileumeintritt meist beckenwärts gerichtet.

Das **Colon** ist nur kurz; es beginnt in der rechten Flankengegend und zieht als *Colon ascendens* (Fig. 583 f) medial vom Duodenum und dem rechten Pankreasschenkel brustwärts bis in die Nähe des Magens, bildet dann kaudodorsal vom Magen nach links eine Krümmung, das *Colon transversum* (Fig. 583 g), und läuft als *Colon descendens* (Fig. 583 h), das links neben dem Duodenumende und ventromedial von der linken Niere liegt, erst etwas rechts, dann median gerade beckenwärts, um als **Rectum** (Fig. 731 i) in der Höhe des 4. Schwanzwirbels mit dem **After** (Fig. 731 k) zu enden.

Der Enddarm besitzt keine Poschen und Bandstreifen, aber eine starke Muskelhaut. Seine relativ dicke Längsfaserschicht bildet ein beträchtliches Afterschwanzband. Die Schleimhaut des Caecum und Colon besitzt zahlreiche (50—100) Lymphknötchen, die bei jungen Tieren bis linsengross werden und an der Blinddarmspitze der Katze sogar eine Platte bilden.

Nach Zimmermann[704] und Mladenowitsch[425] kann man am **Analtegument** eine *Zona cutanea, intermedia* und *columnaris* unterscheiden (s. S. 411). a) In der *Zona cutanea*, deren Epithel ein Stratum corneum besitzt, findet sich jederseits die stecknadelkopfgrosse Mündung eines **Analbeutels (Aftersackes)**, *Sinus paranalis* (Fig. 731 l); jeder Analbeutel stellt einen vom M. sphincter ani ext. umgebenen Sack von ziemlicher (Wallnuss- oder Haselnuss-) Grösse dar, der eine dunkelgraue, schmierige, unangenehm riechende Masse enthält; seine auskleidende Haut trägt ein geschichtetes Epithel mit Stratum corneum und ist mit eigentümlichen, bei der Katze grössere Haufen bildenden Knäueldrüsen, **Analbeuteldrüsen**, mit gelblichem Inhalt versehen. Die Mündung des Analbeutels ist bisweilen von einer Hautfalte teilweise verdeckt. Kaudal von den Öffnungen der Analbeutel finden sich grosse alveoläre, fast ganz von Zellen ausgefüllte Drüsen, die **Zirkumanaldrüsen**, die an der Oberfläche der Schleimhaut münden. b) Die *Zona intermedia* ist 1—3 mm breit. c) Die *Zona columnaris* ist 5—12 mm breit und dunkler als die Rektalschleimhaut; ihre Falten, die afterwärts konvergieren, setzen sich meist noch auf die Rektalschleimhaut fort. In den seitlichen, sowie der ventralen Abteilung der Zona columnaris findet sich je eine Bucht mit sekundären Falten und Vertiefungen; ihre Schleimhaut enthält beim Hunde die eigenartigen **Analdrüsen**.

Der *M. levator ani* ist gross und dem Diaphragma pelvis hom. ähnlich. Er liegt ventral und medial vom M. coccygeus, von dem er nur z. T. bedeckt ist, und bildet einen dreieckigen, platten Muskel, der an der Darmbeinsäule, am freien Rande des Schambeins und an der Beckenfuge unmittelbar neben dem gleichnamigen Muskel der anderen Seite entspringt, sich in eine schwächere laterale Darmbein- und eine stärkere mediale Scham-Sitzbein-Portion (*M. iliococcygeus* und *pubococcygeus*) spaltet, schräg kaudodorsal geht und an den ersten Schwanzwirbeln und am After endet. Lateral und ventral bedeckt er den M. obturator int., mit dem er nur durch lockeres Bindegewebe verbunden ist. Da beide Muskeln in ihrem kaudalen Teile den After und die Geschlechtsteile umfassen, so schliessen sie die Beckenhöhle kaudal und von den Seiten her und pressen bei reiner Wirkung auf die von ihnen umgebenen Organe. Der *M. sphincter ani ext.* und der Afterrutenmuskel verhalten sich wie beim Pferde. (Genaueres s. Eggeling [144], Lartschneider [341] und Holl [269]).

3. Die **Leber** (Fig. 504, 584) zerfällt durch 2 seitliche tiefe Einschnitte und einen mittleren, weniger tiefen Einschnitt in 4 Lappen: den *Lobus sinister lateralis* (Fig. 584 a) und *medialis* (c′) und den *Lobus dexter lateralis* (b, b) und *medialis* (c). Der Lobus sinister lateralis ist fast immer der grösste. Zu diesen Lappen gesellt sich noch an der viszeralen Fläche der den mittleren, schmalsten und kleinsten Leberlappen darstellende *Lobus quadratus* (d); er liegt auf den einander zugekehrten Randabschnitten des Lobus dexter et sinister medialis ventral von der Leberpforte, rechts an die Gallenblase, links an das Lig. teres bzw. die Fossa venae umbilicalis stossend. Ventral überragt er den Leberrand und wird dadurch von der parietalen Fläche zwischen dem Lobus dexter et sinister medialis sichtbar. Der dorsal von der Porta hepatis bzw. der Pfortader (1)

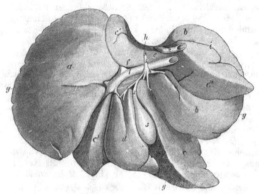

liegende *Lobus caudatus* (e) ist sehr gross. Sein linker Abschnitt (e') bildet dorsal die Impressio oesophagea (h) und ventral gegen die Pfortader einen kleinen Vorsprung, den *Proc. papillaris* (f). Der rechte Abschnitt liegt an der viszeralen Fläche des Lobus dexter lateralis und stellt den mächtigen *Proc. caudatus* (e'') dar. Er ist zuweilen geteilt und überragt den Lobus dexter lateralis nach rechts, so dass sein Ende von der parietalen Fläche aus sichtbar wird.

Figur 584. Viszeralfläche der Leber des Hundes. a Lobus sinister lateralis, b, b Lobus dexter lateralis, c Lobus dexter medialis, c' Lobus sinister medialis, d Lobus quadratus, e Lobus caudatus, e' dessen linker Teil, e'' dessen rechter Lappen (Proc. caudatus), f dessen Proc. papillaris, g, g, g Margo acutus, h Margo obtusus, i Impressio renalis.
1 Vena portae, 2 V. cava caud., 3 Gallenblase, 3' Ductus cysticus, 4 Ductus biliferi, 5 Ductus choledochus.

Die Lappen lassen sehr oft an den Rändern Einschnitte und Einkerbungen und an den Flächen Furchen erkennen, besonders gilt dies für den Lobus sinister lateralis. Das absolute Gewicht der Leber schwankte nach Mintzlaff's [424] Untersuchungen zwischen 127 g und 1350 g; das relative Gewicht betrug 1,337 % bis 5,956 %, im Mittel ca. 3 % des Körpergewichts; bei kleinen Hunden betrug es im Durchschnitt 3,52 %, bei mittelschweren 2,818 % und bei schweren 1,83 %.

Die **Gallenblase** (3) liegt zwischen Lobus quadratus und Lobus dexter medialis und erreicht den ventralen Rand der Leber nicht; trotzdem ist sie von der parietalen Fläche zwischen Lobus dexter et sinister medialis oft zu einem kleinen Teile sichtbar und stösst dann an das Zwerchfell. Ihre Schleimhaut ist gefeldert und kann einzelne Drüsen enthalten. Aus den Lappen der Leber treten 8—10 *Ductus biliferi* (4) hervor, die sich zu 3—5 grösseren *Ductus hepatici* vereinigen; letztere münden getrennt in den Ausführungsgang der Gallenblase, *Ductus cysticus* (3'), der von der Einmündung des letzten Ductus hepaticus ab *Ductus choledochus* heisst (5 u. Fig. 585—587); dieser öffnet sich 2,5—6 cm

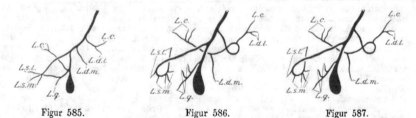

Figur 585.   Figur 586.   Figur 587.

Figur 585—587. Schematische Darstellung der Ausführungsgänge der Leber beim Hunde.
L. c. Lobus caudatus, L. q. Lobus quadratus, L. s. l. Lobus sinister lat., L. s. m. Lobus sinister med., L. d. l. Lobus dexter lat., L. d. m. Lobus dexter med.

weit vom Pylorus an einer sehr kleinen, leicht verstreichbaren und i. d. R. nur schwer auffindbaren *Papilla duodeni* in den Zwölffingerdarm, nachdem er eine Strecke weit in der Darmwand verlaufen ist. Der Zusammenfluss der Ductus biliferi zu den Ductus hepatici und die Art der Einmündung der letzteren in den Ductus cysticus zeigen aber die grössten Variationen (s. Mintzlaff [424]). Die Leber der Katze zeigt ähnliche Verhältnisse; doch ist der Lobus dexter medialis sehr gross und der Ductus cysticus mehr oder weniger geschlängelt. Die Ductus hepatici zeigen grosse, individuelle Schwankungen nach Zahl und Verlauf (Miller [421]). Unter 100 Fällen war die Gallenblase 5 mal zwei- und 1 mal dreigeteilt.

Die Leber bedeckt das Zwerchfell fast vollkommen und erstreckt sich ventral an der Bauchwand bis in die Nabelgegend. Rechts ragt sie seitlich über den Rippenbogen beckenwärts vor; links ist dies nur ganz ventral der Fall; an der rechten 13. Rippe liegt die Leber an der rechten Niere. Die Gallenblase liegt in der Höhe des 9. Rippenknorpels und erreicht die ventrale Bauchwand nicht. Das *Lig. triangulare dextrum* und *coronarium* sind relativ deutlich; das *Lig. triangulare sinistrum* und *falciforme* sind wenig ausgeprägt. Die Hohlvene (Fig. 584 2) liegt in der Fossa venae cavae und tritt direkt in den Hohlvenenschlitz des Zwerchfells. Sie ist öfter von Leberparenchym umgeben.

4. Die blassrote **Bauchspeicheldrüse** (Fig. 578 Pa, Pa', 583 i, i) ist sehr lang und schmal. Sie liegt als 2 schenklige Schleife zwischen den Blättern des Zwölffinger- darmgekröses und des grossen Netzes.

Der Scheitel der Schleife liegt am Anfangsteil des Duodenum (s. Fig. 578). Der rechte Schenkel (Pa) begleitet das Duodenum descendens und liegt anfänglich dicht an ihm und an der Leber; er reicht bis zur rechten Niere. Der etwas dickere und breitere linke Schenkel (Pa') liegt im Netz am Magen, am Querkolon und an der Leber und erreicht meist die linke Niere. Das Pankreas wog nach Mintzlaff [424] 13 bis 108 g oder 0,135—0,356 % des Körpergewichts.

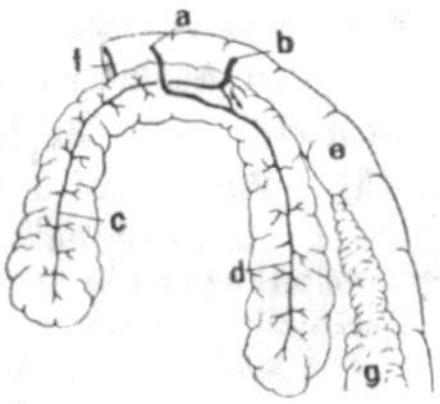

Das Pankreas besitzt beim Hunde 1 oder 2 Ausführungs- gänge (Fig. 578, 588 u. 589).

Sind 2 Ausführungsgänge vorhanden (Fig. 578 u. 588), dann anastomosieren sie in der Drüse, und es mündet der eine (schwächere) von ihnen mit dem Ductus chole- dochus an der Papilla duodeni (Fig. 588 a) und der andere (stär- kere) 3—5 cm beckenwärts von ihr an einer kleinen Papilla duodeni (minor) (Fig. 588 b); ist nur 1 Gang vorhanden (Fig. 589), so mündet er an letzterer. Nach Hess [254] be- sitzt das Pankreas des Hundes meist sogar 3 Ausführungsgänge. Die Gänge zeigen viele Variationen.

5. Die blaurot-schiefer- graue **Milz** (Fig. 513, 518 u. 590) ist zungenförmig. Ihr ventrales Ende ist der breiteste Teil, das Mittelstück sehr oft der schmalste; es kommen aber ausserordentliche Formverschie- denheiten vor, wie schon die Fig. 590—593 beweisen mögen. Sehr oft finden sich Einschnitte und Einkerbungen an den Rändern und Furchen, Schlitze oder Taschen an den Flächen. (Näheres s. Mintzlaff [424].)

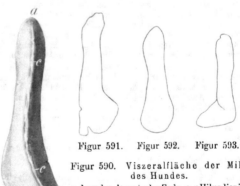

Figur 588. 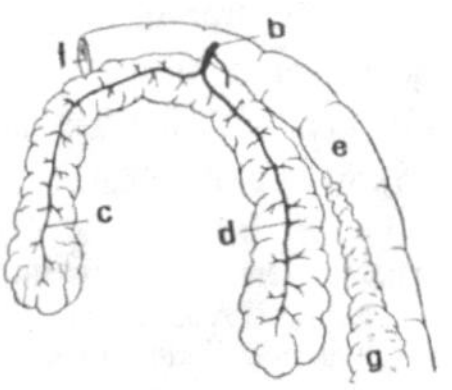　　　　Figur 589.

Figur 588 u. 589. Ausführungsgänge des Pankreas des Hundes (halbschematisch).

a Papilla duodeni, b Papilla duodeni minor, c linker und d rechter Pankreasschenkel mit dem entspr. Pankreasgang, e Duodenum, f dessen Pylorusende, g Fett.

Figur 591.　Figur 592.　Figur 593.

Figur 590. Viszeralfläche der Milz des Hundes.

a dorsales, b ventrales Ende, c, c Hilus lienis,

Figur 591—593. Milz des Hundes, von der lateralen Seite; halbschematisch. Variationen der Form.

Figur 590.

Sie steht mit dem Magen durch das grosse Netz (Lig. gastrolienale) in lockerer Ver- bindung. Sie zieht sich extrathorakal durch die linke Flankengegend bis in die Nähe des Beckens. Sie liegt also schräg dorsoventral und beckenwärts.

Ihr ventrales Ende befindet sich meist in der Höhe des 2. bis 4. Lendenwirbels und reicht bis zur Höhe der 7.—10. Rippensymphyse, das dorsale in der Höhe des letzten Brust- und 1. Lendenwirbels zwischen Magen und linker Niere einerseits und Zwerchfell und Lendenmuskeln anderseits. Parietal liegt die Milz am Zwerchfell und an den Bauchmuskeln, viszeral an der linken Niere, dem Colon, an Dünndarmschlingen und ev. auch am Magen. Der thorakale Rand liegt in der Höhe der letzten Rippe am Magen und der kaudale Rand am Darmkanal. Das absolute Gewicht der Milz schwankte nach Mintzlaff [424] zwischen 8 g und 147 g, das relative Gewicht betrug 0,08—0,377% des Körpergewichts. An der viszeralen Fläche befindet sich eine Längsleiste, der *Hilus lienis* (Fig. 590 c,e), an dem die A. und V. lienalis verlaufen und sich das grosse Netz anheftet.

C. Atmungsorgane, Organa respiratoria.

I. Allgemeines.

Die Organe, die der Atmung dienen, heissen **Atmungsorgane,** *Organa respiratoria.* Sie bestehen aus den Lungen, die den Austausch der Gase der atmosphärischen Luft mit den Gasen des Blutes vermitteln, und den Luft zu- und abführenden Teilen: Nasenhöhle, Schlundkopfhöhle, Kehlkopf und Luftröhre.

Die Nasenhöhle dient z. T. auch als Geruchs- und der Kehlkopf auch als Stimmorgan. Die Atmung erfolgt durch Erweiterung und Verengerung des Brustkastens, der deshalb mit seinen Muskeln inkl. Zwerchfell ebenfalls zu den Atmungsorganen zu zählen ist. Das gleiche gilt von den Nasenmuskeln. Diese Teile sind bereits abgehandelt worden (s. S. 217 u. 281).

Entwicklung der Atmungsorgane. Die Nasenhöhle entsteht zum grössten Teile aus der primitiven Mundhöhle; sie wird von dieser als obere Etage bei der Entstehung des sekundären Gaumens abgetrennt (S. 357). Der Zugang zu dieser Höhle wird durch Bildung des Nasenkanals geschaffen, der wie folgt entsteht. Seitlich über der Mundbucht bildet sich jederseits eine Grube, die Riechgrube; diese vertieft sich allmählich zu den Riechsäcken, die mit ihrem Grunde bald das Dach der primitiven Mundhöhle erreichen und von dieser dann nur durch die epitheliale Membrana bucconasalis getrennt sind. Unter Einreissen der letzteren brechen die Riechsäcke in die Mundhöhle (d. h. in deren spätere obere Etage, die Nasenhöhle) durch und bilden die Nasenkanäle, die mit dem Nasenloch (der Riechgrubenanlage) nach aussen und mit der primären Choane in die primitive Mundhöhle münden. Durch die Entstehung des Gaumens (S. 357) werden die bleibenden Choanen gebildet; Nasenkanal und obere Etage der Mundhöhle fliessen zu einer Höhle, der Nasenhöhle, zusammen. Vorher war der in die primitive Mundhöhle mündende Tränennasenkanal aus einer Epithelleiste entstanden, die jederseits von der Lidspalte des Auges zum Mundbuchtwinkel führte.

a) Die **Nasenhöhle** umfasst also die durch Bildung des Gaumens abgetrennte obere Etage der primitiven Mundhöhle und den Nasenkanal. Die Anlage der Nasenmuscheln entsteht in Form von Wülsten an den inneren Flächen der Wandungen der Nase; sie gelangen bei ihrer weiteren Ausbildung durch Verschiebungen an den bleibenden Sitz. Die Nebenhöhlen bilden sich vor Entstehung der knorpeligen Nasenkapsel durch Ausstülpungen der Nasenhöhle, und zwar stülpt sich dorsal der *Sinus frontalis* und ventral zwischen den Anlagen beider Nasenmuscheln der *Sinus maxillaris* aus. Die *Sinus sphenoidales* entstehen selbständig, werden aber von der Nasenkapsel aus von Knorpel umhüllt. Die anfangs häutige (mesenchymatöse) Nasenkapsel wird bald zur knorpeligen Nasenkapsel; an diese legen sich Deckknochen, die den grössten Teil der Knorpel zum Schwinden bringen; ein Teil der Knorpelkapsel bleibt aber in Form der Nasenknorpel erhalten. Die Nasendrüsen entstehen als Epithelsprossen des Nasenhöhlenepithels. Das Nasenbodenorgan entsteht als rinnenförmige Epitheleinstülpung an der lateralen Seite des Septum der Nasenhöhlen. Später bildet sich eine Knorpelhülle um dasselbe.

b) **Kehlkopf, Luftröhre und Lunge** bilden sich aus dem Anfangsteil des Vorderdarms. An diesem bildet sich kranial eine ventral etwas erweiterte Rinne, die Pulmonalrinne (Fig. 422 e), die von dem grösseren dorsalen Abschnitt der Speiseröhre durch je eine seitliche, nach innen vorspringende Leiste abgehoben ist. Aus dem kaudalen, sich erweiternden Ende der Rinne sprossen 2 epitheliale Stränge bzw. Schläuche, die primitiven Lungenschläuche, in das embryonale Bindegewebe. Dabei beginnt die Abschnürung der dabei zu einem Rohr werdenden Pulmonalrinne vom Vorderdarmrohr (der Speiseröhre) und zwar von der Ursprungsstelle der Lungenschläuche aus kranial fortschreitend bis zu einer Stelle, wo beide Röhren zusammenfliessen (dem Ende des Kopfdarms); diese Stelle wird zum Kehlkopfseingang. Hier waren schon früher, anschliessend an die

Leisten, welche die Trennung der Pulmonalrinne vom Vorderdarm (der Luft- von der Speiseröhre [Fig. 422 e und f]) markieren, in der Höhe des 5. Viszeralbogens 2 Wülste als Anlagen der Aryknorpel entstanden; eine Strecke oral von diesen, gegen den 3. und 2. Viszeralbogen, entsteht der Epiglottiswulst mit der Zungengrundanlage (s. S. 357). Die Aryknorpelanlagen wachsen kranial bis zur 3. Schlundtasche; an ihnen bilden sich auch das Tuberculum cuneiforme und corniculatum. Dann folgen die häutigen Anlagen des Schild- (im 4. Viszeralbogen?) und Ringknorpels. Bald treten in allen erwähnten häutigen Anlagen des Kehlkopfs Knorpelkerne auf, die zur Bildung der Kehlkopfsknorpel führen. Auch im Trachealrohr erscheinen Knorpelkerne, aus denen die Trachealknorpel entstehen. Die Drüsen der Trachea und des Kehlkopfs entstehen in bekannter Weise aus Epithelsprossen. Die **Lungen** entstehen aus den **primitiven Lungen-
schläuchen** (Fig. 422 h), indem diese so viele blasige Knospen treiben, als Lungen-lappen entstehen sollen (Fig. 594 c.). Diese Knospen wachsen, sich dichotomisch teilend, weiter und liefern den Bronchialbaum. An den Enden des Bronchialbaums entstehen die Lungenalveolen bzw. Alveolengänge in noch nicht ganz geklärter Art. Aus dem um-hüllenden Mesenchym entstehen das inter-stitielle Gewebe, der seröse Überzug der Lungen, die Wand der Bronchien usw.

c) Die **Schilddrüse** entsteht aus der Pharynxwand als unpaarer medianer Epithel-strang am zweiten Viszeralbogen bzw. zwischen den beiden Zungengrundanlagen (Fig. 92 e und 595 a). Der Strang wächst und bildet an seinem Ende Sprossen, die hohl werden und

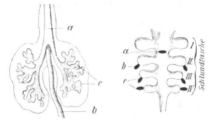

Figur 594.
Lungenanlage eines
Embryo.
a Trachea, b Oesophagus,
c Lungenanlage.

Figur 595.
a Anlage der Schild-
drüse, b Anlage der
Thymus, c Anlage von
Epithelkörperchen.

endlich in Bläschen (Alveolen) zerfallen. Es entstehen so am Ende des Ganges 2 Seitenlappen und ein Mittellappen. Letzterer bildet sich mit dem Ausführungsgang, dem Ductus thyreo-glossus, zurück oder bleibt als Lobus pyramidalis bestehen; oft erhalten sich Reste von ihm als akzessorische Schilddrüsen. Die Stelle, von der sich die Schilddrüse entwickelt, und an der der Ductus thyreoglossus mündet, erhält sich beim Menschen als Foramen caecum am Zungengrund (s. S. 363).

d) Die **Thymus** entsteht ventral an der 2. Schlundtasche (Fig. 595 b) in Form zweier eng-höhliger, mit dicker Epithelwand versehener Schläuche, die an ihrem distalen Ende rundliche, solide Sprossen treiben, die sich zu einem unpaaren Körper vereinigen. Sie schnüren sich bald von den Schlundtaschen vollkommen ab. Die Thymusdrüse ist zunächst ein Epithelorgan, eine echte Drüse von lappigem Bau. Später wandelt es sich in das bekannte, scheinbar zyto-blastische Organ um, dessen Lappen in eine Mark- und Rindensubstanz zerfallen und konzen-trische Körperchen enthalten. Beim geborenen Tiere bildet sich die Thymusdrüse, namentlich mit dem vollendeten Wachstum, zurück und schwindet ganz, oder es bleiben Rudimente in Form von Fettmassen zurück. Dorsal von der Thymusanlage entstehen an der 3. und 4. Vis-zeraltasche die Epithelkörperchen (Fig. 595 c) und an der letzten Schlundtasche die post-(ultimo-)branchialen Körperchen.

A. Die Nase und die Nasenhöhlen. Allgemeines.

Bei den Haustieren fliesst die **Nase**, *Nasus externus*; mit dem Gesicht und der Ober-lippe zusammen; es kann bei ihnen daher von einer äusseren Nase, die der des Menschen entspräche, nicht die Rede sein. Man bezeichnet aber den dorsalen Teil der Gesichtsfläche des Kopfes, der die Nasenhöhlen begrenzt, als *Nasus externus*, äussere Nase, und unterscheidet an ihr das *Dorsum nasi*, den Nasenrücken, die *Apex nasi*, Nasenspitze, die *Regio narium*, Gegend der Nasenlöcher, und die *Regiones laterales nasi*, Seitengegenden der Nase, die auch die weiche Nase, *Nasus cutaneus*, des Pferdes umfassen. Die **Nasenhöhlen** kommuni-zieren mit den Nebenhöhlen der Nasenhöhle (S. 473) und stehen einerseits durch die Nasenlöcher, *Nares* (Naseneingang), mit der Aussenwelt und anderseits durch die *Choanae*, Nasenausgangsöffnungen, mit der Schlundkopfhöhle in Verbindung.

Begrenzung der Nasenhöhle. An dem Aufbau der Nasenhöhle und ihrer Nebenhöhlen beteiligen sich als stützende Gebilde (Skelett) eine Anzahl Kopfknochen und einige Knorpel, die teils als Ergänzungs-, teils als Stütz- und Gerüstknorpel dienen. Das Skelett des Bodens der Nasenhöhle wird durch die Proc. palatini der Maxillae und der Incisiva und die Pars hori-zontalis der Ossa palatina, das Nasendach (Decke) durch die Ossa nasalia, einen Teil der Frontalia und durch die Seitenwandknorpel, die ausgehöhlte laterale Wand durch die Maxillae, die Proc. nasales der Ossa incisiva, die Ossa lacrimalia, zygomatica und nasalia, die senkrechten Teile der Palatina und die Seitenwandknorpel, die ebene mediane Wand durch den Vomer, den senkrechten Teil des Ethmoidale und die knorpelige Nasenscheidewand gebildet. Das Eingangsende (der knöcherne Nasenhöhleneingang, die *Apertura nasalis ossea*) wird durch den freien Teil des lateralen Randes der Ossa nasalia und die Ossa incisiva begrenzt. Das Ausgangsende steht durch die Choanen mit der Schlundkopfhöhle in Verbindung. Dorsal von den Choanen werden die Nasenhöhlen durch das Sieb- und Keilbein von der Schädelhöhle getrennt. Man nennt diesen Teil den *Fundus cavi nasi*, **Grund der Nasenhöhle;** in ihn ragt das Siebbeinlabyrinth. Zu den Stützgebilden kommen zur Bildung der Wände der Nasenhöhlen und der äusseren Nase noch fleischige und häutige Teile, besonders Muskeln, die äussere Haut und die Schleimhaut hinzu.

Knorpelgerüst der Nase (Fig. 630, 656, 664, 667 u. 668). Die Nasenknorpel sind 1. das *Septum cartilagineum*, die **knorpelige Nasenscheidewand,** die sich dorsal an das Nasendach, ventral an den Nasenboden (an den Vomer) und kaudal an das Ethmoidale anschliesst, und 2. das die Nasenflügel und einen Teil der Seitenwand der Nase stützende Knorpelgerüst. Dieses wird wesentlich dadurch gebildet, dass von dem dorsalen und ventralen Rande des nasenlochseitigen Abschnitts der Nasenscheidewand oder auch von der ventralen Nasenmuschel Knorpelplatten, die *Cartilagines nasi parietales* (*laterales N.*), **Seitenwandknorpel,** abgehen, die sich an der lateralen Nasenwand gegeneinander biegen; bei Hund und Schwein erreichen sie sich ganz, bei den Wiederkäuern hingegen nur nahe dem Nasenloch und hinten; zwischen beiden Stellen bleibt eine durch Bindegewebe ausgefüllte Lücke. Beim Pferde sind die dorsalen Seitenwandknorpel nur schmal; die ventralen fehlen. Demnach besitzt die Seitenwand der Nase des Pferdes nasenlochseitig keine Skelettstütze; sie stellt nur eine häutig-muskulöse Wand, die weiche Nase, dar. Am freien Rande des ventralen Seitenwandknorpels findet sich ausserdem bei den Fleischfressern, Schweinen und Wiederkäuern die in die lateralen Nasenflügel hineinragende *Cartilago accessoria lateralis*, der **laterale Ansatzknorpel;** er ist bei den Fleischfressern und Schweinen pfriemen- und bei den Wiederkäuern ankerförmig; beim Pferde fehlt er. Weiterhin geht von dem ventralen Seitenwandknorpel oder der ventralen Muschel die kleine *Cartilago accessoria medialis*, der **mediale Ansatzknorpel** (S-förmiger Knorpel), ab, der in der Flügelfalte der Schleimhaut liegt und besonders stark beim Pferde ist. Beim Pferde fehlen, wie erwähnt, die ventralen Seitenwandknorpel und die lateralen Ansatzknorpel; dafür sitzen dem freien Ende der Nasenscheidewand die *Cartilagines alares*, **Flügelknorpel,** auf, die aus einer einzigen, paarigen Knorpelplatte und 2 Hörnern bestehen, die in Form eines X nebeneinander liegen und ventral und lateral gerichtet sind; ihr freies, stark lateral gebogenes Ende entspricht dem lateralen Ansatzknorpel. Beim Hunde ragt die Nasenscheidewand mit den Seitenwandknorpeln weit über das Os nasale und incisivum vor; so entsteht die bewegliche, eine Doppelröhre darstellende Schnauze. Beim Schweine kommt zur Bildung der Nase noch das *Os rostri*, der Rüsselknochen, hinzu, der in der Verlängerung der Nasenscheidewand liegt. Beim Menschen finden sich dorsale Seitenwandknorpel, *Cartilagines laterales*, und die Flügelknorpel, *Cartilagines alares*, dorsal von lateralen Nasenflügel. Dazu kommen noch kleine Knorpelstückchen, *Cartilagines alares minores* und *sesamoideae*; die ventralen Seitenwandknorpel fehlen.

Nasenhöhle, *Cavum nasi* (Fig. 110, 111, 636, 637, 638 u. 669). Die Nasenhöhlen kommunizieren durch die *Nares*, **Nasenlöcher,** mit der Aussenwelt; die von den **Nasenflügeln** begrenzten Nasenlöcher sind bei mässiger Inspiration beim Pferde halbmondförmig, beim Rinde oval und mit einer dorsalen Spalte versehen, bei Schaf und Ziege schlitzförmig und gebogen, bei Hund und Katze rundlich und ventral geschlitzt, beim Schweine rundlich-oval. Zwischen den Nasenlöchern und bei Hund und Katze noch in der Umgebung dieser besitzen alle Haussäugetiere, mit Ausnahme des Pferdes, eine eigenartig modifizierte Hautpartie, die in die Oberlippe übergeht, und die man beim Rinde als Flotzmaul (*Planum nasolabiale*), bei Schaf, Ziege, Hund und Katze als Nasenspiegel (*Planum nasale*) und beim Schweine als Rüsselscheibe (*Planum rostrale*) bezeichnet. Das Flotzmaul des Rindes (Fig. 657) ist mit Ausnahme der mit Sinushaaren ausgestatteten lateralen Partien unbehaart; der Nasenspiegel von Schaf, Ziege, Hund und Katze ist völlig unbehaart; die Rüsselscheibe des Schweines trägt spärliche, kurze, dicke Sinushaare. Die Oberfläche des Flotzmauls vom Rinde, des Nasenspiegels von Schaf, Ziege und Hund, sowie der Rüsselscheibe des Schweines zeigt stellenweise m. o. w. deutliche Felder, Areale (Areae) und Rinnen (Sulci), während der Nasenspiegel der Katze eine höckrige Oberfläche besitzt. Auf der Höhe der Areale finden sich bei Rind, Schaf, Ziege und Schwein kleine Poren (Foveolae), an denen unter der Haut gelegene, makroskopisch sichtbare Drüsenlager mit ihren Ausführungsgängen ausmünden. Bei Hund und Katze fehlen Drüsen und Poren. Das den Nasenspiegel bedeckende Sekret stammt bei ihnen von der lateralen Nasendrüse, den Gland. vestibulares, von serösen Drüsen der Septumschleimhaut und der Tränendrüse (Ellenberger [155], Gylek [226], Kormann [321], Trautmann [638]). Beim Pferde wird das Nasenloch durch die in die medialen Nasenflügel hineinragende, mit Haut bekleidete Platte der Flügelknorpel in ein dorsales, kleines falsches und ein ventrales, grosses wahres Nasenloch geschieden. Das erstere führt in eine blind endende, in der weichen Nase liegende Hauttasche, das *Diverticulum nasi*, die Nasentrompete, und das letztere in die eigentliche Nasenhöhle. Der von einer kutanen, nur beim Pferde zum grössten Teile noch mit Haaren versehenen Schleimhaut überzogene Anfangsteil der Nasenhöhle, das *Vestibulum nasi*, der Nasenvorhof, wird beim Menschen lateral durch einen Grenzwulst, *Limen vestibuli*, von der eigentlichen Nasenhöhle geschieden. Der Nasenvorhof besitzt charakteristische Falten, die teils dem Nasenvorhof eigentümlich, teils Fortsetzungen von Falten der eigentlichen Nasenschleimhaut sind (s. Kormann [321] und Fig. 666). Die beiden Nasenhöhlen sind durch das *Septum nasi*, die **Nasenscheidewand**, die aus Knochen (*Vomer, Ethmoidale*), Knorpel (*Cartilago septi nasi*) und der Nasenschleimhaut besteht, voneinander geschieden. Sie erstreckt sich entweder soweit rachenwärts, dass jede Nasenhöhle für sich mit einer Öffnung, dem Nasenausgang, der *Choana*, in die Schlundkopfhöhle mündet, oder sie endet kurz vorher, so dass beide Choanen zu einem Loche zusammenfliessen (Rind, Pferd). Bei Schaf und Schwein setzt sie sich als häutige Scheidewand, *Septum membranaceum*, noch in einen Teil des Nasenrachens fort. Durch die an der lateralen Wand jeder Nasenhöhle befindlichen beiden *Conchae nasales*, **Nasenmuscheln** (s. S. 90), wird jede Nasenhöhle in 3 *Meatus nasi*, **Nasengänge**, den dorsalen oder Riech-, den mittleren oder Sinus- und den ventralen oder Atmungsgang, zerlegt. Im ventralen Gange findet sich ziemlich versteckt in der Höhe des Hakenzahns der spaltförmige Eingang in den schräg oroventral gerichteten *Ductus nasopalatinus* (*incisivus N.*), **Nasengaumenkanal** (s. S. 360), in den neben dem ventralen Rande der Nasenscheidewand liegende **Nasenbodenkanal**, *Ductus vomeronasalis*, mündet. Beim Pferde endet der Ductus nasopalatinus blind an der Decke der Mundhöhle; bei allen anderen Tieren mündet er in diese Höhle ein. An der Grenze zwischen äusserer Haut und Schleimhaut bemerkt man am ventralen Winkel des Nasenlochs bei Pferd, Wiederkäuern und Fleischfressern die **Mündung des Tränenkanals**, die sich beim Schweine und oft auch beim Hunde im ventralen Nasengang weit vom Nasenloch entfernt an der lateralen Fläche des kaudalen Endes der Concha ventralis findet.

Bei allen Haustieren exkl. Rind kommt noch die **laterale Nasendrüse** vor. Sie besteht aus einem ganz im Sinus maxillaris (Karnivoren, Schwein) oder teils in diesem, teils in der Umgebung des Aditus nasomaxillaris (Pferd, Esel, Schaf, Ziege) gelegenen Drüsenkörper und einem im mittleren Nasengang verlaufenden Ausführungsgang, der nahe dem äusseren Nasenloch und zwar in der Umgebung oder auch am Ende der geraden Falte mündet. Nur bei Pferd und Esel liegt die Öffnung des Ganges weiter choanenwärts (in einer zwischen P_2 und P_3 gelegten Querebene) an der lateralen Seite der ventralen geraden Falte, und der Gang verläuft in der inneren Tour der aufgerollten dorsalen Muschel. Am grössten und deutlichsten ist die laterale Nasendrüse beim Hunde; trotzdem sind bei kleinen Hunden und bei der Katze Drüse und Gang nur mikroskopisch nachweisbar; kleiner und weniger deutlich ist die Drüse bei Pferd, Esel, Schaf und Ziege (s. Kangro [297] und Meyer [416]).

Die Nasenhöhlen werden von der rosaroten, blutreichen, mit dem Periost bzw. dem Perichondrium verbundenen Nasenschleimhaut ausgekleidet, die einerseits in die äussere Haut, anderseits in die Schleimhaut des Schlundkopfs übergeht. Im Nasenvorhof besitzt sie einen Papillarkörper und mehrschichtiges Platten- und in der eigentlichen Nasenhöhle mehrschichtiges flimmerndes Zylinderepithel. Man bemerkt an ihr die feinen punktförmigen Öffnungen ihrer Drüsen (Gland. nasales). Unter ihr finden sich an vielen Stellen ausgedehnte Venenplexus. Am Grund der Nasenhöhle, in der Regio olfactoria, ist sie dicker und weicher, trägt ein Neuroepithel und hat eine gelbe bis gelbbräunliche Farbe und heisst **Riechschleimhaut** (Membrana olfactoria). Bei Pferd, Schaf und Schwein ist die Regio olfactoria relativ klein.

Gefässe und Nerven. Die Nasenhöhlen erhalten ihr Blut von der A. maxillaris externa und interna. Von ersterer senden die A. labialis sup. und lateralis nasi Zweige von der Nasenlochseite und von letzterer die A. ethmoidalis und sphenopalatina solche von der Choanenseite in die Nase. Von der A. palatina major dringen beim Pferde Zweige von vorn und durch das Gaumengewölbe in den ventralen Nasengang. Das Blut wird abgeführt durch die V. sphenopalatina und palatina major, die Vv. ethmoidales, die V. dorsalis nasi und labialis superior. Die Lymphgefässe führen zu den Kehlgangslymphknoten. Die Nerven stammen vom N. olfactorius und trigeminus. Von letzterem sind es der N. ethmoidalis und nasalis aboralis, die nur für die Nasenhöhle bestimmt sind. Ausserdem sendet der N. palatinus major Fäden durch den Nasenboden in die Nasenhöhle.

Die **Nebenhöhlen der Nasenhöhle**, *Sinus paranasales* (Fig. 637, 638, 640—642). Die Nasenhöhlen kommunizieren mit anderen zwischen den Tafeln der Kopfknochen liegenden lufthaltigen Höhlen, den Nebenhöhlen der Nase. Dies sind: 1. Die Muschel- und Siebbein-, 2. die Kiefer-, 3. die Stirn-, 4. die Gaumen-, 5. die Keilbeinhöhlen und 6. ev. noch der Nasenbeinsinus und (Rind) die Tränenbeinhöhlen. Diese Höhlen sind mit einer dünnen, gefässarmen Fortsetzung der Nasenschleimhaut ausgekleidet, die mit dem Periost der Knochen unlösbar verbunden ist. Die Nebenhöhlen sind hauptsächlich bestimmt, die Oberfläche des Kopfes für den Muskelansatz ohne wesentliche Erhöhung des Kopfgewichts zu vergrössern.

B. Der Kehlkopf, Larynx. Allgemeines. (Fig. 643 u. 659.)

Der Kehlkopf ist ein an den Gabelästen des Zungenbeins befestigtes, kästchenartiges Organ, dessen Grundlage mehrere Knorpel bilden, die beweglich durch Bänder miteinander verbunden sind; zu ihnen gesellen sich Muskeln, welche die Erweiterung oder Verengerung des Innenraums des Kehlkopfs bewirken, und eine Schleimhaut, welche die Innenfläche überzieht. Er hat seine Lage im kaudalen Teile des Kehlgangs am Übergang des Kopfes zum Halse medial von der Gland. parotis und dem Unterkieferaste, ventral vom Anfang der Speiseröhre und kaudo-ventral vom Schlundkopf, dessen Boden er gleichsam bildet. Kaudal geht er in die Luftröhre über.

1. Das **Knorpelgerüst** setzt sich aus dem Schild- und Ringknorpel, den beiden Giess-kannenknorpeln und dem Kehldeckel zusammen. Die *Cartilago thyreoidea*, der **Schildknorpel** (Fig. 596—600, 643 a u. 644), besteht aus den 2 viereckigen Schildplatten, *Laminae thyreoidae*,

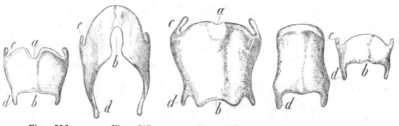

Figur 596	Figur 597	Figur 598	Figur 599	Figur 600
(Mensch).	(Pferd).	(Rind).	(Schwein).	(Hund).

Figur 596—600. Schildknorpel: von der ventralen Seite gesehen (zur Demonstration der Incisurae thyreoideae; halbschematisch).

a Incisura thyreoidea oralis, b Incisura thyreoidea caudalis, c Cornu orale, d Cornu aborale.

die ventral und median beim Pferde nur auf eine kleine Strecke, bei allen übrigen Haustieren und dem Menschen fast in ihrer ganzen Ausdehnung zum Schildkörper verschmelzen, und die länger als hoch, beim Hunde aber höher als lang sind. Beim Menschen findet sich am kranialen Rande median die ziemlich tiefe *Incisura thyreoidea oralis (sup. N.)*, die bei den Haustieren unbedeutend (Wiederkäuer) ist oder fehlt (Schwein, Hund, Pferd). Beim Pferde findet sich aboral ein tiefer Ausschnitt zwischen den Schildplatten, die *Incisura thyreoidea caudalis (inf. N.)*; sie ist bei Mensch, Wiederkäuern und Hund unbedeutend und fehlt dem Schweine. Beim Menschen, namentlich beim Manne, tritt der Körper ventral stark vor und bildet die

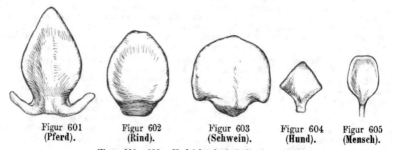

Figur 601	Figur 602	Figur 603	Figur 604	Figur 605
(Pferd).	(Rind).	(Schwein).	(Hund).	(Mensch).

Figur 601—605. Kehldeckel (halbschematisch).

Prominentia laryngea, die auch beim Hunde deutlich, bei den übrigen Haustieren undeutlich ist. Der dorsale Rand des Schildknorpels bildet an beiden Enden je einen Fortsatz, das *Cornu orale (sup. N.)* und *caudale (inf. N.)*. Beim Schweine fehlt das orale Horn; bei den Wiederkäuern sind die Hörner ' sehr lang. Die *Cartilago cricoidea*, der **Ringknorpel** (Fig. 643 d, 645 und 659 d, d'), gleicht einem Siegelring mit dorsaler Platte, *Lamina*, die einen medianen Muskelkamm besitzt. Der Ringknorpel artikuliert mit dem Schild- und Giesskannenknorpel. Beim Schweine ist der Reifen sehr schräg zur Platte gestellt. Die *Cartilagines arytaenoideae*, **Giesskannenknorpel**

(Aryknorpel) (Fig. 646, 647 u. 648), ähneln einer dreiseitigen Pyramide, deren Spitze, *Apex*, kraniodorsal gerichtet ist; an dieser sitzt ein kleiner Knorpel, das Knorpelhorn, die *Cartilago corniculata (Santorini)*, die bei Pferd, Hund und Schwein gross und bei letzterem zweigespalten ist. Die Basis des Giesskannenknorpels bildet den *Proc. vocalis* und besitzt kaudal eine Gelenkfläche für den Ringknorpel. An der lateralen Fläche findet sich ein starker *Proc. muscularis (Crista arcuata N.)*. Die *Epiglottis*, der **Kehldeckel** (Fig. 601—605), ist ein myrtenblattähnlicher (Mensch) (Fig. 605), dreieckiger (Pferd) (Fig. 601), ovaler (Wiederkäuer) (Fig. 602), rundlicher (Schwein) (Fig. 603) oder viereckiger (Hund) (Fig. 604) Knorpel, der am Eingang des Kehlkopfes einen beweglichen Deckel darstellt. Beim Pferde findet sich an der der Innenfläche des Körpers der Schildknorpel aufsitzenden Basis des Kehldeckels seitlich je ein Fortsatz, der Keilknorpel, die *Cartilago cuneiformis (Wrisbergi)* (Fig. 649 b, b'). Diese fehlen den Wiederkäuern, dem Schweine und der Katze und sitzen beim Hunde, bei dem sie sehr gross sind, an den Giesskannenknorpeln. Bei Mensch, Hund und Katze spitzt sich der Kehldeckel an der Basis zu einem Stiele, *Petiolus*, zu, mit dem er am Schildknorpel befestigt ist.

Zwischen Zungenbein und Schildknorpel, zwischen Schild- und Ringknorpel und zwischen letzterem und der Luftröhre bleibt je ein Raum, der durch eine Membran (Band) geschlossen wird. Es sind dies der **Schildzungenbein-, Schildring- und Ringluftröhrenraum.**

2. Bänder des Kehlkopfs (Fig. 650, 651, 660 u. 665) Die Kehlkopfsknorpel sind untereinander und mit dem Zungenbein und der Luftröhre durch Bänder und Membranen verbunden. Die Verbindung der Knorpel untereinander findet statt durch die *Ligg. cricothyreoidea*, Schildringbänder, die *Ligg. cricoarytaenoidea*, Ringgiesskannenbänder, die *Ligg. thyreoarytaenoidea*, Schildgiesskannenbänder, und die *Ligg. thyreoepiglottica*, Schildkehldeckelbänder; die Verbindung des Kehlkopfs mit dem Zungenbein geschieht durch die *Ligg. thyreohyoidea*, Schildzungenbeinbänder, und mit der Trachea durch das *Lig. cricotracheale*, Ringluftröhrenband. Die Lage der Bänder ergibt sich aus deren Namen. Von besonderem Interesse sind die in den Taschen- und Stimmfalten der Kehlkopfschleimhaut liegenden *Ligg. thyreoarytaenoidea*. Das in der Taschenfalte liegende Lig. thyreoarytaenoideum orale fehlt den Wiederkäuern und wird als *Lig. ventriculare*, **Taschenband**, und das in der Stimmfalte liegende Lig. thyreoarytaenoideum caudale als *Lig. vocale*, **Stimmband**, bezeichnet. Ausserdem ist bei Pferd, Rind und Schwein ein Lig. arycorniculatum, das vom Aryknorpel zur Cartilago corniculata zieht, nachzuweisen (Franzmann [180]). Beim Menschen unterscheidet man noch eine Anzahl anderer für die Tiere bedeutungsloser Bänder.

3. Die Muskeln des Kehlkopfs. Die Muskeln des Kehlkopfs bewirken z. T. eine Lageveränderung des ganzen Organs, z. T. nur eine Verschiebung der Knorpel mit Verengerung oder Erweiterung des Innenraums des Kehlkopfs. Die ersteren entspringen an benachbarten oder entfernten Skeletteilen; die anderen gehen von einem Knorpel zum anderen. Zu den ersteren gehören die S. 365 besprochenen Muskeln des Zungenbeins, dessen Bewegungen der Kehlkopf folgt, und einige Muskeln, die vom Zungen- oder Brustbein zum Kehlkopf gehen, nämlich der M. sternothyreoideus, thyreohyoideus und hyoepiglotticus (hierüber s. S. 366). Die eigentlichen Kehlkopfsmuskeln liegen z. T. aussen am Kehlkopf, z. T. innen an den Schildplatten.

a) Äussere Kehlkopfsmuskeln (Fig. 652): 1. der **M. cricoarytaenoideus dorsalis (post. N.)** (h), der jederseits auf der Ringplatte liegt und am Muskelkamm des Aryknorpels endet, 2. der **M. cricothyreoideus** (c), der von der lateralen Fläche des Reifens des Ring- zum kaudalen Rande des Schildknorpels geht, 3. der **M. arytaenoideus transversus** (i), der dorsal auf den Aryknorpeln quer vom Muskelkamm des einen zu dem des anderen verläuft. **b) Innere Kehlkopfsmuskeln:** 1. der **M. cricoarytaenoideus lateralis** (g), der vom kranialen Rande des Ringknorpelreifens zum Proc. muscularis geht, 2. der **M. ventricularis** (e) und 3. der **M. vocalis** (f). Diese Muskeln liegen jederseits innen an der Schildplatte und aussen an der Kehlkopfschleimhaut bzw. am Stimm- und Taschenband; sie entspringen an der Schildplatte und am Lig. cricothyreoideum medium, u. U. auch noch an der Basis des Kehldeckels und enden am Muskelfortsatz des Aryknorpels. Beim Pferde kommt bisweilen wie beim Menschen noch ein federkielstarker M. thyreoarytaenoideus vor, der von der medialen Fläche des dorsalen Randes des Schildes zum Muskelkamm des Giesskannenknorpels geht. Beim Menschen kommen ausserdem ein M. thyreoepiglotticus, aryepiglotticus und ceratocricoideus obliquus vor; zuweilen kann man auch noch einen M. arycorniculatus obliquus und rectus nachweisen.

4. Schleimhaut und Innenraum des Kehlkopfs (Fig. 448, 651, 660, 665). Die den Kehlkopf auskleidende Schleimhaut bildet, vom Schlundkopf kommend, an der Seitenwand des Kehlkopfseingangs zwischen der Epiglottis und den Giesskannenknorpeln die *Plicae aryepiglotticae.* Im Kehlkopf bildet sie jederseits zwei von der Seitenwand nach innen vorspringende Falten: die dem Kehlkopfeingang zunächst gelegene *Plica ventricularis*, **Taschenfalte**, und die kaudal von ihr gelegene *Plica vocalis*, **Stimmfalte**. In letzterer liegt das *Lig. vocale;* Falte und Band zusammen stellen das *Labium vocale*, die **Stimmlippe**, dar. Zwischen beiden Stimmlippen bleibt ein Spalt, die *Rima glottidis*, **Stimmritze**. Der ganze Stimmapparat (Stimmlippen mit Stimmritze) heisst die **Glottis**. In der Taschenfalte liegt das Taschenband und z. T. der M. ventricularis. Die zwischen den Taschenbändern bleibende, breite Spalte heisst *Rima vestibuli*, **Vorhofspalte**. Zwischen Taschen- und Stimmband liegt die meist spaltförmige *Rima ventriculi*, der Eingang in eine Schleimhauttasche, den *Ventriculus laryngis lateralis*, die **seitliche Kehlkopfstasche** (Fig. 652 11). Dem Rinde fehlen Taschenfalte, Taschenband und seitliche Kehlkopfstasche. In der Submucosa der Schleimhaut findet sich viel elastisches Gewebe, das die *Membrana elastica laryngis* bildet. Die Schleimhaut enthält Drüsen und Lymphknötchen.

Den Innenraum des Kehlkopfs teilt man ein in 1. das mit dem Aditus laryngis beginnende und mit der Rima vestibuli endende *Vestibulum laryngis*, den **Vorhof** (Eingangsraum); 2. die **Glottis** (mittleren Kehlkopfsraum); 3. den **Ausgangsraum** mit dem Kehlkopfsausgang. Die Rima glottidis zerfällt in die zwischen den Stimmbändern liegende, enge Pars intermembranacea, *Glottis vocalis*, **eigentliche Stimmritze**, und die weite, zwischen den Giesskannenknorpeln liegende Pars intercartilaginea, *Glottis respiratoria*, **Atmungsritze**.

Gefässe und Nerven des Kehlkopfs. Das arterielle Blut führen die A. laryngea und A. pharyngea ascendens und ev. auch die A. maxillaris ext. zu und das venöse die gleichnamigen Venen und die V. jugularis ab; die Lymphgefässe gehen zu den Lgl. tracheales. Die sensibeln Nerven stammen vom N. laryngeus cranialis und die motorischen vom N. laryngeus caudalis. Nach Grynfeltt-Hénon [217] sind alle Larynxnerven des neugeborenen Hundes mit Ganglien ausgestattet.

C. Die Luftröhre, Trachea. Allgemeines. (Fig. 606—609.)

Die Trachea reicht vom Kehlkopf bis zur Lungenwurzel. Ihr Halsteil liegt ventral von der Halswirbelsäule und dem M. longus colli; seitlich liegen an ihm (Fig. 446 u. 447) der N. vagus, sympathicus und recurrens, die A. carotis comm., der Ductus trachealis lymphaticus, die V. jugularis und bei Schwein, Hund, Mensch auch die A. thyreoidea caud. Am Anfang der dorsalen Fläche und an der brustseitigen Hälfte der linken Seitenfläche liegt die Speiseröhre; ventral und z. T. die Mm. sternocephalici, -hyoidei et -thyreoidei und nahe der Brust auch die Mm. scaleni. Der Brustteil liegt zwischen den Pleurasäcken, ventral vom M. longus colli und Oesophagus, dorsal von der V. cava cran. Der Endabschnitt der Trachea liegt rechts vom Arcus aortae; dann teilt er sich in der Höhe des 4.—5. (beim Pferde des 5.—6.) Interkostalraums in die in die Lungen eintretenden Stammbronchien: *Bifurkation*, **Luftröhrengabelung**. Bei Wiederkäuern und Schweinen geht vor der Bifurkation ein Ast für den Spitzenlappen der rechten Lunge ab (eparterieller Bronchus).

Bau. Die Luftröhre des Menschen besteht aus 15—20, die des Pferdes und der Wiederkäuer aus 48—60, die des Schweines aus 32—36, die des Hundes aus 42—46 und die der Katze aus 38—43 *Cartilagines tracheales*, **Knorpelringen**. Vielfach verschmelzen benachbarte Trachealringe m.o.w. miteinander, manchmal sogar in ganzer Zirkumferenz, am häufigsten beim Schweine, am seltensten beim Wiederkäuer (Schweinhuber [571]). Die Luftröhre des Menschen, des Schweines (Fig. 609) und der Fleischfresser (Fig. 608) ist im allgemeinen zylindrisch, die des Pferdes (Fig. 606) dorsoventral und die der Wiederkäuer (Fig. 607) seitlich zusammengedrückt. Die Form des Querschnitts der Ringe bleibt aber nicht in ganzer Länge der Luftröhre die gleiche. Die dorsalen Enden der einzelnen Ringe werden beim Menschen und Hunde durch die häutig-muskulöse *Paries membranacea* verbunden; bei den Wiederkäuern sind sie aufgebogen und liegen nebeneinander, während sie beim Pferde (Fig. 606 d) und Schweine im Halsteil der Trachea übereinandergreifen und durch eine *Membrana transversa* zusammengehalten werden. Die einzelnen Ringe werden dorsal dünner und breiter und decken sich hier i. d. R. gegenseitig dachziegelartig.

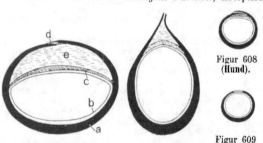

Figur 606 **(Pferd).**   Figur 607 **(Rind).**

Figur 608 **(Hund).**

Figur 609 **(Schwein).**

Figur 606—609. Luftröhrenquerschnitte.

a Knorpel, b Schleimhaut, c Muskelhaut, d Membrana transversa, e lockeres Bindegewebe.

Die Ringe werden durch eine **Faserhaut,** die sich auf die Aussen- und Innenfläche der Ringe fortsetzt und mit dem Perichondrium verschmilzt, verbunden (*Ligg. annularia*); innen wird die Trachea von einer drüsenhaltigen, mit Flimmerepithel bedeckten **Schleimhaut** ausgekleidet. Nur dorsal liegt der Schleimhaut eine glatte **Muskelhaut** auf, die sich bei Hund und Katze aussen an der Dorsalseite der Knorpelringe findet (Bauersachs [31] u. Paul [464]).

Gefässe und Nerven. Die Arterien der Luftröhre kommen von den Aa. carotides communes, die Venen von den Vv. jugulares, die Lymphgefässe gehen zu den Lgl. tracheales. Die Nerven stammen vom N. vagus und sympathicus.

D. Die Lungen, Pulmones. Allgemeines. (Fig. 526 L., 653 L., 654 u. 662.)

Wir unterscheiden 2 Lungen (Lungenflügel), die nur durch die beiden Stammbronchien miteinander in Verbindung stehen. Die Lungen sind gleichmässig weiche, schwammige, elastische, unter Druck knisternde, mit Luft gefüllte Organe, die den grössten Teil der Brusthöhle einnehmen und den von den übrigen in dieser Höhle gelegenen Organen freigelassenen Raum vollständig ausfüllen. Man unterscheidet an jeder Lunge folgende **Flächen** und **Ränder:** eine der Rippenwand zugekehrte *Facies costalis,* eine dem Mediastinum anliegende *Facies mediastinalis,* eine auf dem Zwerchfell ruhende Basis s. *Facies diaphragmatica* und eine in den

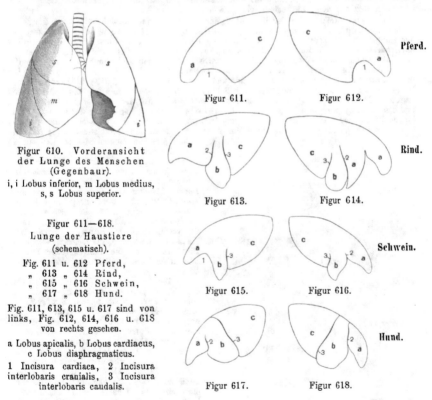

Figur 611.   Figur 612.   **Pferd.**

Figur 610. Vorderansicht der Lunge des Menschen (Gegenbaur).
i, i Lobus inferior, m Lobus medius, s, s Lobus superior.

Figur 613.   Figur 614.   **Rind.**

Figur 611—618.
Lunge der Haustiere (schematisch).

Fig. 611 u. 612 Pferd,
„ 613 „ 614 Rind,
„ 615 „ 616 Schwein,
„ 617 „ 618 Hund.

Fig. 611, 613, 615 u. 617 sind von links, Fig. 612, 614, 616 u. 618 von rechts gesehen.

a Lobus apicalis, b Lobus cardiacus, c Lobus diaphragmaticus.

1 Incisura cardiaca, 2 Incisura interlobaris cranialis, 3 Incisura interlobaris caudalis.

Figur 615.   Figur 616.   **Schwein.**

Figur 617.   Figur 618.   **Hund.**

Brusteingang hineinragende *Apex pulmonis,* ausserdem einen dorsalen stumpfen (*Margo obtusus*), einen ventralen scharfen (*Margo acutus*) und einen mediastinalen Rand (*Margo mediastinalis*). Die **Farbe** der Lungen richtet sich nach deren Blutfülle. Bei ausgebluteten Tieren erscheinen sie blassrot, bei gestorbenen mehr dunkelrot und dies besonders die Lunge der Seite, auf der das Tier beim Sterben lag (Hypostasis). Die Lungen der Menschen erscheinen grau bis grauschwarz infolge eingedrungener Kohlenpartikelchen, *Anthracosis pulmonum;* auch bei den vielfach im Zimmer lebenden Hunden und Katzen findet man diese Farbe nicht selten;

dagegen kommen pigmentierte Lungen bei den anderen Haustieren sehr selten vor. Nur die bronchialen Lymphknoten sind meist pigmentiert und erscheinen m. o. w. schwarz. Die **Grösse** der Lungen richtet sich nach ihrem Luftgehalt, so dass sie während der Inspiration erheblich grösser sind, als während der Exspiration. Das **Gewicht** der Lungen ist je nach der Grösse der Tiere sehr verschieden. Beachtenswert aber ist, dass die Lungen, weil sie lufthaltig sind, auf dem Wasser schwimmen, während die luftleeren Lungen des Fetus untersinken, und dass die rechte Lunge stets grösser und schwerer als die linke ist. Die **Befestigung** der Lungen geschieht wesentlich durch die Trachea; sie werden im übrigen aber auch vom Mediastinum, von Blutgefässen (Aorta und A. pulmonalis) und einer besonderen Pleurafalte, die vom mediastinalen Rande zum Zwerchfell geht, dem **Lig. pulmonale**, getragen. Die Eintrittstelle der Stammbronchien heisst die **Lungenwurzel**, *Radix (Hilus) pulmonis.* Sie besteht aus den Stamm-bronchien, Gefässen, Nerven, Bindegewebe und der umhüllenden Pleura. An der Lungenwurzel liegen Pakete von Lymphknoten, die *Lgl. bronchiales.*

Läppchenzeichnung. Auf der Oberfläche der Lungen des Menschen bemerkt man, durch die Pleura schimmernd, kleine, polygonale, 6—8 mm im Durchschnitt haltende Felder, die *Lobuli pulmonis,* Lungenläppchen. Diese Läppchenzeichnung ist bei Pferd, Fleischfressern, Schaf und Ziege wenig, dagegen beim Schweine, besonders aber beim Rinde wegen des reichlich vorhandenen Interlobulargewebes sehr deutlich, so dass die Lungen dieser Tiere an der Oberfläche und auf dem Durchschnitt ein getäfeltes Aussehen haben.

Lappung. Im Bereich der Herzspitze findet sich am ventralen Rande jeder Lunge ein flacher Ausschnitt, die *Incisura cardiaca,* der Herzausschnitt. Ausserdem findet man an den Lungen, mit Ausnahme der des Pferdes, noch m. o. w. tiefe Einschnitte, die *Incisurae interlobares,* welche die Lungen in *Lobi,* Lappen, teilen. Beim Menschen (Fig. 610) zerfällt die linke Lunge durch eine tiefe Incisura interlobaris in einen *Lobus sup.* und *inf.;* an der rechten Lunge findet sich i. d. R. noch ein 2. Einschnitt, der einen *Lobus medius* abtrennt. Bei den Wiederkäuern, Fleischfressern und dem Schweine (Fig. 613—618) zerfällt jede Lunge durch 2 tiefe Incisurae interlobares in 3 hintereinander gelegene Lappen, den *Lobus apicalis (sup. N.),* Spitzenlappen (a), den *Lobus cardiacus (medius N.),* Herz-(Mittel-)lappen (b), und den *Lobus diaphragmaticus (inf. N.),* Zwerchfells-(Basis-)lappen (c); der rechte Spitzenlappen ist bei den Wiederkäuern wieder zweigeteilt (Fig. 614). Beim Pferde fehlen die Incisurae interlobares (Fig. 611 u. 612); jede Pferdelunge wird nur durch den Herzausschnitt (1) unvoll-

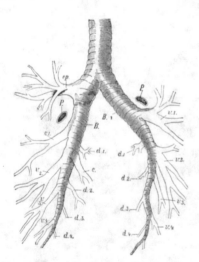

Figur 619. Bronchialbaum des Menschen. (Nach Aeby.)
B rechter, B₁ linker Stammbronchus, ep eparterieller Seitenbronchus, v₁, v₂, v₃, v₄ erster bis vierter hyparterieller Ventralbronchus, d₁, d₂, d₃, d₄ erster bis vierter hyparterieller Dorsalbronchus, c Herzbronchus, P A. pulmonalis.

ständig in den kleinen Spitzenlappen (a) und den mächtigen Zwerchfellslappen (Lungenkörper) (c) geschieden. Bei den Haustieren kommt noch ein *Lobus intermedius,* Anhangslappen, vor, der mit der rechten Lunge verbunden ist und sich in den zwischen Mediastinum und Hohlvenengekröse befindlichen Raum einschiebt. Es zerfällt mithin bei den Wiederkäuern die linke Lunge in 3, die rechte in 5, bei Schwein, Hund und Katze die linke in 3, die rechte in 4 Lappen. Bisweilen zeigen die Lungenränder Einkerbungen und die Lungenflächen Vertiefungen, Rinnen usw.

Bau der Lungen. Die Lungen sind von der **Pleura pulmonalis** überzogen; sie ist, ebenso wie die Kostalpleura, mit geringen Mengen einer serösen Flüssigkeit bedeckt; dadurch werden ihre einander zugekehrten Flächen schlüpfrig und Reibungen vermieden. Die **Lungensubstanz** zerfällt in das Lungenparenchym und das Interstitialgewebe. Das letztere besteht aus den Verästelungen der Trachea, Nerven, Gefässen, dem diese Gebilde zusammenhaltenden und umhüllenden, elastisches und Muskelgewebe enthaltenden Bindegewebe und den nutritiven Kapillargebieten. Die Verästelung der Trachea erfolgt di- und trichotomisch, also baumförmig. So entsteht der für jede Tierart m. o. w. charakteristische **Bronchial-** oder **Lungen-baum.** Beim Menschen (Fig. 619) teilt sich die Trachea in einen rechten und linken Stammbronchus (B, B₁), die nach der Lungenbasis verlaufen; dabei gibt der linke 4 ventrale und 4 dorsale, unter der A. pulmonalis durchgehende hyparterielle (*Rami bronchiales hyparteriales*) (d_1—d_4 und v_1—v_4), der rechte zunächst einen über der rechten A. pulmonalis (P) hinweggehenden eparteriellen (*Ramus bronchialis eparterialis*) (ep) und dann auch 4 dorsale und 4 ventrale hyparterielle Rami bronchiales und noch den Ramus bronchialis cardiacus für den Lobus medius ab. Beim Pferde (Fig. 620) gibt jeder Stammbronchus zunächst einen Bronchus für den Spitzenlappen (d u. f) ab und verhält sich dann wie beim Menschen, nur dass der rechte noch den besonderen Ast (h) für den Anhangslappen abgibt. Bei den Wiederkäuern (Fig. 621) und dem Schweine geht vor der Bifurkation rechts aus der Trachea ein Bronchus (i) für den rechten Spitzenlappen (eparterieller Bronchus) ab; der linke Stammbronchus (b) gibt erst einen Bronchus (k) für den linken Spitzen- (d) und Herzlappen (e), der rechte (c) erst je einen Bronchus für den rechten Herzlappen (g) und für den Anhangslappen (h) ab, dann zweigen beide Stammbronchien (b' u. c') je 4 dorsale schwächere und 4 ventrale stärkere Bronchien für den Basislappen ab. — Beim Fleischfresser (Fig. 622) spaltet der linke Stammbronchus (b), noch ehe er in die Lunge eintritt, einen Bronchus (k) für den linken Spitzen- (d) und Herzlappen (e) ab und verbreitet sich dann (b')

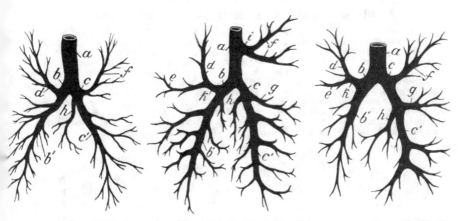

Figur 620 (Pferd).   Figur 621 (Rind und Schwein).   Figur 622 (Hund).

Figur 620—622. Bronchialbaum des Pferdes (Fig. 620), Rindes und Schweines (Fig. 621) und Hundes (Fig. 622).

a Ende der Luftröhre, b, b' linker Stammbronchus, c, c' rechter Stammbronchus, d Bronchus für den linken Spitzenlappen, e Bronchus für den linken Herzlappen, f Bronchus für den rechten Spitzenlappen, g Bronchus für den rechten Herzlappen, h Bronchus für den Anhangslappen, i eparterieller Bronchus, k gemeinsamer Stamm für d und e.

im linken Basislappen, während der rechte Stammbronchus (c) noch vor Eintritt in die Lunge einen Bronchus für den rechten Spitzenlappen (f), dann in der Lunge je einen solchen für den rechten Herzlappen (g) und den Anhangslappen (h) abgibt und dann (c') mit mehreren (meist 3) Ästen im rechten Basislappen endet. Die beim Bronchialbaum des Menschen erwähnte Scheidung der Bronchien in eparterielle und hyparterielle stammt von Aeby [2]; sie ist jedoch sehr angefeindet worden, besonders von Narath [443], Gegenbaur [197]. Nach unserer Ansicht ist die Aeby'sche Theorie überhaupt nicht haltbar; wollte man sie trotzdem im Aeby'schen Sinne auf die Haustiere übertragen, so würde bei allen Haustieren der Bronchus für den rechten Spitzenlappen (Fig. 655 d') als eparterieller Bronchus anzusprechen sein. Neben den Stammbronchien liegen der rechte und linke Ast der A. pulmonalis und Zweige der A. bronchialis, die sich mit den Bronchien verästeln (Fig. 655). Die A. pulmonalis hat ihr Kapillargebiet im Lungenparenchym, die A. bronchialis dagegen wesentlich im Interstitialgewebe. Zu diesen Teilen kommen noch die Vv. pulmonales und bronchiales, die Lungennerven, Lymphgefässe und Lymphknoten.

Bau der Bronchien. Die grösseren Bronchien bestehen aus einer Drüsen (*Glandulae bronchiales*) und Lymphknötchen (*Noduli lymphatici bronchiales*) enthaltenden, mit Flimmerepithel bedeckten Schleimhaut, einer Muskelschicht und einer die Knorpelringe enthaltenden, bindegewebigen Faserhaut. In den kleineren Bronchien werden die Knorpelringe zunächst unvollständig und die Drüsen seltener, dann verschwinden beide, und das Epithel wird niedriger und verliert seine Zilien.

Lungenparenchym. Infolge der Verästelung der Bronchien entstehen schliesslich die *Bronchioli respiratorii;* sie treten in das Parenchym ein und gehen in mehrere Alveolengänge, *Ductuli alveolares,* aus. Diese sind mit dicht aneinander liegenden Ausbuchtungen, *Alveoli,* versehene Schläuche; sie werden durch geringe Mengen eines elastischen und bindegewebigen Zwischengewebes zu einem Läppchen, *Lobulus,* vereinigt. In den Wänden der Alveolen liegt das respiratorische Kapillarnetz. Indem sich mehrere Primärläppchen durch Zwischengewebe zu einem grösseren Läppchen vereinigen, entsteht ein sekundäres und durch deren Vereinigung ein tertiäres Läppchen (s. S. 478).

Gefässe und Nerven. Ausser der das funktionelle Blut zuführenden A. pulmonalis (s. S. 479) enthalten die Lungen noch die nutritiven Bronchialarterien und Äste der A. mammaria int. (beim Menschen). Die Lungenpleura wird beim Hunde von der A. pulmonalis, bei Schaf und Pferd von der A. bronchialis versorgt (Miller [421]). Die Lymphgefässe bilden teils subseröse Netze, teils verlaufen sie mit den Lungengefässen in der Tiefe. Beide münden sie in die Bronchiallymphknoten. Die Nerven stammen vom Vagus und Sympathicus.

E. Die Schilddrüse, Glandula thyreoidea. Allgemeines.

Die rotbraune Schilddrüse (Fig. 449 n, 623—629, 652 10, 10′, 653 f u. 661 a, b) steht zu den Atmungsorganen in keiner weiteren Beziehung, als dass sie nahe dem Kehlkopf an der Luftröhre ihre Lage hat und an dieser durch lockeres Bindegewebe befestigt ist. Sie zerfällt in 2 Seitenteile, den *Lobus dexter et sinister* (Fig. 623—629 a, b), und einen mittleren Teil, den *Isthmus* (Fig. 623—629 c). Bei Mensch und Schwein (Fig. 625) liegen die Seitenteile nahe aneinander, und der sie verbindende Isthmus ist so breit, dass sie fast ein einheitliches Organ darstellen. Bei den Einhufern, Fleischfressern und Wiederkäuern (Fig. 623, 624, 626—629) ist der die Seitenteile ventral verbindende Isthmus nur ein m. o. w. deutlicher, dünner Strang, der bei kleinen Hunden fehlt. Die Seitenteile liegen seitlich am Anfang der Luftröhre, wesentlich auf dem 2. und 3. Trachealring und sind von der Parotis bedeckt. Die Form der Schilddrüsen der einzelnen Tierarten ergibt sich aus den Fig. 623—629.

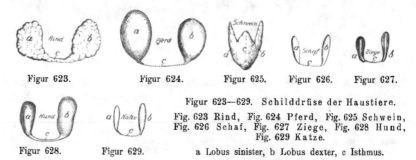

Figur 623.   Figur 624.   Figur 625.   Figur 626.   Figur 627.

Figur 628.   Figur 629.

Figur 623—629. Schilddrüse der Haustiere.
Fig. 623 Rind, Fig. 624 Pferd, Fig. 625 Schwein, Fig. 626 Schaf, Fig. 627 Ziege, Fig. 628 Hund, Fig. 629 Katze.

a Lobus sinister, b Lobus dexter, c Isthmus.

Bau. Mit der bindegewebig-elastischen Kapsel der Schilddrüse steht das Interstitialgewebe in Verbindung, in dessen Maschen sich blasenartige Alveolen befinden, deren Innenfläche ein kubisches oder zylindrisches Epithel trägt, und deren Hohlraum mit einer homogenen Substanz (*Colloid*) gefüllt ist. Ausführungsgänge fehlen beim erwachsenen Tiere.

Gefässe und Nerven. Die Schilddrüse wird sehr reichlich von den Aa. thyreoideae mit Blut versorgt. Die Venen stammen von den Vv. jugulares. Die zahlreichen Lymphgefässe führen in Lgl. cervicales caud. oder in den Ductus trachealis. Die Nerven stammen vom Sympathicus.

Nicht selten treten in der Nähe der Schilddrüse kleine rotbraune *Glandulae thyreoideae accessoriae,* **akzessorische Schilddrüsen,** auf, die aus Schilddrüsengewebe bestehen, nur versprengte Stücke dieser Drüse darstellen und nach Vorkommen, Grösse, Zahl und Lage sehr schwankend sind. Mit den akzessorischen Schilddrüsen nicht zu verwechseln sind die **Epithelkörperchen,** *Glandulae parathyreoideae* (Fig.629 A 2 u. 3). Man unterscheidet das von der 4. Kiementasche abstammende innere (mediale) Epithelkörperchen und das aus der 3. Kiementasche hervorgehende äussere (laterale) Epithelkörperchen. Das innere Epithelkörperchen fehlt i. d. R. dem Schweine; bei Rind, Schaf, Ziege, Hund und Katze liegt es an der medialen, der Luftröhre zugekehrten Seite des betr. Schilddrüsenlappens nahe dem dorsalen Rande und zwar innerhalb des Schilddrüsenparenchyms, nur beim Rinde häufig ausserhalb desselben. Das äussere Epithelkörperchen liegt bei Hund und Katze am oralen Ende oder an der lateralen

Fläche des betr. Seitenlappens der Schilddrüse, oft mit ihr von einer gemeinschaftlichen Kapsel umgeben. Bei den kleinen
Wiederkäuern und dem Schweine findet
man das äussere Epithelkörperchen entfernt von der Schilddrüse in der Nähe des
Teilungswinkels der A. carotis comm. oder
noch etwas weiter dorsal, ventral vom Atlas-
flügelrand im Fett, beim Rinde aber in unmittelbarer Nähe der Schilddrüse, am
ventralen Rande oder der medialen Fläche
derselben. Beim Schafe soll es multipel auftreten. Beim Pferde findet man jederseits
1 äusseres und 1 inneres Epithelkörperchen.
Das äussere ist heller gefärbt als die
Schilddrüse und liegt entweder vor dem
oralen Ende des Seitenlappens oder dorsal
an der medialen Fläche desselben in ihrem
oralen Drittel. Es ist nach Vermeulen
[653a] nicht selten mit der Schilddrüse verwachsen oder teilweise, bisweilen ganz in ihr
begraben. Das innere Epithelkörperchen ist beim Pferde ganz im Schilddrüsengewebe verborgen, aber durch eigne Kapsel
und hellere Farbe von ihm abgesetzt. Es
(zitiert nach Vermeulen) fand es regel-

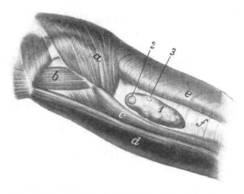

Figur 629 A. Linke Schilddrüse des Hundes
mit Epithelkörperchen.
1 Schilddrüse, 2 äusseres Epithelkörperchen, 3 inneres
Epithelkörperchen (punktiert). a Pharynxmuskulatur
(M. crico- u. thyreopharyngeus), b M. hyothyreoideus,
c M. sternothyreoideus, d M. sternohyoideus, e Speiseröhre, f Luftröhre.

mässig, Litty [369a] bei 13 untersuchten Fällen nur 1 mal, Vermeulen manchmal. Die Grösse
der Epithelkörperchen schwankt von 0,5—10 mm, ihre Form ist sehr variabel, ihre Farbe
blassrot, so dass sie makroskopisch mit Blutlymphknoten, die ebenfalls an dieser Stelle vorkommen können, verwechselt werden können. (Näheres s. Bartz [26], Bobeau [59], Chauveau-
Arloing [103], Hagenbach [229a], Kohn [316a], Litty [369a], Mayer [407], Mobilio [426],
Rossi [510 u. 511], Schaper [527], Vermeulen [653a], Zietzschmann [697].)

F. Die Thymusdrüse, Thymus. Allgemeines.

Die Thymusdrüse (Fig. 460 11, 11, 663 a, a' u. 670 1) ist ein graurötliches, gelapptes
Organ, das sich beim Fetus und bei jungen, unerwachsenen Tieren im kranialen Teile
der Brusthöhle und am Halsteil der Trachea findet und allmählich schwindet, so dass es bei
erwachsenen Individuen fehlt. Beim Menschen ist die Thymusdrüse im 2. oder 3. Lebensjahr
am stärksten; im 25. oder 30. Lebensjahr ist sie bis auf kleine Reste geschwunden. Auch bei
der stärksten Ausbildung reicht sie nicht über die Mitte des Halses kopfwärts. Ähnlich verhält
sie sich bei Pferd und Hund, während sie bei Wiederkäuern und Schwein bis zum Kehlkopf und noch weiter kopfwärts reicht. Am Halse ist sie immer zweischenklig. Der Schwund der
Drüse beginnt an den Halslappen, während sich in der Brust Reste noch lange erhalten.

Bau. Die von einer Bindegewebshülle locker umgebene Thymus besteht aus grösseren je
in eine Mark- und Rindenschicht zerfallende Läppchen, die sich peripher wieder in kleinere
zerlegen lassen und einen dem zytoblastischen Gewebe ähnlichen Bau zeigen, aber in der Marksubstanz eigenartige konzentrische (Hassal'sche) Körperchen enthalten.

Gefässe und Nerven. Die Arterien stammen von der A. mammaria int., subclavia und
carotis, die Nerven vom N. vagus und sympathicus, die entspr. Venen von der V. cava cranialis.

II. Die Atmungsorgane des Pferdes (s. auch S. 470 u. folg.).

A. Die Nasenhöhle, Cavum nasi, des Pferdes (s. S. 471—473).

Die Nasenhöhle wird durch die Nasenscheidewand in die rechte und linke Nasenhöhle geschieden, an denen man unterscheidet: den Ein- und Ausgang, das Nasendach, den Nasenboden, die laterale und mediale Seitenwand. Das Skelett der
Nasenhöhlenwände wird von den Gesichtsknochen mit Ausnahme des Unterkiefers
und Zungenbeins gebildet; am Nasendach, der Seiten- und Scheidewand wird das Knochenskelett durch Knorpel ergänzt; Muskeln, häutige und sehnige Gebilde vollenden
den Bau der Nasenhöhlenwände. (Genaueres s. S. 471 u. 472.)

Die äussere Schicht der Nasenwand bildet die äussere Haut und die innere Schicht die Nasenschleimhaut, die am Naseneingang ineinander übergehen; am Nasenausgang setzt sich die Schleimhaut in die des Schlundkopfs fort. Die Grundlage der Nasenflügel bilden die Flügelknorpel, während die Umrandung des Nasenausgangs eine knöcherne Grundlage besitzt (s. S. 94). Dorsal vom Nasenausgang endet die Nasenhöhle blind; sie wird hier, an ihrem Grunde, durch das Ethmoidale und einen Teil der Keil- und der inneren Platte der Stirnbeine von der Schädelhöhle getrennt.

1. Die Nasenknorpel des Pferdes.

a) Die *Cartilago septi nasi,* der **Nasenscheidewandknorpel** (Fig. 448 14 u. 630 2), ist eine unpaare, in der Mitte 2—3, nahe dem Boden 10—14 und nahe der Decke 7—8 mm dicke, median zwischen beiden Nasenhöhlen liegende Knorpelplatte. Ihr dorsaler Rand befestigt sich an den Stirn- und Nasenbeinen, reicht jedoch in einer Länge von 5 cm über die Nasenbeine hinaus. Aus dem dorsalen Rande geht jederseits eine schmale *Cartilago parietalis,* ein **Seitenwandknorpel** (Fig. 630 2′, 2′), hervor, der einen kleinen Teil des Nasendachs bildet. Der ventrale Rand ist gerundet, verdickt und liegt in einer Rinne des Vomer; nahe dem Nasenlochende gehen von ihm schräg mundwärts 2 Fortsätze ab, welche die Gaumenspalten schliessen. Die von der Schleimhaut überzogenen Seitenflächen der Scheidewand sind glatt und eben und zeigen nur Gefäss- und Nerven-eindrücke; das schädelseitige Ende geht in die senkrechte Platte des Ethmoidale über und verknöchert im Alter. Das freie (nasenlochseitige) Ende wird dicker und zeigt nicht selten Gelenkflächen für die Verbindung mit den Flügelknorpeln.

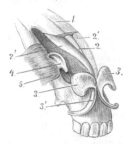

Figur 630. Nasengerüst des Pferdes; von vorn und rechts gesehen.
1 Nasenbeine, deren vorderer Teil entfernt ist, um 2 die knorpelige Nasenscheidewand zu zeigen, 2′, 2′ Seitenwandknorpel, 3, 3 Platte und 3′ Horn der Flügelknorpel, 4 S-förmiger Knorpel, noch mit 5, dem Heber desselben, in Verbindung.

Mit dem ventralen Rande der Nasenscheidewand steht jederseits ein neben ihm zwischen Schleimhaut und Vomer liegendes, dünnwandiges Knorpelrohr, die *Cartilago vomeronasalis,* in Verbindung, der ein gänsefederkielstarkes Schleimhautrohr, das *Organon vomeronasale,* **Nasenbodenorgan,** Jacobson'sche Organ, einschliesst und vom 4. Backzahn bis zum Hakenzahn reicht, wo er in den Ductus nasopalatinus (s. S. 473) mündet.

β) Die *Cartilagines alares,* **Flügelknorpel** (Fig. 630 3 u. 3′ u. 635 e, e′, e″), bilden die Grundlage der dorsalen, medialen und ventralen Umgrenzung der Nasenlöcher. Sie sind durch Bandmassen und nicht selten durch ein Gelenk mit dem Ende des Scheidewandknorpels beweglich verbunden. Man unterscheidet an ihnen die Platte und das Horn. Die schwach gebogene, ventral konkave *Lamina,* Platte (Fig. 630 3,3, 631 und 635 e′), stützt den Boden des falschen Nasenlochs (S. 483). Das medial aus der Platte entspringende *Cornu,* Horn (Fig. 630 3′, 631 u. 635 e″), stellt einen fast halbkreisförmig gebogenen Knorpelstab dar, der die Grundlage des medialen Nasenflügels (Fig. 635 g) bildet. Das auf dem Os incisivum ruhende Endstück des Hornes ist stark gebogen und ragt in den lateralen Nasenflügel hinein. Beide Nasenflügelknorpel gleichen vereinigt einem römischen *x.*

γ) Der in der Flügelfalte liegende **S-förmige Knorpel** (Fig. 630 4) geht aus der dünnen Knorpelplatte hervor, die sich in der Verlängerung der ventralen Muschel an der Crista conchalis ventr. befestigt. Am 1. Backzahn wird die Knorpelplatte stärker und beschreibt eine S-förmige Biegung. Mit ihrem 4—5 cm langen freien Ende ragt sie über den Nasenfortsatz des Os incisivum hervor und dreht sich lateral.

2. Die Nasenein- und -ausgänge und die Nasentrompete des Pferdes.

a) Den **Naseneingang** bildet das von den *Alae nasi*, **Nasenflügeln** (Fig. 631 und 635 f u. g), begrenzte **Nasenloch,** die Nüster, *Naris, Apertura nasi externa* (Fig. 631 u. 635 d). Es führt jederseits in die Nasenhöhle und Nasentrompete (s. unten, Fig. 631 u. 634a) und hat eine nahezu halbmondförmige, medianwärts konkave Gestalt, die sich bei mässiger Inspiration in ein unregelmässiges Oval und bei angestrengtem Atmen in eine rundlich-kantige Öffnung verwandelt. Der laterale Nasenflügel (Fig. 631 f) wird nur von der äusseren Haut und den in deren Umschlagstelle liegenden Muskeln gebildet. Der mediale Flügel (Fig. 631 u. 635 g) hat den Flügelknorpel zur Grundlage. Seine Platte ragt lateral in das Nasenloch vor und teilt dieses in ein kleineres dorsales falsches (Fig. 631 u. 635 c) und in ein grösseres ventrales wahres Nasenloch (Fig. 631 u. 635 d); das erstere führt in die Nasentrompete, das letztere in die Nasenhöhle.

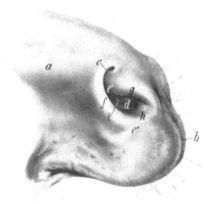

Figur 631. Nasenloch und Nasentrompete des Pferdes.

a Nasentrompete (so hervortretend, als ob sie mässig aufgeblasen sei), b Lippenrinne, c falsches und d wahres Nasenloch, e' der von der Platte und e'' der vom Horn des rechten Flügelknorpels gestützte Teil der Nasenflügel, f lateraler und g medialer Nasenflügel, h ventraler Winkel des Nasenlochs, i Ausmündungsöffnung des Tränenkanals.

Der laterale Flügel hat einen abgerundeten Rand und geht im unteren (ventralen) Winkel (Fig. 631 u. 635 h) in den medialen Flügel über. Im oberen (dorsalen) Winkel (Fig. 635 h') geht er über (dorsal von) der Platte des Flügelknorpels zunächst medial, schlägt sich dann um, bekleidet die dorsale Fläche der Knorpelplatte (Fig. 635 e') und geht an derem lateralen Rande (in Fig. 635 bei i) in die Haut des medialen Nasenflügels (g) über, die an der ventralen Fläche der Knorpelplatte medial geht und dann das Knorpelhorn bekleidet. Von der Knorpelplatte setzt sich eine Schleimhautfalte, die Flügelfalte, in die Nasenhöhle fort.

β) Als *Diverticulum nasi,* **Nasentrompete** (Fig. 443 v, 631—634 a), wird die einen 5—6 cm langen, kegelförmigen, blind endenden Kanal bildende Einstülpung der äusseren Haut bezeichnet, die vom falschen Nasenloch (Fig. 631 c) bis zum Vereinigungswinkel des Os nasale und incisivum reicht.

Der ganze in dem Raume zwischen dem Os nasale und dem Proc. nasalis des Os incisivum liegende, häutig-muskulöse Teil der Seitenwand der Nase heisst *Nasus cutaneus,* weiche Nase. Die dazu gehörige Nasentrompete liegt dorsolateral von der Nasenhöhle (Fig. 632 u. 633 a). Ihr Endabschnitt (Fig. 633 u. 634 a) ist allseitig geschlossen; ihr Anfangsteil (Fig. 632 a) führt jedoch ventromedial in die Nasenhöhle (b). Am Eingang in die Nasentrompete bilden die Platte des Flügelknorpels (Fig. 635 e') und die Flügelfalte den unvollständigen Boden der Nasentrompete. Indem diese Falte aboral mit der lateralen Wand zusammenfliesst, wird die Nasentrompete ventral geschlossen. Die sie auskleidende Haut ist mit feinen, makroskopisch kaum wahrnehmbaren Haaren spärlich besetzt.

Die Auskleidung des Nasenlochs gleicht der äusseren Haut und ist reich an Talgdrüsen. Rings um das Nasenloch finden sich Spürhaare, die auch zwischen Oberlippe und Nasenspitze vorkommen; zu ihnen gesellen sich im Nasenloch stärkere Schutzhaare (*Vibrissae*) gegen das Eindringen von Staub usw. Die pigmentierte äussere Haut erstreckt sich etwas (lateral auf 4—6, medial auf ca. 2—4, am Nasendach auf ca. 2,0, am Nasenboden auf ca. 7,0 cm) unter Spärlicher- und Kleinerwerden und schliesslichem Fehlen der Haare in die Nasenlöcher (*Vestibulum nasi*) und geht dann in die Schleimhaut über. An der deutlich markierten Grenze beider, jedoch noch in der äusseren Haut, findet sich im ventralen Winkel des Nasenlochs die ca. 5 mm lange und 1—2 mm breite **Mündung des Tränenkanals;** öfter finden sich überzählige Öffnungen dieses Kanals.

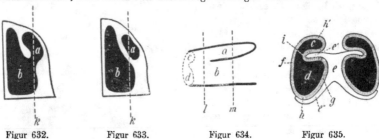

Figur 632.   Figur 633.   Figur 634.   Figur 635.

Figur 632. Querschnitt durch den vorderen (nasenlochseitigen) Teil der Nasenhöhle des Pferdes (schematisch). Die Schnittrichtung gibt die in Fig. 634 mit l bezeichnete Linie an.
Figur 633. Querschnitt durch den vorderen Teil der Nasenhöhle des Pferdes im Bereich des blind geschlossenen Teiles der Nasentrompete (schematisch). Die Schnittrichtung gibt die in Fig. 634 mit m bezeichnete Linie an.
Figur 634. Sagittalschnitt durch den Naseneingang und die Nasentrompete des Pferdes (schematisch). Die Schnittrichtung geben die in Fig. 632 u. 633 mit k bezeichneten Linien an.
Figur 635. Querschnitt durch den Naseneingang des Pferdes (schematisch).

a. Nasentrompete, b Nasenhöhle, c falsches und d wahres Nasenloch, e Flügelknorpel, e′ dessen Platte und e″ dessen Horn, f lateraler und g medialer Nasenflügel, h ventraler und h′ dorsaler Nasenwinkel, i die Stelle, wo sich die Haut des Nasenlochs von der dorsalen auf die ventrale Fläche der Flügelknorpelplatte umschlägt, k Schnittlinie für Fig. 634, l Schnittlinie für Fig. 632, m Schnittlinie für Fig. 633.

γ) Die *Choanae,* **Nasenausgänge,** sind 2 grosse, längsovale, ca. 8 cm lange und 3,5 cm breite, fast horizontale Öffnungen, die aus den Nasenhöhlen in den Pharynx führen und durch den Vomer voneinander getrennt sind.

3. Innenraum der Nasenhöhle.

Der Innenraum der Nasenhöhlen wird lateral dadurch, dass die beiden mit der Nasenschleimhaut bekleideten Nasenmuscheln (s. S. 487—489) von der lateralen Wand nach innen vorspringen, in die 3 *Meatus narium,* **Nasengänge,** einen dorsalen (Fig. 636 b), mittleren (Fig. 636 c) und ventralen (Fig. 636 d), zerlegt; sie stellen Rinnen dar, die medianwärts offen sind **(Öffnungsspalt)** und zu einem gemeinsamen schmalen, aber hohen Raum, dem *Meatus nasi communis,* **medialen Nasenraum** (Fig. 636 a, a), zusammenfliessen, den die Nasenscheidewand begrenzt.

Der *Meatus nasi dorsalis,* **dorsale Nasengang, Riechgang** (Fig. 636 b, 637 a, a′), liegt zwischen dem Nasendach und der dorsalen Nasenmuschel (Fig. 637 d, d′, d″). Er führt zum Geruchsorgan und endet blind an der Siebplatte des Ethmoidale.

Sein Öffnungsspalt ist nasenlochseitig (vorn) breit, siebbeinseitig (hinten) eng und nur 2—4 mm breit. Der Gang selbst ist 30—35 cm lang, 1—1½ cm hoch und 1¼—1½ cm tief. In den vorderen ¾ der Nasenhöhle läuft der Gang parallel mit dem Nasenrücken, im hinteren Viertel hingegen wendet er sich im Bogen kaudoventral, weil hier die Innenplatte des Frontale und oft auch die des Nasale von der Aussenplatte dieser Knochen abweichen, so dass die Stirnhöhle und oft auch ein kleiner *Sinus nasalis* (Nasenbeinhöhle) (Fig. 638 o″) entstehen.

Der *Meatus nasi medius*, **mittlere Nasengang, Sinusgang** (Fig. 636 c, 637 b), liegt zwischen beiden Muscheln (Fig. 637 d, d', d'' u. g, g'); seine laterale Wand wird vom Oberkieferbein gebildet, medial fliesst er durch einen 1—1$\frac{1}{2}$ cm breiten Öffnungsspalt mit dem medialen Nasenraum zusammen. Sein Eingangsteil liegt zwischen der geraden Falte und der Flügelfalte. Er kommuniziert mit dem Hohlraum beider Muscheln (Fig. 636) und den Kieferhöhlen durch schwer auffindbare Zugänge, die an innen von den Muscheln überdachten Stellen liegen.

Der Gang ist 25—30 cm lang, ca. 4 cm hoch (breit) und an seinem Anfang 1$\frac{1}{2}$—2 cm tief; dann wird er flacher, hierauf wieder tiefer (2$\frac{1}{2}$—3 cm) und gegen das Ende ganz flach. Von den Zugängen zu den Muscheln findet sich ein 4—6 cm langer Spalt ungefähr in der Höhe des 1. bis 2. Backzahns; er führt in die nasenlochseitige Abteilung der ventralen Muschel. Ein zweiter in den nasenlochseitigen Abschnitt der dorsalen Muschel führender Gang beginnt in der Höhe des 2. und reicht bis zum vorletzten Backzahn. Der in die Kieferhöhle führende, 1$\frac{1}{2}$—2 cm lange und 1—2$\frac{1}{2}$ mm breite, kaudoventral gerichtete *Aditus nasomaxillaris*, die Nasenkieferhöhlenspalte (Fig. 638 w), liegt im choanenseitigen, medial von der dorsalen Muschel bedeckten Abschnitt des Ganges ganz verborgen, ungefähr in der Höhe des 5.—6. Backzahns und da, wo beide Muscheln übereinandergreifen. Ihr Verlauf zwischen beiden Muscheln erstreckt sich auf 2—3 cm kaudal; dann mündet sie in die grosse Kieferhöhle. Die Mündungsstelle liegt am aboralen (pharyngealen) Ende der ventralen Muschel. Ist die Muschel aboral weit vorgewölbt, dann trifft die Mündung mit dem nasalen Ende der Stirnkieferhöhlenöffnung zusammen und setzt damit den mittleren Nasengang auch direkt mit der Stirnhöhle in Verbindung; ist jedoch die Muschel kurz, dann erreicht der Spalt direkt die grosse Kieferhöhle und liegt also vor der Stirnkieferhöhlenöffnung (40% der Pferde). Von dieser Spalte führt meist ein zweiter sehr enger Spalt in die kleine Kieferhöhle. Dieser (Fig. 639 m) ist zu-

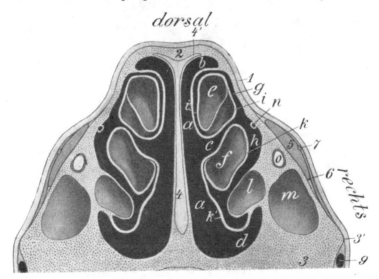

Figur 636. Querschnitt durch den Kopf des Pferdes. Der Schnitt ist geführt zwischen dem 3. und 4. Oberkieferbackzahn und in einer durch das nasale Ende der Gesichtsleiste, senkrecht zur Längsachse des Kopfes gelegten Querebene.

a, a medialer Nasenraum, b dorsaler, c mittlerer, d ventraler Nasengang, e Hohlraum der nasenlochseitigen (vorderen) Abteilung der dorsalen Nasenmuschel, f Hohlraum der nasenlochseitigen (vorderen) Abteilung der ventralen Nasenmuschel, g Zugang nach e vom mittleren Nasengang aus, h Zugang nach f vom mittleren Nasengang aus, i, i' das die Wand der dorsalen und k, k' das die Wand der ventralen Muschel bildende Knochenblättchen, l vorderster Teil der aboralen Abteilung der ventralen Muschel, m oraler (vorderster) Abschnitt der kleinen Kieferhöhle, n häutiger Tränenkanal, o Canalis infraorbitalis mit dem gleichnamigen Nerven.

1 Haut, 2 Os nasale, 3 Maxilla, 3' nasales Ende der Gesichtsleiste, 4, 4' knorpelige Nasenscheidewand.

gegen, wenn sich die ventrale Muschel in die kleine Kieferhöhle vorwölbt (Fig. 639 l). Er ist $1\frac{1}{2}$—$2\frac{1}{2}$ cm lang und ungemein schmal. Wenn sich die Muschel nicht vorwölbt, dann kann der Spalt fehlen, weil die Muschel dann mit der Maxilla verschmelzen kann (Fig. 639 links). Der mittlere Nasengang führt also in die Muschelhöhlen, in das Sinussystem der Kopfknochen und zum Siebbeinlabyrinth.

Der *Meatus nasi ventralis,* **ventrale Nasengang, Atmungsgang** (Fig. 636 d u. 638 c), liegt zwischen der ventralen Muschel (Fig. 637 g, g') und dem Boden der Nasenhöhle (Fig. 638 ₆). Er ist ca. 30 cm lang, $1\frac{1}{2}$—2 cm breit und 1—$1\frac{1}{2}$ cm tief, also der geräumigste der 3 Nasengänge und steht fast in ganzer Breite mit dem medialen Nasenraum in Verbindung. Er führt zu den Choanen und zur Schlundkopfhöhle. An seinem Boden liegen das Organon vomeronasale und der Ductus nasopalatinus (s. S. 487).

Der *Meatus nasi communis,* **mediale Nasenraum** (Fig. 636 a, a)̨ liegt zwischen der Nasenscheidewand und der medialen Fläche der Nasenmuscheln und ist im dorsalen Teile nur 3—5, im ventralen dagegen 7—20 mm breit.

Über die **Nasenmuscheln** s. S. 487. Der **Grund** der Nasenhöhle wird wesentlich vom Siebbeinlabyrinth (Fig. 637 u, u') ausgefüllt.

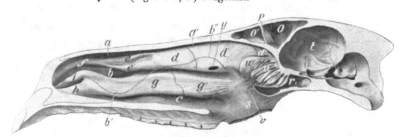

Figur 637.

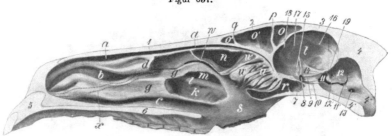

Figur 638.

Figur 637 und 638. Nasenhöhle des Pferdes; von der medialen Seite gesehen. (In Fig. 637 ist nur die Nasenscheidewand entfernt, in Fig. 638 ausserdem der grösste Teil der dorsalen Muschel und die mediale Wand der aboralen Abteilung der ventralen Muschel.)
a, a' dorsaler, b mittlerer Nasengang, b' ventrale Grenze der nasenlochseitigen Hälfte von b, b'' dorsale Grenze der aboralen Hälfte von b, c ventraler Nasengang, d, d', d'' dorsale Muschel, e, e' die beiden Falten, in welche die dorsale Muschel nasenlochseitig ausgeht, und die sich zu f, der geraden Falte, vereinigen, g,g',g'' ventrale Nasenmuschel, h Bodenfalte, i Flügelfalte, k laterale Wand der aboralen Abteilung der ventralen Muschel, l Canalis infraorbitalis, m Kommunikation der aboralen Abteilung der ventralen Muschel mit der kleinen Kieferhöhle, n aborale Abteilung der dorsalen Muschel (ihre mediale Wand ist entfernt), o aborale und o' nasale Abteilung der Stirnhöhle, o'' Nasensinus, p Scheidewand zwischen beiden Abteilungen der Stirnhöhle, q Scheidewand zwischen Stirnhöhle und Nasensinus, r Keilbeinhöhle, s Schleimhaut der Nasenhöhle, t Schädelhöhle, u, u', u'' Siebbeinlabyrinth (u' ist die sog. mittlere Muschel), v For. sphenopalatinum (von der Schleimhaut verdeckt), w Aditus nasomaxillaris, x Tränenkanal, y eine künstliche Trepanationsöffnung.
1 Nasale, 2 Frontale, 3 Parietale, 4, 4, 4 Occipitale, 5 Incisivum, 6 knöcherner Gaumen.

Die Nasenhöhlen werden von der S. 473 beschriebenen, rosaroten, blutreichen **Nasenschleimhaut** ausgekleidet. Am Nasenlochende der Muscheln (s. unten u. S. 488) bildet sie Falten, die zum Nasenloch ziehen. Die ventrale Muschel setzt sich in 2 Falten fort; von ihnen enthält die dorsale, die **Flügelfalte**, *Plica alaris* (Fig. 637 i), den S-förmigen Knorpel und setzt sich, 1 cm hoch, bis zur Platte des Flügelknorpels fort. Die ventrale Falte (**Bodenfalte**) (Fig. 637 h) enthält den häutigen Tränenkanal und verliert sich gegen das Nasenloch; zwischen beiden Falten bleibt eine gegen den mittleren Nasengang offene Tasche. Am Ende der dorsalen Muschel finden sich i. d. R. die 2 durch eine kleine Furche getrennten **geraden Falten** (Fig. 637 e, e′), die kleine Stützknorpel (die geraden Knorpel) einschliessen und sich in der Nähe des Nasenlochs vereinigen (Fig. 637 f); an der ventralen geraden Falte mündet die **laterale Nasendrüse** (s. S. 473).

Vom pharyngealen Ende des ventralen Randes der ventralen Muschel setzt sich eine leistenförmig vorspringende Falte ventrokaudal fort und endet am Nasenausgang ca. 2 cm nasenlochseitig vom Häkchen des Flügelbeins. Diese Falte begrenzt eine nasenlochseitig offene, in der Verlängerung der ventralen Muschel liegende, praktisch wichtige Tasche.

An einzelnen Stellen bilden die Venen unter der Nasenschleimhaut *Plexus venosi* (*cavernosi N.*) *nasales*, **Schwellkörper,** die mehrere (bis 5) übereinander liegende, dichte Venenlager bilden, zwischen denen glatte Muskelfasern liegen.

Der Schwellkörper der Nasenscheidewand ist ca. 2 cm breit, 5 mm dick und liegt der Länge nach an der Scheidewand, besonders gegen deren bodenseitigen Rand. Der Schwellkörper der Nasenmuscheln ist besonders ausgeprägt am nasenlochseitigen Ende und der ventralen Partie der ventralen Muschel, ferner an den Ergänzungsfalten beider Muscheln, wo die Schleimhaut (einschliesslich Schwellgewebe) bis 1 cm dick wird, während sie an den nicht kavernösen Stellen nur 1—1,2 mm dick ist. Am Sitz der Schwellkörper lässt sich die Schleimhaut leichter verschieben.

Im Grunde der Nasenhöhle, an der Seitenmasse des Siebbeins, am pharyngealen Teile der dorsalen Muschel und der Nasenscheidewand, d. h. in der **Riechgegend,** heisst die Schleimhaut *Membrana olfactoria,* **Riechhaut**; sie ist dicker und weicher als die übrige Nasenschleimhaut und hat ein gelbes bis gelb-bräunliches Aussehen.

In der Hakenzahngegend findet sich im ventralen Nasengang ziemlich versteckt eine spaltförmige Öffnung, die zu dem oroventral laufenden, $1^1/_2$—$2^1/_2$ cm langen, blind endenden *Ductus nasopalatinus,* **Nasengaumenkanal,** führt, der jederseits zwischen dem Gaumenfortsatz und dem Körper des Os incisivum liegt. In ihn mündet das **Nasenbodenorgan;** es besteht aus einem gänsefederkielstarken Schleimhautkanal; dieser ist von einem Knorpelrohr (S. 482) eingeschlossen, das jedoch am aboralen Ende solid ist. Es reicht bis zur Gegend des 2. bis 3. (4.) Oberkieferbackzahns und endet dort blind.

B. Die Nebenhöhlen der Nase.

1. Die Muschel- und Siebbeinhöhlen.

a) Die *Sinus concharum,* **Muschelhöhlen.** Wie S. 90 erwähnt, bilden die von der lateralen Wand der Nasenhöhlen entspringenden Muschelbeine tütenförmige, mit Luft gefüllte Knochenblasen. Da diese an beiden Flächen von der Nasenschleimhaut überzogen sind, so wird ihre Wand an den Stellen, wo die Knochenblättchen durchlöchert sind, nur von der doppelten Schleimhaut gebildet.

α) Die *Concha dorsalis,* **dorsale Muschel** (Fig. 637 d, d′, d″), beginnt 5—7 cm rachenseitig von der Spitze der Nasenbeine und zieht, anfangs höher und breiter werdend, bis zum Siebbeinlabyrinth; dann wird sie wieder niedriger und schmäler; sie reicht bis zur Siebbeinplatte und verbindet sich mit dem Labyrinth. Vom nasenlochseitigen Ende der Muschel zieht die Schleimhaut in Form der niedrigen geraden Falte (s. oben u. Fig. 637 e, e′, f) zum Nasenloche. Die **dorsale Muschelhöhle** zerfällt durch eine schräge Querscheidewand in 2 Abteilungen. 1. Die nasenlochseitige (apikale), einfache oder durch unvollständige Querwände in Zellen zerlegte Abteilung (Fig. 638) reicht ungefähr vom Niveau des 2. bis zu dem des 5. Backzahns und ist 5—6 cm lang. Ihr stützendes Knochenblättchen (Fig. 636 i, i′) beginnt an der Crista conchalis dorsalis (ca. 2 cm ventral vom Nasendach) und rollt sich in $1^1/_2$ Windungen ventral zusammen. Stellenweise fehlt das Knochenblättchen. Die Höhle ist vom mittleren Nasengang aus zu-

gänglich (s. S. 485). 2. Die aborale (hintere) Abteilung (Fig. 638 n, 640—642 b) fliesst
mit der Stirnhöhle zur Stirnmuschelhöhle (s. S. 491) zusammen. Ihr Knochenblättchen
(Fig. 639 h) beginnt auch an der Crista conchalis dorsalis, verläuft erst medial, dann ventral
(Fig. 639 h′) bis zur ventralen Muschel oder über deren mediale Seite eine Strecke ventral,
biegt dann lateral und dorsal um (Fig. 639 h″) und befestigt sich an der Maxilla, am Lacrimale
und Frontale. Sie ist schädelseitig am weitesten und verengt sich nasenlochwärts.

   β) Die *Concha ventralis*, **ventrale Muschel** (Fig. 637 g, g′), reicht von einer zwischen
Hakenzahn und 1. Backzahn (P. 3) gelegten Querebene bis zur Höhe des letzten Backzahns.
Sie ist an der Maxilla befestigt, erreicht aber die Siebbeinplatte nicht und ist flacher als die dorsale Muschel; rachenwärts wird sie niedriger und verliert sich in der Choanenwand; ihre Schleimhaut geht, die S. 487 erwähnte Falte bildend, in die Schlundkopfschleimhaut über. Nasenlochwärts geht sie in die Flügel- (S. 487 u. Fig. 637 i) und Bodenfalte (S. 487 u. Fig. 637 h)
aus. Die **ventrale Muschelhöhle** wird durch eine in der Höhe des 3. bis 4. (oder des 4.) Backzahns befindliche, quere, manchmal nur durch Schleimhaut gebildete Scheidewand in 2 Abteilungen getrennt. Das Knochenblättchen der apikalen (vorderen) Abteilung, die vom
Niveau des 1.—2. Backzahns bis zu dem des 4. reicht, entspringt (Fig. 636 k′, k) an der Crista
conchalis ventr. und macht 1½ Windungen dorsal; es fehlt an einzelnen Stellen und im vordersten
Abschnitt sogar vollständig, so dass hier nur die Schleimhaut die Wand bildet. Der Innenraum ist einfach oder durch unvollständige Septen in Zellen zerlegt. Die aborale (choanen-
seitige) Abteilung (Fig. 638 k u. 639 f) bildet eine einheitliche Kammer, die lateral hauptsächlich von der Tabula interna des Oberkieferbeins (Fig. 638 k u. 639 n), medial und ventral
von dem nicht aufgerollten Muschelblättchen (Fig. 639 k, k′) begrenzt wird. Die laterale
Wand (die Tabula int. der Maxilla, also mediale Wand der kleinen Kieferhöhle) hat im dorsalen Drittel einen grossen Längsspalt (Fig. 638 m u. 639 o, o), durch den Muschel- und kleine
Kieferhöhle kommunizieren. Ventral vom Spalt liegt der Canalis infraorbitalis (Fig. 639 p, 640 u.

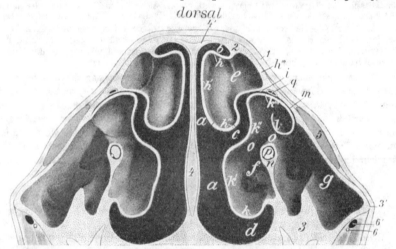

Figur 639. Querschnitt durch den Kopf des Pferdes. Der Schnitt ist in der Mitte
zwischen dem nasalen Ende der Gesichtsleiste und dem medialen Augenwinkel bzw. zwischen 5.
und 6. Oberkieferbackzahn senkrecht zur Längsachse des Kopfes geführt.

a, a medialer Nasenraum, b dorsaler, c mittlerer und d ventraler Nasengang, e Hohlraum der aboralen Abteilung der dorsalen Muschel, f Hohlraum der aboralen Abteilung der ventralen Muschel,
g kleine Kieferhöhle, h, h′, h″ das die aborale Abteilung der dorsalen Muschel begrenzende
Muschelblättchen, h‴ dorsolaterale, vom Knochen gebildete Wand der aboralen Abteilung der
dorsalen Nasenmuschel, i Aditus nasomaxillaris, k, k′, k″, k‴ das die aborale Abteilung der
ventralen Nasenmuschel begrenzende Muschelblättchen; rechterseits setzt es sich bei l fort,
rollt sich einwärts und dorsal auf und erscheint so in die kleine Kieferhöhle vorgewölbt, m
direkte Verbindung zwischen g und i, n Innenplatte der Maxilla, o, o Kommunikation zwischen f
und g, p Canalis infraorbitalis mit dem N. infraorbitalis (und der entspr. kleinen Arterie),
q Tränenkanal.
   1 Haut, 2 Nasale, 3 Maxilla, 3′ Crista facialis, 4, 4′ knorpelige Nasenscheidewand.

641 g). Die apikale (vordere) Wand bildet die gen. Scheidewand zwischen beiden Muschel-
abteilungen. Die dorsale Wand (Fig. 639 k'', k''') wird vom Muschelblättchen gebildet, das sich
lateral und ventral umbiegt und entweder der Maxilla entlang geht und sich in die kleine Kieferhöhle vorwölbt (Fig. 639 l) oder nur bis zu diesem Knochen läuft und dann öfter mit ihm verschmilzt (Fig. 639 links). Im ersteren Falle bleibt ein Spalt (Fig. 639 m u. 641 p), der vom
mittleren Nasengang bzw. dem Aditus nasomaxillaris in die kleine Kieferhöhle führt. Hirnschädelwärts konvergieren in den ventralen $2/3$ das Muschelblättchen und die Innenplatte der
Maxilla, bis sie einander erreichen. Die aborale Wand wird von dem quergestellten Muschelblättchen gebildet, das in die knöcherne Scheidewand zwischen beiden Kieferhöhlen übergeht.
Auch hier ist das Knochenblättchen oft durchlöchert. Die nasenlochseitigen Abteilungen der
Muschelhöhlen kommunizieren durch Spalten mit der Nasenhöhle (s. S. 481) und die choanenseitigen mit deren Nebenhöhlen (s. S. 485). Über die in den Siebbeinzellen gelegenen Höhlen,
die auch mit der Nasenhöhle kommunizieren, s. Siebbein (S. 80 u. Fig. 637 u, u').

2. Die Kieferhöhle, Sinus maxillaris (Highmori) des Pferdes[1].

Im Bereich der Maxilla, des Lacrimale und Zygomaticum befindet sich die Kieferhöhle, die durch eine nie fehlende, dünne Scheidewand (Fig. 640—642 i) in zwei
hintereinanderliegende Höhlen, die vordere kleine (Fig. 640—642 e) und die hintere
grosse Kieferhöhle (Fig. 640—642 h, h) zerfällt.

Die erwähnte **Scheidewand** (Fig. 640—642 i) findet sich bei 50% der Pferde in einer
5—6 $1/2$ cm aboral vom Anfang der Gesichtsleiste gelegenen Querebene (Fig. 641), bei den anderen
50% liegt sie meist mundseitig von dieser Ebene bis zum Anfang der Gesichtsleiste (Fig. 640),
selten bis zu 2 cm hirnschädelseitig von ihr. Die Richtung der Scheidewand ist wechselnd;
bei ca. 50% der Pferde verläuft sie schräg dorsokaudal, bei ca. 50% ist sie geknickt. Die ihr
als Grundlage dienende Knochenplatte ist in der dorsalen Hälfte sehr dünn und zuweilen durchlöchert, weil sie hier vom ventralen Muschelblättchen gebildet wird, während ihre ventrale Hälfte
der Maxilla angehört und etwas stärker ist; die die Scheidewand bekleidende Schleimhaut ist
immer vollständig, so dass beide Kieferhöhlen intra vitam niemals miteinander
kommunizieren. Wir haben die Scheidewand auch beim Esel stets gefunden (Baum [34]).

Grenzen. Die nasale Grenze der kleinen Kieferhöhle liegt bei 75% aller
Pferde mundwärts (bis 5 cm) von der Gesichtsleiste (Fig. 640 u. 642), bei den übrigen
an ihrem Anfang (Fig. 641) und äusserst selten aboral von diesem. Die aborale Grenze
(Fig. 641 m') der grossen Kieferhöhle fällt in eine Querebene, die man durch die
lateralen Augenwinkel legt. Dorsal reichen beide Höhlen bis zu einer Linie, die man
vom medialen Augenwinkel zur Mitte des Nasenrückens zieht (Fig. 640 hinteres n), und

---

1) Die Nebenhöhlen der Nase entwickeln sich durch Ausstülpungen der Nasenhöhle.
Ihre Homologisierung kann nach Paulli [465], dem wir zustimmen, nicht nach den Knochen,
in denen sie liegen, sondern nur auf Grund der Lage ihrer Einmündungsöffnungen, d. h. der
Stellen der Nasenhöhlenwand, von denen aus sich die Höhlen entwickeln, vorgenommen werden.
Infolge der unabweisbaren Rücksichtnahme auf die Bedürfnisse der praktischen Tierheilkunde
können wir jedoch die Benennung und Beschreibung des Sinussystems des Kopfes nach dieser
ontogenetisch richtigen Deutung nicht vornehmen. Es sei aber nachstehend kurz angegeben,
wie die Kopfhöhlen ontogenetisch aufzufassen sind. a) Die Kieferhöhle, der *Sinus maxillaris*,
wird als pneumatischer Raum vom mittleren Nasengang aus unmittelbar vor dem Siebbein, am
Vorderrand der Seitenplatte des Siebbeins entwickelt; er umfasst beim Pferde das grosse Höhlensystem, zu dem die von uns bisher als grosse Kieferhöhle, Stirnmuschelhöhle und Gaumenkeilbeinhöhle beschriebenen Höhlen gehören, während sie bei den anderen Haustieren im grossen
und ganzen der bis jetzt als Kieferhöhle (inkl. Gaumenhöhle, Rind) beschriebenen Höhle entspricht.
b) Ein System von pneumatischen Höhlen, die von der Regio olfactoria aus durch Schleim-
hautausstülpungen von den Zwischenräumen zwischen den Basallamellen der Ethmoturbinalien
entwickelt werden. Diese Höhlen, die man vielleicht Nasengrundhöhlen nach Sussdorf [613]
nennen könnte, numeriert Paulli [465] einfach je nach dem Ethmoturbinalien, an denen ihr
Ausgangspunkt liegt. Solche Höhlen fehlen beim Pferde (abgesehen von einer nur ausnahmsweise vorkommenden, besonderen Keilbeinhöhle); sie würden die Höhlen umfassen, die von uns beim
Rinde und Schweine als Stirnhöhlen und dorsale Muschelhöhle und bei den Fleischfressern
als Stirnhöhle beschrieben worden sind. c) Es kommt (nach Paulli aber nur beim Pferde-
geschlecht) noch ein *Sinus malaris* vor; er entspricht der von uns als kleine Kieferhöhle und
hintere Abteilung der ventralen Muschelhöhle beschriebenen Höhle. Die Bezeichnungen *Sinus
frontalis* und *sphenoidalis* sind nach Paulli als vergleichend-anatomische Termini nicht berechtigt.
Betr. der näheren Verhältnisse sei auf die Arbeit von Paulli [465] verwiesen.

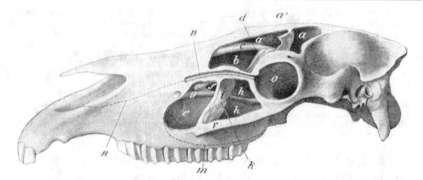

Figur 640. Seitenansicht des Kopfskeletts des Pferdes. Die Stirnmuschelhöhle und die
Kieferhöhlen sind geöffnet.

a hintere Abteilung der Stirnhöhle, a' vordere Abteilung der Stirnhöhle, a" die beide Abteilungen
trennende Scheidewand (zwischen Buchstabe und Scheidewand fehlt der Verbindungsstrich),
b hintere Abteilung der dorsalen Nasenmuschel, c dorsaler Nasengang, d Siebbeinlabyrinth,
e kleine Kieferhöhle, e' Knochentafel, welche die dorsomediale Abteilung der kleinen Kieferhöhle
bzw. die hintere Abteilung der ventralen Nasenmuschel (f) lateral begrenzt, g Canalis infraorbitalis, h, h grosse Kieferhöhle, i Kieferhöhlenscheidewand, k Grenzlinie zwischen dem papierdünnen dorsalen und dem dickeren ventralen Teile der Scheidewand, m ventrale Begrenzungslinie der Kieferhöhle, n, n Tränenkanal; soweit er im Bereich der Kieferhöhlen, deren dorsale
Grenze er angibt, verläuft, durch Wegnahme der lateralen Knochenplatte freigelegt, des weiteren
in seiner Richtung punktiert, o Augenhöhle, r Gesichtsleiste.

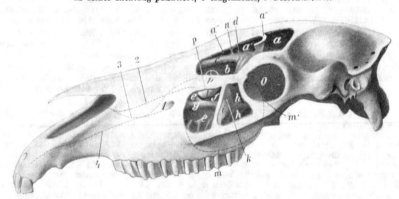

Figur 641. Seitenansicht des Kopfskeletts des Pferdes. Die Stirnmuschelhöhle und die
Kieferhöhlen sind geöffnet.

a hintere und a' vordere Abteilung der Stirnhöhle, a" die beide Abteilungen trennende Scheidewand, a'" Nasensinus, b hintere Abteilung der dorsalen Nasenmuschel, c dorsaler Nasengang,
d Siebbeinlabyrinth, e kleine Kieferhöhle, e' Knochentafel, welche die dorsomediale Abteilung
der kleinen Kieferhöhle bzw. die hintere Abteilung der ventralen Nasenmuschel (f) teilweise
lateral begrenzt, g Canalis infraorbitalis, h, h grosse Kieferhöhle, i Kieferhöhlenscheidewand,
k Grenzlinie zwischen dem papierdünnen dorsalen und dem dickeren ventralen Teile der Scheidewand, l in die kleine Kieferhöhle vorgewölbter Teil der hinteren Abteilung der ventralen Nasenmuschel, m ventrale und m' aborale Begrenzungslinie der Kieferhöhle, n Scheidewand zwischen
dem Nasensinus und der Stirnhöhle, o Augenhöhle, p Spalte, welche die direkte Verbindung
zwischen der kleinen Kieferhöhle und dem mittleren Nasengang bzw. dem Nasenkieferhöhlenspalte
herstellt, p' Stelle, an der event. nach Trepanation der Stirnhöhle nach der Nasenhöhle durch-
gestossen werden kann, 1 For. infraorbitale, 2 Linie, welche die Hauptrichtung des mittleren Nasengangs angibt, 3 Linie, welche die ventrale Begrenzung des mittleren Nasengangs in der vorderen
Hälfte desselben bezeichnet, 4 Fortsetzung des Canal. infraorbit.

ventral bis zu einer Linie, die bis nahe an den Hals der Backzähne heranreicht (Fig. 640 u. 641 m).

An der lateralen, 2—3 mm dicken Wand der Kieferhöhlen befindet sich an der Grenze der Kiefer- und Stirnmuschelhöhle der $\frac{1}{2}$ cm weite **knöcherne Tränenkanal** (Fig. 639 q u. 640 n,n). In der medialen Wand liegt der **Canalis infraorbitalis** (Fig. 639 p, 640 u. 641 g); er springt erheblich in die Höhlen vor. Die aborale Wand wird von den Orbitateilen des Stirn-, Tränen-, Joch- und Oberkieferbeins gebildet.

Kommunikationen. Die grosse Kieferhöhle kommuniziert: 1. mit der Stirnmuschelhöhle durch die Kiefer-Stirnhöhlenöffnung (Fig. 642 h'), die 4—4$\frac{1}{2}$ cm lang und 2$\frac{1}{2}$ bis 3$\frac{1}{2}$ cm breit ist und in einer Ebene liegt, die man durch beide mediale Augenwinkel legt; 2. mit der Gaumenkeilbeinhöhle durch die 1,2—3 cm lange und 1—2 cm breite Kiefergaumenhöhlenöffnung, die sich in einer durch die lateralen Augenwinkel gelegten Querebene zwischen Canalis infraorbit. und Siebbeinlabyrinth befindet; 3. mit der Nasenhöhle durch die am Dache der grossen Kieferhöhle liegende Nasenkieferhöhlenspalte (s. S. 485) (Fig. 638 w u. 642 f); 4. mit dem Innern des 2. Endoturbinale des Siebbeins durch eine ca. 1 cm lange Spalte an der lateralen Seite der Seitenmasse des Siebbeins. Die kleine Kieferhöhle kommuniziert i. d. R. mit der Nasenkieferhöhlenspalte (s. S. 485) und dadurch mit der Nasenhöhle; ausserdem führt von ihr ein grosser, dorsomedial vom Canalis infraorbitalis gelegener Längsspalt (Fig. 639 o,o u. 641 p) in die Höhle der aboralen Abteilung der ventralen Muschel.

Die Innenfläche der Kieferhöhlen ist durch Vorwölbungen, Leisten und Kämme uneben; auch entstehen bei jungen Tieren ventromedial durch die Wurzeln der 4 (5) letzten Backzähne Hervorragungen und Buchten. Der grösste Querdurchmesser der Kieferhöhlen schwankt zwischen 6—8$\frac{1}{2}$ (meist 7—8), der grösste Längsdurchmesser zwischen 12$\frac{1}{2}$ und 18$\frac{1}{2}$ (meist 15—16$\frac{1}{2}$) cm; der grösste Höhendurchmesser findet sich nahe der Scheidewand.

3. Die Stirnmuschelhöhle, der Sinus conchofrontalis, des Pferdes.

Die Stirnmuschelhöhle (Fig. 641 u. 642 a, a', b) besteht aus einer Stirnabteilung, der Stirnhöhle, und einer Muschelabteilung, der aboralen Abteilung der dorsalen Muschelhöhle. Der *Sinus frontalis*, die

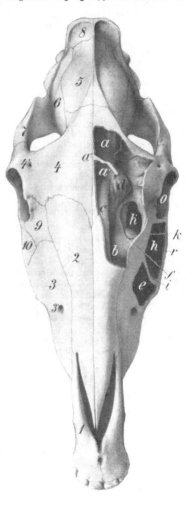

Figur 642. Kopfskelett des Pferdes; von der dorsalen Seite gesehen. Die Stirnmuschelhöhle und die Kieferhöhlen sind geöffnet.

a aborale und a' orale Abteilung der Stirnhöhle, a" die beide Abteilungen trennende Scheidewand, b aborale Abteilung der dorsalen Nasenmuschel, c dorsaler Nasengang, d Siebbeinlabyrinth, e kleine Kieferhöhle, f Ausgangsöffnung des Aditus nasomaxillaris, h grosse Kieferhöhle, bei h' sieht man durch die Kieferstirnhöhlenöffnung in die grosse Kieferhöhle, i Kieferhöhlenscheidewand, k der in die Kieferstirnhöhlenöffnung vorgewölbte Teil der aboralen Abteilung der ventralen Muschel, o Orbita, r Crista facialis.
1 Incisivum, 2 Nasale, 3 Maxilla, 3' For. infraorbitale, 4 Frontale, 4' For. supraorbitale, 5 Parietale, 6 Temporale, 7 Arcus zygomaticus, 8 Occipitale, 9 Lacrimale, 10 Zygomaticum.

Figur 642.

Stirnhöhle (Fig. 637 o, o', 640—642 a u. a'), liegt im Frontale und reicht halswärts bis zu einer oral durch das Kiefergelenk gelegten Querebene. Häufig wird sie durch eine in der Höhe des temporalen Augenwinkels befindliche quere Scheidewand (Fig. 641 a'') in eine kleinere orale (Fig. 641 a') und eine grössere aborale Höhle (Fig. 641 a) geteilt. Das Siebbeinlabyrinth (Fig. 640—642 d) gibt die Grenze zwischen der Stirn- und Muschelabteilung, die dorsolateral von ihm zusammenfliessen, an. Die **Muschelabteilung** (Fig. 640—642 b) reicht bis zur Querebene des 5. Backzahns (s. S. 487).

Die **Stirnmuschelhöhle** reicht von einer durch den oralen Teil des Kiefergelenks gelegten Querebene bis zu einer durch den 5. Backzahn (bzw. 1—3 cm aboral vom oralen Ende der Gesichtsleiste) gelegten Parallelebene. Ihre laterale Grenze folgt zunächst der *Crista frontalis externa*, verläuft dann nahe dem medialen Orbitalrand bis in die Nähe des medialen Augenwinkels und von hier, der Richtung des Tränenkanals (Fig. 640 n, n) folgend, zur Mitte des Nasenrückens. Medial reicht die Höhle bis nahe an die Medianebene, ist von der der anderen Seite aber vollkommen getrennt. Die Stirnmuschelhöhle ist am Dache ca. $1^1/_2$ cm neben der Medianebene am längsten (13—20 cm, im Mittel 16—18 cm). Der grösste Höhen- und Querdurchmesser befinden sich ca. 1 cm nasal von einer durch die nasalen Augenwinkel gelegten Querebene; beide betragen durchschnittlich $6-7^1/_2$ und $6-8^1/_2$ cm. Nasal nimmt der Querdurchmesser bedeutend, der Höhendurchmesser weniger ab; hirnschädelwärts verhalten sie sich umgekehrt. Der Boden der Stirnmuschelhöhle ist sehr buchtig und uneben. In die Muschelabteilung ragt von der medialen Wand aus nahe der Decke die Wand des dorsalen Nasengangs in Form einer $1^1/_2$ cm breiten und $^3/_4-1$ cm hohen Halbröhre hinein (Fig. 639 b, 640—642 c). Die Decke der Stirnmuschelhöhle wird von den Aussenplatten des Frontale, Nasale und Lacrimale, der Boden von der Tabula interna des Frontale, dem Siebbeinlabyrinth und der Muschelwand und die laterale Wand im Stirnhöhlenabschnitte von der medialen, knöchernen Orbitalwand und im Muschelabschnitt von dem Nasale und der Muschelwand gebildet. Hirnschädelwärts nähert sich allmählich die Innenplatte des Stirnbeins der Aussenplatte, bis schliesslich beide einander erreichen und die Höhle hier abschliessen. Nasal schliesst die dünne Muschelwand die Höhle ab. Medial ist die eigentliche Stirnhöhle durch das 1 mm dicke Septum sinuum frontalium und die Muschelhöhle durch die Muschelwand begrenzt.

Kommunikationen. Die Stirnmuschelhöhle kommuniziert mit der grossen Kieferhöhle durch die Kieferstirnhöhlenöffnung (s. S. 491) und ev. mit dem mittleren Nasengang (s. S. 484).

4. Die Gaumenkeilbeinhöhle, der Sinus sphenopalatinus, des Pferdes.

Die **Gaumenkeilbeinhöhlen** (Fig. 637 r) liegen, durch das mediane *Septum sinuum* getrennt, in den senkrechten Teile des Os palatinum und im Körper des Os sphenoidale nasale. Ihr ca. 1—2 mm dickes Dach ist zugleich der Boden des Foramen opticum. Ihr Boden ist 2—3 mm stark. Bisweilen (nach Paulli [465] bei ca. $^1/_3$ der Tiere) ist eine quere Scheidewand vorhanden, welche die Gaumen- von der Keilbeinhöhle trennt; die letztere kommuniziert dann mit den ventralen Meatus ethmoidales. Die Gaumenkeilbeinhöhle kommuniziert mit der Kieferhöhle durch die Gaumenkieferhöhlenöffnung und durch 1—2 m. o. w. spaltförmige Öffnungen (die streng genommen Meatus ethmoidales darstellen) mit dem Innern der ventralen Ethmoturbinalien.

Der **Nasenbeinsinus**. Nasal von der Stirnhöhle und von ihr durch eine quere Knochenplatte getrennt, findet sich bei ca. 25% der Pferde zwischen den Platten des Nasenbeins eine kleine, längliche Nasenbeinhöhle (*Sinus nasalis*) (Fig. 638 o'' u. 641 a''').

C. Der Kehlkopf, Larynx, des Pferdes (s. auch S. 474 ff.).

Der Kehlkopf besitzt eine dorsale und ventrale Wand, 2 Seitenwände und eine Ein- und Ausgangsöffnung; er besteht aus einem Knorpelgerüst, Bändern und Muskeln und der die Kehlkopfshöhle austapezierenden Schleimhaut (cf. auch Burow [97]).

1. Das Knorpelgerüst.

a) Die *Cartilago thyreoidea*, der **Schildknorpel** (Fig. 597, 643 a u. 644), schliesst die übrigen Knorpel m. o. w. ein; er zerfällt in den kurzen, medianen (frühzeitig verkalkenden) Körper und die beiden Seitenplatten. Der erstere (Fig. 644) bildet ventral eine schwache *Prominentia laryngea*, den **Kehlkopfswulst** (b). Von ihm gehen die viereckigen grossen *Laminae thyreoideae*, **Seitenplatten** (a, a'), ab, deren äussere, schwach gewölbte Fläche durch eine schräge, erhabene Linie (*Linea obliqua*) (g) in 2 dreieckige Flächen geteilt wird. Ihr **dorsaler Rand** geht an seinen Enden in je einen Fortsatz, die **Hörner**, aus. Das *Cornu orale*, **orale Horn** (c), artikuliert mit dem Zungenbein und das *Cornu caudale*, **kaudale Horn** (d), mit dem Ringknorpel. Zwischen den ventralen, einander zugekehrten Rändern beider Platten bleibt brustseitig vom Körper die *Incisura thyreoidea caudalis*, der **Schildknorpelausschnitt** (f und Fig. 597 b). Der **kopfseitige Rand** ist dem Zungenbein zugekehrt, während der brustseitige auf dem Ringknorpel liegt. Ventral vom oralen Horn findet sich die *Fissura*

thyreoidea, die **Schildknorpel-spalte** (Fig. 643 c u. 644 e), deren orales Ende von so kurzen Bandmassen überbrückt ist, dass meist ein allseitig von Knorpel umschlossenes **Loch**, das für den N. laryngeus cranialis bestimmte *For. thyreoideum*, **Schildknor-pelloch**, vorgetäuscht wird.

b) Die *Cartilago cricoidea*, der **Ringknorpel** (Fig. 643 d, d', 645, 651 ₆), liegt brustwärts vom Schildknorpel, der ihn z. T. noch einschliesst. Er ähnelt einem Siegelring, dessen *Lamina*, **Platte** (Fig. 643 d' u. 645 a), dorsal von dem median sehr schmalen *Arcus*, **Reif** (Fig. 643 d u. 645 b), liegt. Die **äussere Fläche** der Platte ist durch einen medianen *Proc. muscularis*, **Muskelkamm** (Fig. 645 c), in 2 vertiefte Flächen geteilt. Am Übergang der Platte in den Reif findet sich aussen jederseits nahe dem kaudalen Rande eine Ge-lenkvertiefung zur Artikulation mit dem Cornu caudale des

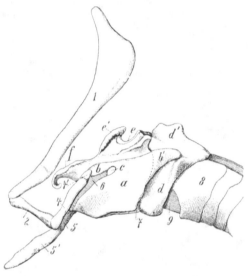

Figur 643. **Kehlkopfsknorpel des Pferdes im Zu-sammenhang.**

a Schildknorpel, b orales und b' kaudales Horn, c Fissura thyreoidea, d Ringknorpel, d' Ringknorpelplatte mit dem Proc. muscularis, e Aryknorpel, e' Cart. corniculata, f Epiglottis. 1 grosser und 2 kleiner Zungenbeinast, 4 Kehlkopfsast mit 4' dem Ansatzknorpel, 5 Körper und 5' Proc. lingualis des Zungenbeins, 6 Membrana thyreohyoidea, 7 Lig. crico-thyreoideum, 8 erster Trachealring, 9 Lig. cricotracheale.

Schildknorpels, *Facies articularis thyreoidea* (Fig. 645 d), und am oralen Rande eine ebensolche zur Artikulation mit dem Giesskannenknorpel, *Facies articularis arytaenoidea* (Fig. 645 e). Der glatte, stark vorspringende **kaudale Rand** der Platte besitzt meist einen oder mehrere Ausschnitte.

c) Die *Cartilagines arytaenoideae*, **Giesskannenknorpel**, Aryknorpel (Fig. 643 e, 646, 647, 648 u. 651 ₄), liegen oral vom Ringknorpel zwischen den Schildknorpelplatten dicht nebeneinander und haben eine fast dreieckige Gestalt mit stumpfen Ecken. Die ventrale Ecke bildet den *Proc. vocalis*, **Stimmbandfortsatz** (Fig. 646 u. 647 c); an die nasodorsale setzt sich das gelbliche, faserknorpelige **Knorpelhorn**, die *Cartilago corniculata* (Fig. 643 e', 646 u. 647 b, 651 ₅), an, die mit der der anderen Seite ein dem Ausguss einer Giesskanne ähnliches Schnäuzchen bildet (Fig. 648 b, b'). Die unregelmässig-viereckige, glatte **innere Fläche** (Fig. 647) ist der des anderseitigen Knorpels zugekehrt; die äussere Fläche wird durch den starken *Proc. muscularis*, **Muskelfortsatz** (Fig. 646 a), der sich ringknorpelseitig verdickt und hier medial die Gelenkfläche zur Artikulation mit dem Ringknorpel (Fig. 647 e) trägt, in eine dreieckige dorsale und in eine grössere dreieckige laterale Fläche geteilt.

d) Die *Epiglottis*, der **Kehldeckel** (Fig. 448 31, 643 f, 649, 651 1), ist eine mit der Schleimhaut eng verbundene, sehr elastische Platte, die derart am Kehlkopfseingang

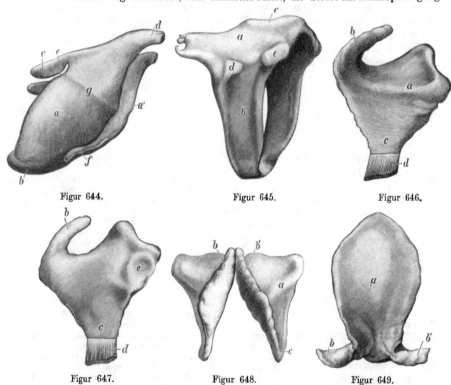

Figur 644.   Figur 645.   Figur 646.

Figur 647.   Figur 648.   Figur 649.

Figur 644. Linke Seitenfläche der Cartilago thyreoidea des Pferdes.
a linke und a' rechte Schildknorpelplatte, b Prominentia laryngea, c orales und d kaudales Horn, e Fissura thyreoidea, f Incisura thyreoidea caudalis, g Muskelleiste (Linea obliqua).

Figur 645. Cartilago cricoidea des Pferdes; von der rechten und ein wenig von der oralen Seite gesehen.
a Platte, b Reif des Ringknorpels, c Proc. muscularis, d Gelenkfläche zur Artikulation mit dem Schildknorpel, e Gelenkfläche zur Artikulation mit dem Aryknorpel.

Figur 646. Laterale Fläche der linken Cartilago arytaenoidea des Pferdes.
a Proc. muscularis, b Cartilago corniculata, c Proc. vocalis, an dem das Lig. vocale (d) entspringt.

Figur 647. Mediale Fläche der rechten Cartilago arytaenoidea des Pferdes.
b Cartilago corniculata, c Proc. vocalis, d Lig. vocale (abgeschnitten), e Gelenkfläche zur Artikulation mit dem Ringknorpel.

Figur 648. Beide Cartilagines arytaenoideae des Pferdes; von der oralen Seite gesehen.
a Proc. muscularis, b, b' Cartilagines corniculatae, c Proc. vocalis.

Figur 649. Epiglottis des Pferdes; vom Kehlkopf aus gesehen.
a Epiglottis, b, b' Cartilagines cuneiformes.

liegt, dass sie dessen orale Wand bildet. Sie sitzt so auf dem Körper des Schildknorpels, dass ihre Basis z. T. von den Schildplatten umschlossen wird.

Der Kehldeckel ist in der Mitte am breitesten und läuft nach dem freien Ende hin in eine Spitze aus. Die am Schildknorpel liegende Basis ist dick. Die Mundhöhlenfläche ist ausgehöhlt, die Kehlkopfsfläche gewölbt; sie zeigt viele kleine Vertiefungen, in die Schleimdrüsen münden. Die Seitenränder sind ausgezackt und etwas mundwärts umgebogen.

Aus der Basis des Kehldeckels geht jederseits ein knorpeliger Ansatz hervor, der die Stelle der *Cartilago cuneiformis,* des **Keilknorpels** (Fig. 649 b, b' u. 650 4'), vertritt.

2. Die Bänder des Kehlkopfs.

a) **Schildzungenbeinbänder** (Fig. 650 5). Die kranialen Hörner des Schildes sind mit den Gabelästen des Zungenbeins in der *Articulatio hyothyreoidea* durch die *Capsula articularis hyothyreoidea* verbunden. Vom Körper und den Seitenplatten des Schildes geht die dünne, den Schildzungenbeinraum abschliessende *Membrana thyreohyoidea* (Fig. 643 6) zu den Gabelästen und dem Körper des Zungenbeins. b) Die **Schildringbänder** (Fig. 650 6) sind: 1. die

Figur 650.
Knorpelgerüst und Bänder
des Kehlkopfs des Pferdes;
von rechts gesehen.
1 rechte Platte des Schildknorpels; ein grosser Teil von ihr ist entfernt, 2 Ringknorpel, 3 rechter, 3' linker Giesskannenknorpel, 4 Kehldeckel, 4' Cartilagines cuneiformes, 5 Lig. hyothyreoideum, 6 Lig. cricothyreoideum, 7 Lig. cricotracheale, 8 Capsula cricothyreoidea, 9 Capsula cricoarytaenoidea, 10 Taschenbänder, 11 Stimmbänder. a linker grosser Zungenbeinast, b linker kleiner Zungenbeinast, b' rechter kleiner Zungenbeinast (abgeschnitten), c Proc. lingualis, d rechter Gabelast, e erster, f zweiter Luftröhrenring.

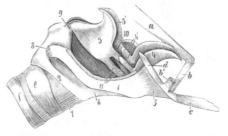

rechte und linke *Capsula articularis cricothyreoidea* (Fig. 650 8) für das Gelenk zwischen kaudalem Horne des Schildes und der Facies articularis thyreoidea des Ringknorpels; 2. das *Lig. cricothyreoideum* (Fig. 643 7 u. 650 6), ein dünnes, hautartiges, durch Quer- und Längsfaserzüge verstärktes Band, das sich im Schildringraum zwischen Schild- und Ringknorpel ausspannt und die Incisura thyreoidea caudalis überbrückt. c) Die **Ringgiesskannenknorpelverbindung** erfolgt durch die schlaffe, paarige *Capsula cricoarytaenoidea* (Fig. 650 9, 651 b), die oft mit starken, fibrösen Verstärkungsfasern versehen ist (Fig. 651 b'). d) Das *Lig. arytaenoideum transversum,* **Quergiesskannenband,** verbindet die Giesskannenknorpel miteinander. e) Die **Ringluftröhren-**

Figur 651. Innenfläche der linken Hälfte des Kehlkopfs vom Pferde nach Abpräparieren der Schleimhaut.
1 Cartilago epiglottica, 2 Cart. thyreoidea (orales Horn), 3 Schildknorpelkörper, 4 Cart. arytaenoidea, 5 Cart. corniculata, 6 Cart. cricoidea, 7 erster Trachealknorpelring.
a Fissura thyreoidea, b Capsula cricoarytaenoidea, b' deren Verstärkungsschicht, c Lig. ventriculare, d Lig. vocale, d' dessen Fasern, die an das Lig. cricothyreoideum gehen, e Lig. thyreoepiglotticum, e' deren seitliche Verstärkungsfasern, f Lig. cricotracheale mit Verstärkungsschicht, m M. vocalis, n M. ventricularis.

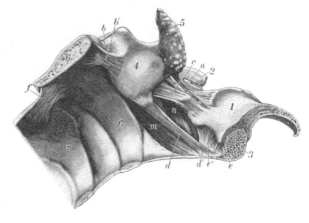

verbindung wird hergestellt durch das hautartige, elastische *Lig. cricotracheale* (Fig. 643 9 und 650 7), das im Ringluftröhrenraum zwischen Ringknorpel und erstem Luftröhrenring liegt. f) Die **Schildgiesskannenbänder** sind das *Lig. ventriculare*, **Taschenband**, und das *Lig. vocale*, **Stimmband.** Das erstere (Fig. 650 10 u. 651 c) geht von den Keilknorpeln des Kehldeckels und von letzterem zu den Giesskannenknorpeln, wo es nahe der Cartilago corniculata und ganz nahe dem ventralen Rande des Aryknorpels an dessen lateraler Fläche endet, während das elastische *Lig. vocale* (Fig. 650 11 u. 651 d) am Körper des Schildknorpels und am Lig. cricothyreoideum (Fig. 651 d') neben dem der anderen Seite entspringt und am Proc. vocalis des Aryknorpels endet. Das lockere **Taschenband** ist gegen die Umgebung nicht scharf abgesetzt, während das Stimmband scharf umgrenzt ist. g) Die **Schildkehldeckelverbindung** wird hergestellt durch das kurze, elastische *Lig. thyreoepiglotticum* (Fig. 651 e, e'), das die Basis des Kehldeckels an den Körper der Schildknorpel befestigt. Zu den genannten Bändern kommt noch h) das *Lig. hyoepiglotticum*, **Zungenbeinkehldeckelband,** ein den M. hyoepiglotticus umschliessendes Band, das vom Körper des Zungenbeins zum Kehldeckel zieht. Über das Lig. arycorniculatum s. S. 475.

3. Die Muskeln des Kehlkopfs des Pferdes.

1. **M. hyothyreoideus.** U. Gabelast des Zungenbeins. A. Laterale Fläche des Schildknorpels.
2. **M. sternothyreoideus.** U. Manubrium sterni. A. Cartilago thyreoidea.
3. **M. hyoepiglotticus.** U. Zungenbeingabel. A. Epiglottis.
4. **M. cricothyreoideus.** U. Ringknorpelreif. A. Kaudaler Rand des Schildknorpels.
5. **M. cricoarytaenoideus dorsalis.** U. Äussere Fläche der Ringplatte. A. Proc. muscularis des Giesskannenknorpels.
6. **M. cricoarytaenoid. lat.** U. Ringknorpelreif. A. Proc. muscularis des Giesskannenknorpels.
7. **M. arytaenoideus transversus** (unpaar). U. Bedeckt die beiden Giesskannenknorpel.
8. und 9. **M. ventricularis und vocalis.** U. Lig. cricothyreoideum und Schildkörper. A. Proc. muscularis des Giesskannenknorpels.

1. Den **M. hyothyreoideus** s. S. 381.

2. Den **M. sternothyreoideus** s. S. 381.

3. Den **M. hyoepiglotticus** s. S. 381.

4. Der kurze **M. cricothyreoideus** (Fig. 652 c) entspringt an der Aussenfläche des Ringknorpelreifens und verläuft schräg nasodorsal, um sich an der Aussenfläche des Ringrandes der Schildkorpelplatten (bis zum Gelenk) zu inserieren. Ventral stösst er mit dem der anderen Seite zusammen.

5. Der **M. cricoarytaenoideus dorsalis** (Fig. 298 y, 652 h), der kräftigste Kehlkopfsmuskel, liegt auf der Platte des Ringknorpels. Er fängt an der ganzen Ringknorpelplatte und besonders deren Muskelkamm an, läuft schräg orolateral und endet stark sehnig am Proc. muscularis des Aryknorpels.

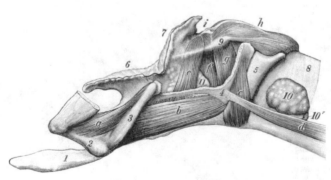

Figur 652.
Kehlkopfsmuskeln des Pferdes; von der linken Seite gesehen(der grössere Teil der linken Schildknorpelplatte ist entfernt). a M. ceratohyoideus, b M. hyothyreoideus, c M. cricothyreoideus, d Ende des M. sternothyreoideus, e M. ventricularis, f M. vocalis, g M. cricoarytaenoideus lateralis, h M. cricoarytaenoideus dorsalis, i M. arytaenoideus transversus. 1 Zungenfortsatz, 2 kleiner Ast und 3 Kehlkopfsast des Zungenbeins, 4 Schildknorpel, 5 Ringknorpel, 6 Kehldeckel, 7 Cartilago corniculata, 8 Luftröhre, 9 Muskelfortsatz des Aryknorpels, 10 Schilddrüse, 10' ihr Isthmus, 11 seitliche Kehlkopftasche.

6. Der **M. cricoarytaenoideus lateralis** (Fig. 652 g) entspringt als ein kräftiger, vom kaudalen Teile des Schildes bedeckter Muskel am Ringknorpelreifen und endet neben dem vorigen am Muskelfortsatz des Aryknorpels.

7. Der kleine, unpaare, nach Franzmann [180] einen Knorpel enthaltende **M. arytaenoideus transversus** (Fig. 652 i) liegt auf den Giesskannenknorpeln, entspringt jederseits an deren Proc. muscularis und bildet median eine Sehne, die ohne Befestigung auf diesen Knorpeln liegt; er ist nach Vermeulen [653a] ein Teil des M. ventricularis.

8. u. 9. **M. ventricularis et vocalis, Taschenband- und Stimmbandmuskel** (Fig. 651 n u. m, 652 e u. f). Beide Muskeln liegen an der medialen Fläche des Schildes und verlaufen ungefähr der eine mit dem Taschen-, der andere mit dem Stimmband. Sie beginnen am Lig. cricothyreoideum und am ventralen Rande der Schildplatten und enden grösstenteils am Proc. muscularis des Aryknorpels.

Nur ein Teil des M. ventricularis geht weiter auf die dorsale Fläche der Giesskannenknorpel, bedeckt diese, unter Freilassung der Cartilago corniculata, und einen Teil des darauf liegenden M. arytaenoid. transversus und stösst median mit dem der anderen Seite zusammen, so dass er eine Art Ringmuskel darstellt. Beide Muskeln liegen der Kehlkopfschleimhaut, dem Lig. vocale und ventriculare und der M. ventricularis auch dem Keilknorpel an; zwischen beide schiebt sich die seitliche Kehlkopfstasche ein und ragt lateral vor.

Sehr selten kommt ein kleiner, etwa federkielstarker, blasser **M. thyreoarytaenoideus** vor, der vom dorsalen Rande des Schildknorpels an den Muskelfortsatz des Aryknorpels tritt; an seiner Stelle findet sich i. d. R. ein Bandzug (Burow [97]).

Wirkung. Der *M. hyoepiglotticus* hilft nach dem Schlingen den Kehldeckel, der gewöhnlich von selbst wieder gegen den Zungengrund zurückschnellt, in seine normale Stellung zurückbringen; der *M. cricothyreoideus* spannt die Stimmlippen und erhöht den Ton, indem er die Schildplatte etwas wendet und damit die Giesskannenknorpel heraushebt. Der *M. cricoarytaenoideus dorsalis* ist der hauptsächlichste Erweiterer der Glottis und des Kehlkopfs, indem er die Giesskannenknorpel aus dem Kehlkopf heraushebt, das Stimmband anspannt und den Zugang zur seitlichen Kehlkopfstasche schliesst. Der *M. cricoarytaenoideus lateralis* verengert die Stimmritze und bewirkt Erschlaffung der Stimmlippen und Vertiefung des Tones. Der *M. arytaenoideus transversus* wirkt verengernd oder erweiternd auf die Glottis, je nachdem er mit den Verengerern oder Erweiterern wirkt; nach Thomassen [625] wirkt er stets verengernd. Der *M. ventricularis* und *vocalis* verengern die Stimmritze und können den Kehlkopf wie ein Ringband zusammenschnüren.

4. Die Kehlkopfshöhle.

Die **Kehlkopfshöhle**, das *Cavum laryngis* (Fig. 448 33), ist mit einer Schleimhaut ausgekleidet, die in die Schleimhaut der Luftröhre, des Pharynx und Zungengrundes übergeht. Sie bildet seitlich vom Kehlkopfseingang jederseits zwischen dem Seitenrand des Kehldeckels und dem Giesskannenknorpel die *Plica aryepiglottica*, **Giesskannenkehldeckelfalte**. Ungefähr in der Mitte zwischen dem Kehlkopfseingang und -ausgang bildet die Schleimhaut jederseits 2 von der Seitenwand in den Innenraum vorspringende, hintereinander liegende Falten, die das Taschen- und Stimmband überziehen und als *Plica ventricularis* und *vocalis*, **Taschen- und Stimmfalte**, bezeichnet werden. Zwischen Stimm- und Taschenfalte bildet die Schleimhaut seitlich eine 2—2 1/2 cm tiefe, blinde, zwischen M. ventricularis und vocalis nach aussen hervortretende Aussackung, den *Ventriculus laryngis lateralis*, die **seitliche Kehlkopfstasche** (Fig. 448 35 u. 652 11), welche die Form eines Keiles mit ventral gerichteter Basis besitzt. Jede Stimmfalte bildet mit dem Stimmband ein *Labium vocale*, eine **Stimmlippe**. Zwischen beiden Stimmlippen bleibt die *Rima glottidis*, **Stimmritze** (s. S. 498). Das Labium vocale bildet mit der ventralen Wand des Kehlkopfs einen Winkel von 30⁰.

Den Innenraum des Kehlkopfs teilt man in die S. 476 beschriebenen Abschnitte. Das *Vestibulum laryngis*, der **Vorhof des Kehlkopfs**, reicht vom Kehlkopfseingang bis zum kaudalen Rande der Taschenbänder. Der *Aditus laryngis*, **Kehlkopfseingang**, stellt die vom Kehldeckel, den Plicae aryepiglotticae und den Giesskannenknorpeln (bzw. den Hornfortsätzen) begrenzte Öffnung dar, die von der Pharynxhöhle in den Kehlkopf führt. Sie ist 9—10 cm lang, 2 1/2—3 cm breit und verengt sich an den Aryknorpeln schnabelförmig. An der Epiglottisbasis findet sich ein kleiner Blindsack, der *Ventriculus laryngis medianus*, die **mittlere Kehlkopfstasche.** Der Endabschnitt des Kehlkopfsvorhofs ist die zwischen den beiden Taschenfalten gelegene *Rima vestibuli*, **Vorhofspalte**, an deren Übergang zum **mittleren Kehlkopfsraum**, der **Kehlkopfsenge, Glottis**, jederseits der $1—1^{1}/_{2}$ cm lange und 4—6 mm breite Eingang in die seitliche Kehlkopfstasche liegt. Der mittlere Kehlkopfsraum reicht von den Taschenfalten bis zum kaudalen Rande der Stimmlippen, ist von den *Labia vocalia* und den Aryknorpeln begrenzt und stellt die enge *Rima glottidis*, **Stimmritze**, dar. Sie bildet ein langgezogenes Dreieck, dessen Spitze nach dem Schildknorpelkörper gekehrt ist, während der

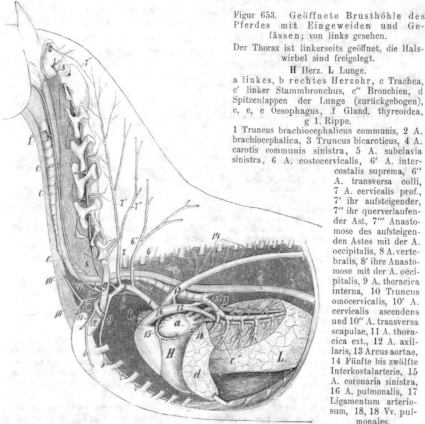

Figur 653. Geöffnete Brusthöhle des Pferdes mit Eingeweiden und Gefässen; von links gesehen.
Der Thorax ist linkerseits geöffnet, die Halswirbel sind freigelegt.
H Herz. L Lunge.
a linkes, b rechtes Herzohr, c Trachea, c' linker Stammbronchus, c'' Bronchien, d Spitzenlappen der Lunge (zurückgebogen), e, e, e Oesophagus, f Gland. thyreoidea, g 1. Rippe.
1 Truncus brachiocephalicus communis, 2 A. brachiocephalica, 3 Truncus bicaroticus, 4 A. carotis communis sinistra, 5 A. subclavia sinistra, 6 A. costocervicalis, 6' A. intercostalis suprema, 6'' A. transversa colli, 7 A. cervicalis prof., 7' ihr aufsteigender, 7'' ihr querverlaufender Ast, 7''' Anastomose des aufsteigenden Astes mit der A. occipitalis, 8 A. vertebralis, 8' ihre Anastomose mit der A. occipitalis, 9 A. thoracica interna, 10 Truncus omocervicalis, 10' A. cervicalis ascendens und 10'' A. transversa scapulae, 11 A. thoracica ext., 12 A. axillaris, 13 Arcus aortae, 14 Fünfte bis zwölfte Interkostalarterie, 15 A. coronaria sinistra, 16 A. pulmonalis, 17 Ligamentum arteriosum, 18, 18 Vv. pulmonales.

breitere Teil, die *Pars intercartilaginea*, zwischen beiden Giesskannenknorpeln liegt. Der schmale, enge, in der Ruhe 3—5 mm breite Teil, die *Pars intermembranacea* der Rima glottidis, wird als *Glottis vocalis*, **echte Stimmritze**, und die weite (dorsal $1^{1}/_{2}$ bis 2 cm breite) *Pars intercartilaginea* als *Glottis respiratoria*, **Atmungsritze**, bezeichnet. Die Stimmlippen sind am Proc. vocalis 1 cm breit und verschmälern sich ventral bis auf 5 mm. Der **Ausgangsraum des Kehlkopfs** reicht von den Stimmlippen bis zum 1. Luftröhrenknorpel; der **Kehlkopfsausgang** ist der Ringluftröhrenraum (s. S. 475). Sein Querdurchmesser beträgt $4^{1}/_{2}—5^{1}/_{2}$ und sein dorsoventraler Durchmesser 5—$6^{1}/_{2}$ cm.

Die **Schleimhaut** der Kehlkopfshöhle ist rötlich und enthält viele Schleimdrüsen. An den Stimmbändern, den inneren Flächen der Giesskannenknorpel und am

Ringknorpel ist sie dünn, blass und fest anliegend; sie ist im Vestibulum und an der Glottis mit mehrschichtigem Plattenepithel, im übrigen mit Flimmerepithel bekleidet.

D. Die Luftröhre, Trachea, des Pferdes.

Die 5—7 cm weite Luftröhre (s. auch S. 476 und Fig. 448 $_{36}$ u. 653 c) fängt am Kehlkopf an und endet in der Brusthöhle in der Gegend des 5.—6. Interkostalraums dorsal von der Basis des Herzens, indem sie sich in die beiden Stammbronchien gabelt (Bifurkation). Sie stellt ein sehr elastisches, zylindrisches Rohr von ziemlich gleichem Durchmesser dar, das in dorsoventraler Richtung zusammengedrückt ist und demnach eine dorsale und eine ventrale Fläche und zwei Seitenränder besitzt.

Die gestreckte Luftröhre ist gegen 1 m lang, in der Mitte des Halses 6—7 cm breit und 4—5 cm hoch, nahe dem Kopfe und nahe der Brust jedoch etwas (ca. 1 cm) weniger hoch; ihre Wand ist 4—5 mm dick. Sie ist umhüllt von der Fascia propria der Luftröhre und der Fascia profunda colli (s. S. 228). Die ventrale Fläche ist schwach gewölbt; sie sowohl, wie die gerundeten Seitenränder zeigen viele den Knorpelringen entsprechende Erhabenheiten und ebensoviele den Zwischenknorpelräumen entsprechende Vertiefungen. Die dorsale Fläche ist abgeplattet, leicht eindrückbar und fast eben.

Lage. Der Halsteil der Luftröhre liegt ventral am M. longus colli. Auf ihrer dorsalen Fläche liegt anfangs die Speiseröhre, die sich allmählich nach ihrem linken Seitenrand wendet. An jeder Seite der Trachea finden sich (Fig. 446 u. 447) die A. carotis comm., der N. vagus, sympathicus und recurrens, der Ductus lymphaticus trachealis und Lymphknoten, der M. omohyoideus und der M. sternomandibularis. Ventral liegen an ihr der M. sternohyoideus und -thyreoideus und der Anfangsteil des M. sternomandibularis. In der Brusthöhle liegt sie zwischen den beiden Pleurasäcken, ventral vom M. longus colli und dem Oesophagus und dorsal vom Truncus brachiocephalicus comm. und der V. cava cranialis; sie tritt dann an die rechte Seite des Aortenbogens. Beckenwärts von ihm teilt sie sich in die beiden 3—4 cm weiten, einige Zentimeter langen Stammbronchien, den *Bronchus dexter et sinister*, die sich mit Gefässen und Nerven bald in die Lungen einsenken.

Bau. Die Luftröhre besteht aus 48—60 Knorpelringen (Fig. 606 a), die nicht geschlossen, sondern dorsal offen sind. Ihre dorsalen Enden nähern sich bis auf $^1/_2$—2 cm oder greifen m. o. w. übereinander. Die einzelnen Ringe sind ventral am stärksten (2—3 mm dick) und von ziemlich gleicher Breite (11—14 mm breit); dorsal werden sie allmählich dünner und breiter und so zu breiten, dünnen Knorpelplatten, die sich über die Nachbarringe schieben und sich gegenseitig dachziegelartig decken.

Durch diese Einrichtung wird die dorsale Fläche der Luftröhre sehr nachgiebig und ein die Trachea treffender Seitendruck weniger schädlich. Der 1. Luftröhrenring ist am breitesten und vom Ringknorpel des Kehlkopfs m. o. w. bedeckt; sein laryngealer Rand schrägt sich beträchtlich ab. In der Regel verschmilzt er mit dem 2., wohl auch noch mit dem 3. Luftröhrenring. Dergleichen Verschmelzungen, sowie Spaltungen an der einen oder anderen Stelle sind häufig. Am Brustteil der Trachea erreichen sich die Ringe mit ihren Enden nicht; hier sind zur Ergänzung knorpelige Deckplatten vorhanden, die sich zwischen die Ringenden, die durch das Querband, die *Membrana transversa*, verbunden sind, einschieben.

Der 1. Luftröhrenring ist mit dem Ringknorpel des Kehlkopfs durch das *Lig. cricotracheale* vereinigt. Die übrigen Knorpel sind durch die feste, fibröse, an elastischen Fasern reiche, mit dem Perichondrium verschmolzene Faserhaut miteinander verbunden (*Ligg. annularia N.*). Dorsal wird diese lockerer und verbindet die Knorpelenden als Querband. Der Schleimhautschlauch liegt nur der ventralen Wand und den Seitenwänden fest an, lässt an der dorsalen Wand hingegen einen auf dem Querschnitt halbmondförmigen, durch lockeres Bindegewebe ausgefüllten Zwischenraum frei. Hier spannt sich über die Schleimhaut und mit ihr eng verbunden, eine rötliche, 1,5—2 mm dicke, aus glatten Muskelfasern bestehende Muskelhaut aus, die sich an den Seitenwänden verliert.

Die mit Flimmerepithel bedeckte Schleimhautoberfläche ist glatt und mit zarten Längsstreifen als Ausdruck von scharf begrenzten Längsbündeln elastischer Fasern versehen. Drüsen, *Glandulae tracheales*, kommen in der Schleimhaut reichlich vor und münden an deren Innenfläche.

E. Die Lungen, Pulmones, des Pferdes.

Die beiden Lungen (Lungenflügel) (s. auch S. 477 und Fig. 526 L, 653 L u. 654) stehen durch die beiden Stammbronchien an der im 5.— 6. Interkostalraum, dorsal vom Herzen befindlichen *Radix pulmonum*, **Lungenwurzel**, mit der Trachea, durch die A. pulmonalis und die Vv. pulmonales mit dem Herzen, durch ein vom Mediastinum stammendes, sie als **Pleura pulmonalis** (s. S. 344 u. 478) überziehendes seröses Blatt mit dem Mediastinum und durch das *Lig. pulmonale*, **Lungenband,** mit dem Zwerchfell

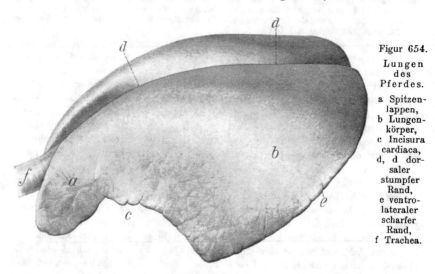

Figur 654.
Lungen
des
Pferdes.

a Spitzen-
   lappen,
b Lungen-
   körper,
c Incisura
   cardiaca,
d, d dor-
   saler
   stumpfer
   Rand,
e ventro-
   lateraler
   scharfer
   Rand,
f Trachea.

in Verbindung, während sie im übrigen frei liegen. Die **Grösse** der Lungen ist nach dem Atmungszustand verschieden; am Ende der Inspiration dürften sie 3—4 mal so gross sein als am Ende der Exspiration. Ihr **spez. Gewicht** ist etwas kleiner als das des Wassers, so dass sie auf ihm schwimmen; nur die spezifisch schwerere luftleere Lunge des Fetus sinkt im Wasser unter. Über die **Farbe** der Lungen s. S. 477. Die **Konsistenz** der Lungen ist, da sie stets Luft enthalten, eine gleichmässig schwammige, elastische, unter dem Fingerdruck knisternde.

Ihr **Gewicht** hängt wesentlich vom Blutgehalt ab. Nach Franck [397] wiegen die Lungen ausgebluteter Pferde 4 und die gestorbener, grösserer Pferde 6 kg; nach Bradley beträgt das Gewicht der rechten Lungen $\frac{1}{130}$, das der linken $\frac{1}{150}$ des Körpergewichts.

Die rechte Lunge ist grösser als die linke und verhält sich zu dieser etwa wie 4 : 3. Sie besitzt einen dreieckigen **Anhangslappen,** *Lobus intermedius,* der zwischen beiden Lungen liegt. Die äussere Gestalt und der Umfang der Lungen entsprechen der Form der Brusthöhle. Halswärts sind sie am schwächsten und ziehen sich in den schmalen *Lobus apicalis*, **Spitzenlappen der Lunge, Apex pulmonum** (Fig. 654 a), aus, der jedoch nur undeutlich durch die *Incisura cardiaca* (s. S. 501) von dem übrigen **Lungenkörper,** *Lobus cardiacus et diaphragmaticus* (Fig. 654 b u. S. 478), getrennt ist. Der mittlere Teil jeder Lunge ist der stärkste. Beckenwärts nehmen die Lungen allmählich wieder an Stärke und Umfang ab, erscheinen abgerundet und dorso-ventral zusammengedrückt.

An **Flächen und Rändern** kann man an jeder Lunge unterscheiden: 1. Am Spitzenlappen eine den Rippen anliegende *Facies costalis* und eine dem Mediastinum zugewandte *Facies mediastinalis,* die durch einen dorsalen stumpfen und durch einen ventralen scharfen Rand (*Margo obtusus et acutus*) getrennt sind. 2. Am Lungen-körper finden wir auch eine stark gewölbte *Facies costalis,* Rippenfläche, und eine verhältnismässig schmale, fast ebene *Facies mediastinalis,* mediastinale Fläche, die, namentlich an der linken Lunge, den flachen, von der Speiseröhre herrührenden *Sulcus oesophageus* besitzt; zu diesen beiden Flächen gesellt sich noch eine dem Zwerchfell aufliegende *Facies diaphragmatica* s. **Basis pulmonum,** Zwerchfellsfläche. Die kostale und mediastinale Fläche sind durch den dorsalen stumpfen Rand (Fig.654 d,d) und die Rippen- und Zwerch-fellsfläche durch den ventro-lateralen scharfen Rand (Fig. 654 e), der sich in den zwischen Rippen und Zwerch-fell befindlichen Raum einschiebt und am Übergang in den scharfen Rand des Spitzenlappens einen Ausschnitt, die *Incisura car-diaca,* den **Herzausschnitt** (Fig. 526, 654 c), bildet, von-einander geschieden. Die Zwerch-fells- und mediastinale Fläche sind durch den mediastinalen Rand getrennt; an ihm tritt das Mediastinum an die Lunge (s. S.500) und geht in die *Pleura pulmonalis* über; vom kaudalen Teile des mediastinalen Randes setzt sich das an die Lunge tre-tende Mediastinalblatt (s. S.500) als *Lig. pulmonale* bis zum Cen-trum tendineum des Zwerchfells fort. Die **Grenzen** der Lunge in situ ergeben sich aus Fig.526.

Der **Anhangslappen** der rechten Lunge wird von der linken Lunge durch das Mittel-fell und von der rechten, aus der er hervorgeht, grösstenteils durch das Hohlvenengekröse ge-trennt; dorsal geht die Lungen-pleura jedoch ununterbrochen vom Anhangslappen auf die

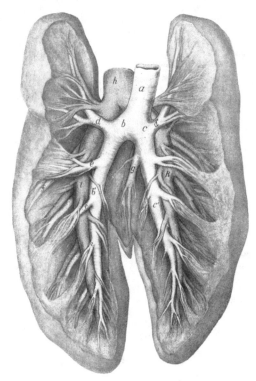

Figur 655. Lageverhältnis der A. pulmonalis zu den Verzweigungen der Bronchien beim Pferde.

a Ende der Luftröhre, b, b' linker und c, c' rechter Stamm-bronchus, d Bronchus für den linken und d' Bronchus für den rechten Spitzenlappen, e, e, e, e dorsale und f, f, f, f ven-trale Zweige des Stammbronchus, g Bronchus für den An-hangslappen, h A. pulmonalis, i deren linker und k deren rechter Ast.

rechte Lunge über. Der Anhangslappen spitzt sich dorsokaudal zu und hat daher eine dreieckige Gestalt.

Seine fast ebene Zwerchfellsfläche liegt auf dem Zwerchfell, die gewölbten Seitenflächen sind den Lungen zugewandt. An seiner rechten Fläche liegt in einer Furche die V. cava caud., mehr halswärts wird sie von dem Anhangslappen dorsal umfasst und eingeschlossen.

Der **Läppchenbau** der Lungen ist wenig in die Augen fallend (Fig. 654); immerhin schimmern kleine, unregelmässig-polygonale Felder undeutlich durch die Pleura durch und sind auch an den Schnittflächen wahrzunehmen.

Bronchien und **Bronchialbaum** (Fig. 620 u. 655). Der rechte Stammbronchus (Fig. 620 u. 655 c, c′) ist am Ursprung ca. 4—4,8 cm, der linke (Fig. 620 u. 655 b, b′) nur 3 1/2—4 cm weit. Nach einem Verlauf von ca. 2 cm und dicht vor dem Eintritt in die Lungen zweigt von ihm ein Ast für den Spitzenlappen ab (Fig. 620 d u. f, 655 d u. d′). Der fortlaufende Stammbronchus (Fig. 620 u. 655 b′ u. c′) verläuft nahe dem stumpfen Rande der Lunge und gibt dabei kleinere, schräg kaudodorsal zum stumpfen Rande (Fig. 655 e, e, e, e) und stärkere, kaudoventral zum scharfen Rande der Lunge verlaufende Seitenzweige (Fig. 655 f, f, f, f) ab; die vom Bronchus des Spitzenlappens abgehenden Seitenzweige sind relativ schwach und kranioventral gerichtet. Der rechte Bronchus gibt ausserdem noch einen Ast für den Anhangslappen (Fig. 620 h u. 655 g) ab. Jeder Ast verteilt sich in der in Fig. 620 abgebildeten Weise baumförmig in kleinere **Bronchial-äste**, *Rami bronchiales*, die sich wieder gabelförmig in immer kleinere Zweige, *Bronchioli*, teilen, bis die Endzweige, die *Bronchioli respiratorii*, in die Alveolarschläuche (s. S. 480) übergehen.

Die Bronchien besitzen anfangs noch vollständige Knorpelringe, die aber sehr bald in einzelne verschiedenartig geformte Knorpelstückchen zerfallen; diese werden an den kleineren Bronchien immer schmaler und spangenförmig, bis schliesslich an den kleinsten Bronchien die Knorpelstückchen fehlen (s. im übrigen S. 479).

Die venöses Blut führende A. pulmonalis (Fig. 655 h) tritt aus der rechten Herzkammer an die Lungenwurzel und teilt sich in einen rechten und linken Ast (i u. k). Beide verlaufen und verzweigen sich mit den Bronchien, teilen sich aber häufiger als diese; sie lösen sich schliesslich in das in den Alveolenwänden liegende respiratorische Kapillarnetz auf. Aus diesem gehen die klappenlosen Vv. pulmonales hervor; sie liegen mit den Arterien neben den Bronchien und münden mit 5—8 Stämmen in die linke Vorkammer des Herzens. Die Bronchialarterie und -vene verlaufen wie die Pulmonalarterie und -venen, nur liegt ihr Kapillargebiet im Interstitialgewebe. Die Nerven verlaufen mit den Gefässen.

F. Die Schilddrüse, Gland. thyreoidea, des Pferdes (s. auch S. 480).

Die Schilddrüse (Fig. 449 n, 624 a, b, c, 652 10, 10′ u. 653 f) besteht aus 2 Seitenlappen und dem Isthmus. Jeder Seitenlappen besitzt die Grösse und Gestalt einer mässig grossen Pflaume, ist rundlich oval, ca. 4—4 1/2 cm lang, 2 1/2 cm breit und ca. 1 1/2 cm dick, rotbraun von Farbe und liegt seitlich am 2.—3. Luftröhrenring. Der mittlere Teil, Isthmus, ist oft nur ein Bindegewebsstrang. Er geht entweder direkt quer vom brustseitigen Ende des einen Seitenteils zum anderen oder erst eine Strecke brustwärts, dann quer zur anderen Seite und dann wieder kopfwärts.

Die Schilddrüse ist durch die Parotis hindurch i. d. R. nicht fühlbar, ihre Lage aber festzustellen; sie liegt nämlich ungefähr medial von dem durch die Teilung der V. jugularis in beide Vv. maxillares entstehenden Dreiecke bzw. direkt dorsal vom M. sternomandibularis.

G. Die Thymusdrüse des Pferdes (s. auch S. 481).

Die Thymusdrüse ist meist bei 2—2 1/2 Jahre alten Pferden nicht mehr oder nur in kaum wahrnehmbaren Rudimenten nachzuweisen. Bei den Füllen liegt sie mit ihrem dickeren abgerundeten Teile in der Brusthöhle, ventral von der Trachea und den grossen Gefässen und reicht bis zum Perikard. Mit zwei dünnen Lappen tritt sie zwischen dem 1. Rippenpaar aus der Brusthöhle, liegt ventral und seitlich an der Trachea und reicht bei jüngeren Tieren weiter kopfwärts als bei älteren.

III. Die Atmungsorgane der Wiederkäuer.

A. Die Nasenhöhlen der Wiederkäuer.

Das **Knorpelgerüst.** Vom dorsalen Rande des nasenlochseitigen Endstücks des **Nasenscheidewandknorpels** entspringt eine ca. 2 cm breite Knorpelplatte (Fig. 656 3), die den **Nasenlochteil** der **Seitenwandknorpel** darstellt und ventral und zwar bis zum ventralen Nasenwinkel umbiegt. Hier entspringt aus ihr ein schmaler Fortsatz, der sich dorsal aufbiegt und an seinem freien Ende einen queren lateralen **Ansatzknorpel** (Fig. 656 4) trägt, so dass er ein ankerförmiges Aussehen erhält. Er entspricht dem **Flügelknorpel** des Pferdes und dient dem lateralen Nasenflügel zur Grundlage. Ausserdem gibt es noch **dorsal** und **ventral Seitenwandknorpel** (Fig. 656 1 u. 2), von denen die letzteren aus dem S-förmigen Knorpel entspringen. Beide Seitenwandknorpel biegen sich gegeneinander und erreichen einander zum Teil, so dass die ganze Nasenseitenwand knorpelig ist bis auf eine Stelle (Lücke), die nur durch derbes Bindegewebe ausgefüllt wird.

Als **S-förmiger Knorpel** (Fig. 656 5) erscheint eine knorpelige Verlängerung der ventralen Nasenmuschel; diese wird von einer Schleimhautfalte, der **Flügelfalte**, eingeschlossen. Vom ventralen Seitenwandknorpel geht am Boden der Nasenhöhle eine knorpelige Fortsetzung bis zum 5. Backzahn.

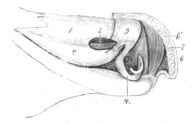

Figur 656. Präparierte Nasenknorpel des Rindes; von rechts gesehen.
1 dorsaler Seitenwandknorpel, 2 ventraler Seitenwandknorpel, 3 Nasenlochteil der Seitenwandknorpel, 4 lateraler Ansatzknorpel, 5 dem S-förmigen Knorpel entsprechender Knorpelfortsatz, 6 Flotzmaul, 6′ dessen Drüsenschicht, 7 M. dilatator naris apicalis.

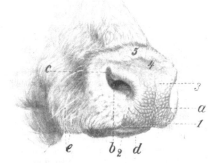

Figur 657. Flotzmaul des Rindes.
1, 2, 3, 4 u. 5 Flotzmaul. a Philtrum, b Nasenloch, c Sulcus alaris, d Unterlippe, e Fühlhaare.

Die **Nasenlöcher** sind beim Rinde verhältnismässig klein, halbmondförmig bis oval (Fig. 657 b) und mit einer dorsalen Spalte (*Sulcus alaris*) (Fig. 657 c) versehen; bei Schaf und Ziege sind sie schlitzförmig und zweimal gebogen. Die Nasenflügel sind dick, wulstig und wenig beweglich. Das **falsche Nasenloch** und die **Nasentrompete** fehlen. Zwischen den Nasenlöchern findet sich der **Nasenspiegel** (Schaf, Ziege) bzw. das **Flotzmaul** (Rind) (Fig. 656 6 u. 657 1, 2, 3, 4 u. 5); cf. Oberlippe S. 388.

Die beiden **Nasenhöhlen** stehen an ihrem Ende in Verbindung, da zwischen dem Vomer und dem horizontalen Teile der Ossa palatina eine Lücke bleibt. Jede Nasenhöhle (Fig. 110 u. 111) zerfällt in die 3 **Nasengänge** und den **medialen Nasenraum.**

Der **dorsale Nasengang** führt zur Riechgegend. Der sehr enge **mittlere Nasengang** teilt sich, da sich das 2. Endoturbinale des Siebbeins zwischen die dorsale und ventrale Muschel einschiebt, in einen ventralen, zum Schlundkopf und einen dorsalen, zum Siebbeinlabyrinth führenden Schenkel. Der letztere ist als ein Meatus ethmoidalis aufzufassen. Vom mittleren Nasengang führt eine Öffnung in die dorsale Abteilung der ventralen Muschelhöhle und der Aditus nasomaxillaris in die Kieferhöhle und damit indirekt in die Gaumen- und Tränenbeinhöhle. Der dorsale Schenkel des mittleren Nasengangs führt in die Meatus ethmoidales und von diesen in die dorsale Muschelhöhle und die Stirnhöhlen. Der sehr weite **ventrale Nasengang,** in dem sich eine in die ventrale Abteilung der ventralen Muschel führende Öffnung findet, fliesst, da der Vomer nur der vorderen Hälfte des Gaumengewölbes aufliegt, schon vor dem Schlundkopf mit dem der anderen Seite zusammen. Beim Schafe setzt sich eine senkrechte Schleimhautfalte als **häutige Nasen- oder Rachenscheidewand** bis in den Nasenrachen fort. Die **Choanen** sind lang und schmal. Die ventralen Nasengänge kommunizieren mit der Maulhöhle mittelst des beim Rinde 6 cm, beim Schafe etwa 1 cm langen *Ductus nasopalatinus,* der schräg von der Mund- in die Nasenhöhle führt. In diesen mündet das von einer Knorpelröhre eingeschlossene **Nasenboden-** (Jacobson'sche) **organ.** Beim Rinde liegt die **Nasenbodenröhre** in einer flachen, beim Schafe aber in einer tiefen Rinne, welche die Proc. palatini des Os incisivum bilden.

Beim Rinde ist die Jacobson'sche Röhre 15—16 cm lang und über 1 cm weit und beim Schafe ca. 7 cm lang und 3—4 mm weit. Ihre schlitzförmige Mündung in den Duct. nasopalat. befindet sich in geringer Entfernung von dessen Öffnung in die Mundhöhle. Zuweilen, namentlich beim Schafe, spaltet sich der Nasenbodenkanal in 2 Röhren.

Die Nasenschleimhaut besitzt submukös ein **arterielles Wundernetz** und an der Scheidewand und am Boden auf der oben erwähnten Verlängerung der ventralen Nasenmuschel je einen **Schwellkörper,** von denen der erstere 5 mm dick ist. An den Muscheln finden sich keine Schwellkörper.

Über die dem Rind fehlende **laterale Nasendrüse** s. S. 473.

B. Die Nebenhöhlen der Nase[1]).

1. Über die **Nasenmuscheln** und die **Nasenhöhlen der Wiederkäuer** s. S. 105 u. 473.

2. Die **Stirnhöhle** (Fig. 108 a, a″ u. 110 k, k) des Rindes ist grösser als beim Pferde; sie erstreckt sich von der Genickwand des Schädels durch die ganze Scheitel- und Stirngegend ungefähr bis zu einer zwischen beiden Augenwinkeln einer Seite gelegten Querebene und reicht jederseits von der Medianebene des Kopfes bis zum dorsolateralen Rande der Schädelhöhle bzw. bis an die mediale Wand der Orbita; sie setzt sich in den Hornfortsatz fort und wird vom Frontale und Parietale und nur zu einem kleinen Teile (der nasalen Wand) noch von der dorsalen Nasenmuschel und dem Ethmoidale begrenzt. Eigentümlich ist der Stirnhöhle des Rindes, dass von ihrem nasalen Teile stets 2—3 kleinere, i. d. R. vollkommen abgeschlossene (Stirn-) Höhlen abgetrennt sind, so dass eine **Anzahl von Stirnhöhlen** entstehen; die genickseitige, weitaus grösste, aber niedrige Höhle ist sehr uneben und buchtig, weil 1. im mittleren Drittel der medialen Hälfte der Höhle ihr Boden stark gegen die Decke vorgewölbt ist (in Fig. 108 bei a′) und diese fast erreicht (Bereich der Schädelkapsel), und 2. zahlreiche Knochenleisten und Knochentafeln von den Wänden, besonders vom Boden der Stirnhöhle vorspringen; am stärksten sind sie im nasalen Teile der Stirnhöhle; hier findet man stets eine (Fig. 108 b) bzw. zwei (selten mehr) Knochenplatten, die vom Boden bis zur Decke reichen und so die erwähnten sekundären Höhlen abtrennen. Die Stirnhöhle wird vom Canalis supraorbitalis (Fig. 108 e) durchsetzt.

Kommunikationen. In direkter Verbindung stehen die Stirnhöhlen nur mit den Meatus ethmoidales und dadurch mit dem dorsalen Endschenkel des mittleren Nasengangs. Jede der nasalen sekundären (Stirn-) Höhlen steht mit einem Meatus ethmoidalis in Verbindung (Fig. 108 c, c′). Die Kommunikation erfolgt durch kurze, relativ enge, nur für Sonden passierbare Kanäle, die im nasomedialen Teile bzw. Winkel der eigentlichen Stirnhöhle und je einer auch in den sekundären (Stirn-) Höhlen beginnen, in naso-ventro-medialer Richtung verlaufen und sich in je einen Meatus ethmoidalis bzw. in den dorsalen Endschenkel des mittleren Nasengangs im Niveau des 5. Backzahns, ventrolateral von der dorsalen Muschel, öffnen. Eine direkte Verbindung zwischen den Stirn- und Tränenbeinhöhle, sowie zwischen Stirn- und dorsaler Muschelhöhle ist am mazerierten Schädel zwar i. d. R. nachzuweisen, dürfte aber intra vitam niemals vorhanden sein; es finden sich nämlich in der knöchernen Scheidewand zwischen den erwähnten Höhlen defekte Stellen, die intra vitam jedoch durch die beiden aneinander liegenden Schleimhautplatten verschlossen werden. Zwischen den nasalen sekundären Stirnhöhlen und der Seitenmasse des Siebbeins befinden sich noch mehrere kleine Höhlen, die jede für sich auch mit den Meatus ethmoidales kommunizieren.

Beim 3 Wochen alten Kalbe fehlen die Stirnhöhlen noch (Gutmann [225]); sie entwickeln sich erst später. Bei Schaf und Ziege bleiben die Stirnhöhlen auf die Stirnbeine beschränkt und reichen nur bis zur Höhe des Kiefergelenks oder bei ungehörnten Tieren bis zum

---

1) Genaueres s. Baum [34], Paulli [465] und Gutmann [225].

Proc. zygomaticus des Stirnbeins. Beim Schafe sind nach Gutmann [225] eine grössere kaudale, vom 3. Ectoturbinale und eine kleinere orale, vom 5. Ectoturbinale stammende Höhle vorhanden, ausserdem 8—9 kleinere Räume, die vom 2. Endoturbinale und dem 7.—13. Ectoturbinale ausgehen und in der an die Nasenhöhle grenzenden Wand der Orbita liegen.

3. **Kieferhöhle** (Fig. 658 c). Das Rind besitzt nur eine einzige Kieferhöhle, die der grossen Kieferhöhle des Pferdes entsprechen dürfte; es teilen aber nicht selten, besonders bei älteren Tieren, eine oder mehrere vorspringende Knochentafeln die Höhle in Buchten, ausserdem ragen bei jüngeren Tieren in den ventralen Teil der Höhle die Wurzeln der 3 letzten Backzähne m. o. w. vor. Die Kieferhöhle reicht (Fig. 658 c) von einer durch den 3. Backzahn gelegten Querebene bis zu einer durch den äusseren Augenwinkel gelegten Parallelebene. Es wird dies dadurch bedingt, dass die aborale Wand der Kieferhöhle von der fast papierdünnen Tränenbeinblase (s. S. 104 u. Fig. 658 g) gebildet wird; die letztere trägt mithin direkt zur Vergrösserung der Kieferhöhle bei. Die ventrale Grenze der Höhle bleibt $1^{1}/_{2}$—$2^{1}/_{2}$ cm vom Halse der Backzähne entfernt. Die dorsale Grenze gibt ungefähr eine Linie an, die man von der medialen Umrandung der Orbita zum Mundwinkel zieht. An der Begrenzung der Kieferhöhle beteiligen sich das Oberkiefer-, Joch- und Tränenbein. Die mediale Wand der Kieferhöhle steht nahezu sagittal, bildet die Scheidewand zwischen Kiefer- und Gaumenhöhle und enthält ausser dem Canalis infraorbitalis die Kiefergaumenhöhlenöffnung (s. unten).

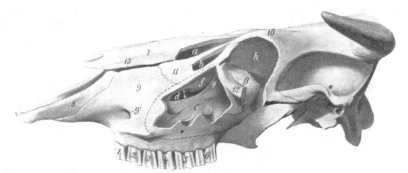

Figur 658. Kopfskelett (Schädel) des Rindes; von der Seite gesehen (mit eröffneter Kiefer-, Tränenbein- und dorsaler Muschelhöhle).
a dorsale Muschelhöhle, b Tränenbeinhöhle, c Kieferhöhle, deren Grenzen punktiert sind, d Kiefergaumenhöhlenöffnung (der weisse Pfeil soll den Eingang in den Aditus nasomaxillaris andeuten), e Kiefertränenbeinhöhlenöffnung, f blasig in d und e vorgetriebener Teil des ventralen Muschelblättchens, g Bulla lacrimalis, h Orbita; vom Arcus zygomaticus ist ein Teil herausgesägt.
1—6 die entspr. Backzähne, 7 Nasale, 8 Incisivum, 9 Maxilla, 9' For. infraorbitale, 10 Frontale, 11 Lacrimale, 12 Zygomaticum, 13 Spalte zwischen 7, 8, 9 und 11.

Kommunikationen. Die Kieferhöhle steht 1. mit der Gaumenhöhle ihrer Seite durch die grosse, längsovale, $5^{1}/_{2}$—8 cm lange Kiefergaumenhöhlenöffnung (Fig. 658 d) in Verbindung. Sie befindet sich in der medialen Wand der Kieferhöhle vor dem medialen Augenwinkel. Aboral stösst die Öffnung an die Kiefertränenbeinhöhlenöffnung und fliesst mit ihr meist m. o. w. zusammen. Sie kommuniziert 2. mit dem mittleren Nasengang durch den *Aditus nasomaxillaris* (in Fig. 658 deutet der weisse Pfeil den Eingang in die Spalte an). Dieser bildet, von der eröffneten Kieferhöhle aus gesehen, eine 2—$2^{1}/_{2}$ cm lange und 3—4 mm breite, i. d. R. ziemlich versteckte Spalte, die sich in einer zwischen dem 5. und 6. Backzahn gelegten Querebene zwischen der dorsalen Umrandung der Gaumenkieferhöhlenöffnung bzw. der dorsolateralen Wand der Kieferhöhle und dem ventralen Muschelblättchen befindet. Die Spalte führt zwischen der ventralen und dorsalen Nasenmuschel dorsomedial in den mittleren Nasengang. 3. Die Kieferhöhle kommuniziert mit der Tränenbeinhöhle durch die fast runde, 3—$4^{1}/_{2}$ cm lange Kiefertränenbeinhöhlenöffnung (Fig. 108 i u. 658 e), die sich dicht kaudodorsal von der Kiefergaumenhöhlenöffnung, mit der sie meist m. o. w. zusammenfliesst, befindet. Nicht selten wölbt sich in die Öffnung eine grosse Siebbeinzelle vor. Die Kieferhöhle des Rindes steht mithin (im Gegensatz zu der des Pferdes) direkt weder mit einer Muschelhöhle, noch mit der Stirn- und Keilbeinhöhle in Verbindung.

4. **Tränenbeinhöhle** (Fig. 108 h u. 658 b). Beim Rinde kommt noch eine wenig geräumige, besondere Nebenhöhle der Nase, die Tränenbeinhöhle, vor, die vielleicht als ein Teil der Kieferhöhle betrachtet werden muss. Sie liegt im allgemeinen naso-medial von der knöchernen Orbita im Stirn- und Tränenbein und ist zwischen die Stirn-höhle, die Kieferhöhle und den kaudalen Teil der dorsalen Nasenmuschel eingeschoben.

Aboral reicht die Höhle bis zu einer durch die lateralen Augenwinkel gelegten Quer-ebene, lateral bis auf durchschnittlich $1/2$—$1^1/2$ cm an die nasodorsale Umrandung der knöchernen Orbita heran. Nasal von der letzten reicht sie lateral ungefähr bis zu einer Linie, die man vom medialen Augenwinkel zum hinteren Nasenwinkel zieht. Das nasale Ende liegt ungefähr in einer durch den letzten Backzahn gelegten Querebene. Medial bleibt die Tränenbeinhöhle im allgemeinen 3—$4^1/2$ cm von der Medianebene entfernt, weil sich hier zwischen Tränen-beinhöhle und Medianebene die dorsale Muschelhöhle (Fig. 108 f) einschiebt. An der Begrenzung der Höhle beteiligen sich das Frontale, Lacrimale, Ethmoidale und das dorsale und ventrale Muschelblättchen; die letzteren Teile bilden die mediale und einen Teil der kaudalen und ven-tralen Wand der Höhle. Die Tränenbeinhöhle steht 1. durch die grosse Kiefertränenbein-höhlenöffnung (Fig. 108 i u. 658 e) mit der Kieferhöhle, 2. durch die Kiefergaumen-höhlenöffnung mit der Gaumen- und 3. indirekt durch den Aditus nasomaxillaris mit der Nasenhöhle in Verbindung (s. S. 505). Eine Verbindung mit der dorsalen Muschel- und der Stirnhöhle ist intra vitam nicht vorhanden.

5. **Die Gaumenhöhle** (Fig. 110 n, n u. 111 p) bildet eine geräumige, durch vor-springende Knochenplatten nur mässig buchtige Höhle, die beim Rinde relativ grösser ist als bei Schaf und Ziege, grösstenteils medial von der Kieferhöhle im Proc. pala-tinus der Maxilla und in der Pars horizontalis des Palatinum liegt und median von der der anderen Seite durch eine Knochenplatte getrennt ist; sie beginnt ungefähr 2 cm oral vom 1. Backzahn (bei Schaf und Ziege am 3. Backzahn) und reicht aboral bis zu einer durch die medialen Augenwinkel gelegten Querebene.

Die Decke des *Sinus palatinus* wird in der nasalen Hälfte von der dorsalen, $1^1/2$—3 mm dicken Platte des Proc. palatinus der Maxilla, in der aboralen Hälfte hingegen nur von einem dünnen Knochenblättchen gebildet, das vom ventralen Muschelblättchen stammt; es spaltet sich von diesem nahe dessen Ursprung an der Crista conchalis ventralis ab (Fig. 111) und ist zunächst (2—5 cm) ventral gerichtet; dann biegt es sich medial bzw. ventromedial um und vereinigt sich mit der dorsalen Platte des Proc. palatinus der Maxilla und der Pars horizontalis des Palatinum. Diese Platte ist i. d. R. in grosser Ausdehnung defekt, so dass an vielen Stellen die Decke der Gaumenhöhle nur von den beiden aneinander liegenden Schleimhautplatten gebildet wird. Am mazerierten Schädel stehen somit Gaumen- und Nasenhöhle in weiter Kommunikation, zumal meist bei der Mazeration das die Decke der Gaumenhöhle bildende Muschelblättchen verloren geht.

Kommunikationen. Die Gaumenhöhle steht durch die Kiefergaumenhöhlenöffnung (S. 505 und oben) mit der Kiefer- und Tränenbeinhöhle in Verbindung.

6. **Keilbeinhöhle.** Jede Keilbeinhöhle des Rindes (Fig. 110 l) ist 5—8 cm lang, durchschnittlich $1^1/2$—$2^1/2$ cm hoch und fast ebenso breit und in mässigem Grade buchtig; sie liegt wesentlich im Keilbeinkörper und nur wenig im Siebbein.

Sie steht nasal durch ein (nicht selten doppeltes) Loch oder einen kurzen Kanal mit den ventralen Meatus ethmoidales und durch diese mit der Nasenhöhle in Kommunikation; die Kommunikationsöffnung liegt dicht ventral vom Siebbeinlabyrinth nahe der Nasenscheidewand und nahe der Siebbeinplatte, so dass man erst den rachenseitigen Teil der Nasenscheidewand entfernen muss, ehe man die Öffnung überschauen kann. Auffallenderweise erschien es uns manchmal, als ob die Höhle einer Seite (und zwar besonders der rechten) blind geschlossen sei. Jedenfalls steht die Keilbeinhöhle des Rindes nicht mit der gleichseitigen Gaumen- und Kiefer-höhle in direkter Verbindung. Intra vitam scheint die Höhle von einer Masse aus festem Fett und Spongiosablättchen, die festem, graugelbem Knochenmark ähnelt, ausgefüllt zu sein, so dass auf Medianschnitten durch frische und mässig mazerierte Köpfe die Keilbein-höhle zu fehlen scheint; erst durch intensives Mazerieren scheint sich die erwähnte Masse beseitigen zu lassen. Ob Alter und Rasse von Einfluss auf diese Verhältnisse sind, war nicht festzustellen.

C. Der Kehlkopf der Wiederkäuer.

Gerüst. Die Seitenplatten des Schildknorpels vereinigen sich, abweichend vom Pferde, ventral in ihrer ganzen Länge zum Schildkörper (Fig. 598), der eine ganz flache *Incisura thyreoidea oralis et caudalis* (a u. b) besitzt. Nahe dem Ringknorpel findet sich eine **kleine** *Prominentia laryngea.* Es ist eine *Fissura thyreoidea* vorhanden. Die dorsalen Ränder der Schildplatten gehen in je ein deutliches orales und kaudales **Horn** aus; die oralen Hörner (Fig. 659 b) sind durch Bandmassen mit dem Zungenbein verbunden; die kaudalen (b') sind besonders gross und gekrümmt. Die Platte des **Ringknorpels** (Fig. 659 d') schrägt sich jederseits etwas ab; die Verbindung mit dem Schildknorpel erfolgt nicht gelenkig, sondern durch straffe Bandmassen. Die **Giesskannenknorpel** (Fig. 659 e u. 660 4) sind mit den **Knorpelhörnern** (Fig. 660 5) verbunden; ihr **Proc. vocalis** ist sehr deutlich. Der **Kehldeckel** (Fig. 602) ist oval und sitzt der Membrana hyothyreoidea auf. Das *Lig. hyothyreoideum* bildet 2 seitliche Bandzüge; die **Keilknorpel fehlen.**

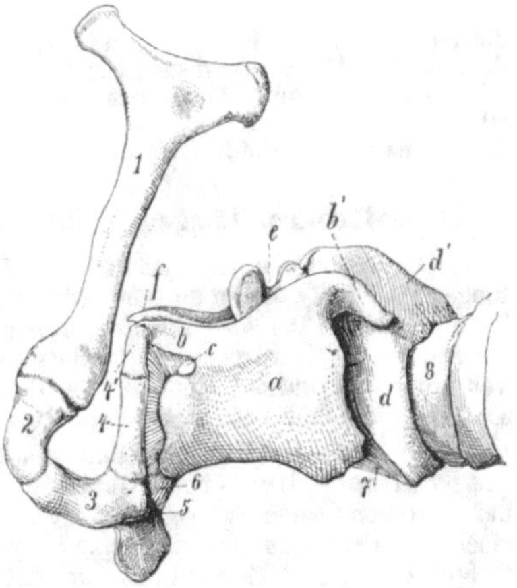

Inneres. Das *Lig. vocale* (Fig. 660 d) gleicht einem kaudal offenen Schlauch und entspringt am Lig. cricothyreoideum. An Stelle des *Lig. ventriculare* finden sich submukös ganz feine Fasern (c), die von der Basis der Epiglottis zur Seitenfläche der Aryknorpel gehen. Die **mittlere und seitliche Kehlkopfstasche fehlen.** Die *Labia vocalia* bilden mit der ventralen Fläche des Kehlkopfs einen Winkel von ca. 90°. Die **Stimm-**

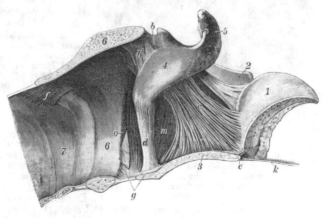

Figur 659. **Kehlkopfsknorpel des Rindes im Zusammenhang.**
a Schildknorpel, b orales und b' kaudales Horn, c Fissura thyreoidea, d Ringknorpel, d' Ringknorpelplatte mit Proc. muscularis, e Aryknorpel, f Epiglottis.
1 grosser, 2 mittlerer und 3 kleiner Zungenbeinast, 4 Kehlkopfsast mit 4' dem Ansatzknorpel, 5 Körper des Zungenbeins mit Proc. lingualis, 6 Lig. hyothyreoideum, 7 Lig. cricothyreoideum, 8 erster Trachealring.

ritze ist weit. Die *Plicae aryepiglotticae* sind stark ausgeprägt. Die **Muskeln** gleichen denen des Pferdes (s. S. 496).

Der *M. ventricularis* und *vocalis* fliessen jedoch zu einem grossen, fast fächerförmig gestalteten, dorsal sehr starken Muskel (m) zusammen, der an der Basis des Kehldeckels, am Schildknorpelkörper und am Lig. cricothyreoideum entspringt, und dessen Fasern konvergierend zum Proc. muscularis des Aryknorpels verlaufen und an ihm und ventral von ihm enden;

Figur 660.
Innenfläche der linken Hälfte des Kehlkopfs des Rindes nach Wegnahme der Schleimhaut.
1 Epiglottis, 2 orales Horn der Cart. thyreoidea, 3 Cart. thyreoidea, 4 Cart. arytaenoidea, 5 Cart. corniculata, 6, 6 Cart. cricoidea, 7 erster Trachealring.
b Capsula cricoarytaenoidea, b' deren Verstärkungsschicht, c Fasern, die dem Lig. ventriculare des Pferdes entsprechen, d Lig. vocale, e Lig. thyreoepiglotticum, f Lig. cricotracheale mit Verstärkungsschicht, g Lig. cricothyreoideum, k Lig. hyoepiglotticum, m vereinigter M. vocalis und ventricularis, o M. cricothyreoideus.

nur an der Stelle, wo sich beim Pferde die seitliche Kehlkopfstasche befindet, erscheint die Platte dünner. Der *M. hyoepiglotticus* ist sehr stark und zweischenklig.

Bei Schaf und Ziege sind die dem *Lig. ventriculare* entsprechenden Fasern relativ stärker und deutlicher; das *Lig. vocale* ist nicht schlauchartig, sondern platt. Die mittlere Kehlkopfstasche ist relativ gross und deutlich.

D. Luftröhre, Lungen, Schild- und Thymusdrüse der Wiederkäuer.

Die **Luftröhre** der Wiederkäuer besteht aus 48—60 seitlich zusammengedrückten Ringen (Fig. 607), deren dorsale Endstücke sich aneinander legen. Die Luftröhre erhält hierdurch einen dorsalen scharfen, einen ventralen abgerundeten Rand und zwei Seitenflächen. Ihr Querdurchmesser verhält sich zum Höhendurchmesser wie $4 : 4\frac{1}{2}$—5 cm. Vor ihrer Bifurkation gibt sie für den rechten Spitzenlappen der Lunge einen besonderen Bronchus (den eparteriellen Bronchus?) ab (Fig. 621 i).

Die **Lungen** (Fig. 662) sind stark gelappt. Die linke besteht aus 3 Lappen, einem Spitzen-, Herz- und Zwerchfellslappen (Fig. 662 a, b, c). Die rechte Lunge hat 5 Lappen, einen zweigeteilten Spitzen- (Fig. 614 a, a), einen mittleren Herz- (b), einen Zwerchfells- (c) und einen Anhangslappen. Der letztere liegt zwischen rechter Lunge und Mediastinum und mit der Basis am Zwerchfell.

Die Spitzenlappen liegen neben dem Aortenbogen, der Speise- und Luftröhre und z. T. am Herzen. Der mittlere (kardiale) Lappen liegt neben dem Herzen und reicht ungefähr bis zur 4. Rippe kranial. Der Basislappen ruht auf dem Zwerchfell. Der Spitzenlappen der rechten Lunge erhält einen eparteriellen Bronchus. Die rechte Lunge ist von der 2. Rippe ab an die Luftröhre festgewachsen, während die linke hier frei ist. Über die Verästelung der Bronchien s. S. 479.

Die rechte Lunge ist stets beträchtlich grösser als die linke; das Gewicht beider verhält sich im allgemeinen wie 1,4 : 1 (die rechte Lunge einer Kuh wog 1100 g, die linke 750 g, die rechte eines Kalbes 400, die linke 280 g).

Nach Schneider [555] beträgt das absolute Gewicht beider Lungen bei Ochsen 3,93 (3—4,8), bei Stieren 3,33 (1,6—4,5), bei Kühen 2,99 (2,35—3,55), bei weiblichen Jungrindern 2,657 (1,6—3,2) kg und das relative Gewicht entspr. durchschnittlich $\frac{1}{185}$, $\frac{1}{179}$, $\frac{1}{153}$, $\frac{1}{152}$ des Lebendgewichtes oder $\frac{1}{103}$, $\frac{1}{95}$, $\frac{1}{75}$, $\frac{1}{91}$ des Schlachtgewichtes.

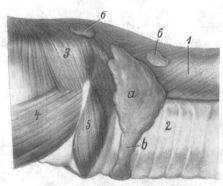

Figur 661. Schilddrüse des Rindes.

a Lobus sinister, b Isthmus.
1 Speiseröhre, 2 Luftröhre, 3 Pharynxkonstriktoren, 4 M. hyothyreoideus, 5 M. cricothyreoideus, 6, 6 Lgl. cervicales craniales.

An der Rinderlunge ist die Teilung der Lunge in **Läppchen** auffallender als bei den anderen Tierarten; die Züge des interlobulären Bindegewebes sind so stark, dass man die einzelnen Läppchen mit Leichtigkeit voneinander trennen kann (Fig. 662).

Dieser Umstand ist bei Lungenkrankheiten besonders zu beachten, da die marmorierte Beschaffenheit der kranken Lunge hierin ihre anatomische Erklärung findet. Beim Schafe ist der Läppchenbau undeutlich, bei der Ziege wieder etwas deutlicher.

Die Schilddrüse des Rindes (Fig. 623 a, b, c, 661 a, b) besteht aus 2 platten, 6—7 cm langen, 4—5 cm breiten und $\frac{3}{4}$—$1\frac{1}{2}$ cm dicken Lappen, die dorsal an den Oesophagus grenzen, kranial sich noch zu $\frac{1}{4}$—$\frac{1}{3}$ auf den M. cricopharyngeus und cricothyreoideus schieben und ventral an den M. sternothyreoideus stossen. Sie sind durch einen 1—$1\frac{1}{2}$ cm breiten, parenchymatösen Isthmus (b) verbunden. Die Drüse ist heller von Farbe als beim Pferde und hat einen lappigen Bau. In ihrer Nähe liegen sehr oft Lymphknoten, kleine Blutlymphknoten, Nebenschilddrüsen und *Glandulae parathyreoideae* (Epithelkörper); betr. dieser s. S. 480.

Beim **Kalbe** erscheint die Drüse dunkler und hat einen sehr starken Isthmus. Beim **Schafe** liegt jederseits ½—1 cm kaudal vom Ringknorpel an der Luftröhre zwischen Speiseröhre und M. sternothyreoideus ein 3—4 cm langer, 1¼—1½ cm breiter, ½—¾ cm dicker, braunroter, in der Farbe mit quergestreifter Muskulatur fast ganz übereinstimmender Lappen (Fig. 626). Der Isthmus ist meist nicht mit Sicherheit nachzuweisen.

Bei der **Ziege** (Fig. 627) ist die walzenförmige, seltener ovale Drüse 2,5—5 cm lang, 1—1½ cm breit und 0,5—0,8 cm dick und liegt seitlich am Anfang der Trachea, vom Larynx bis zum 3.—7. Trachealring reichend. Die Grösse wechselt sehr; volle Symmetrie beider Drüsen nach Lage und Grösse ist sehr selten. Ein **parenchymatöser Isthmus** kommt nur ausnahmsweise vor; öfter tritt an seine Stelle ein bindegewebiger Strang; aber selbst dieser kann fehlen.

Figur 662.

Lunge
des
Rindes.

a Lobus
apicalis,
b Lobus
cardiacus,
c Lobus
diaphrag-
maticus,
d Incisura
cardiaca,
e, e Inci-
surae in-
terlobares,
f, f dorsaler
stumpfer
Rand,
g ventro-
lateraler
scharfer
Rand,
h Trachea.

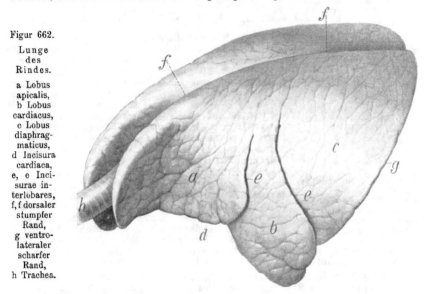

Die **Thymusdrüse** (Fig. 663 a, a') besteht aus dem unpaaren Brust- und dem paarigen (zweischenkligen) Halsteil. Sie ist sehr gross, von lappigem Bau und reicht

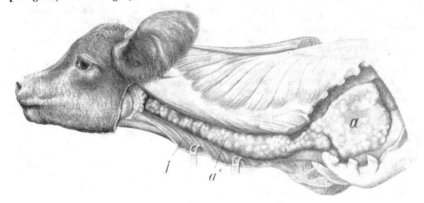

Figur 663. **Thymus eines neugeborenen Kalbes.**
a Brustteil und a' Halsteil der Thymus. 1 zurückgeschlagene Halsmuskulatur.

bis zum Kehlkopf. Bei Kälbern wiegt sie in den ersten Lebenstagen 100—200, nach 4—6 Wochen 400—600 g. Sie schwindet zunächst am Hals; in der Brust findet man oft noch im hohen Alter Spuren und selbst grössere Reste von ihr.

Bei der Ziege liegt der unpaare Teil der Thymus in der kranialen Mediastinalspalte halswärts vom dorsalen Teile des Herzens, z. T. links von Luft- und Speiseröhre und der V. cava cran., z. T. ventral von ihnen; bei jungen Tieren erstreckt sie sich auch noch auf die linke Seite des Herzbeutels. Ein ebenso grosser Abschnitt liegt kranial vom Brusteingang und teilt sich im mittleren Halsdrittel in 2 bis zum Kehlkopf reichende, strangförmige Schenkel (Dexler).

IV. Die Atmungsorgane des Schweines.

A. Die Nasenhöhlen. Die beim Schweine durch Muskelwirkung (s. S. 226) verengerten, teilweise verschliessbaren **Nasenlöcher** liegen im Rüssel, sind rundlich-oval und klein. Der **Rüssel**, das *Rostrum suis*, bildet in Verbindung mit der Oberlippe eine fast kreisrunde, bewegliche Scheibe und ist von der hier dünn behaarten und sehr empfindlichen, mit feinen Poren versehenen Haut überzogen. Der **Rüsselknochen** (s. S. 110 u. Fig. 664 [1]) liegt zwischen den freien Enden der Ossa nasalia und incisiva und ist als das verknöcherte und stark vorspringende Endstück des sehr starken **Nasenscheidewandknorpels** aufzufassen, das diesem zum Aufwühlen des Bodens bestimmten Teil mehr Halt gibt. Vom dorsalen Teile des Rüsselknochens gehen lateral und ventral gebogene Knorpelplatten (**Flügelknorpel**) [2] ab, die sich den ebenso gebogenen, von der Scheidewand entspringenden **dorsalen Seitenwandknorpeln** [4] anschliessen; diese bilden mit den dorsal gebogenen, teils von der Scheidewand, teils von der ventralen Nasenmuschel herrührenden **ventralen Seitenwandknorpeln** [5] die seitliche Begrenzung des apikalen Teils der Nasenhöhle. Vom ventralen Teile des Rüsselknochens geht noch jederseits der dorsolateral gerichtete, pfriemenförmige **laterale Ansatzknorpel** [3] ab, der im lateralen Nasenflügel liegt.

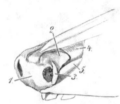

Figur 664. Nasengerüst des Schweines.
1 Rüsselknochen, 2 Flügelknorpel, 3 lateraler Ansatzknorpel, 4 dorsaler, 5 ventraler Seitenwandknorpel.

Die **Nasenhöhlen** sind lang und eng und am Boden flach. Ihr Endabschnitt, der Nasengrund und Nasenausgang, wird durch eine fast horizontale Knochenplatte, die durch eine Vereinigung des Vomer mit dem sagittalen Teile des Palatinum und mit dem Ethmoidale entsteht, in die dorsale Regio olfactoria und die ventrale Regio respiratoria geschieden.

Der Vomer erreicht erst im Niveau des 6.—7. Backzahns den Boden der Nasenhöhle. Demnach wird der Endabschnitt des ventralen Nasengangs durch eine häutige Scheidewand halbiert. Diese setzt sich als mediane, zwischen Schädelbasis und Rachenfläche des Gaumensegels ausgespannte Haut in den Nasenrachen bis nahe an die Mündung der Hörtrompeten fort. Über die Nasenmuscheln s. S. 110.

Der dorsale Nasengang ist unbedeutend; der mittlere bildet eine tiefe Spalte zwischen beiden Nasenmuscheln; er teilt sich am aboralen Ende der ventralen Muschel in 2 Schenkel, von denen der eine zwischen der dorsalen Muschel und der ventral von ihr gelegenen Siebbeinzelle (dem 2. Endoturbinale) dorsokaudal führt und dem 2. Meatus ethmoidalis entspricht, während der andere Schenkel sich stark verbreitert und abflacht und mit dem ventralen Nasengang zusammenfliesst. Vom mittleren Nasengang aus gelangt man in die dorsale Abteilung der ventralen Muschelhöhle, ferner durch den Aditus nasomaxillaris in die Kieferhöhle (s. unten) und durch eine dorsal von diesem gelegene Öffnung in die dorsale Muschelhöhle. Vom dorsalen Endschenkel des mittleren Nasengangs führen Öffnungen in die einzelnen Stirnhöhlen (s. S. 511). Der ventrale Nasengang ist geräumig; er führt in die ventrale Abteilung der ventralen Muschelhöhle und in eine oral von der Kieferhöhle gelegene besondere Höhle, falls sie vorhanden ist (s. S. 511). Der **Duct. nasopalat.** und **Ductus vomeronasal.** sind zuweilen gespalten und gleichen denen der Wiederkäuer (s. S. 504). Die Mündung des Tränenkanals liegt am Rachenende der ventralen Muschel. Über die **laterale Nasendrüse** s. S. 473.

B. Die Nebenhöhlen der Nase. Die **Muschelhöhlen** sind denen des Rindes ähnlich. Die übrigen Nebenhöhlen sind ungemein gross und liegen derart um die Nasen- und Schädelhöhle, dass deren Wand nur an einer kleinen, seitlichen Stelle einfach erscheint. Die **Kieferhöhle** ist verhältnismässig klein und liegt im Oberkiefer- und Tränenbein und erstreckt sich bei alten Tieren sogar in das Joch- und Gaumenbein. Am Boden der Höhle erhebt sich der Canalis infraorbitalis: an diesen schliessen sich dorsal 1—2 (3) Knochenblasen an, die mit den Meatus ethmoidales kommunizierende (Nasengrund-) Höhlen einschliessen; hierdurch zerfällt der Sinus maxill. in eine laterale und mediale Abteilung, die aber miteinander in weiter Verbindung stehen. Er reicht dorsal bis zum Tränenkanal, aboral bis zur Orbita und nasal bis zu einer durch den 6. Backzahn gelegten Querebene; seine mediale Wand wird von der Seitenplatte des Siebbeins und z. T. von der ventralen Muschel gebildet. Die Kieferhöhle kommuniziert nur mit der Nasenhöhle und zwar mit dem mittleren Nasengang durch die im Niveau des 6.—7. Backzahns liegende Nasenkieferhöhlenspalte. Vor der Kieferhöhle findet sich nach Dennhardt [124] bei älteren Schweinen noch eine kleine, langgestreckte Höhle, die direkt mit der ventralen Abteilung der ventralen Nasenmuschel bzw. mit dem ventralen Nasengang kommuniziert; sie dürfte der kleinen Kieferhöhle des Pferdes entsprechen. Die **Keilbeinhöhle** ist sehr gross; sie erstreckt sich vom Körper des Keilbeins in dessen Processus pterygoideus und Ala temporalis und in die Squama temporalis bis zur halben Höhe der seitlichen Schädelwand. Sie kommuniziert mit der Pars olfactoria der Nasenhöhle bzw. mit dem ventralen Meatus ethmoidalis. Auch beim Schweine ist, ähnlich wie beim Rinde, jederseits eine **Anzahl von Stirnhöhlen** vorhanden, die sich durch das ganze Stirn- und Scheitelbein bis in das Hinterhauptsbein, z. T. sogar noch in das Nasen-, Tränen- und Schläfenbein erstrecken und von denen der anderen Seite vollkommen getrennt sind. Die Zahl der Stirnhöhlen variiert und nimmt mit zunehmendem Alter der Tiere zu, so dass alte Schweine i. d. R. jederseits 6—8 Stirnhöhlen haben. Jede Stirnhöhle kommuniziert mit einem Meatus ethmoidalis und dadurch mit der Nasenhöhle. Eine **Gaumenhöhle** im senkrechten Teile des Gaumenbeins ist höchstens angedeutet (s. S. 110).

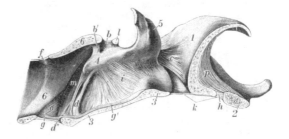

Figur 665. Innenfläche der linken Hälfte des Kehlkopfs vom Schweine nach Wegnahme der Schleimhaut.
1 Epiglottis, 2 Os hyoideum, 3,3 Cart. thyreoidea, 4 Cart. arytaenoidea, 5 Cart. corniculata, 6, 6 Cart. cricoidea.
b Capsula cricoarytaenoidea, b' deren Verstärkungsschicht, c Lig. ventriculare, d Lig. vocale, d'' dessen kaudaler Schenkel, f Lig. cricotracheale mit Verstärkungsfasern, g Lig. cricothyreoideum, g' dessen Fortsetzung, h Lig. hyoepiglotticum, i Fasern zur Stütze des Ventriculus lateralis, k Lig. thyreohyoideum, l Zwischenknorpel, m M. vocalis, o M. cricothyreoideus, p M. hyoepiglotticus.

C. Der **Kehlkopf** (Fig. 665).

Der Kehlkopf des Schweines ist sehr lang; seine **Knorpel** sind lockerer miteinander verbunden als die der anderen Tiere und bilden kein geschlossenes Gerüst. Der **Schildknorpel** (Fig. 599) ist lang; seine Seitenplatten sind ventral in ganzer Länge zum Körper verbunden, der am Kehlkopfsausgang am dicksten ist und oft verknöchert. Der brustseitige Teil der Platten ist am höchsten; das *Cornu caudale* ist kurz und breit. Das *Cornu orale* und die *Fissura thyreoidea* fehlen. Der **Ringknorpel** (Fig. 665 ₆,₆) ist sehr schräg gestellt und kaudoventral gerichtet; am kaudalen Rande seiner Platte finden sich manchmal ein oder zwei kleine Knorpelblättchen; der Reif geht in eine kaudal gekehrte, stumpfe Spitze aus. An den **Giesskannenknorpeln** (₄) sind die Muskelfortsätze und Kämme stark und die Processus vocales deutlich; die *Cartilagines corniculatae* (₅) sind sehr gross und am Ende zweigespalten. Ihre breiteren und längeren medialen Abteilungen verschmelzen median zu einem unpaaren, rinnenförmig ausgehöhlten Schnäuzchen. Die kleineren lateralen Abteilungen sind pfriemenförmig. Zwischen den beiden dorsomedialen Winkeln der Aryknorpel liegt ein kleiner **Zwischenknorpel** (l). Die **Epiglottis** (₁ u. Fig. 603) ist breit und am freien Ende flachbogig abgerundet. Mit dem Schildknorpel ist sie nur locker durch die Schleimhaut und das elastische, dünne Lig. hyothyreoideum verbunden. In fester Verbindung steht sie mit dem Zungenbeinkörper durch das schmale, aber stärkere *Lig. hyoepiglotticum medium* und den starken *M. hyoepiglotticus*; ausserdem geht jederseits das *Lig. hyoepiglotticum laterale* vom Ende des Kehlkopfsastes des Zungenbeins an den entspr. Rand des Kehldeckels.

Bänder und Inneres. Das *Lig. ventriculare* (Fig. 665 c) besteht aus Fasern, die von der Basis der Epiglottis zur lateralen Fläche des Giesskannenknorpels verlaufen. Zwischen ihm und dem Lig. vocale finden sich Faserbündel, die vom oralen Rande der Aryknorpel zu den Schildplatten gehen (i); sie stützen die seitlichen Kehlkopfstaschen; das *Lig. vocale* (d) entspringt am Lig. cricothyreoideum und ist in eine grössere orale und kleinere kaudale (d'') Partie geschieden. Dicht oral vom dorsalen Ende des Lig. vocale findet sich eine kleine, flache, dreieckige Vertiefung. Die Stimmlippen liegen sehr nahe und fast parallel nebeneinander, so dass die Stimmritze sehr eng und spaltförmig ist. Mit der ventralen Kehlkopfsfläche bilden die schräg kaudoventral gerichteten Stimmlippen einen Winkel von ca. 110° (Burow [97]). Die seitlichen Kehlkopfstaschen bilden sich wie folgt: Jede Stimmfalte spaltet sich entspr. den beiden Teilen des Stimmbandes in einen stärkeren oralen und einen schwächeren kaudalen Schenkel. Zwischen ihnen findet sich ein langer Schlitz, aus dem eine kleine, rundliche Öffnung in die grosse, bis zu den Ligg. ventricularia reichende Kehlkopfstasche führt, die zwischen der Schleimhaut und dem verschmolzenen *M. ventricularis* und *vocalis* liegt und von den erwähnten Faserbündeln gestützt wird. Nahe der Basis des Kehldeckels findet sich der glattwandige *Ventriculus laryngis medianus*. Die *Plicae aryepiglotticae* sind sehr deutlich, umgreifen die Giesskannenknorpel und treten dorsal an die Cartilagines corniculatae. Über das Lig. arycorniculatum s. S. 475. Die **Muskulatur** zeigt, abgesehen von der Verschmelzung des M. ventricularis et vocalis und abgesehen vom M. sternothyreoideus (s. S. 394), nichts Besonderes (s. S. 496).

Durch die weite Entfernung des Kehldeckels vom Schildknorpel und die eigentümliche Anordnung der Stimmbänder ist, da der grösste Teil der vom Schildknorpel umschlossenen Höhle noch mit zum Eingang gezählt werden muss, der Eingang zum Kehlkopf beim Schweine ausserordentlich gross und von dem aller übrigen Tiere abweichend.

D. Die **Luftröhre** des Schweines ist zylindrisch und besteht aus 32—36 Ringen, deren Enden dorsal übereinandergreifen oder sich fast berühren (Fig. 609). 5—8 Ringe vor der Bifurkation der Luftröhre geht ein Bronchus für den Spitzenlappen der rechten Lunge (eparterieller Bronchus?) ab.

E. Die **Lungen** erinnern durch ihre Läppchenzeichnung an die Rinderlungen. Die linke Lunge zerfällt in den Spitzenlappen und den Lungenkörper; die Incisura cardiaca ist aber so tief, dass der erstere wieder geteilt erscheint, so dass 3 Lappen vorhanden sind (Fig. 615 u. 616). Die rechte Lunge hat einen Spitzen-, Herz-, Zwerchfells- und Anhangslappen; die 3 ersteren liegen an der Brustwand, der Anhangslappen zwischen rechter Lunge und Mediastinum.

F. Die **Schilddrüse.** Die beiden Schilddrüsenhälften liegen so nahe aneinander, dass sie ein zusammenhängendes, nicht gelapptes, plattes, dunkelrotes Organ von ca. 4—4 1/2 cm Länge, 2—2 1/2 cm Breite und 1—1 1/2 cm Dicke bilden, (Fig. 625 a, b, c), das sich seitlich etwas verschmälert und ventral an der Trachea, bedeckt vom M. sternohyoideus und -thyreoideus, liegt. Kranial stösst die Drüse an den Ringknorpel; von der Speiseröhre bleibt sie jederseits 1—1 1/2 cm entfernt.

G. Die sehr grosse **Thymusdrüse** ist zweischenklig und besteht aus dem unpaaren Brustteil und 2 Halslappen. Diese reichen meist selbst noch bei erwachsenen Tieren am Halse bis zum Kehl- und Schlundkopf (Fig. 460 11, 11).

V. Die Atmungsorgane der Fleischfresser.

Nasenhöhlen. Die Nasenhöhlen sind kurz. Die **Nasenlöcher** befinden sich beim Hunde in der mit der Oberlippe verschmolzenen **Schnauze** (Nase). Diese stellt eine bewegliche, bis über die Schneidezähne hinausreichende Verlängerung der Nasenhöhlen in Form einer knorpeligen, von Haut und Muskeln umgebenen und von der Schleimhaut ausgekleideten Doppelröhre dar. In der Umgebung der Nasenlöcher ist die Haut haarlos, meist schwarz pigmentiert, beim Hunde gefeldert, bei der Katze höckerig und bei gesunden Tieren feucht und kalt. Man nennt diese drüsen- und porenfreie Partie den **Nasenspiegel** (s. S. 472).

Die Schnauze besitzt median eine flache Rinne (*Philtrum*), die bei manchen Hunderassen so tief ist, dass die Schnauze gespalten erscheint (Doppelnase). Das Verhältnis der im Vestibulum nasi vorkommenden Falten ergibt sich aus Fig. 666. Das **knorpelige Gerüst** der Schnauze wird hauptsächlich von der **Nasenscheidewand** gebildet; diese verlängert sich über die Ossa incisiva hinaus, verdickt sich an ihrem freien Teile beträchtlich und schickt von der Spitze der Nasenbeine an aus ihrem dorsalen und ventralen Rande die dorsalen und ventralen **Seitenwandknorpel** (Fig. 667 u. 668 a u. b) ab, die sich miteinander verbinden. Vor dem ventralen Seitenwandknorpel und mit ihm verbunden liegt jederseits in querer Richtung der kleine, dreieckige, den lateralen Nasenflügel stützende **laterale Ansatzknorpel** (Fig. 667 c), dessen Ränder aufgebogen sind, so dass dadurch eine Rinne entsteht, die mit einer ähnlichen Aushöhlung korrespondiert, die sich am ventralen oder zwischen beiden Seitenwandknorpeln findet und in die Nasenhöhle führt. Vom ventralen Seitenwandknorpel geht ausserdem der **mediale Ansatzknorpel** ab, der mit einer Schleimhautfalte der ventralen Muschel in Verbindung steht und den S-förmigen Knorpel ersetzt (Fig. 668 c). Am Ursprung dieser Falte, Flügelfalte, findet man in der pigmentierten Schleimhaut häufig eine Öffnung des Tränenkanals. Über die **Nasenmuscheln** s. S. 116.

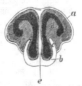

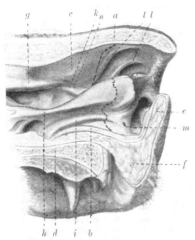

Figur 667. Nasenknorpel des Hundes; von der Seite gesehen.
a dorsaler und b ventraler Seitenwandknorpel, c lateraler Ansatzknorpel.
1 Dentes incisivi, 2 Dens caninus.

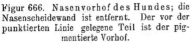

Figur 666. Nasenvorhof des Hundes; die Nasenscheidewand ist entfernt. Der vor der punktierten Linie gelegene Teil ist der pigmentierte Vorhof.
a Nasendach, b Nasenboden, c laterale Nasenwand, d Körper des Os incisivum, e ein Teil vom Nasenspiegel, f Oberlippe, g gerade Falte, h Flügelfalte, i Plica nasi ventralis, k Schrägfalte, l, l Parallelfalten, m Mündung des Tränenkanals, n Mündung des Ausführungsgangs der lateralen Nasendrüse.

Figur 668. Querschnitt durch die Nasenknorpel des Hundes. Der Schnitt ist zwischen dem vorderen und mittleren Drittel der Schnauze geführt.
a dorsaler und b ventraler Seitenwandknorpel, c Analogon des Sigmaknorpels, d Schleimhautfalte um den Sigmaknorpel, die sich als Schleimhautauskleidung auf die Innenfläche des dorsalen und ventralen Seitenwandknorpels fortsetzt, e Septum narium. Die schwarz gezeichneten Stellen entsprechen den Eingängen zu den Nasengängen.

Figur 669.
Nasenhöhle des Hundes nach Wegnahme der Nasenscheidewand.
a Oberlippe, b Mündung des Tränenkanals, c, c Concha ventralis, d Concha dorsalis, e Cellulae ethmoidales, soweit die Regio olfactoria reicht (aboral von der punktierten Linie), f die übrigen Cellulae, die zum Teil in die Stirnhöhle ragen, g Lamina cribrosa ossis ethmoid., h ein Teil des Vomer, i Fossa gutturalis, k ventraler, l mittlerer und m dorsaler Nasengang.

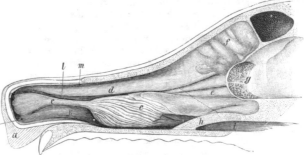

Die **Nasenhöhlen** (Fig. 669) sind sehr geräumig, aber von den Muscheln und dem Siebbeinlabyrinth (Fig. 669 c, c, d, e, f) fast ausgefüllt. Sie buchten sich in das Stirn-

und Keilbein aus, wodurch u. U. eine Keilbeinhöhle vorgetäuscht und die Nasenscheidewand kaudodorsal noch vom Frontale gebildet wird.

Der dorsale **Nasengang** ist flach, der mittlere sehr kurz und eng; er führt in die Hohlräume der ventralen Muschel und spaltet sich in der Querebene des 3.—4. Backzahns in einen dorsalen und ventralen Endschenkel; der erstere löst sich bald in Meatus ethmoidales auf, von denen Verbindungsöffnungen zur dorsalen Muschelhöhle und zu den Stirnhöhlen führen. Der ventrale Endschenkel führt zum ventralen Nasengang; in ihm liegt der grosse, rundliche *Aditus nasomaxillaris*. Der ventrale Nasengang ist nasenlochseitig eng, rachenseitig geräumig und führt in die Hohlräume der ventralen Muschel.

Der Endabschnitt der Nasenhöhle wird durch eine horizontale Platte (Lamina transversalis des Siebbeins), die mit dem Vomer verschmilzt, in die dorsale Regio olfactoria und die ventrale Regio respiratoria (Fossa gutturalis) getrennt; diese Knochenplatte reicht bis in die Ebene des 3. Backzahns; weiter nasenlochwärts schliesst an sie eine m. o. w. horizontale Schleimhautfalte, die an der Scheidewand und der S-förmigen Falte gegenüberliegt. Der in der Schnauze liegende Teil jeder Nasenhöhle, der durch das bewegliche Septum von dem der anderen Seite geschieden ist, stellt das *Vestibulum nasi* dar. Hier sind die Eingänge in die 3 Meatus nasi (Fig. 669 k, l, m) durch 2 Schleimhautfalten, von denen die ventrale die Flügelfalte ist, markiert. In den ziemlich weiten **Nasengaumenkanal** mündet in der Gegend des Hakenzahns das **Nasenbodenorgan**, das bei grossen Hunden ca. 3 cm lang ist. Bei der Katze ist das knorpelige Gerüst des Naseneingangs verhältnismässig kürzer; im übrigen verhalten sich die Nasenhöhlen wie beim Hunde. Von den venösen **Schwellkörpern** liegt der Scheidewandschwellkörper nahe dem ventralen Rande der Scheidewand; die Muschelschwellkörper sind nahe dem nasalen Ende und dem ventralen Rande der Muschel am mächtigsten und setzen sich ein wenig auch auf die gegen die Nasenlöcher ziehenden Muschelfalten fort.

Die Nebenhöhlen der Nasenhöhle. Über die **Muschelhöhlen** s. S. 117. Die **Oberkieferhöhle** ist relativ klein, länglich-oval und liegt im Niveau des 3.—6. Backzahns, lateral vom Siebim Oberkieferbein; sie kommuniziert durch den Aditus nasomaxillaris mit der Nasenhöhle. Die **Stirnhöhle** ist gross und zerfällt meist (besonders bei grossen Hunden) in 2 vollständig getrennte Abteilungen, eine orolaterale und kaudomediale, die jede für sich mit dem 1. Meatus ethmoidalis kommunizieren. Bei älteren Tieren stülpen sich durch diese Kommunikationsöffnungen Ektoturbinalien in die Stirnhöhlen ein. Die Ausdehnung der Stirnhöhlen ist je nach der Rasse verschieden, so dass die Höhlen bei kurzköpfigen Rassen nur klein sind und nach Paulli [465] ausnahmsweise sogar fehlen. Über die **laterale Nasendrüse** s. S. 473.

Der Kehlkopf. Gerüst. Der Kehlkopf des Hundes ist relativ kurz und fast quadratisch, weil die Schildplatten höher als breit sind (Fig. 600); der Schildkörper bildet zuweilen eine deutliche *Prominentia laryngea*. Für den N. laryngeus cranialis ist eine *Fissura thyreoidea* vorhanden. Die Platte des Ringknorpels springt nach beiden Seiten stark vor; mit den Giesskannenknorpeln verbinden sich die grossen, rundlichen *Cartilagines corniculatae*. Die *Epiglottis* (Fig. 604) bildet ein fast regelmässiges Rechteck, von dem ein Winkel die Spitze und der gegenüber liegende den etwas verdickten Grund mit dem Stiel, *Petiolus*, darstellt. Die *Cartilagines cuneiformes* sind gross und durch Bandfasern mit den Aryknorpeln verbunden; durch die Schleimhaut sind sie mit den seitlichen Winkeln der Epiglottis und mit den Ligg. ventricularia verbunden. An der Vereinigung beider Aryknorpel liegt ein kleiner Zwischenknorpel.

Inneres und Bänder. Die vom Kehldeckel zu den Giesskannenknorpeln ziehenden *Plicae aryepiglotticae* gehen seitlich an den Keilknorpeln vorbei und stehen mit ihnen in Verbindung, doch bleibt zwischen ihnen und den Giesskannenknorpeln ein tiefer Ausschnitt. Die Taschenbänder gehen nicht an die Giesskannen-, sondern an den breiteren Teil der Keilknorpel. Die seitlichen Kehlkopfstaschen haben lange, spaltförmige Eingänge, sind geräumig und stossen ventral zusammen. Die mittlere Kehlkopfstasche fehlt. Die Stimmbänder sind stark. Die **Muskulatur** ähnelt der des Pferdes (s. S. 496); der *M. hyoepiglotticus* ist sehr stark und an seinem Ursprung am Zungenbeinkörper zweischenklig. An den Insertionsstellen der Muskeln finden sich auf den Aryknorpeln ein oder mehrere Sesamknorpel (Gurlt [222]).

Dem Kehlkopf der Katze fehlen die keilförmigen Knorpel, doch hat die stumpflanzettförmige Epiglottis kleine seitliche Fortsätze, von denen die starken Plicae aryepiglotticae abgehen; diese verlieren sich aber in der Schleimhaut, ehe sie die Giesskannenknorpel erreichen. Statt der Taschenbänder findet sich ein Paar sehr dünner Schleimhautfalten vor, die gemeinschaftlich mit den Stimmbändern an den Giesskannenknorpeln entspringen und an die Basis des Kehldeckels gehen. Sie begrenzen eine unmittelbar vor der Glottis liegende ovale Spalte, den Stimmritzenvorhof. Die Kehlkopfstaschen fehlen.

Die **Luftröhre** ist fast zylindrisch und nur leicht dorsoventral abgeplattet (Fig. 608); sie besteht beim Hunde aus 42—46, bei der Katze aus 38—43 ○-förmigen Ringen, deren dorsaler, offener Teil durch eine quere, aussen an den Knorpelringen entspringende Muskelhaut, eine fibröse Membran und die mit dieser fest verbundene Schleimhaut geschlossen wird. An der Teilungsstelle der Trachea gehen die beiden Stammbronchien in einem stumpfen Winkel auseinander. Die linke **Lunge** besteht aus 3, die rechte aus 4 Hauptlappen, an denen noch kleinere Nebenlappen vorkommen. Links unterscheidet man einen Spitzen-, einen kardialen und einen Zwerchfellslappen (Fig. 617). Der kardiale und Spitzenlappen sind nur undeutlich geschieden. An der rechten Lunge finden sich ein (nicht selten wieder zweigeteilter) Spitzen-, ein kardialer, ein Zwerchfellslappen (Fig. 618) und der Anhangslappen. Die Lappen der Hundelunge sind vollständig getrennt, da die Incisurae interlobares (mit Ausnahme der linken Incisura interlobaris cranialis) bis auf die Stammbronchien durchgehen. Die Läppchenzeichnung ist undeutlich. Die Hundelungen sind nicht selten pigmentiert, *Anthracosis pulmonum*.

Über die Verzweigung der Stammbronchien s. S. 479 u. Fig. 622.

Die Schilddrüse (Fig. 628 u. 629). Die beiden Seitenhälften liegen seitlich am Luftröhrenanfang und sind durch einen dünnen Isthmus verbunden, der jedoch bei kleinen Hunden wohl immer, bei mittelgrossen oft und bei Katzen fast stets fehlt. Bei grossen Hunden ist er bis 1 cm breit und 3—5 mm dick und besteht aus Drüsengewebe. Ausnahmsweise beschreibt er eine brustwärts ausgebogene, mitunter bis zum Brusthöhleneingang reichende Schleife. Die Seitenlappen sind relativ gross und lang und an beiden Enden verschmälert.

Figur 670.

Thymus des Hundes.

1 Thymus.

a rechte und b linke Herzkammer, c, c Aorta, d A. brachiocephalica, e A. subclavia sinistra, f A. axillaris, g A. mammaria interna, h Trachea, i Zwerchfell, k, k erste Rippe (abgesägt).

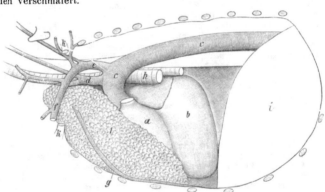

Die Thymusdrüse des Hundes (Fig. 670 1) ist ein verhältnismässig kleines, plattes Organ von blassgrauer Farbe. Sie liegt auf dem Sternum zwischen beiden Lungen von der 1.—6. Rippe, indem ihr Ende bis zum Herzen resp. Herzbeutel reicht. Ein kleiner Teil der Drüse tritt ventral von der Trachea aus dem Thorax. Dieser Halsteil bildet $^1/_5$—$^1/_6$ der ganzen Drüse. Sie stellt meist einen einheitlichen, platten Körper dar, der sich nach dem Herzen hin und am Halse in 2 Lappen teilt; die linken Schenkel sind erheblich stärker als die rechten.

Nach Baum [32] wächst die Drüse bis ca. 14 Tage nach der Geburt, so dass ihr Gewicht sich zu dem des Körpers wie 1 : 170 verhält; dann beginnt die Rückbildung, und zwar in den ersten 2—3 Monaten so rasch, dass das gen. Verhältnis auf 1 : 1200—1600 sinkt, dann aber sehr langsam, so dass man im 2. und 3. Lebensjahre noch Thymusreste findet. Zuerst schwinden die Halslappen.

D. Harnorgane, Organa uropoëtica.

Die Harnorgane, die mit den Geschlechtsorganen in Zusammenhang stehen, zerfallen in die harnabsondernden Organe, die Nieren, und die harnleitenden und die harnsammelnden Organe: Harnleiter, Harnblase und Harnröhre.

Entwicklung. Die erste Anlage des Harnapparates stellt die Urogenitalplatte (s. S. 14) dar, die durch Segmentation in die Nephrotome (Gononephrotome) zerfällt (s. S. 14). In einigen kranialen Nephrotomen entstehen Querkanälchen, Vornierenkanälchen, die einerseits durch Spalten (Nephrosome) mit der Peritonäalhöhle kommunizieren, anderseits in den inzwischen entstandenen sagittalen Vornierengang münden, dessen kaudales Ende in die Allantoisblase bzw. die Kloake führt. Die so entstandene Vorniere, Pronephros, bildet sich unter Entstehen der Urniere, Mesonephros (Fig. 690 s), rasch zurück; sie ist bei vielen Säugern gar nicht wahrnehmbar. Die Urniere entsteht so, dass in den Nephrotomen (Zellkugeln) sich je ein Bläschen, Urnierenbläschen, bildet, das sich rasch zum Urnierenkanälchen verlängert. Diese münden in den erwähnten Vornierengang, der nunmehr Urnierenkanal (Wolff'scher Gang), primärer Harnleiter (k), heisst, in die Allantoisblase bzw. Kloake (c, d, e) mündet und dorsolateral an der Urniere liegt. Das blinde Anfangsstück der Urnierenkanälchen vertieft sich schöpflöffelähnlich und nimmt behufs Bildung der Urnierenkörperchen in die Vertiefung eine Gefässchlinge bzw. einen Gefässknäuel auf. Die Urnierenkanälchen zerfallen bald unter Wachstum in einen geschlängelten Tubulus secretorius und den geraden Tubulus rectus. Die Urnieren stellen schliesslich platte, unter der Wirbelsäule liegende, ventral vom Zölomepithel bedeckte, bei den Wiederkäuern und dem Schweine besonders grosse Organe dar, die vom Kopfe bis fast zur Schwanzanlage reichen. Ihr kranialer und ihr kaudaler Abschnitt unterscheiden sich von der übrigen Urniere; ersterer, in dem keine Urnierenkörperchen entstehen, stellt ihre Pars genitalis s. sexualis dar; der kaudale Abschnitt, der frei von Kanälchen ist, wird zum Nierenblastem. Die bleibende Niere, Nachniere, Metanephros, entsteht aus 2 Anlagen, aus dem Nierenblastem und aus einer Sprosse des Urnierenkanals. Letztere entsteht kurz vor der Mündung des Urnierengangs in die Allantoiswurzel als hohle Knospe, Ureterenknospe, die dann in dorsaler Richtung wächst; ihr Stiel ist die Anlage des Ureters (o), ihr bläschenartiges, blindes Ende das primäre Nierenbecken. Letzteres gelangt in das erwähnte kernreiche Nierenblastem. Es sind also jetzt als Anlage der bleibenden Niere (p) vorhanden: 1. Der Stiel der Ureterenknospe, 2. die Hohlknospe selbst und 3. das diese umhüllende Blastem. Beim weiteren Wachstum erweitert und streckt sich das Nierenbecken und geht bald in 4 hohle Sprossen, primäre Sammelröhren, und zwar 1 kaudale, 1 kraniale und 2 zentrale Sammelröhren I. Ordnung aus. Bald gabeln sich diese, sprossen und geben Sammelröhren II. und diese solche III. und IV. (bis XII., XIII.) Ordnung und die Terminalkanälchen ab. Das Nierenblastem umgibt zunächst kappen- und mantelartig das primäre Nierenbecken. Infolge der Sprossenbildung des Nierenbeckens zerfällt das Nierenblastem in Abschnitte, die den Sammelkanälchenbüscheln als umhüllende Kappen aufsitzen; bei weiterer Sprossung und Teilung der Sammelkanäle findet auch eine weitere Zerlegung dieser (Epithelbzw. Blastem-) Kappen statt. Im Nierenblastem entwickeln sich die Nierenbläschen, die bald zu Harnkanälchen mit allen ihren Abschnitten in ähnlicher Weise wie die Urnierenbläschen zu Urnierenkanälchen im Urnierenblastem auswachsen. Die so entstandenen Harnkanälchen setzen sich mit den Sammelkanälchen in Verbindung, so dass diese ihren ausführenden Teil (die Tubuli recti) darstellen. Jedes primäre, aus dem Nierenbecken sprossende Sammelrohr bildet mit seinen Ästen und seiner Parenchymkappe eine primäre Nierenpyramide (Renculus), aus denen später sekundäre und tertiäre Pyramiden und damit die gelappte Niere der niedersten Säuger entsteht. Bei den höheren Säugetieren erfolgt die Erweiterung des Nierenbeckens, abgesehen vom Wachstum, dadurch, dass die sich erweiternden Hauptsammelröhren in dasselbe einbezogen werden. Je weiter dies (die Reduktion der Sammelröhren I., II. usw. Ordnung) geht, um so mehr Harnkanälchen münden direkt ins Nierenbecken. Bei Beschränkung der Einbeziehung auf die Hauptsammelröhren und Fehlen der Erweiterung der Mündungsstücke der Sammelröhren der nächsten Ordnung entsteht die ungeteilte, unipapilläre Niere mit einfachem Becken (Schaf, Ziege, Fleischfresser); bei grösserer Einbeziehung der Sammelröhren ins Becken und Erweiterung der Mündung der Sammelröhren der nächsten (z. B. III. oder IV.) Ordnung, bilden letztere, die je viele Harnkanälchen münden, die Nierenkelche, die als Hohlsprossen des Beckens erscheinen, zwischen denen Parenchymvorsprünge als Nierenpapillen gegen das Becken hervorragen (multipapilläre Nieren). Beim Pferde entstehen 2 Sprossen am Nierenbecken; beim Menschen bilden sich nur im ventralen Nierenabschnitt Kelche; beim Rinde teilt sich der Ureter (ramifizierter Ureter) ohne vorherige Nierenbeckenbildung; die Ureteräste enden mit je einem Bläschen; diese werden zu Nierenkelchen, die dann Sammelröhren entsenden. Die Harnkanälchen sind an ihrem blinden, verbreiterten Ende löffelförmig; hier entstehen in einer Mesenchymanlage die Glomeruli mit ihrem ein- und austretenden Gefäss; die Glomeruli werden bald vom Harnkanälchenende als Glomerulus-kapsel ganz umschlossen. Der Teil der Niere, in dem die Glomeruli entstehen, bildet die **Nieren-rinde**, um die sich bald eine bindegewebige Kapsel bildet. Mit der Bildung der bleibenden Niere schwindet die Urniere bis auf die Pars genitalis. Der Ureter trennt sich vom Urnieren-gang dadurch, dass der gemeinsame Stamm beider unter Erweiterung in die Kloake einbezogen wird, so dass jetzt beide **gesondert** in diese bzw. die Allantoisblase münden. Indem die Brücke zwischen beiden später in die Breite wächst, rücken die Mündungen weiter auseinander.

Die **Harnblase** entsteht durch Zusammenfliessen eines Teiles der Kloake, der Allantois-wurzel (Fig. 690 d) und des gemeinsamen Mündungsteils (Fig. 690 e) der Ureteren und der primären Harnleiter. Die Kloake wird dadurch, dass an ihren Seitenwänden je eine Längsleiste bzw. -falte, **Urorektalfalte** (S. 531), entsteht, und dass diese unter Breiterwerden median miteinander ver-wachsen und das horizontale **Urorektalseptum** bilden, in das dorsale Rectum und den Kloakenrest geschieden (s. S. 531); letzterer wird mit seinem kranialen Abschnitte zu **einem** Teile der Harnblase (Fig. 691 m), mit dem kaudalen zur Harnröhre bzw. zum Sinus urogenitalis (Fig. 690 e). Die Allantoiswurzel bildet den Scheitelteil der Harnblase. Der zum Nabel ziehende, stielartige Teil der Allantoisblase, der **Urachus**, schwindet nach der Geburt; die Stelle, wo er aus der Harnblase austrat, erhält sich in Form einer pyramiden- (Einhufer, Wiederkäuer, Schwein) oder warzenförmigen (Fleischfresser) Narbe am Blasenscheitel. Bei jungen Tieren sind die Urachusreste grösser als bei älteren und enthalten meist einen verschieden weiten, sich nabel-seitig verjüngenden, blinden Gang (Hiilivirta [256]).

I. Allgemeines.

a) Die Nieren. Allgemeines.

Lage. Die Nieren, *Renes* (Fig. 683 f), liegen rechts und links neben der Medianebene in der Lendengegend, ventral an den Pfeilern des Zwerchfells und den Lendenmuskeln, seitlich von Aorta und Hohlvene, und zwar die rechte mehr brustwärts als die linke. Bei den **Wiederkäuern** liegen beide Nieren i. d. R. rechts und hintereinander, und zwar die linke kaudal von der rechten. Die linke hängt, ebenso wie öfters die Nieren der **Fleischfresser**, an einem m. o. w. langen Gekröse (**Wandernieren**). Ausnahmsweise kann (besonders beim Schwein) eine Niere fehlen.

Sie sind grosse, paarige, rotbraune, drüsige Organe mit einer gewölbten dorsalen und ventralen Fläche, einem brustseitigen und beckenseitigen abgerundeten **Ende** und einem **kon-vexen lateralen** und einem **medialen Rande**, von denen der mediale eine dem Rinde fehlende Einbuchtung, den *Hilus renalis* besitzt (Fig. 671 bis 676).

Umhüllung. Die Nieren werden zunächst von einer leicht abzieh-baren, festen *Tunica fibrosa*, die durch eine dünne Subfibrosa an die Niere befestigt ist, über-zogen. An der ersteren liegt nach aussen fett-reiches Nierengewebe, das **Nierenfett**, *Capsula adi-posa*, das die Nieren schützend locker umgibt. Dann folgt an der ven-tralen Fläche und ev. auch an den Rändern und den Enden der Nieren das **Bauchfell**, die *Tunica serosa;* dorsal liegen die Nieren direkt an den Lendenmuskeln und der Fascia iliaca.

Die Nieren (Fig. 671—676) haben im all-gemeinen eine bohnen-förmige **Gestalt**. Bei Mensch und Schwein

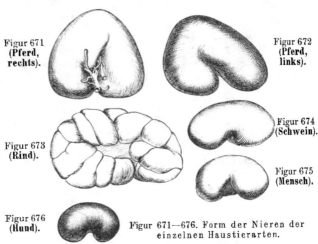

Figur 671
(Pferd, rechts).

Figur 672
(Pferd, links).

Figur 673
(Rind).

Figur 674
(Schwein).

Figur 675
(Mensch).

Figur 676
(Hund).

Figur 671—676. Form der Nieren der einzelnen Haustierarten.

Figur 671 rechte und Figur 672 linke Niere des Pferdes, Figur 673 Niere des Rindes, Figur 674 des Schweines, Figur 675 des Menschen und Figur 676 des Hundes. Figur 671, 673, 674 und 676 von der ventralen, Figur 672 und 675 von der dorsalen Seite gesehen.

(Fig. 675 u. 674) gleichen sie platten, bei Schaf, Ziege, Hund (Fig. 676) und Katze dickeren
Bohnen. Beim Pferde hat nur die linke (Fig. 672) fast die Bohnenform, während die rechte
(Fig. 671) fast dreieckig ist; beim Rinde (Fig. 673) sind sie oval und stark abgeplattet. Die
Ähnlichkeit der Niere mit einer Bohne wird durch den dem Nabel der Bohne vergleichbaren
Hilus am medialen Nierenrande erhöht.

Im **Hilus renalis** treten die Nierengefässe und -nerven ein und die Lymphgefässe und der
Ureter (Harnleiter) aus. Der Nierenhilus erweitert sich im Innern der Niere zum *Sinus renalis*,
der **Nierenhöhle**; in ihr liegt das häutige, sackartige **Nierenbecken**, *Pelvis renalis*, das sich in
den Ureter fortsetzt. Bei Mensch und Schwein sitzen am Nierenbecken die *Calyces renales*,
Nierenkelche, während am Nierenbecken des Pferdes die beiden **Nierengänge** in Form schlauchartiger Fortsetzungen vorkommen. Bei Schaf und Ziege sind keine und bei den Fleischfressern nur kurze Nierengänge vorhanden. Beim Rinde fehlen der Hilus am medialen Rande
und der Sinus renalis; an ihrer Stelle findet man eine Grube an der ventralen Fläche, in der
die Ausführungsgänge der Nierenkelche zu dem erweiterten Anfangsteil des Ureters (fälschlich
Nierenbecken genannt) zusammenfliessen.

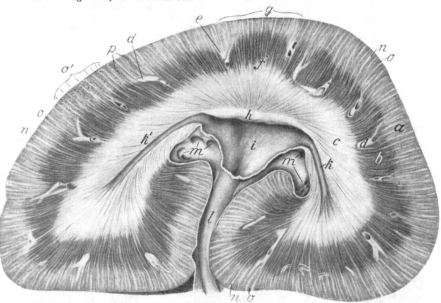

Figur 677. Schnitt durch die linke Niere vom Pferde. (Der Schnitt zerlegt die Niere
in 2 Hälften, eine dorsale und ventrale.)

a Rindensubstanz, b Grenzsubstanz, c Marksubstanz, d, d Vasa arciformia, e Columna renalis,
f Markpyramide, g Rindenläppchen, h Nierenwärzchen, i Nierenbecken, k rechtes Horn, k′ linker
Nierengang, l Harnleiter, m, m grosse Venen, n, n, n Markstrahlen, o, o, o Pars convoluta, deren
feinkörniges Aussehen bei o′ dargestellt ist (allerdings erheblich deutlicher, als es in Wirklichkeit
mit unbewaffnetem Auge gesehen werden kann), p Blutgefässe in der Rinde.

Die gewölbte **Oberfläche** der Nieren ist glatt; nur beim Rinde besitzt sie tiefe Furchen,
welche die Niere gelappt erscheinen lassen. Die **Grösse** der Nieren ist nach der Tierart verschieden; die Nieren des Menschen wiegen je 120—200, die des Pferdes je 450—750 (beide
ca. 1000—1500), die des Rindes je 520—720 (beide 1000—1500), die des Schweines
je 200—280 (beide im Mittel 500 g). Zum Körpergewicht verhält sich das Gewicht der
Nieren beim Pferde wie 1:500—700, Hunde 1:140—200, Schweine 1:150, Rinde 1:300,
Menschen 1:240.

Bau. Die Nierensubstanz lässt eine periphere, braunrote, z. T. körnig und z. T. streifig
erscheinende *Substantia corticalis*, **Rindensubstanz** (Fig. 677 u. 678 a, 679), und eine zentrale,
weisslich-rote oder hellgraurote, auch gelbliche *Substantia medullaris*, **Marksubstanz** (Fig. 677
und 678 c), erkennen. Die periphere, an die Rindensubstanz stossende Partie der Marksubstanz

hebt sich durch eine dunkelrote Farbe und reichen Gehalt an grossen Gefässen von der übrigen Marksubstanz ab und wird als deren **Grenzschicht** (Fig. 677 u. 678 b) bezeichnet. Im übrigen unterscheidet man zwei Formen von Nieren: die einfachen und die zusammengesetzten (gelappten) Nieren.

A. **Zusammengesetzte (gelappte) Nieren.** Die Säugetierembryonen und auch gewisse erwachsene Säugetiere (Wale, Robben, Eisbären, Fischottern usw.) besitzen zusammengesetzte Nieren, die aus gesonderten (oft mehreren Hundert) Lappen bestehen. Jeder Lappen stellt ein selbständiges **Nierchen**, einen *Renculus*, dar, der aus einer inneren Mark- und einer äusseren, die Marksubstanz kappenartig umfassenden Rindensubstanz besteht. Die Marksubstanz spitzt sich zentral kegelförmig zu und nimmt die Gestalt einer Pyramide, **Markpyramide**, an, deren von Öffnungen durchlöcherte Spitze *Papilla renalis*, **Nierenwärzchen**, genannt wird. Dieses wird becherartig von einem häutigen Säckchen, dem *Calyx*, **Nierenkelch**, umfasst. Die Nierenkelche gehen in Kanälchen über, die mit anderen zu grösseren Kanälen und schliesslich zum Harnleiter zusammenfliessen. Die Renculi verschmelzen bei vielen Tierarten zu grösseren Lappen, so dass die Nieren nicht mehr aus mehreren Hunderten, sondern aus 20, 30 und mehr zusammengesetzten Renculi oder Lappen bestehen. Jeder Lappen lässt dann zwar die Renculi noch erkennen, bildet aber nur ein Nierenwärzchen, so dass auch nur 20, 30 und mehr Nierenwärzchen und Nierenkelche vorhanden sind. Die gelappten Nieren zerfallen in 1. solche,

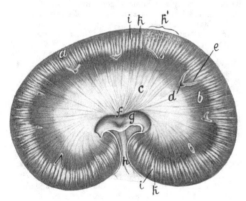

Figur 678. Schnitt durch die Niere vom Hunde.
(Der Schnitt zerlegt die Niere in 2 Hälften.)
a Rindensubstanz, b Grenzsubstanz, c Marksubstanz, d Vasa arciformia, e Columna renalis, f Nierenwärzchen, g Nierenbecken, h Harnleiter, i, i Markstrahlen, k, k Pars convoluta, die bei k' erheblich deutlicher dargestellt ist, als es in Wirklichkeit mit unbewaffnetem Auge gesehen werden kann.

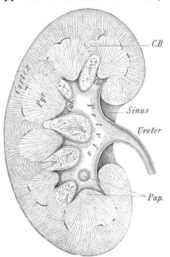

Figur 679. Niere des Menschen im frontalen Durchschnitt (Gegenbaur).

deren Lappen vollständig frei sind und an den Ausführungsgängen der Nierenkelche wie die Beeren einer Weintraube an den Stielchen hängen (Ursus), und 2. solche, deren Lappen durch lockeres Bindegewebe miteinander verbunden werden (Cetaceen und Lutra vulgaris).

B. **Einfache Nieren.** Die einfachen Nieren stellen eine Verschmelzung zusammengesetzter Renculi dar. Nach dem Grade der Verschmelzung kann man 3 Arten unterscheiden: a) Die Verschmelzung hat in der Grenzschicht und im zentralen Teile der Rinden- und dem peripheren der Marksubstanz stattgefunden; die Nierenpapillen sind also getrennt und von gesonderten Nierenkelchen umgeben; ebenso sind die Renculi peripher durch Furchen voneinander geschieden (mehrwarzige, gefurchte Nieren); sie finden sich beim Rinde (Fig. 685 u. 686). b) Die Verschmelzung hat in der Rinden-, Grenz- und dem an diese grenzenden Abschnitte der Marksubstanz stattgefunden; die Papillen sind aber nicht miteinander verschmolzen (mehrwarzige, glatte Nieren); sie finden sich beim Mensch (Fig. 679 Pap.) und Schwein (Fig. 687 4); die Nierenpapillen sind von Nierenkelchen umgeben, die in ein Nierenbecken münden. c) Die Verschmelzung ist eine vollständige, so dass nur ein einziges grosses, gemeinschaftliches (zusammengesetztes) Nierenwärzchen, *Papilla communis* (Fig. 677 h u. 678 f), vorhanden ist (einwarzige, glatte Nieren); sie finden sich bei Einhufern, Fleischfressern, Schaf und Ziege; auch findet sich nur ein einfaches Nierenbecken; die Nierenkelche fehlen. Beim

Pferde treten jedoch nur die Pyramiden des mittleren Teiles der Nieren zur Bildung des Wärzchens zusammen; in den seitlichen Teilen münden die Sammelkanälchen in die Nierengänge, *Recessus terminales.* An den Nieren aller Haussäugetiere ist der ursprüngliche Aufbau aus zusammengesetzten Renculi noch kenntlich. Betrachtet man die Schnittfläche einer vom Rande parallel mit der Oberfläche durchschnittenen Niere, dann bemerkt man in der Grenzschicht quer oder schräg durchschnittene, fast gleich weit voneinander entfernte Gefässe, die bogig gegen die Fläche der Niere verlaufen, *Aa.* und *Vv. arciformes* (Fig. 677 u. 678 d, d). Sie deuten den Aufbau der Niere aus Lappen an. Die *Lobi renales*, **Nierenlappen** (Nierenkegel), sind gegen die Nierenoberfläche breiter und dicker, gegen den Nierensinus schmaler und dünner. An jedem Lappen unterscheidet man die Rinden- und Marksubstanz und die Grenzschicht der letzteren. Jeder Lappen entspricht einem zusammengesetzten *Renculus.* Der der Marksubstanz inkl. Grenzschicht angehörende, kegelförmige Abschnitt der Lappen wird als *Pyramis renalis*, **Markpyramide** (Malpighische Pyramide) (Fig. 677 f u. 679 Pyr.), und der der Rinde angehörige Abschnitt als *Lobulus corticalis*, **Rindenläppchen** (Fig. 677 g), bezeichnet. Die streifig erscheinende **Marksubstanz** ragt teilweise, speziell in der axialen Partie jedes Lappens, in Form hellerer Streifen in die Rindensubstanz hinein und bildet so die **Markstrahlen** (*Processus Ferreinii*) (Fig. 677 n, n, n, 678 i, i u. 680 c), welche die **Pars radiata** der Rindensubstanz darstellen. Abgesehen von den streifigen Abschnitten der Rindensubstanz erscheint diese körnig. Die ganze körnige Masse,

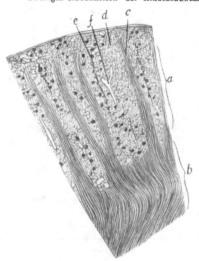

welche die periphere Schicht der Niere bildet und sich in Form von Fortsätzen zwischen die Markstrahlen einsenkt, stellt das Labyrinth, die **Pars convoluta**, der Rindensubstanz (Fig. 677 o, o, o', 678 k, k' u. 680 d) dar. Aus vorstehendem ergibt sich, dass man auf dem Horizontalschnitt der Niere in der Rinde hellere Streifen (Markstrahlen) sieht, zwischen die sich eine dunklere, körnige Masse einschiebt. In letzterer beobachtet man rötliche Punkte, die Nierenkörperchen. Zwischen je 2 Markpyramiden schiebt sich die Rindensubstanz keilförmig bis in die Markschicht hinein, *Columnae renales* (*Bertini*), **Nierensäulchen** (Fig. 677, 678 e u. 679 C.B.). Zwischen je 2 Nierensäulchen ragt die Basis der **Markpyramiden** bogig gegen die Rindensubstanz vor. Bei den Nieren der Schweine, Pferde, Fleischfresser, Schafe und Ziegen reichen die Nierensäulchen nicht so weit zentral, als dies Bertini beim Menschen fand.

Feinerer Bau. Die Niere ist eine zusammengesetzte tubulöse Drüse. Ihre Tubuli, die **Harnkanälchen**, beginnen in der Pars convoluta der Rindensubstanz mit je einer kleinen, blasigen Erweiterung (der Müller'schen **Knäuelkapsel**), die durch einen kleinen Gefässknäuel, *Glomerulus*, eingestülpt ist und diesen umgibt und so mit ihm das **Nierenkörperchen**, *Corpusculum renis*, bildet (Fig. 680). Die Kapsel verengt sich halsartig und geht in ein gewundenes, in der Pars convoluta liegendes Kanälchen, den *Tubulus contortus*, über. Dieser verengt sich dann, tritt in die Pars radiata der Rindensubstanz und läuft darin bis in die Grenz- oder Markschicht, biegt um und läuft bis in die Rinde zurück (Henle'sche **Schleife**), vereinigt sich mit anderen Kanälchen zu einem grösseren *Tubulus rectus*, der in der Pars radiata der Rinde, in der Grenz- und Marksubstanz gegen den

Figur 680. Längsschnitt durch einen Teil einer Affenniere. (Umgezeichnet nach Szymonowicz.) a Rindensubstanz, b Grenzsubstanz, c Markstrahlen, d Pars convoluta, e Arterie bzw. Glomerulus, f Vene.

Nierensinus verläuft und sich mehrfach mit anderen geraden Kanälchen zu einem immer grösser werdenden Kanal und schliesslich zu einem *Ductus papillaris* vereinigt, der in das Nierenbecken oder den Nierenkelch mündet. Die Zahl der Ductus papillares dürfte beim Pferde bis auf 500 ansteigen können. Infolge der Mündungen dieser Kanäle erscheint die abgestumpfte Spitze der Nierenpapille, das Porenfeld (*Area cribrosa*), siebartig durchlöchert. Die Arterien der Nieren treten grösstenteils durch den Hilus, teilweise aber auch von den Flächen in der Nähe des Hilus ein und dringen, sich verästelnd, bis in die Grenzschicht vor. Hier verlaufen die Hauptäste gegen die Flächen der Niere und bilden die *Aa. arciformes*. Aus diesen entspringen gegen die Rinde hin die zwischen den Nierenlappen liegenden *Aa. interlobulares*, die zahlreiche Seitenäste, *Vasa afferentia*, abgeben; letztere bilden die *Glomeruli* (Fig. 680 e), aus denen die *Vasa efferentia* hervorgehen, die sich in Kapillarnetze auflösen. In der Marksubstanz verlaufen gerade Gefässe, die als *Aa. rectae spuriae* aus Vasa efferentia der Glomeruli hervorgehen und als *Aa. rectae verae* meist von den Aa. arciformes abzweigen. Die Glomeruli der Rindensubstanz sind nach Roost [507] bei Wiederkäuern, Schwein und Fleischfressern um 30—40 μ kleiner als die der Marksubstanz. Die gleichnamigen Venen liegen neben den Arterien. An der Nierenoberfläche laufen oft mehrere Venen sternförmig zum Anfang einer V. interlobularis zusammen und bilden so die *Vv. stellatae.* Genaueres über die Nierenvenen s. Hauch [240], Gérard u. Castiaux [205], Herpin [253]. Von der fibrösen Nierenkapsel und dem das Nierenbecken umgebenden, submukösen Bindegewebe ziehen dünne Bindegewebssträngе in die Niere.

b) Der harnabführende Apparat. Allgemeines.

Der harnabführende Apparat (Fig. 677, 678, 679, 681, 683, 684, 686—689) besteht aus dem Nierenbecken, dem Harnleiter, der Harnblase und Harnröhre. Das **Nierenbecken,** *Pelvis renalis,* (s. Chievitz [104], Dumont [136], Skoda [584a], Toepper [628]), ist ein häutiger, aus einer

Schleim- und einer Muskelhaut bestehender, im Nierensinus liegender Behälter. In ihn münden die Harnkanälchen entweder direkt (Schaf, Ziege, Fleischfresser) oder durch Vermittlung von Nierenkelchen (Mensch und Schwein). Beim Pferde münden nur die Harnkanälchen der mittleren Partien in das Nierenbecken, während von beiden Enden der Niere die Nierengänge (s. S. 524), in die sich die anderen Harnkanälchen ergiessen, in das Becken führen. Beim Rinde gehen die Nierenkelche in enge Schläuche aus,

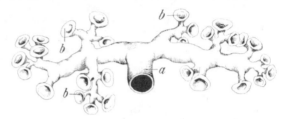

Figur 681. Nierenkelche und ihre Vereinigung zum Harnleiter beim Rinde (Korrosionspräparat).

a Harnleiter, b, b, b Nierenkelche.

die sich zu grösseren und schliesslich zu zwei grossen, im Nierensinus liegenden Gängen vereinigen, die ihrerseits zum Ureter zusammenfliessen.

Der *Ureter,* **Harnleiter** (Fig. 683 h), ist ein aus einer Tunica mucosa, muscularis und fibrosa bestehender Schlauch, der als Fortsetzung des Nierenbeckens erst in der Bauch- und dann in der Beckenhöhle (*Pars abdominalis et pelvina*) beckenwärts verläuft, schliesslich in der *Plica urogenitalis* (s. S. 351) liegt und am Blasengrund, nahe dem Blasenhals in schräger Richtung die Muscularis durchbohrt (s. Bauch [29]), eine Strecke zwischen dieser und der Schleimhaut verläuft und dann in die Harnblase mündet.

Die *Vesica urinaria,* **Harnblase** (Fig. 529 u. 530 II, 554 n, 683 p, 731 g, 743—747 e, 749 15 u. 750 11), ein häutig-muskulöser Sack, liegt in der Beckenhöhle, ventral vom Rectum und den Geschlechtsorganen, dorsal auf dem Os pubis und ragt je nach Füllungszustand und Tierart m. o. w. und zwar am meisten beim Hunde und am wenigsten beim Pferde in die Bauchhöhle hinein. Man unterscheidet an ihr den brustwärts gekehrten, blinden *Vertex,* **Scheitel,** das *Corpus,* den **Körper,** und das kaudale *Collum,* den **Hals.** Beim Menschen spricht man noch von einem *Fundus vesicae,* **Blasengrund,** und versteht darunter den gegen die Vagina und das Rectum gerichteten, stärker vorspringenden, abgerundeten Teil des Körpers; bei den Haustieren kann man als Blasengrund höchstens eine kleine Auftreibung in der Gegend der Einmündung der Ureteren ansprechen. Die Harnblase wird durch Seitenbänder (s. S. 351) an die Seitenwände des Beckens und durch das *Lig. pubovesicale* und *vesicoumbilicale* (s. S. 351) an das Schambein und die ventrale Bauchwand befestigt. Ihre Wand besteht aus einer gefalteten, mit Mischepithel bedeckten Schleimhaut, die beim Menschen Schleimdrüsen enthält, und einer Muskelhaut (s. S. 525), zu der noch eine seröse Haut, das Peritonaeum,

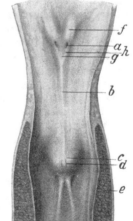

Figur 682. Inneres des Harnblasenhalses und des Anfangs der Harnröhre des Bullens.

a Mündung des Harnleiters, b Crista urethralis, c Colliculus seminalis, d gemeinsame Mündung für je einen Ductus deferens und excretorius, e M. urethralis, f wulstartige Vorwölbung, bedingt durch das unter der Harnblasenschleimhaut verlaufende Endstück des Harnleiters, g Trigonum vesicae, h Crista ureterica.

Figur 682.

hinzukommt, die jedoch am Harnblasenhals fehlt. Die Dicke der Wandung ist regionär verschieden. Bei fast allen Tieren ist die Dicke der Muskulatur in der Nähe der Uretereneinmündung am schwächsten und nimmt vertexseitig und nach dem Blasenhals hin zu. An der Innenfläche der Harnblase bemerkt man am Blasengrund jederseits die nach der Tierart verschieden gestaltete, meist schlitzförmige Einmündung des Ureters, das *Orificium ureteris*. Die Harnleiter durchbohren die dorsale Wand der Blase und zwar die Muskulatur ziemlich steil und verlaufen dann eine relativ grosse Strecke zwischen Muscularis und Schleimhaut; dabei wölben sie die Schleimhaut nach innen wulstartig vor und veranlassen so deutliche, strangartige Hervorragungen, die konvergierend nach dem Blasenhals verlaufen. Von der Mündung der Ureteren aus werden diese verschwommenen Stränge fortgesetzt durch je eine leistenartig hervorragende Schleimhautfalte, *Plicae uretericae,* die konvergierend weiter laufen und so das Blasendreieck, *Trigonum vesicae,* bildend sich im Blasenhals zu einem leistenartigen Strange vereinigen, der sich als *Crista urethralis* in die Harnröhre fortsetzt (Fig. 682 b). (Näheres s. Bauch [29], Hiilivirta [256] und Lenk [349 a]).

Der Blasenhals geht durch das *Orificium urethrae internum* in die häutig-muskulöse *Urethra,* **Harnröhre,** über. Die Grenze zwischen beiden markiert sich innen als ein durch den *Sphincter vesicae* bedingter, ringförmiger Wulst, *Annulus urethralis vesicae.* Bei männlichen Tieren münden in den Anfang der Harnröhre am Colliculus seminalis, in dessen seitlicher und kaudaler Umgebung die Schleimhaut eine sehr starke Rötung aufweist, die Ductus ejaculatorii des Geschlechtsapparats bzw. die Ductus deferentes und die Ausführungsgänge der Samenblasen ein, wodurch diese zum **Canalis urogenitalis** wird. Bei weiblichen Tieren liegt die Harnröhre ventral von der Vagina und mündet an der Grenze zwischen Vagina und Vestibulum vaginae (Fig. 743—747 f). Sie ist bei Pferd, Schwein und Hund 6 bis 8, beim Rinde 10—12, beim Menschen 2—3 cm lang. Näheres s. S. 564.

Gefässe und Nerven. Die Nieren erhalten ihr Blut von den Aa. renales; nicht selten treten auch Zweige von der A. mesenter. caud., den Aa. spermat. int. und der A. circumflexa ilium prof., selbst den Aa. phrenicae in die Nieren ein. (Näheres s. bei Gérard und Castiaux [205].) Die Nierenvenen stammen von der V. cava caud. Die Lymphgefässe ziehen zu den Lgl. lumbales; die Nerven kommen vom Plexus renalis. Der Ureter bekommt sein Blut von der A. renalis und vesicularis, die Harnblase von der A. vesicularis bzw. den Aa. pudendae int.; die Venen kommen von der V. pudenda int. und die Nerven vom Plexus hypogastricus. Die Lymphgefässe gehen in die Lgl. iliacae int.

II. Harnorgane des Pferdes.

a) Die Nieren des Pferdes und ihre Ausführungsgänge (s. auch S. 517 ff.).

Form und **Grösse** der glatten, unipapillären Nieren sind veränderlich; häufig ist die rechte Niere schwerer als die linke; die letztere ist länger als breit (Fig. 672, 677) und hat deshalb meist annähernd die Bohnenform, doch ist das brustseitige Ende schmaler als das beckenseitige; die rechte Niere ist mehr dreieckig, fast herzförmig und kürzer als breit (Fig. 671). Am medialen Rande, dem *Margo medialis,* findet sich der tiefe *Hilus renalis,* **Niereneinschnitt,** der in den *Sinus renalis,* die **Nierenhöhle,** übergeht, und mehr kranial am medialen Rande liegt die Nebenniere.

Lage (Fig. 683 f). Die Nieren liegen in der Bauchhöhle an den Lendenmuskeln, aber nicht ganz symmetrisch, denn die rechte Niere reicht brustwärts bis zur 16. (15., selbst 14.) Rippe und liegt ganz oder fast ganz intrathorakal, während die linke Niere sich nur bis zur 17. (16.) Rippe brustwärts erstreckt, kaudal aber bis zum 2., selbst 3. Lendenwirbel reicht, sodass sie nur mit ihrem kranialen Teile intrathorakal liegt. Mit der dorsalen Fläche stossen sie an die Zwerchfellspfeiler, die Lendenmuskeln und die Fascia iliaca, mit der ventralen an das Bauchfell und im übrigen rechts an den Zäkumkopf, die Leber, das Pankreas und event. das Duodenum, die linke an Schlingen des Jejunum und kleinen Colon. Das kraniale Ende der rechten Niere liegt in der Impressio renalis der Leber, das der linken Niere an der Cauda pancreatica, das kaudale Ende der rechten Niere stösst an das Duodenum, das der linken an Schlingen des Jejunum und kleinen Colon. Lateral grenzt die rechte Niere ans Zwerchfell und die linke an die Milz. Zwischen beiden Nieren liegen die V. cava caud. (2) und Aorta (1) die Nebennieren (g), Aa., Vv. und Plexus renales und die Ureteren (h). Genaueres über **Lage**,

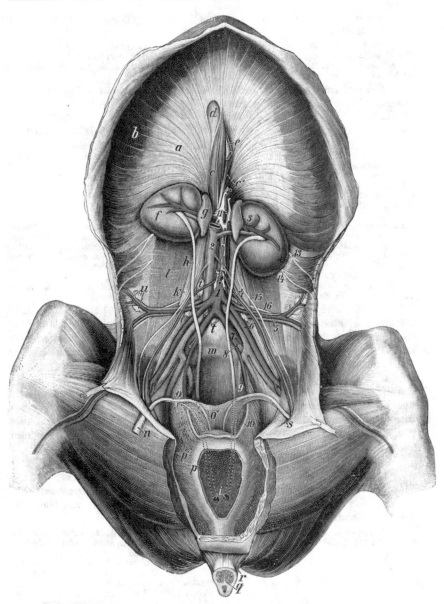

Figur 683. Harnorgane, Gefässe und Nerven in der Lendengegend des Pferdes;
von der ventralen Seite, d. h. von der Bauchhöhle aus gesehen.

a sehniger Teil des Zwerchfells, b Pars costalis des Zwerchfells, c rechter und c′ linker Zwerchfellspfeiler, d Hohlvenenschlitz,
e Speiseröhre (abgeschnitten), f rechte Niere, g rechte Nebenniere, h rechter Harnleiter, der bei i in die Harnblase einmündet,
k M. psoas minor, l M. psoas major, von der Fascia iliaca überzogen, m Promontorium, n Samenstrang, o Ductus deferens, der
bei o′ in der Plica urogenitalis liegt, p Harnblase, deren ventrale Wand weggenommen ist, damit man die Mündung der Ureteren
überschauen kann, p′ Lig. laterale vesicae, q durchgeschnittener Penis, r M. ischiocavernosus, s innerer Leistenring, t Lgl.
iliacae mediales und hypogastricae, u Lgl. iliacae laterales. — 1 Aorta, 2 Hohlvene, 3 A. renalis und neben ihr die V. renalis,
4 A. u. V. spermatica interna, 5 A. u. V. circumflexa ilium profunda, 6 A. iliaca externa und neben ihr die entspr. Vene, 7 A.
hypogastrica, 8 A. pudenda interna (abgeschnitten), 9 A. umbilicalis, die zu 10, dem Lig. teres der Harnblase wird, das im Lig.
laterale vesicae liegt, 11 Plexus solaris bzw. Ganglion coeliacum et mesentericum craniale dextrum, 12 Ganglion mesentericum
caudale (die von 11 und 12 entspringenden Nerven sind grösstenteils weggeschnitten), 13 N. iliohypogastricus, 14 N. ilioinguinalis,
15 N. spermaticus externus, 16 N. cutaneus femoris lateralis.

Grösse und Gewicht der Nieren s. unser Lehrbuch der topographischen Anatomie des Pferdes, 1914, S. 278.

Hüllen. Die Nieren sind von der *Capsula adiposa*, Fettkapsel, und der festen, weisslichen *Tunica fibrosa* umgeben; letztere lässt sich vom Parenchym leicht abtrennen und ist nur da fester mit ihm verbunden, wo grössere Nierengefässe durch sie hindurchtreten; dies ist besonders an der ventralen Fläche der Fall.

Bau und Inneres. An der Schnittfläche einer in eine dorsale und ventrale Hälfte zerlegten Niere erkennt man die Scheidung der Nierensubstanz in die braunrote **Rinden-** (Fig. 677 a), die blassrote **Marksubstanz** (Fig. 677 c) und die an die Rindensubstanz stossende, dunkelrote **Grenzschicht** (Fig. 677 b) der letzteren. Näheres s. S. 518.

In der Grenzschicht findet man in gewissen Abständen die relativ grossen Aa. und Vv. arciformes (Fig. 677 d, d), welche die **Nierenlappen** scheiden, deren Mark- und Grenzschicht eine **Markpyramide** (f) und deren Rindenschicht ein **Rindenläppchen** (g) darstellt. Die gegen die Rinde vorspringende **Basis der Markpyramide** ist gerundet, so dass die körnige Rindensubstanz in Form eines Keiles, *Columna renalis,* **Nierensäulchen** (e), zwischen je 2 Pyramiden sich erstreckt. Mark- und Grenzschicht erscheinen, weil in ihnen nur gerade verlaufende Teile der Harnkanälchen liegen, streifig, die Rindensubstanz dagegen im allgemeinen gekörnt, weil sie die *Corpuscula renis* und die gewundenen Harnkanälchen enthält; es treten jedoch von der Markpyramide hellere Streifen als *Proc. Ferreinii,* **Markstrahlen** (n, n, n), in die Rinde ein. Ihre Gesamtheit bildet die *Pars radiata,* während der körnige Teil *Pars convoluta* (o, o, o, o') genannt wird. Die **Markstrahlen** sind an gesunden Nieren wenig, an kranken und injizierten oft sehr deutlich wahrnehmbar. Die *Corpuscula renis,* **Nierenkörperchen,** sieht man meist schon mit blossem Auge, deutlicher aber mit der Lupe als meist in Doppelreihen zwischen den helleren, streifigen Markstrahlen liegende rote Punkte. Die Dicke der Rindensubstanz nimmt nach Lüerssen [378] bis etwa zum 8. Lebensjahre zu (bis etwa 15—17 mm) und dann wieder ab, schliesslich bis auf 6—7 mm. Die Marksubstanz bleibt in ursprünglicher Stärke erhalten.

Von den Markpyramiden, deren Zahl sich nach Breuer [79] auf 40—64 beläuft, und die in 4 Reihen angeordnet sind, sind nur die mittleren deutlich; sie bilden durch die Verschmelzung ihrer Spitzen die in das Nierenbecken als zusammengedrückter, halbmondförmiger Vorsprung hineinragende *Papilla renalis communis,* das **Nierenwärzchen** (Fig. 677 h), das an seinem konkaven, freien Rande zahlreiche kleine *Foramina papillaria* enthält. Die Pyramiden brust- und beckenwärts von der Nierenmitte sind weniger deutlich; sie bilden weder eigene Wärzchen, noch erreichen ihre Harnkanälchen das Nierenbecken; sie münden vielmehr mit kleinen Ductus papillares in die 6—10 cm langen, durchschnittlich ca. 5 mm weiten, etwas gebogenen *Recessus terminales,* **Nierengänge** (Fig. 677 k, k'), die in das Nierenbecken mit einem schlitzförmigen Spalt münden.

b) Harnabführende Organe des Pferdes (s. S. 521).

1. Das **Nierenbecken,** *Pelvis renalis* (Fig. 677 i), zerfällt in das eigentliche Nierenbecken, den *Recessus medius,* und die Nierengänge, *Recessus terminales* (s. oben). Das erstere liegt im Nierensinus, umfasst die Nierenpapille und bildet den Anfang des Ureters.

Die von lockerem Bindegewebe, Gefässen und Fett umgebene Wand des Nierenbeckens besteht aus einer stark **drüsenhaltigen, gelbrötlichen, gefalteten,** von zähem Schleim bedeckten Schleimhaut und einer Muskelhaut; die Schleimhaut erstreckt sich nur selten auf die Papille. Die mit einer sehr zarten Schleimhaut ausgestatteten *Recessus terminales* stellen nach Skoda [584a] Blindkanäle dar, die ab und zu kleine Ausbuchtungen und sehr selten kleine Seitenkanäle besitzen (Fig. 684). Nach Toepper [628] können sie ausnahmsweise fehlen; dann teilt sich der Harnleiter in 2 Arme, von denen dorsal wie ventral blattförmige Ausstülpungen ausgehen; diese Form hält Skoda ebenso wie die von Toepper [628] und Dumont [136] be-

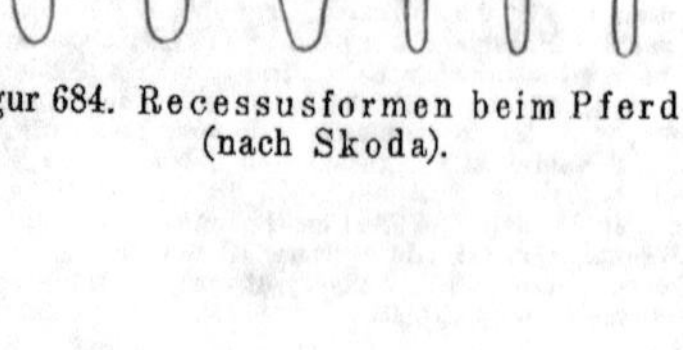

Figur 684. Recessusformen beim Pferde (nach Skoda).

schriebene Keulenform für Kunstprodukte der Korrosionstechnik. Das submuköse, im Hilus mit der fibrösen Kapsel verbundene Bindegewebe (*Capsula int.*) verschmilzt innig mit den Blutgefässen, die an der äusseren Fläche des Nierenbeckens liegen. Da die Äste der Gefässe mit den sie umhüllenden Bindegewebszügen sowohl vom Nierenbecken aus, als auch neben den Nierengängen in die Nierensubstanz eindringen und die Nierenlappen abgrenzen helfen, so erhält das Nierenbecken durch sie gleichsam einen Halt.

2. *Ureter,* **Harnleiter.** Nach dem Hilus der Nieren zu verengt sich das Nierenbecken und geht in die ca. 70 cm langen Ureter über. Dieser (Fig. 683 h u. 749 $_{14}$) kommt ventral am Nierenhilus zum Vorschein, wendet sich beckenwärts, liegt anfangs neben der Aorta auf dem Peritonäalsack und biegt schliesslich ventral von den grossen Schenkel- und Beckengefässen, die er kreuzt, ins Becken ab. Hier wird er von der *Plica urogenitalis* (s. S. 351) eingeschlossen, kreuzt bei männlichen Tieren den Ductus deferens, läuft, dorsal auf der Harnblase gelegen, kaudal und durchbohrt diese am Fundus vesicae, um in der Nähe des Blasenhalses zu münden. Bevor er mündet, liegt der Ureter 3—5 cm weit zwischen Schleim- und Muskelhaut der Blase.

Der Ureter besteht aus einer Adventitia, einer Muskel- und Schleimhaut; letztere enthält in ihrem Anfangsteil, in einer Ausdehnung von 6—10 cm, Häufchen von Drüsen, *Glandulae mucosae ureteris,* die den Nierenbeckendrüsen gleichen und mit blossem Auge wahrnehmbar sind.

3. Die *Vesica urinaria,* **Harnblase** (Fig. 683 p, 743 e u. 749 $_{15}$), ist ein häutig-muskulöser, ovaler Sack, dessen Grösse und Lage sich nach seinem Füllungszustand und nach der Individualität richten. Die leere Harnblase ist kaum faustgross, fühlt sich derb an und liegt ganz in der Beckenhöhle auf den Ossa pubis, ventral von der Vagina und dem Ende des Uterus bei weiblichen und ventral vom Rectum und der Plica urogenitalis mit Inhalt (Samenblasen, Ductus deferentes, Harnleiter) bei männlichen Tieren. Im gefüllten Zustand ist sie brustwärts ausgedehnt, ragt aber kaum in die Bauchhöhle vor. Ihr kranial gerichteter, blinder, gerundeter *Vertex,* Scheitel, grenzt an den Darmkanal; er ist in seiner Mitte mit einer Narbe, dem Reste eines beim Fetus mit dem Nabel kommunizierenden, offenen Ganges, des *Urachus,* der Harnschnur (s. S. 517), versehen. Ausserdem endet am Vertex jederseits ein rundlicher Strang (die obliterierte A. umbilicalis), das *Lig. teres* (Fig. 683 $_{10}$ u. 749 c), das in die *Plica umbilicalis lateralis* (s. unten) eingeschlossen ist und die Blase mit der A. hypogastrica verbindet. Das abgerundete *Corpus vesicae,* der Körper, buchtet sich dorsal da, wo die Harnleiter münden, etwas aus; dieser Teil entspricht dem *Fundus vesicae* des Menschen (s. S. 521). Afterwärts verengert sich der Körper zum *Collum vesicae,* Blasenhals, der das in die Harnröhre führende *Orificium urethrae internum,* den Blasenausgang, umgibt.

Struktur der Harnblase. An der Harnblase unterscheidet man eine seröse, eine Muskel- und eine Schleimhaut. Da die Harnblase vom Becken aus nicht ganz in den Bauchfellsack eingeschoben ist, überzieht die seröse Haut nur den Scheitel und Körper der Harnblase, fehlt aber am Blasenhals. Sie bildet seitlich in Form zweier zur seitlichen Beckenwand gehender Bauchfellfalten die **Lig. lateralia** (*Plicae umbilicales laterales*) (Fig. 683 p') und ventral in Form einer medianen, bei ausgewachsenen Tieren nur unbedeutenden, bei jungen aber starken Falte das mittlere Band, die *Plica umbilicalis media,* die als **Lig. vesicoumbilicale** an die ventrale Bauchwand und als **Lig. pubovesicale** (s. S. 351) an das Os pubis tritt. In letzterem finden sich zahlreiche elastische und Muskelfasern, die den *M. pubovesicalis* darstellen. Die **Muskelhaut** ist blassrot, fast weiss und besteht aus Bündeln, die sich am Vertex in den verschiedensten Richtungen verflechten; erst nach dem Blasenhals zu und an letzterem kann man im wesentlichen 2 Hauptrichtungen von Muskelfasern (längs- und kreisverlaufende) erkennen, die sich aber selbst am Blasenhals keineswegs durch gleichmässige Lagerung auszeichnen; ausser beiden finden sich auch noch schräg verlaufende Fasern (cf. auch Bauch [29], Hiilivirta [256] u. Lenk [349a]). Beim Menschen unterscheidet man ein längsfaseriges Stratum externum, den *M. detrusor urinae,* der Muskelfasern zum Rectum sendet (*M. rectovesicalis*), ein kreisförmiges Stratum medium und ein schräg- und längsfaseriges Stratum internum. Die schrägen und zirkulären Bündel bilden am Blasenhals den *Sphincter vesicae,* Schliessmuskel der Blase. Die **Schleimhaut** geht in die Schleimhaut der Ureteren und der Urethra über. Sie ist weisslich bis gelblichrötlich und wird von Mischepithel bedeckt. Sie besitzt eine lockere Submucosa und bildet in der zusammengezogenen Blase zahlreiche Fältchen. Von der Harnleitermündung (Fig. 683 i) zieht jederseits nach dem Blasenhals eine nicht scharf markierte Schleimhautfalte, die *Plica ureterica,* die mit der der anderen Seite das **Blasendreieck,** *Trigonum vesicae,* begrenzt.

4. Die aus dem Blasenhals hervorgehende *Urethra,* **Harnröhre** (Fig. 709 15, 743 f), wird bei den Geschlechtsorganen (s. S. 536) näher beschrieben.

III. Harnorgane der Wiederkäuer (s. auch S. 517).

Bei den Wiederkäuern liegen beide **Nieren** i. d. R. hintereinander auf der rechten Seite und zwar die linke (ganz oder zum grössten Teile) hinter der rechten; doch ist dieser Zustand (nach Görig [212] und Keller [300]) ein wechselnder. Bei mässig gefülltem Pansen liegt nämlich die linke Niere i. d. R. unmittelbar links neben der Medianebene, oder sie erstreckt sich nur mit dem kranialen Drittel über diese nach rechts an die ventrale Fläche der rechten Niere; so ist die Lage auch bei den Rinderfeten. Wahrscheinlich geht die Verlagerung der linken Niere parallel mit dem durch Anfüllung bedingten, kaudalen Vorrücken des dorsalen Pansensackes einher und ist um so leichter möglich, als die linke Niere an einem längeren (ca. handbreiten) Gekröse frei herabhängt. Die rechte Niere reicht vom 12. Interkostalraum bis zum 2. oder 3. Lendenwirbel, die linke Niere beim Rinde vom 2. oder 3. bis 5. Lendenwirbel, bei Schaf und Ziege meist vom 4. bis zum 6. Lendenwirbel.

Ihr Gekröse setzt sich auf den Pansen fort (Pansen-Nierenband). Die rechte Niere stösst kranial an die Leber und den rechten Zwerchfellspfeiler; im übrigen liegt sie am M. psoas major; ventral von ihr liegen Pankreas, Caecum und Colon. Die linke Niere ist meist schräg gelagert. Bei Obduktion der Rinder in Rückenlage findet man die Nieren ähnlich gelagert, wie die der anderen Haustiere, die linke Niere also links von der Medianebene.

Nach Schneider [555] beträgt das absolute Gewicht einer Niere bei Ochsen 0,727 (0,975—0,53), bei Stieren 0,613 (0,99—0,3), bei Kühen 0,617 (0,78—0,365), bei weiblichen Jungrindern 0,497 (0,595--0,38) kg und das relative Gewicht entspr. durchschnittlich $^1/_{1000}$, $^1/_{952}$, $^1/_{775}$, $^1/_{870}$ des Lebendgewichts oder $^1/_{508}$, $^1/_{503}$, $^1/_{300}$, $^1/_{426}$ des Schlachtgewichts. Nach Klingner [306] ist nach den an gleichaltrigen und gleichschweren Tieren vorgenommenen Untersuchungen das Gewicht der rechten und linken Niere gleich und beträgt im Durchschnitt (hier Nieren zusammen) bei Ochsen 1,503, bei Bullen 1,363, bei Kühen 1,2, bei Jungrindern 0,97 kg. Das Gewicht beider Nieren zum Schlachtgewicht beträgt $^1/_{296}$, $^1/_{289}$, $^1/_{223}$, $^1/_{251}$, zum Lebendgewicht $^1/_{520}$, $^1/_{515}$, $^1/_{431}$, $^1/_{435}$. Beim Schafe schwankt das Gewicht der einzelnen Nieren von 50—80 g.

Die Nieren des Rindes sind gelappte, gefurchte, mehrwarzige Nieren (s. S. 519) und weichen dadurch von den glatten, einwarzigen Nieren des Schafes und der Ziege ab; sie (Fig. 685 u. 686) sind verhältnismässig gross (durchschnittl. Länge: Ochse 20,4, Bulle 23,3, Kuh 21,5, Jungrind 16,7 cm; durchschnittl. Breite: 9,3, 8,9, 9,3, 8,2 cm; durchschnittl. Dicke: 5,2, 5,4, 4,9, 5,0 cm, Klingner [306]), länglich-oval und platt; ihr lateraler Rand ist gewölbt, der mediale fast gerade und ohne Hilus. Statt dessen findet sich an der ventralen Fläche, nahe dem medialen Rande, die Nierengrube, der *Hilus et Sinus renalis,* für den Ein- bzw. Austritt der Gefässe, Nerven und des Ureters (Fig. 686 A, V u. H). Die ungleich grossen und ungleich gestalteten 17—24 und mehr Nierenlappen verschmelzen z. T. schon in ihrer Rindensubstanz, vor allem aber in der Grenzschicht miteinander; jeder Nierenlappen besteht aus Rinden- und Marksubstanz; aus letzterer geht ein gesondertes, kegelförmiges, 0,3—1 cm langes

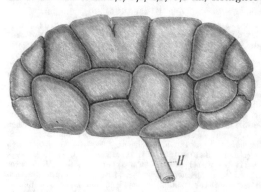

Figur 685. **Dorsale Fläche einer Niere des Rindes.**
H Ureter.

Nierenwärzchen (Fig. 686 1,1,1) hervor, das in die Nierengrube hineinragt und von einem dünnhäutigen, trichterförmigen **Nierenkelch,** *Calyx renalis* (Fig. 681 b, b, b), umfasst wird.

Manchmal ist ausser der Rinden- auch die Marksubstanz benachbarter Lappen verschmolzen, so dass sich ein grosses, aus mehreren Markpyramiden hervorgegangenes Wärzchen bildet, das von einem gemeinschaftlichen Nierenkelch (*Calyx major*) umfasst wird. Brasch [77] fand 18 (15 einfache und 3 zusammengesetzte) bis 22 (14 bzw. 8) Wärzchen, wobei die zusammengesetzten aus 2—5 Einzelwärzchen hervorgegangen waren. Zuweilen sind auch Wärzchen benachbarter Lappen nur mit ihren Spitzen verwachsen. Beim Rinde ist die rechte Niere gleichmässig längs-oval, die linke am kaudalen Ende breiter als am kranialen (Auernheimer [13]).

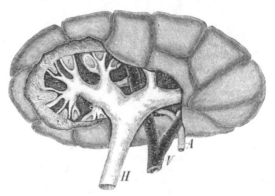

Figur 686. Ventrale Fläche einer Niere des Rindes. Ein Teil der Nierensubstanz um die Nierengrube herum ist entfernt.
A Arteria und V Vena renalis, H Ureter.
1, 1, 1 unverletzte Papillae renales, durch die sie umfassenden Calyces hindurchschimmernd, 2, 2, 2 gespaltene Papillae renales, in die ebenfalls gespaltenen Calyces hineinragend.

Die Ausführungsgänge der Nierenkelche verbinden sich mit den benachbarten zu grösseren Schläuchen, aus denen sich schliesslich 2 starke, kurze Gänge zusammensetzen, die in der Nierengrube zum Harnleiter zusammenfliessen (Fig. 681 a u. 685, 686 H). Ein Nierenbecken fehlt mithin. Die Nieren haben zuweilen infolge von Pigmenteinlagerungen eine braunschwarze Farbe.

Die Nieren von Schaf und Ziege sind bohnenförmig, gewölbt und glatt; sie hängen an einem Gekröse von der Wirbelsäule herab (lose oder Wandernieren) und können bei der Ziege durch die Bauchdecken gefühlt werden (Gurlt [222]). Ihr gemeinschaftliches Nierenwärzchen wird von 10—16 verschmolzenen Pyramiden gebildet. Das Nierenbecken besitzt beim Schafe keine einfachen Nierengänge, sondern rund herum am peripheren Teile (Rande) des Beckens schlauchförmige, nach dem Harnleiter zu umbiegende Randausbuchtungen. Die Niere des Schafes ist ca. 5¹/₂ cm lang, 3 cm dick und 4 cm breit.

Der rechte **Ureter** geht rechts von der V. cava caud. und dorsal von der linken Niere beckenwärts, während der linke anfangs auch rechts und zwar neben der linken Niere liegt, dann ventral vom rechten Ureter, letzteren kreuzend, medianwärts und nach der linken Seite zieht und sodann beckenwärts zur Harnblase verläuft. Die **Harnblase** (Fig. 745 e) ist namentlich beim Rinde sehr gross und fast ganz vom Bauchfell überzogen. Sie reicht weiter als beim Pferde in die Bauchhöhle hinein (Fig. 554 n, 754 u. 894 6). Da die Orificia ureterica dichter beisammen liegen, so ist das Trigonum vesicae eng und klein (Fig. 682 g).

IV. Harnorgane des Schweines (s. auch S. 517).

Die glatten mehrwarzigen **Nieren** (Fig. 687) haben die länglich-ovale Bohnenform (Fig. 674), sind platter als die der übrigen Haustiere und liegen extrathorakal, beide in fast gleicher Höhe, ventral vom 1.—4. Lendenwirbel. Ihr lateraler Rand erreicht die Bauchwand. Görig [212] und Prettner [474] fanden nicht selten Lageanomalien.

So liegt die linke Niere bisweilen nahe dem Beckeneingang und zeigt dann Andeutungen einer um so deutlicheren Lappung, je weiter kaudal sie sich findet. Ausnahmsweise kann sie ganz fehlen. Das **Nierenbecken** (Fig. 687 5) buchtet sich in der Niere nach verschiedenen Richtungen hin aus, um mit seinen **Nierenkelchen** die 10—12 **Nierenwärzchen** (Fig. 687 2, 3, 4) zu umfassen; von den letzteren verschmelzen sehr oft 2—5 benachbarte, so dass nur 6 Wärzchen (3 einfache und 3 zusammengesetzte) übrigbleiben. Diese sind mit ihren Spitzen nach dem

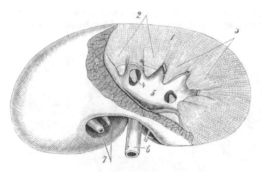

Figur 687. Niere des Schweines; nur zum Teil horizontal gespalten.

1 Rindensubstanz, 2 Papillae renales, deren zentraler Teil unversehrt ist, 3 in der Mitte gespaltene Papillae renales, 4 in die Seitenwand des Nierenbeckens hineinragende Papille, 5 Pelvis renalis, 6 Ureter, 7 in den Hilus ein- und austretende Blutgefässe.

Nierenzentrum hin gerichtet. Besonders nach den Enden zu und in der Nähe des Hilus fliessen meist einige Papillen zusammen; öfter bilden sie dann lange Kämme, wie das gemeinschaftliche Nierenwärzchen der einwarzigen Nieren. Die rechte Niere erreicht die Leber nicht.

Die **Harnblase** (Fig. 746 e) ist relativ sehr gross und reicht weit in die Bauchhöhle.

Beim Schweine findet man jederseits eine doppelte Plica ureterica. Indem die Doppelfältchen der beiden Seiten im konvergierenden Verlauf einander erreichen, verschmelzen die beiderseitigen medialen Fältchen zu einer Medianfalte, während die lateralen getrennt bleiben und parallel mit der Medianfalte (der eigentlichen Crista urethralis) bis zum Colliculus seminalis weiterziehen.

V. Harnorgane der Fleischfresser (s. auch S. 517).

Die glatten einwarzigen **Nieren** sind fast ganz vom Bauchfell überzogen. Die Nieren des Hundes (Fig. 678 u. 688) sind bohnenförmig und verhältnismässig dick (Fig. 676); sie reichen beide bis zur 12. (13.) Rippe.

Die rechte ragt häufig eine kurze Strecke weiter vor bis in die tiefe Impressio renalis der Leber. Beide Nieren liegen mithin fast ganz in der Lendengegend, also extrathorakal. Beckenwärts reichen sie bis zum 2.—4. Lendenwirbel. Der laterale Rand der linken Niere liegt an der Bauchwand und der Milz, der der rechten an Leber und Bauchwand.

Sie lassen auf Durchschnitten deutlich 12—18 Lappen und Markpyramiden erkennen, die gleichsam zu eigenen Wärzchen veranlagt sind, diese aber nicht bilden, sondern fast plötzlich zu einem gemeinschaftlichen langen Nierenwärzchen (Fig. 678 f) zusammentreten.

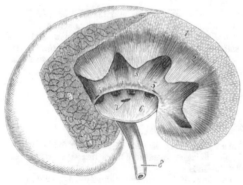

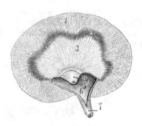

Figur 688. Niere des Hundes, nur zum Teile horizontal gespalten.

1 Rindensubstanz, 2 Grenz- und Markschicht, 3 Vorsprünge der Markpyramiden, 4 Papilla renalis, 5, 5 spaltförmige Öffnungen, die in kleine Nierengänge führen, 6 Pelvis renalis, geöffnet, 7 dessen Öffnung, die in 8, den Ureter, führt.

Figur 689.
Niere der Katze, horizontal gespalten.

1 Rindensubstanz, 2 Grenzschicht, 3 Marksubstanz, 4 Papilla renalis, 5 deren siebförmiger Teil, an dem die Harnkanälchen ausmünden, 6 Pelvis, renalis, geöffnet, 7 Ureter.

Da letzteres nur schmal ist, und die in die Niere dringenden Stränge des um das Nieren-becken liegenden Bindegewebes stark sind, so zeigt die Marksubstanz auf mehr seitlich geführten Schnitten zwischen je 2 Strängen starke (im ganzen 7—9) Vorsprünge (Anbaue, Franck [397]); das Nierenwärzchen (Fig. 688 4) ähnelt dem des Pferdes insofern, als sich an seinem freien Rande ebenfalls 2 Spalten (Fig. 688 3,5) finden, die in Gänge, *Recessus terminales*, des mit Ausbuchtungen für die genannten Anbaue versehenen Nierenbeckens führen. Die Recessus verlaufen nach den Nierenenden und zeigen Mündungen von Ductus papillares.

Die Nieren der Katze (Fig. 689) sind länglich-rund; ihre Flächen sind von oberflächlich liegenden Venen durchzogen, die in eigenen Furchen liegen. Das Nierenparenchym und zwar besonders das Rindenparenchym zeigt meist eine gelbliche Färbung, die von reichlicher Fett-bildung herrührt. Das Nierenwärzchen (Fig. 689 4) ist gross und hat eine stumpfe Spitze, die eine rundliche, siebförmig durchlöcherte Stelle (Fig. 689 5) trägt, an der sämtliche Ductus papillares ausmünden. Bei der Hauskatze werden die beim Hunde vorkommenden, schlitzförmigen Öffnungen vermisst. Bei Hund und Katze ist das Nierenbecken ähnlich dem des Schafes.

Harnleiter und **Harnblase** verhalten sich wie beim Pferde (s. S. 525). Die rundliche Harnblase (Fig. 731 g, 747 e) liegt jedoch in der Bauchhöhle und nur selten mit einem kleinen Abschnitt auch in der Beckenhöhle; sie ist deshalb fast ganz vom Peri-tonaeum überzogen; durch das Lig. vesicoumbilicale ist sie in der Medianebene an die ventrale Bauchwand befestigt. Im zusammengezogenen Zustand ist sie sehr dickwandig. Bei der Katze ist das Trigonum vesicae verhältnismässig grösser (länger) als bei anderen Tieren. Beim Hunde ist im Blasenhals bzw. im Anfangsteil der Harnröhre die Crista urethralis undeutlich oder gar nicht nachweisbar.

Anhang: Die Nebennieren, *Glandulae suprarenales*.

Die Nebennieren liegen am thorakalen Ende und beim Pferde (Fig. 683 g) noch am medialen Rande der Nieren, an sie durch die Fettkapsel und Blutgefässe befestigt.

Medial grenzt die rechte Nebenniere an die V. cava caud., die linke an die Aorta. Beim Pferde sind sie platt und länglich und zwar 4—9 cm lang und 2—4 cm breit; die rechte ist ge-wöhnlich etwas grösser als die linke. Auch beim Schweine, bei den Wiederkäuern und Fleischfressern sind die Nebennieren von länglicher bzw. länglich-runder und beim Menschen von rundlich-dreieckiger oder halbmondförmiger Gestalt und platt. Sie besitzen eine rotbraune, bei den Fleischfressern gelbliche und beim Menschen gelbbräunliche Farbe. Beim Rinde umfassen sie die Hohlvene; die rechte ist herzförmig, die linke hat fast die Form einer 9; bei Schaf und Ziege haben sie Form und Grösse einer grossen Bohne; beim Schweine sind sie länger und an der Oberfläche gefurcht; beim Hunde ist die linke sanduhrförmig (Césari [101]). Die Nebennieren sind von einer fibrösen Kapsel umhüllt, der sich ventral das Bauch-fell anlegt. Ihr Parenchym zerfällt in die meist hellere Rinden- und die meist dunklere, oft mehr gelbliche Marksubstanz, *Substantia corticalis et medullaris*. Die Kapsel ist fest an der Rinde befestigt, weil sie Fortsätze in die Nebennierensubstanz sendet.

Gefässe und Nerven. Die Nebennieren werden von einer grösseren Anzahl (bis 20) Aa. suprarenales versorgt, die im wesentlichen von der A. renalis stammen, aber auch von den Aa. phrenicae und lumbales und der Aorta abdom. abzweigen können. Die Venen stammen von den Vv. renales oder von diesen und der V. cava caud. (Pferd, Rind, Schwein) oder von einer V. lumbalis (Hund und Katze) (s. Landau [334]). Die Nerven kommen vom Plexus suprarenalis (N. sympathicus).

Entwicklung. Die Rindensubstanz der Nebennieren bezeichnet man als Interrenal- und die Marksubstanz als Suprarenalorgan. Das Interrenalorgan entsteht in der Lendengegend aus dem Zölomepithel in Form kleiner, metamerer Wucherungen, die sich vom Zölomepithel abschnüren und sich z. T. zurückbilden und z. T. bestehen bleiben und jederseits zum Inter-renalorgan verschmelzen, das aus Zellen mit einem charakteristischen, tropfenförmigen, öl- oder fett-artigen — lipoiden — Inhalt besteht. Andererseits entstehen aus der Sympathikusanlage, also aus dem Ektoderm, eigenartige Zellen, die Sympatho- und Prächromoblasten. Erstere werden zu sym-pathischen Nervenzellen, letztere zu chromaffinen Zellen (s. Kohn [316]). Die letzteren lösen sich fast ganz vom Sympathikus ab und bilden das Suprarenalorgan. Dieses verbindet sich mit dem Interrenalorgan zur Nebenniere, indem es von ersterem umkapselt wird. Die Nebenniere ist zunächst grösser als die Niere. Reste bzw. abgespaltene Teile des Interrenal- und Supra-renalorgans können aber auch an beliebigen anderen Stellen des Körpers gefunden werden; sie heissen akzessorische Nebennieren und bestehen entweder aus lipoidem Gewebe (Bei-zwischennieren) oder nur aus chromaffinen Zellen (phaeochrome Körperchen oder Paraganglien), oder sie sind aus lipoiden und chromaffinen Zellen zusammengesetzt und ahmen damit den Aufbau der Nebenniere nach (Beinebennieren). Beizwischennieren können sich in der Nähe des Hauptorgans oder als subkapsuläre oder interkanalikuläre Einschlüsse der Niere, an den Gefässwänden der hier verlaufenden Arterien und Venen, in den Nervengeflechten in Leber und Pankreas, an den Gefässen und Nerven des retroperitonäalen Raumes finden. Chromaffine Zellgruppen und Körperchen (Paraganglien) liegen im ganzen sympathischen Nervensystem zerstreut (s. unten). Bei nebennieren wurden gefunden in der Nähe der Nebennieren, im Sonnengeflecht und im Plexus pampiniformis. Die Paraganglien unterscheiden sich von den sympathischen Ganglien durch das auffallende Überwiegen der zelligen Bestandteile, der chromaffinen Zellen, die sich in Chromsäure und in Lösungen chromsaurer Salze bräunen. Man findet die Paraganglien an vielen Ganglien im ganzen Verbreitungsgebiet des Sympathicus, besonders leicht bei Neugeborenen und älteren Feten, speziell am Halssympathicus, *Paraganglion intercaroticum* (Karotisdrüse), in der Bauch- und Beckenregion, besonders gross am sympathischen Geflecht der Bauchaorta (*Paraganglia aortae abdom.*), Pellegrini [468] wies sie bei Katze und Hund nach. Von grösstem Interesse ist die erwähnte Tatsache, dass die Marksubstanz der Nebenniere nichts anderes als ein mächtiges, solides Agglomerat von chromaffinen Zellen ist. Ein ausführliches Literaturverzeichnis gibt Poll in Hertwigs Handbuch der vergleichenden und experimentellen Entwicklungslehre. Bd. 3, Teil 1, Kap. 2 u. 2. Teil, S. 434—618 u. in der Berliner klin. Wochenschr. 1909. Nr. 14.

E. Geschlechtsorgane, Organa genitalia.

Die der Fortpflanzung dienenden Geschlechts- und Fortpflanzungsorgane werden in männliche und weibliche unterschieden. Sie bestehen aus den Keimstöcken (-drüsen) und deren Ausführungsgängen, den Begattungsorganen und den akzessorischen Geschlechtsdrüsen. Die Keimdrüsen mit ihren Nebenorganen nennt man innere Geschlechts- oder Zeugungsorgane, *Organa generationis;* die Organe, durch welche die Vereinigung der Keimstoffe bewirkt wird, heissen die äusseren Geschlechts- oder Begattungsorgane, *Partes genitales externae.*

Entwicklung im allgemeinen. Der Geschlechtsapparat geht aus einer indifferenten Anlage hervor (Fig. 690). Diese besteht aus den Urnieren (s) mit den Urnierengängen (primären

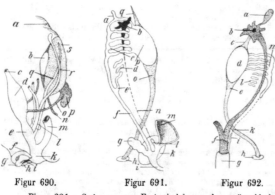

Figur 690. Indifferente Anlage des Harngeschlechtsapparats und Entstehung der Harnblase und des Sinus urogenitalis.

a Zwerchfellsband, b Keimdrüse, c Urachus, d Vesica urinaria, e Sinus urogenitalis, f Geschlechtswulst, g Geschlechtshöcker, h Geschlechtsfalten, i Geschlechtsfurche, k Kloake, l Sinus genitalis, m Rectum, n Leitband (abgeschnitten), o Ureter, p Nierenanlage, q Nierengang, r Müllerscher Gang, s linke Urniere.

Figur 690.　　　Figur 691.　　　Figur 692.

Figur 691. Schema zur Entwicklung des männlichen Geschlechtstypus.
a Appendix epididymidis, b Appendix testis, c Epididymis, d Paradidymis, e Ductulus aberrans, f Ductus deferens, g Vesica seminalis, h Annulus inguinalis, i Canalis urogenitalis, k Prostata, l Uterus masculinus, m Vesica urinaria, n Müller'scher Gang, o kaudales Band des Keimstocks, p Testis, q kraniales Band des Keimstocks.

Figur 692. Schema zur Entwicklung des weiblichen Geschlechtsapparats.
a Appendix vesicularis, b Ostium abdominale tubae, c Fimbria ovarica, d Ovarium, e Lig. ovarii proprium, f Uterus, g Vagina, h Annulus inguinalis, i Gartner'scher Gang (Ductus epoophorus), k Lig. uteri rotundum, l Paroophoron, m Epoophoron.

Harnleitern) (q) (S. 516), den Keimstocksanlagen (b) und den Genitalgängen (r). Die Anlage der Keimstöcke erfolgt so, dass zwischen Urniere und Darmmesenterium das Zölomepithel einen sagittalen Streifen von Zylinderzellen (Keimepithel) bildet, die Geschlechts- oder Keimleiste. Unter ihm verdickt sich das Mesenchym, so dass die Keimleiste zu einer die ganze Länge der Bauchhöhle durchsetzenden Keimfalte wird, die sich basal (d. h. dorsal) verdünnt, so dass sie an einer Art Gekröse hängt; sie geht kaudal in Form eines rundlichen Stranges, des Leitbandes (Gubernaculum) (Fig. 691 o), zur Gegend des Leistenrings und kranial als Zwerchfellsband (Fig. 690 a u. 691) zum Zwerchfell. Im Keimepithel des mittleren Teiles der Länge der Keimfalte, dem gonalen Teile, finden sich die Urgeschlechtszellen (Gonaden, Protogonocyten). Sie fehlen im kranialen und kaudalen Teile der Keimfalte. Im ersteren, dem Reteblastem, wuchert das Zölomepithel zu soliden Zellsträngen, den Retesträngen, die in das Mesenchym des gonalen Teiles einwachsen. Auch das Keimepithel mit den Urgeschlechtszellen wuchert und treibt Keimstränge in das gen. Mesenchym. Zu diesen beiden Arten von Strängen kommen weiter noch die Sexualstränge, die der Urniere entstammen, so dass das Grundgewebe des Keimstocks (Fig. 690 b) 3 Arten von Zellsträngen enthält. — Neben dem kranialen Ende der Urniere senkt sich das Keimepithel rinnen- und trichterförmig ein und bildet eine kranial erweiterte Längsrinne, die sich dann zu einem Kanal, dem Genital-(Müller'schen)gange schliesst, der kranial trichterförmig in die Bauchhöhle mündet, weiter kaudal wächst und sich ventral der Urniere anlegt. Er vereinigt sich kaudal mit dem der anderen Seite zum *Sinus genitalis* (l), der zwischen beiden Urnierengängen am Müller'schen Hügel in den in die Kloake führenden *Sinus urogenitalis* (e) mündet, der seinerseits mit der Kloake (k) zusammenfliesst. Die beiden Urnierengänge (q) und der Sinus genitalis werden durch eine Bauchfellfalte zum Genitalstrang vereinigt, neben dem rechts und links die A. umbilicalis liegt. Aus dieser indifferenten Anlage entstehen die männlichen oder die weiblichen Geschlechtsorgane, indem sich ein Teil derselben weiter aus- und ein anderer Teil zurückbildet (s. unten).

Entstehung der Schamteile. Auch die äusseren Geschlechtsteile, die Schamteile, entstehen aus einer indifferenten Anlage, die entweder zum männlichen oder weiblichen Typus übergeht und zwar ohne Rückbildungsvorgänge. An der Stelle des späteren Afters und der Scham bemerkt man einen Höcker, den Kloakenhöcker, und auf ihm die von den Kloakenlippen begrenzte Kloakenfurche. Am kranialen Ende dieser findet sich ein unpaarer Höcker, der Geschlechtshöcker (Phallus), und an ihrem kaudalen Ende der paarige Analhöcker, der durch eine Querfurche, den *Recessus prae- s. subcaudalis*, vom Schwanze geschieden ist. Die Kloakenfurche geht an ihrem Ende vor den Analhöckern in eine quere Einsenkung, die *Fissura ani transversa*, über. Inzwischen hat sich jederseits an der Seitenwand der Kloake eine in das Lumen leistenartig vorspringende Längsfalte, die Urorektalfalte, gebildet. Dadurch, dass die Urorektalfalten sich so verbreitern, dass sie median zusammenstossen, scheiden sich das Rektalrohr (Analrohr) vom Urogenitalrohr ab, so dass jetzt die Kloakenhaut in eine Urogenital- und eine Rektalplatte zerfällt. Indem nun die Rektal- und Urogenitalplatte reissen, münden das Rectum und der Urogenitalsinus nach aussen. Der kaudale Rand des das Rectum und den Urogenitalsinus scheidenden Urorektalseptums ist in der Tiefe der Fissura transversa ani sichtbar und stellt das primäre Perinaeum dar; indem dieses wächst, rücken die Rektal- und Ur(ogenit)alöffnung auseinander; eine Rinne (Perinäalrinne) verbindet sie aber noch. Bald umfassen aber die Analhöcker die Fissura ani ringförmig, und die beiden Perinäalränder (Ränder der Perinäalrinne) verwachsen in der *Raphe perinaei*. Der Genitalhöcker, an dessen kaudaler Unterfläche sich die Genital-(Urethral-)furche mit den sie begrenzenden Geschlechts-(Urethral-)falten befindet, wächst; sein Ende rundet sich zur Eichel. Vorher schon bildete sich seitlich vom Geschlechtshöcker jederseits ein Längswulst, der Geschlechtswulst. Soweit ist die Entwicklung bei männlichen und weiblichen Individuen dieselbe. Nun erst erfolgt die Scheidung in männliche und weibliche Schamteile. Auf die z. T. abweichenden Anschauungen von Fleischmann und Böhm [172] kann hier nicht eingegangen werden.

1. Die männlichen Geschlechtsorgane, Organa genitalia masculina (virilia N.).

Als keimbereitende Organe fungieren die im Hodensack liegenden Hoden, *Testes.* Ihnen schliessen sich als ausführender Apparat die Nebenhoden, *Epididymides,* und Samenleiter, *Ductus deferentes,* an. Diese führen zum *Canalis urogenitalis,* der Harnröhre, in die auch die akzessorischen Geschlechtsdrüsen, die *Prostata,* die *Glandulae bulbourethrales* und die *Vesiculae seminales,* münden. Der Samen wird durch das Begattungsorgan, den Penis, in die weiblichen Geschlechtsorgane eingeführt.

Entwicklung. Aus dem S. 530 geschilderten indifferenten fetalen Zustand entstehen die männlichen Geschlechtsorgane unter Rückbildung der Müller'schen Gänge und der Urnieren durch weitere Ausbildung der Urnierengänge und der Pars genitalis der Urnieren und eigenartige

Umbildung des Keimstocks (Fig. 691). In letzterem werden die Keimstränge unter Trennung vom Keimepithel, das zum Peritonäalepithel der Hoden wird, zu den Samenkanälchen, während die Reteste stränge die Kanälchen des Rete testis bilden; beide Kanälchenarten verbinden sich (durch die Tubuli recti) miteinander. Die von der Pars genitalis der Urnieren einwachsenden, sich kanalisierenden Sexualstränge verbinden sich mit den Retekanälchen. Der Sexualteil der Urniere wird dabei unter Ausbildung der Urnierenkanälchen zum Nebenhoden (c) und der Urnierengang zum Ductus deferens (f). Die Herkunft der interstitiellen Hodenzellen ist unbekannt. Von der sich rückbildenden Urniere erhalten sich Rudimente und zwar frei ohne Verbindung mit Hoden und Ductus deferens als *Paradidymis* (d) und am Ductus deferens als *Ductuli aberrantes* (e). Vom Müller'schen Gang bleiben als Reste des Mündungstrichters die ungestielte *Appendix testis* (b) und als solche des Endabschnittes die *Vagina masculina* (l) oder der *Uterus masculinus* (l) zurück. Die akzessorischen Geschlechtsdrüsen inkl. Samenblasen (g) entstehen durch epitheliale Wucherungen und Ausstülpungen des abführenden Apparats. — Im übrigen wird die Keimfalte zum Mesorchium, die Urnierenfalte zur Mesepididymis und der den Duct. deferens einschliessende Urnierenteil zum Mesodeferens.

Entstehung der männlichen Schamteile. Nach der verbreitetsten Anschauung wächst der Geschlechtshöcker zum Penis aus; die Geschlechtsfalten schliessen sich bald zum Canalis urogenitalis. Die Geschlechtswülste wachsen unter Näherung ihrer freien Ränder, die dann, den Penis und den Urogenitalkanal umfassend, miteinander verschmelzen; so entstehen das Scrotum und Praeputium. Praeputium und Penis werden durch eine ringförmige, zwischen Eichel und Praeputium eindringende Epithelleiste geschieden. Die Raphe praeputii, scroti und perinaei bildet sich bei der Verwachsung der Genitalwülste und der Perinäallippen. Die Schwellkörper entstehen aus fibrösen Strängen durch reichliche Vaskularisierung.

Auf die Anschauungen von Fleischmann und Böhm [172] kann hier nicht eingegangen werden. Nach ihnen entsteht der Penis durch Wachstum des Canalis urogenitalis und seiner mesodermalen Hülle und die Raphe median von der Uralplatte her durch Epithelwucherung. Die Genitalwülste sind nach ihnen rundliche Höcker, Skrotalhöcker, durch deren rasche Aufblähung der Hodensack entsteht. Aus dem Genitalhöcker entsteht nur die Eichel des Penis und aus seinem peripheren Teile (dem Glandarium), sowie aus Hautfalten das Praeputium.

Descensus testium (Fig. 693—697) (s. Franck [179] und Lesbre [356]). Die Hoden liegen beim Fetus zunächst dorsal an der Aussenfläche des Bauchfellsacks in der Lendengegend. Von ihnen, und zwar vom Schwanze der Nebenhoden, geht jederseits der erwähnte, in der Leistenfalte liegende Strang, das Leitband, Chorda gubernaculi (mit Bauchfellhülle Gubernaculum testis genannt), zum späteren Leistenring. Da die Leibeswand des Fetus viel rascher als das Leitband wächst, das im Längenwachstum ganz zurückbleibt, müssen die Hoden kaudoventral verrückt werden (wandern) und bald in die Nähe des Leistenrings zu liegen kommen. Inzwischen bildet sich der Hodensack mit der Tunica dartos aus; der anfangs mit zellartigem Mesenchymgewebe gefüllte Hodensack wird hohl; dabei senkt sich eine Ausstülpung der Fascia transversa und des dieser anliegenden Bauchfells durch den entstehenden Leistenring als **Proc. vaginalis peritonaei**, Scheidenfortsatz, in die Hodensackhöhle; so entsteht das Cavum vaginale als eine Nebenkammer der Bauchhöhle. Mit dem Proc. vaginalis gelangt das Leitband derart in den Hodensack, dass seine Anheftung sich an dessen Grunde befindet. Die in den Hodensack gelangte Aussackung der Fascia transversa und des Bauchfells ist die Tunica vaginalis communis N. V., der aussen der M. cremaster anliegt. Der Hoden liegt infolge des geringen Wachstums des Leitbands ganz nahe dem Leistenring und wird von einer die ernährenden Gefässe führenden Bauchfellfalte, dem Mesorchium, als Tunica vaginalis propria (Lamina visceralis peritonaei) überzogen und getragen. Indem der Hodensack grösser wird und das Gubernaculum sich verkürzt, wird der neben dem Leistenring gelegene Hoden in den Leistenkanal gezogen; er folgt dem Proc. vaginalis in den Hodensack[1]). Indem er zwischen Fibrosa und Serosa der Tunica vag. comm. in den Hodensack gleitet, stülpt er die Serosa in den Hodensack vor, so dass ihn dieses als viszerales Blatt umhüllt und ihn trägt. Er verhält sich dann zu der vom parietalen Blatte des Peritonaeum ausgekleideten Höhle des Hodensacks wie eine Darmschlinge zur Bauchhöhle und Bauchwand. Das **Hodengekröse**, *Mesorchium*, ist wie das Darmgekröse die viszerale, faltenartige Vorstülpung des Bauchfells, die den Hoden trägt, und in der er liegt. Das Mesorchium wird mit den von ihm eingeschlossenen Gefässen und Nerven und dem Ductus deferens **Samenstrang**, *Funiculus spermaticus,* genannt.

---

1) Zuweilen bleibt ein Hoden (seltener beide) in der Bauchhöhle liegen und verkümmert dort mehr oder weniger (Kryptorchismus); es sind aber der Proc. vaginalis und das Leitband noch erhalten; der Hoden steht mit der Basis des Proc. vaginalis (durch das Leitband) und dem Nebenhoden in Verbindung und hängt an einem grossen, von der Lendengegend bis zum inneren Leistenring reichenden, nach dem Becken und der dorsalen Blasenwand hin gebogenen Gekröse. Er liegt in der Umgebung des inneren Leistenrings oder mehr gegen die Lendengegend und Beckenhöhle hin, mitunter auch zwischen Darmschlingen. Selten fehlt der Proc. vaginalis, so dass Peritonaeum und Fascia transversa glatt über den inneren Leistenring verlaufen.

I. Allgemeines.

a) Der Hodensack, die Scheidenhäute des Hodens und der Samenstrang. Das *Scrotum*,

der **Hodensack** (Fig. 708 b), befindet sich beim Pferde und bei den Wiederkäuern in der Regio pubis zwischen den Hinterschenkeln, beim Hunde etwas, bei Schwein und Katze (Fig. 731 a, a') erheblich weiter anal. Die Mittelfleischgegend, d. h. der Raum zwischen After und Scrotum, ist sonach bei Mensch, Pferd und Wiederkäuern gross, beim Hunde etwas kleiner und am kürzesten bei Schwein und Katze. Das Scrotum ist mit Einschluss der Tunica vaginalis communis eine sackartige Ausstülpung der ventralen Bauchwand (Fig. 693—697). Die letztere besteht in der Regio pubis aus 5 Schichten: 1. der äusseren Haut, 2. der gelben Bauchhaut mit Einschluss der äusseren Rektusscheide und des Bauchhautmuskels, 3. einer Muskelschicht (M. rectus abdom.), 4. der Sehne des M. transversus abdominis bzw. der Fascia transversa, also dem inneren Blatte der Rektusscheide, und 5. dem Bauchfell. Durch Ausstülpung der Cutis entsteht die **Haut des Hodensacks**, während durch die Ausstülpung der Subcutis und der gelben Bauchhaut (bzw. des Bauchhautmuskels) die muskulös-elastische *Tunica dartos*, **Fleischhaut**, gebildet wird, die auch das mediane *Septum scroti* im Hodensack bildet, so dass jeder Hoden in einer besonderen Bucht liegt. Die folgende (3.) muskulöse Schicht präsentiert sich im Hodensack in Form des *M. cremaster*, **Hodenmuskels**, der der folgenden fibrösen Schicht aussen anliegt und von einer

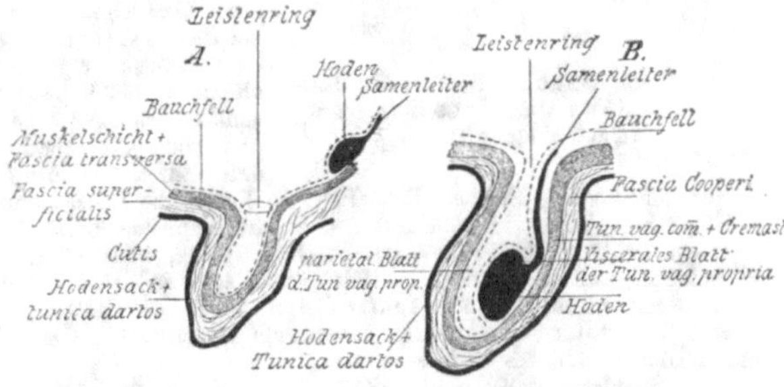

Figur 693—697.
5 Schemata zur Darstellung des Descensus des Hodens und der Bildung seiner Hüllen.
Fig. 693 und 694 sind Längs- und Fig. 695–697 Querschnitte und zwar Fig. 695 der Querschnitt des in Fig. 693 dargestellten Stadiums, Fig. 696 der Querschnitt des in Fig. 694 dargestellten Stadiums; der Schnitt ist im Bereich des Hodens geführt, während Fig. 697 denselben Querschnitt dorsal vom Hoden zeigt, so dass der Samenstrang mit seinen Hüllen getroffen ist. Fig. 693 zeigt die embryonalen, Fig. 694 die definitiven Verhältnisse. In Fig. 695 u. 696 sind die einzelnen Teile in derselben Weise dargestellt, wie in Fig. 693 u. 694, so dass besondere Bezeichnungen nicht notwendig erscheinen.

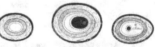

Figur 695.   Figur 696.   Figur 697.

dünnen Faszie (der Fortsetzung der äusseren Lamelle der Rektusscheide), der *Fascia subdartoica* (*cremasterica N.*), bedeckt ist. Die 4. Schicht entsteht durch Ausstülpung der Fascia transversa. Ihr liegt nach innen als 5. Schicht das ausgestülpte Peritonaeum an. Die beiden letzteren, miteinander verwachsenen Schichten werden in der Tierheilkunde als *Tunica vaginalis communis*, **gemeinschaftliche Scheidenhaut**, bezeichnet. In der von letzterer umschlossenen Nebenkammer der Bauchhöhle liegen die Hoden so, wie der Darmkanal in der Bauchhöhle. Sie hängen an dem dem Darmgekröse vergleichbaren **Hodengekröse** und sind vom viszeralen Blatte des Bauchfells, das hier als *Tunica vaginalis propria*, **besondere Scheidenhaut**, bezeichnet wird, umkleidet. Die von letzterer umschlossenen Hoden liegen also mit ihrem Gekröse in einer von der gemeinschaftlichen Scheidenhaut ausgekleideten serösen Höhle, dem *Cavum vaginale* (Schmaltz), der **Scheidenhauthöhle**, genau wie das Herz in der Perikardialhöhle. Die zweiblättrige, aus einem fibrösen und serösen Blatte bestehende gemeinschaftliche Scheidenhaut entspricht dem zweiblättrigen Pericardium und die besondere Scheidenhaut dem Epicardium. Das Cavum vaginale kommuniziert bei den Haustieren am inneren Leistenring, wo es sich flaschenartig verengt, mit der Bauchhöhle. Man nennt diese Kommunikation den *Annulus vaginalis*. Während der Annulus vaginalis beim Menschen verwächst (*Lig. vaginale*), bleibt er bei den Haustieren offen, so dass Darmschlingen durch den Annulus in das Cavum vaginale gelangen können (Vaginal- oder Leistenbrüche); beim Menschen ist dies unmöglich; bei ihm können die Darmschlingen nur neben den verwachsenen Annulus vaginalis durch den Canalis inguinalis in den Raum zwischen Tunica vaginalis comm. und Tunica dartos eintreten. Die Leistenbrüche des Menschen sind also etwas anderes als die der Tiere.

In der Menschenmedizin werden das den Hoden direkt umschliessende viszerale und das an der Innenseite der Fascia transversa liegende parietale Blatt des Bauchfells zusammen als **Tunica vaginalis propria** bezeichnet; demnach spricht man von einer Lamina parietalis und visceralis dieser Scheidenhaut. Die an der Lamina parietalis liegende fibröse Hülle, die Fortsetzung der Fascia transversa, nennt man **Tunica vaginalis communis**. In der Veterinäranatomie bzw. in der tierärztlichen Praxis versteht man aber, wie erwähnt, unter *Tunica vaginalis propria* nur das viszerale Blatt des Bauchfells, die **Lamina serosa visceralis**, und fasst als *Tunica vaginalis communis* die doppelblättrige, aus einem serösen (dem parietalen Blatte des Bauchfells) und einem fibrösen Blatte bestehende, äussere Hodenhülle auf (**Lamina fibroserosa** N. V.). An der äusseren Fläche dieser liegt der in der Bauchhöhle entspringende und bis zum Hoden herabreichende *M. cremaster externus*. Einige Zeit nach der Geburt schliesst sich beim Menschen der im Leistenkanal liegende Proc. vaginalis und bleibt zuweilen als ein solides Gebilde, als *Lig. vaginale*, zurück; diese Verwachsung tritt bei den Haustieren nicht ein (s. S. 533). Das Cavum vaginale wird im Leistenkanal sehr eng.

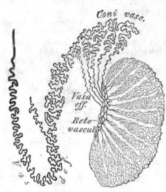

Figur 698. Schema des Baues des Hodens des Menschen. (Nach Gegenbaur.)

b) Die *Testes (Orchides)*, **Hoden** (Fig. 699, 708 a, a′, 716 3, 3′, 722 a, 731 a, a′), haben ein mehr oder weniger eiförmige, bei den Fleischfressern jedoch eine mehr kugelige Gestalt; sie sind bei Schaf und Ziege, aber auch beim Eber, sehr gross und beim Menschen und bei den Fleischfressern verhältnismässig klein. Ihre Oberfläche ist glatt und gewölbt. Man unterscheidet an ihnen ein Kopf- und ein Schwanzende, *Extremitas capitata (sup. N.)* und *caudata (inf. N.)*, einen freien und einen Nebenhodenrand, *Margo liber (anterior N.)* und *fixus s. epididymidis (posterior N.)*, und eine laterale und mediale Fläche. Beim Pferde liegen die Hoden ungefähr parallel mit der Körperlängsachse derart im Hodensack, dass das Kopfende brustwärts gerichtet ist und der Nebenhoden wie beim Menschen dorsal am Hoden liegt, während bei den Wiederkäuern die Hoden senkrecht zur Körperlänge gerichtet sind, so dass sich der Nebenhoden kaudal befindet. Beim Schweine und den Fleischfressern haben die Hoden eine schräge Lage, so dass das eine Ende after-, das andere nabelwärts gerichtet ist. Der Nebenhoden liegt beim Eber am kranialen Rande des Hodens.

Struktur der Hoden. Die Hoden sind von einer festen, fibrösen Haut, der *Tunica albuginea testis*, umgeben, die untrennbar mit der Tunica vaginalis propria verbunden ist. Sie setzt sich am Kopf und Schwanz des Nebenhodens auf diesen fort und überzieht ihn. Am Nebenhodenrand des Hodens senkt sie sich beim Menschen in den Hoden ein und bildet in seiner Mitte eine unvollständige Scheidewand, das *Mediastinum testis*, das beim Pferde kaum angedeutet, bei den Wiederkäuern, den Fleischfressern und dem Schweine in Form eines Längsstranges zugegen ist. Von ihm sowohl, als von der fibrösen Kapsel gehen dünne, platte Fortsätze, *Septula testis*, ab, die sich untereinander verbinden und ein Fachwerk, das Interstitialgewebe des Hodens, darstellen, dessen Maschenräume das Hodenparenchym, *Parenchyma testis*, enthalten; es ist eine weiche, zusammenhängende Masse, die beim Pferde eine graugelbliche bis gelbbräunliche, beim Rinde gelbliche, bei Schaf und Ziege weissliche Farbe hat, und besteht aus den mit blossem Auge meist noch erkennbaren Samenkanälchen (Hodenkanälchen), *Tubuli seminiferi*. Diese bilden kleinere, m. o. w. kegelförmige, mit der Basis peripher gekehrte Läppchen, *Lobuli testis*, und verlaufen geschlängelt (*Tubuli seminiferi contorti*) nach dem Mediastinum testis hin, münden erst mit gerade verlaufenden Endstücken, den *Tubuli recti*, in ein in diesem liegendes Kanälchennetz, das *Rete testis*; aus diesem gehen die ausführenden Kanäle, *Ductus efferentes testis*, hervor, die am Kopfende den Hoden verlassen, und, durch Bindegewebe und Muskulatur zusammengehalten, den Nebenhodenkopf, das *Caput epididymidis*, bilden. Sie werden zunächst weiter und dicker und winden sich auf, so dass kegelförmige, mit der Spitze gegen den Hoden gewendete, durch Bindegewebssepten getrennte Körper, die Nebenhodenläppchen oder Samenkegel, *Coni vasculosi*, entstehen. Sie vereinigen sich bald miteinander zum Nebenhodenkanal, *Ductus epididymidis*, der in vielen Schlängelungen, die durch Bindegewebe verbunden werden, am Hoden entlang läuft (*Corpus epididymidis*) und am Schwanzende des Hodens, indem er dieses überschreitet, sich erheblich erweitert (*Cauda epididymidis*) und in den *Ductus deferens* übergeht. Auf seinem Wege nimmt der Nebenhodenkanal noch mehrere blind endende Kanälchen, *Ductuli aberrantes*, die ein kleines Konvolut bilden, auf. Sowohl am Kopfende des Hodens als des Nebenhodens können sich als Reste des Müllerschen Ganges Anhänge (*Appendices s. Hydatides*) finden (Fig. 699).

c) Die aus den vorstehend erwähnten 3 Abschnitten bestehende *Epididymis*, der **Nebenhoden** (Fig. 699, 708 g, g′, h, i, 716 4, 4′, 4″, 722 b, b), liegt lateral am dorsalen Rande des Pferde-,

Hunde- bzw. am kaudalen Rande des Wiederkäuerhodens und am dorso-kranialen Rande des Hodens des Schweines und der Katze. Aus dem Schwanze des Nebenhodens geht hervor

d) der **Samenleiter,** *Ductus deferens* (Fig. 704, 705 5, 5′, 706, 709 7, 7′, 716 5, 5′, 728 3, 731 b, b, b′, b′), ist ein aus einer serösen, einer Muskel- und Schleimhaut bestehender Schlauch, der in eine Falte der Tunica vaginalis propria eingeschlossen ist; er liegt medial am Samenstrang, tritt durch den Leistenkanal in die Bauchhöhle und verläuft dann auf der dorsalen Fläche der Harnblase, konvergierend mit dem der anderen Seite, gegen den Anfang der Urethra. Er vereinigt sich beim Menschen am Blasenhals mit dem Ausführungsgang der Samenblase seiner Seite zum *Ductus ejaculatorius,* der am *Colliculus seminalis* in die Harnröhre mündet, wodurch diese zum *Canalis urogenitalis* wird. Bei Pferd und Wiederkäuern vereinigen sich der Ductus deferens und excretorius erst direkt an ihrem Ende miteinander, sodass am Colliculus seminalis nur ein ganz kurzer, aber sehr weiter Ductus ejaculatorius, richtiger ein Ostium ejaculatorium

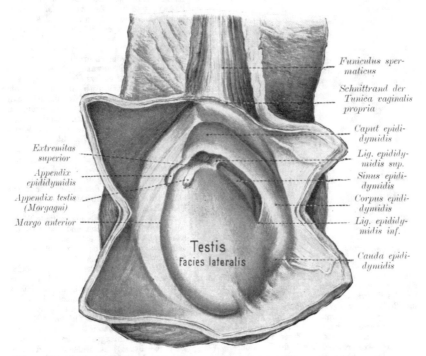

Extremitas
superior

Appendix
epididymidis

Appendix testis
(Morgagni)

Margo anterior

Funiculus sper-
maticus

Schnittrand der
Tunica vaginalis
propria

Caput epidi-
dymidis

Lig. epididy-
midis sup.

Sinus epidi-
dymidis

Corpus epidi-
dymidis

Lig. epididy-
midis inf.

Cauda epidi-
dymidis

Testis
facies lateralis

Figur 699. Laterale Fläche des linken Hodens und Nebenhodens des Menschen nach Durchschneidung der Wand des Hodensackes (Rauber-Kopsch).

entsteht und zwar in Form einer bei Pferd und Rind ca. 5 mm tiefen Nische, in die beide Gänge einmünden. Beim Schweine mündet der Ductus deferens meist neben dem Ductus excretorius, seltener in gemeinsamer Nische; beim Hunde ist nur der Ductus deferens vorhanden. Dorsal von der Harnblase liegen die Ductus deferentes in der *Plica urogenitalis;* hier tritt an ihnen bei Mensch, Pferd und geringgradig bei den Wiederkäuern und dem Hunde eine spindelförmige Erweiterung des Lumens mit Verdickung der Wand als **Ampulla ductus deferentis** ein, die bei Schwein und Katze fehlt.

e) Dorsal und seitlich vom Harnblasenhals, lateral von der Ampulle des Samenleiters, liegt jederseits eine platte, ovale *Vesicula seminalis,* **Samenblase** (Fig. 530 v, 704, 705 7, 709 10, 10, 716 6, 722—725 e, e), die beim Pferde eine wirkliche Blase, bei Mensch, Schwein und Wiederkäuern jedoch eine m. o. w. kompakte Drüse ist und den Fleischfressern fehlt. Die Samenblasen sind beim Schweine sehr gross; dann folgen Pferd, Rind, Schaf und Ziege. Ihr Ausführungsgang vereinigt sich beim Menschen mit dem Samenleiter zum *Ductus eiaculatorius.*

bei den Tieren zu dem *Ostium ejaculatorium* (s. S. 535). Zwischen beiden Samenblasen findet man oft als Rest der Müllor'schen Gänge ein kleines Bläschen, den *Uterus masculinus,* der bei Rind, Schwein, Hund und Katze ganz oder z. T. in der Prostata liegt; er mündet zwischen den Ductus ejaculatorii aus oder ist blind geschlossen. Beim Rinde ist er 15—16 cm lang und flaschenförmig. Zuweilen ist der Uterus masculinus sehr gross und geht sogar in 2 Hörner aus.

　　f) Die *Prostata,* **Vorsteherdrüse** (Fig. 530 t, 704, 705 s, 709 12, 12', 716 8, 722 f, 724 f, 728 4 u. 731 f)[1]), liegt am Blasenhals und dem Anfang des Canalis urogenitalis und mündet mit ihren zahlreichen Ausführungsgängen (beim Pferde z. B. jederseits 16 bis 18) in diesen. Ihre Grösse ist umgekehrt proportional der Grösse der Hoden; am grössen ist sie bei den Fleischfressern; dann folgen Pferd, Rind, Schwein, Schaf und Ziege. Sie besitzt bei Mensch und Pferd 2 Lappen, die durch einen *Isthmus* verbunden sind. Bei den Wiederkäuern und beim Schweine ist sie klein und bildet einen am Anfang der Harnröhre gelegenen, spangenförmigen oder plattenförmigen Prostatakörper (Fig. 702 bzw. 703 c) und eine vom Körper kaudal sich fortsetzende, vom M. urethralis bedeckte, in der Harnröhrenwand gelegene dünne Drüsenschicht, die *Pars disseminata;* beim Schaf- und Ziegenbock ist nur die letztere vorhanden. Bei Rind und Schwein liegt die Pars disseminata röhrenförmig um die Harnröhre (Fig. 700 u. 703 d); beim Schafbock lässt sie die ventrale Wand der Harnröhre frei (Fig. 701 d). Beim Ziegenbock liegt die Pars disseminata grösstenteils im Corpus cavernosum der Harnröhre (Fig. 702 e). Beim Hunde ist die Prostata sehr gross und umgibt den Harnblasenhals und den Anfang der Harnröhre rundum und setzt sich in eine dünne Pars disseminata fort, ebenso beim Kater, nur dass sie bei diesem die ventrale Wand der Harnröhre frei lässt und erst $2^1/_2$ bis 3 cm vom Blasenhals entfernt liegt. Nahe dem Beckenausgang befinden sich seitlich am Canalis urogenitalis

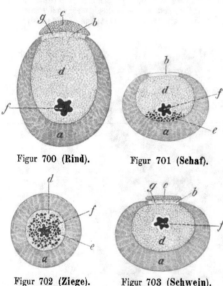

Figur 700 (**Rind**).　　Figur 701 (**Schaf**).

Figur 702 (**Ziege**).　　Figur 703 (**Schwein**).

Figur 700—703. Schematische Zeichnungen, die das Verhalten des M. urethralis, des Körpers und der Pars disseminata der Prostata und des Lumens der Harnröhre zueinander in Querschnitten durch das Beckenstück der Harnröhre der Artiodaktylen veranschaulichen.
a M. urethralis, b Platte straffen Bindegewebes, c Körper der Prostata, d deren Pars disseminata, e Corpus cavernosum, f Lumen der Harnröhre, g Verbindungsbrücken zwischen c und d.

　　g) die m. o. w. kugeligen *Glandulae bulbourethrales,* **Harnröhrenzwiebel**- oder **Cowperschen Drüsen** (Fig. 530 s, 705 9, 709 13, 13' u. 731 e); sie sind beim Schweine sehr gross, von länglich-platter Gestalt, 17—18 cm lang und 5 cm dick, beim Rinde und Pferde ca. walnuss-, bei Schaf und Ziege ca. haselnussgross, beim Menschen klein (6—8 mm); sie fehlen dem Hunde und sind klein bei der Katze. Sie münden bei Mensch, Schwein, Wiederkäuern und Katze mit einem und beim Pferde mit 6—8 *Ductus excretorii* in den Canalis urogenitalis.

　　Die akzessorischen Geschlechtsdrüsen sind bei kastrierten Tieren erheblich kleiner als bei nicht kastrierten (Fig. 722 u. 724).

　　h) Die *Urethra masculina* (*virilis* N.), **Harnröhre** (Fig. 705 11, 11', 709 15, 711 18, 18', 18'', 716, 722, 728. 5, 730 a u. 731 h), *Canalis urogenitalis,* ist ein häutiger Schlauch, der vom Blasenhals, dem *Orificium urethrae internum,* bis zum Ende des Penis reicht und hier mit dem *Orificium urethrae ext.* nach aussen mündet. Man unterscheidet an ihm einen Becken- und einen Penisteil. Die *Pars pelvina* geht aus dem Blasenhals hervor, liegt auf der Beckensymphyse und ist zunächst von der Prostata umgeben, *Pars prostatica;* an ihrem Endabschnitt befinden sich die Bulbourethraldrüsen; hier ist ihr Lumen etwas verengt (*Isthmus urethrae*). Sie tritt dann aus dem Becken in den Sulcus urethralis des Penis und bildet das Penisstück, die *Pars externa s. cavernosa,* der Harnröhre,

---

　　1) Vgl. betr. der Anhangsdrüsen Disselhorst [132], Hendrich [250], Müller [438], Schmaltz [549].

die von einem Corpus cavernosum umgeben ist. Dieses beginnt am Beckenausgang mit dem m.o.w. knotigen *Bulbus urethrae,* der beim Pferde, Eber und dem Kater relativ klein, bei den anderen Haustieren und dem Menschen deutlich ist (Schmaltz [549]). Bei den Haustieren findet sich auch am Beckenstück der Harnröhre ein Stratum cavernosum, das beim Pferde und Ziegenbock (Fig. 702) und in der ventralen Harnröhrenwand des Schafbocks (Fig. 701) relativ mächtig, bei den anderen Haustieren nur schwach und undeutlich ist (s. Müller [438] u. Schmaltz [549]). Bei Mensch, Schwein, Hund, Katze und Rind überragt die Harnröhre das Ende des Penis nicht, während dies bei Pferd, Ziege und Schaf der Fall ist, bei denen man deshalb von einem *Proc. urethrae* des Penis spricht.

Die Urethra besteht aus einer mit gemischtem Epithel bedeckten Schleimhaut und einem Corpus oder Stratum cavernosum, dem sich ev. Muskulatur anlegt. Die Schleimhaut enthält besonders im Beckenstück zerstreute Drüsen, *Gl. urethrales.* Am Orificium int. bemerkt man an der Schleimhaut der dorsalen Wand der Harnröhre eine aus der jederseitigen Plica ureterica hervorgehende, leistenartige Verdickung, Crista urethralis, die allmählich dünner werdend bis auf eine nahe liegende Erhöhung, den *Colliculus seminalis,* erstreckt, der bei Mensch, Pferd und Wiederkäuern relativ gross, bei Schwein und Fleischfressern klein

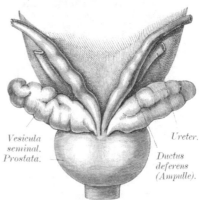

Vesicula seminal.
Prostata.
Ureter.
Ductus deferens (Ampulle).

Figur 704. Blasengrund des Menschen mit der Prostata, den Vasa deferentia und den Samenbläschen; von hinten und unten gesehen (Gegenbaur).

ist, und auf dessen kaudaler Fläche die Ductus ejaculatorii und zwischen ihnen der Uterus masculinus münden. Seitlich und kaudal vom Colliculus ist die Schleimhaut der hier ampullenartig erweiterten Harnröhre stark gerötet. Bei Wiederkäuern und Schwein findet kaudal von den Bulbourethraldrüsen die Schleimhaut einen Blindsack. Das *Corpus cavernosum urethrae* ist von einer fibrösen, glatte Muskelfasern enthaltenden *Tunica albuginea* umgeben.

i) Der **Penis** (Fig. 705 12, 13, 13', 711 12,12,13, 716 11, 11', 11'', 718—720, 722 1,1,1',1'', 729, 730, 731 c) zieht sich bei den Haustieren vom Ende der Sitzbeinfuge zwischen den beiden Schenkeln und beiden Tunicae vaginales communes der Hoden an der ventralen Bauchwand hin bis in die Nabelgegend und ist vom *Praeputium* eingeschlossen; nur beim Kater ist der Penis nach hinten gerichtet. Der Penis besteht aus den beiden Corpora cavernosa penis, dem Canalis urogenitalis und Muskulatur. Die *Corpora cavernosa penis,* **Schwellkörper des Penis,** machen den Hauptteil aus und entspringen, m. o. w. vom M. ischiocavernosus umgeben, am Arcus ischiadicus neben der Medianebene als **Crura penis;** sie treten sofort zusammen und bilden den **Körper,** dessen Ende spitz zuläuft oder sich in mehrere Spitzen, *Apices,* spaltet; in ihrem Schwellgewebe befindet sich, besonders bei älteren Tieren, öfter Fettgewebe. Dorsal, an dem die Bauchwand zugekehrten *Dorsum penis,* findet sich eine flache Rinne für Gefässe, der *Sulcus dorsalis penis,* und ventral, an der *Facies urethralis,* eine tiefere Rinne für die Urethra, *Sulcus urethralis,* **Harnröhrenrinne.** Bei den Wiederkäuern und dem Schweine wird die Sulcus urethralis dadurch, dass ihn die Kapsel der Schwellkörper überbrückt, zu einem Kanal. Bei Mensch, Hund und Katze fehlt dieser Verschluss. Beim Pferde wird die Rinne durch einen Quermuskel, den M. bulbocavernosus, überbrückt. Diesem legen sich 2 schmale, weisse Längsmuskeln, die Afterrutenmuskeln, an, die auch bei den übrigen Haustieren, bei den Wiederkäuern und dem Schweine aber erst nabelwärts von der Penisbeuge, an der Harnröhrenfläche des Penis liegen. Am Anfang des Penis nimmt beim Menschen eine oder mehrere kleine Anschwellungen, die *Bulbi penis.* Der Körper des Penis ist beim Pferde seitlich abgeplattet, bei den anderen Haustieren und dem Menschen zylindrisch. Meist kann man den Aufbau des Corpus cavernosum penis aus 2 symmetrischen, durch das *Septum penis* geschiedenen Hälften nachweisen. Der Penis der Wiederkäuer und des Schweines ist relativ lang und derber als der des Pferdes und sein Schwellgewebe relativ spärlich; er bildet eine S-förmige Biegung, *Flexura sigmoidea penis,* die bei den Wiederkäuern zwischen After und Scrotum und beim Schweine nabelwärts vom Scrotum liegt.

Wie erwähnt, ist der Canalis urogenitalis vom *Corpus cavernosum urethrae* umgeben, das am Penisanfang den *Bulbus urethrae* bildet. An dieses schliesst sich am Ende des Penis beim Menschen, dem Hunde und dem Pferde eine deutliche **Eichel,** die *Glans penis,* an, die auch aus Schwellgewebe besteht, das mit dem Corpus cavernosum urethrae in Verbindung steht (Fig. 711 19, 729, 730). Beim Menschen und Pferde ist sie m. o. w. abgerundet und setzt sich gegen den übrigen Penis durch das *Collum glandis*, den *Sulcus coronarius* und die *Corona glandis* ab. Beim Pferde hat die Eichel an der freien, gewölbten Fläche eine Grube, die *Fossa glandis*, aus der die Harnröhre als zylindrischer *Proc. urethrae* hervorragt. Beim Menschen endet die Harnröhre in der Eichel mit einer Erweiterung; ihr Boden bildet dabei die flache, 2 cm lange *Fossa navicularis*. Wiederkäuer, Schwein und Katze besitzen eine deutlich abgesetzte Eichel nicht (s. S. 552, 554 u. 558); bei ihnen läuft der Penis spitz zu; das dünne Ende ist beim Schweine schraubenförmig gewunden, während das Penisende des Schaf- und Ziegenbockes ein *Proc. urethrae* überragt; beim Bullen ist der Proc. urethrae zu einer Papille reduziert. Beim Hunde enthält die sehr lange Eichel, an der weder der Sulcus coronarius, noch die Corona glandis bemerkbar sind, das hohlsondenartige **Os penis** (Fig. 729 2 u. 730 f, f), in dessen ventralem *Sulcus urethralis* die Harnröhre liegt. Die Eichel des Hundes zerfällt in einen längeren, zylindrischen, spitz zulaufenden End- und einen kugeligen, wulstigen Anfangsabschnitt, den Schwellknoten (*Bulbus glandis*). Bei der Katze läuft der Penis spitz zu und ist nach hinten gekehrt (Fig. 731 c). Sein Endabschnitt (c') enthält ein kleines Knöchelchen und besitzt an der Oberfläche kleine, stachelartige Gebilde.

k) Das *Praeputium*, die **Vorhaut** (Fig. 714 u. 715), ist eine röhrenartige,· mit Drüsen, *Glandulae praeputiales*, versehene, häutige Hülle, die das Ende des Penis umgibt. Es besteht aus einem Integument-, einem Parietal- und einem Viszeral-(Penis-)blatt. Das Integumentblatt(-hülse) umgibt den Penis seitlich und ventral und geht dorsal in die Haut des Bauches über; es schlägt sich nach innen (gegen den Penis) um, bildet so das *Ostium praeputiale* und geht in das Parietalblatt über. Die Behaarung des Integumentblatts nimmt in der Nähe des Orificium entweder ab oder derart zu, dass die Präputialöffnung von langen Haaren in Form von Büscheln umgeben wird. Das Parietalblatt geht eine Strecke am Integumentblatt zurück, schlägt sich dann wieder eichelwärts um, Grund des Präputialsacks, und geht in das Viszeral-(Penis-)blatt über; es ist bei allen Tieren m. o. w. gefaltet. Von der Präputialöffnung aus behält es bei Rind, Hund, Schafbock und Eber auf eine kurze Strecke noch den Charakter des mit Haaren besetzten Integuments bei; beim Pferde trägt es sogar bis zum Grunde des Präputialsacks, beim Ziegenbock bis zur Hälfte dünne, weit auseinanderstehende, feine Härchen. Bei Hund, Schafbock, Ziegenbock und besonders Eber markieren sich in ihm Lymphknötchen als kleine, sicht-· und fühlbare Knötchen; beim Pferde und Ziegenbock enthält das Parietalblatt Drüsen. Das Penisblatt überzieht den Endabschnitt des Penis direkt bis zum Orificium urethrae ext. und geht hier in die Schleimhaut der Harnröhre über; beim Hunde und Bullen treten an ihm Lymphknötchen hervor; bei Katze und Schaf verjüngt sich der Präputialsack vom Orificium aus trichterförmig (Näheres s. Krage [325]). Beim Pferde bildet das Praeputium vom Grunde des Präputialsackes aus eine eichelwärts (gegen die Präputialöffnung) vorspringende Ringfalte, so dass der Eindruck einer Doppeleinstülpung entsteht (s. S. 548). Bei Wiederkäuern, Schwein und Fleischfressern besitzt die Vorhaut Muskeln, die sie vor- und zurückziehen (s. S. 539); sie fehlen dem Pferde und dem Menschen. Beim Schweine führt über dem Ostium praeputiale eine Öffnung in einen Hautblindsack, den Präputialbeutel (Fig. 722, 724, 726, 727). Beim Menschen findet sich ein *Frenulum praeputii*. Die Vorhaut wird nicht nur von der äusseren Haut, sondern auch von der zweiblättrigen Vorhautfaszie (der Fortsetzung der Fascia superficialis und der gelben Bauchhaut) gebildet. Da, wo das Parietalblatt der Vorhaut an den Penis tritt, vereinigen sich beide Faszienblätter zu der den Penis überziehenden *Fascia penis*.

l) **Gefässe und Nerven der Geschlechtsorgane.** Die Hoden werden von der A. spermatica int., ihre Hüllen von der A. spermatica ext. und der A. pudenda ext., die Anhangsdrüsen von der A. pudenda int., der Penis von dieser, der A. pudenda ext. und der A. pudenda noch von der A. obturatoria versorgt. Die Lymphgefässe der Hoden ziehen zu den Lendenlymphknoten, die der Anhangsdrüsen und der Begattungsorgane zu den Lgl. inguinales prof. und den Lgl. iliacae mediales. Die Nerven der Hoden kommen vom Plexus spermaticus, die der Hodenhüllen und der übrigen Geschlechtsorgane vom Pl. hypogastricus und sacralis, vom N. iliohypogastricus, ilioinguinalis und den Nn. spermatici externi.

m) **Die Muskeln der männlichen Geschlechtsorgane.** Der **M. cremaster** liegt an der Aussenfläche der Tunica vag. comm. Sein Ursprung liegt in der Bauchhöhle am M. psoas minor oder am M. obliquus abdom. int. oder an der Fascia iliaca. Der **M. urethralis** umgibt das Beckenstück der Harnröhre; beim Pferde, beim Ziegenbock und den Fleischfressern ist er m. o. w. röhrenförmig (Fig. 702 a); beim Rinde, Schafbock und Eber lässt er ihre dorsale Wand frei (Fig. 700, 701 u. 703 a). Mit dem M. urethralis vermischen sich auch die längs und schräg verlaufenden, vom Sitzbein entspringenden Fasern der dem Menschen fehlenden **Mm. ischiourethrales**. Sie gehen vom Sitzbein zur Harnröhre; ihr Seitenteil bedeckt als *M. ischioglandularis* s. *ischiourethralis lateralis* die Glandula bulbourethralis. Nach Brauell [78] kommen öfter an den Geschlechtsteilen noch folgende Muskeln vor: a) beim Schafe ein *M. glandularis proprius* und ein *M. bulboglandularis impar*, b) beim Rinde ein *M. bulbourethralis lateralis* und *medius*, ein *M. bulboglandularis prof.* und ein *M. urethroglandularis*; c) beim Schweine ein *M. bulboglandularis lateralis, bulbourethralis lateralis* und ein *M. glandularis proprius.* Der

M. bulbocavernosus umgibt den Bulbus urethrae als ein bei Wiederkäuern, Schwein und Hund sehr kräftiger, beim Menschen schwächerer, paariger Muskel. Er endet an den Crura penis und beginnt ungefähr in der Höhe der Gl. bulbourethralis (aus dem M. urethralis). Beim Pferde ist es ein platter Quermuskel, der bis zur Eichel reicht und den Sulcus urethralis überbrückt. Der **M. ischiocavernosus** liegt am Anfang des Penis. Er entspringt am Arcus ischiadicus, bedeckt die Peniswurzel seiner Seite und endet am Corpus cavernosum penis. Beim Schafe und zuweilen beim Rinde kommt noch ein *M. ischiobulbosus* als ein auf dem Endabschnitt des M. bulbocavernosus liegender Quermuskel vor. Auch ein *M. urethrocavernosus,* der aber oft nur ein Band darstellt, kommt bei den Wiederkäuern und dem Schweine zuweilen vor. Er entspringt an der Urethra nahe dem Ende des M. bulbocavernosus und endet auf diesem und dem M. ischiocavernosus. Der **M. retractor penis** ist ein paariger, blasser Muskel, der am Anfang des Schwanzes oder aus dem Aufhängeband des Afters (s. S. 434) oder (beim Schweine) am Os sacrum beginnt, neben dem After herabzieht, an den Penis tritt und mit dem anderseitigen vereint an der Harnröhrenfläche des Penis bis zur Eichel verläuft. Bei Wiederkäuern und Schwein tritt er erst in der Penisbeuge an den Penis. Dem Menschen fehlt er. Die den Wiederkäuern, dem Schweine und den Fleischfressern zukommenden **Vorhautmuskeln**, *Mm. praeputiales,* fehlen bei Mensch und Pferd. Die **Vorwärtszieher,** *Mm. praeputiales craniales,* beginnen in der Schaufelknorpelgegend am M. subcutaneus maxim. und enden nahe dem Ostium praeputiale; die **Rückwärtszieher**, *Mm. praeputiales caudales,* die dem Schweine öfter und den Fleischfressern stets fehlen, beginnen neben dem Samenstrang an der Tunica dartos oder am M. obliqu. abdom. ext. oder an der Fascia trunci bzw. penis und enden nahe dem Ostium praeputiale in der Vorhaut. Der *M. cremaster internus,* eine Anhäufung glatter Muskelfasern im Samenstrang, ist beim Pferde am stärksten, dann folgt das Schwein. Über den *M. transversus perinaei* s. S. 433.

In der Regio perinaei finden sich ausser Genital- und Aftermuskeln noch **Faszien** und zwar die Fascia perinaei superficialis und profunda und die Fascia pelvis. Die *Fascia perinaei superficialis* geht als Fortsetzung der Fascia subcutanea von der medialen Fläche des M. semimembranosus auf die Regio perinaei über, überbrückt den Raum zwischen After und Genitalien, überzieht dorsal den M. sphincter ani und tritt an den Schwanz, während sie ventral den Penis überzieht und an der Schambeinsymphyse in das oberflächliche Blatt der Penisfaszie übergeht. Beim weiblichen Tiere überzieht sie den M. constrictor cunni und geht z. T. in die Euterfaszie über. Die *Fascia perinaei profunda* verschliesst als Fortsetzung der Fascia glutaea den Beckenausgang und wird vom Rectum und der Vagina oder der männlichen Urethra durchbohrt. Sie befestigt sich an den ersten Schwanzwirbeln, dem Kreuz-Sitzbeinband und dem Sitzbeinhöcker, überzieht den kaudalen Abschnitt des M. coccygeus und levator ani und den M. ischiocavernosus und geht in die Penisfaszie über. Über die Fascia pelvis s. S. 301. Sie überzieht mit ihrer viszeralen Abteilung die retroperitonäal gelegenen Abschnitte des Geschlechtsapparates. Die **Fascia penis** zerfällt in ein oberflächliches und tiefes Blatt. Das erstere entspringt aus der Fascia superficialis trunci und liegt am parietalen Blatte des Praeputium. Das tiefe Blatt geht nahe der Linea alba aus dem tiefen Blatte der Bauchfaszie hervor und überzieht als *Lig. fundiforme* den Penis seitlich und ventral. Afterwärts verschmilzt sie mit dem *Ligg. suspensoria penis* (s. S. 545).

II. Die männlichen Geschlechtsorgane des Pferdes.

a) Die Hoden, Testes, und ihre Hüllen (s. auch S. 533).

1. Die **Hoden** (Fig. 705 ₃, 708 a, a′, 709 ₄) sind eiförmige, seitlich etwas zusammengedrückte Organe, die ein anal gerichtetes Schwanz- (*Extremitas caudalis*), ein kranial gekehrtes Kopfende (*Extremitas capitata*), eine gewölbte laterale und mediale Fläche, einen konvexen, freien ventralen *Margo liber* und einen ziemlich geraden, vom Nebenhoden bedeckten dorsalen Rand, *Margo fixus s. epididymidis,* besitzen. Sie sind 10—12 cm lang, 3—4 cm dick, 6—7 cm hoch und ca. 150 g schwer; der linke Hoden ist meist schwerer und hängt etwas tiefer herab als der rechte. Am Kopfende jedes Hodens liegt der Kopf des Nebenhodens (Fig. 709 ₅′), dessen strangförmiger Körper (₅) lateral am dorsalen Hodenrand liegt, und dessen über das kaudale Ende des Hodens vorspringender Schwanz (₅″) in den Ductus deferens (₇) übergeht.

Am Kopfende des Hodens findet sich häufig eine Hydatide, *Appendix testis* (Rest des Müller'schen Ganges). Über den **Bau** des Hodens s. S. 534. Die Tunica albuginea zeichnet sich durch reichen Gehalt an glatten Muskelfasern aus. Das Mediastinum testis ist ganz undeutlich.

2. Das *Scrotum,* der **Hodensack** (Fig. 705 ₁, 706, 707, 708 b), liegt in der Schamgegend zwischen den Schenkeln und stellt einen nahe dem Bauch etwas eingeschnürten
Hautsack dar. Er besteht aus der äusseren Integumentschicht und der inneren,
kontraktilen *Tunica dartos.* Die **Skrotalhaut** (Fig. 706 u. 707 ₁) hat kurze, feine Haare,
fühlt sich weich, fast fettig an und erscheint meist schwarz, nur ausnahmsweise (bei
Schimmeln, oder Schecken) rötlich oder fleckig; sie ist mit zahlreichen sehr grossen
Talg- und Schweissdrüsen versehen, deren Sekret dem Hodensack ein glänzendes Aussehen
verleiht. Median findet sich aussen eine niedrige Leiste, die *Raphe scroti,* Hodensack-
naht, die sich kaudal in die Raphe perinaei und kranial in die Raphe praeputii fortsetzt.
Die rötliche *Tunica dartos,* **Fleischhaut** (Fig. 706 u. 707 ₂), ist mit der Skrotalhaut fest

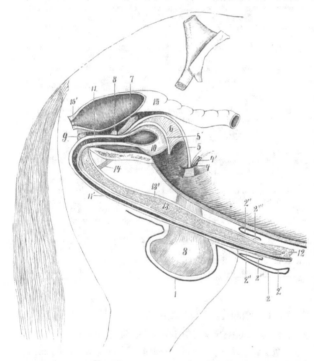

Figur 705.
MännlicheGeschlechts-
teile des Pferdes in der
Lage (halbschematisch).

1 Hodensack, 2 Integumentblatt und 2′ inneres Blatt
der äusseren Vorhaut, 2″, 2″
äusseres und 2‴, 2‴ inneres
Blatt der inneren Vorhaut,
welch' letzteres in das Penisblatt übergeht, 3 linker, von
der gemeinschaftl. Scheidenhaut eingeschlossener Hoden,
4 linker innerer Leistenring;
durch ihn treten 4′ die Gefässe und Nerven und 5 der
linke Ductus deferens, der
mit 5′ dem rechten ab-
geschnittenen Samenleiter
durch 6 die Plica urogenitalis verbunden ist, 7 linke
Samenblase, 8 durchschnittene Prostata, 9 linke Bulbourethraldrüse, 10 Harnblase,
11 Beckenstück der median
durchschnittenen Urethra,
11′ deren Penisstück, 12
Eichel, 13 median durch-
schnittener Schwellkörper
des Penis, 13′ dessen Tunica
albuginea, 14 Lig. suspensorium penis, 15 Rectum,
15′ durchschnittener After.

verbunden und besteht aus Bindegewebe, elastischen Elementen und zahlreichen glatten
Muskelfasern. Median bildet sie eine sagittale **Scheidewand,** *Septum scroti* (Fig. 706 u.
707 ₂′), die das Scrotum in die linke und rechte, je einen Hoden enthaltende **Hodensackhöhle** teilt.

　　In der Gegend des Nebenhodenschwanzes verbindet sich die Tunica dartos innig mit der
gemeinschaftlichen Scheidenhaut. Durch die Wirkung der glatten Muskelfasern erscheint der
Hodensack unter gewissen Umständen runzelig und faltig.

　　3. **Die Scheidenhäute und der Samenstrang.** Die den Hoden im Hodensack umgebenden Hüllen sind die gemeinschaftliche und die besondere Scheidenhaut. Über ihre Entstehung und Deutung s. S. 532—534. *a)* Die *Tunica vaginalis
communis testis et funiculi,* **gemeinschaftliche Scheidenhaut** (Fig. 705 ₃, 708 c, c u.
709 ₁) (s. S. 534), besteht aus 2 sehr innig miteinander verbundenen Häuten, einem

fibrösen und einem serösen Blatte. Das äussere fibröse Blatt, die *Lamina fibrosa*
(Fig. 706 u. 707 3), ist gegen den Grund des Hodensacks am stärksten und verdünnt
sich nach dem inneren Leistenring[1]). Das innere seröse Blatt, die *Lamina serosa
parietalis* (Fig. 706 u. 707 5), verschmilzt mit der Lamina fibrosa. Beide Blätter bilden
einen langen, häutigen Sack (Fig. 705 3), der im Hodensack und Leistenkanal liegt,
und dessen Lamina serosa am inneren Leistenring in die Lamina parietalis des Peritonaeum übergeht. Dieser Sack hat, da er sich nach dem Grunde des Hodensacks erweitert, eine birnförmige Gestalt; sein blindes Ende stülpt sich kaudal etwas aus und
bildet einen anal gerichteten, kleinen, sekundären Sack zur Aufnahme des Nebenhodenschwanzes. Der Hohlraum des Hauptsackes, das *Cavum vaginale*, **Scheidenhauthöhle,**
steht am inneren Leistenring durch den *Annulus vaginalis,* **Scheidenhautring,** in
offener Kommunikation mit der Peritonäalhöhle, von der er eine Aussackung ist. Im
Cavum vaginale liegen Hoden, Nebenhoden und Samenstrang. Sie treten daher bei

Figur 706 u. 707.
Schematische
Schnitte durch
den Hodensack
eines ausge-
wachsenen
Pferdes.
Fig. 706. Senk-
rechter Schnitt
durch den Hoden
und seine Hüllen.
Fig. 707. Wag-
rechter Schnitt
durch den Hoden-
sack, dorsal vom
Nebenhoden. Die
Bezeichnungen
gelten für beide
Figuren.
1 äussere Haut, 2
Tunica dartos, 2'

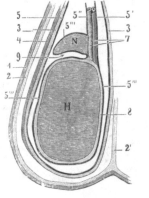

Figur 706.

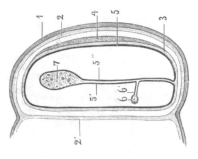

Figur 707.

deren Septum, 3, 3 Lamina fibrosa der Tunica vaginalis communis, 4 M. cremaster, 5 Lamina
serosa der Tunica vaginalis communis, 5', 5'' und 5''' Tunica vaginalis propria, 5' ihr mediales,
5'' ihr laterales Gekrösblatt, 6 Ductus deferens, 6' Samenleiterfalte, 7 Gefässe des Samenstrangs,
8 Tunica albuginea des Hodens, 9 Nebenhodentasche.

Eröffnung des Scheidenhautsackes frei zutage. Nur der Samenstrang verbindet sich mit
der gemeinschaftlichen Scheidenhaut entlang einer Linie, die sich an der kaudalen
Wand vom Schwanz des Nebenhodens (der mit verwächst) bis zum inneren Leistenring
hinzieht. Die laterale Fläche der Tunica vaginalis comm. ist zum grossen Teile vom
M. cremaster (Fig. 706 u. 707 4 und S. 549) bedeckt; sie ist mit der Tunica dartos bis
auf die erwähnte Stelle am Schwanz des Nebenhodens durch Bindegewebe nur locker
verbunden und lässt sich daher leicht aus dem Hodensack hervorziehen.

β) Als *Tunica vaginalis propria testis,* **besondere Scheidenhaut** (Fig. 706 5', 5'', 5''',
707 5', 5''', 708 e, e), wird der Gekrös- und Viszeralteil des in den Hodensack vorgestülpten
Bauchfells bezeichnet; sie entspricht dem zweiblättrigen Gekröse jedes Eingeweides und
fliesst, wie erwähnt, am kaudalen Rande mit der dem parietalen Blatte jeder serösen

---

1) Bei alten Hengsten ist die Fibrosa gegen den inneren Leistenring so dünn, dass sie
hier scheinbar fehlt; bei jungen Hengsten kann man jedoch deutlich den Übergang der
Fibrosa in die Fascia transversa nachweisen. S. unser Lehrbuch der topographischen Anatomie des Pferdes. 1914.

Höhle entsprechenden Lamina serosa der Tunica vaginalis comm. zusammen (Fig. 707). Man muss an ihr das den Hoden tragende *Mesorchium* und den den Hoden und Nebenhoden umschliessenden Viszeralteil unterscheiden. Das *Mesorchium*, Hodengekröse, bildet mit den von ihm eingeschlossenen Teilen den *Funiculus spermaticus*, **Samenstrang** (Fig. 709 6, 6'). Dieser reicht vom inneren Leistenring bis zum Nebenhoden und Hoden und stellt ein plattes Dreieck dar, dessen Basis am Hoden und dessen Spitze im Leistenkanal liegt. Am inneren Leistenring tritt er durch den Annulus vaginalis nnd spaltet sich in die Hodengefäss- und Samenleiterfalte, von denen die *Plica vasculosa*

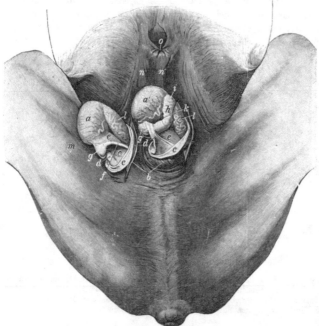

Figur 708.
Freigelegte Hoden eines auf dem Rücken liegenden Hengstes (Scrotum und Tunica vaginalis comm. sind durchgeschnitten und zurückgeschlagen; die Hoden sind etwas zur Seite gelegt, so dass vom rechten Hoden [a] die mediale und vom linken [a'] die laterale Fläche zu überschauen ist).

a rechter Hoden (mediale Seite), a' linker Hoden (laterale Seite), b Hodensack inkl. Tunica dartos (durchgeschnitten u. zurückgeschlagen), c, c gemeinschaftl. Scheidenhaut (durchgeschnitten u. zurückgeschlagen), d, d ist die Stelle, wo die Tunica vag. comm. an den Nebenhodenschwanz herantritt (Nebenhodenband), e e, e besondere Scheidenhaut, f Samenleiter, g Schwanz des rechten und g' Schwanz des linken Nebenhodens, h Körper und i Kopf des linken Nebenhodens, k Nebenhodentasche, l die von der Tunica vaginalis propria umhüllten Hodengefässe, m Ende der A. spermatica int., n Praeputium, durch das sich bei n' der Penis modelliert, o Präputialöffnung.

mit der A. und V. spermatica int. dorsokranial nach der Lendengegend, die *Plica ductus deferentis* mit dem Ductus deferens dorsokaudal nach der Beckenhöhle geht und in die Plica urogenitalis (s. S. 351) eintritt. Beide an der Bauchwand liegende Falten fliessen mit dem parietalen Blatte des Peritonaeum zusammen. Am Samenstrang unterscheidet man 2 Seitenflächen (Fig. 707 5', 5'') und einen kranialen und kaudalen Rand. Gegen den kranialen (freien) Rand liegen die von der Serosa umhüllten Blutgefässe des Hodens (Fig. 707 7, 708 l), von denen die A. spermatica int. nahe dem Hoden viele Windungen macht; die Venen bilden bis zum Leistenkanal den die Arterien z. T. umspinnenden *Plexus pampiniformis*. Zwischen den Blättern liegt glatte Muskulatur als *M. cremaster internus*. Gegen den kaudalen Rand bildet das mediale Blatt des Hodengekröses die *Plica ductus deferentis*, **Samenleiterfalte** (Fig. 707 6') (s. oben).

Der Viszeralteil (s. S. 541) der *Tunica vaginalis propria* bildet an der lateralen Seite zwischen Nebenhoden und Hoden eine Tasche, den *Saccus epididymidis*, **Nebenhodentasche** (Fig. 707 9, 708 k), während sie an der medialen Seite (Fig. 706 5') vom Nebenhoden auf den Hoden direkt überspringt, so dass man von dieser Seite aus den Nebenhodenkörper kaum erkennen kann.

Der Teil der Tunica vaginalis propria, der vom Schwanzende des Hodens an den Schwanz des Nebenhodens tritt und an diesem in die Lamina serosa parietalis übergeht, erreicht durch in ihn eintretende Züge der Tunica albuginea des Hodens und durch aus dem Samenstrang kommende Muskelfasern eine beträchtliche Stärke und Festigkeit und wird *Lig. epididymidis*, **Nebenhodenband**, genannt (Fig. 708 d, d).

b) Nebenhoden und Samenleiter des Pferdes (s. auch S. 534 u. 535).

1. Die *Epididymides*, **Nebenhoden** (Fig. 708 g, g', h, i, 709 5, 5', 5''). Am Kopfende jedes Hodens treten beim Hengst 10—18 ausführende, am Anfang weite und gerade Kanäle hervor, die sich dann winden und dicker werden und die *Coni vasculosi* (S. 534) bilden.

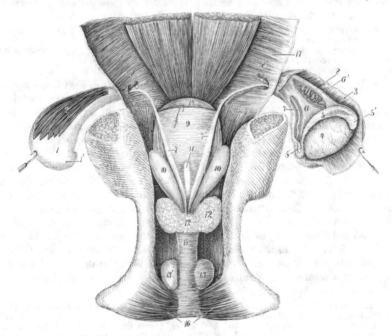

Figur 709. Männliche Geschlechtsteile des Pferdes; von der dorsalen Seite gesehen; die Hoden sind seitlich zurückgezogen.

1 den linken Hoden umhüllende Tunica vaginalis communis, 1' deren Ausbuchtung für den Schwanz des Nebenhodens, 2 linker M. cremaster (oben abgeschnitten), 3 geöffnete Tunica vaginalis comm. des rechten Hodens, 4 rechter Hoden, 5 rechter Nebenhoden, 5' dessen Kopf, 5'' dessen Schwanz, 6 und 6' Samenstrang, 7 Samenleiter, 7', 7' dessen Ampulle, 8 Hodengefässe, die mit 7 gemeinschaftlich bei 8' durch den inneren Leistenring treten, 9 die nach hinten etwas zurückgezogene, die beiden Samenleiter verbindende Plica urogenitalis, 10, 10 Samenblase, 11 Uterus masculinus, 12 Isthmus und 12' Seitenlappen der Prostata, 13 rechte vom M. urethralis und ischioglandularis noch bedeckte, 13' linke freigelegte Bulbourethraldrüse, 14 brustseitiger Teil der von 9 bedeckten Harnblase, 15 das vom M. urethralis umgebene Beckenstück der Urethra, 16 die beiden Mm. ischiocavernosi, 17 Bauchdecke.

Sie nehmen eine dunklere, bräunliche Farbe an und gehen allmählich unter gegenseitiger Vereinigung in den gewundenen *Ductus epididymidis*, **Nebenhodenkanal,** über.

Die *Coni vasculosi* sind beim Hengste im nicht gestreckten Zustand bis zum Zusammenfluss zum Nebenhodenkanal ca. 6 cm lang und werden durch Bindegewebe und Muskelfasern zum *Caput epididymidis*, **Nebenhodenkopf** (Fig. 708 i u. 709 ₅'), zusammengehalten.

Der sehr lange, bis zur Mitte nur 0,75, am Ende aber 2 mm dicke **Nebenhodenkanal** bildet, am dorsalen Hodenrand verlaufend, durch dicht nebeneinanderliegende, durch Bindegewebszüge zusammengehaltene Schlängelungen das 2 cm und darüber breite *Corpus epid.*, den **Nebenhodenkörper** (Fig. 709 ₅). Da die Bindegewebszüge sich stellenweise in stärkeren Balken zwischen die Windungen einsenken, so entstehen zahlreiche *Lobuli epididymidis*, **Nebenhodenläppchen.** Am Schwanzende des Hodens wird der Nebenhodenkanal progressiv weiter, verläuft weniger gewunden, tritt über das Ende des Hodens hinaus und bildet die rundliche, knopfförmige *Cauda epididymidis*, den **Nebenhodenschwanz** (Fig. 708 g, g', 709 ₅''). Der Nebenhoden wird durch das kurze, starke, eine Fortsetzung beider Hodenhüllen darstellende *Lig. epididymidis* (s. S. 543 und Fig. 708 d, d) mit dem Hoden verbunden.

Bei Kryptorchiden ist das Lig. epididymidis nach Vennerholm [651] sehr lang, so dass der Nebenhodenschwanz sich 10—15 cm vom Hoden entfernen kann.

Der Nebenhodenkanal besteht aus einer Muskelschicht und einer mit Flimmerepithel versehenen Schleimhaut und scheint keine Paradidymis (S. 534) zu besitzen. Dagegen findet man nahe dem Nebenhodenkopf oft kleine Hydatiden als Reste des Müller'schen Ganges.

2. Der *Ductus deferens*, **Samenleiter** (Fig. 683 o, 708 f, 709 ₇), liegt in der Samenleiterfalte; er beschreibt an seinem Ursprung einige Windungen, steigt dann geradlinig an der medialen Fläche des Samenstrangs empor und tritt mit der gen. Falte durch den Canalis inguinalis in die Beckenhöhle, kreuzt den Ureter und das Lig. umbilicale laterale seiner Seite und erreicht die dorsale Wand der Harnblase, wo er mit dem der anderen Seite durch die Plica urogenitalis (Fig. 683 o') verbunden ist. Hier bildet er bei Hengsten die etwa 22—25 cm lange, ungefähr 2—2,5 cm dicke, spindelförmige **Ampulle,** *Ampulla* (Fig. 709 ₇'), die bei kastrierten Tieren an Dicke den übrigen Samenleiter nur wenig übertrifft. Auf der dorsalen Blasenwand laufen die Samenleiter konvergierend, wobei an ihrer lateralen Seite die Samenblasen liegen, während sie den Uterus masculinus (Fig. 709 ₁₁) zwischen sich haben. Vom mittleren Teil der Prostata umschlossen und dicht nebeneinander liegend, vereinigt sich jeder mit dem Ausführungsgang der Vesicula seminalis seiner Seite zu je einem Ductus ejaculatorius, bzw. Ostium ejaculatorium (s. S. 545). Diese durchbohren die dorsale Wand der Urethra und münden am Colliculus seminalis. Die Wand des Samenleiters ist sehr dick, sein Lumen eng, jedoch am weitesten in der Ampulle.

Ausser dem serösen Überzug besteht der Ductus deferens aus einer Muskelhaut und einer mit vielen feinen Zöttchen und Leistchen versehenen Schleimhaut. In der Ampulle ist letztere dicker, lockerer, kavernös, drüsenhaltig und besitzt viele grosse Öffnungen, die Mündungen der Drüsenausführungsgänge, aus denen sich beim Druck Flüssigkeit in grosser Menge auspressen lässt, die meist kleine, sandartige, weissliche Körnchen enthält.

c) Die Geschlechts-Anhangsdrüsen des Pferdes (s. auch S. 535 u. 536).

1. Die *Vesiculae seminales*, **Samenblasen** (Fig. 530 v, 705 ₇ u. 709 ₁₀, ₁₀), sind bei Hengsten 12—15 cm lange, am Fundus 4—6 cm breite und 4—6 cm dicke, bei Wallachen kürzere und dünnere, häutige Behälter, die, in die Plica urogenitalis (s. S. 351) eingeschlossen, lateral und dorsal von den Ampullen der Samenleiter, seitlich auf der Harnblase und ventral vom Rectum liegen und konvergierend zur Harnröhre ziehen, wo sie am Colliculus seminalis (Fig. 710 ₇) mit den Ductus deferentes münden. Am

Blasenhals liegen lateral neben ihnen die Seitenlappen der Prostata, deren Isthmus sie bedeckt. An jeder Samenblase unterscheidet man den gerundeten, 4—6 cm breiten *Fundus*, **Grund,** und das *Corpus*, den **Körper,** der sich zu dem relativ weiten **Ausführungsgang,** *Ductus excretorius*, verengt; dieser durchbohrt mit weiter Mündung unter der Prostata die dorsale Wand der Urethra nach vorheriger Vereinigung mit dem Ductus deferens zu dem ca. 6—7 mm weiten, nur 2—3 mm langen *Ductus ejaculatorius* (bzw. *Ostium ejaculatorium*); bei ca. 15% der Pferde münden die Gänge gesondert.

Bau. Ausser dem serösen Überzug des Grundes unterscheidet man an der drüsenreichen Wand der Samenblase eine Adventitia, eine Muskelhaut, die nahe dem Grunde am stärksten ist, und eine Schleimhaut (s. Hendrich [250]). Letztere ist sehr zart und zeigt besonders bei Hengsten eine Menge leistenartig über die Oberfläche vorspringender Längs- und Querfältchen, die sich auch zu Netzen verbinden. Mit der Lupe sieht man viele kleine Öffnungen, die Mündungen eigenartiger Wanddrüsen.

In der Plica urogenitalis liegt zwischen beiden Samenblasen und z. T. in der Prostata meist ein kleines, sehr variables Gebilde, der **männliche Uterus,** *Uterus masculinus* s. *Uterovagina masculina* (Fig. 709 11 u. S. 536), dessen Ausführungsgang zwischen den Ostia ejaculatoria oder kaudal von ihnen mündet oder sich mit einem von ihnen verbindet.

2. Die relativ grosse *Prostata,* **Vorsteherdrüse,** des Pferdes (s. auch S. 536 u. Fig. 530 t, 705 8 u. 709 12, 12') liegt auf dem Blasenhals und dem Anfang der Urethra und bedeckt das Ende der Samenleiter und das Ende der Samenblasen; dorsal stösst sie an das Rectum; sie besteht aus 2 stumpfeckigen **Seitenlappen,** dem *Lobus dexter et sinister* (Fig. 709 12'), die bei Hengsten 8—9 cm lang und 5—6 cm breit sind (bei Wallachen meist verkümmern), und aus einem beim Hengste 2 cm breiten und 0,5 cm dicken **Mittellappen,** dem *Isthmus prostatae* (Fig. 709 12), der vom *M. prostaticus* (einem Teil des M. urethralis) bedeckt wird und die Lobi verbindet.

Die Seitenlappen liegen seitlich vom Ende der Vesicula seminalis und sind durch Bindegewebe mit ihr verbunden. Die Prostata hat jederseits 16—18, selbst bis 30 ziemlich weite **Ausführungsgänge,** *Ductus prostatici,* die seitlich neben dem Colliculus seminalis mit engen Öffnungen an kleinen Papillen oder unter kleinen Fältchen münden (Fig. 710 6). Bei alten Pferden zeigt die Prostata oft kolloide Degeneration.

3. Die *Glandulae bulbourethrales,* **Harnröhrenzwiebel-**(Cowper'schen)**drüsen,** des Pferdes (s. S. 536 u. Fig. 530 s, 705 9 u. 709 13, 13') liegen, vom M. ischioglandularis und urethralis bedeckt, nahe dem Beckenausgang seitlich am Beckenstück der Urethra, ganz nahe an den Mm. ischiocavernosi. Beim Hengste sind sie oval und ca. 4 cm lang. Jede Drüse mündet mit 6—8 Ausführungsgängen, *Ductus excretorii,* median an der dorsalen Wand der Urethra. Die Mündungen (Fig. 710 9) bilden entweder 2 dicht nebeneinander liegende, regelmässige Längsreihen oder eine unregelmässige Reihe.

Die an jeder Seitenwand der Harnröhre ausserdem vorkommende lange Linie von kleinen Öffnungen (Fig. 710 10), die sich bis in die Gegend des Colliculus seminalis hinziehen, sind die Mündungen der Ausführungsgänge kleiner, hier liegender Drüsen.

d) Das männliche Glied, der Penis, des Pferdes (s. auch S. 537).

Der Penis (Fig. 711 13) zieht sich vom Arcus ischiadicus durch die Regio pubis bis in die Regio umbilicalis. Er wird durch Gefässe und Lymphknoten enthaltendes Bindegewebe, durch das Praeputium, die Fascia penis und die Ligg. suspensoria getragen. Über seinen Aufbau s. Fig. 713 und über seine Faszien S. 539.

1. Die *Corpora cavernosa penis,* **Schwellkörper** (Fig. 712 33 u. 713 b), entspringen am Arcus ischiadicus des Beckens mit den beiden **Penisschenkeln,** *Crura penis* (Fig. 711 12,12), die vom M. ischiocavernosus eingeschlossen sind. Nach kurzem Verlauf treten sie zur *Radix penis,* **Peniswurzel,** zusammen, wobei sie zu nur einem Schwellkörper, dem bedeutendsten Teile des Penis, verschmelzen. An die Peniswurzel treten die zwei kurzen, starken *Ligg. suspensoria,* **Aufhängebänder des Penis** (Fig. 711 17), die ventral an

der Sitzbeinsymphyse entspringen. Das *Corpus penis,* der **Peniskörper,** ist der stärkste Teil; er ist seitlich etwas abgeflacht (Fig. 713) und daher höher als breit. Am Anfang seines mittleren Drittels am höchsten, wird er gegen das Ende allmählich niedriger und geht in die **Spitze** über, die mit 3 Fortsätzen, *Apices,* endet, von denen die beiden seitlichen (Fig. 711 15) kurz und stumpf sind, während der mittlere lang ist (Fig. 711 14) und die Eichel trägt. Die Seitenflächen des Schwellkörpers sind glatt und ganz schwach gewölbt; das der ventralen Leibeswand zugekehrte, gerundete *Dorsum penis* ist mit dem seichten *Sulcus dorsalis* (Fig. 713 g) versehen, in dem die Rückengefässe und -nerven des Penis liegen; am breiteren ventralen Rande befindet sich der tiefe, breite, die Harnröhre enthaltende *Sulcus urethralis,* die **Harnröhrenrinne** (Fig. 711 16).

Bau. Das Corpus cavernosum penis besteht aus einer fibrösen Hülle und dem Schwellgewebe. Die **fibröse Hülle**, *Tunica albuginea* (Fig. 713 a), ist eine glänzend weisse, sehr feste,

Figur 712.

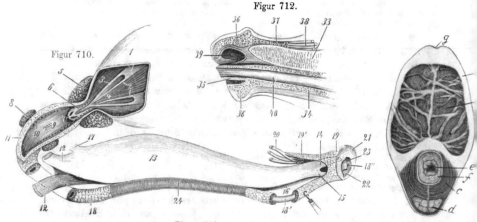

Figur 710.

Figur 711.   Figur 713.

Figur 710.   **Harnblase und Beckenstück der Harnröhre des Pferdes,** ventral geöffnet.
1 kaudaler Teil der Harnblase, aufgeschnitten, 2 Mündung der Ureteren, 3 Plicae uretericae, die 4 das Trigonum vesicae begrenzen und sich zur Crista urethralis vereinigen, 5 Seitenlappen der Prostata, 6 Pars prostatica der Harnröhre mit den Mündungen der Prostataausführungsgänge, 7 Colliculus seminalis mit den Mündungen der beiden Ductus ejaculatorii, 8 Glandula bulbourethralis, 9 ihre Ausführungsgänge, 10 Ausmündungsstellen seitlich gelegener, kleiner Drüsen, 11 Corpus cavernosum des Beckenstücks der Harnröhre.

Figur 711.   **Penis des Pferdes;** von der rechten und ventralen Seite gesehen.
12, 12 Crura penis, 13 Körper des Penis, 14 mittlerer und 15 seitlicher kurzer Fortsatz der Penisspitze, 16 Sulcus urethralis, 17 Lig. suspensorium penis, 18 Schwellkörper des Penisstücks der Urethra, bei 18′ ist der Schwellkörper entfernt, um die Schleimhaut der Harnröhre zu zeigen, 18″ frei hervorragender Harnröhrenfortsatz, 19 Schwellkörper der Eichel; er setzt sich bei 19′ kappenartig fort und geht bei 20 in die Vv. dorsales penis über, 21 Eichel, 22 Eichelgrube, 23 sekundäre Eichelgrube, 24 ein Teil des M. bulbocavernosus.

Figur 712.   **Längsschnitt des Endes vom Penis des Pferdes.**
33 Schnittfläche der Spitze des Schwellkörpers des Penis, 34 Schwellkörper der Harnröhre, 35 dessen Fortsetzung in den Harnröhrenfortsatz, 36, 36 Schwellgewebe der Eichel, 37 Kapuzenfortsatz des Schwellgewebes der Eichel, 38 aus ihm hervorgehende Venen, 39 mittlere Eichelgrube, 40 Schleimhaut der Urethra.

Figur 713.   **Querschnitt durch den Penis des Pferdes.**
a Tunica albuginea, b Corpus cavernosum penis, c M. bulbocavernosus, d Afterpenismuskel, e Schleimhaut und f Corpus cavernosum der Urethra, g Gefässrinne am Dorsum penis.

elastische Membran, die aus Bindegewebe, elastischem Gewebe und glatten Muskelfasern besteht und gegen den dorsalen Rand hin die Dicke von $1/2$ cm erreicht. Von ihr gehen viele Fortsätze, *Trabeculae corporis cavernosi*, ab, die sich teilen, netzförmig verbinden und das weisse Gerüst des schwammig erscheinenden Schwellkörpers bilden. Ein *Septum penis* ist nicht immer deutlich erkennbar; nur im Anfangsteil formieren starke Balken ein durchbrochenes, medianes Septum. Im Endabschnitt sind die Balken zahlreicher und die Maschen enger als im Anfangsteil. Das eigentliche Schwellgewebe (Fig. 713 b) bildet eine rötliche, fast fleischartige Substanz und füllt die durch die Balken gebildeten Räume, *Cavernae corporis cavernosi*, aus.

2. Der *Canalis urogenitalis masculinus* s. *Urethra masc.*, die häutige, sehr dehnbare **Harnröhre**, zerfällt in den Becken- und Penisteil. Die vom M. urethralis umgebene *Pars pelvina* (s. *membranacea hom.*), das **Beckenstück** (Fig. 705 11), fängt am Halse der Blase an und liegt median auf der ventralen Beckenwand, ventral vom Rectum. Der Anfangsteil wird auf 2—3 cm Länge von der Prostata dorsal umfasst, *Pars prostatica* (Fig. 710 6). Der folgende Abschnitt ist verhältnismässig weit, verengt sich aber in der Gegend des Afters zum *Isthmus urethrae* (Fig. 710 hinter 8); hier liegen dorsal und seitlich an der Harnröhre die Glandulae bulbourethrales. Ventral vom After tritt die Harnröhre, wieder etwas weiter werdend, durch den Arcus ischiadicus aus dem Becken, tritt zwischen die beiden Schenkel des Penis und geht damit in die *Pars externa* (s. *cavernosa hom.*), das **Penisstück** (Fig. 705 11′), über. Dieses liegt im Sulcus urethralis des Corpus cavernosum penis, wird ventral vom M. bulbocavernosus (Fig. 713 c) überbrückt und endet in dem ca. 2—3 cm langen, zylindrischen, aus der Eichelgrube hervortretenden, ventral ein kleines Bändchen (*Frenulum urethrae*) besitzenden *Proc. urethrae*, dem **Harnröhrenfortsatz,** der mit dem *Orificium urethrae ext.*, der **äusseren Harnröhrenöffnung,** mündet. Die Harnröhre besteht aus einer mit Mischepithel bekleideten Schleimhaut und einem dünnen Schwellkörper.

Das *Corpus cavernosum urethrae*, der **Schwellkörper** der Harnröhre (Fig. 711 18), umgibt ihre Schleimhaut röhrenförmig (Fig. 713 e, f) und zwar (Fig. 710 11) nicht bloss das Penis-, sondern auch das Beckenstück, so dass letzteres nicht eine Pars membranacea urethrae darstellt. Am Anfang des Penis ist das Corpus cavernosum zum undeutlichen **Bulbus urethrae,** der **Harnröhrenzwiebel,** verdickt. Im übrigen ist es ventral stärker als dorsal und setzt sich dünnschichtig auf den Proc. urethrae fort (Fig. 712 35). Am Penisende (Fig. 711) findet sich das *Corpus cavernosum glandis* (s. S. 548). Die **Schleimhaut** des Beckenstücks der Harnröhre (Fig. 711 18′ u. 712 40) wird von den Ausführungsgängen der Prostata, der Bulbourethral- und anderer kleiner Drüsen durchbohrt; kaudal von der Prostata findet sich median an der dorsalen Wand in der Verlängerung der Crista urethralis der längliche, deutlich hervorragende *Colliculus seminalis*, **Samenhügel,** an dem jederseits sich der Ductus ejaculatorius bzw. das Ostium ejaculatorium befindet.

3. Die *Glans penis*, **Eichel** des Pferdes (s. S. 537 und Fig. 705 12 u. 711 21), sitzt dem Ende des Corpus cavernosum penis mützenförmig auf. Sie stellt eine rundliche Anschwellung dar, die von einem vorspringenden Rande, der *Corona glandis*, **Eichelkrone,** begrenzt wird und durch eine rinnenartige Vertiefung, das *Collum glandis*, den **Eichelhals,** vom Körper des Penis abgesetzt ist. Das Eichelschwellgewebe setzt sich jedoch kaudal von der Corona noch auf den Penis fort, und zwar ragt die Eichel in Form eines stumpfen Vorsprungs, des *Proc. dorsalis glandis* (Fig. 712 37), auf dem mittleren Fortsatz des Schwellkörpers des Penis dorsal weiter kaudal (wurzelwärts) als ventral. Bei starker Erektion wird dieser Vorsprung durch eine mediane Rinne halbiert. In ihrer ventralen Hälfte dacht sich die Endfläche der Eichel schräg rück- und abwärts ab. An dieser Fläche befindet sich die *Fossa glandis*, **Eichelgrube** (Fig. 711 22 u. 712 39), aus der der *Proc. urethrae* als ein 1,5 cm langer, zylindrischer Fortsatz hervorragt; unmittelbar dorsal von ihm buchtet sich die Eichelgrube zu der tiefen **sekundären** **Eichelgrube** (Fig. 711 23) aus, die meist mit einer m. o. w. festen, schmierigen Masse ausgefüllt und hierdurch nicht selten sehr erweitert ist.

Die Eichelkrone ist mit ca. 30 spitz- oder stumpfkegelförmigen, papillenähnlichen Hervorragungen, die bis 3,3 mm lang werden können, besetzt; sie besitzt einen Umfang von 16,5—19,0 cm, eine Breite von 5,0—6,0 cm und schwillt bei der Erektion bedeutend an. Der beim Coitus aus dem Praeputium hervortretende Teil des Penis ist 31—47 cm lang (Schmaltz [548]).

Seitlich vom Processus urethrae befindet sich in der Eichelgrube noch eine sehr variable, paarige Einbuchtung und ventral von ihm an der Eichel eine mediane Rinne.

Die die Eichel überziehende Haut ist eine Fortsetzung des drüsenlosen Penisblattes der Vorhaut; bei Pferden mit unpigmentierter Haut ist sie rosarot, bei dunklen Pferden verschiedengradig pigmentiert und gefleckt, manchmal auch gleichmässig grau; im erschlafften Zustand zeigt sie eine Faltenbildung. Sie setzt sich auch in die Eichelgruben fort, überzieht den Proc. urethrae und geht an dessen Mündung in seine Schleimhaut über, die rings um die Mündung kleine Falten bildet.

Bau. Das die Hauptmasse der Eichel bildende **Schwellgewebe** enthält viele elastische, aber wenig muskulöse Elemente. Es zieht sich, indem es sehr weitmaschig wird, noch eine Strecke weit auf dem dorsalen Teile des Corpus cavern. penis wurzelwärts; aus ihm kommen (an der ventralen Fläche des Proc. dorsalis) grössere Venen hervor (Fig. 712 38). In der Mittelebene der Eichel finden sich Andeutungen eines **Septum glandis.** Die Elastizität der Eichel des Pferdes ist so bedeutend, dass eine langsam erhärtende Injektionsmasse (Gips) aus einer gut injizierten Eichel stets wieder herausgepresst wird, wenn man dies nicht durch Unterbindungen verhindert. Betreffend Einzelheiten s. Hausmann [241], Mäder [384] und Schmaltz [549]. Betr. der Gefässe des Penis s. A. pudenda ext. und int. und A. obturatoria mit den entspr. Venen.

e) Die Vorhaut, Praeputium, des Pferdes (s. auch S. 538).

Die **Vorhaut** besteht aus der äusseren und inneren Vorhaut und bildet den Präputialsack, in dem der Endabschnitt des Penis liegt. Die **äussere Vorhaut,** Schlauch (Fig. 705 2, 2', 708 n, n' u. 715 b, b, c, c), beginnt am Scrotum und reicht fast bis zum Nabel; sie fliesst dorsal mit der äusseren Haut der ventralen Bauchwand zusammen und bildet eine zweiblättrige Hülle mit m. o. w. runder, weiter Öffnung, dem *Ostium praeputiale* **(Schlaucheingang)** (Fig. 708 o, 715 g, g), an dem sich ihr äusseres,

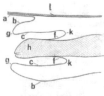

Figur 714. Praeputium
des Hundes
(halbschematisch).

a Haut der ventralen Bauchwand, b, b äusseres und c, c inneres Blatt der Vorhaut, f, f Penisblatt, g, g Ostium praeputiale, h Penis, k, k Grund des Präputialsacks, l Muskulatur der ventralen Bauchwand.

Figur 714.

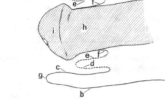

Figur 715. Praeputium des Pferdes (halbschematisch).

a Haut der ventralen Bauchwand, b, b äusseres und c, c inneres Blatt der äusseren Vorhaut, d, d äusseres und e, e inneres Blatt der inneren Vorhaut, f, f Penisblatt, g, g Ostium praeputiale, h Penis, i Eichel, l Muskulatur der ventralen Bauchwand.

Figur 715.

der Haut des Hodensacks gleichendes Integumentblatt (Fig. 715 b, b) in das viele unregelmässige Falten bildende innere Blatt der äusseren Vorhaut (c, c) umschlägt. Dieses geht eine Strecke gegen den Hodensack hin, schlägt sich dann, den Grund der äusseren Vorhaut bildend, wieder um und bildet eine nach der Vorhautöffnung gerichtete (wulstartige) Ringfalte (*Annulus praeputialis*), die **innere Vorhaut** (d, d, e, e), die bei der Erektion verschwindet[1]. Sie besteht aus einem wandseitigen (äusseren)

---

1) Die innere Vorhaut umgibt den Penis wie die des Menschen den menschlichen Penis. Ihre Öffnung ist also eigentlich die Präputialöffnung und der Rand derselben der Präputialring (Schmaltz [548]).

gefalteten und einem penisseitigen (inneren) glatten Blatte. Letzteres (e, e) schlägt sich nach innen (penisseitig) um, bildet den Grund der inneren Vorhaut, um dann als viszerales **Penisblatt** (f, f) den Penis bis zum Orificium urethrae ext., wo es in die Harnröhrenschleimhaut übergeht, zu überziehen. Es liegen mithin dorsal 4, seitlich und ventral sogar 5 Lagen (Integumentblatt und inneres Blatt der äusseren Vorhaut und äusseres und inneres Blatt der inneren Vorhaut und Penisblatt) umeinander (Fig. 715).

Die innere Vorhaut, die also als eine Ringfalte des parietalen Blattes der Vorhaut anderer Tiere aufzufassen ist, steht ventral durch eine Falte (*Frenulum praeputii*) mit der äusseren Vorhaut in Verbindung. An der ventralen Fläche des Praeputium befindet sich median eine kleine, leistenartige Hervorragung, die *Raphe praeputii*, die afterwärts in die Raphe scroti übergeht und sich nabelwärts bis zum Ostium praeputiale fortsetzt; seitlich von ihr befindet sich je eine grössere Falte. Nicht selten verschmelzen ventral das innere Blatt der äusseren Vorhaut und das äussere Blatt der inneren Vorhaut miteinander.

Bau. Die Vorhaut zeigt mit Ausnahme des Penisblattes im allgemeinen den Bau der äusseren Haut; sie besitzt einen Papillarkörper, vielschichtiges, oberflächlich verhorntes Plattenepithel und Talg- und Schweissdrüsen. Am Integumentblatt der äusseren Vorhaut finden sich Haare, die am Übergang in ihr inneres penisseitiges Blatt (Membrana praeputialis) viel spärlicher, kleiner und feiner werden und viel weiter auseinanderstehen, sich aber vereinzelt noch bis zum Rande des Annulus praeputialis verfolgen lassen. Talg- (alveoläre Präputial- s. Smegma-) und Schweissdrüsen (tubulöse Präputialdrüsen) (Krage) findet man bis an den Rand des Annulus praeputialis in reicher Zahl. Sie liefern ein Sekret, das sich stets als eine scharf riechende, fettige, grauschwärzliche Masse, *Smegma praeputii*, im Präputialsack findet. Am äusseren Blatt und dem freien Rande des Annulus praeputialis sind diese Drüsen, und besonders die den *Glandulae praeputiales* des Menschen vergleichbaren Talgdrüsen, am grössten, um dann plötzlich aufzuhören. Das äussere (parietale) Blatt der inneren Vorhaut und das Penisblatt sind einer kutanen, drüsenfreien Schleimhaut gleich gebaut. Das Penisblatt ist dünner und bildet viele feine, unregelmässige Fältchen, die dem Penis ein runzeliges Aussehen verleihen, sich am erigierten Penis aber verlieren. Es ist grauschwärzlich oder weiss gefleckt und marmoriert.

f) Muskeln der männlichen Geschlechtsorgane des Pferdes (s. auch S. 538).

1. Der **M. cremaster**, Hodenmuskel (Fig. 709 $_2$), beginnt sehnig am M. psoas minor und der Fascia iliaca nahe dem Ursprung des M. sartorius und bedeckt als ein kräftiger, fleischiger, fast fächerförmiger, platter Muskel hauptsächlich die laterale Fläche der Tunica vaginalis comm., befestigt sich an ihr und verliert sich mit seinen divergierenden Bündeln in der Gegend der lateralen Seitenfläche des Hodens, nicht weit von dessen freiem Rande. Mit einzelnen Bündeln setzt er sich auf die für die Cauda epididymidis bestimmte Ausstülpung der Tunica vaginalis communis fort.

2. Der **M. ischiocavernosus** (Fig. 532 h u. 709 $_{16}$) ist ein kurzer, rundlicher, starker Muskel, der das Crus penis seiner Seite umgibt und fast ganz in einer Vertiefung des M. semimembranosus liegt. Er entspringt lateral am Arcus ischiadicus, verläuft ventromedial und endet am Corpus cavernosum penis.

3. Die **Mm. ischiourethrales** sind 3 Muskeln, die vom Sitzbein an das Beckenstück der Harnröhre gehen.

a) Die **Mm. ischioglandulares** sind kleine, lockere Muskeln, die zwischen den Mm. ischiocavernosi und dem Beckenstück der Urethra liegen. Sie entspringen am Sitzbein und auf den Crura penis, bedecken die Bulbourethraldrüsen und enden teils seitlich an der Tunica fibrosa der Urethra, teils verlieren sie sich immer im M. urethralis. b) Der **M. ischiourethralis impar** entspringt median und ventral am Sitzbein, kaudal von der Anheftung der Ligg. suspensoria penis flachsehnig, tritt als schwacher Muskel dorsal in das Becken, läuft an der ventralen Fläche der Harnröhre blasenwärts und verliert sich im M. urethralis.

4. Der **M. urethralis**, Harnröhrenmuskel (Fig. 709 $_{15}$), umgibt die Pars pelvina der Urethra und besteht aus einer dorsalen und einer ventralen Lage Querfasern, die seitlich in der sie umgebenden, fibrös-elastischen Platte zusammenstossen.

Blasenwärts bedeckt der Muskel noch einen Teil der Prostata (*M. prostaticus*), kaudal umgibt er die Glandulae bulbourethrales, ventral vermischt er sich mit den Mm. ischiourethrales.

5. Der **M. bulbocavernosus**, Harn- und Samenschneller (Fig. 532 g und 711 24), fängt als Fortsetzung des vorigen Muskels an den Bulbourethraldrüsen an, bedeckt den Bulbus urethrae und reicht am Penisteil der Harnröhre bis zur Eichel. Seine querverlaufenden Fasern überbrücken den Sulcus urethralis und befestigen sich an seinen Rändern; median hat er einen Sehnenstreifen, der eine Art Naht bildet. Der starke Anfangsteil des Muskels bildet einen Ring um die Urethra.

6. Der blasse, bandförmige, aus glatten Muskelfasern bestehende **Afterpenis- muskel**, *M. retractor penis* (Fig. 532 f), geht aus dem Aufhängeband des Afters (s. S. 434) hervor und tritt alsbald so dicht an den der anderen Seite, dass beide scheinbar nur einen Muskel darstellen (Fig. 713 d), der den M. bulbocavernosus grösstenteils bedeckt, nach dem Ende des Penis zu jedoch von dessen Querbündeln bedeckt wird. An der Eichel verlieren sich seine Fasern allmählich.

Wirkungen. Der *M. cremaster* ist Heber des Hodens. Die *Mm. ischiocavernosi* pressen den Anfangsteil des Penis gegen den Knochen, wodurch der Penis gehoben und der Rücktritt des venösen Blutes aus seinem Schwellkörper gehemmt wird. Die *Mm. ischiourethrales* ziehen die Harnröhre nach hinten, drücken sie an den Knochen und pressen die Drüsen und die V. dorsalis penis zusammen. Der *M. urethralis* presst die Harnröhre zusammen und drückt auf die Bulbourethraldrüsen; er ist ausserdem willkürlicher Schliessmuskel der Harnblase. Der *M. bulbocavernosus* wirkt austreibend auf den Harnröhreninhalt. Die Afterpenismuskeln drücken den After zusammen und ziehen den Penis in das Praeputium zurück.

III. Männliche Geschlechtsorgane der Wiederkäuer.

Das **Scrotum** (Fig. 716 1, 1) liegt mehr nabelwärts als beim Pferde, hängt tiefer herab (baumelt) und ist über den Hoden halsartig eingeschnürt. Seine Haut ist beim Rinde rötlich und wenig oder nur kurz, bei Schaf und Ziege dagegen stark behaart und nahe am Bauche jederseits mit 1 (Schaf, Ziege) oder 2 (Rind) Afterzitzen versehen. Die Hoden (3, 3') sind relativ gross, besonders beim Schaf- und Ziegenbock (beim Rinde 12—14 cm hoch, 6—7 cm dick und jeder ca. 250 bis 300 g schwer, beim Schaf- und Ziegenbock $10^{1}/_{2}$ cm hoch, 6 cm dick und ca. 200—300 g schwer). Beim Rinde bilden sie ein langgezogenes, bei Schaf und Ziege ein breiteres Oval. Die Enden der Hoden sind dorsal und ventral, die Ränder kranial und anal gerichtet. Der stark entwickelte, breite Kopf des **Nebenhodens** (4', 4') befindet sich am dorsalen Ende, der schmale Körper (4) lateral am kaudalen Rande und der Schwanz (4'', 4'') am ventralen Ende, über das er noch hervorragt. Das Parenchym des Hodens ist beim Rinde gelblich, bei Schaf und Ziege weisslich. Der Läppchenbau ist wenig augenfällig, das Mediastinum testis ist ein 2—8 mm dicker Strang. Die **Ductus deferentes** (5) treten in der Plica urogenitalis dicht aneinander; ihre Ampullen (5') sind beim Bullen 13—15, beim Schafbock 6—8 cm lang, beim Bullen 1,2—1,5 und beim Schafbock 0,4—0,8 cm dick; die Ductus deferentes enthalten zahlreiche Querfalten und münden mit den Samenblasen am Colliculus seminalis der Urethra. Dieser bildet den ziemlich be- deutenden Endvorsprung der m. o. w. stark ausgeprägten *Crista urethralis*, die sich vom Trigonum vesicae an der dorsalen Urethralwand hinzieht. **Scheidenhäute** und **Samen- strang** weichen nicht wesentlich von denen des Pferdes ab. Der Sack der *Tunica vaginalis communis* (2, 2') ist sehr langgezogen; der *M. cremaster* steigt weniger tief an ihm herab. Der *M. cremaster int.* ist sehr schwach. Die Venen des *Funiculus spermaticus* bilden den dichten, die Arterien umspinnenden *Plexus pampiniformis.* Die **Vesiculae seminales** (6) stellen kompakte, drüsige, weissrötliche Organe mit höckeriger Oberfläche dar, die seitlich vom Harnblasenhals liegen. Ihr kaudales Ende mündet unter fast rechtem Winkel im Colliculus seminalis neben dem Ductus deferens in gemeinschaftlicher, nischenartig vertiefter Öffnung (*Ostium ejaculatorium*).

Sie sind beim erwachsenen Stiere 10—12 cm lang, 2—5 cm breit und 2—2,5 cm dick, wiegen zusammen 60—75 g und ragen oft bis in die Bauchhöhle hinein; beim Schafbock sind sie mehr rundlich-oval und ca. 3—5 cm lang, 2—2,5 cm breit und 1,0—1,3 cm dick. Sie be- stehen aus grösseren Lappen und kleineren Läppchen und sind von einer 3,5—4,0 mm dicken, an glatter Muskulatur sehr reichen Kapsel umgeben, die starke, ebenfalls glatte Muskulatur (besonders bei Schaf und Ziege) enthaltende Fortsätze zwischen die Lappen und Läppchen sendet; sie verleihen den Drüsen eine festere Konsistenz. Der *Ductus excretorius* ist ziemlich weit, zieht sich durch die Mitte der Drüse und nimmt die weiten Ausführungsgänge der einzelnen Lappen auf; er mündet mit dem Ductus deferens im Ostium ejaculatorium (s. S. 550) am Colliculus seminalis. Der *Uterus masculinus* mündet oft mit 2 Ausführungsgängen.

Die **Prostata** (Fig. 716 $_8$) ist relativ klein und enthält viel glatte Muskulatur. Sie besteht beim **Bullen** aus einem dorsal am Blasenhals und am Harnröhrenanfang gelegenen, 4 cm breiten und 1—1$^1/_2$ cm dicken **Körper** und einer an der Wand der Harnröhre gelegenen, vom M. urethralis bedeckten, 12—14 cm langen *Pars disseminata*, die dorsal 1—1$^1/_2$ cm dick ist, seitlich und ventral aber immer dünner wird (Fig. 700 d). Die Ausführungsgänge münden, in Reihen angeordnet, zwischen 2 Schleimhautduplikaturen, die vom Colliculus seminalis ausgehen.

Beim **Schaf-** und **Ziegenbock** ist nur die Pars disseminata vorhanden, die beim Schafbock die ventrale Wand der Harnröhre freilässt (Fig. 701 d) und beim Ziegenbock in ein die Urethra umgebendes Schwellgewebe eingelagert ist (Fig. 702 d).

Figur 716. Männliche Geschlechtsteile des Rindes.

1, 1 Scrotum, 2, 2' Tunica vaginalis communis, am Ende aufgeschnitten, 3 rechter Hoden, von der lateralen, 3' linker Hoden, von der medialen Seite gesehen, 4 Körper des rechten Nebenhodens, 4', 4' Kopf und 4'', 4'' Schwanz der beiden Nebenhoden, 5 Ductus deferens, 5' dessen Ampulle, 6 Samenblase, 7 das vom M. urethralis umgebene Beckenstück der Urethra, 8 Teil von diesem Muskel bedeckten Prostata, 9 Harnröhrenzwiebeldrüse, 10 M.bulbocavernosus, 11 Penis, 11' dessen abgeschnittene Wurzeln, 11'' dessen Spitze, 12 abgeschnittene Ligg. suspensoria, 13 geöffnetes Praeputium, 14 Afterrutenmuskeln, abgeschnitten, 15 rechter M. cremaster, dorsal abgeschnitten, 16 Plica urogenitalis, 17 Ureter.

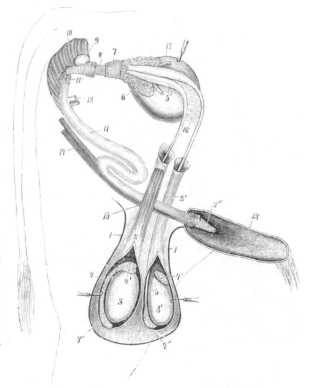

Die **Gl. bulbourethrales** (Fig. 716 $_9$) haben eine glatte Oberfläche; sie sind beim Rinde fast walnussgross (2,8 cm lang und 1,8 cm dick) und vom M. bulbocavernosus bedeckt; beim Schafbock sind sie ca. 2 cm lang und 1,6 cm dick (Knieling [309]), aber nur vom M. urethralis bedeckt. Jede ist von einer starken, fibrösen Hülle umgeben und hat nur **einen Ausführungsgang**, der an der dorsalen Wand des Urogenitalkanals in einen kaudoventral offenen, von einer halbmondförmigen Falte der Harnröhrenschleimhaut gebildeten Blindsack mündet. Das **Praeputium** (Fig. 716 $_{13}$) bildet eine enge, bis zum Nabel reichende, aus dem Integument- (äusseren) und parietalen (inneren) Vorhautblatt (Membrana praeputialis) bestehende Scheide; am Ostium praeputiale finden sich beim Rinde lange, herunterhängende Haare. Das parietale Vorhautblatt ist eine dünne, rötliche, kutane, haar- und drüsenlose Haut mit Papillarkörper; sie schlägt sich am Grunde des Praeputium auf den Penis um, bekleidet diesen als drüsenloses, beim Bullen mit grossen Lymphknötchen ausgestattetes Penis-(viszerales) blatt.

Für das Parietalblatt sind beim Bullen noch charakteristisch Färbung und Faltenbildung: die 1. Zone ist hellgrau und besitzt 3 Querfalten, die 2. Zone ist dunkelgrau und enthält etwa 5 Querfalten, die 3. Zone ist heller gefärbt und zeigt unregelmässige Faltenbildung (Krage); beim Ziegenbock zeigt dieses Blatt 4 starke Längsfalten (vgl. auch S. 538). Beim Schafbock legt sich das Penisblatt so locker an, dass es beim stark zurückgezogenen Penis vorgestülpt und nur an den vorderen Teil der Eichel befestigt ist, so, wie es Fig. 717 zeigt.

Figur 717. Schematische Darstellung des Praeputium vom Schafbock.
a Bauchwand, b äusseres, c inneres und d Penisblatt der Vorhaut, e Ostium praeputiale, f Penis.

Die **Vorwärtszieher** der Vorhaut, *Mm. praeputiales craniales,* entspringen an der Cartilago xiphoidea aus dem M. subcutaneus maximus und enden nahe dem Ostium praeputiale am Praeputium; die **Zurückzieher,** *Mm. praeputiales caudales,* beginnen jederseits mit 3 Schenkeln, von denen 2 lateral und einer medial vom Samenstrang liegen; von den beiden stärkeren lateralen beginnt der eine an der Penisbeuge, der andere an der Tunica dartos; der schwächere mediale Schenkel beginnt kaudal vom Samenstrang an der Tunica dartos. Vor dem Samenstrang vereinigen sich die 3 Schenkel zu einem Muskel, der seitlich am Penis kranial zieht und an der Vorhaut dicht kaudal von der Anheftung der Vorwärtszieher endet.

Der **Penis** (Fig. 716 11) ist relativ dünn, sehr lang und zylindrisch; er verjüngt sich nabelwärts allmählich so, dass er mit einer etwas nach links gedrehten Spitze (Fig. 716 11'') endet. Nahe dem Hodensack beschreibt er die S-förmige **Penisbeuge,** *Flexura sigmoidea,* indem er vom Scrotum aus wieder afterwärts umbiegt, eine Strecke weit zurückläuft, dann wieder umbiegt und seinen Lauf nabelwärts fortsetzt. Im erigierten Zustand verschwindet die Biegung. Der Penis erreicht dann bei grossen Bullen eine Länge von 100 cm und darüber, beim Schafbock eine solche von etwa 30 cm.

Die Corpora cavernosa penis haben eine dicke, feste Albuginea und ein viel dichteres und stärkeres, fibröses Balkennetz, weshalb sie derber und fester sind als die des Pferdes und zum Teil ein *Corpus fibrosum penis* darstellen. Axial fehlen die Schwellräume; es findet sich im sehnigen Achsengewebe die Zentralarterie; auch die Venen verlaufen längere Strecken im Schwellgewebe (s. Rubeli [514] und Mäder [384]).

An der vom sehr starken *M. urethralis* umgebenen *Pars pelvina* der **Urethra** ist beim Rinde nur ein sehr schwacher Schwellkörper vorhanden; beim Schafbock findet sich das schwache Stratum cavernosum fast nur an der ventralen Seite (Fig. 701 e); beim Ziegenbock ist ein gut entwickeltes Stratum cavernosum (Fig. 702 e) vorhanden. Vom kaudalen Ende des 2,5 mm langen und 2 mm breiten Colliculus seminalis zieht seitlich je eine ziemlich starke Falte divergierend in der Harnröhre weiter. Ausser den Ductus ejaculatorii nimmt sie die Ausführungsgänge der Prostata und nahe dem Penisstück die der Bulbourethraldrüsen auf. Das Penisstück wird, da der Sulcus urethralis durch das Zusammenstossen der Ränder der Tunica albuginea penis geschlossen wird, von dieser ganz umgeben. Das *Corpus cavernosum urethrae* bildet am Übergang vom Beckenin das Penisstück der Harnröhre einen deutlichen *Bulbus urethrae* und verliert sich gegen die Penisspitze, ohne eine echte Eichel zu bilden.

Auf Grund der entwicklungsgeschichtlichen Vorgänge deuten Fleischmann u. Böhm [172] jedoch auch das freie Ende des Penis der Wiederkäuer als Eichel und unterscheiden an ihr, abgesehen vom Proc. urethrae (Fig. 718—720 Gp), den fast zylinderförmigen, allmählich spitz zulaufenden Hals, das *Collum glandis,* und eine daraufsitzende, verdickte Haube, *Galea glandis* (Fig. 718—720 Gg). Beim Schafbock trägt das Collum an der linken Seite eine länglich-runde Seitenwarze (Fig. 718 u. 720 T). Die Haube (Spitzenkappe, Schmaltz [548]), die nur peripher eine ganz dünne Lage von Schwellgewebe enthält, ist beim Schaf- und Ziegenbock als Eichelwulst gut, beim Stiere viel weniger und beim Ochsen kaum noch ausgeprägt und durch eine besonders beim Schafbock deutliche *Corona glandis* (Fig. 718 Gc) abgesetzt. Der *Proc. urethrae* (Fig. 718—720 Gp) überragt als Fortsetzung der Harnröhre beim Schaf- und Ziegenbock das Penisende. Er ist beim Schafbock 3—4 cm lang, an seinem Grunde 2—2½ mm, an der

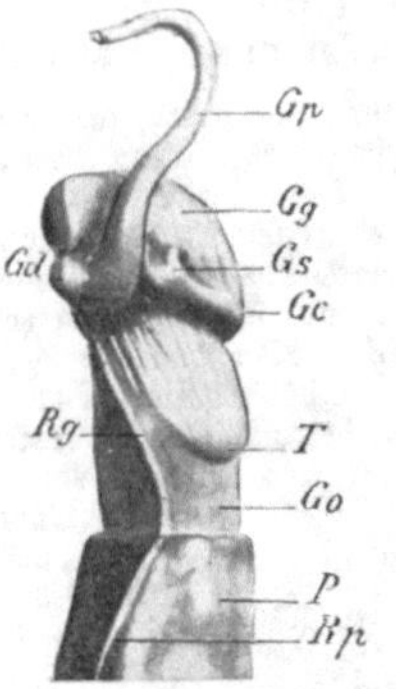

Spitze 0,5—1,0 mm dick und gewöhnlich S-förmig gekrümmt; beim **Ziegenbock** ist er nicht so lang und weniger stark gekrümmt; beim **Stiere** fehlt er; bei ihm mündet die Urethra, die kurz vorher etwas erweitert ist, spaltförmig an der ventralen Fläche des Penisendes (s. auch Rubeli [514], Nicolas [450], Marshall [393], Mäder [384], Gerhard [208] und Schmaltz [548]). Die Oberfläche der Haube hat beim **Stiere** ein schleimhautähnliches, rosafarbenes Aussehen und ist glatt, während der Vorhautüberzug des übrigen freien Penisteils fein gekörnt erscheint. Nach der Kastration verkleinert sich das freie Penisende um ca. $^1/_3$, die Haube noch mehr; ausserdem verlötet nach Mäder bei Ochsen, Widdern und Hammeln oft das Praeputium oder auch der Proc. urethrae mit dem Penis; der Proc. urethrae kann sogar ganz verkümmern. An der ventralen Seite des freien Penisendes des **Schafbocks** findet sich eine fast erbsengrosse Erhöhung.

Die **Muskulatur** der männlichen Geschlechtsteile unterscheidet sich von der des Pferdes besonders dadurch, dass der *M. bulbocavernosus* (Fig. 716 10) einen aus 2 seitlichen Hälften bestehenden, sehr kräftigen (mindestens 3 cm dicken und beim Ochsen 16—17 cm langen) Muskel bildet, der den Bulbus urethrae und die Gland. bulbourethralis seiner Seite bedeckt und sich zuspitzend bereits an der Wurzel des Penis nahe den Ligg. suspensoria endet. Er ist von einer starken fibrösen Scheide, die von den Corpora cavernosa penis ausgeht, umgeben. Er umhüllt den *M. ischioglandularis*. Der *M. ischiocavernosus* entspringt nicht nur am Tuber ischiadicum, sondern auch noch an der Innenfläche des Sitzbeins; er ist beim Rinde sehr stark und sendet beim Schafbock ein Bündel bis zur Penisbeuge. Die Afterrutenmuskeln (Fig. 716 14) treten erst in der Penisbeuge an den Penis und laufen bis an dessen Ende. Die übrigen Muskeln gleichen m. o. w. denen des Pferdes (s. S. 549).

Figur 718 (**Schafbock**).

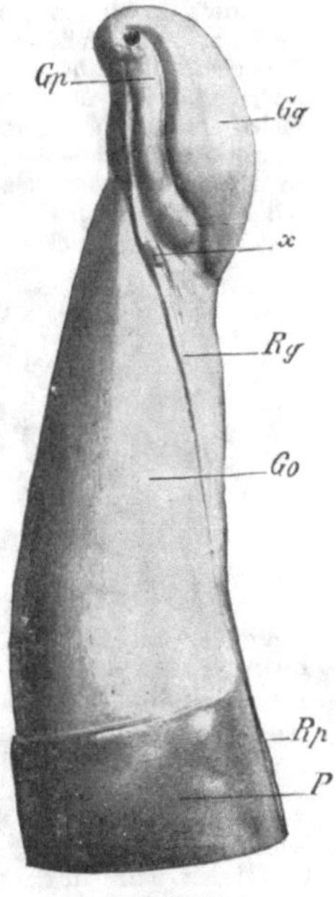

Figur 720 (**Bulle**).

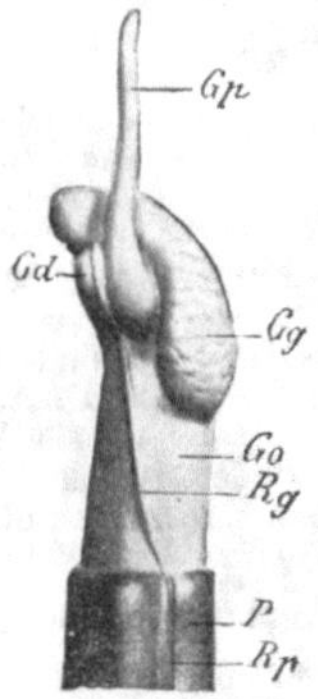

Figur 719 (**Ziegenbock**).

Figur 718. Penis vom **Schafbock**,
» 719. » » **Ziegenbock**,
» 720. » » **Bullen**,
alle 3 von der linken Seite gesehen (nach Böhm).

Gc Corona glandis, **Gd** rechte Koronarprominenz, **Gg** Galea glandis, **Go** Collum glandis. **Gp** Proc. urethrae s. Proc. glandis, **Gs** linke Koronarprominenz, P Praeputium, **Rg** Raphe glandis, **Rp** Raphe praeputii, **T** Tuberculum sinistrum, **x** läppchenartiger Anhang an der Raphe glandis.

IV. Männliche Geschlechtsorgane des Schweines.

Die männlichen Geschlechtsteile des Schweines haben, abgesehen von einigen Besonderheiten, grosse Ähnlichkeit mit denen der Wiederkäuer. Das **Scrotum** liegt in der Nähe des Afters. Die **Hoden** (Fig. 722 a) sind gross, das *Mediastinum testis* deutlich. Kopf und Schwanz des **Nebenhodens** (Fig. 722 b, b) sind relativ stark; der Schwanz liegt afterwärts in einem kleinen Sack der Tunica vagin. comm. Der **Ductus deferens** (Fig. 722 c, c) liegt an der medialen Seite des Hodengekröses (dorsal vom Nebenhoden gegen dessen Kopfende) und tritt dann steil dorsal in den Leistenkanal. Er ist anfangs starkwandig, bildet keine **Ampulle** und hat eine enge Ausmündung.   Der **Samenstrang** läuft im Leistenkanal kranial und dorsal zur Bauchhöhle.

Die kompakten, deutlich gelappten, drüsigen **Samenblasen** (Fig. 722—725 e, e) sind ausserordentlich gross; sie erreichen bei starken Ebern eine Länge von 12—15 cm, eine Breite von 6—8 cm, eine Dicke von 3—5 cm.   Sie liegen auf dem Endabschnitt der Harnblase, auf dem Blasenhals und auf und neben dem Anfang der Harnröhre; dabei berühren sich beide Drüsen medial und sind durch Bindegewebe zu einem einzigen Körper verbunden, der die Prostata, die Enden der Ductus deferentes und der Ureteren (Fig. 722—725) bedeckt.   Aus jeder Drüse setzt sich ein Ausführungsgang (Fig. 722 e') zusammen; dieser mündet neben dem Ductus deferens an dem relativ sehr kleinen Colliculus seminalis.   Sie besitzen nur eine sehr dünne, muskelarme Hülle. Die hellgraue **Prostata** besteht beim Eber aus einem $2\frac{1}{2}$ cm breiten und 1 cm dicken Körper (Fig. 722 u. 724 f), der dorsal und seitlich vom Harnröhrenanfang liegt, von den Samenblasen

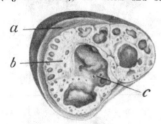

Figur 721.   Querschnitt durch die Bulbourethraldrüse des Ebers.
a quergestreifte Muskulatur, b Drüsenparenchym, c Durchschnitt eines Sammelraums.

vollständig verdeckt ist und den Ferkeln noch fehlt, und einer das ganze Beckenstück der Harnröhre allseitig umgebenden, vom M. urethralis bedeckten, 4 mm dicken **Pars disseminata** (Fig. 703 d). Sie mündet mit vielen Ausführungsgängen in die Urethra.   Der *Uterus masculinus* mündet einfach zwischen den Ductus ejaculatorii. Ganz besonders gross sind die vom M. ischioglandularis bedeckten **Gland. bulbourethrales** (Fig. 722 g). Sie stellen bei Ebern 17—18 cm, beim kastrierten Tiere 12—13 cm lange, fast dreikantige, ziemlich harte Organe dar, die sich kranial verschmälern und eine sehr höckerige, von einem selbständigen, kappenartig aufsitzenden Muskel (Fig. 721 a) bedeckte Oberfläche besitzen. Sie reichen von der Prostata bis zum Beckenausgang und liegen auf der Harnröhre. Ihr einziger grosser **Ausführungsgang** tritt am schwanzseitigen Ende aus der Unterfläche der Drüse und durchbohrt, vom M. bulbocavernosus bedeckt, die dorsale Wand der Urethra an der Grenze ihres Becken- und Penisstückes. Die Mündung der beiden Gänge ist ventral von einer halbmondförmigen Schleimhautfalte bedeckt, die einen sinusartigen Blindsack bildet. Der Querschnitt der Drüse zeigt verschieden weite Hohlräume (Fig. 721 c), in denen sich ein dickliches, glasiges Sekret findet.

Der im erigierten Zustand ca. 60 cm lange **Penis** gleicht dem der Wiederkäuer.

Er bildet eine S-förmige Krümmung, *Flexura sigmoidea* (Fig. 722 l'), die jedoch nabelseitig vom Scrotum liegt. Das Ende des Penis (Fig. 722 l", 726 u. 727 P) reicht weit in die Nabelgegend hinein, ist schraubenförmig nach links gewunden, relativ sehr lang und ohne echte Eichel. Nach Mäder [384] besitzt der Eber einen Eichelschwellkörper, der im gewundenen Teile des Penis das Corpus cavernosum des letzteren als dünner, höchstens 1,3 mm dicker Mantel umgibt (s. Schmaltz [548]). Eine seichte mediane Rinne zeigt den Verlauf der Harnröhre an.

Die Pars pelvina der **Harnröhre** ist relativ sehr lang, das Penisstück eng und vom Corpus cavernosum urethrae et penis umgeben; ersteres bildet am Penisanfang den unbedeutenden *Bulbus urethrae* und findet sich auch in Form einer dünnen Pars cavernosa mit relativ wenigen venösen Räumen am Beckenstück. Die Urethra mündet schlitzförmig nahe der Penisspitze. Die Penisgefässe besitzen eine starke, elastische Hülle. Die Trabekel der Schwellkörper sind reich an Muskelfasern. Am **Praeputium,** das bei Kastraten oft mit dem Penis verschmilzt, und dessen parietales Blatt mit stark hervortretenden Lymphknötchen ausgestattet ist, kann man nach Oehmke [453] einen kaudalen, röhrenförmigen, den Penis eng umschliessenden (Fig. 726 u. 727 Pr) und einen kranialen, beträchtlich weiteren Teil (Fig. 726 u. 727 Ps) unterscheiden. Beide Abteilungen sind durch eine ringförmige Querleiste geschieden. Der weite Teil bildet an der dorsalen Wand eine beutelartige Ausstülpung, das *Diverticulum praeputiale*, den **Präputialbeutel,** Nabelbeutel (Fig. 726 u. 727 Nb).

Er kommuniziert durch eine bei Ebern schräg nach vorn und oben (Fig. 726 op), bei Kastraten hingegen fast senkrecht gestellte Öffnung (Fig. 727 op) mit dem weiten Teile des Praeputium und besitzt eine eigene Muskulatur. Er erreicht im aufgeblasenen Zustand die Grösse eines Hühnereis und darüber und zerfällt durch eine von der dorsalen Wand ausgehende, unvollständige Scheidewand in eine rechte und linke Abteilung. Im Nabelbeutel sammelt sich m. o. w. Harn an, der einen unangenehmen, stechenden Geruch annimmt und nicht selten Ver-

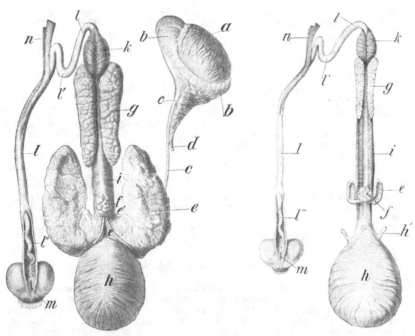

Figur 722.

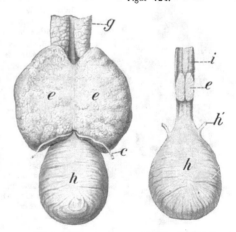

Figur 724.

Figur 722. Geschlechtsorgane des
Ebers.

a Hoden, b,b Nebenhoden, c,c Ductus
deferens, d Samengefässe, e,e Samenblasen (zur Seite geschlagen, um
den Prostatakörper zu zeigen), e' Ductus
excretorius, f Prostatakörper, g Gl.
bulbourethralis, h Harnblase, i M. urethralis, k M. bulbocavernosus, l,l Penis,
l' dessen S-förmige Krümmung, l''
dessen Spitze (die Vorhaut ist ein Stück
aufgeschnitten), m Eingang in den
Präputialbeutel, n Afterrutenmuskel.

Figur 723. Samenblasen vom Eber
in natürlicher Lage.

c Ductus deferens, e,e Samenblasen,
g Gl. bulbourethralis, h Harnblase.

Figur 724. Geschlechtsorgane
vom kastrierten männlichen
Schweine.

c Samenblasen (zur Seite gelegt,
um den Prostatakörper zu zeigen), f

Figur 723.

Figur 725.

Prostatakörper, g Gl. bulbourethralis, h Harnblase, h' Ureter, i M. urethralis, k M. bulbocavernosus, l, l Penis, l' dessen S-förmige Krümmung, l'' dessen Spitze (die Vorhaut ist ein Stück
aufgeschnitten), m Öffnung in den Präputialbeutel, n Afterrutenmuskel.

Figur 725. Samenblasen vom kastrierten männlichen Schweine in natürlicher Lage.

e Samenblasen, h Harnblase, h' Harnleiter, i M. urethralis.

anlassung zu Niederschlägen und zur Konkrementbildung gibt. Der Zweck des Nabelbeutels ist unbekannt (s. Oehmke [453] und Fleischmann-Dürbeck [173]). Das *Ostium praeputiale* ist federkielstark.

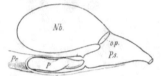

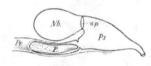

Figur 726. Medianschnitt durch den Präputialbeutel und das Praeputium eines Ebers (schematisch).

Figur 727. Medianschnitt durch den Präputialbeutel und das Praeputium eines kastrierten männlichen Schweines (schematisch).

Nb. Präputialbeutel, **P.** Penis, **Pr.** enger und **Ps.** weiter Teil des Praeputium, **o.p.** die von Ps. in Nb. führende Öffnung.

Die **Muskulatur** gleicht im wesentlichen der des Rindes (s. S. 553). Der äusserst kräftige, kurze *M. bulbocavernosus* bedeckt aber die Bulbourethraldrüsen nicht. Der *M. cremaster internus* ist stark. Von den *Mm. praeputiales* sind nur die Vorwärtszieher stark; die Rückwärtszieher sind schwach oder fehlen ganz; im ersteren Falle stossen sie mit den Vorwärtsziehern zusammen und können mit diesen gemeinsam den Präputialbeutel zusammendrücken.

V. Männliche Geschlechtsorgane der Fleischfresser.

Das **Scrotum** liegt beim Hunde zwischen den Schenkeln mehr afterwärts als beim Pferde, aber weniger als beim Schweine und Kater. Die **Hoden** sind rundlich-oval und relativ klein; die **Nebenhoden** sind gross und liegen mit ihrem Kopfe am kranialen Ende, mit ihrem Körper lateral am dorsalen (Nebenhoden-) Rande und mit der Cauda am kaudalen Ende des Hodens. Die **Ductus deferentes** (Fig. 728 ₃) sind sehr starkwandig; sie bilden beim Hunde je eine unbedeutende Ampulle; bei der Katze fehlt diese (Fig. 731 b, b′). Sie münden im Bereiche der Prostata an einem vorspringenden, kammartigen *Colliculus seminalis*. Der kraniale Rand des Samenstrangs, der am Plexus pampiniformis einen schwachen *M. cremaster int.* besitzt, ist nicht ganz frei, weil der innere Leistenring meist verwächst. Die **Vesiculae seminales** fehlen. Die gelbliche **Prostata** (Fig. 728 ₄) ist verhältnismässig gross und derb, undeutlich zweilappig, umfasst den Blasenhals und das Anfangsstück der Harnröhre vollständig und liegt auf dem Schambein.

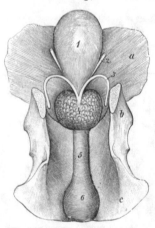

Von ihr setzen sich kleine Drüsenläppchen als **Pars disseminata** auf die Urethra fort. Die Grösse des Prostatakörpers schwankt sehr nach Grösse und Rasse des Tieres; bei alten Hunden ist die Drüse oft verdickt. Ihre zahlreichen Ausführungsgänge münden seitlich und im Kreise um den Colliculus seminalis. Bei den **Feliden** lässt die Prostata die ventrale Harnröhrenwand frei. Vom *Uterus masculinus* erhält sich als kleiner, in den Canalis urogenitalis mündender Hohlraum (**Sinus prostaticus**) nur der Scheidenabschnitt des Genitalgangs (*Vagina masculina*).

Die **Bulbourethraldrüsen** fehlen dem Hunde.

Das **Praeputium** umschliesst beim Hunde den Penis ziemlich eng und ist schärfer von der Bauchwand abgesetzt als bei den übrigen Tieren.

Das *Ostium praeputiale* ist verhältnismässig eng; an ihm geht etwas einwärts vom Umschlagrand das Integumentblatt plötzlich in das einer kutanen Schleimhaut ähnliche

Fig. 728. Beckenteil des männlichen Harn- und Geschlechtsapparates des Hundes.

1 Harnblase, 2 Ureter, 3 Ductus deferens, 4 Prostata, 5 Urethra mit dem M. urethralis, 6 Bulbus urethrae. a Bauchdecken, b Darmbeinsäule (durchgesägt), c Sitzbein.

parietale Blatt der Vorhaut über; dieses liegt in kleinen Längsfalten, schlägt sich am Schwellknoten der Eichel auf den Penis um und überzieht diesen als Penisblatt bis zur Harnröhrenmündung. Das parietale und das Penisblatt des Praeputium lassen, besonders reichlich im Grunde des Praeputium kleine, fühlbare, mit blossem Auge wahrnehmbare, rundliche Lymphknötchen erkennen, die häufig so gross sind, dass sie der Vorhaut ein etwas unebenes, in höherem Grade sogar warziges Aussehen verleihen.

Der **Penis** des Hundes enthält in der Eichel den starken **Penisknochen.** Dieser setzt gewissermassen die **Corpora cavernosa penis** (Fig. 729 1, 1) fort, deren Schenkel (Fig. 729 1') anfangs durch breite, fibröse Massen miteinander verbunden sind, die gegen das Ende zu in ein medianes, fibröses *Septum penis* übergehen.

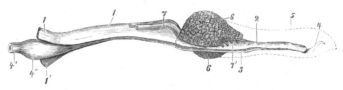

Figur 729. Penis des Hundes; von der rechten und Harnröhrenseite gesehen. 1, 1 Corpus cavernosum penis, 1' seine Schenkel, 2 Penisknochen, 3 Sulcus urethralis des Penisknochens, 4 bindegewebiger Ansatz des Os penis, 4' abgeschnittene Harnröhre, 4" Bulbus urethrae; die punktierte Linie 5 deutet den Umfang des weggenommenen Spitzenschwellkörpers der Eichel an, 6, 6 injizierter Schwellknoten, 7 die aus dem Schwellknoten heraustretenden Vv. dorsales penis, 7' aus dem Spitzenschwellkörper der Eichel in den Schwellknoten tretende Venen.

Das *Os penis,* der **Penisknochen** (Fig. 729 2 u. 730 f, f), ist ein fast dreikantiger, hohlsondenförmiger Knochen, der bei ganz grossen Hunden eine Länge von 10 cm und mehr erreichen kann. Sein mit dem Ende der Corpora cavernosa penis verbundener Anfang ist stärker als das Ende. Seine Seitenflächen treten dorsal in einem abgerundeten Rande zusammen; die ventrale Fläche besitzt eine für die Urethra (Fig. 729 4', 730 a) bestimmte Rinne (Fig. 729 3) als Fortsetzung des Sulcus urethralis der Schwellkörper. Das Enddrittel ist schwächer, mehr rundlich, ohne Rinne; es wird durch einen knorpelharten, bindegewebigen Fortsatz (Fig. 729 4, 730 g) verlängert.

Die **Eichel,** deren Grundlage das Os penis bildet, ist sehr lang, in der Mitte etwas zusammengezogen und gegen das Ende zugespitzt. Sie zerfällt in den m. o. w. kugeligen **Schwellknoten** und den zylindrischen und spitz zulaufenden **Spitzenschwellkörper.**

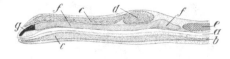

Figur 730. Medianschnitt durch den Penis des Hundes. a Harnröhre, b Corpus cavernosum urethrae, c, c Spitzenschwellkörper, d Schwellknoten, e Corpus cavernosum penis, f, f Penisknochen, g dessen Anhang.

Der starke **Schwellknoten,** Eichelknollen, *Bulbus glandis* (Fig. 729 6, 6, 730 d), steht mit dem Spitzenschwellkörper (Fig. 729 5) nur durch grössere Venen (Fig. 729 7') in Verbindung. Er nimmt im erigierten Zustand die Anfangshälfte des Penisknochens ein, den er von der dorsalen Seite bis zum Sulcus urethralis umfasst, diesen aber meist frei lässt. Er bildet einen dorsal und seitlich stark hervortretenden Wulst, dessen mittlerer Teil spitzenwärts in einen kleinen Fortsatz ausläuft. Er wird von einer sehr elastischen Haut überzogen, die sich von den Corpora cavernosa penis auf ihn fortsetzt und mit dem Periost des Penisknochens verschmilzt. Das Gewebe des Schwellknotens ist grossmaschig; aus ihm gehen die Vv. dorsales penis (Fig. 729 7) direkt hervor. Der **Spitzenschwellkörper,** *Pars longa glandis* (Fig. 729 5, 730 c, c), ist mehr zylindrisch, ebenfalls grossmaschig, umgibt das Endteil des Penisknochens und schiebt sich auch noch auf den Schwellknoten hinauf; die aus ihm führenden venösen Gefässe ergiessen sich hauptsächlich in den Schwellknoten. Direkt vor dem Schwellknoten ist der Spitzenschwellkörper von einem dicken Drüsenringwulst, dem *Annulus glandularis* (Schmaltz [548]), umgeben. Das Beckenstück der **Harnröhre** besitzt nur Andeutungen eines Stratum cavernosum; ein vollentwickelter Schwellkörper tritt erst am Penis auf und beginnt mit einem halbierten *Bulbus urethrae,* der beim Kater aber kaum nachweisbar ist.

Muskeln. Der *M. cremaster* geht aus dem M. obliquus abdom. int. hervor; er ist lang, schmal und verbreitert sich auf der Tunic. vag. comm. nur wenig. Der *M. ischiocavernosus* ist breit;

kranial von ihm laufen jederseits schwächere, am Tuber ischiadicum entspringende, topographisch den Mm. ischiourethrales entspr. Muskeln medianwärts und treten auf der Sitzbeinfuge an einen mit dem Penis in Verbindung stehenden fibrösen Apparat, der die Dorsalvenen des Penis umschliesst. Durch diesen *M. compressor venae dorsalis penis* kann auf die Weite der Venen gewirkt werden. Der *M. urethralis* ist kräftig, der *M. bulbocavernosus* stark und kurz; er bedeckt den Bulbus urethrae; von ihm gehen kranioventral ein Paar Muskelschenkel ab, welche die Afterpenismuskeln umfassen und an der den Penis umgebenden, elastischen Umhüllung enden. Die Afterpenismuskeln verlieren sich am Schwellknoten im Penisblatt des Praeputium. Die

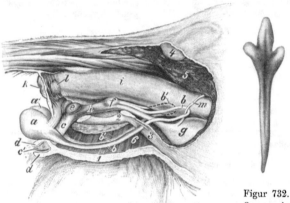

Mm. *praeputiales craniales* sind platt und schwach; sie beginnen an der Cartilago xiphoidea und der Linea alba und enden so am Praeputium, dass ihre Fasern das Ende des Penis fast ringförmig umfassen.

Beim Kater liegt der **Hodensack** (Fig. 731) ganz nahe dem After; die rundlichen Hoden (a, a') liegen dorsal am Praeputium (d, d). Die **Samenleiter** (b, b, b', b') laufen wagerecht kranial, durchlaufen den Leistenkanal, schlagen sich in einem Bogen in das Becken um, verlaufen kaudal und durchbohren die Harnröhre im Bereich der $2^1/2$ bis 3 cm vom Basenhals entfernt liegenden Prostata (f). Der **Samenstrang** geht zwischen den Schenkeln kraniodorsal zum Leistenkanal. Die **Samenblasen** fehlen. Die **Bulbourethraldrüsen** (e) sind ca. erbsengrosse Organe. Der Penis (c) ist kaudal und etwas

Figur 732.
Os penis
des
Katers.

Figur 731. Geschlechtsorgane des Katers. Die rechte Hälfte des Beckens ist weggenommen.

a rechter und a' linker Hoden (von den Scheidenhäuten eingeschlossen), b, b rechter Duct. deferens mit M. cremaster, b', b' linker Duct. deferens, c Penis, c' Penisspitze, d, d Praeputium (durchschnitten), e rechte Gl. bulbourethralis, f Prostata, g Harnblase, h vom M. urethralis umgebenes Beckenstück der Harnröhre, i Rectum, k After, l Analbeutel, m Harnleiter. 1 durchschnittene äussere Haut, 2 ventrale Beckenwand, 3 ventrale Bauchwand (abgeschnitten), 4 durchsägtes Darmbein, 5 durchschnittene Lendenmuskeln, 6 M. gracilis.

ventral gerichtet; im spitzen, vom Praeputium umgebenen Ende (c'), dem eine ausgesprochene Eichel fehlt, findet sich i. d. R., besonders bei alten Tieren, ein kleines, 3—4 mm langes, spitzes Knöchelchen, *Os penis* (Fig. 732); es ist mit dem Ende des Corpus cavernosum penis von einer äusserlich jedoch nicht abgesetzten, etwa 10 mm langen Eichel umgeben, die abgesehen vom Eichelgipfel mit ca. 120 kleinen, in Reihen gestellten Stacheln (Penisstacheln) besetzt ist (Gerhardt [208], Roeder [499], Schmaltz [548], Wagner [668]).

2. Die weiblichen Geschlechtsorgane, Organa genitalia feminina (muliebria N.).

Die keimbereitenden Organe der weiblichen Tiere sind die Eierstöcke. Als keimleitende Organe fungieren die Eileiter, die frei in der Bauchhöhle nahe dem Eierstock beginnen, die vom Ovarium ausgestossenen Eier auffangen und zur Gebärmutter leiten, die das Ei bis zu seiner Ausbildung zum lebensfähigen Tiere beherbergt und dann ausstösst. An die Gebärmutter schliessen sich die Begattungsorgane und zwar zunächst die Scheide an; diese setzt sich in den Scheidenvorhof, *Sinus urogenitalis,* in den die Harnröhre mündet, fort und endet mit der spaltförmigen Scham, die den Kitzler enthält und nach aussen führt.

Entwicklung. (Fig. 692.) Die inneren Geschlechtsorgane entwickeln sich aus der S. 530 und 531 erwähnten indifferenten Anlage, wie folgt: Der vom **Keimepithel** (s. S. 531 u. unten) bedeckte Keimstock enthält die in überwiegender Menge vorhandenen **Keimstränge**, die vom Reteblastem stammenden **Retestränge** und die vom Sexualteil der Urniere einsprossenden **Sexualstränge**. Die Keimstränge entstehen derart, dass das Keimepithel, das Urgeschlechts- zellen enthält, mächtig wuchert und mit dem unterliegenden, ebenfalls wuchernden embryonalen Bindegewebe in einen Durchwachsungsprozess eintritt, wobei **Eifächer, Eiballen und Eistränge** entstehen. In diese wachsen die Urgeschlechtszellen zu Ureiern aus und werden durch aber- maliges Durchwachsen von Bindegewebe in kugelige Zellgruppen, **Primärfollikel**, mit je einer Eizelle (Oozyte) zerschnürt. Inzwischen entsteht aussen an der epithelialen Rinden- schicht, zwischen dieser und dem Keimepithel, die **Tunica albuginea**, welche die weitere Entstehung von Follikeln aus der Keimepithelschicht hindert. Die Primärfollikel bilden sich später zu sekundären und schliesslich zu Bläschenfollikeln aus. Durch die Entstehung der Follikel tritt eine Scheidung in eine Follikel- und eine Gefässzone ein; in letzterer finden sich oft Reste der Sexualstränge, die sich im übrigen ebenso wie die Retestränge meist ganz zurück- bilden. — **Eileiter, Uterus** (f) und **Vagina** (g) entwickeln sich aus den kaudal zum Sinus genitalis verschmelzenden, an einem Wulste (dem Müller'schen Wulste) in den Sinus urogenitalis übergehenden (Müller'schen) Genitalgängen. Ihr kranial offener Anfangsabschnitt wird zu den Eileitern, ihr Mittelstück zum Uterus (f) und ihr in den Sinus urogenitalis mündendes Endstück zur Vagina (g). Da, wo der Sinus genitalis zwischen den beiden Urnierengängen (Harnleitern) in den Sinus urogenitalis einmündet (Fig. 690), d. h. am Müller'schen Hügel, entwickelt sich der **Hymen**, der entweder nur dorsal als halbmond- oder sichelförmige Falte oder auch als Ring- falte (also auch seitlich und ventral) auftreten kann. Vom kranialen Ende des Genitalgangs spaltet sich zuweilen ein Stück ab, das als Morgagni'sche Hydatide vorhanden bleibt. Die Urnieren schwinden bis auf Reste; von ihrem Sexualteile bleibt das **Epoophoron** als ein zwischen den Platten des Mesovarium und von ihrem Kaudalteile das **Paroophoron** als ein im Lig. latum liegendes Rudiment erhalten. Die Sexualstränge lösen sich zuweilen in Zellklumpen auf, die Hiluszellen. Die **Urnierengänge** bilden sich zurück; von ihrem kranialen Ende erhält sich oft ein Rest als *Appendix vesicularis* (Fig. 692 a), während der kaudale Teil oft in Form der **Gartner-** **schen Gänge,** *Duct. epoophori longitudinales* (i), bestehen bleibt. Das die Urgeschlechtszellen füh- rende Keimepithel stellt am fetalen Keimstock in seiner Gesamtheit die **Keimplatte** (Fig. 733 5) dar. Diese hebt sich vom Zölomepithel (Fig. 733 4) durch eine gewulstete, weissliche Linie und durch ihr mattes, sammetartiges, feingrubiges Aussehen ab. Die Keimplatte des **Pferdes** (Fig. 734 4) ist klein und oval und erstreckt sich nur auf den von der Serosa bzw. dem Bauchfell unbedeckten, also freien Rand und einen (Fig. 735) verhältnismässig kleinen Teil der Seitenflächen; bei den übrigen **Haustieren** (Fig. 733 5) und dem **Menschen**

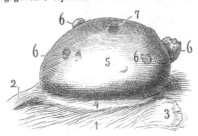

Figur 733. **Ovarium einer jungen Kuh.** Naturgrösse.
1 Lig. suspensorium, 2 Eierstocksband, 3 Teil des gefransten Randes des Eileiters, 4 mit Peri- tonäalepithel bedeckter Teil des Ovarium, 5 mit Keimepithel versehener Eierstocksüberzug (Keimplatte), 6, 6, 6, 6 Corpora lutea verschie- dener Grösse, 7 noch nicht geplatzter, durch- scheinender (Graaf'scher) Bläschenfollikel.

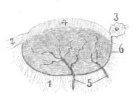 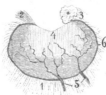 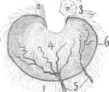

Figur 734.   Figur 735.   Figur 736.

Figur 734—736. **Schematische Längsschnitte durch den sich entwickelnden** **Pferdeeierstock.**
Die Figuren 734—736 stellen die fortschreitenden Entwicklungsphasen dar.
1 Lig. suspensorium, 2 Eierstocksband, 3 gefranster Rand des Eileiters, 4 mit Zylinderepithel versehene Keimplatte, 5 Gefässe, 6 mit Plattenepithel versehener seröser Überzug.

ist die Keimplatte gross und erstreckt sich auf den grössten Teil der Seitenflächen; bei ihnen ist also nur ein ganz kleiner, an den Gefässrand anschliessender Teil (Fig. 733 4) der Seitenflächen vom Bauchfellepithel überzogen. Bei den Einhufern gelangt die Keimplatte durch Einbiegung und Einbuchtung in das Innere des Eierstocks. Das Pferdeovarium krümmt sich nämlich auf der Keimplattenseite derart ein, dass es hier stark konkav erscheint (Fig. 735 u. 736) und einen tiefen Einschnitt erhält, während der Hilusrand (Gefässrand) stark konvex wird und Tubar- (Fig. 734 3) und Uterinende (Fig. 734 2) derart aneinanderrücken, dass das Eierstocksband und der gefranste Rand des Eileiters (resp. die Eileiterfalte) ganz nahe nebeneinander liegen (Fig. 736 2 u. 3). Mit der fortschreitenden Einsenkung der Keimplatte rücken die Grenzen des Bauchfells immer näher aneinander, während die vom Peritonaeum bedeckten Teile des Eierstocks (Fig. 734—736 6) wachsen und die eingestülpte Keimplatte (Fig. 734—736 4) an ihren Rändern überwuchern, so dass diese immer mehr in die Tiefe gelangt. Schliesslich liegt diese in einer an den genannten Einschnitt anschliessenden Grube oder Höhle im Eierstock; diese Grube nennt Born [68] Ovulationsgrube. Der Eierstock des Pferdes (Fig. 734—736) ist also, mit Ausnahme der Ovulationsgrube, ganz vom Bauchfell überzogen, während sich bei den übrigen Haustieren und beim Menschen die Serosa nur auf den Gefässrand (Ansatz des Mesovarium) beschränkt.

Descensus ovariorum. Wie bei männlichen Tieren (S. 532) bleibt auch bei weiblichen (mit Ausnahme der Fleischfresser) das Leitband im Wachstum zurück, wodurch die anfangs in der Lendengegend liegenden Eierstöcke weiter ventral und kaudal, d. h. näher an den inneren Leistenring, wo das Leitband endet, zu liegen kommen. Die zum Eierstock gehende Bauchfell-falte, das Mesovarium (die ursprüngliche Keimfalte), muss sich dabei verlängern. Die Keimfalte hängt natürlich mit der Urnierenfalte zusammen, die bei Schwund der Urnieren zum Lig. latum uteri wird, an dem das Leitband als Lig. teres festzustellen ist; der kraniale Teil des die Keim-drüse mit der Urniere verbindenden, embryonalen Mesovarium ist die spätere Eierstocksfranse. Ein Teil des Leitbandes verbindet den Eierstock mit dem Uterus als Eierstocksband.

Entstehung der Schamteile. Aus dem S. 530 u. 531 beschriebenen indifferenten Zustand sollen die weiblichen Schamteile so entstehen, dass der kurze und weite Sinus urogenitalis nach Durchbruch der Urogenitalplatte zum Vestibulum, Scheidenvorhof, die Genitalwülste zu den grossen Schamlippen, der Geschlechtshöcker zur Clitoris werden; letzterer wächst anfangs weit aus der Scham hervor, bleibt dann aber bei lebhafterem Wachstum der Schamlippen im Wachstum zurück. Die Genitalfalten stellen das Praeputium sowie das Frenulum clito-ridis und die kleinen Schamlippen dar, aus denen auch das Corpus cavernosum clitoridis entsteht. Nahe dem Kitzler mündet die Urethra in den Sinus urogenitalis. In dieser Region entsteht der Hymen (s. S. 559). Die akzessorischen Geschlechtsdrüsen entstehen durch Sprossungen des Epithels des Urogenitalsinus. Fleischmann und Böhm [172] bestreiten die Richtigkeit der vorstehend beschriebenen Art der Entstehung der Schamteile. Es ist jedoch hier nicht der Ort, auf diese Fragen einzugehen.

I. Allgemeines.

a) Die **Eierstöcke, Ovaria** (Fig. 529 O, 733—736, 737, 749—751 1, 755 o, 760 1, 761 c), sind rundliche, meist ovale, derbe Gebilde, die beckenwärts von den Nieren in der Lendengegend liegen und an dem in der Gegend der Lendenmuskeln vom Peritonaeum abzweigenden, doppel-blättrigen *Mesovarium* s. *Lig. suspensorium ovarii*, das ohne Grenze in das Lig. latum uteri übergeht, hängen. Man unterscheidet an ihnen eine *Facies lateralis* und *medialis*, einen ventralen *Margo liber* und einen dorsalen *Margo mesovaricus* und eine *Extremitas tubaria* und *uterina*. An den Margo mesovaricus tritt das *Mesovarium* mit den Gefässen und Nerven heran und setzt sich noch eine kurze Strecke auf die Seitenfläche fort. Der Rand ist mithin als Gefässrand oder *Hilus ovarii* aufzufassen. An die Extremitas tubaria befestigt sich mit der *Fimbriae ovaricae* (Fig. 733, 734—736 3) der die Abdominalöffnung des Oviduktes umgebende, gefranste Rand des Eileiters; der letztere liegt in der Eileiterfalte, *Mesosalpinx;* an die Extremitas uterina be-festigt sich das *Lig. ovarii proprium* (Eierstocksband) (Fig. 751 3); Eileiterfalte und Eierstocks-band befestigen sich anderseits an den Uterus und schliessen, da sie mit ihrem dorsalen Rande sich vereinigen, die *Bursa ovarii* (s. S. 562) ein. Über das Verhältnis der Keimplatte s. S. 559. Beim Schweine haben die Ovarien eine höckerige, oft brombeerähnliche Oberfläche; bei Hund und Katze liegen sie ganz verborgen in der ventral offenen Bursa ovarii; auch beim Schweine werden sie teilweise von der Bursa umschlossen. Die Eierstöcke des Pferdes besitzen ventral einen kleinen Einschnitt, der in die kleine Ovulationsgrube führt, und unterscheiden sich hierdurch wesentlich vom Ovarium der übrigen Haustiere und des Menschen (s. S. 560).

I. d. R. sind bei geschlechtsreifen Tieren nicht beide Eierstöcke gleich schwer; bei Rindern und selbst schon bei älteren Kälbern ist der rechte Eierstock durchschnittlich schwerer als der linke (Heitz [245], Käppeli [296], Simon [581], Zieger [691], Zschokke [714] u. a.).

Der Eierstock des Menschen und der Haustiere, mit Ausnahme des Pferdes, besteht aus einer zentralen, nur am Hilusrand bis zur Oberfläche reichenden Gefäss- (Mark-) und einer peripheren Parenchymschicht (Rindenschicht). Zur Zeit der Brunst wandern die reifen Follikel, die *Folliculi oophori vesiculosi (Graafii)*, gegen die Oberfläche (Fig. 733 5), platzen und stossen das Ei aus (*Ovulation*). Der leere Follikel bildet sich zum Corpus luteum aus (Fig. 733 6,6,6). Nicht selten gehen Graaf'sche Follikel ohne Ovulation zugrunde (Follikel-Atresie). Beim Pferde ist die Scheidung in Mark- und Rindensubstanz nicht zu konstatieren; bei ihm kann die Ovulation nur an der Fläche der Ovulationsgrube stattfinden, weil der Eierstock im übrigen von der Serosa

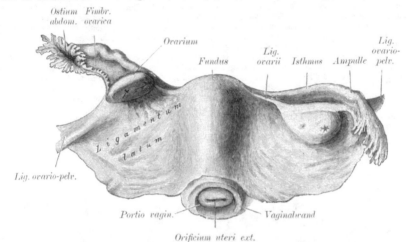

Figur 737. Dorsalansicht des Uterus des Menschen mit Adnexen. Die Scheide ist abgeschnitten. Links ist der Ovidukt samt Ovarium emporgezogen. Auf dem rechten Ovarium bemerkt man die frische Narbe eines geborstenen Follikels (Gegenbaur).

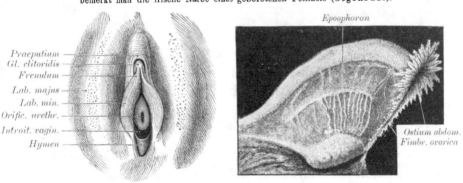

Figur 738. Jungfräuliche äussere weibliche Geschlechtsorgane des Menschen mit auseinander gelegten Schamlippen (Gegenbaur).

Figur 739. Rechter Ovidukt mit dem Ovarium und Parovarium beim Menschen (Gegenbaur).

überzogen ist. Mit letzterer ist eine Bindegewebschicht, die *Tunica albuginea,* verbunden, die nach innen in das die Follikel beherbergende *Stroma* übergeht. Bei den übrigen Haustieren und dem Menschen, bei denen sich die Serosa auf den Gefässrand beschränkt, bildet die *Tunica albuginea* die Aussenschicht des Ovarium. An sie schliesst sich die Follikel enthaltende *Zona parenchymatosa* an und an diese zentral die follikelfreie, gefässreiche *Zona vasculosa*.

    Zwischen Eierstock und Eileiter liegen in der Verdoppelung des Bauchfells das *Epoophoron* und *Paroophoron,* der Neben- und der Beieierstock (s. S. 559 u. Fig. 739). Kurze Zeit nach der Geburt lassen sie sich bei Wiederkäuern und Fleischfressern noch mit blossem Auge erkennen, später nur noch mit dem Mikroskop. Das Epoophoron kann mit den Gartner'schen Gängen in Verbindung stehen. Ausser dem Paroophoron kommen auch Hydatiden zwischen Eierstock und Eileiter vor (S. 559). (Näheres über das Paroophoron der Wiederkäuer s. Rieländer [497]).

　　b) Die *Tuba uterina* (Salpinx, Oviductus, Tuba Fallopii), der **Eileiter,** die Muttertrompete (Fig. 529 m, 737, 740—742 d, d', 749—751 2, 755 m, n, n' u. 760 2, 2'), stellt eine enge, häutig-muskulöse, geschlängelt verlaufende Röhre dar, die in einer Bauchfellfalte, der Eileiterfalte, *Mesosalpinx,* liegt und mit ihrem Uterusende, *Extremitas uterina,* in den Uterus (bei den Haustieren in das Uterushorn) mit einer Öffnung, dem *Ostium uterinum tubae,* mündet. Die *Extremitas abdominalis,* das Bauchende der Tuba, erweitert sich zum *Infundibulum tubae,* das bei den einzelnen Tieren eine verschiedene Form hat (Schmaltz) und frei in die Bauchhöhle mündet. Der Rand der Schleimhaut des Infundibulum ist unregelmässig ausgefranst und zerfällt dadurch in Fortsätze, *Fimbriae tubae,* von denen einige, die *Fimbriae ovaricae,* mit dem Eierstock verbunden sind. An einzelnen Fimbrien treten zuweilen Bläschen, *Hydatides terminales,* auf. In der Tiefe des Trichters findet sich das runde *Ostium abdominale tubae;* dieses führt in die weitere *Ampulla tubae,* und dieser folgt der engere, in den Uterus mündende *Isthmus tubae;* bei Wiederkäuern und Schwein geht die Tuba allmählich in das zugespitzte Uterushorn über, während beim Pferde und den Fleischfressern die Extremitas uterina in Form einer kleinen Papille, *Pars uterina tubae,* auf deren Scheitel das enge Ostium uterinum sich befindet, in den Uterus hineinragt. Die Tuba uterina besteht aus einer serösen, einer Muskel- und einer stark gefalteten, buchtigen, Flimmerepithel tragenden Schleimhaut. Über die Beziehungen zwischen Tubentrichter und Ovarium s. Gerhardt [208].

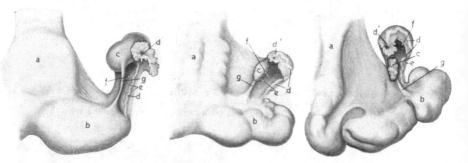

Figur 740 (**Pferd**).　　　　　Figur 741 (**Rind**).　　　　　Figur 742 (**Schwein**).

Figur 740—742. Bursa ovarii in verschiedener Ausdehnung.

a Uteruskörper, b Uterushorn, c Ovarium, d Eileiter, d' abdominales Ende des Eileiters mit den Fimbriae tubae, e Eileiterfalte, f Bursa ovarii, g Lig. ovarii proprium.

　　Beim Rinde ist die **Eileiterfalte** erheblich grösser als beim Pferde (Fig. 740 u. 741 e) und buchtet sich über das abdominale Ende der Tuba aus. Infolgedessen erscheint die *Bursa ovarii* (f) viel geräumiger als beim Pferde und wird zudem fast nur von der Eileiterfalte gebildet, während das Eierstocksband nur wenig an ihrer Begrenzung beteiligt. Noch mehr ist dies beim Schweine (Fig. 742) und den Fleischfressern der Fall. Hier ist der Eileiter unverhältnismässig lang, so dass seine Anfangshälfte einen Bogen beschreibt. Die Eileiterfalte ist noch grösser als beim Wiederkäuer, so dass die Bursa ovarii (f) noch grösser und geräumiger ist und nur von der Eileiterfalte gebildet wird. Ein Teil der Innenfläche der Bursa ovarii ist mit den Fimbrien des sehr weiten und sehr stark gefransten Infundibulum besetzt.

　　c) Der *Uterus,* die **Gebärmutter** (Fig. 529 U, 737, 743—747, 748 c, c', 749 3, 4, 5, 750 3, 3', 3', 754 2, 2', 755 i, k, k', 760 4, 5, 5' u. 761 e). Je nach der Tierart unterscheidet man, abgesehen vom *Uterus duplex* der Marsupialier, einen Uterus simplex, bicornis und bipartitus. Der *Uterus simplex* stellt einen einhöhligen Sack dar, während der *Uterus bicornis* aus einem einfachen, sackartigen Körper besteht, der sich kranial in 2 Hörner (Schläuche) spaltet (Fig. 743, 744 u. 746). Der *Uterus bipartitus* besteht aus 2 durch eine Scheidewand getrennten Säcken mit einer gemeinsamen Öffnung in die Vagina (Fig. 745). Man unterscheidet am einfachen Uterus das *Corpus* mit dem *Cavum uteri* und die scheidenwärts sich verjüngende *Cervix uteri* mit dem *Canalis cervicalis.* Beim zweihörnigen Uterus kommen noch die *Cornua uteri* hinzu. Der Mensch besitzt einen brustwärts verbreiterten Uterus simplex mit einer Facies intestinalis und vesicalis, 2 Margines laterales und dem brustseitigen, breiteren *Fundus uteri* (Fig. 737). Pferd, Schaf, Ziege und Schwein besitzen einen Uterus bicornis, dessen Körper beim Pferde verhältnismässig lang, beim Schweine aber kurz ist, und dessen Hörner beim Pferde kurz, aber etwas länger als der Körper, bei Schaf und Ziege länger und etwas geschlängelt, beim Schweine sehr lang und stark gewunden sind. Beim Rinde (und in schwächerem Grade auch bei den Fleischfressern) kann man von einem Uterus bipartitus sprechen. Äusserlich erscheint er allerdings als ein zweihörniger Uterus mit bei den Fleischfressern langen Hörnern und kurzem Körper, beim Rinde mit verhältnismässig langem Körper und kurzen Hörnern. Im Innern aber setzt sich vom Zusammenstossen der Hörner ab eine Scheidewand fort, die beim Rinde bis ganz nahe an das Orificium uteri internum reicht. (Näheres s. S. 571.) Beim zweihörnigen Uterus nennt man wohl die zwischen dem Ursprung der beiden Hörner liegende, brustseitige, kleine Partie des Uteruskörpers den *Fundus uteri.* Die Grenze zwischen Uterus und Vagina ist stets durch eine den Abschluss des Uterus gegen die Vagina ermöglichende Vorrichtung und zwar in erster Linie durch eine erhebliche Verdickung der Muskulatur des Übergangsteils, der dadurch zur Cervix uteri wird, markiert. Hierzu kommen beim Schweine, bei dem das Lumen der Vagina

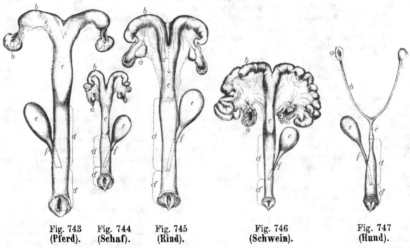

Fig. 743   Fig. 744   Fig. 745   Fig. 746   Fig. 747
(Pferd).   (Schaf).   (Rind).   (Schwein).   (Hund).

Figur 743—747. Weibliche Geschlechtsorgane von Pferd (Fig. 743), Schaf (Fig. 744), Rind (Fig. 745), Schwein (Fig. 746) und Hund (Fig. 747).

(Pferd in ¹/₃, Rind und Schwein in ²/₅, Hund in ¹/₂ und Schaf in ³/₄ Grösse.)

Diese Abbildungen sollen das Grössenverhältnis des Uteruskörpers zu den Uterushörnern, der Scheide zum Scheidenvorhof und von letzteren beiden zusammengenommen zum Uteruskörper demonstrieren.

a Ovarium, b Uterushorn, c Uteruskörper (c′ in Fig. 745 ist der scheinbare Uteruskörper), d Vagina, d′ Vestibulum vaginae, e Harnblase, f Harnröhre.

sich direkt in das des Uterus fortsetzt, und beim Schafe und der Ziege noch mehrere hintereinander liegende, quere, längsgefaltete, ineinandergreifende Schleimhautwülste. Beim Menschen, den Wiederkäuern und Einhufern bildet die Wand des Genitalkanals an der Übergangsstelle (natürlich ohne die Serosa) einen in die Vagina frei hineinragenden, kurzen, hohlen Zapfen, die *Portio vaginalis uteri.* Bei den Fleischfressern ist auch eine Portio vaginalis uteri vorhanden, die aber nicht rundum frei in die Vagina hineinragt, sondern dorsal festgewachsen ist. Der Zervikalkanal mündet mit dem *Orificium uteri externum* in die Vagina und beim Menschen, Schweine, den Wiederkäuern und Einhufern mit dem *Orificium uteri internum* in das Cavum uteri, während bei den Fleischfressern beide Öffnungen wegen der Kürze des Kanals m. o. w. zusammenfliessen. Das Orificium uteri ext. liegt bei Pferd und Schwein zentral, bei den Wiederkäuern ist es der ventralen, bei den Fleischfressern der dorsalen Wand angeschlossen (Schmaltz). Bei den Wiederkäuern und Einhufern ist der Uterushals starkwandig, gut abgesetzt und lang; beim Schweine und den Fleischfressern zeichnet er sich auch durch seine starke Wand und derbere Konsistenz aus, geht aber äusserlich fast ohne scharfe Trennung in den Uterus über; im Innern hebt er sich dagegen bei allen Tieren gut ab. Seine Schleimhaut bildet bei den Einhufern und dem Rinde zahlreiche dicht aneinander liegende, auch sekundäre und tertiäre Fältchen tragende Längsfalten, beim Menschen die schrägen *Plicae palmatae* und bei Schwein, Schaf und Ziege die erwähnten Querwülste (Schlusskissen). Die Portio vaginalis uteri wird von der Wand der Vagina derart umfasst, dass zwischen beiden ein Spalt bleibt. Die Vaginalschleimhaut schlägt sich hier auf die Aussenfläche der Portio vaginalis um und bildet so den *Fornix vaginae*, das **Scheidengewölbe.**

Der Uteruskörper (beim Rinde wirklicher und scheinbarer Körper) einschl. Hals verhält sich zum gestreckten Uterushorn (beim Rinde zum freien Uterushorn) bei Pferd, Rind, Schaf wie 1:1, beim Schweine und Hunde wie 1:3 (Fig. 743—747), bei der Katze wie 1:3, der Uteruskörper einschl. Hals zur Vagina und dem Vestibulum vaginae (einschl. Labien) bei Pferd und Schwein wie 3:4, beim Schafe wie 1:1, beim Rinde wie 1:2, beim Hunde wie 1:3 (Fig. 743—747), bei der Katze wie 1:2.

Die Uteruswand besteht aus einer Schleim-, einer Muskel- und einer serösen Haut. Die **Serosa** ist als *Perimetrium* innig mit der Muskelhaut verbunden und setzt sich in das Lig. latum fort. Als *Parametrium* bezeichnet man beim Menschen das lockere Gewebe, das die grossen, neben Uterus und Scheide gelegenen Gefässgeflechte einschliesst und sich zwischen die Blätter des Lig. latum fortsetzt. Die **Muskelhaut** besteht aus einer dünnen äusseren Längs-faserschicht als *Muscularis membranae serosae* und der eigentlichen, relativ dicken Uterus-muskulatur, die wesentlich eine Kreisfaserschicht ist. Zwischen beiden liegt eine Gefässchicht, das *Stratum vasculare* (Lamina subserosa) (s. Beiling [49], Schmaltz [548]). Auf diese folgt die mit flimmerndem Zylinderepithel bedeckte, drüsenhaltige, sehr dicke **Schleimhaut,** die in ihrer Propria die schlauchförmigen Uterindrüsen enthält. Am reichlichsten sind diese vorhanden beim Schafe, dann folgen Fleischfresser, Rind, Schwein und Pferd (Böhme [60]). Die Schleimhaut bildet im Uterus der Wiederkäuer eigentümliche, drüsenfreie Hervorragungen, die Karunkeln (Uteruskotyledonen), die im trächtigen Uterus beim Rinde zu den Gebärmutter-knöpfen und bei Schaf und Ziege zu den Gebärmutternäpfen werden (s. S. 574).

Der Uterus liegt z. T. in der Becken- und z. T. in der Bauchhöhle und ist am **Meso-metrium** aufgehängt, indem das Peritonaeum vom dorsalen Teile der Seitenwand der Becken-höhle, die an glatter Muskulatur reichen *Ligamenta lata* bildend, gegen den Uterus zieht und diesen, dabei die Lamina longitudinalis der Uterusmuskulatur bildend, zwischen seine beiden muskelreichen Platten nimmt. Sie setzen sich jederseits in das *Mesovarium* fort (s. S. 560). Lateral bildet jedes Lig. latum als kleine Falte das *Lig. teres uteri*, das von der Gegend des Ovarium gegen den Leistenkanal verläuft. Über die *Plica urogenitalis* und die *Excavatio recto-* und *vesicouterina* s. S. 351 u. 352. Der Uteruskörper stösst dorsal an das Rectum und ventral wesentlich an die Harnblase; die Uterushörner und ein Teil des Körpers liegen in der Bauch-höhle und sind von Teilen des Darmkanals umgeben. Das Ende der Hörner liegt in der Nähe der Ovarien und haftet an sie ersteren befestigt.

Über Form und Lage des trächtigen Uterus s. das Kapitel „Eihüllen" S. 583—587.

d) An den Uterus schliesst sich die *Vagina*, Scheide (Fig. 529 V, 748 d', 749 7, 750 8, s', 755 a, a', a'', 759 a, a', 760 6, 761 g), ein häutiger Schlauch, an, der an der Cervix uteri anfängt, ventral vom Rectum, dorsal von der Harnblase bzw. Harnröhre und den Scham- und Sitzbeinen

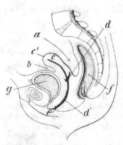

liegt und in das etwas engere *Vestibulum vaginae*, den **Scheiden-vorhof,** der mit der Scham nach aussen mündet, übergeht. Zwischen dem bei Hund und Katze und beim Rinde kurzen, beim Pferde mittellangen und beim Schweine relativ langen Scheidenvorhof und der Scheide ist äusserlich keine Grenze zu bemerken. Im Innern werden beide durch eine Schleimhautfalte, die **Scheidenklappe,** der *Hymen femininus*, geschieden. Sie stellt beim Menschen eine von der dorsalen Wand vorspringende, bei Feten und auch (nach Schmaltz [548]) beim Fohlen und Ferkel gut ausgebildete, ringförmige Falte dar; beim Kalbe und der jungfräulichen Hündin findet sich eine niedrige Quer-spange an der ventralen Wand; bei guter Entwicklung ver-schliesst oder verengt sie den *Introitus vaginae*, der beim Ferkel meist durch ein medianes Septum geteilt erscheint; bei Tieren, die begattet worden sind, ist die Scheidenklappe niedrig und i. d. R. kaum wahrnehmbar; es wird dann die Grenze zwischen Scheide und Scheidenvorhof nur durch die kraniale Begrenzung des Ostium urethrae gegeben. Dadurch, dass in den Scheiden-vorhof an dessen ventraler Wand und an der Grenze zur Vagina (bzw. dicht am Hymen) die an der dorsalen Wand mit einer Crista urethralis ausgestattete *Urethra feminina (muliebris N.)*, **weibliche Harnröhre** (Fig. 743—747 f), mündet, wird er (s. S. 522) zum **Sinus urogenitalis.** Bei den weiblichen Rindern findet sich dicht ventral von der Einmündung der Urethra ein von der Schleimhaut ge-bildeter, grösserer, bei Schwein, Schaf und der Ziege kleinerer

Figur 748. **Mediansschnitt durch das weibliche Becken des Menschen** (Schema).

a Excavatio rectouterina, b Excavatio vesicouterina, c Uterus, c' Fundus uteri, d Fundus vaginae, d' Vagina, e Introitus vaginae, f Rectum, g Vesica urinaria.

Blindsack, das *Diverticulum suburethrale*. Das Längenverhältnis der Vagina zum Vestibulum vaginae einschl. Labia vulvae verhält sich bei Pferd, Schwein, Schaf wie 3 : 2, beim Rinde und Hunde wie 2 : 1, bei der Katze wie 1 : 1 (Fig. 743—747).

Die Wand der Vagina und des Sinus urogenitalis besteht aus einer kutanen Schleim-, einer deutlichen Muskel- und einer lockeren fibrösen Haut; nur in ihrem kranialen Teile findet sich an Stelle der letzteren eine mit einer dünnen, längsfaserigen Muscularis versehene Serosa. Ihr kaudales Ende wird noch von willkürlichen Muskeln umgeben. Die stark gefaltete **Schleimhaut** der Vagina ist mit vielschichtigem Epithel bedeckt und drüsenfrei. In der Schleimhaut des Sinus urogenitalis finden sich die Ausführungsöffnungen zahlreicher *Glandulae vestibulares minores* und dorsal an den Seitenwänden die der paarigen, grossen *Glandula vestibularis major*, die dem Hunde fehlt. Bei Mensch, Rind und Katze kommt sie in der Zweizahl vor; beim Schafe ist sie oft wenig ausgeprägt und kann auf einer Seite oder überhaupt fehlen. Beim Pferde und Schweine besteht sie aus einzelnen Drüsengruppen, die reihenweise in der Längsrichtung angeordnet sind; die Zahl der Reihen schwankt jedoch sehr, besonders beim Schweine, wo oft nur 2, mitunter aber auch 6—8 und mehr Reihen anzutreffen sind. Bei der Kuh hat die Drüse meist die Grösse einer Kastanie, beim Schafe, bei dem sie oft fehlt, die einer kleinen Bohne, bei der Katze die einer Erbse, während beim Schweine und Pferde die Drüsenläppchen höchstens pfefferkorngross gefunden werden (Rautmann [487], Schmaltz [548]). Zu beiden Seiten der Harnröhrenmündung finden sich häufig noch die Scheidengänge (Gartner'schen Gänge), *Ductus epoophori longitudinales* (S. 559), die bei den Wiederkäuern fast stets vorhanden und sehr deutlich sind (Röder [500]). Ausser ihnen können noch *Ductus paraurethrales* auftreten; sie stellen kurze Gänge dar, die als Sammelröhren für kleine Harnröhrendrüsen gedeutet werden und neben dem Orificium urethrae münden (gefunden bei Schaf, Schwein, Katze). An der Seitenwand des Urogenitalsinus liegt noch nahe der Scham ein Venengeflecht, der *Bulbus vestibuli*. Die Schleimhaut bildet Längsfalten und beim Menschen Wülste, die *Columnae rugarum*, und quere Kämme, die *Rugae vaginales*.

e) Die Mündung des Urogenitalkanals wird von der *Vulva (Pudendum muliebre N.)*, **Scham** (Fig. 738, 749 8, 9, 9', 9'', 750 13, 13', 755 b, 760 7, 761 i, i), umgeben. Diese besteht bei den Tieren nur aus 2 wulstigen, mit spärlicher Behaarung versehenen *Labia vulvae (pudendi N.)*, **Schamlippen**, die in den *Commissurae labiorum*, **Schamwinkeln**, zusammenstossen und die *Rima vulvae (pudendi N.)*, **Schamspalte**, umschliessen. Der dorsale **Schamwinkel** ist beim Pferde spitz und der ventrale abgerundet; bei den übrigen Haustieren ist dies umgekehrt. Beim Menschen, dem noch ein deutlicher *Mons pubis* (eine mit Haaren versehene, durch ein subkutanes Fettpolster bedingte Hervorwölbung der Haut ventral von der Schamfuge) zukommt, unterscheidet man die *Labia minora* (die vorstehende Wand des Urogenitalsinus) und die *Labia majora* (Fig. 738). Im ventralen Schamwinkel, der bei Schaf, Ziege, Hund und Schwein äusserlich einen kleinen, kegelförmigen oder spitzen Hautanhang besitzt, befindet sich ein Vorsprung, die *Clitoris*, der **Kitzler**, das Homologon des Penis der männlichen Tiere. Seine Grundlage bilden 2 Corpora cavernosa, die als *Crura clitoridis* an den Sitzbeinen entspringen und zum *Corpus clitoridis* verschmelzen, dessen Ende bei Mensch, Pferd und Hund von der *Glans clitoridis* umgeben wird. Diese liegt frei im ventralen Schamwinkel in der flachen *Fossa praeputialis* und ist von einer Hautfalte, dem *Praeputium clitoridis*, umgeben (Näheres s. Schmaltz [548], Koch [311a], Trautmann [639]). Der Kitzler des Menschen, des Pferdes und des Hundes ist relativ gross, der des Schweines und der Kuh lang, der des Schafes kurz; sein freies Ende ist bei Rind, Schwein und Katze klein und spitz, bei Pferd, Hund und Mensch als Eichel relativ gross; beim Schafe hat er die Gestalt eines frei hervorragenden, spitzen, nach hinten umgebogenen, hakenartigen Fortsatzes. Die *Corpora cavernosa clitoridis* sind wie die des Penis und an der Eichel wie die der Urethra gebaut; bei den Haustieren sind wesentlich in der ursprungseitigen Hälfte derselben nach Eichbaum [148], Koch [311a] u. Schmaltz [548] Fettzellen teils im Gerüst, teils in den Kavernen selbst in verschieden hohem Masse eingelagert.

f) Die **Muskeln der weiblichen Geschlechtsorgane** (Fig. 749 10, 16, 23) entsprechen wesentlich denen der männlichen Geschlechtsorgane. Dem *M. ischiocavernosus* entspricht der erheblich schwächere *M. erector clitoridis*. Der *M. urethralis* umgibt bei weiblichen Tieren die Harnröhre sphinkterähnlich und ist je nach der Länge der Harnröhre verschieden stark. An ihn schliesst sich der *M. bulbocavernosus* an, der am Scheidenvorhof und an den Bulbi vestibuli liegt und als *M. constrictor vestibuli* wirkt; er erstreckt sich auch auf die Clitoris und in die Scham und wird hier als *M. constrictor vulvae* bezeichnet. Zu ihm ziehen Fasern vom M. sphincter ani ext. Der *M. ischiourethralis* stellt einen ganz schwachen Rückwärtszieher der ventralen Scheidenwand dar. Der *M. ischioglandularis* ist zuweilen angedeutet. Als Homologon des kranialen *M. praeputialis* tritt bei weiblichen Tieren ein schwacher Nabelhautmuskel auf.

Gefässe und Nerven. Die Arterien des Eierstocks, des Eileiters und des Uterus stammen von der A. spermatica int., der A. uterina media und der aus der A. haemorrhoid. media kommenden A. uterina caudalis. Das venöse Blut führen die gleichnamigen Venen zurück. Die Lymphgefässe gehen in die Becken- und Lendenlymphknoten. Die Nerven kommen vom Plexus spermaticus und hypogastricus. Die Begattungsorgane werden von der A. pudenda interna und beim Pferde von der A. obturatoria mit Blut versorgt, das durch die gleichnamigen Venen zurückgeführt wird. Die Lymphgefässe gehen in die Beckenlymphknoten. Die Nerven kommen vom Plexus hypogastricus und sacralis.

Über das **Euter** s. S. 578.

II. Die weiblichen Geschlechtsorgane des Pferdes.

a) Die Eierstöcke, Ovaria (s. auch S. 560 ff.).

Die Eierstöcke liegen (Fig. 529 O u. 749 1) in der Lendengegend, handbreit beckenwärts von den Nieren und von der Medianebene und sind durch das eine Fortsetzung des Lig. latum uteri darstellende, ca. handbreite, bis zu den Nieren reichende *Lig. suspensorium*, Eierstocksgekröse (*Mesovarium*) (Fig. 529, 749 6'), an die Lendenmuskeln und Nieren befestigt. Sie sind bei jüngeren Tieren grösser als bei älteren; sie wiegen bei letzteren je 40—70 g und sind durchschnittlich 5—8½ cm lang und 2½—4 cm dick. Sie haben eine nierenförmige Gestalt und besitzen ein kopfseitiges und ein schwanzseitiges Ende, eine dorsolaterale und ventromediale, konvexe Fläche, einen dorsomedialen und ventrolateralen Rand. Am dorsomedialen konvexen Gekrös-

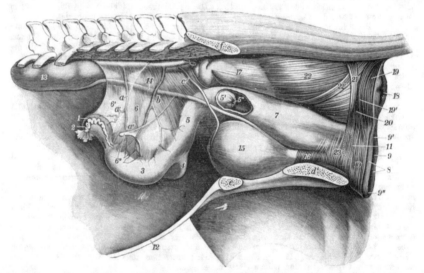

Figur 749. Weibliche Geschlechtsorgane des Pferdes in der Lage; da die Baucheingeweide, auf denen Ovarium und Uterus ruhen, entfernt worden sind, so sind letztere mehr herabgesunken, als dies normal der Fall ist.
1 linkes Ovarium, 2 linker Eileiter, 3 linkes und 4 rechtes Uterushorn, 5 Corpus uteri, 5' Portio vaginalis uteri, 5'' Orificium uteri externum, 6 Lig. latum uteri, 6' Lig. suspensorium ovarii, 6'' Lig. teres uteri, 7 Vagina, 8 Labia vulvae, 9 Rima vulvae, 9' dorsaler und 9'' ventraler Schamwinkel, 10 M. constrictor vulvae, 11 bezeichnet die Lage des Corpus cavernosum vestibuli, 12 durchschnittene ventrale Bauchwand, 13 linke Niere, 14 linker Ureter, 15 Harnblase, 16 Urethra mit M. urethralis, 17 Rectum, 18 After, 19 und 19' M. sphincter ani externus, 20 Stelle, wo der M. levator ani unter den M. sphincter ani ext. tritt, 21 ventrale Mastdarmschleife, 22 Längsmuskulatur des Rectum, 22' Afterschwanzband, 23 M. constrictor vestibuli.
a A. spermatica int., a' deren Ramus ovaricus, a'' deren Ramus uterinus (A. uterina cranialis), b A. uterina media, c obliterierte A. umbilicalis (Lig. teres der Harnblase), d durchsägtes Sitzbein, e durchsägtes Schambein, f durchsägtes Darmbein.

(Hilus-)rand, *Margo mesovaricus*, befestigt sich das Lig. suspensorium und treten die Gefässe ein und aus; am ventrolateralen freien Rande, *Margo liber*, befindet sich ein schwacher Einschnitt, der in die kleine Ovulationsgrube führt; zuweilen geht ein kurzer Ovulationskanal vom Einschnitt zur Grube.

Die Eierstöcke sind derb und fest und haben eine glänzende und meist glatte Oberfläche. Sie sind bis zum Rande der Ovulationsgrube vom Peritonaeum, das sich fest mit ihrer *Albuginea* verbindet, überzogen. Neben der Ovulationsgrube befestigen sich einerseits die *Fimbriae ovaricae* der Tuba und anderseits das Eierstocksband (s. S. 560).

An das Uterushorn ist das Ovarium durch das Eierstocksband und die Eileiterfalte befestigt. Das Eierstocksband, *Lig. ovarii proprium* (Fig. 740 g u. 750 4), tritt vom kaudalen Ende des Ovarium an den Uterus, ist stark, enthält sehr viele Bündel glatter Muskelfasern und geht in das dorsomediale Blatt des Lig. latum uteri über. Die Eileiterfalte, *Mesosalpinx* (Fig. 740 e, 751 4), geht vom kranialen Ende des Eierstocks ab und ist dünner als das Eierstocksband; sie schliesst den geschlängelten Eileiter (Fig. 750 2,2) bis ans Uterushorn ein, setzt sich mitunter noch als schmale Falte an der konvexen Krümmung des Uterushorns fort und geht in das ventrolaterale Blatt des Lig. latum uteri über. Eierstocksband und Eileiterfalte vereinigen sich dorsal und bilden dadurch die ventral offene *Bursa ovarii*, **Eierstockstasche** (Fig. 529 n, 740 f u. 751 5), in die der Eierstock mit seiner lateralen Fläche hineinragt. Über den Bau des Eierstocks s. S.560.

Zwischen dem Ovarium und der Tuba uterina liegt in der Eileiterfalte das *Paroophoron*, der **Nebeneierstock** (S. 559 u. 561), der aus blinden, gewundenen Kanälchen besteht. Er ist bei zeugungsfähigen Tieren am grössten und schwindet mit dem Alter.

b) Die Eileiter, Tubae uterinae (Fallopii), des Pferdes (s. auch S. 562).

Die Eileiter (Fig. 740 d, 749 2 u. 750 2,2) sind 25—30 cm lange, in der Mesosalpinx liegende, dünne Schläuche, die sich in starken Schlängelungen unter Zunahme ihrer Wanddicke von den Ovarien bis zu den Cornua uteri hinziehen und in sie münden. Ihr ganz nahe dem Eierstock gelegenes freies Ende (Fig. 740 d', 750 u. 751 2') ist trompetenartig zu einer breiten Schleimhautplatte (Fig. 750 2'') erweitert, in deren Mitte sich das in den Eileiter führende *Ostium abdominale tubae* befindet (Fig. 751 2'). Die Schleimhautplatte (Fig. 750 2'') ist an ihrer submukösen Fläche mit dem Peritonaeum innig verbunden und mit zahlreichen feinen Fältchen und weniger zahlreichen grösseren, geschlitzten Läppchen oder Fransen, den *Fimbriae tubae*, versehen, die ihr ein m. o. w. zernagtes Aussehen, *Morsus diaboli*, verleihen und sich z. T. als *Fimbriae ovaricae* mit dem Tubenende des Ovarium verbinden. An ihren Enden kommen nicht selten m. o. w. gestielte Zysten vor, die Morgani'schen Endhydatiden (Fig. 750 2'''). Das Uterusende ragt als kleines Wärzchen in das Uterushorn vor und mündet mit dem *Ostium uterinum* (Fig. 751 2''), das so eng ist, dass man nur eine feine Borste einführen kann. Der Eileiterkanal ist anfangs weit (*Ampulla*, Fig. 751 2), verengt sich allmählich gegen den Uterus hin (*Isthmus*) und verliert seine Schlängelungen.

c) Die Gebärmutter, der Uterus, des Pferdes (s. auch S. 562).

Der im jungfräulichen Zustand $1/4$—$1/2$, im trächtig gewesenen Zustand $3/4$—$1\frac{1}{4}$ kg schwere Uterus (Fig. 529 U u. 750 3,3',3',3'') ist ein *Uterus bicornis* mit unpaarem Körper (Fig. 749 5) und paarigen Hörnern (Fig. 749 3,4). An dem ca. 8—10 cm dicken und ohne Cervix durchschnittlich 20 cm langen *Corpus uteri*, **Uteruskörper** (Fig. 750 3), der das *Cavum uteri* umschliesst, unterscheidet man eine dorsale und ventrale Fläche, zwei gerundete Seitenränder und den brustwärts zwischen dem Anfang beider Hörner liegenden *Fundus uteri*. Scheidenwärts geht er in die ca. 3,5—4,5 cm dicke und

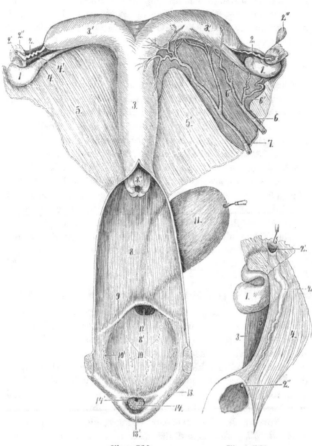

Figur 750.   Figur 751.

Figur 750.
Geschlechtsteile
der Stute; von der
Dorsalseite gesehen.
1, 1 Ovarium, 2, 2 Tuba
uterina, 2′ deren Osti-
um abdominale, 2″ der
ausgespannte Schleim-
hautteil derselben, 2‴
Endhydatide, 3 Cor-
pus, 3′, 3′ Cornua und
3″ Cervix uteri bzw.
Portio vaginalis uteri,
4 Lig. ovarii propr., 4′
Bursa ovarii, 5, 5′ Lig.
latum, 6 A. spermat.
int., 6′ deren Ramus
ovaricus, 6″ deren Ra-
mus uterinus, 7 A. ute-
rina media, 8 Vagina,
8′ Vestibulum vaginae,
9 Hymen, 10 Drüsen-
mündungen an der
ventralen Scheiden-
wand, 10′ ebensolche
am dorsalen Teil, 11
Vesica urinaria, 12
Mündung der Urethra,
13 Labia vulvae, 13′
ventraler Schamwin-
kel, 14 Glans clitoridis,
14′ Fossa praeputialis.

Figur 751.
Eierstock und Ei-
leiter der Stute.
1 Ovarium, 2 Tuba
uterina (in der Figur
zu wenig geschlän-
gelt), 2′ deren Ostium
abdominale, 2″ deren
Ostium uterinum, 3
Lig. ovarii proprium,
4 Mesosalpinx, 5 Bursa
ovarii.

ca. 6,5 cm lange *Cervix uteri*, den **Uterushals**, über (Fig. 750 ₃″), der den *Canalis cervicis* enthält; der Hals ist enger, mehr zylindrisch und in seiner Wand durch Verdickung der zirkulären Muskulatur stärker (10—20 mm dick) und derber als der Körper. Seine freie, vom Anfang der Vagina umfasste und als ein 3—4 cm langer Zapfen in sie hineinragende *Portio vaginalis uteri*, der **Scheidenteil** (Fig. 749 ₅′ u. 750 ₃″), mündet mit dem von vielen Schleimhautfalten umgebenen *Orificium uteri externum*, **äusseren Muttermund** (Fig. 749 ₅″), in die Vagina, das andere Ende mit einem ebenfalls von Falten umgebenen, scheinbar engen *Orificium uteri internum*, **inneren Muttermund**, in das Cavum uteri. Beide Öffnungen sind geschlossen, öffnen sich aber bei brünstigen und gebärenden Tieren. Die Schleimhaut der Cervix liegt in zahlreichen dichten Längsfalten, *Plicae cervicis*. Der Körper geht mit seinem brustwärts gerichteten Teile in die darmähnlichen, nierenwärts gerichteten, schwach gebogenen, ca. 18—25 cm langen *Cornua uteri*, **Uterushörner** (Fig. 749 ₃, ₄ u. 750 ₃′,₃′), über, die etwas länger sind als der Körper. Sie **lassen**

eine brustwärts und ventral gerichtete, freie konvexe Krümmung und eine becken-
und rückenwärts gerichtete, am Lig. latum befestigte konkave Krümmung unterscheiden. In ihr blindes Ende münden die Eileiter.

Lage. Der Uterus liegt (Fig. 529 u. 749) z. T. in der Becken-, zum grössten
Teile aber in der Bauchhöhle. Sein Körper liegt ventral vom Rectum und dorsal von
der Harnblase und hat also eine *Facies rectalis* und *vesicalis*. Die Hörner liegen in der
Bauchhöhle und sind mit ihrem Ende dorsal aufgebogen und an das Ovarium befestigt.
Durch gekrösartige Bauchfellduplikaturen, das *Mesometrium*, das im wesentlichen aus
den *Ligamenta lata* (Fig. 749 $_6$) und den *Ligamenta teretia uteri* (Fig. 749 $_{6''}$) besteht,
wird der Uterus aufgehängt und mit seinen Nachbarorganen verbunden.

Struktur und Befestigung der Gebärmutter. Die ca. 4 mm dicke Uteruswand besteht aus
einer serösen, einer Muskel- und einer Schleimhaut (s. S. 564). Die seröse Haut, die am Fundus
uteri nicht selten eine deutliche, bandartige Querfalte zeigt, bildet das von der Lendengegend bis fast
zum Beckenausgang reichende *Mesometrium s. Lig. latum uteri*, **breites Uterusband** (Fig. 529 l. l.
u. 750 $_{5,5'}$), das die Gefässe und Nerven der inneren Geschlechtsteile einschliesst und auch an
den Eierstock (S. 560) und die Eileiter tritt. Die Ursprungslinie der Ligg. lata liegt 5—8 cm
lateral neben der Medianebene ventral an dem Lendenmuskeln vom 3.—4. Lendenwirbel bis ungefähr zum 4. Kreuzwirbel (Fig. 529 k). Das ventrolaterale Blatt des Lig. latum bildet das **Lig.
teres uteri** als eine Falte, die vom Ende des Uterushorns bis in die Gegend des inneren Leistenrings männlicher Tiere reicht, in der Nähe des Uterus in einen freihängenden, am Ende verdickten, gerundeten Zipfel ausgeht und ausser Gefässen und glatter Muskulatur häufig einen
schwachen roten Muskel, das Homologon des M. cremaster, enthält.

Über das genauere Verhalten des Bauchfells s. S. 351 u. 352.

d) Die weiblichen Begattungsorgane.

Die weiblichen Begattungsorgane bilden einen 30—32 cm langen, häutigen, ventral
vom Rectum und z. T. dorsal von der Harnblase gelegenen Schlauch, der vom Uterus
bis zur Scham reicht und in Vagina, Vestibulum vaginae und Vulva zerfällt.

1. Die an den Uterushals sich anschliessende *Vagina*, **Scheide** (Fig. 529 V., 749 $_7$,
750 $_8$), nimmt etwa 3 Fünftel des Begattungskanals ein, dessen weitester Teil sie ist;
gegen das Vestibulum vaginae ist sie ventral durch eine Querfalte, *Hymen*, **Scheidenklappe**[1]) (Fig. 750 $_9$), abgegrenzt, die sich, schwächer werdend, an den Seitenwänden bis
zur dorsalen Wand hinzieht (s. S. 564). Bei jungfräulichen Tieren ist sie relativ hoch; doch
wird selbst bei diesen von ihr der *Introitus vaginae* nicht vollständig geschlossen;
Hornickel fand sie bei 3 jährigen Pferden sogar nur durchschnittlich 1 cm hoch Die
dorsale Wand der Vagina ist 10—12 cm weit vom Bauchfell überzogen, das hier die
Excavatio rectouterina bildet. Im übrigen bildet eine lockere Fibrosa die Aussenschicht der Vagina; ihr folgt die Muskel- und dieser die Schleimhaut. Letztere bildet
starke Längs- und feine Querfalten; am *Fornix vaginae* tritt sie auf die Portio vaginalis
uteri und geht am Orificium uteri ext. in die Uterusschleimhaut über.

2. An die Vagina schliesst kaudal der *Sinus urogenitalis s. Vestibulum vaginae*,
Scheidenvorhof (Fig. 750 $_{8'}$), an; an seiner ventralen Wand befindet sich median und
direkt am Hymen, von der ventralen Schamkommissur 11—14 cm entfernt, die Einmündung der Urethra (Fig. 750 $_{12}$).

Die rötliche Schleimhaut des Scheidenvorhofs liegt in leichten Längs- und Querfalten. In
der Nähe der Schamlippen ist sie mit sehr feinen Papillen besetzt, die ihr ein samtartiges Aussehen verleihen, und hat an der ventralen Wand kleine Hervorragungen mit den Ausführungsöffnungen der ventral an der Vorhofswand gelegenen *Glandulae vestibulares minores*, **kleinen Vor-**

---

1) Nach Franck [397] findet sich dicht vor der Scheidenklappe und mit ihr m. o. w.
verschmelzen bei Füllen bis zum zweiten oder dritten Jahre eine zweite doppelt durchbohrte
Querfalte, die bis zur dorsalen Scheidenwand reicht. Diese Falte soll später, auch bei nicht-
begatteten Stuten schwinden, so dass nur die eigentliche Scheidenklappe bestehen bleibt.

hofsdrüsen. Diese Öffnungen (Fig. 750 10) begrenzen ein Dreieck, dessen Spitze der Clitoris und dessen Basis der Scheidenklappe zugekehrt ist, und in dem sich oft noch einzelne Hervorragungen finden. Weiter bemerkt man jederseits am dorsalen Teile (Fig. 750 10') 8—10 unregelmässig gruppierte Hervorragungen, an denen die weiten, für mässig starke Sonden passierbaren Ausführungsgänge der *Glandulae vestibulares majores,* **grossen Vorhofs-**(Bartholinschen)**drüsen,** münden.

Die in den Vorhof mündende *Urethra feminina,* **Harnröhre** (Fig. 529 o, 743 f und 749 16), ist nur 6—8 cm lang und besteht aus einer Muskel- und Schleimhaut; sie ist aussen vom *M. urethralis* bedeckt und besitzt kein Corpus cavernosum.

Äusserst selten finden sich neben der Harnröhrenmündung die Scheidengänge, *Ductus paraurethrales* s. *epoophori longitudinales* (s. S. 565), die bis in die Ligg. lata führen können.

Aussen am Vorhof liegt, vom *M.* constrictor vestibuli bedeckt, jederseits ein 6 bis 8 cm langer und 3 cm breiter *Bulbus vestibuli,* **Schwellkörper** (Fig. 749 11), der dem Corpus cavernosum urethrae der männlichen Tiere entspricht und aus einem Netzwerk von Venen besteht, das von einer fibrösen Haut umgeben ist.

Diese Schwellkörper ziehen sich nach der Clitoris, ohne sie zu erreichen, stehen aber mit deren kavernösem Gewebe durch ein Venengeflecht, *Plexus venosus intermedius,* in Verbindung. Auf ihrer äusseren Fläche liegt die *A. pudenda int.* Der Scheidenvorhof liegt retroperitonäal in lockerem Gewebe ventral vom Rectum.

3. Das Vestibulum vaginae geht in die Vulva, **Scham** (s. auch S. 565 u. Fig. 370 35, 750 13), über; sie liegt ventral vom After, durch das Perinaeum von ihm getrennt. Sie wird von den wulstigen Schamlippen, *Labia vulvae* (Fig. 749 8), gebildet, welche die *Rima vulvae,* Schamspalte (Fig. 749 9), umschliessen und in der sehr spitzen *Commissura dorsalis,* dem dorsalen Winkel, und der abgerundeten, die Clitoris umfassenden *Commissura ventralis,* dem ventralen Winkel (Fig. 749 9' u. 9'' u. 750 13'), zusammentreten.

Die meist schwarze äussere Haut der Schamlippen besitzt nur wenige feine Härchen und ist reich an grossen Schweiss- und Talgdrüsen, die sich an der Umbiegung der Haut nach innen plötzlich verlieren. An der inneren Fläche der Vulva wird die Haut 1—1½ cm vom freien Rande zu einer dünnen, kutanen, drüsenlosen Schleimhaut. Ihr Papillarkörper ist sehr hoch und das ihn bedeckende geschichtete Plattenepithel sehr dick. Meist ist dieser zwischen äusserer Haut und Vorhofschleimhaut liegende Hautteil dunkel pigmentiert und marmoriert.

4. Die *Clitoris,* der **Kitzler.** Die Grundlage des in den ventralen Schamwinkel hineinragenden, von der *Fascia clitoridis* umgebenen Kitzlers (Fig. 750 14) bilden die *Corpora cavernosa elitoridis;* sie entspringen mit 2 von den Mm. ischiocavernosi umgebenen *Crura clitoridis* am Sitzbein und vereinigen sich zu dem 6—8 cm langen, etwa 2 cm dicken, von 2 *Ligg. suspensoria* getragenen, dorsal von der Vorhofschleimhaut bedeckten und seitlich dem und ventral vom M. constrictor vulvae umgebenen, gestreckt verlaufenden *Corpus clitoridis,* in dem die beiden Corpora cavernosa durch das *Septum clitoridis* unvollständig geschieden sind. Der Schwellkörper endet mit einem mittleren, längeren Fortsatz und 2 seitlichen, stumpfen Spitzen. Die im ventralen Schamwinkel freiliegende, rundliche, 2—3 cm breite *Glans clitoridis,* **Eichel des Kitzlers,** besteht aus einem Schwellkörper und der diesen überziehenden, wulstigen, gefalteten, runzeligen, schwarz marmorierten Schleimhaut, die dorsal die kleine **Kitzlergrube** bildet. Um die Eichel bildet die Vorhofschleimhaut eine kleine Falte, das *Praeputium clitoridis;* so entsteht um die Eichel eine Grube, *Fossa praeputialis* (Fig. 750 14'). Vom Praeputium clitoridis zieht oft ein kleines Fältchen, *Frenulum clitoridis,* zur Eichel.

e) Muskeln der weiblichen Geschlechtsteile.

1. Der **M. ischiocavernosus** s. **erector clitoridis** ist sehr schwach und öfter nur angedeutet; er geht vom Os ischii zur Clitoris.

2. Der **M. bulbocavernosus** umgibt die Vulva und den Sinus urogenitalis und zerfällt in 2 Muskeln. a) Der **M. constrictor vulvae** (Fig. 749 10) liegt zwischen Haut

und Schleimhaut in der Vulva und bildet deren Grundlage; dorsal verschmilzt er mit
dem M. sphincter ani ext., ventral umgreift er die Clitoris; seine seitlich am ventralen
Schamwinkel strahlenförmig hinziehenden Bündel nennt Günther [219] *M. radiatus cunni.*
b) Der **M. constrictor vestibuli** (Fig. 749 23) umgibt den Vorhof und dessen Schwellkörper und befestigt sich ventral teils am Kitzler und Sitzbein, teils geht er an die Haut.

Ein breites, divergierendes, dem M. ischiourethralis anliegendes Bündel dieser Abteilung,
das am kaudalen Ende der Sitzbeinfuge entspringt und ventral an der Seitenfläche der Vagina
bis zur Gegend der Einmündung der Harnröhre läuft, um dort zu enden, nennt Günther [219]
den Rückwärtszieher der ventralen Scheidenwand.

3. Der **M. urethralis** (Fig. 749 16) ist von einer dünnen, elastisch-fibrösen Haut
bedeckt und umgibt als Harnröhrenteil den Endteil der Urethra und setzt sich als
Vorhofsteil, vom M. bulbocavernosus bedeckt, an den Seitenwänden des Scheidenvorhofs fort, wird schwächer und verliert sich nahe der Scham. Nicht selten sind auch
die den *Mm. ischioglandulares* der männlichen Tiere entspr. Muskeln angedeutet.

Wirkungen. Durch den *M. erector clitoridis* kann der Kitzler etwas nach unten bewegt
werden. Der *M. constrictor vulvae et vestibuli* verengern die Vulva und den Scheidenvorhof und
heben dabei die Clitoris. Die den ventralen Schamwinkel umgebenden, strahligen Bündel ziehen
diesen und mit ihm den freien Teil des Kitzlers nach unten; wird hierbei abwechselnd der
Kitzler durch die an ihn tretenden Bündel des *M. constrictor vestibuli* gehoben, so entsteht das
sog. Blinken. Der *M. urethralis* wirkt als Schnürer der Harnröhre; seine Vorhofsabteilung hebt
den Vorhof und veranlasst ein leichteres Abfliessen des Harnes.

III. Weibliche Geschlechtsteile der Wiederkäuer.

Die **Ovarien** der Kuh (Fig. 755 o) sind relativ klein (ca. 3—4 1/2 cm lang,
2,3—2,8 cm breit, 1 1/2—2 cm dick und 14—19 g schwer), oval, platt und ohne Ovulationsgrube. Beim neugeborenen Kalbe ist durchschnittlich das linke Ovarium etwas
grösser als das rechte, während beim erwachsenen Rinde das Gegenteil der Fall
ist; sehr oft besitzt das Ovarium Zysten,
die wahrscheinlich aus einer Umwandlung von Follikeln entstehen. Bei
Schaf und Ziege sind die Ovarien
mehr rundlich und relativ grösser
(etwa 1 1/2 cm lang). Ihre Lage haben
sie in der Höhe des medialen Darmbeinwinkels am Lig. suspensorium
ovarii (Fig. 754 5, 5') ganz nahe den
Cornua uteri, an die sie durch das
Eierstocksband und die grosse Eileiterfalte, die eine breite und
flache Eierstockstasche (s. S. 562
und Fig. 741 f) bilden, befestigt sind.
Die **Tubae uterinae** (Fig. 755 m) sind
lang (25—28 cm bei der Kuh und
15—16 cm bei Schaf und Ziege)
und weniger geschlängelt als beim
Pferde; bei Schaf und Ziege und
häufig auch bei der Kuh gehen sie allmählich in den zugespitzten Teil der Ge-

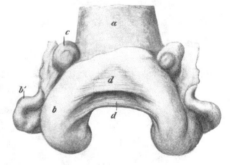

Figur 752. Uterus des Rindes; von der kraniodorsalen Seite gesehen.
a scheinbarer Uteruskörper, b freies, linkes Uterushorn, b' dessen Ende, c Ovarium, d, d Lig. intercornuale.

bärmutterhörner über. Ihr Ostium abdominale (Fig. 755 n') ist trichterförmig, ihr Ostium
uterinum weniger eng als bei der Stute. Der zweihörnige **Uterus** (Fig. 745, 755 i, k, k')
ist äusserlich dem der Stute ähnlich, im Innern aber sehr abweichend. Da die Öffnungen
zu den Uterushörnern wie beim Uterus bipartitus fast unmittelbar vor dem Orificium
uteri internum liegen, so ist der eigentliche Körper ohne Hals nur 2—5 und mit
Hals nur 10—12 cm lang (Fig. 745 c); er hat einen Querdurchmesser von 9—12 cm.
Die nach den Eileitern sich zuspitzenden und in diese allmählich übergehenden, 35 bis
45 cm langen Hörner liegen eine Strecke (10—15 cm) weit dicht nebeneinander, sind

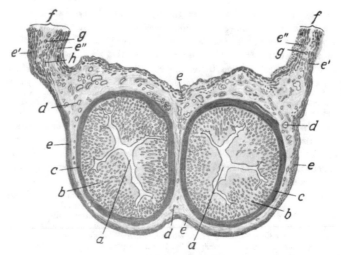

Figur 753.
Schnitt
durch die
Cornua uteri
des Schafes,
die hier einen
Uteruskörper
vortäuschen.
a, a Lumen, b, b
Uterindrüsen,
c, c zirkuläre
Muskelschicht,
d, d, d Stratum
vasculare,
e, e, e, e Längs-
muskelschicht,
f, f Ligg. lata
uteri mit Muskel-
schichten (e′, e′,
e″, e″), g, g Sub-
serosa, die in das
Strat. vasculare
uteri übergeht.

verwachsen und gemeinschaftlich von der Serosa mit deren Muskulatur eingeschlossen (Fig. 753), so dass sie einen ziemlich langen Uteruskörper vortäuschen (schein-barer Uteruskörper) (Fig. 745 c′) und von aussen viel kürzer erscheinen als sie sind; ihre tatsächliche Länge lässt sich aber durch eine auf der Serosa angedeutete Raphe

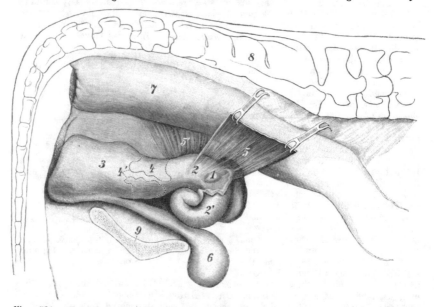

Figur 754.   Weibliche Geschlechtsorgane des Rindes (Uterus im gereizten Zustande).
1 Ovarium (vom Mesovarium und der Eileiterfalte verdeckt), 2 scheinbarer Uteruskörper, 2′ freies
Uterushorn, 3 Vagina, 4 Cervix uteri und 4′ Portio vaginalis uteri (beide punktiert), 5 rechtes
und 5′ linkes Lig. suspensorium ovarii und Lig. latum uteri (der kaudale und dorsale Teil von
5 sind abgeschnitten), 6 Harnblase, 7 Rectum, 8 Kreuzbein, 9 Beckensymphyse.

bestimmen (Zieger [691]). Der scheinbare Uteruskörper ist brustwärts und etwas ventral und der freie Teil der Hörner in schwach darmähnlichen Windungen lateral und etwas dorsal gerichtet (Fig. 754 u. 894 ₂′). Man unterscheidet an den freien Hörnern, die am Teilungswinkel 3—4 cm Durchmesser haben und sich nach dem freien Ende allmählich auf 5—8 mm verjüngen und die zunächst durch eine doppelte, mit viel Muskulatur ausgestattete Serosaplatte (*Lig. intercornuale*) miteinander verbunden sind

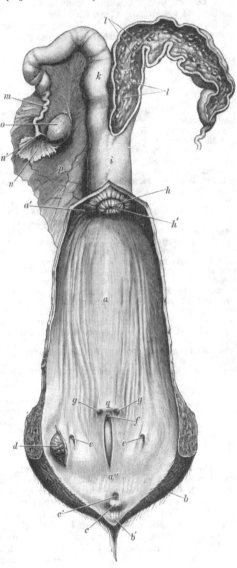

(Fig. 752 d, d), eine kraniomediale und eine kaudolaterale Fläche, einen dorsalen (bzw. dorsolateralen) schwächeren und einen ventralen (bzw. ventromedialen) freien, leicht krausenartig gebogenen, stumpferen Rand, während der Uteruskörper eine dorsale und ventrale Fläche und 2 Seitenränder erkennen lässt; die dorsale Fläche geht in die kraniomediale und die ventrale in die kaudolaterale der Hörner über. Die Oberfläche des Uterus ist glatt.

Bei dem noch lebenswarmen Uterus des geschlechteten Tieres verlaufen die Hörner zunächst eine Strecke brustwärts und biegen dann ventral und beckenwärts um, so dass die Enden der Hörner neben dem scheinbaren Corpus uteri gelegen sind. Die Oberfläche des Uterus zeigt längs verlaufende Rillen. Die Hörner sind wesentlich kürzer; die Konsistenz ist erhöht. Dieselben Verhältnisse entstehen am lebenden Tiere bei der Rektaluntersuchung infolge des dabei ausgeübten Reizes. Fast das ganze Organ befindet sich dann in der Beckenhöhle, und nur ein kleiner Teil der Hörner überragt den kranialen Schambeinkamm (Dennhardt [124], Zieger [691]) (Fig. 754).

Figur 755. Geschlechtsorgane einer Kuh; von der dorsalen Seite gesehen. Vulva, Vagina und rechtes Uterushorn sind aufgeschnitten.
a Vagina, a′ Fornix vaginae, a″ Vestibulum vaginae, b rechtes Labium vulvae, b′ Commissura ventralis, c Glans clitoridis, c′ Kitzlergrube, d die linke Gland. vestibularis major, die durch einen Schleimhautschnitt freigelegt ist, e, e Ausmündungsstellen der Gland. vestibulares majores, f Mündung der Harnröhre, g, g Mündungsstellen der Ductus epoophori long., h Portio vaginalis uteri mit h′ dem Orificium uteri ext., i Corpus uteri, k linkes, uneröffnetes und k′ rechtes, eröffnetes Horn des Uterus, l Karunkeln, m Eileiter, n dessen trompetenartig erweitertes Bauchende mit n′ dem Ostium abdominale, o Ovarium, p Lig. latum uteri, q rudimentärer ventraler Hymenteil.

Figur 755.

Bei Tieren, die öfter geboren haben, liegt im Ruhestand der Uterus fast ganz in der Bauchhöhle.

Die Wand des Uteruskörpers ist bei jungfräulichen Rindern 6—7, bei trächtig gewesenen 9—12 mm dick; die Wand der Hörner ist an der Ursprungsstelle derselben 9—12 mm, am Teilungswinkel 7—8, nahe dem freien Ende 2 mm und am freien Ende selbst nur noch 0,8 mm dick.

Die auf dem Querschnitt runde *Cervix uteri* ist 6—8 cm lang, hart, deutlich abgesetzt und starkwandig (1—4 cm), der Zervikalkanal gewunden (Fig. 754 u. 894 4, 4'). Bei Schaf und Ziege sind die Hörner relativ länger, spitzen sich noch mehr zu und sind an ihren Enden darmähnlich geschlängelt.

Die **Muskelhaut des Uterus** ist stärker als beim Pferde und fest mit der Schleimhaut verbunden. An der beim Rinde leicht gewundenen, beim Schafe S-förmig gekrümmten, hart sich anfühlenden, starkwandigen Cervix uteri, die eine Portio vaginalis bildet, ist die Ringfaserschicht der Muskelhaut besonders stark (6 mm dick). Zur Eigenmuskulatur des Uterus gesellt sich noch eine äussere, von den Lig. lata uteri stammende Muskulatur, die im Bereich des scheinbaren Uteruskörpers beiden Uterushörnern gemeinschaftlich ist, sich also nicht zwischen sie einsenkt (s. Fig. 753 e, e, e). Die Schleimhaut der Cervix bildet zahlreiche derbe Falten und scheidenwärts gerichtete Vorsprünge, die einen sehr festen Verschluss verursachen. Die in die Scheide vorspringenden, in die Falten der Scheidenschleimhaut übergehenden Falten (Fig. 755) sind die grössten, umgeben kreisförmig oder (bei Schaf und Ziege) mehr zweilappig das dadurch gekerbt erscheinende Orificium uteri ext. (Fig. 755 h') und umschliessen ähnliche, aber weniger weit scheidenwärts ragende, starke, noch mit kleinen Nebenfältchen versehene Faltenvorsprünge, die gleichsam einen zweiten, inneren Verschlussring bilden. Manchmal kommt zu diesen hintereinander liegenden Faltenkränzen noch ein dritter und vierter. Stets reichen die kleineren Falten bis zum Orificium uteri int. Dadurch, dass sich zu ihnen noch starke Querfalten gesellen, kommt es zu einer Schlängelung bzw. zu einem förmlichen Schraubengang der Falten, der einen sehr festen Verschluss des Kanales bedingt. Dies ist am deutlichsten beim Schafe und bei der Ziege der Fall. Die mit grossen Schlauchdrüsen versehene **Uterusschleimhaut** bildet zahlreiche vorspringende **Zäpfchen**, **Karunkeln** oder **Uteruskotyledonen**, *Cotyledones uterinae*, die bei Schaf und Ziege auf ihrer Kuppe mit einer kleinen Vertiefung versehen sind. Bei Kalb, Schaf und Ziege springen sie über die Schleimhaut vor, während sie beim geschlechtsreifen Rinde in einer Ebene mit dieser liegen (Dennhardt). Im trächtigen Uterus ragen die Karunkeln infolge mächtigen Wachsens bei den Kühen knopfförmig als Gebärmutterknöpfe (Fig. 757) über die Schleimhaut hervor. Bei Schaf und Ziege sind sie an der Oberfläche scheiben- oder napfförmig vertieft und heissen Gebärmutternäpfe (Fig. 756). In jedem Uterushorn der Kuh findet man nach Franck [397], Rörik [501], Zieger [691], Zschokke [714] u. a. durchschnittlich 4 Reihen von je 10—14 Karunkeln (80—120, selbst 130, im trächtigen Uterus sogar bis 156), die bei nicht trächtigen Tieren meist 15—17 mm lang, 6—9 mm breit und 2—4 mm hoch sind und mit breiter Basis aufsitzen. Schaf und Ziege besitzen ca. 88—96 Karunkeln (in jedem Horn 4 Reihen von 11—12 Karunkeln). Im trächtigen Uterus und kurze Zeit nach der Geburt sind die Karunkeln der Kuh fast mannsfaustgross und haben ein schwammiges Aussehen (Fig. 758) und sind mehr gestielt. Erst allmählich bilden sie sich zurück, ohne aber ganz die ursprüngliche Kleinheit wieder zu erreichen. Über die fetalen Kotyledonen s. S. 583.

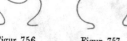

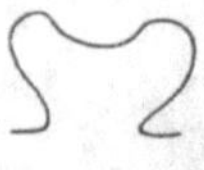

Figur 756. 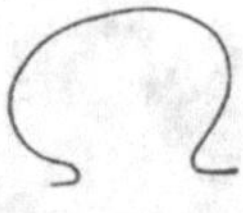   Figur 757.

Figur 756.   Querschnitt durch eine Karunkel vom trächtigen Schafe (schematisch).

Figur 757.   Querschnitt durch eine Karunkel einer trächtigen Kuh (schematisch).

Die 22—28 cm lange **Vagina** ist sehr weit. Das einschliesslich Labien 10—14 cm lange **Vestibulum vaginae** (Fig. 755 a'') ist relativ kürzer als bei der Stute und fliesst, da ein Hymen fehlt oder sehr rudimentär ist (Fig. 755 q), mit der Vagina (Fig. 755 a) zusammen. An beiden Seiten des Vestibulum liegen, vom M. constrictor vulvae bedeckt, die bei der Kuh ca. 3 cm langen und 1,5 cm breiten *Glandulae vestibulares majores* (Fig. 755 d), die mit je einem ziemlich weiten, aber kurzen Ausführungsgang (Fig. 755 e, e) an der Seitenwand des Vorhofs münden. Beim Schafe können sie vorhanden sein. Die **Urethra** mündet bei der Kuh nicht direkt in den Vorhof, sondern direkt oberhalb eines beträchtlichen Blindsacks, *Diverticulum suburethrale* (Fig. 759 f).

Das Diverticulum erstreckt sich bei der Kuh ca. 3—4 cm weit ventral von der Harnröhre hin. Der in die Öffnung eingebrachte Finger fängt sich stets in diesem Blindsack, wenn er nicht dicht an ihrer dorsalen Wand hingeführt wird. Bei Schaf und Ziege ist das Divertikel weniger deutlich.

Die zwischen Schleim- und Muskelhaut an der ventralen Wand der Scheide liegenden, manchmal bis gänsefederkielstarken und zuweilen bis zum Orificium uteri ext. oder noch weiter reichenden *Ductus epoophori longitudinales,* die Gartner'schen Gänge (S. 565), werden bei Kühen häufig angetroffen. Nach Röder [500] fehlt der rechte Gang bei über 52%, der linke hingegen nur bei 22% der Kühe. Sie münden $1/4$—2 cm kraniolateral oder kranial von der Harnröhrenmündung (Fig. 755 g, g) an einem kleinen, mit einem kleinen Wall umgebenen Grübchen und obliterieren während der senilen Atrophie der Geschlechtsorgane allmählich.

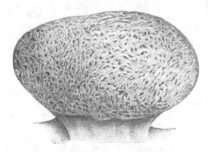

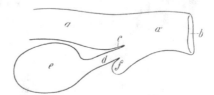

Figur 758. Karunkel aus dem Uterus einer trächtigen Kuh.

Figur 759. Schematische Darstellung des Diverticulum suburethrale.
a Vagina, a' Vestibulum vaginae, b Vulva, c Hymen, d Urethra, e Harnblase, f Diverticulum suburethrale.

Die **Vulva** hat einen breiteren dorsalen und gerundeten und einen spitzen, mit langen herabhängenden Haaren versehenen ventralen Winkel. Die Schamlippen (Fig. 755 b) sind dick und bis zur Schleimhautgrenze mit kurzen Haaren besetzt. Bei Schaf und Ziege zieht sich der ventrale Schamwinkel in einen kegelförmigen Hautanhang aus. Die Schamlippen sind bei ihnen mehr gerunzelt. Die *Corpora cavernosa* des **Kitzlers** sind lang und geschlängelt; sie messen bei der Kuh 10—12 cm; ihr Dickendurchmesser beträgt jedoch nur gegen 5 mm. Das freie Ende der Clitoris ist beim Rinde klein, kegelförmig und wird von der oft mit ihm verwachsenen Vorhaut eng umschlossen; beim Schafe besitzt das freie Ende die Gestalt eines frei hervorragenden, spitzen, nach hinten gebogenen, hakenartigen Fortsatzes.

Bei Schaf und Ziege ist die Clitoris 7—10 mm lang; ihr 3—4 mm langes, sich zuspitzendes, ventral mit Wollhaaren besetztes freies Ende (Fig. 755 c), das von einer flachen, 3 mm langen und 2,5 mm breiten Kitzlergrube (Fig. 755 c') umgeben ist, ist tief eingesenkt und liegt infolgedessen versteckt.

IV. Weibliche Geschlechtsorgane des Schweines.

Beim Schweine sind die **Ovarien** (Fig. 760 1) ca. 5 cm lang, rundlich, unregelmässig höckerig und öfter durch die vielen vorspringenden Follikel brombeerartig; sie liegen ähnlich wie die Ovarien der Wiederkäuer, doch ist infolge der ungemein starken Eileiterfalte die Eierstockstasche sehr weit und tief und schliesst die Eierstöcke ganz ein (s. S. 560 und Fig. 742). Ihre Lage ist nicht konstant, da bei den Schweinen, die geboren haben, das stark muskulöse Lig. suspensorium relativ sehr lang ist. Die 15—30 cm lange **Tuba uterina** (Fig. 760 2) zieht sich in einem Bogen vom Eierstock zum Uterushorn, in das sie ohne Unterbrechung übergeht. Ihre Bauchhöhlenöffnung ist ausserordentlich weit, dünnwandig und bildet eine Ampulle (Fig. 760 2'). Der Körper des **Uterus** ist kurz (5 cm) und liegt fast ganz in der Bauchhöhle; die sehr langen, von den äusserst muskulösen Ligg. lata uteri getragenen Hörner (Fig. 746 b, 760 5) beschreiben Windungen wie der Dünndarm und liegen der seitlichen und im trächtigen Zustand auch der ventralen Bauchwand an.

Der Querschnitt durch den Uterus gestorbener geschlechtsreifer Schweine ist platt, der frisch geschlachteter Tiere m. o. w. rund.

Die 15—25 cm lange *Cervix uteri* bildet keine Portio vaginalis, sondern geht ohne scharfe Grenze in die Vagina über; die Grenze deutet das hinterste Schlusskissen an; der Hals zerfällt in einen längeren vaginaseitigen und kürzeren uterusseitigen Abschnitt. Der erstere ist charakterisiert durch das Auftreten von 14—24 glatten bzw. zerklüfteten Querwülsten (Schlusskissen), die zahnstangenartig ineinander greifen, so dass sie einen festen Verschluss hervorbringen. Der uterusseitige Abschnitt ist englumig und mit stark verästelten Schleimhautleisten bzw. -falten versehen, die wiederum sekundäre und tertiäre Fältchen aufweisen (Heinonen [244a]). Der Uteruskörper ist relativ kurz. Die mit Uterindrüsen versehene Uterusschleimhaut ist weich und dünnfaltig. An der Uterusschleimhaut des trächtigen Schweines treten schon zu Beginn der Gravidität kleine, allmählich grösser und deutlicher werdende Flecken (*Areolae uterinae*) auf, die sich durch Mangel an Zottenbesatz und Gefässarmut auszeichnen.

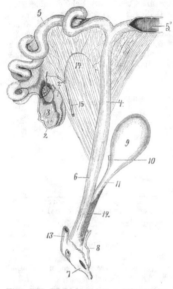

Figur 760. Weibliche Geschlechtsorgane des Schweines.

1 linker Eierstock, halb aus der Eierstockstasche hervorragend, 2 Tuba uterina, 2' ihre Ampulle, 3 Eierstockstasche, 4 Uteruskörper, 5 linkes, darmähnlich geschlängeltes Uterushorn, 5' abgeschnittenes rechtes Uterushorn, 6 Vagina, 7 Vulva, 8 Clitoris, 9 Harnblase, 10 abgeschnittener Ureter, 11 Urethra, 12 Harnröhren-Scheidenmuskel, 13 Endteil des Rectum, 14 Lig. latum, 15 A. spermatica interna.

Die **Vagina** (Fig. 760 6) ist ca. 10—12 cm lang, eng und muskelstark (4—5 mm) und geht ohne scharfe Grenze in die Cervix über. Der *Hymen* ist bei Ferkeln eine ringförmige Falte. Der **Sinus urogenitalis** ist einschl. der Labia vulvae 7—8 cm lang (Fig. 746 d, d') und mit einigen Reihen kleiner Wärzchen versehen, an denen Drüsen ausmünden.

Die Scheiden- und Vorhofsschleimhaut ist in zahlreiche Längs- und Querfalten gelegt und innig mit der Muskelhaut verbunden. Die Vestibulardrüsen sind nach Rautmann [487] in Form kleiner, höchstens pfefferkorngrosser, in Längsreihen angeordneter Drüsengruppen vorhanden, deren Zahl innerhalb weiter Grenzen schwankt; manchmal sind sie kaum nachweisbar; am ventralen Teile des Vorhofs ist jederseits ein unbedeutender Schwellkörper vorhanden. Die **Urethra** (Fig. 746 f u. 760 11) ist sehr lang; ventral von der Harnröhrenöffnung ist ein kleines *Diverticulum suburethrale* (Fig. 759 f) vorhanden. Vom Orificium urethrae aus ziehen sowohl durch den Vorhof, als auch durch die Scheide einige starke Längsfalten, die kleinere Längsfalten neben sich haben; die bei Ferkeln stets vorhandenen Gartnerschen Gänge sind bei älteren Individuen selten auffindbar; Follin [176] will sie bei diesen als obliterierte Stränge herauspräpariert haben. Die **Vulva** (Fig. 760 7) hat am ventralen Winkel einen zungenförmigen Hautanhang. Die **Clitoris** (Fig. 760 8) ist (bis 8 cm) lang, geschlängelt und ragt mit ihrer 3—4 mm langen, freien Spitze in den ventralen Teil des Vorhofs hinein.

V. Weibliche Geschlechtsorgane der Fleischfresser.

Die **Eierstöcke** (Fig. 761 c) liegen, von der mit einem Fettpolster umgebenen Eierstockstasche (a) ganz eingeschlossen, dicht an den Nieren (ungefähr in der Mitte zwischen letzter Rippe und Tuber coxae) und unmittelbar brustwärts von den Enden der Cornua uteri, ventral vom 3.—4. Lendenwirbel; sie sind länglich, ohne Einschnitt und zeigen meist mehrere über die Oberfläche hervorragende Eifollikel. An resp. neben der Niere beginnt jederseits eine starke Bauchfellfalte, die als *Mesovarium* zum Eierstock zieht (*Lig. suspensorium*) und 2 kleine Falten, die *Mesosalpinx* und das *Lig. ovarii proprium*, an das Cornu uteri sendet. Die erstere Falte bildet die Eierstockstasche (s. S. 562). Das Mesovarium ist durch zahlreiche glatte Muskelfasern verdickt, die sich nach der Gebärmutter hin vermehren und diese erreichen. Die Spalte der bei der Hündin meist sehr fettreichen, bei der Katze meist fettlosen Tasche ist ventral gerichtet und bei der Hündin enger als bei der Katze. Durch die starke Fetteinlagerung wird bei der Hündin das Ovarium vollständig verdeckt. Die häufig von Fett umgebenen, 5—9 cm langen **Eileiter** umziehen fast kreisförmig das Ovarium und verlaufen dann schwach oder gar nicht geschlängelt nach der Gebärmutter hin.

Das Ovarium mittelgrosser Hunde ist $1\frac{1}{2}$—2 cm lang und abgeplattet, das der Katze kaum 1 cm lang und walzenförmig.

Der **Uterus** ist ein Mittelding zwischen einem Uterus bicornis und einem Uterus bipartitus, denn der äusserlich einschl. Hals 4—8 cm lange, mit Uterindrüsen versehene **Uteruskörper** (Fig. 761 e) besitzt im Innern eine vom Fundus uteri ausgehende, $\frac{1}{2}$—$1\frac{1}{2}$ cm lange Scheidewand; er liegt fast ganz in der Bauchhöhle.

Von ihm gehen die langen und fast geraden **Hörner** (Fig. 761 d,d) ungefähr in der Höhe des 6.—7. Lendenwirbels in Form eines römischen V ab und reichen bis in die Nähe der Nieren. Die dickwandige, harte, einen sehr engen Zervikalkanal enthaltende *Cervix uteri* ist so kurz, dass die beiden Orificien fast zusammenfallen, und liegt kolbenartig an der dorsalen Wand der Vagina (s. S. 563). Die *Ligg. lata uteri* sind bei der Hündin fetthaltig, bei der Katze meist fettlos. In der Nähe der Enden der Cornua uteri gehen an der lateralen Fläche der Ligg. lata uteri dünne Stränge, die *Ligg. teretia uteri*, nach dem inneren Leistenring zu ab; sie treten in den bei diesen Tieren vorhandenen Leistenkanal und verlieren sich unter der Haut. Es ist bei weiblichen Fleischfressern daher die Möglichkeit zum Entstehen von Leistenbrüchen vorhanden, besonders bei trächtigen Tieren, bei denen die Kanäle weiter zu sein pflegen. Über die Veränderungen der Uterusschleimhaut des Hundes während der Brunst und Trächtigkeit s. Keller [300]. Am Uterus der Katze sind äusserlich Corpus und Cervix nicht zu unterscheiden.

Die **Vagina** (Fig. 761 g) ist lang, das **Vestibulum vaginae** (Fig. 761 g') knapp $\frac{1}{2}$ so lang, mit einer längs gefalteten und quer gekerbten Schleimhaut ausgekleidet und von der Scheide durch einen Wulst abgegrenzt, der seitlich in leichte Falten ausgeht, die einen kleinen *Hymen* (Fig. 761 h) bilden; die verhältnismässig lange **Urethra** mündet kaudal am Wulst mit einer kleinen Öffnung, neben der sich jederseits ein kleines Blindsäckchen findet.

Von hier bis zum Uterus liegt die kutane Schleimhaut in starken, mit Querschnitten versehenen Längsfalten. Wo die kutane Scheidenschleimhaut in die der Gebärmutter übergeht, bildet sie einen mit tiefen Einschnitten versehenen Schliesswulst. In der Seitenwand des Vestibulum liegt beim Hunde jederseits ein mächtiger, m. o. w. halbmondförmiger Bulbus vestibuli; im übrigen ist die Wand des Vestibulum kavernös. Die *Gland. vestibulares majores* fehlen dem Hunde, während die *Gland. vestibulares minores* i. d. R. an der ventralen Wand sich vorfinden Seiten eines medialen Längswulstes münden (Schmaltz [537]). Die **Schamlippen** (Fig. 761 i,i) sind bei der Hündin gewulstet; der ventrale Schamwinkel zieht sich in eine nach hinten gerichtete Spitze aus. Der **Kitzler** ist sehr gross und erreicht bei mittelgrossen Hündinnen eine Länge von 3—4 cm; die Eichel des Kitzlers ist relativ gross (4—5 mm lang) und zugespitzt; unter ihr befindet sich eine tiefe, von 2 Falten begrenzte *Fossa clitoridis* (Fig. 761 k), deren Schleimhaut mit Fältchen, Grübchen und zuweilen mit kleinen Papillen versehen ist. Die Clitoris der

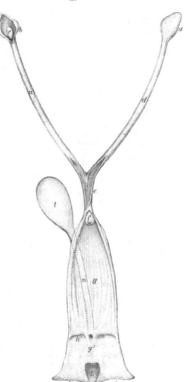

Figur 761. Weibliche Geschlechtsteile des Hundes. Uterus zum Teil, Vagina und Scheidenvorhof vollständig geöffnet.

a Eierstockstasche, geschlossen, b geöffnet, c Ovarium, d, d Cornua uteri, e Cervix et Corpus uteri, f Portio vaginalis uteri, g Vagina, g' Vestibulum vaginae, h Hymen, i, i Schamlippen, k Kitzlergrube, l Harnblase, m Harnröhre (punktiert).

37

Hündin entspringt mit zwei ca. 2 cm langen Schenkeln, die sich zu dem durch ein deutliches *Septum clitoridis* in 2 Hälften geteilten, fast nur aus derbem Fettgewebe bestehenden, von der Albuginea umgebenen *Corpus clitoridis* vereinigen.

Bei der Katze ist die **Scham** klein und rundlich; der ca. 1 cm lange und 2 mm dicke **Kitzler** tritt im ventralen Schamwinkel sehr wenig hervor und enthält einen kleinen Knorpel. Ausser dem kavernösen Gewebe, das aber keinen ausgesprochenen Bulbus bildet, finden sich bei der Katze noch die hanfkorngrossen *Glandulae vestibulares majores,* die mit deutlichen Öffnungen in den Scheidenvorhof münden.

VI. Das Euter, die Mamma.

I. Allgemeines (Fig. 764—767). Die *Glandulae lactiferae,* Milchdrüsen, Brüste des Menschen, Euter der Tiere, gehören zu den Hautdrüsen, treten aber funktionell in enge Beziehungen zu den Geschlechtsorganen; sie kommen nur beim weiblichen Geschlecht zur vollen Ausbildung, während sie bei männlichen Individuen als *Mammae masculinae* rudimentär bleiben. Sie liegen bei Pferd und Wiederkäuern als m. o. w. halbkugelige, paarige Organe in der Regio pubica, während sie sich beim Menschen in den Regiones mammaricae der Brust befinden. Beim Schweine und den Fleischfressern bilden sie lange, flache Körper, die neben der Mittellinie von der Schamgegend bis zur Brustbeingegend liegen; die beiden Euterhälften sind bei allen Tieren durch eine Medianfurche (*Sulcus intermammaricus,* Busen des Menschen) getrennt, die bei Schwein und Fleischfressern so tief ist, dass beide Euterhälften vollständig von einander getrennt werden. Bei Mensch, Pferd, Schaf und Ziege hat jede Mamma nur eine *Papilla mammae,* Saugwarze (Brustwarze des Menschen, Zitze der Tiere); beim Rinde sind jederseits 2, bei der Katze 4, beim Hunde 4-5, beim Schweine 5—6 (selbst bis 8) Zitzen vorhanden. Die Haut der Brustwarze ist beim Menschen dunkler gefärbt, ebenso das die Brustwarze umgebende kreisförmige Feld, der Warzenhof, *Areola mammae.* Bei den Tieren sind die Papillae mammae im allgemeinen unbehaart; ihre Färbung ist nicht charakteristisch, eine Areola mammae nicht deutlich nachweisbar, relativ am deutlichsten noch bei Schwein und Fleischfressern, Am Ende jeder Zitze finden sich die Mündungen der *Ductus lactiferi,* Zitzengänge, Strich- oder Milchkanäle (Fig. 768). Bei den Wiederkäuern ist in jeder Zitze nur ein Strichkanal und eine Öffnung an der Zitzenspitze vorhanden; das Pferd besitzt in jeder Zitze 2 Kanäle und 2 Öffnungen an der Zitzenspitze; beim Schweine trifft man 1 bis 2 Strichkanäle an. Beim Menschen und den Fleischfressern findet sich eine grössere Anzahl von Milchgängen in jeder Warze. Die Ductus lactiferi bilden an der Basis der Warze je eine Erweiterung, die *Sinus lactiferi,* Milchzisternen (Fig. 768 d). Während der Laktationsperiode sind Euter und Zitzen grösser als vor und nach ihr, doch erreichen sie nach der Laktation nicht ganz wieder die Kleinheit wie vor dieser, so dass das Euter und besonders die Zitzen in der Zwischenlaktationszeit um so grösser sind, je öfter das Tier geboren hat (Fig. 766 u. 767). Bei männlichen Individuen findet man meist nur kleine Hautwarzen anstatt der Zitzen und unter ihnen, infolge unvollkommener Entwicklung des Organs (Zimmermann [708]), spärliches Drüsengewebe.

Bau. Die Milchdrüsen sind von der Fascia superficialis und profunda und einer bindegewebigen und fetthaltigen Kapsel umgeben, die zahlreiche Fortsätze nach innen sendet, die als Interstitialgewebe die Drüse in Läppchen (*Lobuli mammae*) und Lappen teilen. Das Interstitialgewebe enthält ausser Gefässen, Nerven und Ausführungsgängen auch Fettgewebe und nimmt im Alter bei schwindendem Drüsengewebe an Masse zu. Die alveolären Drüsenhohlräume besitzen ein einschichtiges Epithel. Der ausführende Apparat verhält sich ähnlich dem der meisten zusammengesetzten Drüsen; die grösseren Gänge der Drüsenlappen münden in den (oder die) Sinus lactiferus, dessen Schleimhaut Drüsen enthält. Die kutane Schleimhaut des Strichkanals ist drüsenlos. In dem den Strichkanal umgebenden Gewebe der Zitzen findet sich glatte Muskulatur, deren Fasern aussen longitudinal und schräg, innen zirkulär verlaufen und bei manchen Tierarten eine Sphinkteren bilden. Die äussere Haut der Zitzen ist beim Rinde und Schweine drüsenlos, bei den anderen Tieren aber drüsenhaltig. Seitlich am Euter, bedeckt von der Fascia superficialis, liegt ein grosses Venennetz im fetthaltigen, Lymphdrüsen enthaltenden Bindegewebe.

Gefässe und Nerven. Die Arterien kommen von der A. pudenda ext. und bei Schwein und Fleischfressern auch von den Aa. intercostales und der A. thoracica ext.; die Venen sind Zweige der gleichnamigen Gefässe und der V. pudenda int.; die Nerven kommen vom Plexus lumbalis und ev. auch von den Nn. intercostales.

Bei der Kuh sammeln sich den von Parenchym und der Haut des Euters entspringenden Venen jederseits zu einem stärkeren venösen Längsstamm (Fig. 762), der wenige Zentimeter lateral von der Medianlinie zwischen ventraler Becken- und Bauchwand einerseits und dem Euter anderseits sich befindet. Er setzt sich ohne scharfe Grenze an seinem kranialen Ende in die V. subcutanea abdom. (i, i) (s. diese), an seinem mittleren Teile in die V. pudenda externa (g) (s. diese) und damit in die V. iliaca ext. (h) und an seinem kaudalen Ende in die Dammvene (e) fort. Letztere mündet in die V. pudenda interna (d). Das venöse Blut des Euters fliesst mithin auf 2 Wegen (V. perinaei und V. pudenda externa) (e u. g) zur V. cava caud. (b, b) und auf einem Wege (V. subcutanea abdom.) (i, i) zur V. cava cranialis (a). Das Stärkenverhältnis der einzelnen Venen schwankt dabei in sehr weiten Grenzen und ist auch durchaus kein konstantes, so dass die V. subcutanea abdom. schwächer, aber auch stärker als die V. pudenda externa und die Dammvene sein kann. Die V. subcutanea abdom. wurde 1¹/₄—2 cm, die V. pudenda externa 1¹/₂—3 cm stark gefunden.

Figur 762. Blutabflussverhältnisse am Kuheuter.

a V. cava cranialis und b, b V. cava caudalis, c V. hypogastrica, d V. pudenda interna, e V.perinaei, f Venenstamm zwischen Euter u. unterer (ventraler) Bauch-Beckenwand, g V. pudenda externa, h V. iliaca externa, i, i Milchader (V. subcutanea abdominis), k V. mammaria interna, l V. musculophrenica, m V. epigastrica cranialis, n V. epigastrica caudalis. 1 erste Rippe, 2 Sternum, 3 Proc. xiphoideus, 4 durchschnittene ventrale Bauchwand, 5 durchschnittene ventrale Beckenwand, 6 Zwerchfell, 7 Euter, 8 rechte Herzkammer, 9 rechte Vorkammer, 10 Milchaderloch (Milchnäpfchen).

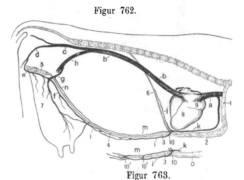

Figur 762.

Figur 763.

Figur 763. Variation zu Figur 762.

i V. subcutanea abdominis, k V. mammaria interna, m V. epigastrica cranialis, o Ramus communicans zur V. mammaria externa. 10 Milchnäpfchen, 10', 10' weitere Verbindungen zwischen V. subcutanea abdominis und V. epigastrica cranialis.

Entwicklung. Zuerst bildet sich eine von der Gegend der Brustgliedmasse bis zur Inguinalfalte reichende, paarige, linienförmige Epidermisverdickung, die unter Kutisverdickung zur Milchleiste wird. An dieser entstehen so viele umschriebene, in das Corium hineinragende Verdickungen, Milchhügel, als später Zitzen vorhanden sind. Jeder Milchhügel bekommt, während die Milchleiste schwindet, unter oberflächlicher Verhornung und Abstossung des Epithels eine napfartige Vertiefung, die von einer zellenreichen Kutiswucherung, der Areolarzone, umgeben wird und sich zuweilen durch einen erhöhten Rand, den Kutiswall, von der Umgebung absetzt. Diese Bildung wird als Zitzentasche (Mammartasche) bezeichnet. Von der mittleren und tiefsten Stelle der Tasche, dem Drüsenfelde, wächst das Epithel in Form der Milchsprossen in die Cutis; diese verästeln sich und bilden je eine Milchdrüse mit Ausführungsgängen, den hohlen, am Drüsenfeld mündenden Milchgängen. Diese erweitern sich später nahe der Mündung zu den Milchsinus. Bei den Huf- und Klauentieren sendet das Drüsenfeld nur 1 (oder 2) Milchgänge, Zitzenkanäle, in die Tiefe, die dann erst Sprossen treiben, die zu Milchgängen werden. Peripher von den Milchsprossen entstehen andere Epithelzapfen zur Bildung von Haaren und Talgdrüsen. Erstere bilden sich zurück, letztere bleiben bei den meisten Tieren bestehen. Die Zitzenbildung erfolgt entweder so, dass das Drüsenfeld und der Kutiswall durch Auswachsen der umgebenden Haut in die Höhe gehoben werden, so dass dann das Drüsenfeld an der Spitze der Zitze liegt (primäre Zitze), oder der Kutiswall bleibt flach und wird zur Areola mammae (Warzenhof), wobei der Boden der Zitzentasche mit dem Drüsenfeld über die Areola als Mammilla (Milchwarze) emporwächst und die sekundäre Zitze bildet.

II. Das Euter, die *Mamma,* des **Pferdes** (Fig. 764). Bei der Stute liegt das aus 2 länglich-runden Hälften bestehende, von Fett umhüllte und von der äusseren Haut überkleidete Euter in der Schamgegend zwischen den Hinterschenkeln.

Die **Faszien des Euters** sind eine oberflächliche und eine tiefe. Die erstere überzieht als Fortsetzung der Fascia superficialis trunci die Oberfläche des Euters und verschmilzt schliesslich mit der äusseren Haut des Euters. Sie bedeckt zu beiden Seiten des Euters ein umfangreiches Venennetz und die *Lgl. inguinales superficiales.* Die tiefe Euterfaszie löst sich jederseits nahe der Linea alba von der gelben Bauchhaut ab und senkt sich als eine starke, mediane, aus 2 elastischen Platten bestehende Scheidewand zwischen die beiden Euterhälften und hilft das Euter tragen, dessen *Lig. suspensorium,* **Aufhängeband,** bildend. Besondere Anheftung nimmt sie am kranialen Teile der Beckensymphyse.

37*

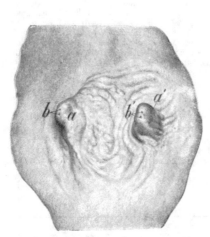

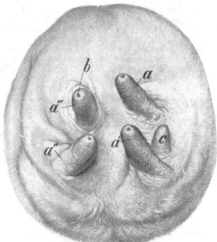

Figur 764. Euter des Pferdes.
a, a' Zitzen, jede mit den Mündungen zweier
Strichkanäle (b, b').

Figur 765. Euter des Rindes.
a, a', a'', a''' die 4 Hauptzitzen, die je eine Mündung eines Strichkanales (b) erkennen lassen, c
Afterzitze ohne Ausführungsgang.

An jeder Hälfte des Euters findet sich die seitlich platt-gedrückte, dreieckige *Papilla mammae*, Zitze (oder Strich), deren Grösse davon abhängig ist, ob die Tiere säugen oder gesäugt oder überhaupt Junge gehabt haben. Bei nichtsäugen-den Stuten ist die Zitze ca. 3 bis 4 cm lang und an ihrer Basis 4—5 cm breit.

Die das Euter überziehende äussere Haut ist teils fein be-haart, teils haarlos und mit vielen grossen Talg- und Schweissdrüsen versehen. Letztere sind in dem zwischen den beiden Euterhälften befindlichen, seichten *Sulcus inter-mammaricus* am mächtigsten. Die Zitzen sind meist haarlos oder mit spärlichen, sehr dünnen, weichen Härchen besetzt; die Schweissdrüsen verlieren sich nach der Spitze der Zitzen hin; hier sind die Talgdrüsen am grössten.

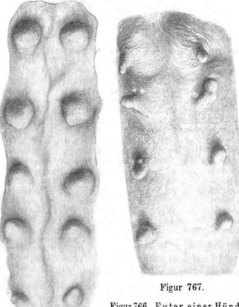

Figur 767.

Figur 766. Euter einer Hündin, die mehrmals trächtig gewesen ist.

Figur 767. Euter einer Hündin, die noch nicht trächtig war.

Figur 766.

In Figur 766 sind 10 und in Figur 767 8 Zitzen, jede mit den Mündungen mehrerer Zitzenkanäle, vorhanden.

An dem abgerundeten freien Ende jeder Zitze finden sich 2 dicht nebeneinander liegende Öffnungen (Fig. 764 b, b'), die in je einen *Ductus lactiferus,*

Strichkanal, führen, dessen Verschlussteil etwa 1 cm lang, sehr eng und mit Längs-fältchen der Schleimhaut ausgestattet ist, zwischen und auf denen sich kleine, nach dem Ausgang gerichtete Zöttchen finden. Nach der Zitzenbasis hin erweitert sich der Kanal beträchtlich und buchtet sich ohne scharfe Grenze zu einem geräumigen *Sinus lactiferus,* Milchzisterne, aus, in welche die Haupt-Drüsenausführungsgänge münden. Die Zitze besitzt kein Fettgewebe, aber zwischen Schleimhaut und äusserer Haut eine mächtige Lage glatter Muskelfasern, die um die Ausführungsöffnung einen Schliessapparat bilden, der den Abfluss der Milch hindert.

Nach anderer Auffassung (Zietzschmann [702a], Hug [280a] und Zwart [721]) ist nur der enge, mit mehrschichtigem Plattenepithel ausgestattete drüsenlose Verschlussteil Strich-kanal und der weitere Teil in seiner Gesamtheit Sinus lactiferus.

Die Milchdrüsensubstanz hat ein weissrötliches Aussehen und unterscheidet sich durch Farbe und Beschaffenheit vom umgebenden Fettgewebe. Physiologisch besteht jede Euter-hälfte aus einem kranialen schwächeren und kaudalen stärkeren Abschnitt mit gesondertem Ausführungsapparat, der in den betreffenden Zitzenkanal das Sekret ergiesst. Obgleich weder äusserlich, noch an Längsschnitten diese Trennung zu konstatieren ist, so lässt sich durch In-jektion der Ausführungsgänge doch die Selbständigkeit der beiden Partien einer jeden Euterhälfte nachweisen. Es besteht somit das Pferdeeuter aus 4 Vierteln bzw. Drüsen.

Hengst und Wallach zeigen selten und dann nur sehr kleine, rudimentäre Zitzen; sie kommen aber beim männlichen Fetus stets vor.

III. Das **Euter** der **Wiederkäuer** (Fig.554 y, 765). Das Euter der Kühe ist sehr umfangreich und reicht je nach seiner Grösse weiter brust- und beckenwärts als das der Stute. Es bildet eine mehr zusammenhängende Masse, doch zerfällt es auch in zwei seit-liche, durch eine mediane, bindegewebige Scheide-wand getrennte Hälften; jede besitzt 2, bei säugen-den Tieren durchschnitt-lich 6—8 cm lange Zitzen (Fig. 765 a, a', a'', a'''), zu denen sich mitunter (nach Henneberg [251] im Durchschnitt bei ca. 38%, bei einzelnen Rassen so-gar bis 44% aller weib-lichen Rinder) noch eine hintere dritte, jedoch dann verkümmerte (nur 1—3 cm lange) Zitze (Fig. 765 c) ge-sellt. Eine Querteilung der beiden Hälften in Viertel, also in 4 selbständige Milchdrüsen ist anato-misch nicht nachzu-weisen; sie wird äusserlich höchstens durch eine un-deutliche Querfurche an-gedeutet. Das Drüsen-parenchym einer jeden Hälfte hängt scheinbar

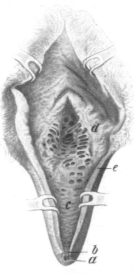

Figur 768.

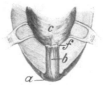

Figur 769.

Figur 768. Aufgeschnit-tene Zitze einer Kuh.

a Zitzenöffnung, b Verschluss-teil des Zitzenkanals mit Längsfalten, c Zitzenkanal, d Milchzisterne mit verschieden grossen Ausbuchtungen, in welche die Enden der Drüsen-ausführungsgänge münden, e Wand der Zitze.

Figur 769 dient zur Ergän-zung von Figur 768.

a Zitzenöffnung, b Verschluss-teil des Zitzenkanals mit Längsfalten der Schleimhaut, c Zitzenkanal, f Rosette.

kontinuierlich zusammen; es bestehen aber 4 getrennte ausführende Apparate. Die Zitzen sind rund, länger und dicker als die der Stute; jede besitzt nur eine Öffnung (Fig.765 b), die i. d. R. von einem kleinen, markierten Ringe umgeben ist. Der etwa 1 cm lange Verschlussteil (Fig.768 u. 769 b) des Zitzenkanals (der eigentliche Zitzenkanal nach Hug; s. oben) ist mit Längsfalten der derben und mit feinen Papillen besetzten, weissen Schleimhaut versehen und gegen den übrigen Teil des Zitzenkanals durch eine 5—8 fach gefaltete Rosette (Faltenkranz) (Fig. 769 f) deutlich abgegrenzt. Basal wird der Zitzenkanal weit (Fig. 768 u. 769 c) und geht ohne Grenze in die weite Milchzisterne (d) über, deren Schleimhaut gelblich erscheint und im ungefüllten Zustand leistenartige Erhebungen und Falten besitzt. In die Milchzisterne münden durchschnittlich 10 Milchgänge, die bei praller Füllung 5—17 mm weit sind. Jede Zitze besitzt glatte Muskulatur, die einen Sphinkter bildet.

Bei Schaf und Ziege hat jede Euterhälfte nur eine Zitze. Die Zitzen des Schafes sind klein, kegelförmig und wie bei der Ziege nur mit einer Öffnung ausgestattet; ihr mit Längsfältchen versehener Verschlussteil ist bis 8 mm lang. Das Ziegeneuter ist i. d. R. unverhältnismässig gross, hängt weit herab und besitzt 2 starke, vorwärtsgerichtete, dicke Zitzen. Meistens kommen noch 2 unvollkommen ausgebildete Zitzen ohne Ausführungsgang bei Schaf und Ziege vor. Beim Schafe findet sich jederseits lateral am Euter eine taschenförmige Einstülpung der drüsenreichen Haut, die Inguinaltasche, die Malkmus [389] als Mammartasche gedeutet hat.

Die männlichen Wiederkäuer besitzen nur verkümmerte, bei Kastraten etwas längere Zitzen, die dicht kranial vom Hodensackhals liegen. Beim Bullen findet man i. d. R. jederseits 2 spitze, kegelförmige, 1³/₄—2 cm lange Zitzen, beim Schafbock jederseits eine ca. ¹/₂ cm und beim Ziegenbock eine ca. 2—3 cm lange Zitze und vor ihr sehr oft noch eine kleinere. Beim Ziegenbock sind die Drüsen oft recht gross und nicht selten milchgebend. Beim Bullen liegen sie 2—3 cm, beim Schaf- und Ziegenbock ca. 1 cm kranial vom Hodensackhals.

IV. Das **Euter** des **Schweines** erstreckt sich an der Bauchwand von der Schambis zur Brustbeingegend und zerfällt jederseits in 5—6 m. o. w. voneinander getrennte Abteilungen, von denen jede eine Zitze trägt, so dass das Schwein im ganzen 10—12 Zitzen hat, die man nach ihrer Lage Brust-, Bauch- und Weichen- oder Schamzitzen nennt. An jeder Zitze finden sich meist eine oder zwei, selten drei Mündungsöffnungen von ebensovielen Strichkanälen.

Bei männlichen Tieren sind die Drüsen zwar verkümmert und die Zitzen kleiner, sie bleiben aber immerhin relativ gross und können bisweilen sogar Strichkanäle besitzen.

V. Das **Euter** der **Fleischfresser** (Fig. 766 u. 767) liegt bei der **Hündin** wie bei dem Schweine; man findet an jeder Seite 5 (oft auch 4) markierte Drüsenabteilungen, die jedoch häufig durch Parenchymbrücken verbunden sind; jede Abteilung trägt eine Zitze, die sich dadurch von den Zitzen der übrigen Tiere unterscheidet, dass ihre Spitze von 8—12 Öffnungen siebartig durchlöchert ist, die in ebensoviele Ductus lactiferi führen, welche die Zitze longitudinal durchziehen und bei säugenden Tieren in der Basis der Zitze je einen kleinen, länglichen Sinus lactiferus, das Milchsäckchen, bilden. Die Zitzenmuskulatur bildet Sonder- und gemeinschaftliche Sphinkteren. Nach der Lage unterscheidet man bei der Hündin jederseits 2 Brust-, 2 Bauch- und eine Schamzitze; beim Hunde sind nur einige kleine Wärzchen vorhanden.

Bei der Katze ähneln die Milchdrüsen denen der Hündin, doch finden sich an jeder Seite nur 4 Zitzen, 2 an der Brust und 2 am Bauch; beim Kater findet man i. d. R. jederseits zwei sehr.kleine Zitzen und zwar je 1 in der Regio umbilicalis und Regio xiphoidea.

VII. Hüllen und Lage des Fetus.

Die **Hüllen des Fetus** (s. auch S. 17). Der Fetus ist von Hüllen umgeben, die wesentlich zu seinem Schutze gegen mechanische Insulte und zu seiner Verbindung mit dem Uterus des Muttertieres, sowie als seine Ernährungs- und Atmungsorgane dienen. Man kann 2 Hüllen, das Amnion und die Allantoishülle mit Chorion unterscheiden.

Das Verhalten der Hüllen ist nach der Tierart verschieden. Am einfachsten ist dasselbe bei den Einhufern und Fleischfressern (Fig. 771, 772 u. 777): Die äusserste Hülle ist die Uteruswand mit der Placenta materna (Mutterkuchen); darauf folgt das Allantoischorion mit der in die Placenta materna eingreifenden Placenta fetalis (Fruchtkuchen). Auf das Allantoischorion folgt die Allantoishöhle, die mit der Allantoisflüssigkeit, die namentlich beim Pferde öfter eigentümliche, ovale, braune oder braungrüne Körper (Hippomanes) enthält, angefüllt ist. Darauf folgt das Amnion. Dieses umschliesst die den Fetus umgebende, mit Amnioswasser gefüllte Amnioshöhle. Die Embryonalhüllen stehen nur am Nabel mit dem Fetus in Verbindung. Dort bilden sie dicht aneinander liegend mit anderen Teilen den Nabelstrang, Funiculus umbilicalis. Dieser besteht aus 1. der Amnioshülle, 2. dem Urachus (dem Allantoisstiel), 3. den Nabelgefässen, 4. dem Nabelblasenstiel bzw. der rudimentären Nabelblase selbst und 5. dem diese Teile innerhalb der Amnioshülle umgebenden und verbindenden fetalen Bindegewebe, der sog. Wharton'schen Sulze. Die Nabelgefässe sind 2 Aa. umbilicales (Fig. 794), die meist geschlängelt verlaufen, und eine V. umbilicalis, die bei einigen Tierarten doppelt auftritt. Die Nabelblase liegt während der späteren Entwicklungsperioden bei den meisten Tierarten ganz im Nabelstrang und verschwindet nebst ihrem Stiel wohl auch ganz, indem sich der Darm an der Stelle der Kommunikation zwischen Darm- und Nabelblasenhöhle im Darmnabel schliesst.

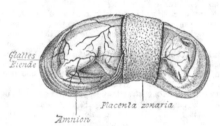

Figur 770. Hundeei gegen Ende der Trächtigkeit.

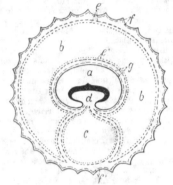

Figur 772. Schema der Eihäute der Fleischfresser.
a Amnioshöhle, b, b Allantoishöhle, c Nabelblase, d Darmrinne, e Allantoisblatt des Chorion, e′ Allantoisblatt des Amnion, f amniogenes Chorion (Amniosblatt des Chorion), f′ Nabelblasenfeld, g Amniosblatt des Amnion (Bonnet).

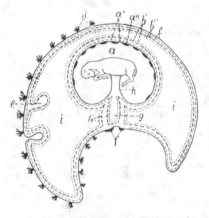

Figur 771. Schema der Eihäute des Pferdes (Bonnet).
a Amnioshöhle, a′ Amniosblätter, a″ Amnioswucherungen, b′ Allantoisblätter des Amnion, b″ Allantoisblätter des Chorion, c amniogenes Chorion, d Placenta fetalis (Chorionzotten), e Hippomanes, f Nabelblasenfeld, g Nabelbläschen, h Amniosteil des Nabelstrangs, h′ Allantoisteil des Nabelstrangs, i, i Allantoishöhle, k Allantoisteil des Nabelstrangs.

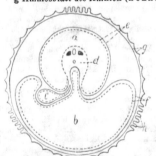

Figur 773. Schema der Eihäute der Wiederkäuer.
a Amnioshöhle, b Allantoishöhle, c Nabelblase, d Embryo, e Amnion, f Allantois, g amniogenes Chorion, h Kotyledonen.

Die Chorionzotten der Placenta verhalten sich verschieden (s. Fig. 770—773). Sie sind bei den Einhufern und dem Schweine ziemlich gleichmässig über die Oberfläche des Chorion als *Placenta diffusa* verteilt. Bei den Einhufern sind ziemlich dicht stehende Zottenbüschel (Fig. 771 d) vorhanden, die in die Uterusschleimhaut hineinreichen. Beim Schweine bestehen grosse, gefässreiche Wülste mit niedrigen Zotten, die in die Uterusschleimhaut eingesenkt sind, und ausserdem weissgraue, gefässarme Erhabenheiten, *Areolae*, die von radiären Zottenreihen umstellt sind. Gegen die Eienden hin nimmt die Zahl der Zottenwülste ab. Die Wiederkäuer besitzen eine *Placenta multiplex* s. *cotylica*. Bei ihnen hat das Allantoischorion nur an bestimmten, durch zottenfreie Partien getrennten Stellen Zottenbüschel, *Placentae fetales* (Eihaut- oder fetale Kotyledonen) (Fig. 773 h). Diese entsprechen den S. 574 erwähnten Karunkeln der Uterusschleimhaut, Uterus-Kotyledonen, *Placentae uterinae* (*maternae*). Beim Menschen und vielen Tierarten verbindet sich die Allantois nur an einer bestimmten Partie von charakteristischer Gestalt mit dem amniogenen Chorion, und nur hier entstehen echte Chorionzotten.

Chorion frondosum. Nur die diesen Stellen entspr. Partien der Uterusschleimhaut bilden eine Placenta materna. Der Frucht- und Mutterkuchen tritt beim Menschen, den Affen, den Rodentia und Insectivora als *Placenta discoidea* in Scheibenform und bei den Fleischfressern als *Placenta zonaria (annularis)* (Fig. 770) gürtelförmig auf. Die neben der echten Placenta am übrigen Chorion auftretenden Zotten (*Chorion laeve*) sind ohne grosse Bedeutung.

Bezüglich der sonstigen Verschiedenheiten der Eihüllen der Haustiere ist zu bemerken, dass sich die Eihäute des Pferdes in erster Linie dadurch auszeichnen, dass die Allantois zwischen die beiden Amniosblätter hineinwächst, bis sie das fetusseitige Blatt des Amnion vollständig umgibt (Fig. 771). Man trifft mithin beim Pferdeembryo 2 ineinander steckende Säcke, den Amnios- und Allantoissack mit der Amnioshöhle (a) und der Allantoishöhle (i, i); der letztere besitzt an seiner uterusseitigen Fläche die Placenta diffusa. An der Nabelseite des Fetus ist die Fruchtblase etwas nach dem Leib des Fetus eingebogen. Hier befindet sich das Nabelblasenfeld (f), d. h. die Stelle, wo in früheren Entwicklungsstadien der Scheitel der länglichen Nabelblase das Chorion erreichte und Zotten besass (die Nabelblasenplacenta), und bis wohin jetzt die Nabelgefässe reichen. Der ziemlich lange Nabelstrang besteht aus einem kürzeren, direkt an den Fetus anschliessenden, mit Amnioshülle versehenen Amniosteil (h) und dem entfernteren, amniosfreien Allantoisteil (h'). Die Fleischfresser haben einen zitronenförmigen Fruchthüllensack; ihre Nabelblase (Fig. 772 c) erhält sich bis zur Geburt als ein kleines, rotes Säckchen, das am Nabelblasenfeld (f) mit dem Chorion verbunden ist. Das Amnion (g) wird von der Allantois (e') allseitig umwachsen wie beim Pferde. Der Nabelstrang ist kurz und fest. Das Charakteristische ist die gürtelförmige *Placenta zonaria* (Fig. 770). Die Verbindung mit der Placenta materna ist eine innige, so dass die letztere bei der Geburt als Membrana decidua ausgeschieden wird. Die Wiederkäuer (Fig. 773) besitzen einen sehr langen, schlauchartigen Fruchthüllensack, der sich vom Ende des befruchteten Uterushorns durch dieses und den scheinbaren Uteruskörper hindurch und als leerer Schlauch auch noch in das andere, nicht trächtige Horn erstreckt. Die Nabelblase (c) wird sehr bald ganz rudimentär. Ein Nabelblasenfeld fehlt. Die Allantois (f) umwächst das Amnion (e) nicht. Deshalb umschliesst also der Allantoissack (b) den Amniossack (a) nicht; er liegt vielmehr neben ihm am grössten Teile der Innenfläche des amniogenen Chorion (g), das nach ihm anliegenden Allantoissack mächtig in die Länge wächst. Die Enden des Fruchthüllensacks bestehen also nur aus dem Allantoischorion und enthalten den Amniossack nicht. Anderseits liegt z. B. über dem Rücken des Fetus der Amniossack direkt am amniogenen Chorion. Der Amnios- und der Allantoissack (a, b) liegen gewissermassen nebeneinander in dem von dem amniogenen Chorion (g) umschlossenen Hohlraum. Das Chorion besitzt die erwähnten Kotyledonen, *Placentae fetales* (h), die mit den Karunkeln der Uterusschleimhaut, den *Placentae maternae,* verbunden sind. Der Nabelstrang besitzt keinen amniosfreien Allantoisteil; er ist kurz und endet mit dem Amnion; er enthält 2 Nabelvenen. Die Körperhaut des Fetus setzt sich eine kurze Strecke auf den Nabelstrang fort. — Der Fruchthüllensack des Schweines stellt auch einen langen Schlauch dar; im übrigen verhält sich der Amniossack zum Allantoissack wie bei den Wiederkäuern. Die Enden des Allantoissackes wachsen aber durch die Enden des Chorionschlauches hindurch und liegen als Allantoiszipfel frei. Dadurch, dass mehrere Fruchtsäcke reihenweise aneinanderliegen, werden deren Enden durch Druck i. d. R. eingestülpt. Auch tritt häufig Verwachsung benachbarter Fruchtsäcke ein. Das Chorion besitzt eine Placenta diffusa mit den erwähnten gefässreichen Wülsten und den Areolae (s. S. 583). Der Nabelstrang ist lang (so lang wie der Fetus); er ist aber ganz vom Amnion überzogen und besitzt keinen Allantoisteil.

Die Menge der Amniosflüssigkeit, in der der Fetus schwimmt, beträgt beim Pferde ca. 5, beim Rinde ca. 4, bei Schaf und Ziege $\frac{1}{4}$—$\frac{1}{2}$ kg und nimmt gegen Ende der Trächtigkeit ab. Die Menge der Allantoisflüssigkeit schwankt ungemein; man findet bei Pferd und Rind $\frac{1}{2}$ bis 9 kg, bei Schaf und Ziege 50—100 g.

Entstehung der Eihäute. Das Amnion entsteht so, dass das Aussenblatt der Nabelblase (die Fortsetzung der Rumpfplatte des Fetus) ganz nahe der dem Embryo vom Embryonalschild abgrenzenden Grenzrinne eine Ringfalte, die Amniosfalte (Fig. 774), bildet, die sich immer mehr erhebt und den Embryo, der sich inzwischen aus der Ebene der Keimblase erhoben und sich von dieser (der jetzigen Nabelblase) m. o. w. abgeschnürt hat, umwächst (Fig. 775); schliesslich erreichen über dem Rücken des Fetus die Umschlagsränder einander (Fig. 775), wobei vorläufig aber zwischen den Faltenrändern noch eine Öffnung, der Amniosnabel (Fig. 778 und 779 b), bleibt, die von aussen in die zwischen Fetus und Amnioshülle entstandene Amnioshöhle (Fig. 778 u. 779 m) führt. Später verwachsen die Faltenränder in der Amniosnaht, und damit ist der Amniosnabel geschlossen. In dieser Naht stehen das Aussen- (k, l) und Innenblatt (k', l') der Amniosfalte noch miteinander in Verbindung. Das Verbindungsblatt, das Mesamnion, schwindet aber bald, so dass dann der Embryo von 2 getrennten, einander konzentrisch umgebenen Hüllen umgeben ist (Fig. 776). Zwischen dem fetusseitigen Innenblatt (Fig. 778 u. 779 k', l'), dem primären Amnion (das aus dem fetusseitigen Ekto- [k'] und dem fetusabseitigen Mesoblasten [l'] besteht) und dem Embryo findet sich die Amnioshöhle (m), die sich mit der Amniosflüssigkeit füllt. Der Raum zwischen dem Amnion und dem ebenfalls

zweiblättrigen Aussenblatt, das amniogenes Chorion (seröse Hülle)
(Fig. 778 k, k' u. l, l') genannt wird,
ist das etwas Serum enthaltende Exocöl (h'), das am Nabel in das Endocöl
(Fig. 779 h) führt. Das amniogene Chorion, das natürlich auch die Nabelblase
überzieht, liegt mit seiner Aussenseite
an der Uterusschleimhaut und bildet
gefässlose Zotten, die Chorionzotten
(Fig. 776), die in die Uterusschleimhaut
einwachsen und bei Bildung der Allantois vaskularisiert (Fig. 777) werden.
Am Nabel (bei e in Fig. 779) geht das
Amnion in die Leibeswand des Fetus
über; diese Stelle ist die Amnioswurzel; hier umhüllt das Amnion
später den Nabelstrang. Die Allantois
entsteht so (Fig. 775 u. 778), dass sich
am Enddarm des Embryo ventral eine
Ausstülpung, die Allantoisblase,
bildet. Diese im Endocölom zwischen
Darmwand und Leibeswand gelegene
Blase wächst kranial gegen die Nabelöffnung und drängt sich neben dem
Nabelblasenstiel durch die Nabelöffnung
in der Amnioswurzel des Embryo nach
aussen (Fig. 778 i) in das Exocöl
(Fig. 778 h'). Sie verengt sich an der
Stelle des Nabels zu einem Schlauche,
dem Urachus (Allantoisstiel, Allantois-
gang). Der im Embryo liegende Teil
der Allantoisblase wird
später zur Harnblase und
Harnröhre; der in das
Aussenzölom gelangte
Teil stellt die eigentliche
Allantoisblase dar; diese
liegt neben der Nabel-
blase (d) und wächst,
während die letztere sich
zurückbildet. Dabei kann
die Allantoisblase den
Fetus bzw. das ihn ein-
hüllende eigentliche Am-
nion vollständig um-
wachsen (Fig. 771 u. 772)
(Einhufer und Fleisch-
fresser), wobei sie einerseits mit dem Chorion,
anderseits mit dem Am-
nion verwächst, so dass
der Fetus, wie oben ge-
schildert, von einer aus
einem Amnios- und einem
Allantoisblatt bestehen-
den Hülle (Fig. 771 a', b'),

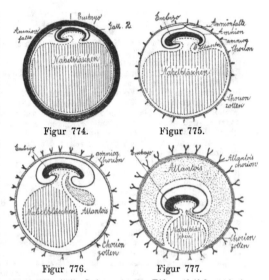

Figur 774.   Figur 775.

Figur 776.   Figur 777.

Figur 774—777. Schemata der Eihautbildung bei
Säugern (nach Martin).
Gall.H. in Figur 774 Gallerthülle. Die Bezeichnung
Allantois in Figur 776 u. 777 bezieht sich auf die ge-
tüpfelte, blasige Ausstülpung des Enddarms.

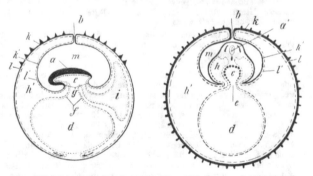

Figur 778. Längsschnitt durch   Figur 779. Querschnitt durch
die Embryonalhüllen.   die Embryonalhüllen.

a Embryonalschild, a' Medullarrohr, b Amniosnabel, c Darm, d Nabelblasenhöhle (Aussendarm), e Nabelblasengang, f Darmnabel, g Leibesnabel, h Innenzölom, h' Aussenzölom (Keimblasenzölom), i Allantois,
k Amniosplazenta, k' Ektoblast des Amnion, l, l' Mesoblast des Amnion,
m Amnioshöhle.

dem sekundären Amnion,
und dem aus dem amniogenen Chorion (Fig. 771 c) und einem Allantoisblatt (b'') bestehenden
Chorion (Allantoischorion) umgeben ist. Zwischen Amnion und Allantoischorion befindet sich die
Allantoishöhle (Fig. 771 i, i u. 772 b, b), anstatt des Aussenzöloms und zwischen sekundärem
Amnion und Fetus die Amnioshöhle (a). Umwächst die Allantoisblase das Amnion nicht vollständig (Wiederkäuer und Schwein) (Fig. 773), dann liegen Allantoishöhle bzw. -blase und Exocölom
(der Hohlraum zwischen primärem Amnion und amniogenem Chorion, in den die Allantoisblase
nicht eingedrungen ist) nebeneinander (s. S. 584). Mit der Allantois wachsen die in ihrer Wand

gelegenen Aa. umbilicales nach aussen und vaskularisieren besonders das mit dem Chorion verwachsene Allantoisblatt bzw. überhaupt das Chorion. Das amniogene Chorion und das ihr anliegende Allantoisblatt werden zusammen Allantoischorion genannt. Das vaskularisierte Allantoischorion bildet nun Gefässzotten, die in ihrer Gesamtheit die Placenta fetalis, den Fruchtkuchen (s. S. 584), darstellen.

Die **Lage der Früchte im Uterus** ist derart, dass der Rücken des Embryo gegen die Konvexität des Uterushorns gekehrt ist. Bei den Tieren mit einem Uterus bicornis liegt die Frucht gewöhnlich in einem Horn, selten im Corpus uteri. Bei Doppelträchtigkeit liegt in jedem Horn eine Frucht. Die Verteilung mehrerer Früchte multiparer Tiere ist in beiden Uterushörnern ziemlich gleichmässig; selten bleibt ein Uterushorn leer. Die Früchte liegen meist in regelmässigen Abständen in den ziemlich gleich weiten Hörnern, oder sie sind von den stark erweiterten und in der Wand verdünnten, gegen die eingeschnürten, fruchtfreien Zwischengegenden scharf abgehobenen Fruchtkammern, Ampullen, umschlossen.

Während der Schwangerschaft zeigen der Uterus und seine Adnexe gewisse Veränderungen, die sich nach der Geburt des Jungen wieder zurückbilden, *Involutio uteri*. Der schwangere Uterus ist bedeutend (10—30fach) schwerer als der nicht schwangere; er wiegt beim Menschen 1000 g (gegen 30—40 g), beim Pferde 4000 g (gegen 250), bei der Kuh 6000—7000 g (gegen 500—600), beim Schafe 500—700 g (gegen 60). Diese Gewichtszunahme ist bedingt durch Zunahme und Wachstum seiner Gewebselemente, der Muskulatur, der Gefässe und Nerven usw. Dabei wird die Uteruswand trotz der grossen Zunahme der Muskulatur dünner (4 mm : 5—6 mm beim Pferde, 2—5 mm : 5—7 mm beim Rinde), während die Cervix uteri dicker (9 mm bei grossen Tieren) wird. Die Uterusbänder werden länger und muskulöser, die Schleimhaut dicker, blutreicher, lockerer und bildet die Placenta materna. Bei dem Schweine, der Katze und der Hündin verhält sich der Uterus an den Lagerstellen der Feten wie bei den anderen Tieren; an den interampullären, eingeschnürten Stellen ist die Uteruswand sehr dünn, die sonst lebhaft gerötete Schleimhaut blass und von einer grauen, schmierigen Masse bedeckt.

Nach der Geburt zieht sich der Uterus zusammen und nimmt die frühere Gestalt wieder an. Die während der Schwangerschaft neugebildeten Teile (Muskelfasern, Bindegewebe usw.) verfallen der fettigen Metamorphose und werden resorbiert; die neugebildeten Gefässe obliterieren und verfetten; die Karunkeln der Wiederkäuer atrophieren durch lebhafte Verfettungs- und Resorptionsprozesse und durch Ab- und Ausstossung einzelner Teile. Mit der Involution des Uterus geht die der anderen Teile des Geschlechtsapparats einher. Übrigens kehren die Geschlechtsteile schwanger gewesener Individuen nicht ganz wieder in den jungfräulichen Zustand zurück; Uterus, Vagina, Vulva, Euter und Euterzitzen bleiben etwas grösser als sie vor der ersten Schwangerschaft waren.

Lage des trächtigen Uterus. Während der Trächtigkeit ändert sich die Lage des vergrösserten Uterus. Da der Uterus des Pferdes die grössten Hindernisse rechts, der der Kuh sie dagegen links findet, so liegt der trächtige Uterus beim Pferde etwas nach links, bei der Kuh etwas nach rechts. Bei allen Tieren liegt er direkt an der Bauchwand und zeichnet sich bei mageren Tieren durch dieselbe ab. Beim Pferde ist meist nur ein Horn trächtig. Dieses und der Uteruskörper, in dem ein Teil, selten der ganze Fetus, liegt, vergrössern sich bedeutend und erreichen beide je einen Umfang von 80—100 cm. Dabei wird das Horn 80—90 cm lang; es wächst besonders an der konvexen Seite und reicht schliesslich weit über das am Eierstock festliegende Ende hinaus, so dass dieses inkl. Eierstock ungefähr in der Mitte des Gesamtuterus liegt (Franck [178]). Der trächtige Uterus liegt ganz in der Bauchhöhle; er reicht meist bis an Zwerchfell, Leber und Magen. Er verschiebt den Darmkanal dorsal und seitlich; dabei nimmt auch die Weite des Dickdarms ab. Die Uterushörner liegen an und zwischen den Kolonlagen. Auch das nicht trächtige Horn wächst bogig, ist aber kaum halb so lang als das andere Horn. Die Enden beider Hörner sind einander zugekehrt; die Hörner verlaufen erst lateral, dann brustwärts und dann medial. Bei linksseitiger Trächtigkeit ist der asymmetrische Uterus i. d. R. etwas nach links, bei rechtsseitiger etwas nach rechts verschoben.

Beim Rinde ist i. d. R. nur ein Horn und zwar meist (zu 60%) das rechte befruchtet. Im Uteruskörper liegt der Fetus nicht. Er liegt stets in einem Horn; aber der leere Teil des Eihautsacks reicht durch den Uteruskörper hindurch in das unbefruchtete Horn, das an dieser Stelle ebenfalls sich vergrössert, so dass der freibleibende Teil dieses Hornes als kleines Anhängsel des Uterus erscheint. Das Eierstocksende des Uterus liegt etwas dorsal; die Hörner verlaufen erst kranial, dann ventral, dann kaudal; sie liegen an der rechten Fläche des Pansens. Der kranial vom Netz bedeckte Uterus liegt asymmetrisch und zwar wegen des Pansens stets etwas nach rechts; er reicht dorsal bis in die Hungergrube hinauf. Er verschiebt die Darmschlingen kranial und dorsal, so dass diese z. T. auf seiner dorsalen Fläche liegen. Kranial grenzt der Uterus an den Psalter und Labmagen; er reicht also nicht so weit brustwärts wie beim Pferde und liegt nicht am Zwerchfell. Wenn das linke Horn trächtig ist, dann verschiebt dieses den Pansen derart, dass es in der linken Flanke die Bauchwand erreicht. Bei Schaf und Ziege liegt der Fetus im Uteruskörper und ragt in beide Hörner vor, so dass der Uterus als ein dickes, bauchiges Gebilde mit fast gleich grossen Hörnern erscheint. Bei den Wiederkäuern und beim Pferde überragt der Uterus das Lig. latum beträchtlich (beim Rinde um 38 cm, Franck [178]).

Bei dem Schweine erreicht der Uterus Leber, Magen und Zwerchfell; seine Hörner liegen zwischen den Darmschlingen. Wenn viele Feten im Uterus sind, dann sind die Hörner vielfach winklig abgebogen. Das gilt auch vom Hunde. Bei ihm knickt sich der Uterus ebenfalls winklig ab, weil die Hörner länger werden als die Länge vom Becken bis zum Zwerchfell beträgt. Die die Feten enthaltenden Ampullen liegen also, ebenso wie beim Schweine, oft quer und neben- oder übereinander. Der Uterus verschiebt die Darmschlingen kranial und seitlich, erreicht Magen, Leber und Zwerchfell und dorsal die Niere. Das Zwerchfell ist bei allen Schwangeren zentral erheblich gegen die Lungen vorgeschoben. Es erreicht beim Hunde die Höhe der 5. Rippe, während es sonst nur bis zur 7. Rippe reicht.

Anhang. Die Exenteration der Eingeweide.

A. Das Exenterieren der Bauch- und Beckeneingeweide des Pferdes. Über die Bauch- und Beckenhöhle des Pferdes s. S. 349 u. 350 und über die Regionen der Bauchhöhle und Bauchwand S. 348 u. 349. Die Lage der Eingeweide der Bauch- und Beckenhöhle, *Situs viscerum abdominis*, ist bei der Schilderung der einzelnen Organe abgehandelt worden. Es sei, da beim Exenterieren die Tiere auf dem Rücken liegen, nur folgendes erwähnt:

Öffnet man die Bauchhöhle eines **auf dem Rücken** liegenden Pferdekadavers in der Weise, dass man zunächst einen Längsschnitt durch die Bauchwand dicht neben der Linea alba vom Schambein bis zum Schaufelknorpel ausführt und dann jederseits noch einen Querschnitt von der Nabelgegend an der letzten Rippe entlang bis zur Lende anlegt, so bemerkt man bei normaler Lage der Eingeweide zunächst in der Mitte einen Teil des Körpers und die Spitze des nach dem Nabel gerichteten Caecum und bisweilen Jejunumschlingen, die i. d. R. nach Aufheben der Zäkumspitze zum Vorschein kommen. Zu beiden Seiten des Blinddarms treten uns die Längslagen der ventralen, durch sehr deutliche Poschen und Bandstreifen gekennzeichneten, sehr weiten und gleichweiten Kolonschleife entgegen, auf die links die engere und rechts die weitere, poschenarme oder poschenfreie, stellenweise nur mit einem, im übrigen mit 2 bis 3 Bandstreifen versehene Längslage der dorsalen Kolonschleife folgt. In der Schaufelknorpelgegend findet man brustwärts von der Spitze des Caecum die beiden Querlagen des Colon, von denen die dorsale weiter brustwärts reicht als die ventrale. Weiterhin bemerkt man, besonders wenn man die rechte dorsale Kolonlage etwas von der rechten Bauchwand abdrängt, zwischen letzterer und dem Zwerchfell bzw. der Leber einerseits und dem rechten dorsalen Colon anderseits den kranialen Teil des Blinddarmkopfs und stellt fest, dass die meist links liegende Beckenflexur in die Beckenhöhle reicht. Zur besseren Übersicht der Baucheingeweide kann man den Kadaver zunächst etwas auf die linke und alsdann etwas auf die rechte Seite neigen. Ist das Neigen nach beiden Seiten schwierig, dann empfiehlt es sich, den Kadaver in halber Seitenlage auf die linke Seite geneigt, zu öffnen und nach Betrachtung der Kolonlagen diese durch Ziehen an der Beckenflexur möglichst aus der Bauchhöhle zu entfernen. Dann kann man das ganze Caecum, die beiden rechten Lagen des Colon und den Ursprung und Verlauf des Duodenum, das die Bauchspeicheldrüse verdeckt, den zunächst vom Duodenum verdeckten Eingang in das Netzbeutelloch, der sich zwischen dem Proc. caudatus der Leber und der dem rechten dorsalen Colon und dem Blinddarmkopf anliegenden Extremitas dextra des Pankreas befindet, den grösseren Teil der Leber, einen Teil des Magens, nicht selten Schlingen des Jejunum und kleinen Colon übersehen. Liegt das Tier auf der rechten Seite, dann kann man feststellen, dass links sich befinden: die Schlingen des Jejunum und kleinen Colon, das Ende des Duodenum, der Anfang des Ileum und die linken Lagen der Beckenflexur des Colon. Beim Zurückschlagen dieser Darmteile sieht man deren Gekröswurzeln (Genaueres s. S. 588).

a) Exenteration des Darmkanals. Das Exenterieren des Darmkanals kann, nachdem Colon und Zäkumkörper aus der Bauchhöhle hervorgezogen sind, sowohl von rechts, als von links geschehen. Grösste Sorgfalt erfordert die Lostrennung des Pankreas vom Dickdarm. Hierbei muss das Einreissen der Dickdarmwand vermieden und darauf geachtet werden, dass das Pankreas mit der Milz, dem Magen, dem Duodenum und der Leber in Verbindung bleibt, und dass eine Verletzung der das Pankreas durchbohrenden Pfortader, deren Unterbindung unnötig ist, vermieden wird.

Ist die rechte Seite die obere, so zieht man zunächst das Colon an der Beckenflexur soweit wie möglich nach links aus der Bauchhöhle. Dann trennt man das Pankreas vom Colon und Caecum, indem man erst das Bauchfell durchschneidet und dann das Organ vorsichtig mit dem Finger abstösst, bis die Vena portae freiliegt, und vor allem auch die beiden Seitenlappen des Pankreas vollständig abgetrennt sind. Dann unterbindet man das Duodenum in der Gegend der rechten Niere zweimal und durchschneidet es und gleichzeitig das Gekröse, das es mit dem Kopfe des Caecum und dem rechten dorsalen Colon verbindet. Sodann löst man mit den Fingern die Befestigung

des Blinddarmkopfs von den Lendenmuskeln, der rechten Niere und dem Zwerchfell. Erst dann kann man den ganzen Dickdarm mühelos so weit aus der Bauchhöhle ziehen, dass die ganze kraniale Gekröswurzel freiliegt. Alsdann nimmt man
das kleine Colon ebenfalls nach der linken Seite heraus und unterbindet zweimal das Rectum,
schneidet es durch, fasst dessen abgeschnittenes Ende und spannt das Gekröse an, in dem man die
zur kaudalen Gekröswurzel ziehenden Venen und Arterien bzw. die A. mesenterica caud. selbst
erkennt. Dann schneidet man das Gekröse nahe der Wirbelsäule bis zur kaudalen Gekröswurzel
durch, hierauf diese selbst mit der A. mesenterica caud. 1—2 cm von der Aorta entfernt.
Zuletzt umgreift man die kraniale Gekröswurzel bzw. die A. mesenterica cran. und mit ihr
gleichzeitig die Nerven des kranialen Gekrösgeflechts und die freigelegte Pfortader mit der linken
Hand und schneidet den ganzen Strang, indem man ihn stark von der Wirbelsäule abzieht, mit
möglichst wagerecht geführtem Messer nahe der Aorta durch, wobei gleichzeitig das Gekröse des
Dünndarms mit abgetrennt wird. Dann wird der vorher noch nicht abgetrennte Teil des Netzes
vom Dickdarm abgelöst. Ist die linke Seite die obere, so schlägt man das kleine Colon mit
seinem Gekröse zurück, unterbindet das Duodenum unter der linken Niere zwischen Wirbelsäule
und Blinddarmkopf, durchschneidet es und trennt das ganze Netz vom Colon und dem Anfang
des Rectum ab. Dann trennt man das Pankreas ab, unterbindet und durchschneidet das
Rectum, sowie die beiden Gekröswurzeln. Nach Durchschneidung der kranialen Gekröswurzel
wird das Zwölffingerdarmgekröse und das an den Blinddarmkopf tretende Bauchfell abgetrennt.
Ist die rechte Seite die obere, dann sind die Verhältnisse des Darmkanals im
allgemeinen übersichtlicher und die Exenteration bequemer. Man wird deshalb
diese Lage vorziehen, falls man nicht zur anderen gezwungen ist.

Bei den Exenterationsübungen sollen die Studierenden vor dem Herausziehen des Colon
aus der Bauchhöhle das Ileum und nach dem Herausziehen des Colon das Duodenum und das
Netzbeutelloch zeigen. Das Ileum sucht man in der Weise auf, dass man sofort nach Eröffnung
der Bauchhöhle mit der linken Hand die Zäkumspitze aufhebt und mit der rechten Hand
zwischen den beiden ventralen Kolonlagen nach der kleinen Kurvatur des Blinddarmkopfs zu eingeht und den an seiner derberen Konsistenz leicht kenntlichen Hüftdarm zu fassen sucht. Man
zieht ihn hervor und überzeugt sich durch das doppelte Gekröse, dass man den richtigen Darmteil ergriffen hat. Man kann auch von der Spitze des Caecum aus dem freien Bandstreifen
des Blinddarms nachgehen. Man stösst dann auf das Hüft-Blinddarmgekröse und erreicht damit
das Ileum. Das Duodenum ist leicht 1. an seinem Verlauf zwischen der Leber und der rechten
dorsalen Längslage des Colon (bzw. dem Kopfe des Caecum) und 2. an seiner Verbindung mit
beiden durch ein kurzes, höchstens 4—6 cm breites Gekröse zu erkennen. Man hat es auf
der rechten Seite gegen den Rücken hin durch Beiseiteschieben der anderen Teile zu suchen. —
Will man in das Netzbeutelloch gelangen, so schiebt man, nachdem die Darmteile beiseite
gelegt sind, den Zeige- und Mittelfinger der rechten Hand zwischen der rechten dorsalen Längslage des Colon und dem rechten Leberlappen bzw. Lobus caudatus vor. Besser lässt sich das
Netzbeutelloch nach der Exenteration des Darmkanals zeigen; sein Eingang liegt dann zwischen
Lobus caudatus hepatis und Pankreas.

b) Exenteration von Magen, Leber, Milz und Bauchspeicheldrüse. Diese 4 Organe

werden, nachdem der Darm entfernt ist, im Zusammenhang exenteriert. Das Tier liegt am besten
auf dem Rücken oder so nach links gewendet, dass die rechte Seite des Tieres zur rechten-oberen
wird. Zunächst löst man, nachdem man sich über die Lage der Organe (siehe darüber S. 418—420
und 434—439), über die Lage der A. mesenterica cran., Aorta, der Pfortader mit ihrem Durchtritt durch das Pankreas u. dgl. orientiert hat, möglichst ohne Messer den rechten und linken
Lappen des Pankreas von der Unterlage, während sein mittlerer Lappen in Verbindung mit dem
Duodenum und der Leber bleibt. Nach unseren Erfahrungen schneidet man am vorteilhaftesten
sogleich jetzt den Stamm der A. coeliaca aus der Aorta. Man geht zu diesem Zwecke mit dem
Zeigefinger zwischen dem rechten Zwerchfellspfeiler (der zunächst noch von der V. cava caud.
verdeckt wird) und der Aorta ein; man sieht dann den Ursprung der A. coeliaca, umgeben von
den starken Nerven und Ganglien des Plexus solaris. Nun schneidet man ein ungefähr 1 ½ qcm
grosses Stück, das den Ursprung der A. coeliaca enthält, aus der ventralen Wand der Aorta
heraus. Im Anschluss hieran schneidet man, nachdem man mit der linken Hand die Milz an-
gezogen hat, das angespannte Lig. renolienale und phrenicolineale (wobei man die an der Basis
der Milz in deren Hilus eintretende A. lienalis zu schonen hat!) ab, hebt mit der linken Hand
den linken Leberlappen auf und stösst mit dem Zeigefinger der rechten Hand zuerst das Lig.
triangulare sinistrum, dann das Lig. falciforme vom Zwerchfell ab. Bei ausgebluteten Pferden kann
man dann sogleich die V. cava caud. zwischen Zwerchfell und Leber durchschneiden, das Lig.
coronarium bis zur Speiseröhre abstossen und das die letztere umgebende Lig. gastrophrenicum
durch einen kreisförmigen (oder halbkreisförmigen) Schnitt einschneiden. Die Speiseröhre lässt
sich dann leicht um Handbreite aus der Brusthöhle herausziehen und wird ohne Unterbindung
durchschnitten. Darauf schneidet man das Lig. triangulare dextrum vom Zwerchfell ab. trennt
das Lig. hepatorenale unter Schonung der rechten Nebenniere ab, schneidet dicht beckenwärts
vom dorsalen Leberrand nochmals die Hohlvene durch und trennt sie von ihrer Unterlage ab.

Damit sind die Organe von den Bauchwandungen gelöst, höchstens könnten noch kleine Reste des Lig. coronarium und gastrophrenicum abzutrennen sein.

Man kann die genannten Organe auch, wenn die linke Seite des Kadavers oben liegt, wie folgt exenterieren: Durchschneiden des Lig. renolienale, Lösen der Cauda pancreatica, Abtrennen des Lig. triangulare sinistrum hepatis und des Lig. falciforme, des Lig. gastrophrenicum vom Zwerchfell, Durchschneiden der Speiseröhre und Durchschneiden des linken Schenkels des Lig. coronarium, Herausschneiden eines etwa 2 qcm grossen Stücks der ventralen Aortenwand mit dem Stamm der A. coeliaca, Wendung des Kadavers, so dass die rechte Seite nach oben zu liegen kommt, Lösung des rechten und mittleren Lappens der Bauchspeicheldrüse, Durchschneiden des rechten Teiles vom Lig. coronarium hepatis und des Lig. triangulare dextrum, sodann der V. cava caud. zuerst an der Wirbelsäule und dann am Zwerchfell.

c) **Das Exenterieren der Harn- und Geschlechtsorgane.** Von den Harn- und Geschlechtsorganen sind einige in den Peritonäalsack eingeschoben, andere, liegen nur an ihm. Über die Beckenhöhle s. S. 350. Am Peritonäalsack liegen Nieren, Nebennieren und Harnleiter; retroperitonäal befinden sich im wesentlichen ein Teil der Harnblase und die Harnröhre, ferner bei männlichen Tieren ein Teil der Samenblasen, die Enden der Ductus deferentes, die Prostata und die Bulbourethraldrüsen und bei weiblichen Tieren der grösste Teil der Vagina und das Vestibulum vaginae. In den Peritonäalsack eingeschoben sind ein Teil der Harnblase, der Samenblasen und der Ductus deferentes bzw. der Uterus und ein Teil der Vagina. Ausserhalb der Körperhöhlen liegen der Penis bzw. die Vagina, das Vestibulum vag. und die Vulva mit dem Kitzler.

Das Exenterieren der Harn- und Geschlechtsorgane kann nach der Exenteration von Magen, Leber, Milz und Bauchspeicheldrüse entweder ohne vorheriges Zersägen des Kadavers oder so geschehen, dass man nach dem Zurücklegen der Nieren samt Peritonaeum, Harnleiter und Samenstrang bzw. beim weiblichen Tiere der Ovarien und Uterushörner bis in die Beckenhöhle den Kadaver hinter der letzten Rippe durchsägt und das Hinterteil entweder in eine sitzende Stellung mit abwärts gekehrten Beinen bringt oder in der Rückenstellung mit aufwärts gebundenen Beinen lässt. In jedem Falle orientiert man sich zunächst über die Lage der Aorta und V. cava caud., der A. mesenterica caud., der A. renalis und spermatica int., des Ductus deferens, des M. cremaster, der Aa. umbilicales (Ligg. teretia vesicae), der Nn. lumbales und der Nervengeflechte usw., über die Lage der Harn- und Geschlechtsorgane, über das Verhältnis des Peritonaeum in der Bauchhöhle usw. Erst dann geht man an die Exenteration. Nur das Zurücklegen des Penis bzw. des Euters kann vorher geschehen.

α) **Bei männlichen Tieren.** Man schlägt zunächst den Penis bis zum Arcus ischiadicus zurück, wobei man die starke, zwischen dem M. gracilis und pectineus bzw. durch letzteren in die Tiefe tretende V. pudenda ext. und die Ligg. suspensoria penis durchschneidet. Gleichzeitig löst man bei Wallachen den Samenstrang von seiner Verwachsung mit der äusseren Haut und der äusseren Öffnung des Leistenkanals, zieht ihn nach Erweiterung des inneren Leistenrings mit dem M. cremaster in die Bauchhöhle zurück und löst den M. cremaster von der Fascia iliaca bzw. vom M. sartorius ab. Bei Hengsten legt man entweder die Hoden nach Spaltung des Scrotum frei und zieht sie, nachdem die Leistenringe aufgeschnitten sind, mit dem M. cremaster in die Bauchhöhle, oder man lässt sie im Hodensack. In diesem Falle muss man die Beckenfuge durchsägen, vorher aber die Crura penis und die Mm. ischiocavernosi von den Sitzbeinen trennen und dann die äusseren Geschlechtsteile in die Beckenhöhle legen oder die Eingeweide durch die Spalte herausnehmen. Hierauf beginnt man mit der Exenteration der Harnorgane. Man durchschneidet am lateralen Rande der Nieren mit einem m. o. w. halbkreisförmigen Einschnitt das Peritonaeum und trennt dann unter Schonung des Harnleiters die Nieren (zuerst die linke und dann die rechte) und Nebennieren von dem Lendenmuskeln, wobei man entweder die Nierenarterie und -vene nahe der Aorta und V. cava caud. quer durchschneidet oder aus diesen herausschneidet. Alsdann stösst man, indem man mit der einen Hand die abgetrennte Niere mit Harnleiter anzieht, vorsichtig mit der anderen Hand das Peritonaeum bis zu den Bauchmuskeln ab, an denen man es mit dem Messer durchschneidet. **Man muss jedoch sehr darauf achten, dass man nicht unter die Fascia iliaca gerät, weil sonst die an der Faszie verlaufenden Gefässe und Nerven aus ihrer Lage gebracht werden.** Das Peritonaeum stösst man bis in die Beckenhöhle von den Wänden ab, nachdem man vorher noch die Aa. und Vv. spermaticae int. (und bei Hengsten auch die starken Aa. spermaticae ext.) an ihrem Ursprung abgeschnitten hat. Beim Abstossen des Peritonaeum in der Beckenhöhle trifft man in der Regel auf 2 Hindernisse: 1. das Lig. pubovesicale und vesicoumbilicale, die man median von der ventralen Becken- und Bauchwand mit dem Peritonaeum ohne weiteres abstösst, und 2. die obliterierte A. umbilicalis (Lig. umbilicale s. teres), die als starker, schwer zerreissbarer, zum Vertex vesicae ziehender Strang an der seitlichen Beckenwand durchgeschnitten werden muss. Ist das Peritonaeum abgetrennt, so sucht man noch möglichst viel von dem perirektalen und periurethralen Bindegewebe herauszulösen, was bis auf die ungefähr in halber Länge der Beckenhöhle aus der A. pudenda int. entspringende A. haemorrhoidalis media, die meist durchgeschnitten werden muss, mit den Fingern geschehen kann. **Das Zurückschlagen der Nieren, Nebennieren und Harnleiter kann man sich vorteilhaft auch bis jetzt aufsparen.** Alsdann trennt man nach dem Abhäuten der Umgebung des

Afters und des Penisursprungs möglichst mit den Fingern das Bindegewebe seitlich zwischen den Beckenorganen und der muskulösen Beckenwand und legt den M. ischiocavernosus frei, indem man am Tuber ischiadicum den M. semimembranosus möglichst zurückdrängt und das beide Muskeln verbindende Gewebe durchschneidet. Hierauf zieht man After und Mastdarm möglichst nach einer Seite, durchschneidet zunächst die den M. levator ani und coccygeus überziehende Faszie, sucht die Grenze zwischen dem mehr dorsal gelegenen M. coccygeus und dem ventral gelegenen M. levator ani auf, schneidet letzteren durch und trennt den M. coccygeus mit dem Finger von seiner Unterlage; dasselbe tut man dann auf der anderen Seite. Hierauf zieht man den Penis mit Vorhaut nach hinten an, schneidet die Mm. ischiocavernosi und die von ihnen eingeschlossenen Crura penis vom Arcus ischiadicus ab und stösst mit der Hand die letzten bindegewebigen Befestigungen der Beckenorgane an der ventralen Beckenwand durch. Alsdann schneidet man den von der Schwanzfaszie entspringenden, paarigen Teil des M. sphincter ani ext. ab, legt dadurch das vertikalfaserige Aufhängeband des Afters inkl. Afterrutenmuskel und das längsfaserige, medial vom vorigen gelegene Afterschwanzband frei und trennt sie ebenfalls ganz nahe dem Schwanze ab, stösst die letzten bindegewebigen Wandverbindungen der Beckenorgane mit der Hand durch und stülpt nun entweder die sämtlichen Eingeweide nach der Bauchhöhle vor oder zieht sie nach hinten aus dem Becken heraus. Will man die im Becken gelegenen Organe näher überschauen, so muss man sogleich nach Freilegen des M. ischiocavernosus denselben mit dem von ihm eingeschlossenen Crus penis vom Arcus ischiadicus abschneiden, die Beckensymphyse durchsägen und die beiden Beine durch Abziehen möglichst weit von einander entfernen.

β) Die **weiblichen Harn- und Geschlechtsorgane** werden ganz ähnlich exenteriert; das Verfahren ist jedoch einfacher. Man löst zunächst in der beschriebenen Weise Nieren und Nebennieren von der Unterlage und stösst das Bauchfell bis zur Beckenhöhle ab, wobei man die Aa. spermaticae ext. und int. an ihrem Ursprung durchschneidet; damit werden gleichzeitig die die Ovarien mit den Uterus an die Wirbelsäule bzw. die Lendenmuskeln befestigenden Ligg. lata uteri und die Ligg. suspensoria der Ovarien abgetrennt. In der Beckenhöhle stösst man ebenfalls das gesamte Peritoneum und damit auch das Lig. pubovesicale und vesicoumbilicale ab, trennt möglichst das perirektale und perivaginale Bindegewebe und schneidet jederseits die A. umbilicalis und die bei Stuten viel stärkere A. haemorrhoidalis media inkl. A. uterina caudalis durch. Dann schlägt man das Euter bis zum Arcus ischiadicus zurück, trennt die Schenkel der Clitoris mit den Ausstrahlungen des M. constrictor cunni vom Sitzbeinrand und verfährt im übrigen wie bei den männlichen Tieren.

B. Exenteration der Baucheingeweide der Wiederkäuer. Über die Bauch- und Beckenhöhle der Wiederkäuer s. S. 349 u. 350. Die Bauchhöhlenorgane der Wiederkäuer verteilen sich auf die beiden Hälften der Bauchhöhle derart, dass in linken Hälfte der weitaus grösste Teil des Pansens, der linke Teil der Haube und der Anfangsteil des Labmagens, die Milz und öfters das Ende des Blinddarms (das aber auch nach der rechten Bauchwand gerichtet und ihr direkt anliegen kann), in der rechten Hälfte dagegen ventral der ventrale Pansensack, brustseitig von ihm die Haube und rechts von ihm der Labmagen liegen; dorsal vom Anfangsteil des Labmagens befindet sich der Psalter; brustseitig und nach rechts vom Psalter und Labmagen liegt am Zwerchfell die Leber und beckenseitig von ihr und gleichzeitig nach rechts von dem nicht vom Psalter und Labmagen bedeckten Teil des Pansens der Darmkanal (wesentlich Kolonscheibe und Jejunumschlingen) und, von den Darmteilen verdeckt, die Nieren (bei weiblichen Tieren noch Ovarien, Eileiter und Uterus).

Beim **Exenterieren**, wobei das Tier auf der linken Seite liegt, kann man entweder alle Verdauungsorgane im Zusammenhang aus der Bauchhöhle nehmen, oder es kann der Darm von den übrigen Eingeweiden abgetrennt und für sich herausgenommen werden.

Die Bauchhöhle öffnet man in der Weise, dass man nach dem Zurückschlagen des Euters bzw. der männlichen Geschlechtsorgane die rechte ventrale Bauchwand knapp handbreit von der Linea alba entfernt durch einen Längsschnitt einschneidet und dann im rechten Winkel zu diesem durch einen Vertikalschnitt die rechte Bauchwand in Höhe des hinteren Randes der letzten rechten Rippe bis zu den Querfortsätzen der Lendenwirbel trennt. Zweckentsprechend entfernt man unter möglichster Schonung des Zwerchfells auch noch das ventrale Drittel der falschen Rippen, damit man die intrathorakal gelegenen Teile besser übersehen kann. Nach Öffnung der Bauchhöhle stösst man zunächst auf das grosse Netz, das die einzelnen Magen- und Darmabteilungen bis auf die rechte Fläche des Labmagens und den Anfangsteil des Duodenum überdeckt. Labmagen und Duodenum stossen direkt an die rechte Bauchwand und zwar der Labmagen an deren ventralen und das Duodenum an deren dorsalen Teil. Das Duodenum biegt vom Ende des Labmagens aus dorsal und kranial um, läuft an der rechten Bauchwand brustwärts bis zur Leber, biegt hier wieder dorsomedial und beckenwärts um und lässt sich, wenn man die übrigen Darmteile etwas zurückdrängt, am dorsalen Teile der rechten Bauchwand und stets auf dem Netze gelegen bis zum Eingang in die Beckenhöhle verfolgen; der weitere Teil ist zunächst nicht zu übersehen. Zum Darm kann man, ohne das Netz zu verletzen, um dessen beckenseitigen Rand herumgelangen. Durchtrennt man das Netz, so liegen Magen und Darm frei. Im ventralen Drittel (bzw. bei aufgetriebenem Pansen in der ventralen

Hälfte) der Bauchhöhle kommt der Pansen zum Vorschein, der vom Beckeneingang bis nahe zum Schaufelknorpel reicht. Zwischen sein brustseitiges Ende und die rechte Bauchwand schiebt sich der Labmagen mit seinem Übergang ins Duodenum ein. Dorsal vom Anfangsteil des Labmagens und brustwärts vom Pansen bemerkt man den grösstenteils der rechten Bauchwand anliegenden Psalter, der sich vollständig intrathorakal befindet, während der Labmagen nur zum kleineren Teile intrathorakal liegt und nur bei aufgetriebenem Pansen zum grösseren Teile intrathorakal gedrängt wird. Dorsal und z. T. noch kranial vom Psalter sieht man die Leber, die in grosser Ausdehnung rechts dem Zwerchfell (bzw. der rechten Bauchwand) anliegt und zum kleinen Teile sich noch zwischen Psalter und rechte Bauchwand erstreckt. In dem Winkel zwischen Leber, Psalter und Duodenum überragt die Gallenblase den Leberrand. Beckenseitig von Leber und Gallenblase und dorsal vom Labmagen liegen an der rechten Pansenfläche die zahlreichen Jejunumschlingen und dorsal von ihnen die Anfangsschleife des Colon, der Blinddarm und auf dem zurückgeschlagenen Netz das beckenwärts verlaufende Duodenum (s. S. 590), das an seinem Dorsalrand vom Pankreas begleitet ist, das sich im übrigen mit seiner linken Fläche dem Colon (3. Schenkel der Anfangsschleife) anlegt. Das Caecum ist i. d. R. durch Jejunumschlingen von der rechten Bauchwand getrennt, so dass es nicht ohne weiteres zu überschauen ist; nur sein Ende tritt bisweilen dicht beckenwärts vom Pansen direkt an die rechte Bauchwand heran, kann aber auch in die linke Hälfte der Bauchhöhle sich erstrecken. Schlägt man die Jejunumschlingen etwas zurück, dann kann man das kaudoventral gerichtete Caecum ganz überschauen und feststellen, dass es links vom Duodenum und dem an dieses herantretenden Teile des Netzes brustwärts in den ebenso weiten 1. Schenkel der Anfangsschleife des Colon sich fortsetzt. Dieses läuft nahe der dorsalen Bauchwand brustwärts, biegt um, läuft als 2. Schenkel dorsal vom l: beckenwärts, biegt abermals um und zwar in medialer Richtung und läuft als 3. Schenkel medial von den ersten beiden Schenkeln wieder brustwärts, um in das Labyrinth einzutreten. Ventral vom Caecum und der Anfangsschleife des Colon kommt nach dem Zurückschlagen der Jejunumschlingen ein Teil der Kolonscheibe zum Vorschein, von der zunächst nichts zu sehen war, weil sie durch die Jejunumschlingen und die anderen Teile des Colon verdeckt war. Dorsomedial vom 2. Schenkel der Anfangsschleife liegt die Endschleife, durch das Gekröse mit ihm verbunden.

Will man den Darm für sich herausnehmen, so löst man das am dorsalen Rande des Duodenum liegende Pankreas von der Endschleife des Colon ab, unterbindet dann das Duodenum zweimal direkt hinter dem Pankreas, schneidet zwischen beiden durch und löst seinen Endabschnitt mitsamt dem Netz vom Gekröse. Dann löst man das Darmgekröse entlang der Wirbelsäule ab, wobei man die Jejunum- und Kolonschlingen möglichst aus der Bauchhöhle herauszieht; dabei kommt i. d. R. auch die Kolonscheibe und bei weiblichen Tieren noch das linke Ovarium mit dem linken Uterushorn und dem Gekröse beider deutlicher zum Vorschein. Darauf unterbindet man am Eingang zur Beckenhöhle zweimal das nahe der Wirbelsäule, medial vom Ovarium bzw. Lig. latum liegende Rectum und durchschneidet es. Sodann trennt man die stehengebliebenen Teile des Gekröses ab, wobei man auf die linke Niere und den linken Harnleiter stösst und diese besonders beachten muss. Sollte, was i. d. R. der Fall ist, auch das Pankreas noch nicht vollständig abgestossen sein, so besorgt man dies zunächst. Man stösst dabei auf die A. mesenterica cran. und die Pfortader und durchschneidet beide. Damit lässt sich der gesamte Darmkanal aus der Bauchhöhle herausnehmen. Nunmehr kann man den Pansen fast ganz überschauen, ebenso das Verhältnis der linken und rechten Niere, die an den Lendenmuskeln hintereinander liegen, so dass die linke, an einem handbreiten Gekröse hängende Niere i. d. R. sogar weiter nach rechts ragt als die rechte Niere. Man kann ferner besser die an dem Zwerchfell und der rechten thorakalen Bauchwand gelegene Leber übersehen, von deren viszeraler Fläche nahe dem rechten Rande der Proc. caudatus sich abhebt. Die Haube kommt erst dann zum Vorschein, wenn man die rechte thorakale Bauchwand etwas in die Höhe hebt; sie liegt zwischen ventralem Teile der Leber, Zwerchfell, Psalter und Labmagen.

Will man die nach Herausnahme des Darmes in der Bauchhöhle verbliebenen Organe exenterieren, so durchschneidet man beim gut ausgebluteten Tiere zunächst ventral von der rechten Niere die V. cava caud. und A. coeliaca, löst die Leber von der rechten Niere und vom Zwerchfell bis in die Nähe des Hohlvenenschlitzes ab, durchschneidet zum zweiten Male die Hohlvene und sieht direkt links von dieser Stelle die Speiseröhre in den Hiatus oesophageus treten; diese durchschneidet man nach zweimaliger Unterbindung und trennt die noch stehengebliebene Verbindung zwischen Pansen und Milz einerseits und der Lendenmuskulatur und den Zwerchfellpfeilern anderseits ab. Hat das Tier nicht oder nicht gut ausgeblutet, dann schneidet man die Hohlvene, falls man sie nicht 2 mal unterbinden will, ventral von der rechten Niere zunächst nicht durch, sondern trennt die Leber, wie beschrieben, bis zum For. venae cavae ab, versucht, was bisweilen schwierig ist, ohne die Hohlvene zu durchschneiden, die links von ihr durch das Zwerchfell tretende Speiseröhre zu erlangen und nach zweimaliger Unterbindung zu durchschneiden, und schneidet erst dann die Hohlvene am Hohlvenenschlitz durch.

C. Auch beim **Exenterieren der Bauchhöhlenorgane des Schweines** und **der Fleischfresser** nimmt man entweder den Darm gesondert heraus, wobei man das Duodenum und Rectum unterbindet, und exenteriert dann Magen, Leber und Milz, oder man lässt den Darm mit dem Magen im Zusammenhang, unterbindet die Speiseröhre und exenteriert alle Bauchhöhlenorgane (exkl. Nieren) im Zusammenhang. Auf folgende Besonderheiten, die während des Exenterierens zu beachten sind, sei noch hingewiesen:

Bei dem auf dem Rücken liegenden Schweine ist es manchmal nicht leicht, sofort das Geschlecht des Schweines zu erkennen. Das bis zum Thorax reichende Euter der weiblichen Tiere ist zurückzulegen. Bei männlichen Schweinen hat man den Nabelbeutel (s. S. 554) und den relativ recht dünnen und i. d. R. von einer starken Fettschicht umhüllten Penis mit seiner S-förmigen Biegung zu beachten. Beim Eröffnen der Bauchhöhle muss man darauf achten, dass man die Bauchwand inkl. subperitonäalem Fette durchschneidet, da man andernfalls das Fett von der durchschnittenen Bauchwand abstösst und dann für das stark mit Fett durchsetzte Netz halten kann. Das relativ grosse Netz überzieht i. d. R. nicht die Darmteile ventral und seitlich, sondern schiebt sich in unregelmässiger Weise zwischen Magen und Darmschlingen ein, so dass nach Eröffnung der Bauchhöhle diese meist frei zutage treten. Aber selbst, wenn das Netz ausgebreiteter ist, liegen Milz und Duodenum inkl. Pankreas aussen am Netze; es sei jedoch darauf hingewiesen, dass die in der linken Regio hypochondriaca zu suchende Milz sehr oft von dem zusammengeschobenen Netze vollkommen eingehüllt ist und infolgedessen nicht ohne weiteres gefunden wird, und dass das rechts und dorsal zu suchende Duodenum zwar an dem an ihm gelegenen Pankreas erkannt werden kann, dass das letztere aber sehr rasch nach dem Tode des Tieres in Fäulnis übergeht und dann schwer von dem ebenfalls faulenden Fette zu unterscheiden ist. Die Demonstration des Darmkanals, der Leber, Milz usw. bietet, wenn man die S. 459—464 gegebenen Beschreibungen beachtet, keine besonderen Schwierigkeiten.

Will man die Bauchhöhlenorgane im Zusammenhang exenterieren (und es dürfte dies vorzuziehen sein), so unterbindet man zunächst 2 mal das Rectum und schneidet es durch, dann trennt man das Gekröse entlang der Wirbelsäule bis zur Nierengegend ab, schneidet das Lig. falciforme der Leber bis zur Hohlvene durch, sucht in der linken Regio hypochondriaca den Oesophagus auf, durchschneidet die ihn umgebende Serosa, zieht die Speiseröhre ein Stück aus der Brusthöhle heraus, unterbindet sie und schneidet sie brustseitig von der Unterbindung durch. Alsdann durchschneidet man, indem man kräftig die Leber vom Zwerchfell abdrängt, die V. cava caud. und die übrigen Verbindungen zwischen Leber und Zwerchfell und zum Schlusse unter besonderer Beachtung der Nieren und Nebennieren zum zweiten Male die V. cava caud. und den Rest des Gekröses mit der A. coeliaca und mesenterica cran., die ebenso wie die A. mesenterica caud. in dem fetthaltigen Gekröse nicht besonders auffallen.

Auch bei den **Fleischfressern** hat man bei weiblichen Tieren das ausgedehnte Euter zu beachten. Nach Eröffnung der Bauchhöhle kommt das Netz zum Vorschein, das die sämtlichen Darmteile umhüllt. Aussen am Netze, also ohne weiteres sichtbar, liegen 1. an der linken Bauchwand die Milz, die jedoch bisweilen von einer Netzfalte m. o. w. verdeckt wird, und 2. rechts und dorsal das Duodenum, das leicht an dem ihm anliegenden Pankreas zu erkennen ist. Es ist ausserdem stets der grösste Teil der Harnblase zu übersehen, die weit in die Bauchhöhle hineinragt. Schlägt man vorsichtig vom Becken aus das Netz zurück, so kommen die Jejunumlagen zum Vorschein, die in 6 bis 8 Schlingen ziemlich regelmässig hintereinander liegen. Man sucht alsdann in der rechten Flankengegend dorsal den medial vom Duodenum gelegenen Blinddarm (s. S. 467) auf, verfolgt von ihm aus das Colon ascendens, dann das Colon transversum und das Colon descendens, indem man das Konvolut der Jejunumschlingen zuerst etwas nach links, dann nach hinten und dann nach rechts neigt. Die Demonstration der übrigen Bauchhöhlenorgane bietet unter Berücksichtigung der S. 464—470 gegebenen Beschreibung keine Schwierigkeiten. Die Exenteration erfolgt genau wie beim Schweine.

Die Exenteration der Harn- und Geschlechtsorgane erfolgt bei den Wiederkäuern, beim Schweine und den Fleischfressern im allgemeinen wie beim Pferde.

Die Exenteration der Brusthöhlenorgane. Über das Verhältnis des Thorax, der Brusthöhle und der Pleurahöhlen der Haustiere s. S. 343—348. In der Brusthöhle liegen ausser Gefässen, Nerven und Lymphknoten die Lungen, das Herz mit den grossen Gefässtämmen, die Brustportion der Luft- und Speiseröhre und bei jungen Tieren die Thymusdrüse. Das Exenterieren der Brustorgane kann verschieden geschehen. Für den anatomischen Unterricht ist bei allen Haustieren die folgende Methode die beste: Man entfernt bei dem auf der rechten Seite liegenden Tiere nach Ablösung der linken Schultergliedmasse an der linken Seite die 1.—8. (11.) Rippe. Man löst bzw. schneidet das Mediastinum und Perikard vom Sternum und ersteres und das Lig. pulmonale vom Zwerchfell ab. Ferner schneidet man den Oesophagus und die V. cava caud. mit dem Hohlvenengekröse und die Aorta am Zwerchfell (oder m. o. w. weit vor diesem) durch und löst die letztere und ihre Hauptäste mit dem Mittelfell von der Wirbelsäule ab. Dann schneidet man ungefähr in der Mitte des Halses die Luft- und Speiseröhre mit den sie begleitenden Gefässen und Nerven durch und trennt diese Teile von der Umgebung bis zum Brusteingang ab, um schliesslich die noch stehen gebliebenen Gefässe, die im präkardialen Mittelfellspalt an die Rumpfwand herantreten, zu durchschneiden. Soll der Brustkorb behufs Muskelpräparation geschont werden, dann durchschneidet man nach Exenteration der Baucheingeweide das Zwerchfell, am besten vermittels eines Kreisschnittes nahe seinem Ansatz, und nimmt durch die entstandene Öffnung die Brusteingeweide heraus, nachdem man die betr. Teile, wie geschildert, abgelöst und durchgeschnitten hat. Natürlich muss man die Luft- und Speiseröhre am Brusthöhleneingang durchschneiden. Unter gewissen Verhältnissen kann man durch Wegnahme des Brustbeins und der wahren Rippenknorpel, Abtrennen des Zwerchfells, Herzbeutels und Mittelfells vom Sternum die Brusthöhle öffnen und dann zur Exenteration der Brusteingeweide schreiten (s. Ellenberger und Baum [158]).

F. Gefässlehre.

Die **Gefässlehre,** *Angiologia,* beschreibt das Blut- und Lymphgefässystem.

Zum **Blutgefässystem** gehören das muskulöse **Herz** und die **Blutgefässe.** Die Gefässe bilden ein vom Herzen entspringendes und im Herzen endendes, bluthaltiges Röhrensystem und zerfallen in folgende 3 Abteilungen: 1. Gefässe mit zentrifugaler Stromrichtung, in denen das Blut vom Herzen nach den verschiedenen Teilen des Körpers strömt: Pulsadern, Schlagadern, Arterien. 2. Gefässe mit zentripetaler Stromrichtung, in denen das Blut nach dem Herzen zurückkehrt: Blutadern, Venen. 3. Gefässe, die, zwischen Arterien und Venen eingeschoben, den Übergang des Blutes aus den ersteren in die letzteren vermitteln; sie werden wegen ihres geringen Durchmessers Haargefässe, Kapillaren, genannt.

Entscheidend für die Bezeichnung der Gefässe als Arterien oder Venen ist nicht die Beschaffenheit des in ihnen strömenden Blutes, sondern die Richtung des Blutstromes. Die Vv. pulmonales z. B. führen hellrotes arterielles, die A. pulmonalis dunkelrotes venöses Blut.

Da das Röhrensystem der Gefässe im Herzen anfängt und im Herzen endet, spricht man von einem Kreislauf (Gesamtkreislauf) des Blutes und unterscheidet: einen Körperkreislauf, in dem das Blut vom Herzen nach allen Teilen des Körpers und von diesen zurück zum Herzen, und einen Lungenkreislauf, in dem das Blut vom Herzen zum respiratorischen Kapillarnetz der Lungen und von diesem zurück zum Herzen strömt. Eine besondere Abteilung des Körperkreislaufs ist der Pfortaderkreislauf, der darin besteht, dass die Pfortader (der Sammelstamm der Venen des Magens, Darmkanals, des Pankreas und der Milz) sich in der Leber wie eine Arterie in Kapillaren auflöst, aus denen die Lebervenen hervorgehen, in denen das Blut seinen Weg zum Herzen fortsetzt, indem die Lebervenen in die V. cava caud. münden.

Bau der Blutgefässe. Dem gesamten Blutgefässystem ist nur das dünne, zarte Endothelrohr gemeinsam; dies stellt für sich allein die Wand der Kapillaren und im übrigen die innerste Schicht der Arterien, Venen und des Herzens dar. In der Wand der Arterien und Venen legen sich um das Endothelrohr 3 ineinander übergehende Häute. Man unterscheidet: a) die Tunica externa s. adventitia, die aus lockerem Bindegewebe und elastischen Fasern besteht; b) die Tunica media, die sich aus Muskelfasern und elastischen Netzen aufbaut, und c) die Tunica intima, eine sehr elastische Haut, die innen vom Endothelhäutchen überzogen wird. In den grossen Arterien gewinnen die elastischen Elemente die Oberhand, während die muskulösen immer mehr zurücktreten, so dass sie am Ursprung der Aorta und der A. pulmonalis fast ganz fehlen. In den Venen ist die Media weniger stark und weniger reich an muskulösen und elastischen Elementen als in den Arterien. Die Klappen der Venen stellen Falten der Intima dar. Die Adventitia dient zur Verbindung der Gefässwand mit benachbarten Geweben. Sie enthält die zur Ernährung der Gefässwand bestimmten Blutgefässe, *Vasa vasorum,* und deren Nerven. Die arteriellen Gefässe, die z. T. auch in die Media eindringen, entspringen nicht aus der Arterie, deren Wände sie versorgen, sondern von Ästen dieser oder einer benachbarten Arterie; die Venen münden in benachbarte Venen, die Gefässnerven stammen teils von sympathischen, teils von Zerebrospinalnerven und lösen sich in der Media zu einem dichten Netz äusserst feiner Fasern auf. Die Muskulatur verleiht den elastischen Arterienwänden die Eigenschaft der Kontraktilität. Infolge der Elastizität ziehen sich die Arterien nach beiden Seiten zurück, wenn sie durchgeschnitten werden. Die Arterien des Kadavers sind meist blutleer und zusammengezogen.

Die aus dem Herzen entspringenden **Arterienstämme** teilen sich bald; ihre Äste geben unter spitzen, selten unter rechten oder stumpfen Winkeln Zweige ab, die sich weiter verästeln und dabei enger werden. Das Lumen der aus einem Stamm ab-

gehenden Äste ist zusammen stets grösser als das Lumen des Stammes; das Arterien-
blut gelangt demgemäss in ein immer breiter werdendes Strombett. Selbst kleinere
Arterien haben noch so starke Wände, dass die durchschnittene Arterie ein offenes
Lumen besitzt und die Wände nicht kollabieren. Die grösseren Arterien, die meist
von Nerven begleitet werden, zeigen bei derselben Tierart meist einen übereinstimmenden
Verlauf und dasselbe Verbreitungsgebiet, jedoch kommen im Verlauf und in der Abgabe
von Ästen nicht selten Abweichungen vor.

Über die Art der Gefässverzweigungen s. Dragendorf [135]. Die Arterien sind nur
locker an ihre Nachbarorgane befestigt und haben i. d. R. eine geschützte Lage in der Tiefe
und verlaufen, um Verengerungen des Lumens und Zerrungen zu verhüten, vorzugsweise an der
Beugeseite der Gelenke. Oft ist der Verlauf ein geschlängelter, damit die Arterien sich den
Lage- und Volumenveränderungen der Teile, die sie mit Blut versorgen, anpassen können, oder
damit die Stromgeschwindigkeit des Blutes nach einem bestimmten Teile hin vermindert werde.
Zu dem letzteren Zwecke lösen sich mitunter die Arterien auch zu mehr oder minder engmaschigen Gefässnetzen auf; treten die Zweige dieser wieder zu kleinen arteriellen Stämmen
zusammen, so entsteht ein Wundernetz, *Rete mirabile.*

Häufig münden Äste eines Stammes oder verschiedener Stämme ineinander ein;
eine solche Verbindung, **Anastomose,** kommt mitunter auch zwischen grösseren Arterien-
stämmen vor. Durch die Anastomosen wird es bedingt, dass eine durchschnittene
Arterie von beiden Seiten her blutet, und dass i. d. R. die Versorgung eines bestimmten
Teiles mit Blut selbst dann noch fortdauert, wenn dessen Hauptarterie unwegsam geworden
ist. Der durch die Anastomosen vermittelte Kollateralkreislauf sichert dann dem
betr. Teile meist die nötige Zufuhr von Blut. Arterien, deren Verzweigungen mit
anderen Arteriengebieten nicht im Zusammenhang stehen, heissen Endarterien.

Wegen der dünnen Media sind die **Venenwände** stets dünner als die Arterien-
wände; durchschnittene oder blutleer gewordene Venen fallen zusammen.

Die Venen des Kadavers enthalten i. d. R. Blut. Die kleinsten Venen fangen von den
Kapillaren an und vereinigen sich zu immer grösseren Stämmen, bis endlich 5—8 Pulmonalvenen
in die linke und 2—3 Venenstämme in die rechte Vorkammer des Herzens einmünden. Trotz
der dünnen Wände sind die Venen ziemlich widerstandsfähig; sie zerreissen selten und können
sich in bedeutendem Masse ausdehnen. I. d. R. begleiten die Venen die Arterien; sie sind
meist in grösserer Anzahl vorhanden oder von grösserem Durchmesser und liegen
oberflächlicher als die entspr. Arterien; Abweichungen vom gewöhnlichen Verlauf
kommen häufiger als bei den Arterien vor. Sie bilden zahlreiche Anastomosen; oft verbinden
weite Queräste grössere Venenstämme. Die Venen treten öfter zu Geflechten, Venengeflechten,
Plexus venosi, und anastomosierenden Netzen zusammen, die an gewissen Körperstellen, z. B. im
Penis (s. S. 537), die hauptsächlichste Grundlage der Organe abgeben können.

Die **Venenklappen,** *Valvulae venarum,* liegen meist zu 2 (bisweilen 3) nebeneinander, selten einzeln und haben die Form kleiner Taschen, deren freier Rand in der
Richtung nach dem Herzen gekehrt ist. Solange die Blutströmung auf kein Hindernis
stösst, liegen die Klappen der Venenwand an; beim Zurückstauen des Blutes werden
sie aufgerichtet und hindern oder erschweren den Rückfluss des Blutes. Die Venenklappen fehlen in den kleinsten Venen, in den Vv. cavae und Vv. iliacae comm.,
im System der Pfortader (mit Ausnahmen der Venen des Netzes, in denen wir sie
wenigstens bei Pferd, Rind und Hund sicher nachgewiesen haben), in den Venen der
Leber, des Gehirns, Rückenmarks, der Lungen, Nieren, des Uterus, der Corpora cavernosa
penis et clitoridis, der Knochen und des Hufes, soweit diese unter der Hornkapsel liegen;
sie finden sich am reichlichsten in den Venen der Gliedmassen, in denen das Blut
gegen die Schwere in die Höhe steigen muss, und fehlen selten da, wo eine kleinere
Vene in eine grössere mündet oder 2 Venen sich verbinden. Man kann Mündungs-
und Wandklappen unterscheiden.

Die mikroskopisch kleinen **Kapillaren** bilden ein zwischen die Arterien und Venen eingeschobenes, allmählich in beide übergehendes Gefässnetz, dessen Maschen bald weiter, bald

enger sind, bald dichter, bald weniger dicht liegen, in demselben Gewebe jedoch gewöhnlich nahezu gleich weit sind. Die Maschen des Kapillargefässnetzes sind besonders eng in den Lungen, Drüsen, Schleimhäuten, Muskeln, in der Haut, in der grauen Substanz des Gehirns und Rückenmarks. Die Kapillaren fehlen in der Cornea und im hyalinen Knorpel und sind sparsam in Bändern und Sehnen; besonders reich an Kapillaren sind wachsende Teile. Die Form der Maschen ist sehr verschieden.

Das **Lymphgefässsystem** besteht aus den Lymphgefässen, Lymphknoten und Lymphknötchen. Die **Lymphgefässe** bilden ein System von Kanälen, durch welche die **Lymphe** und der **Chylus** (Chylusgefässe) dem Blut zugeführt werden. In die Bahnen der Lymphgefässe sind grössere oder kleinere Knoten, die **Lymphknoten** (Lymphdrüsen) und ausserdem die **Lymphknötchen,** eingeschoben; schliesslich münden die Hauptstämme des Lymphgefässystems im Brusthöhleneingang in die Venen da, wo beide Vv. jugulares entspringen, oder in den Endteil der V. cava cranialis. Die **Lymphgefässe** können deshalb (Fig. 780) als ein Anhang des Venensystems angesehen werden. Die Lymphgefässe entspringen in allen einzelnen Teilen und Geweben des Körpers (mit Ausnahme der Häute des Augenbulbus und der nervösen Zentralorgane) mit offenen Stomata oder funktionell gleichartigen Einrichtungen (Baum [39]) und bilden auf ihrem Wege (Fig. 913—916) viele Anastomosen und treten wie die Venen zu immer grösseren, aber stets relativ eng bleibenden Stämmen zusammen; diese laufen häufig längere Strecken nebeneinander; ein Teil von ihnen begleitet die Venen; sie sind jedoch stets in grösserer Anzahl vorhanden als diese. Fast alle Lymphgefässe gehen, bevor sie die in die Venen mündenden Hauptstämme erreichen, durch mindestens einen, i. d. R. durch mehrere Lymphknoten. Nur ganz ausnahmsweise können Lymphgefässe, ohne einen Knoten passiert zu haben, direkt in den Ductus thoracicus oder in eine Vene einmünden (Näheres darüber s. Baum [39]). Nicht selten überschreiten Lymphgefässe die Medianebene und münden in Knoten der anderen Körperhälfte ein. Nach Baum gilt dies beim

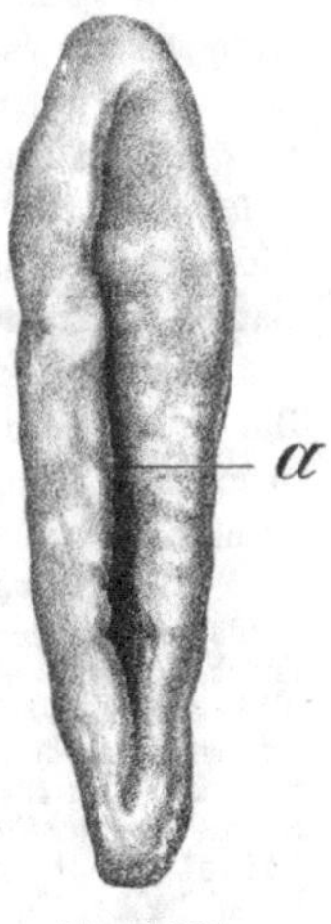

Figur 781.
Langgestreckter Lymphknoten eines Rindes, dessen Hilus (a) eine lange Furche bildet.

Figur 780.
Einmündung der Lymphgefässe in die Blutbahn.
a Aorta, b V. brachiocephalica, c Ductus thoracicus, d Cisterna chyli, e und f Ductus tracheales, g, h und i Lymphgefässtämme, die in die Lendenzisterne einmünden.

Figur 780.

Rinde besonders für Lymphgefässe der median gelegenen Partien der äusseren Haut, der Zungenspitze, des harten Gaumens und des Zahnfleisches, der Unterlippe, der Schilddrüse, der Luft- und Speiseröhre, der Lungen, der Thymus, der Nieren und für die Vasa efferentia der Euterlymphknoten. Die Zahl der in die Lymphknoten eintretenden Lymphgefässe, *Vasa afferentia,* ist grösser, im Durchschnitt ungefähr doppelt so gross, als die Zahl der austretenden *Vasa efferentia,* die (nach Baum) 1—12, bei den meisten

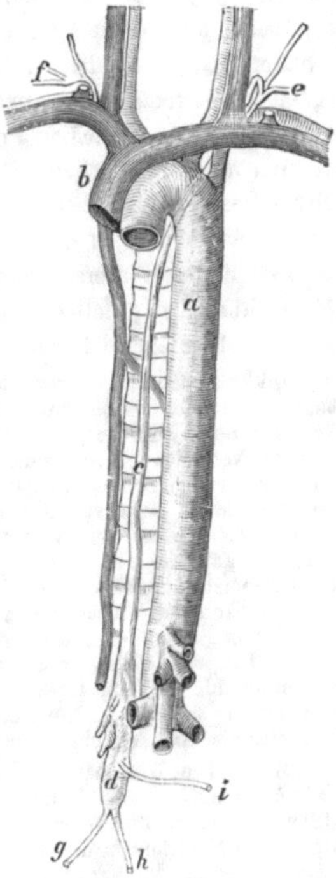

Knoten 1—3 beträgt; nur bei den langen Gekröslymphknoten des Rindes kann sie noch erheblich grösser werden (bis 50 und mehr bei einem Knoten); jedoch haben die Vasa efferentia einen grösseren Durchmesser. Vor dem Eintritt in die Knoten teilen sich die Lymphgefässe oft in eine Anzahl kleinerer Äste.

Der Bau der Lymphkapillaren stimmt im wesentlichen mit dem der feinsten Blutkapillaren, der Bau der grösseren Lymphgefässe mit dem der Venen überein. Die Intima bildet wie die der Venen Klappen, die meist zu zweien nebeneinander angeordnet sind und in kürzeren Zwischen-räumen aufeinander folgen als in den Venen. Die Klappen finden sich auch in kleinen Lymph-gefässen und an den Stellen, wo die Hauptstämme des Lymphgefässystems in die Venen münden. Durch die zahlreichen Klappen entstehen häufig in unregelmässigen Zwischenräumen Verenge-rungen und Erweiterungen, wodurch die Lymphgefässe ein perlschnurähnliches Aussehen erhalten können. Die Wände der Lymphgefässe sind so dünn, dass der gelbliche, in den Chylusgefässen mitunter milchweisse Inhalt durch sie hindurchschimmert. Wegen der dünnen Wände fallen leere oder durchschnittene Lymphgefässe zusammen.

Die **Lymphknoten,** *Lymphonodi,* kommen an bestimmten Körperteilen als in die Lymphgefässe eingeschobene, gelbbraune oder rotgelbe Knoten von verschiedener Form und Grösse vor und haben i. d. R. an den Stellen, an denen die Blutgefässe ein- und aus- und die Lymphgefässe austreten, einen mehr oder weniger deutlichen Einschnitt, *Hilus,* der bei den langgestreckten Knoten in Form einer Längsfurche auftritt (Fig. 781). Die Knoten verbinden sich oft durch lockeres Bindegewebe zu grösseren oder kleineren Haufen. Das Parenchym der Lymphknoten zerfällt in die dunkler gefärbte Rinden- und in die hellere, mehr zentral und in der Nähe des Hilus gelegene Marksubstanz. Die an verschiedenen Stellen des Körpers, besonders häufig in den Schleimhäuten vor-kommenden **Lymphknötchen** (Lymphfollikel), *Noduli lymphatici,* stellen kleine, be-grenzte, in andere Gewebe eingelagerte Partien von zytoblastischem Gewebe dar.

Die **Grösse der Lymphknoten** schwankt von Stecknadelkopfgrösse bis zu 10—20 (und beim Rinde noch mehr) cm Länge; die meisten Lymphknoten sind $1/2$—2 cm gross; die längsten Lymphknoten findet man im Dünndarmgekröse der Wiederkäuer. Das **Pferd** hat im allgemeinen kleine Lymphknoten, die in grösserer Zahl zu Haufen vereinigt sind, während beim **Wiederkäuer** die Lymphknoten i. d. R. sehr gross, dafür aber nur in geringerer Zahl vorhanden sind, so dass die Lymphknotengruppen nur aus einem oder wenigen Knoten bestehen. Die Lymphknoten alter Tiere sind relativ kleiner als die jüngerer Tiere. Fette Tiere haben relativ leichtere Lymphknoten als magere Tiere. Nach Jänicke [283] sollen auch männliche Tiere schwerere Lymphknoten haben als weibliche. Die **Form der Lymphknoten** ist meist rundlich oder oval und etwas zusammengedrückt, nicht selten aber auch langgestreckt, selbst sehr lang oder unregelmässig, z. B. hufeisenförmig, ringförmig eingeschnürt, lokal verdickt usw.; bisweilen kommt partielle Verschmelzung zweier benachbarter Knoten vor (Baum [39]). Die von einem Organ aus injizierbaren Lymphknoten werden als regionäre oder korrespondierende des betr. Organs bezeichnet; umgekehrt sagt man, das betr. Organ ist diesen Lymphknoten tributär. Nur selten ist ein Organ nur einer Lymphknoten-gruppe tributär und fast niemals eine Lymphknotengruppe nur für ein einziges Organ regionär.

Bau der Lymphknoten. Die Lymphknoten sind von einer bindegewebigen, elastische Fasern und muskulöse Elemente enthaltenden Hülle umgeben, die Fortsätze (Balken) in das Innere sendet. Indem die Balken sich teilen und untereinander verbinden, entsteht ein Fachwerk. In den so hergestellten, rundlichen Hohlräumen der Rindensubstanz liegen die Rindenknoten, in den länglichen Lücken der Marksubstanz die Markstränge. Die Rindenknoten sind von Lymphe umflossene, kugelige oder ovoide, von Blutkapillaren durchsetzte, mit Keimzentren ausgestattete Partien von zytoblastischem Gewebe; die ebenfalls aus dem letzteren bestehenden, häufig sich verästelnden Markstränge haben mehr eine Zylinderform. Zwischen den Gerüstbalken und den Knoten und Strängen finden sich schalenartige Lymphräume, durch die sich zarte, mit den Balken des Gerüstes in Verbindung stehende Fäden ziehen. So entsteht ein System von zusammenhängenden, Lymphe führenden Hohlräumen und Kanälen, das mit den ein- und aus-tretenden Lymphgefässen kommuniziert.

1. Das Blutgefässystem.

Entwicklung des Gefässystems. Schon vor der Abschnürung des Embryo erfolgt die paarige Anlage des Herzens im kaudalen Abschnitt jedes Schenkels der hufeisenförmigen Parietal-höhle (Pleuroperikardialhöhle) (s. S. 14), indem das viszerale Blatt des Mesoblasten (Fig. 18 f) an einer Stelle gegen das Coelom dadurch eingebogen wird, dass der ihm anliegende Entoblast eine schlauchartige Ausstülpung bildet. Diese stellt den Angiothelschlauch (Endokardschlauch) (Fig. 18 h) dar, der sich bald vom Entoblast abschnürt. Der Mesoblast und das ihm anliegende Mesenchym verdickt sich zur Herzplatte (Fig. 18 u. 19 g). Infolge der Umbiegung der Parietalzone gelangt jeder der beiden, die Herzanlage bergenden Abschnitte unter die Vorderdarmhöhle. Die beiden Herzanlagen liegen mithin bald ventral vom Vorderdarm und Hirnrohr; dabei rücken sie so nahe aneinander, dass nur noch eine dünne Scheidewand die beiden Herzhöhlen und die Pleuroperikardialhöhlen trennt. Indem die Herzhöhlenscheidewand, das *Septum intercardiale*, einreisst und schwindet, fliessen beide Herzschläuche zu einem unpaaren, länglichen, ventral vom Vorderdarm gelegenen Schlauche (Fig. 20 h) zusammen. Das die beiden Pleuroperikardialhöhlen scheidende Septum stellt das Mesocardium dorsale und ventrale (Fig. 20 f', f'') dar. Das ventrale Herzgekröse schwindet später. Aus dem Entoblastrohr des Herzens (Fig. 20 h) entsteht das Endokard, aus der verdickten Mesenchymplatte (Herzplatte) (Fig. 20 g) das Myokard und aus dem viszeralen Mesoblastblatt das Epikard.

Das kraniale Ende des Herzschlauches wächst zu dem an seinem Anfang zum Bulbus arteriosus erweiterten Truncus arteriosus aus, während am kaudalen Ende durch Zusammenfluss der Venae omphalicae der Sinus venosus entsteht (Fig. 782 e).

Während der Bildung des Herzens ist ventral von den Urwirbeln jederseits neben der Chorda ein Längsgefässtamm entstanden, die primitiven Aorten (Fig. 13 i). Mit diesen setzt sich der ventral vom Vorderdarm liegende Truncus arteriosus dadurch in Verbindung, dass er, sich in 2 Längsstämme spaltend, jederseits eine Anzahl (bis 6) Viszeral-(Branchial-)arterien abgibt, die an der Seite des Vorderdarms in den Kiemenbögen (s. S. 15) dorsal verlaufen und in die Aorten münden.

Die übrigen Blutgefässe entstehen zuerst dicht um die Embryonalanlage herum in der Wand der Keimblase und bilden sehr bald in der Gegend des Plazentarwulstes (der Area opaca) ein dichtes Gefässnetz, die Area vasculosa. Von hier aus wachsen Gefässe in den Embryo, in dem aber auch selbständig Gefässe entstehen. Zwischen den Enden der primitiven Aorten und dem Nabelblasengefässnetz entsteht eine Verbindung durch je eine A. und V. omphalica. Die Aa. omphal. entspringen aus den primitiven Aorten, die Vv. omph. aus dem kaudalen Herzende bzw. dem Sinus venosus. Somit ist jetzt der Nabelblasenkreislauf geschlossen. Der arterielle (kraniale) Herzabschnitt treibt das Blut durch die Viszeralarterien, die Aorten und die Nabelblasenarterien in das Nabelblasengefässnetz; von hier aus gelangt es durch die Nabelblasenvenen zum venösen (kaudalen) Herzabschnitt zurück, der es wieder in den arteriellen Abschnitt treibt. An die Stelle dieses Nabelblasenkreislaufs tritt später mit dem Schwinden der Nabelblase, der Entstehung der Allantois und der Nabelgefässe (Aa. und Vv. umbilicales), dem Verschmelzen der beiden primitiven Aorten zur Aorta descendens und dem Schwinden einiger Viszeralarterien der Plazentarkreislauf.

Figur 782—785. Herzausbildung nach Modellen von Ziegler. a Truncus arteriosus, b Bulbus arteriosus, c Herzkammeranlage, c' Sulcus interventricularis, d Vorkammeranlage, d', d'' Herzohren, e Sinus venosus, f Truncus arteriosus mit f' der Anlage des Septum desselben, wodurch er in Aorta und A. pulmonalis geteilt wird.

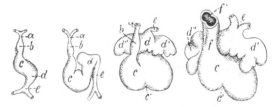

Figur 782.   Figur 783.   Figur 784.   Figur 785.

Umbildungen am Herzen (s. Fig. 782—785). Der rasch in die Länge wachsende Herzschlauch krümmt sich bald S-förmig (Fig. 782) derart, dass allmählich der kaudale venöse Vorkammerabschnitt kraniodorsal und links und der kraniale arterielle Ventrikelteil kaudoventral und rechts zu liegen kommt (Fig. 783). Mit Zunahme der Krümmung kommt schliesslich der venöse Abschnitt genau dorsal vom arteriellen zu liegen (Fig. 784). Dabei entsteht, nachdem schon vorher eine Einschnürung an der Grenze zwischen Vorkammerabschnitt und Sinus venosus aufgetreten war, eine zweite Einschnürung zwischen venösem Teile (Atrium, Vorkammer) und arteriellem Teile (Ventrikel, Kammer), so dass beide nur durch den engen *Canalis auricularis* (Ohrkanal) miteinander kommunizieren. Dieser Kanal wird später zum *For. atrioventriculare commune*, an dem sich die Atrioventrikularklappen entwickeln. Der Vorkammerabschnitt bildet durch seitliche Aussackungen die Herzohren, *Auriculae* (d', d''). An der rasch wachsenden Kammerhälfte tritt an der ventralen Fläche eine sich bald auch auf die Seitenflächen fortsetzende Rinne, der *Sulcus interventricularis* (c'), auf, der äusserlich die später entstehende Scheidung in eine rechte und linke Herzkammer (*Ventriculus dexter* und *sinister*) andeutet. Die kleinere rechte

Kammerhälfte ist vom *Bulbus arteriosus* (b) durch eine Bucht, das *Fretum Halleri*, geschieden; hier entwickeln sich später die Semilunarklappen. An dem einfachen Herzschlauch tritt bald nach der Entstehung der Lungen und Lungengefässe eine Zweiteilung durch die Entstehung dreier Scheidewände und zwar einer an. der Vorkammer-, einer an der Kammerabteilung und einer am Bulbus arteriosus auf. Zuerst bildet sich kranial und dorsal am Vorhof da, wo sich äusserlich eine seichte Sagittalrinne findet, eine in ihn vorspringende Leiste, die Anlage des Vorhofseptums; indem die Leiste wächst, scheidet sie schliesslich beide Vorhöfe bis auf das bis zur Geburt bleibende *Foramen ovale*. Dadurch, dass die Vorhofscheidewand auch in den Ohrkanal hineinwächst, teilt sie diesen, d. h. das *Foramen atrioventriculare commune*, in 2 Atrioventrikularöffnungen. Bald nach der Anlage der Vorhofscheidewand bildet sich in der Gegend des Sulcus interventricularis am Kammerabschnitt eine in dessen Höhlung vorspringende Leiste, die Anlage der Kammerscheidewand, die gegen die Atrioventrikularöffnung bis zur Verwachsung mit der Vorhofscheidewand und gegen den Arterienbulbus vorwächst und beide Kammern vollständig scheidet, so dass jede Kammer nur durch die Atrioventrikularöffnung ihrer Seite mit der ihr entspr. Vorkammer kommuniziert. Zuletzt entsteht die Zweiteilung des Bulbus und Truncus arteriosus (Fig. 785 f). An ihm bilden sich äusserlich 2 einander gegenüberliegende Furchen (f'), denen innen 2 gegeneinander gerichtete Leisten entsprechen. Indem diese Leisten wachsen und einander erreichen, entsteht eine vollständige Zweiteilung des Stammes, der dadurch, dass die Furchen sich gleichzeitig derartig vertiefen, dass sie einander ebenfalls erreichen, in 2 getrennte Gefässe, die *Aorta* und die *Arteria pulmonalis* (Fig. 787 g), zerfällt. Die beide Gefässe trennende Scheidewand wächst nach unten und vereinigt sich, hier die *Pars membranacea* des ihr entgegenwachsenden Septum ventriculorum bildend, mit diesem, so dass mithin die beiden Gefässtämme getrennt in je eine Kammer münden.

Die Semilunarklappen entstehen aus endokardialen Wülsten. Die Atrioventrikularklappen bilden sich z. T. auch aus Endokardwülsten, z. T. aber auch aus der inneren Schicht des spongiösen Myokards. Auch am For. ovale entsteht eine Klappe und zwar aus dessen kaudaler und ventraler Einfassung, während sich seine kraniale und dorsale Umrandung zum *Limbus foraminis ovalis* verdünnt. Nach der Geburt legt sich die Klappe an; Limbus und Valvula verschmelzen und schliessen das Loch; es bleibt nur noch die *Fossa ovalis* übrig.

Nach der Scheidung der Atrien mündet in das Atrium sinistrum der gemeinsame Stamm der Venae pulmonales und in das Atrium dextrum der Sinus venosus. Indem sich der Truncus pulmonalis und Sinus venosus (Fig. 785 e) bedeutend erweitern, werden sie in die Vorhofswände einbezogen, so dass nunmehr links die einzelnen Lungenvenen und rechts die Vena cava cran. und caud. und der Sinus coronarius gesondert in die Vorkammern münden.

Umbildungen an den Gefässen. Die Entwicklung der Arterien und Venen ist zunächst eine bilateral symmetrische und metamere (in Form der Intersegmentalarterien). Diese Anlage geht aber bald an einem grossen Teile des Gefässystems verloren, auch werden Hauptbahnen zu Nebenbahnen und umgekehrt verschwinden vorhandene Gefässe wieder u. dergl, Die Metamerie bleibt bei den Interkostal- und Lumbalarterien bestehen.

Die Stämme des Arteriensystems, deren Entstehung oben angegeben wurde, verhalten sich zunächst wie folgt (Fig. 786): Ventral vom Vorderdarm liegt 1. der den Herzschlauch kranial fortsetzende, mit dem Bulbus arteriosus beginnende *Truncus arteriosus* (Fig. 786—788 a); er setzt sich 2. kranial in zwei ventrale zum Gesicht usw. gehende Längsstämme fort. Von dem Anfangsabschnitt der beiden Längsstämme gehen 3. mehrere (bis sechs) Viszeralarterien (primitive Arterienbögen) (Fig. 786—788 1—6 u. 1'—6') seitlich vom Vorderdarm (in den Schlundbögen)

Figur 786. Figur 787.

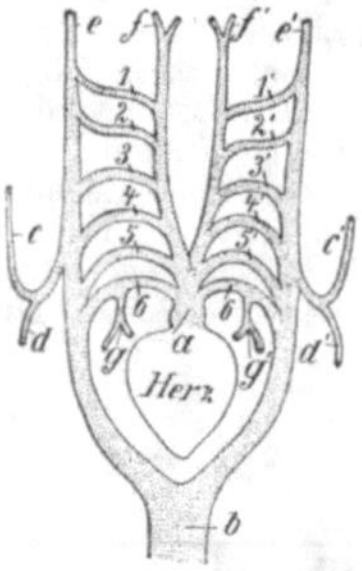

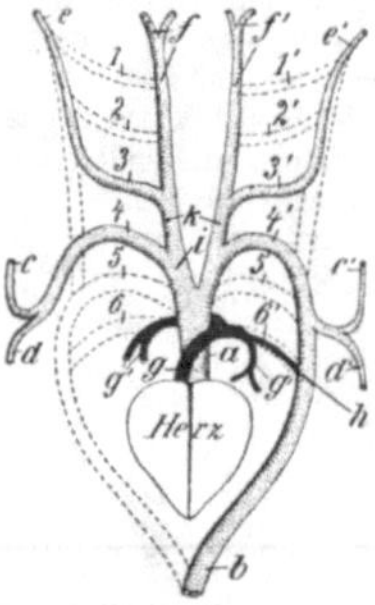

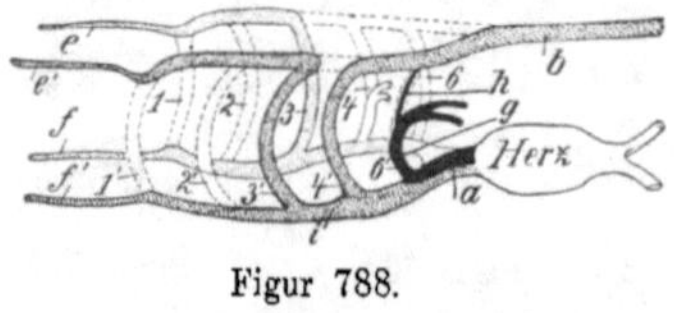

Figur 788.

Figur 786—788. Schemata der Umbildung der Arterienbögen.

1—6 rechter und 1'—6' linker erster bis sechster Arterienbogen.

a Bulbus arteriosus (aortae) und Truncus arteriosus, b Aorta descendens, c, c' rechte und linke A. vertebralis, d, d' rechte und linke A. subclavia, e, e' rechte und linke A. carotis interna, f, f' rechte und linke A. carotis externa, g, g' rechte und linke A. pulmonalis bzw. g in Fig. 787 u. 788 Stamm der A. pulmonalis, h Ductus arteriosus, i A. brachiocephalica dextra, k A. carotis communis dextra et sinistra.

dorsal und bilden jederseits dorsal vom Vorderdarm je einen Längsstamm, die beiden Aorten-wurzeln, die 4. kranial zwei kleine dorsale Längsstämme (e, e′) zum Kopfe entsenden und kaudal in 5. der *Aorta descendens* (b) zusammenfliessen, die mit der A. sacralis media oder A. caudalis endet. Durch Rückbildung einzelner und weitere Ausbildung anderer Abschnitte dieser Teile ent-stehen die bleibenden Stämme des Gefässystems. Von den beiden ventralen Längsstämmen wird das Verbindungsstück zwischen 3. und 4. Bogen zur *A. carotis communis dextra et sinistra* (Fig. 787 k) und seine kraniale Fortsetzung zur *A. carotis externa dextra et sinistra* (Fig. 787 u. 788 f, f′); die beiden dorsalen, von den Aortenwurzeln abgehenden, kranial gerichteten Längsstämme werden zur *A. carotis interna dextra et sinistra* (Fig. 787 u. 788 e, e′). Von den 6 Viszeralbogenarterien verschwinden die erste und zweite beiderseits (Fig. 786—788 1 u. 2 und 1′ u. 2′); der dritte Bogen (3 u. 3′) bleibt jederseits erhalten und wird dadurch, dass eine dorsale Verbindung zwischen dem 3. und 4. Bogen schwindet, zum Anfangsabschnitt der A. carotis interna (c, e′). Somit entspringen also A. carotis externa und interna jederseits aus dem Anfangs-stück des ventralen Längsstammes (der A. carotis communis) (Fig. 787 k). Der 4. Bogen wird linker-seits zum *Arcus aortae* (4′), der die A. vertebralis und A. subclavia sinistra (c′ u. d′) abgibt und dann in die Aorta descendens (Fig. 787 b) übergeht. Rechterseits erhält sich zwar der 4. Bogen (Fig. 786—788 4) und entsendet dorsal die A vertebralis und subclavia dextra (c, d); er verliert aber die Verbindung zum 5. und 6. Bogen, weil diese gänzlich schwinden. Ebenso geht seine dorsale Verbindung mit dem 3. Bogen verloren; auch dieser schwindet. Das Stück des ventralen Längsstamms, aus dem der 4. Bogen (Stamm der A. vertebralis und subclavia dextra) und die rechte A. carotis communis entspringen, nimmt den Namen *A. brachiocephalica dextra* (Fig. 787 u. 788 i) an. Der 5. Bogen (5, 5′) wird auf beiden Seiten vollständig zurückgebildet; der 6. bleibt links (Fig. 787 6′) erhalten und schwindet rechts (Fig. 787 u. 788 6) und damit die ganze rechte Aortenwurzel. Der linke 6. Bogen mündet in die Aorta (also eigentlich in die zur Aorta gewordene, linke Aortenwurzel). Von ihm (Fig. 787 6′) gehen aber 2 Stämmchen aus, die zu den beiden Lungen als *Arteriae pulmonales* (Fig. 787 g′) führen. Inzwischen hat sich der *Bulbus arteriosus* der Länge nach in 2 Stämme gespalten (s. S. 598), von denen der linke zum *Bulbus aortae* (Fig. 787 u. 788 a) und zur *Aorta ascendens* wird, während sich der rechte in den linksseitigen 6. Gefässbogen und damit in die Lungenarterien fortsetzt; er wird also zur *Arteria pulmonalis* (Fig. 787 u. 788 g). Da dieser in den links befindlichen 6. Gefässbogen führt, so muss er, wie die Abbildung zeigt, die links von ihm liegende Aorta überkreuzen; sein zur rechten Lunge gehender Ast (g′) verläuft natürlich nach rechts. Beide Lungenäste sind zunächst klein und eng und der zur Aortenwurzel ziehende Stamm (Ductus arteriosus) (6′) gross und weit. Bei der Geburt erweitern sich der ventrale Abschnitt des 6. Aortenbogens bis zum Abgang der beiden Lungenäste und diese selbst bedeutend, während der zur Aorta fortlaufende, dorsale Abschnitt des Bogens, *Ductus arteriosus* (Fig. 787 u. 788 h), rudimentär wird.

Der linke, vollständig erhaltene 4. Bogen, der *Arcus aortae,* übertrifft bald alle anderen ihm anfangs gleichwertigen Gefässtämme derart, dass sie nur noch als Äste des Aortenbogens erscheinen. Die Reste der Gefässbögen der rechten Seite entspringen beim Menschen aus dem Aortenbogen mit einem gemeinsamen Stamme, dem Truncus brachiocephalicus dexter, der die A. carotis communis dextra und die A. subclavia dextra mit der A. vertebralis dextra abgibt. Die linke A. carotis communis und die linke A. subclavia erscheinen als Zweige des Aorten-bogens. Aus den Aa. carotides communes entspringen die A. carotis externa und interna.

Die Umwandlung der Stämme des Arteriensystems der Embryonen in die bleibenden Ver-hältnisse, wie sie vorstehend für den Menschen geschildert wurden, erleidet je nach der Tierart später gewisse Änderungen. Durch die Verlängerung des Halses, wodurch das Herz weit kaudal vom Kopfe zu liegen kommt, und die Entwicklung des das Herz einschliessenden Brustkastens muss auch eine bedeutende Verlängerung des besprochenen Ursprungsgebiets, namentlich der Aa. carotides communes, zustande kommen. Dazu gesellen sich aber auch noch Verschiebungen verschiedener Art, die im wesentlichen darin bestehen, dass die linksseitigen Stämme (Aortenäste) stufenweise (1. Stufe Fleischfresser, 2. Stufe Schwein, 3. Stufe Wiederkäuer) nach rechts an die rechtsseitigen Stämme heranrücken und schliesslich mit ihnen verschmelzen. Die so entstehenden definitiven Verhältnisse sind S. 598 u. 599 geschildert worden. Das übrige Arteriensystem bildet sich beim Embryo gleich zu bleibenden Verhältnissen aus; nur eine wichtige Besonderheit tritt noch dadurch hervor, dass mit der Bildung der Allantois und der Rückbildung der Nabelblase und ihrer Gefässe die Entstehung des Plazentarkreislaufs einhergeht. Aus den Enden der primitiven Aorten gehen nämlich die beiden Aa. umbilicales hervor, die durch den Nabel mit der Allantois aus dem Fetus heraustreten, sich in der Allantois verbreiten und das Kapillar-gebiet der Placenta bilden. Nach dem Zusammenfliessen der primitiven Aorten zur Aorta descendens erscheinen die Aa. umbilicales als Äste der Aa. hypogastricae s. iliacae mediales, während die kaudal fortlaufende Aorta die A. sacralis media bildet. Nach der Geburt werden die Aa. umbilicales funktionslos und veröden zu den Ligg. teretia der Harnblase.

Das **Venengebiet** zerfällt genetisch in das Gebiet der Körpervenen und das Pfortader-gebiet. Es ist anfangs bilateral symmetrisch und wird erst später asymmetrisch.

a) Die zuerst auftretenden Venenstämme des Körpervenensystems sind 2 von der

Kopfhälfte und 2 von der Schwanzhälfte des Körpers kommende, unter der Wirbelsäule liegende Venen, die *V. jugularis primitiva (cardinalis cranialis) dextra et sinistra* und die *V. cardinalis (caudalis) dextra et sinistra* (Fig. 789). Die Vv. cardinales craniales et caudales vereinigen sich am Herzen jederseits zum gemeinsamen *Ductus Cuvieri dexter et sinister,* der in den Sinus venosus des Herzens mündet. Der letztere nimmt auch die Vv. omphalicae und umbilicales (Fig. 785) und später die Vena cava caudalis (Fig. 785) auf. In die kaudalen Kardinalvenen münden die Venen der Beckengliedmassen (*V. iliaca lateralis*), des Schwanzes (*V.caudalis*), des Beckens (*V.iliaca medialis*) und der übrigen Leibeswand (die Vv. sacrales, lumbales und intercostales etc.) (Fig. 790—793). In die kranialen Kardinalvenen (*Vv. jugulares*) ergiessen sich die Venen des Kopfes, Halses und der Brustgliedmassen. Zu dem durch die Vv. cardinales caudales repräsentierten, paarigen, symmetrischen Venensystem gesellt sich später dadurch ein unpaares System, dass die beiden Vv. omphalicae nahe dem Herzen zu dem unpaaren Truncus omphalicus zusammenfliessen, in den nach Bildung des primitiven Pfortadersystems (s. S. 601) die Vv. hepaticae revehentes münden, so dass dieser Stamm die erste Anlage der V. cava caudalis darstellt. Mit der Entstehung der Urnieren entstehen eine rechte und linke Urnierenvene; erstere führt zur Vena cava caudalis (Truncus omphalicus), während die linke durch Anastomosen ihr Blut der rechten zusendet (Fig. 790). Die rechte Urnierenvene ist jetzt die kaudale Verlängerung der V. cava caudalis. Nun bildet jede der beiden Urnierenvenen eine Anastomose mit der kaudalen Kardinalvene ihrer Seite. Indem diese Anastomosen sich erweitern, fliesst das Blut des kaudalen Abschnittes der beiden Kardinalvenen in die rechte Urnierenvene, d. h. in die sich erweiternde Vena cava caud. ab. Mit dem Schwinden der Urniere und ihrer Venen werden die kaudalen

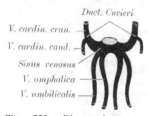

Duct. Cuvieri

V. cardin. cran.

V. cardin. caud.

Sinus venosus

V. omphalica

V. umbilicalis

Figur 789. Einmündung der embryonalen Venenstämme in den Sinus venosus cordis.

Figur 790.   Figur 791.   Figur 792.   Figur 793.

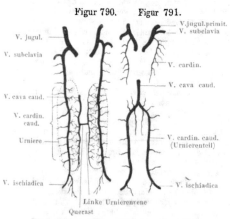

V. jugul.

V. subclavia

V. cava caud.

V. cardin. caud.

Urniere

V. ischiadica

V.jugul.primit.
V. subclavia
V. cardin.
V. cava caud.
V. cardin. caud. (Urnierenteil)
V. ischiadica
Linke Urnierenvene
Querast

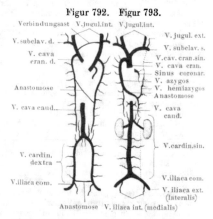

Verbindungsast V.jugul.int. V.jugul.int.

V.subclav. d.
V. cava cran. d.
Anastomose
V. cava caud.
V. cardin. dextra
V.iliaca com.

V. jugul. ext.
V. subclav. s.
V.cav. cran.sin.
V. cava cran.
Sinus coronar.
V. azygos
V. hemiazygos
Anastomose
V. cava caud.
V.cardin.sin.
V.iliaca com.
V. iliaca ext. (lateralis)
Anastomose V. iliaca int. (medialis)

Figur 790 u. 791. Schema des Venensystems des Embryo auf den beiden ersten Entwicklungsstufen (nach Kollmann).

Figur 792 u. 793. Schema des Venensystems des Embryo auf den letzten Entwicklungsstufen (nach Kollmann).

Abschnitte der Kardinalvenen, von denen sich die kranialen Abschnitte getrennt haben (Fig. 792), zu Ursprungsstämmen der kaudalen Hohlvene, welche die Venen des Beckens, Schwanzes und der Beckengliedmassen aufnehmen (Fig. 791). Zwischen diesen beiden Stämmen entsteht in der Beckengegend eine Anastomose (Fig. 792); unter der bald eintretenden Erweiterung des rechten Stammes erfolgt auch eine Erweiterung der Anastomose, so dass schliesslich das Blut der linken Seite des hinteren Rumpfabschnitts und der linken Beckengliedmasse in den rechten Stamm abfliesst, so dass der kraniale Teil des linken Stammes verkümmert und der rechte nunmehr allein die Ursprungspartie der kaudalen Hohlvene darstellt (Fig. 793), in die auch die Nierenvenen usw. münden. Jetzt reicht also die V. cava caudalis vom Becken bis zum Herzen (Fig. 792). Aus den kranialen Abschnitten der beiden Kardinalvenen entstehen die V. azygos und hemiazygos. Von der linken V. cardinalis, die sich durch eine Queranastomose mit der rechten verbindet (Fig. 792), schwindet meist der in den Ductus Cuvieri mündende Endabschnitt des

Stammes; sie führt dann ihr Blut durch die gen. Queranastomose in die rechte Kardinalvene, die *V. azygos* (Fig. 793). Der kraniale Abschnitt der rechten Kardinalvene bleibt als V. azygos erhalten und mündet in das Ende der rechten Jugularvene, die dadurch mit dem rechten Ductus Cuvieri zur bleibenden V. cava cranialis wird (Fig. 793) (Mensch, Einhufer, Fleischfresser). Bei den Wiederkäuern und dem Schweine bleibt die linke Kardinalvene als Hauptstamm erhalten. Die V. azygos und hemiazygos nehmen die Segmentalvenen der Körperwand, vor allem die Vv. intercostales auf. Der linke Ductus Cuvieri erhält sich als V. coronaria cordis.

Die *Vv. jugulares primitivae (cardinales craniales)*, die mit den Vv. cardinales (caudales) den rechten und linken Ductus Cuvieri, der das Mündungsstück der Vv. cavae cran. darstellt, bilden, wachsen derart, dass sie bald die kaudalen Kardinalvenen überflügeln (Fig. 792). Die zunächst symmetrischen Verhältnisse werden aber dadurch asymmetrisch, dass sich von der linken zur rechten V. cava cranialis eine quere Anastomose bildet, die sich bald erweitert und schliesslich das gesamte Blut der linken Seite zur rechten *V. cava cranialis* hinüberführt (Fig. 793). Damit wird die V. cava sinistra funktionslos und verschwindet. Nur ihr am Herzen liegender Endabschnitt bleibt als Sinus coronarius, der die Herzvenen aufnimmt, erhalten. Ausnahmsweise bleibt die V. cava sinistra erhalten; Bradley[72] beschreibt einen Fall, in dem die Anastomose zur V. cava dextra fehlte.

b) Das Pfortadergebiet findet seine erste Anlage in den Vv. omphalicae. Diese verschmelzen (s. S. 600) zu einem Stamme, der bald auch die Venen des Magens, des Darmes und der Milz aufnimmt. Dieser Stamm wird zur Vena portae primitiva dadurch, dass er Zweige in die Leber sendet als Vv. hepaticae advehentes, die sich in der Leber in Kapillaren auflösen; aus diesen entspringen Vv. hepaticae revehentes, die wieder in den herzseitigen Abschnitt der V. omphalica, den Truncus omphalicus, der dadurch zur V. cava caud. wird (s. S. 600), münden. Der Abschnitt der V. omphalica, der zwischen dem Abgange der Vv. advehentes und der Einmündung der Vv. revehentes in die V. cava caud. liegt, verödet bald, so dass jetzt alles Nabelblasenblut in die Leber geführt wird. Mit dem Auftreten der Allantois und ihrem Wachstum bilden sich die Umbilikalvenen aus und fliessen in 2 Stämme zusammen, von denen der eine bald schwindet. Die bleibende, an der Leber vorbei zum Herzen ziehende linke Nabelvene sendet eine (oder mehrere) Anastomose zur V. portae primitiva (omphalica). Mit der Rückbildung der Nabelblase und den

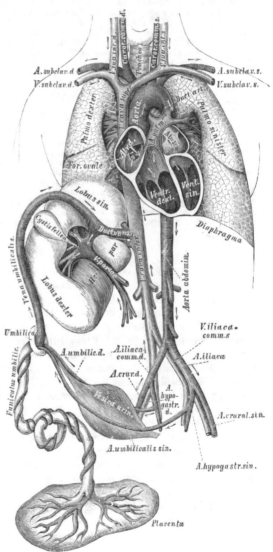

Figur 794. Kreislauf des Fetus.

aus ihr entspringenden Vv. omphalicae und dem Wachstum der Allantois und der Placenta werden die in .ihr entspringenden Vv. umbilicales immer grösser; weiterhin .wird mit dem Wachstum der Leber ihre Anastomose zur V. portarum immer weiter und ihr an der Leber vorbeiziehender Stamm immer enger, so dass dann alles Plazentarblut, sowie auch das Blut der Vv. omphalicae, mesentericae, gastricae und V. lienalis durch die Pfortader in die Leber abfliesst und erst durch die Vv. hepaticae (revehentes) zur V. cava caud. (dem früheren Stamme der V. omphalica) und damit zum Herzen gelangt. Bei den Fleischfressern und den Wiederkäuern bleibt neben der V. portarum noch eine direkte Anastomose zwischen V. umbilicalis und V. cava caud., die als *Ductus venosus (Arantii)* an der Magenfläche der Leber liegt. Nach der Geburt verödet dieser Gang zum *Lig. venosum* und die Nabelvene zum *Lig. teres* der Leber.

Der fetale Kreislauf (Fig. 794). Der an Stelle des Nabelblasenkreislaufs tretende Plazentarkreislauf ist ein Anhängsel des fetalen Kreislaufs und beginnt mit den aus den Aa. iliacae mediales entspringenden Aa. umbilicales, die durch den Nabel nach aussen treten und sich in der Placenta bzw. der Allantois auflösen. Aus ihrem Kapillargebiet entspringen die Venen, die schliesslich in zwei und endlich in eine V. umbilicalis zusammenfliessen, die in den Nabelstrang eintritt, durch die Nabelöffnung in die Bauchhöhle gelangt und anfangs an der Leber vorbei zum Herzen zieht, später aber ihr Blut durch die Leber hindurch zur Hohlvene schickt (s. oben). Im übrigen unterscheidet sich der Kreislauf des Fetus von dem des geborenen Tieres wesentlich dadurch, dass der Lungenkreislauf sehr unbedeutend ist, und dass noch Kommunikationen zwischen rechtem und linkem Vorhof und zwischen Aorta und A. pulmonalis bestehen. Es ergiessen zwar die Hohlvenen ihr Blut in den rechten Vorhof des Herzens; das Blut der V. cava caud. fliesst aber durch das For. ovale direkt in den linken Vorhof, so dass in die rechte Herzkammer nur das Blut der V. cava cranialis gelangt. Dieses wird in die A. pulmonalis getrieben. Diese kommuniziert aber durch den weiten *Duct. arteriosus* mit dem Arcus aortae und sendet nur enge Aa. pulmonales zu den Lungen. Infolgedessen strömt der grösste Teil des Blutes der kranialen Hohlvene in die Aorta und nur ein kleiner Teil in die Lungen. Bei der Geburt werden infolge des Atmens die Lungen und die Lungengefässe enorm erweitert, so dass das Blut in grossen Mengen durch die Lungenarterien in die Lungen gelangt; der Lungenkreislauf bildet sich also mit einem Schlage aus, der Duct. arteriosus wird funktionslos und verödet zu einem soliden Bande, das die A. pulmonalis mit der Aorta verbindet. Es kommt beim Eintritt des Lungenkreislaufs auch zum Verschluss des Foramen ovale, an dessen Stelle die Fossa ovalis bleibt.

I. Das Herz.

Das Herz, *Cor,* ist ein dunkelrotes, hohles, muskulöses Organ, das vom *Pericardium,* Herzbeutel, einem häutigen, geschlossenen Sacke, umgeben wird.

Lage des Herzens und Herzbeutels[1]**.** Das kegelförmige Herz und der Herzbeutel füllen den mittleren Mittelfellspalt aus und werden bis auf einen kleinen, ventralen Teil ihrer Seitenflächen durch die Lungen von den Wänden des Brustkastens getrennt. Beide reichen bei den Fleischfressern von der 3.—7., beim Pferde von der 3. Rippe (oder selbst dem 2. Interkostalraum) bis zur 6. Rippe, bei den Wiederkäuern und dem Schweine von der 3.—5. (6.) Rippe und liegen in der ventralen Hälfte der Brusthöhle, so dass die Basis des Herzens von einer durch die Mitte der 1. Rippe gelegten Horizontalebene getroffen wird (Fig. 529, 530 u. 530A a, a′); sie liegen aber nicht genau median, sondern zu $^3/_5$ links und $^2/_5$ rechts (beim Rinde sogar zu $^5/_7$ links) von der Medianebene. Bei Neugeborenen und Feten ist aber die rechte Herzhälfte schwerer als die linke (Lech [345]). Die stumpfe Spitze des Herzens liegt frei im Herzbeutel in, der Höhe der 5. Rippe (Rind) bzw. im 5.—6. Interkostalraum; meist entspricht sie der Mitte des 6.—7. Rippenknorpels und ist 1—3 cm vom Brustbein entfernt. Die Längsachse des Herzens ist ventral etwas nach links und gleichzeitig beckenwärts gerichtet und zwar bei Pferd und Rind am wenigsten, so dass das Herz mehr senkrecht steht; beim Schweine hat es eine schrägere kaudoventrale Lage, und beim Hunde ist es mit der Spitze so stark kaudal gekehrt, dass es fast horizontal liegt. Die Lage beim Menschen ergibt sich aus Fig. 795.

---

1) Betreffs der genaueren topographischen Verhältnisse des Herzens und des Herzbeutels des Pferdes s. Ellenberger und Baum [158] und Zimmerl [703].

Befestigung des Herzens. Das Herz wird durch die grossen Gefässtämme, an denen es gleichsam aufgehängt ist, durch das Mittelfell und durch den Herzbeutel, namentlich durch dessen Anheftung am Sternum, in der Lage erhalten.

Durch die Aorta wird es mit der Wirbelsäule, durch die A. pulmonalis und die Vv. pulmonales mit den Lungen und durch die V. cava caudalis mit dem Zwerchfell verbunden.

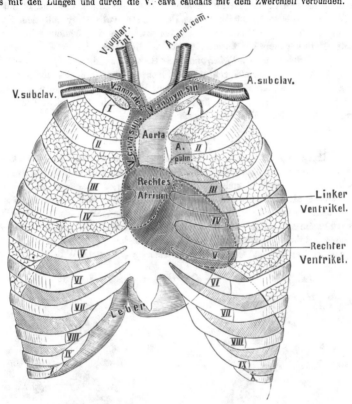

Figur 795. Die Lage des Herzens beim Menschen (nach Richter). Die venösen Herzteile schwarz, die arteriellen (nebst A. pulmonalis) rot.

a) Der Herzbeutel, das Pericardium.

Der **Herzbeutel** (Fig. 805 $_{5,5}$ u. 827 a) hat die Form und Lage des Herzens (Fig. 529 u. 530); seine dorsale Basis befestigt sich an den Vv. cavae, den Vv. pulmonales, der Pulmonalarterie und der Aorta (beim Pferde und Rinde 5—7 cm über deren Ursprung). Die ventrale Spitze heftet sich durch straffes Binde- und elastisches Gewebe (*Mesocardium ventrale,* ventrales Herzgekröse) an das Brustbein. Die Anheftungsstelle wird i. d. R. beckenwärts breiter und die Verbindung fester.

Beim Pferde reicht die Verbindung vom 4. (5.) Rippenknorpel bis zum Zwerchfellansatz am Schaufelknorpel. Beim Wiederkäuer ist das Mesokard besonders stark und bildet in der Höhe des beiderseitigen 5. (Schaf, Ziege) oder 6. Rippenknorpels 2 sehnige Bänder (*Ligg. sternopericardiaca*); beim Schweine befestigt sich der Herzbeutel ganz ähnlich am Brustbein, jedoch auch noch am Zwerchfell; beim Fleischfresser inseriert er sich nahe dem Brustbein am Zwerchfell und steht nur durch das Mediastinum mit dem Brustbein in Verbindung.

Die Aussenfläche des Herzbeutels verbindet sich durch lockeres, Fett enthaltendes Bindegewebe mit dem Mediastinum; die Innenfläche ist glatt. Der Herzbeutel besteht aus 2 Häuten, einer äusseren Fibrosa und einer inneren Serosa; letztere zerfällt in ein parietales und viszerales Blatt. Die Fibrosa setzt sich an der Befestigungsstelle des Herzbeutels an den grossen Gefässtämmen in deren Adventitia fort und ist im übrigen (bis auf kleine Stellen an der Basis des Herzbeutels) vollständig mit dem Parietal-blatt der Serosa verschmolzen. An der Basis des Herzbeutels schlägt sich das parietale Blatt der Serosa in deren viszerales Blatt um, das an den grossen Gefäss-stämmen herabsteigt und als *Epicardium* das Herz bis zu dessen Spitze überzieht. Es sind mithin 2 glatte, feuchte, schlüpfrige Flächen einander zugewendet, so dass jede Reibung des Herzens am Herzbeutel verhindert wird. Zwischen ihnen bleibt nur ein enger Spalt zur Aufnahme einer äusserst geringen, bald nach dem Tode etwas zu-nehmenden Menge Flüssigkeit, des *Liquor pericardii*.

b) Das Herz als Ganzes.

Das **Herz** (Fig. 800 u. 801) bildet einen seitlich etwas zusammengedrückten Kegel, an dem man die dorsale, breite *Basis*, den **Grund,** und die ventral gekehrte *Apex,* **Spitze,** unterscheidet. Die rechte und linke Seitenfläche, *Facies sinistra et dextra,* sind gewölbt und gehen halswärts mit einem konvexen, beckenwärts mit einem fast geraden oder nur sehr wenig ausgehöhlten Rande, *Margo cranialis et caudalis,* ineinander über; jede Seitenfläche enthält eine **Längsfurche,** *Sulcus longitudinalis sinister et dexter;* beide entspringen aus der **Kranzfurche,** dem *Sulcus coronarius,* der zwischen den Vorkammern und Kammern verläuft und der *Basis ventriculorum* entspricht.

Figur 796.   Figur 797.

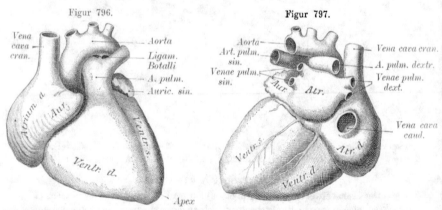

Figur 796 u. 797. Ansicht des Herzens des Menschen (Gegenbaur).
Fig. 796 von vorn und etwas von oben und rechts, Fig. 797 von hinten und etwas von unten und links gesehen.

Der *Sulcus longitudinalis dexter* (Fig. 798 e) verläuft zwischen mittlerem und kaudalem Drittel der rechten Seitenfläche des Herzens von der Kranzfurche nach der Spitze (in Fig. 530 zwischen a und a') und wendet sich nahe dieser allmählich nach links; die Furche ist mithin streng genommen eine **rechte-kaudale Längsfurche;** umgekehrt wird der *Sulcus longitudinalis sinister* (Fig. 798 d) zur **linken-kranialen Längsfurche,** weil er zwischen dem kranialen und mittleren Drittel der linken Seitenfläche vom Sulcus coronarius nach der Herzspitze verläuft (in Fig. 529 zwischen a und a'); er erreicht jedoch ebenfalls nicht die Spitze, sondern tritt nahe dieser auf den kranialen Rand und fast auf die rechte Fläche. Beim Rinde verläuft noch eine

3. sehr seichte Längsfurche als *Sulcus intermedius* am kaudalen Rande des Herzens; sie beginnt an der Kranzfurche, läuft jedoch nicht bis zur Spitze herab. Die **Kranzfurche** (Fig. 802 1) läuft rings um das Herz. In den Furchen, die auch bei mageren Tieren Fettgewebe enthalten, liegen die Blutgefässe des Herzens. Am Herzen des Menschen (Fig. 796 u. 797) unterscheidet man eine gewölbte *Facies sternalis*, eine dem Zwerchfell aufliegende *Facies diaphragmatica*, einen *Margo sinister et dexter* und einen *Sulcus longitudinalis anterior et posterior*.

Der Innenraum des Herzens zerfällt in die rechte und linke Vorkammer, *Atria*, und die rechte und linke Kammer, *Ventriculi*. Jede Vorkammer steht mit ihrer Kammer durch die weite Atrio-Ventrikularöffnung in Verbindung; dagegen werden rechte Vorkammer und Kammer von der linken Vorkammer und Kammer durch Scheidewände so vollständig getrennt, dass man ein rechtes venöses und linkes arterielles Herz unterscheiden kann. Die Längsfurchen bezeichnen äusserlich die Grenze zwischen den Herzkammern, die Kranzfurche die zwischen diesen und den Vorkammern. Alle Hohlräume des Herzens werden vom dünnen *Endocardium* ausgekleidet, das in den Vorkammern etwas stärker als in den Kammern ist.

c) Die Vorkammern des Herzens.

Die **Vorkammern,** *Atria cordis,* sind 2 dorsal vom Sulcus coronarius gelegene, durch eine **Scheidewand,** das *Septum atriorum,* voneinander getrennte Höhlen. Sie bilden je eine nach links gerichtete, dreieckige Ausstülpung, das **Herzohr,** die *Auricula dextra et sinistra.* Beide Herzohren (Fig. 800 a') werden an der linken Seite des Herzens, links von der Vorkammerscheidewand, durch die Aorta und Pulmonalarterie getrennt.

Das **Lageverhältnis der 4 Teile des Herzens** zueinander ist so, dass die Vorkammern dorsal und die Kammern ventral vom Sulcus coronarius liegen; von den beiden Herzhälften liegt die eine kranial und rechts von der anderen, so dass wir streng genommen von einer **kranialenrechten** und einer **kaudalen-linken Kammer** bzw. **Vorkammer** (Fig. 798 u. 799) sprechen müssten.

Der freie Rand, namentlich des linken Herzohrs, ist etwas eingekerbt. Die Aussenfläche der Vorkammern ist an der rechten Seite gewölbt, an der linken eingebuchtet zur Aufnahme der Aorta und A. pulmonalis. Den Spalt zwischen diesen Gefässen und der linken Wand der Vorkammern nennt man *Sinus transversus pericardii.*

<table>
<tr><td>

Figur 798.

Horizontalschnitt durch die Herzkammern des Pferdes (halbschematisch).
a linke Kammer, b rechte Kammer, c, c' und c'' Papillarmuskeln, d Sulcus longitudinalis sinister, e Sulcus longitudinalis dexter.

Figur 799.

Horizontalschnitt durch die Herzvorkammern des Pferdes (halbschematisch).
a, a rechte Vorkammer, b linke Vorkammer, c Aorta (in ihr sind die 3 Valvulae semilunares angedeutet), d A. pulmonalis.

</td><td>

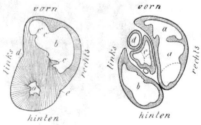

Figur 798.   Figur 799.

</td></tr>
</table>

Die Muskulatur der Vorkammern ist von der der Kammern, abgesehen von einem dünnen und schmalen Verbindungsbündel, dem Atrioventrikular-(His'schen)bündel (s. S. 611), an der Kranzfurche durch fibröses Gewebe, die *Annuli fibrosi,* **Atrio-Ventrikular-Faserringe,** geschieden. An der Innenfläche der Vorkammerwände, namentlich der Herzohren, bilden die Muskelfasern stellenweise rundliche, verschieden starke Bündel, *Mm. pectinati,* **Fleischbalken** (Fig. 800 11), die leistenartig die Innenfläche überragen und bei netzartiger Verflechtung verschieden tiefe Buchten umgrenzen. Die Scheidewand der Vorkammern (Fig. 802 8) ist dünn und geht ohne scharfe Grenze in die Seitenwände über.

a) Das *Atrium dextrum,* die **rechte Vorkammer** (Fig. 802 r. V.), liegt dorsal von der rechten Kammer und rechts und halswärts von der linken und reicht nur mit ihrem Herzrohr nach links bis zum Ursprung der Pulmonalarterie. Aus ihr entspringen die V. cava cranialis und caudalis und die V. cordis magna; das *Ostium venae cavae cranialis* (Fig. 800 $_1$) befindet sich in einer Ausbuchtung des kraniodorsalen Teiles der Vorkammer, dem Lower'schen Sack, *Sinus venosus* (Fig. 800 a''); das *Ostium venae cavae caudalis* (Fig. 800 $_{12}$) liegt im kaudoventralen Teile der Vorkammer dicht neben dem Septum, das zwischen den Öffnungen für die beiden Hohlvenen einen fleischigen Wulst, das

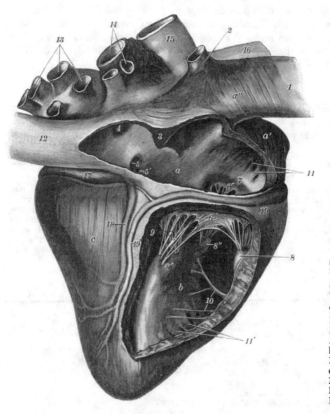

Figur 800.

Herz des Pferdes mit eröffneter rechter Kammer und Vorkammer; von rechts gesehen.

a rechte Vorkammer, a' rechtes Herzohr, a'' Sinus venosus, b rechte Kammer, c linke Kammer. 1 V. cava cranialis, 2 V. azygos, 3 Tubercul. intervenosus, 4 Fossa ovalis, 5 Einmündung der V. cordis magna, 5' Mündungsstelle der V. cordis media, 6, 6' Zipfel der Valvula tricuspidalis, 7 rechter Atrio-Ventrikular-Faserring, 8, 8', 8'' Mm. papillares, von jedem M. papillaris gehen Chordae tendineae (9) zu je zwei Klappenzipfeln, 10 Mm. transversi cordis, 11 Mm. pectinati, 11' Trabeculae carneae, 12 V. cava caudalis, 13 Vv. pulmonales, 14 Äste der A. pulmonalis, 15 Arcus aortae, 16 Truncus brachiocephalicus communis, 17 V. cordis magna, 18 V. cordis media, 19, 19' A. coronaria cordis dextra.

Tuberculum intervenosum, den Lower'schen Hügel (Fig. 800 $_3$), bildet. Die 3. für die V. cordis magna (Fig. 800 $_5$) bestimmte Öffnung liegt an der ventralen Umrandung des Ostium venae cavae caudalis, und eine 4. Öffnung führt in die rechte Kammer als *Ostium atrioventriculare dextrum (Ostium venosum N.),* rechte Atrio-Ventrikular-öffnung (Fig. 802 $_7$). Ausserdem findet sich häufig noch eine 5. Öffnung im Sinus venosus für die Vena azygos (Fig. 800 $_2$), die jedoch häufig auch in die Vena cava cranialis mündet. Nahe dem Ostium venae cavae caudalis enthält die Scheidewand als Überbleibsel des fetalen *Foramen ovale* (S. 598) eine längliche oder fast runde Vertiefung, die *Fossa ovalis*, eirunde Grube (Fig. 800 ₄), deren sehniger Rand den *Limbus fossae ovalis*, Vieussen'schen Ring, darstellt.

An der Grenze des Sinesus venosus zur V. cava cranialis ist ein sehr kompliziertes und retikulär aufgebautes Muskelsystem in Form einer V-förmigen Schleife eingelagert (Schwartz [568]).

Durch die Zusammenziehungen des Tuberculum intervenosum werden die Mündungen beider Hohlvenen der nach der Kammer führenden Öffnung genähert; ausserdem wirkt der Lower'sche Hügel wie ein die Blutströme beider Hohlvenen scheidender Damm und leitet während des fetalen Lebens das durch die V. cava caudalis zugeführte Blut durch das trichterförmig von rechts nach links durch die Vorkammerscheidewand führende Foramen ovale nach der linken Vorkammer. Am Rande dieses Loches findet sich linksseitig eine Klappe, die Valvula foraminis ovalis, die in die linke Vorkammer ragt und somit den Rücktritt des Blutes aus dieser in die rechte Vorkammer hindert. Am Ostium venae cavae caud. soll sich nach Bonnet [67] bei jungen Tieren eine Klappe, die *Valvula venae cavae caud.* (*Eustachii*), erhalten, die bei älteren Tieren jedoch vollkommen schwindet und auch bei Fohlen sehr oft fehlt. Die Einmündung der V. cordis magna ist mit einer sehr schmalen, beim Pferde undeutlichen Klappe, der *Valvula sinus coronarii*, Thebesi'schen Klappe, versehen. Neben dieser Öffnung oder in ihr findet sich die mitunter doppelte Öffnung der V. cordis media (Fig. 800 ₅'); ausserdem sind versteckt zwischen den Fleischbalken in der Seitenwand noch 4—5 sehr enge Öffnungen für die Mündungen der Venae cordis parvae, *Foramina venarum minimarum*, vorhanden.

b) Das weniger geräumige *Atrium sinistrum*, die **linke Vorkammer** (Fig. 801 b, b′, 802 l. V.), liegt dorsal von der linken Kammer und kaudal und links von der rechten Vorkammer und reicht etwas weiter nach links als diese. Ihre am Rande stärker eingekerbte *Auricula* (Fig. 801 b′) reicht mit ihrer Spitze bis zum Ursprung der A. pulmonalis. In der linken Vorkammer finden sich 5—8 (meist 7), nämlich 2 weitere und 3—6 engere, nebeneinander liegende Öffnungen für die Pulmonalvenen (Fig. 800 13, 801 l,l), ausserdem das grosse, in die linke Kammer führende *Ostium atrioventriculare sinistrum* (*Ostium arteriosum N.*), die

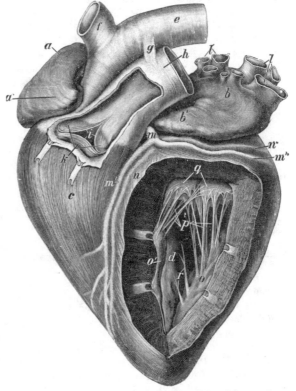

Figur 801. Herz des Pferdes; von der linken Seite gesehen. Linke Kammer und Anfangsteil der Lungenarterie sind geöffnet.
a, a′ rechte Vorkammer, b, b′ linke Vorkammer, c rechte Kammer, d linke Kammer, e Arcus aortae, f Truncus brachiocephalicus communis, g Lig. arteriosum, h A. pulmonalis, i drei halbmondförmige Klappen am Ursprung der A. pulmonalis, k Klappentasche, l, l Vv. pulmonales (abgeschnitten), m A. coronaria sinistra mit m′ ihrem Ramus descendens und m″ ihrem Ramus circumflexus, n, n′ V. cordis magna, o, o′ Mm. papillares der linken Kammer, p Chordae tendineae, q Zipfel der Valvula bicuspidalis, r Mm. transversi.

linke Atrio-Ventrikularöffnung. An der Stelle der Fossa ovalis ist die Scheidewand sehr dünn und faltig und wird nur vom verdickten Endocard der Vorkammern gebildet.

d) Die Herzkammern, Ventriculi cordis.

Die **Herzkammern** stellen 2 ventral von den Vorkammern gelegene, von der Kranzfurche bis an oder nahe an die Spitze herabreichende Höhlen dar, die durch das *Septum ventriculorum* getrennt werden und durch die Atrio-Ventrikularöffnungen mit ihren Vorkammern, durch eine 2. Öffnung mit der Pulmonalarterie resp. Aorta in Verbindung stehen. Die **Scheidewand der Kammern** ist nach der rechten Kammer etwas gewölbt, nach der linken entspr. ausgehöhlt. An ihrem dorsalen Teile kann man beim Menschen und dem Hunde eine dreieckige, dünne, häutige Stelle, *Pars membranacea,* nachweisen; bei Schaf, Kalb und Schwein ist an der rechten Septumwand eine ähnliche sehnige Stelle vorhanden, die aber linkerseits durch Muskulatur (Mm. subaortici nach Jarisch [285]) verdeckt ist; beim Rinde fehlt sie (Hahn [230], Jarisch [285]). An der Innenfläche der Kammerwand, namentlich an den Seitenwänden, finden sich **Fleischbalken**, *Trabeculae carneae* (Fig. 800 11·), und **Buchten,** die sich ähnlich wie die der Vorkammern verhalten, jedoch nicht so zahlreich und umfangreich sind; ausserdem laufen 2—8 rundliche, sehnenartige, meist auch Muskelfasern enthaltende *Mm. transversi cordis*, **Querbalken** (Fig. 800 10), von der Seiten- zur Scheidewand. In die Herzkammern ragen fleischige, zapfenartige Vorsprünge der Muskelwände, die *Mm. papillares,* **warzenförmige Muskeln,** hinein. Sie teilen sich am freien Ende in mehrere Spitzen, von denen feste, zu den Atrio-Ventrikularklappen verlaufende *Chordae tendineae,* **sehnige Fäden,** entspringen.

a) Der *Ventriculus dexter,* die **rechte Herzkammer** (Fig. 800 b, 801 c u. 802 r. K), liegt halswärts und rechts von der linken und reicht nicht bis zur Herzspitze. Die Seitenwand ist kaum halb so dick wie die der linken Kammer.

Die rechte Kammer erscheint, wenn sie mit Blut gefüllt ist, bauchig vorgewölbt und fühlt sich wegen der schwachen Seitenwand schlaff an. Sie ist beim Kadaver geräumiger als die linke, weil die Totenstarre wegen der geringen Stärke der Seitenwand in der rechten Kammer keine so bedeutende Zusammenziehung im Gefolge hat, wie in der linken. Ausser einem stärkeren und einem schwächeren **Querbalken** (Fig. 800 10) in resp. ventral von der Mitte des Höhendurchmessers sind mehrere kürzere Querbalken in der Nähe des ventralen Endes vorhanden. Alle Querbalken verlaufen schräg.

Die Seitenwand hat 1, die Scheidewand 2 kegelförmige oder zylindrische **Papillarmuskeln** (Fig. 798 c, c' u. c'' u. Fig. 800 8, 8', 8''), von denen der kraniale Septummuskel näher der Atrio-Ventrikularöffnung liegt und kleiner ist als die beiden anderen. Das nach der Vorkammer führende *Ostium atrioventriculare dextrum* ist von einem aus Bindegewebe bestehenden, weissen *Annulus fibrosus atrioventricularis,* **Faserring** (Fig. 800 7), umgeben. An ihn befestigt sich die *Valvula tricuspidalis,* **dreizipfelige Klappe,** rechte Atrio-Ventrikularklappe (Fig. 800 6, 6'), die an ihrem Ursprung ein Ganzes bildet, sich jedoch in 3, ausnahmsweise, und zwar besonders beim Schweine, auch wohl in 4, selbst 5 dreieckige Hauptzipfel teilt. Jeder Zipfel wird gegen den freien Rand dünner und spaltet sich dabei i. d. R. in mehrere Nebenzipfel. Der der Scheidewand zugekehrte Zipfel ist der kleinste. Die gewöhnlich von den Spitzen jedes Papillarmuskels entspringenden 6—10 *Chordae tendineae* (Fig. 800 9) ziehen entweder als einfache Fäden zur Klappe oder teilen sich mehrfach, werden dabei dünner, heften sich an den freien Rand und an die der Kammer zugewendete Fläche der Trikuspidalklappe an und lassen sich an dieser noch eine Strecke verfolgen. Jeder Klappenzipfel erhält sehnige Fäden von 2 Papillarmuskeln (s. Fig. 800 u. 801).

Von den 3 Zipfeln befindet sich der eine an der kaudalen-rechten, der andere an der halsseitigen-rechten und der 3. an der halsseitigen-linken Umrandung der Atrio-Ventrikularöffnung. Beim Hunde finden sich im rechten Ventrikel 4—7 Papillarmuskeln (Steinmüller [595]).

Die dreizipfelige Klappe besteht aus einer Verdoppelung des Endocard, in die Bindegewebszüge vom Faserring treten. Sie enthält wenig Gefässe und Nerven, dagegen, namentlich nahe ihrem Ursprung, Muskelfasern, die von der Vorkammer ausstrahlen. Die Schnenfäden werden von Bindegewebe und einzelnen Muskelfasern gebildet und vom Endocard überzogen.

Die Klappen legen sich bei der Kontraktion der Kammern mit den Rändern aneinander und verhindern das Rückstauen des Blutes aus der Kammer in die Vorkammer. Die Chordae tendineae verhindern ein Umschlagen der Klappen in die Vorkammern. Über die Vaskularisation der Atrio-Ventrikularklappen s. Argaud [8].

Aus dem linken-dorsalen Teile der rechten Kammer führt das *Ostium arteriae pulmonalis (Ostium arteriosum N.)*, die **Lungenarterienöffnung,** in die A. pulmonalis (Fig. 801 h, 802 ₆).

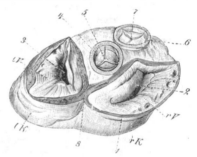

Sie ist von der Atrio-Ventrikularöffnung durch einen starken Muskelwulst getrennt und bedingt an der Seitenwand der rechten Kammer aussen eine Hervorwölbung, den *Conus arteriosus,* der die Kranzfurche unterbricht. Ein dünner und schmaler, aus festem Bindegewebe bestehender *Annulus fibrosus arteriosus,* **Faserring,** umgibt die Lungenarterienöffnung. An ihm heften sich die 3 *Valvulae semilunares,* **halbmondförmigen Klappen** (Fig. 801 i, 802 ₇), mit ihrem basalen, konvexen Rande an und zwar die eine links und kranial, die andere rechts und kranial und die 3. kaudal; ihr freier Rand enthält in der Mitte den aus festem Bindegewebe bestehenden, undeutlichen *Nodulus valvularum semilunarium,* das **Klappenknötchen.** Die äussere Fläche der Klappen ist der Arterienwand zugewendet,

Figur 802. Herzbasis des Pferdes; von der dorsalen Fläche und von rechts gesehen.
rV rechte Vorkammer, **lV** linke Vorkammer, **rK** rechte Kammer, **lK** linke Kammer.
1 Sulcus coronarius, 2 rechte und 3 linke Atrio-Ventrikularöffnung, 4 Aortenursprung, 5 seine Semilunarklappen, 6 Ursprung der Pulmonalarterie, 7 ihre Semilunarklappen, 8 Septum atriorum.

die, soweit die Klappe reicht, verdünnt erscheint und eine seichte Vertiefung, den *Sinus arteriae pulmonalis,* die **Klappentasche** (Fig. 801 k), besitzt.

Die Klappen bestehen aus einer Verdopplung des Endocard und einer festen Bindegewebsplatte, die, namentlich in der Nähe des Ursprungs, auch Muskelfasern einschliesst. Während der Kontraktion der Kammern liegen die Klappen der Innenfläche der A. pulmonalis an, werden jedoch von ihr, während die Herzkammer erschlafft, sowie mit rückströmenden Blute abgehoben und wirken daher wie Taschenventile; die freien Klappenränder legen sich derart aneinander, dass der Rückfluss des Blutes in die Kammer verhindert wird.

b) Der *Ventriculus sinister,* die **linke Herzkammer** (Fig. 800 c, 801 d u. 802 lK), liegt links und kaudal von der rechten und reicht bis zur Herzspitze.

Ihr Höhendurchmesser übertrifft den der Breite fast um das Doppelte; die Seitenwand ist ungefähr doppelt so dick wie an der rechten Kammer, gegen die Basis und Spitze wird sie etwas schwächer und an einer kleinen Stelle der Herzspitze sogar sehr dünn.

Die *Trabeculae carneae* sind weniger zahlreich und die von ihnen gebildeten Buchten flacher als in der rechten Kammer; sie finden sich am deutlichsten im ventralen Teile. Ausser 2 (3) stärkeren, von den Mm. papillares entspringenden und sich oft verästelnden sind einige kleinere Querbalken (Fig. 801 r) am ventralen Ende der Kammer vorhanden.

Die Seitenwand trägt 2 benachbarte **Papillarmuskeln** (Fig. 801 o, o′); von jedem entspringen 6—8 sehnige Fäden (Fig. 801 p), die stärker als die der rechten Kammer sind und z. T. auch neben den Papillarmuskeln entspringen. An der etwas engeren, **linken Atrio-Ventrikularöffnung** findet sich die in 2, ausnahmsweise in 3 (selbst 4)

Hauptzipfel geteilte *Valvula bicuspidalis*, **zweizipflige Klappe** (Fig. 801 q). Die einzelnen Hauptzipfel sind weniger spitz, jedoch grösser als rechterseits und spalten sich nach dem freien Rande hin auch in Nebenzipfel. Rechts unmittelbar neben der Atrio-Ventrikularöffnung liegt das *Ostium aorticum (arteriosum N.)*, die **Aortenöffnung** (Fig. 799 c u. 802 4). Sie ist durch einen Zipfel der Valvula bicuspidalis verdeckt und von einem stärkeren und breiteren Faserring umgeben, an dem sich, wie an der Lungenarterienöffnung, auch 3, jedoch etwas breitere **halbmondförmige Klappen** (Fig. 799 c u. 802 5) anheften und zwar die eine am kranialen, die 2. am linken-kaudalen und die 3. am rechten-kaudalen Teile der Öffnung. Das Klappenknötchen ist grösser und stärker als rechts, doch auch wenig deutlich. Im übrigen verhalten sich die Öffnungen und Klappen wie die entspr. der rechten Kammer.

Gewicht, Grösse und Einzelmasse des Herzens. Das Gewicht des Herzens beträgt beim **Pferde** nach Franck [397] etwa 1%, nach Bradley $^1/_{160}$, nach Colin [109] $^1/_{103}$—$^1/_{171}$, nach Schubert [557] $^1/_{133}$—$^1/_{150}$, nach Frey [185] $^1/_{69}$—$^1/_{116}$ des Körpergewichts. Das absolute Gewicht schwankt nach Frey von 2150—4300 g (Durchschnitt 3220 g), nach Schubert (das des völlig entleerten Herzens) von 1680—4500 g (Durchschnitt 3450 g), nach unseren Messungen an Anatomiepferden von 2120—3440 g; das Herz des 670 kg schweren Cleveland-Hengstes Gretna wog 5200 g. Bei Messungen des Herzens wurden von Frey und Schubert folgende Masse gefunden: Höhendurchmesser von der Kranzfurche bis zur Spitze 18—28 cm, kraniokaudaler Durchmesser der Herzbasis 18—27 cm, Umfang der Herzbasis an der Kranzfurche 44,7—68 cm. Die Länge des Herzens von der Kranzfurche bis zur Spitze ist mithin seiner Breite in der Gegend der Kranzfurche nahezu gleich. Man kann sich daher die Form des normalen Herzens leicht in der Weise konstruieren, dass man vom Mittelpunkt des Breitendurchmessers eine ebenso lange Linie senkrecht oder etwas kaudal gerichtet zieht; ihr Ende entspricht der Herzspitze. Die Wand der rechten Vorkammer ist (ohne Trabekel gerechnet) 0,6 (0.4—1) cm, die der linken Vorkammer 1,0 (0,8—1,6) cm, die Vorkammerscheidewand 0,8 (0,5—1,2) cm dick. Die Dicke der Wand der rechten Kammer beträgt ganz nahe dem Sulcus coronarius 0,6 (0,4—1,1) cm, 3—5 cm spitzenwärts davon 1,7 (1,1—2,2) cm und nahe der Herzspitze nur noch 0,5 (0,3—0,8) cm; an der linken Kammer sind die entspr. Masse 1,3 (1,0—1,7) cm, 4,77 (3,8—5,9) cm und 0,9 (0,5—1,2) cm; an einer kleinen Stelle der Herzspitze ist die linke Ventrikelwand sogar sehr dünn; an der Kammerscheidewand betragen die entspr. Dickenmasse 1,2 (1,0—1,8) cm, 5,0 (4,2—6,2) cm und 1,5 (1,2—2,0) cm. Die rechte Herzkammer ist 15—16 (13,2—20,4) cm, die linke 17,5—18,5 (16,5—21,1) cm hoch. Das *Ostium venae cavae cran.* ist 4—5 cm, das *Ostium venae cavae caud.* 5—5 $^1/_2$ cm, die Öffnung für die V. cordis magna bis 2 cm, das *Foramen ovale* über 2 cm, das *Ostium atrioventriculare dextrum* im Durchschnitt 8,4 (am totenstarren Herzen 4—5) cm, das *Ostium atrioventriculare sinistrum* im Durchschnitt 7,2 (am totenstarren Herzen 3 $^1/_2$—4 $^1/_2$) cm, das *Ostium arteriae pulmonalis* durchschnittlich 5,0 (am totenstarren Herzen 3 $^1/_2$) cm und das *Ostium aorticum* durchschnittlich 5 (am totenstarren Herzen 3—3 $^1/_2$) cm weit.

Beim **Rinde** beträgt der Höhendurchmesser (s. oben) 15—24 cm, der Umfang am Sulcus coronarius 37—51,8 cm, beim **Schafe** der Höhendurchmesser 10—11 cm, das Gewicht bei mittelgrossen Rindern 2—3 $^1/_2$ kg. Nach Schneider [555] beträgt das absolute Gewicht des Herzens bei Ochsen 3,012 (3,9—2), bei Bullen 2,592 (3,6—1,2), bei Kühen 2,205 (3,39—1,4), bei weibl. Jungrindern 1,89 (2,6—1,2) kg und das relative Gewicht entspr. durchschnittlich $^1/_{242}$, $^1/_{226}$, $^1/_{203}$, $^1/_{219}$ des Lebendgewichts oder $^1/_{138}$, $^1/_{120}$, $^1/_{100}$, $^1/_{114}$ des Schlachtgewichts. Schubert fand bei Ochsen 2850 (2300—3400) g oder $^1/_{229}$ ($^1/_{207}$—$^1/_{250}$) des Körpergewichts, bei Bullen 2750 (2160—3330) g oder $^1/_{228}$ ($^1/_{224}$—$^1/_{233}$) des Körpergewichts, bei Kühen 2237 (1950—2400) g oder $^1/_{195}$ ($^1/_{153}$—$^1/_{270}$) des Körpergewichts. Die Dicke der Wand des linken Ventrikels beträgt am Sulcus coronarius 1,34 (1,2—1,5) cm, etwas unterhalb des Sulcus cor. an der am stärksten gewölbten Stelle 4,0 (3,0—4,8) cm und an der Spitze 0,5 (0,3—0,8) cm; für den rechten Ventrikel betragen die entspr. Masse 1,0 (0,8—1,3) cm, 1,5 (1,1—2,0) cm und 0,5 cm und für die Kammerscheidewand 1,2 (0,8—1,5) cm, 3,8 (3,1—5,6) cm und 0,8 cm. Die Vorkammerscheidewand ist im Mittel 1,0 cm dick.

Das Herz des **Schweines** wiegt nach Chauveau [103] den 163.—303. Teil des Körpers oder 2,29—6,10 g pro Kilogramm Körpergewicht.

Beim **Hunde** ist das Herz fast rundlich (Fig. 806). Es wiegt nach Colin [109] $^1/_{75}$—$^1/_{173}$ (nach Rabe [483] $^1/_{117}$—$^1/_{253}$) des Körpergewichts oder pro Kilogramm Körpergewicht 5,9—13 g beim Hunde und 3,95—8,54 g bei der Katze; nach Schubert wiegt das mit Blutgerinnsel gefüllte Hundeherz 40—670 g oder 0,9—2,2% des Körpergewichts, das entleerte Herz hingegen 29—493 g oder 0,85—1,4% des Körpergewichts. Betr. weiterer auf das Herz der Haustiere bezügliche Einzelmasse s. die Arbeiten von Magnan [386], Schneider, Frey, Schubert, Lech [345].

Halswärts von der Mündung der V. cava caud. und der V. cordis magna sind in den Faserring des Aortenursprungs bei Pferd, Schwein und Fleischfressern ein **Herzknorpel**, *Cartilago cordis*, der beim Pferde ca. 5 cm lang und 1 cm breit ist, und beim Rinde **2 Herzknochen**, *Ossa cordis*, eingelagert. Der Herzknorpel des Pferdes und Schweines ist ein von der rechten Vorkammer aus leicht zu fühlender, platter, unregelmässig dreieckiger Knorpel, der bei alten Tieren häufig verknöchert. An ihm befestigt sich die rechte-kaudale Semilunarklappe des Aortenursprungs. Bisweilen findet sich zur Anheftung der linken-kaudalen halbmondförmigen Klappe in dem Faserring des Aortenursprungs beim Pferde ein 2., jedoch viel kleinerer Knorpel.

Beim Fleischfresser ist der Herzknorpel sehr klein oder fehlt ganz.

Der rechte grosse, etwa 5—6 cm lange Herzknochen des Rindes entspricht (Fig. 803) dem Herzknorpel des Pferdes; er ist meist stiefelzieherförmig (Ladanyi [332]); an seiner linken, ausgehöhlten Fläche befestigt sich die rechte-kaudale halbmondförmige Klappe der Aorta (b), die rechte Fläche ist in kranio-kaudaler Richtung gewölbt, das kaudale Ende geht in 2 Spitzen (c, c') aus, das kraniale Ende bildet eine stumpfe Spitze, der dorsale und ventrale Rand sind ausgehöhlt. Der kleine (linke), etwa 2 cm lange Herzknochen (Fig. 804) ist m. o. w. dreieckig oder mehr leistenförmig oder spornförmig. Er hat eine dorsale und ventrale Fläche, zwei kaudale (d, d') und einen kranialen Winkel. Am ausgehöhlten Rande zwischen dem kranialen und dem rechten-kaudalen Winkel heftet sich die linke-kaudale Klappe der Aorta (b') an. Die 3. Klappe befestigt sich nur am Faserring. Die erste Anlage der Knochen wurde bei Rindern rechts im Alter von 4—5, links im Alter von 10 Wochen beobachtet (s. Vaerst [646]).

Figur 803. Rechter Herzknochen des Rindes.

Figur 804. Linker Herzknochen des Rindes.

a rechter Herzknochen, a' linker Herzknochen, b rechte-kaudale Klappe der Aortenöffnung, b' linke-kaudale Klappe der Aortenöffnung, c, c' kaudale Fortsätze des rechten Herzknochens, d, d' kaudale Winkel des linken Herzknochens.

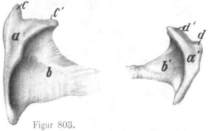

Figur 803.

Figur 803.   Figur 804.

Bau des Herzens. Die Muskelmasse des Herzens, das *Myocardium*, wird aussen vom *Epicardium* (s. S. 604) und innen vom *Endocardium* (s. S. 605) überzogen. Das intramuskuläre, spärliche Bindegewebe ist auch bei gut genährten Tieren so gut wie nicht fetthaltig. Die Muskulatur der Vorkammern wird von der der Kammern durch die Atrio-Ventrikular-Faserringe getrennt. Beide stehen nur durch ein Muskelbündel, das His'sche (Atrioventrikular-) Bündel, im Zusammenhang. Dieses Bündel ist in neuerer Zeit von verschiedenen Autoren, z. B. Holl [268] und Jarisch [285], am menschlichen und tierischen (Pferd, Kalb, Schaf, Hund, Schwein) Herzen untersucht worden. Nach Holl nimmt das Bündel mit einem feinsten Faserwerk in der Wand des Sinus coronarius und wahrscheinlich auch in den benachbarten Wandstellen des rechten (und linken?) Vorhofs seinen Anfang. Diese Fasern bilden ein knotenförmiges Netzwerk (Tawara'scher Knoten), aus dem der Stamm hervorgeht, der sich bald in einen rechten und linken Schenkel (Tawara'sche Schenkel) teilt. Diese gelangen als intraventrikuläre Muskelbalken zu den Papillarmuskeln und bilden daselbst ein diese umspinnendes Netzwerk; der linke Schenkel tritt an der Pars membranacea in den linken Ventrikel über (Jarisch); nach Chamon [363] bleiben die Fasern des His'schen Bündels vollständig getrennt. Die Muskelzüge der Vorkammern verlaufen teils zirkulär, teils vertikal, teils schräg oder spiralig. Die Aussenschicht wird hauptsächlich durch Zirkulärfasern gebildet, die zum grossen Teile beiden Vorkammern gemeinsam sind; ebenso umgeben zirkulär oder schwach spiralig verlaufende Endstücke der in die Vorkammern mündenden Venen und die Fossa ovalis. Zwischen den einander zugekehrten Rändern der Hohlvenen und der rechten Vorkammer liegt beim Wiederkäuer ein retikulär aufgebautes Muskelsystem in Form einer V-förmigen Schleife. Der Scheitel dieser Schleife ist in die vordere Wand des Grenzgebietes der kranialen Hohlvene und des rechten Herzohres eingelassen, während die Schenkel in den seitlichen Hohlvenenvorhofsgebieten nach hinten ziehen. Der rechte Schenkel (das laterale Bündel) entspricht dem Sinusknoten des Menschen. Der linke Schenkel (das mediale Bündel) scheint dem Menschen zu fehlen. Die Muskulatur der V. cav. cran. und des rechten Vorhofs sind vorn scharf voneinander getrennt, sonst gehen aber beide ohne Grenze ineinander über (Schwarz [567]). Am kompliziertesten ist der Faserverlauf in den Herzohren; in diesen bilden die Züge nach der Spitze der Herzohren immer enger werdende Spiralen (Fig. 805). An den Kammern unterscheidet man 5 gegeneinander jedoch nicht deutlich abgesetzte Schichten: 1. die subepikardiale und 2. die subendokardiale Schicht, 3. die subepikardiale Grenz-, 4. die subendokardiale Grenz- und 5. die Mittelschicht. Die Fasern der subepikardialen und subendokardialen Schicht entspringen bzw. enden am Sulcus coronarius und an der Pulmonal- und Aortenöffnung. Sie sind im allgemeinen längs- bzw. schräggerichtet, die der subepikardialen Schicht z. T. aber auch (besonders beim Pferde) ganz irregulär angeordnet (Fig. 805).

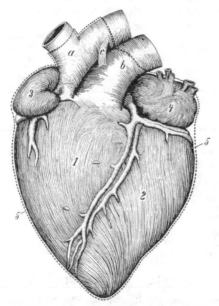

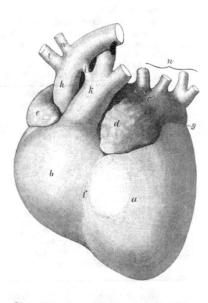

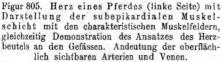

Figur 805. Herz eines Pferdes (linke Seite) mit Darstellung der subepikardialen Muskelschicht mit den charakteristischen Muskelfeldern, gleichzeitig Demonstration des Ansatzes des Herzbeutels an den Gefässen. Andeutung der oberflächlich sichtbaren Arterien und Venen.
a Aorta, b A. pulmonalis, c Lig. arteriosum.
1 rechter Ventrikel, 2 linker Ventrikel, 3 rechte Vorkammer, 4 linke Vorkammer, 5, 5 Herzbeutel.

Figur 806. Herz des Hundes; von links gesehen.
a linker, b rechter Ventrikel, c linkes Atrium, d dessen Auricula, e rechtes Atrium, f Sulcus longitudinalis sinister, g Sulcus coronarius, h Aorta, i Lig. arteriosum, k A. pulmonalis, l A. brachiocephalica, m A. subclavia sinistra, n Vv. pulmonales.

Die Fasern der subepikardialen und subendokardialen Schicht sind z. T. beiden Kammern gemeinschaftlich. Die zwischen diesen beiden Schichten gelegene Hauptmasse der Muskulatur besteht aus in Achterwindungen verlaufenden Zügen, deren Umbiegungsstelle meist nahe der Herzspitze liegt. Die Fasern der subendokardialen und subepikardialen Grenzschicht bilden langgezogene und schmale, die der Mittelschicht kurze (niedrige) und breite Achtertouren. Ihre Fasern stammen teils von der subepikardialen Schicht, z. T. entspringen bzw. enden sie an den Ostia atrioventricularia. Dabei treten die Bündel aller Schichten gegen die Herzspitze wirbelförmig zusammen (Vortex cordis). Zu diesem Wirbel kann sich (besonders beim Hunde) an der tiefsten Stelle der rechten Kammer noch ein Vortex cordis accessorius gesellen. Die Fasern der Kammerscheidewand verhalten sich ähnlich wie die der Kammerseitenwände. Die Papillarmuskeln werden zum grössten Teile aus vertikal verlaufenden Fasern zusammengesetzt (s. Albrecht [4], Krehl [326], Pettigren [471], Schubert [557]).

Gefässe und Nerven des Herzens. Die Arterien entspringen aus der Aorta, die Venen aus der rechten Vorkammer des Herzens, die Lymphgefässe münden in die kaudalen Mittelfellknoten. Das Herz enthält, besonders in der Scheidewand, nahe den Atrioventrikularöffnungen und an den Einmündungsstellen der grösseren Venen, viele mikroskopische Ganglien und erhält vermittels des Herzgeflechtes Zweige des N. vagus und sympathicus. Genaueres über Herznerven s. die Arbeiten von Jacques [282] und Nadine Lomakina [441].

II. Die Arterien.

Man unterscheidet zwei arterielle Systeme:

a) Das System der aus der rechten Herzkammer entspringenden und venöses Blut führenden A. pulmonalis.

b) Das System der aus der linken Herzkammer entspringenden und arterielles Blut führenden Aorta.

a) Die Arteria pulmonalis.

Die **A. pulmonalis**, Lungenarterie (Fig. 529 c u. 653 16), entspringt am Conus arteriosus des rechten Ventrikels, steigt links neben der Aorta flachbogig dorsokaudal und teilt sich an der Lungenwurzel ventral von der Luftröhre in einen linken und rechten Ast, deren Verzweigungen die Bronchien begleiten und sich schliesslich zum respiratorischen Kapillarnetz auflösen. Die feineren Zweige der A. pulmonalis sind Endarterien.

Beim Pferde zweigt der den Bronchus für den Spitzenlappen begleitende Ast kranial von diesem Bronchus aus dem jederseitigen Ast der A. pulmonalis an dessen Eintritt in die Lunge ab. Beim Wiederkäuer und Schwein zweigt ein den eparteriellen Bronchus begleitender, starker Zweig extraperikardial und extrapulmonal vom Ramus dexter der A. pulmonalis ab und teilt sich bei Zweilappung des rechten Spitzenlappens in 2 Zweige (Buri [95]).

Vor der Teilung verbindet sich die Pulmonalarterie mit dem Aortenbogen durch ein durch Verödung des Ductus arteriosus entstandenes, starkes, gelbes, elastisches Band, *Lig. arteriosum*, Botalli'sches Band (Fig. 653 17, 796, 801 g, 806 i) (s. S. 599).

b) Die Aorta.

Die **Aorta** ist stärker als die A. pulmonalis; sie entspringt mit einer Erweiterung, dem *Bulbus aortae*, am Ostium aorticum der linken Kammer, steigt, von beiden Vorkammern umfasst, rechts von der Pulmonalarterie als *Aorta ascendens* dorsokranial, um noch innerhalb des Herzbeutels in den kraniodorsal konvexen *Arcus aortae*, **Bogen der Aorta** (Fig. 653 13), überzugehen, der etwas links von der Medianebene zur Wirbelsäule verläuft und diese dicht beckenwärts vom M. longus colli am 6. Brustwirbel erreicht. Von hier an läuft sie als *Aorta descendens* etwas links von der Medianebene an der ventralen Fläche der letzten 13 Brust- und der 5 ersten Lendenwirbel kaudal.

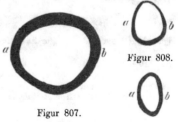

Figur 808.

Figur 807.

Figur 809.

Querschnitt durch: Figur 807 den Truncus aorticus, Figur 808 die Aorta im Hiatus aorticus, Figur 809 das Ende der Aorta abdominalis des Pferdes. ($^1/_2$ der natürl. Grösse.) a linke und b rechte Seite.

Die Wand der Aorta ist an den einzelnen Stellen ohne bestimmte Regelmässigkeit verschieden dick. Im Arcus aortae (Fig. 807) ist bei Pferd und Rind die kraniodorsale Wand meist 5—7, die kaudoventrale 3,5—4,5 mm dick, im Hiatus aorticus (Fig. 808) die dorsale Wand nur noch 1,0—1,2 mm, die ventrale 1,5—2,5 mm dick; vom Hiatus aus bis zum Ende wird die Wand rundum wieder ca. 3 mm dick (Fig. 809) (Bärner [18]).

Aus der Aorta ascendens entspringen im Bereich der Klappentaschen die beiden *Aa. coronariae (cordis)*, Kranzarterien des Herzens.

1. Die *A. coronaria dextra* (Fig. 800 19, 19') tritt zwischen Pulmonalarterie und rechtem Herzohr hervor, geht im Sulcus coronarius nach rechts und läuft als *Ramus descendens* (Fig. 800 19') im Sulcus longitudinalis dexter bis gegen die Spitze des Herzens. 2. Die *A. coronaria sinistra* (Fig. 653 15) tritt zwischen A. pulmonalis und linkem Herzohr in den Sulcus coronarius, geht in ihm als *Ramus circumflexus* (Fig. 801 m'') beckenwärts und gibt vorher einen starken *Ramus descendens* (Fig. 801 m') ab, der im Sulcus longitudinalis sinister bis zur Herzspitze verläuft. Beide Kranzarterien geben zahlreiche Zweige an die Teile des Herzens und dünne Zweige an die Aorta und Pulmonalarterie ab und anastomosieren nahe der Herzoberfläche oft miteinander (Spalteholz [589]). Beim Rinde ist die linke A. coronaria erheblich stärker (12—14 mm) als die rechte (5 mm); sie gibt nicht nur den Ramus descendens für die linke Längsfurche ab, sondern bildet mit ihrem Ende auch noch den Ramus descendens für die rechte Längsfurche; dafür ist die A. coron. dextra auffallend schwach und teilt sich, nachdem sie zwischen Aorta und Pulmonalis einerseits und rechtem Herzohr anderseits hervorgetreten ist, in mehrere dünne Äste, die den Sulcus coronarius kreuzen und sich nur in der Wand der rechten Kammer verzweigen. Das Ostium der A. coron. sinistra liegt noch im Bereich der Klappentasche, das der A. coron. dextra dorsal von ihr. In einem Falle entsprang die rechte Koronararterie des Rindes aus der A. pulmonalis (Wolffhügel [685]).

c) Die kranial vom Herzen gelegenen Arteriengebiete.

Allgemeines.

Der Aortenbogen gibt die Arterien für Kopf, Hals, Brustgliedmassen, den kranialen Teil des Thorax und einen Teil der in letzterem liegenden Organe ab. Für diese Teile kommen 4 Hauptarterien, eine rechte und linke für Kopf und Hals bestimmte *A. carotis communis* und eine rechte und linke für die Brustgliedmassen und den kranialen Teil des Rumpfes bestimmte *A. subclavia* in Betracht. Wenn die Karotiden nicht direkt aus dem Aortenbogen entspringen, dann sind sie Äste der A. subclavia dextra. Diese heisst dann bis nach Abzweigung der Karotiden *A. brachiocephalica*. Beim Menschen (Fig. 810) entspringen aus dem Arcus aortae 3 Stämme: die *A. brachiocephalica* (f), *carotis communis sinistra* (c) und *subclavia sinistra* (b). Die A. brachiocephalica teilt sich bald in die A. subclavia dextra (e) und die A. carotis communis dextra (d). Die beiden Aa. carotides communes gehen zum Kopf und Hals, während die beiden

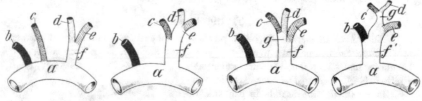

Figur 810 (Mensch).   Figur 811 (Hund).   Figur 812 (Schwein).   Figur 813 (Pferd und Wiederkäuer).

Figur 810—813. Schematische Darstellung der Äste des Aortenbogens bei den verschiedenen Haustieren und beim Menschen.

a Aortenbogen, b A. subclavia sinistra, c A. carotis comm. sinistra, d A. carotis comm. dextra, e A. subclavia dextra, f A. brachiocephalica, f' Truncus brachiocephalicus communis, g Truncus bicaroticus.

Aa. subclaviae, nachdem sie Äste an die Brustwand, die Brusteingeweide und den Hals abgegeben haben, als *Aa. axillares* an die Schultergliedmassen treten. Bei den Fleischfressern (Fig. 811) und dem Schweine (Fig. 812) entspringen aus dem Aortenbogen nur 2 Stämme: eine A. subclavia sinistra (b) und eine A. brachiocephalica (f); letztere teilt sich beim Schweine in den kurzen Truncus bicaroticus (g) und die A. subclavia dextra (e) und bei den Fleischfressern in die A. carotis communis dextra (d) et sinistra (c) und die A. subclavia dextra (e). Bei den Einhufern und Wiederkäuern (Fig. 813) entspringt aus dem Aortenbogen nur der *Truncus brachiocephalicus communis* (f'), der sich bald in die A. brachiocephalica und die A. subclavia sinistra (b) teilt. Die erstere gibt den Truncus bicaroticus (g) ab und heisst dann A. subclavia dextra (e). Der Truncus bicaroticus, der sich bald in die beiden Aa. carotides communes (c u. d) spaltet, geht beim Rinde als erster Ast aus der A. brachiocephalica hervor; beim

Pferde entspringt er als 4. Ast, nachdem bereits die A. costocervicalis, cervicalis prof. und vertebralis abgegeben worden sind. Bei Schaf und Ziege entspringt aus der A. brachiocephalica zunächst ein starker Truncus vertebrocervicalis und dann folgt der Truncus bicaroticus. Wenn wir von den Karotiden absehen, so entspringen aus der A. subclavia sinistra linkerseits und aus der A. brachiocephalica und deren Fortsetzung, der A. subclavia dextra, rechterseits, der Reihe nach bei den Einhufern folgende Gefässe (Fig. 827): 1. Die A. costocervicalis, die sich in die A. intercostalis suprema und die A. transversa colli spaltet; 2. die A. cervicalis profunda; 3. die A. vertebralis; 4. die A. mammaria int.; 5. der Truncus omocervicalis, der sich in die A. transversa scapulae und cervicalis ascendens teilt; 6. die A. thoracica ext. (lateralis N.). Hierauf erhält das Gefäss den Namen A. axillaris und geht an die Schultergliedmasse seiner Seite. Bei den Wiederkäuern und beim Schweine entspringen die A. vertebralis und cervicalis profunda entweder gemeinsam mit einem Truncus vertebrocervicalis, oder sie entspringen aus der A. costocervicalis (so dass diese den gemeinschaftlichen Stamm für die A. intercostalis suprema, transversa colli, vertebralis und cervicalis prof. bildet); die A. transversa scapulae entspringt vor der A. mammaria int. und die A. cervicalis ascendens nach ihr direkt aus der A. subclavia; die A. transversa scapulae entspringt oft auch aus der A. thoracica ext.; im übrigen stimmen die Äste im wesentlichen mit denen des Pferdes überein. Bei den Fleischfressern (Fig. 850) entspringt 1. die A. vertebralis; ihr folgt 2. die A. costocervicalis, die auch die A. cervicalis profunda umfasst, darauf 3. ein Truncus omocervicalis für die A. transversa scapulae und A. cervicalis ascendens, 4. die A. mammaria int., 5. die A. thoracica ext. (lateralis). Beim Menschen folgen aufeinander 1. A. vertebralis, 2. A. thyreoidea caudalis; 3. A. cervicalis ascendens; 4. A. transversa scapulae; 5. A. cervicalis superficialis; 6. A. transversa colli (cervicis); 7. A. cervicalis profunda; 8. A. intercostalis suprema; 9. A. mammaria interna. Die unter 2 und 3 genannten Gefässe entspringen meist zusammen als *Truncus thyreocervicalis*, ebenso die unter 7 und 8 genannten als *Truncus costocervicalis*. Über das Verhalten der genannten Gefässe sei folgendes erwähnt:

a) Die **A. costocervicalis** (Fig. 827 d) spaltet sich beim Pferde und Schweine in die A. intercostalis suprema (d') und die A. transversa colli (d'') und gibt bei den Fleischfressern noch die A. profunda cervicalis, bei den Wiederkäuern und Schweinen meist noch diese und die A. vertebralis ab; die A. intercostalis suprema zweigt die 2.—4. Interkostalarterie für die entspr. Zwischenrippenräume ab; die A. transversa colli geht bei den Tieren durch den 2. Interkostalraum an die Muskulatur der Widerristgegend und des Nackens. Beim Menschen geht die A. transversa colli halswärts von der 1. Rippe an die Halsmuskulatur und liegt oberflächlicher als bei den Tieren; die A. intercostalis suprema ist nur für den 1. oder 1. und 2. Zwischenrippenraum bestimmt.

b) Die **A. cervicalis profunda** (Fig. 827 e) geht durch den 1. (Pferd und Fleischfresser) oder 2. (Schwein) Interkostalraum oder um den Halsrand der 1. Rippe (Mensch, Wiederkäuer) in die Nackenmuskulatur und in dieser bis zum Kopfe.

c) Die **A. vertebralis** (Fig. 827 f) verläuft im Canalis transversarius bis zum Atlas, wo sie mit der A. occipitalis anastomosiert und beim Einhufer und Schwein in dieser Anastomose endet. Beim Menschen tritt der Endstamm zwischen Occipitale und Atlas in den Wirbelkanal und durch das Foramen occipitale magnum in die Schädelhöhle und verbindet sich mit der anderseitigen zur A. basilaris cerebri; beim Rinde gelangt er zwischen dem 2. und 3. (oder 3. u. 4.) Halswirbel in den Wirbelkanal, gibt Zweige an das Rete mirabile (s. A. carotis interna), trägt zur Bildung der A. basilaris cerebri bei und gelangt durch das Zwischenwirbelloch des Atlas in die Nackenmuskulatur. Bei den Fleischfressern geht ein Ast zwischen dem 2. und 3. Halswirbel in den Wirbelkanal und hilft die A. basilaris cerebri bilden. Im übrigen gibt die A. vertebralis an jedem For. intervertebrale Muskel- und Rückenmarkszweige ab.

d) Die **A. thoracica s. mammaria interna** (Fig. 670 g u. 827 i) läuft an der Innenfläche des Sternum bis zum Zwerchfell, gibt zunächst *Rami intercostales*, Zweige für den Herzbeutel, die Thymus, das Mediastinum und die Brustmuskeln, beim Menschen ausserdem zum Hilus der Lungen und Bronchien gehende Aa. bronchiales anteriores ab und spaltet sich in die für das Zwerchfell bestimmte A. musculophrenica und in die in der Bauchhöhle am M. rectus abdom. beckenwärts verlaufende und mit der aus der A. iliaca ext. entspringenden A. epigastrica caudalis zusammenfliessende A. epigastrica cranialis (sup. N.).

e) Die **A. cervicalis ascendens** (Fig. 653 10') geht in die ventral von der Trachea gelegenen Halsmuskeln, beim Menschen ausserdem in die tiefen Nackenmuskeln; sie gibt beim Schweine auf einer Seite die unpaare A. thyreoidea caudalis, beim Menschen eine mit der A. transversa colli fast parallel über die Nackenmuskulatur verlaufende A. cervicalis superficialis ab.

f) Die **A. transversa scapulae** (Fig. 653 10'') verzweigt sich in den an der Streckseite des Schultergelenks gelegenen Muskeln, beim Menschen, indem sie quer über das Collum scapulae geht, im M. subclavius, supra- und infraspinatus. Beim Schweine und den Fleischfressern gibt sie die bei den übrigen Haustieren aus der A. axillaris entspringende A. thoracicoacromialis ab.

g) Die **A. thyreoidea caudalis (inf. N.)** entspringt beim Menschen aus der A. subclavia, geht an der Luftröhre zur Schilddrüse und gibt an den Kehlkopf die *A. laryngea (inf. N.)* ab. Bei den Fleischfressern entspringt sie auch aus der A. subclavia oder aus dem Anfang der A. carotis communis und beim Schweine aus der A. cervicalis ascendens oder der A. carotis comm. Bei den Wiederkäuern und Einhufern fehlt sie; beim Pferde tritt aber oft ein kleiner, aus der A. carotis communis entspringender Zweig stellvertretend für sie ein.

h) Die **A. thoracica externa (lateralis N.)** geht in die Brustmuskeln und wird beim Menschen durch einige dünne Zweige aus der A. axillaris und der A. mammaria int. ersetzt.

i) Die **Aa. carotides communes** (*sinistra et dextra*) (Fig. 814, 828 1, 843 4, 4') verlaufen an den Seiten der Luftröhre kopfwärts, am Pharynx teilt sich jede A. carotis communis in ihre **Endäste**; das sind bei Mensch, Pferd, Schwein und Fleischfressern die *A. carotis externa*

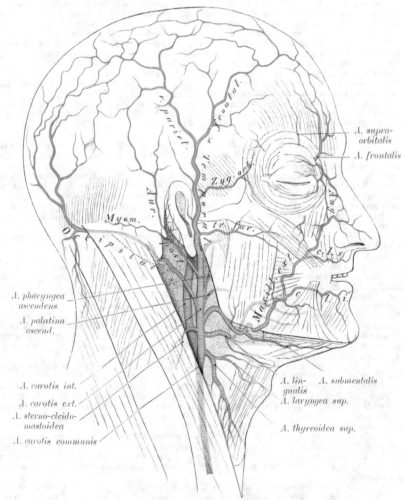

Figur 814. Oberflächliche Arterien des Kopfes des Menschen.
Verzweigungen der A. carotis ext. Ganz oder teilweise verdeckt verlaufende Arterien sind heller dargestellt (Gegenbaur).

und *interna;* beim Menschen sind beide fast gleich stark, während beim Pferde, Schweine und den Fleischfressern die A. carotis externa bedeutend stärker als die A. carotis int. ist und als der fortlaufende Stamm der A. carotis communis erscheint. Beim erwachsenen Wiederkäuer fehlt die A. carotis interna, so dass die A. carotis comm. ohne scharfe Grenze (dicht kaudal von der Abzweigung der A. occipitalis) in die A. carotis ext. übergeht. Die A. carotis int. wird beim Wiederkäuer durch Zweige der A. maxillaris int. ersetzt (vergleiche auch die Arbeit von J. Tandler [620]).

Aus der A. carotis communis entspringen bis zu ihrer Teilung Zweige für die Vorderhalsmuskeln, die Luft- und Speiseröhre, ausserdem bei den Tieren in Höhe der Schilddrüse eine zur letzteren gehende *A. thyreoidea cranialis (sup. N.)* (Fig. 828 5), die noch eine schwache *A. pharyngea ascendens* für den Schlundkopf und eine *A. laryngea* für den Kehlkopf abgibt; doch entspringen letztere beide Arterien oft, bei Schaf und Ziege sogar i. d. R., direkt aus der A. carotis communis, ausnahmsweise auch aus der A. occipitalis oder A. lingualis; beim Schafe wird die A. thyreoidea cranialis durch 2—3 Karotisäste vertreten. Beim Menschen entspringt sie aus der A. carotis ext. und die A. laryngea aus der A. thyreoidea caudalis. Ausserdem gibt die A. carotis communis beim Pferde i. d. R. noch eine *A. parotidea* für die Parotis ab (Fig. 828 4).

Nach Kohn [316] findet sich an, häufiger über der Karotisteilung und zwar meist zwischen der Carotis interna und externa, bei Pferd, Schwein, Katze, Kaninchen das *Paraganglion intercaroticum* (Ganglion intercaroticum, Glandula carotica), das der Karotisdrüse des Menschen entspricht. Dieses Gebilde, das dem sympathischen Nervensystem anzugliedern ist, besteht aus Häufchen chromaffiner Zellen, grossen Mengen markloser Nervenfasern und Ganglienzellen. (s. Schaper [527] und Vincent [657] und S. 530.)

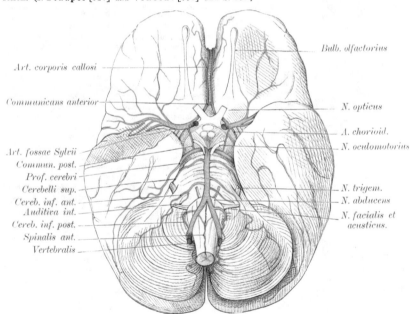

Figur 815. Verzweigungen der Arterien an der Basis des Gehirns des Menschen (Gegenbaur).

I. Die **A. carotisi nterna** (Fig. 814, 828 8, 8, 844 20), die bei den erwachsenen Wiederkäuern durch Zweige der A. maxillaris int. ersetzt wird, die durch das For. ovale und orbitorotundum in die Schädelhöhle gelangen, tritt durch das For. lacerum oder den Canalis caroticus in die Schädelhöhle ein und versorgt das Gehirn mit Blut, wobei sie sich mit den Ästen der *A. basilaris cerebri* und mit denen der anderen Seite entweder zu einem ungefähr die Hypophyse umkreisenden Gefässring, dem *Circulus arteriosus cerebri* (Mensch, Einhufer und Hund), verbindet oder ein Wundernetz (Wiederkäuer, Schwein und Katze) bilden hilft, aus dem eine *A. carotis cerebralis* entspringt, die dann wie die A. carotis interna bei Mensch, Einhufern und Schwein sich verhält; beim Schweine gibt die A. carotis int. ausserdem die A. condyloidea ab. Ausser den an das Gehirn und den Schädel gehenden Ästen entspringt beim Menschen aus der A. carotis interna eine starke A. ophthalmica; die ihr bei den Tieren entsprechende Arterie entspringt bei diesen als A. ophthalmica ext. aus der A. maxillaris interna (s. S. 620); ausser ihr kommt aber bei den Tieren noch eine sehr dünne *A. ophthalmica int.* vor, die aus der A. carotis interna (Pferd, Hund) bzw. der A. carotis cerebralis (kleine Wiederkäuer, Katze) oder dem Rete mirabile der A. ophthalmica ext. (Rind) entspringt und durch das For. opticum zum Auge tritt. Die *A. carotis interna* gibt beim Menschen (Fig. 815), nachdem sie an das Gehirn herangetreten ist, jederseits eine relativ dünne *A. (Ramus) communicans posterior (caudalis)* zur A. profunda cerebri (bzw. der A. basilaris cerebri), sodann eine dünne, den Tractus opticus begleitende *A. chorioidea (nasalis)* und die sehr starke, am nasalen Rande des Lobus piriformis zur Fissura lateralis ziehende *A. cerebri media* ab. Das Ende der A. carotis interna setzt sich unter dem Chiasma in die um das Balkenknie auf den Balken tretende *A. corporis callosi* fort, nachdem sie sich mit der der anderen Seite durch eine *A. communicans anterior (nasalis)* verbunden hat. Die unpaare *A. basilaris cerebri* wird von den durch die Membrana atlantooccipitalis in den Rückenmarkskanal tretenden Enden der beiden Aa. vertebrales gebildet, verläuft im Sulcus basilaris der Medulla oblongata bis zu den Grosshirnschenkeln, wobei sie jederseits *2 Aa. cerebelli* und eine *A. auditiva interna* abgibt, und teilt sich in ihre beiden Endäste, die zu den *Aa. cerebri profundae* werden, indem sie sich um die Grosshirnschenkel zum Schläfen- und Okzipitallappen wenden; die jederseitige A. cerebri profunda verbindet sich mit der A. communicans caudalis, wodurch der *Circulus arteriosus cerebri* geschlossen wird.

Bei den Tieren (Fig. 816) liegen die Verhältnisse ähnlich wie beim Menschen, nur folgende Hauptunterschiede finden sich: 1. Der *Ramus communicans caudalis* der A. carotis interna (i) ist so stark, dass er gleichsam als der kaudale Endast der A. carotis interna (h) erscheint; er fliesst zudem ohne scharfe Grenze mit dem Endast der A. basilaris cerebri zusammen, so dass die *A. cerebri profunda* (k,k) nicht als Fortsetzung des jederseitigen Endstammes der A. basilaris erscheint, sondern aus dem Zusammenfluss dieses mit dem Ramus communicans caudalis entspringt. 2. Bei den Tieren ist i. d. R. ein *Ramus communicans nasalis* (m) deshalb nicht deutlich ausgeprägt, weil das Ende beider Aa. carotides internae zu einer unpaaren A. corporis callosi zusammenfliesst. 3. Die *A. basilaris cerebri* (c, c) wird von der A. vertebralis und A. occipitalis oder sogar von dieser allein (Pferd, Schwein) gebildet.

II. Die **A. carotis externa** gibt beim Menschen (Fig. 814) während ihres kaudal vom Unterkiefer aufwärts gerichteten Verlaufs an der Unterfläche der Parotis ab: 1. die *A. thyreoidea cran. (sup.)*, 2. die *A. lingualis*, 3. die *A. maxillaris externa*, 4. die *A. pharyngea ascendens*, 5. die *A. occipitalis*, 6. die *A. auricularis posterior* und ausserdem ev. noch die *A. sternocleidomastoidea* und teilt sich dann an der medialen Seite des Kiefergelenks in die *A. maxillaris interna* und die *A. temporalis superficialis*. Bei den Haustieren (Fig. 828 14, 14, 843 20, 849 g, g) liegen die Verhältnisse ähnlich; auch bei ihnen läuft die A. carotis ext. am kaudalen Rande des Unterkiefers

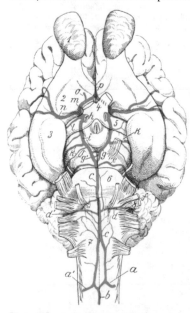

Figur 816. Arterien des Gehirns des Pferdes.

a, a' A. cerebrospinalis, b A. spinalis ventralis, c, c A. basilaris cerebri, d, d' rechte und linke A. cerebelli caudalis, e A. cerebelli nasalis, f A. auditiva interna, g, g' Endäste der A. basilaris cerebri, h A. carotis interna, i ihr Ramus caudalis (Ramus communicans caudalis), k, k A. cerebri profunda, l A. chorioidea nasalis, m Ramus nasalis der A. carotis interna, n A. cerebri media, o A. meningea nasalis, p A. corporis callosi. 1 Bulbus olfactorius, 2 Trigonum olfactorium, 3 Lobus piriformis, 4 Chiasma opticum, 5 Tractus opticus, 6 Brücke, 7 Medulla oblongata, 8 N. acusticus.

bis nahe zum Kiefergelenk dorsal und teilt sich nahe dem Proc. condyloideus der Mandibula in die die Richtung der A. carotis ext. fortsetzende, schwächere *A. temporalis superficialis* und in die stärkere *A. maxillaris int.*, die fast im rechten Winkel nasal umbiegt und medial vom Unterkiefer direkt oder indirekt zur Fossa pterygopalatina gelangt. Die A. carotis ext. gibt auf ihrem Verlauf im wesentlichen auch dieselben Äste ab wie beim Menschen, wenn auch die Art und die Reihenfolge der Abzweigung bei den einzelnen Tierarten gewisse Verschiedenheiten zeigen und die A. thyreoidea cranialis bei den Tieren aus der A. carotis comm. entspringt. Die Hauptäste der A. carotis ext. sind der Reihe nach bei Pferd und Rind (Fig. 828 u. 843): Die *A. occipitalis*, die *A. maxillaris externa*, die ihrerseits wieder die *A. lingualis* abgibt, und die *A. auricularis magna*, bei Schaf und Ziege: *A. occipitalis*, *A. lingualis* und *A. auricularis magna*, bei Schwein und Fleischfressern: *A. occipitalis*, *A. lingualis*, *A. maxillaris ext.* und *A. auricularis magna*. Zu diesen Hauptästen kommen je nach der Tierart noch andere nebensächlichere Äste hinzu. Das speziellere Verhalten ergibt sich aus folgendem:

1. Die *A. occipitalis*. Sie verzweigt sich in der Gegend des Atlas, des Genicks und am Hinterhaupt. Bei den Haustieren sendet sie durch das For. hypoglossi eine *A. condyloidea*, die nur beim Schweine aus der A. carotis int. entspringt, bei den Wiederkäuern ausserdem die *A. meningea media* durch das For. lacerum und bei Pferd, Schaf, Ziege und Fleischfressern die *A. meningea caudalis* durch ein Loch zwischen Hinterhaupts- und Schläfenbein zur Dura mater, bei den Wiederkäuern ferner oft die *A. palatina ascendens* zur seitlichen Schlundkopfwand und endlich bei Pferd, Schwein, Schaf, Ziege und Fleischfressern die *A. cerebrospinalis* durch das For. intervertebrale des Atlas in den Rückenmarkskanal; sie bildet daselbst mit der der anderen Seite die beim Menschen ganz und bei Wiederkäuern und Fleischfressern z. T. von der A. vertebralis stammende *A. basilaris cerebri* (s. S. 618) und anastomosiert mit der A. spinalis ventralis.

2. Beim Pferde und Rinde i. d. R. eine *A. glandulae submaxillaris*.

3. Ebenfalls beim Rinde oft die *A. palatina ascendens* (s. oben).

4. Bei Pferd, Rind, Schwein und Fleischfressern die *A. maxillaris ext.* (Fig. 828 16, 844 21), die beim Pferde und meist auch beim Rinde die *A. lingualis* abzweigt und dem Schafe und der Ziege fehlt; sie geht an der medialen Fläche oder am ventralen Rande des Unterkiefers bis zu dessen Gefässausschnitt, tritt dann an das Gesicht und läuft an diesem (abgesehen vom Schweine, s. unten) nasenrückenwärts. Ihre Äste zerfallen in die Kehlgangs- und die Gesichtsäste. — Kehlgangsäste der A. maxillaris externa sind: a) Die nur beim Menschen und Pferde aus der A. maxillaris externa entspringende und zum Velum palatinum gehende *A. palatina ascendens*, die beim Rinde von der A. carotis ext. oder der A. occipitalis und beim Schweine und Hunde von der A. lingualis stammt. (Beim Menschen kommt hierzu noch die *A. tonsillaris*, die oft aus der A. lingualis entspringt.) b) Die nur beim Pferde und Rinde von ihr stammende *A. lingualis*, die bei Mensch, Schwein, Fleischfressern, Schaf und Ziege direkt aus der A. carotis externa entspringt. c) *Rami glandulares* für die Gland. submaxillaris und die Lgl. mandibulares und *Rami musculares* für den M. pterygoideus und digastricus. d) Die ventral von der Zunge zur Kinngegend verlaufende dünne *A. submentalis*, die aber auch ein Ast der A. sublingualis sein kann. Demnach hat die A. maxill. ext. des Schweines, abgesehen von den Rami glandulares, gar keine benannten Äste. — Gesichtsäste der A. maxill. externa s. facialis kommen nur beim Menschen, Pferde, Rinde und den Fleischfressern vor, da der Gesichtsteil dieser Arterie beim Schweine ungemein dünn und kurz ist, sich im Hautmuskel verliert und durch Zweige der A. alveol. mandib., infraorbitalis und malaris, bei Schaf und Ziege durch Äste der A. transversa faciei, A. malaris (Ziege) und A. temporalis superficialis ersetzt wird. Gesichtsäste der A. maxill. ext. der erstgenannten Tiere sind: a) Die zur Unterlippe gehende (beim Rinde doppelte) *A. labialis inferior*, die beim Schweine von der A. alveolaris mandibulae und buccinatoria und bei Schaf und Ziege aus der A. transversa faciei kommt. b) Die zur Oberlippe verlaufende *A. labialis superior*, die beim Schweine von der A. infraorbitalis und bei Schaf und Ziege von der A. transversa faciei stammt. c) Beim Pferde eine zur Nase verlaufende *A. lateralis nasi*, für die beim Menschen die seitlich an der Nase hinziehende Fortsetzung der A. maxillaris externa und bei den Fleischfressern Zweige der A. infraorbitalis, bei Schwein und Rind Zweige dieser und der A. malaris, bei Schaf und Ziege Zweige der letzteren eintreten. d) Beim Pferde eine *A. dorsalis nasi*, die bei den Fleischfressern durch Zweige der A. infraorbitalis, bei Schwein und Wiederkäuern durch solche der A. malaris ersetzt und beim Menschen als *A. angularis* (nasi) bezeichnet wird; sie stellt hier das Ende der A. maxillaris externa dar und verbindet sich mit dem Ramus nasalis der A. ophthalmica. e) Eine nur beim Pferde von der A. maxill. ext. stammende, zum unteren Augenlid gehende *A. angularis oculi*. Die bei Schaf und Ziege, wie erwähnt, die A. maxillaris externa vertretende A. transversa faciei entspringt aus der A. temporalis superf., geht quer über den M. masseter und gibt die A. labialis inferior und superior ab.

5. Bei Mensch, Schaf, Ziege, Schwein, Fleischfressern und oft auch beim Rinde die *A. lingualis*, die beim Pferde und oft auch beim Rinde aus der A. maxillaris ext. abgeht.

6. Die bei den Wiederkäuern, Schwein und Fleischfressern ganz dünne und nur beim Pferde starke, am Rande des Unterkiefers direkt zum M. masseter gehende *A. masseterica* (sie entspringt beim Menschen erst neben den Aa. temporales profundae und geht durch die Incisura semilunaris zum M. masseter).

7. Die für das Ohr und dessen Muskeln bestimmte *A. auricularis magna*, die mehrere

Rami auriculares an die Ohrmuschel und aus ihrem Stamme oder einem der Rami auriculares
die *A. stylomastoidea,* die durch das For. stylomastoideum zur Paukenhöhle geht und bei den
Fleischfressern ausserdem *Rami glandulares* für die Submaxillardrüse abgibt.
    8. Die *A. temporalis superficialis,* die beim Schweine äusserst schwach ist; sie geht
dorsal zur Scheitel- bzw. Stirn- und Schläfengegend, so dass man wohl von einem Ramus frontalis
und temporalis als den Endästen spricht. Sie gibt beim Menschen mehrere Schläfenäste
(*A. temporalis media, Ramus tempor. ant. et post.*) und *Aa. auriculares anteriores,* die man auch
bei den meisten Tieren nachweisen kann, ferner bei allen Tieren die *A. transversa faciei* und
beim Rinde die *A. meningea posterior* ab. Die *A. transversa faciei* verläuft horizontal über
den M. masseter oder in ihm lippenwärts, ist beim Rinde und den Fleischfressern
nur schwach, beim Pferde und Schweine stark und verliert sich im M. masseter und zygomaticus.
Beim Menschen verbreiten sich ihre Endäste am Gesicht; bei Schaf und Ziege ist sie sehr
stark und gibt die Lippenarterien ab (s. S. 619). Beim Menschen entspringen in dieser
Gegend auch die *A. auricularis profunda,* die bei den Haustieren aus der A. auricul. magna
kommt, und die *A. tympanica,* die bei den Haustieren aus der A. auricul. inferior entspringt.
Bei den Wiederkäuern wird der Endstamm der A. temporalis superficialis zur Arterie des
Hornzapfens.
    9. Die *A. maxillaris interna* (Fig. 828 34, 34', 844 24, 24, 849 r) tritt zunächst an die
mediale Fläche der Mandibula, wendet sich dann der Medianebene zu und passiert, bevor sie
sich in der Fossa pterygopalatina in ihre Endzweige auflöst, beim Pferde und Hunde den
Canalis alaris. Sie gibt ab: a) die im Unterkieferkanal verlaufende *A. alveolaris mandibulae*
(*inferior N.*), die durch das For. mentale die *A. mentalis* nach aussen sendet und dann den
Namen *A. incisiva* annimmt. Die A. mentalis besteht oft aus mehreren Zweigen, die beim
Schweine auch die A. labialis inf. bilden. Ehe die A. alveol. mand. in den Knochenkanal ein-
tritt, gibt sie beim Menschen die *A. mylohyoidea* ab; b) die beim Rinde aus der A. occipitalis
entspringende, durch das For. lacerum bzw. die Incisura spinosa oder das For. ovale (Hund) zur
Dura mater gehende *A. meningea media;* c) eine (Rind, Fleischfresser) oder zwei (Mensch,
Pferd, Schwein) *Aa. temporales profundae,* die zum Schläfenmuskel gehen; d) nur bei den
Wiederkäuern 4—9 Reteäste, die durch das For. ovale und das For. orbitorotundum in die
Schädelhöhle eindringen und die fehlende A. carotis int. ersetzen. Sie bilden mit einem Endzweig
der A. vertebralis (S. 615) und einem Zweige der A. condyloidea (S. 619) ein Wundernetz, *Rete mira-
bile,* an der Gehirnbasis. Aus dem Wundernetz entspringt jederseits eine im weiteren Verhalten der
A. carotis int. der anderen Tiere entspr. Arterie (*A. carotis cerebralis*) (s. S. 618). In dieser
Gegend gehen bei allen Tieren und dem Menschen auch *Rami (Aa.) pterygoidei* ab; e) die
beim Menschen aus der A. carotis int. (S. 618) entspringende *A. ophthalmica* (ext.), die bei den
Haustieren durch die Aa. ciliares, Aa. lacrimales und Rami musculares das Auge und dessen
Nebenorgane versorgt, dann die *A. frontalis* durch das For. supraorbitale (bzw. den Canalis supraorbitalis beim Wiederkäuer und Schwein) zur Stirn und die *A. ethmoidalis* durch das For.
ethmoidale in die Fossa cranii nasalis und durch das Siebbein zur Nasenhöhle sendet. Bei den
Wiederkäuern bildet die A. ophthalmica ext. ein Wundernetz (Rete mirabile). Bei der Katze
bildet die A. maxillaris interna in der Schläfengrube ein Wundernetz, aus dem die unter h, i und l
genannten Arterien entspringen; f) die zur Backe und den Backendrüsen gehende *A. buccinatoria,*
die bei den Fleischfressern sehr schwach, beim Schweine sehr stark ist, bis zum Mundwinkel geht und teilweise die A. labialis inferior ersetzt; g) die nur bei den Haustieren vorkommende, zum unteren Augenlid und bei Schwein und Rind auch zur Stirn und zum Nasenrücken (*A. dorsalis nasi*) gehende *A. malaris.* Beim Menschen entspringt hier auch die
A. alveolaris sup. post., die bei den Haustieren durch Zweige der folgenden ersetzt wird; h) die
A. infraorbitalis, die zunächst im Oberkieferkanal verläuft und *Rami alveolares* und *dentales* an
die maxillaren Back- und Schneidezähne und an das entspr. Zahnfleisch abgibt, gelangt mit
einem beim Menschen und Pferde kleinen, bei den übrigen Haustieren grösseren Endast
durch das For. infraorbitale an das Gesicht und gibt beim Rinde und den Fleischfressern
Zweige, welche die *A. lateralis nasi* ersetzen, und beim Schweine 4—5 Zweige für die Oberlippe, die Nase und den Rüssel ab; i) die *A. palatina minor,* die am Flügelbein zum weichen
Gaumen geht (ihre Stelle vertreten beim Menschen Zweige der A. palatina descendens, der
A. palatina posterior und lateralis, die durch den Knochen zum weichen Gaumen gehen): k) die
A. palatina descendens (s. *pterygopalatina*), die in den Canalis palatinus tritt und nach Abgabe
von Seitenzweigen, zu denen auch die *A. canalis pterygoidei* (Vidii) gehört, als *A. palatina major,*
den Kanal verlassend, an den harten Gaumen tritt und neben dem Alveolarfortsatz schneidezahnwärts verläuft. Nahe dem For. incisivum vereinigen sich beim Pferde und Schweine die
beiderseitigen Gefässe zu einem gemeinsamen Endstamm, der durch dieses Loch hindurch an
die Oberlippe tritt und von dort in die Nase eindringt. Diese Vereinigung findet bei den
anderen Haustieren und beim Menschen nicht statt. Bei ihnen sendet die A. palatina
major nur Rami perforantes durch das Gaumendach in die Nasenhöhle; l) die *A. sphenopalatina,*
die beim Menschen und den Haustieren in die Nasenhöhle eintritt und *Aa. nasales posteriores
laterales et septi narium* abgibt. Das spezielle Verhalten des Ursprungs der letzten Äste (f---l)

der A. maxillaris interna ist je nach der Tierart verschieden. I. d. R. teilt sich die A. maxillaris interna nach Abgabe von d, e und f in 2 Hauptäste, aus denen dann die anderen, unter g—l genannten Zweige entspringen.

Die **A. axillaris** (Fig. 836 u. 837 [1]) ist die Fortsetzung der A. subclavia und liefert das Blut für die Schultergliedmasse. Sie tritt um die 1. Rippe aus dem Brusteingang an die mediale Seite des Schultergelenks und wird, nachdem sie an die mediale Seite des Oberarms getreten ist, zur A. brachialis. Die A. axillaris gibt ab 1. kranial die A. thoracicoacromialis, die bei den Fleischfressern aus der A. transversa scapulae und beim Schweine nach Gurlt [222] aus der A. subscapularis entspringt; 2. kaudal die A. subscapularis und beim Menschen noch die A. thoracica suprema und lateralis und die Aa. circumflexae humeri.

Die zum Rückenwinkel des Schulterblatts verlaufende **A. subscapularis** entsendet: 1. nach der lateralen Seite der Schulter ausser unbenannten Zweigen die A. circumflexa scapulae; 2. die an der Beugeseite des Achselgelenks zur lateralen Seite des Armes ziehende, beim Menschen aus der A. axillaris entspringende A. circumflexa humeri posterior, die beim Rinde und Schweine teilweise die A. profunda brachii ersetzt; 3. die zu den kaudal von der Schulter und dem Achselgelenk gelegenen Muskeln gehende A. thoracicodorsalis, die beim Menschen den ventralen Endast oder den fortlaufenden Stamm der A. subscapul. darstellt. Beim Menschen kann man von einer Teilung der A. subscapularis in 2 Endäste, in die unter 1 und 3 genannten Arterien, sprechen. Bei ca. 50% aller Hunde entspringt auch noch die A. circumflexa humeri anterior aus der A. subscapularis.

Die **A. brachialis** geht an der medialen Seite des Oberarms nach dem Ellbogengelenk, sodann über dessen mediale oder kraniomediale Seite an die betr. Fläche des Unterarms, wird damit zur A. mediana und teilt sich beim Menschen nahe dem Ellbogengelenk, bei den Fleischfressern im Bereich des proximalen Drittels, beim Schweine und den Wiederkäuern ungefähr in der Mitte (beim Schweine öfter etwas früher) und bei den Einhufern am Beginn des distalen Drittels des Unterarms in die A. radialis und ulnaris [1]).

Aus der **A. brachialis** entspringen ausser Muskel-, Gelenk- und Knochenästen folgende Arterien: 1. die zur vorderen und lateralen Fläche des Humerus gehende, beim Menschen aus der A. axillaris, beim Hunde oft aus der A. subscapularis entspringende A. circumflexa humeri anterior; sie umfasst bei den Haustieren auch die beim Menschen gesondert aus der A. brachialis entspringende, für den M. biceps brachii bestimmte A. bicipitalis; 2. die wesentlich für den M. triceps brachii bestimmte, bei den Wiederkäuern und dem Schweine schwache A. profunda brachii (die beim Menschen eine A. collateralis radialis inf. und zuweilen auch die folgende [3.] abgibt). Bei den Wiederkäuern und dem Schweine wird das Verbreitungsgebiet dieser Arterie z. T. durch Zweige der A. circumflexa hum. post. versorgt; 3. die A. collateralis radialis proximalis (sup. [2]) (die beim Menschen auch zuweilen aus 2 oder 5 entspringt). Sie ist beim Menschen für den M. deltoideus bestimmt, fehlt den Wiederkäuern, dem Pferde und Schweine und ist sehr stark beim Hunde, bei dem sie bis zum Carpus herabläuft und sich dort in die Aa. metacarpeae dorsales superficiales II, III und IV teilt (s. S. 624); 4. die beim Menschen aus der A. profunda brachii entspringende A. collateralis radialis distalis (inf.), die beim Menschen, den Wiederkäuern, den Fleischfressern und dem Schweine nur schwach, beim Pferde aber stark ist; bei diesen Tieren liegt sie an der vorderen Seite des Unterarms und beteiligt sich an der Bildung des Rete carpi dorsale. Beim Schweine und Menschen geht sie zum Ell-

---

1) Die Deutung des am Unterarm gelegenen Hauptgefässes und seiner Endäste ist noch nicht einwandfrei gelungen. Sussdorf [612] hatte auf Grund seiner Untersuchungen, den Veterinäranatomen folgend, die beiden Endäste als der A. radialis und ulnaris hom. entspr. gedeutet. Nun ist Sussdorf aber jetzt mit Trofimoff [640a] und Zuckerkandl [715] der Ansicht, dass die A. radialis unseren Haustieren fehlt und dass als A. ulnaris das den gleichnamigen Nerven begleitende Gefäss (bei Pferden also der ungemein dünne, am Unterarm gelegene Endstamm unserer A. collateralis ulnaris) anzusehen ist mit all den Konsequenzen, die sich daraus ergeben. Wollte man dieser Deutung der Arterien am Unterarm der Haustiere folgen, so würden die bisherigen Benennungen geradezu auf den Kopf gestellt, was um so verwirrender wirken müsste, als ganz dieselben Namen bisher für ganz andere Gefässe gebraucht worden sind. Dazu kommt, dass wir aus verschiedenen Gründen, die sich hier wegen Raummangels nicht entwickeln lassen, von der Richtigkeit der Zuckerkandl'schen und Trofimoff'schen Untersuchungen nicht überzeugt sind (s. besonders die neue Arbeit von Zuckerkandl 1908). Wir haben deshalb vorgezogen, die alte, eingebürgerte Deutung beizubehalten. Vergl. auch die Monographie von Stieda [598].

2) Trofimoff deutet einen stärkeren, für das distale Endstück des M. biceps bestimmten Muskelast als A. collateralis radialis proximalis. Er fasst als A. collateralis radialis distalis für die Haustiere den lateral am Oberarm herabsteigenden, im Ellbogengelenknetz sich auflösenden Zweig der A. profunda brachii auf, während unsere A. collateralis radialis inf. (distalis) von Trofimoff als A. recurrens radialis gedeutet wird.

bogengelenk und hilft bei letzterem das Rete cubiti articulare bilden; bei den Haustieren geht sie zu den Streckern des Fusses und der Zehen; 5. die an die volare Seite des Unterarms und zum Rete articulare cubiti gehende *A. collateralis ulnaris proximalis (sup.)*, die eine Strecke oder beim Pferde und Schweine mit einem Aste bis fast zum Karpalgelenk den N. ulnaris begleitet und beim Schweine sich mit der A. interossea comm. verbindet; 6. beim Menschen und Hunde die ungefähr am Ellbogengelenk entspringende *A. collateralis ulnaris distalis (inf.)*, die den anderen Haustieren fehlt.

Aus der **A. mediana** entspringen ausser zahlreichen Muskel-, Knochen- und Gelenkästen noch die *A. interossea antebrachii communis* (die beim Menschen aus der A. ulnaris entspringt). Sie teilt sich i. d. R. in einen Ramus dorsalis und volaris; der erstere geht durch das Spatium interosseum antebrachii an die dorsale und laterale Seite des Unterarms; der Ramus volaris bleibt an der volaren Seite; beide geben Zweige an die entspr. Muskeln ab und helfen das Rete carpi dorsale und den Arcus volaris superficialis und profundus bilden, aus denen die Vorderfussgefässe entspringen (s. S. 623 und Fig. 819, 821, 823 u. 825 d u. e).

Die **A. ulnaris** verläuft beim Menschen an der ulnaren (lateralen) und bei den Haustieren fast ganz an der volaren Seite des Unterarms und des Carpus und teilt sich beim Menschen direkt distal vom Os accessorium, nachdem sie die A. interossea communis und einen Dorsalast für das Rete carpi dorsale (s. S. 623) abgegeben hat, in einen Ramus volaris superficialis und profundus, die den Arcus volaris superficialis und profundus bilden helfen (s. S. 624 und Fig. 819). Bei den Haustieren geht die A. ulnaris auch auf den Carpus und Metacarpus über, so dass man von ihrem Unterarm- und ihrem Fussabschnitt sprechen kann. Beim Hunde verläuft die A. ulnaris bis zum Metacarpus und gibt die A. metacarpea vol. I und die Aa. metacarpeae volares superficiales II, III und IV ab (s. S. 624 und Fig. 821). Bei den Wiederkäuern wird die anfangs volar am Unterarm gelegene A. ulnaris am Fusse zur A. metacarpea vol. superficialis III (s. S. 625 und Fig. 825). Beim Pferde ist es zweifelhaft, welches Gefäss der A. ulnaris entspricht. Aus der A. mediana entspringen beim Pferde 3 Arterien, die A. metacarpea volaris superficialis III und die A. metacarpea volaris profunda II

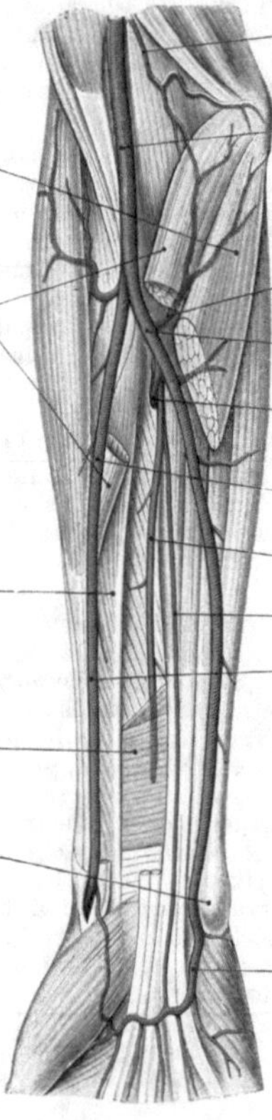

Figur 817. Arterien des Vorderarms des Menschen von der Volarseite. Die oberflächlichen Muskeln sind durchschnitten dargestellt, so dass die tiefen Arterien deutlich erscheinen (Gegenbaur).

und IV (s. S. 625 und Fig. 826). Es sei erwähnt, dass die A. metacarpea vol. superficialis III als oberflächlicher Ast der A. ulnaris, die A. metacarpea vol. prof. IV als tiefer Ast der A. ulnaris und die A. metacarpea vol. prof. II als A. radialis gedeutet worden ist.

Die **A. radialis**, die an der Radialseite zum Carpus verläuft, teilt sich nahe diesem beim Menschen in den Ram. superficialis und profundus, die sich an der Bildung des Arcus volaris superficialis und profundus beteiligen (s. S. 623 u. 624 u. Fig. 818 u. 819).

Die sehr dünne, medial am Unterarm gelegene Radialarterie des Hundes spaltet sich nahe dem Carpus in einen dorsalen und volaren Zweig. Der volare hilft an der volaren Seite des Metacarpus den *Arcus vol. profundus*, der dorsale Ast hingegen das *Rete carpi dorsale* bilden (s. S. 624 u. Fig. 820 u. 821). Beim Schweine teilt sich die dünne Radialarterie am Übergang zum Metacarpus in den oberflächlichen, zum Arcus volaris superficialis und in den tiefen, zum Arcus volaris profundus gehenden Ast (s. S. 624 u. Fig. 823).

Beim Rinde verhält sich die Radialarterie ähnlich wie beim Schweine; sie gibt Zweige an das volare und dorsale Netz des Carpus und distal vom Carpus einen Ramus transversus ab, der erst einen perforierenden Ast, *A. metacarpea perforans proximalis*, der in die A. metacarpea dorsalis III mündet, abgibt und dann die A. metacarpea vol. prof. III abspaltet, während der fortlaufende Stamm der A. radialis die A. metacarpea vol. prof. II bildet (s. S. 624 u. Fig. 823). Beim Pferde ist die A. metacarpea volaris prof. II als A. radialis gedeutet worden (s. S. 622).

Arterien der Hand bzw. des Vorderfusses. Die Arterien der Hand bzw. des Vorder¹⁻ fusses, die im wesentlichen von der A. ulnaris und A. radialis geliefert werden, sollen der besseren Übersicht halber im Zusammenhang beschrieben werden.

Die zur Versorgung der Hand (des Vorderfusses der Tiere) bestimmten Arterien sind insofern charakteristisch angeordnet, als sowohl an der dorsalen wie volaren Seite des Metacarpus, entsprechend den Interstitien zwischen den einzelnen Metakarpalknochen, Arterien herablaufen, die sich an den Metakarpophalangealgelenken oder in deren Nähe je in 2 für die einander zugekehrten Flächen zweier benachbarter Finger (Zehen) bestimmte Äste (besondere Zehenarterien, *Aa. digitales propriae*) teilen (Fig. 818). Es können aber sowohl an der dorsalen, als auch volaren Seite des Metacarpus 2 Lagen solcher Arterien, eine oberflächliche und eine tiefere (den Knochen direkt anliegende) vorhanden sein (Fig. 819), die sich dann nahe den Metakarpophalangealgelenken miteinander vereinigen, d. h. es vereinigt sich das oberflächliche und tiefe Gefäss eines Interstitium, und aus der Vereinigung beider entsteht ein Stämmchen, das sich seinerseits in die besonderen Zehen-(Digital-)arterien spaltet. Ehe sich das Stämmchen teilt, vereinigt es sich meist auch noch mit den Stämmchen der anderen Seite, d. h. für ein Interstitium das dorsale mit dem volaren Stämmchen (Fig. 820 a). Diese Vereinigung zwischen dorsalen und volaren Arterien eines Interstitium findet vor allem meist auch dann statt, wenn an einer oder an beiden Seiten des Metacarpus nur eine Lage von Arterien sich befindet. Wir bezeichnen alle am Metacarpus gelegenen Arterien als **Aa. metacarpeae**; es können mithin vorhanden sein: 1. Aa. metacarpeae dorsales superficiales, 2. Aa. metacarpeae dorsales profundae, 3. Aa. metacarpeae volares superficiales, 4. Aa. metacarpeae volares profundae. Die am distalen Ende des Metacarpus aus der Vereinigung von dorsalen oder von volaren oder von dorsalen mit volaren Aa. metacarpeae entstehenden Stämmchen sind **Aa. digitales communes** (Fig. 820); sie teilen sich nach kurzem Verlauf wieder in die **Aa. digitales propriae** (Fig. 820 b), für die einander zugewendeten Flächen zweier benachbarter Finger oder Zehen. Die *Aa. digitales communes* sind oft sehr kurz und können sogar ganz fehlen, wenn die beteiligten Gefässe an einer Stelle zu einem Gefäss zusammenfliessen und dieses sofort in die Aa. digitales propriae sich teilt (Fig. 818), oder wenn z. B. das oberflächliche Gefäss nicht direkt mit dem tieferen, sondern mit einem der Endäste sich vereinigt (Fig. 826). Dies ist oft beim Menschen, viel seltener bei den Tieren der Fall. Vereinigen sich die Aa. metacarpeae überhaupt nicht in der besprochenen Weise, dann kommt es nicht zur Bildung von Aa. digitales communes, sondern die Aa. metacarpeae spalten sich direkt in die Aa. digitales propriae. Bei den Haustieren kommt dies nur selten, beim Menschen häufiger vor. Die *Aa. metacarpeae dorsales* entspringen entweder aus einem an der dorsalen Seite des Carpus gelegenen *Rete carpi dorsale* oder sind direkt Endäste von Unterarmarterien (Fig. 818, 820, 822, 824). Die *Aa. metacarpeae volares* verhalten sich ähnlich; auch sie sind entweder Endäste von Unterarmarterien, oder sie entspringen aus einem volar am Metacarpus gelegenen *Arcus volaris superficialis* oder einem *Arcus volaris profundus* (Fig. 819, 821, 823, 825 und 826). Die Hand- bzw. Vorderfussarterien verhalten sich wie folgt:

A. Mensch. I. Handrücken (Fig. 818). Die Arterien für den Handrücken entspringen z. T. direkt aus der A. radialis (m), z. T. aus einem Rete carpi dorsale (c), das aus Zweigen der A. radialis, der A. perf. interossea (g) und des Ramus dorsalis der A. ulnaris (f) gebildet wird. Aus der A. radialis entspringt die *A. metacarpea dorsalis I* (k), aus dem *Rete carpi dorsale* die *Aa. metacarpeae dorsales II, III, IV* (h); sie verbinden sich nahe den Metakarpophalangealgelenken i. d. R. mit den Hohlhandarterien, wodurch die *Aa. digitales communes* (i) zur Versorgung der einander zugekehrten Flächen der Finger entstehen. Allerdings sind sehr oft die Aa. digitales communes sehr kurz oder überhaupt nicht vorhanden; dann entspringen die Aa. digitales propriae (b) direkt aus der Verbindungsstelle der dorsalen mit den volaren Metakarpalarterien. Verbinden sich dorsale und volare Metakarpalarterien nicht miteinander, dann teilen sie sich direkt in die Aa. digitales propriae. **II. Hohlhand** (Fig. 819). Die Hohlhandarterien entspringen aus einem am proximalen Ende des Metacarpus gelegenen Arcus volaris superficialis (e) und profundus (d). Der *Arcus volaris superficialis* (e) wird wesentlich vom Ramus volaris superficialis der A. ulnaris (r) und vom Ramus volaris superficialis der A. radialis (f) gebildet. Aus ihm entspringen die *Aa. metacarpeae volares superficiales II, III* und *IV* (o), ferner sehr oft die *A. metacarpea volaris V* (p), die lateral am Metacarpus herabläuft und am 5. Metakarpophalangealgelenk zur *A. digiti V. ulnaris* (m) wird, die jedoch sehr oft auch aus dem Arcus volaris prof. abgeht. Die Aa. metacarpeae vol. superfic. vereinigen sich sehr oft nahe den Metakarpophalangealgelenken mit den entsprechenden Aa. metacarpeae volares profundae (n) und den

Aa. metacarpeae dorsales (a), wodurch die *Aa. digitales communes II, III, IV* (l) entstehen. Der *Arcus volaris profundus* (d) wird vorzugsweise vom Ramus volaris prof. der A. radialis (g) und vom Ramus vol. prof. der A. ulnaris (q) gebildet. Aus ihm entspringen die *A. metacarpea vol. I* (h) und die *Aa. metacarpeae volares profundae II, III, IV* (n), ferner oft die *A. metacarpea volaris V* (p) (s. S. 623). Die Aa. metacarpeae volares profundae II, III, IV (n) fliessen am distalen Ende des Metacarpus mit den Aa. metacarpeae vol. superfic. (o) und den Aa. metacarpeae dors. (a) zusammen, wodurch die *Aa. digitales communes* (l) entstehen (s. S. 623). Die *A. metacarpea volaris I* gibt das Stämmchen der Seitenarterien des 1. Fingers, *A. princeps pollicis* (i), ab, läuft an der medialen Seite des 2. Fingers herab und wird am 2. Metakarpophalangealgelenk zur *A. digiti II radialis* (k).

B. Hund. I. Dorsale Seite des Vorderfusses (Fig. 820). Die Arterien an der dorsalen Seite des Vorderfusses stammen teils von einem Rete carpi dorsale (c), teils sind sie Endäste des Ramus lat. der A. collateralis radialis proximalis (o). a) Das *Rete carpi dorsale* wird von einem Aste der *A. interossea volaris* (f) und den Endästen der A. radialis (n) gebildet. Aus ihm entspringen die *A. metacarpea dorsalis I* (w) und die *Aa. metacarpeae dorsales profundae II, III, IV* (g), die in den Metakarpalinterstitien herablaufen. b) Der Ramus lat. der A. collateralis radialis prox. (o) teilt sich am proximalen Ende des Metacarpus in die *Aa. metacarpeae dorsales superficiales II, III, IV* (h), die nahe den Metakarpophalangealgelenken mit den entsprechenden Aa. metacarpeae dors. prof. (g) und den Aa. metacarpeae volares (a) sich verbinden; hierdurch entstehen die *Aa. digitales communes II, III, IV* (i), die sich in die *Aa. digitales propriae* (b) für die einander zugewendeten Flächen des 2.—5. Fingers (der 2.—5. Vorderzehe) teilen. — **II. Volare Seite des Vorderfusses** (Fig. 821). Die Arterien zerfallen in tiefe und oberflächliche. Die tiefen entspringen aus dem *Arcus volaris profundus* (d); dieser wird vom Ramus volaris der A. radialis (f) und dem Ende der A. interossea volaris (p) gebildet: aus ihm entspringen die *Aa. metacarpeae volares profundae II, III, IV* (n). Ehe die A. interossea volaris den Arcus bildet, gibt sie noch eine *A. metacarpea volaris V* (o) ab, die sich mit der A. metacarpea volaris superficialis IV verbindet (s. unten) und dann am 5. Metakarpophalangealgelenk zur *A. digiti V ulnaris* (h) wird. Die oberflächlichen Volararterien sind wesentlich die Endzweige der A. ulnaris (q); diese gibt am Carpus einen Verbindungszweig (s) zur A. radialis, entsendet am Metacarpus die *A metacarpea volaris I* (g) und teilt sich in die *Aa. metacarpeae volares superficiales II, III, IV* (m), von denen sich die A. metacarpea vol. superfic. IV mit einem Aste der A. metacarpea vol. V (o) vereinigt (*Arcus volaris superficialis*). Die A. metacarpea vol. I (g) wird nach Verbindung mit der A. metacarpea dorsalis I (Fig. 820 w) zur *A. digitalis communis I* (l), welche die einander zugekehrten Flächen der 1. und 2. Zehe versorgt. Die *Aa. metacarpeae volares superficiales II, III, IV* (m) laufen in den Metakarpalinterstitien herab und vereinigen sich nahe den Metakarpophalangealgelenken mit den entspr. Aa. metacarpeae volares profundae (n) und den Aa. metacarpeae dorsales zu den *Aa. digit. communes II, III, IV* (i), die nach kurzem Verlauf sich in die *Aa. digitales propriae* (b) für die 2.—5. Zehe spalten.

C. Schwein. I. Dorsale Seite des Vorderfusses (Fig. 822). Die Arterien entspringen aus einem von der A. interossea dors. (f) und vol. (g) gebildeten *Rete carpi dorsale* (c); es sind die *Aa. metacarpeae dorsales II, III, IV* (b) vorhanden, die in den entspr. Metakarpalinterstitien liegen und sich nahe den Metakarpophalangealgelenken mit den Aa. metacarpeae volares verbinden. **II. An der volaren Seite des Vorderfusses** (Fig. 823) sind ein *Arcus volaris superficialis* und *profundus* (d) vorhanden, aus denen die volaren Metakarpalarterien entspringen. Der *Arcus volaris profundus* wird von der A interossea volaris (m) und dem tiefen Aste der A. radialis (r) gebildet; aus ihm entspringen die *Aa. metacarpeae volares profundae II, III* und *IV* (l). Die Verhältnisse beim Schweine sind jedoch nicht genügend geklärt; es kommen sicher viele Abweichungen vor; so dürfte die A. metacarpea vol. prof. II sehr oft aus Dorsalarterien entstehen und umgekehrt die A. metacarpea dorsalis II und IV nicht aus dem Rete carpi dorsale, sondern aus den entspr. volaren Arterien abzweigen. An der Bildung des Arcus vol. superfic. und prof. scheint sich ein Endzweig der A. collat. ulnaris zu beteiligen (f).

Die 3 *Aa. metacarpeae volares prof.* vereinigen sich zehenwärts zu einem Stämmchen, das in die A. metacarpea volaris superficialis III (k) mündet, während die *Aa. metacarpeae volares superficiales II, III, IV* (k) aus dem *Arcus volaris superficialis* abzweigen, der vom Ramus superfic. der A. radialis (n) und dem Endstamm der A. ulnaris (o) gebildet wird und in der distalen Hälfte des Mittelfusses liegt. Die Aa. metacarpeae volares profundae und superficiales vereinigen sich untereinander und mit den Aa. metacarpeae dors.; aus diesen Vereinigungen entstehen die *laterale Seitenarterie der 2. Zehe, A. digiti II ulnaris* (h), die *mediale Seitenarterie der 5. Zehe, A. digiti V radialis* (g), und die *A. digitalis communis III* (i), die sich wieder in die *A. digiti III ulnaris* (p) und die *A. digiti IV radialis* (q) gabelt.

D. Rind. I. An der **dorsalen Seite des Vorderfusses** (Fig. 824) findet sich als grössere Arterie nur die *A. metacarpea dors. III* (k); sie entspringt aus dem vom Ende der A. interossea (l) und von Zweigen der A. radialis (f) gebildeten *Rete carpi dorsale* (c), läuft als schwaches Gefäss in der Rinne an der dorsalen Seite des Hauptmittelfussknochens herab und verbindet sich nahe seinem distalen Ende mit den volaren Metakarpalarterien (a) zur *A. digitalis comm. dorsalis III* (i), die sich bald in die *A. digiti IV radialis* (mediale Seitenarterie der lateralen Zehe) (h) und in die *A. digiti III ulnaris* (laterale Seitenarterie der medialen Zehe) (l) spaltet. **II.** An der **volaren Seite des Vorderfusses** (Fig. 825) sind eine A. metacarpea volaris superfic. III (l) und die Aa. metacarpeae volares profundae II, III, IV (k) vorhanden. Die *A. metacarpea volaris superficialis III* (l) stellt das Ende der A. ulnaris (n) dar und läuft am medialen Rande der tiefen Beugesehne fast bis zum distalen Ende des Metacarpus, wo sie sich mit den Aa. metacarpeae vol. prof. zum *Arcus volaris (superficialis et profundus)* (s. unten) vereinigt. Die *Aa. metacarpeae volares profundae II, III, IV* (k) werden von einem Zweige der A. interossea communis (f) und dem Ende der A. radialis (m) gebildet; diese Gefässe bilden ein *Rete carpi volare* (p) und entsenden teils aus diesem Netze, teils direkt die Aa. metacarpeae volares profundae. Die 3 Aa. metacarpeae vol. prof. (k) laufen lateral, in der Mitte und medial auf dem Hauptmittelfussknochen herab und vereinigen sich an seinem distalen Ende mit der A. metacarpea volaris superficialis III (l) und einem Verbindungszweig zur A. metacarpea dorsalis III zum *Arcus volaris* (d u. e), aus dem die *A. digiti IV radialis* (g), die *A. digiti III radialis* (i) und die *A. digitalis comm. vol. III* (h) entspringen; die letztere teilt sich in die *A. digiti IV radialis* (p) und die *A. digiti III ulnaris* (q), die sich mit den entspr. der dorsalen Seite in variabler Weise verbinden.

E. Pferd. I. Beim Pferde kommen an der **dorsalen Fläche des Metacarpus** grössere Arterien nicht vor; es verlaufen nur in den Rinnen zwischen Mc 3 und 4 und Mc 2 zwei ganz dünne Gefässe (*A. metacarpea dorsalis II* [*medialis*] und *IV*. [*lateralis*]), die aus dem von der A. interossea und der A. collateralis radialis distalis gebildeten *Rete carpi dorsale* entspringen und sich zehenwärts allmählich verlieren. **II.** Arterien an der **volaren Seite des Vorderfusses** (Fig. 826). Da die Deutung einer A. ulnaris und radialis noch zweifelhaft ist, wird die am Unterarm neben dem N. medianus gelegene Fortsetzung der A. brachialis als *A. mediana* (f) bezeichnet; sie liefert wesentlich die Arterien für die volare Seite des Metacarpus; ausser ihr kommt nur noch der dünne, volar am Unterarm zwischen M. extensor und flexor carpi uln. liegende Endzweig der A. collateralis ulnaris (m) in Betracht. Die *A. mediana* teilt sich im distalen Drittel des Unterarms in 3 Äste, die A. metacarpea volaris profunda medialis (II) (g) et lateralis (IV) (I) und die A. metacarpea volaris superficialis (III) (k). Die beiden *Aa. metacarpeae volares profundae*, die erheblich schwächeren Endzweige, verlaufen lateral und medial über die volare Seite des Carpus, wobei die laterale mit dem Ende der A. collateralis ulnaris (m) anastomosiert, und verbinden sich am proximalen Ende des Metacarpus durch einen i. d. R. doppelten Ramus communicans (*Arcus volaris* [*proximalis*] *profundus*) (d); dann laufen sie an den Nebenmittelfussknochen herab bis nahe zum Metakarpophalangealgelenk und vereinigen sich zu einem Stämmchen, das in das Ende der A. metacarpea volaris superficialis (äusserst selten) oder (i. d. R.) in den Anfang der A. digiti III ulnaris (lateralis) (i) mündet, wodurch streng genommen ein *Arcus volaris distalis* entsteht. Die bedeutend stärkere *A. metacarpea volaris superficialis III* (k), der fortlaufende Stamm der A. mediana, der als *Hauptvordermittelfussarterie* bezeichnet wird, läuft am medialen Rande der tiefen Beugesehne bis nahe zum Metakarpophalangealgelenk und teilt sich in die *A. digiti III ulnaris* (*lateralis*) (i) et *radialis* (*medialis*) (h). In die erstere oder (selten) auch in das distale Ende der A. metacarpea volaris superficialis III mündet das Stämmchen der Aa. metacarpeae volares profundae (s. oben). Eine *A. digitalis comm.* ist mithin beim Pferde nicht vorhanden. Es ergibt sich dies daraus, dass das Pferd nur eine Zehe (die 3.) hat.

Tabellarische Übersicht der am Metacarpus gelegenen Arterien.

Tierart	Handrücken (dorsale Seite des Metacarpus)	Hohlhand (volare Seite des Metacarpus)
Mensch	Aa. metacarpeae dors. I, II, III, IV	Aa. metacarpeae vol. superfic. II, III, IV Aa. metacarpeae vol. prof. II, III, IV A. metacarpea vol. I A. metacarpea vol. V
Hund	A. metacarpea dors. I Aa. metacarpeae dors. prof. II, III, IV Aa. metacarpeae dors. superfic. II, III, IV	A. metacarpea vol. I A. metacarpea vol. V Aa. metacarpeae vol. prof. II, III, IV Aa. metacarpeae vol. superfic. II, III, IV
Schwein	Aa. metacarpeae dors. II, III, IV	Aa. metacarpeae vol. prof. II, III, IV Aa. metacarpeae vol. superfic. II, III, IV
Rind	A. metacarpea dors. III	A. metacarpea vol. superfic. III Aa. metacarpeae vol. prof. II, III, IV
Pferd	Aa. metacarpeae dors. II, IV	A. metacarpea vol. prof. II, IV A. metacarpea vol. superfic. III

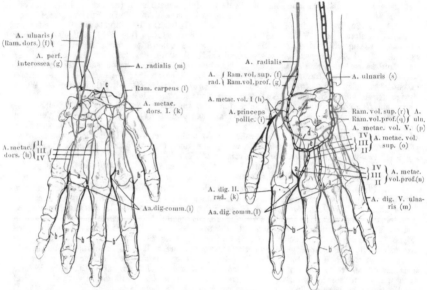

Fig. 818. **Arterien am Handrücken des Menschen.**   Fig. 819. **Arterien an der Hohlhand des Menschen.**

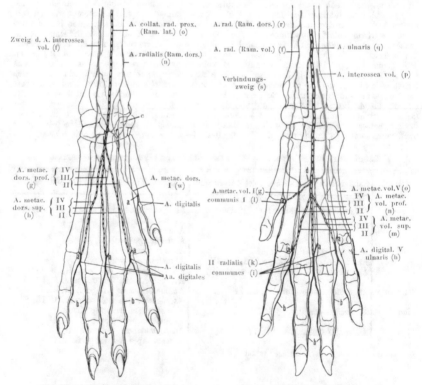

Fig. 820. Arterien an der **dorsalen**
Seite des **Vorderfusses des Hundes.**   Fig. 821. Arterien an der **volaren**
Seite des **Vorderfusses des Hundes.**

In den Figuren 818—826 bezeichnet a die Verbindungen zwischen dorsalen und volaren

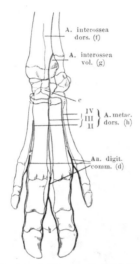

Fig. 822. Arterien an der dorsalen Seite
des Vorderfusses des Schweines.

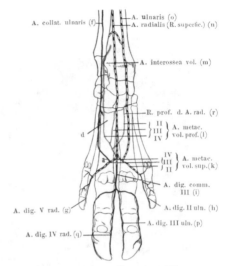

Fig. 823. Arterien an der volaren Seite
des Vorderfusses des Schweines.

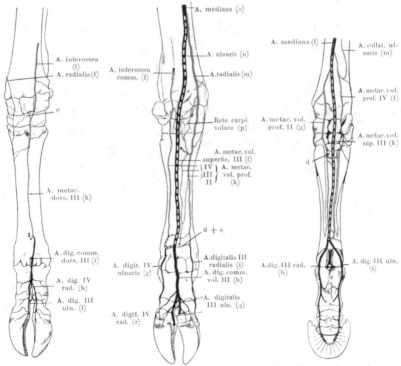

Fig. 824. Arterien an der
dorsalen Seite des Vorderfusses des Rindes.

Fig. 825. Arterien an der
volaren Seite des Vorderfusses
des Rindes.

Fig. 826. Arterien an der
volaren Seite des Vorder-
fusses des Pferdes.

Metakarpalarterien, b Aa. dig. propriae, c Rete carpi dors., d Arcus vol. prof., e Arcus vol. sup.

40*

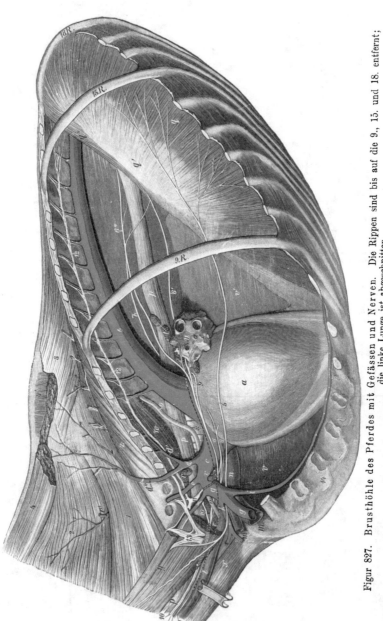

Figur 827. Brusthöhle des Pferdes mit Gefässen und Nerven. Die Rippen sind bis auf die 9., 15. und 18. entfernt; die linke Lunge ist abgeschnitten.

9.R., 15.R. und 18.R. bedeuten die entspr. Rippen. a Herzbeutel mit Herz, b Aorta descendens mit den entspr. Aa. intercostales, die z. T. zwischen den Rückenmuskeln wieder zum Vorschein kommen, c Truncus brachiocephalicus comm., d A. costocervicalis, d' Stamm der 2.—4. Zwischenrippenarterie, d'' A. transversa colli, e A. cervicalis profunda, e' deren Endstamm, f A. vertebralis, g A. subclavia sinistra, g' deren Ende bzw. A. axillaris sinistra, h Truncus omocervicalis, i A. mammaria interna, k A. carotis communis sinistra, l V. jugularis sinistra, m V. axillaris, m' Stamm der V. cervicalis ascendens und transversa scapulae, n V. cava cranialis, o Milchbrustgang, p, p₁ p Oesophagus, q Zwerchfellsmuskel, q' Zwerchfellssehne, q'' Zwerchfellspfeiler, r Lgl. cervicales caudales und mediastinales craniales, s Trachea, t bronchiale Lymphknoten, u Ursprung der linken Lunge, die abgeschnitten ist, v, v' Mediastinum (durch v' schimmert der Anhangslappen der rechten Lunge hindurch), w M. longus colli, x M. sternomandibularis, y M. scalenus (abgeschnitten), z M. iliocostalis, 1 M. longissimus cervicis, 2 M. spinalis et semispinalis dorsi et cervicis, 4,4' M. rhomboideus (abgeschnitten), 5 N. phrenicus sinister, 6,6 N. vagus sinister, 6' ventraler und 6'' dorsaler Endast beider Nn. vag], 7 dorsaler Endast des rechten N. vagus, 8 Ramus cardiacus (vom N. vagus und sympathicus), 9 N. recurrens sinister, 10, 10 Halsteil des N. sympathicus, 11 Ganglion cervicothoracale, 12, 12 N. sympathicus, 13 Plexus axillaris.

III. Truncus brachiocephalicus communis des Pferdes.

Über die **Aorta** und die **Aa. coronariae cordis** s. S. 613 u. 614.

Etwa 7 cm vom Bulbus aortae entfernt entspringt aus der Konvexität des Aortenbogens in der Höhe des 3. (4.) Brustwirbels der 6—8 cm lange, starke, ventral von der Trachea, dorsal von der V. cava cranialis und etwas links von der Medianebene gelegene, halswärts verlaufende **Truncus brachiocephalicus communis** (Fig. 801 f). Er teilt sich in der Höhe des 2. (3.) Brustwirbels in die schwächere A. subclavia sinistra und die stärkere A. brachiocephalica; ausnahmsweise entspringen beide direkt aus dem Aortenbogen.

Die **A. subclavia sinistra** (Fig. 653 5 u. 827 g) geht im dorsal stark konvexen Bogen an der linken Seite der Trachea halswärts und gibt bis zum kranialen Rande der 1. Rippe nacheinander ab: 1. Die A. costocervicalis, 2. die A. cervicalis profunda, 3. die A. vertebralis, 4. die A. mammaria (thoracica) interna, 5. den Truncus omocervicalis, 6. die A. thoracica externa und heisst dann 7. A. axillaris (Fig. 827 g').

Die halswärts verlaufende **A. brachiocephalica**, *A. anonyma* (Fig. 653 2), geht ventral von der Trachea zwischen ihr und der V. cava cran. nach der rechten Seite, gibt erst die oben mit 1—3 bezeichneten Arterien, dann den **Truncus bicaroticus** (Fig. 899 8) ab. Aus dem dann bleibenden Stamme, der **A. subclavia dextra** (Fig. 899 1), entspringen die vorstehend mit 4—7 bezeichneten Arterien (Fig. 899).

1. Die Arteria costocervicalis.

Die **A. costocervicalis** (Fig. 653 6 u. 827 d) ist ein links aus der A. subclavia sinistra, rechts aus der A. brachiocephalica, bisweilen auch aus dem Truncus brachiocephalicus, selten aus der A. bronchialis entspringendes, häufig und insbesondere rechterseits mit der A. cervicalis profunda einen gemeinschaftlichen Stamm bildendes Gefäss, das an der Luftröhre und am M. longus colli dorsal und etwas lateral aufsteigt und kleine Zweige an die Luftröhre, die Lymphknoten, die Pleura und den Truncus brachiocephalicus abgibt; am 2. Interkostalraum teilt sie sich in:

a) Die **A. intercostalis suprema**, den Stamm der 2.—4. (5.) Zwischenrippenarterie (Fig. 653 6' u. 827 f'), der zwischen dem M. longus colli und den Wirbelkörpern kaudal läuft, die 2.—4. (5.) Zwischenrippenarterie und Zweige für den M. longus colli und die Pleura abgibt. Über den Verlauf der 2.—4. (5.) Zwischenrippenarterie s. Aorta thoracica (S. 677).

b) Die stärkere **A. transversa colli** (Fig. 653 6'' u. 827 f'') tritt durch den 2. (selten 3.) Interkostalraum aus der Brusthöhle und verzweigt sich im M. serratus ventralis, trapezius, rhomboideus, longissimus cervicis, spinalis et semispinalis dorsi et cervicis und multifidus.

2. Die Arteria cervicalis profunda.

Die **A. cervicalis profunda** (Fig. 653 7 u. 827 e) entspringt dicht halsseitig von der vorigen, oft mit ihr und ausnahmsweise mit der A. vertebralis einen Stamm bildend, links aus der dorsalen Wand der A. subclavia sinistra, rechts aus der A. brachiocephalica, geht dorsal und etwas kraniolateral und tritt zwischen der 1. und 2., mitunter zwischen der 2. und 3. Rippe aus der Brusthöhle. Vorher gibt sie ab:

a) Die kleine **A. mediastini cranialis** für das kraniale Mediastinum und den Herzbeutel; b) die sehr schwache **A. intercostalis prima**, die im 1. Interkostalraum verläuft und mit der A. mammaria int. anastomosiert.

Nach dem Austritt aus dem Thorax teilt sich die A. cervicalis prof. in:

c) Den **Ramus transversus** (Fig. 653 7'), der nach dem Widerrist aufsteigt und Zweige für den M. semispinalis capitis, splenius, spinalis et semispinalis dorsi et cervicis, multifidus und longissimus capitis abgibt; d) den **Ramus ascendens** (Fig. 446 o, 653 7'); er verläuft an der medialen

Fläche des M. semispinalis capitis kopfwärts und verzweigt sich in den Hals- und Kopfstreckern. Beide Äste geben Zweige an das Nackenband und die Haut des Kammes bis zum Widerrist ab; der aufsteigende Ast anastomosiert mit der A. occipitalis und vertebralis (Fig. 653 7''' u. 828 50).

3. Die Arteria vertebralis.

Die **A. vertebralis,** Halswirbelarterie (Fig. 653 8, 827 f u. 828 49), ein ziemlich starkes, halsseitig von der A. cervicalis profunda aus der A. subclavia sinistra bzw. brachiocephalica entspringendes Gefäss, tritt, kraniodorsal verlaufend, seitlich von der Trachea aus der Brusthöhle. Vom M. scalenus bedeckt geht sie ventral vom Querfortsatz des 7. nach dem For. transversarium des 6. Halswirbels und tritt in den Canalis transversarius. Sie verlässt diesen am 2. Halswirbel, geht über die Gelenkkapsel zwischen 1. und 2. Halswirbel hinweg, tritt auf den Flügel des Atlas und verbindet sich mit dem durch das For. transversarium des Atlas hervortretenden Ramus descendens der A. occipitalis (Fig. 653 8' u. 828 9'). Sie stellt einen Kollateralkreislauf für die A. carotis communis her und gibt an jedem Zwischenwirbelloch ab:

a) Einen **Rückenmarkszweig,** *Ramus spinalis,* der durch das For. intervertebrale in den Rückenmarkskanal dringt, in der Dura mater spin. und den Halswirbeln sich verbreitet und mit der A. spinalis ventralis anastomosiert. b) Zwei **Muskelzweige,** *Rami musculares;* der dorsale gibt Gefässe an die Kopf- und Halsstrecker, an den M. brachiocephalicus, den Hautmuskel, die Haut und die Gelenkkapseln der Gelenkfortsätze. Ein zwischen 2. und 3. Halswirbel entspringender, am oder im M. semispinalis capitis verlaufender Zweig anastomosiert mit Ästen der A. cervicalis prof. und A. occipitalis. Der ventrale Zweig versorgt den M. longus colli und capitis.

4. Die Arteria carotis communis.

Die **Arteriae carotides communes** entspringen dicht halswärts von der rechten A. vertebralis mit dem *Truncus bicaroticus* (Fig. 653 3, 899 8 u. 1021 22) aus der A. brachiocephalica (Fig. 653 2). Der Truncus bicaroticus verläuft fast in der Medianebene ventral von der Trachea halswärts, ist 5—10 (einmal sogar 21) cm lang und teilt sich ventral vom 7. oder 6. Halswirbel in die **linke und rechte A. carotis communis.** Die linke A. carotis comm. (Fig. 653 4 u. 828 1) geht am linken Rande der Luftröhre bzw. am Oesophagus (Fig. 446 m), die rechte (Fig. 899 8') am rechten Rande der Trachea kopfwärts; an jeder liegen dorsal der N. vagus und N. sympathicus (Fig. 446 i, i'), ventral der N. recurrens (Fig. 446 h, h'); vom 6. oder 5. Halswirbel bis zur Parotis ist die A. carotis comm. durch den M. omohyoideus von der V. jugularis getrennt; sie tritt weiter kopfwärts immer mehr an die Dorsalfläche der Luftröhre. Dorsal vom Schlundkopf, zwischen Luftsack und M. jugulomandibularis, teilt sich jede A. carotis comm. in die **A. carotis interna und die A. carotis externa,** bzw. sie gibt die A. carotis interna ab und läuft als A. carotis externa weiter.

Die A. carotis interna wurde in einem Falle beiderseits schon über der Halsmitte von der A. carotis comm. abgegeben und begleitete diese bis zum Schlundkopf.

Bis zur Abgangsstelle der A. carotis int. gibt jede A. carotis communis am Halse ab:

a) **Rami musculares** (Fig. 828 3) von verschiedener Stärke für den M. brachiocephalicus und die ventral von der Trachea liegenden Muskeln, den M. longus capitis, M. scalenus und Halshautmuskel. Aus ihnen entspringen Zweige für die Haut.

b) **Zweige für die Speiseröhre,** *Rami oesophagei,* **für die Luftröhre,** *Rami tracheales* (Fig. 828 2), und für die Lgl. cervicales craniales et mediae, *Rami lymphoglandulares.* Sie entspringen z. T. aus Muskelästen. Die Luftröhrenäste verbinden sich vielfach untereinander und mit denen der anderen Seite.

Nahe der Abgangsstelle der A. carotis int. gibt die A. carotis comm. am 1. oder 2. Halswirbel ab:

c) Die **A. parotidea** (Fig. 828 ₄); sie tritt in das ventrale Ende der Gland. parotis, verzweigt sich in ihr und gibt Zweige an die Lgl. cervicales craniales, häufig auch einen Zweig an die Gland. submaxillaris ab.

d) Die 3—7 mm starke **A. thyreoidea cranialis** (Fig. 828 ₅ u. 1021 ₂₄) entspringt 5¹/₂—10 cm kaudal von der Abgangsstelle der A. carotis interna. Sie läuft bis zur Schilddrüse und bildet um deren Kopfende einen konvexen Bogen, der Zweige zur Schilddrüse sendet; auch gibt sie Zweige für den M. sternohyoideus, omohyoideus, sternothyreoideus, für die Speise- und Luftröhre ab und endet in der Schilddrüse.

Ein starker Zweig, die **A. laryngea** (Fig. 828 ₇), versorgt die Kehlkopfsmuskeln und die Mm. constrictores pharyngis, tritt zwischen Ring- und Schildknorpel in den Kehlkopf und verzweigt sich in seiner Schleimhaut. Die A. laryngea anastomosiert mit der der anderen Seite

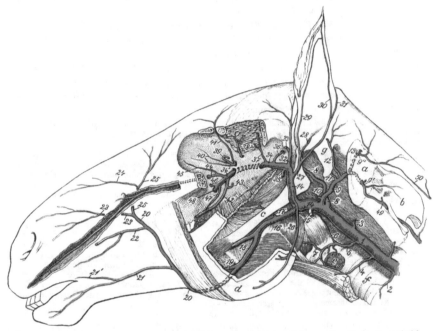

Figur 828. Arterien des Kopfes des Pferdes; von der linken Seite gesehen (halbschematisch).
1 A. carotis communis, 2 ein Ramus trachealis, 3 ein abgeschnittener Ramus muscularis, 4 A. parotidea, 5 A. thyreoidea cran., 6 A. pharyngea ascendens, 7 A. laryngea, 8, 8 A. carotis interna, 9 A. occipitalis, 9′ ihr Ramus descendens, 9″ ihr Ramus occipitalis, 10 A. glandulae submaxillaris caud., 11 A. condyloidea, 12 A. meningea caud., 13 A. cerebrospinalis, 14, 14 A. carotis externa, 15 A. glandulae submaxillaris media, 16 A. maxillaris ext., 17 A. palatina ascendens, 18 A. lingualis, 19 A. sublingualis, 20, 20 A. facialis, 21 A. labialis inferior, 21′ A. angularis oris, 22 A. labialis superior, 23, 23 A. lateralis nasi, 24 A. dorsalis nasi, 25 A. angularis oculi, 26 A. masseterica, 27 A. auricularis magna, 28 A. auricularis prof., 29 Ramus auricul. lateralis, 30 Ramus auricul. intermedius, 31 Ramus auricul. medialis, 32 A. temporalis superf., 33 A. transversa faciei, 34, 34′ A. maxillaris int., 35 A. alveolaris mandibulae, 36 A. meningea media, 37 A. temporalis prof. aboralis, 38 A. temporalis prof. oralis, 39 A. ophthalmica ext., 40 Äste von ihr, 41 A. frontalis, 42 A. buccinatoria (abgeschnitten), 43 Augenfettarterie, 44 A. infraorbitalis, 45 A. malaris, 46 A. sphenopalatina, 47 A. palatina minor, 48 A. palatina major, 49 Ende der A. vertebralis, 50 Ende der A. cervicalis profunda.
a Atlas, b Epistropheus, c grosser Zungenbeinast, d Unterkieferast (ein Teil aus ihm herausgeschnitten), e Schilddrüse, f Luftröhre, g Proc. jugularis des Hinterhauptsbeins.

und entspringt nicht selten direkt aus der A. carotis comm. Ein kleiner, kaudal von der A. thyreoidea cran. aus der A. carotis communis oder aus der A. parotidea entspringender, in das kaudale Ende der Schilddrüse tretender, jedoch nicht konstanter Zweig wird als *A. thyreoidea caudalis* bezeichnet; sie gibt auch kleine Rami tracheales und musculares ab.

e) Die **A. pharyngea ascendens** (Fig. 828 $_6$), ein kleiner Zweig, der meist aus der A. thyreoidea cranialis, seltener aus der A. carotis comm. oder aus der A. laryngea entspringt. Sie läuft dicht am Oesophagus, der Zweige erhält, kopfwärts und verzweigt sich im Pharynx.

A. Die A. carotis interna (Fig. 828 $_{8,8}$ u. 1021 $_{26}$) ist der erheblich schwächere Endast der A. carotis communis, aus der sie mit einer kleinen Erweiterung dicht brustwärts von der A. occipitalis entspringt (s. S. 619 u. 633). Sie verläuft, 2 Krümmungen beschreibend, am Luftsack nach dem For. lacerum orale und tritt durch die Incisura carotica desselben (s. S. 80) in die Schädelhöhle, wo sie zwischen deren Boden und der Dura mater sich durch einen am kaudalen Rande der Hypophyse im Sinus circularis verlaufenden starken Querast, die *A. intercarotica*, mit der der anderen Seite verbindet. Sie begleitet hierauf, im Sinus cavernosus, von Blut umspült, nasal verlaufend, den Seitenrand der Hypophyse, durchbohrt die Dura mater (Fig. 816 h) und teilt sich sofort in den nasalen und kaudalen Ast (m. u. i). Vorher gibt sie kleine Zweige an die Hypophyse, den Sinus cavernosus, den 3., 4. und 6. und an die beiden ersten Äste des 5. Gehirnnerven ab.

1. Der nasale Ast (Fig. 816 m) verläuft nasomedial und vereinigt sich dorsal vom Chiasma opticum mit dem der anderen Seite zur unpaaren A. corporis callosi. Aus dem nasalen Ast entspringen:

a) Die **A. ophthalmica interna** als dünner Ast, der zum Sehnerven geht und an diesem erst lateral und dann über die dorsale zur medialen Seite verläuft; sie mündet in der Orbita in den Truncus ciliaris nasalis (S. 637) ein (s. Zietzschmann [700] und Bach [16]).

b) Die **A. chorioidea nasalis** (Fig. 816 l), ein kleiner Zweig, der mit dem N. opticus zwischen Lobus piriformis und Pedunculus cerebri in die Seitenkammer des Gehirns eindringt, um in ihr das Adergeflecht bilden zu helfen. Seltener zweigt das Gefäss aus der A. cerebri media oder dem Ramus caudalis ab.

c) Die starke **A. cerebri media** (Fig. 816 n) geht in der Fossa transversa dicht nasal vom Lobus piriformis lateral und verbreitet sich im Grosshirn.

d) 2 oder 3 Zweige an die basale Fläche des Gehirns.

e) Die **A. meningea nasalis** (Fig. 816 o) ist ein kleiner Zweig, der sich in der Dura mater verbreitet und zu dem in der Fossa ethmoidalis subdural gelegenen *Rete ethmoidale* geht. Dieses wird von der A. meningea nasalis, Zweigen der A. corporis callosi und ethmoidalis gebildet, steht durch die letztere Arterie mit den Arterien der Orbita in Verbindung und schickt Zweige durch die Foramina cribrosa zur Riechschleimhaut. (Näheres s. Hofmann [265]).

f) Die **A. corporis callosi** (Fig. 816 p) schlägt sich um das Genu corporis callosi auf die dorsale Fläche des Hirnbalkens um, um sich in ihm, im Septum pellucidum, im Fornix und den benachbarten Abschnitten des Grosshirns zu verzweigen. Sie gibt auch kleine *Rami olfactorii* an die Riechkolben und das Rete ethmoidale ab.

Über den **R. communicans nasalis** s. S. 618.

2. Der kaudale Ast der A. carotis interna (Fig. 816 i) entspricht der A. communicans caudalis hom., ist aber viel stärker als dieser (S. 618); er verläuft kaudomedial und verbindet sich ohne Grenze mit dem Endast der A. basilaris cerebri (g); aus der Vereinigungsstelle zweigt die nicht selten doppelte **A. cerebri profunda** ab (Fig. 816 k, k). Sie geht lateral, schlägt sich um den Grosshirnschenkel nach den Corpora quadrigemina um, gibt an diese Teile Zweige und zuletzt eine *A. chorioidea caudalis* an das Adergeflecht.

Durch die Verbindung der beiden nasalen Äste der A. carotis interna unter sich und der beiden kaudalen Äste (der Rami communicantes caudales mit der A. basilaris) entsteht der *Circulus arteriosus* (*Willisi*), **Gehirnarterienkranz,** der das Chiasma opt. und die Hypophyse umsäumt.

Alle Gehirnarterien zeigen grosse Variationen, und ihre Äste bilden vielfach Netze, besonders innerhalb des Circulus arteriosus.

B. Die A. carotis externa (Fig. 828 $_{14,14}$, 1021 $_{27 u. 32}$) ist der fortlaufende Stamm der A. carotis comm., der bis zum Kiefergelenk aufstei to sie läuft medial von der

Gland. parotis und submaxillaris bis zur Unterfläche des M. jugulomandibularis und digastricus und zwischen diesen und dem Luftsack bis zum kaudoventralen Rande des grossen Zungenbeinastes; zwischen diesem und dem M. stylohyoideus tritt sie lateral durch und verläuft am halsseitigen Rande des Unterkiefers über die Aussenfläche des Zungenbeinastes hinweg dorsal bis nahe an den Proc. condyl. der Mandibula und liegt dabei wieder zwischen Parotis einerseits und grossem Zungenbeinast und Luftsack anderseits. Nahe dem Proc. condyloideus teilt sie sich in die die Richtung der A. carotis ext. fortsetzende schwächere A. temp. superf. (Fig. 828 $_{32}$) und in die an die Medialfläche der Mandibula rechtwinklig abbiegende A. maxillaris interna (Fig. 828 $_{34,34'}$).

Auf ihrem Wege gibt sie ab:

1. Die **A. occipitalis** (Fig. 828 $_9$, 1021 $_{25}$). Sie entspringt i. d. R. dicht kopfseitig von der A. carotis interna, bisweilen auch aus ihr, steht an Stärke zwischen der A. carotis ext. und int., verläuft nach der Fossa atlantis und gibt folgende Äste ab:

a) Die kleine **A. glandulae submaxillaris caudalis** (Fig. 828 $_{10}$), die sich im halsseitigen Ende der Gland. submaxillaris verbreitet. Sie entspringt häufig im Teilungswinkel der A. carotis communis, mitunter aus der A. carotis externa oder aus der A. meningea caudalis.

b) Die **A. condyloidea** (Fig. 828 $_{11}$) ist klein, läuft am Luftsack schräg zum For. hypoglossi, tritt durch dieses in die Schädelhöhle und verzweigt sich in der Dura mater. Sie entspringt häufig aus der A. meningea caudalis, im übrigen manchmal vor, manchmal nach ihr.

c) Die **meningea caudalis** (Fig. 828 $_{12}$) ist stärker als die beiden vorigen, läuft am Proc. jugularis des Occipitale nasodorsal, gibt Zweige an den M. obliquus capitis cranialis und an die Gelenkkapsel des Kopfgelenks, tritt durch einen Kanal zwischen der Pars mastoidea und squamosa des Schläfenbeins in den Schläfengang und durch diesen in die Schädelhöhle, wo sie sich in der Dura mater, dem Tentorium cerebelli und der Falx cerebri verzweigt. Sie anastomosiert mit der der anderen Seite.

d) Zweige an die Kopfbeuger, den Luftsack und die Lgl. cervicales craniales.

In der Fossa atlantis teilt sich die A. occipitalis in 2 Äste.

e) Der kleinere **kaudale Ast**, *Ramus descendens* (Fig. 653 $_{8'}$ u. 828 $_{9'}$), tritt durch das For. transversarium des Atlas auf dessen Flügel, gibt dem M. obliquus capitis caud. Zweige und verbindet sich mit der A. vertebralis (s. S. 630).

f) Der stärkere **kraniale Ast**, *Ramus occipitalis* (Fig. 828 $_{9''}$), geht durch das For. alare auf die dorsale Fläche des Atlas und verbreitet sich im M. obliquus capitis cranialis et caudalis, dem M. splenius, M. semispinalis cap., den Mm. recti capitis dorsales, dem langen Heber und Auswärtszieher des Ohres und in der Haut; er anastomosiert mit Zweigen der A. cervicalis prof., A. meningea caud. und mit dem der anderen Seite. Bei seinem Durchtritt durch das For. alare gibt er die **A. cerebrospinalis** (Fig. 828 $_{13}$) ab; sie tritt durch das For. intervertebrale des Atlas in den Wirbelkanal, durchbohrt die Dura mater, die kleine Zweige erhält, teilt sich an der ventralen Fläche der Medulla oblongata (Fig. 816 a, a) in einen kaudal und einen kranial gehenden Ast, die sich bald mit den anderseitigen zu einer Insel vereinigen, aus der kaudal die A. spinalis ventralis und nasal die A. basilaris cerebri entspringen. Nicht selten fehlt die A. cerebrospinalis einer Seite, oder beide Aa. cerebrospinales vereinigen sich, ohne sich zu teilen.

aa) Die **A. spinalis ventralis** (Fig. 816 b) läuft in der Fissura mediana ventralis des Rückenmarks bis zu dessen Ende und gibt ihm viele, jedoch sehr kleine Zweige. Auf diesem Wege erhält sie an jedem For. intervertebrale Verstärkungs- und Verbindungszweige von den Aa. vertebrales, intercostales, lumbales und der A. sacralis lateralis.

bb) Die **A. basilaris cerebri** (Fig. 816 c, c) läuft median an der ventralen Fläche der Medulla oblongata und des Pons, sodann zwischen den beiden Grosshirnschenkeln nasal und verbindet sich öfter mit einem die Dura mater durchbohrenden Aste der A. carotis interna, der *A. caroticobasilaris*. Kaudal von der Hypophyse teilt sie sich in 2 spitzwinkelig auseinandergehende Endäste (Fig. 816 g, g'), die jederseits ohne Grenze mit dem kaudalen Aste der A. carotis interna (A. communicans caudalis) zusammenfliessen; jeder Endast gibt überdies kleine Zweige an das Infundibulum und die Hypophyse ab. Zwischen den beiden Endästen befindet sich meist ein kleines Wundernetz. Die A. basilaris gibt jederseits folgende Zweige ab:

α) Zehn bis zwölf Z w e i g e für das verlängerte Mark, *Rami medullares.*

β) Die oft doppelte **A. cerebelli caudalis** (Fig. 816 d, d') entspringt dicht kaudal von der Brücke, geht fast gerade lateral, gibt Zweige für das Kopfmark und die Brücke ab und tritt dann an das Kleinhirn, in dem sie sich verzweigt. Sie anastomosiert mit der der anderen Seite und mit der A. cerebelli nasalis.

γ) Die sehr kleine **A. auditiva interna** (Fig. 816 f) entspringt oft aus der vorigen. Sie dringt mit dem N. acusticus durch den Meatus acusticus int. in das innere Ohr ein und teilt sich in einen Zweig für die Schnecke und einen für den Vorhof und die Bogengänge.

δ) Die **A. cerebelli nasalis** (Fig. 816 e) entspringt dicht nasal von der Brücke, besteht sehr oft aus 2 oder mehreren, dicht nebeneinander liegenden, parallelen Zweigen, gibt kleine Äste an die Zirbel und das mittlere Adergeflecht, anastomosiert mit der A. cerebelli caudalis und verbreitet sich im Kleinhirn.

ε) Zweige an die Brücke und an die Schenkel des Grosshirns.

2. Die schwache **A. glandulae submaxillaris media** (Fig. 828 15), die sich im mittleren Teile der Gland. submaxillaris verbreitet, oft fehlt und dann durch die stärkere A. glandulae submaxill. caudalis oder durch einen Zweig der A. masseterica ersetzt wird; sie gibt auch Zweige für den M. hyothyreoideus, crico- und thyreopharyngeus ab.

3. Medial vom M. digastricus entspringt die kräftige (7—10 mm starke) **A. maxillaris externa** (Fig. 828 16, 1021 28) an einer Stelle, die lateral vom 12. und medial vom 9. Gehirnnerven gekreuzt wird. Sie begleitet zuerst, zwischen dem 9. und 12. Gehirnnerven verlaufend, den ventralen Rand des grossen Zungenbeinastes, geht nach Abgabe der A. lingualis medial am M. pterygoideus bis zum Gefässausschnitt der Mandibula, schlägt sich um diesen auf die Gesichtsfläche und wird von hier an **A. facialis,** Gesichtsarterie (s. S. 635), genannt. Bis zum Gefässausschnitt gibt sie ab:

a) Die **A. palatina ascendens** (Fig. 828 17), die medial vom grossen Zungenbeinast nasodorsal zum Schlundkopf und Gaumensegel geht. Ein stärkerer Zweig von ihr, *Ramus tonsillaris,* geht zur Mandel. Sie entspringt bisweilen im Abgangswinkel der A. maxillaris ext.

b) Die 5—7 mm starke **A. lingualis** (Fig. 828 18 u. 1021 31) läuft am ventralen Rande des grossen Zungenbeinastes zwischen dem M. hyoglossus und M. ceratohyoideus oroventral, geht lateral über den kleinen Zungenbeinast hinweg und gelangt zwischen den M. hyoglossus und genioglossus. Sie verläuft nunmehr als *A. profunda linguae* lateral am M. genioglossus bis zur Zungenspitze, gibt Zweige an die Muskeln und die Schleimhaut der Zunge und am Grunde der Zunge stärkere *Rami dorsales linguae* an den Zungenrücken und -grund und anastomosiert mit der anderseitigen und der A. sublingualis.

c) Die **Aa. glandulae submaxillaris (orales)** sind 2—3 kleine Gefässe, die zum Kehlgangsende der Gland. submaxillaris gehen.

d) Die **A. sublingualis** (Fig. 828 19) läuft, 3—5 mm stark, zwischen dem M. digastricus bzw. mylohyoideus und dem Unterkiefer mundwärts, versorgt diese, den M. geniohyoideus, den Gesichtshautmuskel, die Kehlgangslymphknoten, die Gland. sublingualis und die Haut, tritt in der Höhe des 3. oder 4. Backzahns an die mediale Fläche des M. mylohyoideus und der Gland. sublingualis und dann neben das Frenulum linguae, begleitet das Endstück des Ductus submax. und verzweigt sich in der Schleimhaut des sublingualen Mundhöhlenbodens.

Sie gibt in der Höhe des 3. oder 4. Backzahns die dünne *A. submentalis* ab, die oberflächlicher als die A. sublingualis weiter lippenwärts verläuft, Zweige an den M. myloglossus abgibt und in der Haut des Kinns endet, wo sie mit Zweigen der A. alveolaris mandib. anastomosiert. Die A. sublingualis entspringt bisweilen aus der A. lingualis; dann wird die A. submentalis von der A. maxillaris externa abgegeben.

e) Zwischen den unter a bis d genannten Ästen entspringen *Rami musculares* für den M. pterygoideus und digastricus und das Ende des M. sterno- und omohyoideus.

Die **A. facialis,** Gesichtsarterie (Fig. 443 31, 828 20, 20), läuft vom Gefäss-ausschnitt des Unterkiefers am M. masseter bis zum dorsalen Rande des M. levator labii superioris proprius und teilt sich dann in ihre beiden unter k und l angeführten Endäste. Sie wird von der V. facialis und dem Parotidengang begleitet; am Kieferrand liegt sie am meisten oral, der Speichelgang am weitesten aboral, die Vene zwischen beiden, dann kreuzt allmählich der Gang die Vene und schliesslich auch die Arterie.

In einem Falle entsprang die A. facialis aus der A. carotis externa da, wo sich von dieser der Ramus massetericus abzweigt; sie begleitete den Parotidengang bis zum ventralen Rande des Unterkiefers und verlief hierauf wie gewöhnlich.

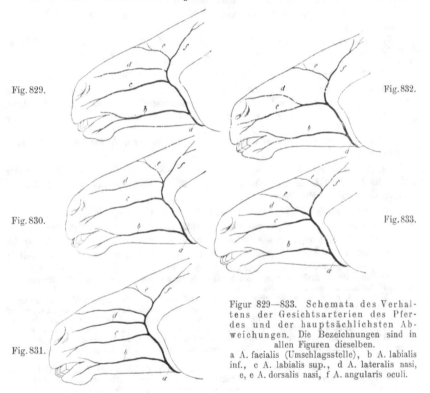

Fig. 829.

Fig. 830.

Fig. 831.

Fig. 832.

Fig. 833.

Figur 829—833. Schemata des Verhaltens der Gesichtsarterien des Pferdes und der hauptsächlichsten Abweichungen. Die Bezeichnungen sind in allen Figuren dieselben.
a A. facialis (Umschlagsstelle), b A. labialis inf., c A. labialis sup., d A. lateralis nasi, e, e A. dorsalis nasi, f A. angularis oculi.

Die A. facialis gibt ab:

f) Zweige für den M. masseter, den M. cutaneus labiorum und die Haut.

g) Die **A. labialis inferior** (Fig. 443 32, 828 21, 829—833 b) läuft am ventralen Rande des M. buccinator, bedeckt von diesem, dem M. cutaneus labiorum und dem M. depressor labii inf., lippenwärts.

Sie versorgt die genannten Muskeln, die Mundschleimhaut und die ventralen Backendrüsen, tritt an die Unterlippe, gibt dem M. orbicularis oris, mentalis und incisivus inferior Zweige, anastomosiert mit der A. mentalis und verbindet sich mit der der anderen Seite.

Vor ihrem Eintritt in den M. orbicularis oris gibt sie die *A. anguli oris* (Fig. 828 21') für den Mundwinkel ab; diese anastomosiert mit der A. labialis superior.

h) Die **A. labialis superior** (Fig. 443 $_{33}$, 828 $_{22}$, 829—833 c) entspringt meist nahe der Gesichtsleiste und läuft ventral vom M. caninus zur Oberlippe.

Sie gibt Zweige an die Muskeln, die Haut und die Schleimhaut der Oberlippe, der Nase und Backe und dringt mit einigen Zweigen in die Schleimhaut der Nasenhöhle ein. In der Oberlippe verbindet sie sich mit der der anderen Seite und mit der aus dem For. incisivum hervortretenden A. palatina major.

i) Die **A. lateralis nasi** (Fig. 443 $_{34}$, 828 $_{23, 23}$, 829—833 d) ist schwächer als die vorige und bisweilen doppelt; sie liegt weiter nasenrückenseitig und fast parallel mit der A. labialis sup., mit der sie anastomosiert.

Sie verzweigt sich in den Muskeln der Oberlippe, dem M. lateralis nasi, in der Haut der Nasentrompete und in der Schleimhaut der Nase; sie anastomosiert mit der A. infraorbitalis (Fig. 828 $_{44}$), die jedoch häufig in die A. facialis mündet.

k) Die **A. dorsalis nasi** (Fig. 443 $_{35}$, 828 $_{24}$, 829—833 e, e) läuft am Nasenbein zur Nasenspitze.

Sie gibt Zweige an die Nasentrompete, an die Haut, den M. lateralis nasi und die Schleimhaut der Nase und verbindet sich mit einem längeren Zweig der A. palatina major, der zwischen dem Flügelknorpel und dem M. transversus nasi nasenrückenwärts verläuft.

l) Die **A. angularis oculi** (Fig. 443 $_{36}$, 828 $_{25}$, 829—833 f) geht schräg nach dem medialen Augenwinkel zu, gibt dem M. levator labii superioris proprius, levator nasolabialis, malaris und der Haut Zweige und anastomosiert mit dem Ramus malaris.

Über die wesentlichen Varietäten der Gesichtsarterien des Pferdes geben Fig. 829—833 Aufschluss.

Nach Abgang der A. maxillaris ext. zweigen von der A. carotis ext. folgende Arterien ab:

4. Die **A. masseterica** (Fig. 443 $_{25}$, 828 $_{26}$) tritt über den Halsrand des Unterkiefers in den M. masseter und gibt Zweige ab für den M. pterygoideus, den M. jugulomandibularis und für die Parotis.

5. Die **A. auricularis magna** (post. N. V.) (Fig. 443 $_{26}$ u. 828 $_{27}$) ist ein starkes Gefäss, das dorsal vom vorigen aus der A. carotis ext. entspringt, in der Parotis ohrmuschelwärts geht, Zweige an die Drüse, an den M. auricularis ventr. und den M. jugulohyoideus abgibt und sich in folgende in bezug auf ihren Ursprung variable Äste spaltet:

a) Der *Ramus auricularis lateralis* (Fig. 443 $_{27}$, 828 $_{29}$) ist der kleinste Ast, tritt am kaudalen Rande des M. auricularis inf., der Zweige erhält, an den lateralen Rand der Ohrmuschel und läuft an ihm bis zur Spitze des Ohres.

b) u. c) Der *Ramus auricularis intermedius* und *medialis* entspringen aus einem gemeinsamen Stamme (Fig. 443 $_{26'}$, 828 $_{30\,u.\,31}$) am Grunde der Ohrmuschel; der Ramus intermedius geht in der Mitte der gewölbten Fläche bis zur Spitze der Muschel, während der Ramus medialis den medialen Rand der Muschel bis zur Spitze begleitet. Beide geben kleine Gefässe an die Ohrmuskeln und sehr dünne Zweige, die auch durch den Muschelknorpel dringen, an die Haut an beiden Flächen der Muschel. Die 3 Zweige verbinden sich nahe der Muschelspitze und bilden dadurch 2 Bogen.

d) Die *A. auricularis profunda* (Fig. 443 $_{28}$, 828 $_{28}$) geht zwischen dem äusseren Gehörgang und der Pars mastoidea unter den Schildknorpel des Ohres und verbreitet sich in den dort liegenden Ohrmuskeln; ein Zweig dringt, den N. auricularis internus begleitend, durch ein Loch des Muschelknorpels und verzweigt sich in der Haut der Innenfläche der Ohrmuschel. Die A. auricularis profunda, die mit der A. meningea caudalis anastomosiert, gibt bald nach ihrem Ursprung die *A. stylomastoidea* ab, die durch das For. stylomastoideum in die Paukenhöhle gelangt, deren Innenwand mit Blut versorgt und einen Bogen um das Trommelfell bildet; aus dem Bogen entspringen Zweige für dieses und für die Muskeln der Paukenhöhle.

6. Die **A. temporalis superficialis** (Fig. 443 $_{29}$ u. 828 $_{32}$) ist ein 4—7 mm starkes Gefäss, das, von der Parotis bedeckt, zunächst am halsseitigen Rande des Unterkiefers verläuft, dann den Jochbogen in dorsomedialer Richtung kreuzt und unter den M. scutularis, der Zweige erhält, und den Schildknorpel tritt. Sie verbreitet sich im M. temporalis, nachdem sie Zweige an die Parotis und die Mm. auriculares anteriores

(*A. auricularis anterior*) und einen Zweig abgegeben hat, der mit dem N. auricularis int. durch den Muschelknorpel dringt und sich in der Haut der Innenfläche des Ohres verbreitet. Sie anastomosiert mit der A. frontalis. Kurz nach ihrem Ursprung gibt sie ab: die *A. transversa faciei* (Fig. 443 30, 828 33); diese schlägt sich ventral vom Gelenkfortsatz um den halsseitigen Rand des Unterkiefers um, läuft ventral von der Gesichtsleiste, zuerst oberflächlich, dann im M. masseter mundwärts, gibt Zweige an diesen, den M. zygomaticus, subcutaneus faciei und die Haut und anastomosiert mit Zweigen der A. facialis.

7. Die **A. maxillaris interna** (Fig. 443 24, 828 34, 34') wendet sich in nasaler Richtung ventral vom Proc. condyloideus an die mediale Fläche des Unterkiefers, biegt aber bald medial ab, indem sie unter dem Ende des M. pterygoideus lat. und entlang dem kaudalen Rande des M. pterygoideus medial. an der dorsalen Wand des Luftsackes zur Schädelbasis zieht; nahe der letzteren, wo sie lateral vom N. mandibularis überkreuzt wird, biegt sie in einem fast rechten Winkel nasal um, tritt in den Flügelkanal und durchläuft ihn. Bis zur Eintrittsstelle gibt sie ab:

a) Kleine Zweige an den M. pterygoideus.

b) Die 3½—5 mm starke **A. alveolaris mandibulae (inf.)** (Fig. 828 35) läuft mit dem gleichnamigen Nerven zwischen den Mm. pterygoidei, die Zweige erhalten, nach dem For. mandibulare, tritt in den Canalis mandibulae, gibt in ihm Zweige für die Backzähne und das Zahnfleisch ab und verlässt ihn als *A. mentalis* durch das Foramen mentale.

Die *A. mentalis* tritt in die Unterlippe und anastomosiert mit der A. labialis inf. Ein kleiner Zweig geht im Canalis alveolaris incisivus (s. S. 86) bis zur Mittelebene und gibt kleine Gefässe für den Hakenzahn und die Schneidezähne ab.

c) Die kleine **A. meningea media** (Fig. 828 36) entspringt, bedeckt vom N. buccinatorius, aus der A. maxillaris interna, tritt durch die Incisura spinosa des For. lacerum in die Schädelhöhle, verläuft in Rinnen der Innenfläche des Schläfenbeins und Scheitelbeins und verzweigt sich in der Dura mater.

d) Die **A. temporalis profunda aboralis** (Fig. 828 37) läuft dorsal und verzweigt sich im M. temporalis.

Im Flügelkanal des Keilbeins entspringen aus der A. maxillaris interna:

e) Die **A. temporalis profunda oralis** (Fig. 828 38) entspringt i. d. R. gemeinsam mit der folgenden, tritt durch das For. alare parvum hervor und verbreitet sich ebenfalls im M. temporalis. Beide Aa. temporales profundae anastomosieren mit der A. temporalis superficialis.

f) Die **A. ophthalmica externa** (Fig. 828 39) durchbohrt die Periorbita und tritt zwischen M. rectus lateralis und M. rect. dors. und beschreibt zwischen dem M. retractor und dem M. rectus dors. einen nasal konvexen Bogen, dann strebt sie zwischen M. rectus medialis und M. obliquus dors. als *A. ethmoidalis* dem gleichnamigen Loche zu. Aus ihrem Bogen gehen (nach Zietzschmann) ab (s. Fig. 835):

aa) Der *Ramus bulbi* zur Rinne zwischen dem M. rectus lateralis und rectus ventr., der wie bei anderen Tieren ausser den Zuflüssen zum Zinn'schen Gefässkranze und ausser der A. centralis n. opt. die beiden hinteren Ziliarstämme enthält. Der *Truncus ciliaris (post.) temporalis* tritt entlang dem M. retractor medialis zum Bulbus und durchbohrt den Muskel und die Sclera im temporalen Hauptmeridian, indem er nach Abgabe verschiedener *Aa. cil. post. breves (temp.)*, die senkrecht die Sclera zur Chorioidea hin durchsetzen, in die *A. cil. post. longa (temp.)* übergeht, die nun allmählich in meridionalem Verlauf in die Sclera sich einsenkt und zum Circ. art. iridis major führt. Der *Truncus ciliaris (post.) nasalis* läuft meist unter dem M. retractor ventralis hinweg und zwischen diesem und dem nasalen zum ventronasalen Sehnervenrand, wo die A. ophthalmica interna, vom Hirn herkommend, sich einsenkt. Auf den M. retractor ventr. getreten, läuft der Stamm weiter bis zu dessen Insertion und verhält sich im nasalen Hauptmeridian genau wie der Trunc. cil. temporalis. Am Sehnerven gehen gewöhnlich der temporale und der nasale Zufluss zum *Circulus arteriosus n. optici* und die *A. centralis n. optici* ab, die einige Millimeter von dem Eintritt entfernt in den Sehnerven sich einbohrt. — Entgegen den Verhältnissen bei anderen Tieren gehen beim Pferde noch ab: die *A. ciliaris anterior ventralis* über den M. obliquus ventr. hinweg zur ventralen Korneaumrandung, ev. eine ventrale Arterie für die Fascia bulbi und die Unterlidkonjunktiva und die *A. palpebrae tertiae.*

bb) Die *A. lacrimalis* (Fig. 828 40, 834 m, m) läuft zwischen dem M. rectus medialis und dorsalis zur Tränendrüse, in der sie sich verteilt. Jeder Ast gibt Zweige für die Tränendrüse und für die Fascia bulbi ab. Der mittlere Ast wird zur *A. palpebrae superioris temporalis*, die nahe dem Lidrand mit der nasalen aus der *A.* malaris zum *Arcus tarseus superior* zusammenläuft. Der temporale Ast, der ev. die schon erwähnte Arterie für die Fascia bulbi und die Unterlidkonjunktiva abgibt, wird zur *A. palpebrae inferioris temporalis;* diese geht auch, am Grunde der Tarsaldrüsen verlaufend, mit einer nasalen aus der A. malaris in einen *Arcus tarseus inferior* über.

cc) Der *Truncus ciliaris dorsalis* zieht unter dem M. rect. dorsalis auf dem M. retract. dors. zu dessen Insertionsstelle und verteilt sich am dorsalen Hauptmeridian wie der temporale Ziliarstamm.

dd) Die *A. ciliaris anterior dorsalis* läuft unter dem M. rect. dorsalis bis zum Bulbusteil des M. obl. dors.; dieser wird überschritten; nach Umschlagen auf die Oberfläche der Sehne des M. rectus dorsalis verzweigt sie sich an der dorsalen Korneaumrandung. Einzelne Äste gehen wie ventral zur Conjunct. bulbi, andere zum Kornearande, andere unter Durchbohrung der Sclera zur mittleren Augenhaut.

ee) Die *A. supraorbitalis* s. *frontalis* (Fig. 828 41, 834 k, k) durchbohrt die Periorbita und läuft am Knochen zum For. supraorbitale. Sie gibt feine Äste an Periost und Periorbita ab und ev. eine Anastomose zur A. meningea media, die vergleichend eine wichtige Rolle spielt (Tandler). Sie kann ihre Wurzel aus der A. ophth. ext. verlieren und dann aus der A. meningea media entspringen (Mobilio, Maultier; Zietzschmann, Pferd). Nach Abgabe eines Astes zum Sinus frontalis tritt sie durch das For. supraorbitale und verzweigt sich im M. orbic. palpebr., M. corrugator supercil. und in der Haut des Oberlides; sie anastomosiert mit der A. angularis oculi, der A. malaris, der A. lacrimalis und der A. tempor. superfic. und prof.

ff) Die *A. infratrochlearis* geht mit dem gleichnamigen Nerven unter der Trochlea hinweg zur Fascia orbitalis und dem Lidsack in die Tiefe des nasalen Augenwinkels.

gg) *Rami musculares* gehen von allen speziellen Orbitalgefässen ab, können aber ausnahmsweise auch direkt aus der A. ophth. ext. hervorgehen.

hh) Die *A. ethmoidalis* (Fig. 835 e), der fortlaufende Stamm der A. ophthalmica, tritt durch das For. ethmoidale in die Schädelhöhle, läuft in ihr quer medial über die Siebbeinplatte, gibt Zweige an die Dura mater, anastomosiert mit Zweigen der A. corporis callosi und tritt durch ein Loch am medialen Rande der Siebbeinplatte in die Nasenhöhle, wo sie sich in der Schleimhaut der Siebbeinzellen verzweigt und mit einem langen Aste (Fig. 448 18) an der dorsalen Muschel herabläuft, der Zweige an diese und die Scheidewand abgibt.

Nach dem Austritt aus dem Flügelkanal läuft die A. maxillaris interna (Fig. 828 34′, 834 v) in der Fossa pterygopalatina, umsponnen von Zweigen des N. maxillaris, nach dem For. palatinum aborale und geht in die A. palatina major über. Sie gibt ab:

g) Die 3—5 mm starke **A. buccinatoria** (Fig. 828 42, 834 w); sie läuft am Tuber maxillare mundwärts und lateral und verzweigt sich im M. pterygoideus und M. masseter, in den dorsalen Backendrüsen und dem M. molaris und depressor labii inf.

Bald nach ihrem Ursprung gibt sie die lange, dünne Augenfettarterie (Fig. 828 43) ab, die in die Augenhöhle zurückläuft und sich im extraorbitalen Fettpolster verzweigt. Sie entspringt bisweilen aus der A. maxillaris interna.

h) Den gemeinsamen Stamm der nachstehend genannten Arterien:

aa) Die **A. malaris** (Fig. 828 45, 834 x′) geht an der oroventralen Wand der Augenhöhle ausserhalb der Periorbita in der Richtung nach dem unteren Augenlid und gibt Zweige an die Schleimhaut des Sinus maxillaris, an die Periorbita und an den M. obliquus oculi ventr. In der Tiefe des Orbitalrandes und etwa am lidseitigen Rande des M. obliquus ventr. teilt sie sich (Zietzschmann) in die A. palpebrae inferioris nasalis, die ausser Angesichtsästen eine Anastomose zur ventralen Arterie der Fascia orbitalis entsendet und den Arcus tarseus inferior bilden hilft, und in die A. palpebrae superioris nasalis, welche die A. sacci lacrimalis und die A. canalis lacrimalis abgibt und an der Bildung des Arcus tarseus superior sich beteiligt.

bb) Die **A. infraorbitalis** (Fig. 828 44, 834 x) tritt in den Canalis infraorbitalis und gibt in ihm Zweige an die Wurzeln der Backzähne und an das Zahnfleisch, *Aa. alveolares maxillae aborales*, und in dem engen, sich anschliessenden Canalis alveolaris incisivus auch an den Hakenzahn und an die Schneidezähne ab. Sie tritt als ein meist sehr dünner Zweig aus dem Foramen infraorbitale und verbindet sich mit der A. facialis oder mit der A. lateralis nasi (Fig. 828 23, 23). Bisweilen tritt durch das For. infraorbitale ein grösserer Zweig hervor, der die A. labialis superior und

A. lateralis nasi ersetzen hilft. In einigen Fällen ging die A. infraorbitalis aus dem Canalis infraorbitalis in das Oberkieferbein, trat lippenwärts vom ersten Backzahn an den harten Gaumen und verband sich mit der A. palatina major.

i) Die **A. palatina minor** (Fig. 828 47, 834 z') ist ein sehr dünnes Gefäss, das medial vom Tuber maxillare zum Gaumensegel verläuft.

k) Nahe dem For. palatinum aborale die **A. sphenopalatina** (Fig. 828 46, 834 y), aus der bisweilen die A. palatina minor entspringt; sie tritt durch das For. sphenopalatinum in die Nasenhöhle, in der sie sich in 2 Zweige spaltet. Der mediale Zweig

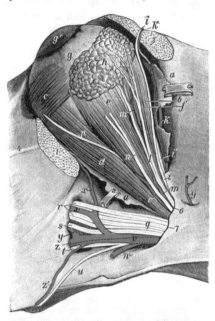

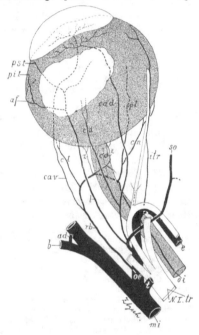

Figur 834. Die innerhalb der Periorbita gelegenen Teile. Der Joch- und der Augenhöhlenbogen sind entfernt.
a, a Reste der aufgeschnittenen und zurückgeklappten Periorbita, b M. levator palpebr. sup., c M. obliquus oculi ventralis, d M. rectus oculi ventralis, e M. rectus oculi lateralis, f M. rectus oculi dorsalis, g Bulbus (Sclera), g' Cornea, h Tränendrüse, i, i N. frontalis, i' N. trochlearis, k, k A. frontalis (ausserhalb der Periorbita gelegen), l Hauptäste des N. lacrimalis, m, m A. lacrimalis, n N. malaris, o starker Muskelast der A. ophthalmica, p der zum M. obliquus ventralis ziehende Hauptast des N. oculomotorius, q Oberkieferast des 5. Nerven, r N. infraorbitalis, s N. nasalis post. s. sphenopalatinus, t N. palatinus major, u N. palatinus minor, v A. maxillaris interna, w A. buccinatoria (abgeschnitten), x A. infraorbitalis, x' A. malaris, y A. sphenopalatina, z A. palatina major, z' A. palatina minor. 1 abgesägter Jochbogen, 3 abgesägter Jochfortsatz des Stirnbeins, 4 Jochleiste, 6 Fissura orbitalis, 7 For. rotundum et pterygoideum orale, 9 alare A. temporalis prof. oralis.

Figur 835. Arterien des linken Augapfels vom Pferde (O. Zietzschmann). Schematisch.
ad A. adiposa, **af** A. der Fascia bulbi, **b** A. buccinatoria, **cad** A. ciliaris anterior dorsalis, **cav** A. ciliaris anterior ventralis, **cd** Truncus ciliaris dorsalis, **cn** Truncus ciliaris nasalis, **co** A. centralis nervi optici, **ct** Truncus ciliaris temporalis, **e** A. ethmoidalis mit dem N. ethmoidalis, **itr** A. u. N. infratrochlearis, **l** A. lacrimalis, **mi** A. maxillaris interna, **oe** A. ophthalmica externa, **oi** A. ophthalmica interna, **pit** A. palpebrae inferioris temporalis, **pst** A. palpebrae superioris temporalis, **pt** A. palpebrae tertiae, **rb** Ramus bulbi, **so** A. supraorbitalis s. frontalis, **t** A. temporalis profunda oralis, gemeinsam mit der A. ophthalmica externa entspringend, **z, z** 3 Zuflüsse zum Zinn'schen Kranz (nasaler, ventraler, temporaler), **N. I. tr** N. ophthalmicus n. trig., sein ventraler Ast N. lacrimalis.

verbreitet sich in der Nasenscheidewand (Fig. 448 17), der laterale in der Schleimhaut der ventralen Nasenmuschel, des ventralen Nasengangs, der Choanen, der Stirn- und Kieferhöhle. Die A. sphenopalatina entspringt bisweilen aus der A. infraorbitalis.

l) Die **A. palatina major** (Fig. 828 48, 834 z) läuft durch den Canalis palatinus, tritt durch das For. palat. majus in den Sulcus palat. und verbindet sich an dessen oralem Ende, zwischen der 3. und 4. Gaumenstaffel, bogenförmig mit der der anderen Seite. Das hierdurch entstandene Gefäss (Fig. 448 15) gelangt durch das For. incisivum an die Lippenfläche des Zwischenkieferbeins, spaltet sich in 2 Zweige, von denen der eine Gefässe an die Lippenschleimhaut, an den M. orbicularis oris und M. incisivus superior abgibt und der andere den vorderen Teil der Nasenhöhle versorgt; sie anastomosieren mit der A. labialis sup. und der A. lateralis nasi.

Im Sulcus palatinus gibt sie Zweige an den harten Gaumen und solche ab, die durch kleine Löcher des Gaumenfortsatzes der Maxilla in die Nasenhöhle dringen und sich in der Schleimhaut des ventralen Nasengangs, der ventralen Nasenmuschel und der Nasenscheidewand verbreiten und mit der A. sphenopalatina und ethmoidalis anastomosieren.

5. Die Arteria thoracica s. mammaria interna.

Die starke **A. thoracica interna** (Fig. 653 9 u. 827 i) entspringt am kaudalen Rande der 1. Rippe aus der A. subclavia, geht an der Innenfläche der 1. Rippe ventral und tritt am Brustbeinende des Knorpels der 2. Rippe unter den M. transversus thoracis; bis dahin gibt sie mehrere kleine Zweige an die Thymus und das Mediastinum ab. Sie läuft sodann, vom M. transversus thoracis bedeckt, am Seitenrand der Innenfläche des Brustbeins beckenwärts und teilt sich an der 6. oder 7. Rippe in ihre beiden unter c und d beschriebenen Endäste. Aus ihr entspringen:

a) In jedem Zwischenrippenraum bis zum siebenten ein Zweig, der Gefässe an den M. transversus thoracis und an den Herzbeutel sendet, als *Ramus perforans* aus der Brusthöhle tritt, sich in den Brustmuskeln und der Haut verbreitet und ferner einen *Ramus intercostalis* abgibt, der dorsal verläuft, Gefässe an den M. transversus costarum, die Mm. intercostales, die Brust- und Bauchmuskeln und die Haut gibt und sich mit der entspr. A. intercostalis verbindet.

b) In der Höhe der 4. Rippe die sehr kleine *A. pericardiacophrenica*, die sich im Pericard, dem Mediastinum und dem sehnigen Teile des Zwerchfells verzweigt.

c) Die **A. musculophrenica**, die zuerst an der Brust-, dann an der Bauchhöhlenfläche des Zwerchfells verläuft, die Anheftung des letzteren an den Rippenknorpeln bis zur letzten Rippe begleitet und Zweige an das Zwerchfell, den M. transversus abdominis und an die Mm. intercostales gibt. Die Zweige für die letzteren anastomosieren mit den Aa. intercostales.

d) Die **A. epigastrica cranialis**, der fortlaufende Stamm der A. mammaria int., die zwischen dem 9. Rippenknorpel und dem Schaufelknorpel in die Bauchhöhle tritt, zwischen M. transversus und rectus abdominis oder an der dorsalen Fläche des letzteren beckenwärts geht, sich in diesen Muskeln verzweigt und in der Mitte der ventralen Bauchwand mit der A. epigastrica caudalis anastomosiert.

6. Der Truncus omocervicalis.

Der **Truncus omocervicalis** (Fig. 653 10 u. 827 h) entspringt halsseitig von der A. thoracica interna aus der kranialen Wand der A. subclavia, läuft kranioventral, tritt, vom M. scalenus bedeckt, aus der Brusthöhle, gibt Zweige an die Lgl. cervicales caudales, sowie an das Mittelfell und teilt sich in:

a) Die **A. cervicalis ascendens** (Fig. 653 10') ist der stärkere Ast, geht ventral von der Trachea kopfwärts, gibt Zweige an die Muskeln ventral von dieser und an den M. scalenus und verzweigt sich im M. brachiocephalicus und in der Pars praescapularis des M. pectoralis prof. sowie in den kaudalen Hals- und in den Buglymphknoten.

b) Die **A. transversa scapulae** (Fig. 653 10'') tritt zwischen der Pars praescapularis des M. pectoralis prof. und dem M. brachiocephalicus in die Rinne zwischen der Pars clavicularis des M. pectoralis superf. und dem M. brachiocephalicus und verzweigt sich in den genannten Muskeln sowie im M. pectoralis prof.

7. Die Arteria thoracica externa (lateralis N.).

Die **A. thoracica externa** (Fig. 653 11 u. 836 2), der kleinste Ast der jederseitigen A. subclavia, schlägt sich um das ventrale Ende der 1. Rippe, läuft unter dem M. pectoralis prof. nahe dessen dorsolateralem Rande bis zu seinem kaudalen Ende, gibt ihm und der Pars sternocostalis des M. pectoralis superf. sowie den Lgl. thoracis ventrales Zweige und verbreitet sich im M. subcutaneus maximus.

Sie entspringt häufig aus der A. mammaria interna, mitunter aus der A. axillaris, subscapularis, thoracicodorsalis und brachialis. Der Stamm der A. thoracica externa fehlt in diesen Fällen an der normalen Abgangstelle oder ist sehr klein.

8. Die Arteria axillaris.

Der fortlaufende Stamm der A. subclavia tritt zwischen der 1. Rippe und dem ventralen Rande des M. scalenus dorsal von der V. axillaris aus der Brusthöhle und wird zur **A. axillaris** (Fig. 653 12, 827 g', 836 1, 837 1), deren 5—6 cm langer Stamm an der medialen Seite des Schultergelenks beckenwärts läuft. Er gibt kranial vom Gelenk die oft doppelte *A. thoracicoacromialis* (Fig. 836 3, 837 2) ab und teilt sich dicht kaudal vom Schultergelenk in die A. subscapularis und A. brachialis.

Die **A. thoracicoacromialis** verläuft kranial vom Schultergelenk dorsal, gibt Zweige an den M. supraspinatus, M. subscapularis, die Pars praescapularis des M. pectoralis prof., den M. brachiocephalicus und die Gelenkkapsel und Ernährungsarterien für den Humerus ab. Letztere treten zwischen Gelenkkapsel und Ursprungssehne des M. biceps brachii in die Tiefe und dringen durch die Löcher zwischen Gelenkkopf und Rollfortsätzen des Humerus in diesen.

1. Die **A. subscapularis** (Fig. 836 4, 837 3) ist ein starkes Gefäss, das zwischen M. teres major und subscapularis am Beckenrand der Scapula nach deren Rückenwinkel verläuft und sich im M. deltoideus und infraspinatus und im Caput longum des M. triceps brachii verzweigt (Fig. 837 i,i). Aus ihr entspringen:

a) 1,5—2,5 cm von ihrem Ursprung entfernt die lange **A. thoracicodorsalis** (Fig. 836 6 und 837 5), die an der medialen Fläche des M. teres major dorsokaudal geht und sich in den Achsellymphknoten, dem M. teres major, latissimus dorsi und im Bauchhautmuskel verzweigt. Sie entspringt sehr selten aus der A. brachialis, dorsal von der A. circumflexa humeri anterior.

b) Die **A. circumflexa humeri posterior** (Fig. 836 5 u. 837 4) entspringt 1/2—2 1/4 cm dorsal von der vorigen, geht kaudal vom Schultergelenk zwischen dem Caput longum und laterale des M. triceps, die Zweige erhalten, lateral (Fig. 838 10), gibt Zweige an die Gelenkkapsel, den M. capsularis, deltoideus, teres minor und infraspinatus und verbreitet sich im M. subcutaneus scapulae und in der Haut; sie anastomosiert mit der A. circumflexa humeri anterior.

c) Die **A. circumflexa scapulae** (Fig. 836 7 u. 837 6) entspringt aus der A. subscapularis 5 1/2—9 cm nach deren Abgang und tritt, nachdem sie Zweige an den M. subscapularis und einen Zweig für die mediale Fläche des Schulterblatts abgegeben hat, am Beckenrand des Schulterblatts durch das Caput longum des M. triceps auf die laterale Fläche des Schulterblatts, läuft an ihr in einer seichten Gefässrinne halswärts und verzweigt sich im M. teres minor, M. infra- und supraspinatus (Fig. 838 11) und gibt eine Ernährungsarterie für die Scapula ab.

d) **Rami musculares** für das Caput longum des M. triceps, den M. tensor fasciae antebrachii, teres major und subscapularis (Fig. 836 8 u. 837 7,7).

2. Die **A. brachialis** (Fig. 836 9 u. 837 8) läuft an der medialen Fläche des Humerus, halsseitig von dem N. medianus, beckenseitig von der V. brachialis und dem N. ulnaris begleitet, allmählich den Knochen kreuzend, zum Ellbogengelenk. Auf diesem Wege gibt sie ab:

a) Die **A. circumflexa humeri anterior** (Fig. 836 10 u. 837 9) entspringt nur wenige Zentimeter vom Teilungswinkel der A. axillaris entfernt, geht zwischen beiden Portionen des M. coracobrachialis oder zwischen letzterem und dem Humerus halswärts, gibt Zweige an den M. coracobrachialis und pectoralis prof. und verzweigt sich schliesslich im M. biceps brachii. Sie anastomosiert mit der A. circumflexa humeri post. und entspringt häufig distal von der Mitte des Humerus und geht dann zwischen dem M. coracobrachialis und M. biceps brachii bis zu ihrer gewöhnlichen Ursprungsstelle zurück, an der in solchen Fällen ein dünnes, nur für den M. coracobrachialis bestimmtes Gefäss von der A. brachialis abzweigt.

b) Die **A. profunda brachii** (Fig. 836 11 u. 837 10) entspringt als ein kurzer, nicht selten doppelter Stamm ungefähr in der Mitte des Humerus aus der A. brachialis, ganz ausnahmsweise auch aus der A. subscapularis, geht beckenwärts und teilt sich in mehrere Zweige, die sich im M. triceps brachii, im M. tensor fasciae antebrachii, anconaeus parvus und brachialis verbreiten; kleinere Äste gelangen zwischen dem letzteren und dem Caput longum des M. triceps zur Gelenkkapsel des Ellbogengelenks (Fig. 838 12); ein dünner Zweig, der am M. extensor carpi radialis herabläuft, versorgt die Haut. Die Arterie anastomosiert mit der A. interossea recurrens und der A. collateralis ulnaris.

c) **Rami musculares** an den M. teres major, pectoralis prof., coracobrachialis und biceps brachii (Fig. 836 12 u. 837 11).

d) Die **A. collateralis ulnaris (proximalis)** (Fig. 836 13 u. 837 12) läuft am ventralen Rande des Caput mediale des M. triceps, das Zweige erhält, nach der medialen Fläche des Olecranon, gibt Gefässe an den M. tensor fasciae antebrachii, die Pars sternocostalis des M. pectoralis superfic., die Lgl. cubitales, die Gelenkkapsel des Ellbogengelenks, den Schulterhautmuskel und die Haut. Sie wendet sich am Unterarm sodann fusswärts und läuft, von der gleichnamigen Vene und dem N. ulnaris begleitet, zwischen M. extensor und flexor carpi ulnaris, die Zweige erhalten, fast bis zum Os accessorium, sendet über diesem einen Verbindungsast (Fig. 836 13′ u. 837 12′) an die A. metacarpea volaris prof. lateralis (Fig. 836 19 u. 837 20) und verbreitet sich mit dünnen Zweigen in der Haut lateral am Carpus (Fig. 838 15).

e) Die **A. nutritia humeri** ist ein kleines, kurzes, häufig aus der vorigen Arterie entspringendes Gefäss, das durch das Ernährungsloch in den Humerus eindringt.

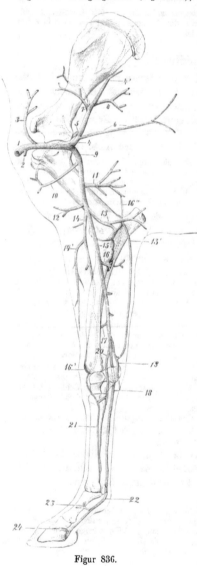

Figur 836.

Figur 836. Arterien der rechten Schultergliedmasse des Pferdes; von der medialen Seite gesehen; die punktierten Linien deuten den weiteren Verlauf der Arterien an der lateralen Fläche der Gliedmasse an (halbschematisch).

1 A. axillaris, 2 A. thoracica externa, 3 A. thoracicoacromialis, 4 A. subscapularis, 4′ ihr fortlaufender, an die laterale Fläche des Schulterblatts tretender Stamm, 5 A. circumflexa humeri posterior, 6 A. thoracicodorsalis, 7 A. circumflexa scapulae, 8 Muskelzweige für den M. triceps brachii, 9 A. brachialis, 10 A. circumflexa humeri anterior, 11 A. profunda brachii, 12 Muskelzweige für den M. biceps brachii, 13 A. collateralis ulnaris, 13′ ihr Endstamm, der mit der A. metacarpea vol. prof. lateralis anastomosiert (zu dick gezeichnet), 14 A. collateralis radialis (distalis), 14′ deren Zweige für die Streckmuskeln, 15 A. mediana, 16 A. interossea communis, 16′ ihr fortlaufender Stamm, der sich mit der A. collateralis radialis (distalis) verbindet, um das Rete carpi dorsale zu bilden, 16′′ A. interossea recurrens und ihre Anastomose mit der A. profunda brachii, 17 A. retis carpi volaris, 18 A. metacarpea vol. superfic. III (fälschlich über die laterale Seite des Os accessorium gezeichnet), 19 A. metacarpea vol. prof. lateralis, 20 A. metacarpea vol. prof. medialis, 21 A. metacarpea dorsalis medialis, 22 A. digitalis medialis, 23 dorsale Fesselbeinarterie, 24 dorsale Kronbeinarterie.

f) Die **A. collateralis radialis (distalis)**
(Fig. 836 14 u. 837 13) ist ein starkes Gefäss, das
zuerst vom M. biceps brachii, dann vom M. brachialis
bedeckt, über die Beugefläche des Ellbogengelenks,
dessen Gelenkkapsel Zweige erhält, auf die vordere
Fläche des Radius tritt und, an dieser unmittelbar
auf dem Knochen fusswärts laufend, Gefässe für den
M. extensor carpi radialis, extensor digitalis comm.,
abductor pollicis longus (Fig. 836 14' u. 838 14) sowie
an die Haut gibt und mit der A. interossea dorsalis
anastomosiert. Die Arterie entsendet im übrigen
einen dünnen Zweig zu dem *Rete carpi dorsale*
(s. S. 644 u. 645 u. Fig. 838 14'). Die für die genannten Streckmuskeln bestimmten Zweige entspringen
mitunter aus der A. interossea dorsalis.

Der Endstamm der A. brachialis geht über
die Sehne des M. biceps, den medialen Bandhöcker des Radius[1]) und das mediale Seitenband des Ellbogengelenks an den Unterarm
und wird zur **A. mediana** (Fig. 836 15, 837 14
u. 842 2). Diese läuft nahe dem medialen Rande
der hinteren Radiusfläche, bedeckt vom M. flexor
carpi rad., fast bis zum distalen Ende des
Radius, wo sie zwischen M. flexor carpi radialis
und ulnaris tritt und sich in die *A. metacarpea
volaris prof. medialis* und *lateralis* und die

---

1) An dieser Stelle, die zum Pulsfühlen benutzt wird, ist die Arterie nur von der dünnen Pars
sternocostalis des M. pectoralis superficialis und der
Haut bedeckt.

Figur 837. Arterien medial an der rechten
Schultergliedmasse des Pferdes.
1 A. axillaris, 2 A. thoracicoacromialis, 3 A. subscapularis, 4 A. circumflexa humeri post., 5 A. thoracicodorsalis, 6 A. circumflexa scapulae, 7, 7 Rami
musculares, 8 A. brachialis, 9 A. circumflexa humeri
anterior, 10 A. profunda brachii, 11 Ramus muscularis,
12 A. collateralis ulnaris, 12' deren Endstamm, 13 A.
collateralis radialis, 14 A. mediana, 15, 15' Rami
musculares, 16 A. interossea communis, 17 Arterie
für das Rete carpi volare, 18 A. metacarpea vol. prof.
medialis, 19 A. metacarpea vol. superficialis III,
20 A. metacarpea vol. prof. lateralis, 21 A. digitalis
medialis, 22 dorsale Fessel- und Kronbeinarterie,
23 Arterie der Kronenwulst, 24 A. digitalis lateralis,
25 A. metacarpea dorsalis medialis.
a Pars praescapularis und a' Pars humeralis des
M. pectoralis profundus, b M. subscapularis, c M. teres
major, d M. supraspinatus, e M. latissimus dorsi,
f M. biceps, g M. coracobrachialis, h Caput mediale,
i, i Caput longum des M. triceps brachii, k M. tensor
fasciae antebrachii, l M. brachialis, m M. extensor
carpi radialis, n, n M. flexor carpi radialis, o M. flexor
carpi ulnaris, p M. flexor digitalis sublimis, q M. flexor
digitalis profundus, r Caput ulnare des M. flexor carpi
ulnaris und M. flexor digitalis profundus, s M. interosseus medius.

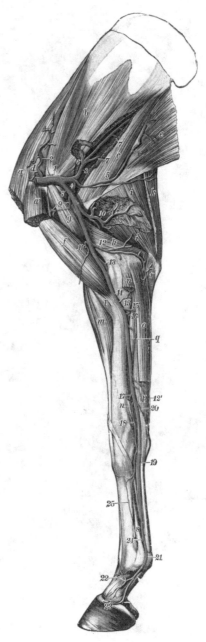

Figur 837.

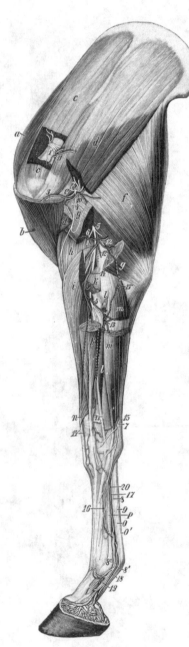

Figur 838.

A. metacarpea volaris superficialis III (digitalis communis) teilt. Bis dahin gibt sie ab:

g) **Gelenkzweige** für das Ellbogengelenk.

h) **Muskelzweige** für die an der hinteren Radiusfläche liegenden Beugemuskeln und besonders starke an den proximalen Teil der letzteren (Fig. 837 15, 15').

i) Die relativ starke **A. interossea communis** (Fig. 836 16 u. 837 16) tritt durch den Unterarmspalt auf die laterale Seite des Radius, wird damit zur A. interossea dorsalis, liegt am lateralen Rande des M. extensor digitalis comm. (Fig. 836 16' u. 838 13), gibt Zweige an die Streckmuskeln, den M. extensor carpi ulnaris und die Haut und bildet schliesslich mit einem Zweige der A. collateralis radialis dorsal am Carpus das Rete carpi dorsale (Fig. 838 13''). Im Unterarmspalt entspringt aus ihr die A. nutritia radii, die durch das Ernährungsloch in den Knochen

Figur 838. Arterien und Nerven der Schultergliedmasse des Pferdes; von der lateralen Seite gesehen.

1 N. suprascapularis, der einen Zweig an den M. supraspinatus (c) abgibt, 2 N. axillaris, der schwache Zweige an den M. deltoideus (d), teres minor (e), ausserdem einen starken Zweig (3) an den M. brachiocephalicus (b) und einen Hautnerven (4) abgibt, 5, 5 N. radialis, der Muskelzweige an das Caput longum (f), den M. extensor carpi radialis (i), extensor dig. comm. (k, k), extensor digit. lat. (l, l) und M. extensor carpi ulnaris (m, m) und abductor pollicis longus (n) abgibt, der ausserdem einen Hautnerven (6) abzweigt, dessen Äste abgeschnitten sind, 7 oberflächlicher Endast des N. ulnaris, 8 N. volaris lateralis, 8' dessen volarer und 8'' dessen dorsaler Endzweig, 9 Ramus communicans zwischen beiden Nn. volares, 10 A. circumflexa humeri post. mit ihren Ästen, 11 Endzweige der A. circumflexa scapulae, von denen der abgeschnittene in die Haut hereingeht, 12 Endzweige der A. profunda brachii, 12' Zweig für den M. ext. carpi rad., 13 A. interossea dorsalis, 13' Ramus communicans derselben zur A. profunda brachii, 13'' Ast der A. interossea communis zum Rete carpi dorsale, 14 A. collateralis radialis, 14' Ast derselben zum Rete carpi dorsale, 15 Endzweig der A. collateralis ulnaris, 16 A. metacarpea dorsalis lateralis, 17 dünner Arterienzweig, der den N. volaris lateralis begleitet, 18 A. digitalis lateralis, 19 V. digitalis lateralis, 20 V. metacarpea volaris superficialis lateralis.

a präskapulare Portion des M. pectoralis profundus, b Endteil des M. brachiocephalicus (abgeschnitten), c, c M. supraspinatus (aus dem ein Stück herausgeschnitten ist), d, d M. deltoideus (aus dem ein Stück herausgeschnitten ist), e M. teres minor, f Caput longum und g, g Caput laterale des M. triceps brachii (ein Teil aus letzterem herausgeschnitten), h M. brachialis, i M. extensor carpi radialis (sein Ursprungsteil ist herausgeschnitten), k, k M. extensor digitalis comm. (aus dem ein Stück herausgeschnitten ist), l, l M. extensor digitalis lateralis (ein Stück herausgeschnitten), m, m M. extensor carpi ulnaris (ein Stück herausgeschnitten), n M. abductor pollicis longus, o tiefe und o' oberflächliche Beugesehne, p M. interosseus medius.

dringt. Nach dem Durchtritt durch den Unterarmspalt gibt sie ausserdem ab: die sehr dünne *A. interossea recurrens* (Fig. 836 16'' u. 838 13'), die auf der lateralen Fläche der Ulna, z. T. vom lateralen Querband bedeckt, oberarmwärts läuft und mit der A. profunda brachii sowie mit der A. collateralis ulnaris anastomosiert.

Aus dem **Rete carpi dorsale** (Fig. 836 16' u. 842 6) entspringen Zweige für die Bänder und Sehnenausbreitungen der Vorderfusswurzel und die sehr dünne *A. metacarpea dorsalis lateralis et medialis* (Fig. 836 21, 837 25, 838 16, 842 7 u. 8). Diese verlaufen in der Furche zwischen dem Hauptmittelfussknochen und den beiden Griffelbeinen zehenwärts, geben Zweige an die Haut und verbinden sich am distalen Ende der Griffelbeine mit der volaren Metakarpalarterie ihrer Seite. Die A. metacarpea dorsalis medialis entspringt häufig aus der entspr. volaren Metakarpalarterie.

k) Die **A. retis carpi volaris** (Fig. 836 17 u. 837 17) entspringt im distalen Drittel des Unterarms, geht neben dem medialen Rande der volaren Radiusfläche zehenwärts und teilt sich an der Beugefläche des Carpus in Zweige, die mit den volaren Metakarpalarterien das grobmaschige **Rete carpi volare** bilden. Dieses gibt Zweige an die volaren Bänder des Carpus und anastomosiert mit dem dorsalen Netze. In einigen Fällen entsprang die Arterie aus dem Hauptstamm am Ellbogengelenk, verlief oberflächlich auf der Unterarmfaszie bis zur gewöhnlichen Ursprungsstelle, um dann in die Tiefe zu dringen und das Gefässnetz zu bilden.

Nahe dem Carpus ($2\frac{1}{2}$—8 cm proximal von ihm) teilt sich die A. mediana in die S. 643 u. 644 erwähnten Endäste und zwar in der Weise, dass in der Regel (bei 36 von 61 untersuchten Tieren) erst die *A. metacarpea volaris profunda medialis*, dann $\frac{1}{2}$—1 cm distal von ihr die *A. metacarpea volaris profunda lateralis* entspringt, während der fortlaufende Stamm als *A. metacarpea volaris superficialis III* bezeichnet wird (Fig. 839 b). Doch kommen davon sehr viele Ausnahmen vor.

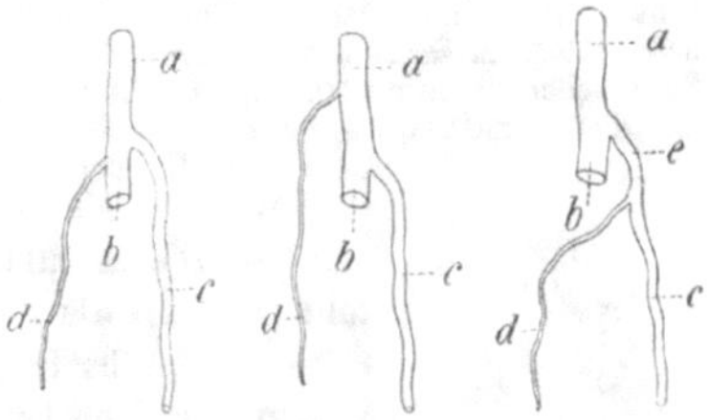

So entsprang in 13 von 100 Fällen erst die A. metacarpea vol. prof. lateralis und $\frac{1}{2}$ bis $2\frac{1}{2}$ cm distal von ihr die A. metacarp. vol. prof. medialis (Fig. 840 c); in 6 von 100 Fällen zweigten beide Aa. metacarpeae volares prof. in gleicher Höhe ab; in 20 von 100 Fällen bildeten beide einen 3 mm bis $3\frac{1}{2}$ cm langen, gemeinschaftlichen Stamm (Fig. 841 e). In einem Falle entsprang die A. metacarpea vol. prof. lateralis $9\frac{1}{2}$ cm proximal von der A. metacarpea vol. prof.

Figur 839.   Figur 840.   Figur 841.

Figur 839—841. Schemata der Endteilung der A. mediana des Pferdes. a A. mediana, b A. metacarpea volaris superficialis III, c A. metacarpea volaris prof. medialis, d A. metacarpea volaris prof. lateralis, e gemeinschaftlicher Stamm von c und d.

medialis, in einem anderen Falle am proximalen Ende des Metacarpus aus der A. metacarpea vol. prof. medialis. Das Stärkenverhältnis der A. metacarpea vol. prof. lateralis zur medialis und zur A. metacarpea volaris superficialis III verhält sich ungefähr 1 : 2 : 4—6.

Die **A. metacarpea volaris prof. medialis** s. *secunda* (Fig. 836 20, 837 18 u. 842 5, 5) läuft, oberflächlich und in das Lig. carpi transversum eingeschlossen, nahe dem medialen Rande des Carpus zehenwärts, gibt Zweige an das Rete carpi dorsale (Fig. 842 5'), tritt am proximalen Ende des medialen Griffelbeins in die Tiefe und an die volare Fläche des Hauptmittelfussknochens (Mc3), an der sie neben dem medialen Griffelbein zehenwärts verläuft und mit der A. metacarpea dorsalis medialis anastomosiert. Am distalen Ende des Mc 3 verbindet sie sich mit der A. metacarpea vol. prof. lateralis zu einem Stämmchen (Fig. 842), das zwischen beiden Schenkeln des M. interosseus medius durchtritt und in die laterale Seitenarterie der Zehe, sehr selten in die A. metacarpea vol. superf. III einmündet; bisweilen verbindet sie sich mit den genannten Arterien, ohne sich mit der A. metacarpea vol. prof. lateralis vereinigt zu haben.

Durch einen starken Querast (Fig. 842 4''), der am proximalen Ende der Griffelbeine zwischen dem M. interosseus medius und der Verstärkungssehne des M. flexor digitalis prof. liegt und die beiden Aa. metacarpeae vol. prof. verbindet, wird **Arcus volaris profundus** gebildet, zu dessen Vervollständigung fast stets ein zweiter zwischen dem M. interosseus medius und der volaren Fläche vom Mc 3 liegender Querast beiträgt. Die A. metacarpea vol. prof.

medialis gibt Zweige an den M. interosseus medius und eine starke Ernährungsarterie für das Mc 3 (Fig. 842 5″) ab, die bisweilen aus der A. metacarpea vol. prof. lateralis entspringt. In einzelnen Fällen (bei 11 von 100 untersuchten Pferden) bestand eine Verbindung zwischen A. metacarpea vol. prof. medialis und A. metacarpea vol. superficialis III, **Arcus volaris superficialis.** Der 3—5 mm starke Verbindungsast entspringt 1—6 cm distal vom Carpus aus der A. metacarpea vol. superf. III, läuft über den medialen Rand der tiefen Beugesehne nach vorn (dorsal) und gleichzeitig etwas karpuswärts und mündet in die A. metacarpea vol. prof. medialis.

Die **A. metacarpea volaris prof. lateralis** s. *quarta* (Fig. 836 19, 837 20, 842 4, 4) ist ein dünnes Gefäss, das sich dicht proximal vom Carpus, bedeckt vom M. flexor carpi ulnaris, mit dem Endstamm der A. collateralis ulnaris verbindet (Fig. 837 12′, 842 1) und, den N. volaris lateralis begleitend, nahe dem volaren Rande der medialen Fläche des Os accessorium zehenwärts und etwas lateral verläuft. Sie tritt am Köpfchen des Mc 4 in die Tiefe, nachdem dünne Zweige für das Rete carpi dorsale abgegeben sind, und verbindet sich durch 1—2 Queräste zur Bildung des *Arcus volaris profundus* (S. 645) mit der A. metacarpea vol. prof. medialis (Fig. 842 4″, 4″).

Sie gibt bis dahin Zweige an das Lig. carpi transversum sowie die Haut und an oder nahe dem Arcus volaris profundus einen sehr dünnen Zweig (Fig. 838 17, 842 4′) ab, der den N. volaris lateralis bis zum Fesselgelenk begleitet und in die A. digitalis lateralis mündet. Distal vom Arcus volaris profundus verläuft die Arterie an der volaren Fläche des Mc 3 neben dem lateralen Griffelbein zehenwärts, um sich mit der A. metacarp. vol. prof. medialis, zu einem Stämmchen zu verbinden oder direkt in die A. digitalis lateralis zu münden. Sie anastomosiert mit der A. metacarpea dorsalis lateralis. Selten entsprang die A. metacarpea vol. prof. lateralis nahe dem Ellbogengelenk aus der A. mediana und verlief ausserhalb der Unterarmfaszie bis zum Os accessorium und dann wie gewöhnlich.

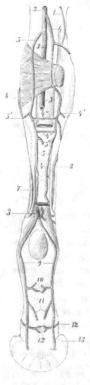

4. Die **A. metacarpea volaris superficialis** (früher **A. digitalis communis**), Hauptmittelfussarterie (Fig. 836 18, 837 19, 842 3, 3, 3), ist der fortlaufende Stamm der A. mediana und geht mit den Sehnen der Zehenbeuger zuerst innerhalb des Lig. carpi transversum, dann oberflächlich am medialen Rande der tiefen Beugesehne zehenwärts. Sie wird stets dorsal von der entspr. Vene, volar vom N. volaris medialis begleitet. Sie gibt Zweige an die Beugesehnen, den M. interosseus medius und die Haut; nahe dem distalen Ende des Mc 3 tritt sie an die volare Fläche des M. interosseus medius und teilt sich über den Sesambeinen in

    a) die **A. digitalis medialis** (Fig. 836 22, 837 21, 842 9) und

    b) die **A. digitalis lateralis** (Fig. 837 24, 838 18 u. 842 9), mediale und laterale Seitenarterie der Zehe. Beide gehen am Rande des Sesambeins ihrer Seite und der Beugesehnen, volar von der gleichnamigen Vene nach dem Hufbein und dringen jede mit ihrem Endstamm in dessen Sohlenloch ein.

Figur 842. Arterien am rechten Vorderfuss des Pferdes; die Beugesehnen sind entfernt, das Lig. carpi transversum ist zum Teil erhalten.

1 A. collateralis ulnaris und ihre Anastomose mit der A. metacarpea vol. prof. lateralis, 2 A. mediana, 3, 3, 3 A. metacarpea vol. superfic. III (distal vom Carpus und proximal von den Sesambeinen durchschnitten), 4, 4 A. metacarpea vol. prof. lateralis, 4′ deren Zweig zum Rete carpi dorsale und Zweig, der den N. volaris lateralis begleitet, 4″, 4″ Verbindungsäste zwischen den Aa. metacarpeae vol. prof., 5, 5 A. metacarpea vol. prof. medialis, 5′ ihr Zweig zum Rete carpi dorsale, 5″ Ernährungsarterie der Mc 3, 6 Rete carpi dorsale, 7 und 8 A. metacarpea dorsalis medialis bzw. lateralis, 9 A. digitalis lateralis und medialis, 10 volare Fesselbeinarterien, 11 Ballenarterien, 12 dorsale und volare Kronbeinarterien, 13 die punktierten Linien deuten den Verlauf der Arterien im Sohlenkanal des 3. Zehenglieds an.

Figur 842.

Die A. digitalis lateralis verbindet sich bald nach der Teilung der A. metacarpea vol. superfic. mit dem durch die Vereinigung der beiden Aa. metacarpeae vol. profundae entstandenen Stämmchen; aus dem hierdurch hergestellten Gefässbogen gehen medial und lateral Zweige fussrückenwärts, die zwischen dem Fesselgelenk und der Sehne des M. extensor digitalis communis das dorsale Zehennetz bilden. Die Aa. digitales geben ausser Zweigen an die Haut, die Sehnen und Bänder der Zehe, von denen sich einer unmittelbar distal von den Sesambeinen mit dem entspr. der anderen Seite verbindet, noch ab:

a) In der Mitte des Fesselbeins jederseits die kurzen Fesselbeinarterien, die sich bald in die dorsalen (Fig. 836 23 u. 837 22) und volaren Fesselbeinarterien, *Rami dorsales et volares phalangis primae* (Fig. 842 10), teilen. Die ersteren verlaufen zwischen Phalanx I und Strecksehne, geben Zweige an diese, an das Fesselgelenk, an die Haut und die Kronenlederhaut und verbinden sich mehrfach untereinander. Die volaren Fesselbeinarterien verlaufen zwischen den geraden und den schiefen Bändern der Sesambeine und den Beugesehnen, geben Zweige an diese Teile und verbinden sich durch einen Querast, der zwischen dem Lig. rectum und den Ligg. obliqua der Sesambeine verläuft.

b) Die *Aa. toricae phalangis tertiae*, Ballenarterien (Fig. 842 11), entspringen jederseits nahe dem Hufknorpel aus der A. digitalis und gehen oberflächlich, bald in mehrere Äste geteilt, zu den Ballen und zur Strahllederhaut. Äste der medialen und lateralen Ballenarterie anastomosieren miteinander.

c) Die *Rami dorsales phalangis secundae*, dorsalen Kronbeinarterien, werden etwas über dem Strahlbein abgegeben (Fig. 836 24 u. 842 12) und laufen nahe dem Hufgelenk, von dem Hufknorpel und der Strecksehne bedeckt, an der dorsalen Fläche von Phalanx II nach deren Mitte, wo sie sich verbinden, nachdem sie Zweige an die Strecksehne, die Bänder des Hufgelenks und die Kronenwulst abgegeben haben.

d) Die *Rami volares phalangis secundae*, volaren Kronbeinarterien (Fig. 842 12), entspringen gegenüber den vorigen, sind jedoch schwächer und bilden am proximalen Rande und am Aufhängeband des Strahlbeins zusammen einen Querast, der die beiden Aa. digitales verbindet. Sie geben Zweige an das Hufgelenk.

e) Die *Aa. coronales phalangis tertiae*, Arterien der Kronenwulst (Fig. 837 23), entspringen meist aus den dorsalen Kron-, seltener aus den dorsalen Fesselbeinarterien (im ersteren Falle schlagen sie sich um den proximalen Rand des Hufknorpels um). Sie verzweigen sich in der Kronenwulst und bilden in deren Mitte auf der Strecksehne einen Bogen.

Die Aa. digitales verlaufen nach Abgabe dieser Äste in der Sohlenrinne des Hufbeins (s. S. 139) und geben dort die *A. dorsalis phalangis tertiae*, Arterie der Wandlederhaut, ab. Diese sendet Zweige an das Strahlkissen und die Sohlenlederhaut, tritt durch den Ausschnitt am Hufbeinast in die Rinne der Wand und verzweigt sich netzartig in der Wandlederhaut. Im weiteren Verlauf treten die Aa. digitales in den Hufbeinkanal und bilden in ihm durch ihre Vereinigung einen *Arcus terminalis*, Gefässbogen; dieser gibt viele Zweige ab, die durch die Löcher über dem Tragerand der Wandfläche hervortreten und sich teils in der Wandlederhaut, teils, nachdem sie sich um den Tragerand umgeschlagen haben, in der Sohlenlederhaut verzweigen, Arterien der Sohlenlederhaut (Fig. 842 13). Diese Zweige bilden an der Wand und an der Sohle viele Anastomosen und am Tragerand des Hufbeins einen Gefässbogen, die Arterie des unteren Hufbeinrandes (Leisering [348]).

Alle in den Weichgebilden des Hufes sich verzweigenden Arterien anastomosieren vielfältig untereinander. Einzelne kleine Arterienäste gehen direkt in Venen über.

IV. Truncus brachiocephalicus communis der Wiederkäuer.

Der Aortenbogen verhält sich wie beim Pferde (s. S. 613 u. 615); aus ihm entspringt der sehr starke, beim Rinde 12—15 cm lange **Truncus brachiocephalicus communis** (Fig. 843 1), der sich in die A. subclavia sinistra (5) und die stärkere *A. brachiocephalica* (2) teilt. Letztere gibt ungefähr 5—6 cm nach ihrem Ursprung den 5—6 cm langen *Truncus bicaroticus* (3) ab; der bleibende Stamm ist die *A. subclavia dextra*, aus der, ebenso wie aus der A. subclavia sinistra, folgende Gefässe entspringen: 1.—4. *Truncus costocervicalis* (6): der gemeinsame Stamm der *A. intercostalis suprema* (7), *A. transversa colli* (8), *A. cervicalis profunda* (9) und *A. vertebralis* (10). Zuweilen kommt ein gemeinsamer Stamm für die A. cervic. profunda und vertebralis als *Truncus vertebrocervicalis* vor. Aus dem erwähnten Stamme entspringt zuerst die A. intercostalis suprema und dicht neben ihr, oft auch gemeinsam mit ihr, die A. transversa colli; dann geht, einige Zentimeter von der A. transversa colli entfernt, die A. cervicalis profunda ab; der verbleibende Stamm wird zur A. vertebralis; 5. die *A. mammaria (thoracica) interna* (11); 6. mit gemeinsamem Stamm (*Truncus omo-*

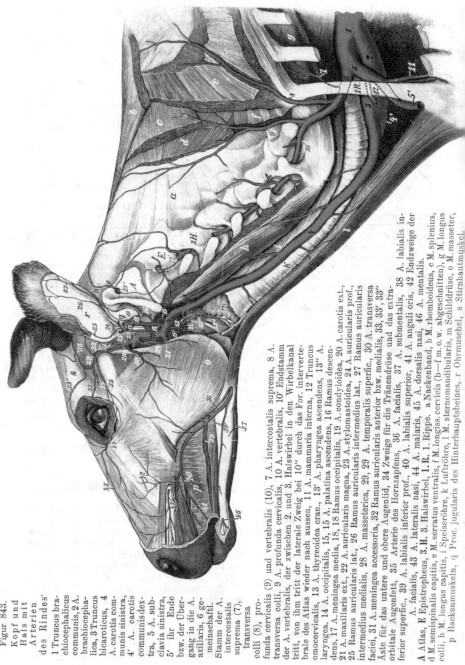

Figur 843.
Kopf und Hals mit Arterien des Rindes'

1 Truncus brachiocephalicus communis, 2 A. brachiocephalica, 3 Truncus bicaroticus, 4 A. carotis communis sinistra, 4' A. carotis communis dextra, 5 A. subclavia sinistra, 5' ihr Ende bzw. der Übergang in die A. axillaris, 6 gemeinschaftl. Stamm der A. interostalis suprema (7), transversa colli (8), profunda cervicalis (9) und vertebralis (10), 7 A. interostalis suprema, 8 A. transversa colli, 9 A. profunda cervicalis, 10 A. vertebralis, 10' Endstamm der A. vertebralis, der zwischen 2. und 3. Halswirbel in den Wirbelkanal tritt, von ihm tritt der laterale Zweig bei 10'' durch das For. intervertebrale des Atlas wieder nach aussen, 11 A. mammaria interna, 12 Truncus omocervicalis, 13 A. thyreoidea cran., 13' A. pharyngea ascendens, 13'' A. laryngea, 14 A. occipitalis, 15, 15 A. palatina ascendens, 16 Ramus descendens, 17 A. meningea media, 18, 18 Ramus occipitalis, 19 A. condyloidea, 20 A. carotis ext., 21 A. maxillaris ext., 22 A. auricularis magna, 23 A. stylomastoidea, 24 A. auricularis prof., 25 Ramus auricularis lat., 26 Ramus auricularis intermedius lat., 27 Ramus auricularis intermedius medialis, 28 A. masseterica, 29, 29 A. temporalis superfic., 30 A. transversa faciei, 31 A. meningea accessoria, 32 Ramus auricularis anterior bzw. medialis, 33, 33', 33'' Äste für das untere und obere Augenlid, 34 Zweige für die Tränendrüse und das extraorbitale Augenfett, 35 Arterie des Hornzapfens, 36 A. facialis, 37 A. submentalis, 38 A. labialis inferior superfic., 39 A. labialis inferior prof., 40 A. labialis superior, 41 A. anguli oris, 42 Endzweige der A. facialis, 43 A. lateralis nasi, 44 A. malaris, 45 A. dorsalis nasi, 46 A. mentalis.

A Atlas, E Epistropheus, 3.H. 3. Halswirbel, I. R. 1. Rippe. a Nackenband, b M. rhomboïdeus, c M. splenius, d M. semispinalis capitis, e M. serratus ventralis, f M. longiss. cervicis (b—f m. o. w. abgeschnitten), g M. longus colli, h M. longus capitis, i Speiseröhre, k Luftröhre, l M. sternomandibularis, m Schilddrüse, o M. masseter, p Backenmuskeln, q Proc. jugularis des Hinterhauptsbeines, r Ohrmuschel, s Stirnhautmuskel.

cervicalis) (₁₂) die *A. cervicalis ascendens* und *transversa scapulae;* 7. die *A. thoracica externa* und 8. die *A. axillaris* (₅ᵧ).

Bei Schaf und Ziege geht der gemeinschaftliche Stamm der unter 1—4 genannten Arterien zuerst von der A. brachiocephalica ab, dann folgt der kurze Truncus bicaroticus; das alsdann übrigbleibende Gefäss bildet die A. subclavia dextra.

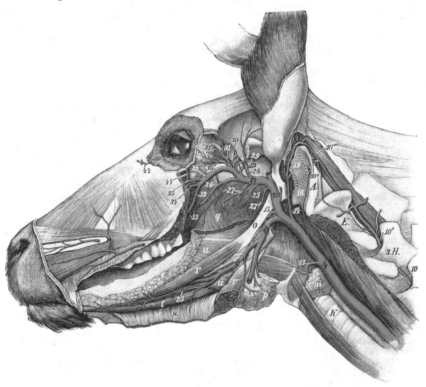

Figur 844. Tiefere Arterien am Kopfe des Rindes (dient zur Ergänzung von Fig. 843). Die Zahlen 1—21 und 44 beziehen sich auf dieselben Arterien wie in Fig. 843.

4 A. carotis comm. sinistra, 10 A. vertebralis, 10' Endstamm der A. vertebralis, der zwischen 2. und 3. Halswirbel in den Wirbelkanal tritt, von ihm tritt der laterale Zweig bei 10'' durch das For. intervertebrale des Atlas wieder nach aussen, 10''' medialer Endast der A. vertebralis, der mit der A. condyloidea (19) anastomosiert und an der Bildung des Rete mirabile sich beteiligt, 13 A. thyreoidea cran., 14 A. occipitalis, 15 A. palatina ascendens, 16 Ramus descendens der A. occipitalis, der in diesem Fall gesondert entspringt, 19 A. condyloidea, die mit dem medialen Endast der A. vertebralis (10''') anastomosiert, 20 A. carotis ext., 21 A. maxillaris ext., 22 A. lingualis, 23 A. sublingualis, 24, 24 A. maxillaris int., 25 A. alveolaris mandibulae (abgeschnitten), 26 A. buccinatoria (abgeschnitten), 27, 27 Rami pterygoidei, 28 A. temporalis profunda (sie gibt bald einen sehr starken Ramus pterygoideus ab, der abgeschnitten ist), 29 Reteast, der durch das For. ovale in die Schädelhöhle tritt, 30 Reteäste, die durch das For. orbitorotundum in die Schädelhöhle treten, 31 A. ophthalmica ext., 31' das von ihr gebildete Netz, 32 A. palatina major, 33 A. palatina minor, 34 A. sphenopalatina, 35 A. infraorbitalis, 36 A. adiposa, 44, 44 A. malaris.

A Atlas, dessen Arcus dorsalis entfernt ist, E Epistropheus, dessen dorsaler Teil entfernt ist, 3. H. 3. Halswirbel.

k Luftröhre, m Schilddrüse, o grosser Zungenbeinast, p oraler Teil der Gland. submaxillaris, q M. pterygoideus, r M. styloglossus, s M. mylohyoideus, t M. geniohyoideus, u, u M. hyoglossus, v M. digastricus (abgeschnitten).

A. Die beiden **Aa. carotides communes** entspringen mit einem 5—6 cm langen Stamme, ausnahmsweise gesondert und dann zuerst die linke und darauf die rechte aus der A. brachiocephalica. Sie verlaufen dorsolateral an der Trachea bis zur dorsalen Kehlkopfswand, wo jede A. carotis communis ohne scharfe Grenze in die A. carotis ext. übergeht und zwar deshalb, weil die A. carotis interna beim erwachsenen Wiederkäuer als besonderer Arterienstamm fehlt; im fetalen Zustande und selbst noch beim jugendlichen Tiere ist sie jedoch ausgebildet und tritt durch den vorderen Teil des For. lacerum zum Rete mirabile an der Schädelbasis; als Rudiment bleibt ein bindegewebiger Strang zurück (Tandler [620], Schmidt [552], Canova [99], La Rocca [498]). Die A. carotis ext. verläuft am Schlundkopf zunächst noch ein Stück nasal, steigt dann fast senkrecht in die Höhe (Fig. 844 20) und gelangt über die laterale Seite des grossen Zungenbeinastes hinweg an den kaudalen Rand des Unterkiefers und teilt sich nahe dem Kiefergelenk wie beim Pferde in die A. temporalis superficialis und die A. maxillaris interna. Auf diesem Wege gibt sie ab beim Rinde die A. occipitalis, die A. maxillaris ext. (die ihrerseits wieder die A. lingualis abspaltet) und die A. auricularis magna.

Eine jede A. carotis communis gibt ausser *Rami tracheales, oesophagei* und *musculares* etwas kaudal vom Schlundkopf die **A. thyreoidea cranialis** (Fig. 843 13) ab, die um das Kopfende der Schilddrüse herumzieht und mit ihren Endzweigen in diese eintritt. Vorher gibt sie eine *A. pharyngea ascendens* (13') für die Schlundkopfkonstriktoren und dann eine *A. laryngea* (13'') ab, die das Innere des Kehlkopfs versorgt, aber auch noch Zweige an die M. crico- und thyreopharyngeus, den M. hyothyreoideus und M. sternomandibularis abgibt.

a) Die **A. occipitalis** (Fig. 843 u. 844 14) wird z. T. durch die A. vertebralis (s. S. 615) ersetzt und bildet infolgedessen einen relativ schwachen Stamm, der abgibt:

1. direkt an seinem Ursprunge die *A. palatina ascendens* (15, 15), die in der dorsalen Schlundkopfhöhlenwand, den retropharyngealen Lymphknoten und im Gaumensegel sich verbreitet, die nicht selten aber auch selbständig aus der A. carotis externa entspringt (wie in Fig. 844 15); 2. sehr variabel den i. d. R. dünnen *Ramus descendens* (Fig. 843 16); er wendet sich über die Kopfbeuger nach der Fossa atlantis, tritt durch das For. alare hindurch und vereinigt sich mit dem durch das For. intervertebrale des Atlas austretenden Endast der A. vertebralis. Er gibt Zweige an die Kopfbeuger und entspringt sehr oft, vielleicht sogar i. d. R. selbständig aus der A. carotis communis (wie in Fig. 844 16); 3. eine dünne *A. meningea media* (Fig. 843 17), die durch das For. lacerum aborale zu den Meningen geht; 4. den *Ramus occipitalis* (18, 18), der zwischen Proc. jugularis und Proc. condyloideus über das Atlantookzipitalgelenk zur Genickfläche des Schädels verläuft und hier in den Kopfstreckern sich verzweigt; 5. Zweige an die Kopfbeuger. 6. Der nunmehr übrig bleibende starke Endstamm der A. occipitalis wird zur *A. condyloidea* (Fig. 843—845 19). Sie tritt durch das nasale For. hypoglossi in die Schädelhöhle und löst sich in eine Anzahl Zweige auf. Von diesen verbindet sich der stärkste mit dem medialen Endzweig der A. vertebralis und trägt zur Bildung des Wundernetzes des Gehirns (s. S. 651) bei; je ein anderer Zweig tritt durch eine kleine Öffnung in die Diploë der Proc. condyloidei, verzweigt sich hier und lässt einige Zweige wieder austreten zu den Kopfstreckern; ein weiterer Zweig tritt in den Schläfenkanal, anastomosiert mit der A. meningea accessoria und verzweigt sich von hier aus im M. temporalis und in der Auskleidung der Stirnhöhle, weitere Zweige gehen an die Dura mater.

b) Die **A. maxillaris externa** (Fig. 843 u. 844 21) ist beim Rinde schwächer als beim Pferde, verläuft jedoch wesentlich wie bei diesem (s. S. 634). Sie gibt die starke *A. lingualis* (Fig. 844 22) ab, die jedoch nicht selten selbständig teils kaudal, teils nasal von der A. maxillaris ext. aus der A. carotis externa entspringt. Sie verhält sich im allgemeinen wie beim Pferde, gibt aber noch 1—2 Zweige an die Gland. submaxillaris, meist je einen Zweig an die seitliche Schlundkopfhöhlenwand und den M. digastricus, meist einen Ramus hyoideus zur Verbindung mit der der anderen Seite, ausserdem nasal vom kleinen Zungenbeinast die *A. sublingualis* (Fig. 844 23) ab.

Diese verläuft am ventralen Rande des M. styloglossus und der Gland. sublingualis nach dem Kinnwinkel, um sich mit ihren Endzweigen in den dort gelegenen Muskeln aufzulösen.

Der fortlaufende Stamm der A. maxillaris externa gibt Zweige an den M. pterygoideus, digastricus, mylohyoideus und sternomandibularis, an die Muskeln des Zungengrundes, die Gland. submaxillaris (h) und die Kehlgangslymphknoten und gelangt wie beim Pferde durch den Gefässausschnitt als **A. facialis** (Fig. 843 36) ins Angesicht und gibt ab: 1. an der Umschlagsstelle ein schwächeres Gefäss, das einen Zweig zur Gland. submaxillaris sendet, während der andere (als *A. submentalis* [37] nach

Schmidt [552]) am M. mylohyoideus nach dem Kinn zu läuft; 2. die schwache, am ventralen Rande des M. depressor labii inf. verlaufende *A. labialis inf. superficialis* (38); 3. die etwas stärkere, an der medialen Seite des M. depressor labii inf. nach dem Mundwinkel verlaufende *A. labialis inf. profunda* (39) und 4. weiter dorsal die *A. labialis sup.* (40), die (meist bedeckt vom M. zygomaticus) am ventralen Rande des M. caninus zur Oberlippe zieht und meist einen stärkeren Zweig zum Mundwinkel (*A. anguli oris*) (41) und einen starken Ast abgibt, der der A. lateralis nasi fast parallel verläuft. Die A. labialis sup. erscheint meist als der Endstamm der A. facialis. Von ihr, sowie dem Parallelast und der A. lateralis nasi zweigen 6—8 feine Zweige (42) ab, die divergierend nach dem Nasenloch, dem Nasenrücken und dem unteren Augenlid verlaufen und mit der A. malaris und dorsalis nasi anastomosieren. Die *A. lateralis nasi* (43) wird durch die A. infraorbitalis und die *A. dorsalis nasi* (45) durch die A. malaris ersetzt.

c) Die *A. palatina ascendens* für die seitliche Schlundkopfhöhlenwand; doch entspringt sie sehr oft aus der A. occipitalis (s. S. 650).

d) Ca. 4 cm dorsal von der A. maxillaris ext. die *A. auricularis magna* (22). Sie verhält sich im allgemeinen wie beim Pferde (s. S. 636).

Sie gibt in variabler Weise eine durch den Fazialiskanal in das Mittelohr gelangende *A. stylomastoidea* (23), eine durch das Gesäss an die Innenfläche der Muschel tretende *A. auricularis prof.* (24), einen *Ramus auricularis lateralis* (25), *Ramus auricularis intermedius lateralis* (26) und *medialis* (27) und Muskeläste ab.

e) 5—6 cm dorsal von der A. maxillaris ext. entfernt die *A. masseterica* (28), die i. d. R. auch Zweige für den M. pterygoideus, M. digastricus, die Parotis abgibt, die nicht selten selbständig aus der A. carotis ext. entspringen.

Aus der Endteilung der A. carotis ext. gehen die A. temporalis superfic. und A. maxillaris int. hervor.

f) Die *A. temporalis superficialis* (29, 29) verläuft kaudal vom Kiefergelenk zur Schläfengegend und zum oberen Augenlid. Sie gibt ausser Zweigen an die Parotis ab:

a) Die *A. transversa faciei* (30), die einen Muskelast für den M. masseter darstellt und ungefähr in dessen Mitte, also weit vom Jochbogen, verläuft; *β*) eine *A. meningea accessoria* (Canova, Schmidt) (31), die durch den Schläfenkanal in die Schädelhöhle gelangt und sich in der Dura mater verbreitet, jedoch auch Zweige in die Stirnhöhle und an den M. temporalis und an die Ohrmuschel sendet. Sie zweigt i. d. R. eine *A. auricularis anterior* (32) ab, deren Ende den *Ramus auricularis medialis* bildet. *γ*) Der fortlaufende Stamm gibt starke Zweige an das obere und untere Augenlid (33, 33', 33''), die Tränendrüse (*A. lacrimalis superficialis*) (34) und das extraorbitale Augenfett, die Haut der Stirn- und Scheitelgegend, den Stirnhautmuskel und den M. temporalis ab, die mit denen der anderen Seite anastomosieren. Der Endstamm läuft als Arterie des Hornzapfens (35) um den lateralen Rand der Hornbasis herum bis zur Hinterhauptsgegend, wo er mit dem der anderen Seite anastomosiert; er gibt starke Zweige an die Hornlederhaut und an die Ohrmuskeln.

g) Die **A. maxillaris interna** tritt als Hauptast der A. carotis ext. an die mediale Seite der Mandibula und strebt der Fossa pterygopalatina zu (Fig. 844 24, 24). Sie gibt folgende Äste ab:

aa) Die *A. alveolaris mandibulae* (25) gibt i. d. R. zunächst einen Zweig an den M. pterygoideus, verläuft dann durch den Canalis mandibulae und verlässt diesen als relativ starker Zweig durch das For. mentale (Fig. 843 46), nachdem sie vorher noch einen *Ramus incisivus* für die Schneidezähne abgegeben hat.

bb) *Rami pterygoidei* an den M. pterygoideus (27, 27).

cc) Die *A. temporalis profunda (aboralis)* (28) entspringt dicht nasal von dem Kiefergelenk, gibt meist einen starken Ast an den M. masseter und teilt sich in mehrere zum M. temporalis gehende Zweige.

dd) 2—3 cm nasal von cc entspringt die *A. buccinatoria* (26), die zwischen Ober- und Unterkiefer an die Backe tritt und diese mit Blut versorgt, vorher aber Zweige an den M. temporalis und pterygoideus und an die dorsalen Backendrüsen gibt.

ee) Mehrere Äste (Reteäste nach Schmidt) welche die **A. carotis interna** vertreten; von diesen gelangen ein stärkerer Zweig durch das For. ovale (Fig. 844 u. 845 29) und 3—8 schwächere (Fig. 844 u. 845 30) durch das For. orbitorotundum in die Schädelhöhle, in der sie zusammen mit Zweigen der A. vertebralis (s. S. 653) und der A. condyloidea (s. S. 650) zwischen der Schädelbasis und der Dura mater ein grösseres **Wundernetz**, *Rete mirabile cerebri* (Fig. 845 1), seitlich von der Hypophyse bilden und die letztere dadurch, dass die beiderseitigen Wundernetze sich durch Queräste verbinden, fast vollständig umgeben. Aus jedem Wundernetz entspringt nasal von der Hypophyse eine kurze, starke Arterie (*A. carotis cerebralis*), welche die Dura mater durchbohrt und sich sogleich in einen Ramus cranialis und caudalis teilt. Diese verbinden sich mit den gleichen Gefässen der anderen Seite zu dem Circulus arteriosus. Aus dem Zusammenfluss der beiden Rami caudales entsteht die *A. basilaris cerebri*, die unmerklich in die *A. spinalis ventralis* übergeht. Aus dem Circulus arteriosus und der A. basilaris cerebri entspringen i. w. dieselben Gefässe wie beim Pferde (s. S. 632 u. 633).

Ein kleiner Teil des Netzes setzt sich extrakranial durch das For. opticum in die Schädelhöhle fort und bildet ventral vom Chiasma opticum (extradural) ein Rete mirabile, aus dem die *A. ophthalmica interna* entspringt; sie begleitet den Sehnerven und mündet in den Truncus ciliaris temporalis (s. S. 653).

ff) Die *A. ophthalmica ext.* (Fig. 844 31) kreuzt den

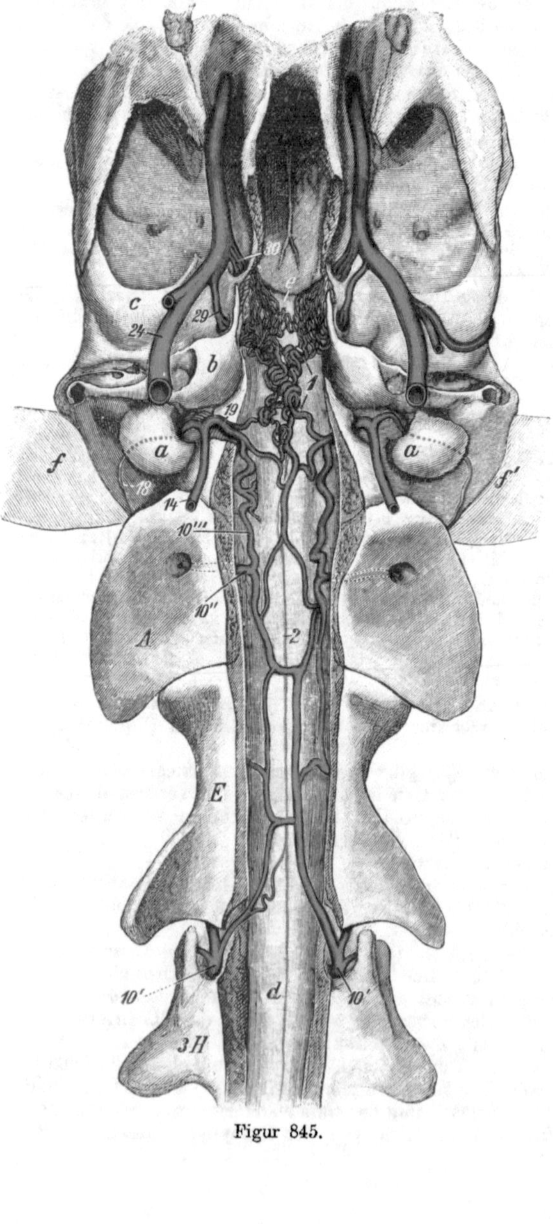

Figur 845.

Figur 845. Arterielles Netz an der Schädelbasis, aus dem die Arterien für das Gehirn entspringen.
Die Zahlen 4, 10, 10′, 10″, 10‴, 14, 18 und 19 beziehen sich auf dieselben Arterien wie in Fig. 843 u. 844.
1 Rete mirabile an der Schädelbasis, 2 Arterie für die Dura mater spinalis, 10′, 10′ Ende der Aa. vertebrales, die zwischen 2. und 3. Halswirbel in den Wirbelkanal treten, 10″ der von der A. vertebralis durch das For. intervertebrale des Atlas nach aussen tretende Ast, 10‴ medialer Endast der A. vertebralis, der mit der A. condyloidea (19) anastomosiert und an der Bildung des Rete sich beteiligt, 14 A. occipitalis, 18 Ramus occipitalis, 19 A. condyloidea, 24 A. maxillaris interna, 29 Reteast, der durch das For. ovale in die Schädelhöhle tritt, 30 Reteäste, die durch das For. orbitorotundum in die Schädelhöhle treten.
A Atlas, E Epistropheus, 3. H. 3. Halswirbel.
a, a Proc. jugularis, b Bulla tympanica, c Tuberc. articulare, d Rückenmark, e Hypophyse, f rechtes und f′ linkes Horn (abgeschnitten).

N. maxillaris, wobei sie bisweilen Reteäste (s. S. 651) abgibt, durchbohrt die Periorbita, tritt zwischen dem M. rectus oculi lateralis und dorsalis in die Tiefe und bildet an der dem Sehnerven zugekehrten Fläche des M. rectus dorsalis ein *Rete mirabile*, Wundernetz ($31'$); sie selbst geht durch dieses Rete hindurch und teilt sich in die zum For. ethmoidale ziehende *A. ethmoidalis*, die sich wie beim Pferde verhält (s. S. 638), und die *A. frontalis;* diese tritt in den Canalis supraorbitalis und verzweigt sich hauptsächlich in der Stirnhöhle. Nur feine Zweige treten auf die Stirn. An ihrem Ursprung bilden die A. frontalis und ethmoidalis nicht selten auch ein Netz und geben eine *A. ciliaris anterior dorsalis* für den Bulbus ab. Aus dem Rete mirabile der A. ophthalmica entspringen: *a)* der *Ramus bulbi*, der den Sehnerven bis zum Bulbus begleitet und sich in den *Truncus ciliaris nasalis et temporalis* teilt. Diese geben je mehrere Aa. ciliares posteriores breves ab und werden zur A. ciliaris post. longa nasalis und temporalis, die sämtlich die Sclera durchbohren; *β)* die *A. lacrimalis prof.* für die Tränendrüse; *γ) Rami musculares* an die Mm. recti oculi, retractor bulbi, levator palpebrae sup., das intraorbitale Augenfett und die Sehnervenscheide.

gg) Eine oft aus der A. ophthalmica ext. entspringende *A. adiposa* (Fig. 844 36) an das Augenfett, die Conjunctiva und den Bulbus (*A. ciliaris anterior ventralis*).

Der Endstamm der A. maxillaris interna teilt sich in den nasodorsal gerichteten, gemeinschaftlichen Stamm der *A. malaris* (Fig. 844 $44,44$) und *infraorbitalis* (Fig. 844 35) und den nasoventral verlaufenden Stamm der *A. sphenopalatina* und *palatina major* (Fig. 844 34 u. 32), die je $1\frac{1}{2}$—2 cm lang sind.

Die *A. malaris* (Fig. 844 $44,44$) ist stärker als beim Pferde; sie verläuft durch einen Ausschnitt der Tränenbeinblase nach der Orbita und in dieser nach dem unteren Augenlid, gibt Zweige an das Augenfett, die Periorbita, den M. obliquus oculi ventralis und (durch die Bulla lacrimalis) zur Schleimhaut der Kieferhöhle und versorgt weiterhin das 3. Augenlid, die Tränenkarunkel, den Tränensack und das untere Augenlid und tritt nahe dem medialen Augenwinkel an das Gesicht und wird hier zur A. *dorsalis nasi* (Fig. 843 45), die sich bis zur Nasenspitze verfolgen lässt und Zweige an die Stirn und den Nasenrücken abgibt.

Die *A. infraorbitalis* (Fig. 844 35) verläuft durch den Canalis infraorbitalis, wobei sie an die Backzähne die *Aa. alveolares* (*dentales* und *gingivales*) *maxillae* abgibt, verlässt den Kanal und wird zur *A. lateralis nasi* (Fig. 843 43), die zum äusseren Nasenflügel zieht und diesen sowie die hier gelegenen Muskeln versorgt.

Die *A. sphenopalatina* (Fig. 844 34) tritt durch das For. sphenopalatinum, verzweigt sich in der Nasenhöhle (s. S. 639) und löst sich im ventralen Nasengang, an der ventralen Muschel und (vereint mit der A. ethmoidalis) am Siebbein in ein weitmaschiges Netzwerk auf.

Die *A. palatina major* (Fig. 844 32) ist schwächer als beim Pferde, gibt die dünne *A. palatina minor* (Fig. 844 33) zum Gaumensegel ab, tritt durch den Canalis palatinus an den harten Gaumen, geht aber nicht an die Oberlippe, sondern tritt durch die Incisura incisiva in die Schleimhaut der Nasenhöhle und bildet in der Umgebung des Canalis nasopalatinus ein Wundernetz, nachdem sie noch einen Zweig an die Zahnplatte abgegeben hat.

Bei Schaf und Ziege verhält sich die **Verzweigung der A. carotis communis** im allgemeinen wie beim Rinde (s. Fig. 846 u. 847); nur folgende wesentliche Unterschiede seien angegeben: die A. carotis ext. gibt die *A. occipitalis, lingualis* und *auricularis magna* ab; die *A. maxillaris ext.* fehlt und wird durch Äste der A. transversa faciei, A. temporalis superf. und malaris ersetzt. Die *A. labialis inf.* und *sup.* sind Zweige der A. transversa faciei, die *A. lateralis* und *dorsalis nasi* solche der A. malaris bzw. bei der Ziege die A. dorsalis nasi ein Zweig der A. temporalis superficialis. Betr. Einzelheiten s. im übrigen Canova[99] u. die Fig. 846 u. 847.

B. Die **A. intercostalis suprema** (s. S. 629) entspringt allein oder mit der folgenden zusammen und gibt die *A. intercostalis prima, secunda* und *tertia* ab.

C. Die **A. transversa colli** ist schwächer, verläuft jedoch im wesentlichen wie beim Pferde (s. S. 629).

D. Die **A. cervicalis profunda** geht zwischen dem 1. Brust- und 7. Halswirbel, mitunter zwischen dem 6. und 7. Halswirbel an die Nackenmuskeln.

E. Die **A. vertebralis** (Fig. 843 10) verläuft bis zum 2. (3.) Halswirbel wie beim Pferde, tritt dann zwischen dem 2. und 3. (3. und 4.) Halswirbel (bei 10 in Fig. 843—845) in den Wirbelkanal, in dem sie an den Wirbelkörpern kopfwärts verläuft, sich durch 2—3 Queräste mit der anderseitigen verbindet und am Atlas in 2 Äste teilt.

Der mediale Ast (Fig. 844 u. 845 $10'''$) läuft nach der Schädelhöhle, verbindet sich mit der A. condyloidea (Fig. 844 u. 845 19) und hilft das *Rete mirabile cerebri* (s. S. 651) bilden, zu dem er 2—3 Zweige entsendet. Der laterale Ast gelangt durch das For. intervertebrale des Atlas

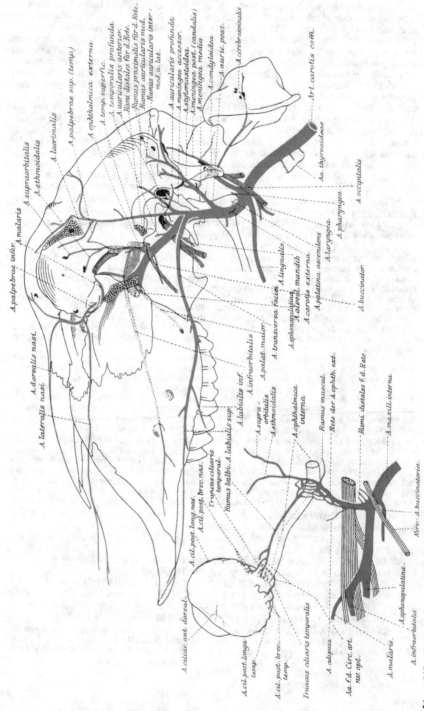

Figur 846. Kopfarterien vom Schafe (n. Canova).

Figur 847. Endverzweigung der A. maxillaris int. des Schafes (n. Canova).

auf dessen dorsale Fläche (Fig. 843 u. 845 10''), vereinigt sich mit dem Ramus descendens der A. occipitalis (Fig. 843 16) und verzweigt sich in den Kopfstreckern und ersetzt zum grossen Teile den kranialen Ast der schwachen A. occipitalis. Im For. intervertebrale gibt er einen Zweig zum Wundernetz. Die Rückenmarkszweige der beiderseitigen Aa. vertebrales, intercostales, lumbales und sacrales laterales verbinden sich, bevor sie in die *A. spinalis ventralis,* die eine Fortsetzung der *A. basilaris* ist, münden, auf den Wirbelkörpern zu langgezogenen, vier- oder sechseckigen Maschen.

F. Die A. thoracica (mammaria) interna,

G. die A. cervicalis ascendens und die häufig aus der A. thoracica lateralis entspringende **A. transversa scapulae,** ebenso

H. die A. thoracica externa weichen nicht wesentlich von den entsprechenden Gefässen des Pferdes (s. S. 640 u. 641) ab, sind jedoch verhältnismässig schwächer.

J. Die A. axillaris des Rindes verläuft über die mediale Seite des Schultergelenks und teilt sich in die *A. subscapularis* und *brachialis.* Vorher gibt sie ab:

a) Die *A. thoracicoacromialis;* sie sendet Zweige an die Brustmuskeln und tritt zwischen dem M. subscapularis und supraspinatus in die Tiefe.

I. Die **A. subscapularis** ist fast ebenso stark wie die A. brachialis, verläuft zwischen dem M. subscapularis und teres major nach dem Rückenwinkel der Scapula und schlägt sich nahe diesem als dünnes Gefäss auf die laterale Seite der Schulter um, geht bis zur Spina scapulae und gibt dabei Zweige an den M. infraspinatus, latissimus dorsi und den Schulterhautmuskel. Die A. subscapularis gibt ab:

a) $1\frac{1}{2}$—$2\frac{1}{2}$ cm nach ihrem Ursprung die an der Beugeseite des Schultergelenks nach der lateralen Seite tretende *A. circumflexa humeri posterior.* Sie verzweigt sich im M. teres minor, deltoideus und infraspinatus, vor allem aber gibt sie starke Zweige an den M. triceps brachii ab, die nach dem Olecranon zu in die genannten Muskeln eintreten und einen Teil des Verbreitungsgebietes der A. profunda brachii des Pferdes übernehmen.

b) Die *A. thoracicodorsalis;* sie verläuft kaudodorsal und gibt nicht allein dem M. teres major und latissimus dorsi, sondern auch dem Brustmuskeln und dem M. triceps brachii Zweige. Sie entspringt i. d. R. 2—3 cm nach dem Abgang der A. subscapularis. Wir sahen sie jedoch auch aus dem Teilungswinkel der A. axillaris oder aus dieser selbst abgehen.

c) 10—12—15 cm nach ihrem Abgang die *A. circumflexa scapulae,* die sich wie beim Pferde verhält (s. S. 641).

d) Inkonstante, mitunter recht starke *Rami musculares.*

II. Die **A. brachialis** läuft, den Humerus kreuzend, über den medialen Teil der Beugeseite des Ellbogengelenks an den Unterarm und wird damit zur **A. mediana,** die am mediovolaren Rande des Radius bis fast zur Mitte des Unterarms geht (Fig. 848 a) und sich dort in die A. radialis (b) und ulnaris (h) spaltet. Bis dahin gibt sie ab:

a) $1\frac{1}{2}$—$2\frac{1}{2}$ cm nach ihrem Ursprung die *A. circumflexa humeri anterior,* die durch den M. coracobrachialis zum M. biceps brachii tritt und bisweilen aus der A. subscapularis oder der A. circumflexa humeri post. entspringt.

b) Ungefähr zwischen 1. und 2. Drittel des Humerus die *A. profunda brachii,* die aber recht schwach ist, weil ihr Verbreitungsgebiet z. T. von der A. circumflexa humeri post. übernommen wird (s. oben).

c) Nahe dem Ellbogengelenk die in der Richtung nach dem Olecranon verlaufende, bisweilen doppelt vorhandene *A. collateralis ulnaris (proximalis),* die sich im M. triceps brachii und in den am Unterarm gelegenen Beugemuskeln verzweigt, aber nicht zum Carpus gelangt.

d) die an der Beugeseite des Ellbogengelenks entspringende *A. collateralis radialis (distalis)* für den M. biceps und brachialis und die am Unterarm gelegenen Streckmuskeln; sie gibt auch die *A. nutritia humeri* ab, läuft aber nicht bis zum Carpus.

e) Am proximalen Ende des Unterarms einen sehr starken *Ramus muscularis* für die Beugemuskeln, der meist auch noch Zweige an die Streckmuskeln abgibt.

f) Ein wenig zehenwärts von e die *A. interossea communis,* ein starkes Gefäss, das mit der A. profunda brachii anastomosiert und als *A. interossea dorsalis* in der Gefässrinne zwischen Radius und Ulna liegt und Zweige an die Streckmuskeln und die Haut gibt. Am distalen Unterarmende sendet sie zwischen Radius und Ulna auf die volare Fläche des Radius einen Zweig (Fig. 848 o), der sich an der Bildung des *Rete carpi volare* beteiligt (Fig. 848 o'), und sich in die *A. metacarpea volaris prof. lat.* (Fig. 848 k, k') fortsetzt (s. S. 625), während der fortlaufende Stamm der A. interossea das *Rete carpi dorsale* bilden hilft.

Das **Rete carpi dorsale** wird ausser vom Endstamm der A. interossea von Zweigen der A. radialis gebildet. Aus ihm entsteht die *A. metacarpea dorsalis (III)* (s. S. 624).

III. Die **A. radialis** (Fig. 848 b) ist schwächer als die A. ulnaris, läuft oberflächlich am medialen Rande des Radius, Carpus und Metacarpus zehenwärts und gibt am distalen Ende der Speiche Zweige an das Rete carpi dorsale et volare (c. u. d.), ferner am proximalen Ende des Hauptmittelfussknochens einen Querast (e) ab, der zwischen den Knochen und den M. interosseus medius tritt, Gefässe an diesen und das Rete carpi volare gibt und die *A. metacarpea perforans proximalis* (e') durch das proximale Loch des Hauptmittelfussknochens zur A. metacarpea dorsalis (III) sendet,

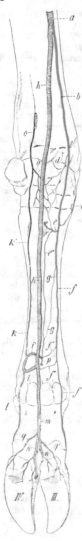

während der Stamm als *A. metacarpea volaris prof. III* s. *media* (e'') volar am Hauptmittelfussknochen herabläuft, wo sie nicht selten netzförmige Verzweigungen bildet und sich ungefähr in der Mitte des Metacarpus mit einem Zweige der A. metacarpea vol. prof. II (g) vereinigt. Nach Abgabe des Querastes (e) wird die A. radialis zur *A. metacarpea vol. prof. II* (I). Sie spaltet zunächst einen dünnen Zweig ab (g), der zwischen dem M. interosseus medius und dem Hauptmittelfussknochen an die volare Fläche des letzteren tritt, sich mit der A. metacarpea volaris prof. III (e'') vereinigt und mit f'' und i den *Arcus volaris profundus* bilden hilft. Weiterhin gibt die A. metacarpea vol. prof. II im distalen Drittel des Metacarpus 2 Äste ab, nämlich einen Verbindungszweig zur A. metacarpea volaris superfic. III (f' u. S. 625), wodurch der *Arcus volaris superficialis* entsteht, und einen Zweig (f''), der sich um den medialen Rand der tiefen Beugesehne und des M. interosseus medius umschlägt und mit dem ersterwähnten Zweige (e'' und g) und dem Querast der A. metacarpea vol. superficialis III (i u. S. 625) den zwischen M. interosseus medius und Knochen gelegenen *Arcus volaris profundus* bildet; das Ende der A. metacarpea vol. prof. II verläuft zur medialen Seite der medialen Haupt- und zur medialen Afterzehe und wird zur *A. digiti III medialis* (f''').

Aus dem *Arcus volaris profundus* entspringen Zweige für die Beugesehnen und die Bänder der Metakarpophalangealgelenke, eine Ernährungsarterie für den Hauptmittelfussknochen und ein Gefäss, das als *A. metacarpea perforans distalis* (Fig. 848 p) durch das distale Loch des Hauptmittelfussknochens tritt, um in die *A. metacarpea dorsalis III* einzumünden.

IV. Die **A. ulnaris** (Fig. 848 h) verläuft am medialen Rande der tiefen Beugesehne bis zum distalen Ende des Metacarpus und heisst am Metacarpus **A. metacarpea volaris superficialis III** (h').

Figur 848. Arterien am Vorderfuss des Rindes; von der volaren Seite gesehen. Verzweigung der A. radialis und ulnaris. (Halbschematisch.) a A. mediana, b A. radialis, c deren Zweig zum Rete carpi dorsale, d deren Zweig zum Rete carpi volare, e Querast der A. radialis, der Zweige zum Rete carpi volare, ferner e' einen Verbindungszweig durch das proximale Loch des Hauptmittelfussknochens zur A. metacarpea dorsalis schickt und selbst als e'' A. metacarpea vol. prof. III s. media weiterläuft, f A. metacarpea vol. prof. II, f' deren Zweig zur A. metacarpea vol. superficialis III, wodurch der Arcus volaris superficialis entsteht, f'' Zweig von f, der sich mit e'', i' und g zum Arcus volaris profundus vereinigt, f''' A. digiti III medialis, g, g Zweig der A. metacarpea vol. prof. II, h A. ulnaris, h' A. metacarpea vol. superficialis III, i Querast von h', i' dessen Ende, k, k' A. metacarpea vol. prof. IV (lateralis), l A. digiti IV lateralis, m A. digitalis comm. vol. III, n A. digiti IV volaris medialis, n' A. digiti III volaris lateralis, o Zweig der A. interossea comm., o' dessen Ast zum Rete carpi volare, p A. metacarpea perforans distalis, q, q' Zweige an die Ballen, III mediale und IV laterale Klaue (die Afterklauen sind unberücksichtigt geblieben).

Figur 848.

Im distalen Drittel des Metacarpus verbindet sie sich mit einem Zweige der A. metacarpea vol. prof. II (f; s. S. 656), wodurch der *Arcus volaris superficialis* entsteht.
Diesem gegenüber geht fast rechtwinklig der Querast der *A. metacarpea volaris
superficialis III* (i) ab, der sich um den lateralen Rand der Beugesehnen umschlägt und
zwischen den M. interosseus medius und den Knochen tritt. Hierbei spaltet der Querast einen am lateralen Rande des M. interosseus medius bis zum Rete carpi volare bzw.
bis zum volaren Zweig der A. interossea (k'; s. S. 655) aufsteigenden Zweig, die
A. metacarpea volaris prof. IV s. *lateralis* (k), und einen absteigenden Zweig ab;
letzterer ist für die laterale Seite der lateralen Hauptzehe und die laterale Afterklaue
bestimmt, wird also zur lateralen Seitenarterie der lateralen Hauptzehe,
A. digiti IV lateralis (l). Das Ende des Querastes (i') hilft, wie S. 656 erwähnt,
mit e'', g und f'' in Fig. 848 den *Arcus volaris profundus* bilden.

Auf diese Weise entsteht durch Vereinigung des oberflächlichen und tiefen Gefässbogens
ein Gefässkranz, der die Beugesehnen inkl. M. interosseus medius umfasst.

Nach Abgabe des Ram. transversus und Bildung des oberflächlichen Gefässbogens
tritt die A. metacarpea volaris superficialis III als *A. digitalis communis volaris (III)*
(Fig. 848 m) am 1. Zehengelenk in den Zehenspalt, sendet durch diesen eine *A. interdigitalis perforans* zur A. metacarpea dorsalis (III) (s. S. 656) und teilt sich in die
mediovolare Seitenarterie der lateralen und die laterovolare Seitenarterie
der medialen Hauptzehe, *A. digiti IV volaris medialis* (n) und *A. digiti III volaris
lateralis* (n'). Diese verlaufen im Zehenspalt klauenwärts, geben an Phalanx II u. III
und besonders an die Ballen Zweige (q, q'), die sich mit entspr. der anderen Digital-
arterie verbinden, und dringen schliesslich in die Sohlenlöcher der Klauenbeine ein.
Die Ballenzweige (q, q') entspringen sehr oft schon aus dem Ende der A. digitalis
communis (m).

Vom beschriebenen Verhalten der A. radialis und ulnaris kommen mannigfache Abweichungen vor. So fanden wir, dass der Querast der A. metacarpea volaris superficialis III
ausnahmsweise statt um den lateralen um den medialen Rand der Beugesehnen in die Tiefe tritt,
dass der oberflächliche Ast der A. radialis in diesen Querast mündet und aus diesem erst die
mediale Seitenarterie der medialen Hauptzehe entspringt, oder dass der oberflächliche Ast der
A. radialis in die A. metacarpea volaris superf. III mündet und etwas distal von dieser Stelle die
A. digiti III medialis (s. S. 656) aus dem Arcus volaris oder aus der A. digitalis communis vol.
abgeht; ganz ausnahmsweise fehlte der Querast der A. metacarpea vol. superf. III usw.

V. Arteria brachiocephalica und Arteria subclavia sinistra des Schweines.

Ein **Truncus brachiocephalicus communis** fehlt; aus dem Arcus aortae entspringen die **A. brachiocephalica** und etwas mehr dorsal die starkbogig verlaufende
A. subclavia sinistra. Die *A. brachiocephalica* gibt zuerst den sehr kurzen *Truncus
bicaroticus* ab; aus der verbleibenden *A. subclavia dextra* entspringen, wie auch aus
der *A. subclavia sinistra:* 1. Der *Truncus costocervicalis*, 2. die *A. cervicalis profunda*,
3. die *A. vertebralis* — die unter 1—3 genannten Arterien oft mit einem gemeinsamen
Stamme —, 4. die *A. cervicalis ascendens*, 5. die *A. thoracica interna*, 6. die *A. transversa
scapulae*, 7. die *A. thoracica ext.*, 8. die *A. axillaris.*
   A. Die aus dem *Truncus bicaroticus* hervorgehenden **Aa. carotides communes**
verlaufen am Halse kopfwärts und geben ausser *Rami oesophagei, tracheales* und *lympho-
nodulares* die *A. thyreoidea cranialis* (Fig. 849 z, z') und die *A. laryngea* (y) ab. Eine
A. thyreoidea caud. kommt zuweilen einseitig oder auf beiden Seiten vor und entspringt
aus der A. cervicalis ascendens oder der A. carotis communis. Jede A. carotis comm.
teilt sich am Schlundkopf in den gemeinsamen Stamm der stärkeren *A. occipitalis* und
der schwächeren *A. carotis interna* und in die *A. carotis ext.* (g, g).
   Die **A. carotis interna** (Fig. 849 e) bildet mit der der anderen Seite an der
Gehirnbasis ein Wundernetz, das kleiner ist als bei den Wiederkäuern, weniger weit
halswärts reicht und mit der A. condyloidea und der A. vertebralis nicht in Verbindung
steht. Im übrigen weichen die *A. carotis interna* (e) und die *A. occipitalis* (b, c, d, d')

im Verlauf und in der Verzweigung nicht wesentlich von den entspr. Arterien des Pferdes (s. S. 632—634) ab. Aus der ersteren entspringt aber die *A. condyloidea* (f).

Die *A.* **carotis externa** (g, g) verläuft bis zum Kiefergelenk und wird hier nach Abgabe der *A.* temporalis superficialis (q) zur *A.* maxillaris int. (r). Vorher gibt sie ab: *α*) die starke *A. lingualis* (h), aus der die *A. pharyngea ascendens* (i), die *A. palatina ascendens* (k), die *A. sublingualis* (für die Gland. sublingualis und den M. hypoglossus) (l) und Zweige für Zungenmuskeln, die Gland. submaxillaris, die Lgl. mandibulares und den Kehlkopf entspringen, *β*) die schwache *A. maxillaris ext.* (n) verzweigt sich in der Gland. submaxillaris, im M. masseter, pterygoideus und mylohyoideus und mit einem Hautast, der fast mit dem N. facialis verläuft, im Gesichtshautmuskel. Eine *A. facialis* fehlt; die Gesichtsäste stammen beim Schweine von der *A.* alveol. mandibulae, der *A.* infraorbitalis und der *A.* malaris, *γ*) die *A. auricularis magna* (p, p, p''), die sich ähnlich wie beim Pferde (S. 636) verhält; sie anastomosiert mit der *A.* temporalis superficialis, *δ*) die *A. masseterica* (o), *ε*) die *A. temporalis superficialis* (q), welche die sehr starke *A. transversa faciei* (q') abgibt, sodass der fortlaufende Stamm (q'') nur schwach ist. Nach Tandler [620] können beide selbständig entspringen. Aus der auf die mediale Seite der Mandibula umbiegenden A. maxillaris interna (r) entspringen: eine starke *A. alveolaris mandibul.* (s'), deren Zweige durch die 4—5 Kinnlöcher heraustreten und als *Aa. mentales* die *A. labialis inferior* ersetzen; ferner die *A. meningea media,* ein *Ramus pterygoid.,* eine sehr schwache *A. temporal. prof.* (s), die starke *A. buccinatoria* (t), die sich im M. masseter und den Gesichtsmuskeln verzweigt und z. T. die A. facialis (die A. labial. inf. und angul' oris) vertritt; ferner die *A. ophthalmica (ext.)* (u), aus der die *A. lacrimalis* (u') und die *A. frontalis* (u'') und andere Äste abgehen. In der Fossa sphenopalatina teilt sich die A. maxillaris int. in den Stamm der *A. infraorbitalis* und *sphenopalatina* und in die *A. palatina major.* Die erste gibt zunächst einen kurzen Stamm (w) ab, der sich bald in den *Ramus frontalis* (w') für das untere Augenlid und die *A. malaris* (w'') teilt, die zum medialen Augenwinkel geht und die *A. lateralis* und *dorsalis nasi* ersetzend sich in der Stirn- und Nasengegend verzweigt. Die *A. infraorbitalis* kommt mit ihrem fortlaufenden Stamm aus dem Foramen infraorbitale, läuft zum Rüssel und vertritt die *A. labialis superior,* z. T. auch die *A. lateralis nasi.* Die *A. sphenopalat.* gelangt durch das For. sphenopalat. in die Nasenhöhle und verzweigt sich dort. Die *A. palatina major* (v) verläuft im Canal. und Sulcus palatinus (s. auch Diwo u. Roth [132 a]).

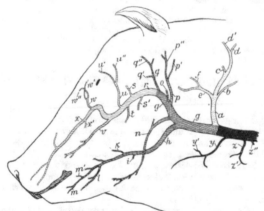

Figur 849. Schematische Darstellung der Kopfarterien des Schweines (nach Diwo und Roth; umgezeichnet).

a gemeinsamer Stamm der A. occipitalis und A. carotis interna, b Ramus muscularis, c A. meningea caudalis, d Ramus descendens und d' Ramus occipitalis der A. occipitalis, e A. carotis interna, f A. condyloidea, g, g A. carotis externa, h A. lingualis, i A. pharyngea ascendens, k A. palatina ascendens, l A. sublingualis, m A. submentalis, m' Rami musculares, n A. maxillaris externa, o A. masseterica, p A. auricularis magna, p' A. auricularis profunda, p'' Stamm der A. auricularis medialis und lateralis, q A. temporalis superficialis, q' A. transversa faciei, q'' Ramus muscularis, r A. maxillaris interna, s A. temporalis profunda, s' A. alveolaris mandibulae, t A. buccinatoria, u A. ophthalmica (ext.), u' A. lacrimalis, u'' A. frontalis, v A. palatina major, w Stamm des Ramus frontalis und der A. malaris, w' Ramus frontalis, w'' A. malaris, x A. infraorbitalis, x' A. sphenopalatina, y A. laryngea, y', z, z' A. thyreoidea cranialis, z'' Rami musculares.

B. Die **A.** **intercostalis suprema,** **C.** Die **A.** **cervicalis profunda,** **D.** Die **A. vertebralis** und **E.** Die **A. thoracica (mammaria) interna** verhalten sich im wesentlichen wie die entspr. Arterien des Pferdes (s. S. 629, 630 und 640).

F. Die **A. cervicalis ascendens** gibt eine unpaare, starke *A. thyreoidea caudalis* und *Rami parotidei* ab und verhält sich sonst wie beim Pferde.

G. Die **A. transversa scapulae** entspringt für sich gesondert oder aus der
H. **A. thoracica externa;** beide gleichen denen des Pferdes.
J. Die **A. axillaris** teilt sich an der Beugeseite des Schultergelenks in die *A. subscapularis* und *brachialis.* 1. Die **A. subscapularis** läuft zwischen dem M. subscapularis und teres major nach dem Rückenwinkel der Scapula, schlägt sich hier auf die laterale Seite um und löst sich in Äste für den M. infraspinatus, trapecius und das Caput longum des M. triceps brachii auf. Sie gibt ausser Rami musculares ab:

a) Die *A. thoracicodorsalis* für den M. teres major, latissimus dorsi und die Brustmuskeln.

b) Die *A. circumflexa humeri post.,* die der des Rindes gleicht (s. S. 655). Aus ihr entspringen ausserdem sehr oft die A. circumflexa humeri anterior und die A. circumflexa scapulae. Der gemeinschaftliche Stamm der 3 Gefässe ist dann erheblich stärker als die fortlaufende A. subscapularis.

c) Die *A. circumflexa scapulae,* die sehr oft mit der A. circumflexa humeri post. aus einem Stamm entspringt, ist ein auffallend starkes Gefäss, das über die mediale Fläche des Schulterblatts verläuft, zum M. subscapularis und supraspinatus Zweige sendet und sich am Halsrand der Scapula auf deren Aussenfläche umschlägt.

2. Die **A. brachialis** läuft bis zum Ellbogengelenk und von da als **A. mediana** bis zum mittleren Drittel des Unterarms herab und spaltet sich in die A. radialis und ulnaris. Auf diesem Wege gibt sie ausser Muskelzweigen folgende Äste ab:

a) Die *A. circumflexa humeri anterior* verhält sich wie beim Pferde (S. 641). Sehr oft entspringt das Gefäss aus der A. circumflexa humeri post.

b) Die *A. profunda brachii* entspringt etwas über der Mitte des Humerus, ist relativ schwach und wird z. T. durch Äste der A. circumflexa hum. post. ersetzt.

c) Die *A. collateralis ulnaris (proximalis)* ist verhältnismässig schwach; sie verläuft nach der medialen Seite des Ellbogenhöckers und gibt dem M. triceps brachii und den am Unterarm gelegenen Beugemuskeln Zweige.

d) Nahe der Beugeseite des Ellbogengelenks geht die *A. collateralis radialis (distalis)* ab, die sich wesentlich in den am Unterarm gelegenen Streckern verbreitet.

e) Am proximalen Unterarmviertel die *A. interossea communis.*

Diese teilt sich im Spatium interosseum in die *A. interossea volaris et dorsalis. a)* Die *A. interossea volaris* liegt zwischen Radius und Ulna und bildet am Metacarpus mit dem tiefen Aste der A. radialis den *Arcus volaris profundus* (s. S. 624 u. Fig. 823 d). Dicht über dem Carpus gibt sie einen starken Zweig ab, der zwischen Radius und Ulna hindurch auf die dorsale Seite tritt und mit einem dünnen Zweige der A. interossea dorsalis das *Rete carpi dorsale* (s. S. 624 u. Fig. 822 c) bildet. *β)* Die *A. interossea dorsalis* tritt durch die proximale Unterarmspalte zu den am Unterarm gelegenen Streckern und entsendet einen dünnen Zweig zum *Rete carpi dorsale* (s. S. 624 u. Fig. 822 c).

3. Die **A. radialis,** der schwächere Endzweig der A. mediana, läuft am mediovolaren Rande des Radius herab, gibt am Carpus einen Zweig zur A. ulnaris und teilt sich am proximalen Ende des Mittelfusses in 2 Äste, wovon der tiefe sich mit der A. ulnaris zum *Arcus volaris profundus* (s. S. 624) vereinigt, während der oberflächliche Ast zwischen Mc $_{2+3}$ herabläuft und nahe dem distalen Mittelfussende mit der A. ulnaris oder der A. metacarpea vol. superficialis IV zum *Arcus volaris superficialis* (s. S. 624 und Fig. 823) zusammenfliesst.

4. Die **A. ulnaris,** der stärkere Endast der A. mediana, liegt an der Beugeseite des Unterarms, des Carpus und Metacarpus, verbindet sich am Carpus mit einem Aste der A. radialis und nahe dem distalen Ende des Vordermittelfusses mit dem oberflächlichen Aste der A. radialis zum *Arcus volaris superficialis* (s. S. 624 und Fig. 823).

Über die Metakarpal- und Zehenarterien s. S. 624.

VI. Arteria brachiocephalica und Arteria subclavia sinistra der Fleischfresser (Fig. 850).

Aus dem Arcus aortae entspringt zuerst die *A. brachiocephalica* (Fig. 850 b), dann die *A. subclavia sinistra* (d); ein **Truncus brachiocephalicus communis** fehlt. Die **A. brachiocephalica** entsendet die *A. carotis communis sinistra* (c) und *dextra,* um dann als **A. subclavia dextra** wie die **A. subclavia sinistra** abzugeben: 1. die *A. verte-*

42*

bralis (e, e), 2. den gemeinsamen Stamm der *A. transversa colli* (g), *A. intercostalis suprema* (i) und *A. cervicalis profunda* (h), 3. den gemeinsamen Stamm der *A. cervicalis ascendens* (l) und *A. transversa scapulae* (m), 4. die *A. thoracica interna*, 5. die *A. thoracica externa* (r), 6. die *A. axillaris* (s). Ein **Truncus bicaroticus** fehlt; von den **Aa. carotides communes** entspringt erst die linke, dann die rechte. Sie geben auf ihrem Verlauf ab: die *A. thyreoidea caudalis,* die mitunter aus der A. brachiocephalica resp. subclavia sinistra, selbst aus der A. cervicalis ascendens entspringt; die *A. thyreoidea cranialis,* von der die *A. pharyngea ascendens,* Muskelzweige, Zweige für die Gland. submaxillaris und die *A. laryngea* abgegeben werden. Die A. pharyngea und laryngea können auch selbständig aus der A. carotis comm. entspringen. Die *A. parotidea* fehlt. Ventral von der Ala atlantis teilt sich die A. carotis communis in die *A. carotis interna* und den als *A. carotis externa* bezeichneten, fortlaufenden Stamm.

a) Die schwache **A. carotis interna** entspringt dicht kaudal von der A. occipitalis mit einer Erweiterung, läuft beim Hunde nach dem For. lacerum aborale, tritt in den Canalis caroticus (s. S. 114), verläuft in ihm bis zum For. caroticum und dringt durch dieses in die Schädelhöhle. Sie verbindet sich in dieser meist nicht mit der der anderen Seite. Ehe sie die Dura mater durchbohrt, gibt sie Zweige an diese und einen *Ramus anastomoticus* (Tandler [620]) ab, der durch die Fissura orbitalis nach aussen läuft, vor dem Austritt ein kleines Wundernetz bildet und mit der A. ophthalmica ext. anastomosiert. Die Verzweigung am Gehirn ähnelt der des Pferdes; die A. chorioidea entspringt jedoch aus der A. cerebri media (Szakall [616]). Aus dem Ramus nasalis entspringt eine relativ starke *A. ophthalmica in-*

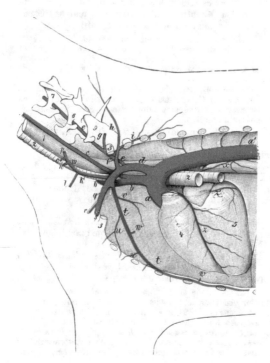

Figur 850. Brusthöhle des Hundes mit ihren arteriellen Gefässen; von links gesehen.

a Aorta ascendens, a' Aorta descendens, b A. brachiocephalica, c A. carotis comm. sinistra, d A. subclavia sinistra, e, e A. vertebralis, f Truncus costocervicalis, g A. transversa colli, h A. cervicalis profunda, i A. intercostalis suprema, k Truncus omocervicalis, l A. cervicalis ascendens, m A. transversa scapulae, n A. scapularis medialis, o A. acromialis, p A. cervicalis superficialis, q Endstamm der A. subclavia, r A. thoracica externa, s A. axillaris, t, t A. mammaria interna, u, u Rami sternales, v A. bronchialis cran., w, w Aa. mediastinales craniales, x Aa. bronchiales caudales, z Ramus descendens und z' Ramus circumflex. der A. coronaria cordis sinistra. 1 Oesophagus, 2, 2 Trachea, 3, 3 1. Rippe (abgesägt), 4 rechte u. 5 linke Herzkammer, 7, 8 und 9 die 3 letzten Halswirbel.

terna, die mit dem Sehnerven durch das For. opticum in die Orbita tritt und in die A. ophthalmica ext. (den Truncus ciliaris post. temp.) mündet (Brückner [87]). Aus ihr entspringt die A. centralis retinae.

b) Die **A. carotis externa** ist wenig schwächer als die A. carotis communis; sie verläuft nach dem Kiefergelenk und wird nach Abgabe der A. temporalis superficialis zur A. maxillaris int. Sie gibt folgende Äste ab:

1. Die schwache **A. occipitalis** zweigt (meist an der Teilungsstelle der A. carotis communis) die *A. condyloidea* und einen starken *Truncus cervicalis* für die Muskulatur des Nackens ab und teilt sich am Proc. jugularis in den Ramus occipitalis und descendens. Der *Ramus occipitalis* verläuft nach der Protuberantia occipitalis ext. und gibt die *A. meningea caudalis* ab; der *Ramus descendens* tritt durch die Incisura alaris auf die dorsale Fläche des Atlas und verzweigt sich grösstenteils hier in den Muskeln. Ein Zweig, die *A. cerebrospinalis*, tritt durch das For. intervertebrale, verbindet sich mit einem Aste der A. vertebralis und bildet wie beim Pferde die *A. basilaris cerebri*.

2. Die *A. lingualis* sowie Muskelzweige.

3. Die *A. maxillaris externa* gibt Zweige an die Muskeln sowie an die Gland. submaxillaris und sublingualis und teilt sich, kurz bevor sie den ventralen Rand der Mandibula erreicht, in die *A. sublingualis* und *A. facialis*. Letztere tritt zwischen dem M. masseter und digastricus auf die Gesichtsfläche; aus ihr entspringen die *A. labialis inferior*, *A. angularis oris* und als fortlaufender Stamm die *A. labialis sup.* Die *A. sublingualis* entsendet eine *A. submentalis* zum Kinnwinkel.

4. Die starke *A. auricularis magna;* aus ihr entspringen die Ohrarterien (*Ram. auricularis medialis, lateralis* und *intermedius, A. auricularis prof.* und *A. stylomastoidea*), mit Ausnahme der A. auricularis anterior (nasalis) und Zweige für die Parotis, die Gland. submaxillaris, die Muskeln des Genicks, der Ohren und für den M. temporalis.

5. Die *A. temporalis superficialis*, aus der eine sehr schwache *A. transversa faciei*, eine *A. auricularis anterior (nasalis)* sowie Zweige für die Parotis, die Ohrmuscheln und die Haut entspringen. Ihr Ende teilt sich in die *A. palpebrae sup. temporalis* und *A. palpebrae inf. temporalis*.

Die die Fortsetzung der A. carotis ext. bildende *A. maxillaris interna* verläuft unter Bogenbildung — beim Hunde durch den Canalis alaris — zur Fossa pterygopalatina; sie gibt zunächst die *A. alveolaris mandibulae* ab, die in den Unterkieferkanal eintritt; ihre aus den Foramina mentalia hervortretenden relativ starken Zweige verbreiten sich in der Unterlippe und im Zahnfleisch; sie anastomosieren mit den anderseitigen und der A. labialis inf. Ferner entspringen kaudal vom Canalis alaris 2 bis 3 *Aa. temporales profundae*, von denen die orale nicht selten von der A. buccinatoria abzweigt, und die *A. meningea media*, die einen Zweig an das Wundernetz sendet. Nach dem Austritt aus dem Flügelkanal gibt die A. maxillaris int. ab: a) die *A. ophthalmica ext.;* sie tritt durch das For. ethmoidale als *A. ethmoidalis ext.* in die Schädelhöhle, verbindet sich hier durch die *A. ethmoidalis int.* mit dem Ramus nasalis der A. carotis int. und versorgt den Riechapparat. Die A. ophthalmica ext. gibt intraorbital folgende Zweige ab: α) den *Ramus bulbi*, der sich in den Truncus ciliaris nasalis und temp. teilt, die ihrerseits wieder Aa. ciliares abspalten; β) den *Ramus muscularis;* er gibt Zweige an den M. obliquus oculi dors. und ventr., das obere und das 3. Augenlid und die A. ciliaris ant. dorsalis und ventralis ab und löst sich dann in zahlreiche lange Zweige für den M. retractor, die Mm. recti und das intraorbitale Fett auf. γ) Die *A. lacrimalis*, die mit einem Zweige die Tränendrüse und mit einem zweiten, der offenbar der A. frontalis der anderen Tiere entspricht, die Bulbusmuskulatur und das intraorbitale Fett versorgt (Brückner [87]); b) die *A. buccinatoria* für die Gland. orbitalis, den M. temporalis, masseter, buccinatorius und pterygoideus, das Gaumensegel und die Plica pterygomandibularis und c) die *A. palatina minor*. Der fortlaufende Stamm teilt sich in d) die *A. infraorbitalis*, die Zweige an die Gland. orbitalis, die *A. malaris* zum unteren Augenlid, *Rami dentales* an die Backzähne und eine *A. alveolaris incisiva* an Hakenzahn und Schneidezähne abgibt, dann aus dem For. infraorbitale tritt und die *A. lateralis* und *dorsalis nasi* ersetzt, in e) die *A. palatina major*, die nicht mit der A. labialis sup. anastomosiert, und in f) die *A. sphenopalatina*.

Bei der Katze fehlt der Canalis alaris; die *A. carotis int.* ist ein sehr schwaches, manchmal gar nicht mehr nachweisbares Gefäss, das durch das For. lacerum aborale in die Schädelhöhle tritt und mit der A. carotis cerebralis (s. S. 662) kommuniziert. Die *A. maxillaris interna* bildet in der Schläfengrube medial vom Proc. condyloideus des Unterkiefers ein Wundernetz, das den N. maxillaris vollkommen umgibt und vom For. ovale bis zum For. opticum reicht und teils intraorbital, teils extraorbital liegt; aus ihm entspringen: eine *A. temporalis profunda*, eine *A. meningea media*, ein *Ramus pterygoideus*, die *A. buccinatoria*, zwei *Rami anastomotici* zur A. ophthalmica int., *Rami musculares* für Augenmuskeln, die *A. lacrimalis*, der *Ramus bulbi*, der verschiedene Ziliararterien zum Bulbus sendet, mehrere Reteäste und die *A. ophthalmica ext.*

Die Reteäste gelangen durch die Fissura orbitalis in die Schädelhöhle und bilden ein extradural gelegenes *Rete mirabile.* Aus ihm entspringt jederseits eine *A. carotis cerebralis,* die für das Gehirn im wesentlichen dieselben Äste abgibt, wie die A. carotis int. bei Pferd und Hund. Sie nimmt die A. carotis int. auf (s. S. 661) und gibt die *A. ophthalmica interna* ab, die durch das For. opticum in die Orbita tritt und mit Zweigen der A. ophthalmica ext. anastomosiert. (Näheres s. Hürlimann [280].)

A. Die **A. vertebralis** verläuft bis zum 3. Halswirbel wie beim Pferde.

Zwischen dem 2. und 3. Halswirbel teilt sie sich in 3 Äste, von denen sich der eine, der stärkste, in den die beiden ersten Halswirbel umgebenden Muskeln verzweigt, während der zweite zwischen dem 2. und 3. Halswirbel in den Wirbelkanal eindringt und durch Verbindung mit dem der anderen Seite und einem Aste der A. occipitalis die *A. basilaris cerebri* bildet. Der fortlaufende, sehr viel schwächere Stamm gelangt durch das For. transversarium des 2. Halswirbels auf die Atlasflügel, dann durch das For. transversarium des Atlas in die Flügelgrube und verbindet sich mit einem Aste der A. occipitalis.

B. Der gemeinschaftliche Stamm der **A. transversa colli, A. intercostalis suprema** und **A. cervicalis profunda** — *Truncus costocervicalis* — entspringt häufig aus der A. vertebralis. Die *A. transversa colli* tritt zwischen dem 1. Brust- und 7. Halswirbel, die *A. cervicalis profunda* durch den ersten Zwischenrippenraum aus der Brusthöhle. Die *A. intercostalis suprema* gibt die 2. und 3., mitunter auch die 4. Interkostalarterie ab. Im übrigen weicht der Verlauf nicht wesentlich von dem beim Pferde ab.

C. Der gemeinschaftliche Stamm der **A. cervicalis ascendens** und **A. transversa scapulae** ist verhältnismässig stark; die *A. transversa scapulae* ist stärker als die A. cervicalis ascendens und gibt die *A. thoracicoacromialis* ab.

D. Die **A. thoracica (mammaria) interna,** ebenso

E. die **A. thoracica externa (lateralis)** weichen nicht wesentlich von den entspr. Arterien des Pferdes ab.

F. Die **A. axillaris** bildet medial vom Schultergelenk einen flachen, halswärts konvexen Bogen und teilt sich, ohne die *A. thoracicoacromialis* abzugeben (die aus der A. transversa scapulae entspringt), in die A. subscapularis und brachialis.

1. Die **A. subscapularis** läuft zwischen dem M. subscapularis und teres major nach dem Rückenwinkel des Schulterblatts, gelangt an diesem auf die laterale Schulterfläche und verbreitet sich im M. trapezius, deltoideus, supraspinatus und brachiocephalicus. Sie gibt der Reihe nach ab:

a) Die *A. circumflexa humeri anterior,* die jedoch in fast 50% der Fälle wie beim Pferde aus der A. brachialis entspringt; bisweilen ist sie doppelt. b) Die *A. thoracicodorsalis.* c) Die *A. circumflexa humeri post.,* die manchmal mit der unter a genannten *A. circumflexa humeri ant.* einen gemeinschaftlichen Stamm bildet. d) Die *A. circumflexa scapulae.* e) *Rami musculares.* Die unter a bis e genannten Gefässe verhalten sich im allgemeinen wie beim Pferde (s. S. 641 und 642), nur liegt der Ursprung der A. circumflexa scapulae weiter dorsal als bei diesem.

2. Die **A. brachialis** kreuzt im spitzen Winkel die mediale Fläche des Humerus, gelangt an die vordere-mediale Seite des Ellbogengelenks, tritt dann zwischen Radius und M. pronator teres an den hinteren-medialen Rand des Radius, wird damit zur **A. mediana** und teilt sich etwas über der Mitte des Unterarms in die A. radialis und A. ulnaris. Bis dahin gibt sie ausser Zweigen für die Beugemuskeln ab:

a) Bei ungefähr der Hälfte aller Fälle die *A. circumflexa humeri anterior* (s. oben). b) Zwischen dem 1. und 2. Drittel des Oberarms die *A. profunda brachii.* c) Zwischen 3. und 4. Viertel des Oberarms die *A. bicipitalis* für den M. biceps und inkonstante Zweige für das Caput mediale des M. triceps.

d) Fast an derselben Stelle die *A. collateralis ulnaris;* die unter a—d genannten Arterien verhalten sich ähnlich wie beim Pferde (s. S. 641 u. 642), nur fehlt der am Unterarm herablaufende Endast der A. collateralis ulnaris.

e) Gegenüber von d und i. d. R. ein wenig weiter schulterwärts die dem Pferde fehlende *A. collateralis radialis proximalis.* Sie gibt i. d. R. kleine Zweige an den M. biceps und die Haut und läuft dann am M. extensor carpi radialis, diesem und dem M. brachioradialis Zweige gebend, zehenwärts und teilt sich zwischen dem 1. und 2. Unterarmviertel in einen medialen und lateralen Zweig.

Der mediale Zweig liegt neben der V. cephalica antebrachii, gibt Äste an die Haut und hilft das Rete carpi dorsale bilden. Der stärkere laterale Zweig läuft bis zum Metacarpus und teilt sich, nachdem er Zweige zur Haut und meist auch zum Rete carpi dorsale gegeben hat, in die *Aa. metacarpeae dorsales superficiales II, III* und *IV* (s. S. 624).

f) Die *A. collateralis radialis distalis* entspringt dicht über der Beugeseite des Ellbogengelenks und verhält sich ähnlich wie beim Pferde.

g) Die *A. interossea communis* entspringt etwas distal vom Ellbogengelenk. Sie gibt Zweige für die Beugemuskeln und die *A. interossea volaris* ab und geht als *A. interossea dorsalis* durch das Spatium antebrachii zu den Streckern. Die *A. interossea volaris* läuft, bedeckt vom M. pronator quadratus, zehenwärts, spaltet den Ramus für das Rete carpi dorsale, dann am proximalen Metakarpusende die *A. metacarpea vol. V* (Fig. 821 o) ab und verbindet sich mit dem Ramus volaris der A. radialis zum *Arcus volaris profundus* (Fig. 821 d).

Das Weitere über das *Rete carpi dorsale*, die *A. metacarpea volaris V.* und den *Arcus volaris profundus* s. S. 624.

3. Die **A. radialis** (Fig. 821 r), der schwächere Endast der A. brachialis, läuft am medialen Rande des Radius bis ganz nahe zum Carpus und spaltet sich in einen dorsalen und volaren Zweig (Fig. 820 n u. 821 f); der erstere hilft das *Rete carpi dorsale* (Fig. 820 c und S. 624), der letztere (Fig. 821 f), nachdem er einen Verbindungsast zur A. ulnaris gesandt hat, den *Arcus volaris profundus* bilden (s. Fig. 821 d und S. 624).

4. Die **A. ulnaris** (Fig. 821 q), der stärkere Endstamm der A. brachialis, läuft am medialen Rande bzw. an der Unterfläche der tiefen Beugesehne über den Carpus, an dem er einen Verbindungszweig (Fig. 821 s) zur A. radialis abgibt, bis zum Metacarpus, entsendet die *A. metacarpea volaris I* (Fig. 821 g) für die 1. Zehe und spaltet sich nahe der Mitte des Metacarpus in die *Aa. metacarpeae volares superficiales II, III* u. *IV* (s. diese S. 624 u. Fig. 821 m).

D. Die Aorta descendens.

A. Allgemeines.

Aus der ventral von den Brustwirbeln und etwas links von der Medianebene gelegenen **Aorta thoracica** entspringen die *Aa. intercostales* (abgesehen von den 4 ersten), die *A. bronchialis* und *oesophagea*, die *Aa. phrenicae* und *mediastinales*. Jeder Zwischenrippenraum erhält eine Interkostalarterie, die sich in einen dorsalen für die Rückenmuskulatur und das Rückenmark und einen ventralen für die Zwischenrippen-, Bauch- und andere Muskeln bestimmten Ast spaltet. Die Bronchial- und Ösophagealarterie entspringen gesondert oder aus einem Stamme. An das Zwerchfell gehen beim Menschen die *Aa. phrenicae superiores (cran.) et inferiores (caud.)*; beim Schweine, den Fleischfressern und Wiederkäuern fehlen die ersteren, beim Pferde die letzteren. Die *Aa. phrenicae craniales* entspringen gemeinsam oder getrennt aus der Aorta thoracica, bisweilen aus einer A. intercostalis, die *Aa. phrenicae caudales* aus der Aorta abdominalis, häufig aus der A. coeliaca oder aus einer Lumbal- oder der letzten Interkostalarterie.

Die **Aorta abdominalis** (Fig. 683 1), die ventral und etwas links von den Körpern der Lendenwirbel liegt, geht kaudal von der Mitte der Lendenwirbelsäule in ihre Endäste, die *Aa. iliacae externae*, die *Aa. hypogastricae* und die dünne, als fortlaufender Stamm zu deutende *A. sacralis media* über. Beim Menschen spaltet sie sich in eine rechte und linke *A. iliaca communis*, von denen jede sich in die A. iliaca ext. und hypogastrica ihrer Seite teilt, während bei den Haustieren die Aorta erst die beiden Aa. iliacae ext. abgibt und sich dann in die beiden Aa. hypogastricae spaltet. Bis zur Endteilung gibt die Bauchaorta die *Aa. lumbales* und ev. die *Aa. phrenicae caudales* und beim Hunde die *Aa. circumflexae ilium prof.* an die Bauchwand und folgende Eingeweidegefässe ab (s. Sieber [577]):

1. Die wesentlich für Magen, Leber, Milz und Pankreas bestimmte, bei Mensch, Pferd und Schwein sehr kurze (1—2 cm lange), bei den Fleischfressern etwas und bei den Wiederkäuern erheblich längere **A. coeliaca**. Sie teilt sich beim Menschen, den Einhufern und Fleischfressern, nachdem sie bei einigen Tierarten die Aa. phrenicae caudales abgegeben hat (s. oben), in 3 Äste (Fig. 851, 853 und 854): die A. lienalis, gastrica sinistra und hepatica; alle 3 geben Zweige an das Pankreas. Die *A. lienalis* (b, b) wendet sich zur Milz, gibt dieser Zweige und tritt als *A. gastroepiploica sinistra* (g) an die grosse Kurvatur des Magens. Die *A. gastrica sinistra* (c, c) geht zur kleinen Magenkurvatur und gibt beiden Magenflächen Zweige; die *A. hepatica* (d) ist gegen die Leberpforte gerichtet, gibt an die kleine Kurvatur des Magens die *A. gastrica dextra* (i, i), spaltet Leberzweige ab und wird zur *A. gastroduodenalis* (m); diese schickt zunächst die *A. gastroepiploica dextra* (k) über den Pylorus an die

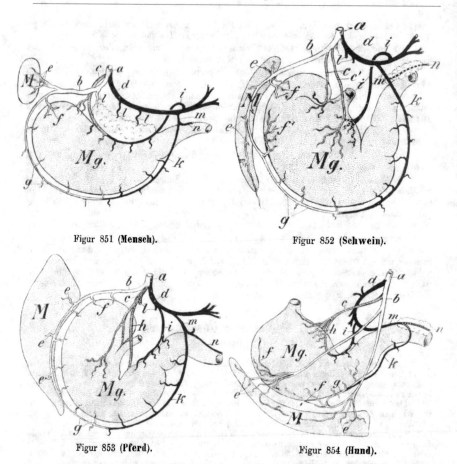

Figur 851 (Mensch).   Figur 852 (Schwein).

Figur 853 (Pferd).   Figur 854 (Hund).

grosse Magenkurvatur, gibt Pankreaszweige ab und wird zur *A. pancreaticoduodenalis* (n). Bei den Wiederkäuern zerfällt die A. coeliaca in 5 Äste (Fig. 855): *A. lienalis* für die Milz (b, b), *A. ruminalis dextra et sinistra* (f'', f'' u. o) für den Pansen, *A. gastrica sinistra* (c, c) für Haube, Psalter und Labmagen und die *A. hepatica* (d). Die A. lienalis bildet sehr oft mit der A. ruminalis sinistra oder auch dextra zunächst einen Stamm, oder die A. ruminalis sinistra entspringt aus der A. gastrica sinistra usw.; die A. ruminalis dextra gibt eine *A. reticularis* (p) für die Haube und die A. gastrica sinistra die *A. gastroepiploica sinistra* (g) für die grosse Kurvatur des Labmagens ab. Die A. hepatica gibt ausser Leberzweigen die *A. gastrica dextra* (i) und *gastroepiploica dextra* (k) ab. Beim Schweine teilt sich die A. coeliaca (Fig. 852) nach Abgabe der Aa. phrenicae in die *A. hepatica* (d) und *lienalis* (b), von denen jede in variabler Weise eine *A. gastrica* (c, c' u. i, i) abspaltet.

2. Die **A. mesenterica cranialis** (sup. N.) ist ein unpaares Gefäss, das beckenseitig von der A. coeliaca aus der ventralen Aortenwand entspringt, den Dünndarm (abgesehen vom Duodenumanfang) und den Dickdarm (bis auf das Colon descendens) und bei Mensch, Wiederkäuern und Schwein auch einen Teil des Pancreas versorgt, und zwar erhalten Ileum, Caecum und der Anfang des Colon ascendens ihr Blut von der *A. ileocaecocolica,* die sich i. d. R. in einen *Ramus iliacus* für den Hüftdarm, einen *Ramus caecalis* für das Caecum und einen *Ramus colicus* für den Anfang des Colon ascendens teilt. Der für das übrige Colon ascendens bestimmte rechte Ast ist die *A. colica dextra,* der für das Colon transversum bestimmte die *A. colica media* und der nach links an das Colon descendens gehende die *A. colica sinistra* (sie

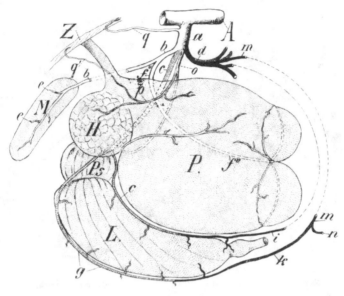

Figur 855 (**Wiederkäuer**).

Figur 851—855. Verzweigung der A. coeliaca bei Mensch, Schwein, Pferd, Hund und Wiederkäuern (halbschematisch). Das Gebiet der A. lienalis ist durchgehends weiss, das der A. hepatica schwarz, das der A. gastrica sinistra schraffiert gehalten.

A Aorta, Z Zwerchfell, M Milz, Mg Magen, P Pansen, H Haube, Ps Psalter, L Labmagen. a A. coeliaca, b, b A. lienalis, c, c, c' A. gastrica sinistra bzw. gastrica caud. des Schweines, d A. hepatica, e, e Rami lienales, f, f' Rami gastrici, f'', f'' A. ruminalis dextra, g A. gastroepiploica sinistra, h Ramus cranialis der A. gastrica sinistra, i, i A. gastrica dextra bzw. gastrica cranialis des Schweines, k A. gastroepiploica dextra, l, l, l Rami pancreatici, m A. gastroduodenalis, n A. pancreaticoduodenalis, o A. ruminalis sinistra, p A. reticularis, q, q' Aa. phrenicae caudales.

ist ein Ast der A. mesenterica caudalis). — Eine Homologisierung der Darmarterien des Menschen mit denen der Haussäugetiere ist nicht möglich, weil die Homologa der Darmteile noch nicht einwandfrei bekannt sind. Legt man jedoch die auf S. 409 gegebene Deutung der Kolonteile zugrunde, so gestaltet sich die Verzweigung der A. mesenterica cran. wie folgt: Bei Mensch, Hund, Schwein und Wiederkäuern ist die A. mesenterica cran. relativ lang (Fig. 856, 857, 859, 860 a u. h) und gibt auf einer Seite eine grössere Anzahl *Aa. jejunales* für das Jejunum und den Endabschnitt des Duodenum ab, während aus der entgegengesetzten Seite und ev. dem Ende des Stammes die Arterien für den Dickdarm und das Ileum hervorgehen. Beim Menschen (Fig. 856) zweigt zuerst die *A. colica media* (b) ab, nachdem vorher noch eine kleine *A. pancreaticoduodenalis caud.* (l) abgegangen ist; dann folgt die *A. colica dextra* (c) und zuletzt (meist als fortlaufender Stamm der A. mesenterica cran.) die *A. ileocaecocolica* (d) mit dem *Ramus colicus* (e) für das Colon ascendens, dem *Ramus caecalis* (g) für das Caecum und dem *Ramus iliacus* (f) für das Ileum. Beim Hunde (Fig. 857) liegen die Verhältnisse ähnlich, nur bilden die drei genannten Hauptgefässe zunächst einen Stamm, der die *A. colica media* (b) und *dextra* (c) abgibt und dann zur *A. ileocaecocolica* (d) wird. Beim Schweine (Fig. 859) geht zunächst die *A. ileocaecocolica* (d) ab, die einen *Ramus caecalis* (g) zum Caecum, einen *Ramus iliacus* (f) zum Ileum und einen *Ramus colicus* (e) an die zentripetalen Kolonwindungen sendet; dann geht die *A. colica media* (b) für das Colon transversum und die *A. colica dextra* (c) für die zentrifugalen Kolonschlingen ab. Beim Rinde (Fig. 860) zweigt zunächst die *A. colica media* (b) für das Colon transversum und fast zugleich die *A. ileocaecocolica* (d) ab; sie gibt erst eine *A. ileocaecalis* (d') für Caecum (g) und Ileum (f) ab und wird dann zum *Truncus colicus,* der Zweige an das Kolonlabyrinth sendet; die an die zentripetalen Windungen gehenden Zweige (e) entsprechen offenbar dem Ramus colicus der A. ileocaecocolica und die an die zentrifugalen Windungen gehenden (c) der A. colica dextra. Beim Pferde (Fig. 858) ist der Stamm der

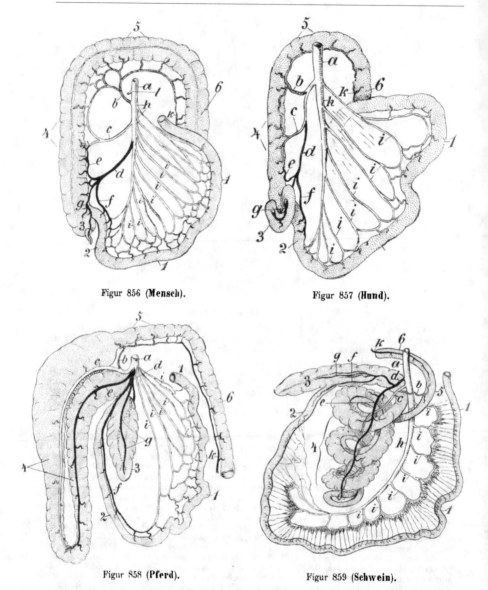

Figur 856 (**Mensch**).   Figur 857 (**Hund**).

Figur 858 (**Pferd**).   Figur 859 (**Schwein**).

A. mesenterica cran. nur sehr kurz; er zweigt erst eine grosse Anzahl *Aa. jejunales* (i, i, i) und aus der entgegengesetzten Wand den Stamm der *A. colica media* (b) für den Anfangsteil des kleinen Colon und der *A. colica dextra* (c) ab; letztere geht an die dorsalen Lagen des Colon und heisst deshalb auch *A. colica dorsalis;* der dann bleibende Stamm ist die *A. ileocaecocolica* (d); sie gibt den *Ramus colicus* (e) ab, der die ventralen Lagen des Colon versorgt und deshalb auch *A. colica ventralis* heisst, und spaltet sich dann in den doppelten *Ramus caecalis* (g, g) für den Blinddarm und den *Ramus iliacus* (f) für den Hüftdarm.

3. Die beim Menschen und allen Haustieren zu den Nieren gehenden **Aa. renales**.

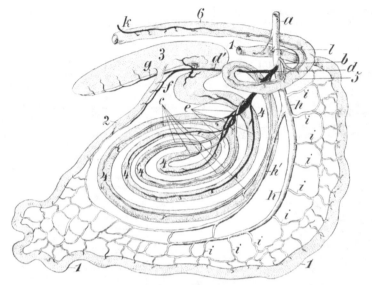

Figur 860 (**Wiederkäuer**).

Figur 856—860. Verzweigung der A. mesenterica cranialis bei Mensch, Hund
Pferd, Schwein und Wiederkäuern (halbschematisch).
Das Gebiet der A. ileocaecocolica ist durchgehends schwarz, das der A. colica dextra weiss, das
der A. colica media schraffiert gehalten. Die einzelnen Darmteile sind fein punktiert; der
Anfang des Duodenum und das Rectum sind nicht eingezeichnet.
a und h A. mesenterica cranialis, b A. colica media, c A. colica dextra (s. A. colica dorsalis des
Pferdes; beim Rinde mehrere Rami, welche die A. colica dextra vertreten), d A. ileocaecocolica,
d' A. ileocaecalis (Rind), e Ramus (resp. Rami) colicus, f Ramus iliacus, g, g Rami caecales,
h, h fortlaufender Stamm der A. mesenterica cranialis, h' Ramus collateralis (Rind), i, i, i Aa. jejunales, k A. colica sinistra, l A. pancreaticoduodenalis caudalis.
1, 1, 1 Duodenum und Jejunum, 2 Ileum, 3 Caecum, 4 Colon ascendens, 5 Colon transversum,
6 Colon descendens.

4. Kleine **Aa. suprarenales** (zu den Nebennieren), die häufig aus den vorigen, z. T. aber
auch kranial und kaudal von ihnen entspringen.
5. Die **Aa. spermaticae internae**. Sie gehen bei männlichen Individuen an die Hoden,
Nebenhoden usw. und den Samenstrang, bei weiblichen an den Eierstock (*A. ovarii*) und haben
bei den Haustieren noch einen *Ramus uterinus*.
6. Die **A. mesenterica caudalis** (inf. N.) gibt ab: 1. die *A. colica sinistra* für das Colon descendens des Menschen und des Hundes, das kleine Colon des Pferdes und den Endabschnitt
des Colon und das Rectum der übrigen Haustiere. Die an die Flexura sigmoidea des menschlichen Colon herantretenden Äste werden als *Aa. sigmoideae* bezeichnet. 2. die *A. haemorrhoidalis cranialis (superior)* für das Rectum und das Ende des Colon der Haustiere.
Die Endäste der Aorta abdominalis sind:
I. Die **A. sacralis media** (*Aorta sacralis*) gibt beim Menschen Rami viscerales an das
Rectum und als Rami parietales die letzten Lumbal- und Sakralarterien ab. Beim Pferde ist
sie schwach und fehlt oft; bei Wiederkäuern, Schwein und Fleischfressern ist sie
relativ stark (Fig. 875, 876 u. 877 d). Sie gibt die *Aa. sacrales laterales* (s) für das Rückenmark
und die Schwanzmuskeln und die beiden *Aa. caudales laterales* ab, die sich wieder in je eine
dorsale und ventrale Schwanzarterie (w u. x) spalten. Die Aa. sacrales laterales entspringen
bei Mensch und Pferd (Fig. 874 u. 878) aus der A. hypogastrica und geben beim Pferde die
dem Menschen fehlenden Schwanzarterien ab.
Bei Säugetieren liegen nach v. Schumacher [561] an der A. sacralis (caudalis) media
die **Glomeruli caudales**, die dem an der Steissbeinspitze liegenden **Glomus coccygeum (Steiss-
drüse, Glandula coccygea)** des Menschen entsprechen. Sie werden nur an den Wirbelkörpern
gefunden und zeigen meist eine segmentale Anordnung. Während die proximalen Abschnitte des

Schwanzes frei von Glomeruli sind, nehmen diese distal an Grösse (oft auch an Zahl) zu. Die Glomeruli caudales und das Glomus coccygeum sind als arteriovenöse Anastomosen aufzufassen, an denen man die zuführende Arterie, die abführende Vene und zwischen Arterie und Vene die anastomotischen Gefässe unterscheiden muss; die anastomosierenden Gefässe haben eine epitheliale Umwandlung erfahren.

     II. Die **A. iliaca (ext.)** und **femoralis** (Fig. 683 6, 861, 881 4, 4, 891 12, 12′, 894 c, 895 5, 898 e,e,e). Den beim Menschen aus der A. iliaca communis hervorgehenden, für die Gliedmasse bestimmten Stamm nennt man *A. iliaca* oder A. iliaca externa und im letzteren Falle die A. hypogastrica A. iliaca interna. Erst vom distalen Rande des Lig. inguinale ab, also nach dem Austritt aus dem Becken, wird die A. iliaca (ext.) zur *A. femoralis*. Die A. iliaca des Menschen gibt die A. circumflexa ilium profunda und die A. epigastrica caudalis ab; aus letzterer entspringt die A. spermatica externa. Die A. femoralis wird in der Kniekehle zur *A. poplitea*. Die A. iliaca und femoralis zeigen nur geringe Verschiedenheiten bei den Haustierarten. Die Hauptunterschiede sind, dass beim Pferde die *A. saphena* klein ist, während sie bei den anderen Haustieren stark und an der Versorgung des Fusses mit Blut beteiligt ist, und dass die *A. circumflexa femoris lateralis* beim Pferde aus der A. hypogastrica (resp. der A. obturatoria), bei den anderen Haustieren mit der *A. femoris cranialis (anterior)* aus der A. femoralis entspringt.

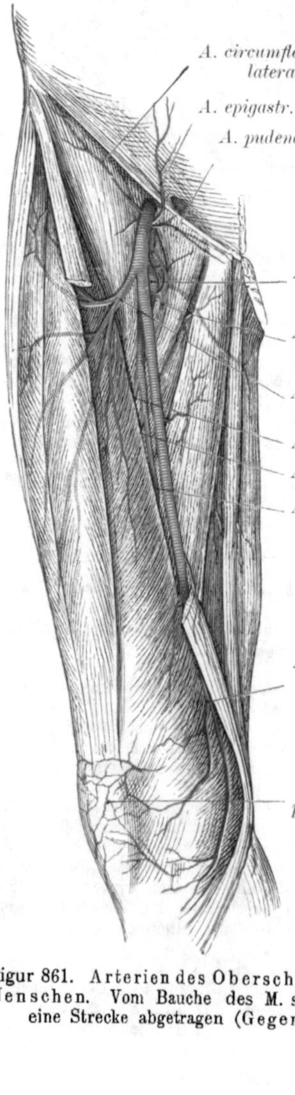

     Aus der **A. iliaca** (externa) entspringen: 1. Die zur Bauchwand gehende *A. circumflexa ilium profunda,* die beim Hunde i. d. R. aus der Aorta entspringt. 2. Die *A. spermatica externa,* die in bezug auf ihren Ursprung sehr unbeständig ist und aus der A. iliaca externa, epigastrica caud. (besonders beim Menschen), profunda femoris, pudenda ext. und umbilicalis abzweigen kann; sie geht beim Manne an die Tunica vaginalis comm.; beim Weibe entspringt sie i. d. R. aus der A. epigastrica caud., verläuft mit dem runden Mutterband, gibt diesem Zweige und endet im Mons veneris und in den Labia majora. Bei den Haustieren fehlt offenbar ein homologes Gefäss. 3. Beim Pferde die *A. uterina (media),* die bei den anderen Haustieren von der A. umbilicalis abgeht (s. S. 674). 4. Die *A. pudenda externa,* die bei männlichen Tieren zum Scrotum und Praeputium und beim Hengste ausserdem zum Penis geht, während sie bei allen weiblichen Haustieren zur Euterarterie wird. 5. Die *A. epigastrica caudalis,* die an den Muskeln der ventralen Bauchwand brustwärts verläuft und mit der A. epigastrica cran. zusammenfliesst. Die A. pudenda ext. und epigastrica caud. entspringen bei Schwein, Hund, Pferd und häufig auch bei den Wiederkäuern meist aus der A. profunda fem. und zwar beim Schweine meist gesondert, bei Hund, Wiederkäuern und Pferd aus dem *Truncus pudendoepigastricus.*

     Aus der **A. femoralis** gehen ab ausser grossen Muskelästen: 1. die zu den Adduktoren ziehende *A. profunda femoris,* welche die *A. circumflexa femoris medialis* abspaltet. Bei den Haustieren entspringt dieses Gefäss i. d. R. aus dem Ende der A. iliaca bzw. aus deren Übergang in die A. femoralis und gibt die oben erwähnte A. pudenda ext. und epigastrica caud. ab. 2. Die wesentlich zum M. quadriceps femoris gehende *A. femoris cranialis (anterior).* Beim Menschen wird

A. circumflexa ilium lateralis

A. epigastr. superfic.

A. pudenda ext.

A. profunda femoris

A. circumfl. fem. medial.

A. circumfl. fem. lat.

A. perforans I

A. perfor. II

A. perfor. III

A. articularis genu suprema

Rete patellare

Figur 861. Arterien des Oberschenkels des Menschen. Vom Bauche des M. sartorius ist eine Strecke abgetragen (Gegenbaur).

sie durch mehrere inkonstante Rami musculares anteriores ersetzt; bei Hund, Wiederkäuern und Schwein bildet sie i. d. R. mit der A. circumflexa femoris lateralis einen Stamm (Fig. 891). 3. Die wesentlich zu den an der kaudalen Fläche des Ober- und Unterschenkels liegenden

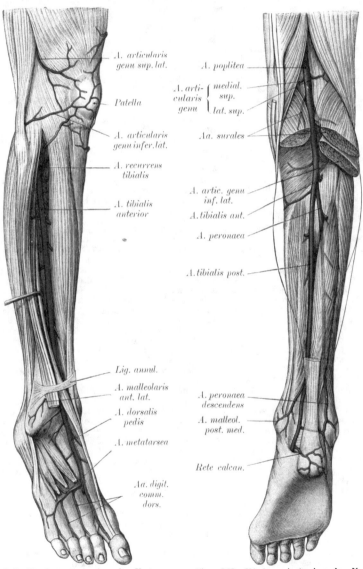

Figur 862. Vordere Arterien des Unterschenkels des Menschen. Von den Muskeln ist der M. ext. hallucis und M. ext. dig. longus zur Seite gelegt, der M. ext. dig. brev. durchschnitten (Gegenbaur).

Figur 863. Hintere Arterien des Unterschenkels des Menschen. Die Wadenmuskeln sind durchschnitten. Der Weg der A. peronaea ist durchschimmernd dargestellt (Gegenbaur).

Muskeln gehende *A. femoris caudalis (posterior)*, die sich in einen Ramus ascendens und descendens spaltet. 4. Mit Ausnahme des Pferdes die *A. circumflexa femoris lateralis*, die mit der A. femoris cran. meist aus einem Stamme und beim Menschen aus der A. profunda femoris entspringt. Beim Pferde ist sie ein Zweig der A. obturatoria (S. 690). 5. Die *A. saphena*, die beim Pferde nur sehr klein, bei den übrigen Haustieren gross ist, und deren Verhalten unten näher beschrieben werden soll. Beim Menschen kommen zu diesen Arterien noch hinzu die *A. epigastrica superficialis*, die *A. circumflexa ilium superficialis* (ext.) und die *A. genu suprema*, die übrigens auch bei den Haustieren mitunter vorhanden ist und beim Pferde und den Fleischfressern niemals fehlt, zwischen dem 2. und 3. Drittel des Oberschenkels entspringt und zur medialen Seite des Kniegelenks geht. Die in der Kniekehle liegende **A. poplitea** gibt einige Muskel- und zahlreiche Gelenkäste ab und teilt sich dann in die *A. tibialis anterior* und *posterior*, die für den Unterschenkel und den Fuss bestimmt sind.

Die **A. tibialis anterior** (Fig. 862, 881 23, 23, 886 b) liegt an der vorderen Seite des Unterschenkels, gelangt dann als *A. dorsalis pedis* an den Fussrücken und gibt einen grossen Teil der Fussarterien ab.

Am Unterschenkel entspringen aus ihr 1. die *A. tibialis recurrens;* sie läuft aufwärts zum Kniegelenk und fehlt bei den Haustieren als konstantes Gefäss. 2. Muskeläste. 3. und 4. eine *A. malleolaris lateralis* und *medialis;* sie geben als kleine Gefässe an das Periost und die Haut der Knöchel. 5. eine oder mehrere *Aa. tarseae;* sie verbreiten sich dorsal am Tarsalgelenk und beteiligen sich an der Bildung des *Rete tarsi dorsale*, aus dem beim Pferde eine sehr dünne *A. metatarsea dorsalis medialis (II)* und *media (III)* entspringen. 6. ein *Ramus superficialis* beim Hunde, der zur *A. metatarsea dorsalis V* (Fig. 867 p) wird. Der an der Beugeseite des Tarsus gelangte Endstamm der A. tibialis anterior heisst *A. dorsalis pedis;* sie gibt bei Pferd, Wiederkäuern und Schwein eine durch den Canalis tarsi tretende *A. tarsea perforans* (Fig. 869 f, 871 g u. 873 g) und bei Mensch und Fleischfressern eine durch das 2.(oder l.) Metatarsalinterstitium tretende *A. metatarsea perforans* (Fig. 865 k u. 867 i) ab; beide helfen plantar am proximalen Ende des Metatarsus den *Arcus plantaris* bilden (s. unten, S. 671 u. 672 und Fig. 864, 866, 870 u. 872 c). Der Endabschnitt der A. dorsalis pedis liefert einen grossen Teil der Arterien für die dorsale Seite des Fusses (s. unten, S. 671 u. 674).

Die **A. tibialis posterior** (Fig. 863, 881 17, 886 f) ist nur beim Menschen und Pferde stark, bei den anderen Haustieren dagegen verkümmert und nur für einige Zehenbeuger bestimmt. Beim Menschen teilt sich diese Arterie, nachdem sie die *A. peronaea* und einige andere Zweige abgegeben hat, an der Fussohle in die *A. plantaris medialis* und *lateralis* (Fig. 864 g u. f). Die erstere geht an den medialen Fussrand; die letztere vereinigt sich mit der A. metatarsea perforans zum *Arcus plantaris* (s. S. 671). Beim Pferde geht sie (Fig. 886 f), nachdem sie Knochen- und Muskelgefässe und nahe dem Tarsus eine *A. tarsea lateralis* (g) für die laterale Seite des Tarsus abgegeben und am Tarsus einen Bogen, aus dem die zur Anastomosenbildung mit der A. saphena und der A. femoris caud. bestimmte *A. tibialis recurrens* (i) entspringt, gebildet hat, an die plantare Seite des Tarsus und spaltet sich dort in die *A. plantaris lateralis* und *medialis* (k und l), die am proximalen Ende des Metatarsus mit der A. tarsea perforans den Arcus plantaris bilden (Fig. 872 c) und zu den Aa. metatarseae plantares superficiales werden (s. S. 671 u. 674).

Die **A. saphena** schickt beim Pferde nur einen Verbindungszweig zur A. tibialis posterior, beteiligt sich aber sonst nicht an der Blutversorgung des Fusses. Bei den Wiederkäuern, dem Schweine und den Fleischfressern ist sie sehr stark und liefert einen Teil der Fussarterien. Beim Hunde teilt sich die A. saphena im proximalen Drittel des Unterschenkels in den *Ram. dorsalis* für die dorsale und den *Ramus plantaris* für die plantare Seite des Fusses (s. darüber S. 671 und Fig. 866 u. 867 c). Beim Schweine und den Wiederkäuern teilt sich die A. saphena in die mediale und laterale *A. plantaris*, welche die hauptsächlichsten Arterien an der plantaren Seite des Fusses bilden (s. darüber S. 671 und Fig. 868 e u. l und 870 e u. n). Die A. plantaris lateralis ist beim Schweine unbeständig und klein, beim Rinde (Fig. 892 d) gross und beständig und liegt lateral an den Beugesehnen.

Die **Arterien am Fusse** (Hinterfuss der Tiere) sind so zu beurteilen, wie die an der Hand bzw. dem Vorderfuss. Die Arterien am Fussrücken werden beim Menschen und allen Tieren wesentlich von der A. tibialis anterior, nur ausnahmsweise auch von der A. saphena (Fig. 865, 867, 869, 871, 873), die plantar an der Fussohle wesentlich von der A. tibialis anterior, aber meist z. T. auch noch von der A. saphena und der A. tibialis posterior (Fig. 864, 866, 868, 870, 872) geliefert (s. auch Manno [390]).

A. Mensch. l. Fussrücken (Fig. 865). Die Arterien des Fussrückens stammen wesentlich von der das Ende der A. tibialis ant. darstellenden *A. dorsalis pedis* (e). Nachdem diese am Tarsus die *Arteriae tarseae* (f) abgespalten hat, gibt sie am proximalen Ende des Metatarsus zunächst den Stamm der *Aa. metatarseae dorsales II, III, IV* (g) und etwas weiter distal die *A. metatarsea dorsalis I* (i) ab, um im 1. Interstitium als *A. metatarsea perforans* (k) auf die plantare Seite zu treten und dort den *Arcus plantaris prox.* bilden zu helfen. Die Aa. metatarseae dorsales verlaufen im 1.—4. Metatarsalinterstitium distal und bilden nahe dem distalen Ende des

Metatarsus meist Anastomosen mit den Aa. metatarseae plantares; hierdurch entstehen die *Aa. digitales communes* (dorsales) I—IV (h), die sich in die entspr. *Aa. digitales propriae* (b) teilen. Fehlt diese Verbindung, dann kommt es nicht zur Bildung von Aa. digitales communes, sondern die Aa. metatarseae dorsales teilen sich direkt in die Aa. digitales propriae. **II. Fusssohle** (Fig. 864). Die Arterien der Fussohle stammen wesentlich vom Ende der A. tibialis posterior (e), die sich an der plantaren Seite des Tarsus in die schwächere A. plantaris medialis (f) und die stärkere A. plantaris lateralis (g) teilt. Die *A. plantaris medialis* ist wesentlich Muskelgefäss für die an der Fussohle gelegenen Muskeln, erstreckt sich mit ihrem Ende aber oft bis zum medialen Rande der grossen Zehe als *A. digiti pedis I tibialis*. Die *A. plantaris lateralis* bildet mit der von der A. dorsalis pedis stammenden A. metatarsea perforans (b) den am proximalen Ende des Metatarsus gelegenen *Arcus plant. proximalis* (c); aus ihm entspringen die *Aa. metatarseae plantares I—V* (i) und ev. auch die *A. digiti pedis I tibialis* für die mediale Seite der 1. Zehe (s. oben). Die *A. metatarsea plant. V* liegt an der lateralen Seite der 5. Zehe und wird am 5. Metatarsophalangealgelenk zur *A. digiti pedis V fibularis* (n). Die *Aa. metatarseae plantares I—IV* verlauten in der Regel durch Rami anastomotici (a) mit den Aa. metatarseae dorsales; von dieser Verbindung ab heissen sie *Aa. digitales communes I—IV* (h), die sich in die *Aa. digitales propriae plantares* (b) teilen. Sollten ausnahmsweise an der Fussohle ausser den Aa. metatarseae plantares noch oberflächlich gelegene Gefässe vorkommen, dann würden erstere als *Aa. metatarseae plantares profundae*, letztere als *Aa. metatarseae plant. superficiales* zu bezeichnen sein.

B. Hund. I. Die Arterien **des Fussrückens** (Fig. 867) stammen von der A. tibialis anterior (f) und dem Ramus profundus der A. saphena (e). Die erstere gibt noch am Unterschenkel zur lateralen Seite des *Mt 5* die *A. metatarsea dorsalis V* (p) ab, die am 5. Metatarsophalangealgelenk zur *A. digiti pedis V fibularis* (o) wird und als solche die 5. Zehe lateral versorgt; sie wird dann am Tarsus zur *A. dorsalis pedis* (g). Diese spaltet am proximalen Ende des Metatarsus die *Aa. metatarseae dorsales profundae II, III, IV* (k) ab und tritt als *A. metatarsea perforans* (i) durch das 2. Metatarsalinterstitium zur Sohlenfläche und hilft den *Arcus plantaris* bilden. Die *Aa. metatarseae dorsales profundae* (k) vereinigen sich am distalen Ende des Metatarsus mit den Aa. metatarseae dorsales superficiales (l) und mit den plantaren Arterien (a). So entstehen die *Aa. digitales communes* (n). Der auch für den Fussrücken bestimmte *Ramus dors.* der *A. saphena* (e) teilt sich noch am Tarsus in die *A. metatarsea dorsalis I* (h) und die *Aa. metatarseae dorsales superficiales II, III, IV* (l). Die *A. metatarsea dorsalis I* verläuft medial am *Mt 1* (bzw., wenn ein *Mt 1* vorkommt, zwischen diesem und dem *Mt 2*) und wird am 2. Metatarsophalangealgelenk zur *A. digiti pedis II tibialis* (m) für die mediale Seite der 2. Zehe. Die ersteren vereinigen sich nahe den Metatarsophalangealgelenken mit den Aa. metatarseae dorsales profundae und den Fussohlenarterien; dadurch entstehen die *Aa. digitales communes II, III, IV* (n). **II.** Die die **Fussohle** (Fig. 866) versorgenden Arterien stammen von der das Ende der A. dors. pedis darstellenden, durch das 2. Interstitium metatarsale an die Fussohle gelangenden *A. metatarsea perforans* (f) und vom *Ramus plantaris* der *A. saphena* (m). Der letztere gibt am Tarsus die *A. plantaris lateralis* (l) und *medialis* (e) ab, die sich mit der A. metatarsea perforans zu dem im proximalen Teile des Metatarsus gelegenen *Arcus plantaris proximalis* (c) vereinigen; aus ihm entspringen die *Aa. metatarseae plantares profundae II, III, IV* (k), während der Ramus plantaris der A. saphena nach Abgabe der erwähnten Aa. plantares fast bis zum distalen Ende des Metatarsus läuft und sich hier in die *Aa. metatarseae plantares superficiales II, III, IV* (i) teilt, die sich bald mit den Aa. metatarseae plantares profundae (k) und mit Rami anastomotici (a) der Fussrückenarterien vereinigen; hierdurch entstehen die *A. digiti pedis V tibialis* (h), die *A. digiti ped. II fibularis* (g) und die *A. digitalis communis plantaris III* (n) für die einander zugewendeten Flächen der 3. und 4. Zehe.

C. Schwein. I. Der **Fussrücken** (Fig. 869) wird nur von dem als *A. dorsalis pedis* (e) zu bezeichnenden Ende der A. tibialis anterior versorgt. Sie gibt an der Beugefläche des Tarsus die durch den Canalis tarsi auf die Sohlenfläche zum *Arcus plantaris proximalis* tretende (der A. metatarsea perforans des Menschen und Hundes zu vergleichende) *A. tarsea perforans* (f) ab und teilt sich dann in die *Aa. metatarseae dorsales II, III, IV* (g), von denen die A. metatarsea dorsalis II noch einen Verbindungsast von der *A. plantaris medialis* empfängt. Im distalen Teile des Metatarsus vereinigen sich die Aa. metatarseae dorsales mit den entspr. plantaren Arterien (a), wodurch die *Aa. digitales communes II, III, IV* (h) mit den üblichen Verzweigungen entstehen. **II.** An der **plantaren Seite des Fusses (Fussohle)** (Fig. 868) liegen die Verhältnisse fast genau wie beim Hunde, nur dass statt „Ramus plant. der A. saphena" zu setzen ist: A. saphena (p). Die kleinen, kaum in Betracht kommenden Abweichungen ergeben sich ohne weiteres aus dem Vergleich der Fig. 868 mit der Fig. 866.

D. Rind. I. Am **Fussrücken** (Fig. 871) findet sich nur eine die Fortsetzung der *A. dors. ped.* (d) darstellende *A. metatarsea dorsalis III* (f), die in der dorsalen Gefässrinne des Hauptmittelfusskochens verläuft, nahe dem Metatarsophalangealgelenk sich mit den Fussohlenarterien (a) verbindet und dadurch zur *A. digitalis communis dorsalis III* (e) wird, die sich bald in 2 *Aa. digitales propriae* (b) für die einander zugekehrten Flächen der beiden Hauptzehen teilt.

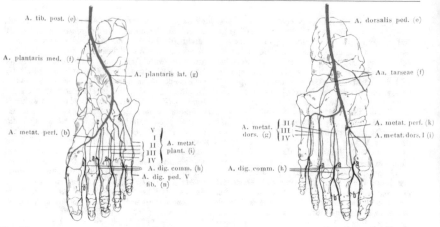

Fig. 864. Arterien an der **Fussohle des Menschen.**   Fig. 865. Arterien am **Fussrücken des Menschen.**

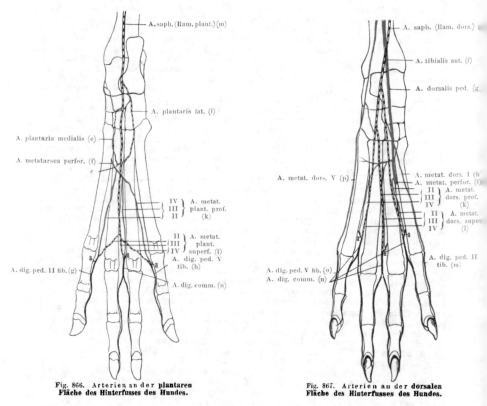

Fig. 866. Arterien an der **plantaren**   Fig. 867. Arterien an der **dorsalen**
Fläche des Hinterfusses des Hundes.   Fläche des Hinterfusses des Hundes.

a) Verbindungsäste zwischen dorsalen und plantaren Metatarsalarterien. b) Aa. digitales propriae. c) Arcus plant. prox.
d) Arcus plant. superf. dist.

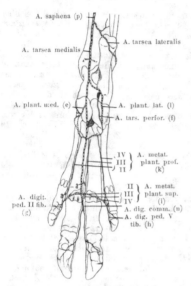

Fig. 868. Arterien an der **plantaren Seite**
des Hinterfusses des Schweines.

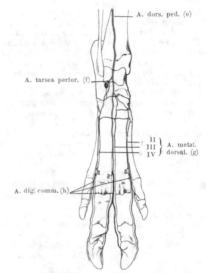

Fig. 869. Arterien an der **dorsalen Seite**
des Hinterfusses des Schweines.

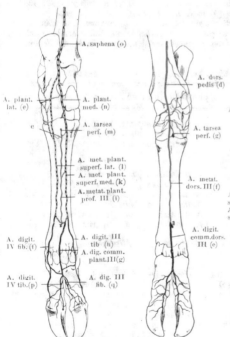

Fig. 870. Arterien an der
plantaren Seite des Hinter-
fusses des Rindes.

Fig. 871. Arterien an
der **dorsalen Seite des**
Hinterfusses des Rindes.

Ellenberger und Baum, Anatomie. 14. Aufl.

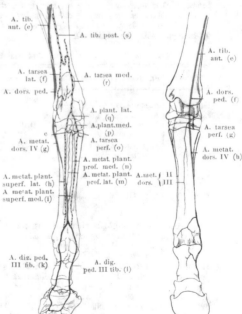

Fig. 872. Arterien an der
plantaren Seite des Hinter-
fusses des Pferdes.

Fig. 873. Arterien an der
dorsalen Seite des Hinter-
fusses des Pferdes.

Aus der A. dorsalis pedis zweigt am Tarsus noch die durch den Canalis tarsi auf die Sohlenfläche tretende (der A. metatarsea perforans des Menschen und Hundes zu vergleichende) *A. tarsea perforans* (g) ab, die den *Arcus plant. proxim.* bilden hilft. **II. Die plantare Seite des Fusses (Fussohle)** (Fig. 870) wird von der A. saphena (o) und der A. tarsea perforans (m; s. oben) versorgt. Die *A. saphena* spaltet sich plantar am Tarsus in die schwächere *A. plantaris lateralis* (e) und die stärkere *A. plantaris medialis* (n). Beide verbinden sich am proximalen Ende des Metatarsus mit der A. tarsea perforans (m) zum *Arcus plantaris proximalis* (c). Aus diesem entspringen die *A. metatarsea plant. superficialis lateralis* (l) et *medialis* (k) und die *A. metatarsea plant. profunda III* (i). Die ersteren laufen an beiden Rändern der tiefen Beugesehne, die letztere plantar am Hauptmittelfussknochen herab bis zum distalen Ende des Metatarsus; hier vereinigen sich alle 3 miteinander und mit dem Ramus anastomoticus der A. metatarsea dorsalis III zum *Arcus plantaris distalis.* Aus diesem entspringen 3 Gefässe: die *A. digitalis medialis der medialen Zehe* (*A. digiti III tibialis*) (h), die *A. digitalis lateralis der lateralen Zehe* (*A. digiti IV fibularis*) (f) und die *A. digitalis communis plantaris III* (g); diese tritt in den Zehenspalt, vereinigt sich durch je einen starken Zweig mit den genannten Zehenarterien und spaltet sich in 2 Endäste, die sich bald mit den beiden Endästen der A. digitalis communis dors. vereinigen, wodurch die *A. digiti III fibularis* (q) und die *A. digiti IV tibialis* (p), die laterale Seitenarterie der medialen und die mediale Seitenarterie der lateralen Zehe, entstehen.

E. Pferd. I. Der **Fussrücken** (Fig. 873) wird von der A. tibialis anterior (e) versorgt; sie gelangt als *A. dorsalis pedis* (f) an die Beugefläche des Tarsus, gibt hier Gelenkzweige ab, die ein *Rete tarsi dorsale* bilden, zweigt die durch den Canalis tarsi zur Fussohle und zum *Arcus plant. prox.* tretende *A. tarsea perforans* (g) ab und läuft als *A. metatarsea dorsalis IV* (h) zwischen Mt 3 und Mt 4 herab; sie tritt dann an der Grenze vom 2. zum 3. Drittel des Metatarsus zwischen beiden Knochen hindurch auf die plantare Seite, nimmt die beiden Aa. metatarseae plantares profundae auf und teilt sich bald in die *A. digiti III fibularis (lateralis) et tibialis (medialis)*. **II. Die Fussohle** (Fig. 872) wird von der A. tibialis posterior (s) versorgt. Sie gibt nahe dem Tarsus die *A. tarsea lateralis* (f) für den lateralen Knöchel ab, verläuft dann als *A. tarsea medialis* (r) über die plantare Seite des Tarsus und teilt sich in die *A. plantaris lateralis* (q) und *medialis* (p); diese vereinigen sich am proximalen Ende des Metatarsus miteinander und mit der A. tarsea perforans (o) zum *Arcus plantaris proximalis* (c). Aus ihm entspringen: die *A. metatarsea plant. prof. lateralis* (m) et *medialis* (n) und die *A. metatarsea plant. superficialis lateralis* (h) et *medialis* (i). Die ersteren laufen direkt auf dem Knochen zehenwärts und münden in die A. metatarsea dorsalis IV; die Aa. metatarseae plantares superficiales verlaufen am lateralen und medialen Rande der tiefen Beugesehne und enden variabel; meist münden sie in die Seitenarterien der Zehe (Aa. digitales).

Tabellarische Übersicht der am Metatarsus gelegenen Arterien.

Tierart	Fussrücken (dorsale Fläche des Metatarsus)	Fussohle (plantare Fläche des Metatarsus)
Mensch	A. metatarsea dors. I—IV	A. metatarsea plant. I—V
Hund	A. metatarsea dors. V	A. metatarsea plant. prof. II, III, IV
	A. metatarsea dors. prof. II, III, IV	A. metatarsea plant. superfic. II, III, IV
	A. metatarsea dors. superfic. II, III, IV	
	A. metatarsea dors. I	
Schwein	A. metatarsea dors. II, III, IV	A. metatarsea plant. prof. II, III, IV
		A. metatarsea plant. superfic. II, III, IV
Rind	A. metatarsea dors. III	A. metatarsea plant. superfic. lat. et med.
Pferd	A. metatarsea dors. IV	A. metatarsea plant. prof. III
		A. metatarsea plant. prof. lat. et med.
		A. metatarsea plant. superfic. lat. et med.

III. Die A. hypogastrica s. **iliaca interna** versorgt sowohl die Beckeneingeweide, als auch die Beckenwandung, so dass ihre Äste in viszerale und parietale zerfallen. Ursprung und Gruppierung dieser sind bei den Haustieren verschieden (s. S. 676).

A. An **viszeralen Gefässen** kommen in Betracht (Fig. 874—878, 894, 895, 896 u. 898): 1. Die **A. umbilicalis** (Fig. 874—878 f, 895 9 u. 10) ist nur beim Fetus ein starkes Gefäss, das durch den Nabel zur Placenta tritt; beim erwachsenen Tiere ist sie grösstenteils obliteriert zum Lig. umbilicale s. teres vesicae (s. S. 351); nur ihr Anfangsteil führt noch Blut und gibt ab: α) die bei männlichen Tieren den Ductus deferens begleitende *A. deferentialis* (Fig. 874—878 h u. 895 27); beim weiblichen Tiere ist diese Arterie viel stärker und tritt als *A. uterina media* (Fig. 894 f) an den Uterus; nur beim Pferde entspringt sie aus der A. iliaca externa (s. S. 668) und beim Menschen öfter getrennt von der A. umbilicalis aus der A. iliaca interna (Fig. 878); β) die *Aa. vesicales craniales (sup.)* (Fig. 874—878 i, 895 14) an die Harnblase; γ) die *A. ureterica* (Fig. 875—877 g, 895 28)

an den Ureter. Sie kann ausserdem die Aa. vesicales caudales und die A. urethrogenitalis abgeben.
2. Die **Aa. vesicales caudales (inf.)** (Fig. 874—878 k, 895 16') an die Harnblase. 3. Eine **A. hae-morrhoidalis media** (Fig. 874, 875 u. 878 l, 894 i) zum mittleren bzw. distalen Teile des Rectum und zu den Aftermuskeln. 4. **Äste an die akzessorischen Geschlechtsdrüsen** beim männlichen Tiere (Fig. 874—877 k'); beim weiblichen Tiere entspricht diesen die *A. uterina caudalis* (Fig. 894 k), die an den Endteil des Uterus und an die Vagina geht. 5. Die **A. bulbi urethrae** (Fig. 874 bis 878 n, 895 20, 896 27) für den Bulbus urethrae bei männlichen und den Bulbus vestibuli bei weiblichen Tieren. 6. Eine **A. perinaei** (Fig. 874, 875, 877, 878 n', 895 21, 898 s) an das Mittel-fleisch und dessen Umgebung (Teile des Afters und der äusseren Genitalien). 7. Eine **A. haemor-rhoidalis caudalis (inf.)** (Fig. 875—878 m, 895 18) für das Ende des Rectum, den After und seine Muskeln. 8. Die **A. penis (A. clitoridis)**, die sich spaltet in eine *A. profunda penis* (Fig. 875—878 o, 895 22', 898 t) für das Schwellgewebe des Penis und eine *A. dorsalis penis* (Fig. 875—878 p, 895 23, 898 v), die am Dorsum penis liegt und besonders das Praeputium und die Glans penis versorgt. Die *A. clitoridis* geht zum Kitzler (Fig. 894 o).

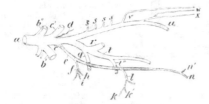

Figur 874 (Pferd).

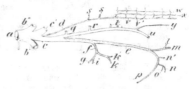

Figur 875 (Hund).

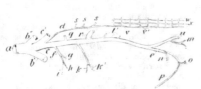

Figur 876 (Schwein).

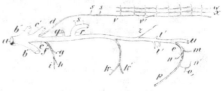

Figur 877 (Rind).

Figur 874—878. Verzweigung der A. hypogastrica bei Pferd, Hund, Schwein, Rind und Mensch (schematisch). Die visze-ralen Gefässe sind schraffiert, die parietalen weiss gehalten.
a Aorta, b A. iliaca communis dextra, b' A. iliaca externa dextra, b'' A. iliaca externa sinistra, c A. iliaca interna dextra, c' A. iliaca interna sinistra, d A. sacralis media, e A. pu-denda interna, f A. umbilicalis, g A. ureterica, h A. deferentialis (beim weibl. Rinde, Schweine, Fleischfresser entspricht dieser Arterie die A. uterina media), i A. vesicalis cranialis, k A. vesicalis caudalis, k' Arterie an Prostata usw. (beim weibl. Tiere entspricht dieser Arterie die A. uterina caudalis), l A. haemorrhoid. media bzw. Zweige, die diese vertreten, m A. haemorrhoidalis caudalis, n A. bulbi urethrae, n' A. perinaei, o A. profunda penis, p A. dorsalis penis, q A. ilio-lumbalis, r A. glutaea cranialis, s, s, s, s Aa. sacrales laterales, t A. obturatoria, t', t' Rami obtura-torii, t'' A. circumflexa femoris lateralis, u A. glutaea caudalis, v A. coccygea, v' Aa. caudales, w A. caudalis lateralis dorsalis, x A. caudalis lateralis ventralis, y A. caudalis lateralis super-ficialis, z Gefäss an den M. coccygeus.

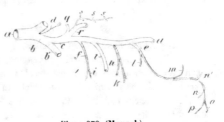

Figur 878 (Mensch).

B. An **Wand (Parietal-) gefässen** kommen vor: 1. Die **A. iliolumbalis** (Fig. 874—878 q, 891 28, 894 g, 898 m) verläuft an der Innenfläche des Darmbeinflügels zum lateralen Darmbein-winkel und versorgt die Lenden- und Gesässmuskeln, meist auch noch den M. tensor fasciae latae. 2. Die **A. glutaea cranialis (sup. N.)** (Fig. 874—878 r, 891 29, 894 h u. 898 n) tritt durch die Incisura ischiadica major zu den Gesässmuskeln. 3. Die **A. obturatoria** (Fig. 874—878 t, t', 891 36) gelangt durch das For. obturatum zu den an der ventralen Seite des Beckens gelegenen Muskeln (Hinterbackenmuskeln, Adduktoren); sie wird sehr oft durch mehrere kleine inkonstante *Rami obturatorii* vertreten. 4. Die **A. glutaea caudalis (inf. N.)** (Fig. 874—878 u, 891 38) tritt wesentlich in den M. biceps femoris und gibt bisweilen kleinere Zweige noch an die anderen Hinterbackenmuskeln und die Gesässmuskeln ab. 5. Die **Aa. sacrales laterales** (Fig. 874—878 s, s, s, s) sind Gefässe, die, gleichviel welchen Ursprungs, einen Muskelast abzweigen, in die Foramina sacralia ventralia eindringen und mit der A. spinalis ventralis sich vereinigen; beim Menschen (Fig. 878) entspringen die Aa. sacrales aus der A. glutaea sup. mit einem Stamme, der *A. sacralis lateralis*. Deshalb hat man das Gefäss, das beim Pferde (Fig. 874) die seitlichen Sakraläste abgibt, auch als A. sacralis lateralis bezeichnet; bei den anderen Tieren sind die Aa. sacrales laterales Äste der A. sacralis media und coccygea. 6. Die **Schwanzarterien;** sie werden gebildet von *a*) der *A. sacralis media* (Fig. 874—878 d, 891 40, 898 w), die aus dem Abgangswinkel der Aa. hypogastricae (die Richtung der Aorta fortsetzend oder gewissermassen als Fortsetzung der Aorta) entspringt und median an der ventralen Seite des Schwanzes spitzenwärts verläuft; vom 1. Schwanzwirbel ab wird sie als *A. coccygea* bezeichnet; bei fehlender oder rudimentärer A. sacralis media kann die A. coccygea als ein Wandast der A. hypogastrica auftreten (Fig. 874 v); *β*) der *A. caudalis lateralis dorsalis et ventralis* (Fig. 874—877 w u. x), die seitlich dorsal und ventral am Schwanze verlaufen; sie entspringen entweder mit einem Stamme als Wandast der A. hypogastrica, oder sie werden von metameren Zweigen der A. coccygea gebildet. Zu ihnen gesellt sich u. U. noch eine *A. caudalis lateralis superficialis* (Hund) (Fig. 875 y), die aus dem Wandast der A. hypogastrica entspringt und unter der Haut seitlich am Schwanze verläuft.

Die Scheidung in viszerale und parietale Gefässe ist bei Hund und Pferd insofern am deutlichsten, als die viszeralen und parietalen Gefässe (mit Ausnahme einiger Schwanzarterien) je aus einem gemeinschaftlichen Stamme entspringen (Fig. 874 u. 875). Der Stamm der viszeralen Gefässe wird als *A. pudenda interna* bezeichnet. Bei Mensch, Wiederkäuern und Schwein hingegen entspringen viszerale und parietale Gefässe aus einem Stamme, dessen Ende sich in eine A. pudenda int. und eine A. glutaea caud. teilt (Fig. 876, 877 u. 878). Die nähere Anordnung der einzelnen Gefässe und die Art ihres Ursprungs ergibt sich aus den Fig. 874—878; natürlich kommen nicht selten Variationen vor (die A. deferentialis des Menschen kann aus der A. umbilicalis, aber auch aus der A. iliaca int. oder aus der A. vesicalis inf. entspringen; die A. uterina media beim Menschen aus der A. umbilicalis oder neben ihr aus der A. iliaca int. usw.). Nur auf das Verhalten einiger Gefässe sei besonders hingewiesen: Dem Schweine und Rinde fehlt eine A. haemorrhoidalis media; beim Pferde gibt die A. obturatoria die A. circumflexa femoris lateralis ab (s. S. 670); beim Pferde wird die A. profunda penis von Ästen der A. obturatoria und die A. dorsalis penis von Ästen der A. pudenda ext. gebildet; beim Rinde und Schweine entspringen die Aa. vesicales caudales und die Äste für die akzessorischen Geschlechtsdrüsen bzw. beim weiblichen Tiere die A. uterina caudalis (Fig. 876 u. 877 k, k') mit einem gemeinsamen Stamme, der *A. urethrogenitalis*.

B. Die Aorta descendens des Pferdes.

Die **Aorta descendens** (Fig. 827 b) erreicht am 6. Brustwirbel die Wirbelsäule (s. S. 613) und läuft als **Aorta thoracica,** Brustaorta, etwas links von der Medianebene an den Körpern der Brustwirbel zwischen beiden Pleurasäcken kaudal und tritt durch den Hiatus aorticus des Zwerchfells in die Bauchhöhle. Sie grenzt rechts an den Ductus thoracicus und beim Pferde an die V. azygos. In der Bauchhöhle geht sie als die etwas schwächere **Aorta abdominalis,** Bauchaorta (Fig. 683 1), an den Körpern der Lendenwirbel etwas links von der Medianebene, rechts an die V. cava caud. grenzend, beckenwärts bis zum 5. Lendenwirbel, wo sie sich in die beiden Aa. hypogastricae und die oft fehlende A. sacralis media teilt. I. Aus der Aorta thoracica (Fig. 653 13) entspringen: 1. der Stamm der A. oesophagea und bronchialis, 2. jederseits 13 (oder 14) Aa. intercostales, 3. die Aa. phrenicae craniales; II. die Aorta abdominalis (Fig. 880 1) gibt ab: 1. die A. coeliaca, 2. die A. mesenterica cranialis, 3. die beiden Aa. renales, 4. die A. mesenterica caudalis, 5. die beiden Aa. spermaticae internae, 6. jederseits 5 Aa. lumbales, 7. die Aa. iliacae externae, 8. die Aa. hypogastricae und 9. die A. sacralis media.

Über die Wandstärke der Aorta s. S. 613.

I. Aorta thoracica des Pferdes.

1. Der Truncus bronchooesophageus.

Der kurze, unpaare Stamm entspringt am 6. Brustwirbel rechts aus der Aorta oder aus der 6. rechten A. intercostalis und teilt sich bald in die A. oesophagea und A. bronchialis. Mitunter fehlt der Stamm; beide Äste entspringen dann gesondert aus der Aorta oder der 6. A. intercostalis.

a) Die **A. oesophagea** (Fig. 899 11) geht als ein kleines, unpaares Gefäss zwischen den Pleurasäcken zur Speiseröhre, läuft dorsal an ihr beckenwärts und verbindet sich nahe dem Zwerchfell mit dem Ram. oesophageus der A. gastrica sinistra. Sie gibt viele Zweige an das Mediastinum, die postkardialen Mittelfellymphknoten und den Oesophagus, ausserdem nahe dem Zwerchfell zwei Äste ab, die im Lig. pulmonale an die Lungen treten und im subpleuralen Gewebe der letzteren ein weitmaschiges Gefässnetz bilden.

b) Die stärkere **A. bronchialis** geht, den Oesophagus an der linken Seite kreuzend, ventral, gibt kleine Zweige an die Speise- und Luftröhre und an die Lgl. bronchiales und spaltet sich an der Lungenwurzel in einen linken und rechten Ast. Beide verlaufen geschlängelt, begleiten den gleichseitigen Bronchus und verzweigen sich im Parenchym der Lungen. Vor dem Eintritt in diese gehen Zweige an die Lungenpleura, die in der Subserosa ein subpleurales Gefässnetz bilden, das mit dem der A. oesophagea in Verbindung steht.

2. Die Arteriae intercostales.

Es sind an jeder Seite 18 **Aa. intercostales,** Zwischenrippenarterien, vorhanden, von denen die 1. aus der A. cervicalis profunda und die 2., 3. und 4. aus der A. intercostalis suprema (s. S. 629) entspringen. Sie werden nach der Zahl der Rippen benannt, an deren Beckenrand sie liegen. Vom 6.—18. Brustwirbel entspringen an jedem Wirbel 2 **Aa. intercostales** (*dorsales*) (Fig. 827 u. 653 14) aus der dorsalen Wand der Aorta; meist sind 13 Stämme vorhanden, weil die 5. und 6. Zwischenrippenarterie mit einem Stamme entspringen. Jede Zwischenrippenarterie geht am Brustwirbelkörper in den zugehörigen Interkostalraum, gibt kleine Zweige an den Wirbelkörper und die Pleura costalis und teilt sich in den kleineren dorsalen und grösseren ventralen Ast.

a) Aus dem **Ramus dorsalis** entspringen:

aa) Ein *Ramus spinalis,* der durch das For. intervertebrale in den Wirbelkanal dringt und mit der A. spinalis ventralis anastomosiert, nachdem er die Rückenmarkshäute durchbohrt und an die Dura mater spinalis Zweige gegeben hat.

bb) Ein *Ramus muscularis,* der die Mm. intercostales am dorsalen Ende der Rippen durchbohrt und sich in den dorsal von der Wirbelsäule liegenden Muskeln verzweigt. Letztere erhalten einen kleinen Ast von jedem Rückenmarkszweig. Kleine Äste gehen als *Rami cutanei* auch an die Haut des Rückens.

b) Der **Ramus ventralis** läuft anfangs fast in der Mitte des Zwischenrippenraums und zwischen den beiden Mm. intercostales, dann an der Aussenfläche der Pleura in einer Rinne am Beckenrand der Rippen zwischen V. und N. intercostalis ventral.

Er gibt Zweige an die Pleura, das Periost der Rippen und die Mm. intercostales und solche ab, welche die Interkostalmuskeln, namentlich im mittleren Teile des Zwischenrippenraums, durchbohren und sich in den Bauchmuskeln, dem M. serratus ventralis und der Haut verbreiten. Die fortlaufende Arterie verbindet sich am ventralen Ende der Rippen mit Zweigen (*Aa. intercostales ventrales*) der A. mammaria interna und der A. musculophrenica.

3. Die Arteriae phrenicae craniales.

Die **kranialen Aa. phrenicae** sind 2 kleine Arterien, die zwischen den Pfeilern des Zwerchfells (oft mit einem Stamme) aus der ventralen Wand der Aorta oder einer A. intercostalis entspringen. Die linke (schwächere) tritt in den linken, die rechte in den rechten Zwerchfellpfeiler. Die linke entspringt oft neben der A. coeliaca.

II. Aorta abdominalis des Pferdes.

1. Die Arteria coeliaca.

Die **A. coeliaca** ist eine unpaare, für Magen, Leber, Milz, Pankreas und den Anfangsteil des Duodenum bestimmte Arterie. Sie entspringt dicht beckenwärts vom Hiatus aorticus des Zwerchfells mit einem nur etwa 1 cm langen Stamme (Fig. 879 1) aus der ventralen Wand der Aorta und teilt sich sofort in die rechts gehende A. hepatica, die links gerichtete A. lienalis und die mittlere, ventral verlaufende A. gastrica sinistra, die zusammen mit dem kurzen Stamme den Haller'schen Dreifuss, *Tripus arteriosus*, bilden.

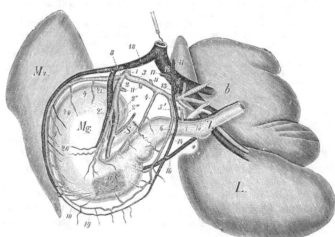

Figur 879.
A. coeliaca, V. lienalis und Stamm der Pfortader des Pferdes.
1 Stamm der A. coeliaca, 2 A. gastrica sinistra, 2′ ihr Ramus cranialis, 2″ ihr Ramus caudalis, 2‴ Ramus oesophageus, der in diesem Falle nicht aus dem Stamme, sondern aus dem Ramus caud. der A. gastrica sinistra entspringt, 3 A. hepatica, 4 A. gastrica dextra, 5 A. hepatica propria, 5′ A. gastroduodenalis, 6 A. gastroepiploica dextra, 7 Ramus duodenalis der A. pancreaticoduodenalis, 8 A. lienalis, 9, 9 Aa. gastricae breves, 10 A. gastroepiploica sinistra, 11, 11 Rami pancreatici, aus der A. gastrica sinistra, A. hepatica und A. pancreaticoduodenalis entspringend, 12 Stamm der V. portae, 13 V. gastroduodenalis, 14 V. gastroepiploica dextra, 15 Ramus duodenalis der V. pancreaticoduodenalis, 16 V. gastrica cranialis, 17, 17 Rami pancreatici, 18 V. lienalis, 19 V. gastroepiploica sinistra, 20, 20 Vv. gastricae breves, 21 V. gastrica caudalis.
Mg. Magen, bei **a** ist ein Stück der serösen und der Muskelhaut entfernt, um die Verzweigungen der Arterien zwischen der Muskel- und Schleimhaut zu zeigen, S Oesophagus, Z Duodenum, L. Leber, **b** Gallengang, **Mz.** Milz.

a) Die **A. gastrica sinistra** (Fig. 879 2) ist der Lage nach die mittlere und der Stärke nach die schwächste Ast, läuft nach der Cardia hin und teilt sich in einen für die Leber-Zwerchfellsfläche des Magens bestimmten *Ramus cranialis* und einen für dessen Eingeweidefläche bestimmten *Ramus caudalis*. Vorher gibt die Arterie einen *Ramus oesophageus* und *Rami pancreatici* ab.

Die Arterie entspringt häufig aus der A. lienalis; mitunter entspringen beide Äste gesondert oder der kaudale aus der A. hepatica und der kraniale aus der A. lienalis.

aa) Der *Ramus oesophageus* (Fig. 879 2‴), der nicht selten aus der A. lienalis oder dem Ram. caud. der A. gastrica sinistra entspringt, tritt am dorsalen Rande der Speiseröhre, die er versorgt, in die Brusthöhle und verbindet sich mit der A. oesophagea (s. S. 677).

bb) Mehrere kleine *Rami pancreatici* (Fig. 879 11,11) für das Pankreas.

cc) Der *Ramus caudalis* (Fig. 879 2″) läuft an der kleinen Kurvatur nach rechts und teilt sich zwischen der serösen und Muskelhaut an der kaudalen Fläche des Magens in 5—6 grössere Zweige, die geschlängelt in der Richtung nach der grossen Kurvatur verlaufen, die Häute des Magens versorgen und zahlreiche Anastomosen untereinander, mit der A. gastrica dextra und den *Aa. gastricae breves* des Magens bilden.

dd) Der *Ramus cranialis* (Fig. 879 2') tritt an der rechten Seite der Cardia über die kleine Kurvatur hinweg an die Leber-Zwerchfellsfläche des Magens, an der er sich ebenso verbreitet und dieselben Verbindungen eingeht, wie der vorige an der kaudalen Fläche.

b) Die **A. hepatica** (Fig. 533 k, 879 3) ist meist ebenso stark wie die A. lienalis, geht am Pankreas nach rechts und ventral zur Eingeweidefläche der Leber und teilt sich in die A. hepatica propria und die A. gastroduodenalis. Sie gibt ab:

aa) Mehrere kleine **Aa. pancreaticae** an den linken und eine grössere **A. pancreatica dextra** an den rechten Lappen des Pankreas.

bb) Die **A. gastrica dextra** (Fig. 879 4) tritt unter dem mittleren Lappen des Pankreas an den Pylorus, gibt diesem Zweige und teilt sich in mehrere Äste, die teils an die Curvatura minor und an das rechte Ende des Magens gehen und mit der A. gastrica sinistra anastomosieren, teils sich im Anfang des Duodenum verbreiten.

cc) Die **A. hepatica propria** (Fig. 533 k', 879 5) tritt mit der Pfortader in die Porta hepatis und teilt sich in den rechten, mittleren und linken Ast, welche die Verzweigungen der V. portae begleiten, sich in dem entspr. Lappen der Leber verbreiten und kleine Gefässe an die Gallengänge und die seröse Leberkapsel abgeben.

dd) Die **A. gastroduodenalis** (Fig. 533 l, 879 5', 880 13) läuft nach rechts bis zum Duodenum und gibt ab:

a) Die *A. gastroepiploica dextra* (Fig. 879 6) geht unter dem mittleren Lappen des Pankreas über das Duodenum, das Zweige erhält, an die grosse Kurvatur des Magens, läuft zwischen den Blättern des grossen Netzes nach links, gibt Zweige an dieses und an die grosse Kurvatur des Magens, die mit Zweigen der A. gastrica sinistra anastomosieren, und verbindet sich im grossen Bogen mit der A. gastroepiploica sinistra.

β) Die *A. pancreaticoduodenalis* spaltet sich wieder in den *Ramus pancreaticus* und *duodenalis* (Fig. 879 7 u. 880 14); ersterer verzweigt sich im mittleren Lappen des Pankreas und wird sehr oft durch mehrere kleine inkonstante Zweige vertreten; letzterer geht im Mesoduodenum beckenwärts, gibt diesem Zweige und verbindet sich bogenförmig mit der ersten A. jejunalis.

c) Die **A. lienalis** (Fig. 879 8) geht an das dorsale Ende der Milz, läuft im Hilus lienis bis zur Milzspitze und wird zur A. gastroepiploica sinistra. Sie gibt ab:

aa) Einige Zweige an den linken Lappen des Pankreas, **Rami pancreatici.**

bb) Viele **Rami lienales,** deren stärkste den dorsalen Teil der Milz versorgen.

cc) 5—7 **Aa. gastricae breves** (Fig. 879 9,9), die im Lig. gastrolienale an die grosse Kurvatur des Magens treten, sich in der Magenwand verbreiten und mit Zweigen der A. gastrica sinistra anastomosieren.

dd) Die **A. gastroepiploica sinistra** (Fig. 879 10), der fortlaufende Stamm der Milzarterie, geht von der Milzspitze zwischen den Blättern des grossen Netzes nach rechts und verbindet sich, nachdem sie Zweige für das Netz, das auch direkt aus der A. lienalis Gefässe erhält, und 3—5 Aa. gastricae breves an die grosse Kurvatur des Magens abgegeben hat, mit der A. gastroepiploica dextra.

2. Die Arteria mesenterica cranialis (superior N.).

Die **A. mesenterica cranialis** (Fig. 858 a und 880 2) ist ein starker, nur wenige Zentimeter langer, zwischen den Blättern des Gekröses oder „im Gekröse" liegender unpaarer Stamm[1]), der am 1. Lendenwirbel aus der ventralen Wand der Aorta entspringt und für den ganzen Darmkanal, mit Ausnahme seines Endabschnitts, bestimmt ist. Zuerst entspringt aus seiner brustseitigen Wand der ca. $1/2$ cm lange Stamm der A. colica media und dorsalis, während links aus der beckenseitigen Wand die Dünndarmarterien abgehen, deren Abgangsstelle 3—5 cm lang ist. Der fortlaufende, 3—4 cm lange, verschieden dicke Stamm der A. mesenterica cran., die A. ileocaecocolica, ist ventral und ein wenig nach rechts und brustwärts gerichtet und teilt sich in die A. colica ventralis und die A. ileocaecalis.

---

1) Der Stamm der kranialen Gekrösarterie, noch mehr die A. ileocaecocolica, ist bei älteren Pferden i. d. R. durch Einwanderung von Eingeweidewürmern (Strongylus armatus) aneurysmatisch verändert; die Wände erscheinen verdickt, häufig sogar verkalkt.

a) Die 18—21 **Aa. jejunales (intestinales N.)** (Fig. 880 3, 3, 3), von denen sehr oft mehrere mit einem gemeinsamen Stamme entspringen, verlaufen im Gekröse nach dem Dünndarm. Jeder Ast teilt sich in 2 Zweige, die sich nahe dem Darme mit den entspr. Ästen der benachbarten Dünndarmarterien zu Bogen verbinden, aus denen die eigentlichen Darmzweige abgehen (Fig. 858).

Aus den 36—42 Bogen entspringen viele kleine Zweige, die zwischen den beiden Blättern des Gekröses an den Darm treten, dessen Muskelhaut durchbohren und seine Wand mit Blutgefässen versorgen. Die erste Dünndarmarterie bildet mit dem Ramus duodenalis der A. pancreaticoduodenalis, die letzte mit dem Ramus iliacus der A. ileocaecocolica einen Anastomosenbogen.

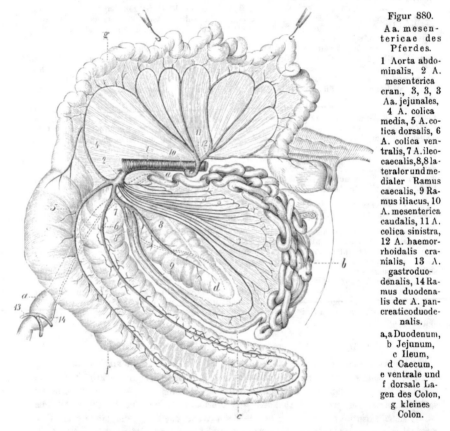

Figur 880.
A a. mesentericae des Pferdes.

1 Aorta abdominalis, 2 A. mesenterica cran., 3, 3, 3 Aa. jejunales, 4 A. colica media, 5 A. colica dorsalis, 6 A. colica ventralis, 7 A. ileocaecalis, 8,8 lateraler und medialer Ramus caecalis, 9 Ramus iliacus, 10 A. mesenterica caudalis, 11 A. colica sinistra, 12 A. haemorrhoidalis cranialis, 13 A. gastroduodenalis, 14 Ramus duodenalis der A. pancreaticoduodenalis.

a, a Duodenum, b Jejunum, c Ileum, d Caecum, e ventrale und f dorsale Lagen des Colon, g kleines Colon.

b) Die **A. colica media** (Fig. 880 4) ist so stark wie eine Dünndarmarterie. Sie spaltet sich am Anfangsteil des kleinen Colon in 2 Zweige, von denen der eine brust-, der 2. beckenwärts verläuft. Der erstere anastomosiert mit der A. colica dorsalis, der letztere bildet mit einem Zweige der A. colica sinistra einen Bogen.

c) Die starke **A. colica dorsalis** (s. dextra) (Fig. 880 5) tritt an die dorsalen Lagen des grossen Colon, gibt sogleich einen starken Ast an den mittleren Lappen des Pankreas, begleitet den vom Mesocolon bedeckten, den ventralen Kolonlagen zugekehrten Bandstreifen und fliesst an der Beckenflexur mit der A. colica ventralis zusammen.

Auf ihrem Wege gibt sie zahlreiche Äste an das Colon, die direkt nach ihrem Ursprung viele kleine Bögen und Schlingen bzw. Netze bilden, aus denen Gefässe an die Darmwand und Lymphknoten gehen; die ersteren verlaufen zunächst eine Strecke weit zwischen Serosa und Muskelhaut.

d) Die **A. ileocaecocolica** gibt ab: einen *Ramus colicus*, der als **A. colica ventralis** (Fig. 880 $_6$) an der ventralen Kolonschleife wie die A. colica dorsalis an der dorsalen Schleife verläuft und einen Zweig an den Blinddarmkopf sendet. Der dann bleibende Stamm, die **A. ileocaecalis** (Fig. 880 $_7$), teilt sich an der Mündung des Ileum ins Caecum in den Ramus iliacus und 2 Rami caecales.

Der *Ramus iliacus* (Fig. 880 $_9$) läuft am Ileumende entlang, gibt ihm Zweige und verbindet sich mit der letzten A. jejunalis. Die beiden *Rami caecales* (Fig. 880 $_8$, $_8$) liegen an den beiden Flächen des Caecum an den Bandstreifen, bis zu dessen Spitze und geben ihm viele Zweige; vom lateralen Ast geht auch ein Zweig an den Anfangsteil des Colon; Zweige beider Blinddarmäste anastomosieren vielfach untereinander.

3. Die Arteriae renales.

Die **Aa. renales** (Fig. 683 $_3$) sind paarige, kurze, starke Stämme, die rechts und links neben der A. mesenterica cran. unter fast rechtem Winkel aus der Aorta entspringen. Die rechte ist etwas länger als die linke, entspringt meist etwas weiter zwerchfellwärts und kreuzt die V. cava caud. an deren dorsaler Fläche. Jede Nierenarterie verläuft zur Niere ihrer Seite und spaltet sich in 5—8 Äste, die teils durch den Nierenhilus, dorsal von Vene und Ureter, teils an der ventralen Fläche in die Niere eindringen und sich in ihr verbreiten (s. S. 522).

Bisweilen ist eine Nierenarterie doppelt; die kaudale entspringt dann 5—10 cm beckenwärts von der kranialen, läuft schräg zwerchfellwärts, um nahe dem Hilus in die ventrale Fläche der Niere einzudringen. Vor der Teilung gibt jede Nierenarterie kleine Zweige für die Nierenkapsel, den Ureter und die Nebenniere ab. Die **Aa. suprarenales**, Nebennierenarterien, entspringen teils direkt aus der Aorta, brustwärts von der A. renalis, teils aus letzterer.

4. Die Arteria mesenterica caudalis (inferior N.).

Die kurze, mittelstarke **A. mesenterica caudalis** (Fig. 880 $_{10}$, 881 $_2$) entspringt am 4. Lendenwirbel aus der Aorta, verläuft im Gekröse des kleinen Colon und teilt sich in die A. colica sinistra und A. haemorrhoidalis cranialis.

a) Die **A. colica sinistra** (Fig. 880 $_{11}$) teilt sich sogleich in 3 Äste, die sich wie die Dünndarmarterien, jedoch näher dem Darme, teilen und Bögen bilden; aus diesen gehen kleine Gefässe an den mittleren Teil des kleinen Colon. Der erste Ast anastomosiert mit der A. colica media, der letzte mit

b) der **A. haemorrhoidalis cranialis** (Fig. 880 $_{12}$). Diese läuft dicht ventral von der Wirbelsäule im Gekröse des Endabschnitts des kleinen Colon und des Anfangs des Rectum beckenwärts bis zum Endstück des Mastdarms, in dem sie sich verbreitet und mit Zweigen der A. pudenda interna anastomosiert. Auf diesem Wege gibt sie 4—6 Äste ab, die sich wie die Äste der vorigen teilen, Bögen bilden und sich im Rectum verzweigen.

5. Die Arteriae spermaticae internae.

Die 2 mässig starken **Aa. spermaticae internae** (Fig. 683 $_4$) entspringen zu beiden Seiten, meist etwas brust-, selten beckenwärts von der A. mesenterica caud., in der Gegend des 4. Lendenwirbels aus der Aorta und sind für die Hoden des männlichen und die Ovarien und den Uterus des weiblichen Tieres bestimmt. Beim **männlichen** Tiere läuft jede in einer Bauchfellfalte (s. S. 542) zum inneren Leistenring (Fig. 881 $_3$), tritt durch diesen, geht im kranialen Teile des Samenstrangs zum Hoden und beschreibt, ehe sie den Hoden erreicht, viele knäuelförmige Windungen (Fig. 708 m).

Sie gibt Zweige an den Samenstrang, kreuzt die mediale Fläche des Nebenhodens nahe dessen Kopf und tritt zwischen Hoden und Nebenhoden hindurch an den dorsalen Rand des Hodens; sie gibt dabei Zweige an den Nebenhoden, läuft geschlängelt am dorsalen Rande bis zum kaudalen Ende des Hodens, schlägt sich um dieses um und läuft geschlängelt am ventralen Rande nach dem kranialen Ende des Hodens. Am ventralen Rande entspringen mehrere starke Zweige, die geschlängelt in der Tunica albuginea des Hodens an dessen Flächen in die Höhe steigen und kleine Zweige in den Hoden senden. Nicht selten teilt sich die A. spermatica int. auf ihrem Wege in 2 Zweige, die sogar selbständig aus der Aorta entspringen können, sodass dann die Arterie doppelt ist.

Beim weiblichen Tiere verläuft die A. spermatica int. im Lig. latum uteri nahe seinem kranialen Rande und teilt sich in den *Ramus ovaricus* und *Ramus uterinus*.

a) Der **Ramus ovaricus**, der kraniale Ast, beschreibt viele Schlängelungen und tritt mit je einem Zweige an die Enden des Eierstocks und verbreitet sich mit geschlängelten Zweigen in ihm. b) Der **Ramus uterinus** (*A. uterina cranialis*) tritt an den konkaven Rand des Endes des Uterushorns, verzweigt sich in ihm und verbindet sich mit der A. spermatica ext.

6. Die Arteriae lumbales.

Aus der dorsalen Wand der Aorta abdominalis entspringen an jeder Seite beim Pferde meist 5, beim Esel 4 **Aa. lumbales,** die erste zwischen dem 1. und 2., die fünfte zwischen dem 5. und 6. Lendenwirbel. Eine 6. A. lumbalis wird zwischen dem letzten Lendenwirbel und dem Kreuzbein von der A. hypogastrica abgegeben (Fig. 881 $_{42}$). Jede Lendenarterie läuft am Körper des Lendenwirbels in die Höhe, dann am kaudalen Rande seines Querfortsatzes lateral, tritt (als *Ramus ventralis*) zwischen dem M. transversus und obliquus abdominis int. und verzweigt sich in ihnen, im M. obliquus abdom. ext., im Bauchhautmuskel und in der Haut. Bis zum Proc. transversus der Lendenwirbel gibt jede A. lumbalis ab:

1. Mehrere Zweige an die Lendenmuskeln, die Lendenwirbel und die Lgl. lumbales; 2. einen *Ramus spinalis*, der sich wie der gleichnamige der Interkostalarterien (s. S. 677) verhält; 3. einen *Ramus dorsalis*, der stärker als die bisher genannten ist und zwischen 2 Proc. transversi hindurch zum M. longissimus dorsi, multifidus dorsi, glutaeus medius und zur Haut tritt.

7. Die Arteriae iliacae externae.

Die beiden **Aa. iliacae ext.** (Fig. 683 $_6$, 881 $_{4,4}$, 884 $_3$) entspringen in der Gegend des 5. Lendenwirbels aus der Aorta.

In einigen Fällen teilte sich die Aorta in 2 Stämme, entspr. den *Aa. iliacae communes* des Menschen; jeder der Stämme teilte sich dann in die A. iliaca ext. und A. hypogastrica; aus ersterer entsprang dann, abgesehen von den gewöhnlichen Ästen, der gemeinschaftliche Stamm der A. iliolumbalis, A. circumflexa femoris lateralis und A. obturatoria.

Jede **A. iliaca ext.** geht, vom Peritonaeum bedeckt, der Darmbeinsäule folgend, am M. iliopsoas und psoas minor, kranial von der gleichnamigen Vene, ventral und etwas kaudolateral, tritt durch den Schenkelring aus der Bauchhöhle in den Schenkelkanal (s. S. 314) und wird zur **A. femoralis;** diese verläuft fusswärts und gelangt allmählich an die hintere Fläche des Os femoris. An der Stelle, wo dieses die für die Arterie bestimmte Gefässrinne enthält, durchbohrt sie den M. adductor, gelangt zwischen den Mm. gastrocnemii in die Fossa intercondyloidea des Os femoris und wird zur **A. poplitea.** Die *A. iliaca externa* gibt ab:

a) Die **A. circumflexa ilium profunda** (Fig. 683 $_5$, 881 $_5$, 884 $_2$) entspringt aus der A. iliaca ext. dicht nach deren Abgang aus der Aorta oder aus ihr selbst, läuft zwischen dem M. iliopsoas, der Zweige erhält, und dem Peritonaeum lateral; sie teilt sich nahe dem Tuber coxae in den kranialen und kaudalen Ast. Der N. spermaticus ext. überkreuzt die mediale Fläche der Arterie; der N. cutaneus femoris lateralis begleitet sie.

Der kraniale Ast gibt Zweige an den M. iliopsoas und psoas minor, tritt zwischen M. transversus abdom. und obliquus abdom. int. und verzweigt sich in ihnen. Der kaudale Ast geht medial am M. tensor fasciae latae, der Zweige erhält, bis in die Gegend der Kniefalte, wo er sich nach Durchbohrung der Fascia lata im Bauchhautmuskel, den Lgl. subiliacae und der Haut verbreitet. Beim weiblichen Tiere gibt er ausserdem dünne Rami mammarii an das Euter.

b) Die **A. spermatica externa** (Fig. 881 ₆) entspringt sehr variabel aus der A. iliaca ext., meist dicht neben der A. circumflexa ilium prof. oder aus ihr oder weiter fusswärts aus dem Hauptstamm, mitunter aus der A. hypogastrica. Sie ist beim männlichen Tiere ein sehr dünner Zweig, der zwischen Peritonaeum und Fascia transversa, die beide Zweige erhalten, nach dem inneren Leistenring verläuft, dann im Hodengekröse herabsteigt und dabei zahlreiche feine Zweige an das Hodengekröse, die Tunica vaginalis propria und comm. und vor allem an den Nebenhoden, besonders dessen Schwanz und Körper abgibt. Bei weiblichen Tieren heisst die hier starke A. spermatica ext. *A. uterina media*, die im Lig. latum zum Uterus geht und mit dem Ramus uterinus der A. spermatica int. und mit der A. uterina caud. anastomosiert.

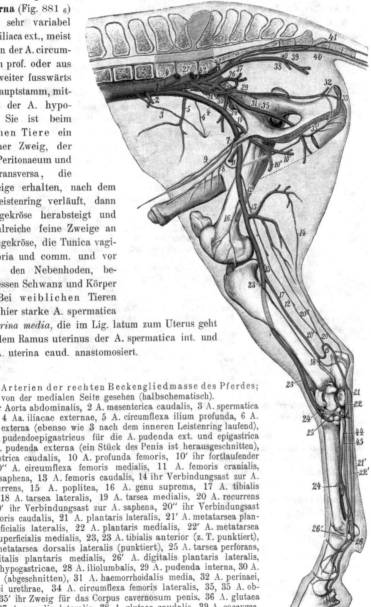

Figur 881.

Figur 881. Arterien der rechten Beckengliedmasse des Pferdes; von der medialen Seite gesehen (halbschematisch).
1 Ende der Aorta abdominalis, 2 A. mesenterica caudalis, 3 A. spermatica interna, 4, 4 Aa. iliacae externae, 5 A. circumflexa ilium profunda, 6 A. spermatica externa (ebenso wie 3 nach dem inneren Leistenring laufend), 7 Truncus pudendoepigastricus für die A. pudenda ext. und epigastrica caud., 8 A. pudenda externa (ein Stück des Penis ist herausgeschnitten), 9 A. epigastrica caudalis, 10 A. profunda femoris, 10′ ihr fortlaufender Stamm, 10″ A. circumflexa femoris medialis, 11 A. femoris cranialis, 12, 12 A. saphena, 13 A. femoris caudalis, 14 ihr Verbindungsast zur A. tarsea recurrens, 15 A. poplitea, 16 A. genu suprema, 17 A. tibialis posterior, 18 A. tarsea lateralis, 19 A. tarsea medialis, 20 A. recurrens tibialis, 20′ ihr Verbindungsast zur A. saphena, 20″ ihr Verbindungsast zur A. femoris caudalis, 21 A. plantaris lateralis, 21′ A. metatarsea plantaris superficialis lateralis, 22 A. plantaris medialis, 22′ A. metatarsea plantaris superficialis medialis, 23, 23 A. tibialis anterior (z. T. punktiert), 24, 24 A. metatarsea dorsalis lateralis (punktiert), 25 A. tarsea perforans, 26 A. digitalis plantaris medialis, 26′ A. digitalis plantaris lateralis, 27, 27 Aa. hypogastricae, 28 A. iliolumbalis, 29 A. pudenda interna, 30 A. umbilicalis (abgeschnitten), 31 A. haemorrhoidalis media, 32 A. perinaei, 33 A. bulbi urethrae, 34 A. circumflexa femoris lateralis, 35, 35 A. obturatoria, 35′ ihr Zweig für das Corpus cavernosum penis, 36 A. glutaea cranialis, 37 A. sacralis lateralis, 38 A. glutaea caudalis, 39 A. coccygea, 40, 40 A. caudalis lateralis, 41 A. caudalis lateralis dorsalis, 42 6. Lendenarterie, 43 Rückenmarkszweig der A. sacralis lateralis, 44 A. metatarsea plantaris profunda lateralis, 45 A. metatarsea plantaris profunda medialis.

c) Die **A. profunda femoris** (Fig. 881 10, 884 4) ist ein starkes Gefäss, das aus der A. iliaca ext. bei deren Eintritt in den Schenkelkanal entspringt und sofort den *Truncus pudendoepigastricus* abgibt, der jedoch nicht selten aus der A. iliaca ext. selbst entspringt. Der Stamm der A. profunda femoris geht dann ventral vom Ramus acetabularis des Schambeins und vom M. obturator ext. zwischen dem M. iliopsoas und pectineus, die Zweige erhalten, kaudal und in die Tiefe, versorgt die Hüftgelenkskapsel und den M. pectineus und teilt sich am medialen Rande der kaudalen Fläche des Os femoris in den fortlaufenden Stamm und in die *A. circumflexa femoris medialis*.

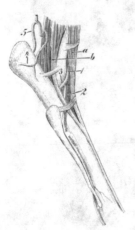

Figur 882. Tarsus und Metatarsus des Pferdes; von der lateralen Seite gesehen.

1 A. dorsalis pedis, 2 A. metatarsea dorsalis lateralis, 3 A. tarsea perforans, 4 A. tarsea lateralis, 5 A. tarsea medialis. a M. extensor digitalis pedis longus, b M. extensor digitalis lateralis.

1. Der nur 2—8 cm lange **Truncus pudendoepigastricus** (Fig. 881 7 u. 884 7) schlägt sich um den kaudalen Rand des Lig. inguinale (s. S. 293) und läuft, bedeckt vom Peritonaeum, brustwärts und etwas ventral und teilt sich in zwei Äste:

aa) Die am Ursprung 3—6 mm starke **A. pudenda externa** (Fig. 881 8 u. 884 8) ist bei männlichen Tieren stärker als bei weiblichen, geht bei ersteren am M. cremaster ausserhalb der Tunica vaginalis comm. ventral und lateral (Fig. 883 1), gibt beiden Teilen Zweige und ferner zahlreiche anastomosierende Zweige an die Lgl. inguinales prof., den Hodensack, die Haut, namentlich an das Praeputium und teilt sich dann (nach Schmaltz [539]) in *Rami profundi penis;* von diesen laufen die kaudalen Äste, ohne sich dem Penis anzulegen, bis gegen die Peniswurzel und dringen in sein Corpus cavernosum ein; sehr oft anastomosiert ein Ast mit der A. obturatoria (Fig. 883 3); die kranialen Äste dringen in den vorderen Teil des Corpus cavernosum penis; einer läuft an der dorsalen Penisfläche als *A. dorsalis penis* (Fig. 883 2) bis zur Eichel (*A. glandis*). Bei weiblichen Tieren tritt die A. pudenda externa an das Euter und verzweigt sich in ihm, gibt jedoch auch Gefässe an die Lgl. supramammaricae und die Haut.

bb) Die am Ursprung 4—7 mm starke **A. epigastrica caudalis** (Fig. 881 9 u. 884 9) läuft an der Innenfläche des M. rectus abdominis brustwärts, verzweigt sich in ihm und im M. obliquus abdom. int. und anastomosiert mit der A. epigastrica cran. (S. 640).

2. Die fortlaufende **A. profunda femoris** (Fig. 881 10″, 884 5) läuft schwanzwärts und verzweigt sich in den Mm. adductores, dem M. gracilis und semimembranosus; sie wird öfter durch mehrere Rami musculares ersetzt.

3. Die 7—10 mm starke **A. circumflexa femoris medialis** (Fig. 881 10″, 884 6) verläuft kaudal vom Os femoris zwischen M. obturator externus und M. quadratus femoris lateral und etwas kaudal und verzweigt sich in den Mm. adductores, hauptsächlich im M. biceps femoris.

Aus der **A. femoralis** (Fig. 884 11) entspringen:

d) 6—8 *Rami musculares* von verschiedener Stärke, welche die an der medialen Fläche des Oberschenkels gelegenen Muskeln versorgen. Einer von ihnen, die **A. femoris cranialis** (Fig. 881 11, 884 12), ist besonders stark.

Sie entspringt etwas distal von der A. profunda femoris, läuft, vom M. sartorius bedeckt, kranial und etwas fusswärts und tritt, in Äste gespalten, zwischen den M. vastus medialis und M. rectus femoris; sie verbreitet sich im M. quadriceps. Sie fehlt bisweilen und wird dann durch einen stärkeren Zweig der A. circumflexa femoris lateralis vertreten, der zwischen M. iliopsoas und rectus femoris bis dahin verläuft, wo sonst die A. femoris cran. in den M. quadriceps eintritt.

e) Die dünne **A. saphena** (Fig. 881 12,12, 884 13, 1033 3) tritt zwischen dem M. gracilis und sartorius an die Oberfläche und verläuft unter der Haut neben der V. saphena auf dem M. gracilis und auf dem M. semitendinosus und der Fascia cruris fusswärts.

Sie gibt Hautzweige ab und verbindet sich in der Mitte des Unterschenkels mit der A. recurrens tibialis (Fig. 884 24). Bisweilen ist die A. saphena stärker, ihre Verbindung mit der A. recurrens tibialis fehlt, und sie geht direkt in die A. tarsea medialis über.

f) Die **A. genu suprema** (Fig. 881 $_{16}$, 884 $_{14}$) ist ein 3—6 mm starkes Gefäss, das zwischen dem 2. und 3. Drittel des Oberschenkels entspringt und schräg nach der medialen Seite des Kniegelenks verläuft; sie verzweigt sich an diesem und gibt dem M. sartorius und vastus medialis Zweige.

g) Dicht beckenwärts von den Mm. gastrocnemii oder direkt, nachdem sie zwischen beide Mm. gastrocnemii eingetreten ist, gibt die A. femoralis die starke **A. femoris caudalis** (Fig. 881 $_{13}$, 884 $_{15}$) ab, die sich sogleich in den aufsteigenden und absteigenden Ast teilt, nicht selten auch mit beiden Ästen getrennt entspringt.

Der stärkere *Ramus ascendens* läuft beckenwärts, verzweigt sich im Ende des M. biceps femoris, semimembranosus, semitendinosus und im M. vastus lateralis. Aus einem Muskelzweig von ihm entspringt ein dünnes Gefäss, das lateral an der Achilles- bzw. oberflächlichen Beugesehne verläuft und sich mit der A. tarsea recurrens, einem Zweige der A. tarsea lateralis, verbindet (Fig. 881 $_{14}$). Der schwächere *Ramus descendens* gibt Zweige an die Mm. gastrocnemii und den M. flexor digitalis pedis sublimis und eine dünne Arterie (Fig. 884 $_{16}$) ab, die, den N. tibialis begleitend, an der medialen Seite des M. flexor digitalis pedis sublimis fusswärts läuft und sich mit der A. recurrens tibialis (Fig. 884 $_{23}$) verbindet.

h) Die **A. nutritia femoris** entspringt aus der A. femoralis oder A. femoris caudalis.

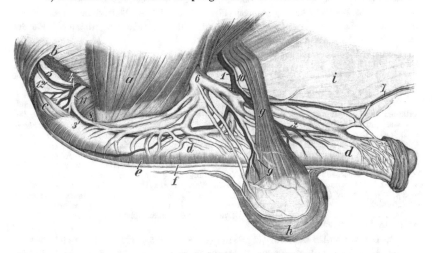

Figur 883. Blutgefässe des Penis und Hodensacks des Pferdes.

1 A. pudenda externa, die nur von einer sehr dünnen Vene (10) begleitet ist, 2 A. dorsalis penis, 3 Ramus communicans der A. pudenda ext. zur A. obturatoria, 4 A. obturatoria und 5 ihr Verbindungszweig zur A. pudenda interna, 6 V. pudenda ext., die durch den kranialen Teil des M. gracilis (a) hervortritt. Sie bildet ein sehr starkes Venengeflecht, von dem ein Zweig (7) mit der V. abdominis subcutanea anastomosiert und ein anderer (8) mit der V. obturatoria sich verbindet, 9 Zweige der V. pudenda externa für den Hodensack, 10 dünne Vene, welche die A. pudenda externa begleitet, 11 V. obturatoria und 12 ihr Verbindungszweig zur V. pudenda interna. a M. gracilis, b M. semimembranosus, aus dem ein Teil herausgeschnitten ist, c M. ischiocavernosus, d, d Penis, e M. bulbocavernosus, f Afterrutenmuskel, g M. cremaster, h Hodensack, i ventrale Bauchwand.

Die **A. poplitea** (Fig. 881 $_{15}$, 884 $_{17}$) läuft, von den Mm. gastrocnemii eingeschlossen, in der Fossa intercondyloidea des Os femoris und auf der Gelenkkapsel fusswärts und gibt Zweige an die genannten Muskeln und das Kniegelenk. Sie tritt zwischen beiden Kondylen an die hintere Fläche der Tibia und läuft unter dem M. popliteus, dem sie Zweige gibt, mit der gleichnamigen Vene fusswärts und etwas lateral und teilt sich im 1. Viertel der Tibia in die A. *tibialis posterior* und *anterior*.

i) Die **A. tibialis posterior** (Fig. 881 17, 884 19, 886 f, 1033 4), der schwächere Ast, läuft an der kaudalen Fläche der Tibia, zuerst vom M. popliteus bedeckt, fusswärts, tritt dann zwischen M. flexor hallucis longus und M. flexor digit. ped. longus an die Sehne des letzteren und gibt bis zum distalen Tibiaende ab:

1. Eine Ernährungsarterie für die Tibia, **A. nutritia tibiae.**

2. **Rami musculares** an den M. popliteus und an die Köpfe des M. flexor digitalis pedis profundus.

3. Die **A. tarsea lateralis** (Fig. 881 18, 882 4, 884 20, 886 g) tritt am distalen Ende der Tibia zwischen deren kaudaler Fläche und dem M. flexor digitalis ped. prof. an die laterale Fläche des Tarsus und gibt dort an die Bänder und die Haut Zweige ab. Eine dünne **A. tarsea recurrens** geht am lateralen Rande der Achillessehne beckenwärts und verbindet sich mit einem Zweige der A. femoris caud. (Fig. 881 14).

4. Die A. tibialis post. wird nach Abgabe der A. tarsea lateralis zur **A. tarsea medialis** (Fig. 881 19, 882 5, 884 21, 886 h, 1033 6). Sie bildet zuerst einen zehenwärts, dann einen beckenwärts konvexen Bogen (Fig. 881 19 u. 882 5), läuft dann an der Sehne des M. flexor digit. pedis prof. zehenwärts und teilt sich nahe dem distalen Ende des Tarsus in die A. plantaris medialis und lateralis.

Aus dem beckenwärts konvexen Bogen entspringt die **A. recurrens tibialis** (Fig. 881 20, 884 22, 886 i), die an der Achillessehne, den N. tibialis begleitend, beckenwärts läuft und sich sowohl mit der A. saphena (Fig. 881 20′, 884 24), als auch mit einem Zweige der A. femoris caud. (Fig. 881 20″, 884 16 u. 23) verbindet. Von der A. tarsea medialis gehen distal vom 2. Bogen Zweige für die Bänder und die Haut an der medialen Fläche des Tarsus ab.

Die beiden Plantararterien, deren mediale (Fig. 881 22, 886 l) die schwächere ist, verlaufen, die tiefe Beugesehne begleitend, über die plantare Seite des Tarsus und verbinden sich am proximalen Ende des Metatarsus mit der A. tarsea perforans zum *Arcus plantaris* (s. S. 688). Der fortlaufende Stamm der A. plantaris medialis, die *A. metatarsea plantaris superficialis medialis* (Fig. 881 22′, 884 26, 1033 8), geht, den N. plantaris medialis begleitend, am medialen Rande der tiefen Beugesehne zehenwärts und mündet in das Ende der A. metatarsea dorsalis lateralis oder in die A. digitalis medialis. Sie gibt am proximalen Ende des medialen Nebenmittelfussknochens einen sehr dünnen Verbindungszweig zur A. metatarsea dorsalis medialis (s. unten). Der fortlaufende Stamm der A. plantaris lateralis, die *A. metatarsea plantaris superficialis lateralis* (Fig. 881 21′, 884 25, 885 4, 886 k″) liegt mit dem N. plantaris lateralis am lateralen Rande der tiefen Beugesehne und mündet in die A. digitalis lateralis oder (selten) in die A. metatarsea dorsalis lateralis. Beide Aa. metatarseae plantares superficiales geben Zweige an die Beugesehnen und die Haut.

k) Die **A. tibialis anterior** (Fig. 881 23,23, 884 18, 885 1, 886 b) ist der viel stärkere Ast der A. poplitea, tritt durch die Membrana interossea cruris an die laterale Fläche der Tibia, läuft an ihr, bedeckt vom M. tibialis anterior, bis zur dorsalen Fläche des Tarsus, wo sie zur *A. dorsalis pedis* (Fig. 882 1, 886 b′) wird; sie geht am Metatarsus in die A. metatarsea dorsalis lateralis über. Bis dahin gibt sie ab:

1. Die **A. peronaea,** einen kleinen, variablen Ast, der sich im M. extensor digitalis lat., tibialis anterior und flexor hallucis longus verzweigt.

2. **Muskelzweige** für die Muskeln an der dorsolateralen Seite der Tibia.

3. **Gelenkzweige,** die sich in den Bändern des Tarsus verbreiten.

Aus ihnen entspringen nach Storch [602] zwei äusserst feine Gefässe, von denen das eine als *A. metatarsea dorsalis medialis (II)* zwischen medialem Griffelbein und Hauptmittelfussknochen und das andere als *A. metatarsea dorsalis media (III)* an der dorsalen Fläche des Hauptmittelfussknochens subperiostal herabläuft und sich i. d. R. verliert. Die erstere verbindet sich meist im proximalen Viertel des Metatarsus mit der A. metatarsea plantaris superfic. medialis und mündet bisweilen in die A. metatarsea plant. prof. medialis.

4. Nahe dem Metatarsus entspringt aus der A. tibialis anterior (bzw. der A. dorsalis pedis) die starke **A. tarsea perforans** (Fig. 881 25, 882 3, 885 2, 886 d), die durch den

Figur 884.
Arterien der medialen Seite der rechten Beckengliedmasse des Pferdes.

1 Ende der Aorta abdominalis, 2 A. circumflexa ilium profunda, 3 A. iliaca ext., 4 A. profunda femoris, 5 deren Endstamm, 6 A. circumflexa femoris med., 7 Stamm der A. pudenda ext. (8) und der A. epigastrica caudalis (9), 10 A. spermatica externa (A. uterina media), 11 A. femoralis, 12 A. femoris cranialis, 13 A. saphena, 14 A. genu suprema, 15 A. femoris caudalis, 16 ihre Anastomose zur A. recurrens tibialis, 17 A. poplitea, 18 A. tibialis anterior, 19 A. tibialis post., 20 A. tarsea lat., 21 A. tarsea med., 22 A. recurrens tibialis, 23 ihre Anastomose zum Ramus descendens der A. femoris caudalis, 24 Anastomose der A. recurrens tibialis zur A. saphena, 25 A. plantaris lat., 26 A. metatarsea plant. superf. med., 27 A. digitalis medialis, 28 A. hypogastrica, 29 A. pudenda int., 30 A. haemorrhoidalis media, 31 A. perinaei, 32 A. bulbi urethrae, 33 A. iliolumbalis, 34 A. obturatoria, 35 A. circumflexa femoris lat., 36 A. glutaea cranialis, 37 A. sacralis lat., 38 A. glutaea caudalis, 39, 39 A. caudalis lat. ventralis, 40 A. caudalis lat. dorsalis, 41 A. coccygea.

a M. transversus abdom., b M. rectus abdom. (ein Stück aus ihm herausgeschnitten), c, c M. obturator internus, d M. sartorius (ein Stück aus ihm herausgeschnitten), e M. vastus medialis, f M. pectineus, g, g M. adductor (ein Stück herausgeschnitten), h, h M. semimembranosus (ein Stück herausgeschnitten), i M. semitendinosus (abgeschnitten), k M. gastrocnemius lateralis, k' M. gastrocnemius medialis (abgeschnitten), l M. popliteus, m M. flexor digitalis pedis longus, n M. flexor hallucis longus und tibialis posterior, o oberflächliche und p tiefe Beugesehne.

Figur 885.
Arterien am Hinterfusse des Pferdes;
von der lateralen Seite gesehen.

1 A. tibialis anterior, 2 A. tarsea perforans, 3 A. metatarsea dorsalis lateralis, 4 A. metatarsea plantaris superf. lateralis, 5 A. digit. lateralis.

a M. ext. digitalis ped. longus, b M. extensor digitalis ped. lateralis, aus dessen Sehne ein Stück herausgeschnitten ist, c M. flexor digitalis ped. prof., d tiefe und e oberflächliche Beugesehne.

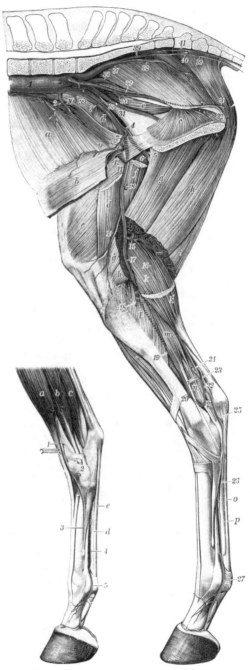

Figur 885.   Figur 884.

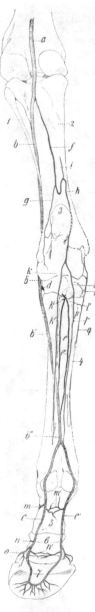

Canalis tarsi an die plantare Seite des proximalen Endes des Mittelfusses gelangt und sich durch einen Ramus communicans mit der A. plantaris lateralis, meist auch noch mit der A. plantaris medialis zu dem auf dem M. interosseus medius gelegenen *Arcus plantaris proximalis* verbindet, aus dem die beiden Aa. metatarseae plantares prof. entspringen, die den Mm. interossei Zweige geben.

aa) Die *A. metatarsea plantaris prof. lateralis* (Fig. 881 44, 886 e) ist ein schwaches Gefäss, das medial am lateralen Griffelbein verläuft und in die A. digitalis communis, ausnahmsweise auch in eine der Aa. digitales mündet. bb) Die *A. metatarsea plantaris prof. medialis* (Fig. 881 45, 886 e') erscheint meist als der fortlaufende Stamm der A. tarsea perforans; sie verläuft nahe dem medialen Griffelbein an der plantaren Fläche des Hauptmittelfussknochens, sendet ihm eine Ernährungsarterie und verbindet sich nahe dem Fesselgelenk mit der A. digitalis communis (Fig. 886 b''').

5. Der fortlaufende Stamm der A. tibialis anterior (bzw. der A. dorsalis pedis) tritt als **A. metatarsea dorsalis lateralis (IV),** Hauptmittelfussarterie (Fig. 881 24,24, 882 2, 885 3, 886 b''), in die Rinne zwischen dem Hauptmittelfussknochen und dem lateralen Griffelbein, dann nahe dem distalen Ende des letzteren zwischen beiden Knochen hindurch an die plantare Fläche des Hauptmittelfussknochens, wo sie die Aa. metatarseae plantares prof. (s. oben) aufnimmt und auch **A. digitalis communis** (Fig. 886 b''') genannt wird; bisweilen nimmt sie noch die Aa. metatarseae plantares superfic. (s. S. 686) auf. Die A. digitalis comm. teilt sich nahe dem Fesselgelenk und zwischen den beiden Schenkeln des M. interosseus medius, in den Zwischenraum zwischen diesen und den Beugesehnen tretend, in die A. digitalis plant. medialis (Fig. 881 26, 884 27, 886 c', 1033 11) et lateralis (Fig. 881 26', 885 5, 886 c), die Seitenarterien der Zehe, die wie die entspr. Arterien der Schultergliedmasse verlaufen und sich verzweigen (s. S. 646). Die A. metatarsea dorsalis lateralis gibt der Haut, den Sehnen und Bändern am Mittelfuss Zweige.

Abweichungen. Die am Hinterfuss gelegenen Arterien lassen oft Abweichungen und Varietäten erkennen, von denen wir einige wichtigere, von uns beobachtete aufführen wollen. 1. Die *A. recurrens tibialis* kann doppelt sein. 2. Die *A. tibialis posterior* spaltet sich nicht in eine A. tarsea lateralis und medialis, sondern wird direkt zur A. tarsea lateralis, während die A. tarsea medialis insofern von der A. saphena gebildet wird, als diese als ein 3—4 mm starkes Gefäss bis zum

Figur 886. Arterien am linken Unterschenkel und Fuss des Pferdes; von hinten gesehen (halbschematisch).
a A. poplitea, b A. tibialis anterior, b' A. dorsalis pedis, b'' A. metatarsea dorsalis lateralis, b''' deren Ende (A. digit. comm.), c, c' A. digitalis lateralis et medialis, d A. tarsea perforans, e A. metatarsea plant. prof. lat., e' A. metatarsea plant. prof. medial., f A. tibialis posterior, g A. tarsea lateralis, h A. tarsea medialis, i A. recurrens tibialis, k A. plantaris lateralis, k' ihr Verbindungsast zur A. tarsea perforans, k'' A. metatarsea plant. superfic. lateralis, l A. plantaris medialis, l' ihr Verbindungsast zur A. metatarsea perforans bzw. zur A. metatarsea plantaris prof. medialis, l'' A. metatarsea plant. superfic. medial., m dorsale und m' volare Fesselbeinarterien, n dorsale und n' volare Kronbeinarterien, o Ballenarterien. 1 Fibula, 2 Tibia, 3 Tuber calcanei, 4 Metatarsus, 5 Phalanx I, 6 Phalanx II, 7 Phalanx III.

Figur 886.

Tarsus herabläuft und sich dann in die beiden Aa. metatarseae plantares superf. spaltet. 3. Bisweilen fliesst die A. plantaris medialis vollständig mit der A. tarsea perforans zusammen; es entspringt dann i. d. R. etwas weiter distal aus der A. metatarsea plantaris prof. medialis eine A. metatarsea plant. superf. medialis. 4. In einigen Fällen ging die A. tibialis anterior ungeteilt durch den Sprunggelenkskanal, gab beim Austritt die A. metatarsea plantaris prof. med. ab und verlief dann als sehr starkes Gefäss wie die A. metatarsea plant. superficialis med. bis zum Fesselgelenk, wo sie sich in die Aa. digitales teilte. 5. Bei einem Pferde fanden wir folgendes: Die A. tibialis posterior verhielt sich wie unter 2 angegeben. Die A. saphena war 4 mm stark und verband sich am distalen Sprunggelenksende mit einem starken Zweige der A. tarsea perforans. Der so entstandene Stamm lief als eine 6 mm dicke A. metatarsea plant. superf. med. am medialen Rande der tiefen Beugesehne bis nahe zum 1. Zehengelenk und teilte sich in die beiden Aa. digitales. Die A. tibialis anterior war relativ schwach und teilte sich nahe der distalen Sprunggelenksgrenze in einen starken und einen sehr dünnen Zweig. Der letztere bildete die A. metatarsea dorsalis lateralis, die 1—1¹/₂ mm stark, zwischen Hauptmittelfussknochen und lateralem Griffelbein bis zum Metatarsophalangealgelenk herablief und sich dann verlor. Der unverhältnismässig stärkere (5 mm dicke) Endast der A. tibialis anterior wurde zur A. tarsea perforans, die nach Durchlaufen des Sprunggelenkskanals eine sehr dünne *A. metatarsea plantaris superf. lateralis,* sodann eine sehr (4 mm) starke *A. metatarsea plantaris prof. medialis* abspaltete und sich mit ihrem Endstamm mit der A. saphena vereinigte. Die A. metatarsea plantaris prof. med. mündete in die A. digitalis lateralis. Eine *A. metatarsea plantaris prof. lateralis* fehlte. 6. Bisweilen fehlt die A. metatarsea plantaris prof. medialis. Auch Awtokratow [15] beschreibt mehrere Abweichungen. Er fand z. B. die A. tarsea lat. als Zweig der A. saphena oder die A. metatarsea dorsalis lat. rudimentär und dafür die A. tarsea perforans sehr stark. In einem Falle wurde die A. tibialis post. zur A. tarsea lat. und diese zur A. plantaris lat., während die A. plantaris medialis von der A. saphena gebildet wurde.

8. Die Arteriae hypogastricae.

Die beiden kurzen **Aa. hypogastricae,** Beckenarterien (Fig. 683 ₇, 881 ₂₇, ₂₇, 884 ₂₈), sind stärker als die Aa. iliacae ext. und entstehen dadurch, dass sich das Endstück der Aorta abdominalis am 5.—6. Lendenwirbel gabelig teilt.

Aus dem Teilungswinkel entspringt mitunter eine kleine, unpaare *A. sacralis media,* die etwas links von der Medianebene an der ventralen Fläche des Kreuzbeins schwanzwärts läuft, sich im Periost verliert oder in die A. coccygea mündet oder sich (in seltenen Fällen) bis zum M. sphincter ani ext. verfolgen lässt und sich in diesem verzweigt.

Jede A. hypogastrica gibt die 6., mit den übrigen Lumbalarterien gleichlaufende (s. S. 682) *A. lumbalis,* und die A. pudenda interna ab und teilt sich in die A. sacralis lateralis und den Stamm der A. iliolumbalis, obturatoria und glutaea cranialis.

a) Die **A. pudenda interna** (Fig. 683 ₈, 881 ₂₉, 884 ₂₉, 887—889 l) verläuft zunächst an der Innenfläche des Kreuzsitzbeinbandes in der Richtung nach dem Arcus ischiadicus, tritt dann an die Aussenfläche des Bandes, bald jedoch, am M. levator ani, wieder an dessen Innenfläche und teilt sich bei männlichen Tieren am Arcus ischiadic. in die A. perinaei und bulbi urethrae, bei weiblichen Tieren in die erstere und die A. clitoridis. Bis zur Teilung gibt sie ab:

aa) 1¹/₂—3 cm nach ihrem Ursprung die **A. umbilicalis,** Nabelarterie (Fig. 683 ₉, 881 ₃₀, 884 ₂₇ m). Über ihr Verhalten beim Fetus s. S. 602. Beim erwachsenen Tiere läuft sie im Lig. laterale der Harnblase als runder Strang, *Lig. teres s. umbilicale vesicae* (Fig. 683 ₁₀), zum Vertex vesicae. Nahe der Harnblase ist sie ein solider Strang; aus ihrem noch Blut führenden, aber sehr engen Anfangsteil entspringen Zweige für die Harnblase (*Aa. vesiculares craniales*), die Prostata und meist ein dünnes Ästchen für den Ductus deferens (*A. deferentialis*); bei Stuten läuft ein dünner Zweig am Ureter zurück zum Lig. latum uteri.

bb) Die **A. haemorrhoidalis media** (Fig. 881 ₃₁, 884 ₃₀, 887 n) entspringt aus der A. pudenda interna zwischen deren 1. und 2. Drittel in der Beckenhöhle, läuft neben dem Rectum afterwärts, gibt Zweige an dieses, die Harnblase und Harnröhre, bei männlichen Tieren auch an die Vesiculae seminales, die Prostata und die Bulbourethraldrüsen. Bei weiblichen Tieren ist sie stärker und gibt die *A. uterina caudalis* ab, die an der Vagina brustwärts läuft, sich in ihr und im Uteruskörper verzweigt und mit Zweigen der A. spermatica externa anastomosiert. Nur sehr ausnahmsweise entspringt die A. uterina caud. aus der A. hypogastrica oder der A. umbilicalis (bei 52 untersuchten Pferden 1 mal).

cc) Die **A. perinaei** (Fig. 881 ₃₂, 884 ₃₁) gibt Zweige an den M. sphincter ani ext., bei männ-

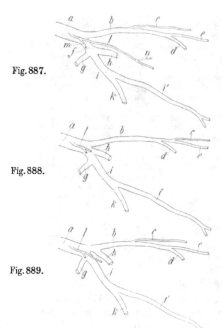

Fig. 887.

Fig. 888.

Fig. 889.

Figur 887—889. Schemata der Endverzweigung der A. hypogastrica des
Pferdes, welche die hauptsächlichsten
Abweichungen berücksichtigen.
a A. hypogastrica, b A. sacralis lateralis,
c A. coccygea, d A. glutaea caudalis, e A.
caudalis lateralis ventr., f Stamm der A.
iliolumbalis, glutaea cranialis und obturatoria, g A. iliolumbalis, h A. glutaea cranialis, i, i' A. obturatoria, k A. circumflexa
femoris lateralis, l A.pudenda interna, m A.
umbilicalis, n A. haemorrhoidalis media.

lichen Tieren auch an den M. bulbocavernosus und
endet in der Haut des Afters und des Mittelfleisches.
    dd) Die **A. bulbi urethrae** (Fig. 881 33, 884 32)
dringt in den Bulbus urethrae ein; vorher zweigt
sie einen dünnen Ast ab; dieser schlägt sich um den
Arcus ischiadicus und verbindet sich am dorsalen
Rande des Penis mit dem hier verlaufenden Zweige
der A. obturatoria (Fig. 883 5). Bei weiblichen Tieren
geht die Arterie an die Clitoris und den Schwellkörper der Vulva.

    b) Der 18—35 mm starke **Stamm der
A. iliolumbalis, glutaea cranialis und obturatoria** teilt sich nach kurzem, ventral gerichtetem Verlauf in die genannten 3 Äste, wie
es Fig. 887 veranschaulicht:

    Ausnahmsweise geschieht die Abzweigung der
4 grossen Gefässe: A. iliolumbalis, glutaea cranialis.
obturatoria und sacralis lateralis so, wie es Fig. 888
u. 889 zeigen.

    aa) Die **A. iliolumbalis** (Fig. 881 28, 884 33,
887—889 g) läuft am kaudalen Rande des Kreuzbeinflügels, bedeckt vom M. iliopsoas, der Zweige
erhält, in einer flachen Gefässrinne der ventralen
Darmbeinfläche nach dem Hüfthöcker und verzweigt
sich im M. glutaeus medius.

    bb) Die starke **A. glutaea cranialis** (Fig. 881
und 884 36, 887—889 h) tritt durch einen Spalt
zwischen der Incisura ischiadica major und dem
Lig. sacrospinosum et -tuberosum aus dem Becken
und teilt sich in 2 Äste für die Mm. glutaei.

    cc) Die **A. obturatoria** (Fig. 881 35, 35, 884 34,
887—889 i, i') läuft am M. obturator int., der, ebenso
wie die Harnblase, Zweige erhält, nach dem For.
obturatum, tritt durch dieses aus der Beckenhöhle
und teilt sich sofort in starke Äste für den M. biceps
femoris, adductor, quadratus femoris, semitendinosus,
semimembranosus und ischiocavernosus (Fig. 881).
Bei männlichen Tieren treten 1—2 Zweige als *Rami
profundi penis* (Fig. 881 35', 883 4), indem sie dabei
durch einen dünnen Zweig mit dem Ende der
A. pudenda int. (Fig. 883 5) und nicht selten auch
mit einem Aste der A. pudenda ext. (Fig. 883 3)
anastomosieren, in die Corpora cavernosa penis, bei
weiblichen in die der Clitoris.

    In der Beckenhöhle gibt die A. obturatoria die **A. circumflexa femoris lateralis** (Fig. 881 34,
884 35 u. 887—889 k) ab, die ebenso stark oder noch stärker als der fortlaufende Stamm
der A. obturatoria ist und mitunter zusammen mit der A. femoris cranialis aus der A. femoralis
entspringt. Sie verläuft, bedeckt vom M. iliopsoas, der Zweige erhält, in einer Gefässrinne des
Darmbeins lateral, verzweigt sich im M. glutaeus superficialis und medius, M. tensor fasciae latae
und quadriceps femoris und gibt auch die A. nutritia ossis ilium ab.

    c) Die anfangs 10—16 mm dicke **A. sacralis lateralis** (Fig. 881 37, 884 37,
887—889 b) läuft am Seitenrand des Kreuzbeins, zuerst im, dann ausserhalb des Lig.
sacrospinosum et -tuberosum schwanzwärts und gibt ab:

    aa) **Rami spinales** (Fig. 881 43), die durch die Foramina sacralia ventralia in den Wirbel-
kanal dringen, sich in der Dura mater verbreiten und mit der A. spinalis ventr. verbinden.

    bb) Die **A. glutaea caudalis** (Fig. 881 38, 884 38 u. 887—889 d) geht durch das Kreuz-
Sitzbeinband aus dem Becken, gibt einen Zweig ab, der den N. glutaeus caudalis begleitet, läuft
dann lateral und ventral und verzweigt sich in den Wirbelköpfen des M. biceps femoris, semitendinosus und semimembranosus.

    cc) Die unpaare **A. coccygea** (Fig. 881 39, 884 41 u. 887—889 c) entspringt aus der linken
oder rechten A. sacralis lateralis, sehr oft aber auch aus einer A. caudalis lateralis

ventralis (Fig. 888 e), läuft mitten an der Beugefläche des Schwanzes zwischen den kurzen Niederziehern bis zur Spitze und gibt an diese und die Haut Zweige ab.

dd) Die **A. caudalis lateralis ventralis** (Fig. 881 40, 884 39,39, 887—889 e), der fortlaufende Stamm der A. sacralis lateralis, geht seitlich am Schwanze zwischen dem langen Niederzieher und den Mm. intertransversarii caud. bis zur Schwanzspitze und verzweigt sich im Schwanz. Zwischen dem 2. und 3. oder 3. und 4. Schwanzwirbel gibt sie die **A. caudalis lateralis dorsalis** (Fig. 881 41 u. 884 40) ab, die zwischen dem langen Heber und den Mm. intertransversarii caudales verläuft und die Streckseite des Schwanzes mit Blut versorgt.

C. Aorta descendens der Wiederkäuer.

Die Aorta descendens erreicht die Wirbelsäule am oder unmittelbar beckenwärts vom 4. Brustwirbel. Über ihre Wandstärke s. S. 613).

AA. Aorta thoracica.

1. Die **A. oesophagea** und **A. bronchialis** entspringen häufiger als beim Pferde mit gesonderten Stämmen.

2. Von den **10 Aa. intercostales** an jeder Seite entspringen die 4. und 5. gewöhnlich mit einem Stamme. Die 3 ersten Interkostalarterien stammen von der A. intercostalis suprema. Die Rami spinales bilden im Wirbelkanal ein Gefässnetz.

3. Die **Aa. phrenicae craniales** fehlen; die dünnen **Aa. phrenicae caudales** zerfallen in dorsale und ventrale (Fig. 855 q, q') und entspringen sehr unregelmässig (aus der Aorta, A. coeliaca, ruminalis sinistra, einer A. intercostalis oder lumbalis).

BB. Aorta abdominalis.

1. Die **A. coeliaca** (Fig. 855 a), die zwischen den Pfeilern des Zwerchfells aus der Aorta entspringt, hat einen längeren Stamm als beim Pferde und ist beim Rinde ca. 12, bei Schaf und Ziege 4—4½ cm lang; sie teilt sich an der rechten Fläche des dorsalen Pansensackes in variabler Weise in die A. lienalis, die A. ruminalis dextra et sinistra, gastrica sinistra und hepatica.

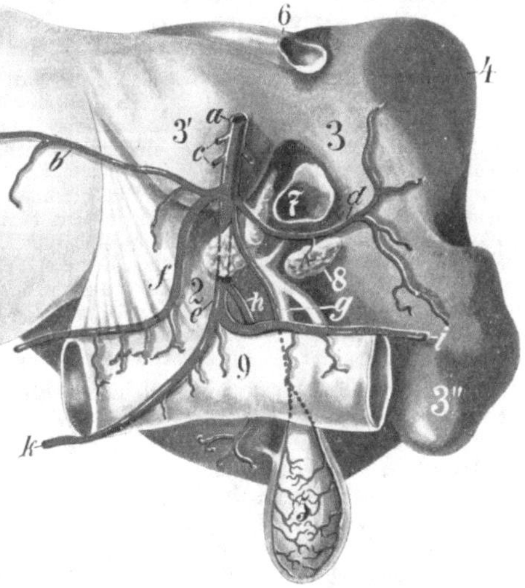

Figur 890. Leber vom Rinde mit arteriellen Gefässen.
a A. hepatica, b Ast für den linken Leberlappen, c Rami pancreatici, d Ast für den Lobus dexter und Lobus caudatus, e A. gastroduodenalis, f A. gastrica dextra, g A. cystica, h Ast an den Mittellappen, i A. pancreaticoduodenalis cranialis, k A. gastroepiploica dextra. 1 linker Lappen, 2 mittlerer Lappen bzw. Lobus quadratus, 3 Lobus caudatus, 3' Proc. papillaris, 3'' Proc. caudatus, 4 rechter Lappen, 5 Gallenblase, 6 V. cava caud., 7 V. portae, 8 portale Lymphknoten, 9 Duodenum.

Meist bildet die A. ruminalis dextra oder sinistra mit der A. lienalis einen kurzen Stamm; bisweilen entspringt die A. ruminalis sinistra aus der A. gastrica sinistra.

a) Die beim Rinde durchschnittlich 12 mm starke *A. ruminalis dextra*, rechte Pansenarterie (f''), ist der stärkste Ast der A. coeliaca, geht in der rechten Längsrinne des Pansens

44*

beckenwärts und tritt zwischen den beiden Endblindsäcken an die linke Wand des Pansens. Sie gibt für die kaudalen Querfurchen Äste und im übrigen viele Zweige ab, die sich beiderseits in der Pansenwand verbreiten und mit Zweigen der linken Pansenarterie anastomosieren.

b) Die beim Rinde ca. 8 mm starke *A. ruminalis sinistra*, linke Pansenarterie (o), tritt zwischen den Brustenden der beiden Pansensäcke in die linke Längsfurche, verbreitet sich in der linken Wand der Pansensäcke und anastomosiert vielfach mit Zweigen der rechten Pansenarterie. Bald nach ihrem Ursprung gibt sie i. d. R. die *A. reticularis* (p) ab, die einen Ast an den Pansen und den Oesophagus gibt und sich dann in der Haube verbreitet.

c) Die beim Rinde ca. 8 mm starke *A. lienalis* (b, b) gibt mehrere Äste an die Milz.

d) Die beim Rinde 10—14 mm starke *A. gastrica sinistra*, gemeinschaftliche Magen-arterie (c), erscheint als der fortlaufende Stamm der A. coeliaca; sie tritt zunächst zwischen Haube und Pansen, dann zwischen Psalter und Labmagen und teilt sich in 2 Äste. Der dorsale Ast (c) geht an die konkave Krümmung des Labmagens, gibt an diesen, den Psalter und das Netz viele Zweige und anastomosiert mit der A. gastrica dextra. Der ventrale Ast geht als *A. gastroepiploica sinistra* (g) zwischen Psalter, Pansen und Haube an die konvexe Krümmung des Labmagens, verzweigt sich in diesem und anastomosiert mit der A. gastroepiploica dextra (k).

e) Die *A. hepatica* (Fig. 855 d u. 890 a) verläuft nach rechts zum dorsalen Teile der Leber und gibt nacheinander ab: α) *Rami pancreatici* (Fig. 890 c); β u. γ) je einen Ast für den linken und rechten Leberlappen (Fig. 890 b bzw. d); δ) die Arterie der Gallenblase, *A. cystica* (Fig. 890 g); sie läuft am Ductus cysticus herab zur Wand der Gallenblase; ε) die meist aus der Arterie für den linken Leberlappen entspringende *A. gastrica dextra* (Fig. 855 i und 890 f); sie gibt Zweige an den Pylorus und den Anfang des Duodenum und vereinigt sich mit der A. gastrica sinistra; ζ) die *A. gastroduodenalis* (Fig. 890 e), der fortlaufende Stamm der A. hepatica, teilt sich in die *A. gastroepiploica dextra* (Fig. 855 k u. 890 k) und die *A. pancreaticoduodenalis* (Fig. 890 i); erstere anastomosiert mit der A. gastroepiploica sinistra.

2. Die am Ursprung 17—20 mm starke **A. mesenterica cranialis** (Fig. 860 a) zweigt dicht kaudal von der A. coeliaca aus der Aorta ab, verläuft zunächst kaudo-ventral und etwas nach rechts, kreuzt die Endschleife des Colon und geht nunmehr (h) in einem grossen Bogen nahe dem Dünndarm im Gekröse kaudoventral und löst sich in ein Inselsystem auf, das auch der Ramus collateralis und die Ausläufer der A. ileo-caecalis bilden helfen. Bis zur Abgabe des Ramus collateralis ist die A. mesent. cranialis ca. 10 cm lang. Sie gibt folgende Äste ab:

a) *Rami pancreatici* und eine *A. pancreaticoduodenalis caudalis* (l); letztere geht an das Ende des Duodenum und an das Pancreas.

b) Die ca. 8 mm starke *A. colica media* (b) für die Endschleife des Colon.

c) Die ca. 12 mm starke *A. ileocaecocolica* (d). Sie gibt ihrerseits ab:

α) Zweige an die Kolonendschleife, β) die durchschnittlich 8 mm dicke *A. ileocaecalis* (d') für das Caecum (g) und Ileum (f), γ) den *Truncus colicus* für das Kolonlabyrinth; er entspricht offenbar der A. colica dextra und dem Ramus colicus der A. ileocaecocolica von Mensch, Hund und Schwein. Er ist 1—6 cm lang, durchschnittlich 9 mm dick und nach der Ansa centralis gerichtet, wobei er die Windungen des Colon überbrückt; sowohl der Stamm als seine Äste liegen rechts an der Darmscheibe. Vom Stamme gehen an die Windungen des Labyrinths Seitenzweige ab, die jedoch erst eine Viertel- bis eine halbe Drehung um den Stamm beschreiben, so dass das dadurch entstehende Gefässbündel quirlförmig aufgedreht erscheint. Diese Seiten-zweige lagern sich je nach der Hälfte einer Kolonwindung auf, so dass jeder Zweig immer nur die eine Schlingenhälfte versorgt. Am entgegengesetzten Ende der Labyrinthschleife anastomosiert jeder Ast mit dem der anderen Schleifenhälfte. Die Gesamtheit der die zentripetalen Schleifen versorgenden Gefässe (e) ist offenbar dem Ramus colicus der A. ileocaecocolica, die der zentri-fugalen (e) dagegen der A. colica dextra der anderen Tiere gleichzustellen.

d) Etwas distal von der A. ileocaecocolica den 8—10 mm starken *Ramus collate-ralis* (h'); er tritt an die letzte zentrifugale Kolonschlinge, aber ohne ihr Zweige zu geben; er sendet vielmehr Zweige an die Gekröslymphknoten und gibt eine Anzahl *Aa. jejunales* ab und anastomosiert mit der A. ileocaecalis.

e) Der nach Abgabe des Ramus collateralis übrigbleibende Stamm (h) der A. mesen-terica cran. gibt ausser Zweigen an die Lgl. mesentericae zahlreiche *Aa. jejunales* (i, i) ab; diese bilden untereinander, ebenso wie die unter d genannten, Schleifen, aus denen neue Äste abgehen, die wieder Bögen untereinander bilden, so dass vom Stamme aus 2, 3 und sogar 4 Reihen Gefässbögen entstehen; erst aus den am weitesten peripher gelegenen entspringen die Zweige für die Darmwand.

Beim Schafe und der Ziege fehlt der Ramus collateralis. Die A. ileocaecocolica bildet nicht so regelmässige Bögen an den Windungen des Colon. Die A. ileocaecalis ist verhältnismässig stärker. Der fortlaufende Stamm der A. mesenterica cranialis versorgt den ganzen Dünndarm und die letzte zentrifugale Windung des Grimmdarms (s. S. 455 u. Fig. 557 a).

3. Die ca. 8 mm dicke und ungefähr 9 cm lange **A. mesenterica caudalis** (Fig. 894 p) entspringt kurz vor der A. iliaca ext. und teilt sich in die *A. colica sinistra* (Fig. 894 q, 895 8′) und *A. haemorrhoidalis cran.* (Fig. 894 r).

4. und 5. Die 12—14 mm dicken **Aa. renales** und die 3—6 mm starken **Aa. spermaticae internae** (Fig. 894 b, b′, b″, 895 15, 15) ähneln denen des Pferdes. Die Aa. spermaticae internae der weiblichen Tiere verlaufen stark geschlängelt und gehen mit mehreren Ästen an das Ovarium und mit 1—2 Zweigen an das Uterushorn; die

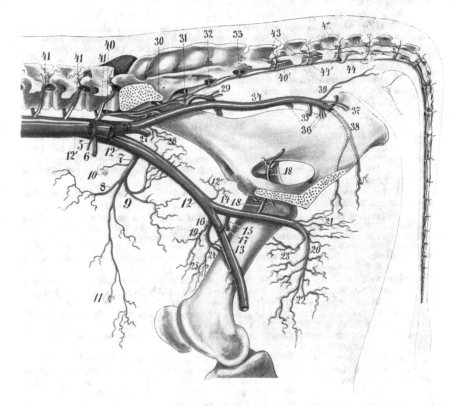

Figur 891. Parietalgefässe des Beckens vom Rinde (männlich).

5 A. spermatica int., 6 A. mesenterica caudalis, 7 A. circumflexa ilium prof., 8 kranialer Ast von sieben, 9 kaudaler Ast von sieben, 10 Lymphknotenast von sieben, 11 Lymphknotenast von sieben, 12, 12′ Aa. iliacae externae, 12″ Ast an den M. iliopsoas, 13 A. femoralis, 14 A. profunda femoris, 15 Truncus pudendoepigastricus, 16 A. epigastrica caudalis, 17 A. pudenda ext. 18, 18 Ramus obturatorius, 19 A. circumflexa femoris lat., 20 A. circumflexa fem. med., 21 Äste, die den fortlaufenden Stamm der A. profunda femoris ersetzen, 22 und 23 Äste der A. circumflexa femoris medialis, 24 Anastomosenäste zwischen der A. circumflexa femoris lateralis und medialis, 25 A. femoris cranialis, 26 u. 34 A. hypogastrica dextra, 27 A. umbilicalis, 28 A. iliolumbalis, 29 A. glutaea cranialis, 30 A. sacralis lateralis I, 31 A. sacralis lateralis II, 32 A. sacralis lateralis III, 33 A. sacralis lateralis IV, 34 A. hypogastrica dextra, 35 A. urethrogenitalis, 36 Rami obturatorii, 37 A. pudenda int., 38 A. glutaea caudalis, 39 Ast an den M. coccygeus, 40 A. sacralis media, 40′ u. 44 A. coccygea, 41, 41, 41 Aa. lumbales, 42 Aa. caudales laterales ventrales, 43 Aa. caudales laterales dorsales, 44 A. coccygea, 44′ Aa. caudales laterales.

letzteren anastomosieren mit der A. uterina media. Den Verlauf der A. spermatica int. beim männlichen Tiere zeigt 15 in Fig. 895.

6. **5 Aa. lumbales** an jeder Seite.

Ihre Rami spinales helfen ähnlich wie die entspr. Zweige der A. vertebralis und der Aa. intercostales, im Wirbelkanal ein Gefässnetz bilden. Bei Schaf und Ziege entspringen die gleichzähligen Lendenarterien häufig mit einem kurzen gemeinsamen Stamme. Im übrigen verlaufen die Aa. lumbales wie beim Pferde. Die sechste entspringt auch bei den Wiederkäuern aus der A. hypogastrica.

7. **Die A. iliaca externa** verläuft bis zum Schenkelkanal und verhält sich dann als **A. femoralis** bis zum Übergang in die A. poplitea im wesentlichen wie beim Pferde (s. S. 682). Sie gibt der Reihe nach ab:

a) Direkt nach ihrem Ursprung die **A. circumflexa ilium profunda.**

Die relativ sehr starke Arterie (Fig. 891 7) verläuft an den Lendenmuskeln bis zum Hüfthöcker und teilt sich in 2—3 starke Äste, die wesentlich die Bauchmuskeln und die Haut versorgen. Ein Ast tritt am Hüfthöcker zwischen Lenden- und Bauchmuskeln nach aussen und verzweigt sich wie der Endstamm der A. iliolumbalis des Pferdes, d. h. er gibt starke Zweige an den M. iliopsoas, die Mm. glutaei und den M. tensor fasciae latae.

b) Die **A. spermatica ext.** entspringt beim männlichen Tiere (Fig. 895 26) meist aus dem Truncus pudendoepigastricus, seltener aus der A. profunda femoris; beim weiblichen Tiere fehlt sie, und die *A. uterina (media)* entspringt aus der A. umbilicalis (s. S. 696).

c) Nahe dem Schambeinkamm die 11—15 mm starke **A. profunda femoris** (Fig. 891 14), die, nachdem sie durch die Bauchmuskeln an die mediale Oberschenkelseite getreten ist, erst einen *Ramus obturatorius* (Fig. 891 18,18) durch das For. obturatum zum M. obturator int. sendet und dann die **A. circumflexa femoris medialis** (Fig. 891 20) abspaltet. Der fortlaufende Stamm wird sehr oft durch eine grössere Anzahl inkonstanter Äste vertreten (Fig. 891 21). In der Bauchhöhle gibt sie meist

d) den *Truncus pudendoepigastricus*, **Stamm der** 7—9 mm starken **A. epigastrica caudalis** und **pudenda externa** ab (Fig. 891 15, 16 u. 17 u. 895 25, 29, 29, 30).

Die letztere (Fig. 895 30) verzweigt sich bei männlichen Tieren besonders im Hodensack und ist bei Kühen, namentlich während der Laktationsperiode, sehr stark (15—20 mm dick) (Euterarterie). Nach Zietzschmann gibt sie an der Euterbasis je einen kranialen und kaudalen Ramus basilaris ab, die zwischen Bauchwand und Drüsengewebe kranial bzw. afterwärts verlaufen. Der fortlaufende Stamm steigt senkrecht in das Eutergewebe und teilt sich in den kranialen und kaudalen Hauptast.

Nur ausnahmsweise entspringen die A. pudenda externa und epigastrica caudalis direkt aus der A. femoralis. Die unter b—d genannten Arterien verzweigen sich im übrigen wie beim Pferde (s. S. 683 u. 684).

e) Die **A. femoris cranialis** (Fig. 891 25) entspringt aus der A. femoralis direkt, nachdem diese durch die Bauchmuskeln getreten ist; sie tritt sehr bald zwischen dem M. vastus medialis und rectus femoris in den M. quadriceps femoris ein. Sie gibt sehr oft, aber nicht immer

f) die **A. circumflexa femoris lateralis** (Fig. 891 19) ab, die in anderen Fällen dorsal von der A. femoris cranialis und bisweilen sogar in der Bauchhöhle gegenüber der A. profunda femoris aus der A. iliaca externa entspringt. Sie verläuft durch den Ursprungsteil des M. quadriceps lateral und gibt diesem Muskel, den Mm. glutaei, dem M. iliacus internus und dem M. tensor fasciae latae Zweige.

g) Die **A. saphena** (Fig. 892 a) ist ein starkes Gefäss, das ungefähr in der Mitte des Oberschenkels entspringt und an der medialen Seite der Gliedmasse bis ganz nahe zum Metatarsophalangealgelenk verläuft und die A. tibialis post. des Pferdes zum grossen Teile ersetzt. Sie verläuft am medialen Rande der Achillessehne bis nahe zum Tarsus, gibt für die laterale Seite des Sprunggelenks die schwache **A. tarsea lateralis** (Fig. 892 b) ab und geht als **A. tarsea medialis** (Fig. 892 c) weiter, um sich medial am Tarsus in die A. plantaris medialis und lateralis zu teilen.

Die **A. plantaris medialis** (Fig. 892 i) läuft am medialen Rande der tiefen Beugesehne zehenwärts und verbindet sich am proximalen Ende des Metatarsus a) durch einen *Ramus anastomoticus* (k) mit der A. tarsea perforans (v) und läuft dann als *A. metatarsea plant. superficialis medialis* (i') am medialen Rande der tiefen Beugesehne weiter und verbindet sich nahe dem distalen Mittelfussende (m) mit dem durch das Loch am Ende des Hauptmittelfussknochens auf dessen plantare Fläche tretenden Ramus perforans der A. metatarsea dorsalis (q) und mit einem Zweige der A. metatarsea plant. superficialis lat. (f) zum *Arcus plantaris distalis*. Am Metatarsus gibt die A. metatarsea plant. superf. medial. ausserdem noch einen Verbindungszweig (l) zur A. metatarsea plantaris prof. III ab (s. S. 696). Aus dem *Arcus plantaris distalis* entspringen 2 Gefässe, von denen das mediale als *A. digitalis medialis* der medialen Zehe (n) an deren medialer Seite herabläuft und auch schwächere Zweige zur rudimentären 2. Zehe (o) und einen Verbindungszweig (p) zur A. digitalis communis plant. abgibt, während das laterale als *A. digitalis communis plantaris III* (r) in den Zehenspalt tritt, sich durch je einen starken Zweig (h und p) mit der A. digitalis medialis der medialen und der A. digitalis lateralis der lateralen Zehe vereinigt und sich dann in 2 Endäste (s, s') spaltet, die sich bald mit den beiden Endästen der A. digitalis comm. dorsalis III (t, t') vereinigen, wodurch die *A. digitalis lateralis* der medialen Zehe (u') und die *A. digitalis medialis* der lateralen Zehe (u) entstehen; diese laufen an der Spaltfläche der Zehen herab und geben dabei dorsale und plantare Zweige ab, um schliesslich in das Sohlenloch der Phalanx III einzudringen.

Die **A. plantaris lateralis** (Fig. 892 d) läuft am lateralen Rande der tiefen Beugesehne zehenwärts, gibt Zweige an das Rete tarsi dorsale (s. S. 696 u. Fig. 892 e) und verbindet sich am proximalen Ende des Mittelfusses (e') mit der A. plantaris medialis und der A. tarsea perforans (v) zum *Arcus plantaris proximalis*. Der fortlaufende Stamm der A. plantaris lateralis wird zur *A. metatarsea plant. superfic. lateralis* (d'), die am lateralen Rande der tiefen Beugesehne verläuft und sich am distalen Mittelfussende

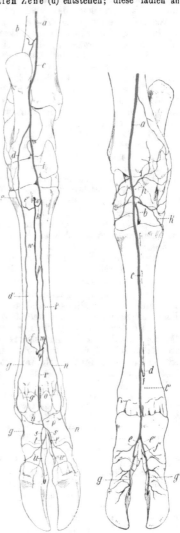

Figur 892 Arterien der plantaren Seite des linken Hinterfusses des Rindes (halbschematisch).
a A. saphena, b A. tarsea lateralis, c A. tarsea medialis, d A. plantaris lateralis, d' A. metatarsea plant. superfic. lateralis, e ein sich mit d verbindender, vom Rete tarsi dorsale stammender Zweig, e' Verbindungszweig zur A. tarsea perforans, f Verbindungsast von d' zum Arcus plantaris distalis, g, g A. digitalis lateralis der lateralen Zehe, g' ihr Zweig zur lateralen Afterzehe, h ihr Verbindungszweig zur A. digitalis communis plant., i A. plantaris medialis, i' A. metatarsea plant. superfic. medialis, k ihr Verbindungszweig zur A. tarsea perforans, l Verbindungszweig zur A. metatarsea plantaris prof. III, m Verbindungszweig von i' zum Arcus plant. distalis, n, n A. digitalis medialis der medialen Zehe, o ihr Zweig zur medialen Afterklaue, p Verbindungszweig von n zur A. digitalis communis plant., q Ramus perforans, der von der A. metatarsea dorsalis stammt und zur Bildung des Arcus plantaris distalis beiträgt, r A. digitalis communis plant., s, s' Endäste der A. digitalis comm. plant., t, t' Endäste der A. digitalis comm. dorsalis, u, u' Seitenarterien der beiden Hauptzehen, v Ende der A. tarsea perforans, w A. metatarsea plantaris prof. (III).

Figur 893. Arterien an der dorsalen Seite des linken Hinterfusses des Rindes (halbschematisch).
a A. tibialis anterior, b A. tarsea perforans, c A. metatarsea dorsalis (III), c' A. digitalis comm. dorsalis, d Ramus perforans, e, e' Endäste der A. digit. comm. dorsalis, f, f' Endäste der A. digitalis comm. plantaris, g A. digitalis lateralis der medialen und g' A. digitalis medialis der lateralen Zehe, h Gelenkzweige der A. tibialis anterior, die das Rete tarsi dorsale bilden, h' Zweig der A. tibialis anterior zur A. plantaris lateralis.

Figur 892.   Figur 893.

mit dem Ramus perforans der A. metatarsea dorsalis III (s. unten) vereinigt und dadurch zur Bildung des *Arcus plantaris distalis* beiträgt (s. S. 694). Sie verläuft dann als *A. digitalis lateralis* der lateralen Zehe (g, g) an deren lateraler Seite, wobei sie Zweige an die rudimentäre 5. Zehe (g') und einen stärkeren Verbindungsast zur A. digitalis communis plant. III abgibt (h).

     h) Inkonstante **Rami musculares.**

     i) Die starke **A. femoris caudalis** für die Muskeln in der Kniekehle.

     8. Die **A. poplitea** teilt sich in die A. tibialis posterior und anterior.

     Die **A. tibialis posterior** ist ein schwaches, nur für die Muskeln an der hinteren Fläche des Unterschenkels bestimmtes Gefäss.

     Die **A. tibialis anterior** tritt als fortlaufender Stamm der A. poplitea zwischen der Tibia und dem das proximale Ende der Fibula ersetzenden Band auf die vordere Fläche der Tibia (Fig. 893 a), gibt ihr eine *A. nutritia*, ferner die sehr kleine *A. peronaea*, Muskel- und Gelenkzweige und an der Beugeseite des Sprunggelenks die *A. tarsea perforans* ab; die Rami articulares (Fig. 893 h) bilden mit der A. tarsea lateralis ein ausgedehntes *Rete tarsi dorsale,* aus dem ein Verbindungszweig zur A. plantaris lateralis geht (Fig. 892 e u. 893 h'); manchmal zweigt sogar die ganze A. plantaris lateralis aus dem Rete tarsi dorsale uud nicht aus der A. saphena ab. Die *A. tarsea perforans* (Fig. 893 b) tritt durch das Sprunggelenk hindurch auf die plantare Seite des proximalen Endes des Metatarsus (Fig. 892 v) und verbindet sich hier mit der A. plantaris lateralis und medialis (s. S. 694 u. 695) zum *Arcus plantaris proximalis,* aus dem die schwache *A. metatarsea plantaris prof. (III)* (Fig. 892 w) entspringt. Sie verläuft in der Rinne der plantaren Seite des Hauptmittelfussknochens und mündet in den Arcus plantaris distalis (s. S. 695). Distal vom Tarsus tritt die A. tibialis anterior als *A. metatarsea dorsalis (III)* (Fig. 893 c) in die mittlere Rinne der dorsalen Fläche des Hauptmittelfussknochens und vereinigt sich am distalen Ende des Mittelfusses durch den *Ramus perforans* (Fig. 893 d), der durch das den Knochen durchbohrende Loch auf die plantare Fläche tritt (Fig. 892 q), mit den beiden Aa. metatarseae plantares superfic. zum *Arcus plantaris distalis* (s. S. 694). Sie wird nach Abgabe des Ramus perforans zur *A. digitalis communis dorsalis (III)* (Fig. 893 c') und teilt sich an den 1. Zehengelenken in 2 Endäste (Fig. 893 e, e'), die sich im Zehenspalt mit den Endästen der A. digitalis communis plantaris (Fig. 893 f, f') (s. S. 695) zur *A. digitalis medialis* der lateralen Zehe (Fig. 893 g') und der *A. digitalis lateralis* der medialen Zehe (Fig. 893 g) (s. S. 695) vereinigen.

     Die vorstehende Beschreibung der Fussarterien kann nur als Regel gelten, von der jedoch nicht selten Abweichungen vorkommen.

     9. Die **Aa. hypogastricae** (Fig. 891 34, 894 d u. 895 6) sind lange Stämme, die jederseits an der medialen Wand des Beckens in der Richtung nach dem Arcus ischiadicus verlaufen und nacheinander folgende Zweige abgeben:

     a) Sofort an bzw. 1—2 cm nach ihrem Ursprung die **A. umbilicalis** (Fig. 894 e'), die zur Harnblase zieht und sich in dieser als *A. vesicalis cranialis* (Fig. 895 14) verbreitet; i. d. R. ist sie jedoch obliteriert, und ihre Endverzweigungen in der Harnblase erhalten dann ihr Blut durch Anastomosen der A. uterina caudalis.

     Aus ihr entspringt ausser der dünnen, den Ureter begleitenden *A. ureterica* (Fig. 895 28) und einer dünnen, den Ductus deferens begleitenden *A. deferentialis* der männlichen Tiere (Fig. 895 27) die sehr (10—12 mm) starke *A. uterina media* (Fig. 894 f) bei weiblichen Tieren; diese verläuft nach dem Uteruskörper und spaltet sich in eine ganze Anzahl (5—8) starker Zweige, die an den Uteruskörper, wesentlich aber an das Uterushorn treten und mit der A. spermatica interna und uterina caud. anastomosieren (Fig. 894 b'' u. k). Der Stamm der A. umbilicalis und uterina media (Fig. 894 e) ist sehr stark (15—20 mm dick).

     b) 7—9 cm nach ihrem Ursprung die schwache **A. iliolumbalis** (Fig. 891 28, 894 g, 895 11), die sich wesentlich in den Lendenmuskeln verbreitet und oft durch einen Ast der A. glutaea cranialis ersetzt wird. Das ihr beim Pferde zukommende Verbreitungsgebiet wird grösstenteils von der A. circumflexa ilium profunda (s. S. 694) und z. T. auch von der A. glutaea cranialis übernommen.

     c) 2—3 cm von ihr entfernt die **A. glutaea cranialis** (Fig. 891 29, 894 h), die bisweilen mit 3—4 Ästen aus der A. hypogastrica entspringt und i. d. R. die 1. und 2. *A. sacralis lateralis* (Fig. 891 30 u. 31) abgibt, die andernfalls aus der A. sacralis media entspringen (s. S. 699). Entspringt die A. glutaea cran. nur mit einem Stamm, dann zerfällt dieser bald in mehrere Zweige, die ausser den Gesässmuskeln noch die Lendenmuskeln versorgen und die oft fehlende A. iliolumbalis (s. S. 696) ersetzen.

d) Ungefähr zwischen mittlerem und kaudalem Drittel der Beckenhöhle die **A. urethrogenitalis;** sie gibt beim männlichen Tiere (Fig. 895 16) Zweige an die Harnblase (*A. vesicalis caud.* [16′]) und die akzessorischen Geschlechtsdrüsen; beim weiblichen Tiere zweigt sie die sehr starke *A. uterina caudalis* (Fig. 894 k) ab, die kranial bis zum Uteruskörper verläuft, dabei Zweige an die Scheide und Harnblase abgibt und mit mehreren starken Endästen den Uteruskörper versorgt; diese anastomosieren mit der A. uterina media. Ausserdem gibt sie eine schwache *A. haemorrhoidalis caud. et perinaei* (Fig. 894 l) an das Ende des Mastdarms und das Perinaeum ab.

e) 3—4 cm kaudal von d eine 10—12 mm starke **A. glutaea caud.** (Fig. 891 38, 894 m), die über die Incisura ischiadica minor in den M. biceps dringt und kleine Zweige noch an den M. glutaeus profundus, gemellus und quadratus femoris abgibt.

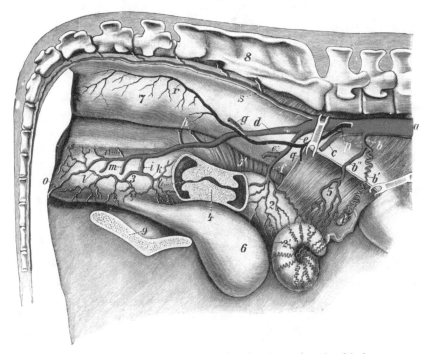

Figur 894. Arterien der weiblichen Geschlechtsorgane des Rindes.

a Aorta, b A. spermatica interna, b′ ihr Ramus ovaricus, b″ ihr Ramus uterinus (A. uterina cranialis), c A. iliaca ext., d rechte A. hypogastrica, e Stamm der A. umbilicalis und uterina media, c′ A. umbilicalis, f A. uterina media, g A. iliolumbalis, h A. glutaea cranialis, i A. haemorrhoidalis media, k A. uterina caudalis, l A. perinaei, m A. glutaea caudalis, n Rami obturatorii, o A. clitoridis, p A. mesenterica caudalis, q A. colica sinistra, r A. haemorrhoidalis cranialis, s A. sacralis media.

1 Ovarium (vom Mesovarium und der Eileiterfalte verdeckt), 2 scheinbarer Uteruskörper, 2′ freies Uterushorn, 3 Vagina, 4 Cervix uteri, 4′ Portio vaginalis uteri, 5 rechtes Lig. suspensorium ovarii und Lig. latum uteri (der kaudale und dorsale Teil sind abgeschnitten); das mit 5 bezeichnete Lig. latum uteri erstreckt sich in Wirklichkeit über die laterale Seite des Uterushorns bis zu dessen ventrolateralem Rand, ist aber nicht soweit gezeichnet, weil sonst der Überblick verloren gegangen wäre, 5′ linkes Lig. latum uteri, 6 Harnblase, 7 Rectum, 8 Kreuzbein, 9 Beckensymphyse.

f) Kleine *Rami obturatorii* (Fig. 891 36, 894 n), die an den M. obturator internus und durch das For. obturatum hindurch an den M. obturator externus und die Mm. adductores gehen; sie entspringen nicht selten z. T. auch brustwärts von der A. glutaea caudalis.

g) Der schwache Endstamm der A. hypogastrica wird beim weiblichen Tiere zur *A. clitoridis* (Fig. 894 o), die sich in der Clitoris und deren Nachbarschaft verbreitet; beim männlichen Tiere gibt er zunächst die *A. haemorrhoidalis caud.* (Fig. 895 18), sodann eine *A. bulbi urethrae* (20) ab und wird dann zur *A. penis* (22); diese teilt sich in die *A. dorsalis* (23) und *profunda penis* (22·); erstere verläuft bis zum Ende des Penis und verzweigt sich im Praeputium, aber auch im Penis; letztere gibt i. d. R. eine kleine *A. perinaei* (21) ab und dringt am Sitzbeinausschnitt in das Corpus cavernosum penis et urethrae ein.

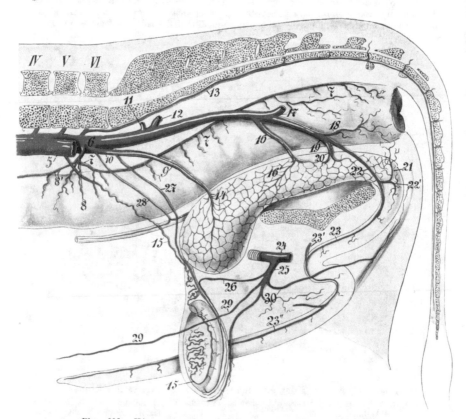

Figur 895. Viszeralgefässe des Beckens vom Rinde (männlich).

5 A. iliaca ext. sinistra, 6 A. hypogastrica sinistra, 7, 7, 7 A. haemorrhoidalis cranialis, 8 A. mesenterica caudalis, 8′ A. colica sinistra, 9 A. umbilicalis, 10 deren Ursprungsteil, 11 A. iliolumbalis, 12 A. glutaea cranialis, 13 A. sacralis media, 14 A. vesicalis cranialis, 15, 15 A. spermatica int., 16 A. urethrogenitalis, 16′ A. vesicalis caudalis, 17 A. glutaea caudalis, 18 A. haemorrhoidalis caudalis, 19 A. pudenda int., 20 A. bulbi urethrae, 21 A. perinaei, 22 A. penis, 22′ A. profunda penis, 23 A. dorsalis penis der linken Seite, 23′ A. dorsalis penis der rechten Seite, 23″ A. dorsalis penis, distal von der S-förmigen Krümmung; 24 A. profunda femoris, 25 Truncus pudendoepigastricus, 26 A. spermatica ext., 27 A. deferentialis, 28 A. ureterica, 29, 29 A. epigastrica caudalis, 30 A. pudenda ext.
IV, V, VI die entspr. Lendenwirbel.

10. Die **A. sacralis media** (Fig. 891 40, 894 s, 895 13) ist ein ca. 5 mm starkes, an der ventralen Fläche des Kreuzbeins links neben der Mittellinie schwanzwärts verlaufendes Gefäss, das im Teilungswinkel der Aa. hypogastricae entspringt und die fortlaufende Aorta darstellt. Am 1. Schwanzwirbel wird sie zur *A. coccygea* (Fig. 891 40', 41).

Sie gibt bald nach ihrem Ursprung 4 schwache *Aa. sacrales laterales* (Fig. 891 30—33) ab, die in die For. sacralia ventralia dringen, z. T. auch von der A. glutaea cranialis abgegeben werden können (s. S. 696) und nur an das Rückenmark und an die Schwanzmuskeln Zweige senden. Am Anfang des Schwanzes entspringen aus der A. sacralis media gesondert oder mit einem Stämmchen die beiden *Aa. caudales laterales*. Diese teilen sich in eine ventrale und dorsale Seitenarterie des Schwanzes (Fig. 891 42 u. 43), während die mittlere Schwanzarterie durch die A. coccygea gebildet wird. Die ersteren stehen durch metamere Queräste unter sich und mit der A. coccygea in Verbindung.

D. Aorta descendens des Schweines.

AA. Aorta thoracica.

1. Die **A. oesophagea** und **bronchialis** entspringen i. d. R. gesondert.
2. Je nach der Zahl der Brustwirbel gibt die Aorta thoracica 10—12 **Aa. intercostales** ab, von denen häufig 2 mit je einem kurzen Stämmchen aus der dorsalen Wand der Aorta entspringen. Nicht selten wird die eine oder die andere A. intercostalis von der des vorhergehenden oder folgenden Zwischenrippenraums abgegeben.
3. Die **Aa. phrenicae craniales** fehlen.

BB. Aorta abdominalis.

1. Die 2 **Aa. phrenicae caudales** haben einen inkonstanten Ursprung.

Zu ihnen gesellen sich 2 **Aa. phrenicoabdominales**, die ca. 1 cm vor den Aa. renales entspringen und sich im Zwerchfell und in den Bauchmuskeln verbreiten.

2. Die $1^1/_2 — 2^1/_2$ cm lange **A. coeliaca** (Fig. 852 a) teilt sich in die A. hepatica und lienalis. Die A. gastrica sinistra wird durch die A. gastrica cranialis und caud. und die A. diverticuli vertreten.

Die 7—8 mm starke **A. hepatica** (d) ist der stärkere Ast der A. coeliaca und gibt ab: a) häufig die *A. diverticuli* (c) und die *A. gastrica caudalis* (c'), b) kleine *Rami pancreatici* (l), c) einen Ast für den Lobus caudatus, d) die *A. gastroduodenalis* (m), die sich in die *A. gastroepiploica dextra* (k) und die *A. pancreaticoduodenalis* (n) spaltet, die eine Anzahl *Aa. pyloricae* abgeben: e und f) je einen Ast für den rechten Haupt- und Mittellappen, g) eine für die brustseitige Wand des Magens bestimmte *A. gastrica cranialis* (i), von der meist der *Ramus oesophageus* abzweigt. Aus der A. gastrica caud. oder cranial. oder aus der A. hepatica treten an die kleine Kurvatur des Magens Gefässe, die sich büschelförmig in zahlreiche kleine, vielfach anastomosierende Äste teilen, so dass diese Verzweigung in ihrer Gesamtheit einem Wundernetz ähnlich ist; h u. i) Äste für den linken Haupt- und Mittellappen und den Lobus caudatus. Aus einem dieser Zweige entspringt k) die *A. cystica*, Gallenblasenarterie.

Aus der 4—6 mm starken **A. lienalis** (b) entspringen: a) ein *Ramus pancreaticus*, b) die für die beckenseitige Wand des Magens bestimmte *A. gastrica caud.* (c'), die bisweilen aus der A. hepatica oder aus dem Teilungswinkel der A. coeliaca abgeht. Sie gibt Gefässe ab, die sich an der kleinen Kurvatur ebenso büschelförmig verzweigen, wie die der A. gastrica cranialis; c) eine *A. diverticuli* (c), die bisweilen aus der A. hepatica oder A. gastrica caud. entspringt, d) Zweige für die Milz (e), e) die *Aa. gastricae breves* (f, f'), f) die *A. gastroepiploica sinistra* (g), g) das Ende des Milzarterie verzweigt sich in der Milz und im grossen Netz. Der Ramus oesophageus entspringt mitunter anstatt aus der A. gastrica caud. aus der A. lienalis.

3. Die **A. mesenterica cranialis** (Fig. 859 a) entspringt 3—6 cm kaudal von der A. coeliaca und ist anfangs 10—12 mm dick. Sie gibt ab: a) Einige *Rami pancreatici*. b) 10—12 *Aa. jejunales* (i, i), die 4—6 mm dick sind und miteinander Bögen bilden; von diesen gehen nebeneinander entspringende, dünne Gefässe ab, die durch gegenseitige Verzweigung und Verbindung ein luffaschwammähnliches, flach ausgebreitetes Netzwerk bilden; erst aus diesem treten die direkten Zweige für die Darmwand hervor. Die 1. A. jejunalis sendet einen Zweig zum Duodenum. c) Die 4—5 mm dicke und 3—4 cm lange **A. ileocaecocolica**. Sie gibt wieder ab:

α) Die schwache *A. ileocaecalis* für das Ileum (f) und Caecum (g) und β) den *Ramus colicus* (e); dieser beschreibt mit der A. colica dextra korkzieherartige Windungen, deren Zahl mit der der Grimmdarmwindungen übereinstimmt, wobei beide Gefässe innerhalb des Grimmdarmkegels nach der Ansa centralis verlaufen. Aus dem peripheren Wand des Ramus colicus und der A. colica dextra gehen zahlreiche Zweige ab, die wie beim Dünndarm zunächst luffaschwammähnliche Netze bilden, aus denen wiederum lange, dünne Zweige hervortreten, die vom Ramus colicus nur an die zentripetalen Windungen treten.

d) Den ca. 2 cm langen Stamm der *A. colica media* und *A. colica dextra* (c). Er teilt sich wieder in: *a*) die 2 mm dicke *A. colica media* (b) für die Endschleife des Colon und *β*) die *A. colica dextra;* diese verhält sich wie der Ramus colicus der A. ileocaecocolica, sendet ihre Äste aber nur an die zentrifugalen Kolonwindungen.

4. und 5. Die **Aa. renales** und **Aa. spermaticae internae** weichen nicht von denen des Pferdes ab (s. S. 681).

6. Die **A. mesenterica caudalis** ist wie bei den Wiederkäuern (s. S. 693).

7. 6 **Aa. lumbales** an jeder Seite; die 7. entspringt aus der A. sacralis media.

8. Die **A. iliaca externa** (Fig. 897 8) tritt 2—3 cm kranial vom Os pubis aus der Bauchhöhle an die mediale Seite des Os femoris und verläuft als **A. femoralis** (16) zur Kniekehle. Sie gibt ab:

a) In der Beckenhöhle: 1. 4—5 cm nach ihrem Ursprung die relativ (5—6 mm) starke **A. circumflexa ilium profunda** (9), die sich in den Bauchmuskeln und mit je einem Aste im

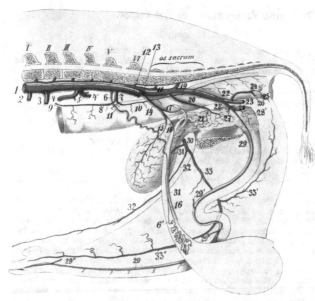

Figur 896.
Viszeralgefässe
in der Beckenhöhle
vom Schweine.

1 Aorta, 2 A. coeliaca, 3 A. mesenterica cranialis, 4 A. renalis sinistra, 4' A. renalis dextra, 5 Aa. suprarenales, 6,6' A. spermatica int., 7 A. mesenterica caudalis, 8 A. colica sinistra, 9 A. colica media, 10 A. haemorrhoidalis cranialis, 11 Äste, welche den Aa. sigmoideae entsprechen, 12 A. iliaca ext., 13 A. hypogastrica, 14 A. umbilicalis, 15 A. vesicalis cranialis, 16 A. deferentialis, 17 A. ureterica, 18 A. iliolumbalis, 19 A. glutaea cranialis, 20 A. urethrogenitalis, 21 Aa. vesicales caudales, 22 u. 24 A. haemorrhoidalis caudalis, 23 A. glutaea caudalis, 23' A. pudenda int., 24° A. haemorrhoidalis caudalis, 25 A. perinaei, 26 Muskelast an den M. bulbocavernosus, 27 A. bulbi urethrae, 28 A. penis, 28' A. profunda penis, 29, 29 A. dorsalis penis der linken Seite, 29', 29'', 29'' A. dorsalis penis der rechten Seite, 30 Truncus pudendoepigastricus, 31 A. spermatica ext., 32, 32 A. epigastrica caudalis, 33 A. pudenda ext., 33' kaudaler Ast derselben, 33'' kranialer Ast derselben.

M. quadriceps und in der lateralen Muskulatur des Oberschenkels verzweigt und Zweige an die Lgl. subiliacae abgibt:

2. Die **A. spermatica externa**, die bei kastrierten männlichen Tieren sehr dünn ist und i. d. R. aus dem Truncus pudendoepigastricus oder auch aus der A. profunda femoris entspringt; beim weiblichen Tiere fehlt sie, und die *A. uterina (media)* entspringt aus der A. umbilicalis.

3. Ganz nahe dem Schambeinkamm die **A. profunda femoris** (10, 14, 15, 15', 15'') ; von ihr werden mit einem **gemeinsamen Stamme** (11) oder gesondert die **A. epigastrica caudalis** (13) und die **A. pudenda externa** (12) abgegeben. Erstere entspringt öfter aus der A. circumflexa ilium prof., letztere geht bei männlichen Tieren nur an die Vorhaut; sie und die A. profunda fem. verhalten sich wie beim Rinde (s. S. 694).

b) Am Oberschenkel: 4. Den **gemeinsamen,** ³/₄—1 cm langen **Stamm der A. circumflexa femoris lateralis** und **A. femoris cranialis** (17), der aus der A. femoralis direkt nach deren Durchtritt durch die Bauchmuskeln entspringt. Die schwächere *A. femoris cranialis* (18) tritt sofort in den M. quadriceps, während die stärkere *A. circumflexa femoris lateralis* (19) zum M. biceps, tensor fasciae latae und quadriceps tritt.

5. Die **A. saphena** ist sehr stark und verläuft an der medialen Seite des Schenkels bis nahe zum Tarsus (Fig. 868 p), an dessen laterale Seite sie die **A. tarsea lateralis** abgibt, während

sie selbst zur **A. tarsea medialis** wird; diese verläuft über die mediale Seite des Tarsus und liefert gemeinsam mit der A. tarsea perforans die Arterien für die plantare Seite des Fusses (s. S. 671 und Fig. 868).

6. Inkonstante **Muskelzweige.**

7. Die **A. femoris caudalis** für die Mm. gastrocnemii, den M. flexor digitalis ped. sublimis, biceps, semitendinosus und semimembranosus.

8. Die **A. poplitea** gibt die *A. peronaea* ab, die am Wadenbein herabläuft, und teilt sich in die A. tibialis posterior und anterior.

9. Die **A. tibialis posterior** geht in der Tiefe zwischen Tibia und Fibula bis zum Tarsus und gibt die Ernährungsarterie für die Tibia sowie Zweige für die Muskeln an deren hinterer Fläche ab.

10. Die **A. tibialis anterior** tritt zwischen Tibia und Fibula an die vordere Fläche der ersteren, läuft an ihr, indem sie den hier gelegenen Muskeln Zweige gibt, bis zum Sprunggelenk, wo sie zur *A. dorsalis pedis* wird (Fig. 869 e). Dort spaltet sie die *A. tarsea perforans* ab, die durch den Sprunggelenkskanal tritt, um sich mit der A. plantaris lateralis und medialis zum proximalen Sohlenbogen zu vereinigen (s. S. 671 u. Fig. 868), während sich die fortlaufende A. tibialis ant. in die Arterien für die dorsale Fläche des Fusses teilt (s. S. 671 u. Fig. 869).

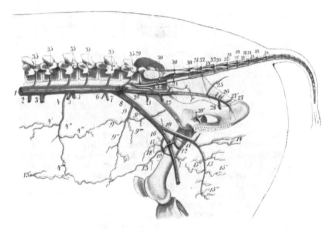

Figur 897.
Parietalgefässe des Beckens vom Schweine.
1 Aorta, 2 A. coeliaca, 3 A. mesenterica cranialis, 4 A. phrenicoabdominalis, 4′ ihr Ramus phrenicus, 4″ ihr Ramus abdominalis, 4‴ Anastomose mit der A. circumflexa ilium profunda, 4⁗ Anastomose mit den beiden Aa. epigastricae, 5 A. renalis sinistra, 5′ A. renalis dextra, 6 A. spermatica int., 7 A. mesenterica caudalis, 8 A. iliaca ext., 9 A. circumflexa ilium profunda, 9′ kranialer Ast der A. circumflexa ilium profunda, 9″ kaudaler Ast derselben, 9‴ Anastomose mit der A. epigastrica caudalis, 9⁗ Ast an den M. rectus femoris, 10 A. profunda femoris, 11 Truncus pudendoepigastricus, 12 A. pudenda ext., 13 A. epigastrica caudalis, 13′ A. epigastrica cranialis, 14 Äste, die den fortlaufenden Stamm der A. profunda femoris vertreten, 15 A. circumflexa femoris medialis, 15′ Äste an den M. semitendinosus, 15″ Äste an den M. biceps, 15‴ Anastomose mit der A. circumflexa femoris lateralis, 16 A. femoralis, 17 gemeinschaftlicher Stamm der A. femoris cranialis und der A. circumflexa femoris lateralis, 18 A. femoris cranialis, 19 A. circumflexa femoris lateralis, 20 A. iliaca int. s. hypogastrica, 21 A. umbilicalis, 22 A. iliolumbalis, 23 A. urethrogenitalis, 24 A. glutaea cranialis, 25 Ast an den M. coccygeus, 26 Rami obturatorii, 26′ Ramus obturatorius der A. profunda femoris, 27 A. glutaea caudalis, 27′ A. haemorrhoidalis caudalis, 28 A. pudenda int., 29 A. sacralis media, 30, 30, 30 Aa. sacrales laterales, 31 A. coccygea, 32 Aa. caudales laterales, 33 A. caudalis lateralis ventralis, 34 A. caudalis lateralis dorsalis, 35 Aa. lumbales.

11. Die **Aa. hypogastricae** und
12. die **A. sacralis media** (Fig. 876, 896 u. 897) verlaufen und teilen sich im wesentlichen wie bei den Wiederkäuern (s. S. 696 u. 699). Die kleinen, zwischen beiden bestehenden Unterschiede ergibt ein Vergleich der Fig. 876, 896 u. 897 mit Fig. 810, 891 u. 895.

E. Aorta descendens der Fleischfresser.

AA. Aorta thoracica.

1. Die **A. oesophagea** und **A. bronchialis** verhalten sich wie beim Pferde.
2. Jederseits 9 oder 10 **Aa. intercostales.** Die ersten 3 oder 4 entspringen aus der A. intercostalis suprema, die 1. häufig aus der A. cervicalis profunda.
3. Die **Aa. phrenicae craniales** fehlen.

BB. Aorta abdominalis.

1. Es sind 2 **Aa. phrenicae caudales** vorhanden.

2. Der Stamm der **A. coeliaca** (Fig. 854 a) ist etwa $1\frac{1}{2}$—3 cm lang und teilt sich ähnlich wie beim Pferde; zuerst spaltet sich i. d. R. die *A. hepatica* (d) ab, so dass ein kurzer *Truncus gastrolienalis* übrig bleibt. Die **A. gastrica sinistra** (c) gleicht der des Pferdes. Aus der **A. hepatica** (d) entspringen: a) *Rami hepatici*, b) die *A. gastrica dextra* (i). Der dann bleibende Stamm, die *A. gastroduodenalis* (m), spaltet sich in die *A. gastroepiploica dextra* (k) und *pancreaticoduodenalis* (n). Die **A. lienalis** (b) läuft im Milz-Magenband nach rechts und gibt ab: a) starke *Rami pancreatici*, b) lange und starke *Rami lienales* (e) für die Milz, c) die *Aa. gastricae breves* (f, f'), d) die *A. gastroepiploica sinistra* (g).

3. Die **A. mesenterica cranialis** (Fig. 857 a u. h) entspringt $\frac{1}{2}$—3 cm kaudal von der A. coeliaca, ist relativ lang und gibt die *Aa. jejunales* und den Stamm der *A. colica media* (b), *colica dextra* (c) und *ileocaecocolica* (d) ab; die *A. colica media* (b) tritt an das Colon transversum und den Anfang des Colon descendens, die *A. colica dextra* (c) an das Colon ascendens; die *A. ileocaecocolica* (d) teilt sich in den *Ramus caecalis* (g) für das Caecum, den *Ramus iliacus* (f) für das Ileum und den *Ramus colicus* (e) für den Anfang des Colon ascendens. Die 14—16 *Aa. jejunales* (i) gehen an das Jejunum und den Endabschnitt des Duodenum.

4. Eine **A. phrenicoabdominalis**, die sich ähnlich wie beim Schweine verhält (s. S. 699).

5. u. 6. Die **Aa. renales** und **Aa. spermaticae internae** gleichen denen des Pferdes.

7. Die **A. mesenterica caudalis** ist schwach; die *A. colica sinistra* geht an das Endstück des Colon.

8. Jederseits 6 **Aa. lumbales**; die 7. entspringt aus der A. hypogastrica.

9. Die **A. circumflexa ilium profunda**, die nur ausnahmsweise von der A. iliaca externa abgegeben wird.

10. Die **A. iliaca externa** und deren Fortsetzung, die **A. femoralis**, verlaufen bis zur Kniekehle im allgemeinen wie beim Pferde. In der Bauchhöhle gibt sie ab:

a) Ausnahmsweise direkt nach ihrem Ursprung die **A. circumflexa ilium prof.** (s. oben).

b) Die **A. profunda femoris** (Fig. 898 f), die durch die Bauchmuskeln aus der Bauchhöhle tritt, an die laterale Fläche des M. pectineus gelangt und sich in den fortlaufenden Stamm und die **A. circumflexa femoris medialis** spaltet. In der Bauchhöhle gibt sie ab: die **A. epigastrica caudalis** (Fig. 898 g) und **pudenda ext.** (Fig. 898 h), die entweder gesondert oder mit einem Stamme entspringen. Ausserdem kommt aus ihr (oder aus der A. epigastrica caud. oder der A. iliaca ext.) die **A. spermatica ext.** der männlichen Tiere; bei weiblichen Tieren fehlt sie; die **A. uterina (media)** entspringt aus der A. umbilicalis (s. diese S. 703).

Die unter a und b genannten Arterien verhalten sich im übrigen wie beim Pferde (s. S. 682 u. 684). Am Oberschenkel gibt die A. femoralis ab:

c) Die **A. femoris cranialis** und

d) die **A. circumflexa femoris lateralis** entspringen sofort nach dem Austritt der A. iliaca ext. aus der Bauchhöhle entweder mit einem kurzen gemeinsamen Stamme oder gesondert. Die *A. circumflexa femoris lateralis* verläuft zwischen M. tensor fasciae latae und rectus femoris einerseits und M. sartorius anderseits fast gerade nach vorn und gibt Zweige an den M. sartorius, quadriceps, tensor fasciae latae und die Mm. glutaei. Die *A. femoris cranialis* dringt zwischen M. rectus femoris und vastus medialis in die Tiefe und verzweigt sich im M. quadriceps, gibt aber auch dem M. iliopsoas Zweige.

e) Starke **Rami musculares**, die z. T. proximal, z. T. distal von f und g entspringen.

f) Die **A. genu suprema** entspringt etwas distal von der Mitte des Os femoris gegenüber oder ein wenig zehenseitig von g und verläuft schräg zehenwärts und nach vorn zur medialen Seite des Kniegelenks.

g) Die **A. saphena** entspringt in der Mitte des Oberschenkels oder etwas weiter zehenwärts aus der medialen Wand der A. femoralis, läuft bis zum proximalen Viertel des Unterschenkels und spaltet sich in einen vorderen (dorsalen) und einen hinteren (plantaren) Ast.

Der *Ramus dorsalis* verläuft zur Beugeseite des Tarsus und liefert mit der A. tibialis anterior die Arterien für die dorsale Seite des Fusses (s. S. 671 u. Fig. 867).

Der *Ramus plantaris* läuft am M. flexor digitalis profundus bis nahe zum Tarsus herab, gibt die *A. tarsea lateralis* für die laterale Seite des Sprunggelenks ab und verläuft als *A. tarsea medialis* weiter über den medialen Teil der Streckfläche des Tarsus und liefert den grösseren Teil der Arterien für die plantare Fläche des Fusses (s. S. 671 u. *Fig.* 866).

h) Am distalen Ende des Oberschenkels die **A. femoris caudalis**, die als starkes Muskelgefäss die an der Beugeseite des Kniegelenks gelegenen Muskeln versorgt (M. biceps, semitendinosus, Mm. gastrocnemii, Mm. flexores digitales).

Die **A. poplitea** gibt Muskel- und Gelenkzweige ab und spaltet sich im proximalen Viertel des Unterschenkels in die A. tibialis posterior und anterior.

Die schwache **A. tibialis posterior** ist für den M. flexor digitalis ped. prof. bestimmt.

Die starke **A. tibialis anterior** tritt durch das Spatium interosseum cruris auf die vordere Fläche der Tibia, läuft an dieser, den hier gelegenen Muskeln Zweige gebend und die *A. meta-*

tarsea dorsalis V für die laterale Seite des Mt 5 abspaltend, bis zur Beugeseite des Tarsus (Fig. 867) und versorgt alsdann gemeinschaftlich mit dem Ramus dorsalis der A. saphena die dorsale Fläche des Fusses mit Arterien (s. S. 671 u. Fig. 867).

Nach Abgabe der Aa. iliacae ext. verläuft die Aorta noch 1—3 cm weiter, gibt dann die beiden Aa. hypogastricae ab und wird zur A. sacralis media.

11. Die **A. hypogastrica** (Fig. 898 i, i) läuft zur medialen Fläche der Darmbeinsäule und spaltet sich in die A. pudenda interna als viszeralen Ast (Fig. 898 k, k) und den fortlaufenden Stamm als parietalen Ast (Fig. 898 l, l). a) Der letztere, der dorsal von b liegt und stärker als diese ist, läuft über die mediale Seite der Darmbeinsäule und des M. piriformis zur Incisura ischiadica minor und wird dort zur A. glutaea caudalis. Er gibt ab:

a) Die **A. iliolumbalis** (entspringt bisweilen auch aus der A. hypogastrica) (Fig. 898 m); sie tritt nahe dem Hüfthöcker zwischen dem M. iliopsoas und der Darmbeinsäule zum M. glutaeus medius: sie gibt ausserdem an den M. iliopsoas und tensor fasciae latae Zweige. *β*) Die **A. glutaea cranialis** (Fig. 898 n) entspringt am medialen bzw. dorsalen Rande der Darmbeinsäule und versorgt die Mm. glutaei inkl. M. piriformis. *γ*) **Rami musculares** für den M. obturator internus (*A. obturatoria* [Fig. 875 t]), levator ani und coccygeus. *δ*) Die **A. caudalis lateralis superficialis** (Fig. 898 p) liegt als dünnes Gefäss am Seitenrand des Schwanzes direkt unter der Haut. *ε*) Die **A. glutaea caudalis** (Fig. 898 q), das Ende des Ramus parietalis, gibt Zweige an die Mm. glutaei, die Mm. adductores, den M. biceps, semitendinosus und semimembranosus sowie an die Mm. gemelli, den M. obturator ext. und quadratus femoris.

Figur 898. Arterien der Beckenhöhle des Hundes.

a Aorta abdominalis, b, b A. mesenterica caud., c, c Aa. lumbales, d A. circumflexa ilium prof., e, e, e, e Aa. iliacae ext., f A. prof. femoris, g A. epigastrica caud., h A. pudenda ext., i, i Aa. hypogastricae, k, k, k Ramus visceralis und l, l Ramus parietalis der A. hypogastrica, m A. iliolumbalis, n A. glutaea cranialis, o A. umbilicalis, p A. caudalis lateralis superficialis, q A. glutaea caud., r, r A. haemorrhoidalis media, s A.

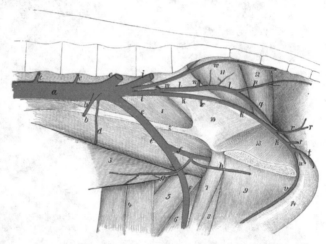

perinaei, t A. profunda penis, u A. bulbi urethrae, v A. dorsalis penis, w A. sacralis media. 1 M. iliopsoas, 2 Sehne des M. psoas minor, 3 Bauchmuskeln, 4 M. sartorius, 5 M. rectus femor., 6 M. vastus medialis, 7 M. pectineus, 8 M. adductor, 9 M. gracilis, 10 Os ilium, 11 M. piriformis, 12 M. glutaeus superfic., 13 M. obturator int., 14 Penis.

b) Die **A. pudenda interna** (der Eingeweideast) (Fig. 898 k) liegt ventral vom Wandast und ist etwas schwächer als dieser, aber gegenüber der A. pudenda int. der anderen Tiere sehr stark. Sie verläuft zum Arcus ischiadicus, wo sie beim weiblichen Tiere in Scheide, Scham und Clitoris, beim männlichen aber als A. penis (s. unten) an den Penis tritt. Sie gibt ab:

a) An der medialen Fläche der Darmbeinsäule die **A. umbilicalis** (Fig. 898 o), die zum Lig. teres der Harnblase wird, aber noch kleine, blutführende Äste an diese (*A. vesicalis cran.*), an den Ureter, beim männlichen Tiere an den Ductus deferens (*A. deferentialis*), sowie beim weiblichen Tiere eine starke *A. uterina (media)* an den Uterus abgibt. *β*) Nahe dem Arcus ischiadicus die **A. haemorrhoidalis media** (r, r) für den Mastdarm und After mit deren Muskeln und die Analdrüsen. *γ*) Die kleine **A. perinaei** (s) für das Mittelfleisch. *δ*) Die **A. penis** (der Endstamm der A. pudenda interna) spaltet am Sitzbeinausschnitt zunächst die *A. profunda penis* (t) ab, die in das Schwellgewebe des Penis eintritt und vorher die *A. bulbi urethrae* (u) zum Bulbus urethrae entsendet, während der fortlaufende Stamm als *A. dorsalis penis* (v) am Dorsum penis bis zum Praeputium verläuft.

12. Die dünne **A. sacralis media** (Fig. 898 w) läuft zwischen den langen Niederziehern des Schwanzes spitzenwärts. Sie gibt die einzelnen Sakral- und Kaudalarterien ab.

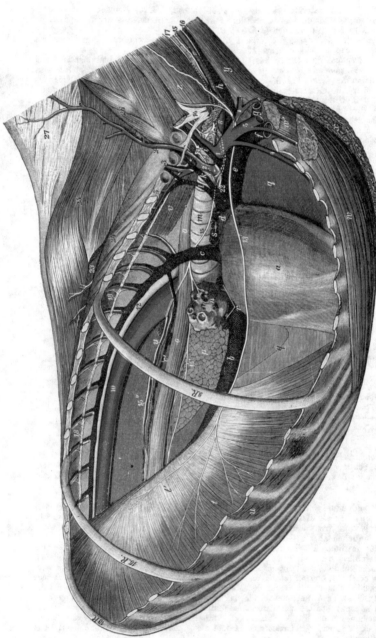

Figur 899. Brusthöhle des Pferdes mit Gefässen und Nerven (von der rechten Seite; die Rippen sind bis auf die 9., 15. und 18. entfernt).

a Herzbeutel mit Herz, b V. cava caud., c V. azygos, c' V. oesophagea, d Sinus venosus, e V. cava cran., f V. axillaris, g V. cervicalis ascendens, h V. jugularis, i V. vertebralis, k V. cervicalis profunda, l V. costocervicalis, m Luftröhre, n Ursprung der linken Lunge, o,o Speiseröhre, p Anhangslappen der rechten Lunge, q,q Mediastinum, r bronchiale Lymphknoten, s Lgl. mediastinales, t Zwerchfellsmuskel, t' Zwerchfellsehne, u Zwischenrippenmuskulatur, v M. longus colli, w M. pectoralis profundus (humerale Portion), w' M. pectoralis prof. (präskapulare Portion), x M. pectoralis superficialis (w, w' und x sind abgeschnitten), y M. sternomandibularis, z M. scalenus.

1 A. subclavia dextra, 2 Stamm der A. cervicalis profunda (2') und A. costocervicalis, welch' letztere sich wieder in 3 A. transversa colli und 3' den Stamm der 2.—4. Interkostalarterie teilt, 4 A. mammaria interna, 5 A. axillaris bzw. Ende der A. subclavia dextra, 6 A. thoracica lateralis, 7 Stamm der A. transversa scapulae und cervicalis ascendens, 8 Stamm der Aa. carotides, 8' A. carotis comm. dextra, 9 R. 9. Rippe, 10 Aorta, welche die entspr. Interkostalarterien abgibt, 11 A. oesophagea, 12 Ductus thoracicus, 13 N. phrenicus dexter, 14 Plexus axillaris mit den ihn zusammensetzenden Nerven, 15 R. 15. Rippe, 15, 15 N. vagus dexter, 15' ventraler und 15'' dorsaler Endast der beiden Nn. vagi, 16, 16 N. recurrens dexter, 17 Halsteil des N. sympathicus, 18 R. 18. Rippe, 18, 18 Brustteil des N. sympathicus, 20 Ganglion cervicale caudale, 21 Ganglion thoracale primum und die von 20 und 21 ausgehenden Fäden, 22 Ramus cardiacus dexter, 23 M. longissimus dorsi (abgeschnitten), 24 M. iliocostalis, 25 M. spinalis dorsi et cervicis, 26 M. multifidus ... ... 27 ...

Die Venen.

Wir werden die Venen nachstehend, dem Vorschlag von Schmaltz [540] entsprechend, von den Stämmen aus, also in zentrifugaler Richtung, schildern.

Aus der rechten Vorkammer des Herzens entspringen: die Venen des Herzens, die V. cava cranialis und caudalis; zum System dieser Hauptstämme tritt als 4. das der V. portae (s. S. 722) hinzu.

I. Die Venen des Herzens des Pferdes.

1. Die **V. cordis magna** (Fig. 800 17) geht aus der rechten Vorkammer ventral von der Einmündungsstelle der V. cava caudalis und dorsal vom Sulc. longitud. dexter hervor; sie verläuft zunächst in der kaudalen Hälfte des Sulcus coronarius als *Ram. circumflexus* (dorsal und etwas lateral von der entspr. Arterie) nach links (Fig. 801 n') und steigt sodann als *Ram. descendens* im Sulc. longitud. sinister herab (Fig. 801 n). Ihre Endäste verzweigen sich in der Wand der linken Herzkammer. Kurz nach ihrem Abgang zweigt von ihr die im Sulcus longitudinalis dexter liegende *V. cordis media* (Fig. 800 18) ab.

2. Die **Vv. cordis minores** sind schwache Gefässe von wechselnder Zahl — meistens 4 oder 5 —, deren Seitenzweige in der rechten Kammer und rechten Vorkammer liegen. Sie entspringen im rechten Teile des Sulcus coronarius aus der rechten Vorkammer. Die kleinen Ursprungsöffnungen liegen ganz versteckt zwischen den Mm. pectinati der Vorkammer.

II. Die Vena cava cranialis (superior N.) des Pferdes.

Die **V. cava cranialis** (Fig. 899 e) ist eine starke, unpaare Vene, die dem Truncus brachiocephalicus comm. entspricht. Sie reicht vom Herzen bis zur beiderseitigen 1. Rippe und liegt dabei etwas rechts von der Medianebene in der präkardialen Mittelfellspalte ventral vom Truncus brachiocephalicus comm. und entspringt aus dem Sinus venosus (s. S. 606).

Von der V. cava cranialis zweigen die unpaare V. azygos, ferner jederseits der Stamm der V. costocervicalis und V. cervicalis profunda, die V. vertebralis und die V. mammaria interna ab; dann spaltet sich am Brusthöhleneingang die V. cava cran. in die Vv. axillares und den Stamm der Vv. jugulares. Am Ursprung dieser Venen finden sich starke Klappen (Lehmann [347]).

1. Die Vena azygos des Pferdes.

Die **V. azygos** (Fig. 899 c) zweigt die Venen ab, die den von der Aorta thoracica abgegebenen Arterienästen entsprechen; sie entspringt aus der V. cava cranialis direkt nach deren Ursprung aus der rechten Vorkammer, manchmal auch aus dieser selbst (dem Sinus venosus), steigt dann im leichten Bogen rechts von der Speise- und Luftröhre dorsal zum 6. Brustwirbel auf und liegt von hier ab dorsal und rechts vom Ductus thoracicus, der sie von der Aorta trennt; sie tritt zwischen den Zwerchfellspfeilern in die Bauchhöhle und löst sich am 1. Lendenwirbel, rechts von der Medianebene, in Zweige für den M. transversus abdom. und iliopsoas auf und verbindet sich mit der rechten 1. V. lumbalis. Sie gibt ab:

a) Die *V. bronchialis* und *oesophagea* (Fig. 899 c') sind schwache, mit den gleichnamigen Arterien verlaufende Gefässe, die gesondert oder mit einem gemeinschaftlichen Stämmchen aus der V. azygos entspringen.

b) Die letzten 14 *Vv. intercostales dorsales* der rechten und die 5.—11. oder 5.—14. der linken Seite. Sie begleiten die gleichnamigen Arterien, anastomosieren mit den Zwischenrippenzweigen (*Vv. intercostales ventrales*) der V. mammaria interna und nehmen von den Wirbelblutleitern entspringende Venen auf.

c) Die *V. hemiazygos* entspringt in der Gegend des 11.—14. Brustwirbels, tritt dorsal von der Aorta nach der linken Seite hinüber, läuft links am dorsalen Rande der Aorta beckenwärts, tritt durch den Hiatus aorticus in die Bauchhöhle und vereinigt sich mit der ersten V. lumbalis. Sie spaltet die letzten 4—7 Vv. intercostales dorsales der linken Seite ab; bisweilen fehlt sie; dann entspringen diese Vv. intercostales aus der V. azygos.

2. Der Stamm der V. costocervicalis und cervicalis profunda des Pferdes.

Der kurze, an der Luft- und Speiseröhre gelegene Stamm (Fig. 899) gibt die *V. costo-cervicalis* (l) ab, die sich wieder in die *V. intercostalis suprema* und die *V. transversa colli* teilt; der fortlaufende Stamm wird zur *V. cervicalis profunda* (k). Die sämtlichen Venen verhalten sich wie die gleichnamigen Arterien (s. S. 629); die V. profunda cervicalis entspringt bisweilen selbständig aus der V. cava cranialis.

3. Die V. vertebralis des Pferdes.

Die **V. vertebralis** (Fig. 899 i) gleicht der gleichnamigen Arterie (s. S. 630).

Die durch die Foramina intervertebralia der Halswirbel in den Wirbelkanal tretenden Zweige verbinden sich mit dem Sinus columnae vertebralis (s. Gehirnhäute S. 756—761).

4. Die V. mammaria s. thoracica interna des Pferdes.

Die **V. mammaria int.** verzweigt sich mit der Arterie (s. S. 630).

5. Die Venae jugulares des Pferdes.

Die beiden (rechte und linke) je 2,5—3 cm weiten **Venae jugulares,** Drossel-venen (Fig. 443 41, 899 h u. 900 1), entspringen mit dem kurzen, nur wenige Zentimeter langen *Truncus bijugularis* am Brusthöhleneingang aus der V. cava cranialis (s. S. 705). Jede Drosselvene reicht bis zum 2. Halswirbel und spaltet sich unter spitzem Winkel am Halszipfel der Parotis in die V. maxillaris ext. (Fig. 900 25) und int. (Fig. 900 3,3), die V. occipitalis (Fig. 900 6) und die (der A. carotis int. entspr.) V. cerebralis ventralis (Fig. 900 5); die letzteren beiden Venen bilden i. d. R. einen gemeinsamen Stamm (*V. craniooccipitalis*, Schmaltz) (Fig. 900 4), der meist von der V. maxillaris int., aus-nahmsweise aber auch vom Ende der V. jugularis abgeht, sich nahe der Fossa atlantis in seine Endäste spaltet und 1—4 Klappen besitzt. — Am Halse liegt die V. jugularis (Fig. 315 l) in der vom M. brachiocephalicus und sternomandibularis gebildeten Drossel-rinne und wird vom Kopfe bis zur Mitte des Halses durch den M. omohyoideus, weiter brustwärts nur durch Bindegewebe von der dorsal und medial von ihr liegenden A. carotis comm. (Fig. 315 k) und im ganzen Verlauf durch den Halshautmuskel von der Haut getrennt. In der kaudalen Hälfte jeder Drosselvene finden sich 2—5 Klappen-paare; der kraniale Teil ist klappenlos. Nebenäste jeder Drosselvene sind:

a) Die *V. cephalica humeri* (s. S. 713).

b) Die *V. cervicalis ascendens* (Fig. 899 g) begleitet die gleichnamige Arterie. Ihre End-zweige liegen im M. scalenus, brachiocephalicus und in den ventral von der Luftröhre gelegenen Muskeln und Lymphknoten. Sie geht vom Anfang der V. jugularis, mitunter von der V. axillaris ab.

c) Venen, die das Blut aus den ventral von der Trachea gelegenen Muskeln, ferner von dem M. brachiocephalicus, von der Luft- und Speiseröhre zurückführen.

A. Die **V. maxillaris externa** ist schwächer als die V. maxillaris int. und 1,5—2 cm weit; sie begleitet zunächst (Fig. 900 25), unter der Haut und der Faszie gelegen, den ventralen Rand der Parotis, liegt dann im Kehlgang ventral von der A. maxillaris ext. und bedeckt vom Gesichtshautmuskel, tritt an der Incisura vasorum des Unterkiefers (25') auf die Gesichtsfläche und wird damit zur *V. facialis* (26, 26). Diese liegt mit der A. facialis und dem Duct. parotideus (s. S. 384) am oralen Rande des M. masseter und teilt sich am oralen Ende der Crista facialis in die zum medialen Augenwinkel aufsteigende und dort mit der V. malaris, frontalis und transversa faciei anastomosierende *V. angularis oculi* (Fig. 900 29) mit 4—6 Klappen und in die neben der A. lateralis nasi gelegene und mit der V. infraorbitalis Verbindungen eingehende *V. dorsalis nasi* (28) mit 8—12 Klappen.

Im Kehlgang zweigen von der V. maxillaris ext., die 3—5 Klappen besitzt, ab:

a) Die neben der gleichnamigen Arterie gelegene *V. sublingualis,* die ausnahmsweise mit einem 2. Aste aus der V. lingualis entspringt und aus mehreren übereinander gelegenen Stämmchen besteht; sie zweigt die 4—5 Klappen enthaltende *V. submentalis* ab und besitzt selbst 9—13 Klappen.

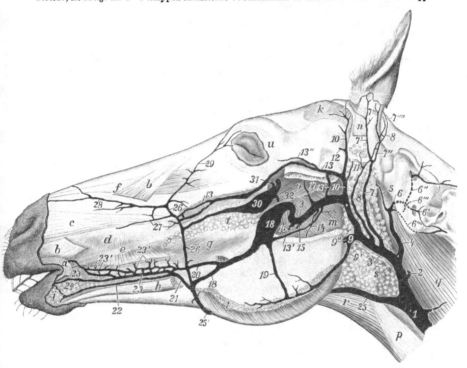

Figur 900. Die Venen am Kopfe des Pferdes; von der linken Seite gesehen.

(Der M. masseter ist bis auf den unteren Rand weggenommen. Die V. maxillaris interna und der M. pterygoideus medialis und lateralis sind durch teilweises Abtragen des Unterkiefers freigelegt.)

1 V. jugularis, 2 V. thyreoidea, 3, 3 V. maxillaris interna, 4 V. craniooccipitalis, 5 V. cerebralis ventralis, 6 V. occipitalis, 6' Ramus muscularis, 6" Ramus cerebrospinalis, 6''' Ramus für das Flügelloch des Atlas, 6'''' Verbindungszweig zur V. vertebralis, 7 V. auricularis magna, 7' Ramus lateralis, 7" Stamm für den Ramus intermedius et medialis, 7''' Ramus intermedius, 7'''' Ramus medialis, 8, 8 V. auricularis posterior, 9 Stamm der V. masseterica und des Ramus pterygoideus der V. masseterica, 9' V. masseterica, 9" Ramus pterygoideus der V. masseterica, 10, 10 V. temporalis superficialis, 11 V. auricularis profunda, 12 V. cerebralis dorsalis, 13, 13 V. transversa faciei, 13', 13' Ast der V. transversa faciei zur V. buccinatoria, 13" Ast der V. transversa faciei zum medialen Augenwinkel, 14 Ramus pterygoideus, 15 V. alveolaris mandibulae, 16 V. dorsalis linguae, 17 V. temporalis profunda, 18, 18 V. buccinatoria, 19 Ast der V. masseterica zur V. buccinatoria, 20 Ast der V. buccinatoria zur V. labialis communis, 21 V. labialis communis, 22 V. labialis inferior, 23, 23, 23' V. labialis superior, 23" Venennetz der V. labialis communis und V. labialis superior, 24 V. angularis oris, 25 V. maxillaris externa, 25' V. maxillaris externa an ihrer Umbiegungsstelle um den Unterkiefer, 26, 26 V. facialis, 27 V. lateralis nasi, 28 V. dorsalis nasi, 29 V. angularis oculi, 30 V. reflexa, 31 der gemeinsame Stamm der V. infraorbitalis und der V. sphenopalatina, 32 V. palatina major.

a M. orbicularis oris, b, b M. levator nasolabialis, c M. caninus, d M. buccalis, e M. zygomaticus, f M. levator labii superioris proprius, g Anfangsteil des M. molaris und M. depressor labii inferioris, h M. depressor labii inferioris, i Lippendrüsen, k M. temporalis, l M. masseter, m M. pterygoideus medialis, n Niederzieher des Ohres, o M. pterygoideus lateralis, p M. sternomandibularis, q M. longus capitis, r vereinigter M. omo- und sternohyoideus, s Parotis, t dorsale Backendrüsen, u M. orbicularis oculi.

b) Die *V. lingualis* liegt zunächst ventral von der A. lingualis. Sie zweigt 12,5—16,5 cm oral vom Ursprung der V. maxillaris ext. von dieser ab, läuft auf dem M. omo- und sternohyoideus und dann unter der Zwischensehne des M. digastricus hindurch orodorsal bis zum kleinen Zungenbeinast, verbindet sich bisweilen mit einem Zweige der V. sublingualis und teilt sich in mehrere (meist 5) Äste, die sich in der Zunge und ihren Muskeln verbreiten. Der Stamm der V. lingualis besitzt 1—3 Klappen, ihre Äste meist noch mehr.

c) *Vv. glandulae submaxillaris,* die ausnahmsweise von der V. sublingualis oder der V. lingualis abzweigen.

d) *Rami musculares* für den M. sterno- und omohyoideus.

Die **V. facialis** besitzt 3—4 Klappen und zeigt vom Gefässausschnitt ab, wo sie 9—12 mm weit ist, ausser dem S. 706 Erwähnten folgende Verhältnisse (Fig. 900 $_{25}$):

1. Sie verbindet sich mit der sehr starken *V. buccinatoria* ($_{18}$) (s. S. 709).

2. Gegenüber dieser Stelle zweigt von der V. facialis die *V. labialis communis* ($_{21}$) ab, die sich mit einem starken Aste der V. buccinatoria ($_{20}$) zu einem zwischen dem M. molaris und der Backenschleimhaut gelegenen Venennetze ($_{23''}$) auflöst, aus dem wieder die *V. labialis sup. et inf.* ($_{22, 23, 23 \text{ u. } 23'}$) hervorgehen; die erstere spaltet die *V. angularis oris* ($_{24}$) ab.

Ausnahmsweise zweigt die V. labialis communis aus der V. buccinatoria ab; sie besitzt 2—4 Klappen.

Die *Vv. labiales* verlaufen näher dem freien Lippenrand als die gleichnamigen Arterien; sie besitzen zahlreiche (7—14) Klappen.

3. Nahe dem oralen Ende der Jochleiste geht die starke *V. reflexa* (Schmaltz [541]) (Fig. 900 $_{30}$) ab; sie liegt zunächst, bedeckt vom M. masseter, am dorsalen Rande des M. molaris und der dorsalen Backendrüse, bildet eine (oft auch mehrere) starke, 6—10 cm lange und 2—2,6 cm dicke spindelförmige Erweiterung, tritt zwischen Tuber maxillare und Mandibula hindurch in die Fossa pterygopalatina, gibt hier die nachstehend unter aa—cc genannten Venen ab, durchbohrt die Periorbita, tritt zwischen den Ursprungsteilen des ventralen und lateralen geraden Augenmuskels hindurch und geht durch die Fissura orbitalis in die Schädelhöhle, wo sie mit dem Sinus cavernosus anastomosiert. Bis zur Fossa pterygopalatina ist die V. reflexa klappenlos, der Endteil hingegen weist 1—3 Klappen auf. Die unter aa—ee genannten Venen entsprechen den Endzweigen der A. maxillaris int. vom Canalis alaris ab.

aa) Die *V. palatina major* ($_{32}$) liegt von ihrem Ursprung aus zunächst nicht mit der gleichnamigen Arterie im Gaumenkanal, sondern ausserhalb von ihm zwischen dem Tuber maxillare und der Pars perpendicularis des Os palatinum; sie besitzt 4—7 Klappen, gibt Zweige an das Gaumensegel ab und löst sich am aboralen Ende des harten Gaumens in eine Anzahl Zweige auf, die mit denen der anderen Seite zwischen der Schleimhaut des harten Gaumens und dem Knochen ein dichtes, klappenloses Venennetz bilden, das besonders nahe den Schneidezähnen sehr stark ist.

bb) Die *V. sphenopalatina* bildet i. d. R. zunächst mit der V. infraorbitalis einen Stamm ($_{31}$) und tritt, mit 1—2 Klappen ausgestattet, mit der gleichnamigen Arterie durch das For. sphenopalatinum in die Nasenhöhle und teilt sich wie die Arterie in einen Ramus lateralis und medialis, die sich in der Schleimhaut der ventralen Muschel und der Nasenscheidewand zu umfangreichen, klappenlosen Venennetzen auflösen.

cc) Die *V. infraorbitalis* entspringt i. d. R. mit einem 2. Aste aus der V. sphenopalatina, hat 6—7 Klappen und zeigt im übrigen den gleichen Verlauf wie die gleichnamige Arterie.

dd) Die *V. malaris* entspringt nicht selten aus der V. ophthalmica, liegt neben der A. malaris, anastomosiert mit der V. angularis oculi und hat 4—6 Klappen.

ee) Die *V. ophthalmica* bildet einen kurzen, mit 4—5 Klappen ausgestatteten Stamm, der die *Vv. ciliares,* die *V. centralis retinae, Rami musculares* und *lacrimales* abgibt und ventral vom Jochfortsatz des Stirnbeins ein Venennetz bildet, aus dem die *V. frontalis* und *ethmoidalis* (mit 4 Klappen) entspringen; die genannten Venen entsprechen den gleichnamigen Arterien.

4. Ganz nahe dem oralen Ende der Jochleiste verbindet sich die V. facialis mit der *V. transversa faciei* (Fig. 900 $_{13}$) und gibt dann ab:

5. Die sehr oft doppelte *V. lateralis nasi* ($_{27}$) mit 4—5 Klappen.

6. Zweige an den M. masseter, den Gesichtshautmuskel und die Haut.

B. Die V. maxillaris interna (Fig. 900 $_{3,3}$) ist am Ursprung ca. 2,5 cm, an der Umbiegungsstelle 1,5 cm weit, also etwas stärker als die V. maxillaris ext. und hat 3—6 Klappen. Sie liegt zunächst in nasodorsaler Richtung oberflächlich in der Parotis, steigt dann über die laterale Fläche des M. jugulomandibularis und am halsseitigen Kieferrand in die Höhe und biegt ventral von der gleichnamigen Arterie mundwärts um; von hier aus liegt sie zuerst zwischen dem Unterkieferast und dem M. pterygoideus medialis, dann tritt sie unter starker Erweiterung zwischen Tuber maxillare und Mandibula hindurch an den ventralen Rand des M. molaris und vereinigt sich gegenüber der Abgangsstelle der V. labialis communis mit der V. facialis. Die Vene entspricht bis zur Durchtrittsstelle zwischen Tuber maxillare und Mandibula der A. carotis ext. und der A. maxillaris int. bis zu deren Eintrittsstelle in den Canalis alaris, während das Ende der Vene als V. buccinatoria aufgefasst werden muss. Die Venen, die den Endästen der A. maxillaris int. vom Canalis alaris ab entsprechen, werden von der S. 708 als V. reflexa beschriebenen Vene abgegeben. Die V. maxillaris interna gibt folgende Äste ab, von denen die unter a—h genannten den gleichnamigen Arterien entsprechen:

a) I. d. R. die *V. thyreoidea* (Fig. 900 2), von der wieder die *V. thyreoidea cranialis*, *V. laryngea* und *V. pharyngea ascendens*, mitunter auch eine *V. thyreoidea caudalis* abzweigen. Die genannten Venen entsprechen den gleichnamigen Arterien. Die V. thyreoidea ist ein 0,9 bis 1,3 cm starkes Gefäss mit 2—3 Klappen.

b) Die *V. masseterica* (Fig. 900 9, 9'). Sie steht oft durch einen starken, direkt an der lateralen Fläche des Unterkieferastes verlaufenden Zweig mit der V. buccinatoria in Verbindung. Sehr oft gibt sie einen *Ramus pterygoideus* (Fig. 900 9''), der in anderen Fällen direkt aus der V. maxillaris int. entspringt, an den M. pterygoideus ab; sie besitzt 4—6 Klappen.

c) *Rami parotidei.*

d) Die *V. auricularis magna* (Fig. 900 7) verhält sich wie die entsprechende Arterie, gibt aber nicht ab die *V. auricularis profunda* (s. unten) und nur selten die *V. auricularis post.* (8); letztere entspringt vielmehr i. d. R. selbständig aus der V. maxillaris int. (8, 8) oder auch aus der V. temporal. superficialis. Die V. auricularis magna besitzt 3—6 Klappen, ebenso ihre Äste.

e) Die *V. temporalis superficialis* (Fig. 900 10,10) begleitet die gleichnamige Arterie und gibt wie diese die *V. transversa faciei* (13,13), ausserdem aber, im Gegensatz zur Arterie, die *V. cerebralis dorsalis* und die *V. auricularis profunda* (11) ab. aa) Die *V. transversa faciei* mit 4—9 Klappen begleitet zwar zunächst die gleichnamige Arterie, senkt sich dann aber in den M. masseter ein und verbindet sich mit der V. facialis (s. S. 708) und ausserdem durch einen Ast mit der V. reflexa; sie sendet Zweige zum M. masseter und zu den Augenlidern und einen Verbindungszweig zur V. buccinatoria (13'). bb) Die *V. cerebralis dorsalis (sup.)* (12) entspringt nach der V. transversa faciei, tritt durch den Schläfenkanal in die Schädelhöhle und vereinigt sich mit dem dorsalen Blutleitersystem (s. S. 758), dessen Blut sie abführt; sie besitzt höchstens 1 Klappe. cc) Die *V. auricularis profunda* (11) verhält sich wie die gleichnamige Arterie.

Der medial vom Unterkieferast gelegene Teil der V. maxillaris int. gibt ab:

f) Den *Ramus pterygoideus* (Fig. 900 14) zum M. pterygoideus.

g) Die *V. alveolaris mandibulae* (Fig. 900 15) verbindet sich sehr oft mit der vorigen und hat 2—4 Klappen.

h) Die *V. temporalis profunda* (Fig. 900 17) verzweigt sich mit mehreren Ästen im M. temporalis und anastomosiert mit der V. temporalis superf. und gibt einen Zweig an die Tränendrüse ab; sie hat 3—7 Klappen.

i) Die *V. dorsalis linguae* (Fig. 900 16) zweigt nahe dem Tuber maxillare ab und verzweigt sich mit mehreren (3) Ästen in der Schleimhaut und den Muskeln des Zungengrunds und des Schlundkopfs und im Gaumensegel; sie kommuniziert mit Zweigen der V. lingualis und sublingualis. Der nunmehr übrigbleibende Endstamm der V. maxillaris int. wird zur

k) *V. buccinatoria* (Fig. 900 18, 18), deren Verlauf S. 708 schon beschrieben ist. Sie stellt eine starke, klappenlose Vene dar und gibt i. d. R. einen Zweig ab, der sich in den Backen verbreitet und zusammen mit den Vv. labiales ein Venennetz zwischen dem M. molaris und der Mundschleimhaut bildet (s. S. 708).

C. Die 7—10 mm starke V. cerebralis ventralis (Fig. 900 5) verläuft von ihrem Ursprung (s. S. 706) aus mit der A. carotis int. bis zum For. lacerum orale und mündet hier in die extrakranial gelegene, ampullenartige Erweiterung des Sinus basilaris (s. S. 729).

dessen Blut sie abführt. Sie anastomosiert mit dem Venennetz in der Unterschläfen-gegend und hat meist 1—3 Klappen.

Eine *V. condyloidea* fehlt. Man könnte höchstens das durch das For. hypoglossi verlaufende Verbindungsstück vom nasalen zum kaudalen Teile des Sinus basilaris als solche ansehen.

D. Die **V. occipitalis** (Fig. 900 6) besitzt höchstens 1 Klappe, geht zur Fossa atlantis und teilt sich hier in einen Ramus muscularis und einen Ramus cerebrospinalis.

aa) Der *Ramus muscularis* (Fig. 900 6') tritt durch das For. transversarium zu den dorsal auf dem 1. und 2. Halswirbel gelegenen Muskeln und anastomosiert mit der V. cervicalis prof. und V. vertebralis.

bb) Der *Ramus cerebrospinalis* (Fig. 900 6'') tritt durch das For. alare auf den Atlasflügel, wo er sich mit der V. vertebralis verbindet; er schickt vorher je einen Zweig durch das Flügel-grubenloch (6''') und das For. intervertebrale (6'''') in den Wirbelkanal, in dem diese sich mit dem Sinus basilaris vereinigen.

Betr. Einzelheiten der Kopfvenen des Pferdes s. Möckel [430].

6. Venen der Schultergliedmasse des Pferdes.

Die Venen der Schultergliedmasse zerfallen in a) die *V. axillaris* und deren Ver-breitungsgebiet und b) die *V. cephalica,* die den Stamm für das Hautvenensystem repräsentiert. Beide grosse Venen verzweigen sich nach folgendem Schema:

A. **V. axillaris,**
Zweige:
V. thoracico-acromialis,
V. thoracica ext.

V. subscapu-laris: V. circumflexa hum. post., V. circumflexa scap., Muskeläste

V. brachialis: V. thoracicodorsalis, V. circumflexa hum. ant., V. profunda brachii, V. collateralis ulnaris, Muskelzweige, V. collateralis radialis, V. mediana, Ramus communicans: V. metacarpea vol.superf.lat., V. metacarpea vol. prof. med. — Arcus venosus volaris mit der V. metacarpea volaris superf. medial. — V. digitalis lat.et medial.

B. **V. cephalica** { V. cephalica hum. / V. cephalica antebrachii { V. cephalica accessoria / V. metacarpea vol. superf. medial.

A. Die Vv. axillares des Pferdes.

Die (rechte und linke) *Vv. axillares* sind die stärksten Äste der V. cava cranialis.

Sie führen mit den Vv. cephalicae das Blut der Schultergliedmassen und das Rumpfblut der *V. thoracica externa* zur V. cava cranialis. In die Vv. axillares (oder jugulares) münden die Hauptstämme des Lymphgefässystems; an der Einmündung finden sich Klappen.

Die *V. axillaris* (Fig. 901 2) liegt fast horizontal an der medialen Seite des Schulter-gelenks ventral von der A. axillaris. mit der sie aus der Brusthöhle tritt, nachdem sich beide Vv. axillares aus der V. cava cranialis neben dem Stamme beider Vv. jugulares abgespalten haben. Die V. axillaris gibt die i. d. R. 2—3fache, von der Arterie nicht abweichende *V. thoracicoacromialis* (Fig. 901 3) und (im Gegensatz zur Arterie) die *V. thoracica externa* ab und teilt sich in die *V. subscapularis* und *brachialis.*

Die *V. thoracica ext.,* Sporader (Fig. 901 7), geht i. d. R. mit einem 2. Aste von der V. brachialis oder der V. subscapularis ab; beide Äste vereinigen sich zu einem Stamme. Dieser verläuft bis zur 6.—7. Rippe, dann, bedeckt vom Bauchhautmuskel, am dorsolateralen Rande der Pars humeralis des M. pectoralis prof. beckenwärts. Er gibt dabei Äste an die Mm. intercostales und pectorales und den Bauchhautmuskel und löst sich in mehrere Äste auf, die sich in der ventralen Bauchwand verzweigen und mit der V. epigastrica caud. anastomosieren.

a) Die **V. subscapularis** (Fig. 901 4) liegt medial von der A. subscapularis: sie gibt die *V. circumflexa humeri post.* (Fig. 901 5), dann die *V. circumflexa scapulae* (Fig. 901 6), die beide mit den gleichnamigen Arterien verlaufen, und schliesslich

Muskeläste an die Schultermuskeln, das Caput long. des M. triceps br., den M. tensor fasciae antebrachii und den Bauchhautmuskel, aber nicht die *V. thoracicodorsalis* ab.

b) Die **V. brachialis** (Fig. 901 9) liegt beckenseitig und z. T. noch medial von ihrer Arterie bis zur medialen Seite des Ellbogengelenks und teilt sich dort in die V. mediana, die V. collateralis radialis (distalis) und den Ram. communicans. Am Oberarm gibt sie ab: 1. die *V. thoracicodorsalis* (8), 2. die *V. circumflexa humeri ant.* (11), 3. die *V. profunda brachii* (10), 4. die *V. collateralis ulnaris (proximalis)* (12), 5. Muskelzweige für den M. biceps und M. brachialis. Die unter 2—5 genannten Venen liegen neben den entspr. Arterien.

Die *V. thoracicodorsalis* entspringt oft aus der V. profunda brachii oder aus der V. thoracica externa und tritt dann an die aus der A. subscapularis abzweigende gleichnamige Arterie.

Die neben der gleichnamigen Arterie am Unterarm liegende *V. collateralis ulnaris* gibt dicht über dem Carpus i. d. R. einen Querast zur V. mediana und geht selbst in die V. metacarpea volaris superf. lat. über (s. S. 712).

a) Die **V. collateralis radialis** (Fig. 901 13) liegt neben der gleichnamigen Arterie; *β*) der **Ram. communicans** (14) ist schräg nach vorn und etwas zehenwärts gerichtet und mündet in die V. cephalica (s. S. 713); *γ*) die **V. mediana** (15, 15) wird nicht selten durch 2—3 untereinander in Verbindung stehende, bis zum Carpus reichende Parallelgefässe repräsentiert. Sie spaltet am

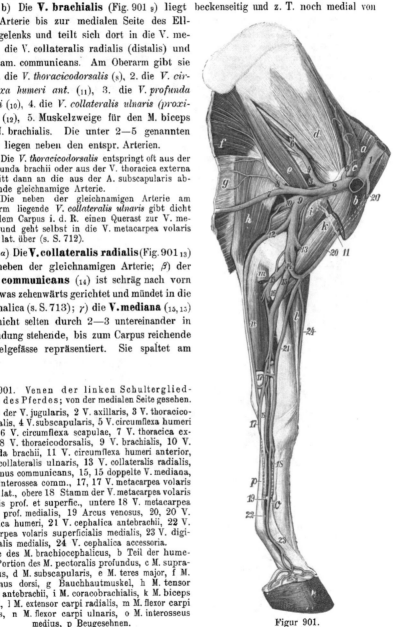

Figur 901. Venen der linken Schultergliedmasse des Pferdes; von der medialen Seite gesehen.
1 Ende der V. jugularis, 2 V. axillaris, 3 V. thoracicoacromialis, 4 V. subscapularis, 5 V. circumflexa humeri post., 6 V. circumflexa scapulae, 7 V. thoracica externa, 8 V. thoracicodorsalis, 9 V. brachialis, 10 V. profunda brachii, 11 V. circumflexa humeri anterior, 12 V. collateralis ulnaris, 13 V. collateralis radialis, 14 Ramus communicans, 15, 15 doppelte V. mediana, 16 V. interossea comm., 17, 17 V. metacarpea volaris superf. lat., obere 18 Stamm der V. metacarpea volaris medialis prof. et superfic., untere 18 V. metacarpea volaris prof. medialis, 19 Arcus venosus, 20, 20 V. cephalica humeri, 21 V. cephalica antebrachii, 22 V. metacarpea volaris superficialis medialis, 23 V. digitalis medialis, 24 V. cephalica accessoria.
a Ende des M. brachiocephalicus, b Teil der humeralen Portion des M. pectoralis profundus, c M. supraspinatus, d M. subscapularis, e M. teres major, f M. latissimus dorsi, g Bauchhautmuskel, h M. tensor fasciae antebrachii, i M. coracobrachialis, k M. biceps brachii, l M. extensor carpi radialis, m M. flexor carpi radialis, n M. flexor carpi ulnaris, o M. interosseus medius, p Beugesehnen.

Figur 901.

Spatium interosseum die nicht abweichende *V. interossea communis* (16) und im übrigen Muskeläste ab und teilt sich, nachdem sie kurz vorher noch Verbindungsäste zur V. cephalica antebrachii gegeben (s. S. 713), in die V. metacarpea vol. superf. lat. und den Stamm der V. metacarpea vol. prof. med. und V. metacarpea vol. superf. med. (Schmaltz [544]), die am distalen Ende des Metacarpus zum *Arcus venosus volaris* zusammenfliessen.

    1. Die *V. metacarpea volaris superficialis lateralis* (Fig. 901 $17, 17$) ist eine starke Vene, die sich zunächst neben der A. metacarpea vol. prof. lateralis befindet und sich dabei mit dem Ende der V. collateralis ulnaris verbindet. Am proximalen Ende des Metacarpus vereinigt sie sich durch einen i. d. R. doppelten, auf dem M. interosseus medius liegenden und medial gerichteten Querast mit der V. metacarpea volaris prof. med. und liegt dann am lateralen Rande der tiefen Beugesehne; sie hilft den *Arcus venosus volaris* bilden (s. unten).

    2. Der Stamm der V. metacarpea volaris medialis profunda et superficialis (Fig. 901 obere 18) ist schwächer als die vorige; er begleitet die A. metacarpea volaris prof. medialis und teilt sich am proximalen Ende des Metacarpus in seine beiden Endäste. *a*) Die V. metacarpea volaris prof. medialis (Fig. 901 untere 18) begleitet die gleichnamige Arterie weiter, verbindet sich proximal am Metacarpus durch einen meist doppelten Ast mit der V. metacarpea volaris superf. lat. (s. oben) und tritt am distalen Metakarpusende zwischen beiden Endschenkeln des M. interosseus medius hindurch zum *Arcus venosus volaris*. *β*) Die V. metacarpea volaris superficialis medialis (Fig. 901 22) fliesst bald mit der V. cephalica antebrachii zusammen und liegt des weiteren kranial von der gleichnamigen Arterie am medialen Rande der tiefen Beugesehne und mündet in den *Arcus venosus volaris*.

:Es kommen aber viele Variationen vor. Sehr oft erscheint die V. metacarpea volaris superficialis medialis als die direkte Fortsetzung der V. cephalica, die nur durch einen Kommunikationsast mit der V. metacarpea volaris prof. medialis verbunden ist (wie es in Fig. 901 dargestellt ist); es kann sogar die letztere Vene auch aus der V. cephalica entspringen.

    δ) Der **Arcus venosus volaris** (Fig. 901 19) entsteht durch den Zusammenfluss der V. metacarpea volaris superf. lat., der V. metacarpea vol. prof. med. (s. oben) und der V. metacarpea vol. superf. med. (s. S. 713); er liegt dicht proximal von den Sesambeinen des Fesselgelenks zwischen der tiefen Beugesehne und dem M. interosseus medius. Aus ihm geht jederseits eine V. digitalis ab.

    Die *V. digitalis lateralis et medialis* (Fig. 838 19, 901 23, 902 A) laufen dorsal von den entspr. Arterien am Seitenrand der tiefen Beugesehne bis zum Hufknorpel, geben auf diesem Wege die die gleichnamigen Arterien begleitenden dorsalen und volaren Fesselbeinvenen ab und teilen sich am Hufknorpel in

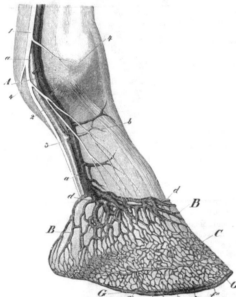

Figur 902.   Gefässe und Nerven der Vorderzehe des Pferdes; Seitenansicht.

a, a A. digitalis volaris, b dorsale Fesselbeinarterie, d, d dorsale Kronbeinarterie, e′ in der Wandrinne verlaufender Arterienzweig, f′, f′, f′ Zweige der Hufbeinarterie, die durch die Löcher oberhalb des Sohlenrandes des Hufbeins hervortreten; sie verbinden sich untereinander und bilden f″, f″ die Arterie des distalen Hufbeinrandes.
A V. digitalis, B, B oberflächliches Venennetz der Kronenlederhaut, C Venennetz der Wandlederhaut, G, G Vene des distalen Hufbeinrandes.
1 Seitennerv der Zehe, 2 sein dorsaler, 3 sein volarer Zweig, 4, 4 seine Hautzweige.

mehrere Venen, die sich alsbald in mehrere Venennetze auflösen, die alle Teile der Hufslederhaut durchziehen, miteinander anastomosieren und nicht scharf voneinander abgegrenzt sind:

aa) Das Venennetz der Sohlenlederhaut wird durch die Venennetze der Sohlen- und Strahllederhaut und durch die des Eckstrebenteils der Wand- und Kronenlederhaut gebildet. Aus diesem Netz treten Venen hervor, die teils in das Venennetz der Ballen, teils in das tiefe Venennetz der Kronenlederhaut münden. Als Vene des distalen Hufbeinrandes (Fig. 902 G,G) bezeichnet Leisering [348] eine Reihe dicht liegender schlauchartiger Blutbehälter, die sich am Tragrand des Hufbeins so aneinander schliessen, dass sie den Rand umsäumen. Sie haben eine grössere Weite als die Venen des Sohlen- und Wandnetzes, mit dem sie in Verbindung stehen. bb) Das Venennetz der Wandlederhaut (Fig. 902 C) wird durch die Venen der Wandlederhaut gebildet und steht durch die Vene des distalen Hufbeinrandes mit dem Sohlennetz in Verbindung; der grösste Teil der Venen der Wandlederhaut mündet in das oberflächliche Venennetz der Kronenlederhaut. cc) Das oberflächliche Venennetz der Kronenlederhaut (Fig. 902 B,B) bedeckt die Krone, die Oberfläche der Hufknorpel und das Ende der gemeinschaftlichen Strecksehne und wird zum grössten Teile von den stärkeren Venen gebildet, zu denen das Wandnetz zusammentritt. dd) Das tiefe Venennetz der Kronenlederhaut entsteht in gleicher Weise aus den Venen der Sohlenlederhaut, liegt an der Innenfläche der Hufknorpel und steht mit dem oberflächlichen Venennetz in Verbindung. Aus den grösseren Maschen des oberflächlichen und tiefen Kronennetzes setzen sich einige grössere Venen zusammen, welche die Endäste der Vv. digitales bilden. ee) Die tiefe Hufbeinvene steht mit einer Vene des tiefen Kronennetzes in Verbindung und tritt mit der Arterie durch das Sohlenloch des Hufbeins. ff) Die Ballennetze bedecken die letzteren, bestehen aus grösseren, zu gröberen Maschennetzen verbundenen Venen, sind durch einen oder einige Queräste verbunden und treten zu mehreren Stämmen zusammen, die mit den Endästen der Vv. digitales verbunden sind.

B. Die V. cephalica.

Die *V. cephalica* (Fig. 901 20, 20) zweigt am Brusthöhleneingang oder dicht kranial von ihm von der V. jugularis ab, liegt dann als *V. cephalica humeri* (Bugader) in der seitlichen Brustfurche, in der sie das Ende der A. transversa scapulae bedeckt, verläuft bis zum Ellbogengelenk und teilt sich hier in den Ram. communicans und die V. cephalica antebrachii. Der *Ramus communicans* (Fig. 901 14) ist, medial am Ellbogengelenk liegend, beckenwärts und gleichzeitig ein wenig dorsal gerichtet und mündet in die V. brachialis (s. S. 711), während die *V. cephalica antebrachii* (Fig. 317 32, 901 21) von der Beugeseite des Ellbogengelenks aus sich zehenwärts und allmählich volar wendet, so dass sie die mediale Seite des Radius im spitzen Winkel kreuzt und an die mediovolare Fläche des Carpus und über diese, ausserhalb des Bogenbandes des Carpus liegend, zum Metacarpus gelangt und hier mit der V. metacarpea volaris superficialis medialis zusammenfliesst bzw. in diese sich fortsetzt (s. Fig. 901 22 u. S. 712).

Die *V. cephalica antebrachii* zweigt nahe dem Ellbogengelenk die *V. cephalica accessoria*, dorsale Hautvene des Unterarms, ab (Fig. 901 24), die bis zum Carpus am medialen Rande des M. ext. carpi radialis hinzieht und sich in mehrere Zweige spaltet, die sich in der Haut und den Bändern der dorsalen Fläche des Carpus verbreiten. Am distalen Ende des Unterarms gibt die V. cephalica antebrachii Zweige an das volare Venennetz des Carpus ab und verbindet sich durch 1—2 Queräste mit der V. mediana.

Die V. cephalica liegt direkt unter der Haut und der oberflächlichen Faszie.

Vena cava cranialis der Wiederkäuer.

Die V. cava cranialis gibt die V. hemiazygos, die Vv. costocervicales, Vv. vertebrales, Vv. mammariae internae, Vv. jugulares und Vv. axillares ab.

1. Die **V. hemiazygos** entspringt i. d. R. direkt aus der rechten Vorkammer des Herzens oder aus der V. cordis magna. Sie liegt an der linken Seite der Wirbelkörper und ersetzt die V. azygos, die beim Pferde an der rechten Seite verläuft, und gibt die *Vv. intercostales dorsales* jeder Seite ab.

2. Die **V. costocervicalis** teilen sich in die *V. intercostalis suprema* und die *V. transversa colli;* nur selten entspringen beide gesondert; die V. intercostalis suprema gibt die ersten 3—4 Vv. intercostales ab.

3. Die **Vv. vertebrales** geben die *Vv. cervicales profundae* ab und verhalten sich im übrigen wie beim Pferde.

4. Die **Vv. mammariae internae** verlaufen und verzweigen sich mit den entspr. Arterien (Fig. 762). Die *V. epigastrica cran.* oder auch die V. mammaria interna (k, m) spaltet eine bei in Milchnutzung stehenden Kühen sehr starke **Bauchhautvene**, *V. subcutanea abdom.* (i, i), **Milchader, ab.** Sie entspringt i. d. R. seitlich vom Schaufelknorpel zwischen ihm und dem 8. Rippenknorpel mit einer durch die Haut fühlbaren, grossen, bisweilen doppelten Öffnung und durchbohrt sofort den Bauchhautmuskel und den M. rectus abdom.; diese Stelle ist leicht durch die Haut zu fühlen und heisst das **Milchnäpfchen** (10). Bisweilen entspringt die V. subcutanea abdom. auch schon am 6., selbst 4. Zwischenknorpelraum aus der V. mammaria interna, sodass die Lage des Milchnäpfchens variiert. Die V. subcutanea abdom. verläuft des weiteren an der ventralen Bauchwand ungefähr handbreit von der Medianebene bis zum Euter und liegt dabei zunächst unter dem Bauchhautmuskel, dann auf ihm; sie bildet auf ihrem Verlauf nicht selten mehrere grosse Inseln oder auch einen doppelten Stamm und fliesst im Bereich des Euters meist ohne scharfe Grenze mit der V. pudenda ext. zusammen. Nicht selten kommen beckenwärts vom Milchnäpfchen noch weitere Verbindungen zwischen V. subcutanea abdom. und V. epigastrica cran. vor (Fig. 763 10', 10').

5. Die **Vv. jugulares** bilden jederseits nur einen kurzen Stamm mit starken Mündungsklappen und teilen sich in eine V. jugularis interna und externa.

a) Die **V. jugularis interna** ist ein schwaches Gefäss; sie begleitet die A. carotis comm. am Halse und teilt sich am Schlundkopf in die *V. occipitalis, laryngea* und *thyreoidea* bzw. gibt die ersteren beiden Venen ab und wird zur V. thyreoidea. Nicht selten fehlt sie; dann entspringen die genannten Venen aus der V. jugularis ext.

Sehr oft entspringen beide Vv. jugulares int. mit einem Stamme aus dem Teilungswinkel der Vv. jugulares ext. Bei Schaf und Ziege fehlen die Vv. jugulares int.

b) Die **V. jugularis externa** ist noch stärker als die V. jugularis des Pferdes und besitzt meist 3—4 Klappenpaare; sie gibt zunächst die *V. cervicalis ascendens* und die *V. cephalica humeri* ab und spaltet sich wie beim Pferde in die V. maxillaris externa und interna.

aa) Die **V. maxillaris externa** verläuft im Kehlgang bis zum Gefässausschnitt des Unterkiefers, spaltet auf diesem Wege die *V. lingualis,* die *V. sublingualis* und Äste für die benachbarten Muskeln und die Gland. submaxillaris ab und tritt als *V. facialis* an das Gesicht; diese steigt am oralen Rande des M. masseter in die Höhe, gibt ausser Haut- und Muskelzweigen die *V. buccinatoria, labialis inf.* und *sup.* ab und gabelt sich in die meist doppelte *V. dorsalis nasi* und die *V. angularis oculi.* Die letztere gibt die *V. frontalis* ab, die im Sulcus supraorbitalis verläuft und durch den Canalis supraorbitalis in die Orbita tritt. Das Venennetz der Backe ist schwächer als beim Pferde. Eine *V. reflexa* (wie beim Pferde) nimmt die V. facialis des Rindes nicht auf; die Äste dieser gehen von der V. maxillaris interna ab.

bb) Die **V. maxillaris interna** gibt der Reihe nach folgende Venen ab, die im wesentlichen mit den gleichnamigen Arterien übereinstimmen.

1. Die *V. cerebralis ventralis;* sie wird mithin nicht von der V. occipitalis (wie beim Pferde) abgegeben; 2. die *V. masseterica,* 3. die *V. auricularis magna,* 5. die *V. temporalis,* die sich in die *V. temporalis superficialis* und die *V. transversa faciei* teilt; die erstere spaltet die *V. ophthalmica* ab, die über den Jochbogen zur Schläfengrube und in dieser oral verläuft. Die schwache *V. transversa faciei* steht durch kleine Zweige mit der V. facialis in Verbindung und entspricht bei Schaf und Ziege nicht der gleichnamigen Arterie (s. S. 650), weil die Vv. labiales von der V. facialis abgegeben werden; 6. die *V. buccinatoria* vereinigt sich mit der V. facialis und gibt vorher die *V. dorsalis linguae* und die *V. alveolaris mandib.* ab; 7. die *V. temporalis profunda;* 8. die *V. malaris;* 9. die *V. infraorbitalis,* die sich mit der V. labialis sup. verbindet; 10. die *V. sphenopalatina;* 11. die *V. palatina major.*

6. Die **V. axillaris** gibt die *V. thoracicoacromialis, V. thoracica externa* und *V. transversa colli et scapulae* ab, die den gleichnamigen Arterien entsprechen; dann teilt sie sich in die V. subscapularis und brachialis.

aa) Die **V. subscapularis** gibt von benannten Venen die *V. circumflexa humeri post.* und die *V. circumflexa scapulae* ab.

bb) Die **V. brachialis** gibt wie die A. brachialis die *V. circumflexa humeri* *anterior, V. profunda brachii, V. collateralis ulnaris* und *radialis* und *Rami musculares* ab und teilt sich distal vom Ellbogengelenk in die *V. mediana* und *ulnaris.*

Die *V. ulnaris* entspricht im wesentlichen der gleichnamigen Arterie, gibt die mit der gleichnamigen Arterie verlaufende *V. interossea communis* ab, verbindet sich mit der *V. cephalica antebrachii,* ist am Unterarm meist doppelt und mündet in den Arcus venosus volaris. Die *V. mediana* begleitet die A. mediana, nimmt die *V. cephalica antebrachii* auf, spaltet am proximalen Ende des Metacarpus die am lateralen Rande der Beugesehnen zum Arcus venosus volaris verlaufende *V. metacarpea volaris lateralis* ab, läuft am medialen Rande der Beugesehnen herab und fliesst am distalen Ende des Metacarpus mit der *V. ulnaris* und der *V. metacarpea volaris lateralis* zum Arcus venosus volaris zusammen.

Aus dem *Arcus venosus volaris* entspringen die *Vv. digitales volares* und die *Vv. digitales laterales,* die zusammen mit den *Vv. digitales dorsales* sich in die Venennetze der Sohlen-, Wand- und Kronenlederhaut auflösen.

a) Die *Vv. digitales dorsales* verlaufen an der dorsalen Fläche der medialen und lateralen Zehe, stehen durch Queräste mit den anderen Zehenvenen in Verbindung und bilden, indem sie sich am Fesselgelenk vereinigen, die *V. metacarpea dorsalis.* Diese liegt zuerst in der Mitte der dorsalen Fläche des Hauptmittelfussknochens und der Vorderfusswurzel, dann an der medialen Seite des Radius und verbindet sich entweder am distalen Drittel des Unterarms mit der *V. cephalica antebr.* oder mit der *V. cephalica accessoria* (s. S. 713).

b) Die *Vv. digitales volares* der medialen und lateralen Zehe sind stärker als die unter a genannten, verlaufen an den Zehenspaltflächen der Zehen und treten schon im Zehenspalt zu einem Stamme zusammen, der im wesentlichen in die *V. ulnaris* übergeht.

c) Die *Vv. digitales laterales* verlaufen an der dem Klauenspalt abgewandten Seite der Zehen.

7. Die **V. cephalica humeri** entspringt aus dem Anfangsteil der *V. jugularis externa,* läuft in der seitlichen Brustfurche herab und gibt dabei über der Mitte des Humerus eine Vene ab, die an der Pars sternocostalis des M. pectoralis superficialis herabläuft und sich mit der *V. ulnaris* verbindet. An der Beugeseite des Ellbogengelenks gibt die V. cephalica humeri die *V. cephalica accessoria* ab und wird selbst zur *V. cephalica antebrachii.*

Die erstere ist stärker als beim Pferde und setzt sich vom Unterarm nicht selten in die *V. metacarpea dorsalis* fort (s. oben). Die *V. cephalica antebrachii* verläuft wie beim Pferde und mündet nahe dem Carpus in die V. mediana ein.

Vena cava cranialis des Schweines.

Die *V. cava cranialis* gibt der Reihe nach ab: die V. hemiazygos, die Vv. costocervicales, vertebrales, mammariae internae, jugulares und axillares.

1. Die **V. hemiazygos** verhält sich wie bei den Wiederkäuern (s. S. 713); sie gibt die letzten 14 *Vv. intercostales* der linken und die letzten 9 *Vv. intercostales* der rechten Seite ab.

2. Die **V. costocervicalis** gibt die *V. cervicalis prof.* ab und teilt sich in die *V. transversa colli* und die *V. intercostalis suprema;* die letztere gibt links die ersten 3, rechts die ersten 5 Vv. intercostales ab; die Venen begleiten die gleichnamigen Arterien.

3. Die **V. vertebralis** und

4. Die **V. mammaria interna** begleiten die gleichnamigen Arterien.

5. Die **Vv. jugulares.** Wie bei den Wiederkäuern ist jederseits eine V. jugularis int. und ext. vorhanden; die *V. jugularis interna* weicht nicht wesentlich von der der Wiederkäuer ab. Die *V. jugularis ext., V. maxillaris int.* und *ext.* stimmen im wesentlichen mit denen des Pferdes überein; die V. maxillaris int. spaltet aber die *V. cerebralis ventralis* ab (wie bei den Wiederkäuern). Die *V. transversa faciei* ist sehr schwach, die *V. buccinatoria* wie beim Pferde (s. S. 709); kurz, ehe sie in die V. facialis einmündet, vereinigt sie sich mit der *V. reflexa.* Die *V. facialis* spaltet eine *V. labialis inf.,* dann eine *V. labialis sup.* und aus der aboralen Wand eine *V. reflexa* ab, die sich wie beim Pferde verhält, am Ursprung aber i. d. R. mit dem Ende der V. buccinatoria einen kurzen Stamm bildet. Das Ende der V. facialis teilt sich in die *V. dorsalis nasi* und *V. angularis oculi.* Die erstere steht durch einen Querast mit der der anderen Seite in Verbindung und anastomosiert vielfach mit der V. malaris und facialis. Die *V. angularis oculi* spaltet die im Sulcus supraorbitalis verlaufende und durch das For. supraorbitale in die Orbita tretende *V. frontalis* ab.

6. Die **Vv. axillares** verzweigen und verhalten sich wesentlich wie bei den Wiederkäuern. Die *V. brachialis* teilt sich in die *V. mediana* und die *V. ulnaris profunda;* die letztere spaltet wieder Muskelvenen und die *V. interossea communis* ab. Die *V. mediana* gibt am proximalen Ende des Metacarpus die am lateralen Rande der Beugesehnen herablaufende *V. metacarpea volaris lateralis* ab, die ebenso wie das Ende der V. mediana in den Arcus venosus volaris einmündet. Ausserdem kommt noch eine *V. ulnaris superficialis* vor, die aus der V. cephalica ante-

brachii entspringt; sie begleitet die A. digitalis communis III und spaltet sich in die im Zehenspalt verlaufenden *Vv. digitales volares* der Hauptzehen, die wieder je einen Zweig an die
Afterzehen abgeben. Die *V. cephalica antebrachii* verhält sich wie bei den Wiederkäuern. Sie
gibt die *V. metacarpea dorsalis* ab, die sich am Metacarpus in die *Vv. digitales dorsales* der
Hauptzehen spaltet; ausser diesen finden sich noch 2 schwächere *Vv. digitales dorsales* der
Afterzehen und seitliche *Vv. digitales* der Hauptzehen; diese entspringen aus dem Sohlenbogen oder aus den dorsalen Zehenvenen.

Vena cava cranialis der Fleischfresser.

Die *V. cava cranialis* gibt die V. azygos ab und spaltet sich dann in die V. subclavia dextra et sinistra; jede V. subclavia gibt den gemeinschaftlichen Stamm der
V. vertebralis, cervicalis profunda und intercostalis suprema und die V. mammaria
interna ab und teilt sich dann in die V. jugularis und axillaris.

1. Die **V. azygos** verhält sich wie beim Pferde (s. S. 705) und gibt wie bei diesem am
9. Brustwirbel die *V. hemiazygos* ab.

2. Die **V. mammaria interna** und

3. die aus einem gemeinschaftlichen Stamme entspringende **V. vertebralis** und **costocervicalis**, welch' letztere wieder die *V. transversa colli, intercostalis suprema* und *cervicalis
profunda* abgibt, verhalten sich wie die entspr. Arterien.

4. Die **Vv. jugulares**; es ist jederseits eine V. jugularis int. und ext. vorhanden. Die
V. jugularis int. gibt i. d. R. jedoch nur die *V. thyreoidea cranialis* und *laryngea* und nur ausnahmsweise auch noch den Stamm der *V. cerebralis ventr.* und der *V. occipitalis* ab, der andernfalls von der V. maxillaris int. abgeht. Die *V. jugularis ext.* spaltet sich in die V. maxillaris
ext. und int., die sich wie beim Pferde verhalten.

Die *V. maxillaris externa* gibt bald nach ihrem Ursprung die *V. lingualis* ab, die sich
durch einen zwischen Zungenbein und Kehlkopf verlaufenden Querast mit der der anderen Seite
verbindet und dann die *V. sublingualis* abspaltet. Die *V. facialis* gibt die starke *V. labialis inf.*
ab, welche die *V. buccinatoria* abspaltet, dann die *V. reflexa*, die *V. labialis sup.* und schliesslich
die häufig doppelte *V. dorsalis nasi* und die *V. angularis oculi;* die letztere gibt die *V. frontalis* ab.
Die *V. maxillaris interna* gibt meist (s. oben) den Stamm der *V. occipitalis* und *cerebralis ventralis*, dann die *V. auricularis magna*, die *V. masseterica, temporalis superficialis,
cerebralis dorsalis, dorsalis linguae* und *alveolaris mandib.*, den *Ramus pterygoideus* und die
V. temporalis profunda ab.

5. Die **V. axillaris** verzweigt sich wesentlich wie die gleichnamige Arterie. Die *V. brachialis* teilt sich in die *V. radialis* und *ulnaris*. Die *V. radialis* begleitet ihre Arterie; die meist
doppelte *V. ulnaris* mündet in einen Ast der V. interossea communis, der zum *Arcus venosus
superficialis* geht; dieser liegt distal vom Carpus und gibt ab: 3 *Vv. metacarpeae volares*, die
oberflächlich bis nahe zu den Sesambeinen verlaufen und sich in die *Vv. digitales volares* spalten,
von denen je 2 volar an der 2.—5. Zehe verlaufen; auch entspringt aus dem Arcus ven. superfic.
eine volare Zehenvene für die 1. Zehe. Die von der V. brachialis abzweigende *V. interossea
communis* gibt die *V. metacarpea volaris lateralis* ab, die zum Arcus venos. superfic. geht, ebenso
wie ein Endast der V. interossea communis, der sich vorher mit der V. ulnaris vereinigt.
Die *V. cephalica humeri* kommt aus der V. jugularis; an der Beugeseite des Ellbogengelenks sendet sie einen starken Ramus communicans zur V. brachialis. Die *V. cephalica antebrachii* begleitet die A. ulnaris, erhält am Carpus einen Zweig von der V. ulnaris und mündet
in den *Arcus venosus superficialis*. Die *V cephalica accessoria* entspringt in der Mitte des Unterarms aus der V. cephalica antebrachii; sie teilt sich am Metacarpus allmählich in 9 *Vv. digitales dorsales*, von denen je 2 dorsal an der 2.—5. Zehe verlaufen, während eine zur 1. Zehe geht.

III. Vena cava caudalis (inf. N.) des Pferdes.

Die **V. cava caudalis**, Kaudale Hohlvene (Fig. 530A e, 683 $_2$, 899 b u. 903 $_1$),
ist länger und stärker als die V. cava cranialis. Sie führt das Blut aus dem kaudalen
Teile des Rumpfes einschl. der Beckengliedmassen, aus den Becken- und Baucheingeweiden und dem Zwerchfell nach dem Herzen zurück und zerfällt in einen Brust-
und Bauchteil. Der Brustteil verläuft von der rechten Vorkammer (Fig. 899 b),
umschlossen vom Hohlvenengekröse (s. S. 345), beckenwärts zum Hohlvenenschlitz des
Zwerchfells. Sein Ursprungsteil wird 1½—2 cm lang vom Herzbeutel umschlossen.
Der Bauchteil steigt vom For. venae cavae des Zwerchfells dorsal bis zum Margo obtusus der Leber, liegt hier in der Fossa venae cavae und kaudal von dieser an der

ventralen Seite der Lendenwirbelsäule ünmittelbar rechts von der Aorta abdominalis und teilt sich am 5. Lendenwirbel unter spitzem Winkel in die linke und rechte *V. iliaca communis* (Fig. 903 ₂). Bis zur Teilung gibt sie folgende Venen ab:

a) Im For. venae cavae des Zwerchfells 2—3 **Vv. phrenicae**, die mit Zweigen der V. musculophrenica anastomosieren.

b) Die an der Zwerchfellsfläche der Leber in diese eintretenden **Vv. hepaticae** (Fig. 534 g). Es sind dies 3—4 grössere und zahlreiche kleine Venen, von denen die ersteren nahe dem For. venae cavae, die letzteren in der Hohlvenenfurche aus der V. cava caud. abzweigen. In der Leber lösen sie sich in zahlreiche Zweige auf, die zu den Zentralvenen der Leberläppchen (s. S. 415) werden. Sie führen das der Leber durch die A. hepatica und V. portae zugeführte Blut ab.

c) Die starken **Vv. renales** (Fig. 683 ₃) zweigen fast rechtwinklig von der V. cava caud. ab und verlaufen mit den Aa. renales zum Nierenhilus, wobei die linke länger als die rechte ist und die Aorta ventral überkreuzt. Im Nierenhilus geben sie kleine Zweige an die Nierenflächen und die Nebennieren und teilen sich dann in mehrere in die Niere eintretende Äste (s. S. 522). Die Nebennierenvenen entspringen sehr oft auch direkt aus der V. cava caudalis.

d) Seitlich von den Vv. renales gehen die **Vv. spermaticae internae** (Fig. 683 ₄) ab; häufig entspringt die linke aus der linken V. renalis, bisweilen auch noch die rechte aus der rechten V. renalis. Sie führen das Blut bei den männlichen Tieren von den Hoden, bei den weiblichen von den Ovarien und dem Uterus zurück. Beim männlichen Tiere verläuft die V. spermatica interna neben der gleichnamigen Arterie, eingeschlossen in die Plica vasculosa, zum inneren Leistenring und dem Leistenkanal und gibt dabei Zweige an die Nierenkapsel, das Peritonaeum und den Ureter. Im Leistenkanal bildet sie den starken, im kranialen Teile des Samenstrangs herabsteigenden und die A. spermatica int. einschliessenden *Plexus pampiniformis* (Fig. 708 l); aus ihm treten dann mehrere Stämme hervor, die sich an der medialen Fläche des Nebenhodens teilen und in den Hoden eindringen. Beim weiblichen Tiere ist die Vene viel kürzer und teilt sich wie die gleichnamige Arterie in einen *Ramus ovaricus* und einen *Ramus uterinus*. Ersterer bildet ein kleines, rankenförmiges Geflecht; letzterer löst sich in mehrere Venen auf, die nahe dem Rande des Uterus im Lig. latum verlaufen und von hier aus ein ununterbrochenes Venengeflecht über den ganzen Uterus bilden.

e) Jederseits 5 **Vv. lumbales**, die sich wie die gleichnamigen Arterien verzweigen. Die gleichzähligen entspringen mitunter mit einem gemeinschaftlichen Stamme. Die 6. Lendenvene geht aus der V. iliaca communis ihrer Seite ab. Die linken Vv. lumbales treten zunächst zwischen den Wirbelkörpern und der Aorta abdominalis hindurch.

Die Venae iliacae communes des Pferdes.

Die **Vv. iliacae communes** (Fig. 903 ₂) sind 2 kurze, starke, klappenlose Stämme, von denen sich jeder in die V. hypogastrica und V. iliaca ext. seiner Seite teilt.

In seltenen Fällen fehlen diese Stämme, indem die beiderseitigen Vv. hypogastricae und iliacae ext. direkt aus der V. cava caud. entspringen. Die Vv. iliacae communes verlaufen zwischen der A. iliaca ext. und A. hypogastrica ihrer Seite; die linke überkreuzt die Teilung der Bauchaorta an ihrer dorsalen Fläche in schräg kaudolateraler Richtung.

Der Stamm der V. iliaca communis gibt folgende Venen ab:

a) Die *V. iliolumbalis* (Fig. 903 ₅) entspricht der gleichnamigen Arterie und entspringt mitunter aus der V. hypogastrica. b) Die *V. circumflexa ilium profunda*, Bauchwandvene (Fig. 683 ₅, 903 ₄₁), ist fast immer doppelt vorhanden; ihre beiden Stämme schliessen die gleichnamige Arterie und deren Äste zwischen sich ein. Ausnahmsweise entspringt die V. circumflexa ilium prof. direkt aus der V. cava caud. c) Die 6. *V. lumbalis* (Fig. 903 ₃), welche die gleichnamige Arterie begleitet.

Ausnahmsweise ist eine *V. sacralis media* vorhanden, die aus dem Teilungswinkel der V. cava caudalis entspringt; sie ist ein schwaches, unpaares Gefäss, das in der Mitte der ventralen Kreuzbeinfläche kaudal läuft und im Rectum sich verzweigt.

A. Die Vena iliaca externa des Pferdes.

Die V. iliaca ext. (Fig. 683 ₆, 903 ₄) entspricht der gleichnamigen Arterie, an deren kaudalem Rande sie liegt, gibt jedoch auch Venen ab, deren entspr. Arterien Äste der A. hypogastrica sind. In der Bauchhöhle gibt sie folgende Äste ab:

a) Die **V. circumflexa femoris lateralis** (Fig. 903 ₆); sie ist fast stets doppelt, begleitet die gleichnamige Arterie und entspringt ausnahmsweise aus der V. hypogastrica.

b) Die **V. obturatoria** (Fig. 903 7) entspringt ungefähr gegenüber der vorigen und tritt neben der gleichnamigen Arterie durch das For. obturatum aus der Beckenhöhle und verzweigt sich in den Einwärts- und Auswärtsziehern des Schenkels und im Corpus cavernosum des Penis bzw. der Clitoris.

Sie steht i. d. R. mit der V. recurrens tibialis oder mit der V. recurrens tarsea oder mit diesen beiden Venen sowie mit Ästen der V. pudenda externa und interna in Verbindung (Fig. 883 11).

c) Die **V. profunda femoris** (Fig. 903 9) begleitet ihre Arterie und teilt sich in die V. circumflexa femoris medialis (10) und die eigentliche V. profunda femoris. Auch gibt sie die V. pudenda ext. (11) ab.

Der Stamm dieser tritt zwischen dem M. obturator ext., gracilis und pectineus an die Oberfläche (Fig. 369 7, 883 6), bildet ventral vom Schambein eine starke Anastomose mit dem der anderen Seite, gibt bei männlichen Tieren Zweige an den Hodensack und die Vorhaut und wird zur V. dorsalis penis; diese löst sich in viele Zweige für das Corpus cavernosum glandis et penis auf, die mit Zweigen der V. obturatoria und pudenda interna anastomosieren und mit denen der anderen Seite ein grosses Venengeflecht bilden (Fig. 883). Ausser der V. pudenda ext. findet sich nicht selten noch eine dünne Vene (Fig. 883 10), welche die V. pudenda ext. begleitet und aus der V. iliaca ext. oder aus der V. prof. femoris entspringt.

Aus der V. pudenda externa entspringen:

α) Die V. epigastrica caudalis, die jedoch sehr oft auch aus der V. profunda femoris (Fig. 903 8) abzweigt, begleitet die gleichnamige Arterie und anastomosiert mit der V. epigastrica cranialis und mit den Vv. lumbales.

β) Die V. subcutanea abdomin., Bauchhautvene, die mitunter auch aus der vorigen entspringt, läuft fast gerade brustwärts und verbreitet sich in der Gegend der Knorpel der falschen Rippen in der Haut und dem Bauchhautmuskel, anastomosiert mit Zweigen der V. mammaria interna, der Vv. epigastricae und der V. thoracica externa.

Nach ihrem Austritt aus der Beckenhöhle verläuft die V. iliaca ext. als **V. femoralis** (Fig. 903 12) mit der A. femoralis im Schenkelkanal, wo sie unmittelbar kaudal und lateral von der Arterie liegt, zur Kniekehle und wird dort nach Durchbohrung des M. adductor zur V. poplitea. Auf dem Wege gibt sie ab:

d) Die **V. femoris cranialis** (Fig. 903 13) entspricht der gleichnamigen Arterie.

e) Die **V. saphena**, die ausnahmsweise aus der V. pudenda ext. entspringt.

Sie tritt (Fig. 903 14, 14) mit der A. saphena zwischen dem M. gracilis und sartorius an die mediale Oberschenkelseite, verläuft unter der Haut und der oberflächlichen Faszie nach der medialen Seite des Kniegelenks, spaltet am proximalen Ende des Unterschenkels die V. recurrens tibialis (Fig. 903 18) (s. unten) ab, wendet sich dann über die mediale Fläche der Tibia zur Beugeseite des Tarsus und verbindet sich an ihr mit der V. metatarsea dorsalis medialis bzw. setzt sich in diese fort (s. S. 720). Die V. saphena, recurrens tibialis und V. metatarsea dorsalis medialis besitzen zahlreiche Klappen.

Die **V. recurrens tibialis** (Fig. 903 18) entspringt aus der V. saphena (s. oben), i. d. R. aber zugleich mit einem 2., zwischen dem M. gastrocnemius medialis und dem M. flexor digitalis pedis sublimis hervortretenden Aste aus der V. femoralis caud. oder aus der V. poplitea. Sie läuft, von der oberflächlichen Faszie bedeckt, mit der gleichnamigen Arterie vor dem medialen Rande der Achillessehne fusswärts und steht nahe dem Tarsus durch einen plantar von der Sehne des M. flexor digitalis pedis prof. verlaufenden Querast mit der V. recurrens tarsea und meist auch mit der V. tibialis post. in Verbindung; sie gibt dann Zweige an die mediale und plantare Seite des Tarsus und vereinigt sich mit der V. metatarsea plantaris lateralis.

Der aus der V. femoris caudalis entspringende Zweig der V. recurrens tibialis gibt kurz nach seinem Ursprung häufig einen Zweig ab, der, den N. ischiadicus begleitend, zwischen den Adduktoren und Abduktoren des Schenkels beckenwärts läuft und in die V. obturatoria mündet. Dieser Verbindungsast wird häufig von der V. recurrens tarsea abgegeben, oder es entspringt je ein solcher Verbindungsast aus dieser und aus der V. recurrens tibialis.

f) Die **V. recurrens tarsea** (Fig. 903 20, 20), die sehr oft auch aus der V. femoris caudalis entspringt, verläuft zwischen den Adduktoren und Abduktoren des Schenkels auf dem M. gastrocnemius lateralis zum lateralen Rande der Achillessehne und verzweigt sich an der lateralen Seite des Tarsus.

Sie verbindet sich gewöhnlich mit der V. metatarsea plantaris lateralis und dicht über dem Tarsus durch einen Querast mit der V. recurrens tibialis. I. d. R. begleitet ein von der

V. recurrens tarsea abgegebener Ast den N. ischiadicus und mündet häufig in die V. obturatoria, nachdem er sich mit dem entspr. Aste der V. recurrens tibialis verbunden hat.

g) Muskelzweige, unter diesen die *V. femoris caudalis* (Fig. 903 16).

h) Die **V. poplitea** (Fig. 903 17) teilt sich oft in mehrere bald wieder sich vereinigende Äste und liegt medial von der A. poplitea. Ihr Ende spaltet sich in die V. tibialis post. und ant.

i) Die **V. tibialis posterior** (Fig. 903 19) ist meist doppelt vorhanden, begleitet die gleichnamige Arterie und spaltet sich nahe dem Tarsus in die *V. tarsea lateralis* (Fig. 903 21) und die *V. tarsea medialis.*

Die letztere verläuft über die mediale Seite des Sprunggelenks (Fig. 903 22), wo sie sich mit der V. recurrens tibialis (18) vereinigt und wird zur *V. metatarsea plantaris superficialis lateralis* (23); diese tritt zwischen den Beugesehnen und den Knochen durch,

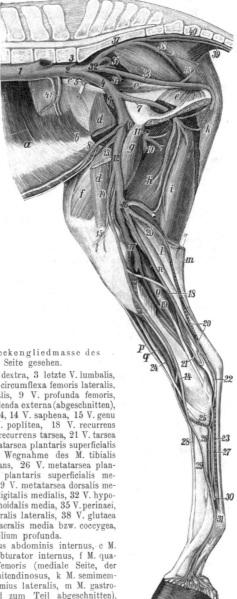

Figur 903. Venen der rechten Beckengliedmasse des Pferdes; von der medialen Seite gesehen.

1 V. cava caudalis, 2 V. iliaca communis dextra, 3 letzte V. lumbalis, 4 V. iliaca externa, 5 V. iliolumbalis, 6 V. circumflexa femoris lateralis, 7 V. obturatoria, 8 V. epigastrica caudalis, 9 V. profunda femoris, 10 V. circumflexa femoris medialis, 11 V. pudenda externa (abgeschnitten), 12 V. femoralis, 13 V. femoris cranialis, 14, 14 V. saphena, 15 V. genu suprema, 16 V. femoris caudalis, 17 V. poplitea, 18 V. recurrens tibialis, 19 V. tibialis posterior, 20, 20 V. recurrens tarsea, 21 V. tarsea lateralis, 22 V. tarsea medialis, 23 V. metatarsea plantaris superficialis lateralis, 24 V. tibialis anterior (durch Wegnahme des M. tibialis anterior freigelegt), 25 V. tarsea perforans, 26 V. metatarsea plantaris prof. medialis, 27 V. metatarsea plantaris superficialis medialis, 28 V. metatarsea dorsalis media, 29 V. metatarsea dorsalis medialis, 30 Arcus venosus plantaris, 31 V. digitalis medialis, 32 V. hypogastrica, 33 V. pudenda int., 34 V. haemorrhoidalis media, 35 V. perinaei, 36 doppelte V. glutaea cranialis, 37 V. sacralis lateralis, 38 V. glutaea caudalis, 39 V. caudalis lateralis, 40 V. sacralis media bzw. coccygea, 41 doppelte V. circumflexa ilium profunda.

a M. transversus abdominis, b M. obliquus abdominis internus, c M. psoas minor, d, d M. sartorius, e, e M. obturator internus, f M. quadriceps, g M. pectineus, h M. biceps femoris (mediale Seite, der M. adductor ist weggeschnitten), i M. semitendinosus, k M. semimembranosus (abgeschnitten), l M. gastrocnemius lateralis, m M. gastrocnemius medialis (zurückgeschlagen und zum Teil abgeschnitten), n M. flexor dig. ped. sublimis, o M. flexor dig. ped. longus, p M. extensor dig. pedis longus, q M. peronaeus tertius (der M. tibialis anterior ist entfernt, damit die mit 24 bezeichnete V. tibialis ant. freigelegt werden konnte).

Figur 903.

verbindet sich dabei durch einen starken Querast mit der V. metatarsea plantaris prof. medialis, liegt lateral an der tiefen Beugesehne und mündet in den Arcus venosus plantaris (30).

k) Die starke **V. tibialis anterior** (Fig. 903 24) liegt neben der entspr. Arterie bis zur Beugeseite des Tarsus, gibt die *V. peronaea* und am Tarsus Zweige an das Sprunggelenk und die V. metatarsea dorsalis medialis ab und wird zur *V. tarsea perforans* (Fig. 903 25).

Nach dem Durchtritt durch die Unterschenkelspalte zeigt die V. tibialis anterior eine bedeutende Erweiterung; sie bildet vorn an der Tibia dadurch, dass sie sich öfters teilt und ihre Teiläste sich wieder vereinigen, nicht selten ein venöses Netzwerk. In der distalen Hälfte des Unterschenkels ist sie i. d. R. doppelt.

Die *V. metatarsea dorsalis medialis* tritt über die Beugeseite des Tarsus fast im rechten Winkel medial, nimmt die V. saphena auf bzw. fliesst mit ihr zusammen, biegt wieder scharf um und zwar zehenwärts, wendet sich an die mediale Seite des Metatarsus (Fig. 903 29), dann an den medialen Rand der tiefen Beugesehne und mündet in den dicht über den Sesambeinen gelegenen *Arcus venosus plantaris* (Fig. 903 30). Distal vom Tarsus spaltet sie noch die *V. metatarsea dorsalis media* ab, die auf dem Mt 3 neben dem medialen Rande der gemeinschaftlichen Strecksehne zehenwärts verläuft. I. d. R. macht es den Eindruck, als ob die V. saphena direkt in die V. metatarsea dorsalis medialis sich fortsetzt und nur durch einen Verbindungszweig mit der V. tibialis anterior anastomosiert.

Die *V. tarsea perforans* tritt mit der A. tarsea perforans durch den Sprunggelenkskanal an die plantare Seite des Mt 3 und wird zur **V. metatarsea plantaris profunda medialis** (Fig. 903 26); diese läuft nahe dem medialen Griffelbein herab und tritt zwischen den Schenkeln des M. interosseus medius durch zum Arcus venosus plantaris (30). Am proximalen Ende des Mittelfusses verbindet sie sich durch einen Querast mit der V. metatarsea plantaris superficialis lateralis und spaltet eine schwache, oft auch aus der V. metatarsea plantaris lateralis abgehende **V. metatarsea plantaris superficialis medialis** (27) ab, die zwischen der tiefen Beugesehne und dem M. interosseus medius an der medialen Seite verläuft und in den Arcus venosus plantaris oder in die V. metatarsea dorsalis medialis einmündet.

Der *Arcus venosus plantaris* (Fig. 903 30) liegt dicht über den Sesambeinen und entsteht aus dem Zusammenfluss der V. metatarsea dorsalis medialis und den Vv. metatarseae plantares (s. S. 718 u. oben). Aus ihm entspringen die Vv. digitales (Fig. 903 31), die sich wie an den Schultergliedmassen verhalten (s. S. 712 u. 713).

B. Die Vena hypogastrica des Pferdes.

Die kurze **V. hypogastrica** (Fig. 903 32) ist verhältnismässig schwächer als die A. hypogastrica, da mehrere Venen, die Ästen der letzteren entsprechen, aus der V. iliaca entspringen. Sie gibt ab:

a) Die **V. pudenda interna** (Fig. 903 33) begleitet ihre Arterie und zweigt ab:

α) Die *V. haemorrhoidalis media* (Fig. 903 34); sie gibt wieder ab: Äste an die Harnblase, das Endstück des Mastdarms, das Beckenstück der Harnröhre, die Samenblasen und die Prostata der männlichen und an den Uterushals der weiblichen Tiere. β) Die *V. perinaei* (Fig. 903 35) entspricht der gleichnamigen Arterie. γ) Die *V. profunda penis* führt das Blut aus dem Corpus cavernosum der Harnröhre und z. T. aus dem des Penis zurück. Ihre Äste bilden am Arcus ischiadicus Anastomosen mit denen der anderen Seite. Bei weiblichen Tieren führt sie das Blut aus der Vulva und deren Corpus cavernosum zurück. Bei beiden Geschlechtern finden sich vielfach Anastomosen mit Ästen der V. pudenda ext. und der V. obturatoria am kaudalen Rande des Sitzbeins (Fig. 883 8 u. 12). Auch entspringen Hautvenen des Schwanzes aus der V. pudenda int.

b) Die meist doppelte **V. glutaea cranialis** (Fig. 903 36) verhält sich wie ihre Arterie.

c) Die **V. sacralis lateralis** (Fig. 903 37) verläuft neben der gleichnamigen Arterie am Seitenrand des Kreuzbeins und zweigt die dorsalen und ventralen Seitenvenen des Schwanzes (39), Hautvenen und die mittlere Schwanzvene (40) ab.

Letztere ist unpaar und geht entweder aus der rechten oder der linken V. sacralis lateralis ab. Sämtliche Schwanzvenen entsprechen den gleichnamigen Arterien und bilden Anastomosen. Die V. sacralis lateralis gibt ab: Rückenmarkszweige, die durch die Foramina sacralia ventr. treten, und die *V. glutaea caud.* (Fig. 903 38), die der gleichnamigen Arterie entspricht.

Vena cava caudalis der Wiederkäuer.

Die **Vena cava caudalis** verläuft, vom Leberparenchym eingeschlossen, über den dorsalen Rand der Leber und teilt sich in die beiden **Vv. iliacae communes.** Ihre Zweige: die *Vv. phrenicae, hepaticae, renales, spermaticae internae* und *lumbales* weichen nicht wesentlich von den entspr. Gefässen des Pferdes (s. S. 717) ab.

Aus dem Teilungswinkel der Vv. iliacae communes entspringt die *V. sacralis media,* welche die gleichnamige Arterie rechts begleitet und zahlreiche Klappen besitzt. Sie gibt alle Schwanzvenen und die *Vv. sacrales laterales* ab. Die Vv. iliacae communes ähneln denen des Pferdes.

1. Die **Vv. hypogastricae** sind kurz. Jede gibt ab: die meistens doppelt vorhandene *V. glutaea cran.,* die *V. pudenda int.,* die nicht mit der V. pudenda ext. in Verbindung steht, die *V. penis,* die gewöhnlich auch die *V. perinaei* abgibt, und die *V. haemorrhoidalis media.* Das Ende der V. hypogastrica wird zur *V. glutaea caud.* Mitunter entspringt die *V. iliolumbalis* aus der V. hypogastrica und die V. perinaei aus der V. glutaea caud. Die *V. obturatoria* ist ein sehr schwaches Gefäss, das nur das Blut von den am For. obturatum gelegenen Muskeln zurückführt.

2. Die **Vv. iliacae externae.** Die *V. femoralis, poplitea, tibialis anterior* und die sehr schwache *V. tibialis posterior* begleiten im allgemeinen die entspr. Arterien.

Die *V. pudenda ext.* bildet kein so ausgebreitetes Venennetz wie beim Pferde und steht mit der V. pudenda int. und mit der Bauchhautvene in Verbindung. Diese (die Milchader) ist bei Kühen, namentlich während der Laktation, ein sehr starkes Gefäss (s. S. 714 und Venen des Euters des Rindes S. 578 u. 579).

Die *V. tibialis anterior* hat meist 5 Klappen und teilt sich am Tarsus in die *V. metatarsea dorsalis* und die *V. metatarsea plantaris medialis.*

Die erstere läuft, nachdem sie Zweige an die Beugeseite des Tarsus gegeben, dorsal am Hauptmittelfussknochen bis zum ersten Zehengelenk und gibt die im Zehenspalt verlaufenden, klappenreichen dorsalen und plantaren Zehenvenen ab, die denen am Vorderfuss gleichen. Die *V. metatarsea plantaris medialis* tritt durch den Sprunggelenkskanal auf die plantare Seite, gibt hier oft einen Ast zur V. metatarsea plantaris lateralis und läuft am medialen Rande des Mittelfusses zum Sohlenbogen. Die klappenreiche *V. saphena* entspringt aus der V. femoralis, begleitet ihre Arterie und verbreitet sich am Sprunggelenk in der Haut und den Gelenksbändern und ist mit zahlreichen Klappen versehen. Die *V. recurrens tibialis* fehlt. Die *V. recurrens tarsea* ist stärker als die V. saphena; sie entspringt in der Kniekehle und setzt sich am Tarsus in die V. metatarsea plantaris lateralis fort. Diese geht am lateralen Rande des Mittelfusses zum Arcus venosus plantaris. Dieser entsteht durch den Zusammenfluss der V. metatarsea plantaris lateralis et medialis (s. oben); aus ihm entspringen die Zehenvenen, die an den spaltabseitigen Flächen der Zehen verlaufen.

Vena cava caudalis des Schweines.

Die **V. cava caudalis** gibt dieselben Venen ab und verläuft im wesentlichen wie beim Pferde, am dorsalen Rande der Leber jedoch wie bei den Wiederkäuern.

Die aus ihr entspringenden Venen, die *Vv. phrenicae, hepaticae, renales, spermaticae int.* und jederseits 6 *Vv. lumbales,* weichen nicht wesentlich von den entspr. des Pferdes ab (s. S. 717).

Die **Vv. iliacae communes** und die **Vv. hypogastricae** stimmen im wesentlichen mit denen der Wiederkäuer überein.

Die dorsalen Zehenvenen der beiden Hauptzehen, die im Zehenspalt verlaufen, und die dorsalen Zehenvenen der beiden Afterzehen sind Endäste der *V. metatarsea dors.,* die am Tarsus mit einem Zweige aus der *V. recurrens tarsea* und mit einem zweiten aus der *V. tibialis ant.* entspringt. Die plantaren Venen der beiden Hauptzehen entspringen aus dem Sohlenbogen und geben die beiden Afterzehen ab. Der Sohlenbogen wird gebildet von der *V. metatarsea plant. lat.* und *med.;* erstere entspringt aus der *V. recurrens tarsea,* letztere aus der *V. saphena.* Im übrigen verhalten sich die Venen, welche die **V. femoralis** abgibt, der Hauptsache nach wie bei den Wiederkäuern.

Vena cava caudalis der Fleischfresser.

Die **V. cava caudalis** verläuft an der Leber wie bei den Wiederkäuern und teilt sich in dieselben Aste wie beim Pferde.

Ellenberger und Baum, Anatomie. 14. Aufl.   46

Die *Vv. phrenicae, hepaticae, renales, spermaticae int.* und jederseits 6 *Vv. lumbales* gleichen denen des Pferdes.

Die **Vv. hypogastricae** verhalten sich im allgemeinen wie bei den Wiederkäuern. Über die Verzweigung der **V. iliaca ext.** ist folgendes zu bemerken:

Die *V. femoralis* setzt sich in die *V. poplitea* fort; diese teilt sich in die meist doppelte *V. tibialis ant.* und die sehr schwache *V. tibialis post.* Die genannten Venen und deren Äste verhalten sich im allgemeinen wie bei den Wiederkäuern; die B a u c h h a u t v e n e ist jedoch nur ein schwaches Gefäss. Die *V. saphena* begleitet zunächst den Stamm und dann den Ramus plant. der gleichnamigen Arterie, gibt nahe dem Tarsus einen starken Ast zur V. metatarsea dors., dann kleinere Zweige an die mediale Fläche des Tarsus und Metatarsus, schlägt sich um die 1. Zehe und mündet als *V. metatarsea plant. medial.* in den Sohlenbogen. Die *V. recurrens tarsea* ist stärker als die V. saphena, entspringt aus dem Ende der V. femoralis, tritt zwischen M. biceps und semitendinosus an die laterale Seite der Achillessehne und teilt sich unter der Mitte des Unterschenkels in die *V. metatarsea dors.* und die *V. metatarsea plant. lat.;* die e r s t e r e verläuft, indem sie einen Ast von der V. saphena aufnimmt, über die Beugefläche des Tarsus zur dorsalen Seite des Metatarsus und teilt sich in 3 *Vv. metatarseae dors.*, die sich wieder gabeln in die in den Interdigitalräumen verlaufenden d o r s a l e n Z e h e n v e n e n. Die *V. metatarsea plant. lat.* verläuft über die laterale Seite des Tarsus zur plantaren Fläche des Metatarsus und mündet in den S o h l e n b o g e n, der zwischen den Sohlenballen und den Beugesehnen liegt. Aus ihm entspringen die p l a n t a r e n Z e h e n v e n e n.

IV. Die Vena portae des Pferdes.

Die **V. portae,** Pfortader, bildet einen starken, kurzen, unpaaren, venösen Stamm, der durch die Venen des Magens, der Milz, des Pankreas und des Darmkanals (mit Ausschluss des Rectum) zusammengesetzt wird und mithin der A. coeliaca (ohne A. hepatica propria) und der A. mesenterica cranialis und caudalis entspricht.

Sie unterscheidet sich von den übrigen Venen aber dadurch, dass sie nicht in eine grössere Vene oder in das Herz mündet, sondern sich in der Leber wieder zu einem Kapillarnetz auflöst, durch welches das Blut seinen Weg nach den Vv. hepaticae und damit nach der V. cava caud. fortsetzt (P f o r t a d e r k r e i s l a u f). Die Pfortader verhält sich daher in bezug auf ihre Teilung in der Leber wie eine Arterie; ihr Blut befindet sich also zwischen 2 Kapillargefässystemen, zwischen den Kapillaren des Magens, der Milz, des Pankreas und des Darmes einerseits und denen der Leber anderseits. Die aus den Kapillaren des Magens, der Milz, des Pankreas und des Darmes entspringenden venösen Zweige werden vielfach als ä u s s e r e P f o r t a d e r w u r z e l n bezeichnet, während i n n e r e P f o r t a d e r w u r z e l n die kleinen Venen genannt werden, die in der Leber aus dem interstitiellen und interlobulären Kapillarsystem der A. hepatica hervorgehen und in kleine Pfortaderzweige einmünden, noch ehe diese sich in Kapillaren auflösen.

Der Stamm der V. portae (Fig. 879 $_{12}$, 904 b) setzt sich in der Nähe der A. mesenterica cranialis aus der *V. mesenterica cranialis* und *caudalis* und der *V. lienalis* zusammen, indem die Milzvene (Fig. 904 f) von links her, die V. mesenterica caudalis (Fig. 904 h) von der kaudalen Seite, die V. mesenterica cranialis (Fig. 904 l) von rechts zusammentreten; sie verläuft dann zunächst auf eine kurze Strecke brustwärts und liegt dabei dicht ventral von der V. cava caudalis; dann durchbohrt die Pfortader das Pankreas und läuft bis zur Leberpforte, wo sie sich entsprechend den Lappen der Leber in 3 Äste teilt (Fig. 533 i, 904 a).

Die Verzweigung der V. portae in der Leber und die Entstehung der Lebervenen sind S. 415 abgehandelt worden. Am Stamme der Pfortader finden sich an den Einmündungsstellen der grösseren Äste einzelne schwach entwickelte Klappen; die Äste der Pfortader sind klappenlos, jedoch finden sich mitunter einige Klappen in der V. lienalis.

In den S t a m m der V. portae münden:

a) *Rami pancreatici* aus dem mittleren und rechten Lappen des Pankreas (Fig. 879 $_{17,17}$).

b) Die *V. gastroduodenalis* (Fig. 879 $_{13}$) wird durch die *V. gastroepiploica dextra* (Fig. 879 $_{14}$, 904 d) und durch die *V. pancreaticoduodenalis* (Fig. 879 $_{15}$, 904 e) zusammengesetzt. Die V. gastroepiploica dextra nimmt die *V. pylorica* auf. Die V. gastroduodenalis mündet in den Stamm der Pfortader an der Stelle, wo der letztere das Pankreas durchbohrt.

c) Die *V. gastrica cranialis* (Fig. 879 $_{16}$, 904 c) entspricht dem für die Leberzwerchfellsfläche des Magens bestimmten Aste der A. gastrica sinistra und mündet in den Stamm der Pfortader, unmittelbar vor deren Eintritt in die Leber.

1. Die **V. mesenterica cranialis** (Fig. 904 l) ist der stärkste von den 3 Ästen, welche die Pfortader zusammensetzen, liegt an der rechten Seite der A. mesenterica cranialis und wird durch folgende Venen gebildet:

a) 18—21 *Vv. jejunales* (Fig. 904 m', m'), welche die gleichnamigen Arterien begleiten. Sie verbinden sich beckenwärts von der A. mesenterica cranialis allmählich zu einem kurzen, starken Stamm, dem *Truncus jejunalis* (m), der sich bald mit der V. ileocaecocolica (n) vereinigt. b) Die *V. colica dextra* (o) entspringt mit je einem Aste von der dorsalen und ventralen linken Längslage des Grimmdarms, *V. colica dorsalis et ventralis* (o', o''). Beide bilden an der Beckenflexur des letzteren einen Bogen wie die Arterie und vereinigen sich an der dorsalen und ventralen Querlage des Colon, so dass an den beiden rechten Lagen des Grimmdarms nur eine Vene (*V. colica dextra*) verläuft. Nur ein dünner Seitenast (o''') läuft von der V. colica dorsalis aus an der rechten dorsalen Längslage des Colon bis zur V. colica media oder der V. mesenterica caudalis. c) Die *V. ileocaecalis* wird wie die Arterie von 2 Blinddarmästen (q) und einem Hüftdarmast (p) zusammengesetzt; sie vereinigt sich mit der V. colica dextra zu einer kurzen *V. ileocaecocolica* (n).

2. Die **V. mesenterica caudalis** (Fig. 904 h) ist der kleinste von den 3 Asten der Pfortader und wird durch die *V. colica sinistra* (k), *haemorrhoidalis cranialis* (k') und *colica media* (i) zusammengesetzt, welche die gleichnamigen Arterien begleiten.

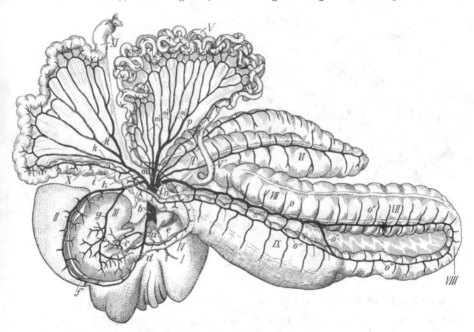

Figur 904. Pfortader des Pferdes.

I Leber, II Milz, III Magen, IV Duodenum, V Jejunum, V' Ileum, VI Caecum, VII, VII Anfangsschleife bzw. ventrale Lagen des grossen Colon, VIII Beckenflexur, IX Endschleife bzw. dorsale Lagen des grossen Colon, X kleines Colon, XI Rectum.

a der in der Leberpforte gelegene Teil des Pfortaderstamms, b der beckenwärts von der Leberpforte gelegene Teil des Pfortaderstamms, c V. gastrica cranialis, d V. gastroepiploica dextra, e V. pancreaticoduodenalis, f V. lienalis, f' V. gastroepiploica sinistra, g V. gastrica caudalis, h V. mesenterica caudalis, i V. colica media, k V. colica sinistra, k' V. haemorrhoidalis cranialis, l V. mesenterica cranialis, m Truncus jejunalis, m', m', m' Vv. jejunales, n V. ileocaecocolica, o V. colica dextra, o' V. colica ventralis, o'', o'' V. colica dorsalis, o''' dünner Seitenzweig, der von der V. colica dors. bis zur V. mesenterica caud. läuft, p Ramus iliacus, q Rami caecales.

Äste der V. haemorrhoidalis cran. anastomosieren mit Venen, die in die V. pudenda int. münden. Die V. colica media mündet ausnahmsweise in die V. mesenterica cranialis. Die V. mesenterica caudalis läuft im Gekröse an der A. mesenterica caudalis vorbei und mündet brustwärts oder gegenüber von der V. lienalis in die V. portae; nicht selten nimmt sie vorher die V. lienalis (f) auf.

3. Die **V. lienalis** (Fig. 879 18, 904 f) begleitet die A. lienalis im Hilus lienis, wo sie zahlreiche Zweige aus der Milz aufnimmt, tritt beckenwärts von der A. coeliaca nach rechts und verbindet sich mit der V. mesenterica cranialis, kurz bevor der Stamm der V. portae das Pankreas durchbohrt. Nicht selten vereinigt sich die V. lienalis mit der V. mesenterica caudalis (Fig. 904). In die V. lienalis münden folgende Venen:

a) Die *V. gastroepiploica sinistra* (Fig. 879 19, 904 f'). b) Die *Vv. gastricae breves* (Fig. 879 20, 20). c) Zweige aus dem linken Lappen des Pankreas. d) Die *V. gastrica caudalis* (Fig. 879 21, 904 g) entspricht dem kaudalen Aste der A. gastrica sinistra.

Das Verhalten der **Pfortader des Rindes** ergibt sich aus Fig. 905. Vgl. auch die Beschreibung der A. coeliaca, mesenterica cranialis et caudalis (s. S. 691—693).

Das Verhalten der **Pfortader des Hundes** ergibt sich aus Fig. 906. Es sei nur hinzugefügt, dass 1. die in Fig. 906 mit d bezeichnete V. gastrica dextra nicht selten gesondert in den Pfortaderstamm, 2. die in der Fig. 906 mit l bezeichnete V. colica sinistra nicht selten gesondert in die V. mesenterica (s) einmündet.

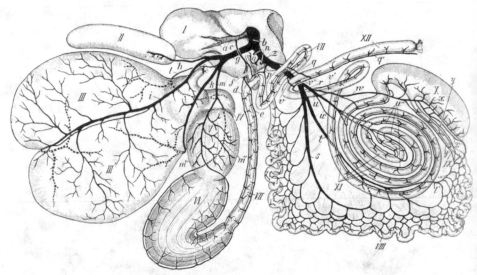

Figur 905.   Pfortader des Rindes.

Der Labmagen ist heruntergezogen (wodurch der Psalter sichtbar wird). Die Milz ist zurückgeschlagen.

I Leber, II Milz, III dorsaler Pansensack, III' ventraler Pansensack, IV Haube, V Psalter, VI Labmagen, VII, VII Duodenum, VIII Jejunum, IX Ileum, X Caecum, XI Kolonscheibe, XII Kolonendstück und Rectum.

a der in der Porta hepatis gelegene Teil des Pfortaderstamms, b der beckenwärts von der Leberpforte gelegene Teil des Pfortaderstamms, c V. gastroduodenalis, d V. gastrica dextra, e V. gastroepiploica dextra, f V. pancreaticoduodenalis cranialis, g Truncus gastrolienalis, h V. lienalis, i V. ruminalis dextra, i' ihr Ramus collateralis, k V. ruminalis sinistra, l V. reticularis, m V. gastrica sinistra, m' ihr fortlaufender Stamm, m" V. gastroepiploica sinistra, n Rami pancreatici, o V. pancreatica magna, p V. pancreaticoduodenalis caudalis, q V. colica media, q' V. colica sinistra, r Truncus ileocaecocolicus, s Truncus intestinalis venosus, t sein Ramus collateralis, t' dessen Ramus iliacus, u Truncus colicus venosus, u' Ramus colicus für die Endschleife des Colon, u" Rami colici für die Kolonscheibe, v Ramus colicus proprius, v', v" seine Endäste, w V. ileocaecalis, x, x' ihre Rami caecales, y, y' ihre Rami iliaci, z V. mesenterica.

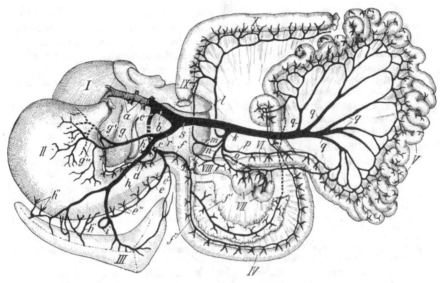

Figur 906. Pfortader des Hundes.

I Leber, II Magen, III Milz, IV Duodenum, V Jejunum, VI Ileum, VII Caecum, VIII Colon
ascendens, IX Colon transversum, X Colon descendens.
a der in der Porta hepatis gelegene Teil des Pfortaderstamms, b der beckenwärts von der Leberpforte gelegene Teil des Pfortaderstamms, c, c V. gastroduodenalis, d V. gastrica dextra, e V. gastroepiploica dextra, e′ Ramus epiploicus und e″ Vv. gastricae breves der V. gastroepiploica dextra,
f V. pancreaticoduodenalis, f′ ihr Ramus pancreaticus, f″ ihr Ramus duodenalis, g V. gastrica
sinistra, g′ ihr kranialer Ast, g″ ihr kaudaler Ast, h V. lienalis, h′ Ramus pancreaticus der V.
lienalis, h″, h″ Vv. gastricae breves der V. lienalis, i V. gastroepiploica sinistra, k V. ileocaecocolica, l V. colica sinistra, m V. colica media, n V. colica dextra, o Rami caecales, p Ramus
iliacus, q, q, q, q Vv. jejunales, r V. gastrolienalis, s V. mesenterica.

Die **Pfortader des Schweines** verhält sich im wesentlichen wie beim Hunde, nimmt aber
die V. gastrica cranialis auf.

Das Nähere über die Pfortader des Pferdes, Rindes und Hundes s. Schmitz [554].

2. Das Lymphgefässystem.

I. Die Lymphknoten oder Lymphdrüsen.

Die nachfolgende Beschreibung der Lymphknoten gilt in erster Linie für das Pferd;
soweit beim Schweine Abweichungen sicher bekannt sind, sind sie angegeben. Die
Lymphknoten des Rindes, die von Baum [39] und die des Hundes, die von Merzdorf [413] genauer untersucht sind, sollen anschliessend geschildert werden.

Die **Lymphknoten,** *Lymphonodi* s. *Lymphoglandulae,* liegen meist zusammen-
gehäuft, selten einzeln und zerstreut. Über Form, Grösse usw. s. S. 595 u. 596.

Man unterscheidet folgende Hauptgruppen von Lymphknoten:

1. **Lymphknoten am Kopfe.** a) Die *Lgl. submaxillares (mandibulares),* Kehlgangslymphknoten (Fig. 316 5, 907 1), bilden beim Pferde im Kehlgang jederseits
ein 9—15 cm langes und 2—2½ cm breites Lager, das, nur vom Gesichtshautmuskel
und der Haut bedeckt, ventral von den Zungenbeinmuskeln liegt; es beginnt in der
Höhe der Incisura vasorum des Unterkiefers oder 3—4 cm oral davon, grenzt lateral

an den M. pterygoideus medialis, schiebt sich aboral zwischen den am Unterkiefer liegenden Muskeln und dem M. omo- und sternohyoideus in die Tiefe und nimmt hauptsächlich die oberflächlichen Lymphgefässe des Kopfes und des Naseneingangs auf. Die austretenden Lymphgefässe münden in die Lgl. cervicales craniales. **Beide Haufen fliessen oral zu einem 4—5 cm langen Körper zusammen.**

Beim Schweine liegen die Lgl. submaxillares neben und oral von der Gland. submaxillaris seitlich vom Zungenbeinkörper.

b) Die *Lgl. subparotideae* (Fig. 907 ₂) liegen beim **Pferde**, von der Gland. parotis und submaxillaris und vom M. jugulomandibularis bedeckt, lateral am Luftsack, dorsal vom Schlundkopf (*Lgl. retropharyngeales*) (Fig. 907 ₂'); bisweilen sind sie in die Parotis eingelagert. Sie nehmen Lymphgefässe vom dorsalen Teile des Kopfes, von der Schädelhöhle und Schädelbasis, der Zunge, dem Gaumensegel, dem Schlund- und Kehlkopf auf und senden solche nach den Lgl. cervicales craniales.

Beim Schweine finden sich an 3 Stellen Lgl. parotideae. Die 1. Gruppe (Haufen) (Fig. 459 f) liegt ventral vom Kiefergelenk und ist zum Teile von der Parotis bedeckt, zum Teile überragt sie diese in oraler Richtung. Die 2. Gruppe der Lgl. parotideae (Fig. 459 f') befindet sich fast gegenüber der vorigen, am kaudalen (hinteren) Rande der Parotis, wird aber auch zum Teile noch von ihr bedeckt. Die 3. Gruppe liegt am kaudo-ventralen Zipfel der Parotis und schiebt sich zum Teile auch unter dieselbe. Jede der 3 Gruppen umfasst 3—6 Knoten. Die Lgl. retropharyngeae des Schweines bilden eine Gruppe von Lymphknoten, die dicht aboral vom Zungenbein auf dem M. longus capitis liegen und vom M. cleidomastoideus bedeckt sind.

2. Lymphknoten am Halse. a) Die *Lgl. cervicales craniales*, Kraniale Halslymphknoten (Fig. 907 ₃), liegen kaudal vom Kehl- und Schlundkopf in der Nähe der Schilddrüse. Sie nehmen einen grossen Teil der tiefen Lymphgefässe des Kopfes

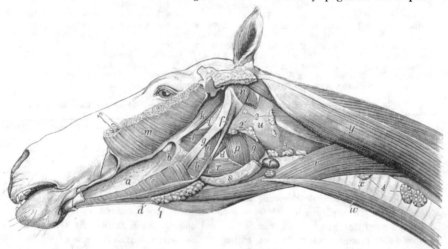

Figur 907. Kopf- und Halslymphknoten des Pferdes.
1 Lgl. submaxillares, 2, 2′ Lgl. subparotideae et retropharyngeales, 3 Lgl. cervicales craniales, 4 Lgl. cervicales mediae (sehr stark entwickelt).
a Zunge mit Papillae fungiformes, b Papilla foliata, c M. mylohyoideus und myloglossus, d aboraler (abgeschnittener) und d′ oraler Bauch des M. digastricus, e dessen Sehne, f M. stylohyoideus, g grosser Zungenbeinast, h M. hyoglossus, i M. pterygo- und palatopharyngeus, k M. tensor veli palatini, l M. levator veli palatini, m M. masseter (zurückgeschlagen), n M. jugulohyoideus, o M. chondropharyngeus, p M. thyreopharyngeus, q M. cricopharyngeus, r M. hyothyreoideus, s oraler Teil der Gland. submaxillaris, t Schilddrüse, u Luftsack, v M. omohyoideus, w M. sternomandibularis (abgeschnitten), x Trachea, y Nackenmuskulatur.

und die Lymphgefässe aus den submaxillaren und subparotidealen Lymphknoten auf; die ausführenden Lymphgefässe gehen zu den Lgl. cervicales mediae et caudales.

b) Die *Lgl. cervicales mediae*, Mittlere Halslymphknoten (Fig. 907 ₄), bilden kopfwärts von der Halsmitte jederseits einen in seiner Grösse recht wechselnden, meist aber sehr kleinen, bisweilen anscheinend fehlenden Haufen, der am Seitenrand der Trachea ventral von der A. carotis communis liegt. Sie empfangen Gefässe von der Speise- und Luftröhre und einige aus den Lgl. cervicales craniales kommende Stämme. Die austretenden Lymphgefässe münden in die Lgl. cervicales caudales.

c) Die *Lgl. cervicales caudales*, Kaudale Halslymphknoten (Fig. 827 r), liegen in grosser Zahl ventral von der Luftröhre am Eingang der Brusthöhle und erstrecken sich in diese hinein, häufig auch am Halse bis zu den Lgl. cervicales superficiales. Sie nehmen Lymphgefässe aus den benachbarten Teilen und aus den Lgl. cervicales mediae et craniales und den Lgl. cervicales superficiales auf; die austretenden Lymphgefässstämme münden in den Milchbrustgang bzw. in den rechten Luftröhrenstamm.

Beim Schweine sind die Lgl. cervicales craniales, mediae et caudales, die in dem um die Luftröhre liegenden Fette sich befinden, klein und spärlich.

d) Die *Lgl. cervicales superficiales*, Buglymphknoten (Fig. 315 m), liegen hals wärts und dorsal vom Manubrium sterni am halsseitigen Rande der präskapularen Portion des M. pectoralis profundus, bedeckt vom M. brachiocephalicus, und bilden ein 12—15 cm langes und 2—3 cm breites und dickes Paket, das aus zahlreichen kleineren Einzelknoten besteht; sie nehmen Lymphgefässe des Halses, der Schulter, des Ober- und Unterarms auf. Die austretenden Lymphgefässe münden in die Lgl. cervicales caudales.

Beim Schweine stellen die Lgl. cervicales superficiales eine Gruppe von Lymphknoten dar, die vor und über dem Schultergelenk medial vom M. omotransversarius et trapezius im Fette liegen.

3. **Lymphknoten der Schultergliedmasse.** a) Die *Lgl. cubitales*, Ellbogenlymphknoten (Fig. 320 ₄), kommen nur beim Pferde vor; sie liegen nahe dem Ellbogengelenk medial am Oberarm, zwischen M. biceps brachii und Caput mediale des M. triceps auf der V. brachialis. Sie nehmen den grössten Teil der Lymphgefässe des Vorderfusses und Unterarms auf; die austretenden Lymphgefässe münden in die Lgl. axillares, zum kleineren Teile auch in die Lgl. cervicales superficiales.

b) Die *Lgl. axillares*, Achsellymphknoten (Fig. 320 ₃), sind grösser als die vorigen und liegen beckenwärts vom Schultergelenk an der medialen Seite des M. teres major, dorsal von der Einmündung der V. thoracica ext. in die V. axillaris. Sie nehmen die Lymphgefässe der Schulter, des Oberarms und der Brustwand sowie der Lgl. cubitales auf und senden solche in die Lgl. cervicales caudales. Sie fehlen dem Schweine.

4. **Lymphknoten der Beckengliedmasse.** a) Die *Lgl. popliteae*, Kniekehlenlymphknoten, bilden ein kleines Häufchen, das in der Kniekehle zwischen dem M. biceps und semitendinosus auf dem M. gastrocnemius liegt. Sie empfangen Lymphgefässe vom Fusse. Ihre Vasa efferentia münden in die Lgl. inguinales profundae und z. T. in die Lgl. lumbales und in die Sitzbeinlymphknoten.

Beim Schweine liegen die Lgl. popliteae so oberflächlich, dass sie an die Haut anstossen; ausser ihnen findet sich noch ein erbsen- bis haselnussgrosser Lymphknoten in der Unterhaut, etwa handbreit über dem Fersenhöcker (Hartenstein [236]).

b) Die *Lgl. subiliacae*, Kniefaltenlymphknoten, liegen am freien Rande des M. tensor fasciae latae zwischen den Blättern der Kniefalte ungefähr in der Mitte zwischen Kniescheibe und Hüfthöcker und nehmen Lymphgefässe von der lateralen Fläche der Beckengliedmasse und der Bauchwand auf. Die ausführenden Lymphgefässe münden in die Lgl. lumbales und iliacae externae.

Beim Schweine bilden die Lgl. subiliacae einen 4—6 cm langen Haufen, der dieselbe Lage wie beim Pferde hat.

c) Die *Lgl. inguinales superficiales,* Schamlymphknoten, sind bei männlichen Pferden sehr zahlreich und liegen seitlich vom Penis zwischen dem Praeputium und Scrotum einer- und der ventralen Bauch- bzw. Beckenwand anderseits, teils kranial, teils kaudal vom Samenstrang, bei weiblichen Tieren zwischen dieser und dem Euter; sie bilden hier jederseits ein 8—12 cm langes und 2—3 cm breites Paket, das aus zahlreichen lose aneinander befestigten kleineren Einzelknoten besteht und den seitlichen Rand des Euters i. d. R. noch überragt. Sie nehmen die Lymphgefässe der Schamteile und des Euters, oberflächliche Lymphgefässe der ventralen Bauchwand und der medialen Fläche der Beckengliedmasse auf. Die austretenden Lymphgefässe münden in die Lgl. inguinales profundae.

d) *Lgl. inguinales profundae,* Leistenlymphknoten; sie liegen beim Pferde im Schenkelkanal (Fig. 367 ₆) und bedecken die A. und V. femoralis. Sie nehmen ausser Lymphgefässen der Bauchwand die der Beckengliedmassen, mit Ausnahme der der lateralen Fläche des Oberschenkels und der Hinterbacke, auf. Die austretenden Lymphgefässe münden in die Lgl. lumbales und teils auch unmittelbar in die Lendenzisterne.

Beim Schweine bilden die Lgl. inguinales profundae einen kleinen Haufen, der sich wie die Lgl. inguinalis prof. des Rindes verhält (s. S. 737); sie sind sehr klein und scheinen öfter ganz zu fehlen.

5. Lymphknoten der Brusthöhle.
a) Die *Lgl. thoracales,* Lymphknoten der Brusthöhlenwand, sind zahlreich, jedoch klein; die dorsalen bilden kleine Knoten. und zwar liegt meist je 1 Knoten in je 1 Interkostalraum d. h. zwischen 2 aufeinander folgenden Rippenköpfchengelenken unter der Pleura und der Fascia endothoracica; sie können in einzelnen Interkostalräumen aber auch fehlen; dann findet man sie aber an der Aorta oder zwischen ihr und der Wirbelsäule. Die ventralen liegen am Brustbein neben der V. mammaria interna zwischen den Rippenknorpelbrustbeingelenken. Die dorsalen Lymphknoten nehmen die Lymphgefässe aus den an der Wirbelsäule liegenden Muskeln, aus dem Wirbelkanal, der Pleura, dem Zwerchfell und den Mm. intercostales auf; in die ventralen Lymphknoten münden Lymphgefässe aus dem M. rectus abdominis, M. transversus thoracis, den Mm. intercostales, der Pleura und dem Zwerchfell. Die ausführenden Lymphgefässe der dorsalen Lymphknoten münden in den Milchbrustgang, die der ventralen teilweise auch in die Lgl. cervicales caudales.

Beim Schweine finden sich an der dorsalen Seite des Thorax bzw. an der Brustaorta Lymphknoten, die sich wie die Lgl. mediastinales dorsales des Rindes verhalten (s. S. 733). Die *Lgl. sternales* s. *thoracis ventrales* werden durch einen grossen Knoten gebildet, der zwischen den beiden ersten Rippenknorpeln am Brustbein liegt und der Lgl. sternalis cranialis des Rindes gleicht.

b) Die *Lgl. mediastinales* zerfallen in 2 Haufen. Die *Lgl. mediastinales craniales* (Fig. 827 r) sind auf jeder Seite bis zu 50 Einzelknoten, deren Grösse von stecknadelkopfgross bis 3 cm Länge schwankt; sie liegen in der präkardialen Mittelfellspalte an den grossen Blutgefässen, an Luft- und Speiseröhre, teils auch ventral von der V. cava cranialis im Septum mediastinale, hängen mit den Lgl. cervicales caudales zusammen und nehmen die Lymphgefässe des Herzens, des Herzbeutels, der Thymus, der Brustwand, des Zwerchfells und des Mediastinum auf. Die *Lgl. mediastinales caudales* sind weniger zahlreich und kleiner, liegen in erster Linie am dorsalen Rande der Speiseröhre, dicht kaudal vom Arcus aortae, seltener auch zwischen Speiseröhre und Aorta in der postkardialen Mittelfellspalte und nehmen die Lymphgefässe vom Oesophagus, Herzbeutel, Mediastinum, vom Brust- und Zwerchfell und der parietalen Leberfläche auf.

Die ausführenden Gefässe münden in den Milchbrustgang bzw. rechten Luftröhrenstamm, die der kaudalen teilweise auch in die Lgl. bronchiales und mediastinales craniales.

c) Die *Lgl. bronchiales*, Bronchiallymphknoten (Fig. 827 t, 899 r), sind 20 bis 40 meist schwärzlich gefärbte Knoten von 4—30 mm Grösse, die an allen Seiten der Bifurkation der Luftröhre liegen und sich als kleine Lgl. pulmonales auch noch an den Bronchien in die Lungen fortsetzen. Gegen die Lgl. mediastinales caudales sind sie nicht scharf abgesetzt. Sie nehmen die Lymphgefässe der Lungen und die aus den Lgl. mediastinales caudales kommenden auf. Die ausführenden Lymphgefässe münden in den Milchbrustgang und z. T. in die Lgl. mediastinales craniales.

Beim Schweine liegen sie medial vom Aortenbogen, an der Bifurkation der Luftröhre und vor allem auch am Abgang des eparteriellen Bronchus (an dessen kaudaler oder ventraler Seite) bzw. an der Wurzel des Spitzenlappens; es fällt von ihnen besonders ein direkt dorsal auf dem Bifurkationswinkel gelegener auf, der wohl auch als mittlerer bronchialer Lymphknoten bezeichnet wird.

6. **Lymphknoten der Bauch- und Beckenwandungen.** a) Die *Lgl. lumbales* liegen, z. T. von den Lendenmuskeln bedeckt, einzeln an beiden Seiten der Lendenwirbelkörper, dorsal an den grossen Blutgefässen, vom Beckeneingang bis an die Nieren. Sie nehmen die Lymphgefässe der dorsalen Bauchwand und der inneren Geschlechtsteile und Lymphgefässe von den Lgl. iliacae lateral. und medial., inguinales prof., sacrales und popliteae auf. Die ausführenden Lymphgefässe münden in die Lendenzisterne. Am Seitenrand des Kreuzbeins finden sich die kleinen *Lgl. sacrales*. Sie nehmen Lymphgefässe von der dorsalen Beckenwand und z. T. vom Mastdarm und den inneren Genitalien auf; die ausführenden Gefässe gehen zu den Lgl. lumbales.

b) Die *Lgl. iliacae mediales* (*internae*), Mediale Darmbeinlymphknoten (Fig. 683 t), sind über 20 je 3 mm bis 4 cm grosse Lymphknoten, die an der Abgangsstelle der A. und V. iliaca ext. liegen; an sie reihen sich, an der ventralen Seite des Kreuzbeins in dem Teilungswinkel der Aorta in die beiden Aa. hypogastricae gelegen, die *Lgl. hypogastricae* an; es sind meist 6—8 Einzelknoten von 3 mm bis 2 cm Grösse. Die Lgl. sacrales mediales nehmen Lymphgefässe der inneren Geschlechsteile, des Mastdarms und der Wände der Bauch- und Beckenhöhle auf. Die ausführenden Lymphgefässe münden in die Lgl. lumbales oder in die Lendenzisterne.

c) Die *Lgl. iliacae laterales* (*externae*), Laterale Darmbeinlymphknoten (Fig. 683 u), sind klein; sie liegen sparsam und vereinzelt in der Nähe des Hüfthöckers im Winkel zwischen beiden Ästen der A. circumflexa ilium prof.; sie nehmen Lymphgefässe von der seitlichen und ventralen Bauchwand und von der lateralen Fläche des Oberschenkels auf. Die ausführenden Lymphgefässe münden in die Lgl. lumbales.

Beim Schweine verhalten sich die Lgl. iliacae mediales et laterales und die Lgl. hypogastricae im wesentlichen wie beim Rinde (s. S. 737 u. 738).

7. **Lymphknoten der Baucheingeweide.** a) Die *Lgl. hepaticae* (Fig. 533 o, o) liegen in der Leberpforte. Es sind bis zu 10 Einzelknoten, deren Grösse von wenigen Millimetern bis zu 7 cm Länge und $1^1/_4$ cm Breite schwankt; sie finden sich besonders am dorsalen Rande des Pfortaderstamms und am linken Hauptast der V. portae.

Beim Schweine liegen sie an der Pfortader um das For. epiploicum herum und wiegen im Durchschnitt 0,62% des Lebergewichts (Joest [292]).

b) Die *Lgl. lienales* finden sich i. d. R. in Form von 20—30 Einzelknoten, deren Grösse von 3 mm bis 3 cm schwankt, zwischen den Blättern des Milz-Magenbandes im Hilus lienis, seltener etwas entfernt von ihm.

c) Die *Lgl. gastricae*, 15—20 an Zahl, die je bis zu 6 cm lang werden können; sie liegen im Lig. gastrophrenicum und erstrecken sich noch auf die kleine Kurvatur des Magens.

d) Die *Lgl. mesentericae,* Gekröslymphknoten, finden sich beim Pferde zwischen den Blättern des Gekröses des Dünn- und Dickdarms. Die des Dünndarms bilden zahlreiche platte Haufen von ca. 70—100, wenige Millimeter bis 2 cm grossen Einzelknoten, die in der Nähe der A. mesenterica cranialis, vereinzelt aber auch im Gekröse verstreut, immer aber in der Nähe der Blutgefässe liegen; die des Caecum (mindestens 60—80 Stück von der Grösse eines Stecknadelkopfes bis zu der einer Bohne) liegen entlang des lateralen und medialen Bandstreifens des Caecum (s. S. 427), die des grossen Colon in dem die beiden Lagen verbindenden Gekröse, meist an den Rändern der Blutgefässe, seltener etwas (bis zu 3 cm) von ihnen entfernt; es sind mindestens 500—600; ihre Grösse schwankt von Stecknadelkopfgrösse bis zu 3 cm Länge, $1\frac{1}{2}$ cm Breite und $\frac{1}{2}$—$\frac{3}{4}$ cm Dicke; die des kleinen Colon liegen teils im Gekröse des Darmes nahe der kaudalen Gekröswurzel, teils in Form von 40—60 linsen- bis bohnengrossen Einzelknoten ganz nahe der Darmwand; die letzteren sind sehr klein. Ausserdem finden sich kleine Lymphknoten zwischen den Läppchen des Pankreas und jederseits 3—6 kleine *Lgl. renales* im Nierenhilus bzw. am Ursprung der A. renalis.

Alle diese Lymphknoten empfangen die Lymphgefässe der Baucheingeweide, an denen sie liegen, die Lgl. lienales ausserdem Lymphgefässe vom Magen und Netz. Die austretenden Lymphgefässe führen direkt oder nach dem Passieren noch anderer Lymphknoten in die Lendenzisterne.

Nahe dem M. sphincter ani ext. finden sich 3—6 *Lgl. anales,* die Lymphgefässe vom After, Schwanz und Mittelfleisch aufnehmen. Die austretenden Lymphgefässe münden in die Lgl. lumbales (Franck).

Beim Schweine sind die Lgl. mesentericae nach Form und Grösse verschieden, im allgemeinen aber umfangreicher als beim Pferde.

Lymphknoten des Rindes.

Die nachfolgenden Angaben über die Lymphknoten des Rindes und die Beschreibung der Lymphgefässe des Rindes auf S. 745ff. stellen einen knappen Auszug aus: Baum, Das Lymphgefässystem des Rindes, Berlin 1912, dar, dem auch die Abbildungen 908—912 u. 917—924 entnommen sind: betr. aller Einzelheiten sei auf das genannte Werk verwiesen.

Die Lymphknoten der Wiederkäuer sind dadurch ausgezeichnet, dass die einzelnen Lymphknoten i. d. R. sehr gross, und dass infolgedessen nur wenige Lymphknoten zu einem Haufen vereinigt sind.

A. Lymphknoten des Kopfes. 1. Die *Lgl. parotidea* (Ohrlymphknoten) (Fig. 908 1) ist 6—9 cm lang, liegt dicht ventral vom Kiefergelenk, zur Hälfte noch von der Parotis bedeckt, zur anderen Hälfte sie aber nasal überragend und mit diesem Teile direkt an die Haut stossend.

2. Die *Lgl. mandibularis* (Kehlgangslymphknoten) (Fig. 908 2, 909 1) ist ein 2 bis $4\frac{1}{2}$ cm langer Knoten, der ungefähr mitten zwischen der Incisura vasorum und der Beule des Unterkiefers unter der Haut und dem M. sternocephalicus liegt. Bisweilen findet sich ausser dem Hauptknoten noch ein zweiter Knoten.

3. *Lgl. retropharyngea* (Schlundkopflymphknoten). Es finden sich: a) eine *Lgl. retropharyngea medialis* (Fig. 909 3), die medial vom grossen Zungenbeinast in Fett eingepackt auf der Pharynxmuskulatur liegt und in seltenen Fällen doppelt sein kann; b) eine *Lgl. retropharyngea lateralis* (Fig. 908 3, 909 2, 2', 910 6). Sie liegt als ein 4—5 cm langer Knoten in Fett eingepackt medial vom kaudodorsalen Ende der Gland. submaxillaris. Bei ungefähr 50% der Rinder kommen ausser dem grossen noch 1—3 kleinere Knoten vor.

4. Die *Lgl. pterygoidea* (Fig. 909 4), nicht konstant, $\frac{3}{4}$—$1\frac{1}{2}$ cm lang, liegt kaudomedial von der Beule des Oberkieferbeins auf dem M. pterygoideus.

5. *Lgl. hyoideae.* Man kann eine am Kehlkopfsast des Zungenbeins gelegene Lgl. hyoidea oralis (Fig. 909 5) und eine an der lateralen Seite vom Winkel des grossen Zungenbeinastes gelegene Lgl. hyoidea aboralis (Fig. 909 6, 910 11) finden. Beide kommen aber sehr inkonstant bzw. nur ausnahmsweise vor.

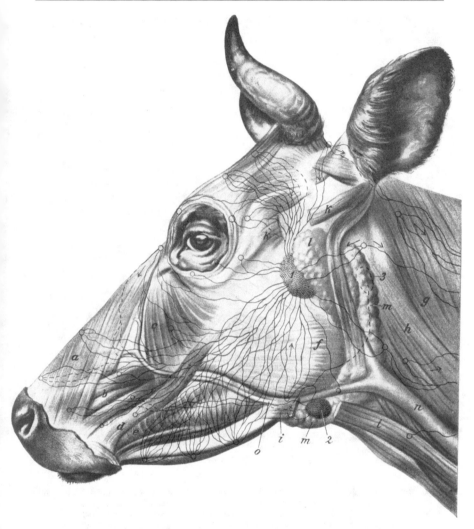

Figur 908. Lymphgefässe der Haut des Kopfes und Anfangsteils des Halses des Rindes.
Die kleinen Kreise (OO) geben ungefähr die Einstichstellen in die Haut an.
Der Gesichtshautmuskel ist weggenommen, obgleich die meisten der Lymphgefässe auf ihm d. h. oberflächlich verlaufen. Es treten aber viele Lymphgefässe nach dem zugehörigen Lymphknoten hin allmählich
unter den Hautmuskel und zwar an ganz verschiedenen Stellen, so dass diese Lymphgefässe von da ab
hätten punktiert werden müssen, was aus technischen Gründen kaum möglich war. Es ist deshalb,
um den Überblick nicht zu gefährden, der Hautmuskel weggenommen gedacht.
a M. levator nasolabialis, b Gruppe des M. levator labii sup. proprius, caninus und depressor labii sup.,
c M. malaris, d M. zygomaticus, e M. buccalis, f M. masseter, g M. cleidooccipitalis, h M. cleidomastoideus,
i, i M. sternomandibularis, aus dem ein Stück herausgeschnitten ist, k, k unterer und äusserer Einwärtszieher des
Ohres, aus dem ein Stück herausgeschnitten ist, l Parotis, m, m Gland. submaxillaris, n V. jugularis, o V. facialis.
1 Lgl. parotidea, 2 Lgl. mandibularis, 3 die von der Gland. submaxillaris verdeckte Lgl. retropharyngea
lateralis. Die am Halse nach hinten ziehenden Lymphgefässe gehen zur Lgl. cervicalis superficialis
(vgl. damit Fig. 911).

B. Lymphknoten des Halses. 1. Die *Lgl. cervicalis superficialis* (Buglymphknoten) (Fig. 910 1, 911 a) ist ein 7—9 cm langer Knoten, der von Fett umgeben dicht vor und über dem Schultergelenk medial vom M. brachiocephalicus und omotransversarius liegt. Zu ihm ge-

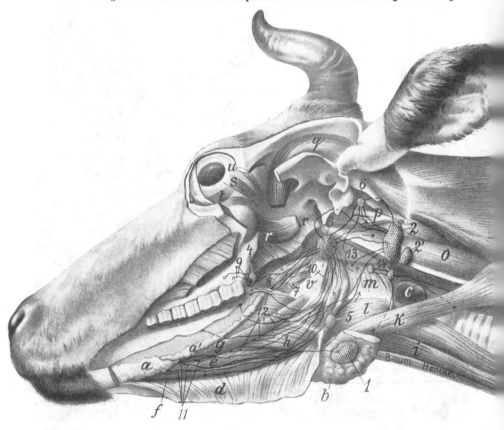

Figur 909. Lymphgefässe der Zunge, des harten und weichen Gaumens, der Zungenmuskeln usw. des Rindes (der linke Unterkiefer ist entfernt).

a, a′ Glandula sublingualis, b oraler Teil der Glandula submaxillaris (der übrige Teil der Drüse
ist weggenommen), c Schilddrüse, d M. mylohyoideus (zurückgeschlagen), e M. genioglossus,
f M. geniohyoideus, g M. styloglossus, h M. hyoglossus, i Ende des M. sternohyoideus, k Ende des
M. omohyoideus, l M. hyothyreoideus, m M. thyreo- und cricopharyngeus, o M. longus capitis,
p M. rectus capitis ventralis et lateralis, q M. temporalis, r, r M. pterygoideus, s M. rectus oculi
lateralis, t M. obliquus oculi ventralis, u Bulbus, v grosser Zungenbeinast (abgeschnitten).
1 Lgl. mandibularis, 2, 2′ Lgl. retropharyngeae laterales, 3 Lgl. retropharyngea medialis, 4 Lgl.
pterygoidea, 5 Lgl. hyoidea oralis, 6 Lgl. hyoidea aboralis, 7 Lymphgefäss des Zahnfleisches an
der medialen Seite der mandibularen Backzähne (der Ursprungsteil des Lymphgefässes ist natürlich mit dem Unterkiefer weggenommen), 8 Lymphgefäss vom hinteren Drittel des harten Gaumens,
9 Lymphgefässe vom hinteren Drittel des harten Gaumens und vom Zahnfleisch medial am letzten
Oberkieferbackzahn, die teils direkt, teils nach Passierung der Lgl. pterygoidea um die Beule
des Oberkiefers sich umschlagen und zur Lgl. mandibularis gehen, 10 Lymphgefässe des Zungengrundes und Gaumensegels, 11 Lymphgefässe der Zungenspitze, 12 Lymphgefässe des Zungenkörpers, 13 Lymphgefässe des Unterkiefers, die aus dem Foramen mandibulare austreten, 14 Lgl.
cervicales craniales.

sellen sich die Lgl. cervicales nuchales (Fig. 910 7), eine Anzahl kleiner (5—10) Lymphknoten, die unter dem M. trapezius am kranialen Rande des M. supraspinatus in dem hier gelegenen Fett sich befinden. Ein Teil dieser Knoten oder alle sind Blutlymphknoten und fallen als solche schon durch ihre dunkelrote Farbe auf.

2. Die *Lgl. cervicales profundae* (Tiefe Halslymphknoten) sind Lymphknoten, die an beiden Seiten der Luftröhre in variabler Weise liegen und je nach ihrer Lage in *Lgl. cervicales craniales* (Fig. 909 14, 910 5, 5'), *Lgl. cervicales mediae* (Fig. 910 4) und *Lgl. cervicales caudales* (Fig. 910 3, 3', 3") geschieden werden können. Die letzteren liegen dicht kranial von der ersten Rippe an der Luftröhre. An die Lgl. cervicales caudales reiht sich die *Lgl. costocervicalis* (Fig. 919 2, 922 2) an, ein $1^1/_2$—3 cm langer Knoten, der am kranioventralen Rande des Truncus costocervicalis medial vom halsseitigen Rande der ersten Rippe liegt.

C. Lymphknoten der Schultergliedmasse. Die Lymphknoten der Schultergliedmasse sind die *Lgl. axillares*. Sie zerfallen in eine Lgl. axillaris propria und in Lgl. axillares primae costae. a) Die *Lgl. axillaris propria* (Fig. 910 17, 912 2) liegt als ein 2—3,5 cm langer Knoten beckenwärts vom Schultergelenk an der medialen Seite des M. teres major. Die *Lgl. axillares primae costae* (Fig. 910 2, 2', 912 1) sind 1—3 und je $^3/_4$—$1^1/_2$ cm grosse Knoten, die an der lateralen Seite der 1. Rippe und des 1. Interkostalraums medial vom M. pectoralis profundus sich finden.

D. Lymphknoten der Beckengliedmasse (exkl. Becken [s. S. 738]). 1. Die *Lgl. poplitea* (Kniekehlenlymphknoten) (Fig. 917 3) ist 3—$4^1/_2$ cm lang und liegt in der Kniekehle im Fett zwischen M. biceps femoris und semitendinosus.

2. Die *Lgl. subiliaca* (Kniefaltenlymphknoten) (Fig. 917 1) befindet sich 1—2 cm vor dem kranialen Rande des M. tensor fasciae latae in der Mitte zwischen lateralem Darmbeinwinkel und Kniescheibe zwischen den beiden Blättern der Kniefalte und ist 6—12 cm lang. Ausnahmsweise kommt ein zweiter Kniefaltenlymphknoten vor.

3. Die *Lgl. musculi tensoris fasciae latae* ist ein kleiner, inkonstant vorkommender Knoten, der an der lateralen Seite des M. tensor fasciae latae liegt.

4. Die *Lgl. coxalis* findet sich bei ungefähr 60 % der Rinder und liegt 12—15 cm vor dem Hüftgelenk in dem Fett zwischen M. rectus femoris, tensor fasciae latae und iliacus.

5. *Lgl. inguinales superficiales* (Schamlymphknoten). a) Die Lgl. inguinales superficiales des männlichen Tieres (Penislymphknoten) bilden jederseits 1—4 Lymphknoten, die dicht kaudal vom Samenstrang und dem M. cremaster zwischen ventraler Bauchwand einerseits und dem M. gracilis und dem Rückwärtszieher des Praeputium und der äusseren Haut anderseits liegen. Der grösste von ihnen ist 3—6 cm lang. b) Die Lgl. inguinales superficiales des weiblichen Tieres, *Lgl. supramammaricae* (Euterlymphknoten) (Fig. 918 6, 6', 924 5, 5'), sind jederseits 1—3, meist 2 Lymphknoten, die zwischen Euter und ventraler Beckenwand liegen und vom hinteren Euterrand wenige Zentimeter entfernt sind.

E. Lymphknoten des Thorax und der Brusthöhlenorgane. 1. Die *Lgl. intercostales* s. *thoracis dorsales* (Lymphknoten der dorsalen Brustwand) (Fig. 919 4, 922 8, 8') sind kleine Lymphknoten, die an den Gelenken zwischen den Rippenköpfchen und den Wirbelkörpern direkt unter der Pleura liegen. Es kann sich in jedem Interkostalraum ein Knoten befinden, es können aber auch Interkostalräume frei von solchen sein.

2. Die *Lgl. sternales* s. *thoracis ventrales* (Lymphknoten der ventralen Brustwand) (Fig. 921 1, 1') stellen eine Gruppe von Lymphknoten dar, die vom M. transversus thoracis bedeckt, an der V. und A. mammaria interna liegen. Zahl und Anordnung der Knoten schwanken innerhalb weiter Grenzen. Zu ihnen gesellt sich konstant ein Knoten, der *Lgl. sternalis cranialis* (Fig. 919 8, 920 u. 921 2, 922 7) genannt sei. Er ist $1^1/_2$—$2^1/_2$ cm gross und liegt im 1. Zwischenknorpelraum bzw. an dem 1. Rippenknorpel an der A. und V. mammaria interna vor (kranial von) dem M. transversus thoracis. Er kann paarig, aber ebenso unpaar auftreten.

3. Die *Lgl. infraspinata* liegt am kaudalen Rande des M. infraspinatus, und zwar an der dorsalen Spitze des Caput longum des M. triceps brachii oder direkt auf dem M. infraspinatus. Sie kommt aber nur selten vor.

4. Die *Lgl. rhomboidea* findet sich selten vor und stellt einen kleinen Knoten dar, der nahe dem Nackenwinkel des Schulterblattes medial vom M. rhomboideus liegt.

5. *Lgl. mediastinales* (Mittelfellymphknoten). a) Die *Lgl. mediastinales dorsales* (Fig. 919 5, 922 7) finden sich in Form einer grossen Anzahl einzelner Knoten in dem Fette, das seitlich zwischen dem dorsalen Rande der Aorta und den Brustwirbelkörpern liegt. b) Die *Lgl. mediastinales ventrales* (Fig. 920 1, 1', 922 9) werden von mehreren Lymphknoten gebildet, die auf der der Brusthöhle zugekehrten Fläche des M. transversus thoracis liegen. c) Die *Lgl. mediastinales craniales* (Fig. 919 3, 3', 9, 922 1, 1', 4', 4") umfassen eine Anzahl in der präkardialen Mittelfellspalte und im Brusthöhleneingang gelegener Knoten. d) Die *Lgl. mediastinales mediae* sind 2—5 Knoten, die an der rechten Seite des Arcus aortae liegen. e) Die *Lgl. mediastinales caudales* (Fig. 919 6, 6', 6", 922 6, 6') bilden eine Gruppe von Lymphknoten, die kaudal von dem Arcus aortae, ventral von der Aorta thoracica auf dem dorsalen Rande und der linken Seite der Speiseröhre liegen. Unter ihnen fällt ein Knoten durch seine bedeutende

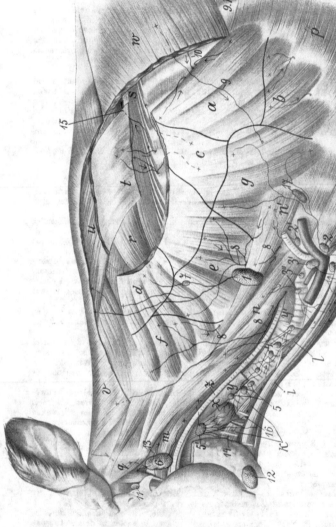

Figur 910.

Tiefe Hals- und Rumpfmuskeln des Rindes mit Lymphknoten und Lymphgefässen.

Die kleinen Kreuzchen (++) geben ungefähr die Einstichstellen an, von denen aus die Lymphgefässe gefüllt worden sind.

a, b, c, d, e, f, g die einzelnen Felder des M. serratus ventralis, i M. sternomandibularis, aus dem ein Stück herausgeschnitten ist, k M. sternothyreoideus, l M. sternomastoideus (abgeschnitten), m M. longus capitis, n M. scalenus primae costae, n' M. scalenus supracostalis, o M. transversus costarum, p M. obliquus abdominis externus, q M. obliquus cap. cranialis, r M. longissimus dorsi, s M. ileocostalis, t M. serratus dorsalis inspiratorius, u M. rhomboideus, v ein Teil des M. trapezius, w Ursprungsteil des M. latissimus dorsi, x Schilddrüse, y, y' Speiseröhre, aus der ein Stück herausgeschnitten ist, z A. carotis communis.

1 Lgl. cervicalis superficialis, 2, 2' Lgl. axillares primae costae, 3, 3', 3'' Lgl. cervicales caudales, 4 Lgl. cervicales mediae, 5, 5' Lgl. cervicales craniales, 6 Lgl. retropharyngea lateralis, 7 eine Lgl. cervicalis nuchalis, 8, 8 Lymphgefässe, die zur Lgl. costocervicalis gehen, 9 Lymphgefäss aus dem M. latissimus dorsi, das zur Lgl. axillaris propria geht (es hätte eigentlich bis zu der mit 17 bezeichneten Lgl. axillaris propria, durchgezeichnet sein müssen), 10 Lymphgefäss vom M. latissimus dorsi, das in die Brusthöhle tritt, 11 Lgl. hyoidea aboralis, 12 Lgl. mandibularis, 13 Lymphgefäss aus dem M. rectus cap. ventralis, 14 Lymphgefäss vom M. hyothyreoideus, 15 Lymphgefäss aus dem M. ileocostalis und dem M. serratus dorsalis inspiratorius, das am medialen Rande des M. ileocostalis in die Brusthöhle tritt, 16 Lymphgefässe der Schilddrüse bzw. deren Isthmus, das um den ventralen Rand der Trachea auf die rechte Seite tritt, 17 Lgl. axillaris propria. 9. R. = 9. Rippe.

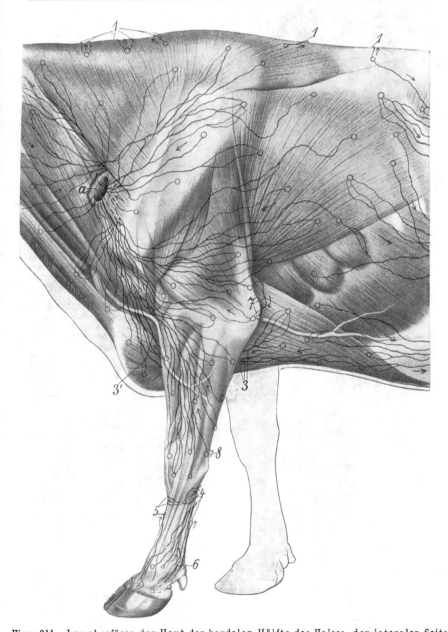

Figur 911. Lymphgefässe der Haut der kaudalen Hälfte des Halses, der lateralen Seite
der Schulter und Schultergliedmasse und des Thorax des Rindes. Die kleinen Kreise (○○)
geben ungefähr die Einstichstellen an, von denen aus die betr. Lymphgefässe injiziert worden sind.

a Lgl. cervicalis superficialis, 1, 1, 1 Lymphgefässe, die sich um die dorsale Nacken- und Rückenlinie nach der rechten Seite
umschlagen, 3 Lymphgefässe, die an die mediale Seite der Gliedmasse treten und bei 3′ wieder zum Vorschein kommen, 4 Lymphgefässe, die um den hinteren (volaren) Rand der Beugesehnen auf die mediale Seite der Gliedmasse treten, 5 Lymphgefässe, die
sich um den vorderen (dorsalen) Rand des Mittelfusses auf die mediale Seite umschlagen, 6 Lymphgefäss, das zwischen den
Beugesehnen nach der medialen Seite hindurchtritt, 7 Lymphgefässe, die um den hinteren Rand der Schulteroberarmmuskulatur
bzw. des Ellbogengelenks sich umschlagen auf die mediale Seite, 8 Lymphgefäss, das um den hinteren Rand des Unterarms
auf dessen mediale Seite tritt.

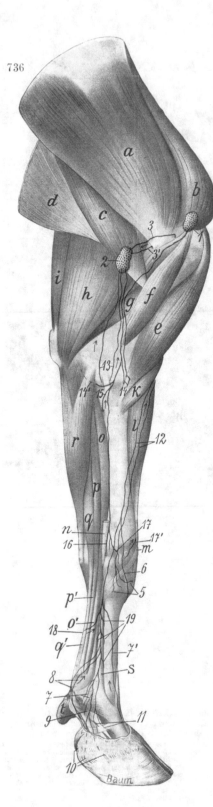

Figur 912.

Schultergliedmasse des Rindes
von der medialen Seite mit Gelenk-
lymphgefässen.

a M. subscapularis, b M. supraspinatus, c
M. teres major, d M. latissimus dorsi, e
M. biceps brachii, f M. coracobrachialis,
g Caput mediale des M. triceps brachii,
h Caput longum des M. triceps brachii,
i M. tensor fasciae antebrachii, k M. brachialis, l M. extensor carpi radialis, m
Sehne des M. abductor pollicis longus,
n Endsehne des M. flexor carpi radialis,
o M. flexor dig. profundus, o' seine Sehne,
p tiefer Kopf des M. flexor dig. sublimis,
p' seine Sehne, q oberflächlicher Kopf
des M. flexor dig. sublimis, q' seine Sehne,
r M. flexor carpi ulnaris, s M. interosseus
medius, t laterale Afterklaue (die mediale
ist weggenommen).

1 Lgl. axillaris primae costae, 2 Lgl.
axillaris propria, 3, 3' Lymphgefäss vom
Schultergelenk, 5 Lymphgefässe vom Karpalgelenk, 6 Lymphgefäss vom Gelenk
zwischen Phalanx I und II, das sich von
der lateralen Seite umschlägt, 7 Lymphgefässe vom medialen Metakarpophalangealgelenk, 7' Lymphgefäss, das aus dem
vorderen (dorsalen) Teile der Metakarpophalangealgelenke, der beiden Krongelenke
und der beiden Klauengelenke entsteht,
8 Lymphgefässe von beiden Krongelenken
und von beiden Klauengelenken, die an
der Zwischenzehenspaltfläche zum Vorschein kommen und zunächst an der hinteren Seite in die Höhe steigen, 9 Lymphgefäss des medialen 2. Zehengelenks,
das durch den Zwischenzehenspalt nach
hinten tritt, 10 Lymphgefässe vom medialen Klauengelenk, 11 Lymphgefässe
des medialen Gelenks zwischen Phalanx I
und II, 12 Lymphgefässe, die zur Lgl.
cervicalis superficialis ziehen, 13 Lymphgefässe der Höhle des Ellbogengelenks,
14, 14' Lymphgefässe der Kapsel des
Ellbogengelenks, 15 Lymphgefäss von
der dorsalen Seite des Karpalgelenks,
das durch die proximale Unterarmspalte
hindurchtritt, 16 Lymphgefäss vom volaren Teile der Karpalgelenkskapsel, 17,
17' Lymphgefässe vom medialen Teile
der Kapsel des Karpalgelenks, 18 Lymphgefäss, das sich um den hinteren Rand
der Beugesehnen von der lateralen Seite
(s. Fig. 911 6) auf die mediale Seite umschlägt, 19 Lymphgefässe, die von den
lateralen Zehengelenken stammen und
zwischen dem Hauptmittelfussknochen und
dem M. interosseus medius von der lateralen nach der medialen Seite hindurchtreten.

Länge (15—25 cm) auf (*Lgl. mediastinalis caudalis longissima*). f) Die *Lgl. mediastinales dia-phragmaticae* sind 1—4 Lymphknoten, die an der brusthöhlenseitigen Fläche des Zwerchfells liegen, aber fehlen können.

6. Die *Lgl. bronchiales* (Bronchiallymphknoten) befinden sich am Ende der Luft-röhre, insbesondere an deren Bifurkation und an den Bronchien. Sie zerfallen in: a) Die *Lgl. epar-terialis*. Sie ist ein 2—5 cm langer Knoten, der an der rechten Seite der Luftröhre z. T. vor (kranial), z. T. ventromedial vom Ursprungsteil des Bronchus eparterialis liegt. b) Die *Lgl. bifur-cationes* (Fig. 919 7, 922 5). Sie umfassen Knoten, die an der Bifurkation der Luftröhre liegen, und zwar können wir eine *Lgl. bifurcationis sinistra*, eine *Lgl. bifurcationis dextra* und eine *Lgl. bifurcationis dorsalis* unterscheiden. c) Die *Lgl. pulmonales* sind Lymphknoten, die sich in der Lunge an den Stammbronchien finden können und die grössten Varietäten zeigen, aber auch ganz fehlen können. Sie wiegen nach Joest [292] durchschnittlich 0,38 % des Lungengewichts.

7. *Lgl. pericardiacae* (Herzbeutellymphknoten). a) Die *Lgl. pericardiaca dextra* wird nur ausnahmsweise gefunden und liegt als kleiner Knoten dicht ventral von der Ein-mündungsstelle der V. cava cranialis in die rechte Vorkammer. b) Die *Lgl. pericardiaca sinistra* ist ein $1/_2$—$1^1/_2$ cm grosser Knoten und liegt am kaudoventralen Rande des Arcus aortae direkt vor der V. hemiazygos.

F. Lymphknoten des Bauches und der Bauchhöhle. 1. *Lgl. lumbales* (Lendenlymph-knoten). a) Die *Lgl. lumbales propriae* sind kleine Lymphknoten, die sich in der Einzahl in der Tiefe zwischen je 2 Querfortsätzen der Lendenwirbel am For. intervertebrale finden können, die aber sehr inkonstant sind oder auch ganz fehlen können. b) Die *Lgl. lumbales aorticae* (Fig. 918 1) stellen eine Gruppe von Lymphknoten dar, die sich im allgemeinen an der Bauchaorta finden und vom letzten Brust- bis zum letzten Lendenwirbel reichen. c) Die *Lgl. coeliacae et mesen-tericae craniales* sind 2—5 Lymphknoten, die an der A. coeliaca und mesenterica craniales liegen.

2. *Lgl. iliacae* (Hüftlymphknoten). a) Die *Lgl. iliacae mediales* (Fig. 918 2, 924 1, 1') sind jederseits 1—4 Knoten, die an der Aorta abdom. und V. cava caud. dicht vor der Abgangs-stelle der Aa. iliacae externae und an der Abzweigung der Vv. circumflexae ilium profundae liegen, im übrigen aber nach Zahl und Lage erheblichen Schwankungen unterworfen sind. b) Die *Lgl. iliaca lateralis* stellt einen (bisweilen doppelten) Lymphknoten dar, der im allgemeinen am Teilungswinkel der A. und V. circumflexa ilium profunda liegt, aber nicht konstant vorkommt.

3. *Lgl. inguinalis profunda* (Fig. 918 3, 924 2). Eine wie beim Pferde im Schenkelkanal gelegene Gruppe von Lgl. inguinales profundae kommt beim Rinde nicht vor, wohl aber findet sich konstant in der Bauchhöhle etwas oberhalb des Schenkelrings am vorderen (kranialen) Rande der A. iliaca externa ein mittelgrosser Lymphknoten, der ein den Lgl. inguinales profundae anderer Tiere entsprechen dürfte.

4. Die *Lgl. profundae femoris* sind 1 oder 2 kleinere Lymphknoten, die an der A. pro-funda femoris liegen, aber durchaus nicht immer gefunden werden.

5. Die *Lgl. epigastrica* stellt einen kleinen Lymphknoten dar, der sich auf der Innen-fläche des M. rectus abdominis nahe dem Schambein befindet.

6. Flankenlymphknoten. In der Flankengegend bzw. in der Gegend der Hungergrube, zwischen letzter Rippe und Becken-Oberschenkelmuskulatur und nahe den Lendenwirbelquer-fortsätzen finden sich bisweilen, aber nicht immer, 1—2 kleinere, je $3/_4$—$1^1/_2$ cm grosse Lymph-knoten, die direkt unter der Haut liegen und bei Anschwellung hervortreten.

7. Lymphknoten des Magens (*Lgl. gastricae*). Sie zerfallen in eine grosse Anzahl Gruppen, die zwar eine bestimmte Lage am Magen haben, aber meist nicht scharf gegeneinander abgesetzt sind. Die einzelnen Knoten sind 1—4 cm gross. a) Die *Lgl. atriales* (Vorhofslymph-knoten) sind 1—7 Lymphknoten, die am Pansenvorhof teils vor, teils medial von dem dorsalen Ende des Milz dicht beckenwärts von der Cardia liegen. b) Die *Lgl. ruminales dextrae* (Rechte Pansenlymphknoten) bilden eine Gruppe von 2—8 Lymphknoten, die in der rechten Pansen-furche unter der Serosa liegen. An sie reihen sich ohne scharfe Grenze die *Lgl. ruminales dextrae accessoriae* an; sie liegen im absteigenden Schenkel der rechten Längsfurche. c) Die *Lgl. ruminales sinistrae* (Linke Pansenlymphknoten) sind 1—2 in der linken Längsfurche gelegene Lymphknoten, die aber ziemlich oft fehlen. d) Die *Lgl. ruminales craniales* (Kraniale Pansenlymphknoten) umfassen 2—8 Lymphknoten, die versteckt in der vorderen (kranialen) Pansenfurche liegen. e) Die *Lgl. reticulares* (Haubenlymphknoten) stellen 2—7 kleinere Knoten dar, die auf der dorsalen und z. T. noch pansenseitigen Fläche der Haube liegen. f) Zu den *Lgl. omasicae* (Psalterlymphknoten) gehören 6—12 Knoten, die an der pansenseitigen Fläche und an der grossen Kurvatur des Psalters sich befinden. g) Die *Lgl. abomasicae dorsales* (Dorsale Labmagenlymphknoten) umfassen 3—6 Lymphknoten, die am dorsalen Rande des Labmagens sich befinden. h) Die *Lgl. abomasicae ventrales* (Ventrale Labmagenlymph-knoten) sind 1—4 Lymphknoten, die am ventralen Rande des pylorusseitigen Endes des Lab-magens im Netz liegen, scheinbar aber oft fehlen. i) Die *Lgl. ruminoabomasicae* (Pansen-Lab-magenlymphknoten) reihen sich an die vorigen an und schieben sich an der ventralen Seite zwischen Labmagen und Pansen ein. k) Die *Lgl. reticuloabomasicae* (Hauben-Labmagenlymph-knoten) sind 2—8 Lymphknoten, die in dem Winkel zwischen Haube und Labmagen liegen.

8. Lymphknoten des Darmes (*Lgl. mesentericae*). a) Zwölffingerdarm- (s. Duodenal-)lymphknoten. Die die Lymphgefässe des Duodenum aufnehmenden Lymphknoten bilden teils die 3. Gruppe der Lgl. hepaticae (s. unten), teils gehören sie zu den Lgl. pancreaticointestinales (s. unten). b) Die Leerdarm (Jejunum-)lymphknoten bilden eine Gruppe von 10—50 einzelnen Lymphknoten, deren Grösse von $^1/_2$—120 cm schwankt. Sie liegen zwischen den Blättern des Gekröses an dem zentralen Rande des Konvoluts der Jejunumschlingen bzw. zwischen diesem und der Kolonscheibe. Beim Schafe bilden sie fast eine zusammenhängende Masse an dem konkaven Bogen des Dünndarms. c) Die Hüftdarm (Ileum-)lymphknoten sind nicht scharf von den vorigen zu trennen. Sie liegen in dem Gekröse an dem der Kolonscheibe zugekehrten Rande des Ileum. d) Die Blinddarmlymphknoten befinden sich in dem Gekröse zwischen Caecum und Ileum in Form von 1—3 Knoten. e) Die Lymphknoten des Colon umfassen eine grosse Anzahl meist kleinerer Knoten, die an der Kolonscheibe liegen.

9. Die *Lgl. hepaticae* (Leberlymphknoten) stellen 6—15, je 1—7 cm grosse Lymphknoten dar, die an der Porta hepatis liegen und in 3 Untergruppen zerfallen. Die 1. Gruppe besteht aus 4—7 Knoten, die vom Pankreas bedeckt sind (Fig. 923 2,2,2). Die 2. Gruppe bilden 3—6 Knoten, die zwischen dem linken Pankreasrand und dem Tuberculum papillare liegen, z. T. auch unter das Tuberculum papillare sich einschieben (Fig. 923 1,1,1). Die 3. Gruppe setzt sich in Form von 1—3 kleinen Lymphknoten auf den dorsalen Rand des Duodenum fort. Die 4. Gruppe sind die *Lgl. hepaticae accessoriae* (Fig. 923 3,3); sie liegen am dorsalen Rande der Leber an der V. cava caudalis. Sie wiegen zusammen nach Joest [292] im Durchschnitt 0,37 % des Lebergewichts.

10. Die *Lgl. pancreaticointestinales* stellen eine Anzahl Lymphknoten dar, die an der abgekehrten Fläche des Pankreas, sowie zwischen diesem und dem an das Pankreas stossenden Teil des Duodenum, ferner zwischen Pankreas und der an das Pankreas stossenden Endschleife des Colon liegen.

11. Die *Lgl. renales* (Nierenlymphknoten) sind Lymphknoten, die an den Nierengefässen liegen, aber nicht scharf gegen die Lgl. lumbales aorticae abgesetzt sind.

G. Lymphknoten des Beckens und der Beckenhöhle. 1. Die *Lgl. sacrales* (Beckenlymphknoten) liegen teils an der Teilungsstelle der Aorta in die beiden Aa. hypogastricae (*Lgl. sacrales hypogastricae*) (Fig. 918 4, 924 3,3'), teils innen an dem Lig. sacrospinosum et-tuberosum (*Lgl. sacrales internae*) (Fig. 918 5, 924 4), teils aussen an dem genannten Bande (*Lgl. sacrales externae*).

2. Die *Lgl. ischiadica* (Sitzbeinlymphknoten) (Fig. 917 2) ist ein 2—3 cm grosser Lymphknoten, der dorsal von der Incisura ischiadica minor und 3—5 cm kranial von dem kaudalen Rande des Lig. sacrospinosum et-tuberosum an der lateralen Seite dieses Bandes liegt und vom M. biceps bedeckt wird.

3. Die *Lgl. tuberosa* (Fig. 917 5) ist ein nicht ganz konstant vorkommender Knoten, der sich medial vom Tuber ischiadicum befindet.

4. Die *Lgl. anorectales* (Lymphknoten des Rectum und des Afters) bilden eine Gruppe von Lymphknoten, die in der Beckenhöhle am Rectum liegen.

Lymphknoten des Hundes.

Lymphknoten am Kopfe und am Halse. 1. *Lgl. mandibulares* sind 2—5, je 2 bis 5,5 cm lange Knoten, die oberflächlich kaudolateral vom Proc. angularis des Unterkieferastes liegen und durch die V. maxillaris externa in ein dorsales und ventrales Lager geschieden werden. 2. Die *Lgl. parotidea* ist ein bis zu 2,5 cm langer Knoten, zu dem selten noch 1 oder 2 kleine Knoten kommen. Der Hauptknoten liegt kaudoventral vom Kiefergelenk zwischen dem halsseitigen Rande des M. masseter und des Unterkieferastes einerseits und der Ohrspeicheldrüse anderseits und erstreckt sich z. T. noch unter diese. 3. Die *Lgl. retropharyngea* bildet einen bis zu 8 cm langen Knoten, der am Schlundkopf liegt und ausnahmsweise doppelt ist. 4. Die *Lgl. cervicales superficiales* stellen jederseits eine Gruppe von 1—4, i. d. R. von 2 Knoten dar, die bis 7 cm lang sind und dicht halswärts vom M. supraspinatus, nur bedeckt von der äusseren Haut und dem M. trapezius, brachiocephalicus und omotransversarius liegen. 5. Die *Lgl. cervicales profundae* kommen nur selten vor und stellen dann nur kleine, höchstens 0,8 cm lange Knoten dar. Sie liegen am kranialen Ende der Schilddrüse auf dem ersten Trachealring oder noch auf der Pharynxmuskulatur (*Lgl. cervicales prof. craniales*) oder dicht vor dem Brusthöhleneingang an der ventralen Fläche der Luftröhre (*Lgl. cervicales prof. caudales*).

Lymphknoten an der Schultergliedmasse. 1. Die *Lgl. axillaris* liegt als ein bis 5 cm langer Knoten in der Höhe des Schultergelenks an der medialen Fläche des M. teres major und ist ganz ausnahmweise doppelt. 2. Eine *Lgl. cubitalis* kommt nur selten (in 3 von 24 Fällen) vor und liegt als ein bis 2 cm langer Lymphknoten dorsal vom Ellbogengelenk an der medialen Fläche des Caput longum des M. triceps br. bzw. des M. latissimus dorsi; möglicherweise ist sie aber auch als akzessorische Lgl. axillaris aufzufassen.

Lymphknoten an der Beckengliedmasse. 1. Die *Lgl. poplitea* ist ein bis 4,7 cm langer Knoten, der oberflächlich in der Kniekehle zwischen dem M. biceps und semitendinosus auf dem M. gastrocnemius liegt. 2. Die *Lgl. inguinales superficiales* bestehen bei männlichen Hunden jederseits aus 1 bis 3, meist aus 1 oder 2 Lymphknoten, die bei grossen Hunden eine Länge von 6,6 cm erreichen können und am dorsolateralen Rande des Penis kranial vom Samenstrang liegen. Bei weiblichen Hunden stellen die Lgl. inguinales superficiales (*Lgl. supramammaricae*) 1 bis 2 Lymphknoten dar, die je bis 2 cm lang sein können und 2 bis 4 cm kranial vom Schambeinkamm zwischen der ventralen Bauchwand einerseits, dem Euter und der Haut der ventralen Bauchwand anderseits eingeschoben sind.

Lymphknoten der Brustwand und der Brusthöhle. 1. Die *Lgl. thoracis ventralis* findet sich meist als ein bis zu 2,2 cm langer Knoten im zweiten Zwischenknorpelraum neben dem Körper des Brustbeins auf dem M. transversus thoracis; ausnahmsweise fehlt der Knoten. 2. *Lgl. mediastinales* kommen i. d. R. nur in der präkardialen Mittelfellspalte am Arcus aortae vor und sind inkonstant. I. d. R. sind auf beiden Seiten je 1 bis 6 bis zu 4 cm lange Lymphknoten vorhanden. Sie liegen den im präkardialen Brusthöhlenraum verlaufenden grossen Gefässstämmen, rechts ausserdem der Luftröhre an und schieben sich teilweise zwischen diese Organe ein. 3. Die *Lgl. bronchiales* sind i. d. R. vier meist schwärzlich gefärbte Knoten, die je bis 4,5 cm lang werden neben der Bifurkation der Luftröhre liegen.

Lymphknoten der Bauch- und Beckenwand und der Bauch- und Beckenhöhlenorgane. 1. Von den Lgl. iliacae sind nur 1—3 *Lgl. iliacae internae s. mediales* vorhanden, die bis 6 cm lang werden können. Sie liegen seitlich an der Aorta zwischen der A. circumflexa ilium profunda und der A. iliaca externa ihrer Seite. 2. Die *Lgl. hypogastricae* zerfallen in die Lgl. hypogastricae mediales und die Lgl. hypogastrica lateralis. a) Die *Lgl. hypogastricae mediales* bilden jederseits nur einen bis zu 4 cm langen, selten jedoch auch 2 oder 3 Knoten. Sie liegen in dem Winkel zwischen der A. sacralis media und hypogastrica. b) Die *Lgl. hypogastrica lateralis* ist nur äusserst selten vorhanden. Sie liegt als ein bis 1 cm langer Knoten an der Ansatzstelle der Endsehne des M. psoas minor an der Crista iliopectinea. 3. Die *Lgl. sacrales* lassen sich in eine mediale und laterale Gruppe spalten. Jede dieser Untergruppen besteht jederseits aus 1—2 Lymphknoten, die dicht kaudal vom Körper des letzten Lendenwirbels zwischen der A. sacralis media und dem M. sacrococcygeus ventralis (*Lgl. sacrales mediales*) oder zwischen dem M. sacrococcygeus ventralis und coccygeus an der medialen Fläche des M. piriformis liegen (*Lgl. sacrales laterales*). Beide Gruppen kommen aber nur inkonstant vor. 4. Die *Lgl. lumbales aorticae* sind in Zahl und Lage sehr variabel. Es sind bis zu 15 sehr kleine Lymphknoten gefunden worden, die im Bereich der Lendenwirbelsäule teils dorsal und ventral von der Aorta und V. cava caudalis, teils auch zwischen und neben diesen Gefässen liegen. 5. Die *Lgl. mesentericae* liegen in äusserst variabler Zahl (10—21) und Grösse (bis zu 20 cm Länge) einzeln oder in Gruppen zwischen den Blättern des Darmgekröses und des grossen Netzes, meist an bestimmten Stellen der Pfortader oder ihrer Äste. Entsprechend den Darmabschnitten, denen sie angehören, zerfallen sie in die Dünndarmlymphknoten (6 bis 14) und die Dickdarmlymphknoten (3 bis 8). Die erstere Hauptgruppe kann man in die *Lgl. portae* (im Zwölffingerdarmgekröse und im Lig. gastrolienale) und die Lymphknoten des Jejunum und Ileum einteilen. Die grösste der Lgl. portae wird wohl auch als *Pancreas Aselli* bezeichnet. 6. Die *Lgl. renales* liegen jederseits in Form eines bis zu 1,2 cm langen Knotens in dem Winkel zwischen Aorta und A. renalis; ausnahmsweise fehlen sie.

Anhang. Ausser den echten Lymphknoten gibt es noch die **roten** oder **Blutlymphknoten,** die sich durch ihre **rote Farbe** und durch den Mangel an zu- und abführenden Lymphgefässen auszeichnen. Sie sind erst in neuerer Zeit ausführlicher berücksichtigt und beschrieben worden (s. Baum [37 u. 39], Piltz [472], v. Schumacher [561]). Ihr Vorkommen schwankt innerhalb weitester Grenzen. Am regelmässigsten und zahlreichsten finden sie sich beim Rinde und Schafe, nur vereinzelt beim Hunde und wahrscheinlich gar nicht beim Pferde. Sie können sich fast an allen Stellen des Körpers finden, bevorzugen aber die Nähe echter Lymphknoten und vor allem die Brust- und Bauchhöhle. In der Brusthöhle werden sie am zahlreichsten angetroffen längs der Wirbelsäule und der Brustaorta, in der Bauchhöhle im Fett um die Nieren, die Bauchaorta und die V. cava caud., in der Porta hepatis, am Pansen, Darm usw. Anscheinend regelmässig finden sie sich ferner beim Rinde unter dem M. trapezius cervicalis, ziemlich regelmässig unter der Haut der Hungergrube. Ihre Grösse schwankt von Hirsekorn- bis Walnussgrösse; meist sind sie stecknadelkopf- bis erbsengross; ihre Zahl bewegt sich ebenfalls in einer Tierart innerhalb weitester Grenzen.

Im mikroskopischen Bau unterscheiden sie sich von echten Lymphknoten in erster Linie dadurch, dass sie viele rote Blutkörperchen enthalten, die mit Vorliebe an den dem Lymphsinus der echten Lymphknoten entsprechenden Stellen angehäuft sind, aber dort auch fehlen und dafür im Parenchym in unregelmässiger Anordnung sich finden können. Das Parenchym bildet eine gleichmässig lymphoide Masse, die keine oder nur spärliche Keimzentren enthält und eine Trennung in Rinden- und Marksubstanz nicht erkennen lässt. Sie treten nach Crescenzi [118] schon beim 4 Monate alten Rinderfetus auf. In vielen Fällen wird man die Frage, ob es sich im gegebenen Falle um einen echten Lymphknoten oder einen Blutlymphknoten handelt, makroskopisch nicht ohne weiteres entscheiden können, und selbst mikroskopisch wird die Differentialdiagnose oft schwer oder sogar unmöglich sein. Die 1. Anlage der roten Lymphknoten ist nach v. Schumacher dieselbe wie die der echten Lymphknoten; erst sekundär erfolgt die Obliteration der zu- und abführenden Lymphgefässe.

II. Die Lymphgefässe.

A. Hauptstämme. Sämtliche Lymphgefässe des Körpers vereinigen sich zu 2 Hauptstämmen: dem starken Ductus thoracicus und dem schwächeren Truncus lymphaticus dexter.

1. Der **Ductus thoracicus**, Milchbrustgang (Fig. 780 c, 827 o, 899 $_{12}$ und 919 $_1$, 922 $_{10}$), nimmt die Lymphgefässe der Beckengliedmassen, der Brust-, Bauch- und Beckenwandungen, der Eingeweide, der linken Schultergliedmasse und der linken Hälfte des Kopfes und Halses auf. Er entsteht am letzten Brustwirbel aus der Lendenzisterne, *Cisterna chyli* (Fig. 780 d).

Die Lendenzisterne bildet einen längsovalen bis spindelförmigen, bisweilen unregelmässig geformten Sack, der vom 2. Lendenwirbel bis zum letzten Brustwirbel zwischen den Pfeilern des Zwerchfells rechts und dorsal (beim Hunde ausnahmsweise auch links oder sogar links und ventral) an der Aorta liegt, am 2. Lendenwirbel durch das Zusammentreten der Lymphgefässtämme der Beckengliedmassen, der Bauchwandungen und der Baucheingeweide (Fig. 780 g, h) gebildet wird und kranial zum Ductus thoracicus sich verengert. Beim Rinde ist die Zisterne bisweilen nicht oder kaum stärker als der Ductus thoracicus; bei Rind, Schwein und Hund kann sie Inseln bilden. Klappen konnten in ihr nur beim Pferde nachgewiesen werden.

Am Ductus thoracicus kann man einen rechten, im postkardialen Abschnitt, und einen linken, im präkardialen Abschnitt der Brusthöhle gelegenen Teil unterscheiden. Der erstere liegt rechts und dorsal an der Aorta thoracica und ventral von der V. azygos, entspringt aus dem kranialen Ende der Lendenzisterne und tritt am 5. bis 6. Brustwirbel auf die linke Seite. Bei Rind und Schwein entspringt er mit einem Stamme aus der Zisterne, erscheint mithin als deren direkte Fortsetzung, während bei Pferd und Hund doppelte, beim Hunde sogar dreifache Ursprungsstämme vorkommen. Bei einfachem Ursprung kann sich der Ductus thoracicus bei Pferd, Rind und Hund (beim Schweine von uns nicht beobachtet) im weiteren Verlauf teilen, d. h. einen rechts und dorsal und einen links und dorsal an der Aorta verlaufenden Stamm bilden, die dann durch querverlaufende Anastomosen Inseln bilden können, besonders gilt dies für den Hund. Der im linken, präkardialen Brustabschnitt gelegene Endteil des Ductus thoracicus läuft mit schwacher, S-förmiger Krümmung in der präkardialen Mittelfellspalte zwischen der Speise- und Luftröhre einerseits und der A. subclavia sinistra anderseits schräg kranioventral und mündet am kranialen Rande der linken 1. Rippe in das Ende der V. cava cran. an der Stelle, wo diese die beiden Jugularvenen abspaltet, oder etwas weiter herzwärts in die V. cava cran. oder etwas weiter kopfwärts in die V. jugularis. Auch in diesem Abschnitt kommen Teilungen des Ductus thoracicus und Inselbildungen vor, jedoch seltener als im Anfangsteil; besonders häufig und mit den verschiedensten Variationen werden sie wieder beim Hunde beobachtet.

Meist ist das Endstück des Ductus thoracicus bei Pferd, Rind und Hund an der Mündung ampullenartig erweitert, kann sich an der Mündung selbst aber auch wieder verengern. Bisweilen ist das Endstück des Milchbrustgangs auch in 2 Äste geteilt, die dicht nebeneinander in die Vene münden. Der Hauptstamm ist bei Pferd und Rind 8 mm weit; in ihm finden sich bei allen Tieren Klappen. An der Stelle, wo der Ductus thoracicus in die Vene mündet, finden sich eine, mitunter 2 Klappen, die ein Übertreten des Blutes aus der Vene in den Milchbrustgang verhindern oder erschweren.

2. Der **Truncus lymphaticus dexter** ist bedeutend schwächer als der Milchbrustgang, hat im vollständig gefüllten Zustand beim Pferde und Rinde noch nicht ganz die
Stärke eines Gänsefederkiels, nimmt die Gefässe der rechten Hälfte des Kopfes und
Halses und der rechten Schultergliedmasse und einige Lymphgefässe der rechten Brustwand auf, entsteht als Stamm aus der Vereinigung der Vasa efferentia der Lgl. cervicales
superficiales dextrae, der Lgl. cervicales caudales dextrae, der rechtsseitigen Knoten des
Brusthöhleneingangs, des Ductus trachealis dexter (s. unten) und hat bei Pferd und Rind
eine Länge von 2—8 cm. Er (Fig. 780 f) mündet dem Milchbrustgang gegenüber rechts
an der Stelle des Abgangs beider Jugularvenen. An der Einmündungsstelle findet sich
ein Klappenpaar. Es steht nicht selten durch Queräste mit dem Duct. thoracicus in
Verbindung oder mündet in ihn.

Der *Ductus trachealis sinister*, ein starkes, an der linken Seite der Trachea liegendes
Lymphgefäss (Fig. 446 k), kann als Sammelstamm der linksseitig am Kopfe und Halse gelegenen
Lymphknoten betrachtet werden; er (Fig. 780 e) mündet in das Ende des Ductus thoracicus. Ein
in gleicher Weise rechts an der Trachea verlaufender *Ductus trachealis dexter* (Fig. 446 k') mündet
in den Truncus lymphaticus dexter; häufig tritt er in eine Lgl. cervic. caudalis.

B. Die makroskopisch verfolgbaren Lymphgefässe der einzelnen Körperteile
sind bis jetzt erst beim Rinde in systematischer Weise und erschöpfend durch Baum untersucht worden, während für die Lymphgefässe der einzelnen Körperteile der anderen Haustiere derartige Untersuchungen bis jetzt fehlen; noch am besten gekannt waren von jeher
die Lymphgefässe der Organe des Pferdes, während für die Lymphgefässe des Schweines
so gut wie alle Angaben fehlen und unsere Kenntnisse von den Lymphgefässen des
Hundes sich im wesentlichen auf die wenigen Angaben in der Anatomie des Hundes beschränken. Die nachfolgende Beschreibung der Lymphgefässe der einzelnen Körperteile
gilt im wesentlichen für das Pferd; ihr soll eine kurze Beschreibung der Lymphgefässe
des Rindes folgen. Die Lymphgefässe der **Haut** stellen ein umfangreiches Netz von
Lymphkapillaren dar, das mit den Lymphgefässen der Unterhaut in Verbindung steht.

Man unterscheidet am ganzen Körper oberflächliche und tiefe Lymphgefässe.

a) Lymphgefässe des **Kopfes.** Die oberflächlichen Lymphgefässe liegen
dicht unter der Haut, entspringen aus der Haut und den Muskeln der Lippen, Backen und
der Nase und vereinigen sich zu 10—12 Stämmchen, die sich mit der A. und V. facialis
um den ventralen Rand der Mandibula umschlagen und in die mandibularen Lymphknoten eintreten. Sie stehen vielfach untereinander und mit den tiefen Lymphgefässen in Verbindung; letztere führen die Lymphe der Kopfhöhlen ab; ihre Stämme
begleiten meist die Venen und münden in die subparotidealen und kranialen Halslymphknoten. Aus diesen tritt ein starkes, mitunter doppeltes Gefäss aus, das an der rechten
bzw. linken Seite der Trachea als rechter bzw. linker Halsstamm (s. oben) liegt und
Lymphgefässe der Speise- und Luftröhre und die aus den Lgl. cervic. mediae tretenden
Gefässe aufnimmt.

b) Von den **Hals**lymphgefässen liegen die oberflächlichen subkutan am
Nacken und münden in die Lgl. cervicales superficiales; die tiefen begleiten die Venen
und münden in die Lgl. cervic. caudales.

c) Lymphgefässe des **Rumpfes.** Die oberflächlichen, beckenwärts von der
Schulter entspringenden Lymphgefässe liegen quer an Schulter und Oberarm und münden
in die Lgl. cervicales superficiales. Die an der Unterbrust und an der kranialen Hälfte
des Bauches entspringenden sind vom M. pectoralis superficialis bedeckt und münden
in die Lgl. cervic. superficiales et caudales. Die an der kaudalen Hälfte des Bauches,
sowohl ventral als auch an den Seiten entspringenden Lymphgefässe sind beckenwärts
gerichtet und enden in den Lymphknoten der Kniefalte und in den Lgl. inguinales super-

ficiales. Die tiefen Lymphgefässe der Brustwand begleiten die V. thoracica lateralis
oder verlaufen quer über die Schulter und münden in die Lgl. axillares.

d) Lymphgefässe der **Schultergliedmasse.** Die oberflächlichen Lymphgefässe liegen ausserhalb der Faszien neben den oberflächlichen Venen. Sie entspringen
z. T. in der Huflederhaut, bilden mehrere bis zum Fesselgelenk neben den Venen der
Zehe liegende Stämmchen; ausserdem liegen sie neben der V. metatarsea volaris superf.
medialis und der V. cephalica; einige verlassen am Ellbogengelenk die letztere und
begleiten die V. mediana, um in die Lgl. cubitales zu münden. Ein Stämmchen oder
einige begleiten die V. cephalica humeri und enden in den Lgl. cervic. caudales. Ein
Stämmchen liegt an der V. metacarpea volaris lateralis und geht in die Äste, welche die

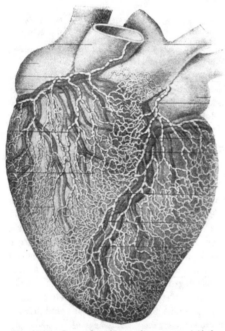

V. cephalica begleiten; ebenso liegen
einige Stämmchen neben den Asten
dieser. — Die tiefen Lymphgefässe
entspringen in der Huflederhaut und
in den Muskeln am Unterarm, am Humerus und der Schulter und vereinigen
sich zu mehreren Ästen, welche die
V. mediana, radialis collateral. distalis,
brachialis und subscapularis begleiten.
Die von dem distalen Teile der Gliedmasse kommenden gehen teils durch
die Lgl. cubitales in die Lgl. axillaris,
teils unmittelbar in letztere; aus ihr
entspringen einige stärkere Stämme,
welche die V. axillaris begleiten und
in die Lgl. cervicales caudales münden.
Die Lymphgefässe der Schulter gehen
in die Lgl. axillaris.

e) Von den Lymphgefässen
der **Beckengliedmasse** entspringen
die oberflächlichen in der Huflederhaut und begleiten die Venen der
Zehe und die aus dem Sohlenbogen
entspringenden Venen; die meisten

Figur 913. Lymphgefässe des menschlichen
Herzens. Facies sternocostalis. ²/₃ (Sappey).

münden in die Lgl. inguinales profundae; einige treten am Fussgelenk

in die Tiefe und verbinden sich mit den tiefen Lymphgefässen, welche die V. tibialis
anterior und posterior begleiten. Die weniger zahlreichen tiefen Lymphgefässe entspringen im Bindegewebe zwischen den Muskeln, begleiten die tiefen Venenstämme und
münden z. T. in die Lgl. poplitea; die aus dieser hervortretenden Stämme begleiten die
V. femoralis, nehmen andere tiefe Lymphgefässe auf und münden in die Lgl. inguinales
profundae, während die der Hinterbacke in die Lgl. iliacae mediales eintreten.

f) Die Lymphgefässe der **Brusthöhle** werden in die der Brusthöhlenwände
und die der Brusthöhleneingeweide unterschieden. Die Lymphgefässe der **Brusthöhlenwände** entspringen in den Mm. intercostales, laufen mit den Vv. intercostales
dorsal, nehmen die von den Rückenmuskeln und aus dem Wirbelkanal kommenden
Lymphgefässe auf und enden in den Lgl. thoracales dorsales. Die Lymphgefässe der
ventralen Brustwand entspringen in den Bauchmuskeln, laufen neben den Vv. mam-

mariae internae halswärts, nehmen die Lymphgefässe des Zwerchfells, des M. transversus thoracis und des ventralen Teiles der Mm. intercostales auf, gehen durch die Lgl. thoracales ventrales und durch die Lgl. cervicales caudales, um links schliesslich den Milchbrustgang, rechts den Truncus lymphaticus dexter zu erreichen. Einige Lymphgefässe des Zwerchfells gehen direkt zum Duct. thoracicus, in den sie am Aortenschlitz münden.

Von den Lymphgefässen der **Brusteingeweide** bilden die oberflächlichen der Lungen in der Subserosa ein Netz; sie vereinigen sich zu Stämmchen, die teils halswärts, teils dorsal zu den Lgl. mediastinales craniales et bronchiales verlaufen. Die tiefen Lungenlymphgefässe entspringen im Lungenparenchym, treten neben den Stammbronchien aus den Lungen und enden in den Lgl. bronchiales. Aus diesen gehen mehrere Äste in den Duct. thoracicus.

Die sehr schwachen Lymphgefässe des Herzens (Fig. 913 u. 914) verlaufen teils mit den Kranzarterien, teils an den Rändern des Herzens. Sie entspringen an den Flächen und machen viele Windungen; ihre Stämmchen durchbohren den Herzbeutel, um in den Lgl. mediastinales craniales zu enden. Die Lymphgefässe des Herzbeutels und der Thymus vereinigen sich mit denen der Lungen und des Herzens. Die Lymphgefässe der Speiseröhre gehen in kleine Mittelfelllymphknoten, die neben dem Oesophagus zwischen den Blättern des Mediastinum liegen.

g) Die Lymphgefässe der **Bauch-** und **Beckenhöhle** zerfallen in die der **Bauchhöhlenwände** und die der **Baucheingeweide**. Die der **Bauchhöhlenwände** entspringen in den Bauchmuskeln und im Peritonaeum, begleiten z. T. die Vv. epigastricae caudales bzw. die Vv. cir-

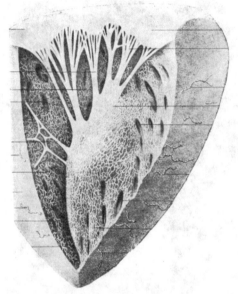

Figur 914. Lymphgefässe der endokardialen Fläche des linken Ventrikels des Herzens von Equus caballus (Sappey) 1:2.

cumflexae ilium prof. und gehen in die Lgl. iliacae lateral. und medial. und in die Lgl. inguinales; z. T. begleiten sie die Aa. lumbales und treten in die Lgl. lumbales.

Von den Lymphgefässen der **Leber** liegen die oberflächlichen in der Subserosa der Leber und bilden Netze. Die der Zwerchfellsfläche der Leber vereinigen sich zu kleinen Stämmen, die im Lig. falciforme dorsal oder in die beiden Ligg. triangularia gehen und in die Lymphgefässe des Zwerchfells münden. Diesen Weg nehmen auch einige Lymphgefässe der viszeralen Leberfläche; an dieser sind die Lymphgefässe zahlreicher; sie laufen vom scharfen zum stumpfen Rand, nehmen auch Zweige von der Zwerchfellsfläche auf, die durch die Incisurae interlobares gehen, vereinigen sich zu 10—12 Stämmchen, treten durch die Lgl. hepaticae in die Leberpforte und vereinigen sich mit den tiefen Lymphgefässen. Diese entspringen tief in der Leber, treten neben den Zweigen der V. portae heraus, gehen durch die Lgl. hepaticae, wo sie sich mit den oberflächlichen Lymphgefässen der viszeralen Fläche vereinigen.

und bilden einen starken Stamm, der neben der A. hepatica liegt und sich mit dem Milz- und Magenstamm zum *Truncus coeliacus* vereinigt. Einige Gefässe treten an der Zwerchfellsfläche in Begleitung der Lebervenen heraus; sie gehen durch das kleine Netz in die Lgl. gastricae.

Die Lymphgefässe der **Milz** (Fig. 915 u. 916) kommen teils von deren Oberfläche, teils aus der Tiefe und sind ungemein zahlreich. Sie bilden an den Flächen der Milz dichte Netze, haben viele Erweiterungen und gehen in der Richtung vom schmalen zum breiten Ende teils in die Lgl. lienales, aus denen ein am linken dorsalen Ende des Magens sich mit den Magengefässen verbindender Stamm entsteht, teils treten sie von

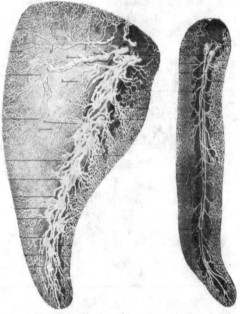

Figur 915.   Figur 916.

Figur 915. Oberflächl. Lymphgefässe der Milz des Pferdes; med. Fläche (Sappey) 1 : 4.

Figur 916. Oberflächl. Lymphgefässe der Milz des Schweines (Sappey) 1 : 4.

beiden Flächen am dorsalen Ende der Milz zu einem starken Stamm zusammen, der sich mit dem Truncus coeliacus vereinigt. Sie nehmen Lymphgefässe vom Pankreas auf.

Von den Lymphgefässen des **Magens** und **Netzes** entspringen die oberflächlichen in der Muscularis und Serosa des Magens und liegen in der Subserosa; die tiefen entspringen in der Schleimhaut. Alle vereinigen sich untereinander; die der Curvatura major des Magens und des Netzes begleiten die Aa. gastricae breves und gehen in die Lgl. lienales; die der Magenflächen kommen an der Curvatura minor zusammen und gehen durch die Lgl. gastricae zum linken dorsalen Ende des Magens, um mit den Milz- und Leberstämmen den Truncus coeliacus zu bilden.

Die oberflächlichen Lymphgefässe des **Darmkanals** entspringen aus der serösen und Muskelhaut, die tiefen aus der Schleimhaut. Sie sind sehr zahlreich, beschreiben zwischen den Schichten der Darmwand viele Schlingen und Windungen und treten aussen am Darm zu Stämmchen zusammen, die im Dünndarmgekrösse dorsal gehen, z. T. die Blutgefässe begleiten, z. T. zwischen diesen zu den Gekröslymphknoten gehen. Aus diesen gehen 2—3 Stämme hervor, die neben der A. mesenterica cran. dorsal steigen und sich mit dem Lymphstamm des Colon zum *Truncus lymphaticus intestinorum* verbinden. Dieser vereinigt sich mit dem Truncus coeliacus, der in die Lendenzisterne mündet. Die Lymphgefässe des grossen Colon begleiten die Blutgefässe, gehen durch die vielen Lymphknoten im Mesocolon und bilden an beiden rechten Längslagen 7—9 Stämmchen, die auch die Lymphgefässe der ventralen Fläche des Blinddarms aufnehmen und sich endlich zum Hauptstamm des Dickdarms vereinigen. Die Lymphgefässe der dorsalen Fläche des Blinddarmkopfes bilden 4—5 Stämmchen, die in den Hauptstamm münden.

Beim Schweine sind die aus den langen Gekröslymphknoten kommenden Stämmchen viel stärker und länger als beim Pferde. Die Dickdarmlymphgefässe gehen durch mehrere Lymphknoten, ehe sie sich mit dem Stamm verbinden.

Die Lymphgefässe der **Harnorgane** entspringen im Innern und an der Oberfläche der Nieren; erstere treten am Hilus heraus, vereinigen sich mit letzteren, begleiten die Blutgefässe und enden in den Lgl. renales et lumbales. Mit ihnen vereinigen sich meist die Lymphgefässe der Nebennieren. Die Lymphgefässe des Ureters und der Harnblase gehen in die Lgl. iliacae mediales.

Die Lymphgefässe der **Geschlechtsorgane.** Die Lymphgefässe der äusseren Geschlechtsteile begleiten die Äste der Aa. pudendae und enden in den Lgl. iliacae mediales, während die ihrer Hüllen zu den Lgl. inguinales superficiales ziehen. Die sehr zahlreichen Lymphgefässe der Hoden bilden 15—18 Stämmchen, die auch die Lymphgefässe der Tunica vaginalis aufnehmen. Sie begleiten, wie die der Eierstöcke, die A. spermatica interna und gehen zu den Lgl. lumbales und iliacae mediales. Die Lymphgefässe der Prostata, der Vesiculae seminales und der Gland. ischiourethrales münden in die Lgl. iliacae mediales. Die zahlreichen tiefen Lymphgefässe des Uterus bilden zwischen der Schleim- und Muskelhaut und in der Subserosa ein Geflecht. Aus diesem treten jederseits 14 oder 15 Stämmchen hervor, die im Lig. latum brustwärts und medial verlaufen und in die Lgl. lumbales eintreten.

Lymphgefässe des Rindes.

A. Lymphgefässe des Kopfes. Die Lymphgefässe der Haut des Kopfes einschl. Parotisgegend und Kehlgang, Nasenspitze und Lippen münden in die Lgl. parotidea (Fig. 908 1) und in die Lgl. mandibularis. Lymphgefässe der Muskeln des Kopfes: Lgl. parotidea und Lgl. mandibularis und zwar so, dass die meisten der Muskeln Lymphgefässe zu beiden Knoten entsenden. Lymphgefässe der aboralen Hälfte der Nasenhöhle und der Schleimhaut der Kiefer- und Gaumenhöhle: Lgl. retropharyngea medialis. Lymphgefässe der oralen Hälfte der Nasenhöhle, der äusseren Nase und der Lippen: Lgl. parotidea und Lgl. mandibularis, ausnahmsweise Lgl. retropharyngea lateralis. Lymphgefässe der Backen: Lgl. mandibularis. Lymphgefässe des harten Gaumens: Lgl. retropharyngea medialis, Lgl. pterygoidea und Lgl. mandibularis, ausnahmsweise auch Lgl. retropharyngea medialis (Fig. 909 8,9). Lymphgefässe des Gaumensegels und der Mandeln: Lgl. retropharyngea medialis, ausnahmsweise auch Lgl. retropharyngea lateralis (Fig. 909 10). Lymphgefässe der Zunge und Zungenmuskeln: Lgl. mandibularis, Lgl. retropharyngea lateralis und medialis und Lgl. hyoidea oralis (Fig. 909 10—12). Lymphgefässe des Zahnfleisches und der Zähne: Lgl. parotidea, Lgl. mandibularis, Lgl. retropharyngea lateralis und medialis und Lgl. pterygoidea (Fig. 909 7,9). Lymphgefässe der Gland. parotis: Lgl. parotidea, Lgl. retropharyngea lateralis und Lgl. mandibularis. Lymphgefässe der Gland. submaxillaris und sublingualis: Lgl. retropharyngea lateralis und medialis und Lgl. mandibularis. Lymphgefässe des Schlundkopfs, der Schlundkopfhöhle und des Kehlkopfs: Lgl. retropharyngea medialis, Lgl. cervicales craniales und ev. mediae. Lymphgefässe der Schilddrüse: Lgl. cervicales craniales et mediae (Fig. 910 x, 16). Lymphgefässe des Auges (Augenlider, Tränendrüse, Bulbusmuskeln): Lgl. parotidea. Lymphgefässe des Ohres (einschl. Ohrmuskeln): Lgl. parotidea und Lgl. retropharyngea lateralis. Lymphgefässe des Unterkiefergelenks: Lgl. parotidea. Die Lymphgefässe des Nervensystems s. S. 760.

B. Lymphgefässe des Halses. Lymphgefässe der Haut des Halses: Lgl. cervicalis superficialis (Fig. 908, 911 a). Lymphgefässe der am Halse gelegenen Muskeln: Lgl. retropharyngea lateralis et medialis, Lgl. mandibularis, Lgl. cervicales profundae, Lgl. cervicalis superficialis, Lgl. cervicales nuchales, Lgl. costocervicalis (Fig. 908 8). Lymphgefässe des Halsteiles der Luft- und Speiseröhre: Lgl. cervicales profundae. Lymphgefässe des Halsteiles der Thymus: Lgl. retropharyngea lateralis und Lgl. cervicales profundae.

C. Lymphgefässe der Schultergliedmasse. Lymphgefässe der Haut: Lgl. cervicalis superficialis (Fig. 911 a). Lymphgefässe der an Schulter und Oberarm gelegenen Muskeln (einschliesslich Brustmuskeln); Lgl. axillaris, Lgl. axillares primae costae, Lgl. intercostales bzw. mediastinales dorsales, Lgl. costocervicalis, Lgl. cervicalis superficialis, Lgl. cervicales nuchales, Lgl. sternales. Lymphgefässe der am Unterarm gelegenen Muskeln: Lgl. axillaris propria und Lgl. axillares primae costae; die Sehnen dieser Muskeln schicken ihre Lymphgefässe aber zur Lgl. cervicalis superficialis. Von den Knochen der Schultergliedmasse senden Scapula, Humerus, Radius, Ulna und Carpus ihre Lymphgefässe

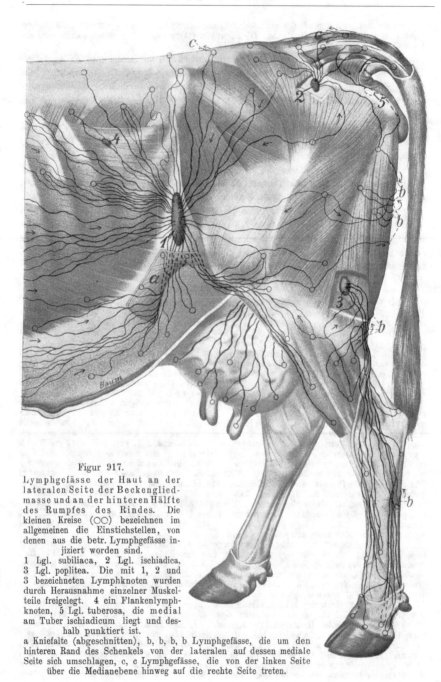

Figur 917.

Lymphgefässe der Haut an der lateralen Seite der Beckenglied-masse und an der hinteren Hälfte des Rumpfes des Rindes. Die kleinen Kreise (OO) bezeichnen im allgemeinen die Einstichstellen, von denen aus die betr. Lymphgefässe in-jiziert worden sind.

1 Lgl. subiliaca, 2 Lgl. ischiadica, 3 Lgl. poplitea. Die mit 1, 2 und 3 bezeichneten Lymphknoten wurden durch Herausnahme einzelner Muskel-teile freigelegt. 4 ein Flankenlymph-knoten, 5 Lgl. tuberosa, die medial am Tuber ischiadicum liegt und des-halb punktiert ist.

a Kniefalte (abgeschnitten), b, b, b, b Lymphgefässe, die um den hinteren Rand des Schenkels von der lateralen auf dessen mediale Seite sich umschlagen, c, c Lymphgefässe, die von der linken Seite über die Medianebene hinweg auf die rechte Seite treten.

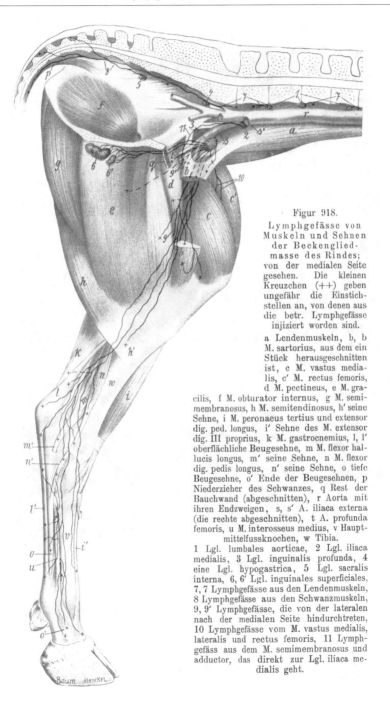

Figur 918.

Lymphgefässe von Muskeln und Sehnen der Beckengliedmasse des Rindes; von der medialen Seite gesehen. Die kleinen Kreuzchen (++) geben ungefähr die Einstichstellen an, von denen aus die betr. Lymphgefässe injiziert worden sind.

a Lendenmuskeln, b, b M. sartorius, aus dem ein Stück herausgeschnitten ist, c M. vastus medialis, c′ M. rectus femoris, d M. pectineus, e M. gracilis, f M. obturator internus, g M. semimembranosus, h M. semitendinosus, h′ seine Sehne, i M. peronaeus tertius und extensor dig. ped. longus, i′ Sehne des M. extensor dig. III proprius, k M. gastrocnemius, l, l′ oberflächliche Beugesehne, m M. flexor hallucis longus, m′ seine Sehne, n M. flexor dig. pedis longus, n′ seine Sehne, o tiefe Beugesehne, o′ Ende der Beugesehnen, p Niederzieher des Schwanzes, q Rest der Bauchwand (abgeschnitten), r Aorta mit ihren Endzweigen, s, s′ A. iliaca externa (die rechte abgeschnitten), t A. profunda femoris, u M. interosseus medius, v Hauptmittelfussknochen, w Tibia.

1 Lgl. lumbales aorticae, 2 Lgl. iliaca medialis, 3 Lgl. inguinalis profunda, 4 eine Lgl. hypogastrica, 5 Lgl. sacralis interna, 6, 6′ Lgl. inguinales superficiales, 7, 7 Lymphgefässe aus den Lendenmuskeln, 8 Lymphgefässe aus den Schwanzmuskeln, 9, 9′ Lymphgefässe, die von der lateralen nach der medialen Seite hindurchtreten, 10 Lymphgefässe vom M. vastus medialis, lateralis und rectus femoris, 11 Lymphgefäss aus dem M. semimembranosus und adductor, das direkt zur Lgl. iliaca medialis geht.

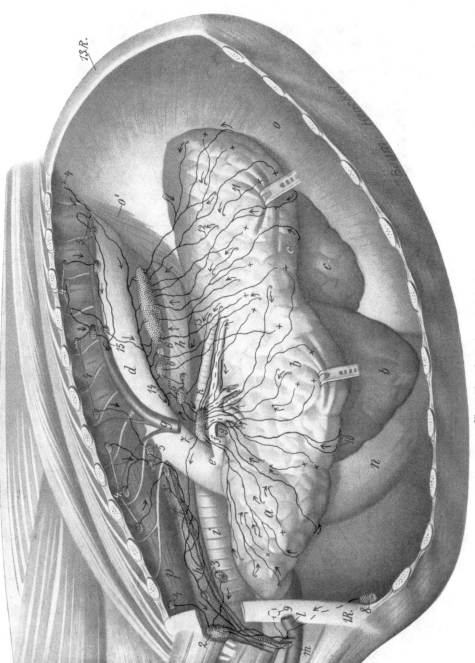

Figur 919. Legende s. nächste Seite.

zur Lgl. axillaris propria und zu den Lgl. axillares primae costae, Metacarpus und Zehenglieder hingegen zur Lgl. cervicalis superficialis. Von den Gelenken der Schultergliedmasse schicken Schulter- und Ellbogengelenk die Lymphgefässe zur Lgl. axillaris propria und den Lgl. axillares primae costae, das Karpalgelenk zu den Lgl. axillares und der Lgl. cervicalis superficialis, die Zehengelenke nur zur Lgl. cervicalis superficialis..

D. **Lymphgefässe des Thorax.** Lymphgefässe der Haut des Thorax, soweit diese kranial von einer vom Olecranon zum dorsalen Ende der 10.—12. Rippe gezogenen Linie liegt: Lgl. cervicalis superficialis, Lymphgefässe der Haut beckenwärts von dieser Linie: Lgl. subiliaca (Fig. 917 1). Lymphgefässe der am Thorax gelegenen Muskeln: Lgl. intercostales und mediastinales, sternales, costocervicalis, axillaris propria, axillares primae costae, cervicalis superficialis (Fig. 910 1). Lymphgefässe der Knochen des Thorax: Lgl. intercostales bzw. mediastinales dorsales und Lgl. sternales. Lymphgefässe der Pleura costalis und mediastinalis: Lgl. intercostales, Lgl. mediastinales, Lgl. sternales, Lgl. costocervicalis, Lgl. axillares, Lgl. diaphragmaticae. Lymphgefässe des Zwerchfells: Lgl. mediastinales caudales, dorsales et ventrales, Lgl. sternales und Lgl. diaphragmaticae (Fig. 922). Lymphgefässe des Brusthöhlenteils der Luftröhre: Lgl. mediastinales craniales et mediae, Lgl. costocervicalis. Lymphgefässe der Lungen: Lgl. mediastinales craniales, mediae et caudales, Lgl. bifurcationis und Lgl. bronchiales profundae (Fig. 919). Lymphgefässe des Herzbeutels: Lgl. pericardiacae, Lgl. sternalis cranialis, Lgl. mediastinales craniales, dorsales et caudales. Lymphgefässe des Herzens: Lgl. bifurcationis sinistra und Lgl. mediastinales craniales sinistrae. Lymphgefässe des Brusthöhlenteils der Speiseröhre: Lgl. cervicales caudales, mediastinales craniales, mediae et caudales (Fig. 922). Lymphgefässe des Brusthöhlenteils der Thymus: Lgl. mediastinales craniales, Lgl. sternalis cranialis, Lgl. intercostales.

E. **Lymphgefässe des Bauches.** Lymphgefässe der Haut des Bauches: Lgl. subiliaca (Fig. 917 1). Lymphgefässe der Fascia lumbodorsalis: Lgl. lumbalis propria, Lgl. lumbales aorticae, Lgl. ischiadiaca oder Lgl. sacralis externa caudalis. Lymphgefässe der Muskeln des Bauches und der Lendengegend: Lgl. lumbales, Lgl. iliacae laterales et mediales, Lgl. inguinalis profunda, Lgl. hypogastricae, Lgl. sternales, Lgl. intercostales bzw. mediastinales dorsales, Lgl. epigastrica. Lymphgefässe der Lendenwirbel: Lgl. lumbales. Lymphgefässe des Peritonaeum: Lgl. mediastinales caudales, Lgl. sternales, Lgl. intercostales bzw. mediastinales dorsales, Lgl. iliacae laterales et mediales, Lgl. lumbales aorticae, Lgl. inguinalis profunda und Lgl. musculi recti abdominis. Lymphgefässe des Euters: Lgl. inguinales superficiales (Euterlymphknoten) (Fig. 918 6, 6'). Lymphgefässe des Penis und Praeputium: Lgl. inguinales superficiales, ausnahmsweise Lgl. subiliaca. Lymphgefässe des Hodens: Lgl. iliacae mediales. Lymphgefässe des Magens: Magenlymphknoten, vereinzelt münden die Lymphgefässe direkt in das Vas efferens commune der Magenlymphknoten. Lymphgefässe des Duodenum: Lgl. hepaticae, Lgl. pancreaticointestinales, Lgl. abomasicae dorsales et ventrales. Lymphgefässe des Jejunum: Leerdarmlymphknoten. Lymphgefässe des Ileum: Hüftdarmlymphknoten. Lymphgefässe des Caecum: Blinddarmlymphknoten. Lymph-

Figur 919. **Subpleurale und tiefe Lymphgefässe an der mediastinalen und diaphragmatischen Fläche der zurückgeschlagenen linken Lunge des Rindes; Lgl. mediastinales craniales, caudales und dorsales, Lgl. intercostales und Lgl. costocervicalis sinistra mit Vasa efferentia.** (Die Brusthöhle ist durch Wegnahme der 2.—12. Rippe geöffnet.) Die Pfeile geben die Verlaufsrichtung der Lymphgefässe an, die Sternchen (XX) die Ursprungsstelle bzw. Injektionsstelle der Lymphgefässe. Treten Lymphgefässe in die Tiefe oder kommen sie aus der Tiefe hervor, so ist an der betreffenden Stelle ein kleines Loch gezeichnet.

a linker Spitzenlappen, b, b linker Herzlappen, c, c linker Zwerchfellslappen, d Aorta thoracica, von der die Interkostalarterien abzweigen, e Ductus arteriosus, f linker Ast der Lungenarterie mit seinen Ästen für den Spitzen-, Herz- und Basislappen, g, g Vena hemiazygos (aus der ein Stück herausgeschnitten ist), h, h Speiseröhre, i Luftröhre, k linker Stammbronchus mit seinen Ästen für den Spitzen-, Herz- und Basislappen, l V. axillaris, m V. jugularis ext., n Herzbeutel, o, o' Zwerchfell, p M. longus colli. 1. R. = 1. Rippe, 13. R. = 13. Rippe.

1 Ductus thoracicus, 2 Lgl. costocervicalis sinistra, 3, 3' Lgl. mediastinales craniales sin., 4, 4, 4, 4 Lgl. intercostales, 5, 5, 5 Lgl. mediastinales dorsales, 6, 6' Lgl. mediastinales caudales, 6'' Lgl. mediastinalis caudalis aortica, 7 Lgl. bifurcationis sinistra, 8 Lgl. sternalis cranialis, 9 ein Lymphknoten des Brusthöhleneingangs. Die Abbildung zeigt, wie ein Teil der subpleuralen Lymphgefässe von der kostalen auf die mediastinale und diaphragmatische Fläche umbiegt (z. B. bei 10), wie die subpleuralen Lymphgefässe grösstenteils subpleural weiter verlaufen, wie ein kleinerer Teil von ihnen aber auch in die Tiefe tritt (z. B. bei 11), ein dritter Teil aber auch aus der Tiefe hervortritt (z. B. bei 12); die Abbildung zeigt ausserdem, wie die tiefen Lymphgefässe in Begleitung der Bronchien und der Äste der Lungenarterie hervortreten, 13 ist ein Lymphgefäss, das nach der rechten Seite geht, 14 Vas efferens commune der Lgl. mediastinales caudales, 15 Vas efferens, das nach der rechten Seite hinübertritt.

gefässe des Colon: Kolonlymphknoten und Lgl. pancreaticointestinales. Lymphgefässe des Rectum: Lgl. anorectales. Lymphgefässe der Leber und Gallenblase: Lgl. mediastinales caudales, Lgl. diaphragmaticae, Lgl. hepaticae, Lgl. sternales (Fig. 923). Lymphgefässe des Pankreas: Lgl. pancreaticointestinales und Lgl. hepaticae. Lymphgefässe der Milz: Lgl. mediastinales caudales, Lgl. atriales, Lgl. coeliacae et mesentericae, bisweilen noch zur letzten Lgl. mediastinalis dorsalis. Lymphgefässe der Nieren: Lgl. renales, Lgl. lumbales aorticae, Lgl. iliacae mediales, Lgl. inguinalis profunda. Lymphgefässe der Nebenniere: Lgl. lumbales, Lgl. renales. Lymphgefässe des Ovarium, des Eileiters, der Eileiterfalte, des Eierstocksbandes: Lgl. iliacae mediales (Fig. 924). Lymphgefässe des Uterus: Lgl. iliacae mediales, Lgl. hypogastricae, Lgl. inguinalis profunda (Fig. 924). Lymphgefässe der Harnblase: Lgl. hypogastricae, Lgl. inguinalis profunda (Fig. 924).

      F. Lymphgefässe des Beckens und der Beckenhöhle. Lymphgefässe der Haut des Beckens und des Schwanzes: Lgl. subiliaca, Lgl. ischiadica, Lgl. tuberosa (Fig. 917 5). Lymphgefässe der Muskeln am Becken: Lgl. ischiadica, Lgl. hypogastricae, Lgl. iliacae mediales, Lgl. inguinalis profunda, Lgl. coxalis, Lgl. iliaca lateralis, Lgl. subiliaca. Lymphgefässe der Knochen des Beckens: Lgl. iliaca lateralis, Lgl. sacralis externa cranialis, Lgl. inguinalis profunda, Lgl. ischiadica, Lgl. hypogastricae. Lymphgefässe des Hüftgelenks: Lgl. inguinalis profunda, Lgl. ischiadica, Lgl. sacralis externa, Lgl. iliacae mediales. Lymphgefässe des Euters und des Penis: s. S. 749. Lymphgefässe des Mastdarms und Afters: Lgl. anorectales (Fig. 924). Lymphgefässe des Afters und seiner Muskeln: Lgl. anorectales, Lgl. ischiadica. Lymphgefässe des Uterus: s. oben. Lymphgefässe der Vagina: Lgl. hypogastricae (Fig. 924). Lymphgefässe der Vulva und des Vestibulum

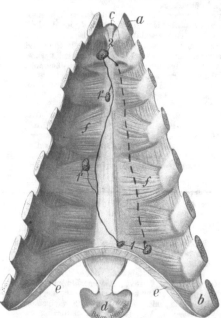
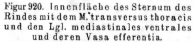
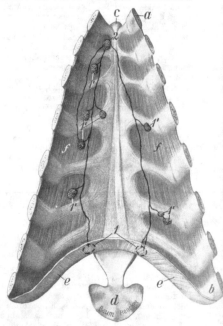

Figur 920. Innenfläche des Sternum des Rindes mit dem M.‘transversus thoracis und den Lgl. mediastinales ventrales und deren Vasa efferentia.

a ventrales Ende der 1. Rippe, b ventrales Ende der 8. Rippe, c Manubrium sterni, d Cartilago xiphoidea, e, e sternaler Teil des Zwerchfells, das im übrigen abgeschnitten ist, f, f M. transversus thoracis.

1 und 1′, 1′ Lgl. mediastinales ventrales, 2 Lgl. sternalis cranialis.

Figur 921. Innenfläche des Sternum des Rindes nach Wegnahme des M. transversus thoracis mit eingezeichneten Lgl. sternales und deren Vasa efferentia.

a ventrales Ende der 1. Rippe, b ventrales Ende der 8. Rippe, c Manubrium sterni, d Cartilago xiphoidea, e, e Pars sternalis des Zwerchfells, das im übrigen abgeschnitten ist, f Zwischenknorpelmuskeln.

1, 1′, 1′ Lgl. sternales, 2 Lgl. sternalis cranialis.

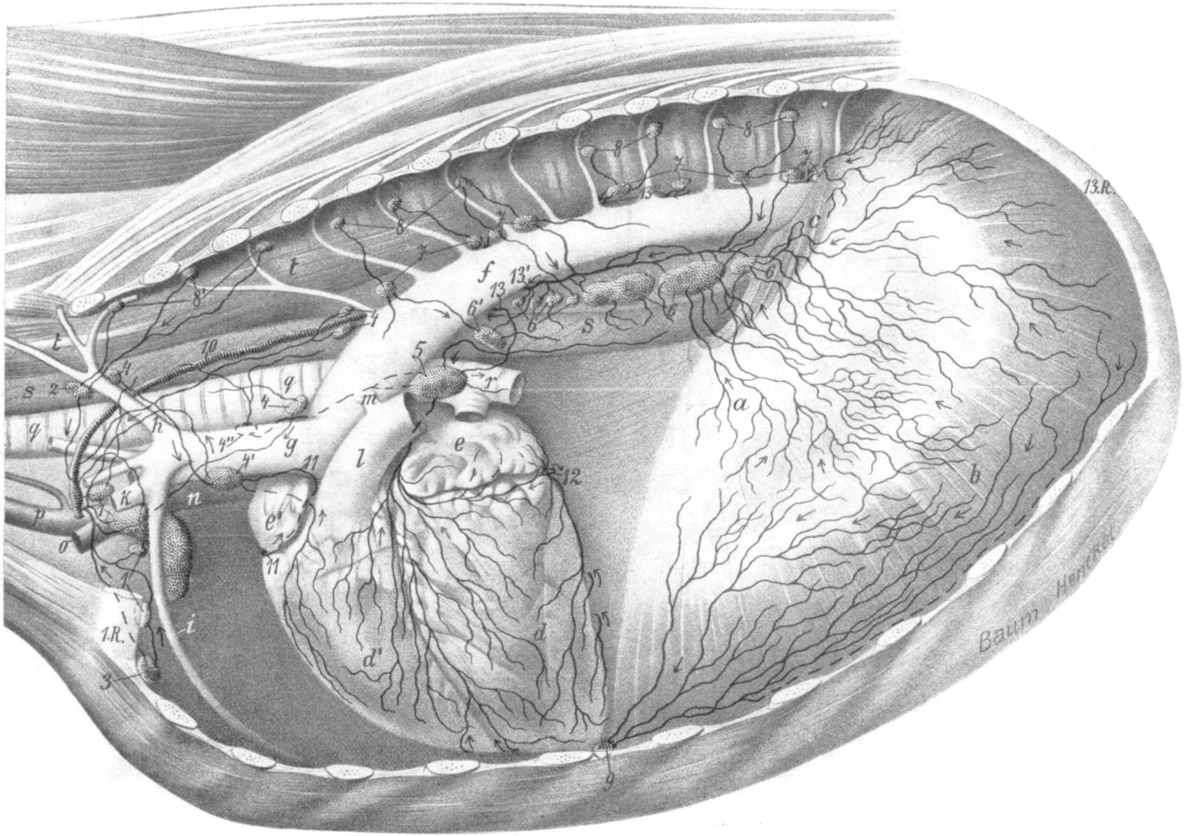

Figur 922. Lymphgefässe des Herzens und des Zwerchfells des Rindes; von der linken Seite gesehen. Lgl. intercostales und mediastinales mit Vasa efferentia. Die linke Lunge und die linke Brusthöhlenwand sind entfernt, letztere bis auf die 13. Rippe. Die Pfeile geben die Richtung des Lymphstromes an, die kleinen Kreuzchen (++) die Einstich- bzw. Ursprungsstellen der Lymphgefässe.

a sehniger Teil, b Pars costalis und c Pars lumbalis des Zwerchfells, d linke und d' rechte Herzkammer, e linke und e' rechte Herzvorkammer, f Aorta thoracica, g Truncus brachio-cephalicus communis, h A. costocervicalis, i A. mammaria interna, k Ende der A. subclavia, l A. pulmonalis, m Ductus arteriosus, n V. cava cranialis, o V. axillaris, p V. jugularis ext.

q, q Luftröhre, r linker Stammbronchus (augeschnitten), s, s Speiseröhre, t, t M. longus colli. 1. R. = 1. Rippe, 13. R. = 13. Rippe.

1, 1 Lymphknoten des Brusthöhleneingangs, 2 Lgl. costocervicalis, 3 Lgl. sternalis cranialis, 4, 4, 4, 4'' Lgl. mediastinales craniales sinistrae, 5 Lgl. bifurcationis sinistra, 6, 6, 6, 6' Lgl. mediastinales caudales, 7, 7, 7, 7 Lgl. mediastinales dorsales, 8, 8, 8, 8' Lgl. intercostales, 9 Lgl. mediastinalis ventralis, 10 Ductus thoracicus, 11, 11 Lymphgefäss, das vom mediastinales m m m m, 7, 7, 7 Lymphknoten m, 12 Einmündung, 13, 13' Lymphgefässe, die von der linken nach der rechten Seite hinübertreten.

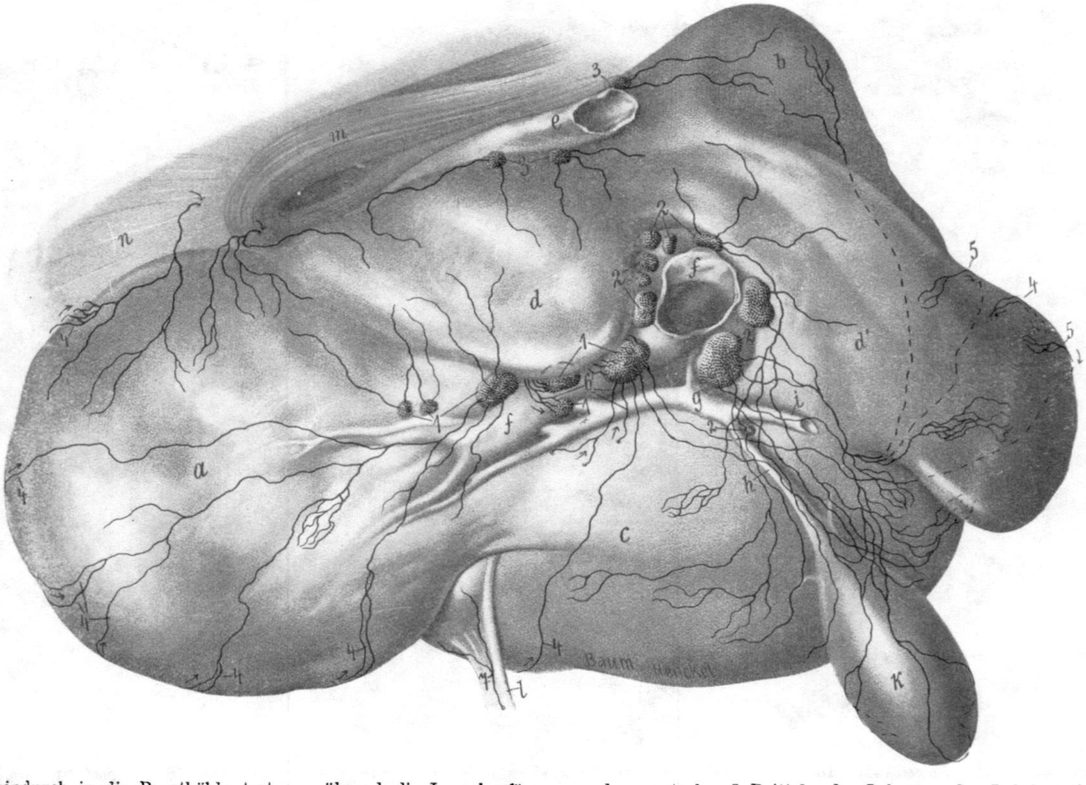

Figur 923.

Hintere (viszerale) Fläche der Leber des Rindes mit Lgl. hepaticae und Lymphgefässen.

a linker Lappen, b rechter Lappen, c Lobus quadratus, d, d' Lobus caudatus, e V. cava caudalis (abgeschnitten), f, f V. portae (abgeschnitten), g Ductus hepaticus, dessen in der Leber gelegene Hauptäste sichtbar sind, h Ductus cysticus, i Ductus choledochus (abgeschnitten), k Gallenblase, l Lig. teres (abgeschnitten), m linker Zwerchfellspfeiler, n sehniger Teil des Zwerchfells.

1, 1, 1 Gruppe 2 der Leberlymphknoten, 2, 2, 2 Gruppe 1 der Leberlymphknoten, 3, 3 Lgl. hepaticae accessoriae.

Die Abbildung zeigt, wie die oberflächlichen Lymphgefässe des dorsalen Drittels der viszeralen Fläche der Leber teils zu den Lgl. hepaticae accessoriae gehen, teils durch das Zwerchfell hindurch in die Brusthöhle treten, während die Lymphgefässe von den ventralen 2 Dritteln der Leber zu den Lgl. hepaticae ziehen. Sie zeigt ferner, wie Lymphgefässe von der parietalen Fläche der Leber sich (bei 4, 4, 4) auf deren viszerale Fläche umschlagen oder wie umgekehrt Lymphgefässe von der viszeralen Fläche des Processus caudatus sich auf dessen parietale Fläche umschlagen (bei 5, 5), 6, 6 tiefe Lymphgefässe der Leber, 7 ein im Lig. teres verlaufendes Lymphgefäss.

vaginae: Lgl. inguinales superficiales, Lgl. hypogastricae, Lgl. ischiadica (Fig. 924). Lymphgefässe der Harnblase: s. S. 750. Lymphgefässe der Samenblase: Lgl. inguinalis profunda, Lgl. hypogastricae. Lymphgefässe der Prostata und der Bulbourethraldrüsen: Lgl. hypogastricae, Lgl. sacralis interna, Lgl. ischiadica. **G. Lymphgefässe der Beckengliedmasse.** Lymphgefässe der Haut der Beckengliedmasse: Lgl. poplitea, Lgl. subiliaca, Lgl. inguinales superficiales (Fig. 918 6, 6'). Lymphgefässe der Fascia lata, genu et cruris: Lgl. inguinalis profunda, Lgl. iliaca lateralis, Lgl. coxalis, Lgl. poplitea. Lymphgefässe der Muskeln am Becken und Oberschenkel: Lgl. poplitea, Lgl. ischiadica, Lgl. inguinalis profunda, Lgl. iliacae mediales, Lgl. coxalis, Lgl. iliaca lateralis (Fig. 918). Lymphgefässe der Muskeln und Sehnen am Unterschenkel und Fuss: Lgl. inguinalis profunda, Lgl. poplitea (Fig. 917 3). Lymphgefässe des Beckens: s. S. 750. Lymphgefässe der übrigen Knochen der Beckengliedmasse: Lgl. inguinalis profunda, Lgl. iliacae mediales, Lgl. poplitea. Lymphgefässe der Gelenke der Beckengliedmasse: Lymphgefässe des Hüftgelenks: s. s. 750. Lymphgefässe des Kniegelenks: Lgl. inguinalis profunda. Lymphgefässe des Tarsalgelenks: Lgl. inguinalis profunda, Lgl. poplitea. Lymphgefässe der Zehengelenke: Lgl. poplitea.

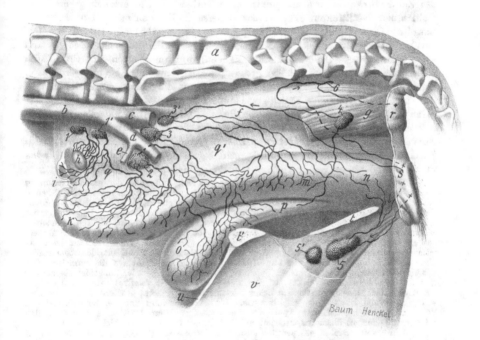

Figur 924. Lymphgefässe der weiblichen Geschlechtsorgane des Rindes. Die linke Bauch- und Beckenwand sind weggenommen.
In der Abbildung ist das linke Uterushorn in gestrecktem Zustand gezeichnet, während es in Wirklichkeit bekanntlich mit seinem kranialen Ende kaudal- bzw. kaudoventral umgebogen ist. Das Horn ist deshalb streng genommen in einer unnatürlichen Form gezeichnet, damit die Lymphgefässe desselben, auf die es hier allein ankommt, in übersichtlicher Weise eingezeichnet werden konnten.
a Kreuzbein, b Ende der Aorta, c A. hypogastrica, d A. iliaca externa, e A. circumflexa ilium profunda, f Rectum, g M. levator ani (am Ursprung abgeschnitten), h Ovarium, i Eileiter, k freies Uterushorn, l Uteruskörper, m Vagina, n Vestibulum vaginae, o Harnblase, p Harnröhre, q, q' Mesovarium und Mesometrium, r After, s Vulva, t, t' ventrale Beckenwand, u ventrale Bauchwand, v Euter.
1, 1' Lgl. iliacae mediales, 2 Lgl. inguinalis profunda, 3, 3' Lgl. hypogastricae, 4 Lgl. sacralis interna, 5, 5' Lgl. inguinales superficiales, 6 Lymphgefäss, das in die Lgl. ischiadica einmündet.

IV. Nervenlehre.

Allgemeines.

Die **Nervenlehre,** *Neurologia,* beschreibt das **Nervensystem.** Dieses besteht aus den Zentralorganen und den peripheren Teilen; zu den ersteren gehören das Gehirn und das Rückenmark, zu den letzteren die Nerven mit den peripheren Ganglien. Diese zerfallen in zerebrospinale und sympathische Ganglien. Die zerebrospinalen finden sich an den dorsalen Wurzeln aller Rückenmarksnerven und vieler Gehirnnerven. Die sympathischen Nervenganglien kommen am reichlichsten in der Nähe der Wirbelsäule und der grossen Blutgefässtämme vor; sie sind verschieden gross, nicht selten mikroskopisch klein und bilden in die Nerven eingeschobene und mit ihnen innig verbundene, rötlich-graue Auftreibungen. Die sympathischen Ganglien bilden mit den Nerven, die von ihnen ausgehen und sie untereinander sowie mit den Gehirn- und Rückenmarksnerven verbinden, das sympathische (Eingeweide-) Nervensystem, dem das zerebrospinale Nervensystem gegenübergestellt wird. Zu letzterem gehören Gehirn und Rückenmark sowie alle Nerven, die sich direkt bis zu den Zentralorganen verfolgen lassen (zerebrospinale Nerven).

Die **Zentralorgane** bestehen aus der weissen *Substantia alba* und der grauen *Substantia grisea.* Im Rückenmark findet sich die graue Substanz vorwiegend in Form einer axial gelegenen Säule; am Gehirn bildet sie z. T. einen grauen Überzug, die Hirnrinde, z. T. zentrale Ganglienmassen, die Ganglien des Grosshirns und die Kerne der Hirnnerven. Das Stützgerüst für beide Substanzen ist die Glia s. Neuroglia, ein Gewebe, das sich aus vielfach verästelten Zellen (Astrozyten) und einem von deren Fortsätzen gebildeten Faserfilz zusammensetzt. Ausserdem gelangt Bindegewebe mit Gefässen in die Zentralorgane. Die **graue Substanz** ist blutreich und enthält ausser Nervenzellen (S. 4) und deren Fortsätzen dünne, marklose oder markarme Nervenfasern, ein dichtes Netz aus Gliafasern und enge, mangmaschige Kapillarnetze. Die Ganglienzellanhäufungen in der grauen Substanz, die das Ursprungs- oder Endgebiet bestimmter Nerven bilden, heissen Nervenkerne. Die **weisse Substanz** ist relativ blutarm und enthält nur Bündel markhaltiger, verschieden dicker Nervenfasern, Gliafasern, grössere Blutgefässe und weite, gross- und langmaschige Kapillarnetze. Die Gehirnkammern und der Zentralkanal des Rückenmarks sind mit dem Ependym, einem einschichtigen Flimmerepithel, ausgekleidet, das bei älteren Tieren oft flimmerlos erscheint und der subependymösen Gliaschicht aufsitzt.

Die **Nerven** bestehen aus parallel gelagerten Nervenfasern (S. 4), einem bindegewebigen Stützgerüst und einer blätterigen Hülle (*Epineurium*). Von dieser ziehen Hauptblätter in das Innere und teilen den Nerven in grössere Faserbündel, die sie als *Perineurium* umgeben. Von den Hauptblättern gehen Nebenblätter für kleinere Faserbündel (*Endoneurium*) und von diesen feinste Blättchen zur Umhüllung der einzelnen Nervenfasern (Endoneuralhüllen) ab. Im interfaszikulären Gewebe der Nerven finden sich Blut- und Lymphgefässe. Die Nervenfasern sind entweder weiss und doppelt oder grau und einfach konturiert (s. S. 4). Zu jedem peripheren Nerven gehören ein oder mehrere zentrale Nervenkerne, seine Wurzeln, der Stamm und seine Verzweigungen. Unter Nervenwurzeln versteht man in der groben Anatomie jene Nervenfaserbündel, die aus dem Zentralnervensystem aus- oder eintreten; ihre Gesamtheit stellt den scheinbaren oder oberflächlichen Ursprung, die peripheren Wurzeln, dar. Der tiefe oder eigentliche Ursprung, die zentralen Nervenwurzeln, werden durch die Faserzüge gekennzeichnet, die von dem Kerne her die zentralen Nervenmassen durchziehen, um dann zum Nervenstamm zu werden. Die Nervenfasern teilt man nach ihrer Funktion in zentrifugale und zentripetale ein. Die zentrifugal leitenden Fasern der Nerven entspringen in den motorischen Ganglienzellen, die sich im Gehirn und Rückenmark zu den meist ventral gelagerten motorischen Ursprungskernen der peripheren Bahnen vereinigen. Die zentripetal leitenden Fasern entspringen dagegen ausserhalb von Gehirn und Rückenmark, z. B. in den Spinalganglien, Kopfganglien, der Retina usw.; die Ganglienzellen, mit denen diese Fasern im Gehirn und Rückenmark in Verbindung treten, bilden die Endkerne der betr. Nervenbahnen.

Jede Nervenzelle trägt einen langen, dünnen Fortsatz, den Achsenzylinderfortsatz (Neurit), das Neuraxon (Fig. 925 3), und ausserdem verschieden zahlreiche kurze, verzweigte Protoplasmafortsätze, Dendriten (Fig. 925 2). Das Neuraxon entsendet feinste Seitenzweige, die Kollateralen (Fig. 925 4), und splittert sich an seinem Ende in ein zartes Astwerk, das Endbäumchen (Fig. 925 5), auf. Die Nervenzelle und ihre Ausläufer bilden zusammen eine morphologische und funktionelle Einheit, die Waldeyer Neuron nennt. Jedes Neuron setzt sich mithin aus 3 Hauptstücken zusammen: der Nervenzelle, den Dendriten und dem Neuraxon mit dem Endbäumchen. Die Ausläufer des Neuraxons besorgen die Verbindung mit anderen Neuronen. Alle im Nervensystem enthaltenen Leitungsbahnen bauen sich aus hintereinander geschalteten Neuronen auf und zwar in der Weise, dass das Endbäumchen (Telodendron) des Achsenzylinderfortsatzes des einen Neurons mit der Nervenzelle eines anderen Neurons in räumliche Beziehung tritt.

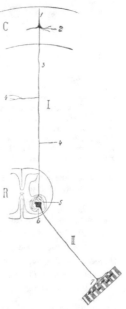

Jede motorische Nervenzelle der grauen Ventralsäulen des Rückenmarks steht durch ihr Neuraxon mit der motorischen Endplatte einer quergestreiften Muskelfaser in organischer Verbindung. Endplatte, Neuraxon und zugehörige Nervenzelle des Rückenmarks bilden als Einheit das erste oder periphere Neuron der motorischen Leitungsbahn (Fig. 925 II).

Die motorische Ventralhornzelle kann von der Grosshirnrinde aus erregt werden. Als Leitungsapparat dient das Neuraxon einer in der Grosshirnrinde gelegenen motorischen Nervenzelle, dessen Endbäumchen die motorische Rückenmarkszelle umspinnt oder einschliesst. Dieser übergeordnete Leitungsapparat entspricht wieder einem Neuron: es ist das zweite oder zentrale Neuron der kortikospinalen, motorischen Bahn (Fig. 925 I).

Andere Bahnen setzen sich aus mehreren Einheiten, den Neuronen 1., 2., 3. usw. Ordnung, zusammen, die gleichsam eine Kette für die physiologischen Erregungsvorgänge im peripheren und zentralen Nervensystem bilden [s. Literaturangaben unter Nr. 7, 141, 246, 318, 452 u. 558].

Figur 925. Neuronenschema der zerebrospinalen motorischen Bahn (Dexler).
C Grosshirnrinde, R Rückenmark. I zentrales Neuron, II peripheres Neuron. 1 protoplasmatischer Hauptfortsatz (Hauptdendrit) der motorischen Rindenzelle, 2 protoplasmatische Nebenfortsätze (Dendriten), 3 Neurit der motorischen Rindenzelle, 4, 4 Kollateralen desselben, 5 Endbäumchen des Neuriten, 6 motorische Nervenzelle des Rückenmarks, 7 Endaufsplitterung (motorische Endplatte) des Neuriten der motor. Nervenzelle des Rückenmarks an der Muskelfaser.

Figur 925.

A. Die Zentralorgane des zerebrospinalen Nervensystems.

Übersichtliche Darstellung des zerebrospinalen Nervensystems für das Studium im Präpariersaal.

I. Die Gehirn- und Rückenmarkshüllen.

Das in der Schädelhöhle liegende Gehirn und das im Wirbelkanal befindliche Rückenmark werden ausser den S. 76 ff. u. 96 besprochenen knöchernen noch von **häutigen Hüllen,** *Meninges,* umgeben. Die *Meninges* bestehen aus 3 umeinander liegenden Häuten, der Dura mater, Arachnoidea und Pia mater.

48*

1. Die äusserste häutige Hülle ist die **harte Hirn- und Rückenmarkshaut,**
Dura mater encephali et spinalis (Fig. 926 ₃, 933 ₁ u. 934 ₁₀). Diese derbe, feste, weisse,
blutarme, fibröse Haut umhüllt die Zentralorgane mantelartig. Zwischen ihr und der

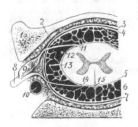

Arachnoidea befindet sich ein mit der klaren, serösen S u b -
d u r a l f l ü s s i g k e i t gefülltes *Cavum subdurale* (Fig. 926 ₇).
Dieser Raum wird von den peripheren Nervenwurzeln und
am R ü c k e n m a r k von den Zacken des *Lig. denticulatum*
(s. S. 761) durchsetzt.

Zwischen der *Dura mater spinalis* und dem Periost
(Endost) der Wirbel befindet sich das mit lockerem Binde-
und Fettgewebe gefüllte *Cavum epidurale* (Fig. 926 ₂).
Der Duralschlauch, der vom For. occipitale magnum ab
das Rückenmark als weiter Sack umgibt (Fig. 926 ₃,
933 ₁ u. 934 ₁₀) und sich beim Pferde im Sakralkanal,
ein wenig kaudal von der Spitze des Conus terminalis,
zu einer engen, das Filum terminale umhüllenden Scheide
verjüngt, wird nach aussen in der Lage erhalten durch
Scheiden, die er an die Nerven gibt (Duralscheiden),
durch das epidurale Fettpolster und dieses durchziehende,
zarte, unregelmässig verteilte Bindegewebsfäden und in
seinem kranialen Abschnitt durch starke *Ligg. suspensoria
durae matris,* die von der Dura zur Wirbelsäule gehen.

Figur 926. Situs des Pferderückenmarks (Dexler).
1 linker kaud. Proc. artic. vertebrae VI, 2 Epiduralraum, 3 Dura
mater, 4 Arachnoidea, 5 Pia
mater, 6 Subarachnoidcalraum
mit Fächerwerk, 7 Subdural-
raum, 8 Spinalnervenstamm, 9
Ganglion spin., 10 Plex. venos.
ventr. vertebr. sin., 11 Dorsal-
wurzeleintritt, 12 N. access. spin.,
13 Lig. denticul., 14 Austritt
der Ventralwurzeln, 15 Tract.
arter. ventralis.

Im Bereich des 1. und 2. Zervikalsegments findet sich
a) das *Lig. suspensorium transversum,* das von der Dura zur
Membr. atlantooccipit. ventralis geht, und b) das *Lig. suspen-*
sorium longum; es geht von der Dura vom Ende des 2. Halswirbels in der Art schräg zum Wirbel,
dass es diesen in der Höhe des Dens erreicht.

Die *Dura mater encephali* umschliesst das Gehirn und ist mit der Arachnoidea
nur durch Blutgefässe verbunden. Sie ist an die Innenfläche der Schädelknochen durch
Gefässe, Bindegewebe und elastische Fasern befestigt und kann als inneres Periost
(Endost) bezeichnet werden. Ein Cavum epidurale fehlt im Schädelraum.

Die Befestigung der Dura an der Schädelwand ist am innigsten an allen vorspringenden
Stellen (z. B. Crista petrosa, Tentorium osseum, Leisten der Nervenrinnen), an der Sella turcica
und in der kaudalen Schädelgegend. Dorsal und seitlich ist die Verbindung, abgesehen von der
Crista sagittalis int., weniger fest, so dass hier die Dura mit stumpfer Gewalt vom Knochen abgelöst werden kann. Die Dura umhüllt an einzelnen Stellen Nerven- und Gefässtämme.

Die Dura bildet 2 in das Schädelinnere ragende Fortsetzungen: eine mediane, an
der Crista sagittalis interna und der Crista galli befestigte, sichelförmig gekrümmte
Längsfalte, die *Falx cerebri,* und eine rechtwinklig zu ihr stehende, an die Protuberantia occipitalis int. (bzw. das Tentorium osseum) und an die Crista petrosa befestigte
Querfalte, das *Tentorium cerebelli membranaceum.* Die **grosse** *Falx cerebri,* **Gehirnsichel**
(Fig. 927 F), senkt sich in den die Hemisphären des Grosshirns scheidenden Längsspalt
ein; ihr dorsaler, median am Schädeldach befestigter, konvexer Rand reicht vom
Tentorium osseum entlang der Crista sagittalis int. und der Crista galli bis zur Schädelbasis. Der freie, stark konkave Rand liegt dorsal vom Corpus callosum (s. S. 773) und
mit seinem nasalen Endteil nasal vom Balkenknie.

Beim Pferde und Hunde trennt die Falx cerebri nasal und kaudal die Hemisphären
total. Sie reicht aber auch hier mit dem bogigen, freien Rande nicht bis auf den Balken,
sondern lässt den Gyrus cinguli frei. Bei den Wiederkäuern und dem Schweine ist die
grosse Sichel niedrig; beim Schafe und bei der Ziege ist sie stellenweise ganz verstrichen.

Als Fortsetzung der grossen Sichel findet sich beim Menschen kaudal vom Tentorium cerebelli die *Falx cerebelli,* kleine Sichel; bei den Haustieren ist sie ganz unbedeutend und wird nur durch eine sagittale Duraverdickung angedeutet.

Das *Tentorium cerebelli membranaceum,* **Gehirnzelt** (Fig. 927 G), senkt sich in die Fissura transversa des Gehirns ein und bildet eine quere, beim Hunde verknöchernde Scheidewand zwischen dem Kleinhirn und den Grosshirnhemisphären, die median bis auf die Vierhügel und seitlich bis auf die Schädelbasis herabreicht.

Ihr ventraler Rand ist stark konkav (*Incisura tentorii cerebelli*), während der dorsale, an der Schädelwand (der Protuberantia occipitalis interna bzw. dem Tentorium osseum und z. T. an der Crista petrosa) befestigte Rand stark konvex ist.

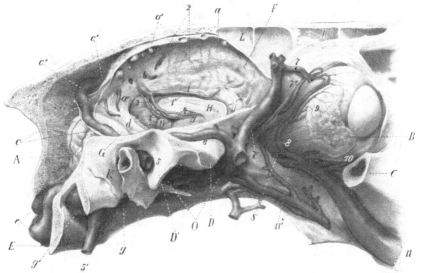

Figur 927. Blutleiter der Dura mater und Augenhöhlenvenen des Pferdes.
1 : 3 (Dennstedt).
a Sinus sagittalis, **a'** Parasinoidalräume, **a''** Mündung einer hinteren V. cerebri dorsalis, **b** Sinus rectus, **c** Sinus transversus dexter, **c'** Sinus transversus sinister, **c''** Sinus communicans, **d** Sinus petrosus, × Mündungsstelle des Sinus occipitalis, **e** und **g** Sinus basilaris, **f** Übergang des Plex. venos. orbitalis in den Sin. cavernosus, **g** Sinus basilaris (Endabschnitt), **g'** seine ampullenförmige Anschwellung. **A** Kleinhirn, **B** Glandula lacrimalis, **C** Processus temporalis des Jochbeins, **D** Proc. zygomaticus des Schläfenbeins, **D'** Proc. postglenoidalis, **E** Condylus occipitalis, **F** Falx cerebri, **G** Tentorium cerebelli membranaceum, **H** Corpus callosum, **J** Massa intermedia, **K** Porus acusticus ext., **L, L** Sinus frontalis, **N** Epiphyse, **O** Venengeflecht in der Fossa subtemporalis. 1 V. corporis callosi major, 1' V. corp. call. minor, 2 Venen der Facies medialis der Hemisphäre, 3 V. magna cerebri, 3' Venen der Epiphyse, 4 Vv. cerebri profundae, 5 V. cerebralis dorsalis, 5' V. cerebralis ventralis, 6 Emissarium am Grunde des Jochfortsatzes vom Schläfenbein, 7 V. frontalis, 7' V. temporalis prof., 7'' V. ethmoidalis, 8 V. ophthalmica dorsalis, 8' Vene, die in der häutigen Auskleidung der Fissura orbitalis entsteht, 9 Vv. lacrimales, 10 V. ophthalmica ventralis, 11 V. reflexa, 11' ihr Ursprung aus dem Sinus cavernosus.

In Verdoppelungen der Dura bzw. zwischen ihr und den Knochen oder in Knochenkanälen und -rinnen finden sich eigenartige, venöses Blut führende, stellenweise von Bindegewebsbälkchen durchsetzte Kanäle, die **Blutleiter,** *Sinus venosi,* die am Gehirn ein dorsales und basilares System bilden (Dennstedt [126]) und sich von den anderen Venen durch ihre im allgemeinen prismatische Form, ihr ständig offenes Lumen, die Abwesenheit von Klappen im Innern und dadurch, dass in den meisten von ihnen sich kreuzende Lamellen und Bälkchen befinden, unterscheiden.

a) Das **dorsale Sinussystem** besteht wesentlich aus dem median und ventral von der Crista sagittalis interna in der Falx cerebri gelegenen *Sinus sagittalis,* der am Tentorium osseum in einen rechten und linken *Sinus transversus* übergeht (Fig. 927 c, c'); letzterer gelangt in den Schläfenkanal und setzt sich in die *V. cerebralis dorsalis* fort (Fig. 927 5). Hierzu kommen noch die am Dach der kaudalen Schädelhöhlengegend gelegenen *Sinus occipitales* und der jederseits neben der Crista petrosa verlaufende *Sinus petrosus* (Fig. 927 d). Seitlich von der Medianebene besitzt der Sinus sagittalis im Mündungsbereich der mittleren und kaudalen Vv. cerebri dorsales (Fig. 927 a'') innerhalb der Dura noch eine Kette von Hohlräumen, in die Gehirnvenen münden und die mit den dorsalen Sinus venosi kommunizieren (*Parasinoidalräume*) (Fig. 927 a'). Sie sind beim Pferde kolben-, knopf- oder taschenförmig, beim Hunde rundlich und dorsoventral abgeplattet.

Der **Sinus sagittalis**, Längsblutleiter (Fig. 927 u. 928 a), bildet kein einheitliches Gefäss; er ist vielmehr maschig durchsetzt und hat innen eine nicht immer deutlich ausgeprägte, sagittale Scheidewand, die ihn in 2 Hälften teilt, so dass er paarig oder in mehrere Gefässbuchten geteilt erscheint. Er ist dorsal an die Crista sagittalis int. befestigt und liegt im dorsalen Abschnitt der Falx cerebri. In sein nasales Ende münden nur beim Pferde, nicht bei den übrigen Haustieren, die Venen des Siebbeins und des Gehirns, aber bei keiner Tierart (im Gegensatz zum Menschen) die Venennetze der Nasenhöhle. Beim Schweine und der Ziege entspringt er aus 2 an der dorsalen Wölbung der Riechgruben medial ziehenden Meningealvenen. Der Sinus sagittalis des Hundes folgt in seinem nasalen Drittel vielfach nicht der Anheftungsstelle der Falx cerebri an der Crista galli, sondern steigt kaudal von den Riechgruben in flachem Bogen quer durch die Hirnsichel nasodorsal, um dann erst am konvexen Sichelrand unter der Sutura sagittalis des Schädelgewölbes kaudal zu ziehen. Beim Schafe geht er aus einer Vene hervor, die in einer seichten Rinne der hier ganz verstrichenen Hirnsichel kaudal verläuft und erst an der Falx cerebri von den Duraplatten vollkommen umschlossen wird. Kaudal gehen die beiden Hälften des Sinus sagittalis, die in einer Knochenfurche (oder einen Kanal) gelagert, zum Tentorium osseum, treten in dieses oder zwischen dieses und die Schädelkapsel und biegen rechts und links ab als **Sinus transversi** (Fig 927 c, c' u. 928 c, c), Querblutleiter. Das Vereinigungsgebiet der Blutleiter des dorsalen Systems im Bereich des Tentorium osseum heisst *Confluens sinuum.* Beide Querblutleiter stehen durch einen Querast in Verbindung, den *Sinus communicans,* der bei Pferd (Fig. 927 c'' u. 928 c'), Hund und Katze in einem im Tentorium osseum querverlaufenden Knochenkanal, bei den Wiederkäuern und dem Schweine in der Dura mater cerebelli verläuft, so dass der Confluens sinuum ein Gefässdreieck vorstellt; nur beim Hunde (und bisweilen bei der Katze) mündet der Sinus sagittalis, ohne sich zu teilen, in den Sinus communicans ein. Der Sinus transversus liegt in der Basis des knöchernen Zeltes und an der dieses fortsetzenden Crista petrosa zwischen Scheitel- und Hinterhauptsbein, z. T. im Knochen. Er tritt dann in den Schläfenkanal und wird zur *V. cerebralis dorsalis.* Beim Pferde ist meist der linke Querblutleiter stärker als der rechte. Der **Sinus petrosus** (Fig. 927 u. 928 d) verläuft am nasomedialen Rande des Felsenbeins bzw. an der Crista petrosa kaudodorsal und mündet in den Sinus transversus an dessen Übergang in den Sinus sagittalis ein. Die **Sinus occipitales** (Fig. 928 e) werden durch Venen vertreten, die seitlich an der Nackenwand des Schädels, zwischen deren Wurmgrube und den Seitengruben verlaufen und durch 2 dicht nebeneinander liegende, ganz kurze Knochenkanäle in den Sinus communicans münden. Die Sinus occipitales haben bei allen Haussäugetieren eine wenig beständige Form und sind meist durch Diploë-, Meningeal- und oberflächliche Kleinhirnvenen ersetzt. Beim Hunde vereinigen sich diese Venen nach Bluntschli [57] zu einer starken V. cerebri dorsalis media, die in den Sinus sagittalis mündet.

Beim Schweine und Rinde kann der Confluens sinuum durch ein m. o. w. entwickeltes Blutleiternetz ersetzt werden (*Rete sinuum transversorum*), das beim Rinde über der Felsenbeinspitze zu einem spindelförmigen Blutraum zusammenfliesst, der von zahlreichen langen Spannfasern durchzogen wird. Bei den Wiederkäuern und dem Hunde teilt sich der Querblutleiter über der Spitze der Felsenbeinpyramide in 2 Äste; der nasale führt nasal vom Os petrosum durch den Schläfengang nach der V. cerebralis dorsalis, der kaudale (*Sinus condyloideus*) kaudal vom Os petrosum durch den Canalis condyloideus nach dem Sinus basilaris bzw. nach der V. condyloidea und dem Sinus columnae vertebralis. Beim Schweine und der Katze teilt sich der Sinus transversus auch in 2 Zweige; der nasale windet sich in Ermangelung eines Canalis temporalis kaudal vom Felsenbein nach dem For. lacerum aborale, wo er in die V. cerebralis ventralis mündet, während sich der kaudale Zweig ähnlich wie bei den Wiederkäuern verhält. Beim Schweine mündet in den Sinus transversus noch ein *Sinus petrososquamosus,* der an seinem Ursprung zwischen Scheitelbein, Schläfenbeinschuppe und Felsenbein mit Stämmen der Vv. meningeae mediae in Verbindung steht.

In das dorsale Sinussystem münden die *Vv. cerebri profundae,* die aus den von den Adergeflechten kommenden *Vv. cerebrales internae* und der an der Stria terminalis liegenden *V. terminalis* entspringen und ventral vom Splenium corporis call. zur *V. magna cerebri (Galeni)* zusammenfliessen; sie steigt am kaudalen Rande des Balkenwulstes zwischen den Hemisphären als **Sinus rectus** (Fig. 927 b) auf und mündet in den Sinus sagittalis (bei b in Fig. 928). Sie nimmt am Balkenwulst die dorsal auf dem Balken liegende *V. corporis callosi major* (Fig. 927 i) auf. Ausserdem münden noch in das System die *Vv. cerebelli dorsales* (in die V. magna und den Sinus transversus), die *Vv. cerebri dorsales* (in den Sin. sagitt.), spärliche Venen aus der Dura mater und Knochenvenen (*Vv. diploïcae*). Neben der V. corporis callosi major tritt bei den Equiden meist noch eine *V. corporis callosi minor* (Fig. 927 i') auf. Die Vv. cerebri et cerebelli bilden an der Oberfläche des Gehirns ein erheblich engmaschigeres Netz als die Arterien.

β) Das **basilare Sinussystem** besteht aus dem die Hypophyse umkreisenden, durch die beiderseitigen *Sinus cavernosi* und die sie verbindenden *Sinus intercavernosi* gebildeten *Sinus circularis* und dem von diesem jederseits gegen das For. magnum ziehenden *Sinus basilaris* (Fig. 927 e, g).

Der **Sinus cavernosus,** **Fächeriger Blutleiter** (Fig. 927 f, 929 f, f), stellt einen buchtigen, seitlich von der Hypophyse in einer Durafalte gelegenen Hohlraum dar, der nasal mit Venen in Verbindung steht, die aus dem Auge und der Nase kommen (Fig. 929 f'). Kaudal geht er in den **Sinus basilaris** (Fig. 927 g u. 929 h) über, der zum For. magnum führt (Fig. 929 f). Er stellt bei allen Haustieren einen auf der Innenfläche des Hinterhauptsbeins, nasal von dem For. occipitale magnum gelegenen Kranz oder Halbring netzartig verflochtener Gefässanschwellungen dar, der bei

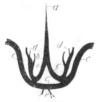

Figur 928. **Dorsales Sinussystem des Pferdes.** (Schematisch.)
a Sinus sagittalis, b Mündung des (durch a verdeckten) Sinus rectus, c, c Sinus transversi, c' Sinus communicans, d, d Sinus petrosi dorsales, e Sinus occipitalis dors.

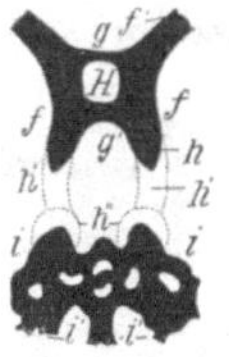

Figur 929. **Basilares Sinussystem des Pferdes.** (Schematisch.)
f, f Sinus cavernosus, f' dessen Fortsetzung in die Fiss. orbitalis bzw. in die V. reflexa, g Sinus intercavernosus nasalis, g' Sinus intercav. caud., h Sinus basilaris, h', h' dessen extrakranieller Teil, h" dessen ampullenähnliche Erweiterung, i, i dessen Endteile, i', i' sein Übergang in die Sinus columnae vertebralis. H Fossa hypophyseos.

Figur 928.   Figur 929.

den **Einhufern,** dem **Rinde** und dem **Schweine** am mächtigsten entwickelt ist, aber nur bei den 2 zuletzt genannten Tierarten intrakranial, beim Pferde jedoch extrakranial liegt, mit dem Sinus circularis direkt in Verbindung steht und kaudal ohne scharfe Grenze in den Sinus columnae vertebralis übergeht. Der Sinus cavernosus ist mit dem der anderen Seite durch Queräste (*Sinus intercavernosi*) (Fig. 929 g, g') verbunden. Dadurch, dass diese Verbindung nasal und kaudal (Sin. intercav. nasalis et caudalis) von der Hypophyse stattfindet, entsteht der **Sinus circularis.** Bei **Hund** und **Schaf** fehlt der Sinus intercavernosus nasalis, wodurch der Sinus circularis hufeisenförmig wird. Der Sinus circularis des **Schweines** fliesst zu einem einzigen die Fossa hypophyseos bedeckenden und dorsal von der Hypophyse begrenzten Blutraum zusammen. Beim **Rinde** und **Schweine** wird er m. o. w. vom Netze der A. carotis interna ausgefüllt. Der Sinus cavernosus ist nur beim **Hunde** ausgesprochen kavernös. In das basale Sinussystem, das auch mit der V. condyloidea und occipitalis ventr. und mit den Venen der Augenhöhle und Nase (Fig. 929 f') kommuniziert, münden die *V. cerebri media, Vv. cerebri et cerebelli ventr.* und Venen des Knochens (*Vv. diploïcae*), des Auges und der Nase.

Die Venen des Gehirns und seiner Häute münden mithin nicht direkt in Venen des Kopfes, sondern zunächst in das Blutleitersystem.

Bei allen Haussäugetieren mit Ausnahme der Equiden besteht eine Verbindung zwischen dem dorsalen und dem basilaren Blutleitersystem. Diese wird durch einen Querblutleiterast hergestellt, der grösstenteils im Canalis condyloideus verläuft und deshalb *Sinus condyloideus* heisst. Eine 2. Kommunikation wird beim **Schweine** und der **Katze** durch die gemeinsame Mündung des nasalen Querblutleiterastes und des Sinus basilaris im For. lacerum aborale vermittelt. Oft stehen die Blutleiter mit extrakraniellen Venen in Verbindung; solche Verbindungen heissen *Emissarien;* sie fehlen nur dem **Schweine** und der **Katze.** Zu unterscheiden ist zwischen denen der Fossa temporalis, des Planum nuchale und dem **Franck**'schen Emissarium, das an der Pars temporalis des Stirnbeins liegt, nur beim **Pferde** vorzukommen scheint und auch hier häufig fehlt.

Wie aus dem dorsalen Sinussystem die *V. cerebralis dorsalis,* so entspringt aus dem basalen in der Höhe des For. lacerum und der Crista petrosa die *V. cerebralis ventralis* (s. S. 709). Im übrigen geht dieses System am For. magnum in die **Wirbelblutleiter,** *Sinus columnae vertebrales,* zwei starke, venöse Gefässe über, die zwischen Dura und Periost an den Seitenrändern des Lig. longitudinale dorsale bzw. seitlich am Wirbelkörper in Knochenfurchen liegen und durch Queräste, die unter dem gen. Bande und meist im Knochen liegen, verbunden sind und mit den Rückenmarks- und Knochenvenen kommunizieren.

2. Auf die Dura mater folgt als 2. Gehirn- und Rückenmarkshülle die **Spinnwebenhaut,** *Arachnoidea* (Fig. 926 4, 933 6 u. 934 9), eine dünne, gefässlose, bindegewebige Haut, die über die Spalten und Furchen des Gehirns und Rückenmarks hinweggeht, ohne sich in sie einzusenken. Sie ist mit der Pia mater durch zarte Bälkchen verbunden, die stellenweise ein Maschen- und Fächerwerk (Fig. 926 4) bilden. Der mit einer klaren, gelblichen Lymphe gefüllte Subarachnoidealraum, das *Cavum subarachnoideale* (Fig. 926 6), zerfällt dadurch in viele einzelne *Cavitates subarachnoideales.* Am Seitenrand der Medulla oblongata, an den Grosshirnschenkeln, am Pons, am Kleinhirnwurm, über der Fossa transversa etc. weicht die *Arachnoidea encephali* besonders weit von der Pia ab, so dass grosse Spalten, die Lymphzisternen, *Cisternae ventrales medullae oblongatae, pontis, vermis cerebelli, fossae transversae* etc., entstehen.

Die Arachnoidea encephali besitzt, namentlich längs der Falx cerebri, Zotten, die z. T. kleine Knötchen, *Granulationes arachnoideales,* Pacchionische Granulationen, bilden. Die einen lockeren Sack bildende, Arachnoidealscheiden an die durchbohrenden Nervenwurzeln sendende *Arachnoidea spinalis* ist weniger innig mit der Pia verbunden als die Arachnoidea encephali: nur median finden sich stärkere Verbindungsbalken zwischen beiden Häuten. Der Subarachnoidealraum kommuniziert mit dem Hohlraumsystem des Gehirns und des Rückenmarkes bei den Tieren nur durch die paarige Apertura lateralis ventriculi quarti (s. S. 773). Der Subdural- und Subarachnoidealraum kommunizieren nicht miteinander. Von beiden aus kann die Flüssigkeit 1. in das Venensystem, 2. in die Lymphspalten sämtlicher zerebrospinalen Nerven übertreten. Von den Lymphspalten der Nerven aus füllen sich (nahe den For. intervertebralia) besondere Lymphgefässe, die zu den Lymphoglandulae: retropharyngeae, pterygoidea, mandibularis, cervicales, costocervicalis, axillaris primae costae, intercostales, mediastinales dorsales, lumbales, aorticae und hypogastricae ziehen. 3. Von beiden Räumen aus füllen sich ausserdem Lymphgefässe der Geruchs- und Nasenschleimhaut, des harten Gaumens, des Gesichts, sowie Lymphgefässe, die durch Öffnungen der Schädelhöhle hervortreten und zu den Lymphknoten des Kopfes und Halses gehen. (Näheres s. Baum [38].)

3. Direkt am Gehirn und Rückenmark liegt die zarte, gefässreiche, bindegewebige **weiche Hirn- und Rückenmarkshaut,** *Pia mater encephali et spinalis.* Sie senkt sich in alle Furchen und Vertiefungen ein und ist durch zahlreiche von Bindegewebe umscheidete Gefässe mit dem Gehirn und Rückenmark verbunden. a) Die *Pia mater encephali* dringt auch in den Sagittal- und Querspalt des Gehirns ein. Im Querspalt umschliesst sie nasal die V. magna cerebri (Fig. 927 3) und das Corpus pineale und geht dorsal an den Sehhügeln nasal weiter in die Seitenventrikel; kaudal tritt sie unter das Kleinhirn. Diese Fortsetzungen der Pia mater in das Hohlraumsystem des Gehirns heissen *Telae chorioideae;* an ihnen entstehen die Adergeflechte.

Die Adergeflechte, *Plexus chorioidei,* bestehen wesentlich aus Blutgefässen, die in ein eigentümliches, lockeres, von der Tela chorioidea geliefertes Bindegewebsstroma eingebettet sind. Die ventral am Kleinhirnwurm liegende und den kaudalen Teil der Decke der 4. Hirnkammer bildende, zarte *Tela chorioidea ventriculi quarti* erzeugt durch Verbindung mit Gefässgeflechten die zwischen Kleinhirnhemisphären und Medulla oblongata liegenden seitlichen (Fig. 935 11) und das am Unterwurm befindliche mittlere Adergeflecht des Rautenhirns, *Plexus chorioidei ventriculi rhombencephali.* Die ventral vom Balken und Gewölbe als Decke der 3. Hirnkammer über den Sehhügeln liegende, dünne *Tela chorioidea ventriculi tertii* bildet das mittlere Adergeflecht des Grosshirns. Dieses zieht durch das *For. interventriculare* in die Seitenkammern und bildet jederseits einen *Plexus chorioideus ventriculi lateralis.*

b) Die *Pia mater spinalis* senkt sich in Form einer breiten Platte, des *Septum medianum ventrale,* in die ventrale Median-fissur des Rückenmarks ein und reicht bis zur Commissur.

Zwischen dem Austritt der dorsalen und ventralen Nerven-wurzeln liegt in der Pia jederseits das seitliche Rückenmarks-band, ein bei den grossen Haustieren 1 mm dicker, runder, fibröser Strang, der von der Medulla oblongata bis zum Conus medullaris reicht. Von ihm gehen zwischen je 2 Nervenursprüngen und zwischen dem letzten Gehirn- und 1. Halsnerven Fortsätze in Form dreieckiger, mit der Spitze peripher gekehrter, von der Arachnoidea überzogener Zacken zur Dura mater; sie bilden in ihrer Gesamtheit das *Lig. denticulatum,* **gezahnte Band** (Fig. 926 13, 933 2 u. 934 3, 4, 5).

In den Subdural- und den Subarachnoidealräumen findet sich eine seröse Flüssigkeit (Subdural- und Subarachnoideal-flüssigkeit, *Liquor subduralis* und *subarachnoidealis*); sie bildet mit dem *Liquor encephalicus* im Hohlraumsystem des Gehirns die Zerebrospinalflüssigkeit, den *Liquor cerebrospinalis.*

II. Das Rückenmark, Medulla spinalis.

Äusseres. Das Rückenmark ist ein plattrundlicher, aussen aus weisser, innen aus grauer Substanz bestehender Strang, der am For. magnum aus der Medulla oblongata hervor-geht und in der Mitte des Kreuzbeins endet. Es zerfällt in die *Pars cervicalis,* das Halsmark, *Pars thoracalis,* das Brust-mark, *Pars lumbalis,* das Lendenmark, *Pars sacralis,* das Kreuzmark, und den kegelförmigen Endteil, *Conus medullaris.* Am Ende des Halsmarks und dessen Übergang in das Brust-mark und im Lendenteil schwillt das Rückenmark spindel-förmig an und bildet die Hals- und Lendenanschwellung, **Intumescentia cervicalis und lumbalis** (Fig. 930). Vom Ende des Lendenmarks ab verjüngt sich das Rückenmark rasch, so dass es sich gegen die Mitte des Kreuzbeins in einen spitzen Kegel, *Conus medullaris,* ausläuft, der sich als dünner Endfaden, **Filum terminale,** noch eine kurze Strecke fortsetzt. Aus dem Rückenmark entspringt mit mehreren Bündeln in der Höhe jedes Wirbels jederseits ein Rückenmarksnerv, der durch das For. intervertebrale nach aussen gelangt. Nach den Nerven gliedert man das Rückenmark in Segmente (Metameren), z. B. beim Pferde das Halsmark in 8, das Brustmark in 18, das Lendenmark in 6, das Kreuzmark in 4 (Fig. 930).

Der Conus medullaris und das Filum terminale werden von einer grossen Zahl von im Wirbelkanale noch weiter kaudal reichenden Nervensträngen in der Art umgeben, wie die Rübe des Pferdeschwanzes von Haaren. Das Ganze heisst *Cauda equina.*

Die dorsale und ventrale Fläche des Rückenmarks sind schwach, die Seitenflächen stärker gewölbt. An der dor-

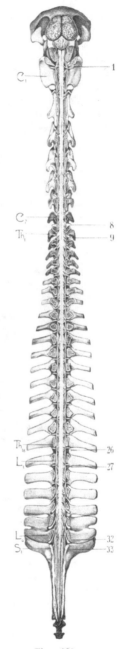

Figur 930.

Figur 930. Dorsalansicht des im Wirbelkanal liegenden Rückenmarks des Pferdes (Dexler).
C 1 erster Halswirbel, C 7 letzter Halswirbel, Th 1 erster Brustwirbel, Th 18 letzter Brustwirbel, L 1 erster Lendenwirbel, L 6 letzter Lenden-wirbel, S 1 erster Kreuzwirbel. 1 erster Halsnerv, 8 letzter Halsnerv, 9 erster Brustnerv, 26 letzter Brustnerv, 27 erster Lendennerv, 32 letzter Lendennerv, 33 erster Kreuznerv.

salen Fläche findet sich median der ganz seichte *Sulcus medianus dorsalis,* die **dorsale Medianfurche** (Fig. 932 ₁, 933 ₄ u. 967 a), von der aus ein medianes Gliaseptum, das *Septum medianum dorsale* (Fig. 932 ₆, 967 i), bis nahe zum Zentralkanal in die Tiefe geht (Fig. 932 ₆), während an der Ventralfläche ein tieferer Spalt, die *Fissura mediana ventralis* (*anterior* N.), der **ventrale Medianspalt** (Fig. 931 ₇, 932 ₁₃ u. 967 o), vorhanden ist. Durch diese beiden Medianfurchen wird das Rückenmark in 2 symmetrische Hälften geschieden, die durch die **Commissura spinalis** (Fig. 932 ₁₂ u. 967 k, n, n') verbunden sind. Parallel mit der dorsalen Medianfurche verläuft eine **Seitenfurche,** der *Sulcus dorsalis lateralis* (Fig. 932 ₃ u. 967 d); in ihn treten die dorsalen Wurzeln (Fig. 967 I) der Spinalnerven ein.

Ein ähnlicher lateraler Sulcus an der Ventralfläche des Rückenmarks existiert nicht. Erst durch Ausreissen der ventralen Wurzelfasern vermag man eine seichte longitudinale Einsenkung zu erzeugen, die als *Sulc. lateralis ventralis* aufgefasst werden kann. Zwischen der dorsalen Seiten- und Medianfurche nimmt man an einzelnen Stellen des Rückenmarks noch je einen seichten *Sulcus intermedius s. paramedianus dorsalis* (Fig. 932 ₂, 965 spd u. 967 b) wahr. Die erwähnten Furchen deuten die Zerlegung des Markmantels des Rückenmarks in weisse Stränge an (s. S. 763).

Lage. Das von seinen Häuten (s. S. 756) umschlossene Rückenmark füllt den Wirbelkanal nicht ganz aus, da sich zwischen der äusseren Hülle und der Wand des Wirbelkanals noch ein weiter, von Bindegewebe, Fett und Gefässen erfüllter **Epiduralraum** befindet.

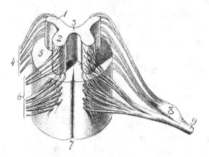

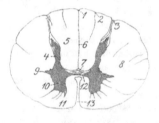

Figur 931. Rückenmarkssegment mit teilweise entferntem weissen Markmantel. Schematisch (Dexler).
1 Columna dorsalis, 2 Columna ventr., 3 Subst. grisea centralis, 4 Dorsalwurzeln, 5 weisser Markmantel, 6 Ventralwurzeln, 7 Fiss. mediana ventralis, 8 Ganglion spinale, 9 Stamm des Spinalnerven.

Figur 932. Halsmarkquerschnitt des Menschen 4:1 (Dexler).
1 Sulcus med. dors., 2 Sulc. paramed. dors., 3 Sulc. dors. lat., 4 Dorsalhorn, 5 Dorsalstrang, 6 Septum medianum dors., 7 Zentralkanal, 8 Seitenstrang, 9 Seitenhorn, 10 Ventralhorn, 11 Ventralstrang, 12 Commiss. ventr. alba, 13 Fiss. mediana ventr.

Bau. Das Rückenmark besteht, wie dies seine Querschnitte (Fig. 931, 932 und 967) zeigen, aus einer **grauen Achsen-**, *Substantia grisea,* und einer **weissen Mantelsubstanz**, *Subst. alba* (Fig. 931 ₅). In der ersteren befindet sich axial der enge **Zentralkanal,** *Canalis centralis* (Fig. 932 ₇ u. 967 I), der nasal in die 4. Hirnkammer übergeht und sich kaudal im Conus medullaris zu dem unbedeutenden *Ventriculus terminalis* erweitert. Die **graue Substanz,** *Substantia grisea,* bildet eine vierseitige, an allen 4 Flächen stark konkave Säule (Fig. 931), die in einen den Zentralkanal umgebenden Kommissurenteil (Fig. 931 ₃) und 4 vorstehende Leisten, die *Columnae griseae,* 2 **Dorsal-** und 2 **Ventralsäulen**, *Columnae dorsales et ventrales,* zerfällt (Fig. 931 ₁, ₂). Im Querschnitt hat die graue Substanz die Form eines lateinischen H, das aus einer zentralen Kommissur und 2 dorsalen und 2 ventralen **Hörnern** (*Cornua dorsalia et ventralia*), den Querschnitten der Columnae (Fig. 932 ₄, ₁₀), besteht. Von der Basis der Ventralsäulen ragt seitlich die schwache, graue **Seitensäule,** *Columna lateralis* (*Cornu* *laterale*) (Fig. 932 ₉ u. 967 q), in den Markmantel vor. Die **weisse Substanz** zerfällt in 2 Dorsal-, 2 Ventral- und 2 Seitenstränge. Der **Dorsalstrang,** *Funiculus dorsalis* (Fig. 932 ₅), liegt zwischen dem Septum dorsale (Fig. 932 ₆ u. 967 i) und der Dorsalsäule (Fig. 931 ₁, 932 ₄ u. 967 p) bzw. der dorsalen Längsfurche. Der **Ventralstrang,** *Funiculus ventralis* (Fig. 932 ₁₁), liegt zwischen dem ventralen Medianspalt (Fig. 932 ₁₃ und 967 o) und der Ventralsäule (Fig. 931 ₂, 932 ₁₀ u. 967 r). Die Ventralstränge stehen

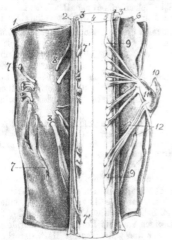

Figur 933. Topographie der Wurzeln des 2. Halssegmentes des Pferderückenmarks bei dorsal aufgeschnittenen und zurückgeklappten Meningen (Dexler) 1 : 1.
1 Dura mater, 2 Lig. denticul., 3 N. accessor. spin. sin., 3' N. acc. spin. dexter, 4 Sulc. med. dors., 5 Sulc. later. dors., 6 Arachnoidea, 7, 7 linke Dorsalwurzelreihe (abgeschnitten), 7', 7' zentrale Stümpfe der linken Dorsalwurzelreihe, 8, 8 linke Ventralwurzelreihe, 9, 9 rechte Dorsalwurzelreihe, 10 Spinalnervenstamm, 11 Gangl. spin. dextrum, 12 Ventralwurzeln der rechten Seite.

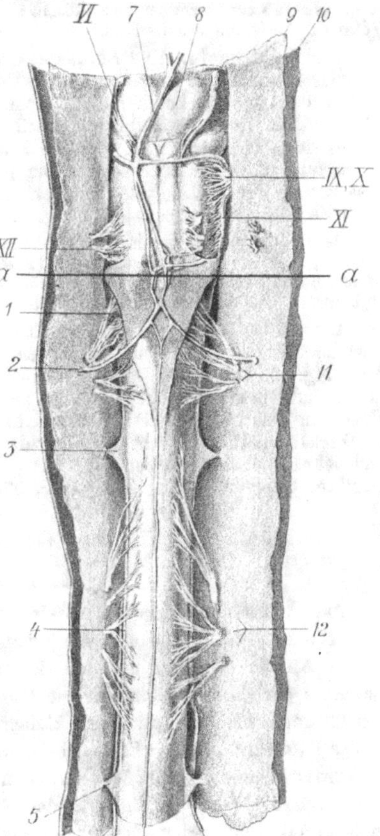

Figur 934. Ventralansicht der Medulla oblongata equi und der Zervikalsegmente samt Meningen (Dexler) 3 : 2.
1 laterale Kante des Lig. suspensorium arachn., 2 Durchtritt der A. cerebrospinalis dextra, 3 zweiter Zahn des Lig. denticulatum, 4 interdentale Randleiste des Lig. dent., 5 dritter Zahn des Lig. dent., 6 A. spinalis ventralis, 7 A. basilaris, 8 Pons, 9 Arachnoidea, 10 Dura mater, 11 Ventralwurzelbündel des 1. Halssegmentes, 12 Ventralwurzelbündel des 2. Halssegmentes. VI N. abducens, IX, X N. vagoglossopharyngeus, XI N. accessorius cerebralis, XI' N. accessorius spinalis, XII N. hypoglossus. a, a Grenzlinie zwischen Medulla oblongata und Rückenmark.

durch die weisse Kommissur (Fig. 932 ₁₂) in Verbindung, während die Dorsalstränge durch das Septum dorsale (Fig. 932 ₆, 967 i) von einander getrennt sind. Die **Seitenstränge,** *Funiculi laterales* (Fig. 932 ₈), liegen zwischen der dorsalen und ventralen Seitenfurche bzw. zwischen den Dorsal- und Ventralsäulen und den dorsalen und ventralen Nervenwurzeln. Die Markstränge zerfallen in Unterabteilungen, hierüber s. S. 804. Hier sei nur erwähnt, dass man an den Dorsalsträngen die medialen *Fasciculi graciles* (*dorsomediales* N. V.), Goll'sche oder zarte Stränge (Fig. 967 $_2$), und die lateralen *Fasciculi cuneati* (*dorsolaterales* N. V.), Burdach'sche oder Keilstränge (Fig. 967 $_4$), unterscheidet.

Was die Massenentwicklung der grauen und weissen Substanz anlangt, so schwillt die graue Substanz in der Halsanschwellung bedeutend an, um im Brustmark ab- und in der Lendenanschwellung wieder derart zuzunehmen, dass sie hier am stärksten ist; kaudal nimmt sie rasch bis zur Spitze des Conus medullaris ab. Die graue Substanz bildet daher eine Doppelspindel. Die weisse Substanz erscheint kegelförmig; vom Sakralteil an nimmt sie allmählich an Masse ab, so dass sie am Conus medullaris nur noch eine ganz dünne Hülle um die graue Substanz bildet.

Nervenwurzeln. An der dorsalen und ventralen Kante der Seitenflächen nimmt man Nervenfaserbündel, die Nervenwurzeln, wahr (Fig. 933 $_{7, 7, 8, 8, 9, 9, 12}$, 934 $_{11, 12}$ u. 967 I, II). Die ventralen Wurzeln kommen direkt vom Ventralhorn, durchziehen die weisse Substanz und gelangen in der ventralen Wurzellinie nach aussen. Die dorsalen, im Sulcus lateralis dorsalis eintretenden Wurzeln ziehen zum kleinen Teile zur Spitze des Dorsalhornes, zum grösseren Teile wenden sie sich, im Bogen durch das laterale Gebiet des Dorsalstrangs der weissen Substanz verlaufend, an die mediale Kante des Dorsalhorns, in das sie allmählich einstrahlen (Fig. 931 u. 967).

Jedem Rückenmarksegment entspricht eine Anzahl Wurzelbündel (Fig. 931 $_4$, $_6$, 933 $_{7—9}$, $_{12}$, 934 $_{11}$, $_{12}$); einige liegen kranial, einige kaudal vom betr. For. intervertebrale. Die ventralen Bündel sind feiner und zahlreicher als die dorsalen. Zahl und Stärke der Bündel schwanken nach der Körpergegend; sie sind am bedeutendsten bei den Gliedmassennerven.

Die Wurzelbündel jedes Segments verlaufen, die dorsalen für sich und die ventralen für sich, konvergierend durch den Subarachnoidealraum, durchbohren die Dura mater (Fig. 933 $_{7 u. 8}$) und vereinigen sich im Epiduralraum zu einer stärkeren ventralen und einer etwas dünneren dorsalen Nervenwurzel. Die Wurzelbündel erhalten beim Durchbohren der Rückenmarkshüllen Scheiden, die Arachnoideal-, Pial- und Duralscheide. Die beiden Wurzeln vereinigen sich im For. intervertebrale zu je einem Rückenmarksnerven (Fig. 931 $_9$). In der dorsalen Wurzel liegt das **Spinalganglion,** *Ganglion spinale* (Fig. 931 $_8$, 933 $_{11}$ u. 967 III).

III. Das Gehirn, Encephalon.

A. Äusseres.[1]

Am Gehirn unterscheidet man eine dorsale, eine ventrale Fläche, 2 Seitenflächen und 2 Enden. Die dorsale und die Seitenflächen gehen ohne Grenze ineinander über.

a) An der **dorsalen** und den **Seitenflächen** bemerkt man einen tiefen, schräg nasoventral gerichteten **Querspalt,** die *Fissura transversalis encephali*, die das Gehirn in einen grösseren nasalen und einen kleineren kaudalen Abschnitt, das **Hemisphären-** und das **Kleinhirn,** teilt. Beide Abschnitte stehen am Boden des Querspaltes durch den **Gehirnstamm,** *Caudex*, in Verbindung. Das Hemisphärenhirn stellt mit seinen basalen Teilen (IV—VI in Fig. 939) das **Grosshirn,** *Cerebrum*, und das Kleinhirn mit den basal mit ihm verbundenen Teilen (I—III u. Fig. 939) das **Rautenhirn,** *Rhombencephalon*, dar. Das unregelmässig kugelige **Kleinhirn,** *Cerebellum*, hat eine mehr unebene Oberfläche als das Grosshirn. Es besitzt zahlreiche meist quere oder schräge Furchen, *Sulci*, zwischen denen sich die Gehirnmasse in Form der schmalen Windungen, *Gyri*, vorwölbt. Durch 2 lateral von der Medianebene gelegene Sagittalfurchen (Fig. 942 Sp) wird das Kleinhirn in den medianen, wulstartigen **Wurm,** *Vermis* (Fig. 942 K), und die **Seitenlappen,** Kleinhirnhemisphären, *Lobi laterales cerebelli* (Fig. 942 H), geteilt.

---

1) Der Studierende beginne mit dem Studium der knöchernen Schädelkapsel (S. 76 u. ff.) und schliesse daran das Studium der häutigen Gehirnhüllen (s. S. 756) und daran das des Gehirns nach der vorliegenden Schilderung. Über die Lage des Gehirns s. Ellenberger und Baum [158].

Ventral vom Kleinhirn liegen Brücke (s. S. 767) und verlängertes Mark (s. unten). Seitlich an den Kleinhirnhemisphären bemerkt man über der Brücke ein gesondertes Läppchen, die Flocke, den *Flocculus* (Fig. 975 Fl). Am **Grosshirn** findet sich median ein tiefer **Längsspalt,** die *Fissura longitudinalis,* der Mantelspalt, der es in die **Hemisphären** trennt. In der Tiefe des Spaltes sieht man, wenn man die Hemisphären etwas zur Seite drückt, dass ihre mittleren zwei Viertel durch eine weisse Gehirnmasse, den **Gehirnbalken** (Fig. 942), das *Corpus callosum,* verbunden sind. Die medialen Flächen, *Facies mediales,* der Hemisphären liegen dicht aneinander. An dem abgerundeten dorsalen Medianrand (die Mantelkante) geht jede mediale in die dorsolaterale Fläche der Hemisphären über. Diese Flächen sind infolge zahlreicher Furchen und Spalten, *Sulci et Fissurae,* und den zwischen diesen liegenden Wülsten, *Gyri,* sehr uneben. Über diese s. S. 784 ff.

Hebt man vom Querspalt aus die Grosshirnhemisphären, die kaudal einen Teil des Kleinhirns bedecken, vorsichtig in die Höhe, dann sieht man in der Tiefe vor dem Kleinhirn zunächst vier rundliche Erhöhungen, die Vierhügel (s. S. 781 und Fig. 944 8), mit einem kleinen, braunroten, ihnen nasal und median aufliegenden Körperchen, der Zirbel (s. S. 779 u. 780, Fig. 942 Z u. 944 7), und nasal von den Vierhügeln wieder eine rechte und linke grössere Erhöhung, die Sehhügel (s. S. 778 u. Fig. 944 3 u. 6).

b) Am **kaudalen Ende** des Rhombencephalon geht das Gehirn in das Rückenmark über.

Die Grenze zwischen Hals- und Kopfmark liegt ungefähr in der kaudalen Umrandung des For. magnum oder ein wenig nasal davon. Der Austritt der ersten Ventralwurzelbündel des 1. Halsnerven (Fig. 934 11) deutet diese Grenze an; der Markstrang macht hier eine dorsal konvexe Biegung (Fig. 939).

c) Das **nasale Ende** des Gehirns wird durch die beiden abgerundeten Nasalpole der Hemisphären und den basal an jedem dieser Pole liegenden Riechkolben, *Bulbus olfactorius* (Fig. 935 1), dargestellt.

d) An der **Grundfläche** des Gehirns, der *Basis cerebri* (Fig. 935), liegen dessen Gefässe; auch treten alle Gehirnnerven mit Ausnahme des 4. aus ihr hervor. Ehe man die Grundfläche selbst studiert, orientiert man sich zunächst über die Gefässe (s. S. 632 bis 634) und beseitigt sie und Arachnoidealreste. An der Grundfläche bemerkt man dann eine mediane, ungefähr in der Mitte ihrer Länge wenig deutliche und hier von der Hypophyse verdeckte Längsfurche, den *Sulcus basilaris medianus encephali* (Fig. 935 c), der nasal in die Hemisphären scheidenden Längsspalt (Fig. 935 h) übergeht und die basale Fläche in 2 symmetrische Hälften zerlegt. Seitlich bemerkt man jederseits eine Längsfurche, welche die basal sichtbaren Teile des Gehirnstocks, *Caudex* [Medulla oblongata (13), Pons (b), Grosshirnschenkel (a)] vom Klein- (i) und Hemisphärenhirn (k) scheidet. Weiterhin bemerkt man, dass das Rückenmark in das sich nasal verbreiternde Kopfmark, **verlängerte Mark,** die *Medulla oblongata* (Fig. 935 13), übergeht; an dieses schliesst sich die nasal und kaudal durch eine Querrinne begrenzte **Brücke,** *Pons* (Fig. 935 b), an. Von der Brücke aus setzen sich 2 breite, nasal divergierende Stränge, die **Grosshirnschenkel,** *Pedunculi cerebri* (Fig. 935 a), fort.

Zum *Caudex* s. *Truncus cerebri,* Hirnstock, gehören neben den 3 genannten Teilen noch: Stamm des Endhirns, das Zwischenhirn, das Mittelhirn mit dem Isthmus.

Die **Medulla oblongata** ist an der Brücke etwa doppelt so breit als am Übergang in das Rückenmark. An ihrer basalen Fläche findet sich median eine seichte Längsfurche, die *Fissura mediana ventralis (anterior N.)* (Fig. 935 c, 971 15). Neben dieser, zwischen ihr und einer undeutlichen Seitenfurche, dem *Sulcus intermedius ventralis,* liegt jederseits ein dreiseitiger, schmaler, kaudal spitz zulaufender und in die Tiefe tretender, sich dann mit dem der anderen Seite in der *Decussatio pyramidum*

(Fig. 935 c, 971 ₁₂) kreuzender Längsfaserzug, die **Pyramide,** *Pyramis cerebri* s. *Eminentia fasciculi cerebrospinalis N. V.* (Fig. 935 f u. 971 ₁₆). Kaudal von der Brücke findet sich ein schmaler, bandartiger, etwas vorspringender Querfaserzug, das **Corpus trapezoideum** (Fig. 935 e u. 971 ₁₇), das bis zum Seitenrand der Medulla oblongata reicht. Aus ihm treten seitlich der N. facialis und acusticus (Fig. 935 VII, VIII u. 971 VII, c u. v) hervor. Kaudal von diesem Querfaserzug und lateral von den Pyramiden findet sich jederseits eine flache, rundliche, undeutlich abgesetzte Erhöhung, das **Tuberculum**

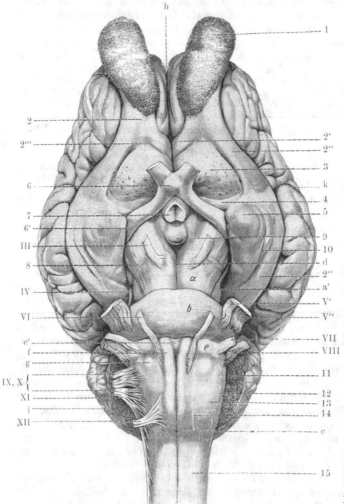

Figur 935.
Grundfläche
des Pferde-
hirns 1 : 1
(Dexler).

a Pedunculus cerebri sin., **a'** Tegmentum pedunculi, **b** Pons, **c** Fiss. mediana ventr. u. Ende der Pyramidenkreuzung, **c'** Mittelstück des Corp. trapezoideum, **d** Fossa interpeduncularis, **e** Corp. trapezoideum, **f** Pyramis, **g** Tuberculum faciale, **h** Fiss. longitudinalis, **i** Kleinhirn, **k** Fiss. lateralis des Hemisphärenhirns. 1 Bulbus olfactorius, 2 Gyr. (Stria) olfact. communis, 2' Gyrus (Stria) olfact. medial., 2'' Gyrus (Stria) olfactor. lateral., 2''' Stria olfact. intermedia, 3 Trigonum olfact., 4 Lamina perforata nasalis und Fossa transversa, 5 Lobus piriformis, 6 Chiasma opticum, 6' Tractus opticus, 7 Infundibulum u. Tuber cinereum, 8 Tract. peduncul. transvers., 9 Corp. mamillare, 10 Sulc. lobi piriformis, 11 Plexus chorioideus rhombencephali, 12 Durchtrittsstellen der Wurzelfasern der Nn. IX, X und XI, 13 Medulla oblongata, 14 Hypoglossuslinie, 15 erstes Segment der Medulla spinalis. III N. oculomotorius, IV N. trochlearis, V' Radix motoria nervi trigemini, V'' Radix sensibilis nervi trigemini, VI N. abducens, VII N. facialis, VIII N. acusticus, IX und X N. glossopharyngeus und vagus, XI N. accessorius, XII N. hypoglossus.

faciale (*ventrale*) (Fig. 935 g, 971 ₇), der Fazialishöcker. Weiter lateral folgt das den Seitenrand der Medulla oblongata bildende und sich auf die dorsale Fläche erstreckende **Corpus restiforme** s. *Brachium caudale cerebelli N. V.* (Fig. 944 ₃₁). Beim Schweine und den Fleischfressern bemerkt man in der kaudalen Hälfte der Medulla oblongata noch eine undeutliche Erhöhung, *Oliva caudalis* s. *Tuberculum olivare N. V.* Auf den Seitenteilen der Medulla oblongata und der Brücke ruhen die Seitenteile des Kleinhirns und die Adergeflechte des Rautenhirns (Fig. 935 ₁₁ und S. 769 u. 770). Aus der basalen und lateralen Fläche der Medulla oblongata brechen der 9.—12. Gehirnnerv hervor (Fig. 934, 935, 971 IX—XII u. S. 769).

Die **Brücke**, *Pons* (Fig. 935 b, 971 ₁), markiert sich als eine quere wulstartige Hervorragung an der ventralen Hirnstammseite, die sich seitlich so verjüngt, dass sie hier nur ¹/₂ so breit ist als median. Seitlich biegt sie sich dorsal auf und geht in Form der **Brückenarme**, *Brachia cerebelli lateralia*, in das Kleinhirn über. Median sieht man an ihrer basalen Fläche den seichten *Sulcus basilaris pontis*. Die beiden nasal von der Brücke zum Vorschein kommenden **Grosshirnschenkel**, *Pedunculi cerebri* (Fig. 935 a), sind zwei mächtige Markstränge, die gewissermassen die Medulla oblongata nasal fortsetzen. Lateral grenzt jeder Schenkel an den *Lobus piriformis* (s. unten und Fig. 935 ₅); dicht vor der Brücke kommt der 4. Gehirnnerv zum Vorschein (Fig. 935 IV). Aus der längsstreifigen basalen Fläche der Grosshirnschenkel bricht etwa in der Mitte zwischen Brücke und Tractus opticus aus dem bei den Haustieren seichten Sulcus nervi oculomotorii der 3. Nerv (Fig. 935 u. 971 III) hervor.

Ausserdem bemerkt man an dieser Fläche ein schmales, schräges Querfaserbündel, den *Tractus peduncularis transversus* (Fig. 935 ₈ u. 947 Ti), der aus dem Raum zwischen den nasalen und kaudalen Vierhügeln kommt und gegen den medialen Rand der Pedunculi cerebri verschwindet. Drängt man die Lobi piriformes und den Grosshirnmantel etwas zur Seite, so sieht man an der lateralen Grenze der Grosshirnschenkel eine deutliche Längsfurche (*Sulc. lat. mesencephali*) (Fig. 947 Sl; Fig. 935 zwischen a u. a'), welche die Grenze zwischen dem stärkeren basalen Abschnitt der Grosshirnschenkel, dem Fuss, *Pes pedunculorum* (Fig. 971 ₁₈), und dem platten dorsalen Teil, der Haube, *Tegmentum pedunculorum* (Fig. 935 a'), markiert.

Der **Lobus piriformis** (Fig. 935 ₅, 994 ₁₉₋₂₁) ist eine ungefähr dreieckige, stumpfhakenförmige, hohle Erhöhung an der basalen Grosshirnfläche, die lateral von dem Pedunculus cerebri, dem Tractus opticus und der Hypophyse liegt. Ihre nasale, breite Basis stösst an die Lamina perforata nasalis (Fig. 935 ₄) und die Fossa transversa; kaudal verschmälert sich der Lappen und geht scheinbar in den Schläfenlappen über; medial scheidet ihn eine tiefe Furche, in die sich eine Duraleiste einsenkt, vom Pedunculus cerebri; lateral fliesst er mit dem Gyrus olfactorius zusammen. An der freien Fläche findet man bei den Herbivoren 1 oder 2 Längsrinnen, *Sulci lobi piriformis* (Fig. 935 ₁₀, 945 Fl, 993 ₁₄, 994 u. 1004 Gh).

Nasal stossen die Grosshirnschenkel an 2 weisse, konvergierend verlaufende Stränge, den jederseitigen *Tractus opticus*, die **Sehstiele** (Fig. 935 ₆′, 947 To u. 994). Diese Stränge überlagern den Endabschnitt der Schenkel und treten median zu einer weissen Platte, dem *Chiasma opticum*, der **Sehnervenkreuzung** (Fig. 935 ₆ u. 994), zusammen, aus der die beiden **Sehnerven**, *Nn. optici*, entspringen. Zwischen den nasal divergierenden Grosshirnschenkeln bemerkt man kaudal eine schmale Furche, *Fossa interpeduncularis* (Fig. 935 d), in deren Tiefe eine weisse, von Gefässen durchlöcherte Platte, *Lamina perforata caudalis* s. *post.*, die beiden Schenkel verbindet. Indem sich diese Furche nasal erheblich erweitert, entsteht das **Zwischenschenkeldreieck**, *Trigonum interpedunculare*. Nasal von der Lam. perforata caud. liegt zwischen den Schenkeln eine rundliche, weisse, flache Hervorragung, das **Markkügelchen**, *Corpus* *mamillare* (Fig. 935 $_9$ u. 994 $_4$), und vor ihm eine graue Erhöhung, der **graue Hügel,** das *Tuber cinereum* (Fig. 935 $_7$). Diese Teile stellen die **medianen Bodengebilde des Zwischen- und Endhirns** dar. Das Markkügelchen zerfällt beim **Menschen**, höheren **Affen** und den **Fleischfressern** durch eine Längsfurche in 2 Hälften, *Corpora mamillaria.* Bei gut exenterierten Gehirnen bemerkt man die zuletzt genannten

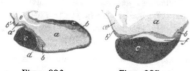

Figur 936. Figur 937.

Figur 936. Medianschnitt durch die Hypophyse des Pferdes und Figur 937 durch die des Rindes.
a Hirnteil, a' Wand des Trichters, b, b Zwischenlappen, b' Fortsetzung von b auf den Trichter, c, c Drüsenlappen des Darmteils (b + c), d Kolloidcysten im Epithelsaum, e Trichterhöhle, f Hypophysenhöhle.

Teile zunächst nicht, weil hier dem Gehirn der nasal an das Chiasma opticum grenzende **Gehirnanhang,** die *Hypophysis cerebri* (Fig. 939 $_{16}$ u. 996 $_8$), anliegt. Sie setzt sich (Fig. 936 u. 937) aus einem Hirn- (a) und Darmteil (b + c) zusammen. Letzterer zerfällt in den Drüsenlappen (c, c) und Zwischenlappen (b, b), der sich auf das Infundibulum fortsetzt. Zwischen Drüsenlappen und Zwischenlappen liegt die Hypophysenhöhle(f), die jedoch den Equiden fehlt. Die Hypophyse bedeckt beim **Pferde** von der ventralen Seite das Markkügelchen, den grauen Hügel, den Endabschnitt der Grosshirnschenkel, einen Teil des Tractus opticus und den kaudalen Rand des Chiasma opticum. Die Verbindung mit dem Gehirn vermittelt ein vom Tuber cinereum aus kaudoventral zur Hypophyse (und zwar zu deren Hirnteil) ziehender, verschieden dicker Schlauch, der **Trichter,** das *Infundibulum.*

Der Hohlraum des Trichters (e) hat am Gehirn seinen grössten Durchmesser. Bei den **Einhufern** und **Wiederkäuern** endet die mit der 3. Hirnkammer in Verbindung stehende Höhlung, sich trichterförmig verjüngend, noch vor der Einpflanzungsstelle des Infundibulum in die Hypophyse oder kurz nach dieser. Bei **Hund, Katze,** sehr häufig auch beim **Schweine** setzt sich das Lumen des Trichters bis weit in den Hirnteil (zerebraler Lappen) als **Infundibularhöhle** fort.

Dem Lobus piriformis (Fig. 935 $_5$ u. 994) liegt lateral ein schmaler Rindenwulst, die **laterale Riechwindung,** der *Gyrus olfactorius lateralis* (Fig. 935 $_{2''}$, 993 $_9$ u. 994 $_2$), an, der nasal vom Lob. piriformis bogig nasomedial verläuft und sich nahe dem Ende der Hemisphären mit der von der medialen Hemisphärenfläche kommenden **medialen Riechwindung,** dem *Gyrus olfactorius medialis* (Fig. 935 $_{2'}$ 993 $_2$ u. 994 $_1$), zu der platten, hohlen, ventral am nasalen Ende der Hemisphären liegenden **gemeinsamen Riechwindung,** dem *Gyrus olfactorius communis* (Fig. 935 $_2$), vereinigt; nasal wird letztere zum hohlen, eiförmigen, dorsal aufgebogenen *Bulbus olfactorius*, **Riechkolben** (Fig. 935 $_1$, 993 $_1$ u. 994 $_{14}$), aus dem die *Fila olfactoria* hervorbrechen (s. N. olfactorius). Die Riechwindungen bestehen aus grauer Substanz; an ihrer Oberfläche d. h. an ihrer ventralen Seite sind sie ganz oder zum Teile, von einem dünnen Bande **weisser** Substanz bedeckt, das *Stria* oder *Tractus* heisst, so dass wir eine *Stria (Tractus) olfactoria lateralis* (Fig. 993 $_8$), *medialis* (Fig. 993 $_3$) und *communis* unterscheiden.

In dem dreieckigen Raume zwischen der lateralen und medialen Stria olfactoria befindet sich zunächst eine flache, rundlich-dreieckige Erhöhung, das **Riechfeld,** *Trigonum olfactorium* (Fig. 935 $_3$, 993 $_4$ u. 994 $_{16}$), dessen Basis durch jene seichte Querfurche gebildet wird, die das Trigonum kaudal gegen einen schmalen, weissen Querstreifen, die *Lamina perforata nasalis* s. *Lemniscus diagonalis rhinencephali* (Fig. 935 $_4$, 988 $_{25}$, 993 $_6$ u. 994 $_{18}$), abschliesst. Während die Dreieckspitze des Riechfeldes am Zusammenfluss der Striae olfactoriae liegt, befindet sich sein lateraler Winkel am Übergang der lateralen Riechwindung in den Lob. piriformis und der mediale an der medialen Fläche der Hemisphäre, an der Vereinigung der *Area praecommissuralis Brocae* mit dem *Gyrus subcallosus* (Fig. 988 14). Das Trigonum olfact. biegt also von der Ventralfläche des Endhirns nach der medialen Fläche um. In der Lamina perforata nasalis und im Trigonum olfactorium finden sich zahlreiche Gefässlöcher. Die beide Teile trennende Furche, der *Sulcus diagonalis rhinencephali* (Fig. 993 5), hebt sich in der Fig. 935 als dunkle Linie deutlich ab.

Die *Lamina perforata nasalis* bildet den medialen Teil des Bodens einer nasal von der Basis des Lobus piriformis sich befindlichen, flachen Quergrube, der *Fossa transversa (Sylvii)*, in der die A. cerebri media liegt, und die sich quer über den Tractus olfactorius lateralis zum Sulcus rhinalis hinzieht. Ihre Fortsetzung bildet die Fiss. lateralis (Sylvii). Die *Substantia perf. nas.* geht lateral in den *Lobus piriformis*, medial als flaches, unmittelbar vor der grauen Schlussplatte liegendes Rindenfeld in die *Area praecommissuralis Brocae* (Fig. 988 14) über.

Am lateralen Rande der lateralen Riechwindung zieht der *Sulcus rhinalis* entlang. Von der Fossa transversa aus geht ein kurzer, tiefer Spalt, der *Truncus fissurae lateralis*, der sich bald in 3 Äste, den Ramus acuminis, nasalis und caudalis, gabelt, und in dessen Tiefe eine Gehirnwindung, die **Insel**, *Insula cerebri*, liegt, an der lateralen Fläche der Hemisphäre in die Höhe. (Siehe Furchen des Grosshirns S. 784 ff.)

Nach dem Studium des Äusseren des Gehirns verschaffe sich der Studierende noch eine Übersicht der Austrittsstellen der Gehirnnerven aus dem Gehirn und ihres Durchtritts durch die Schädelkapsel.

Aus der ventralen und der Seitenfläche der Medulla oblongata treten der 12., ein Teil des 11., dann der 10. und 9. Gehirnnerv aus. Der 5., 6., 7. und 8. gehören bereits dem Brückengebiet an (Fig. 935 XII, XI, X, IX, VIII, VII, VI und V).

Nahe dem kaudalen Ende des Kopfmarks tritt am lateralen Rande der Pyramiden der *N. hypoglossus* (Fig. 935 XII) aus der Hypoglossuslinie aus. Nahe der Seitenwölbung kommen die zerebralen Wurzeln des *N. accessorius* und mit diesen in einer Reihe die Wurzeln des *N. vagus* und *N. glossopharyngeus* hervor. Die Wurzelfasern der letztgenannten 3 Nerven haben nach Lage und Gestalt eine derartige Ähnlichkeit miteinander, dass eine Abgrenzung der 3 Wurzelgebiete am präparierten Gehirn nicht möglich ist. Man spricht daher von *Vagoglossopharyngeus-Wurzeln* oder von *Vagoaccessorius-Wurzeln*, je nachdem man den kranialen oder den kaudalen Abschnitt der ganzen Wurzelreihe vor Augen hat.

Nasal von den Wurzeln des *N. glossopharyngeus* treffen wir beide Wurzeln des *N. acusticus* und wenige Millimeter nasomedial davon jene des *N. facialis* (Fig. 971 VII). Letztere sind bereits der seitlichen Region des Corpus trapezoideum eingefügt (s. Fig. 935 VII und VIII und 971 VII und c, v), während aus dem Winkel zwischen dem lateralen Rande der Pyramide und der kaudalen Kante des Pons der *N. abducens* hervorbricht (Fig. 935 u. 971 VI). Der *N. trigeminus* kommt mit 2 nebeneinander liegenden Wurzeln seitlich von der Brücke zum Vorschein (Fig. 935 V', V'' u. 971 2, 3).

Der *N. hypoglossus* verlässt die Schädelhöhle durch das For. hypoglossi, der 11., 10. und 9. durch das For. lacerum aborale. Der 8. und 7. treten in den Porus acusticus int. ein; der 7. gelangt durch das For. stylomastoideum nach aussen, während der 8. sich im inneren Ohre verzweigt. Der 6. tritt durch die Fiss. orbitalis. Vom 5. Nerven geht ein Ast durch das For. lacerum, ein zweiter durch das For. rotundum und ein dritter durch die Fiss. orbitalis.

Nach dem Studium des Äusseren des Gehirns betrachtet man dessen einzelne Teile.

B. Das Rautenhirn, Rhombencephalon (Fig. 939 I, II, III).

Das Rautenhirn zerfällt in basale und dorsale Teile. Basal liegen die Medulla oblongata (I) und die nasal an sie anschliessende Brücke (II 1) und über beiden das Kleinhirn (II 2). Unter dem ventral von der Tela chorioidea überzogenen Wurm des Kleinhirns bleibt zwischen ihm und den basalen Teilen die 4. Hirnkammer, deren nasaler und kaudaler Abschnitt durch dünne, an der Ventralfläche des Kleinhirns liegende Markblättchen (nasales und kaudales Marksegel) und die kaudale Deckhaut (s. S. 771), eine besondere Decke erhalten. Seitlich liegen zwischen den Kleinhirnhemisphären, der Brücke und der Medulla oblongata **Adergeflechte.**

Nachdem man das Äussere des Rautenhirns studiert hat, spaltet man das Kleinhirn vorsichtig in der Medianebene in 2 seitliche Hälften mit möglichster Schonung
der genannten, ventral am Kleinhirn liegenden, zarten Häutchen (Fig. 938).

Das **Kleinhirn,** *Cerebellum,* ist ein beim erwachsenen Pferde 6—7 cm im Querschnitt messender, kugeliger Knollen, der in den Wurm und die Seitenlappen oder
Kleinhirnhemisphären zerfällt. Sein mittlerer Teil, der Wurm, *Vermis* (Fig. 942 K).
stellt einen in sagittaler Richtung fast kreisförmig gekrümmten, zwischen den Seitenlappen gelegenen, auf dem Medianschnitt vollständig zu übersehenden Wulst dar, dessen

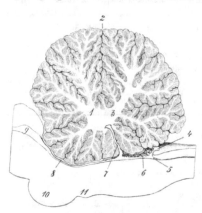

Figur 938. Kleinhirn des Pferdes;
Medianschnitt (Dexler).
1 Truncus nas. arboris vitae, 2 Sulc. primarius,
3 Trunc. caudalis arboris vitae, 4 Recessus
dorsocaud. ventric. quarti, 5 Apertura canalis
centralis, 6 Plexus chorioideus cerebelli, 7 Fasti-
gialspalte, 8 Velum medullare nas., 9 Aquaeductus cerebri, 10 Ponsquerschnitt, 11 Querschnitt des Corp. trapezoideum.

beide Enden ventral gegeneinander gekehrt
sind, sich aber nicht ganz erreichen, so dass
zwischen ihnen ein von der 4. Hirnkammer
ausgehender schmaler Spalt, *Recessus tecti
ventr. IV* (Fig. 938 7, 939 a), bleibt, der in
eine kleine Höhle, die **Dachkammer,** das
Zelt, führt, die sich als Grube im Corpus
medullare des Wurms befindet. Ihm gegenüber senkt sich dorsal ebenfalls ein sehr
tiefer Spalt, der Sulcus primarius, ein
(Fig. 938 2). Durch ihn wird das Kleinhirn
in einen *Lobus nasalis* und *caudalis* geteilt.
Als Kleinhirnhemisphären (Fig. 942 H)
bezeichnet man die seitlich vom Wurme,
zwischen diesem und den seitlichen Abschnitten der Medulla oblongata liegenden
Teile des Kleinhirns (Fig. 942 H).

Das Kleinhirn steht mit dem Hirnstamm in mehrfacher Verbindung u. zwar:
1. durch das *Velum medullare nasale,* nasale
Marksegel, mit der Vierhügelplatte (s.
S. 771 u. Fig. 938 8); 2. durch die *Brachia
cerebelli nasalia,* Kleinhirnbindearme, mit
dem Mittelhirn (s. S. 773 u. Fig. 944 11); 3. durch die *Brachia cerebelli lateralia.* die
Brückenarme, mit der Brücke (s. S. 773 u. Fig. 944 28); 4. durch die *Brachia cerebelli
caudalia,* die Kleinhirnstiele, mit dem verlängerten Mark (s. S. 773 u. Fig. 944 31):
5. durch das *Velum medullare caudale,* das kaudale Marksegel, mit der rudimentären Decke des 4. Ventrikels.

Das Kleinhirn besteht im Innern aus weisser, aussen aus grauer Substanz (Fig. 938 u. 940).
Erstere, das **Corpus medullare** (der Markkörper) (Fig. 938 1, 3), zerfällt in den Markkern des
Wurmes und den der Hemisphären. Der **Nucleus medullaris vermis** ist grösser als die
Nuclei medullares hemisphaer. und geht in diese breit über. In dem ersteren befindet sich die
Dachkammer, während in die letzteren die Kleinhirnarme (s. oben) eintreten. Von den Mark-
kernen gehen stärkere Markblätter, *Laminae medullares,* aus, die sich, nach allen Seiten sekundäre
und tertiäre Blättchen bildend, verzweigen und von grauer Rindensubstanz, die sich an den Furchen
tief in das Kleinhirn einsenkt, umgeben werden; hierdurch wird auf einem Medianschnitte
durch den Kleinhirnwurm eine baumartige Zeichnung, **Arbor medullaris cerebelli (vitae** N.),
Lebensbaum (Fig. 938), sichtbar. Man unterscheidet einige Hauptblätter und zahlreiche Nebenblätter. Die Faserzüge, die benachbarte Blätter miteinander verbinden, werden *Laminae arcuatae*
genannt. Auf dem Medianschnitt durch den Wurm (Fig. 938 u. 939) sieht man, dass sein Markkörper 2 Hauptstämme entsendet, von denen der eine nasodorsal (*Truncus nasalis*), der andere
kaudodorsal (*Truncus caudalis*) gerichtet ist. Diese teilen sich in je einen Ramus nasoventralis
und nasodorsalis und einen Ramus caudoventralis und caudodorsalis; diese Äste geben wieder
Seitenzweige ab usw. Weiterhin aber sieht man, dass die Furchen der Kleinhirnoberfläche

(s. S. 814 u. Fig. 938) z. T. tief in die Gehirnmasse eindringen und diese in Lappen zerlegen; man unterscheidet, wie erwähnt, 2 Hauptlappen, den *Lobus nasalis* und *caudalis,* die durch den *Sulc. primarius* (Fig. 938 ₂) voneinander geschieden werden. Der Medialteil des Lob. caud. und Lob. nas. werden auch als Hinter- und Vorderwurm bezeichnet; in jeden tritt ein Hauptstrang des Markkörpers. Der Lob. nasalis zerfällt in 4 Unterlappen (Fig. 939); 1. *Lingula,* 2, 2. *Lobus centralis,* 3. *Lobus ascendens* und 4. *Culmen;* der Lobus caudalis in: 5. *Declive,* 6. *Tuber vermis,* 7. *Pyramis,* 8. *Uvula* und 9. *Nodulus.* Näheres s. S. 813.

Unter dem Kleinhirn liegen zunächst das nasale Marksegel, das kaudale Marksegel und die kaudale Deckhaut und unter diesen die längliche **4. Hirnkammer,** der *Ventriculus quartus (rhombencephalicus N. V.).* An ihr unterscheiden wir das Dach, die Seitenränder und den Boden. Das Dach wird von den gen. Häutchen und dem Kleinhirnmarkkern gebildet. Das **nasale Marksegel,** *Velum medullare nasale* (Fig. 944 ₂₇), ist ein dünnes Blatt, das sich nasal an den kaudalen Vierhügeln und lateral an den Bindearmen des Kleinhirns anheftet und kaudal in das nasale Ende des Kleinhirnwurms direkt übergeht (Fig. 939 ₁). Es liegt unter dem nasalen Abschnitt des Wurms. Das **kaudale Marksegel,** *Velum medullare caudale,* geht ohne scharfe Grenze als dünnes Markblatt aus der Nasalfläche des kaudalen Wurmendes hervor und verbreitert sich seitlich zu 2 halbmondförmigen Flügeln, die sich der Ventralfläche des Kleinhirns anlegen und über die kaudalen Kleinhirnarme hinüberspannen.

Der freie Rand des Velum medullare caud. ist ein Kunstprodukt der Präparation. In Wirklichkeit setzt sich das gen. Marksegel kontinuierlich in die ungemein zarte, mit freiem Auge nicht sichtbare **kaudale Deckhaut,** das *Tegmen fossae rhomboideae,* fort. Letzteres liegt unter dem kaudalen Abschnitt des Kleinhirnwurms und geht mit einer dünnen Leiste am Rande der kaudalen Rautengrubenhälfte in die Brachia cerebelli caudalia über.

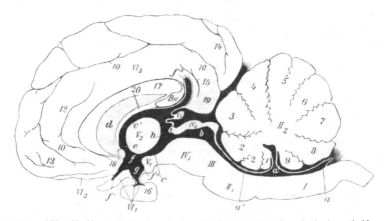

Figur 939. Medianschnitt durch das Gehirn des Pferdes (halbschematisch).
I Myelencephalon (Medulla oblongata), II Hinterhirn, Metencephalon (II 1 Pons und II 2 Cerebellum), III Isthmus, IV Mittelhirn, Mesencephalon (IV 1 Pedunculi cerebri und IV 2 Corpora quadrigemina), V Zwischenhirn, Diencephalon (V 1 Corpus mamillare, V 2 Massa intermedia thalami und V 3 Zirbel), VI Endhirn, Telencephalon (VI 1 Pars optica hypothalami, VI 2 Rhinencephalon und VI 3 Pallium). 1 Lingula, 2, 2 Lobus centralis, 3 Lob. ascendens, 4 Culmen, 5 Declive, 6 Tuber vermis, 7 Pyramis, 8 Uvula, 9 Nodulus, 10, 10, 10 Sulc. callosomarginalis, 12 Sulc. entogenualis, 13 Sulc. rostralis s. ectogenualis, 14 Sulc. medilateralis und ectosplenialis, 15 Sulc. entosplenialis, 16 Hypophyse, 17 Corpus callosum, 18 Commissura nasalis, 19 Verlötungsstelle der Hemisphären, 20 Fornix. a, a′, a″ vierte Hirnkammer (a Pars caudalis, a′ Pars intermedia, a″ Pars nasalis), b Aquaeductus cerebri, c Pars ventralis, c′ Pars dorsalis der 3. Hirnkammer, d Septum pellucidum, e Pars nasalis der 3. Hirnkammer, f Aditus ad infundibulum, f′ Recessus opticus, f″ Rec. infundibuli, f‴ Rec. suprapinealis, g Infundibulum, h Pars caudalis der 3. Hirnkammer oder Aditus ad aquaeductum, i Commissura caudalis. Bw Balkenwindung.

49*

Zwischen Kleinhirn und kaudale Deckhaut schiebt sich die *Tela chorioidea* ein, die sich mit ihr verbindet und das Hohlraumsystem des Gehirns hier abschliesst (Fig. 972 R). Die Tela ist mit Gefässgeflechten versehen und bildet hier einen seitlich von aussen sichtbaren, die Apertura lateralis (s. S. 773) bedeckenden *Plexus chorioideus ventriculi rhombencephali* (Fig. 935 11).

Spaltet man den Wurm und die häutige Decke der 4. Hirnkammer median und legt die beiden Hälften des Kleinhirns seitlich zurück, so sieht man an der dorsalen Fläche der Medulla oblongata eine Längsgrube, die **Rautengrube,** *Fossa rhomboidea,* als Boden der 4. Hirnkammer.

Die Rautengrube besitzt 3 seichte Längsfurchen: in der Mitte den *Sulcus medianus.* Seitlich von ihm befindet sich der *Sulc. limitans* (Fig. 941 6), der sich gegen den Ansatz des kaudalen Marksegels in einer flachen Verbreiterung, der *Fovea nasalis,* verliert. Jede Hälfte des Bodens der Rautengrube wird dadurch in 2 Längsstreifen zerlegt, von denen der mediale bis zur Mitte, der laterale bis an den Rand reicht. Vom lateralen Streifen sind das nasale und kaudale Drittel glatt und ohne besondere Merkmale; das mittlere Drittel ist durch eine axial gestellte, 5 cm lange Erhabenheit, die *Area acustica* (Fig. 941 5), erhöht. Diese legt sich mit

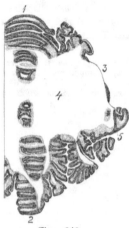

Figur 940.

Figur 940. Kleinhirn des Pferdes; Horizontalschnitt in der Ebene der grössten Breite des Markkernes (Dexler).

1 nasaler Teil des Wurmes, 2 kaudaler Teil des Wurmes, 3 Aussenkontur d. Kleinhirn-Brückenarmes, 4 Markkern d. rechten Kleinhirnhemisphäre, 5 Kleinhirnrinde.

Figur 941. Schema der Rautengrube des Pferdes (Dexler).

I Velum medullare nasale, II Colliculus caudalis corp. quadrig., III Brachium nasale cerebelli, IV Schnittfläche durch die Kleinhirnschenkel. 1 Fovea nasalis, 2 Genu nervi facialis, 3 Eminentia teres, 4 Stelle, an der das Mittelstück des N. facialis aus dem

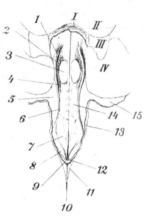

Figur 941.

Boden der Rautengrube hervorsteigt, 5 Area acustica, 6 Sulc. limitans, 7 Area hypoglossi und Area vagoglossopharyngei, 8 Ala cinerea, 9 Obex, 10 Fiss. mediana dors. medullae oblong., 11 Kerngebiet d. Fasc. gracilis, 12 Calamus scriptorius, 13 Taenia ventriculi quarti, 14 Columna teres, 15 Tuberculum acusticum.

einer schmalen Verlängerung lateral über das Corp. restiforme (Fig. 944 31) hinweg, nachdem sie zuvor eine etwa hanfkorngrosse, flache Anschwellung, das *Tuberculum acusticum* (Fig. 941 15), aufgenommen hat. Der mediale Streifen enthält kaudal eine nur bei seitlicher Betrachtung umgrenzbare Emporwölbung von 1,5 cm Länge; sie umfasst das Kerngebiet des 9., 10. und 12. Gehirnnerven (*Area hypoglossi* und *Area vagoglossopharyngei* [Fig. 941 7]). Seitlich von ihr, dicht am Medialabhang des Corp. restiforme, liegt die *Ala cinerea* (Fig. 941 8). Nasal setzt sich die Area hypoglossi in die *Columna teres* fort (Fig. 941 14), die bis in die Höhe des Tuberc. acust. reicht. Dann fällt die Columna teres, sich mit der gegenseitigen zu einer seichten, kahnförmigen Grube vereinigend, ziemlich steil gegen die Mitte ab und steigt nasal nach dem Aquaeductus cerebri auf. An diesem Teile ist sie stärker gewölbt (*Eminentia teres*) (Fig. 941 3) und lässt daher im Verein mit der gegenüberliegenden das nasale Ende des Sulc. medianus etwas tiefer erscheinen. Der kaudalste Teil des Rautengrubenbodens wird auch als *Calamus scriptorius* (Fig. 941 12) bezeichnet, weil er eine an die Schreibfederspitze erinnernde Zeichnung erkennen lässt. Näheres über die Rautengrube s. S. 808.

Die seitliche Begrenzung der 4. Hirnkammer wird in ihrer nasalen Hälfte von den Binde- und Brückenarmen des Kleinhirns gebildet. Im kaudalen Abschnitt wird sie von 2 die Seitenränder des verlängerten Markes darstellenden Marksträngen

abgeschlossen, die aus dem Rückenmark entspringen, nasal divergieren und in das Corp. medullare des Kleinhirns eintreten. Das sind die Nachhirnarme des Kleinhirns, Corpora restiformia (Brachia cerebelli caudalia N. V.) (Fig. 944 31).
Über die feineren Verhältnisse der Corpora restiformia s. S. 808.

Ungefähr in der Mitte der Länge der Rautengrube findet deren seitlicher Abschluss durch die Brückenarme des Kleinhirns, Brachia pontis (Brachia cerebelli lateralia N. V.)(Fig. 944 28), statt. Diese liegen lateral vom Ende der vorigen und vom Anfang der folgenden Kleinhirnarme und stellen die dorsal aufgebogenen seitlichen Enden der Brücke dar, die in das Kleinhirn eintreten. Die den Begrenzungsrand der nasalen Rautengrubenpartie bildenden Bindearme des Kleinhirns, Brachia conjunctiva (Brachia cerebelli nasalia N. V.) (Fig. 941 III u. 944 11), gehen vom Kleinhirn, dorsal auf den Seitenteilen der Brücke liegend, zu den Vierhügeln und treten ventral von diesen in den Grosshirnstamm.

Die 4. Hirnkammer zerfällt, entsprechend den 3 Abschnitten des Fetalhirnes (Isthmus, Met- und Myelencephalon), in die Pars nasalis, intermedia und caudalis. Die erstere (Fig. 939 a'') liegt zwischen den Bindearmen des Kleinhirns und ist vom nasalen Marksegel bedeckt. Die breite Pars intermedia (Fig. 939 a') wird seitlich von den Brückenarmen und dem Anfang der kaudalen Kleinhirnarme begrenzt und ist nur vom Kleinhirn bedeckt. Seitlich bildet sie hier am Tuberc. acust. eine Ausbuchtung, den Recessus lateralis, an dessen seitlichem Pol jederseits die Verbindungsöffnung des Lumens der 4. Hirnkammer mit dem Subarachnoidealraum, die Apertura lateralis, liegt. In der Mitte führt am Dach ein Spalt zwischen den beiden Enden des Wurms des Kleinhirns in die eine dorsale Ausbuchtung in der zentralen Markmasse des Kleinhirns darstellende Dachkammer (das Zelt) (Fig. 939 a'), deren dorsale Kante Giebelkante, Fastigium, heisst. Die Pars caudalis (Fig. 939 a) liegt zwischen den kaudalen Kleinhirnarmen und ist vom kaudalen Marksegel und der kaudalen Deckhaut bedeckt. Letztere bildet median eine sackartige Ausstülpung, die den Recessus dorsocaudalis ventr. IV beherbergt und die beim Menschen und Hunde durchlöchert ist: Apertura caudalis ventr. IV. Bei den übrigen Haussäugern fehlt diese Kommunikation mit dem Subarachnoidealraum, so dass bei ihnen die Apertura lateralis die einzige Kommunikation der Hirnkammern mit dem Subarachnoidealraum darstellt. Die 4. Hirnkammer setzt den Zentralkanal des Rückenmarks nasal fort und geht in den Aquaeductus cerebri über.

Die Brücke besteht hauptsächlich aus quer verlaufenden, markhaltigen Nervenfasern und vielen Ganglienzellhaufen (den Brückenkernen) (s. S. 812); die Medulla oblongata, die sich aus weisser und grauer Substanz aufbaut und viele Nervenkerne enthält, hat einen komplizierten Bau (s. S. 808). Über die Adergeflechte des Rautenhirns s. S. 772 u. Fig. 935 11.

C. Das Grosshirn, Cerebrum.

Nachdem man das Rautenhirn kennen gelernt hat, schneidet man mit einem Messer direkt dorsal vom Balken und parallel mit dessen Oberfläche den dorsalen Teil einer Hemisphäre ab. An dem abgeschnittenen Stück der Hemisphäre sieht man, dass sie im Innern aus weisser Substanz, dem eiförmig erscheinenden Markkörper, Corpus medullare, und aussen aus grauer Substanz, der grauen Rinde, Substantia grisea corticalis, besteht, und dass die letztere sich vielfach in Form von Falten in die weisse Substanz einsenkt. Durch das Abschneiden des dorsalen Teiles einer Hemisphäre wird die mediale Fläche der anderen Hemisphäre sichtbar, die auch mit Windungen (Gyri) und Furchen (Sulci) versehen ist. Weiterhin sieht man, dass die Hemisphären durch eine weisse, horizontale Markplatte, den Balken, das Corpus callosum (Fig. 939 17 und 942 Cc), verbunden werden. Dieser reicht aber nicht bis zum kaudalen und nasalen Ende der Hemisphären, so dass diese hier, namentlich nasal, ganz voneinander geschieden sind; kaudal vom Balken sind sie an einer kleineren Stelle (Fig. 939 19 u. 945 V) miteinander verwachsen. Trägt man nun auch den dorsalen Teil der 2. Hemisphäre ab, dann übersieht man den Balken und seinen Übergang in die Hemisphären.

Am **Balken,** Corpus callosum (Fig. 939 17 u. 942 Cc), unterscheidet man den mittleren Teil, den Stamm, Truncus corp. call. (Fig. 942 Cc), und die beiden Endstücke. Das nasale Endstück biegt im scharfen Bogen ventral um und bildet das **Balkenknie,** Genu *corporis callosi* (Fig. 939), das sich an seinem der Gehirnbasis zugekehrten Ende zum **Balkenschnabel,** *Rostrum (Pars nasoventralis N.V.) corp. callosi,* verdünnt. Am kaudalen Ende verdickt sich der Balken zu einem kaudal abgerundeten Wulst, dem **Balkenwulst,** *Splenium corporis callosi* (Fig. 942 Gcc). Dieser setzt sich makroskopisch in den Fornix (Fig. 939 20) fort; beide liegen auf der zum Hemisphärenhirn gehörenden Balkenwindung (Fig. 939 Bw), die auf der häutigen Decke des Zwischenhirns liegt. Seitlich strahlt

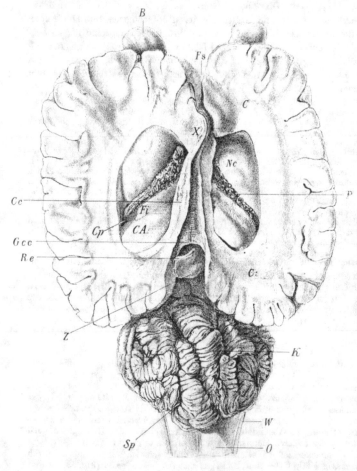

Figur 942. Dorsalansicht des Pferdegehirns nachEröffnung der Seitenventrikel, etwas auseinandergezogen; verkleinert (Dexler).

B Bulbus olfactorius, Ce seitlich abgeschnittener Balken, bei X etwas nach rechts verschoben, Cp Eingang in das Cornu ventrale d. Seitenventrikels, Fi Fimbria cornus Ammonis, an die sich der Plexus chorioid. ventriculi lateralis P anheftet, CA dorsales Ende des Ammonshorns, Gcc Splenium corp. callosi, Re Recessus suprapinealis und Sinus rectus, zusammengefaltet, Z Corp. pineale, Nc Nucl. caudat., C frontale, C1 okzipitale Partie des Markkörpers des Pallium, Fs Fiss. mediana, K Vermis cerebelli, H Hemisphäre des Kleinhirns, Sp Sulc. paramedianus cerebelli, W N. accessorius, O Medulla oblongata.

das Corpus callosum in das Corpus medullare der Hemisphären als **Balkenstrahlung,** *Radiatio corporis callosi* (Fig. 939 zwischen 17 und 15), aus. Die dorsale Fläche des Balkens ist nur median in einem schmalen Streifen frei; auf seinen Seitenteilen liegt der mediale Teil der Hemisphären.

An der ventralen Fläche des Balkens befestigt sich in einer Längslinie median die halbdurchsichtige Scheidewand (Fig.939 d, 943 Sp) der beiden Seitenkammern: im übrigen ist sie frei und bildet den medialen Teil der Decke der Seitenkammern.

Beim Abtragen der dorsalen Partie der Hemisphären gelangt man oft schon in einen Hohlraum. Ist dies nicht der Fall, dann schneidet man nach dem Studium des Balkens jederseits vorsichtig in die weisse Gehirnmasse ein; man gelangt dann in je einen Hohlraum, die **Seitenkammern,** *Ventriculi laterales,* des Gehirns. Mit dem Messerstiel hebt man die die Decke des Hohlraums bildende weisse Substanz möglichst ab und legt den Boden der Seitenkammern frei, an dem man jederseits 2 gewölbte, durch eine schräge Furche voneinander getrennte Erhöhungen, den *Nucleus caudatus* und das dorsale Ende des Ammonshornes mit der Fimbria, sieht (Fig. 942 Nc, CA u. Fi). Man verletzt zunächst den Balken nicht. Hebt man nun den Balken von beiden Seiten etwas in die Höhe, dann sieht man, dass von seiner ventralen Fläche median eine dünne, sagittale Platte, die **halbdurchsichtige Scheidewand,** das *Septum pellucidum* (Fig. 939 d u. 1006 n), abgeht, das ventral auf einer zweiten medianen Markplatte, dem Gewölbe, ruht, also zwischen diesem und dem Balken ausgespannt ist.

Das *Septum pellucidum* besteht aus 2 Markblättchen, die bei den Haustieren untrennbar verbunden sind und nicht wie beim Menschen den *Ventriculus septi pellucidi* zwischen sich einschliessen.

Man schneidet nun den Balken in der Mitte quer durch, schlägt die beiden Hälften möglichst weit zurück und hat damit das Gewölbe in seiner mittleren Partie freigelegt.

Das **Gewölbe,** der *Fornix* (Fig. 945 Fo), ist eine ventral vom Balken gelegene, gebogene Markplatte. Sein mittlerer Teil heisst Körper, *Corpus fornicis.* Nasal spaltet er sich in die beiden drehrunden, zwischen den medialen Abschnitten der Nuclei caudati liegenden Säulen des Gewölbes, *Columnae fornicis* (Fig. 945 C). Diese umziehen in einem nasal konvexen Bogen das Zwischenkammerloch, treten in die Tiefe und wenden sich basal und kaudal zum Corpus mamillare. Man übersieht sie gut, wenn man das Gewölbe quer durchschneidet und den nasalen Teil nasal zurückklappt. Man sieht dann durch den Spalt zwischen den beiden Säulen hindurch einen weissen, nasal den Columnae fornicis anliegenden Querfaserzug, der von einer Hemisphäre zur andern zieht, die *Commissura nasalis* des Gehirns. Von dem kaudalen Teile des Gewölbes, das mit dem Splenium corporis callosi zusammenfliesst, spalten sich zwei stark divergierende Markbänder, *Crura fornicis* (Fig. 945 Fs) (die Gewölbeschenkel), ab, die jederseits in Form einer dünnen, *Alveus* (Muldenblatt) genannten Markplatte den Hippocampus überziehen, wodurch der kaudale Teil des Gewölbes zur *Commissura hippocampi* wird; der Alveus verdickt sich am nasolateralen Rande des Ammonshornes zur *Fimbria* (Saum) (Fig. 942 Fi u. S. 776).

Die nasodorsale Fläche des Gewölbes ist den Seitenkammern, die ventrale der 3. Hirnkammer, dem For. interventriculare und den durch die Tela chorioidea vom Gewölbe getrennten Sehhügeln zugekehrt. Die Seitenränder ragen in die Seitenkammern des Grosshirns; an sie befestigen sich die Plexus chorioidei ventric. lateral. (Fig. 942 P u. 943 Pl) und die Tela chorioidea. Übersichtlicher kann man das Gewölbe von unten sichtbar machen, indem man am gehärteten Gehirn das Zwischenhirn kaudal von dem Tractus opticus herausschneidet (Fig. 945).

Die **Seitenkammern,** *Ventriculi laterales prosencephali* (Fig. 942 u. 943), liegen seitlich vom Septum pellucidum in den Hemisphären. Ihr Dach, *Tegmentum ventriculi lateralis,* die laterale Seitenwand und die Endabschlüsse der Kammern werden vom Corpus medullare der Hemisphären und das Dach auch vom Balken und der Balkenstrahlung gebildet. Die mediale Seitenwand bilden das Septum pellucidum (Fig. 939 d u. 943 Sp) und der Fornix (Fig. 939 20). Am Boden jeder Seitenkammer bemerkt man 2 wulstartige Erhöhungen, die durch eine schräge Furche geschieden sind. Der kaudale Wulst ist das dorsale Ende des *Hippocampus,* Ammonshornes (Fig. 943 d), und der nasale der *Nucleus caudatus,* Schwanzkern (Fig. 942 Nc u. 943 Nc). In der beide Wülste scheidenden Furche bemerkt man am Rande des Ammonshornes ein weisses

Band, den **Saum**, die *Fimbria cornus Ammonis* (Fig. 942 Fi u. S. 775); unter und neben ihm liegt eine ziemlich tiefe, den Nucleus caudatus vom Sehhügel scheidende Furche, der *Sulcus striae corneae* (Fig. 944 4), an deren Grunde ein weisser Markstreifen, der **Grenz- oder Hornstreifen**, die *Stria terminalis* s. *cornea*, eingebettet ist. Die Furche ist ausgefüllt vom Seitenrand des Gewölbes und dem daran befestigten, rötlichen seitlichen **Adergeflecht**, *Plexus chorioideus ventriculi lateralis* (Fig. 942 P).

a) Der **Hippocampus**, *Cornu Ammonis*, Ammonshorn (Fig. 942 CA u. 943 d, v), liegt als ein sichelförmig gekrümmter und einen nasal offenen Bogen bildender Wulst

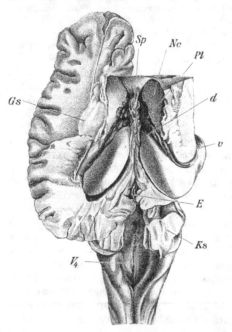

am Boden jeder Seitenkammer und auf den Sehhügeln, die er dorsal, kaudal und lateral umkreist.

An seinem nasolateralen Rande befindet sich der obenerwähnte **Saum**, die *Fimbria cornus Ammonis* (Fig. 1005 9), die in eine Schicht weisser Substanz, das **Muldenblatt**, den *Alveus* (S. 775), übergeht, der die ganze Oberfläche des Hippocampus überzieht (Fig. 942 Fi u. 1005 8, 19).

Sein dorsales Ende befindet sich medial vom Nucleus caudatus und der Fimbria nahe der Medianebene (Fig. 943 d). Von hier geht der Wulst kaudolateral, krümmt sich dann knieförmig ventral und ventronasal, tritt in den Hohlraum des Lobus piriformis und reicht bis zu dessen nasalem Ende, so dass die beiden Enden in einer Frontalebene übereinander liegen. Ein hier durch das Gehirn gelegter Querschnitt trifft also den Hippocampus zweimal, am dorsalen und am etwas verdickten ventralen Ende (Fig. 1004 CAi u. CAz). Zwischen dem dorsalen Anfangsabschnitt der beiden Ammonshörner breitet sich median eine Platte weisser Substanz, die **Commissura hippocampi**, *Psalterium* (s. S. 775), aus, die dem Fornix angehört, kaudodorsal in den Balkenwulst übergeht und über die 3. Hirnkammer, von ihr durch die Tela chorioidea getrennt, liegt.

Figur 943.   Boden der Seitenventrikel des Pferdegehirnes, 2:3 (Dexler).

d dorsales Ende des Ammonshorns, **E** Epiphysenschlauch, **Gs** Marklager d. link. Hemisphäre, **Ks** Schnittfläche d. Kleinhirnarme, **Nc** Nucl. caudatus, **Pl** Plexus lateralis, **Sp** Septum pellucidum, **v** ventrales Ende d. rechten Ammonshornes, **V4** Boden d. 4. Ventrikels.

b) Die nasal am Boden der Seitenkammer liegende Erhöhung stellt den medialen Abschnitt des Kopfes des Schwanzkernes, das *Caput nuclei*

caudati (Fig. 942 Nc, 943 Nc u. 944 2), dar; kaudal läuft sie in den Schwanz, die *Cauda nuclei caudati* (Fig. 1007 19), aus.

Die Nucl. caudati liegen als keulenförmige Gebilde nasal und lateral von den von den Seitenkammern aus nicht wahrnehmbaren Sehhügeln (Fig. 944 3); sie sind von diesen durch ein weisses Blättchen, die *Lamina semicircularis*, geschieden, die bis zur Oberfläche heranreicht und hier als *Stria terminalis* s. *cornea*, **Grenzstreif** (s. oben), bezeichnet wird. Sie tritt oberflächlich nicht hervor wie beim **Menschen**, sondern ist im Boden des Sulcus striae corneae eingelassen. Die mediale Fläche des Kopfes ist dem Septum pellucidum und den Columnae fornicis zugekehrt und liegt frei in den Seitenkammern. Ventral liegt der Kopf des Nucl. caudatus der Rinde des Trigonum olfactorium an.

Als **Streifenhügel**, *Corpus striatum*, fasst man den *Nucl. caudatus* (Schwanzkern), den ventrolateral von ihm liegenden *Nucleus lentiformis* (Linsenkern) (Fig. 1006 a, b u. 1008 Nc, Nl) und die diese verbindende und letzteren umkapselnde Markmasse (*Capsula interna* und *externa* (Fig. 1006 d, e) zusammen. Da der mediale Teil des Nucl. caudatus von den Seitenventrikeln aus sichtbar ist, während der Nucl. lentiformis in der Hirnmasse verborgen liegt, spricht man auch von einem extra- und intraventrikulären Teile der Streifenhügel. Genetisch sind beide nicht voneinander zu trennen.

c) Die **seitlichen Adergeflechte,** *Plexus chorioidei laterales* (Fig. 942 P, 943 Pl), sind 2 längliche, platte, gelblichrote, in der Furche zwischen dem Nucleus caudatus einer- und dem Hippocampus und den Sehhügeln anderseits gelegene, am freien Rande der Fimbria befestigte Stränge, die im Cornu ventrale schmal anfangen, am Saum, den Grenzstreifen fast ganz verdeckend und breiter werdend, nach dem For. interventriculare (s. S. 780) gehen und sich hier, kaudal vom Gewölbe, mit dem der anderen Seite zum **mittleren Adergeflechte,** dem *Plexus chorioideus ventriculi tertii,* vereinigen. Dieser liegt im Dach der 3. Hirnkammer (S. 783) und endet am Epiphysenschlauch, dessen längsverlaufende Chorioidealkämme histologisch dem Plexus gleich sind [s. Literaturverzeichnis Nr. 351, 409].

Die **Zerebrospinalflüssigkeit** enthaltenden **Seitenkammern** (Fig. 942, 943 u. 946) zerfallen in die neben dem Gewölbe gelegene *Pars centralis* (Fig. 946 3) und die *Cornua,* **Hörner.** Die erstere kommuniziert durch das For. interventriculare (s. S. 780) mit der zwischen den Columnae fornicis und den Sehhügeln gelegenen Pars nasalis der 3. Hirnkammer und dadurch mit der Seitenkammer der anderen Seite. Nasal setzt sie sich als Spalt (Fig. 946 9, 1008 V 2) fort und führt nasoventral in den Hohlraum des Riechkolbens (Fig. 946 1). Dieser Spalt, der zwischen Nucl. caudatus und der übrigen Ventrikelbegrenzung liegt, heisst *Cornu nasale* (Fig. 946 2). Kaudolateral hat die Pars centralis ebenfalls eine spaltförmige Verlängerung zwischen Hippocampus und übriger Ventrikelwand, das *Ventralhorn,* *Cornu ventrale* (Fig. 942 Cp, 946 13, 1008 V′2); es bildet den Hohlraum des Lobus piriformis.

Beim **Menschen** und den höheren **Affen** geht vom Seitenventrikel noch das Kaudalhorn, *Cornu caudale (posterius),* in das Okzipitalhirn. Es fehlt allen Haussäugern. Beim **Hunde** wird die Pars centralis beim Übergang in das Ventralhorn sehr ge-

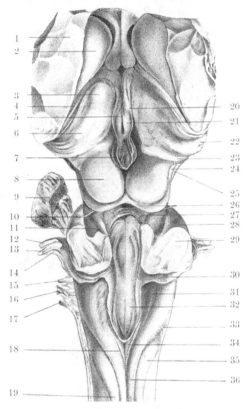

Figur 944. Hirnstamm des Pferdes. Dorsalansicht (Dexler) 1 : 1.
1 Schnittfläche im Endhirnmark, 2 Nucl. caudat., 3 Tuberc. thalami nas., 4 Sulc. striae corneae, 5 Zwischenhirnventrikel, 6 Tuberc. thalami later., 7 Corp. pineale, 8 nasaler Vierhügel, 9 Ganglion semilunare, 10 N. trochlearis, 11 Brach. nas. cerebelli, 12 N. facialis, 13 N. vestibul., 14 N. cochlearis, 15 N. glosso-pharyng., 16 N. vagus, 17 N. accessor., 18 Sulc. paramed. dors., 19 Radix spin. nervi trigem., 20 Stria medull., 21 Ganglion habenulae, 22 Corp. genic. later., 23 Corp. gen. med., 24 Brach. quadrigemin. caud., 25 Dorsalrand d. Hirnschenkelfusses, 26 kaudaler Vierhügel, 27 Velum med. nas., 28 Brach. laterale cerebelli, 29 Schnittfläche d. Kleinhirnschenkel, 30 Tuberc. acustic., 31 Brach. caudale cerebelli, 32 kaudal. Region d. Rautengrube, 33 Fibrae arcuatae externae, 34 nas. Ende d. Fascicul. gracil., 35 Tubercul. Rolandi, 36 Fascicul. cuneatus.

räumig, ohne aber einen Recessus zu bilden. Vom For. interventriculare angefangen, sind der Seitenventrikel und sein Ventralhorn durch einen schmalen Streifen einer sehr zarten Deckhaut geschlossen, die ihren Ansatz medial am Rande des Fornix und weiter kaudal an der Fimbria findet. Es verschmälert sich nämlich die Fornixkante plötzlich zu einem einschichtigen, der Tela chorioidea angelegten Epithelblatt (*Lamina epithelialis*), das sich an der gegenüberliegenden Zwischenhirnwand am Sulc. striae corneae ansetzt; daher sieht nur die nasolaterale Fimbriafläche in den Ventrikelraum (Fig. 1005 10 u. 1007 zwischen 19 u. 21). Dieser membranöse Abschluss liegt dem Tractus opticus gegenüber und erreicht sein ventrales Ende 1 cm dorsal von der Spitze des Lob. piriformis. Dorsonasal verschmälert er sich und zieht in einer Breite von 4 mm bis zum For. interventriculare. Diese Spalte, durch die sich die Plexus laterales in den Ventrikelraum drängen, ist die *Fiss. chorioidea* (Fig. 945 bei Sp).

Um die Seitenkammern und ihre Gebilde möglichst überblicken zu können, nimmt man mit dem Messerstiel auf einer Seite die kaudoventrale Partie der Hemisphären dem Hippocampus entlang weg, wobei man diesen unverletzt lässt und freilegt. Ebenso geht man vorn am Kopfe der Streifenhügel mit dem Messerstiel in die Tiefe bis zur basalen Fläche und trennt die betreffenden Hemisphärenteile ab, so dass das Caput nuclei caudati frei liegt. Diese Präparation nimmt man zunächst nur auf einer Seite vor, damit auf der anderen Seite die Kammer bis auf die Öffnung in ihrem Dach unverletzt bleibt. Nach dem Studium der Seitenkammern und der Kommissurenteile schlägt man den hinteren Teil der Hemisphären mit den Ammonshörnern und dem Fornix nach vorn und seitlich zurück und trägt sie vorsichtig ab. Dabei kann man die Commissura hippocampi median spalten. Nunmehr kommen die von einem Gefässblatt, dem *Velum triangulare*, bedeckten Sehhügel zum Vorschein. Beim Abheben der Hemisphären kann man die kaudoventrale Fläche (die Mittel- und Kleinhirnfläche) des Hirnmantels, das For. interventriculare, die Columnae fornicis, die Commissura nasalis und den Aditus ad infundibulum übersehen. Geschieht das Abtragen der betreffenden Teile ganz vorsichtig.

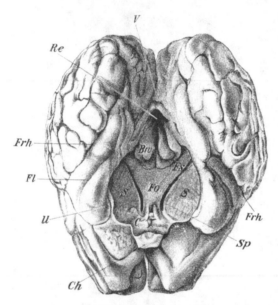

Figur 945. Ventralansicht des Pferdehirns nach Wegnahme des Hirnstammes (Dexler).
Bw Balkenwulst, C Columna fornicis, Ch Chiasma opticum, Fl Sulcus lobi piriformis, Fo Fornixkörper, Fs Crus fornicis, Frh, Frh Sulcus rhinalis, Re Hohlraum zwischen beiden Hemisphären, in dem der Epiphysenschlauch liegt, S, S Schnittflächen im Zwischenhirn, Sp Plexusspalte zwischen Fornixrand und Nucleus caudatus, U Uncus, V Verlötungsstelle an der kaudomedialen Hemisphärenfläche.

dann stösst man zunächst auf eine zarte, gefässreiche Haut, *Tela chorioidea*. Sie bildet mit Einschluss der ihr ventral anliegenden Lamina epithelialis (s. S. 781) das dünne Dach der 3. Hirnkammer. Erst nach dem Abziehen dieser Haut hat man die Oberfläche der Sehhügel vor sich; man nimmt dann auch median eine schmale Spalte wahr, den eröffneten Dorsalabschnitt des 3. Ventrikels, die *Fossa thalami*, und gewinnt die Ansicht, die Fig. 944 darbietet.

Die **Sehhügel,** *Thalami optici* (Fig. 944 3), sind 2 rundliche, hellgraue Massen. die dorsal auf dem Ende der Grosshirnschenkel und dem Markkügelchen ruhen.

Von den kaudal von ihnen gelegenen Vierhügeln sind sie oberflächlich durch den *Sulcus transversus commissurae caudalis* getrennt; nasal liegen sie mit ihrer medialen Partie frei hinter den Columnae fornicis, von denen sie der nasale Abschnitt der 3. Hirnkammer scheidet; mit ihrer lateralen Partie stossen sie an die Nuclei caudati, von denen sie oberflächlich durch den Sulcus striae corneae getrennt sind. Über ihrer freien dorsolateralen Fläche liegen die Tela chorioidea mit dem Plexus chorioideus, der Fornix, der Hippocampus und die Fimbria. Sie sind also von den Seitenkammern aus nicht sichtbar.

Die dorsale Fläche der Sehhügel ist lateral am höchsten und dacht sich medianwärts ab; sie zeigt an ihrem nasomedialen Winkel eine flache Erhöhung, das **Tuberculum nasale,** den nasalen Höcker (Fig. 944 3), und gegen den kaudolateralen Winkel eine ebenfalls flache, undeutliche Erhebung, das **Corpus geniculatum laterale** (Fig. 944 22); zwischen beide schiebt sich als 3., meist nur schwach angedeutete Erhebung ein **Tuberculum laterale** (Fig. 944 6) ein. Median zwischen beiden Sehhügeln findet sich ein Längsspalt (Fig. 944 5), die **Pars dorsalis der 3. Hirnkammer,** *Fossa thalami;* seitlich davon, also am Übergang der dorsalen in die mediale Fläche der Thalami, sieht man je ein schmales, weisses Längsband, die *Stria medullaris,* den **Markstreif der Sehhügel** (Fig. 944 20). Die beiden Striae medullares enthalten an ihrem kaudalen Ende je das kleine, beim Pferde etwa hanfkorngrosse *Ganglion habenulae* (Fig. 944 21), und setzen sich von diesem aus in 2 weisse, kurze, dünne Stränge, die **Zirbelstiele,** *Habenulae,* fort, die zu der median zwischen den Vier- und Sehhügeln auf dem nasalen Teile der ersteren und im Dach der 3. Hirnkammer sitzenden **Zirbel,** *Corpus pineale* (Fig. 942 Z, 944 7, 947 C u. 988 13), ziehen und untereinander durch einen sehr dünnen Strang, die *Commissura habenularum,* verbunden sind. Unter

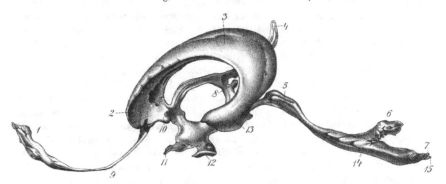

Figur 946. Metallausguss der Gehirnhöhlen des Pferdes (Dexler).
1 Kern des Hohlraums im Bulbus olfactorius, der durch den Verbindungskanal 9 mit dem Seitenventrikel im Zusammenhang steht. An dem Ausguss des letzteren bemerkt man einen nasalen abgerundeten Teil, das Cornu nasale 2, einen dorsalen breiten Teil, die Pars centralis 3, einen flachen, bogig nach abwärts gekrümmten Teil, das Cornu ventrale 13, und an der Innenseite eine Längsgrube, in der der Plexus chorioid. lateralis liegt. Bei 10 steht der linke Seitenventrikel durch das For. interventriculare mit dem 3. Ventrikel 8 in Verbindung. Am dorsokaudalen Quadranten des Ausgussringes vom 3. Ventrikel unterscheiden wir einen langen, bogig nach aufwärts gerichteten Fortsatz, den Recessus suprapinealis 4 und unmittelbar darunter einen kurzen kegelförmigen Fortsatz, den Recessus infrapinealis 8. Am ventronasalen Quadranten sehen wir am Infundibularteil 2 besondere Erweiterungen: 11 Recessus opticus und 12 Recessus hypophyseos ventric. tert. Der Übergang des Ringraums in die Wasserleitung des Gehirns 5 ist durch den Ventralhornausguss verdeckt. Dieser Kanal geht über in den 4. Ventrikel, an dessen Ausguss wir beobachten: den Abdruck des Sulc. med. der Rautengrube 14, einen kaudalen blinden Endteil derselben in 7 mit dem darunter liegenden Eingang in den Zentralkanal 15 und 2 seitliche Arme 6 (der rechte ist nicht sichtbar), die in die subarachnoidealen Lymphzisternen führen.

der Zirbel sieht man nach der Eröffnung der Fossa thalami in der kaudalen Wand des 3. Ventrikels einen kleinen Blindsack, den *Recessus infrapinealis ventriculi tertii,* der ventral von einem runden, weissen Querstrang, der *Commissura caudalis* (Fig. 939 i), abgegrenzt wird. Unmittelbar ventral von dieser Kommissur liegt der Eingang in die Wasserleitung des Gehirns, der *Aditus ad aquaeductum cerebri* (Fig. 939 h).

Die **Zirbel,** *Corpus pineale,* ist beim Menschen eiförmig, beim Rinde und Schweine zapfenförmig, bei Pferd, Schaf und Ziege birnenförmig, bei den Karnivoren lanzettförmig. Die grösste Zirbel besitzt das Rind (1,2—2 cm lang, 0,5—1,0 cm dick), die kleinste die Katze. Sie ist derb, braunrot (Pferd, Wiederkäuer) bis grauweiss (Schwein, Fleischfresser) und weist häufig braune Pigmentationen, seltener Furchungen und leistenartige Unebenheiten auf [Literaturverzeichnis: 288 u. 635].

Beim Menschen ragt gegen den kaudalen Rand der Sehhügel hin ein massiger Höcker, das *Pulvinar,* **Polster,** über den kaudalen Abhang des Thalamus hervor, das bei den Tieren so klein ist, dass es aussen nicht hervortritt. An seiner Stelle treffen wir den bei den Tieren grösseren **lateralen Kniehöcker,** das *Corpus geniculatum laterale* (Fig. 944 $_{22}$ u. 947 gl), das sich medial bis zu den Colliculi nasales der Vierhügel erstreckt. Aus ihm kommt ventral der weisse **Tractus opticus** (Fig. 947 To) hervor, der sich von hier an der lateralen Seite des Thalamus ventral um den Pedunculus cerebri herumschlägt, an die laterale und ventrale Fläche des Pedunculus cerebri gelangt und zum Chiasma opticum (S. 767) zieht. Seitlich zwischen den Seh- und Vierhügeln und den Grosshirnschenkeln befindet sich eine flache, rundliche, kaudomedial von der vorigen gelegene Erhöhung, der **mediale Kniehöcker,** das *Corpus geniculatum mediale* (Fig. 944 $_{23}$ u. 947 gm). Die beiden Kniehöcker stellen den **Metathalamus,** das **Kniehöckergebiet,** dar. Zwischen beiden Sehhügeln, am Boden der Fossa thalami, findet sich die kurze, im Medianschnitt rundliche, beide Sehhügel verbindende **Massa intermedia** (Fig. 939 V $_2$). Rund um diese liegt median die ringförmige **3. Hirnkammer,** der *Ventriculus tertius (medianus prosencephali* N. V.) (Fig. 939 c, c', e u. h). An ihr unterscheidet man die *Pars dorsalis, ventralis, nasalis et caudalis,* die mit vielfachen Ausbuchtungen, *Recessus,* versehen sind. Die Pars dorsalis und ventralis kann man auch als **dorsale** und **ventrale Etage** der 3. Hirnkammer, die durch einen nasal von der Pars intermedia gelegenen nasalen (Pars nasalis) und einen kaudal von dieser befindlichen **kaudalen Verbindungskanal** (Pars caudalis) verbunden werden, auffassen. Der Ringkanal wird **dorsal** von einer dünnen, ventral vom Gewölbe liegenden **Deckhaut,** dem *Tegmen ventriculi tertii* (der Tela chorioidea mit dem Plexus chorioideus und der Lamina epithelialis), **kaudal** von der Commissura caudalis, **ventral** vom Corpus mamillare, Haube und Tuber cinereum, **nasal** von den Columnae fornicis und der grauen Schlussplatte begrenzt (Fig. 939). Das Tegmen reicht bis zu den Columnae fornicis und ist im Sulcus striae corneae in der Gegend der Stria terminalis festgewachsen.

Zur besseren Beschreibung der Ausbuchtungen, *Recessus,* der 3. Hirnkammer unterscheidet man an dem Ringkanal auch einen **dorsonasalen, dorsokaudalen, ventrokaudalen** und **ventronasalen Quadranten** mit mehreren Kommunikationsöffnungen, Ausbuchtungen und Vorsprüngen. Der **dorsonasale Quadrant** (Fig. 939, 946, 988) liegt dorsal von der nasalen Kommissur und enthält 2 seitliche Öffnungen, die Eingänge in die Seitenventrikel. Diese Kommunikation ist also ein Dreiwegkreuzungspunkt und heisst *For. interventriculare.* Durch dieses treten die Plexus chor. laterales hindurch und gehen in die Plexus ventriculi tertii über (s. S. 777). Auf ihn folgt kaudal der **dorsokaudale Quadrant,** dessen häutiges Dach (also ein Teil des Ventrikeldaches) eine grosse, schlauchartige und eine kleine Ausbuchtung aufweist. Die erstere, der Epiphysenschlauch, *Recessus suprapinealis* (Fig. 939 f''', 946 $_4$, 947 R u. 988 $_8$), ist mit seinem kaudalen Rande an die Zirbel angewachsen. Knapp unter seiner Mündung liegt die der 2. Ausbuchtung, des *Recessus infrapinealis* (Fig. 946). Ventral von diesem gelangt man in den *Aditus ad aquaeductum* (Fig. 939 h), der von ihm nur durch die Commissura caudalis getrennt ist.

Ventral vom Eingang in die Wasserleitung fällt der Ventrikelboden schräg nasal ab, kaudoventraler Quadrant, und führt zum *Infundibulum* (Fig. 939 g, 988 29), das dem ventronasalen Quadranten zugerechnet wird. Vom *Infundibulum* gelangt man in den *Recessus
hypophyseos* (Fig. 946 12), und nasal, knapp dorsal vom Chiasma, in den *Recessus opticus* (Fig. 939 f',
946 11, 988 27); er teilt sich beim Pferde in 2 spitz zulaufende, blind endende Fortsätze, die
auf den Anfängen der Nervi optici liegen. Vom Rec. opticus steigt die nasale Begrenzungswand
(die graue Schlussplatte, *Lamina terminalis*) senkrecht bis zur nasalen Kommissur (Fig. 939 18
u. 988 9) auf. Die 3. Hirnkammer kommuniziert also kaudal mit dem Aquaeductus cerebri und
nasal mit den Seitenventrikeln des Grosshirns. Ihre Seitenwände werden durch die Sehhügel
gebildet. Der nasale Teil des Bodens wird vom Chiasma, der kaudale von der Hypophyse
(Fig. 939 16) unterlagert. Die Decke erhält einen Rückhalt durch den darüberliegenden Fornix
(Fig. 939 20) und die Balkenwindung (Fig. 939 Bw); der Epiphysenschlauch wird durch die kaudalen
Abschnitte der Medianfläche der Grosshirnhemisphären gestützt, die eine seiner Konfiguration
entspr. Aushöhlung besitzen (Fig. 945 Re), die, kaudal am Balkenwulst beginnend, gegen die
Falx hinzieht. Der kaudale Rand des Epiphysenschlauches ist an die Zirbel angewachsen, die
ihrerseits wieder in der Verbreiterung am nasalen Ende der mittleren Vierhügelfurche festsitzt.
Am Boden der Pars ventralis der 3. Hirnkammer findet sich eine mediane Längsfurche und an
ihren Seitenwänden je eine seichte, zum Aquaeductus führende Rinne, der *Sulcus hypothalamicus
lateralis,* der beim erwachsenen Pferde nicht mehr nachweisbar ist.

Figur 947.
Seitenansicht des Hirn-
stammes des Pferdes; 1:1
(Dexler).

x Schnittfläche der Kleinhirnarme, Bc Brachium nas. cerebelli,
Bp kaudoventraler Vierhügelarm,
C Zirbel, Cr Corp. restiforme,
D Pyramidenkreuzung, gl lateraler Kniehöcker, gm medialer
Kniehöcker, Hy Hypoglossuslinie, I Infundibulum, L Schleifenfeld, Nvii Tubercul. faciale,
P Pons, Pd Pedunculus cerebri,
Pp Corp. trapezoideum, Pu Pulvinar thalami, Py Pyramide,
qa nasale Zweihügel, qp kaudale Zweihügel, R Epiphysenschlauch, Sa Sulc. transvers. commissurae caud., Sl Sulc. lateralis mesencephali, Sm Sulc.

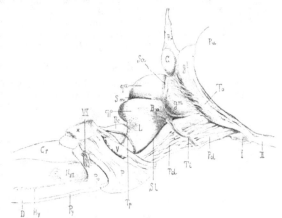

corp. quadr. transversus, Ti Tractus peduncul. transvers., To Tract. opticus, Tp Taenia pontis,
II Chiasma opt., VII N. facialis.

An die Sehhügel reihen sich kaudal die **Vierhügel,** *Corpora quadrigemina*
(Fig. 939 IV 2, 944 8, 26 u. 947 qa, qp), an; sie stellen 4 rundliche, direkt nasal vom
Kleinhirn auf den Grosshirnschenkeln gelegene Vorragungen der Vierhügelplatte, *Lamina
quadrigemina,* dar, fliessen basal mit der Haube zusammen und sind oberflächlich durch
einen flachen, medianen *Sulcus medianus laminae quadrigeminae* und eine quere Rinne
voneinander geschieden. Vom Zwischenhirn werden sie durch den *Sulcus transversus
commissurae caudalis* (Fig. 947 Sa) und vom Rautenhirn durch den *Sulcus postquadrigeminus* abgegrenzt. Nasal wird der Sulc. medianus durch die Zirbel, das *Corpus
pineale* (S. 779), abgeschlossen. Man unterscheidet 2 nasale Hügel, *Colliculi nasales*
(Fig. 944 8 u. 947 qa), und 2 kaudale Hügel, *Colliculi caudales* (Fig. 944 26 u. 947 qp).
Die nasalen sind höher und bei den Huftieren grösser und liegen enger zusammen als
die kaudalen. Diese sind z. T. vom Kleinhirn bedeckt und haben eine flache Grube
zwischen sich, die gegen das Velum medullare nasale (Fig. 944 27) abfällt. Ventral
liegen sie auf den Bindearmen des Kleinhirns (Fig. 944 11).

Da, wo der kaudale Rand der Vierhügel die dorsale Fläche der Bindearme des Kleinhirns und die kaudale Kante der Schleife erreicht, bricht der N. trochlearis aus dem nasalen

Marksegel hervor (Fig. 944 10). Seitlich setzt sich der nasale Colliculus unter die Sehhügel und der kaudale zum medialen Kniehöcker fort. Man nennt diese Fortsetzungen *Brachium quadrigeminum nasale et caudale.* Das erstere ist bei den Tieren äusserlich sehr undeutlich (Fig. 944 25).

Die Vierhügel bilden mit der Haube und den Grosshirnschenkeln das Mittelhirn, *Mesencephalon.* Legt man durch dieses einen Querschnitt, so bemerkt man axial einen Kanal, die Wasserleitung des Gehirns, den *Aquaeductus cerebri (Ventriculus mesencephalicus* N. V.) (Fig. 939 b, 946 5, 978 u. 979), der allenthalben von grauer Substanz umgeben ist. Dorsal vom Aquaeductus liegen die Vierhügel, ventral davon die Haubenregion. Die Wasserleitung führt kaudal in die 4. und nasal in die 3. Hirnkammer (Fig. 946 8). Sie ist in ihrer Mitte ampullenartig erweitert.

Nachdem der Studierende das Gehirn in vorstehender Folge studiert hat, wende er sich zum Studium der Furchen, dann zu dem der Genesis und des Aufbaues des Gehirns, das namentlich dann keine besonderen Schwierigkeiten mehr bieten wird, wenn hierzu noch Quer- und Horizontalschnitte durch mehrere frische Gehirne verwendet werden. Am besten geht man dabei so vor, dass man das Gehirn mit seiner Dorsalfläche auf einen nassen Wattebausch legt und nun mit einem langen Messer je einen Frontalschnitt durch die Mitte des Trigonum olf., die hintere Chiasmakante, den Okulomotoriusaustritt. die Ponsmitte und durch das Tuberculum faciale legt. Der wichtigste Horizontalschnitt liegt etwa daumenbreit über der Hirnbasis; auch an einem Median- und mehreren Sagittalschnitten sollte die gegenseitige Lage der Gehirnteile festgestellt werden.

D. Einteilung und Aufbau des Gehirns.

Die rationelle Einteilung des Gehirns beruht auf seiner embryonalen Entwicklung (s. S. 797). Das Encephalon zerfällt nach W. His in das Cerebrum und das Rhombencephalon. Das Rhombencephalon (Fig. 939 u.

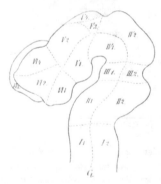

Figur 948. Medianschnitt durch ein Embryonengehirn, mit eingezeichneten Feldern (His).

I Nachhirn, Myelencephalon. I 1 Pars ventralis, I 2 Pars dorsalis, II Hinterhirn, Metencephalon, II 1 Pons, II 2 Cerebellum, III Isthmus, III 1 Anfang der Pedunculi cerebri, III 2 Brachia conjunctiva, Velum medullare nas., IV Mittelhirn, Mesencephalon, IV 1 Pedunculi cerebri, IV 2 Corpora quadrigemina, V Zwischenhirn, Diencephalon, V 1 Pars mamillaris hypothalami, V 2 Thalamus, V 3 Metathalamus, V 4 Epithalamus, VI Endhirn, Telencephalon, VI 1 Pars optica hypothalami, VI 2 Corp. striatum, VI 3 Rhinencephalon, VI 4 Pallium.

948 I, II, III) besteht aus dem Myelencephalon (Medulla oblongata und kaudale Deckhaut), Metencephalon (Pons und Cerebellum) und dem Isthmus (Velum medullare, Brachia nasalia cerebelli). Ventral liegen die Medulla oblongata (Fig. 939 I) und der Pons (II 1) und dorsal das Cerebellum (II 2). die Vela medullaria und das Tegmen ventriculi quarti. Es enthält die 4. Hirnkammer (a, a', a") und ist beim Menschen dorsal und lateral, bei den Haustieren nur am nasalen Abschnitt und nur dorsal vom Gehirnmantel überlagert. Das Cerebrum besteht aus dem Mesencephalon (IV), Diencephalon (V) und Telencephalon (VI). Das Mesencephalon besteht aus den Pedunculi cerebri mit Einschluss der Haube (IV 1) und den sich dorsal auf ihnen aufbauenden Corpora quadrigemina (IV 2). Es enthält den Aquaeductus cerebri (b) und ist lateral und dorsal vom Gehirnmantel (VI 3) derart umlagert. dass man aussen von ihm nur die ventrale Fläche der Grosshirnschenkel sieht. Das Diencephalon (V) besteht aus dem Corpus mamillare (V 1) (Hypothalamus s. Pars mamillaris hypothalami), den Thalami (V 2), den Corpora geniculata (Metathalamus), dem Corpus pineale (Epithalamus, V 3) und der Deckhaut des 3. Ventrikels. Es birgt die 3. Hirnkammer und wird vom Gehirnmantel derart umgeben, dass man von aussen basal nur das Corpus mamillare sieht. Das Telencephalon (VI) liegt zum kleineren Teil nasal vom Diencephalon, zum grösseren Teil aber als Mantel (Pallium) dorsal und lateral vom Diencephalon, Mesencephalon und

Metencephalon. Der nasal vom Zwischenhirn liegende Abschnitt besteht basal aus dem Trichtergebiet, der Pars optica hypothalami (Tuber cinereum, Infundibulum [g], Hypophyse [16], Tractus opticus und Chiasma opticum), und dem Rhinencephalon (Vl 2) inkl. der Lobi piriformes, lateral und dorsal aus den Corpora striata, der Decke des in diesem Abschnitt befindlichen Nasalhorns der Seitenkammer, dem nasalen Abschnitt des Corpus callosum und den Columnae fornicis. Die Hauptmasse des Telencephalon wird von den Grosshirnhemisphären gebildet, die als Gehirnmantel (VI 3) die übrigen Teile des Encephalon umgeben. Die Hemisphären werden durch den Hirnbalken (17), das Gewölbe (20) und die Commissura nasalis (18) verbunden. Der Hippocampus ist eine Falte des medialen Teiles des Hemisphärenhirns, die sich auf die Sehhügel legt.

Über die entwicklungsgeschichtliche Einteilung des Gehirns nach His gibt uns die nachfolgende Tabelle eine kurze Übersicht:

		Telencephalon Endhirn	Hemisphaerium	Pallium / Rhinencephalon / Stamm des Endhirns
Prosencephalon Vorderhirn			Pars optica hypothalami	
		Diencephalon Zwischenhirn	Pars mamillaris hypothalami	
			Thalamencephalon	Thalamus / Metathalamus / Epithalamus
Mesencephalon Mittelhirn			Pedunculi cerebri	
			Corpora quadrigemina	
Rhombencephalon Rautenhirn		Isthmus rhombencephali		
		Metencephalon Hinterhirn	Cerebellum / Pons	
		Myelencephalon Nachhirn	Medulla oblongata	

(Left bracket labels: Encephalon Gehirn / Cerebrum Grosshirn)

Hohlraumsystem (Fig. 939 u. 946). Das Gehirn bildet in seiner frühesten Anlage (S. 797) ein System von Bläschen, das nur mit dem Zentralkanal kommuniziert, sonst aber abgeschlossen ist. In der Decke des Hinterhirns bilden sich im Laufe der Entwicklung beim Menschen 3, bei den Säugetieren 2 Hirnöffnungen als Kommunikationsstellen des zentralen Hohlraumsystems mit den Subarachnoidealräumen. Die ursprünglich weiten Höhlen der Gehirnblasen werden durch Verdickungen der Wände der Blasen in enge Kanäle und Spalten verwandelt. Das definitive Hohlraumsystem verhält sich, wie die Abbildung (Fig. 946) eines Ausgusses desselben zeigt, wie folgt:

Der Zentralkanal des Rückenmarks führt in die im Rautenhirn gelegene 4. Hirnkammer, Rautenhirnkammer, den *Ventriculus quartus* s. *rhombencephali* (Fig. 939 a, a′, a″, 944 32 u. 949 e), dessen häutiges Dach unmittelbar über jedem Tuberculum acusticum eine seitliche Ausbuchtung, den *Recessus lateralis*, besitzt, an dem sich beim erwachsenen Tiere eine Perforationsstelle (Apertura lateralis) befindet, durch die das zentrale Hohlraumsystem des Gehirns mit dem Subarachnoidealraum kommuniziert. Eine Apertura medialis, die beim Menschen vorkommt, fehlt; kaudodorsal ist die 4. Hirnkammer vollständig geschlossen (Fig. 972 R). Sie mündet nasal in einen engen, median unter den Vierhügeln und auf der Lamina perforata caudalis gelegenen Kanal, den *Aquaeductus cerebri*, Mittelhirnkanal (*Ventriculus mesencephali N. V.*) (Fig. 939 b, 949 d); dieser führt in einen im Mittelhirn rund um die Massa intermedia gelegenen Ringkanal, die 3. Hirnkammer (Zwischenhirnkammer, *Ventriculus medianus prosencephali*) (s. S. 780). Nasal führt aus ihr jederseits durch das *Foramen interventriculare* (Fig. 949 l und 950 y) eine Öffnung in je eine in der rechten und linken Hemisphäre gelegene Seitenkammer, *Ventriculi laterales prosencephali* (Fig. 949 b), die nasal in den Hohlraum des Gyr. olf. commun. und Bulbus olfactorius (Fig. 949 a) und ventral in den des Lobus piriformis führen. In der Höhe des For. interventriculare setzt sich die 3. Gehirnkammer (Fig. 939 f) ventral in den Trichter fort, der zur Hypophyse führt. Ausserdem bildet die 3. Hirnkammer hier den *Recessus opticus* und *infundibuli* (Fig 939 f′ u. f″). Ebenso bildet die dorsale Etage 2 Ausbuchtungen nach der Zirbel, *Recessus supra-* und *infrapinealis* (Fig. 939 f′″, 942 Re, 946 4).

Das ganze Hohlraumsystem des Gehirns und Rückenmarks enthält die seröse Zerebrospinalflüssigkeit, den *Liquor cerebrospinalis*, die vom mittleren und den seitlichen Adergeflechten geliefert wird. Alle Adergeflechte des Gehirns stammen von der Pia mater. Die Decke des Zwischenhirns, die fast durchweg auf der embryonalen Stufe des epithelialen Häutchens stehen geblieben ist, wird durch die blutgefässreiche Pia mater faltig gegen das Lumen des Ventrikels vorgestülpt; hierdurch entstehen die Tela chorioidea media und der Plexus

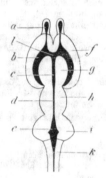

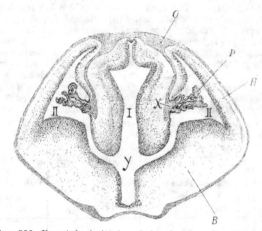

Figur 949. Schema der
Hohlräume des Gehirns.

a Höhlung des Riechkolbens,
b eine Seitenkammer, c 3.Ven-
trikel, d Aquaeductus cerebri, e 4. Ventrikel, f Grosshirn, g Zwischenhirn, h
Mittelhirn, i Hinterhirn, k
Nachhirn, l Foramen interventriculare.

Figur 950. Frontalschnitt durch das Gehirn eines Pferdeembryo von 4,5 cm Länge; 8 : 1 (Dexler).
B Basalganglien, G Gefässblatt, H Hemisphaerium, P Plexus lateralis,
X Stelle, wo der Plexus lat. nach dem Inneren des Seitenventrikels
vordringt (Fiss. chorioidea), Y For. interventriculare, 1 Hohlraum
des Zwischenhirns, 11 Hohlraum des sekundären Vorderhirns.

chorioideus medius und später die Plexus chor. laterales. Die Plexus sind also nur Duplikaturen
der Pia mater mit Einschluss der Arachnoidea und reichlichen Blutgefässzotten, die auf der
Ventrikelseite mit dem Rest der Hirnanlage, der einzeiligen Epithelschicht, der Lamina epithelialis, bedeckt sind (Fig. 950).

E. Furchen, Windungen und Lappen des Gehirns.

Wie S. 764 erwähnt wurde, ist die Oberfläche des Hemisphärenhirns durch das
Auftreten von Windungen und Furchen uneben. Die Furchen erscheinen, besonders beim
Herbivorengehirn, auf den ersten Blick regellos; sie sind aber nach einem bestimmten,
für die betr. Tierart charakteristischen Prinzip angeordnet.

Um die Gliederung der Grosshirnoberfläche der verschiedenen Haussäuger und
des Menschen vergleichen zu können, müssen wir die gestaltliche Gleichwertigkeit, d. h. die
Homologien der einzelnen Teile: der Windungen und der sie begrenzenden Furchen festzustellen trachten.

Die Homologie einer Hirnwindung — und damit ihrer Begrenzungsfurchen —
wird bestimmt: 1. durch die Lage, 2. durch die äussere Gestalt, 3. durch den inneren
Bau oder die Struktur; als ergänzend kommt 4. hinzu die Funktion. Beispiel: Die dem Sulc.
cruciatus benachbarten Windungsstücke des Karnivorengehirns liegen entfernt vergleichbar
zur Längsspalte des Hirnmantels; sie enthalten spezifische grosse Zellen, die Beetz'schen
Riesenzellen; die elektrische Reizung dieser Windungsstücke ergibt Kontraktionen der quergestreiften Körpermuskulatur. Nachdem wir die gleichen Eigenschaften in der Windung des
Menschenhirns finden, die nasal von dessen Zentralfurche liegt, so ist die Homologie dieser
sogenannten vorderen Zentralwindung mit den dem Sulcus cruciatus anliegenden Windungsstücken
des Karnivorengehirns anzuerkennen. Dort, wo uns der histologische Bau und die Funktion von
Windungen unbekannt sind, verwenden wir die äusseren Ähnlichkeiten und die relative Lage der
Windungen zu Homologisierungszwecken: dadurch nimmt die Stichhaltigkeit der aufgestellten
Homologien wesentlich ab, zumal der Windungs- und Furchenplan der Haussäuger seiner äusseren
Gestalt nach von jenem des Menschen weit abweicht. Aber auch untereinander zeigen die Gliede-
rungen der Grosshirnrinde der Haustierarten keine völlige Übereinstimmung.

Am grössten sind die diesbezüglichen Unterschiede zwischen der Oberflächentopographie
der Karnivoren einerseits und der Ungulaten anderseits.

Die Vertiefungen des Grosshirnmantels nennen wir Spalten, *Fissurae* (auch Primär-
oder Totalfurchen), und Furchen, *Sulci* (auch Sekundärfurchen). Fissuren sind jene

Einschnitte, die schon in einem frühen Entwicklungsstadium durch Einfaltungen der Hirnrinde zur Bildung des Gewölbes, der Adergeflechte, des Ammonshornes, der Streifenhügel, des Calcar avis u. dergl. auftreten (S. 798) und auch phylogenetisch zuerst erscheinen. Sie zeichnen sich deshalb auch durch grosse Tiefe aus und drängen die Ventrikelwand weit nach innen vor. Ihnen stehen die mehr oberflächlichen *Sulci* gegenüber. Man teilt die Furchen auch ein in Haupt-, Grenz- und akzessorische oder Nebenfurchen. Erstere sind konstant und stimmen bei allen zu derselben Tierart gehörenden Individuen überein. Die Nebenfurchen sind inkonstant. Für die Beurteilung der Furchen und Windungen sind die S. 799 beschriebenen phylogenetischen Verhältnisse von grosser Bedeutung.

Die Furchenbildung (s. Literaturverzeichnis Nr. 53, 150, 166, 327, 328, 333, 358, 359, 395 u. 503, insbesondere die unter 127 u. 528 erwähnten Arbeiten) des Hirnmantels der Haussäuger zeigt grosse Verschiedenheiten; am bedeutendsten sind diese zwischen den Karnivoren einer- und den Ungulaten anderseits. Das Karnivorengehirn (Fig. 951) ist ausgezeichnet durch ausgeprägte Bogenfurchen und das Überwiegen der Vertikal- gegenüber den Horizontalfurchen. Umgekehrt ist es bei den Herbivoren (Fig. 955 u. 957); die Omnivoren (Fig. 953) stehen in der Mitte zwischen beiden. Nach Schellenberg steht bei Berücksichtigung des Aufbaues der Hirnrinde jedoch das Gehirn der Ziege dem Karnivorengehirn näher als das des Schweines. Bei den Karnivoren findet man (Fig. 951) zwei deutliche Vertikalfurchen: 1. die ungefähr in der Mitte der Länge der Hemisphären an der lateralen Fläche dorsal aufsteigende *Fiss. lateralis* (Sylvii), seitliche Querfurche (b), 2. den zwischen dem nasalen und mittleren Drittel der Hemisphären vom Medianspalt lateral gerichteten *Sulcus cruciatus,* die Kreuzfurche (q). Ferner unterscheiden wir eine 1., 2. und 3. Bogenfurche (*Sulcus ectosylvius* [c, d, e], *Sulcus suprasylvius* [f, g, h] und den aus dem *Sulcus coronalis* [m], *lateralis* [l] und *medilateralis* [k] zusammengesetzten *Sulcus ectomarginalis,* die 3. Bogenfurche, in Form dreier Schleifen um die Fissura lateralis Sylvii. An jeder Bogenfurche unterscheidet man die Pars (s. Ramus) caudalis, media und nasalis, die kaudal, dorsal und nasal von der Fiss. lateralis Sylvii liegen; die Pars media (d, g, l) bildet also das dorsale Scheitelstück jeder Schleife. Beim Schweine (Fig. 953) ist von den drei Bogenfurchen nur die 2. vollkommen erhalten (f, g, h), vom 1. Bogen finden sich nur noch Reste (c), die dritte ist eine Longitudinalfurche geworden und in einen nasal vom Sulcus cruciatus gelegenen Abschnitt (*Sulcus coronalis* [m]) und in einen kaudal davon befindlichen Abschnitt (*Sulcus lateralis et medilateralis* [k, l]) geschieden. Bei den Herbivoren (Fig. 955 u. 957) ist auch die 2. Bogenfurche (f, g, h) zu einer Horizontalfurche geworden; das Gehirn hat sich gestreckt, und die dorsalen Furchen sind näher an die Mantelkante oder teilweise sogar auf die mediale Fläche gerückt; dazu kommt noch, dass, namentlich bei den Einhufern, sehr viele Nebenfurchen auftreten, und dass die Hauptfurchen viele Einbuchtungen, Kerben und Nebenzweige bekommen. Zur Orientierung für den Studierenden beim Furchenstudium dienen bei allen Tieren 4 Hauptfurchen: 1. der *Sulcus rhinalis* (Fig. 951, 953, 955 u. 957 a, a'), der den Lobus olfactorius vom Hemisphärenhirn abtrennt. Von ihm zweigt, in seltener Verlängerung der Fossa transversa dorsal aufsteigend, 2. die *Fissura lateralis* Sylvii (Fig. 951, 953, 955 u. 957 b) ab; 3. der *Sulcus cruciatus* (Fig. 951 q) bei den Karnivoren und 4. der *Sulcus transversus* (Fig. 955 u. 957 z) bei den anderen Haustieren; sie stellen eine vom Medianspalt aus lateral gerichtete Furche dar, die etwa zwischen dem nasalen und mittleren Drittel der Hemisphäre oder etwas weiter kaudal liegt. Die wesentlichsten Furchen der Haustiere zeigen folgendes Verhalten in vergleichender Beziehung.

Grenzfurchen: a) der *Sulcus rhinalis,* die basale Grenzfurche, und b) die *Fiss. hippocampi,* mediale Grenzfurche. a) Der *Sulcus rhinalis* (Fig. 951, 953, 955 und 957 a, a') beginnt mit einer zwischen Gyrus olfactorius communis und Facies olfactoria pallii liegenden, tiefen Spalte, zieht zwischen Riechhirn und lateralem Hemisphärenrand dorsokaudal zur Fissura lateralis (Sylvii) (b), hierauf nach einer leichten Knickung kaudal und endet an der Facies cerebellaris des Okzipitalhirns als *Sulcus occipitotemporalis* (Fig. 952, 954, 956 u. 958 a''), wobei er sich nicht selten mit dem Sulcus splenialis verbindet (Fig. 952 u. 954 t). Der Schenkel bis zur Fissura lateralis Sylvii heisst *Sulcus rhinalis nasalis* (Fig. 951, 953, 955 u. 957 a), der übrige Teil *Sulcus rhinalis caudalis* (Fig. 951, 953, 955 u. 957 a'); der erstere grenzt lateral das Riechhirn, der letztere den

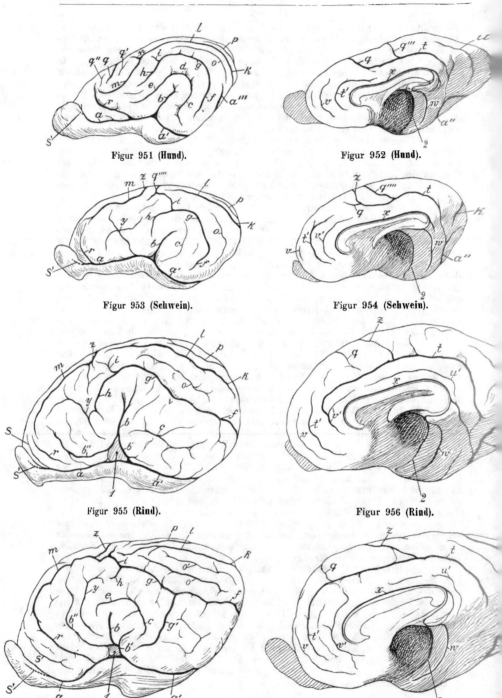

Figur 951 (Hund).

Figur 952 (Hund).

Figur 953 (Schwein).

Figur 954 (Schwein).

Figur 955 (Rind).

Figur 956 (Rind).

Figur 957 (Pferd).

Figur 958 (Pferd).

Lobus piriformis mit Einschluss des Gyrus olfact. lateralis von den benachbarten Teilen ab. β) Die *Fiss. hippocampi* (Fig. 952, 954, 956 u. 958 w) begrenzt medial den Lobus hippocampi (s. S. 789).

Hauptfurchen: An der **dorsolateralen und basalen Fläche** bemerkt man: a) Die *Fiss. lateralis* (Sylvii) (Fig. 951 u. 953 b). Sie geht in Fortsetzung der Fossa transversa von dem Sulcus rhinalis zur lateralen Fläche der Hemisphäre und spaltet sich (Fig. 955 u. 957 b, b′, b″) in 3 Schenkel: Einen schräg nasal laufenden *Ram. nasalis* (b″), einen dorsal aufsteigenden *Ram. acuminis* (b) und einen kaudal verlaufenden *Ram. caudalis* (b′), der im weiteren Verlaufe mit dem S. rhinalis caudalis zusammenfällt. Beim Schweine und bei den Fleischfressern (Fig. 951 u. 953) fehlt die Teilung anscheinend, so dass nur der mittlere aufsteigende Ast (b) vorhanden ist.

Da beim Pferde und Rinde der nasale Schenkel der Fissura lateralis (Sylvii) das Inselgebiet (s. S. 790 u. 791) nach vorn begrenzt, und da beim Hunde dasselbe die von uns als Sulcus praesylvius (Fig. 951 r) und beim Schweine die von uns als Sulcus diagonalis (Fig. 953 y) bezeichnete Furche tun, so ist anzunehmen, dass der Sulcus praesylvius des Hundes und der Sulcus diagonalis des Schweines dem nasalen Schenkel der Fissura lateralis (Sylvii) entsprechen, und dass dafür der Hund keinen Sulcus praesylvius und das Schwein keinen Sulcus diagonalis besitzen. Der kaudale Teil des nasalen Schenkels der Fissura lateralis würde bei Hund und Schwein mit dem Sulcus rhinalis nasalis zusammenfallen und der kaudale Schenkel der Fissura lateralis mit dem S. rhinalis caudalis. Darnach würde die Fissura lateralis Sylvii bei allen Haustierarten aus 3 Teilen: einem *Ramus acuminis*, einem *Ramus nasalis* und einem *Ramus caudalis* bestehen. Der m. o. w. vertikale *Proc. acuminis* tritt bei allen Tieren frei zu Tage. Der *Proc. caudalis* fällt, weil der Operkularteil der Hemisphäre sich über das Inselgebiet vorwölbt, mit dem Sulcus rhinalis caudalis zusammen, so dass der oberflächlich sichtbare Teil der Gesamtfurche der Ram. caudalis der Fissura lateralis ist und der Sulcus rhinalis caudalis mehr in der Tiefe liegt. Der *Proc. nasalis* liegt bei Pferd und Rind frei, weil der zwischen dem Ramus nasalis und dem S. rhinalis nasalis sich befindliche Teil des Inselgebietes frei liegt. Bei Hund und Schwein wölbt sich auch hier die Hemisphäre weiter ventral vor und verdeckt das Inselgebiet z. T. Damit fällt der Ramus nasalis der Fissura lateralis wenigstens z. T. mit dem S. rhinalis nasalis zusammen; der freibleibende Teil des Ramus nasalis der Fissura lateralis ist der, den wir beim Hunde als S. praesylvius, beim Schweine als S. diagonalis beschreiben.

Am Boden der Fissura lateralis (Sylvii) findet sich die **Insel**, *Insula* (mit dem Claustrum), ein Rindengebiet, welches bei den Herbivoren z. T. frei liegt (s. S. 789), so dass der Truncus fissurae lateralis (Sylvii) i. d. R. nicht direkt mit dem Sulcus rhinalis verbunden ist, während dies bei den Karnivoren und dem Schweine der Fall ist, weil bei diesen die aneinanderliegenden Ränder der Fiss. lateralis (Sylvii) die Insel verdecken.

b) Die 1. Bogenfurche, *Sulcus ectosylvius* (Fig. 951, 953, 955 u. 957 c, d, e). Sie umgibt bei den Karnivoren (Fig. 951 c, d, e) die Fiss. lateralis (Sylvii) im Bogen, während bei den übrigen Tieren das Scheitelstück meist fehlt und von den nasal und kaudal

Figur 951—958. Furchen des Gehirns der Haustiere (schematisch).

Figur 951. Hund, dorsolaterale Seite des Gehirns.
„ 952. „ mediale Seite des Gehirns.
„ 953. Schwein, dorsolaterale Seite des Gehirns.
„ 954. „ mediale Seite des Gehirns.
„ 955. Rind, dorsolaterale Seite des Gehirns.
„ 956. „ mediale Seite des Gehirns.
„ 957. Pferd, dorsolaterale Seite des Gehirns.
„ 958. „ mediale Seite des Gehirns.

a Sulcus rhinalis nasalis, a′ S. rhinalis caudalis, a″ Fortsetzung des S. rhinalis caudalis auf die Kleinhirnfläche als S. occipitotemporalis, a‴ das auf die laterale Seite der Hemisphäre tretende Ende des S. occipitotemporalis, b Fissura lateralis bzw. ihr Ramus acuminis, b′ ihr Ramus caudalis, b″ ihr Ramus nasalis, c, d, e Sulcus ectosylvius, f, g, h Sulcus suprasylvius, g′ S. suprasylvius caudalis, i Proc. dorsalis des Sulcus suprasylvius, k, l, m Sulcus ectomarginalis (und zwar k = S. medilateralis, l = S. lateralis und m = S. coronalis), n S. ansatus, o, o′ S. ectolateralis, p S. entolateralis, q S. cruciatus, q′ S. postcruciatus, q″ S. praecruciatus, q‴ S. cruciatus minor, q‴′ Verbindungsfurche vom S. splenialis zum S. suprasylvius, r S. praesylvius, s S. prorae, s′ S. olfactorius, t, t′ Sulcus callosomarginalis und zwar t = S. splenialis und t′ = S. genualis, u S. ectosplenialis und u′ S. entosplenialis, v S. ectogenualis s. rostralis, v′ S. entogenualis, w Fissura hippocampi, x S. corporis callosi, y S. diagonalis, z S. transversus.
1 Insel, 2 Fissura chorioidea.

von der Fiss. lateralis (Sylvii) liegenden Teilen, dem *Sulc. ectosylvius nasalis et caudalis*
meist nur Stücke erhalten sind (Fig. 953, 955 u. 957 c, e).

Es ist jedoch nicht unwahrscheinlich, dass die von uns bei Pferd und Rind als *Sulcus
diagonalis* (Fig. 955 u. 957 y) bezeichnete Furche dem S. ectosylvius nasalis entspricht.

c) Die 2. Bogenfurche, *S. suprasylvius*, zieht bei den Karnivoren und dem
Schweine (Fig. 951 u. 953 f, g, h) in weiterer Schleife als die vorige um die Fiss. lateralis
(Sylvii). Der kaudale Schenkel (*S. suprasylvius caudalis*) (f) ist zuweilen als selbständige
Furche abgetrennt. Bei den Wiederkäuern und Einhufern (Fig. 955 u. 957 f, g, h)
verläuft sie in mehr gestreckter, schräger Richtung an der Seitenfläche der Hemisphären
vom Schläfen- zum Scheitelhirn, sodass ihr mittlerer Teil dorsal von der Fiss. lateralis
(Sylvii) liegt; mit dem letzteren Teile ist stets der kaudale Schenkel verbunden. Von der
Pars media zweigt an der Grenze zur Pars nasalis in dorsomedialer Richtung ein starker
Fortsatz ab, der *Processus dorsalis,* der auch bei den Fleischfressern zuweilen auftritt (Fig. 951 i). d) Die 3. Bogenfurche, *Sulcus ectomarginalis* (Fig. 951, 953, 955
und 957 k, l, m) verläuft bei allen Haussäugern an der dorsalen Fläche der Hemi-
sphäre parallel mit dem Medianspalt. Bei der Kürze des Gehirns der Karnivoren
ist dieser Verlauf noch ein bogiger, während bei allen anderen Haustieren diese
Furche eine ausgesprochene Horizontalfurche darstellt. Sie zerfällt bei den Karnivoren
(Fig. 951) in das kaudale Stück, *Ramus caudalis* (*S. medilateralis* [k]), das Mittelstück,
S. lateralis (l), und das nasale Stück, *S. coronalis* (m). Bei den Ungulaten (Fig. 953,
955, 957) spaltet sich der S. coronalis (m) ganz ab und liegt nasal vom S. transversus am Stirnhirn, während der *Sulcus lateralis* und *medilateralis* (k, l) eine zusammenhängende Furche kaudal vom S. transversus bilden. Der *S. coronalis,* die Kranzfurche (m),
verläuft im Bogen ziemlich parallel mit dem Medianrand nasoventral und liegt diesem
bei den anderen Haussäugern (Fig. 953, 955 u. 957 m) viel näher als bei den Karnivoren (Fig. 951 m). Bei diesen ist sie mit dem S. lateralis und bei den anderen Haussäugern oft mit dem S. transversus (z) verbunden. Bei den Karnivoren geht aus ihrem
Anfang oder aus dem S. lateralis der nasodorsal verlaufende *S. ansatus* (Fig. 951 n)
hervor. e) Der *Sulcus cruciatus,* die Kreuzfurche (Fig. 951 q), ist eine Vertikalfurche,
die von der medialen Fläche der Hemisphäre (Fig. 952 q) kommt, die Mantelkante einschneidet, lateral gerichtet und nur bei den Karnivoren schärfer ausgeprägt ist. Bei
den übrigen Haustieren fehlt sie oder ist rudimentär und auf die mediale Hemisphärenfläche beschränkt (Fig. 954, 956 u. 958 q). f) Bei Pferd, Wiederkäuern und Schwein
kommt noch ein *Sulcus transversus* vor (Fig. 954, 956 u. 958 z). Er beginnt an der
medialen Fläche der Hemisphäre etwas nasal von deren Mitte meist aus dem Sulcus
splenialis, steigt nasodorsal in die Höhe, schneidet die Mantelkante ein, gelangt auf
die dorsale Hemisphärenfläche (Fig. 953, 955 u. 957 z) und verbindet sich meist mit dem
Sulcus suprasylvius oder dem Sulcus coronalis; bei Schwein und Rind setzt er sich
meist ohne Grenze in den letzteren fort. g) Der *S. praesylvius* (Fig. 951, 953, 955 u.
957 r) liegt an der Seitenfläche der Hemisphäre nasal von den Enden der genannten
Hauptfurchen und verläuft schräg nasodorsal. Bei Pferd, Wiederkäuern und Schwein
rückt er so weit nasal, dass er fast am nasalen Ende des Gehirns liegt (Fig. 953, 955
u. 957 r). Er läuft dem S. coronalis entgegen und verbindet sich oft mit ihm; am
anderen Ende mündet er meist in den Sulcus rhinalis nasalis.

Es ist nicht unwahrscheinlich, dass der S. praesylvius des Hundes dem nasalen Schenkel
der Fissura lateralis Sylvii entspricht (s. S. 787) und der Hund einen S. praesylvius überhaupt
nicht hat (s. jedoch nächste Seite).

h) Schräg an der Seitenfläche des Stirnhirns liegt noch zwischen der Fissura
lateralis und dem Sulcus praesylvius der den Hunden fehlende *S. diagonalis* (Fig. 953,
955 u. 957 y).

Es ist anzunehmen, dass der S. diagonalis des Schweines (Fig. 953 y) dem nasalen Schenkel
der Fissura lateralis und der S. diagonalis des Pferdes und Rindes (Fig. 955 u. 957 y) dem S.
ectosylvius nasalis entspricht (s. S. 787) und es einen besonderen S. diagonalis nicht gibt. Nasal vom
S. praesylvius befindet sich bei den Herbivoren noch ein schwacher *Sulcus proreae* (Fig. 955 u. 957 s).

i) Hebt man den Bulbus olfactorius empor, so sieht man an der Facies olfactoria
des Stirnhirns einen beim Pferde oft mehrfach geteilten, sagittal verlaufenden *Sulcus
olfactorius;* er verläuft gegen den Frontalpol, i. d. R. blind endigend, und geht kaudal
in den Anfang des Sulcus rhinalis über.

Beim Hunde ist er dadurch auffallend, dass ein Schenkel von ihm stark dorsal aufgebogen ist und fast bis zur Hemisphärenmitte in die Höhe reicht; es ist möglich, dass dieser Schenkel dem S. praesylvius entspricht, obgleich er vom Bulbus olfactorius verdeckt ist.

k) An der **medialen Fläche** findet man beim Pferde eine mit dem Balken parallel verlaufende und ihn in ganzer Ausdehnung umziehende, grosse Furche, den *S. callosomarginalis* (Fig. 958 t, t'). Man unterscheidet an ihr meist die über dem Truncus corpor. call. liegende *Pars media*, die das Balkenknie umziehende *Pars nasalis*, die den Balkenwulst umziehende *Pars caudalis* und die nach dem Medianrand ziehenden *Rami marginales*. Treten Pars nasalis und caudalis gesondert auf, wie es bei den anderen Tieren die Regel ist, dann heissen sie *S. genualis* bzw. *splenialis* (Fig. 952, 954 u. 956 t u. t'). Pars media und Pars caudalis heissen aber auch *Sulcus splenialis* (Fig. 956 t). Pars media und nasalis entsprechen zusammen dem *Sulcus cinguli* des Menschen. Spaltet sich aber die Pars nasalis als S. genualis ab, dann ist die Pars media der S. cinguli im engeren Sinne. Die etwa zwischen Pars nasalis und medialem Hemisphärenrand liegenden Furchen heissen *Sulci ectogenuales* (Fig. 952, 954, 956 u. 958 v) und die zwischen der Pars nasalis und dem Balkenknie liegenden *Sulci entogenuales* (Fig. 954, 956 u. 958 v'). Entsprechende Parallelfurchen des S. splenialis sind der *Sulcus ectosplenialis* (Fig. 952, 956 u. 958 u) und die gegen das Splenium, zwischen ihm und der Pars caudalis gelegene Furche *Sulcus entosplenialis* (Fig. 956 u. 958 u'). Bei den Wiederkäuern ist manchmal ein ausgesprochener S. callosomarginalis vorhanden, meist ist aber das nasale Stück als S. genualis abgespalten (Fig. 956 t'). Beim Schweine und den Fleischfressern sind S. splenialis und genualis deutlich geschieden (Fig. 952 u. 954 t, t').

l) An der medialen Fläche liegt die *Fissura hippocampi* (Fig. 952, 954, 956 u. 958 w). Sie fängt ventromedial vom Uncus an und geht in kaudal konvexem Bogen dorsal. Man sieht diese Furche nur dann, wenn man den Gehirnstock von der ventrokaudalen Fläche der Hemisphären abdrückt. m) Eine weitere, bei allen Tieren konstant auftretende Furche an der medialen Seite ist der spaltförmige *Sulcus corporis callosi* (Fig. 952, 954, 956 u. 958 x); er liegt zwischen Balken und Gyrus fornicatus, beginnt am Balkenknie und endet, indem er den Balkenwulst bogig dorsal umzieht, auf der Balkenwindung.

Nach Vorstehendem gestalten sich die Furchenverhältnisse der einzelnen Haustierarten, wie folgt:

a) Am Gehirn der **Fleischfresser** finden wir an der dorsolateralen Seite (Fig. 951) 1. den *Sulcus rhinalis* (a, a'), 2. die fast gerade dorsal aufsteigende *Fissura lateralis* (b), 3. die 1. 2. und 3. Bogenfurche (*Sulcus ectosylvius* [c, d, e], *Sulcus suprasylvius* [f, g, h] und *Sulcus ectomarginalis* [k, l, m]), die in Form dreier Schleifen die Fissura lateralis bogenförmig umziehen. Der mittlere und kaudale Teil des Sulcus ectomarginalis (der *Sulcus lateralis und medilateralis*) (l u. k) bilden einen etwas flacheren Bogen. Der nasale Teil des Sulcus ectomarginalis ist der *Sulcus coronalis* (m), der im Bogen den *Sulcus cruciatus* (q) umzieht, der zwischen dem mittleren und nasalen Hemisphärendrittel senkrecht zum Medianrand steht und ihn tief einschneidet; er entspringt aus dem Sulcus splenialis (s. unten). Nasal von den 3 Bogenfurchen und dem Sulcus coronalis findet sich der bogige *Sulcus praesylvius* (r), der in den Sulcus rhinalis nasalis einmündet (s. jedoch S. 788). — An der medialen Seite umzieht (cf. Fig. 952) der *Sulcus splenialis* (t) das Splenium corporis callosi und geht medial zwischen nasalem und mittlerem Hemisphärendrittel in den *Sulcus cruciatus* (q u. oben) über, während meist ein *Sulcus genualis* (t') das Genu corporis callosi umkreist. (Viele Varietäten!) Die *Fissura hippocampi* (w) zeigt das oben geschilderte Verhalten.

Einzelheiten. Der *Sulcus rhinalis nasalis* (Fig. 951 a) setzt sich in den vom Riechkolben bedeckten S. olfactorius (s') und der *S. rhinalis caudalis* (a') (als *S. occipitotemporalis*) (Fig. 952 a'') auf die Kleinhirn- und ev. von dieser auf die laterale Fläche fort (Fig. 951 a'''). Bei Mopsgehirnen liegt die Insel z. T. frei. — Vom *S. suprasylvius* (Fig. 951 f, g, h) zweigt an der Grenze von dessen Pars media zur Pars nasalis zuweilen ein kurzer dorsaler Schenkel (i) und vom *S. ectomarginalis* (k, l, m) an der Grenze des Sulcus lateralis zum S. coronalis der nasodorsal gerichtete *S. ansatus* (n) ab. Lateral vom S. medilateralis und lateralis (k, l) liegt ein langer und deutlicher *S. ectolateralis* (o), medial vom S. lateralis ein undeutlicher oft fehlender *S. entolateralis* (p). — Dicht nasal und kaudal vom S. cruciatus finden sich häufig je ein kleiner *S. praecruciatus* (q'') und *postcruciatus* (q'). — An der Medialfläche (Fig. 952) zweigt kaudal vom S. cruciatus, vom S. splenialis i. d. R. ein zum Hemisphärenrand aufsteigender, aber

sehr variabler Sulcus (q''') ab, den wir früher S. cruciatus minor genannt haben und
der offenbar der Verbindungsfurche zwischen S. splenialis und suprasylvius beim Schweine
(Fig. 954 q'''') entspricht. Der kaudale Teil des S. splenialis (t) mündet i. d. R. in den S. occipitotemporalis (a''). Kaudodorsal vom S. splenialis verläuft ihm fast parallel der schwächere S. ectosplenialis (u). Nasal vom S. genualis (t'), der sehr inkonstant ist, findet sich meist noch ein
unbedeutender und sehr variabler S. ectogenualis (v). Bei der **Katze** fehlen die Verbindung
des S. rhinalis mit dem S. splenialis und meist auch die des letzteren mit dem S. cruciatus,
ebenso das Mittelstück des S. ectosylvius und der S. ecto- und entolateralis. Ein S. diagonalis
ist vorhanden und liegt zwischen S. coronalis, praesylvius und ectosylvius nasalis. S. postcruciatus und cruciatus minor fehlen.

b) Am Gehirn des **Schweines** kommen an der dorsolateralen Seite in Betracht
(cf. Fig. 953) 1. der Sulcus rhinalis (a, a'), 2. die tiefe Fissura lateralis (b), 3. der
Sulcus suprasylvius (f, g, h) und 4. der Sulcus lateralis (et medilateralis) (l, k). Der
Sulcus suprasylvius teilt sich nasal in 2 Schenkel, von denen der dorsale (i) meist durch
eine starke Verbindungsfurche (q''''), die von manchen Autoren als Sulcus cruciatus gedeutet wird und offenbar dem Sulcus cruciatus minor des Hundes entspricht, über die
Mantelkante hinweg mit dem S. splenialis (Fig. 954 t) in Verbindung steht. Nasal von der
Verbindungsfurche verläuft fast parallel dem Hemisphärenrand 6. der Sulcus coronalis (m),
der meist in 7. den im Bogen zum Sulcus rhinalis nasalis verlaufenden deutlichen und
tiefen Sulcus praesylvius (r) übergeht. Zwischen ihm und der Fissura lateralis findet sich
noch der nasodorsal gerichtete Sulcus diagonalis (y) (s. jedoch oben). — An der
medialen Gehirnfläche (Fig. 954) findet sich wieder ein Sulcus splenialis (t) und ein
Sulcus genualis (t') und kaudal von ihm ein relativ starker S. entogenualis (v').

Einzelheiten. Die Insel ist meist nicht zu sehen. Der S. rhinalis caudalis (Fig. 953 a')
biegt als S. occipitotemporalis auf die Kleinhirnfläche um (Fig. 954 a''). Von der Fissura lateralis
(Fig. 953 b) ist anscheinend nur der mittlere Schenkel (Ramus acuminis) vorhanden (s. jedoch S. 787).
Kaudal von der Fissura lateralis liegen kleine Reste der 1. Bogenfurche als Nebenfurchen (c).
Der ventrale Endschenkel des S. suprasylvius (h) umfasst wahrscheinlich gleichzeitig den S. ectosylvius nasalis; er mündet oft in den Sulcus diagonalis. Der S. medilateralis (k) erstreckt sich
zuweilen auf die Kleinhirnfläche (Fig. 954 k). Lateral und medial vom S. lateralis findet sich
ein undeutlicher S. ectolateralis (Fig. 953 o) und S. entolateralis (p). Der S. coronalis (m) geht
aus dem S. transversus (Fig. 953 u. 954 z) hervor. Der S. splenialis (Fig. 954 t) steht meist durch
eine starke Verbindungsfurche (Fig. 954 u. 953 q'''') mit dem S. suprasylvius in Verbindung. Aus
seinem nasalen Rande, manchmal auch aus der erwähnten Verbindungsfurche geht der S. transversus (Fig. 954 z) hervor, der sich meist in den S. coronalis fortsetzt (s. oben). Der Sulcus
cruciatus (q) geht aus dem S. splenialis oder dem Sulcus transversus hervor und ist sehr kurz,
so dass er meist auf die mediale Hemisphärenfläche beschränkt bleibt. Der S. ectosplenialis fehlt,
hingegen ist meist ein undeutlicher S. entosplenialis und S. ectogenualis (v) vorhanden. Die
Fissura hippocampi (Fig. 954 w) ist wie bei allen übrigen Haussäugern.

c) Am Gehirn der **Wiederkäuer** finden wir an der dorsolateralen Fläche
(Fig. 955) 1. den Sulcus rhinalis (a, a'), 2. die Fissura lateralis mit einem starken,
vertikalen, mittleren (b), fast horizontalen nasalen (b'') und einem kaudalen
Schenkel (b'); der letztere fällt im weiteren Verlaufe offenbar mit dem S. rhinalis
caudalis (a') zusammen; zwischen dem Ursprungsteil dieser Schenkel kommt die Insel (i)
breit zum Vorschein; 3. den Sulcus suprasylvius (f, g, h), der dorsal vom Proc. acuminis
der Fissura lateralis einen nasomedial gerichteten Schenkel (i) abgibt, 4. den Sulcus
lateralis (et medilateralis) (l, k), 5. den kurzen Sulcus transversus (z); dazu kommen
6. ein Sulcus coronalis (m) und 7. ein Sulcus praesylvius (r), die sich im wesentlichen
wie beim Schweine verhalten (s. oben), ferner 8. ein Sulcus diagonalis (y) (s. oben) und
ein schwacher S. proreae (s). An der medialen Gehirnseite (Fig. 956) treten wieder
ein Sulcus splenialis (t), S. genualis (t'), Fissura hippocampi (w) und S. transversus (z) auf.

Einzelheiten: Der S. rhinalis caudalis (Fig. 955 a') tritt mit seinem Ende auf die Kleinhirnfläche (S. occipitotemporalis) (Fig. 956 a''). Da die Insel (Fig. 955 i) frei zu Tage tritt, ist die
Fissura lateralis (b) durch einen nasoventralen Gabelast mit dem Sulcus rhinalis nasalis verbunden
(Fig. 955). Vom S. ectosylvius ist der S. ectosylvius caudalis vorhanden (Fig. 955 c), oft freilich
nur in Form einer ganz schwachen Furche; ein S. ectosylvius nasalis fehlt beim Rinde (s. jedoch
S. 788), während er bei Schaf und Ziege meist vorhanden ist (Schellenberg). Vom S. suprasylvius ist der kaudale Teil (f) manchmal abgetrennt. Der S. lateralis (l) ist häufig stark geschlängelt und gekerbt, manchmal unterbrochen; lateral und medial von ihm finden sich die
schwächeren S. ectolateralis (o) und S. entolateralis (p); der letztere rückt mit seinem nasalen
Ende manchmal auf die mediale Hemisphärenfläche. Der S. coronalis (m) setzt sich i. d. R. direkt

aus dem *S. transversus* (z) fort und geht sehr oft direkt in den schwachen *S. praesylvius* (r) über. Nasomedial vom S. praesylvius befindet sich der schwache *S. proreae* (s). Der *S. splenialis* (t) erstreckt sich mit seinem nasalen Ende bis zur Höhe des Balkenknies, so dass er fast einen *S. callosomarginalis* bildet. Nasal von seinem nasalen Ende befindet sich ein *S. genualis* (t'), kaudal von diesem ein relativ deutlicher *S. entogenualis* (v'); beide sind manchmal mit dem nasalen Ende des S. splenialis verbunden. Nasal vom S. genualis tritt meist ein *S. ectogenualis* (v) hervor. Weiterhin sind ein *S. entosplenialis* (u'), meist auch ein *S. ectosplenialis* (u), ferner eine *Fiss. hippocampi* (w) und ein *S. transversus* (z) vorhanden; der letztere entspringt aus dem mittleren Teil des S. splenialis oder selbständig und tritt in nasodorsaler Richtung über die Mantelkante auf die dorsale Hemisphärenfläche (s. oben). Nasal von ihm befindet sich der *S. cruciatus* (q), der nur schwach ist und die Mantelkante kaum einschneidet und meist aus dem S. splenialis entspringt.

d) Am Gehirn des **Pferdes** unterscheidet man an der dorsolateralen Fläche (Fig. 957) 1. den *Sulcus rhinalis* (a, a'), 2. die *Fissura lateralis*, die ähnlich wie beim Rinde ist mit sehr stark ausgeprägtem nasalen Schenkel (b''), 3. einen *Sulcus suprasylvius* (f, g, h), eine tiefe Horizontalfurche fast mitten an den kaudalen ²/₃ der Hemisphäre; ihr nasales Ende teilt sich in einen dorsalen und ventralen Schenkel (h u. i); der dorsale (i) verbindet sich meist mit dem S. transversus (z) und S. coronalis (m), nach Dexler geht er sogar in den meisten Fällen ohne Grenze in den letzteren über. 4. den *Sulcus lateralis (et medilateralis)* (k u. l), 5. den *Sulcus praesylvius* (r), der im Bogen am Nasalhirn zum Sulcus rhinalis auszieht. 6. den *Sulcus coronalis* (m) fort, der seinerseits i. d. R. an seinem kaudalen Ende in den Sulcus suprasylvius übergeht; 7. einen *Sulcus transversus* (z), 8. einen inkonstanten *Sulcus cruciatus* (s. unten), 9. einen *Sulcus diagonalis* (y) (s. auch S. 788). 10. Nasal vom S. praesylvius findet sich i. d. R. noch ein schwacher *S. proreae* (s). — An der medialen Hemisphärenfläche (Fig. 958) umzieht eine grosse, bogige Furche als *Sulcus callosomarginalis* (t, t') den ganzen Balken. Von ihr geht die *S. transversus* (z) und der rudimentäre *Sulcus cruciatus* (q) ab (s. unten).

Einzelheiten: Der *S. rhinalis caudalis* (Fig. 957 a') tritt mit seinem Ende auf die Kleinhirnfläche (*S. occipitotemporalis*) (Fig. 958 a''). Von der *Fissura lateralis* ist der *Ramus nasalis* (Fig. 957 b'') sehr lang, der *Ram. acuminis* (b) kürzer als beim Rinde, der *Ram. caudalis* (b') fällt mit dem Sulcus rhinalis caudalis (a') zusammen. Ein eigentlicher Stamm der Fiss. lateralis ist nicht vorhanden. Nasal und vor allem kaudal vom Proc. acuminis finden sich unregelmässige Furchenstücke (c u. e), die in ihrer Gesamtheit dem *S. ectosylvius* entsprechen und öfter eine mehr zusammenhängende Furche bilden. Von dem *S. suprasylvius* (f, g) zweigt an der Grenze vom kaudalen zum mittleren Drittel desselben nach Dexler eine Furche ab, die nach der Insel hinzieht und die Dexler *S. suprasylvius caudalis* nennt (g'). Der *S. lateralis* (l) ist sehr lang und biegt kaudal als *S. medilateralis* (Fig. 958 k) auf die Kleinhirnfläche um. Der *S. ectolateralis* (Fig. 957 o) ist meist stark und lang, oft unterbrochen, nicht selten m. o. w. doppelt (o, o'). Der *S. entolateralis* (p) kann auf die mediale Hemisphärenfläche gerückt sein (Fig. 958 p). — Der *S. transversus* entspringt aus dem mittleren Teile des S. callosomarginalis (s. unten u. Fig. 958 z), steigt schräg nasodorsal auf, schneidet die Mantelkante ein und gelangt auf die dorsale Hemisphärenfläche (Fig. 957 z) und verbindet sich i. d. R. mit dem S. suprasylvius. Der *S. praesylvius* (Fig. 957 r) verläuft fast parallel mit dem Ramus nasalis der Fiss. lateralis. Da er oft ohne Grenze in den S. coronalis und dieser i. d. R. ohne Grenze in den S. suprasylvius übergeht (s. oben), entsteht in diesen Fällen eine einzige grosse, am Nasalhirn im Bogen verlaufende Furche. Der *S. cruciatus* (Fig. 958 q) entspringt nasal vom S. transversus aus dem S. callosomarginalis und ist sehr inkonstant; meist bleibt er auf die mediale Hemisphärenfläche beschränkt; er kann aber auch die Mantelkante einkerben und auf der Dorsalseite der Hemisphäre enden, oder auch ganz fehlen (Dexler, Schellenberg, Turner). — Am Nasalhirn findet sich ventral der *S. olfactorius*, den man nach Entfernung des Tractus und Bulbus olfactorius übersehen kann (Fig. 957 s'). An der Medialfläche der Hemisphäre (Fig. 958) ist der *S. corporis callosi* (x) über der Balkenmitte am tiefsten. Von seinem kaudalen Ende zweigt eine Furche ab, die der Balkenwindung vom Isthmus gyri fornicati scheidet und sich mit der Fiss. hippocampi vereinigt. Mitunter wird diese Abtrennung auch von dem vom Balken kaum 5 mm entfernten *S. sublimbicus* besorgt, dessen Mittelstück gewöhnlich verstrichen ist; seine nasale Portion wird auch als *S. sublimbicus nasalis* s. *S. entogenualis* (v'), sein den Balkenwulst umziehender Teil als *S. sublimbicus caudalis* s. *entosplenialis* (u') aufgefasst. Peripher von ihm umzieht den gesamten Balken der *S. callosomarginalis* (t, t'), von dem zahlreiche kurze Furchenäste abgehen. Die stärksten von diesen sind der *S. transversus* (z) (s. oben) und der *S. cruciatus* (q) (s. oben). Nasal vom nasalen Ende des S. callosomarginalis findet sich noch ein *S. ectogenualis* (v). Ausser den erwähnten Furchen finden sich gerade am Pferdehirn eine grosse Anzahl von Nebenfurchen, die aber inkonstant sind.

e) **Am Hirnmantel des Menschen** unterscheidet man folgende Furchen:

Furchen an der Lateralfläche. Seitlich von der Subst. perfor. ant. (nas.) liegt als tiefe und breite Einsenkung die *Fossa transversa cerebri.* Aus ihr entspringt die *Fissura lateralis* (Sylvii), die steil dorsal an der Seitenfläche aufsteigt. Nach kurzem Verlauf biegt sie in horizontaler Richtung um und zieht bis gegen die Mitte der Hemisphärenoberfläche (Fig. 959 16). Der *Sulc. centralis* (Fig. 959 6) beginnt beiläufig in der Mitte der Mantelkante, wendet sich schief nasoventral und endet etwa in der Mitte der Fiss. lateralis, ohne aber in sie einzutreten; er entspricht offenbar dem Sulcus cruciatus des Hundes. Unmittelbar vor dem Sulc. centr. liegt zu ihm parallel der *Sulc. praecentralis,* der meist aus einem *S. praec. superior* und *inferior* (Fig. 959 5, 4) besteht. Von ersterem geht nach vorn der *Sulc. frontalis sup.* (Fig. 959 3), der oft die Mantelkante passiert, und von letzterem der *Sulc. front. inferior* (Fig. 959 2), der nur kurz ist, ab. Sie haben den *Sulc. front. medius* zwischen sich, der seicht und inkonstant ist (Fig. 959 1). Zwischen dem basalen Ende des Sulc. centr. und dem dorsalen Ende der Fiss. lateralis beginnt der *Sulc. interparietalis* (Fig. 959 9), der sich im Bogen bis gegen den Okzipitalpol der Hemisphäre erstreckt. An sein nasales Anfangsstück setzt sich eine zum Sulc. centr. parallele Furche an, die vor dem Mantelrand endet, *Sulc. postcentralis* (Fig. 959 8). Quer vor dem okzipitalen Ende des Sulc. interpariet. liegt der kurze *S. occipit. transversus* (Fig. 959 11), von ihm häufig durch eine Windung getrennt, und nasal von diesem in der Verlängerung der mittleren Schläfenfurche der *Sulc. occipit. anter.* (Fig. 959 12). Basal von der Fiss. lat. finden wir, mit ihr parallel laufend, den *Sulc. temporalis sup.* (Fig. 959 15), der bis in die Konkavität des Sulc. interpariet. erstreckt. Ventral begleitet ihn der *Sulc. temp. medius* (Fig. 959 14). Parallel zu letzterem liegt der schon der Ventralfläche der Hemisphäre angehörige *S. temp. inf.*

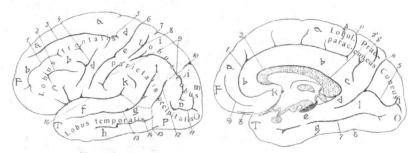

Figur 959.   Figur 960.

Figur 959 u. 960. Furchenschema des menschlichen Grosshirns (Dexler).

Fig. 959. Furchen an der lateralen Fläche: 1 Sulc. front. medius, 2 S. front. inf., 3 S. front. super., 4 S. praecentr. inf., 5 S. praecentr. sup., 6 S. centr., 7 S. callosomarginalis, 8 S. postcentr., 9 S. interparietalis, 10 Fiss. parietooccipit., 11 S. occipit. transv., 12 S. occipit. ant., 13 Impressio petrosa, 14 S. temp. medius, 15 S. temp. sup., 16 Fiss. lateralis. **Windungen: a, a** Gyr. front. sup., **b, b** G. front. med., **c** G. front. inf., **d, d** G. centr. ant., **e** G. centr. post., **f** G. temp. sup., **g** G. temp. med., **h** G. temp. inf., **i, i** Gyr. pariet. sup., **k** G. supramargin., **l** G. angul., **m** G. occipit. sup., **n** G. occipit. med. **P** G. occipit. inf., **O** Okzipitalpol, **T** Temporalpol d. Hemisphäre.

Fig. 960. Furchen an der medialen Fläche: 1, 1′ S. callosomargin., 2, 2′ S. corpor. callosi, 3 S. centralis, 3′ S. suprapariet., 4 Fiss. parietooccipit., 5 Fiss. calcarina, 6 Impressio tempor., 7 S. occipitotempor. inf., 8 S. olfact., 9 S. infraorbit. inf. **Windungen: a, a** Gyr. front. sup., **b, b** G. cinguli, **c** Isthmus gyri fornicati, **d** G. hippocampi, **e** G. occipitotemp. med., **g** G. occipitotemp. lat., **i** G. descendens, **k** G. subcall., **l** G. occipitotemp. med. **F** Frontalpol, **O** Okzipitalpol, **T** Temporalpol d. Hemisphären.

Furchen an der Medialfläche. Der Balken wird von der Hemisphäre durch den *Sulc. corporis callosi* abgeschlossen (Fig. 960 2, 2′). Seine scheinbar kaudoventrale Fortsetzung drängt die Ammonswindung in den Seitenventrikel vor und heisst daselbst *Fiss. hippocampi.* Genauer erklärt setzt sich die feinere Fiss. hippoc. in der Tiefe des Sulc. corp. call. wie bei allen Säugern über den ganzen Balken bis zur Area praecommissuralis Brocae fort. Im gleichen Abstand von der Mantelkante und dem Sulc. corp. call. zieht der *Sulc. callosomarginalis* (Fig. 960 1, 1′), der über dem Balkensplenium dorsal umbiegt und die Mantelkante einschneidet (Fig. 959 7). Zwischen dem nasalen Bogenstück dieser Furche und der Mantelkante liegt der *Sulc. infraorbitalis inf.* (Fig. 960 9) und basal von dessen basalem Ende der kleine *Sulc. olfactorius* (Fig. 960 8), der vom Tract. olf. bedeckt wird. Unmittelbar basal vom Splenium corp. call. beginnt die *Fiss. parietooccipitalis* (Fig. 960 4), die senkrecht gegen die Mantelkante strebt, und, diese einschneidend, auf die Dorsalfläche der

Hemisphäre übertritt (Fig. 959 10). Zwischen ihr und dem hinteren Endstück des Sulc. calloso-marg. liegt der seichte *Sulc. suprapavietalis* (Fig. 960 3'). Die *Fiss. calcarina* (Fig. 960 5) beginnt nahe am okzipitalen Hemisphärenpol, wendet sich horizontal nach vorn und tritt in die Fiss. parietooccipitalis ein. Basal von ihr zieht der *Sulc. occipitotemporalis inferior* horizontal gegen den Temporalpol der Hemisphäre, ohne diesen aber zu erreichen (Fig. 960 7).

Betr. der speziellen Verhältnisse der **Gehirnwindungen** s. S. 835.

Die **Lappen des Grosshirns**, *Lobi hemisphaerii.* Das menschliche Hemisphärenhirn teilt man nach den Knochen der Schädelkapsel, an die es grenzt, in Stirn-, Scheitel-, Schläfen-und Hinterhauptslappen ein, zu denen sich noch andere gesellen.

Beim Menschen wird der *Lobus frontalis* (Fig. 959) hinten von dem Sulc. centr., basal von der Fiss. later. und medial von dem Sulc. callosomarg. umgrenzt. Der *Lobus parietalis* (Fig. 959) liegt zwischen der Zentralfurche, der Fissura lateralis und parietooccipitalis und dem Sulc. occipit. anter. Der hinter diesem liegende *Lobus occipitalis* (Fig. 959) wird von dem nunmehr noch übrig bleibenden Lob. temporalis (Fig. 959) durch eine künstliche Linie abgegrenzt, die von der Impressio petrosa enceph. (Fig. 959 13) senkrecht nach oben gezogen wird. Die obere Grenze des Lob. temp. bildet die Fiss. later. An der medialen Hemisphärenfläche ist die Lappeneinteilung noch ungenauer. Indessen kennen wir dort einige durch Organisation wie Funktion wohl charakteri-sierte Rindenfelder. Der lange, den Balken umklammernde Windungszug (Fig. 960) heisst *Lob. limbicus* s. *falciformis.* Seine Bestandteile sind der Gyr. cinguli, hippocampi und das nasale Riech-hirn. Der Verbindungsbogen beider Zentralwindungen an der Mantelkante heisst *Lobul. paracentr.* (Fig. 960). Das vor ihm und über dem Lob. limbicus liegende Rindenstück gehört dem Lob. frontalis an. Hinter dem Lobul. paracentr. folgen nacheinander der *Praecuneus* und *Cuneus* (Fig. 960). Das übrig-bleibende Rindenstück der mediobasalen Hirnregion teilt sich an der Impressio petrosa in das mediale Gebiet des Schläfenlappens und Hinterhauptslappens [s. Literaturverzeichnis Nr. 82, 122 u. 452].

Die Lappenbegrenzung ist am Menschenhirn teilweise künstlich, weil sie der inneren Hirn-organisation nicht entspricht. Sie wird am Tierhirn noch mehr hypothetisch und dient nur zur äusseren gröberen Orientierung.

Da aber eine derartige Einteilung für die pathologische Anatomie und die praktische Tier-medizin gewisse Vorteile hat, wollen wir einige allgemeine Andeutungen über die Begrenzung der Lappen des Gehirns des Hundes geben. 1. Der **Stirnlappen**, Stirnhirn, *Lobus frontalis,* stellt, nach Abzug des Riechhirns, den nasalen Abschnitt der Hemisphären dar. Er reicht dorso-kaudal bis zum Sulcus cruciatus s. centralis. Lateral lässt sich eine kaudale Grenze nicht bestimmt angeben; man kann aber den Stamm der Fissura lateralis etwa als Orientierungspunkt für die kaudale Grenze des Stirnlappens nehmen. An der medialen Fläche wird er dorsal durch den Sulcus cruciatus und ventral durch den Sulcus rhinalis begrenzt. Bei Tieren, bei denen das Homologon des S. centralis nicht bekannt ist — Pferd, Rind, Schwein —, rechnet man zur oberfläch-lichen Orientierung jenen Hemisphärenteil zum Stirnlappen, der nasal von einer durch das Balkenknie gelegten Frontalebene liegt. 2. Der **Hinterhauptslappen** umfasst den kaudalen Teil der Hemisphären, der nur zum Teil auf dem Kleinhirn liegt. Für die äussere Orientierung, die auf keine Homologien Rücksicht nimmt, genügt es, als Hinterhauptslappen jenen Hemi-sphärenteil zu bezeichnen, der kaudal von einer durch den Balkenwulst gezogenen Frontalebene liegt. 3. Der **Scheitellappen**, das Scheitelhirn, *Lobus parietalis,* nimmt den dorsalen, kaudal vom Stirnhirn und dorsal vom Schläfenhirn gelegenen Teil der Hemisphären ein. Er wird durch den S. suprasylvius ventral vom Schläfenlappen getrennt, reicht vom S. cruciatus bis zum Okzi-pitalhirn, in das er ohne Grenze übergeht, und greift auf das mediale Fläche über. 4. Der **Schläfenlappen**, *Lobus temporalis,* liegt ventral vom Scheitellappen und reicht kaudal (von der Verlängerung der Fossa transversa bzw. der F. Sylvii und deren gedachter Verlängerung) bis zum Hinterhauptslappen. Kaudal wird er vom S. occipitotemporalis begrenzt; nasal kann man etwa den Stamm der Fossa transversa als nasale Grenze gegen das Stirnhirn auffassen. Er greift auf die Kleinhirn- und Grundfläche über und wird an ihnen von dem S. postrhinalis und occipitotempo-ralis begrenzt. 5. Der **Riechlappen und der Sichellappen**, *Lobus olfactorius et falciformis,* fliessen zu einem basalen und medialen Abschnitt des Endhirns, dem Riechhirn, zusammen. Sie um-fassen die Gyri und Tractus olfact. und Bulbus olfactorius, die Lamina perforata nasalis, das Trigonum olfactorium und den ganzen Gyrus fornicatus mit dem Lobus piriformis. Sie sind lateral von der basalen Grenzfurche und medial vom S. callososplenialis und hippocampi begrenzt.

F. Gewicht, Gefässe, Lage und Exenteration des Gehirns.

Gewicht des Gehirns. Man pflegt neben dem absoluten Gewicht des Gehirns das Verhältnis dieses Gewichts zu dem Gesamtkörpers zu vergleichenden Betrachtungen heran-zuziehen. Es wird das relative Hirngewicht oder der Hirnquotient genannt; hat ein 480 kg schweres Pferd ein 480 g schweres Gehirn, so ist sein Hirnquotient 1 : 1000. Das absolute Hirngewicht zeigt in den verschiedenen Entwicklungsstufen der Tiere einen raschen Anstieg bis zur Geschlechtsreife und bleibt dann fast unverändert. Es zeigt dem Körpergewicht gegenüber eine grosse Stetigkeit seiner Massenzunahme. Im allgemeinen haben höher stehende und intelligentere Tiere, ferner kleinere Tiere ein grösseres schwereres Hirngewicht wie solche niederer Ordnungen und grossen Körpers. Als Extreme seien genannt: Balaenoptera musculus 4673 (Guldberg), afrikanischer Elefant 4370 (Weber), Mensch 1460, Hausmaus 0,37 g. Das absolute Gewicht des frischen Gehirns schwankt bei den Haustieren innerhalb der Rassen bedeutend. Es beträgt beim Pferde 372—570, beim Rinde 410—530, beim Schweine 96—145, beim Hunde 66—138 g.

Das relative Hirngewicht, der Hirnquotient, hängt abgesehen von der Hirnschwere vom Gewicht des Körpers ab, das bei den Haustieren ungemein variabel ist (Zwerg- und Riesen- oder Mastformen). Es lässt sich zu Vergleichungen nur unter Beziehung auf das Alter, die Rasse, den Mast- und Gesundheitszustand usw. heranziehen. So schwankt der Hirnquotient beim Pferde von 1:418—1:1000, beim Hunde von 1:13—1:400, beim Schweine von 1:1200—1900. Wegen des Einflusses der künstlichen Körpervariation soll daher der Hirnquotient nur von den Urrassen der Haustiere vergleichend verwendet werden. Der Hirnquotient des Menschen lautet 1:40, des Elefanten 1:375, des Bartenwals 1:14000, des Braunfisches 1:175, der Maus 1:31. Der Mensch hat zwar unter den Säugern weder absolut noch relativ das grösste Hirngewicht, steht aber unter gleich schweren Tieren auch der höchsten Ordnungen nach beiden Richtungen weit voran [s. Literaturverzeichnis Nr. 49, 92, 147, 217, 294, 295, 592, 593].

Gefässe. Die das Gehirn und Rückenmark versorgenden Arterien bilden viele Anastomosen, sogar Wundernetze, ehe sie mit kleinen Zweigen in die Zentralorgane eintreten. Die Arterien des Gehirns stammen von der A. carotis int., occipitalis, maxill. int., vertebralis, cervicalis profunda und spinalis ventralis ab. Es führen also 7 Zuflüsse (3 paarige und 1 unpaarer) vom Herzen zum Gehirn. Das Rückenmark wird von Zweigen der A. vertebralis, der Aa. intercostales, lumbales und sacrales versorgt. Diese spalten sich, nachdem sie durch die For. intervertebralia in den Wirbelkanal treten, in 2 Äste, die wieder mit den dorsalen und ventralen Nervenwurzeln zur korrespondierenden Rückenmarkshälfte laufen: *Rami spinales dorsales et ventrales*. I. d. R. sind beim erwachsenen Pferde nur die Wurzeläste im Bereich der Intumescentia cervicalis und lumbalis ausgebildet.

An der Fiss. mediana ventralis spalten sich die *Rami spinales ventrales* in einen auf- und einen absteigenden Zweig, die dann eine mediane, unpaare, im Lig. medianum ventrale liegende Anastomosenkette, die *Arteria s. Tractus spin. arterios. median. ventralis* (Fig. 816 b) bilden. Am Conus medullaris läuft er in ein dünnes Gefäss aus; kranial geht er in die A. cerebrospinalis über (Fig. 816 a, a'). Von ihm gehen zahlreiche Äste im Septum medianum ventrale zur weissen Kommissur: *Aa. fissurales ventrales*.

Die *Rami spinales dorsales* verhalten sich ähnlich; nur kommt es nicht zur Bildung eines medianen Hauptstrangs. Vielmehr verläuft hier die aus den Rami ascendentes und descendentes hervorgehende Anastomosenkette knapp ventral von der Eintrittsstelle der Dorsalwurzeln: *Tractus spin. arteriosus dorsolateralis*.

Die Venen des Rückenmarks sind klappenlos. Sie gehen aus jenen feinsten Venenästen hervor, die aus dem Rückenmarksinnern in radiärer Richtung gegen die Oberfläche ziehen. Sie münden teils in die Sinus columnae vertebr., teils vereinigen sie sich zu einer inselreichen *Vena spinalis ventralis mediana*, die sich in vielen Schlängelungen über und neben der gleichnamigen Arterie hinzieht. Eine schwächere Venenkette liegt ventral an der Area radicularis, *Vena s. Tractus ven. spinalis ventrolateralis*. Von diesen 3 Strängen sieht man zahlreiche, strickleiterartig verteilte Queräste die Rückenmarksoberfläche umklammern und sich zur dorsalen Medianvene begeben. Die *V. spinalis dorsolateralis* ist rudimentär. Diese Venen anastomosieren mit der V. occipitalis und vertebralis, den Vv. intercostales, lumbales und sacrales.

Die Venen des Gehirns zerfallen in oberflächliche und tiefe. Die ersteren werden in die *Vv. cerebri dorsales superiores* und *ventrales inferiores* und die zu den letzteren gehörige *V. cerebri media* und die des Kleinhirns in die *Vv. cerebelli dorsales (superiores)* und *ventrales (inferiores)* eingeteilt. Die dorsalen münden in das dorsale und die ventralen in das ventrale Sinussystem (s. S. 758 u. 760) ein. Die tiefen Gehirnvenen (*Vv. cerebri profundae*) kommen aus den Plexus des Gehirns (*Vv. chorioideae* usw.); sie nehmen noch die *V. terminalis* auf, die an der Stria terminalis verläuft. Ventral vom Balkenwulst vereinigen sie sich zur *V. magna cerebri*, die noch eine von der Hirnbasis kommende *V. basilaris* aufnimmt, kaudal vom Splenium mit dem Epiphysenschlauch das Dach der 3. Hirnkammer durchbricht und in den Sinus rectus übergeht. Aus den Blutleitern wird das venöse Blut durch die V. cerebri dorsalis und ventralis und die V. condyloidea und occipitalis abgeführt. Eigentliche Lymphgefässe gibt es im Gehirn und Rückenmark nicht. Die Lymphe zirkuliert in Spalträumen, die zwischen den Gewebselementen und um die Ganglienzellen (perizelluläre Lymphräume), sowie entlang den Blutgefässen liegen. An diesen bestehen 2 getrennte Lymphwege, der zwischen Muscularis und Adventitia liegende adventitielle (Virchow-Robin'sche) Lymphraum und der aussen von der Adventitia befindliche perivaskuläre (His'sche) Lymphraum. Sie alle stehen mit den Subarachnoideal-, Sub- und Epiduralräumen und deren Abflusswegen in Verbindung.

Lage des Gehirns, Situs encephali. Das Gehirn liegt in der Schädelhöhle, u. z. das Rautenhirn in der kaudalen und das Grosshirn in der mittleren und nasalen Schädelhöhlengegend. Vom Rautenhirn liegt der Wurm des **Kleinhirns** in einer kleinen, sagittalen Grube der Nackenwand des Schädels, während die Kleinhirnseitenteile in flachen Gruben der Seitenwand bis nahe zum Porus acusticus in einer Grube des Felsenbeins ruhen. Die Pars nasoventralis und caudoventralis des Wurmes liegen auf den Marksegeln und der Deckhaut der 4. Hirnkammer, die Kleinhirnhemisphären auf dem Seitenrand der Medulla oblongata bzw. auf den Adergeflechten. Das **verlängerte Mark** liegt an der Schädelbasis (Fig. 105 r), bedeckt seitlich das For. hypoglossi und erreicht das For. lacerum aborale (Fig. 105 p) von innen. An der ventralen Medianfurche verläuft die A. basilaris cerebri. Die **Brücke** befindet sich direkt kaudal von der Crista sphenooccipitalis interna in der Brückengrube der Schädelbasis (s. S. 80 u. Fig. 105 n) und bedeckt die A. basilaris, die Sinus petrosi ventral. und den N. abducens. Vom **Grosshirn** liegen die Hemisphären am Schädeldach, an den Schädelseitenflächen und z. T. seitlich an der Schädelbasis, während der Hirnstamm, die Hypophyse und die basalen Teile des Riechhirns auf der Schädelbasis ruhen.

An der Schädeldecke befinden sich median der dorsale Längsblutleiter und die grosse Gehirnsichel; seitlich davon liegen an der Tabula interna der Schädeldecke und der Schädelseitenwand die Hemisphären. An der Grundfläche liegen nasal von der Crista sphenooccipitalis die Grosshirnschenkel neben der Medianebene, direkt an der Schädelbasis, lateral jedoch auf dem 3., 4. und 6. Nerven und dem 1. und 2. Ast des 5. Nerven. Sie reichen lateral bis zu der die Nervenrinnen (Fig. 105 i u. k) lateral abschliessenden Leiste und mit ihrem kaudalen Abschnitt bis an die Verschlussmembran des Foramen lacerum. Die schmale *Lamina perforata caudalis* liegt dorsal von der A. basilaris cerebri und im übrigen direkt an der Schädelbasis. Das *Corpus mamillare* und *Tuber cinereum* ruhen auf der Hypophyse (Fig. 105 h), die in der Fossa hypophyseos (Fig. 105 f) liegt und unter ihren Rändern z. T. den Sinus circularis und die A. carotis interna birgt. Der *Lobus piriformis* befindet sich in der dreieckigen, lateral von den Nervenrinnen an der Innenfläche des Temporalflügels befindlichen Piriformisgrube (Fig. 105 l). Ihr nasaler Rand liegt an der Grenze der nasalen und mittleren Schädelgrube. Die Teile der *Fossa transversa* liegen auf einer queren, nasal von der mittleren Schädelgrube befindlichen Erhöhung (Fig. 105 d), die eine rinnenartige Vertiefung enthält, in der die A. cerebri media liegt. Das *Trigonum olfactorium* befindet sich in einer flachen Grube der Orbitalflügel des Keilbeins (Riechhügelgrube) nasal von der Leiste der Fossa transversa. Die *Gyri olfactorii* liegen an der Schädelbasis (Fig. 105 ι''), seitlich von der Fossa Riechhügelgrube. Der *Bulbus olfactorius* ruht in der Fossa ethmoidalis, durch die Crista galli und die Grosshirnsichel von der anderen Seite getrennt.

Exenteration. *a)* Beim **Pferde.** Man trennt i. d. R. den Kopf vom Rumpfe. Dann werden nach Ablösen der Haut die Ohrmuskeln durchschnitten und die Ohrmuscheln mit dem Scutulum heruntergeklappt. Nachdem das Schädeldach von allen Weichteilen befreit ist, legt man einen Sägeschnitt quer durch die Schädeldecke in einer etwa 1—2 cm kaudal von den Augenbögen gehenden Ebene und dann rechts und links je einen in der Höhe des Proc. condyloideus und der Basis des Proc. zygomatic. des Frontale liegenden Sägeschnitt durch die Schädelseitenwand an. Unter Anwendung des Meissels setzt man die Sägeschnitte in Verbindung und sorgt dafür, dass der Knochen bis auf die Dura getrennt ist. Dann entfernt man die Schädeldecke entweder durch einen kräftigen Riss oder mit Messer und Schere von der Dura mater, wobei man auch das Tentorium cerebelli durchschneidet. Man macht nun rechts und links neben der Gehirnsichel einen Längsschnitt durch die Dura und klappt diese lateral zurück. Die median stehen gebliebene Brücke der Dura wird vorn und hinten quer durchschnitten. Zur Herausnahme des Gehirns kann man den Kopf derartig schräg stellen, dass das kaudale Ende desselben, oder man legt ihn in einen besonders konstruierten Trog. Man schneidet nun im Atlas das Rückenmark quer durch und schneidet ev. auch die ersten Halsnerven ab. Darauf hebt man den zentralen Rückenmarksstumpf mit der einen Hand hoch, geht mit dem Zeigefinger der anderen Hand zwischen die untere Fläche des Marks und die Dura und schiebt ihn immer weiter vor, um den Gehirnstamm aus den Gruben der Schädelbasis herauszuheben. Dabei schneidet man nacheinander den 12., 11., 10. und 9. Nerven durch, die aber, wenn man nicht vorsichtig verfährt, bei der Prozedur des Emporhebens des Gehirns leicht abreissen. Mehr Widerstand leisten der 7. und 8. Nerv, die am Por. acust. int. zu durchschneiden sind; diesen folgt sogleich der N. trigeminus, der mit dem N. abducens neben dem For. lacerum durchschnitten wird. Der N. trochlearis reisst i. d. R. ab, während der N. oculomotorius nahe der Hypophyse zu durchschneiden ist. Beim Abheben des Gehirns und dem Durchschneiden der Nerven reisst häufig der Trichter durch, so dass die Hypophyse im Türkensattel liegen bleibt; bei grösserer Vorsicht kann sie auch mit dem Gehirn im Zusammenhang exenteriert werden. Man kommt nun an die Sehnerven, die man in der Sehspalte durchschneidet, um das Chiasma am Gehirn zu behalten. Nunmehr führt man die Skalpellstiel in die Fossa ethmoidalis ein und sucht durch schabende Bewegungen den Bulbus olfactorius herauszulösen, was vollständig jedoch nur schwer gelingt. Darnach ist das Gehirn frei. Man kann das Ablösen des Gehirns auch von vorn beginnen und zuerst den Bulbus olfactorius aus der Siebbeingrube lösen und die Nerven in umgekehrter Reihenfolge durchschneiden.

β) Beim Rinde enthält das Schädeldach die grosse Stirnhöhle und ist also scheinbar doppelt, worauf beim Sägen zu achten ist; ausserdem können die Seitenschnitte wegen der Hornfortsätze und des Genickfortsatzes nicht in einem Zuge bis zum Foramen magnum geführt werden. Man muss vielmehr 5 anstatt 3 Sägeschnitte anlegen und mit dem Meissel nachhelfen. Beim Schafe muss man, wenn die Hörner gekrümmt sind, diese vorher absägen. Bei der Ziege gelingen die Sägeschnitte leicht und in einem Zuge.

γ) Beim erwachsenen Schweine ist das Gehirn von kolossalen Knochenhöhlen umgeben. Der Querschnitt muss weit vorn, in der Höhe der Augen (nach deren Enukleation) angelegt werden, wenn man nicht 2 schräge, zwischen den Augen sich schneidende Seitenschnitte anlegen und auf den Querschnitt verzichten will.

δ) Bei den Fleischfressern ist das Anlegen der Sägeschnitte leicht. Bei ihnen muss man wie beim Schweine sehr vorsichtig bei der Abnahme der Schädeldecke vom Kleinhirn verfahren, weil ein Teil der Hemisphären, der Lobulus petrosus, in tiefen Gruben des Felsenbeins ruht. Bei den Tieren mit einem hohen Dorsum sellae turc. und grosser Tiefe der Sella bleibt die Hypophyse beim Ablösen des Gehirns gewöhnlich im Schädel sitzen, weil ihr Stiel abreisst.

Zum Studium der mit freiem Auge sichtbaren anatomischen Verhältnisse ist noch die Methode der sagittalen Schädeleröffnung erwähnenswert. Der vom Unterkiefer befreite und sauber abgefleischte Schädel wird mit der Ventralseite auf den Tisch gelegt und mit einer scharfen Säge genau in der Mittelebene durchschnitten. Dabei wird das Gehirn in 2 symmetrische Teile zerlegt, die nach Durchtrennung der Stämme der Gehirnnerven und der Gefässverbindungen an der Hemisphärenwölbung, sowie nach dem Herausheben der Hypophyse und des jederseitigen Riechkolbens leicht und schnell herausgenommen werden können (Dexler[127]).

B. Die Entwicklung und der feinere Aufbau des zentralen Nervensystems.

Von Prof. Hermann Dexler.

I. Entwicklung.

1. Ontogenetische Entwicklung.

a) **Rückenmark.** Das Rückenmark entsteht aus dem kaudalen Abschnitt des Neuralrohres (S. 13). Nachdem sich dieses als Medullar-(Spinal-)rohr samt den Ganglienleisten von der Epidermis getrennt hat, tritt eine Verdickung seiner Seitenwände durch lebhafte Wucherung der Zellen seiner einschichtigen Wand ein. Der dünn bleibende dorsale Medianteil heisst jetzt die Deckplatte und der ventrale die Bodenplatte. In der mehrschichtigen Seitenplatte scheiden sich die Zellen bald in die Spongio- und Neuroblasten, zu denen noch Gliazellen hinzutreten. Die faserähnlichen, das Neurospongium bildenden Spongioblasten (Stützzellen) bilden mit ihrem breiteren, kernhaltigen, am Achsenkanal liegenden Teile die Limitans interna (innere Grenzschicht); der periphere Endabschnitt des fadenartigen Teils erzeugt ein maschiges Gerüst, die Limitans externa (Randschleier, äussere Grenzschicht). Während sich die Spongioblasten vermehren, treten noch sternförmige Gliazellen auf. Die Zelleiber der ersteren werden schliesslich zum Ependym. Neben den Spongioblasten und Gliazellen entstehen die erst langsame, dann birnförmigen Neuroblasten und an deren Zelleib anfangs nur je ein Neurit und später auch Dendriten. Die Neuriten treten in den Randschleier ein, werden dort markhaltig und bilden die Markstränge des Rückenmarks und die ventralen Wurzeln der Spinalnerven; ein Teil der Neuriten wächst durch die Bodenplatte nach der anderen Seite und bildet die ventrale Kommissur. Indem die Seitenplatten mächtig dorsal und ventral wachsen, gelangen die Boden- und Deckplatte ganz in die Tiefe; so entstehen die Fissura ventralis und das Septum dorsale, letzteres durch Verwachsung der Seitenplatten durch Gliamasse. Sobald ein geschlossenes Rückenmarksrohr sich gebildet hat, reicht es mit seinem Zentralkanal wie die Chorda und der Schwanzdarm bis ans Schwanzende. In späteren Stadien stellt sich am Medullarrohr und den Ganglienleisten gegen sein rückwärtiges Ende hin eine derartige Reduktion ein, dass schliesslich der Schwanz und das Ende des Rumpfes kein Rückenmark mehr besitzen und als Rest seines Endteils das Filum terminale übrig bleibt, das in seinem Anfangsteil noch das Ende des Zentralkanals birgt. Neben diesen Rückbildungsvorgängen kommen aber noch Wachstumsverschiedenheiten in Betracht, die einen Ascensus medullae bewirken und die darin bestehen, dass die Wirbelsäule rascher nach hinten in die Länge wächst als das Medullarrohr; dadurch werden die letzten Wirbel mit ihren Zwischenwirbellöchern über den Conus medullaris nach hinten verschoben, so dass die entspr. Spinalnerven von ihrer Ursprungsstelle aus der Medulla noch ein Stück an der Innenfläche der Wand des Wirbelkanals im Wirbel liegen, ehe sie durch ihr Foramen intervertebrale nach aussen treten. Auf diese Weise kommt die **Cauda equina** zustande (Zietzschmann [701]).

b) Gehirn. Das primitive, winklig geknickte Hirnrohr zerfällt während der Entwicklung zunächst in 3 **primitive Hirnbläschen**, die 2 ringförmige Einschnürungen trennen (S. 13). Das vorderste, vor der Scheitelkrümmung gelegene Bläschen ist das (primäre) **Vorderhirn**, *Prosencephalon* (Fig. 948 V u. VI u. 961 a u. b), der mittlere, auf der Höhe des Bogens liegende Teil das **Mittelhirn**, *Mesencephalon* (Fig. 948 IV u. 961 c), und der hintere, längere, in das Medullarrohr übergehende Teil das **Rautenhirn** (Hinterhirn im weiteren Sinne), *Rhombencephalon* (Fig. 961 d, e). Bald trennt sich der hintere Abschnitt des Vorderhirns infolge einer Einschnürung als **Zwischenhirn**, *Diencephalon* (Fig. 948 V), ab, das seitlich die primären Augenblasen ausstülpt, so dass das Vorderhirn jetzt in das stark wachsende und bald in 2 Seitenblasen geteilte **Endhirn**, *Telencephalon*, **sekundäres Vorderhirn** (Fig. 948 VI), und das Zwischenhirn (Fig. 948 V) zerfällt. Später tritt auch am Rautenhirn eine Scheidung. in das Hinterhirn im engeren Sinne, *Metencephalon* (Fig. 948 II), und das längere **Nachhirn**, *Myelencephalon* (Fig. 948 I), ein. Schliesslich grenzt sich der vorderste Abschnitt des Metencephalon in Form des engen, das Hinter- und Mittelhirn verbindenden, kurzen *Isthmus encephali*, der **Gehirnenge** (Fig. 948 III), ab. An dem nunmehr aus 6 hintereinander liegenden Gehirnblasen bestehenden gebogenen Primitivrohre (Fig. 948) treten bald jederseits eine seitliche Längsfurche, die seitlichen **Grenzfurchen**, *Sulci limitantes,* auf, die jede der 6 Blasen in einen dorsalen und einen ventralen Abschnitt zerlegen; im ersteren entwickeln sich die sensiblen, im letzteren die motorischen Nervenkerne. Durch weitere, am Primitivrohr auftretende Krümmungen und Überwachsungen werden die einfachen Verhältnisse der 6 Blasen verwickelter. Ein Teil des dorsalen Abschnitts des Hinterhirns (das Kleinhirn) kommt über den vorderen Teil des Nachhirns und ein Teil des dorsalen Abschnitts des Zwischenhirns (der Sehhügel) auf den vorderen Abschnitt des basalen Teiles des Mittelhirns zu liegen. Das **Endhirn**, das sich durch lebhaftes, nasolaterales Wachstum und Verharren des medianen Teiles im Wachsen in 2 symmetrische Hälften, zwei Hemisphären, spaltet, umwächst später das Zwischen- und Mittel-, beim Menschen auch das Hinterhirn kaudal, dorsal und seitlich und umgibt es als **Gehirnmantel**, *Pallium,* derart, dass diese beiden Gehirnteile unter ihm versteckt und von aussen nur ventral teilweise sichtbar sind. Die Wand der Gehirnblasen besteht anfangs aus einer einfachen, epithelialen, dem Ektoderm entstammenden Zellage. Später entwickeln sich die Spongio- und Neuroblasten wie im Rückenmark, und es entsteht nun die Boden- und Deckplatte und die Seitenplatten. Die Neuroblasten wandern z. T. nach aussen und bilden die graue Gehirnrinde, während sie im Innern die Grundlagen für die Gehirnganglien und das zentrale Höhlengrau abgeben. Durch Einfaltungen der grauen Hirnrinde gelangt ein Teil derselben wieder ins Innere des Gehirns (Fornix, Insula, Claustrum usw.). Aus den 6 primitiven Gehirnabschnitten entwickeln sich allmählich durch bedeutende Ausbildung einiger und geringere Ausbildung oder sogar Rückbildung anderer Abschnitte die bleibenden Teile des Gehirns, und zwar im allgemeinen in folgender Weise:

Aus der Bodenplatte und dem Seitenteil des Nachhirns entsteht das **verlängerte Mark**. Der dorsale Teil (die Deckplatte) bleibt auf der embryonalen Stufe stehen und bildet eine die Rautengrube bedeckende *Lamina epithelialis,* die durch Anlagerung der Pia mater als *Tela chorioidea* zur Membrana obturatoria ventriculi quarti (Obex, Taenia ventr. IV, kaudales Marksegel und Flockenstiel) wird, und an der sich das Adergeflecht des Rautenhirns entwickelt. Aus der Bodenplatte des Hinterhirns bildet sich die Brücke und aus der Decke und dem dorsalen Teile der Seitenplatten (Flügelplatte) das paarig angelegte Kleinhirn. Die bilateralen Anlagen vereinigen sich in der Mittellinie in dem sich dort ausbildenden unpaaren Abschnitte, dem Wurm. Aus dem lateralen Teile der Seitenplatten entstehen die Bindearme des Kleinhirns, aus dem basalen der nasale Teil des Bodens der Rautengrube mit dem Anfang der Grosshirnschenkel und aus dem dorsalen Teile das nasale Marksegel. Das wachsende Kleinhirn legt sich nasal über das nasale Marksegel und kaudal über die kaudale Deckhaut. Der Hohlraum des Rautenhirns stellt die 4. **Gehirnkammer** (Rautenhirnkammer) dar, deren Einteilung in Pars nasalis, intermedia und caudalis sich aus der Genese ergibt. Aus dem ventralen Teile des Mittelhirns entstehen die Grosshirnschenkel mit **Haube** und Lamina perfor. nasalis und aus seinem dorsalen Teile die **Vierhügel** mit dem Aquaeductus cerebri. Aus dem basalen Teile des Zwischenhirns entwickelt sich die **Pars mamillaris** des Hypothalamus (Markkügelchen mit Umgebung), während aus den Seitenteilen die **Sehhügel** entstehen, die den Innenraum des Zwischenhirns zu einem Spalt, der **Zwischenhirnkammer,** einengen. Indem die Sehhügel aber median zur Massa intermedia verwachsen, wird der Spalt in einen ringförmigen Hohlraum umgewandelt. Kaudal am Thalamus entsteht seitlich der *Metathalamus,* das Kniehöckergebiet. Im übrigen bleibt die Deckplatte

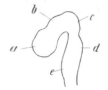

Figur 961. Medianschnitt durch das Gehirn eines Embryo.

a Endhirn, b Zwischenhirn, c Mittelhirn, d Hinterhirn, e Nachhirn.

auf epithelialer Stufe stehen und bildet die Lamina epithelialis, die mit der ihr aussen anliegenden Pia mater die Decke der 3. Hirnkammer darstellt. Diese Deckplatte, die sich durch
die Taenia thalami mit der Thalamusoberfläche verbindet, bildet am Übergang des Mittel- ins
Zwischenhirn median eine schlauchförmige Ausstülpung, aus der sich die Zirbel, Epithalamus,
entwickelt. Die stark wachsenden Sehhügel dringen allseitig vor und kommen dabei auf den
nasalen Teil des Mittelhirns, der Grosshirnschenkel und der Haube zu liegen. Aus dem basalen
Teile des Endhirns entstehen das Trichtergebiet, die Pars optica hypothalami (grauer Hügel,
Trichter, Chiasma opticum, Recessus opticus usw.), welche den nasalen Teil des Bodens der
Zwischenhirnkammer und das For. interventriculare bildet, und nasal davon das Riechhirn;
aus dem dorsalen Teile entwickeln sich die Hemisphären; zwischen beide schieben sich die
an der Wurzel des Gehirnmantels entstehenden und gegen die Seitenkammern vorwachsenden
Streifenhügel ein, die aus einer Einfaltung des Gehirnmantels hervorgehen.

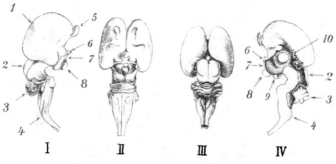

Figur 962.
Gehirn eines
Pferdefetus
von 15 cm
Nacken-
steisslänge;
1 : 1.
I Lateral-,
II Ventral-,
III Dorsal- und
IV Medial-
ansicht.
1 Grosshirn-
hemisphäre, 2
Mesencephalon,
3 Cerebellum, 4
Nackenkrümmung, 5 Bulbus olfactorius, 6 Chiasma opticum, 7 Ventralteil d. Vorderhirnbläschen,
8 Hypophysis, 9 Corp. mamillare, 10 häutige Zwischendecke.

Mit der Ausbildung der Hemisphären teilt sich der Innenraum des Vorderhirns in die
beiden Seitenkammern, die an der Stelle ihres Ursprungs aus dem Innenraum des Zwischenhirns miteinander kommunizieren. Die anfangs weite Kommunikation beider Kammern (Fig. 950 y)
wird durch die Corpora striata zum spaltförmigen *Foramen interventriculare*, Zwischenkammerloch, eingeengt; jetzt führt aus jeder Seitenkammer eine länglich-runde Öffnung in den
3. Ventrikel, die Zwischenhirnkammer. Das Zwischenkammerloch wird kaudal von den Sehhügeln,
nasal von einer beide Hemisphären verbindenden Platte, der *Lamina terminalis*, Schlussplatte,
die vom Recessus opticus bis zur Zwischenhirndecke reicht, abgeschlossen. Auch die Seitenkammern werden durch die Corpora striata und die Verdickung der übrigen Hemisphärenwand
zu Spalträumen umgewandelt. — Die beiden Hemisphären (die Hälften
des Hirnmantels) stossen median zusammen und platten sich hier ab;
so entsteht die ebene, mediale Fläche der Halbkugeln, die durch die
Mantelspalte getrennt sind und in der Mantelkante in die dorsale Hemisphärenfläche übergehen. Die erste Anlage des Riechhirns
entsteht in Form eines ventralen Höckers am nasalen Ende der Hemisphären. Median an der Lamina terminalis entwickeln sich die halbdurchsichtige Scheidewand und der Gehirnbalken, und zwar der letztere
als Kommissur beider Hemisphären. Das Ammonshorn, das Gewölbe, die
seitlichen Adergeflechte, der Gyrus dentatus und hippocampi und das
Calcar aris entstehen medial im hinteren Teile des Pallium als bogige
Faltenbildungen, deren in die Seitenkammern vorspringende Kanten
sich z. T. verdicken und äusserlich als Totalfurchen erhalten bleiben
(Fiss. lateralis, hippocampi, chorioidea, parietooccipitalis, calcarina).
        Die Hypophyse (Fig. 962 s) entsteht aus einer dorsalen Aus-
stülpung der Mundbucht, der Hypophysentasche, und einer basalen
Vorstülpung der Zwischenhirnblase, der Trichterausstülpung, die sich miteinander vereinigen.
Die Hypophysentasche wird vom Kopfdarm bei Entstehung der Basis cranii abgeschnürt, in der
sich nicht selten noch Reste ihres Stieles resp. ein Canalis craniopharyngeus erhalten.
        Bei der Ausbildung des Gehirns entwickelt sich, wie oben erwähnt, an einzelnen Stellen
keine oder nur eine ganz dünne Schicht nervöser Substanz, die embryonale Epithelschicht bleibt
an den betr. Stellen der Gehirnblasenwand als einfache Epithelschicht erhalten. Diese dünnen
Epithelhäutchen werden als *Laminae epitheliales chorioideae* (Fig. 963 c) bezeichnet; ihnen liegt
aussen die Pia mater an, die man da, wo sie scheinbar im Gehirn liegt, als *Tela chorioidea*

Figur 963. Schema der
Striae, Taeniae und
Lamina chorioidea
epithelialis.

a Striae, b Taenia, c La-
mina epithelialis.

bezeichnet. Solche epitheliale Wandabschnitte sind: die kaudale Deckhaut der 4. Hirnkammer, die Deckhaut der 3. Hirnkammer, die Lamina epithelialis fornicis et fimbriae. An allen diesen Stellen liegt die Tela chorioidea dorsal auf der Lamina epithelialis und bildet einen Plexus chorioideus. Werden die Laminae epitheliales von der Gehirnmasse abgerissen, was stets geschieht, wenn man die Tela chorioidea und die Adergeflechte entfernt, dann entstehen an den Risstellen scharfe Säume bzw. Ränder; diese nennt man *Taeniae* (Fig. 963 b). Die Taenien sind also die leistenartigen Stellen, an denen die Gehirnsubstanz in die Lamina epithelialis übergeht (Fig. 941 13). Diese mangelhafte Ausbildung der Gehirnmasse, das Verharren im embryonalen Zustand, finden wir vor allem 1. an der dorsalen Wand des Nachhirns, 2. an der dorsalen Wand des Zwischenhirns und 3. in den Seitenkammern, an die Seitenränder des Fornix und der Fimbria anschliessend [s. Literaturverzeichnis Nr. 10, 11, 235 u. 259].

2. Phylogenetische Entwicklung.

Untersuchen wir das Nervensystem der Wirbeltiere von den niedersten Ordnungen bis hinauf zum Menschen, so sehen wir, dass Rückenmark, Kleinhirn, Hirnstamm und Riechlappen bei allen Tieren vorkommen. Es sind dies die phylogenetisch ältesten Teile, die man nach der Nomenklatur von Edinger als *Palaeencephalon* oder Urhirn zusammenfasst. Über diesem Urhirn bildet sich im Laufe der aufsteigenden Tierreihe der Grosshirn-mantel, das *Pallium*, das bei den Fischen nur rudimentär, beim Menschen zur extremsten Grösse herangebildet ist. Dieser Teil ist also eine phylogenetische Neuerwerbung, heisst daher *Neoencephalon* und umfasst die gesamte Grosshirnrinde. Aber auch an ihm unterscheidet man Organe, die sich auf einer früheren Stufe der Tierordnungen anlegen, neben solchen, die erst bei den höheren Tieren vorkommen und daher verhältnismässig jünger sind. Die phylogenetisch älteren Palliumbezirke nennt man *Archipallium*, die jüngeren *Neopallium*. Das erstere wächst bei den Amphibien an der Medialseite der Vorderhirnblase am Dache des Lob. olfactorius als erste Rindenanlage (Riechrinde) und wird bei den Säugern zum Ammonshorn. Nasal und lateral vom Archipallium wird nun das Neopallium angelegt, das bei den höheren Wirbeltieren immer massiger wird, bis es jene gewaltige Grösse erreicht, die das Gehirn des Menschen auszeichnet. *Palaeencephalon* und *Archipallium* sind bei allen Säugern und daher auch bei den Haus-säugern m. o. w. gleichmässig gebaut; sie zeigen eine grosse morphologische Stetigkeit und werden überall durch den Sulcus rhinalis lateral und durch die Fiss. hippocampi und deren Fort-setzung, den Sulcus corporis callosi, medial vom Neopallium getrennt. Was speziell die Furchen-gliederung des Archipallium anbelangt, so genügt deren Schilderung bei einem Haussäuger, um die topischen Verhältnisse bei allen übrigen zu erkennen. Noch mehr gilt das von den das Palae-encephalon darstellenden Hirnstammteilen.

Das *Neopallium*, d. h. der Rindenmantel mit Ausnahme der Riechrinde ist als phylo-genetisch neueste Erwerbung ungemein variabel, so dass die Zurückführung auf eine gemein-same Oberflächengliederung bei den Gehirnen verschiedener Haussäugerarten sehr schwer oder auch unmöglich wird (s. S. 784 ff.).

Um hier gesicherte Einblicke zu erhalten, ist folgendes zu berücksichtigen:

a) Es gibt am Grosshirnmantel der Säuger Windungen und zugehörige Furchen, die nach Gestalt wie nach innerem Bau eine grosse phylogenetische Konstanz besitzen. Sie sind bei allen Vertretern der uns interessierenden Tierordnungen vorhanden. Sie gehören stammes-geschichtlich zu den Abkömmlingen des Urhirns und Archipalliums. Zu ihnen gehören: die ge-samte Riechrinde mit ihren Furchen — der Sulc. rhinalis, die Fiss. hippocampi und der S. cruciatus.

Diese auffallend stabilen Furchen sind zwar phylogenetisch ebenfalls veränderlich. Sie haben eine gewisse Adaptionsfähigkeit an die phylogenetischen Veränderungen der benachbarten Gebiete, zeigen sich aber diesbezüglich insofern zögernd oder konservativ, als die Form der an-stossenden Areale der Grosshirnrinde niederer Tierordnungen bereits mehrfache Veränderungen ohne Beeinflussung dieser Furchen erlitten haben kann, die die Form dieser Furchen bei höheren Tierordnungen im Gestaltswechsel nachfolgt.

b) Neben diesen konstanten Rindenteilen gibt es noch eine Gruppe anderer Rinden-komplexe, die stammesgeschichtlich jünger sind, also dem Neopallium oder Neuhirnmantel angehören und die in der aufsteigenden Tierreihe gestaltlich ungemein wechseln, so dass sie selbst innerhalb der gleichen Ordnung solche Modifikationen aufweisen, dass eine durchgreifende Homologisierung unmöglich ist. Die zahlreichen einschlägigen Untersuchungen der Neuzeit [84, 98, 171, 315, 360 u. 662) haben gezeigt, dass Homologisierungsversuche, die auf äusserlichen topischen Merkmalen, Lage, Tiefe und Gestalt der Neuhirnfurchen, basieren (S. 838), in keiner Weise ausreichend sein können.

II. Feinere Morphologie.

Präparation. Um die genaueren, morphologischen Verhältnisse des Gehirns und Rücken-marks zu studieren, sind neben frischen Organen auch gehärtete zu verwenden. Am einfachsten erweisen sich Härtungen in 3%iger Kalibichromatlösung mit nachherigem Abziehen der Pia mater. Für das Studium des Rückenmarks empfiehlt es sich, die unversehrte Wirbelsäule am Schwanzende aufzuhängen, in das freigelegte Ende des Duralsacks eine Kanüle einzubinden, das Cavum subarachnoideale mit 3%iger Formollösung vollaufen und die Organe unter ununterbrochenem Zufluss 1—2 Tage hindurch härten zu lassen. Hierauf entwickelt man das Rückenmark durch stückweises Abbrechen und Ausstemmen der knöchernen Hüllen. Um die innere Struktur, die Faserbahnen und die Verteilung der grauen Massen vollständig aufzuschliessen, bedarf es zahlreicher und komplizierter Methoden, betreffend derer auf die einschlägigen Handbücher der Neurologie [s. Literaturverzeichnis Nr. 10, 46, 141, 170, 233, 262, 301, 314, 418, 452, 456 u. 656] verwiesen sei.

A. Das Rückenmark.

A. Äussere Form. a) Von den Rückenmarkshäuten zeigt der Duralsack im Hals- und Lendenteile eine ampullenförmige Erweiterung, von denen die zervikale namentlich beim Hunde sehr ausgesprochen ist. Das kaudale Ende des Duralsacks liegt im 2.—3. Sakralwirbel. Der auf S. 756 erwähnte starke Fixationsapparat des Halsteils der Dura mater an die Wirbelsäule ist beim Rinde weniger vollkommen als beim Pferde.

Die *Arachnoidea* kann man als zusammenhängende Membran nur beim Pferde und Rinde von der Dura mater abpräparieren; beim Hunde stellt sie zum grössten Teile ein unregelmässig angeordnetes Fadenwerk dar. Bei den Wiederkäuern, namentlich beim Schafe, erscheint sie gewöhnlich rauchgrau bis fleckigschwarz pigmentiert.

b) Wir unterscheiden am Rückenmark 3 intradurale Bänder:

1. Das *Lig. denticulatum* (Fig. 933 2, 934 3, 4, 5) besitzt beim Pferde und Rinde 28—31 Zackenpaare. Das 1. setzt sich noch im Schädelraum, am Eingang in den Canalis hypoglossi, an die Schädelwand an. Das letzte liegt i. d. R. zwischen dem 1. und 2. Sakralsegment des Rückenmarks. Der 1. Zahn ist beim Pferde 4 mm breit, der letzte zu einem dünnen Faden ausgezogen. Die übrigen Zacken sind meist gleichschenklig dreieckig und messen 1 cm an der Basis und $^1/_2$ cm in der Höhe (Fig. 934 3, 5).

2. Das *Lig. medianum ventrale* ist beim Pferde durch jene ansehnliche Verdickung der Pia mater repräsentiert, die längs des Eingangs der Fiss. mediana ventr. gelegen ist und den Tract. arter. ventralis (Fig. 926 15) führt. Kranial erscheint es als die Fortsetzung des Lig. suspensorium arachnoideale (Fig. 934 1), verschmälert sich kaudal rasch, bis es im 5. Zervikalsegment zu einer $1^1/_2$ mm breiten Bindegewebslamelle wird, die durch das ganze Rückenmark zu verfolgen ist, über der Intumescentia lumbalis wieder stärker wird und einen Kamm bildet, der besonders beim Rinde stark vorspringt. Beim Rinde und den Karnivoren ist nur ein rudimentäres Septum medianum vorhanden.

3. Als *Lig. suspensorium arachnoideale* (Fig. 934 1) wird ein deltaförmiges, sehniges Bindegewebsblatt aufgefasst, das sich am Kopfende des 1. Halsnervensegments über dessen ventrale Wölbung hinüberspannt. Mit seinen seitlichen 2 Zipfeln heftet es sich an die Insertionsstelle des 1. Zahnpaares des Lig. denticulatum an die Schädelwand an (Fig. 934 a, a); seine kraniale Spitze verschwindet an der Pyramidenkreuzung, die kaudale an der 2. Zacke des gezahnten Bandes: daselbst erfolgt der Übergang in das Lig. ventrale. In seiner Mitte ist es mit der Pia mater verwachsen, während seine Seitenränder frei in den Subarachnoidealraum ragen (Fig. 934 1).

c) Die Rückenmarkswurzeln unterliegen bei den Haussäugern nach Zahl und Form beträchtlichen Verschiedenheiten. Wir unterscheiden Hals- oder Zervikal-, Rumpf- oder Thorakal-, Lenden- oder Lumbal-, Kreuz- oder Sakral- und Schweif- oder Coccygealnervenwurzeln (Fig. 930 1—33 u. 964 1—25), die wir der Kürze wegen mit den Symbolen C_n, Th_n, L_n, S_n und Cy_n belegen. Das Ursprungsgebiet der Wurzeln eines spinalen Nerven bildet das gleichnamige Rückenmarkssegment. Im Embryonalstadium liegt jedes Nervensegment ungefähr in gleicher Höhe mit seinem Intervertebralloch. Im Laufe der Entwicklung (S. 796) wird dieser Abstand durch den Ascensus des Rückenmarks immer grösser, beim Menschen umsomehr, je weiter kaudal ein Spinalnerv entspringt. Das 1. Lendensegment liegt im erwachsenen Zustande (Fig. 964) im vorletzten Thorakalwirbel, so dass es vom korrespondierenden For. interverteb. 2 volle Wirbellängen absteht. Bei den Haussäugern ist diese Verschiebung weit geringer (Fig. 930) und beträgt mit Ausnahme der kaudalen Rückenmarksabschnitte und der oberen Brustmarks kaum eine Wirbellänge, so dass viele Nervenursprünge genau den zugehörigen Zwischenwirbellöchern gegenüberliegen. Das kaudale Ende des Lumbalmarks befindet sich beim Pferde zwischen 5. und 6. Lendenwirbel, so dass die letzten Lendenwurzeln eine Wirbellänge bis zu ihrem Intervertebralloch verlaufen müssen. Das letzte Sakralsegment des Rückenmarks steht dagegen von seinem Intervertebralloch fast um die ganze Länge des Kreuzbeins ab.

Beim Rinde [711] sind die Wurzelsegmentverschiebungen etwas grösser. In den letzten Brust- und kranialsten Lendensegmenten laufen die extraduralen Wurzelbündel im rechten Winkel zum Intervertebralloch. Die Wurzeln von C_2 und C_3 zeigen intradural einen absteigenden Verlauf, biegen an dem Duraldurchtritte in einer scharfen Knickung oral um und laufen 1—2 cm orolateral, ehe sie sich dem korrespondierenden Intervertebralloch zuwenden.

Jene Linie, in der alle zu einem Nerven gehörigen Wurzelfäden oder *Fila radicularia* die Markperipherie durchbohren, heisst Wurzelbasis. Alle Wurzelbasen der Halsanschwellung, des Lenden- und Kreuzmarks stossen aneinander. In den übrigen Markregionen schieben sich zwischen sie wurzellose Intervalle ein. Da alle Wurzelfäden eines Spinalnerven die Dura mater in eng gedrängten Reihen durchbrechen, ist ihr intraduraler Verlauf nach Richtung und Länge sehr verschieden. In C_3 und C_4 beträgt die Länge der Dorsalwurzelbasen beim erwachsenen Pferde fast 7,5 cm; die kranialen und die distalen Fila radicularia sind hier intradural 3—4 cm, die mittleren bloss 1 cm lang. Von der Lumbalanschwellung angefangen, werden die intraduralen Wurzeln immer länger, bis sie in S_1 5 cm, beim Rinde 7 cm messen, welche Dimension von allen weiteren kaudalen Wurzeln eingehalten wird.

Die interbasalen Rückenmarkspartien sind nicht immer wurzelfrei. Man kann an den Intumeszenzen im Intervall Wurzelfäden nachweisen, die entweder selbständig die Dura perforieren oder sich spalten und je einen Schenkel zu den benachbarten Nervenstämmen schicken: *Radices intersegmentales*, Schalt- oder intermediäre Wurzeln.

Der extradurale Verlauf der Spinalwurzeln im Wirbelkanale ist kurz. Im Bereiche des Os sacrum nimmt die Länge der den Epiduralraum durchlaufenden Nerven rasch zu. Für die *Cauda equina* ergibt sich demnach beim Pferde eine Länge von 5 cm für ihren intraduralen und eine solche von 7 cm für ihren epiduralen Anteil; beim Rinde messen beide Teile je 7 und 8 cm.

Die Passage der Nervenwurzeln durch die Dura mater wird auf folgende Weise bewerkstelligt: Im Sakral- und kaudalen Lumbalmark vereinen sich alle dorsalen und alle ventralen Wurzeln zu je einem gesonderten Strange, der die Dura an einer fast kreisrunden Stelle perforiert. Zwischen beiden Durchtrittsstellen bleibt eine schmale Durabrücke bestehen. An allen übrigen Segmenten gehen die Wurzelbündel beider Gattungen in gesonderten, in einer Reihe stehenden Löchern durch die harte Haut (Fig. 933, 934).

Die dorsalen Rückenmarkswurzeln haben dickere und weniger Bündel (Fig. 933 7, 9), die ventralen zartere und zahlreichere (Fig. 934 11, 12); erstere führen aber mehr Nervenfasern als die letzteren, sind also im ganzen stärker; nur in C_1 bleibt die Stärke der dorsalen Wurzel hinter der der ventralen beträchtlich zurück (Fig. 964 1). In C_8 zählen wir beim Pferde 12—16 Ventral- und 8—12 Dorsalwurzelfäden. Die dorsalen Wurzelfäden treten in einer schmalen Linie im Sulc. dorsolateralis ins Rückenmark; nur jene von C_1 stehen nicht in einer Reihe, sondern verteilen sich unregelmässig im Gebiete der spinalen Trigeminuswurzel (Fig. 965 Rs). Die ventralen Wurzelbündel formieren keine Austrittslinie, sondern kommen in einem 3—5 mm breiten Streifen, der *Area radicularis ventralis* (Fig. 967 s), aus dem Rückenmark heraus.

Die Zahl der Nervenwurzelpaare stimmt mit der der Wirbel überein; die Pars cervicalis med. spin. hat jedoch ein Wurzelpaar mehr als Halswirbel vorhanden sind. Von Kokzygealnerven zählt man meist 2—6 Paare.

Eine Sonderstellung nimmt der spinale Teil des *N. accessorius* (Fig. 934 XI') ein. Er ist makroskopisch beim Pferde bis zum 6. Zervikalsegment zu verfolgen; seine Fasern verlassen das Rückenmark in dünnen Bündeln dorsal vom Lig. denticulatum. Der Stamm, der namentlich beim Rinde sehr dick ist, liegt dorsal vom gezahnten Bande dem Mark locker an (Fig. 934).

d) Die Spinalganglien sind beim Pferde und Rinde im Thorakalmark etwa reiskorngross (Fig. 933 11); am kleinsten ist das Ganglion von C_1; es wird kaum hanfkorngross. In den breiten Wurzeln der Hals- und Lendenanschwellung findet man nicht einen solitären Nervenknoten, sondern ein

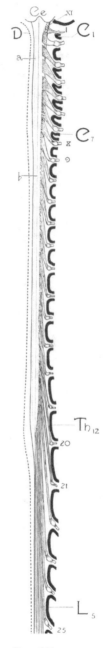

Figur 964. Menschliches Rückenmark; Dorsalansicht.

a Sulc. later. dors., **b** Sulc. med. dors., **Ce** Cerebellum, **C1** Atlas, **C7** letzter Halswirbel, **D** Dura mater, **L5** letzter Lendenwirbel, **Th12** letzter Brustwirbel. 1 erster Halsnerv, 8 letzter Halsnerv, 9 erster Brustnerv, 20 letzter Brustnerv, 21 erster Lendennerv, 25 letzter Lendennerv. XI N. accessorius.

Figur 964.

plattenartiges Konglomerat solcher. In den Schwanznerven sind die Spinalganglien weniger scharf umschrieben und in die Wurzelfäden in Gestalt grösserer und kleinerer Zellnester, *Ganglia aberrantia,* eingestreut; man sieht dort die Ganglienzellen in schmalen Reihen oder auch vereinzelt zwischen die Nervenfasern eingesprengt.

Das Rückenmark der kleinen Haussäuger ist grösstenteils drehrund; nur an den beiden Anschwellungen überwiegt der Querdurchmesser. Beim Rinde und dem Pferde ist es vorwiegend plattrund. Mit Ausnahme des mittleren Halsmarks (Fig. 966) und des kaudalen Sakralmarks, die ein fast kreisrundes Profil besitzen, finden wir überall im Querschnitt, dessen Frontaldurchmesser den sagittalen um $1/3$ oder mehr übertrifft (Fig. 966). Am breitesten ist das Rückenmark des Pferdes und Rindes an seinem kranialen Ende (Fig. 930 u. 934). Dort ist der ventral vom gezahnten Bande liegende Abschnitt der Rückenmarksperipherie stärker gewölbt als der dorsale. Das Halsmark setzt sich gegen die Intumescentia cervicalis weniger stark ab als beim Menschen. In C_8 und L_5 erreichen die Intumeszenzen ihre grösste Mächtigkeit (Fig. 966).

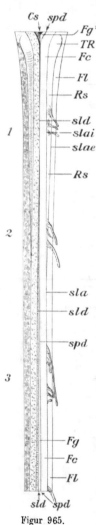

Figur 965.

e) Die Gesamtlänge des Rückenmarks beträgt bei mittelgrossen Pferden im Wirbelkanal, vom Kaudalende der Pyramiden bis zum Ende des Conus med. gemessen, 190 cm. Nach der Herausnahme aus dem Wirbelkanal retrahiert es sich um 4—6 cm. Da die Verbindungslinie der Mitte des dorsalen und ventralen Randes des For. magnum den Markstrang fast 1,5 cm kaudal vom Ende der Pyramide durchzieht, gehört dieses Rückenmarkstück noch der Schädelhöhle an. Die grössten Segmente sind $C_3 — C_6$ mit je 11, 10, 10 und 8,5 cm Länge. Das Gewicht des Rückenmarks samt den intraduralen Wurzeln beträgt ohne Dura 240 g. Bei einer Kuh von 140 cm Höhe war das Rückenmark 260 g schwer und 162 cm lang. Die Pars cervicalis war 41, die Pars thoracalis 72, die Pars lumbalis 32, die Pars sacralis 7 cm lang.

f) Von den Rückenmarksfurchen nehmen wir dorsal durch die Pia mater hindurch nur den *Sulcus lateralis dorsalis* wahr. Die *Fissura mediana ventralis* ist völlig vom ventralen Piaband bedeckt. Erst nach dem Abziehen der Pia gewahren wir die tiefe ventrale Medianfissur, den namentlich im Gebiet der Halsanschwellung sehr markanten *Sulc. dors. lat.* (Fig. 965 sla), während der *Sulc. paramedianus dors.* (Fig. 965 spd) und *Sulc. medianus dors.* (Fig. 965 sld) nur seichte Vertiefungen darstellen. Ausserdem sehen wir an den verschiedenen Stellen noch unregelmässige, rudimentäre Furchenstücke. An der Area radicularis ventr. (Fig. 967 s) ist der Markstrang ganz glatt; ein Sulc. later. ventralis fehlt. Bei den kleinen Haustieren kann man makroskopisch nur die dorsale Lateral- und die ventrale Medianfurche erkennen.

Der Furchenverlauf ist bei den Ungulaten in der Pars cervicalis sehr verschieden von dem des menschlichen Rückenmarks [127].

Beim Pferde erfolgt eine namhafte Umgestaltung der Furchenstreifung dadurch (Fig. 965), dass die sehr schwachen Fasciculi graciles im Bereich des 1. Zervikalsegments von den mächtig anschwellenden Fasciculi cuneati in die Tiefe gedrängt werden, so dass sie in C_1 auf eine kurze Strecke ganz von der Oberfläche verschwinden (Fig. 965 1) und der Sulc. med. dors. und Sulc. paramedianus dorsalis zu einer Furche (*Fissura mediana dorsalis*) zusammenfliessen (Fig. 965 sld). Ausserdem wird der Sulc. dors. later. durch die starke spinale Trigeminuswurzel in 2 Schenkel (Fig. 965 slai u. slae) gespalten.

B. Innere Konfiguration: a) Graue Substanz. Auf das einschichtige, zilientragende Ependym des Zentralkanals (Fig. 967 m) folgt die auffallend helle *Substantia gelatinosa centralis.* Sie bildet nur einen kleinen Teil jener grauen Substanz, in der die Verbindung der grauen Säulen beider Seiten hergestellt wird und die man *Substantia grisea centralis* s. *Commissura grisea* nennt. Sie wird durch die Lage des Zentralkanals in eine *Commissura grisea dorsalis* (Fig. 967 k) und

Figur 965. Dorsalfläche des Halsmarks vom Pferde; 1 : 2.

1, 2 und 3 die drei ersten Rückenmarkssegmente. Cs Calamus scriptorius, Fc, Fc Funiculus cuneatus, Fg Funic. gracilis, Fg^t Nasalende des Funic. gracilis, Fl, Fl Funic. lateralis, Rs, Rs spinale Trigeminuswurzel, sla Sulcus lateralis dorsalis, slae Sulc. lateralis dorsalis externus, slai Sulc. lateralis dors. internus, sld, sld, sld Sulc. medianus dorsalis, spd, spd, spd Sulc. paramed. dorsalis, TR Tuberculum Rolandi.

eine *Commissura grisea ventralis* zerlegt (Fig. 967 n). Die graue Substanz zwischen der Kommissur und der Dorsal- und Ventralsäule heisst *Pars intermedia substantiae griseae.*

Am Dorsalhorn (Fig. 967 p) unterscheidet man: Einen glatten medialen, einen ausgezackten lateralen Rand, eine periphere Spitze und die zentrale Basis. Am Abgang von der Pars intermedia liegt etwas verschmälert die *Cervix* oder der Hals des Dorsalhorns; peripher schliesst sich ihm das breitere faserreiche *Caput*, der Kopf, an (Fig. 967 p), der peripher eine gliöse Kappe trägt, die *Substantia gelatinosa* Rolandi (Fig. 967 c). An diese grenzt peripher eine schmale, helle, zarte Fasern führende Zone, das *Stratum zonale* (Fig. 967 e), an, worauf wieder ein Rest von weisser Substanz, das *Stratum marginale*, die Lissauer'sche Randzone oder die dorsale Markbrücke (Fig. 967 s), folgt. Sie ist von der Markperipherie nur durch eine Verdickung des gliösen Randschleiers des Rückenmarks, des *Peridyms* (Fig. 967 h), geschieden. Die verbreiterte, der Dorsalhornspitze entgegenragende Glialeiste wird auch als *Apex cornus dorsalis* (Fig. 967 f) bezeichnet.

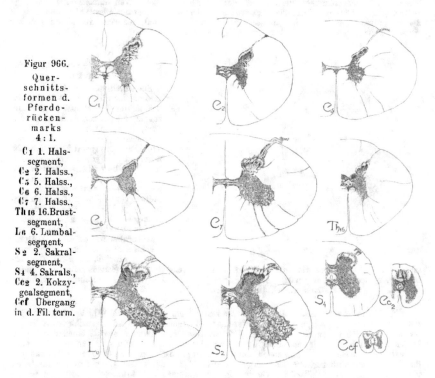

Figur 966.
Quer-
schnitts-
formen d.
Pferde-
rücken-
marks
4:1.
C₁ 1. Hals-
segment,
C₂ 2. Halss.,
C₅ 5. Halss.,
C₆ 6. Halss.,
C₇ 7. Halss.,
Th 16 16.Brust-
segment,
L₆ 6. Lumbal-
segment,
S₂ 2. Sakral-
segment,
S₄ 4. Sakrals.,
Cc₂ 2. Kokzy-
gealsegment,
Ccf Übergang
in d. Fil. term.

Das *Caput cornus dorsalis* ist jederseits von der Cervix durch eine winklige Knickung, *Angulus lateralis subst. griseae*, abgesetzt. Auch die Mediankante weist einen *Angulus medialis* auf, indem die ventrale Hälfte der medialen Dorsalhornkante parallel zum Septum medianum aufsteigt, während der Rest dorsolateral umbiegt. Im Bereich der beiden Intumeszenzen ist der Hals undeutlich, die Subst. Rolandi sehr breit [521]. Von der Mitte des Brustmarks angefangen, wird seine Mediankante durch die Einlagerung eines faserreichen Kernes, des *Nucleus spinalis dorsalis*, der Clarke'schen Säule (Fig. 967 9, 968 11), konvex vorgetrieben. An der Lateralkante des Dorsalhorns dehnt sich ein feines Maschenwerk von grauer Substanz aus, das durch Faserbündel vielfach unterbrochen wird, *Formatio* s. *Substantia* s. *Processus reticularis* (Fig. 967 10). Diese in den ersten Halssegmenten bei allen Haussäugern ziemlich entwickelte Bildung wird kaudal undeutlicher und fehlt samt dem Seitenhorn in den letzten Rückenmarksabschnitten völlig.

Das Ventralhorn (Fig. 967 r) setzt sich von der Pars intermedia subst. griseae durch keine Einschnürung ab. Sein Gebiet bildet eine plumpe, gegen die ventrale Wurzellinie gerichtete Vorbauchung, an der sich unterscheiden lässt: ein medialer, zum Ventralspalt des Rückenmarks geneigter **Rand**, ein **lateraler**, konvexer, fein undulierender und ein **ventraler**, grob gezackter **Rand**. Diese Ausläufer der grauen Substanz begleiten die aus dem Ventralhorn kommenden Wurzelfasern eine kurze Strecke in den weissen Markmantel hinein, ohne aber an dessen Oberfläche zu gelangen. Vielmehr bleibt das Ventralhorn durch eine dicke Schicht weisser Substanz, die **ventrale Markbrücke**, überall vom Peridym getrennt. Am mächtigsten sind die Ventralhörner im Bereich der Intumeszenzen entwickelt (Fig. 966 C 7, L 6, S 2).

Die graue Substanz besteht aus einem dichten Filz (*Neuropilem*) von marklosen und markhaltigen Nervenfasern und einem Gliagerüst mit vielgestaltigen Ganglienzellen. Wir unterscheiden: 1. Die grossen Zellen der Ventralhörner (Fig. 968 B), die, zu Gruppen angeordnet, in den Intumeszenzen am dichtesten vorkommen. 2. Die Kommissurenzellen im medialen Abschnitt der Ventralhörner. 3. Die Seitenhornzellen. 4. Die bläschenförmigen Zellen der Clarke'schen Säulen (Fig. 968 11). 5. Multiforme, über das Dorsalhorn zerstreute Ganglienzellen. Alle Ganglienzellen zerfallen ihrer Verbindung nach in: 1. Die motorischen Zellen der Ventralhörner, deren Nervenfortsätze die Neuriten der motorischen Spinalnerven darstellen. 2. Strangzellen (Fig. 968 12—14), deren Nervenfortsätze in die weisse Substanz ausstrahlen und sich in 2 Äste spalten; der erstere zieht in der weissen Substanz kranial, während der zweite sich zur grauen Substanz wendet. 3. Zellen vom Golgi'schen Typus.

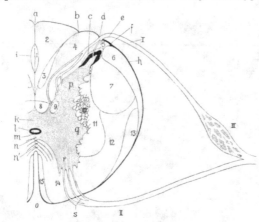

Figur 967. Querschnittsschema des menschlichen Rückenmarks.

a Sulc. med. dorsalis, **b** Sulc. paramedian. dorsalis, **c** Subst. Rolandi, **d** Sulc. dorsalis lateralis, **e** Stratum zonale, **f** Apex cornus dors., **h** Peridym, **i** Septum median. dorsale, **k** Commissura grisea dors., **l** Zentralkanal, **m** Ependym d. Zentralkanals, **n** Commissura grisea ventr., **n′** Commissura alba ventr., **o** Fiss. mediana ventr., **p** Kopf d. Dorsalhorns, **q** Seitenhorn, **r** Ventralhorn, **s** Area radicul. ventr. 1 ovales Dorsalstrangbündel, 2 Fasc. gracilis, 3 kommaförmiges Bündel, 4 Fasc. cuneatus, 5 Lissauer'sche Randzone, 6 Fasc. spinocerebellaris dorsalis, 7 Pyramidenseitenstrangbahn, 8 ventrales Dorsalstrangbündel, 9 Nucleus dorsalis (Clarkii), 10 Formatio reticularis, 11 seitliche Grenzschicht, 12 Seitenstranggrundbündel, 13 Fasc. spinocerebellaris ventr., 14 Ventralstranggrundbündel, 15 Fasc. cerebrospinalis ventr. I Dorsalwurzel, II Ventralwurzel, III Ganglion spinale.

b) **Weisse Substanz.** Der weisse Markmantel der Med. spinalis (Fig. 931 5) setzt sich aus zahlreichen morphologisch wenig differenten, funktionell jedoch sehr verschiedenen Fasersystemen oder **Bündeln**, *Fasciculi* oder *Tractus*, zusammen, deren Elemente einen vorwiegend axialen Verlauf haben. Je nachdem, ob sie die physiologische Erregung in zentrifugalem oder in zentripetalem Sinne leiten, heissen sie **aszendierende** oder **deszendierende Bahnen**. Ihre Länge charakterisiert sie zu langen und zu kurzen Bahnen; unter ersteren verstehen wir solche, die eine unmittelbare Verbindung der einzelnen Rückenmarkteile mit dem Gross- oder dem Kleinhirn darstellen: zerebrospinale und zerebellospinale Bahnen. Die kurzen Bahnen besorgen die Verbindung einzelner Rückenmarksregionen untereinander: spinospinale Bahnen. Die langen Bahnen verlaufen näher der Rückenmarksperipherie, die kurzen in den, der grauen Substanz anliegenden Gegenden des Markmantels.

Rückenmarksbahnen: Die Abgrenzung der spinalen Leitungsbahnen ist nur beim **Menschen** genauer bekannt. Man unterscheidet dort: 1. In den **Dorsalsträngen**: 1. Zwischen dem Septum medianum dorsale und dem Sulc. paramedianus den *Fasciculus gracilis*, zarter (Goll'scher) Strang (Fig. 967 2); 2. zwischen ihm und der medialen Dorsalhornkante den *Fasc. cuneatus*, Keil- (Burdach'scher) Strang (Fig. 967 4); ersterer endet im *Nucleus fasc. grac.*, letzterer im *Nucl. cuneatus* s. *funicul. dorsolat.* des verlängerten Markes (s. S. 810). Beide Stränge enthalten vornehmlich die ins Rückenmark tretenden aszendierenden Neuritenäste der Spinalganglienzellen u. z. der Fasc. gracil. die Neuritenäste der weiter kaudal, der Fasc. cuneat. jene der kranial liegenden Dorsalwurzelfasern. 3. Zwischen den genannten Faszikeln ist ein im Querschnitt schmales Längsbündel eingeschlossen, das einen Teil der deszendierenden Neuritenäste

der Spinalganglienzellen enthält; es ist das kommaförmige Bündel von Schultze (Fig. 967 3).
4. Am Septum dors. treten ebenfalls absteigende Fasern zu einem Bündel zusammen, die sich
bis in den Conus medullaris verfolgen lassen; sie formieren das ovale Dorsalstrangbündel,
Fasc. cervicolumbalis (Fig. 967 1) [141]. 5. Das ventrale Dorsalstrangbündel geht aus der
Gesamtheit jener kurzen Fasern hervor, die aus den Nervenfortsätzen der Dorsalstrangzellen
kommen und zu verschiedenen Teilen der grauen Substanz führen (Fig. 967 8).
2. In den Seitensträngen: 1. Der *Fasciculus spinocerebellaris dorsalis*, die Kleinhirnseitenstrangbahn von Flechsig, aus aszendierenden Fasern bestehend, die aus den
Clarke'schen Säulen durch das Corpus rest. ins Kleinhirn ziehen (Fig. 967 6). Er liegt ganz
an der Peripherie des Seitenstrangs und stösst dorsal an die Lissauer'sche Randzone (Fig. 967 5).
2. Ventral davon verläuft der *Fasc. spinocerebellaris ventralis*, das Gowers'sche Bündel (Fig. 967 13);
es liegt ebenfalls ganz an der Markperipherie und führt aszendierende Fasern unbekannten
Ursprungs via Velum medullare nas. ins Kleinhirn. 3. Der *Fasc. cerebrospinalis lateralis*, die
Pyramidenseitenstrangbahn, deren deszendierende Fasern aus der motorischen Region
der vorderen Zentralwindung zu den grauen Ventralsäulen der Gegenseite laufen (Fig. 967 7).
Es liegt medioventral von der Kleinhirnseitenstrangbahn. 4. Zwischen dieses und die Formatio
reticularis schiebt sich die seitliche Grenzschicht (Fig. 967 11 u. 968 V) und zwischen diese
und das Gowers'sche Bündel 5. das grosse Querschnittsfeld des *Fasc. lateralis proprius* (Fig. 967 12),
das Seitenstranggrundbündel, ein. In ihm existieren verschiedene kurze und lange Bahnen wie
der *Fascic. rubrospinalis* von Monakow, *F. vestibulospinalis lateralis*, *F. spinothalamicus*, *F. spino-
tectalis* und *F. spinoolivaris* (Hellweg'sches Bündel).

Figur 968. Rückenmarksschema
der Huftiere.
A Dorsalwurzel, B Ventralwurzel.
I intrakommissurales Ventralbündel,
II Pyramidenseitenstrang, III Klein-
hirnseitenstrang, IV Tract. rubro- et
vestibulospinalis, V Seitenstrangrest,
VI Fasc. spinocerebellaris ventr., VII
Ventralstranggrundbündel, VIII ventrales Randbündel, IX Fasc. tectospinalis ventr. 1 Kollateralen zum
Dorsalhornkopfe, 2 Kollateralen zur
Basis d. Dorsalhorns, 3 Kollateralen zu
d. Ventralhornzellen, 4 Kollateralen zu
d. Clarke'schen Säulen, 5 Kollateralen
a. d. motorischen Seitenstrangbahn z.
d. Ventralhornzellen, 6 Kollateralen a.
d. Fasc. rubrosp. z. d. Ventralhornzellen, 7 dorsale weisse Kommiss.,
8 ventrale intrazentrale weisse Kommiss., 9 Kollateralen a. d. ventr. Intra-
kommissuralbündel z. d. Ventralhorn-

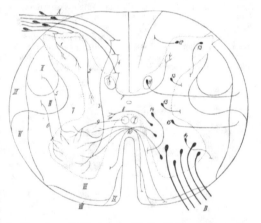

zellen, 10 ventrale weisse extrazentrale Kommiss., 11 Clarke'sche Säule, 12 Dorsalstrangzellen,
13, 13, 13 Seitenstrangzellen, 14, 14 Ventralstrangzellen, 15 Urspr. d. Fasc. spinocerebellaris ventr.

3. In den Ventralsträngen: 1. Der grösste Teil des Querschnittes gehört dem *F. ventralis
proprius*, Ventralstranggrundbündel (Fig. 967 14), an, das mehrere Fasersysteme verschiedener
Bedeutung umschliesst. An der Ventralstrangperipherie liegen dann: 2. Medial der *F. cerebrospinalis ventralis*, die Pyramidenventralstrangbahn, die deszendierende Fasern von der
motorischen Rindenregion des Grosshirns zur grauen Ventralsäule der gleichen Seite führt (Fig. 967 15).
3. Fasern des *F. sulcomarginalis* (des Furchenrandbündels von Marie) und seitlich davon
ganz an der Markperipherie bis zur Area radicularis reichend. 4. Der *F. vestibulospinalis ventralis*, das ventrale Randbündel. Hierher ist noch die *Commissura alba ventralis* (Fig. 967 n'
u. 968 8, 10) zu rechnen, die weisse Kommissur, in der Fasern der verschiedensten Herkunft
in dichten Bündeln zwischen dem Grunde der Fiss. mediana ventr. und der Ventralkante der
Commiss. grisea ventr. in die Ventralstränge der Gegenseite übertreten. Ein grosser Teil ihrer
Fasern stammt aus besonderen Kommissurenzellen (Fig. 968 8, 9).
Verlauf der Wurzelfasern. 1. Die Dorsalwurzelfasern (Fig. 968 A) des Rückenmarks entspringen in den Nervenzellen der Spinalganglien. Der Neurit dieser Zellen spaltet
sich nach kurzem Verlauf T-förmig in einen peripher und einen zentral ziehenden Ast.
Die Gesamtheit der ersteren geht zum Zwischenwirbelloch und vereinigt sich dort mit den
Ventralwurzelfasern zum Stamme des Spinalnerven (Fig. 933 u. 967 u. S. 764); die Gesamtheit
der zentral ziehenden Äste dringt medial vom Apex cornus dorsalis in der breiten Wurzel-

eintrittszone in den Markmantel und spaltet sich in mehrere Bündel (Fig. 968 1—4); ein
schwächerer Anteil begibt sich in die Randzone Lissauers; ein anderer geht durch das Stratum
zonale in die Dorsalhornspitze; die Hauptmasse zieht der Mediankante der Dorsalsäule entlang
und dringt bündelweise in dieselbe ein (Fig. 967, 968 2, 3, 4), während ein kleiner Rest sich durch
die Burdach'schen Stränge direkt in die Clarke'schen Säulen begibt. Alle diese Fasern spalten
sich in einen aszendierenden und einen deszendierenden Ast; der erstere zieht im Funic. dorsalis
hirnwärts, während der deszendierende im Grau des Rückenmarks endet; beide geben Seitenäste, *Kollateralen*, ab, die sich in der grauen Substanz auflösen.

2. Ventralwurzeln. Die Neuriten ihrer Nervenfasern, die wegen ihrer Funktion im
Gegensatz zu den vorigen, die sensibel sind, die motorischen genannt werden, entspringen
in den grossen Ganglienzellen der Ventralhörner und verlassen das Rückenmark in dünnen
Bündeln, deren weiteres Verhalten S. 763—764 beschrieben worden ist (Fig. 967).

3. Lateralwurzeln gibt es im Rückenmark nur eine Gattung u. z. die des *N. accessorius
spinalis*. Ihre Axonen kommen von den grossen Ganglienzellen der Subst. reticularis und der
anstossenden Region der Ventralhornbasis (Fig. 967—968) und verlassen das Rückenmark in der
S. 801 geschilderten Weise.

c) Stützsubstanz. Das intraparenchymatöse Gerüst des Rückenmarks besteht
aus Gliasubstanz. Bindegewebe befindet sich nur an den Gefässen, die innerhalb der Gliablätter
dem Rückenmark Blut zuführen. An seiner Oberfläche ist das Rückenmark von einer Gliahülle,
dem *Peridym*, Randschleier, äusseren Grenzschicht (Fig. 967 h), bekleidet; von ihm gehen
zahlreiche Blätter in radiärer Richtung gegen die grauen Säulen, die medullären Gliasepten.
Das Peridym ist über den Dorsalsträngen am dünnsten und nimmt gegen die Seiten- und
Ventralfläche an Dicke zu. Eine auffällige Verstärkung trifft man über der Dorsalhornspitze; sie
bildet den Apex cornus dorsalis; eine zweite Verdickung liegt am Rande der medianen Ventral-
fissur (Fig. 967).

Von den intermedullären Septen der Glia ist das wichtigste das *Septum medianum
dorsale* zwischen den Fasciculi graciles (Fig. 967 i). Ihm am nächsten steht an Umfang das
Septum intermediale zwischen den zarten und den Keilsträngen; ausserdem finden wir noch
sehr variable, kleinere Septen (Fig. 932 u. 966).

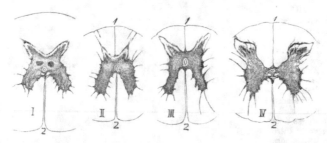

Figur 969.
Rückenmarks-
querschnitte 4:1.

I Rind, mittleres
    Brustmark,
II Hund, kaudales
    Brustmark,
III Ziege, dasselbe,
IV Schaf, kraniales
    Lumbalmark.

1 Sulc. med. dorsalis,
2 Sulc. med. ventralis.

Die Haussäuger weisen hinsichtlich der inneren Konfiguration des Rückenmarks beträchtliche Abweichungen auf. Der Zentralkanal ist bei allen im Vergleich zu dem des Menschen
sehr weit; bei den Karnivoren überwiegt das runde bis längsovale, bei den Herbivoren
das querovale Profil (Fig. 968). Der *Ventriculus terminalis* nähert sich beim Pferde der
Fiss. mediana ventr. Die segmentären Verschiedenheiten des Querschnittes der grauen Substanz
(Fig. 966 u. 969) sind denen des Menschen ähnlich; doch sind ihre Hörner, namentlich bei den
Pflanzenfressern, kurz und breit; die graue Kommissur ist in die Breite gezogen. Beim Pferde
fällt die starke Entwicklung der Substantia Rolandi im kranialen Halsmark auf; sie umzieht
dort den Dorsalhornkopf windungsartig (Fig. 981). Auch die *Subst. reticularis* ist bei ihm wie
bei allen Pflanzenfressern in den kranialen Segmenten deutlich; ein *Angulus med. cornus dors.*
springt weit vor; die Clarke'schen Säulen (Fig. 966 Th16, 968 11) sind sehr zellarm, wenig
scharf begrenzt und reichen vom kaudalen Halsmark bis ins kraniale Lendenmark. Die Ventralhörner des Thorakalmarks sind kurz (Fig. 966 u. 969). Bei der Ziege, dem Schafe, Schweine
und Hunde verdichtet sich die Formatio reticularis am Übergang ins Nachhirn zu einem
sekundären schmalen, gegen die dorsale Wurzeleintrittszone gerichteten *Cornu dorsolaterale*, das
vom Seitenstrangwinkel abgeht und in Gemeinschaft mit der umgebenden Formatio reticularis
die Ursprungszellen des N. accessorius beherbergt (Fig. 981). Die Zuleitungsfasern aus den
Dorsalwurzeln zu den Clarke'schen Säulen stehen beim Pferde und dem Rinde fast senkrecht
auf dem Lateralende der grauen Kommissur (Fig. 968 4). Letztere ist beim Hunde verhältnismässig dick; im Brustmark sind die Dorsalhörner stark verkümmert; ihre stummelförmigen Reste
verschmelzen in der Mitte wie beim Rinde zu einer unpaaren Ganglienmasse usw. (Fig. 969 I, II).

Die Strangverteilung im weissen Markmantel ist bei allen Haussäugern insofern von jener des Menschen verschieden, als der Querschnitt der Seiten- und der Ventralstränge bei den Tieren viel grösser ist als bei jenem, während der der Dorsalstränge im Zusammenhang mit den schmächtigen Dorsalhörnern kleiner (Fig. 969) und niedriger ist. Ausserdem ist die Verteilung und Zahl der die Hauptstränge bildenden Fasersysteme eine ganz andere und zum grossen Teil noch nicht genügend erforscht.

Wegen der sehr unregelmässigen Entwicklung des Sept. paramedianum ist die Scheidung der zarten Stränge von den Fasc. cuneati nicht überall erhalten (Fig. 969). Die Absonderung eines ovalen Hinterstrangfeldes ist bei den Tieren noch nicht erwiesen, wohl aber das Vorkommen eines kommaförmigen Bündels. Das Verhalten der Dorsalstränge im kranialen Halsmark ist S. 802 geschildert.

In den Seitensträngen können wir bei allen Haussäugern einen *Fasc. cerebellospinalis dorsalis* und *ventralis* (Fig. 968 III u. VI) von ähnlicher Lage und Grösse wie beim Menschen darstellen. Dagegen fehlt eine gekreuzte Pyramidenbahn von der Grösse und Lage der menschlichen. Bei den Karni- voren ist sie sehr zart angelegt und lässt sich seitlich vom Dorsalhorn bis ins kaudale Thorakalmark als ganz dünnes Bündel verfolgen. Beim Schweine, Schafe und Ziege und vermutlich auch beim Rinde reicht ein rudi- mentäres gekreuztes Pyramidenbündel nur bis zur Form. retic. cervicalis (Fig. 968 II u. 970 3), wo seine Fasern sich auflösen und verschwinden.

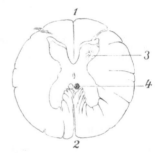

Figur 970. Lage der kortiko- spinalen motorischen Bahn bei der Ziege und beim Schafe. (Halbschematisch.)

1 Sulc. medianus dorsalis, 2 Fiss. mediana ventralis, 3 in d. Formatio reticularis verlaufender Teil d. Pyra- midenbahn, 4 in d. ventralen Kom- missur verlaufender Teil dieser Bahn.

Das grosse, nach Seitenstrangverletzungen zentrifugal degenerierende Bündel, das bei allen Haussäugern in dem Gebiet auftritt, wo beim Menschen die Pyramidenseiten- strangbahn liegt, ist der *Fasciculus rubrospinalis*, das Mo- nakow'sche Bündel (Fig. 968 IV u. 1010 2). Es entspringt im roten Haubenkern (Fig. 978 u. 979 RK), geht in der Forel'schen Haubenkreuzung auf die Gegenseite über und ist bis ins Sakralmark zu verfolgen. Die Verteilung der übrigen im Seitenstrang verlaufenden Fasern ist bei den Haussäugern noch nicht abschliessend untersucht.

In den Ventralsträngen ist das umfangreichste Bündel der *Fasc. ventr. proprius*, das Ventralstrang- grundbündel (Fig. 968 VII), unmittelbar an der Peripherie der ventralen Ecke der Ventralhörner. Es führt auf- und absteigende Fasern. Ihm liegen peripher das ventrale Randbündel (Fig. 968 VIII), das hauptsächlich deszen- dierende Fasern führt, die durch die ventrale weisse Kom- missur in das gegenseitige Ventralhorn einstrahlen, und der *Fasc. sulcomarginalis* s. *tectospinalis* (Fig. 968 IX) an, dessen aus der Vierhügelgegend kommende Fasern eine ähnliche Endigung besitzen. Ferner finden sich in den Ventralsträngen des Karni- vorenhalsmarks Andeutungen einer Pyramidenventralstrangbahn, *Fasc. cerebrospin. ventralis*. Bei dem Schafe, der Ziege und teilweise auch beim Pferde kann man im dorsalsten Ventral- stranggebiet ein zartes Bündel wahrnehmen, das durch die Fasern der ventralen weissen Kommissur vom übrigen Ventralstrang abgespalten wird und bis ins mittlere Thorakalmark verfolgt werden kann: *Fasc. intracommissuralis ventralis* (Fig. 968 I, 970 4). Er besteht aus intersegmentären Bahnen und führt im kranialen Teile des Halsmarks bei Ziege und Schaf gekreuzte und ungekreuzte Pyramidenfasern. Durch die hier genannten Faserzüge erhält die Rückenmarkskommissur der Ungulaten eine besondere Formation. Sie besteht: 1. Aus der schmalen dorsalen weissen Kommissur, deren aus den Dorsalwurzelfasern kommende Kollateralen in das Dorsalhorn der gegenseitigen austreten (Fig. 968 7). 2. Aus der zentralen grauen Kommissur. 3. Aus der ventralen intrazentralen weissen Kommissur (Fig. 968 8), die durch die intrakommissuralen Ventralbündel (Fig. 968 1) von 4. der ventralen weissen extrazentralen Kommissur (Fig. 968 10) geschieden wird.

Ein anderer, beim Hunde wie bei den Ungulaten ziemlich leicht darstellbarer Faserzug ist die absteigende Kleinhirnrückenmarksbahn, *Fasc. cerebellospinalis descendens*. Seine aus der Kleinhirnhemisphäre stammenden Fasern nehmen im Halsmark ein halbmondförmiges Feld ein, das ventrolateral fast an die Peripherie reicht. Zu ihm gehörige zerstreute Fasern liegen auch in dem Medianabschnitt des Ventralstrangs. Kaudal rücken seine Elemente unter all- mählicher Abnahme ihrer Zahl noch weiter gegen die Peripherie, nehmen genau die Region der *Zona sulcomarginalis* ((Fig. 968 IX) von Marie ein, von der sie einen Bestandteil formieren, und ziehen bis ins Lendenmark [s. Literaturverzeichnis Nr. 46, 55, 106, 131, 170, 260, 276, 314, 372, 477, 531, 591, 597, 599 u. 643].

B. Das Gehirn.

I. Rautenhirn (Rhombencephalon).

1. Nachhirn, Myelencephalon.

A. Äussere Form. Im Gegensatz zur Medulla oblongata des Menschen, die einen stumpf kegelförmigen Zapfen darstellt, ist die der Haussäuger breit und schaufelförmig (Fig. 935 13). Nasal endet sie an dem Corp. trapezoideum, von ihm durch eine seichte Furche geschieden. An der Dorsalseite geht die Grenzebene durch die grösste Rautengrubenbreite. Obgleich die nasale Hälfte der Fossa rhomboidea dem Hinterhirn angehört, wird sie anschliessend besprochen werden.

1. **Dorsalfläche.** Die Dorsalstränge des Rückenmarks behalten in den spinalen Abschnitten des verlängerten Markes zunächst ihre Lage bei. Kaum 1 cm kaudal vom Calamus scriptorius des Pferdes (Fig. 941 12) zweigt von der Fiss. med. dors. jederseits eine kurze Furche ab, die sich gegen den Rand der Rautengrube verliert und das nasalste Ende der zarten Stränge in Form eines spitzen Zwickels umschliesst (Fig. 944 34). Dieser enthält die Kerne der *Fasc. dorsomediales* von Goll, entspricht also der *Clava hom.;* er bildet aber nicht wie beim Menschen ein aussen hervortretendes *Tuberculum fasciculi gracilis*, sondern ist oberflächlich eben. Die seitliche Begrenzungsfurche des Zwickels entspricht also sinngemäss dem *Sulcus paramedianus dorsalis* (Fig. 965 spd u. 944 18). Lateral liegt ihm die Fortsetzung des *Funiculus cuneatus* s. *dorsolateralis* an (Fig. 944 36), der als ein sich nasal rasch verbreiternder Wulst in das *Corpus restiforme* übergeht (Fig. 947 Cr). Die Übergangstelle wird durch das bei den Haussäugern kleine *Tuberculum cuneatum* angedeutet, das im Innern den Endkern dieses Bündels enthält. Die Dorsalfläche der Medulla oblongata trägt in der *Fossa rhomboidea* den Boden der 4. Hirnkammer, der endoventrikulär ist. Ein kleineres extraventrikuläres Gebiet der Mulde umschliesst den spinalen Abschnitt der Fossa rhomboidea bis zu den Firsten der Corpora restiformia.

Der Boden der Rautengrube ist, wie S. 772 geschildert wurde, bei den Haussäugern nicht so stark gegliedert wie beim Menschen. Im Bereich der Fovea nasalis findet man eine bläulichgraue Färbung des Gewebes und grössere venöse Gefässe. Unmittelbar nasolateral von ihr befindet sich eine wenig markante, dunkler gefärbte Stelle, *Locus caeruleus hom.*, dessen Färbung mit eigentümlich pigmentierten Ganglienzellen zusammenhängt. Sie gehören zu den Ursprungszellen des *N. trigeminus* (s. S. 824) und begründen die Bezeichnung der sie enthaltenden Nervensubstanz als *Substantia ferruginea*. Seitlich vom Kerngebiet des 10. und 12. Gehirnnerven liegt am Abhang des Corp. restiforme die schmale, dreieckige *Ala cinerea* (Fig. 941 8), die von ihm durch eine Spur des Sulcus limitans wie auch durch ein zartes, weisses Diagonalbündel abgegrenzt wird. Der nasale Zipfel der Ala cinerea senkt sich etwas in die Rautengrubenboden ein und deutet die Lage einer *Fovea caudalis* an. An ihrer kaudolateralen Grenze differenziert sich zuweilen eine bräunlich pigmentierte *Area postrema*, die lateral in die *Taenia ventriculi quarti* (Fig. 941 13) ausläuft. Nasal setzt sich die Area hypoglossi (Fig. 941 7) durch eine seichte Furche gegen die Columna teres ab. Beide Columnae teret. schliessen nasal eine seichte Grube, das Homologon einer *Fovea mediana*, ein. Am nasalen Ende ist die Columna teres zylindrisch gewölbt und verbreitert. Die verbreiterte Stelle ist von einer flachen Prominenz, der *Eminentia teres* (Fig. 941 3), eingenommen; sie wird lateral durch einen 1,5 mm dicken, gut sichtbaren, weissen Strang umsäumt, der etwas nasal von der Area acustica aus dem Ventrikelboden auftaucht und fast 1½ cm weit verfolgbar ist, ehe er wieder verschwindet; es ist das *Tuberculum dorsale* s. *Genu nervi facialis* (Fig. 941 2). Die *Taenia ventriculi quarti* besteht aus einem unpaaren, die Apertura canalis centr. dorsal als *Obex* (Fig. 941 9) überspannenden Mittelstück; von ihm wendet sich die Taenia ventr. quarti medial am Corp. restiforme nasal, zieht in halber Höhe zwischen dessen First und dem Sulc. medianus fossae rhomb. als *Ligula calami* bis zum Tuberc. acusticum, biegt dort lateral aus und geht in das *Velum medullare caudale* über, das hier den *Recessus lateralis ventr. quarti* kaudal abschliesst.

2. Die **Lateralfläche** umgreift die Fortsetzung des Seitenstrangs des Rückenmarks, der lateral neben der kaudalen Olive vorbeizieht und in seinem dorsalsten Abschnitt das *Tuberculum Rolandi* trägt (Fig. 944 35 u. 985 Tr). Die ventrale Portion des Seitenstrangrestes zieht geradlinig zur Brücke; die dorsale wendet sich dem Corp. restiforme zu. Unmittelbar nasal vom Tuberc. Rolandi tauchen aus der Seitenstrangoberfläche feine Bündel auf, die im Corp. restiforme verschwinden. Es sind dies die **äusseren Bogenfasern** des verlängerten Markes, *Fibrae arcuatae externae* (Fig. 944 33 u. 977 4). Sie kommen teils aus der Fiss. mediana ventralis, teils weiter lateral aus der Medulla obl. hervor und ziehen, ganz an der Peripherie transversal verlaufend, über die Seitenstrangwölbung dorsonasal; sie verwischen den Sulc. paramedianus fast ganz, biegen, auf das Corp. restiforme gelangt, nasal um und mengen sich dessen Faserung bei. Sie sind bei den Haussäugern viel deutlicher als beim Menschen.

Die an der Seitenfläche des verlängerten Markes befindlichen Wurzeln des 9., 10. und 11. Gehirnnerven sind so dicht aneinander gereiht und durch Anastomosen verbunden, dass wir ihre exakte Zuordnung zu dem betr. Nerven nicht vornehmen können. Hierin liegt auch der

Grund für die üblich gewordene Bezeichnung *N. vagoglossopharyngeus, N. vagoglossus* und *N. vagoaccessorius.* Da sich die Wurzeln aller 3 Nerven in ihrem intrazerebralen Verlauf identisch verhalten und ihre Kerne in einem untrennbaren Zusammenhang stehen, fasst man alle aus der Lateralfläche des verlängerten Markes kommenden Wurzelbündel als „seitliches gemischtes Wurzelsystem" zusammen. Seine Wurzelbündel ordnen sich beim Verlassen der Schädelhöhle in 3 kurze Stämme: *Glossopharyngeus, Vagus* und *Accessorius.* Jenseits dieses Durchtritts erfolgt dann wieder eine ausgebreitete Anastomosierung. Der nasale Abschnitt des seitlich gemischten Systems wird dem *N. glossopharyngeus,* der kaudale dem *N. accessorius* und der mittlere dem *N. vagus* zugerechnet.

    3. Ventralfläche. Die nasale Verlängerung des Ventralstrangs enthält als wichtigste Gebilde die kaudale Olive, die Pyramide und das Tuberculum faciale ventrale. Die Pyramiden sind bei den Haussäugern zwei schmächtige, dicht an der Fiss. mediana ventr. gelegene Längsbündel (Fig. 971 16 u. 994 30), die aus dem kaudalen Brückenrand mit flachrundem Profil hervorbrechen und am distalen Ende der Med. obl. verschwinden, indem ihre Fasern in die Tiefe ziehen, sich dort in der Pyramidenkreuzung, *Decussatio pyramidum* (Fig. 973 3), durcheinanderflechten und nun in die Seitenstränge der Gegenseite des Rückenmarks wandern (Fig. 973). Im Kreuzungsgebiet ist die Fiss. med. sehr seicht. Lateral von der Pyramide stossen wir auf das flache *Tuberculum faciale ventrale* (Fig. 971 7 u. 994 9), das den Kern des 7. Gehirnnerven birgt und von der Pyramide durch einen sehr schwachen *Tractus diagonalis* (Fig. 971 9) geschieden wird, der sich kaudal im Seitenstrang verliert. Die kaudalen Oliven (Fig. 972 Oc u. 980 14) sind bei den Haussäugern äusserlich nicht so scharf abgesetzt wie beim Menschen; sie sind klein, flach und von den Pyramiden überdeckt (Fig. 994 10).

    Die Med. oblongata des Rindes ist kürzer und breiter (Fig. 994). Das Tuberc. faciale ventrale ist mehr verwaschen (Fig. 994 9), die Fibrae arcuatae externae sind dagegen stark entwickelt (Fig. 977 4). Sie bilden ein breites, schief gefasertes Feld, das vom Kaudalende des verlängerten Markes bis zum Tuberc. faciale ventr. reicht und sich so über die nasale Verlängerung des Sulcus dorsolateralis hinaufzieht, dass dieser fast ganz ausgefüllt wird (Fig. 977 2). Die *Nn. abducentes* entspringen nicht am, sondern wenige Millimeter lateral vom äusseren Pyramidenrand (Fig. 994 28). Die Pyramiden (Fig. 994 30) sind noch schwächer als beim Pferde. Ihre kranialen Enden legen sich ganz aneinander. Vor Beginn der Kreuzung werden die Pyramiden durch eine flache Hervorragung, die kaudalen Oliven, emporgetrieben und von der Seite her etwas eingeengt; man kann diese Unebenheit als rudimentäre *Eminentia olivaris* bezeichnen. An der Dorsalfläche gelangen die *Fasciculi graciles* schon 2 cm kaudal von dem sehr

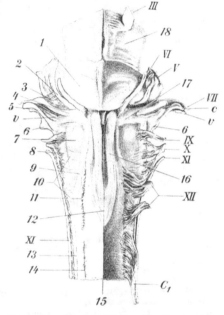

Figur 971. Ventralfläche des Rautenhirns vom Pferde; 1:1.
III N. oculomotorius, V N. trigeminus, VI N. abducens, VII N. facialis, IX N. glossopharyngeus, X N. vagus, XI, XI N. accessorius, XII N. hypoglossus. 1 Pons, 2 motorische, 3 sensible Trigeminuswurzel, 4 Austritt des Fazialisstammes, 5 N. intermedius, 6, 6 Tubercul. acusticum, 7 Tuberc. faciale, 8 spinale Trigeminuswurzel, 9 Tract. diagonalis, 10 Fibrae arcuatae superficiales, 11 Hypoglossuslinie, 12 Decussatio pyram., 13 Sulc. marginalis ventr., 14 Austrittslinie der Ventralwurzeln des 1. Zervikalnerven, 15 Sulc. medianus ventr., 16 Pyramide, 17 Corp. trapezoideum, 18 Pes pedunculi. c Radix cochlearis n. acustici, C₁ ventrale Wurzel des 1. Zervikalnerven, v, v Radix vestibularis n. acustici.

starken Obex an die Oberfläche und weichen in einem rechten Winkel auseinander. Die gleiche Umbiegung machen die Enden der Fasciculi cuneati mit und ziehen mit jenen in einen erbsengrossen, gut umgrenzten Knoten ein, der aus der Vereinigung der Clava und des Tuberc. cuneatum hervorgegangen ist und kaum 2 mm kaudal von dem extraventrikulären Teil der Area acustica

dem Corpus restiforme aufsitzt. Eine segmentäre Trennung beider Hinterstrangkerne ist
ist oberflächlich nicht angedeutet, ein *Tuberculum* Rolandi kaum nachweisbar. Die *Ala
cinerea* ist gut markiert, die *Area acustica* stark gegen das Ventrikelinnere vorgewölbt und die
Tubercula acustica doppelt so gross wie beim Pferde. An der Basis des die Rautengrubenbreite
weit überschreitenden nasalen Endes der Area acustica liegt eine tiefe grubige Einziehung, das
Homologon der *Fovea nasalis*. Ein *Tuberculum faciale dorsale* ist nur ganz undeutlich differenziert.

Das verlängerte Mark des Hundes und der Katze ist weniger flach und durch das
stärkere Hervortreten der Pyramiden, Oliven und der mit dem Hörnerven zusammenhängenden
grauen Massen charakterisiert. Die Pyramiden sind doppelt so breit wie bei den Huftieren.
Die *Emin. olivares* ragen als langgestreckte, schmale Wülste über das Niveau ihrer Umgebung
hervor, dass sie sowohl gegen die Pyramiden wie auch gegen die lateral ihnen anliegenden Gebilde durch deutliche Sulci getrennt und werden; lateral von ihnen brechen die Wurzeln des N. hypoglossus hervor. Die Rautengrube ist tief und schmal. Die *Columnae teretes* sind durch eine Sekundärfurche in 2 parallele Streifen geteilt. Das *Tuberc. acusticum* ist von der *Area acustica* deutlich
abgesetzt und legt sich als grosser, grauer Wulst über die Strickkörperwölbung hinüber. Die Area
acustica ist so bedeutend vergrössert, dass sie weit über die Rautengrubenbreite in den Hinterhirnteil
der Rautengrube hineinreicht. Auch das *Tuberc. Rolandi* ist relativ viel grösser als jenes des Pferdes.

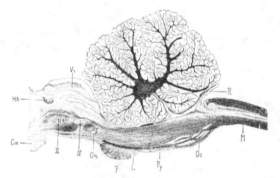

Figur 972. Sagittalschnitt
durch Mittel- und Rauten-
hirn d. Pferdes, 3 mm lateral
v. d. Raphe. Weigert-Präparat
1 : 1.
Cm Corp. mamillare, **HR** Kreuzung d. Bogenfasern d. nasalen
Zweihügel, **L** mediale Schleife,
M Übergang in das Rückenmark,
Oc Oliva caudalis, **On** Haubenkern, **P** Pons, **Py** Pyramide, **R** Recessus mediocaudalis ventriculi
quarti, **V**1 Lamina quadrigemina,
X Incisura fastigii, **III** Wurzelfasern d. N. oculomotorius, **IV**
Nucleus n. trochlearis.

B. Innere Konfiguration. Die verschiedenen Organe des Rückenmarks erleiden in ihrer
kranialen Fortsetzung im Gebiete der Medulla oblongata eine sehr bedeutende Umformung und
Umlagerung. Man kann einen Aufschluss über diese verwickelten Verhältnisse hier wie an den
übrigen Abschnitten des Hirnstammes nur durch das Studium von Frontal- (Quer-), Horizontal-
und Sagittalschnittserien erhalten.

a) **Graue Substanz.** Die Dorsalhörner der grauen Substanz des Rückenmarks werden
in der Medulla oblongata breiter, grösser und weichen seitlich auseinander, so dass sie neben dem
Zentralkanal liegen. Nasal lagern sich ihnen neue Ganglienmassen an, von denen wir in den
Dorsalstrangresten unter der Clava und dem Tuberc. cuneatum medial den *Nucleus fasciculi gracilis* und lateral den *Nucleus cuneatus* erkennen. Innerhalb des *Tuberculum* Rolandi schwellen
die Dorsalhornkerne gewaltig an und werden zum *Nucleus radicis spinalis nervi trigemini*.

Die nasale Fortsetzung der Ventralhörner bildet im verlängerten Marke eine Kernreihe, die
den motorischen Fasern des seitlichen gemischten Systems zum Ursprung dient: *Nucleus nervi
accessorii cerebralis* und *Nucl. ambiguus*. Auch die *Formatio reticularis* nimmt sehr rasch an
Ausbreitung zu und wird von zahlreichen kleinen Ganglienzellenanhäufungen durchsetzt. Sie
zerfällt in die dunkler erscheinende *Substantia reticularis grisea*, die lateral von der Hypoglossuswurzel liegt, und in die hellere *Substantia reticularis alba*, die zwischen der Raphe und den
Hypoglossuswurzeln liegt. Der Kommissurenteil der grauen Substanz rückt weiter dorsal und
breitet sich nach dem Erreichen der Apertura canalis centralis unter beträchtlicher Massenzunahme als zentrales Höhlengrau am Boden der Rautengrube aus.

Von besonderen Ganglienmassen der Med. oblongata ist noch die kaudale Olive, *Nucleus
olivaris caudalis* (Fig. 972 Oc u. 980 14), zu nennen [681]. Sie stellt beim Menschen eine beutelförmig gestaltete, vielfach gefaltete Ganglienplatte dar, die einen dorsomedial gerichteten Hilus
trägt und als Hauptolive von akzessorischen oder Nebenoliven begleitet wird. Bei den
Haussäugern ist diese Olive klein und so nahe an die Mittellinie herangerückt, dass sie von der
gegenseitigen nur durch die Raphe getrennt wird (Schaf), und dass die Hypoglossusfasern
lateral an ihr vorbeiziehen (Fig. 980 16). Beim Hunde ist sie in mehrere Blätter gespalten
und liegt ganz dorsal von den Pyramiden. Beim Pferde ist die Oliva caud. etwa 2 cm lang,

0,6 cm breit und aus 2—3 schlangenförmig gewundenen und übereinander gelagerten Platten aufgebaut. Häufig spaltet sich medial noch eine Nebenolive ab.

b) Weisse Substanz. Die Zusammensetzung des Fasermantels der Medulla oblongata erfährt dadurch eine beträchtliche Komplizierung, dass dort einige Bahnen enden, andere durchziehen und viele neue auftauchen. Die wichtigsten sind:

Aus den Dorsalstrangkernen geht kranial ein Leitungssystem hervor, dessen Fasern das Innere der Med. oblongata in ventral konvexem Bogen als innere Bogenfasern, *Fibrae arcuatae internae,* durchziehen, in der Mittellinie auf die andere Seite treten, sich der Oliva caud. dorsomedial anlagern und in Verbindung mit Fasern aus dem Rückenmark und den sensiblen Kernen des V., IX. und X. Gehirnnerven als mediale Schleife, *Lemniscus medialis,* bis zum Thalamus ziehen. Beim Menschen erzeugt die Durchkreuzung der den Zentralkanal in Bögen umgreifenden Schleifenfasern eine kompakte, nasal von der Pyramidenkreuzung gelegene *Decussatio lemniscorum.* Andere von den Dorsalstrangkernen stammende Bogenfasern laufen nach ihrer Überkreuzung knapp neben der Mittellinie ventral bis zur Fiss. mediana ventralis, umschlingen die Olive und die Pyramide peripher und steigen als *Fibrae arcuatae externae ventrales* gegen das Corp. restiforme, um mit diesem in das Kleinhirn zu gelangen (Fig. 944 33 u. 977 4). Ein 3. Komplex von Bogenfasern, die S. 808 schon genannten *Fibrae arcuatae externae dorsales,* tritt seitlich von den Dorsalstrangkernen an die Oberfläche und mengt sich gleichfalls den Fasern des Corp. restiforme bei. Durch die Kreuzung der Bogenfasern in der Mittellinie wird eine Art Scheidewand, die *Raphe,* markiert (Fig. 980 u. 983 Ra).

Dorsal von der medialen Schleife liegt das dorsale Längsbündel, der *Fasciculus longitudinalis dorsalis* (Fig. 974 11, 980 6 u. 982 D), das, vom Hypoglossuskern angefangen, im zentralen Höhlengrau bis zum 3. Ventrikel leicht zu verfolgen ist; seine Fasern stammen vorwiegend aus dem Deiters'schen Kerne.

Das *Corpus restiforme* enthält ausser den früher genannten Bahnen noch einen Zuzug aus den kaudalen Oliven, den *Fasciculus olivocerebellaris,* während letztere wieder eine starke Faserbahn aus dem Thalamus opticus, den *Fasciculus thalamoolivaris,* aufnehmen. Das wichtigste Bündel, das in den Pyramiden die Medulla oblongata passiert, ist der *Fasciculus cerebrospinalis,* die Pyramidenbahn. Dieses beim Menschen sehr mächtige Fasersystem sendet den grössten Teil seiner Elemente in der Decussatio pyramidarum auf die Gegenseite, wo wir es als Pyramidenseitenstrangbahn im Rückenmark erwähnt haben. Ein kleiner Teil verbleibt auf der gleichen Seite, um als Pyramidenventralstrangbahn ins Rückenmark zu gelangen, während noch ein anderer Teil der Pyramidenfasern zu den im verlängerten Marke liegenden motorischen Kernen der regionären Hirnnerven verläuft [s. Literaturverzeichnis Nr. 46, 122, 198, 201, 264, 291, 314, 361, 373, 434, 436, 462 u. 644].

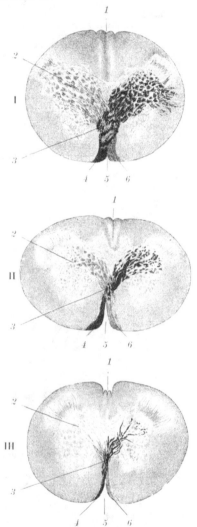

Figur 973. Querschnitte durch die Pyramidenkreuzung von Macacus rhesus (I), Canis familiaris (II) und Sus scrofa (III); sekundär. Degeneration nach Entfernung d. gesamten linken Hemisphäre; 4 : 1. Marchipräp. 1 Sulc. med. dors., 2 Formatio reticularis, 3 Decussatio pyramidum, 4 degeneriertes linkes Pyramidenbündel (schwarz), 5 Fiss. med. ventralis, 6 normales rechtes Pyramidenbündel (grau).

2. Hinterhirn, Metencephalon und 3. Isthmus rhombencephali.

1. Die Brücke. A. Äussere Form. Die Brücke, *Pons,* stellt beim Menschen einen den Hirnstamm ventral umkreisenden, mächtigen Querwulst dar, an den die Stämme des 5., 6., 7. und 8. Hirnnerven hervortreten und der nasal von dem *Sulcus praepontinus,* kaudal von dem *Sulcus postpontinus* eingeschlossen wird. Die sehr stark reduzierte Brücke der Haussäuger lässt das *Corpus trapezoideum,* das beim Menschen im Innern der Brücke verborgen ist, frei zutage treten (Fig. 935 e, 971 17 u. 994 8), so dass wir bei den ersteren ein extrapontines, beim letzteren ein intrapontines Corp. trapezoideum unterscheiden. Da dieses Organ genetisch unbestritten der Brückenformation angehört, so müssen wir alle Nerven, die im Gebiet des Corp. trapezoideum den Hirnstamm verlassen oder in ihn eintreten, zur Brückenregion rechnen. Nur der 5. kommt auch bei den Haussäugern mit Ausnahme des Rindes aus der Brücke hervor. Ferner sind wir durch diese Umlagerung gezwungen, das Homologon des *Sulcus postpontinus* in jener seichten Transversalfurche zu suchen, die zwischen Corpus trapezoideum und Medulla oblongata bemerkbar wird. Die Furche zwischen kaudalem Ponsrand und Corp. trapezoideum nennen wir *Sulcus pontinus intermedius.*

Lateral grenzt man die Brücke konventionell in der dorsal von der Trigeminuseinpflanzung gezogenen Horizontallinie von Burdach von den Brachia lat. cerebelli ab. Hier erfolgt mit

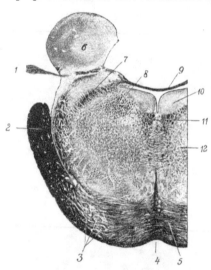

Figur 974. Querschnitt durch die Brückenregion des Schafes; Weigert-Präparat. 3 : 1.
1 N. trochlearis, 2 Brachium cerebelli laterale, 3 Pyramidenbündel, 4 Sulc. basilaris pontis, 5 Brückenformation, 6 Kern des kaudalen Zweihügels, 7 Brachium cereb. nasale, 8 zentrale sensible Trigeminusbahn, 9 Decussatio nerv. trochl., 10 zentrales Höhlengrau, 11 dorsales Längsbündel, 12 Haubenfeld der Brücke.

einer starken Verjüngung der Übergang in diese Stränge, die im *Receptaculum pedunculorum* im Kleinhirn verschwinden. Die Ventralfläche der Brücke ist undeutlich quergestreift und besitzt viele Gefässlöcher (Fig. 994). Bei manchen Individuen konstatiert man die Abspaltung eines zarten Faserbündels, *Taenia pontis* (Fig. 947 Tp), das vom nasalen Rande der dorsalen Brückenregion quer über die laterale Bindearmfläche und das Trigonum lemnisci hinwegläuft und, sich der Brücke wieder nähernd, nahe der Fossa interpeduncularis verschwindet. Das *Corpus trapezoideum* ist beim Pferde trisegmentär geworden, weil die Pyramiden ein schmales Stück des Trapezkörpers zwischen sich frei lassen (Fig. 935 c'); alle anderen Haussäuger besitzen ein bisegmentäres (Fig. 994 s) Corp. trapezoideum [436].

Die Ursprungsverhältnisse der Brückennerven s. S. 820.

B. Innere Konfiguration: Bei der Betrachtung eines Frontal-(Quer-)schnittes durch die Brückenregion kann man eine *Pars dorsalis* s. *Tegmentum pontis,* die Brückenhaube (Fig. 974 12), von einer *Pars ventralis* s. *basilaris* oder basalen Brückenformation (Fig. 974 5) unterscheiden. Die erstere ist dorsal vom zentralen Höhlengrau bedeckt, entspricht der Pars intermedia ventric. quarti und enthält u. a. die Fortsetzung der *Formatio reticularis medullae obl.,* den *Lemniscus medialis* und *lateralis,* das *Corpus restiforme,* den *Fasciculus longitudinalis dorsalis* (Fig. 974 11), die spinale und die motorische Trigeminuswurzel. Die Pars ventralis lässt hauptsächlich die von den *Brachia cerebelli lat.* einstrahlenden längsgetroffenen Bogenbündel (Fig. 974 2) erkennen, die sich gegen die Mitte zu aufsplittern, zahlreiche graue Kerne, *Nuclei pontis,* in sich schliessen und die Bündel der zerebrospinalen Pyramidenbahn (Fig. 974 3) teils auseinander drängen, teils umhüllen. Nach der Lage dieser Fasern, die sich median in einer *Raphe pontis* überkreuzen, nennt man sie *Fibrae pontis superficiales* und *profundae.* Im Bereich des Trapezkörpers liegt der *Nucleus olivaris nasalis* (Fig. 984 Oo). Er ist beim Pferde kugelig, klein, beim Hunde grösser und S-förmig gewunden. In den Faserbündeln des Trapezkörpers, dessen Elemente der zentralen akustischen Bahn angehören, stossen wir auf die unregelmässig verteilten, kleinen *Nuclei corp. trap.,* Trapezkerne (Fig. 983 Nt), in der Raphe auf die *Nuclei raphe* und peripher innerhalb der externen Bogenfasern auf die *Nuclei arcuati,* welche Gebilde z. T. bereits in der Med. oblongata zur Beobachtung gelangen.

Neben den das Brückengebiet passierenden Längsfaserzügen gibt es noch Systeme, die hier enden oder ihren Ausgang nehmen. Zu ersteren gehören: Die frontale Brückenbahn, die von der Rinde des Stirnlappens kommt und in den Brückenkernen endet (Fig. 1010 6), und die okzipitotemporale Brückenbahn (Fig. 1010 9), deren Fasern in der Rinde des Okzipital- und Temporallappens entspringen und die gleiche Endigung aufweisen. Von hier aus erfolgt die Verbindung mit dem Kleinhirn durch die Brachia lateralia.

2. Das Kleinhirn, *Cerebellum*. A. Äussere Form (s. S. 770—773).

Am tierischen Kleinhirn ist vielfach eine ähnliche Lappeneinteilung üblich wie an jenem des Menschen. Declive und Tuber vermis werden am Tierhirn häufig als Tuber vermis zusammengefasst. Was die Gestalt der einzelnen Lappen des Wurms beim Pferde betrifft, so ist zu bemerken, dass unter *Lingula* das nasal von der Incisura fastigii liegende Vertikalläppchen zu verstehen ist, das 2—3 Querwindungen oder Gyruli aufweist; nasal setzt es sich in das *Velum medullare nasale* fort. Letzteres ist etwa 1,5 cm lang und 1 cm breit (s. S. 771 u. Fig. 938 8). Am Abgang von der ventralen Kante der Lingula bildet der *Sulcus praelingualis* die Grenzlinie des nasalen Marksegels. Seitlich findet sich am Ansatz an den Bindearm ventrikelwärts der *Sulc. veloconjunctivus ventralis* (internus), der sich bis in den Aquaeductus cerebri verfolgen lässt. Auf der Pialseite des Velums ist der korrespondierende *Sulc. veloconjunctivus dorsalis* (externus) meistens verwischt. Gegen die Vierhügelplatte bildet der *Sulc. postquadrigeminus* die Trennungslinie. Wenige Millimeter kaudal von dieser Grenzfurche stossen wir in der Verbindungslinie der Austrittstellen der beiden Nn. trochleares auf ein oft mehrfach geteiltes, weisses Querband; es ist das *Limen veli med. nasalis*, das vornehmlich durch die sich kreuzenden Trochlearisfasern dargestellt wird. Das nasale Marksegel ist eine durchscheinende dünne Haut, die zahlreiche Nervenbündel enthält, die von den Bindearmen zur Mittellinie gehen und sich dort überkreuzen. Die Kreuzungsstelle ist an einer zarten Längsrinne erkennbar, die an der ventrikulären Velumseite oft deutlicher hervortritt, zuweilen aber auch fehlt. Beim Rinde und Schweine ist das Nasalende des nasalen Marksegels gegen die kaudale Öffnung des Aquaeductus cerebri in konvexer Krümmung ventral von der Kommissur der kaudalen Zweihügel vorgebuchtet.

Der *Lobus centralis* (Fig. 975 Lc) ist zwei- oder dreiteilig; sein am meisten ventral liegender Abschnitt ist, weil noch in der Rautengrube befindlich, so schmal wie die Lingula (Fig. 975 Li); der dorsale trägt seitliche knopfförmige Verdickungen, die *Alae lobuli centralis*. Die Peripherie des Lappens liegt in ihrer ganzen Ausdehnung dem Velum medullare nasale an. *Lobus ascendens* und *Culmen* sind beim Pferde gewöhnlich zweiteilig und mit Alae versehen, die oft auch nur auf einer Seite entwickelt sein können (Fig. 975 Al). Das *Declive* (Pars anterior tuberis vermis von Flatau-Jacobson) hat mit dem eigentlichen Tuber einen gemeinsamen Markstrahl als Grundlage und besteht aus querverlaufenden Windungen mit lateralen, knopfförmigen Alae. Das eigentliche *Tuber vermis* besteht i. d. R. aus 3 unregelmässig ineinander geschobenen Läppchen, so dass der Wurm am Medianschnitte an dieser Stelle scheinbar eine Unterbrechung aufweist (Fig. 939 6). Die *Pyramis* hat keine Seitenflügel; es sind nur die mittleren ihrer 10 Rindenwülste etwas länger als die anderen. Die *Uvula* ist lang und so schmal wie die Rautengrube, in die sie, die Tela chorioidea vor sich herdrängend, zum grossen Teile eingesenkt ist. Nasal von ihr liegt der kleine, 2—3 fach gewulstete *Nodulus*, der die Incisura fastigii kaudal begrenzt (Fig. 975 Uv u. No).

Wie das linguläre oder mesenzephale Wurmende, so setzt sich auch das noduläre oder myelenzephale in ein Markblatt, das S. 771 erwähnte *Velum medullare caudale*, fort. Es ist beim Pferde 1,2 cm lang und in der Mitte 4, an den Seitenflügeln 2,8 cm breit. Von seiner kaudalen Grenzlinie, dem *Sulcus postnodularis*, angefangen, legt es sich als eine weisse, unregelmässig durchscheinende, ziemlich grobe Membran mit seinen halbmond- oder schürzenförmigen, seitlichen Verbreiterungen über die Lateralfläche der Pyramis hinüber, schmiegt sich den kaudoventralen Läppchen der Tabulatio medialis (s. unten) an und wendet sich unter rascher Verschmälerung und unter Passierung der Tabulatio lateralis nasal. An der Basis des ventralsten Läppchens der lateralen Tabulation, knapp kaudal vom Übergang des kaudalen Kleinhirnarmes in den mittleren läuft der Zipfel des Marksegels in eine kaum 3 mm breite Leiste aus, wendet sich ventral und geht ohne Abgrenzung in die *Taenia ventriculi quarti* über.

Das kaudale Marksegel bildet eine flache Kuppel, das Homologon des *Nidus avis* des Menschen, die von den Plexus chorioidei ausgefüllt wird. Der sog. freie Rand des kaudalen Marksegels ist als Artefakt in Form einer zartgewellten Krause aufzufassen, da sich die Plexus chorioidei daran heften zu scheinen.

Seitlich (Fig. 975) findet man an jedem Brückenarm (Fig. 975 Bp) eine flache Doppelscheibe kleiner Läppchen; es ist die laterale Portion der Kleinhirnhemisphäre zum Unterschied von der zwischen ihr und dem Wurme gelegenen medialen Portion der Kleinhirnhemisphäre. Die laterale Portion besteht aus 2 eng aneinander gedrückten, sagittal stehenden Läppchenscheiben, die man zusammen auch als *Lobulus cuneiformis* (Fig. 976 l, m) auffasst, richtiger aber *Tabulationen* nennt (Ziehen [692]). Die beim Pferde 4—5strahlige laterale Tabulatio (Fig. 975 m u. 976 l) besitzt ventral ein kaudal gerichtetes Zäpfchen, das dem *Flocculus* (Fig. 975 Fl) gleichwertig ist. Die mediale Tabulatio (Fig. 975 l u. 976 m) besitzt ebenfalls am kaudoventralen Ende ein kleines Läppchen, das zur Pyramis hinüberzieht und mit dieser häufig durch einen Marksaum verbunden ist. Es ist vielleicht als Rudiment eines *Lobulus biventer* aufzufassen. Der mediale

Hemisphärenteil besteht 1. aus dem lateral vom Tuber vermis liegenden *Lobulus quadrangularis* (Fig. 975 Lq), 2. aus dem sich kaudal anschliessenden *Lobul. semilunaris dorsalis* (Fig. 975 Ss) und 3. dem darunter folgenden *Lobul. semilun. ventralis* (Fig. 975 Si). Der Lobul. quadrangul. zerfällt wieder in den *Lobul. lunatus nasalis* (Fig. 976 Lla) und *Lobul. lunat. caudalis.* Ersterer ist flachkugelig gewölbt, aus 4—5 Querwülsten bestehend, hat den Grundriss eines Bogenzweiecks und geht mit den 2 oberflächlich gelagerten Windungskämmen in das Declive über. Der Lobul. lunat. caud. ist breiter und grösser als der vorige, bildet den die übrige Hemisphäre am meisten überragenden Pol und geht in den nasalen Teil des Tuber vermis über. Beide Lobuli fasst Ziehen wegen ihrer Gestalt als *Lobulus palpiformis* zusammen. Der Lobul. semilunaris dors. ist quergestellt, zerfällt in 2 Unterläppchen und verschmälert sich medial in eine in das Folium vermis einfliessende Spitze, wenn ein solches vorhanden ist. Der Lobul. semilun. ventralis liegt kaudal vom vorigen und lateral vom Tuber vermis und der Pyramis an der kaudalen Fläche des Kleinhirns. Dem Lobus quadrangularis hängen die Lobuli semilunares wie ein schlangenartig gewundener Schwanz an, der, neben dem Wurm an die ventrale Kleinhirnfläche herabsteigend, eine nasolaterale und eine kaudomediale Knickung erhält.

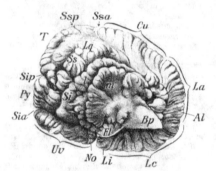

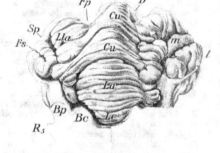

Figur 975. Lateralfläche d. Kleinhirns vom Pferde.

Al Alae lobi ascend.dext., Bp Brachium lat. cereb., Cu Culmen, Fl Flocculus, l mediale Scheibe d. Lob. cuneatus, La Lob. ascendens, Lc Lob. centralis, Li Lingula, Lq Lob. quadrangularis, m laterale Scheibe d.Lob. cuneatus, No Nodulus, Py Pyramis, Si Lobul. semilun. ventr., Sia Sulc. ventronasalis, Sip Sulc. ventrocaudalis, Ss Lobus semilun. dors., Ssa Sulc. nasodorsalis s. primarius, Ssp Sulc. caudodorsalis, T Tuber vermis, Uv Uvula.

Figur 976. Nasalfläche d. Kleinhirns vom Pferde.

Bc Bindearm, Bp Brückenarm, Cu, Cu Culmen, D Declive, Fp Fiss. paramediana, Fs Fiss. sagittalis superficialis, l laterale Scheibe des Lob. cuneatus, La Lob. ascendens, Lc Lob. centralis, Lla Lobulus lunatus nasalis, m mediale Scheibe des Lob. cuneiformis, R5 Trigeminuswurzel, Sp Fissura sagittalis profunda.

Furchen des Kleinhirns. Wir unterscheiden Längs- und Querfurchen. Von den Längsfurchen ist die grösste die den kaudalen Wurmteil seitlich begleitende *Fissura paramediana* (Fig. 976 Fp). Sie ist im dorsokaudalen Drittel des Wurms steil und tief und verläuft flach am Culmen. An ihrem Grunde ziehen Markkämme vom Wurm zu den Hemisphären. Zwischen medialer und lateraler Hemisphärenregion liegt die *Fiss. sagittalis profunda* s. *Sulc. arcuatus* (Fig. 976 Sp). Sie beginnt nasal über der Einstrahlung der Brückenarme ins Kleinhirn und endet kaudal an der Wurzel der Uvula in der dort befindlichen Plexusnische. Zwischen lateraler und medialer Tabulatio liegt die *Fiss. sagittalis superficialis* (Fig. 976 Fs). Von den Querfurchen sind die wichtigsten: 1. Zwischen Uvula und Nodulus der *Sulc. praeuvularis;* 2. zwischen ersterer und Pyramis der *Sulc. nasoventralis* (Fig. 975 Sia); 3. zwischen Pyramis und Tuber vermis der *Sulc. caudoventralis* (Fig. 975 Sip). Alle 3 enden steil abfallend an der Fiss. paramediana. Nasal vom Tuber vermis liegt der *Sulc. dorsocaudalis* (Fig. 975 Ssp); er ist ziemlich tief und hängt organisch mit jener Hemisphärenfurche zusammen, die den Lobus quadrangularis quer teilt. Zwischen Declive und Culmen folgt dann der tiefe *Sulc. primarius* von Kuithan (s. S. 770, Fig. 938 2 u. 975 Ssa). Die Homologa der Trennungsfurchen des Lob. ascendens und Lob. centralis sind unbekannt.

Über die Einteilung der Oberflächenkonfiguration des Kleinhirns der Säuger herrscht eine sehr geteilte Auffassung. Die Gliederung der Rindenoberfläche ist ziemlich leicht zu übersehen, wenn man sie vom rein deskriptiven Standpunkt betrachtet. Ernste und z. T. unüberwindliche Schwierigkeiten erwachsen erst bei dem Versuch einer Homologisierung, wenn diese kritisch gehandhabt wird [s. Literaturverzeichnis Nr. 64, 69, 74, 127, 142, 143, 160, 182, 216, 329, 330, 609 u. 624]. Von dem auf S. 771 u. 772 geschilderten *Ventriculus quartus rhombencephali* ist noch zu bemerken, dass in der Pars caudalis Decke und Boden des 4. Ventrikels durch die Gefässvegetationen der Tela chorioidea auseinander gehalten werden (Fig. 988 39). Schneidet man das Kleinhirn des Pferdes an den Armen ab und betrachtet es von seiner Ventralfläche, so findet man nur das linguläre Wurmende unverhüllt; das noduläre wird ganz von den Plexus verdeckt. Der *Plexus chorioideus cerebelli caudalis* stellt sich beim Pferde als aus einem zungenförmigen medianen und 2 seitlichen sichel- oder flügelförmigen Anhängen bestehend dar, welch' letztere die Kleinhirnstiele von kaudal her umklammern. Der erstere, *Plexus chorioideus medianus cerebelli*, reicht mit seiner Spitze bis in den Recessus dorsocaudalis ventr. quarti hinein. Am sog. „freien" Rande des Velum med. caudale schlägt sich die Tela chorioidea nasal um und es kommt auch hier zu einer rudimentären, individuell sehr verschiedenen Sackbildung.

Das zwischen Corp. restiforme und Kleinhirn eingeklemmte Gebiet der zottenbesetzten Tela chorioidea ist zum grössten Teile mit der Arachnoidea verwachsen. Nur über dem N. cochleae finden wir an der früher erwähnten Umschlagstelle der Taenia ventr. quarti dorsal in den leistenartigen Fortsatz des kaudalen Marksegels eine deutlich umrandete, ganz schmale, spaltförmige Öffnung, die *Apertura lateralis ventr. quarti* s. *Foramen Luschkae*, durch welche die Plexuskonvolute nach aussen vorquellen und frei in die subarachnoideale Lymphzisterne des Gehirns u. z. in die *Cisterna cerebellomedullaris* hineinragen.

Die Gefässzotten der zerebellaren Plexus sind in regellosen, drusigen oder höckerigen Aggregaten angelegt und enthalten häufig kleine Perlgeschwülste [56, 127].

B. Innere Konfiguration. a) Graue Substanz. Das Cerebellum besitzt ausser der Rinde, *Cortex cerebelli*, auch im Innern seines Corpus medullare Einschlüsse von grauer Substanz, die Kleinhirnkerne. Beim Menschen unterscheidet man deren 4: 1. den Dachkern, *Nucl. fastigii*, seitlich von der Medianebene des Wurmes; 2. die Kugelkerne, *Nuclei globosi*, dem ersteren lateral angelagert; ihnen folgen in derselben Ordnung 3. der Pfropfkern, *Nucl. emboliformis*, und 4. der gezahnte Kern, *Nucl. dentatus;* letzterer besteht aus einer vielfach gebuchteten grauen Ganglienlamelle mit einem medial gerichteten *Hilus nuclei dentati*. Bei den Karnivoren lassen sich diese Kerne ebenfalls demonstrieren. Ist aber die gegenseitige Abgrenzung der Kleinhirnkerne bei den Fleischfressern schon weit weniger scharf als beim Menschen, so nimmt sie bei den Huftieren noch weiter ab.

b) Weisse Substanz. Der Faserverlauf im Kleinhirn ist sehr verwickelt und wenig bekannt. α) Die *Brachia caudalia* führen Fasern von und zum Cerebellum, die aus dem Rückenmark und der Med. oblongata stammen oder dorthin führen. Zu ihnen gehören u. a.: 1. Der *Fascicul. spinocerebellaris dorsalis*, die Flechsig'sche Kleinhirnseitenstrangbahn (Fig. 967 6), die sich mit der gegenseitigen teilweise im Wurme kreuzt und in dessen Nasalteil endet. 2. Fasern aus den Dorsalsträngen und deren Kernen, gekreuzt oder ungekreuzt; hierher gehören auch Bogenfasern, die an der dorsolateralen Peripherie der Med. oblongata dahinziehen und zu denen sich ein schwächerer Anteil aus den Seitenstrangkernen (Bechterew) gesellt. 3. Der *Fasc. olivocerebellaris* aus der gleichseitigen wie auch aus der gegenseitigen kaudalen Olive. Er ist bei den Karnivoren deutlich, bei den Ruminantiern unscheinbar. Beim Pferde tritt er in Form von gut umschriebenen, ziemlich dicken Faserbündeln auf, die, aus dem Brach. mediale ausstrahlend, die Subst. gelatinosa und die spinale Trigeminuswurzel durchziehen und sich gegen die Oliven wenden. 4. Der *Fasc. cerebellonuclearis*, die direkte sensorische Kleinhirnbahn von den Nuclei trigemini, acustici und vagi, und 5. der *Fasc. cerebellospinalis*, die analoge Verbindung mit den Endkernen der sensorischen Spinalnerven. Absteigend verläuft 6. der Rückenmarksanteil des Kleinhirnstiels [53] durch den Bechterew'schen Kern und die Subst. reticularis in die Peripherie des Ventralstrangs des Rückenmarks. β) Die *Brachia medialia* führen in den *Fasciculi pontocerebellares* eine grosse Menge von aus den Brückenarmen kommenden Fasern nach Überschreitung der Raphe zur gegenüberliegenden Kleinhirnhemisphäre; ferner erhalten sie grobe Fasern aus den Purkinje'schen Zellen für das Haubengebiet. γ) Im *Brachium nasale* verlaufen grösstenteils zentrifugale Faserbündel, die *Fasciculi cerebellotegmentales*. Sie entstammen grösstenteils dem Nucl. dentatus und Nucl. fastigii und begeben sich, seitlich von der Schleife bedeckt, zur Haube des Mittelhirns; dort kreuzen sie sich unter den Colliculi nasales corp. quadrigemini mit jenen der Gegenseite, *Decussatio tegmentorum ventralis*, und ziehen als kreisrunde Stränge in den *Nucleus ruber*. Von diesem Ganglion aus spalten sie sich in einzelne Faserbündel, die zum Thalamus verlieren. Das Kleinhirn steht ausserdem noch durch andere Bahnen mit den verschiedensten Teilen des Zentralnervensystems in Verbindung (Fig. 1002). Direkte Beziehungen scheinen nur zwischen den ventralen Rückenmarkswurzeln und den rein motorischen Gehirnnerven zu fehlen. Eine besondere Stellung nimmt der *Fasc. spinocerebellaris ventralis* (Fig. 967 13) ein, dessen aus dem Rückenmark stammende Fasern nach Umkreisung der Brachia nasalia im Vel. medull. nasale eine kurze Strecke zurücklaufen, ehe sie ins Kleinhirn gelangen. Dort verteilen sie sich kaudal im Lob. medianus und gelangen bis an die Lage der Purkinje'schen Zellen [s. Literaturverzeichnis Nr. 46, 55, 260, 276, 379, 479, 594, 656 u. 677].

II. Das Grosshirn (Cerebrum).

1. Mittelhirn, Mesencephalon.

A. Äussere Form. 1. Dorsalfläche. Die nasal das Mittelhirn abgrenzende, seitlich seichte *Fossa transv. commiss.* caudalis wird median zu einer ansehnlichen Vertiefung, in die das nasale Ende des *Sulcus quadrigemin. medianus* mit einer starken Verbreiterung übergeht. Die so gebildete Grube, die dorsal durch das Corp. pineale bedeckt wird (Fig. 977 13), entspricht dem *Trigonum subpineale hom.* und wird als *Fossa subpinealis* bezeichnet. Der Sulc. medianus wird im Bereich der nasalen Zweihügel zu einer tiefen und breiten *Fossa mediana*, die kaudal zwischen den Kuppen der Vierhügel in eine flache *Area quadrata* übergeht (Pferd) oder an der starken Kommissur der kaudalen Zweihügel endet (Ruminantier). Der *Sulc. quadrigem. transversus* (Fig. 947 Sm) ist median verwischt (Pferd) und wird erst lateral zu einer scharfen Grenze zwischen den nasalen und kaudalen Zweihügelarmen, zwischen die er in ventronasaler Richtung verlaufend eintritt. Der *Sulc. postquadrigeminus* beginnt am Zusammenstoss des Bindearmfirstes und des kaudalen Zweihügels und geht lateral in den *Sulc. limitans trigoni lemnisci* über, dessen dorsale Fortsetzung er bildet.

Die nasalen Zweihügel sind grauweiss gefärbt und beim Schafe und der Ziege etwa 4 mal so gross als die weiss überzogenen kaudalen Zweihügel; beim Hunde ist das Verhältnis umgekehrt; Pferd und Rind stehen in der Mitte (Fig. 947 u. 977).

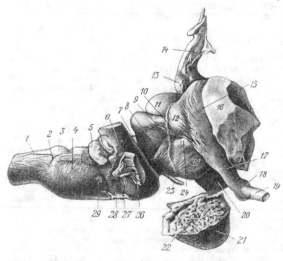

Fig. 977. Seitenansicht des Hirnstamms vom Rinde 1:1.

1 Sulc. dorsolateralis med. spinalis, 2 Überdeckungsstelle d. Sulc. laterodors. durch die Fibrae arcuatae ext., 3 Tuberc. cuneatum, 4 Fibrae arcuatae ext., 5 Tuberc. acust., 6 Brach. cerebelli laterale, 7 Brach. cereb. nasale, 8 Eminentia later. mesencephali, 9 Brach. quadrig. caudale, 10 Tract. peduncularis transv,, 11 Corp. quadrig. nasale, 12 Corp. genic. mediale, 13 Corp. pineale, 14 Recessus suprapinealis, 15 Corp. genic. laterale, 16 Schnittfläche d. Thalamus, 17 Tract. opticus, 18 Chiasma opticum, 19 N. opticus, 20 Tuber cinereum, 21 Hypophysis, 22 das die Hypophyse umschliessende Gefässnetz, 23 Pedunc. cerebri, 24 Sulc. later. mesenc., 25 N. oculomot., 26 N. trigeminus, 27 N. facialis, 28 N. abducens, 29 Tuberc. faciale ventr.

2. Lateralfläche. Die markanteste Furche ist der *Sulc. lateralis mesencephali* (Fig. 947 Sl und 977 24). Nasal läuft er, das Corp. geniculatum mediale ventral umkreisend, bis zum Tractus opticus; kaudal ist er stark verwaschen. Die ventrolaterale Verlängerung des *Sulc. quadrig. transv.* (Fig. 947 Sm) ist als *Sulc. interbrachialis* bis zum Corp. genicul. mediale zu verfolgen, wo er beim Pferde am Dorsalpol dieses Ganglions in den *Sulc. limitans corporis geniculati medial.* eintritt. Kaudal liegt das *Trigonum lemnisci*, das Schleifenfeld (Fig. 947 L), das die Fasern der lateralen Schleife zum grossen Teile in sich schliesst; es stösst dorsal an die kaudalen Zweihügel, von ihnen durch einen undeutlichen *Sulc. brachialis caud.* getrennt, ventral an den Sulc. lat. mesenc. und den Sulc. praepontinus und kaudal an den *Sulc. limitans trigoni lemnisci.* Letzterer wird dadurch sehr deutlich, dass das Schleifenband hügelig über die Seitenfläche des Bindearmes vorspringt. Die Oberfläche des Trigonum lemnisci ist beim Pferde schwach gewölbt und glatt, beim Rinde in der Mitte durch eine deutliche *Eminentia lateralis mesencephali* (Fig. 977 8) emporgewölbt. Beim Hunde enthält das Schleifenfeld mehrere radiär gestellte Strahlen mit einer Eminentia later. mesenc.; beim Schweine sind zuweilen mehrere flache Höcker vorhanden.

Von den auf S. 782 beschriebenen Vierhügelarmen ist der nasale bei allen Haustieren kurz, breit und aussen wenig differenziert. Das *Brach. quadrigem. caud.* (Fig. 947 Bp u. 977 9) ist besser ausgebildet. Ventral durch einen seichten *Sulc. brachialis caudalis* vom Schleifenfeld geschieden, läuft der kaudale Vierhügelarm gerade nach vorn und verschwindet am ventralen

Pole des medialen Kniehöckers (Fig. 947 gm u. 977). Der *Tractus peduncularis transversus* ist am leichtesten beim Hunde nachweisbar, jedoch hinsichtlich seiner Grösse vielen individuellen Schwankungen unterworfen. I. d. R. taucht er an der Basis des nasalen Vierhügelarms aus der Tiefe empor und endet nach kurzem Verlauf im Sulc. lat. mesenceph. In anderen Fällen beginnt er, wie dies Fig. 977 10 zeigt, weit dorsal im Sulc. quadrigeminopulvinaris und erreicht nahezu den Sulc. oculomotorius.

3. **Basalfläche.** Die basale Oberfläche der *Pedunculi cerebri* (S. 767) ist längsstreifig. Beide Pedunculi, die namentlich beim Rinde ventral stark kugelig vorgetrieben sind, schliessen zwischen sich die seichte *Fossa interpeduncularis* ein, die in ihrem Grunde einen zarten *Sulcus medianus* erkennen lässt. Der Grund der Fossa interpedunc. ist weiss, von zahlreichen Gefässlöchern durchbohrt und von der *Substantia perforata caudalis* gebildet. Knapp vor dem nasalen Brückenrand liegt das unpaare *Ganglion interpedunculare* (Fig. 994 23), das beim Pferde so in den Hirnstamm versenkt ist, dass es nur eine Verflachung des Sulc. median. bewirkt. Bei den Wiederkäuern, dem Schweine und der Katze ist es eine hanfkorngrosse Hervorragung (Fig. 994 23), von der man manchmal 2 symmetrisch neben dem Sulc. med. verlaufende zarte Stränge nasal ziehen sieht; sie deuten die Lage des *Fasciculus retroflexus* Meynerti an (Fig. 979 MB). Nasal wird die Fossa interped. von dem bereits zum Zwischenhirn gehörigen *Corpus mamillare* abgeschlossen.

Im Mittelhirn liegen die Kerne des *N. trochlearis* (Fig. 972 IV u. 985 4) und des *N. oculomotorius* (Fig. 972 III, 979 N 3 u. 994 5) (S. 825).

Der **Mittelhirnkanal** (S. 783) besitzt eine kaudale ampullenförmige Erweiterung, den *Recessus caudalis*, von der Basis des Marksegels bedeckt, und eine nasale, den *Rec. nasalis*, der sich gegen den 3. Ventrikel hin öffnet (Fig. 939 vor und hinter b und Fig. 988).

B. Innere Konfiguration. Die **Hirnschenkelhaube**, *Tegmentum pedunculi*, macht den zentral gelegenen grössten Teil des Mittelhirns aus. Dorsal sitzt ihr die *Lamina quadrigemina* auf; ventrolateral liegt an ihr jederseits der **Pes pedunculi**, Hirnschenkelfuss; die dorsale Grenze derselben bildet der Sulc. lat. mesenceph., seine mediale der Sulc. oculomotorius. Die hierdurch bestimmte Grenzebene geht durch eine charakteristische Ganglienzellanhäufung, die wegen ihrer bräunlichen Pigmentierung, die sie beim Menschen hat, *Substantia nigra* Soemmeringii (Fig. 978 u. 979 Sn) genannt wird. Der **Fuss**, *Pes pedunculi* (Fig. 978, 979, 990 Pp), verbindet dadurch, dass er die durch die Brücke nasal verlaufenden Faserzüge der Medulla oblongata aufnimmt und nasal in die weisse Substanz der Hemisphären weiterführt, das Rückenmark mit dem Hemisphärenhirn. In seinem medialen Teile enthält er vorwiegend Fasern zentrifugaler (motorischer) Bahnen, in seinem lateralen Teile solche von zentripetaler Bedeutung (sensible Bahnen). Die rötlichgraue **Haube**, *Tegmentum* (Fig. 978, 979 u. 990 Tg), ist die Fortsetzung der Substantia reticularis der Brücke und des verlängerten Markes und verbindet diese Teile mit den Vier- und Sehhügeln. Sie besteht aus z. T. in die Seh- und Vierhügel gehenden Längsfaserzügen, netzartig verflochtenen Längs- und Querfasern (*Substantia reticularis*), inselförmig versprengten grauen Kernen, von denen ein im Gebiet der Raphe gelegener *Nucleus centralis medianus tegmenti* und ein grösserer dorso-

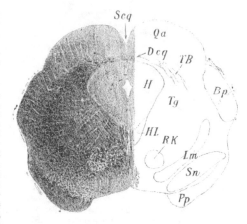

Figur 978. Querschnitt durch das Mittelhirn des Hundes; Weigert-Präparat; 3:1.
Bp Brachium quadrigeminum caudale, Dcq Kommissur der nasalen Zweihügel, H zentrales Höhlengrau, HL Fasciculus longitudinalis dorsalis, Lm Lemniscus medialis, Pp Pes pedunculi, Qa Colliculus nasalis, RK Nucleus ruber tegmenti, Scq Sulcus quadrig. medianus, Sn Substantia nigra, TB Kreuzung der tiefen Bogenfasern, Tg Tegmentum.

lateral befindlicher *Nucleus profundus tegmenti* hervorgehoben seien. Letzterer befindet sich unmittelbar ventrolateral vom dorsalen Längsbündel, knapp an der Bindearmkreuzung; er ist beim Pferde nierenförmig, setzt sich scharf von der Formatio reticul. tegmenti ab und ist von einem feinen Marksaum umgeben.

Im ventralen Haubenfeld vollzieht sich die Kreuzung der Bindearme des Kleinhirns; nasal davon in der Höhe der Kuppe des nasalen Zweihügelpaares liegt der rote Haubenkern, *Nucleus ruber tegmenti* (Fig. 978 u. 979 RK). Es ist dies ein teilweise zum Zwischenhirn gehöriges

Ganglion, das nicht scharf abgegrenzt ist und sich aus einem *Nucl. ruber magnicellulatus* und einem *Nucl. ruber parvicellulatus* zusammensetzt. Ersterer ist bei den Haussäugern gross, beim Menschen rudimentär; bei dem 2. Kernabschnitt besteht das umgekehrte Verhältnis. Aus dem Nucl. ruber magnicellulatus entspringen das Monakow'sche Bündel, die rubrospinale motorische Bahn (S. 805, 807), und Verbindungen nach dem Thalamus.

Ventral vom zentralen Höhlengrau des Mittelhirns verläuft das dorsale Längsbündel, *Fasciculus longitudinalis dorsalis* (Fig. 978, 979 HL u. 980 6), ferner die zerebrale Trigeminuswurzel und die in mehrere Bündel zerlegte zentrale sensible Bahn (mediale und laterale Schleife). Die mediale Schleife liegt hier ventral von der Bindearmkreuzung und über der Subst. nigra (Fig. 978 u. 979 Lm); die laterale Schleife liegt lateral am Bindearm (Fig. 947 L) und macht den grössten Teil des Trigonum lemnisci aus. Sie entstammt einer Kernansammlung lateral von der nasalen Olive, dem *Nucleus lat. lemnisci,* und erhält Faserzüge aus der medialen Schleife, der nasalen Olive, dem Nucl. accessorius n. acustici und den Striae medullares der anderen Seite. Als flacher, aussen gut abgrenzbarer Strang (Fig. 977 s) zieht sie gegen die kaudalen Zweihügel, indem sie zum grössten Teile übergeht; ein anderer Teil kreuzt sich dorsal vom Aquaeductus. Ein Teil der Längsfasern kreuzt sich in ihrer dorsalen Region, fontänenartige Haubenkreuzung Meynerts, ein anderer in ihrer basalen Region, ventrale Haubenkreuzung Forels, *Decussatio tegmentorum dorsalis et ventralis.* Im Ganglion interpedunc. endet der vom Ganglion habenulae kommende *Fasciculus retroflexus* Meynerti s. *habenulopeduncularis* (Fig. 979 u. 990 MB) [218].

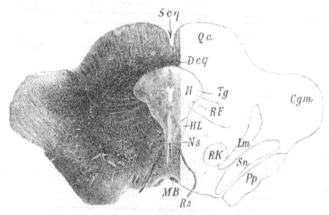

Figur 979. Querschnitt durch das Mittelhirn des Hundes; 3:1. **Cgm** Corp. geniculat. mediale, **Dcq** nasale Kommissur d. Vierhügel, **H** zentral. Höhlengrau, **HL** Fasciculus longitudinalis dorsal., **Lm** Lemniscus medialis, **MB** Fascic. retroflexus, **N3** Nucl. n. oculomotorii, **Pp** Pes pedunculi, **Qa** Collicul. nasal., **RK** Nucl. ruber, **R3** N. oculomotorius, **FR** Radiärfasern, **Scq** Sulc. quadrig. medianus, **Sn** Substantia nigra, **Tg** Tegmentum.

Die *Colliculi caudales* besitzen eine weisse Oberflächen- oder Gürtelschicht, *Stratum zonale;* darunter folgen mehrere Lagen grauer Substanz, *Stratum griseum* s. *Nucleus colliculi caudalis* (Fig. 974 6), die durch dünne Lamellen weisser Fasermassen geschieden werden; zwischen der zweiten grauen Schicht und dem den Mittelhirnkanal umgebenden Höhlengrau liegen die sich in der *Decussatio tegmentorum dorsalis* (Fig. 972 HR) kreuzenden Schichten der tiefen Bogenfasern (Fig. 978 TB). Die kaudalen Zweihügel werden durch die die Decke des Aquaeductus bildende *Commissura quadrigem. caudalis* miteinander verbunden. Die nasalen Zweihügel besitzen ebenfalls ein dünnes oberflächliches *Stratum zonale;* diesem folgt das oberflächliche Grau, *Strat. griseum superficiale,* diesem das oberflächliche Mark, *Strat. album superficiale,* dann kommt das mittlere Grau, *Strat. griseum medium,* und das tiefe Mark, *Strat. album profundum,* mit der Kommissur der nasalen Zweihügel (Fig. 978 u. 979 Dcq) und endlich das zentrale Höhlengrau, *Stratum griseum profundum* (Fig. 978, 979 u. 990 H) [s. Literaturverzeichnis Nr. 30, 141, 239, 314, 361, 373, 423, 432, 433, 476, 477, 590 u. 647].

—————————

Die bisher behandelten Abschnitte des Gehirns beherbergen die Kerne und Wurzeln der letzten 9 Gehirnnerven. Wir haben deren Topographie hier nachzuholen, weil sich ihre Kerngebiete häufig über mehrere Gehirnabschnitte erstrecken.

Der *N. hypoglossus* (Fig. 935 XII, 971 XII, 980 16, 985 XII, 987) [47, 314, 592] hat seinen Kern im Kaudalteil der Medulla oblong. am Boden der 4. Hirnkammer neben der Medianebene (Area hypoglossi). Er stellt beim Pferde eine etwa 1,5 cm lange Anhäufung grosser Nervenzellen dar, die kaudal von der Spitze des Calamus scriptorius beginnt und nasal in das Grau des Bodens der 4. Gehirnkammer hineinreicht (Fig. 985 12). Sein spinaler Anteil entstammt dem Ventralhornrest, der sich mit dem zentralen Höhlengrau vereinigt. Vom Kerne ziehen die Wurzelfasern des Hypoglossus in leichtem Bogen nach der Ventralseite der Medulla oblongata, lateral an der kaudalen Olive (Fig. 980 14) vorüber und verlassen den Gehirnstamm als *Radix nervi hypoglossi* in der Hypoglossuslinie. Zwischen den Hypoglossuskernen beider Seiten existieren Kommissurenfasern. Die wichtigsten zentralen Verbindungen dieser Kerne sind die Pyramiden (kortikonukleäre Hypoglossusbahn) und das dorsale Längsbündel von Schütz. Bei den Paarhufern findet sich nicht selten, beim Pferde nur ausnahmsweise eine rudimentäre dorsale Hypoglossuswurzel, die ein kleines intradural liegendes Ganglion trägt.

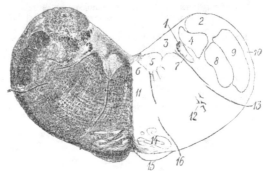

Figur 980. Querschnitt durch d. Med. oblongata d. Pferdes aus d. nasalen Region d. Hypoglossuskernes. Weigert-Präparat 2:1.

1 Fascic. solitarius, 2 Corp. restiforme, 3 Nucl. dorsalis nervi glossopharyngei-vagi, 4 Radix spinalis nervi vestibuli, 5 Nucl. nervi hypoglossi, 6 Gebiet d. dorsal. Längsbündels, 7 Nucl. fasc. solitarii, 8 Subst. Rolandi, 9 Radix spinalis nervi trigemini, 10 Fibrae arcuatae ext., 11 Gebiet d. medialen Schleife, 12 Nucl. ambiguus, 13 Radix nervi glossopharyngei-vagi, 14 Oliva caudalis, 15 Pyramide, 16 Radix nervi hypoglossi.

Der *N. accessorius* (Willisii) (Fig. 942 W, 944 17, 971 XI, XI, 981, 985 XI c und s u. 987) [314, 506] hat ein spinales und ein zerebrales Kerngebiet. Der spinale Akzessoriuskern reicht beim Pferde vom 5. Zervikalsegment des Rückenmarks bis zur Med. oblongata, der zerebrale bis zu dem des N. vagus. Ersterer besteht aus einer langen Reihe von Ganglienzellen, die am Lateralrand der Ventralsäulen des Rückenmarks liegen; der zerebrale Kern setzt sich in den Kern des N. vagus fort. Die meisten Wurzelfäden des spinalen Akzessoriuskerns ziehen von ihren Zellen zunächst kranial (aufsteigendes Wurzelstück) und verlassen das Halsmark ventrolateral von den dorsalen Rückenmarkswurzeln. Der zerebrale Teil des Kernes sendet seine Fasern zwischen Corp. restiforme und Oliva cäud. nach aussen. Nach Kölliker rechnet man beim Menschen alle jene distalen Wurzelbündel, die ventral von der spinalen Trigeminuswurzel eintreten, zum XI. und die den Trigeminus durchbrechenden zum X. Gehirnnerven. Bei den Tieren mangelt auch dieses Unterscheidungszeichen, so dass der Ausdruck „gemischtes seitliches Wurzelsystem" für die Bündel des IX., X. und XI. Hirnnerven berechtigt ist (s. S. 809). Die zerebrale Akzessoriusbahn schliesst sich der zerebralen Vago-Glossopharyngeusbahn an.

Der *N. vagus* und *N. glossopharyngeus* (Fig. 935 IX u. X, 944 15, 16, 971 IX u. X, 985 IX, X) [314, 319, 322, 578] weisen bezüglich ihres Ursprungs so ähnliche Verhältnisse auf, dass sie zweckmässig zusammen abgehandelt werden. Alle ihre Wurzeln erscheinen an der Seitenfläche der Medulla oblong. in einer Reihe (s. S. 809). Eine Ausnahme machen nur die nasalen Wurzelbündel dadurch, dass sie (Pferd) weiter ventral, scheinbar neben oder aus dem Tuberculum faciale ventrale hervorkommen (Fig. 971 IX). Diese gehören ausschliesslich der motorischen Portion des N. glossopharyngeus an. Der Vago-Glossopharyngeus tritt mit 3 Kerngebieten in direkte Beziehungen. 1. Mit dem motorischen oder grosszelligen Vago-Glosso-

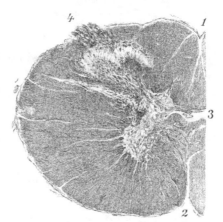

Figur 981. Querschnitt durch den Anfang des Halsmarks des Pferdes. (Übergang in das verl. Mark.) 3:1.

1 Sulc. medianus dorsalis, 2 Fiss. mediana ventralis, 3 Commissura grisea, 4 Dorsalwurzel d. 1. Spinalnerven; in d. lang ausgezogenen Seitenhorn strahlen Fasern d. N. accessorius nach d. Markperipherie aus.

pharyngeuskern, der Fortsetzung der Ventralsäulen des Rückenmarks, *Nucleus ambiguus*
(Fig. 980 12, 985 IX, X u. 987). Aus ihm wenden sich die Nervenfasern zunächst dorsomedial,
um dann umzubiegen, sich z. T. an die gemeinsame Vago-Glossopharyngeuswurzel anzulegen und
z. T. durch die Raphe zur kontralateralen Wurzel dieses Nerven zu verlaufen. 2. Mit dem kleinzelligen oder dorsalen Vago-Glossopharyngeuskern (Fig. 980 3, 985 9, 10); er empfängt
sensible Fasern, die ihm vom *Gangl. petrosum* nervi IX und *Gangl. jugulare et nodosum* n. X
durch die gemeinsame Nervenwurzel in schwach gekrümmtem Bogen, die spinale Trigeminuswurzel
durchbrechend, zukommen; er liegt am Boden des 4. Ventrikels lateral und kranial vom Hypoglossuskern, besteht aus Gruppen kleinerer Nervenzellen, die meist bipolar sind, und bildet eine
lange Ganglienmasse, die nasal allmählich von dem lateral anliegenden, dreiseitigen Acusticuskern
(Fig. 980 4) vom Boden der Rautengrube abgedrängt wird und in der Höhe des Facialiskerns
verschwindet. 3. Mit einer rindenförmigen Ganglienmasse, die, wie die Substantia gelatinosa
dem Dorsalhorn, einem axial zwischen dem dorsalen Kerne, dem Glossopharyngeus- und dem
Anfang des dreieckigen Acusticuskerns verlaufenden, deutlich umgrenzbaren Nervenfaserbündel
anliegt. Es tritt parallel mit den Wurzelfasern des dorsalen Vago-Glossopharyngeuskerns in die
Med. oblongata ein, zieht bis nahe an diesen heran, biegt dann kaudal um und wendet sich
spinalwärts, wo es etwa über der Pyramidenkreuzung verschwindet; es ist dies die spinale
Glossopharyngeuswurzel, *Fasciculus solitarius* (Fig. 980 7, 985 Fs), die sie begleitende
Kernmasse der Roller'sche Glossopharyngeuskern (Fig. 980 7). Vom Stamme des eigentlichen N. vagus gelangen nur wenige Faserbündel an die spinale Glossopharyngeuswurzel. Die

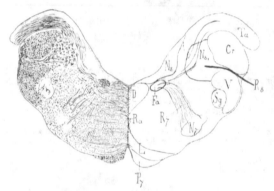

Figur 982.
Querschnitt durch die Me-
dulla oblong. d. Pferdes;
durch die Mitte des Facialis-
kernes, 2 : 1.

Cr Corp. restiforme, D dorsales
Längsbündel, Fa aufsteigender
Schenkel des Nerv. facialis, L
Lemniscus medial., N7 Nucl. n.
facialis, N8 Nucl. triangularis n.
acustici, N8' spinale Acusticus-
wurzel, Py Pyramide, Ra Raphe,
R7 Kernschenkel des N. facialis,
R8 Radix n. vestibuli, Sg Sub-
stantia gelatinosa, Ta kaudaler
Pol des Tuberc. acusticum, V
spinale Trigeminuswurzel.

motorische zentrale Verbindung geschieht auf dem Wege der Fibrae arcuatae externae
durch die Pyramiden; der sensible Anteil hat seine übergeordneten Zentren teils im Kleinhirn
(zerebellonukleäre Bahn, Edinger), teils im Grosshirn, das er auf dem Wege der lateralen
Schleife erreicht.

Der *N. acusticus* (Fig. 944 30, 971 6, 6, 982 N 8, N 8', 983 Ta, 984 N 8'', 985 VIII) [20, 94,
202, 247, 270, 362, 377 a, 396, 682 u. 683] ist in seinen zentralen Verbindungen so kompliziert,
dass es ziemlich schwierig ist, einen Überblick über diese zu erhalten; sie sind nur bei den
Karnivoren genauer nachgewiesen; indessen darf folgendes als feststehend angegeben werden:
Im *N. acusticus* haben wir die Vereinigung zweier funktionell vollständig getrennter
Nerven vor uns, des Hörnerven, *N. cochleae* (Fig. 971 c u. 985 VIII c), und des statischen
N. vestibuli (Fig. 971 v, v u. 985 VIIIv). Ersterer umfasst alle Wurzelfasern, die zur dorsolateralen
Seite des Corp. restiforme ziehen, letzterer jene Fasern, die ventral von diesem und dorsal von
der spinalen Trigeminuswurzel gegen das Markinnere strömen. Beide am Stamme des N. octavus
zusammentretende Teile liegen sehr eng aneinander. Vom Tuberc. acusticum zieht ein weisser
Strang, der zum grössten Teil dem Trapezkörper angehört, mit einer kleinen Partie aber noch
in die Med. oblongata übergreift, der *N. cochleae,* in ventronasaler Richtung nach dem Porus
acust. internus (Fig. 971 c). Weiter ventral kommt aus dem Corp. trapezoideum der N. facialis
hervor (Fig. 971 4) und verschwindet gleichfalls in der genannten Öffnung. Zwischen den Austrittsstellen beider Nerven liegt ein dritter Nervenstamm, der *N. vestibuli* (Fig. 971 v, rechte Seite),
der etwas dorsal aufstrebend in gerader Linie zum Porus zieht. In letzterem liegt der N. facialis
nasal, der N. cochleae kaudal und der N. vestibuli dorsal vom N. cochleae. Beide Portionen
des N. acusticus treten beim Pferde sonach nicht neben-, sondern übereinander in den Gehirnstamm ein, so dass wir nicht wie beim Menschen von einer medialen und einer lateralen, sondern
von einer dorsalen und ventralen Acusticuswurzel sprechen. Ihre Einstrahlungsstelle in die

Medulla oblong. befindet sich nicht genau in einer Querebene; vielmehr treffen wir in der vom Rückenmark aufsteigenden Schnittfolge zuerst das Tuberc. acust., dann den N. cochlearis mit dem Corp. trapezoideum, dann den Stamm des N. vestibularis und mit diesem zugleich oder noch weiter nasal den des N. facialis. Um die ohnehin so vieldeutige Nomenklatur der Acusticus-wurzeln nicht noch mehr zu komplizieren, empfiehlt sich das strenge Festhalten an den Be-zeichnungen *Radix vestibularis* und *Radix cochlearis n. acustici*. An frischen Präparaten ist die Rad. cochlearis drehrund und weiss, die Rad. vestibularis etwas grau und flach.

Die Fasern der *Radix cochlearis* stammen von den bipolaren Zellen des *Ganglion spirale* der Schnecke. Sie enden z. T. in dem bei den Fleischfressern deutlich, bei den Pflanzen-fressern aussen kaum differenzierbaren ventralen Kerne, *Nucleus accessorius n. acustici* (Fig. 983 Ac, und 985 Nv), einem Ganglion, das dem Nerven an seinem Eintritt in die Med. oblongata sehr eng anliegt. Ein anderer Teil der Cochlearisfasern durchläuft den ventralen Kern und gelangt in das dorsal von ihm liegende *Tuberculum acusticum* (Fig. 983 u. 985 Ta), in dem er seine Endauffaserung erfährt.

Die *Radix vestibularis* erhält ihre Elemente aus dem *Ganglion vestibulare* (Scarpa's). Sofort nach dem Eindringen in das Kopfmark fahren ihre Fasern fächerförmig auseinander und

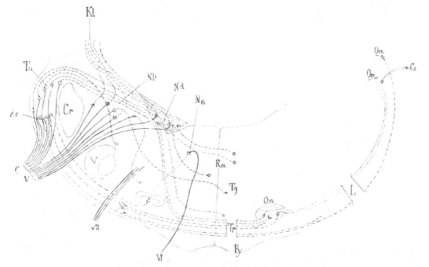

Figur 983. Schema der Kerne und der zentralen Verbindungen des N. acusticus vom Schafe.
Ac Nucl. accessorius nerv. acust., **C** kochleare Wurzel des N. VIII, **Cr** Corp. restiforme, **Co** Gross-hirnrinde, **Kl** Kleinhirnmark, **L** Lemniscus lateralis, **ND** Deiters'scher Kern, **Nd** dreieckiger Kern des N. VIII, **Nt** Kern des Corp. trapezoideum, **N₆** Nucleus n. VI, **On** Oliva nasalis, **Py** Pyramide, **Qa** nasale Zweihügel, **Qp** kaudale Zweihügel, **Ra** Raphe, **Ta** Tuberc. acust., **Tg** Haube, **Tr** Corp. trapezoideum, **v** vestibulare Wurzel des N. VIII, **V** spinale Wurzel des N. V mit anliegender Subst. gelatinosa, **VI** Radix n. VI, **VII** Radix n. VII. Neuron 1. Ordnung ———; Neur. 2. Ord. ------; Neur. 3. Ord. ......; Neur. 4. Ord. ▓▓▓▓▓▓▓.

treten a) mit dem dreieckigen dorsomedialen Endkern (Fig. 982 N s, 983 Nd u. 985 Nm) und b) mit dem grosszelligen dorsolateralen Endkern (Fig. 985 ND) in Verbindung. Als drei-eckiger Kern, *Nucleus triangularis*, wird ein mit Nervenfasern stark gemengtes Konglomerat von Ganglienzellen bezeichnet, das, von dreieckigem Querschnitt, am Boden der Rautengrube gelegen, in der Höhe des kleinzelligen Vago-Glossopharyngeuskerns anfängt, sich nasal verbreitert und in der Höhe des Abducenskerns verschwindet (vgl. Fig. 983 Nd und 984 N s). Der grosszellige Endkern umfasst ein beim Pferde länglich dreieckiges Gebiet am Boden der Rautengrube, das, sehr faserreich in der Höhe des Nucl. nervi hypoglossi beginnend, lateral vom Corp. restiforme, medial vom Nucl. X u. XI begrenzt, nasal umso umfangreicher wird, je weiter es sich dem Acusticuseintritt nähert; in den nasalen Partien liegen sehr grosse Ganglien-zellen, deren Gesamtheit man als Deiters'schen Kern (Fig. 983 ND) kennt. Im seitlichen

Winkel des 4. Ventrikels am Übergang ins Kleinhirn nehmen die Zellen an Grösse ab und formieren abermals einen charakteristischen Ganglienzellhaufen, den Bechterew'schen Kern. Alle im grosszelligen Kerne verlaufenden Fasern stellen eine spinale Acusticuswurzel dar (Fig. 982 N s' u. 983).

Die sekundäre sensible akustische Bahn, die zentrale Fortsetzung der cochlearen Wurzel des N. VIII, nimmt ihren Ausgang vom Nucl. access. und vom Tuberc. acustic. Die von ersterem abgehenden zentralen Fasern wenden sich in ihrer Hauptmasse ventral, umkreisen den lateralen Rand der Medulla oblong. und bilden zusammen das *Corpus trapezoideum* (Fig. 983 Tr u. 984 T, T); dieses wird verstärkt durch Fasern, die aus besonderen Ganglienzellhaufen kommen, die im Trapezkörper liegen, Trapezkern (Fig. 983 Nt), und ausserdem durch Zuzüge aus dem Tuberc. acust. Die Trapezfasern enden in der nasalen Olive derselben Seite und der der Gegenseite; ein Faserrest schliesst sich der lateralen Schleife an. Aus der nasalen Olive begeben sich zarte Faserbündel gegen den Kern des N. VI, Stiel der nasalen Olive; ausserdem entsendet sie Verstärkungen zur lateralen Schleife. Die vom Tuberc. acust. abgehenden Elemente der zentralen Cochlearisbahn sind sehr zahlreich. Ein Teil dieser Fasern (verstärkt durch solche aus dem Nucl. access.) schlingt sich aussen um das Corp. restif. herum und zieht unter dem Boden des 4. Ventrikels medial, um sich in zierlichen Windungen als *Striae acusticae medullares* gegen die Mittellinie zu begeben. Beim Menschen liegen diese ganz oberflächlich (Klangstab, *Conductor sonorus*), bei den Haussäugern ziemlich tief und äusserlich unsicht-

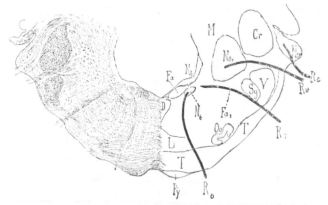

Figur 984. Querschnitt durch d. Medulla oblong. d. Pferdes durch die Mitte des Corp. trapez. 2 : 1. Cr Corp. restiforme, D dorsales Längsbündel, **Fa** aufsteigender Schenkel d. N. facial., **Fa'** dessen austret. Schenkel, L mediale Schleife, M Kleinhirnmark, N6 Abducenskern, N8 Nucl. triangularis, N8' Deitersscher Kern, N8" Tuberc. acusticum, Oo nasale Olive, Py Pyramide, R6 Abducenswurzel, R7 Facialiswurzel, Rc N. cochlearis, Rv N. vestibuli, Sg Substantia gelatinosa, T, T Corp. trapezoideum, V spinale Trigeminuswurzel.

bar unter dem Höhlengrau. Sie überschreiten die Raphe grösstenteils und gelangen in das Haubengebiet der Gegenseite, wo sie zerebral weiterziehen; ein anderer Teil legt sich dem Corp. trapezoid. an und dürfte in der nasalen Olive der Gegenseite enden; ein Rest der Fasern geht nach dem Umkreisen des Corp. restiforme auseinander und begibt sich in die dreieckigen und in den grosszelligen Kern; ihr Ende ist nicht sichergestellt. Soweit die laterale Schleife die Fortsetzung der akustischen Bahn mit sich führt (Fig. 983, punktiertes Neuron), bringt sie diese nach dem kaudalen Zweihügel, in dem ihre Hauptmasse endet; ein kleinerer Abschnitt endet im nasalen Zweihügel. Vom kaudalen Zweihügel begibt sich dann das letzte Glied der akustischen Bahn durch den Arm dieses Ganglions unter Einschaltung des Corp. geniculatum mediale zum Temporallappen des Hemisphärenhirns. Die Bahn für die Gehörempfindung setzt sich daher aus folgenden Stationen zusammen: Ganglion spirale, Radix cochlearis, Nucl. accessorius, Corp. trapezoideum, Oliva nasalis, Lemniscus lateralis, Collic. quadrigeminus caudalis, Arm des kaudalen Zweihügels. Gangl. geniculatum mediale, Lobus temporalis.

Die zentrale Fortsetzung der Rad. vestibularis nimmt ihren Ausgang von dem dreieckigen und dem grosszelligen Kern. Ein mächtiger Anteil zieht, aus dem Deiters'schen und Bechterew'schen Kern kommend, in stark gewellten Bündeln zum Kleinhirnwurm. Aus dem medialen Abschnitt des dreieckigen Kerns ziehen feine Fasern in die Haube der gleichen und der Gegenseite, in der sie nasal weitergehen; ihr Ende ist unbekannt. Aber auch aus dem grosszelligen Kern kommen Fasern, die zwischen dem Stamm des N. VII und N. VI in die Haubenregion herabsteigend oder die Raphe überschreitend im Tegmentum der Gegenseite sich verlieren. Durch die das Haubenfeld einnehmenden Vestibularisfasern scheint eine Verbindung mit dem Grosshirn hergestellt zu werden. Die kortikale Bahn ist unbekannt.

Der *N. facialis* [192, 199] hat seinen Kern (Fig. 935 u. 971 VII, 982 R 7, 983 VII, 984 R 7 und 985 7) in der basalen Region des verlängerten Marks als eine Fortsetzung des Nucl. ambiguus (Fig. 982 N 7 u. 985 7). Dieser Kern bewirkt eine leichte Vorwölbung der Ventralseite der Med. oblongata neben dem lateralen Rande der Pyramide, *Tuberc. faciale ventrale* (Fig. 935 g, 971 7). Von ihm gehen die Fasern in dorsomedialer Krümmung nach dem Boden der Rautengrube (Fig. 982 R 7), biegen, die graue Substanz daselbst zur *Eminentia teres* s. *Colliculus facialis* emportreibend, knapp neben der Mittellinie nasal um, wenden sich nach kurzem, nasal gerichteten Verlauf lateral

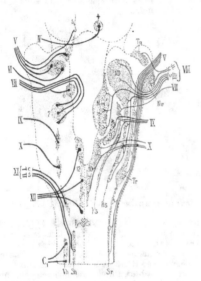

Figur 985. Ursprungsschema der letzten 9 Gehirnnerven des Pferdes.
Links: IV—VII u. IX—XII motorischeWurzeln d. 4.—7. u. 9.—12. Hirnnerven, XI c N. access. cerebralis, XI s N. access. spinalis, 4 Nucl. nervi trochlearis sin., 5 1 Nucl. nerv. trigemini cerebralis, 5 2 Nucl. propr. n. trig., 6 Nucl. n. abducentis, 7 Nucl. n. facialis, 12 Nucl. n. hypoglossi, C 1 Ventralwurzeln d. 1. Halssegmentes, **Py** Pyramidenkreuzung, **Sh** Seitenhorn d. Med. spinalis mit d. Ursprungszellen d. N. access. spin., **Vh** Ventralhorn d. 1. Halsnervensegmentes. **Rechts:** V u. VII—X sensible Wurzeln d. 5.

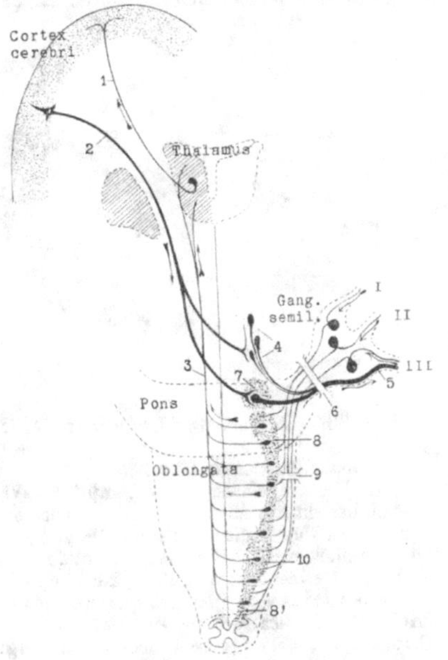

Figur 986. Schema der Trigeminusbahn. (Die motorischen Bahnen sind dick, die sensiblen dünn ausgezogen.)
1 Haubenstrahlung, 2 Pyramidenbahn, 3 zentrale sensible Trigeminusbahn, 4 zerebraler mot. Trigeminuskern, 5 motorische Trigeminuswurzel, 6 Trigeminusstamm, 7 motorischer Hauptkern d. Trig., 8, 8' sensibler Endkern d. Trig., 9 Tractus spinalis trig., 10 Tubercul. Rolandi, I, II, III die 3 Hauptäste des N. trigeminus.

u. 7.—10. Gehirnnerven, V Rad. sensib. n. trigemini, VII N. intermedius Wrisbergii, VIIIc N. cochleae, VIIIv N. vestibul., IX Rad. sens. n. glossopharyngei, X Rad. sens. n. vagi, 9 Nucl. dorsalis n. glossopharyngei, 10 Nucl. dors. n. vagi, **Fs** Fasc. solitarius, **ND** Nucl. angularis n. vestibul., **Nm** Nucl. medialis n. vestib., **Nv** Nucl. ventralis n. cochleae, **Rs** Rad. spin. n. vestib., **Sr** Subst. Rolandi, **Ta** Tuberc. acustic., **Tr** Tuberc. Rolandi.

und ziehen, die Haubenregion in ventraler Richtung durchsetzend, gegen den kaudalen Brückenrand, wo sie aus dem Corp. trapezoideum austreten. Die doppelte hufeisenförmige Umbiegung im Boden der Rautengrube, die den Kern des N. VI umkreist, nennt man zentrales Facialisknie. Eine Verbindung eines Facialiskerns mit beiden Stämmen des N. VII ist wahrscheinlich. Als sensiblen Teil des Facialis nimmt ein kleines Nervenfaserbündel an, das aus dem Ganglion geniculi kommt und sich vermutlich den Fasermassen des N. glossopharyngeus beigesellt. Es ist dies der *N. intermedius Wrisbergii*. Am frischen Präparat sieht man dieses Bündelchen zwischen den 2 Wurzeln des N. acusticus aus dem verlängerten Mark hervorbrechen (Fig. 971 5);

es legt sich im Bereich des Porus acusticus internus einem der 3 Nervenstämme an. Die korti-konukleäre Verbindung des Facialis ist eine doppelte: 1. durch die Pyramiden auf dem Wege der Fibrae arcuatae und 2. durch einen der Schleife beigesellten Faserzug.

Der *N. abducens* (Fig. 935 VI, 971 VI, 983 VI, 984 R 6, 985 6 u. VI, 987) [314] hat seinen Kern in der Konkavität des Facialisknies, ventral vom Höhlengrau des 4. Ventrikels, dorsal in der Haubenregion des Corp. trapezoid. (Fig. 984 R 6 u. 985 6). Seine Fasern verlaufen von der dorso-medialen Seite des Kernes ventral und treten am kaudalen Rande des Trapezkörpers lateral von den Pyramiden aus. Die Beziehungen dieses Kernes zu den übrigen Hirnteilen sind ziemlich vielseitige. Es besteht eine direkte, den Pyramidenweg gehende Verbindung mit den kortikalen motorischen Zentren, ferner eine solche mit der nasalen Olive und vermutlich eine mit dem Kerne des kontralateralen N. oculomotorius durch das dorsale Längsbündel.

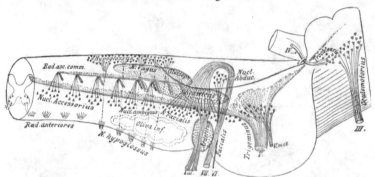

Figur 987. Schema der Lage der Gehirnnervenkerne beim Menschen (Edinger).

Der *N. trigeminus* (Fig. 935 V', V", 971 V, 980 9, 982, 983, 984 u. 985 V, 986 u. 987) [53, 200, 281, 670] besitzt beinahe ebenso komplizierte Verhältnisse seiner Zentren wie der N. acusticus. Sein Stamm besteht aus einer kleinen ventronasalen motorischen und einer grossen dorsokaudalen sensiblen Wurzel, die eng aneinander gelegt aus der Brücke hervorbrechen. Der Trigeminusstamm ist so umfangreich, dass er beim Pferde die Seitenpartie der Brücke wie ein Keil auseinander-treibt; mit seiner Spitze reicht dieser, seitlich an der Med. oblongata oberflächlich liegend, bis zum Austritt des 9. und 10. Gehirnnerven und drängt sowohl das Corp. trapez. wie auch den Austritt des N. VII merklich nach aussen. Beim Rinde rückt er noch weiter kaudal ganz in das Gebiet des Corp. trapez., so dass er der Brücke nur anliegt oder von einigen Bündeln der kaudalsten Brücken-region umgürtet wird (Fig. 994 7). Die motorische Wurzel entstammt 3 Kernen: a) Dem moto-rischen Hauptkern, der nasomedial von der Convolutio trigemini liegt (Fig. 985 5₂, 986 7); b) Dem seitlich vom dorsalen Längsbündel, also medial vom vorigen befindlichen Kerne, dessen stark pigmentierte Zellen im Gebiet der *Substantia ferruginea* (S. 808) in der Tiefe des Locus caeruleus u. zwar bei den Karnivoren lateral vom N. trochlearis liegen; c) Der zu einem Kerne zusammenfassbaren, lockeren Ganglienzellenlage, die dem zentralen Höhlengrau des Mittelhirns ventrolateral anliegt und deren Elemente durch ihre Rundung auffallen, *Nucleus cerebralis nervi trigem.* (Fig. 985 5₁, 986 4). Die aus dem Hauptkern kommenden Fasern bilden die *Radix motoria propria n. trigem.*, die eigentliche motorische Wurzel, die aus der Substantia ferruginea stammenden Fasern die *Radix descendens cruciata n. trigem.*, die absteigende gekreuzte motorische Wurzel, und die aus dem Mittelhirn sich sammelnden die *Radix motoria cerebralis*, die zerebrale motorische Wurzel des N. trigem. Die kortikonukleäre Bahn des motorischen N. trigem. geht nach Romanow zu den motorischen Kernen der gleichen und der Gegenseite. Die sensible Wurzel des N. trigem. empfängt ihre Hauptmasse von Fasern aus dem *Ganglion semilunare Gasseri* (Fig. 986, 994 7). Seine Zellen und die von ihnen stammenden Fasern verhalten sich wie die der Spinalganglien; letztere spalten sich beim Eintritt ins Gehirn in einen nasal und einen kaudal gehenden Ast. Die Gesamtheit der letzteren dringt in die Subst. gelatinosa ein, soweit diese der spinalen Trigeminuswurzel anliegt, also bis ins 6. Zervikalsegment des Rücken-marks. Nasal nimmt diese markante Ganglienmasse rasch an Umfang zu und schwillt im Brückengebiet nahe dem Eintritt der sensiblen Trigeminuswurzel knotenförmig an. Es wird damit das Kopfende des sensiblen Endkernes formiert, dessen Ganglienmassen durch die aus den verschiedenen Richtungen zum Stamme ziehenden Wurzeln des N. trigem. auseinander gesprengt werden, wodurch die *Convolutio n. trigem.* entsteht.

Die zum sensiblen Endkern ziehenden Fasern bilden die *Radix* (s. *tractus*) *spinalis* s. *sensibilis n. trigem.*, deren Lage aus der in den Figuren 980 9, 983, 984, 985 V u. 986 9 deutlich gemachten

Querschnittsformation abzulesen ist. Die spinale Trigeminuswurzel ist bei allen Haustieren sehr gross und beim Pferde und dem Rinde schon makroskopisch leicht zu verfolgen. Die zentrale sensible Bahn des N. trigeminus entspringt in den Ganglienzellen des Kopfteils der Subst. gelatinosa, soweit diese seinen sensiblen Endkern darstellt(Fig. 986 s, s') und geht durch Vermittlung der Fibrae arcuatae internae grösstenteils nach Überschreitung der Raphe in das Gebiet der Haube (Fig. 986 1) und damit zum Grosshirn. Ein bei den Ungulaten besonders deutlicher, grosser Faserzug dieser Bahn lässt sich von der nasalen Gegend des sensiblen Endkerns des Trigeminus zum Thalamus opticus derselben Seite verfolgen (Fig. 974 s). Der ventrale Anteil des Bündels endet in den ventralen Thalamuskernen, der dorsale proximal in dem zentralen Thalamuskern. Es ist dies die sekundäre sensible Trigeminusbahn Wallenbergs (Fig. 986 3) [669]. Der Kern des *N. trochlearis* (Fig. 935 IV, 944 10 u. 985 IV) [314] liegt, in das dorsale Längsbündel eingelassen und vom zentralen Höhlengrau überdeckt, in der Querschnittsebene des kaudalen Zweihügels. Von ihm wenden sich die Fasern ventrospinal und kreuzen sich am Mittelhirnansatz des nasalen Marksegels, um im Sulc. postquadrigeminus hervorzubrechen (Fig. 974 1). Der Kern des *N. oculomotorius* (Fig. 972 III, 979 N 3, 987 u. 988 35) [50, 314, 505] besteht aus mehreren gesonderten Zellgruppen, aus denen räumlich getrennte Faserbündel hervorgehen u. z. eine mediane unpaare Zellgruppe und mehrere laterale Gruppen, die ihre Fasern zum gleichseitigen wie zum gegenüberliegenden Nervenstamm entsenden. Dorsomedial vom Kerngebiet des Oculomotorius findet sich beim Hunde noch ein *Nucl. interoculomotorius* von Edinger-Westphal. Beim Pferde senkt sich ein grosser Teil von Ganglienzellen des Oculomotorius noch ventral vom dorsalen Längsbündel in die Haubenregion ein, so dass man bei diesem Tiere von einem ventralen Kerne sprechen kann. Gegen den Kern des *N. trochlearis* besteht eine kaum merkbare Abgrenzung. Zu bogigen Bündeln vereint durchziehen die Oculomotoriusfasern die Haubenregion des Mittelhirns und verlassen das Gehirn im Sulc. oculomot. Ein Teil seiner Wurzeln geht auch zwischen den medialen Bündeln des Gehirnschenkelfusses durch, so dass man hier eine sich quer über den Abhang der Fossa interpeduncularis hinüberlegende *Area radicularis nervi oculomot.* eruieren kann. Bei der vielseitigen Innervation, die der dem Augenmuskelapparat vorstehende N. oculomotorius in Verbindung mit dem N. trochlearis zu leisten hat, sind die zentralen Verbindungen beider Kerngebiete mit den übrigen Hirnteilen sehr ausgedehnt. Die zentrale motorische Bahn vom Cortex cerebri strahlt in die genannten Augenmuskelkerne durch Fasern ein, die aus dem Gehirnschenkelfuss dorsal zu ihnen aufsteigen. Die Bahn für die

Tabellarische Übersicht der Ursprungsverhältnisse der Hirnnerven:

Nerv	Ursprungsgebiet	Passage der Hirnstammoberfläche	Passage der Schädelwand	Funktion
. Fila olfactoria	Intraepithel. Riechzellen.	Bulbus olfactorius.	Lam. cribrosa.	Sensitiv.
. N. opticus	Ganglienzellschicht d. Retina.	Chiasma opticum.	For. opticum.	do.
. N. oculomotorius	Nucl. n. oculomot.; Mittelh.	Area oculomot.	Fiss. orbitalis.	Motorisch.
. N. trochlearis	Nucl. n. trochlearis; Mittelh.	Sulc. postquadrigem.	do.	do.
. N. trige-minus { Pars motoria	Nucl. motorius propr., Subst. ferruginea u. Nucl. rad. desc. n. trigem.; Mittelhirn u. Pons.	Seitliches Brückengebiet.	Je ein Ast via For. rotund., For. lacerum u.	do.
P. sensib.	Ganglion semilunare.		Fiss. orbitalis.	Sensitiv.
. N. abducens	Nucl. nervi abducentis.	Corp. trapezoideum.	Fiss. orbitalis.	Motorisch.
. N. facialis	Tuberc. faciale ventr., Oblongata.	Corp. trapez.	Porus acust. int.	do.
. N. acu-sticus { Radix cochlearis	Ganglion spirale cochleae.	Tuberc. acusticum.	do.	Sensitiv.
Rad. vestib.	Ganglion vestibulare.	Corp. trapezoideum.	do.	do.
. N. glossopharyngeus	Nucl. motorius dors., Nucl. ambiguus; verl. Mark. Gangl. petrosum n. glossoph.	Seitenrand der Med. oblongata.	For. lacerum.	Gemischt.
. N. vagus	Nucl. mot. dors. n. vagi; Rautengrube. Nucl. ambiguus. Gangl. jugulare et nodos. n. vagi.	Seitenrand d. Med. oblongata, ebenda, aber kaudal v. vorigen.	do.	do.
. N. acces-sorius { Pars cerebr.	Kaudale Verlängerung des Nucl. ambiguus.	do.	do.	do.
P. spinalis.	Proc. lat. von C 1 — C 7.	do.	do.	do.
. N. hypoglossus	Nucl. n. hypogl.; Rautengrube.	Hypoglossuslinie.	For. hypogl.	Motorisch.

reflektorischen Einflüsse (Pupillargebiet) dürfte nach Meynert jene Radiärfasern benutzen, die von den nasalen Vierhügeln nach dem zentralen Höhlengrau sich bewegen, womit eine Verbindung der genannten Kerne mit dem Sehzentrum gegeben ist.

2. Zwischenhirn, Diencephalon.

A. **Äussere Form**; Grenzen und Kerne. Das aus dem Thalamencephalon (*Thalamus, Epithalamus, Metathalamus*) und der Pars mamillaris bestehende Zwischenhirn setzt sich vom Mittelhirn nur teilweise genau ab, weil sich der die beiden Kniehöcker umfassende Metathalamus seitlich weit über das Mesencephalon hinüberzieht. Die proximale Zwischenhirngrenze ist noch ungenauer anzugeben. Dorsal bildet der *Sulcus striae corneae* (Fig. 944 ₄) die Trennungslinie gegen das Endhirn. Die laterale Grenze geht innerhalb der Gehirnsubstanz durch die Gitterschicht, das *Stratum reticulare*, und die *Lamina medullaris*. Ventral stösst das *Corpus mamillare* ohne scharfe Grenze an die Pars optica hypothalami des Endhirns. Das Zwischenhirn hat eine stumpf herzförmige Gestalt, verschmälert sich ventral, sitzt dem Mittelhirn breit auf und wird durch den 3. Ventrikel halbiert.

1. Von der dorsalen Oberfläche ist ausser dem S. 779 Gesagten noch hervorzuheben, dass die kaudolateral am Übergang in die Kaudalfläche liegende, quergestellte, unscharf abgegrenzte, walzenförmige Auftreibung bei den Huftieren dem *Pulvinar thalami* mit Einschluss des *Corpus geniculatum laterale* des Menschen entspricht. Eine Trennung beider Teile ist äusserlich bei den Tieren nicht möglich; es setzt sich der den Sehhügel umkreisende Wulst ohne Unter-

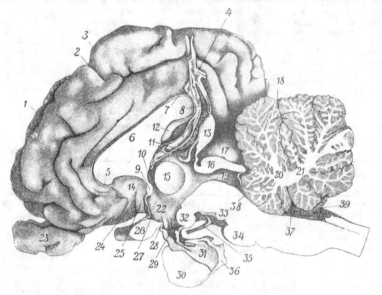

Figur 988. Medianschnitt durch das Rinderhirn, 4:5.

1 Sulc. front. medialis, 2 Sulc. transversus, 3 Prominentia dorsomed., 4 ausgeschnittener Rest der Gehirnsichel, das Ende des Epiphysenschlauches enthaltend, 5 nasales Ende der Stria medull. later. Lancisii, 6 Schnittfläche vom Balken, Fornix und Septum pellucidum, 7 Stria medull. later. Lancisii, 8 Plexuszotten des geöffneten Recessus suprapinealis, 9 Commiss. nas., 10 Columna fornicis, 11 Vena cerebr. int., 12 Tuberc. gyri dentati, dahinter die Balkenwindung, 13 Corp. pineale, 14 Area praecommissuralis Brocae, 15 Massa intermedia, 16 Durchschnitt der Lamina quadrig., 17 deren nasale Hügel, 18 Sulc. primarius cerebelli, 19 Aquaeductus cerebri, 20 Truncus nasalis arboris vitae, 21 Trunc. caud. arb. vit., 22 Pars hypothalamica ventric. tertii, 23 Bulb. olfactorius, 24 medialer Winkel des Trigon. olfactorium, 25 med. Schenkel des Lemniscus diagonalis rhinenc., 26 Chiasma opticum, 27 Recess. optic. ventriculi tertii, 28 Commissura Guddeni, 29 Recess. infundibuli, 30 Pars glandularis hypophyseos, 31 Pars infundibularis hypophys., 32 Corp. mamillare, 33 Corp. interpedunculare, 34 Ponsquerschnitt, 35 N. oculomotorius, 36 Durarest, 37 Apertur der Incisura fastigialis, 38 Velum. med. nasale, 39 Plexus medius cerebelli.

brechung in den Tract. opticus fort (Fig. 977 17). Über den Umfang des *Corp. genicul. laterale* kann man sich durch die Betrachtung des Hirnstammes solcher Tiere einen Aufschluss verschaffen, die einseitig erblindet waren. Man findet dann die ventrale Partie des dorsokaudalen Thalamuswulstes an jener Stelle atrophiert, an welcher der genannte Kniehöcker liegt.

Die *Stria medullaris* wie die *Habenula* (Fig. 944 20 u. 989 Sm) sind bei den Haussäugern zu einem starken Längsband umgeformt. Ein Trigonum habenularum wie beim Menschen wird nicht gebildet, weil beide Habenulae ganz allmählich gegen das Corp. pineale hin konvergieren und ihre Fasern gegen dieses Organ und auch gegen die Basis des Recessus suprapinealis verlauten lassen.

Das *Ganglion habenulae* ist bei den Karnivoren ziemlich gross, bei den Herbivoren schwächer ausgeprägt (Fig. 944 21 u. 989 Gh), von weissen Faserbündeln überzogen und schräg gerifft; beim Rinde ist der Faserbelag ansehnlich; kaudodorsal spitzt er sich in Form eines Hornes zu, das sich als *Habenula* mit einer raschen Verjüngung in die Lamina nasalis corp. pinealis verliert. Zwischen beiden Gangl. habenul. findet sich beim Rinde eine ansehnliche Verbindung beider Medialflächen des Thalamencephalon, die zu einer starken präpinealen Kommissur (Fig. 988 zwischen 13 u. 15) wird und die sich ununterbrochen in die Lamina nas. pinealis fortsetzt. Die topographischen Verhältnisse werden dadurch insofern geändert, als man beim Hineinblicken in den kau-

dalen Abschnitt der Fossa thalami nicht wie beim Menschen die kaudale, sondern die präpineale Kommissur zu Gesicht bekommt. Die *Commissura caudalis* (Fig. 939 i) ist bei den Haustieren nur extraventrikulär durch die tief einschneidende Fossa transversa commiss. caud. von der Vierhügelplatte abgesetzt; intraventrikulär geht ihre Ventralkontur ganz gleichmässig in die der Lamina quadrigemina über, da eine *Incisura postcommissuralis caudalis* kaum angedeutet ist. Dorsal verjüngt sich ihr Querschnitt rasch; sie geht in ein dünnes Blatt an der Basis der kaudalen Lamelle des Corp. pineale über, das eine beim Wiederkäuer kaum angedeutete, beim Pferde dagegen besser differenzierte Ausbuchtung, den *Recessus infrapinealis ventr.*, aufweist. Zwischen das dorsonasale und kaudoventrale Blatt des Corp. pineale schiebt sich der beim Pferde sehr seichte, beim Rinde aber tiefe *Recessus pinealis ventriculi tertii* (Fig. 988) ein. Dorsonasal von seinem durch die Commissura habenularum begrenzten Eingang liegt der Eingang in den

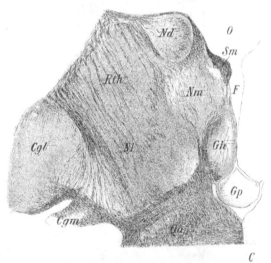

Figur 989. Querschnitt durch die dorsale Region des Sehhügels der Katze (v. Kölliker).
C kaudales Ende des Präparates, Cgl Corp. gen. laterale, Cgm Corp. gen. mediale, F Fossa thalami, Gh Ganglion habenulae, Gp Gland. pinealis, Nd Nucl. dorsalis anterior, Nl Nucl. lateralis, Nm Nucl. medialis, 0 nasales Ende des Präparates, Qa nasaler Zweihügel, Rth Radiatio thalami, Sm Stria medullaris.

Recessus suprapinealis (Fig. 977 14 u. 988 8), dessen Decke sich dem Corpus pineale so eng anschmiegt, dass sie mit ihm verwachsen erscheint. Er bildet das Lumen eines von der rudimentären Zwischenhirndecke und der sie überkleidenden Tela chorioidea aufgebauten Sackes, der sich zwischen das Splenium corp. callosi, Corp. pineale und die beiden Balkenwindungen über das dorsale Balkenende einzwängt, von grossen venösen Gefässen umgeben gegen die Falx cerebri aufsteigt und blind endet (Fig. 939 V2 u. 988 8). Seine Innenfläche weist dichte, in Längsrippen zusammengedrängte, zottige Gefässkonvolute auf, die den Recessus völlig ausfüllen. Die nasale Wand des Rec. suprapinealis geht in das Dach des 3. Ventrikels über. Auch hier ist die Lamina epithelialis von der sie stützenden Tela chorioidea reichlich mit Plexuskämmen besetzt.

2. An der Medialfläche des Thalamus opticus stösst man neben der mittleren Kommissur, *Massa intermedia* (Fig. 988 15), oft auf eine kleinere akzessorische Kommissur. Ventral wird die Massa interm. des erwachsenen Tieres von einer undeutlichen Bogenfurche umzogen, die gegen das For. interventriculare verläuft und den *Sulcus hypothalamicus s. Monroi* repräsentiert. Durch die Massa interm. wird die mediale Thalamusfläche in ein kleineres dorsales

und grösseres ventrales Segment geschieden; letzteres ähnelt einem Dreieck mit schmaler, der
Massa interm. anliegender Basis und gegen die Hypophyse gerichteter Spitze (Fig. 988 22). **3. Die
Kaudalfläche** des Thalamus weist eine von den nasalen Zweihügeln ausgehende, verwaschene
Radiärstreifung auf, die an der Peripherie in eine zu dieser parallelen übergeht und sich in das
Wurzelgebiet des Tract. opticus fortsetzt. **4.** Die **Lateralfläche** trägt das *Corp. genic. med.*
Es ist ein bei den Haussäugern gut entwickeltes, über die Oberfläche hervorragendes, längsovales
Ganglion, das sich durch den *Sulcus limitans corp. gen.* von der Umgebung abhebt und beim
Hunde etwa doppelt so gross ist wie beim Pferde und Rinde. Es nimmt an der Verteilung
der Traktuswurzeln nur indirekten Anteil, da es von diesen überzogen, nicht aber als Endkern
benützt wird und bei Atrophie der Sehnerven **nicht** degeneriert. Die Hauptmasse der vom
Tract. optic. kommenden Faserbündel wendet sich dorsal zum Corp. genic. laterale (Fig. 977 15)
und gegen die dorsokaudale Thalamusfläche, sowie als ein Bestandteil des nasalen Vierhügelarms
zum nasalen Zweihügel. Alle 3 Abschnitte gehören zur **nasalen** oder **lateralen Traktuswurzel.** Ein kleinerer Teil der Tractusfasern strömt gegen das Corp. genicul. med., überzieht
dieses in geschwungenen Bögen und gelangt z. T. in den nasalen Zweihügel, z. T. durch den
Arm des kaudalen Zweihügels in diesen. Diese **kaudale Traktuswurzel** (Fig. 977 9) ist in
ihrer Zusammensetzung noch nicht sicher erforscht; sie enthält grösstenteils die Fortsetzung der
nasalen Kommissur und hat mit dem Sehakt nichts zu tun, da sie bei Opticusatrophie samt
dem Corp. geniculatum mediale erhalten bleibt.

5. An der **Ventralfläche** zwängt sich das *Corp. mamillare* als ein beim Pferde
erbsengrosser, flacher, unpaarer, weisser Knoten in das Nasalende der Fossa interpedunc. ein
und hängt beim Rinde kaudal etwas über, wodurch eine *Fovea* s. *Recessus nasalis fossae interpeduncularis* gebildet wird.

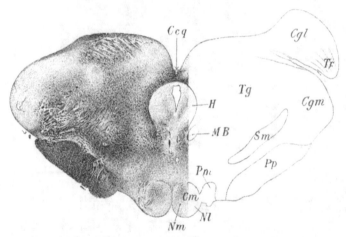

Fig. 990. Gehirn-
stamm-Quer-
schnitt des Hun-
des durch d. Mitte
d. Corp. mamillare.
Weigert-Präp.
3:1.
Ccg nasale Kommis-
sur d. Vierhügel,
Cgl Corp. gen. late-
rale, **Cgm** Corp.gen.
mediale, **Cm** Corp.
mamillare, **H** zen-
trales Höhlengrau,
MB Fascic.retroflex.,
Nl Nucl. later. corp.
mamill., **Nm** Nucl.
medial., **Pm** Pedun-
culus mamillaris, **Pp**
Pes pedunculi, **Sm**
Lemniscus medialis,
Tg Tegmentum, **Tr**
Tract. opticus.

B. Innere Konfiguration. a) Der Sehhügel besteht (Fig. 989 Rth, 991 Th, 1004 Th und
1008 To) aus grauer Substanz, die durch weisse Fasermassen zerspalten ist, wodurch der
Thalamus des Menschen in mehrere schalenartig umeinander gelagerte Kerne zerfällt. Durchschneidet man das Zwischenhirn quer in der Höhe des Corp. mamillare (Fig. 1004 Cm), so bemerkt
man eine graue, weiss gesprenkelte Schnittfläche, auf der das Gebiet des Thalamus medial und
dorsal durch die Wand des 3. Ventrikels, resp. durch die Tela chorioidea und lateral von einem
breiten Faserzug, der Capsula interna (Fig. 1004 Ci), begrenzt wird, die sich in den Hirnschenkelfuss fortsetzend, den Thalamus in grossem Bogen lateral umgreift. Am Medialrand dieses Bogens
liegt dorsal ein dünnes, unterbrochenes Markblatt, durch das stark gewellte Faserbündel in die
Seitenpartien des Thalamus eintreten, diese gitterförmig durchbrechend. Beide, beim Pferde
kaum auseinanderzuhaltende Abschnitte heissen **Gitterschicht**, *Lamina medullaris externa.*
Das medial von ihr liegende Stratum lässt, an den Ventrikel angrenzend, ein schwach umschriebenes, rundliches Gebiet, den *Nucleus medialis hom.*, erkennen (Fig. 989 Nm), der seitlich
an den *Nucleus lateralis* (Fig. 989 Nl), nasal an den bei den Karnivoren besonders grossen und
prominenten *Nucleus dorsalis anterior (dorsonasalis)* (Fig. 989 Nd) stösst (Fig. 944). Letzterer
geht mit der Entwicklung der Taenia thalami parallel und zerfällt beim Hunde in 2 Teile.
Dorsokaudal wird er vom *Nucl. disseminatus* überdeckt, der sich spinalwärts zur Kuppe des

Nucl. lateralis ausbildet und mit diesem zusammenfliesst. Die innige Verbindung des letzteren mit dem Corp. genic. lat. legt die Deutung des Nucl. disseminatus als Opticuskern nahe [447, 478]. Das zentrale Höhlengrau lässt sich makroskopisch nirgends von den Ganglien des Thalamus scheiden.

b) Die Haube des Zwischenhirns, *Regio subthalamica pedunculorum* (Fig. 990 u. 991), ist die Fortsetzung des Haubengebiets des Mittel- und Hinterhirns. Unmittelbar nasal vom Nucl. ruber gelangen wir in die kaudale Region des Hypothalamus, als dessen wichtigstes Ganglion ein dem Pes pedunculi aufruhender Körper von linsenförmigem Querschnitt auffällt. Es ist dies der *Nucleus subthalamicus* s. *Corpus Luysii* (Fig. 1004 CL); auffallend ist die reiche Kapillarnetzbildung in diesem Organ. Ein zweites Hauptganglion ist das paarig angelegte *Corpus mamillare* (Fig. 988 32). Jede Hälfte zerfällt in 2 besondere Ganglien (Fig. 990 Nl u. Nm), die eigenen Faserzügen zum Ursprung dienen. Äusserlich sind beide Ganglienpaare bei vielen Säugern mit Ausnahme der Affen und Karnivoren zu einem Organ verschmolzen. Kaudal reicht in den Hypothalamus noch die dem Mittelhirn angehörige *Substantia nigra* Soemmeringii (Fig. 978 u. 979 Sn) hinein.

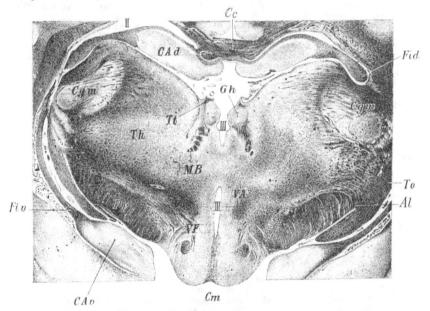

Fig. 991. Querschnitt durch d. Hirnstamm d. Hundes in der Höhe des Ganglion habenulae. Weigert-Präp. 3:1 (Probst).
Al Ansa lenticularis, CAd dorsales Ende d. Ammonshornes, CAv ventrales Ende desselben, Cc Corp. callosum, Cgm, Cgm Corp. genic. mediale, Cm Corp. mamillare, Fid Fimbria, Fiv ventraler Teil derselben, Gh Ganglion habenulae, MB Fascic. retroflexus, Pp Pes pedunculi, Th Thalamus, To Tractus opticus, Tt Habenula, VA Fasc. thalamomamillaris, VF Fornix, II Seitenventrikel, III 3. Ventrikel.

c) Das *Corp. geniculatum mediale* (Fig. 990 u. 991 Cgm) besitzt einen weissen Überzug, der von der kaudalen Wurzel des Tractus opticus stammt, während seine zentrale graue Substanz mit dem Thalamus verschmilzt. Das *Corp. gen. laterale* besteht aus abwechselnden Lagen weisser und grauer Substanz. Erstere stammen aus dem Tract. opticus. Unmittelbar ventral vom Corp. genicul. med. findet sich eine Ganglienzellanhäufung, die beim Schweine manchmal auch über die Oberfläche als kleines Knötchen hervorragt: *Corpus parabigeminum* von Bechterew. Es besteht aus kleinen Zellen und entsendet Fasern zur Haube und zum Corp. geniculatum mediale.

d) Die genannten Anhäufungen der grauen Substanz des Zwischenhirns dienen als End- und Durchgangsstationen mannigfacher, von den Hemisphären wie vom Rückenmark kommender effektorischer und rezeptorischer Bahnen; auch sind die Thalamuskerne [448, 456, 589] durch eine Reihe verschieden mächtiger Faserbündel untereinander in Verbindung gebracht. Die im Zwischenhirn vorhandenen wichtigeren Faserzüge sind:

Das *Stratum zonale,* die Gürtelschicht, ein Fasergeflecht der Dorsalfläche des Thalamus, das sich im wesentlichen aus Fasern der lateralen Opticuswurzel und aus einem Bruchteil der in der Gratiolet'schen Sehstrahlung einbegriffenen Fasern aus dem Hinterhauptslappen aufbaut: Sie verlaufen sagittal über dem Sehhügel, ehe sie sich in ihn einsenken.

Die *Stria medullaris* (Fig. 944 20 u. 991 Tt) enthält Fasern vom Fornix, Thalamus und Sept. lucidum und endet im Gangl. habenulae; sie führt auch das Ganglion haben. passierende, sich im Zwischenhirndach kreuzende Fasern, die zur Bildung der Zirbelstiele, *Pedunculi corporis pinealis,* beitragen.

Der *Fasciculus retroflexus,* das Meynert'sche Bündel (Fig. 991 MB), ist ein vom *Gangl. habenulae* kommender Strang, der sich in medial konkavem Bogen zwischen zentralem Höhlengrau und Thalamus ventral bewegt und hauptsächlich im *Ganglion interpedunculare* endet. Die Fasern der *Commissura caudalis diencephali* stammen z. T. aus einem Kerne in der Tiefe des kaudalen Thalamusgebietes und aus dem Fascic. longitud. dors., z. T. ziehen sie zerstreut in das Grenzgebiet von Mittelhirn und Thalamus und verlieren sich dort.

Der *Nucleus subthalamicus* wird allseitig von Faserungen umgeben: ventral von ihm ziehen feine Bündel als *Fibrae perforantes* durch den Hirnschenkelfuss. Beide Corpora Luysii sind durch eine Kommissur, die *Commissura hypothalamica,* miteinander verbunden. Vom Corp. mamillare gehen ab: aus dem lateralen Ganglion die *Radix columnae fornicis* nach der Ammonsrinde (Fig. 991 VF und 1004 Cm) und aus dem medialen Ganglion der *Fasciculus thalamomamillaris,* das Vicq d'Azyr'sche Bündel (Fig. 991 VA), das sich nach dem Nucl. dorsonasalis thalami begibt. Fasern von querer Verlaufsrichtung finden sich nur spärlich in der Massa intermedia. Auch im zentralen Höhlengrau tauchen vereinzelte Längsfasern auf, die sich weiter kaudal zu dem *Fasciculus longitudinalis dorsalis* zusammenlegen, den wir aus der Beschreibung der Haube kennen.

Zu den effektorischen Thalamusbahnen gehören die durch die Capsula interna und den Stabkranz des Sehhügels, *Radiatio thalami,* gehenden Fasern von und zu allen Teilen der Grosshirnrinde, zum Nucl. caudatus, *Tractus strio-thalamicus,* zum Nucl. ruber, Kleinhirn und zum kaudalen Ende der Brücke. Die rezeptorischen Bahnen setzen sich zusammen aus Zuzügen von kaudalen Gehirnregionen; aus dem Kleinhirn und dem roten Kern, *Tract. cerebello-rubrothalamicus,* aus der zentralen Trigeminus- und Vagusbahn, aus dem Rückenmark, *Tract. spinothalamicus,* und aus der medialen Schleife.

Das von der Bindegewebshülle der Zirbel stammende, interstitielle Gerüstwerk umschliesst das Parenchym, das aus Glia und verschieden gestalteten Zellen besteht. Es sieht bei schwacher Vergrösserung zytoblastischem Gewebe ähnlich, in das von den Pedunculi corp. pinealis her Nervenfasern einstrahlen. Ganglienzellen fehlen, dagegen sind Pigment, Amyloidkörperchen (Mensch, Pferd, Schaf und Ziege), als Involutionserscheinungen Zysten und Hirnsand, *Corpora arenacea* (Mensch, Wiederkäuer und Schwein) und glatte und quergestreifte Muskelfasern (Rind) nicht selten [229, 281, 576].

3. Endhirn, Telencephalon.

Über die die **Pars optica hypothalami** bildenden Endhirnorgane u. z. Chiasma opticum, Tractus opticus, Lamina terminalis, Tuber cinereum und Hypophyse ist zu dem S. 767, 781 u. 798 Gesagten noch folgendes anzufügen:

1. Die seitlich von den Thalami optici ausgehenden *Tractus optici* (Fig. 935 6', 947 To u. 977 17) ziehen zur Ventralfläche des Endhirns und gelangen dort, beim Pferde nahezu rechtwinklig, zur Kreuzung, *Chiasma opticum,* aus dem sich nasal unter einem etwas kleineren Winkel die an ihrem Beginn verdickten *Nervi optici* (Fig. 935 u. 994) fortsetzen. Dorsal liegt das Chiasma optic. bis zu seinen einspringenden Seitenwinkeln der Hirnbasis lose an. Kaudal erhält es einen organischen Zusammenhang mit dieser durch die Lamina terminalis, die bis zum Dorsum chiasmatis hinabsteigt und sich wenige Millimeter an den Nn. optici nasal fortsetzt. Kaudal verschmilzt das Chiasma mit dem Tuber cinereum, von ihm durch den seichten *Sulcus limitans chiasmatis caudalis* (Fig. 994) getrennt. Hierdurch wird es mit dem Endhirnboden vereint und kann ebensowenig wie die Tractus optici ohne Verletzung des organischen Zusammenhangs von ihm entfernt werden.

2. Die *Lamina terminalis* ist ein dünnes, schmales, graues Blättchen, das an Medianschnitten (Fig. 988 zwischen 9 u. 26) vom Chiasma bis zur Commissura nasalis telenc. verfolgt werden kann, wogegen sich seine weitere Fortsetzung in die Decke des Zwischenhirns dem freien Auge entzieht.

3. Umfang und Gewicht der Hypophyse (Fig. 988 30, 31 u. 996 8) wechseln bei den Haustieren nach den Arten beträchtlich. Ihr Gewicht steht in keinem Zusammenhang mit dem Gehirnvolumen. Die grösste Hypophyse besitzt das Rind, die kleinste die Katze. Sie liegt zwischen dem dorsalen und ventralen Blatte des *Diaphragma sellae turcicae durae matris.* Das im dorsalen Blatte befindliche For. diaphragmatis ist beim Menschen und dem Rinde so eng, dass nur das Infundibulum passieren kann, beim Pferde hingegen so weit, dass es die Hypophyse nahezu an ihrem horizontalen Umfang umfasst, so dass diese mit etwa 2/3 ihrer Dorsalwölbung der Hirnbasis, vom Austritt der Nn. oculomotorii bis zum Chiasma opticum, engstens anliegt. Bei den

Karnivoren und ähnlich auch beim Schweine ist sie nur in eine verhältnismässig seichte Dura-
furche eingesenkt. Die Hypophyse wird dort nur an ihrem dorsokaudalen Pole von einer Dura-
duplikatur überdacht, die beim Hunde partiell verknöchert. Die Hypophyse des Rindes,
Schafes und der Ziege ist von einem starken intraduralen Gefässnetz umgeben (Fig. 977 22),
das in geringerer Entwicklung auch beim Schweine zu sehen ist. Histologisch hat man an der
Hypophyse der Haussäuger zu unterscheiden: 1. Einen grauweissen Hirnteil, zerebralen
Lappen, der den knotenartig verdickten Endteil des Infundibulums darstellt. 2. Einen Darmteil, der sich zusammensetzt aus dem rotgrauen, dunkelfleckigen Drüsenteil (Fig. 988 30, 31)
und dem gelbweissen Zwischenlappen (*Pars intermedia*). Letzterer überzieht den Hirnteil je nach
der Tierart sogar bis über das Tuber cinereum und enthält mit kolloidartiger Substanz gefüllte
Zysten. Der Drüsenteil enthält chromophile und chromophobe Zellen.

Bei den Wiederkäuern liegt der Hirnteil kaudodorsal in einer grubigen Vertiefung des Darmteils, beim Menschen kaudal von ihm. Beim Pferde und den Karnivoren wird er von letzterem
allseitig umschlossen. Beim Esel und Schweine schlägt sich der Darmteil über das zum zerebralen Lappen anschwellende Infundibulum isthmusartig hinüber. Mit Ausnahme der Equiden haben
alle Haussäuger zwischen Drüsenteil und Zwischenlappen eine Hypophysenhöhle (Fig. 937 f),
die von dem Recessus hypophyseos ventriculi III und der bei Karnivoren und dem Schweine
im zerebralen Lappen sich findenden Infundibularhöhle auseinanderzuhalten ist [376, 624].

In der Hypophyse älterer erwachsener Haussäuger eruiert man gewöhnlich Degenerations-
zustände verschiedener Art.

Figur 992. Horizontal-
schnitt durch das
Chiasma eines Pfer-
des mit linksseitiger Bul-
busatrophie. Weigert-
Präp. 6 : 1.

m kaudale, n nasale Kante
des Chiasma, a degene-
rierter linker Opticus, b
normaler rechter Opticus,
c linker Tract. opticus,
d rechter Tract. opticus,
an der nasalen Kante
normale, aus dem gleich-
seitigen Nerven stam-
mende Fasern enthaltend.
An der kaudalen Kante
beider Tractus normale
Bündel der Gudden-
schen Kommissur.

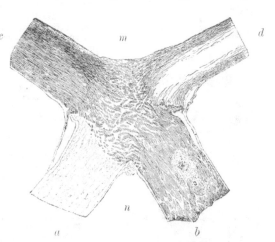

4. Das *Tuber cinereum* hat zusammen mit dem von ihm nur durch die hellere Färbung
unterscheidbaren Corp. mamillare die Gestalt einer herzförmigen, mit der Basis dem Chiasma
zugekehrten Prominenz, deren seitliche flügelförmige Verbreiterungen sich eine kurze Strecke
über die Pedes pedunculorum hinüberlegen. Von seiner Mitte geht das *Infundibulum* (Fig. 994 4)
als ein zarter, braungrau pigmentierter, aus nervöser Substanz bestehender Schlauch ab, der
den Recessus infundibuli ventriculi III enthält (Fig. 988 29), der kurz vor oder nach dem
Eintritt in die Dorsalregion der Hypophyse blind endet. Im Tuber cinereum finden sich neben
spärlichen Kommissurfasern 2 Reihen kleiner Ganglien, von denen die in der medialen Region
gelegenen als *Nuclei tuberis* den weiter lateral lokalisierten *Nuclei supraoptici* gegenüberzustellen
sind. Im Chiasma opt. erfolgt die Kreuzung der Sehnervenfasern und der Übergang einiger
Kommissuren [45, 120, 128, 314, 350 u. 393]. Die aus der Retina kommenden Fasern des Sehnerven gehen durch das Chiasma zum kleineren Teile in den Tractus opticus der gleichen und
zum grösseren Teile in den der Gegenseite (Fig. 992). Es erfolgt bei allen Haussäugern
eine partielle Kreuzung der Opticusfasern. Zu den Kommissurenfasern des Chiasma
opt. gehören: 1. Solche die im kaudalen Winkel von einem Tract. opticus zum anderen ziehen;
sie kommen vom Corp. genic. mediale, stehen mit dem Sehvermögen in keinem direkten Zusammenhang und bilden die Gudden'sche Kommissur (Fig. 988 28 u. 992). 2. Dorsal von ihr liegt
die Meynert'sche Kommissur, deren Fasern in das Corpus Luysii einstrahlen. 3. Die Forel-
sche Kommissur, ein dünnes Bündel von Fasern, die sich im Boden des 3. Ventrikels kreuzen.

Der Zwischenhirnventrikel, *Ventriculus tertius* (Fig. 939 c', e, h u. 988), bietet bei allen
Haussäugern übereinstimmende Verhältnisse dar. Er besteht aus einem unpaaren, schmalen, um
die Massa intermedia gelagerten Ringraum, der durch das For. interventriculare mit den Seiten-

ventrikeln und durch den Aditus ad aquaeductum mit dem 4. Ventrikel kommuniziert. Sein dorsonasaler Quadrant, die nasale Partie der dorsalen Ventrikeletage der Autoren, liegt unmittelbar über der nasalen Kommissur und führt zum Zwischenkammerloch. Medial von diesem zieht eine schmale Markleiste, die Columna fornicis, gegen die Lateralseite der Ventrikelwand und verschwindet in ihr; zwischen beiden Columnae fornicis und der nasalen Kommissur liegt ein Blindsack, *Recessus triangularis ventriculi tertii*. Basal von der nasalen Kommissur liegt die *Incisura subcommissuralis nasalis*, womit wir in den ventronasalen Ventrikelquadranten gelangt sind, der bis zur kaudalen Chiasmakante (*Processus chiasmatis*) reicht. Von der Incis. subcommiss. senkt sich die Lamina term. auf das Dorsum chiasmatis herab, um dort nasal auszubiegen und den zweigehörnten *Recessus opticus* (Fig. 939 f', 946 11 u. 988 27) zu überdecken. Der kaudoventrale Quadrant umfasst den geräumigen *Recess. infundibuli* (Fig. 988 29), der sich ventral in den rudimentären *Rec. hypophyseos* fortsetzt. Kaudal geht der Quadrant, an dem die Grenzen des Corpus mamillare deutlich werden (Fig. 988 32), zum *Aditus ad aquaeductum*. Der dorsokaudale Ventrikelquadrant schliesst den *Recessus suprapinealis, pinealis* und *infrapinealis* in sich (Fig. 939 f''' u. 988 8) ein. Der Boden des 3. Ventrikels wird, soweit er von der Lamina terminalis, dem Tuber cinereum und Infundibulum gebildet ist, ventral durch das Chiasma opt. und die Hypophyse gestützt. Das aus der Lamina epithelialis gebildete Dach erhält seine sekundäre Befestigung durch die Tela chorioidea, die Balkenwindung und den Fornix.

2. Hemisphaerium. A. Äussere Form.

Das Endhirn zeigt bei den Haussäugern beträchtliche morphologische Verschiedenheiten. *a*) Beim Pferde ist es verhältnismässig lang, schmal und von ovalem Grundriss. Jede der mit kompliziert angeordneten Windungen versehenen Hemisphären ist am Stirnpol stumpf abgerundet und seitlich zusammengedrückt. Die gegen das Kleinhirn geneigte *Facies cerebellaris cerebri* ist klein, eben und besitzt an der Berührungsstelle mit dem nasalen Zweihügel eine seichte Impression. Die nierenförmig gestalteten Hemisphären werden kaudal breiter und tragen am Zusammenfluss der ebenen *Facies medialis* mit der *Fac. dorsocaudalis* und *cerebellaris* eine stumpfe Ecke, den kaudalen Hemisphärenpol. Ganz kaudal findet sich an der Medialseite eine der Konfiguration des Epiphysenschlauches entsprechende rinnenförmige Aushöhlung, *Excavatio suprapinealis*, die, hinter dem Splenium corp. callosi beginnend, gegen die Falx hinzieht. Kaudal von dieser sind beide Hemisphären beim erwachsenen Pferde wegen der Kürze der Falx verlötet (Fig. 939 19, 945 V). Bei Tieren mit rudimentärer Falx cerebri (Ruminantier, Schwein) sind die Medianflächen beider Hemisphären in toto durch Bindegewebe verbunden. An der Konvexität des Stirnhirns liegt ein niedriger, konstanter Höcker, *Gyrus prominens*, der mit einer entsprechenden Impression des Schädeldaches korrespondiert und daher in dem ihn umgebenden Windungsgewirr selbst durch die Dura hindurch leicht zu ermitteln ist.

β) Das Endhirn des Rindes ist kürzer, breiter und höher (Fig. 988, 994, 996 u. 997). Bei ihm, noch häufiger aber beim Schafe, finden sich an den basalen Regionen des Hirnmantels wie des Caudex zuweilen ausgedehnte, rauchgraue, arachnoideale Pigmentationen. Die weniger windungsreichen Hemisphären laufen im Stirnhirn so schmal zu, dass der Kaudalteil fast 3 mal so breit wird wie dieses, wodurch ein birnenförmiger Umriss der Hemisphäre resultiert. Charakte-

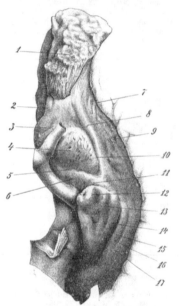

Figur 993. Ventralansicht des Riechhirns vom Pferde; 1:1.
1 Bulbus olfact., 2 Gyr. olfact. medialis, 3 Stria olfact. medialis, 4 Trigonum olfact., 5 Sulc. diagonalis, 6 Lamina perforata nas., 7 Sulc. rhinalis nas., 8 Stria olfact. lat., 9 Gyr. olfact. lat., 10 Sulc. arcuatus, 11 Gyr. intermedius rhinenc., 12 Gyr. lunaris, 13 Gyr. ambiens, 14 Gyr. amb. lat., 15 Sulc. sagittalis medialis lobi hippoc., 16 Gyr. sagitt. med. lob. hippoc., 17 Gyr. sagitt. lat. lob. hippoc.

ristisch ist ein am kaudalen Ende des nasalen Mantelranddrittels liegender *Polus sagittalis* s. *Prominentia marginalis pallii* (Fig. 988 3, 996 1 u. 997 5), an die sich nasal eine nur das Gebiet des marginalen Gyrus treffende Depression anschliesst, die von der Dorsalwölbung des Stirnhirns noch überragt wird [508]. *γ*) Beim Schafe und bei der Ziege finden wir ähnliche Verhältnisse.

δ) Das Endhirn des Schweines bedeckt das Kleinhirn nur sehr wenig, ist weniger windungsreich als das der Wiederkäuer und hat ein grösseres Riechhirn. *ε*) Das Endhirn des

Hundes ist das kürzeste und windungsärmste. Von dorsal gesehen erscheint es viereckig. Die Facies dorsolateralis biegt gegen die Kleinhirnfläche mit einer scharfen, frontal gestellten kaudalen Mantelkante um. Am Stirnteil ist jede Hemisphäre mit einer seitlich abstehenden, stumpfen Kuppe versehen, vor der das Stirnhirn mit einer plötzlichen Verjüngung gegen den Geruchskolben spitz zuläuft. Die Fac. lateralis ist hoch, kurz und zeigt den deutlichen Bogentypus seiner Windungen. Die Fac. cerebellaris ist stark ausgehöhlt. Das Endhirn grosser Hunderassen ist niedriger und länger, wogegen bei kleinen Rassen mehr die Kugelform überwiegt. Die grossen Bulbi olfactorii stehen über das Stirnhirn beträchtlich vor, und die Lobi piriformes ragen ventral weit über die Basalfläche des Gehirns vor. ζ) Bei der Katze finden sich ähnliche Verhältnisse. Das Endhirn ist noch kürzer und höher; die medialen Mantelränder der Hemisphären weichen kaudal so auseinander, dass sie eine dreieckige Spalte einschliessen.

Figur 994.

Ventralansicht des Rindergehirns; 4:1.

1 Gyr. olfact. medialis, 2 Gyr. olfact. lateralis, 3 Tract. olfact. later., 4 Infundibulum, 5 N. oculomotorius, 6 Sulc. sagittalis hippocampi, 7 Ganglion semilunare, 8 Corp. trapezoideum, 9 Tuberc. faciale ventrale, 10 Eminentia olivaris, 11 N. hypoglossus, 12 N. accessorius, 13 Ventralwurzel des 1. Halssegmentes, 14 Bulb. olfact., 15 Sulcus rhinalis, 16 Trigon. olfact., 17 Inselwindung, 18 Lamina perfor. nas. s. Lemniscus diag., 19 Gyr. lunaris lobi pirif., 20 Gyr. ambiens, 21 Gyr. sagittalis, 22 Tract. peduncularis transvers., 23 Ganglion interpedunculare, 24 N. trochlearis, 25 N. trigeminus, 26 N. facialis, 27 N. acusticus, 28 N. abducens, 29 N. glossopharyngeusvagus, 30 Pyramide, 31 Sulc. median. ventral. medullae obl., 32 Pyramidenkreuzung.

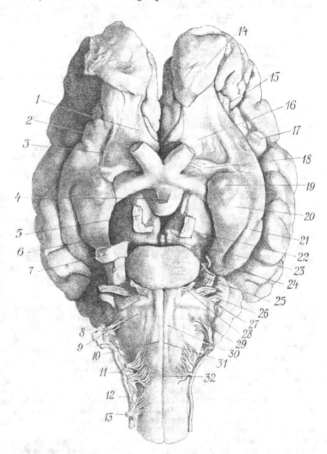

Riechhirn [238]. Vom *Pallium encephali* pflegt man das *Rhinencephalon*, das Riechhirn, abzutrennen (s. phylogenetische Entwicklung, S. 799). Zu letzterem gehören jener Teil der Endhirnbasis, der nasolateral vom Tract. opt. und medial vom Sulcus rhinalis liegt und kaudal den Gyr. subcallosus und die Subst. perforata nas. umschliesst, ferner der Gyr. hippocampi und ein Teil des Gyr. fornicatus. An diesem wird der kaudal von der Subst. perforata nas. gelegene Lobus piriformis als besondere Partie getrennt; der Riechlappen umfasst also die ganze Basalfläche des Endhirns medial vom Sulc. rhinalis nebst den genannten Windungsgebieten der medialen und kaudoventralen Hemisphärenregion; er ist bei allen Haussäugern als makrosmatischen Tieren sehr kräftig entwickelt und in weitgehendem Masse gegliedert.

Das nasale Ende des Rhinencephalon ist als echte Gehirnausstülpung zentral aus weisser, peripher aus grauer Substanz aufgebaut und trägt partiell einen weissen Faserbelag, von dem mehrere Faszikel. *Striae* oder *Tractus*, abgehen. Es ist einer Hirnwindung homolog und heisst *Gyrus olfactorius communis* (Retzius). Dieser trägt nasal den durch einen markanten *Sulc. limitans bulbi olfactorii* von ihm abgesetzten *Bulbus olfact.* und spaltet sich (s. S. 768) in 2 kaudal ziehende Riechwindungen, den *Gyrus olf. medialis* und *lateralis;* beide laufen beim Pferde in einem rechten Winkel auseinander und schliessen das *Trigonum olfactorium* zwischen sich ein (Fig. 993 4).

Der *Bulbus olfactorius* (Fig. 993 1) ist ein spatelförmiger, hohler, dorsal aufgekrümmter Lappen, der sich mit seiner glatten, seichten dorsalen Exkavation an die *Facies olfactoria pallii* anschmiegt. Sein Innenraum heisst *Ventriculus bulbi olfactorii*. Dorsomedial ist der Bulbus von grauer, dorsolateral von weisser Substanz überzogen und ventral mit einem dichten, bürstenartigen Belag feiner, kurzer Fasern, *Fila olfactoria* (Fig. 995 Fi), versehen. Der *Gyrus olfact. communis* ist beim Pferde 1 cm lang, 1½ cm breit und ventrolateral von weisser Substanz bedeckt, die sich zum grössten Teile als *Stria* s. *Tractus olfactorius lateralis* (Fig. 993 8) an die Medialkante des Gyrus olfac. lateralis begibt und kaudal zieht. Ein kleiner Teil tritt in die Spitze des Trig. olfact. als die bei allen Haussäugern kleine *Stria* s. *Tract. olf. intermedius* oder mittlere Riechwurzel (Fig. 935 2''') ein, und ein unbedeutender Rest geht als *Stria olf. medialis*, mediale Riechwurzel (Fig. 993 3), zum *Gyr. olf. medialis* (Fig. 993 2). Der *Gyr. olf. later.* (Fig. 993 9) trägt an seiner dem *Sulc. rhinalis* zugewendeten Seite zahlreiche Kerben und Wulstungen, wird kaudal breiter und geht mit einer scharfen Biegung medial in den Lob. piriformis über. Seine mediale Seite ist glatt, weiss und durch den *Sulc. arcuatus rhinenceph.* (Fig. 993 10) vom Riechhügel geschieden. Der an dieser Kante verlaufende *Tract. olf. later.* entsendet zarte Faserbündel nach der grauen Rinde des Gyr. olf. lat., wird immer schmäler und strahlt mit einem Bogen in den nasalen Abhang des Lob. piriformis aus. Der *Gyr. olf. medialis* (Fig. 993 2) ist kürzer und geht an der Umbiegekante der Hemisphärenfläche in die mediale ohne Abgrenzung in die Stirnwindungen über. Lateral hebt er sich vom Trigon. olfact. durch eine undeutliche Furche ab, da der auf ihn übergehende *Tract. olf. med.* so unscheinbar ist, dass man ihn nur als ganz zarten, weissen Anflug nach seiner Medialkante wahrnimmt. Über das *Trigonum olfactorium* (Fig. 993 4), den Riechhügel s. S. 768.

An dem S. 767 beschriebenen *Lobus piriformis* s. *hippocampi* (Fig. 935 5 u. 994) unterscheidet man die sich ventral vorwölbende, stumpfe Spitze, *Caput* (Fig. 935 5 u. 996 7), die steil gegen den Lemniscus diagonalis abfällt. Dieser mit einem weissen Belag versehene Abhang ist beim Schweine und dem Menschen mit einem *Gyr. rhin. intermedius* versehen. Die übrige Oberfläche ist bei den Karnivoren glatt, zeigt aber beim Pferde eine ziemlich konstante Dreiteilung in longitudinaler Richtung, u. z. findet man sie an der Spitze des Lob. pirif. in einen kugeligen *Gyr. lunaris* (Fig. 993 12 u. 994 19) umgebildet, der nasomedial eine von einem Gefäss durchbohrte Einziehung trägt (Fig. 993). Zwischen ihm und den Tract. opticus zwängt sich ein kleines Läppchen, das ventrale Ende des *Gyr. dentatus*, ein. Ein seichter *Sulc. semiannularis* trennt den Gyr. lunaris von den lateral angeschlossenen *Gyrus ambiens* (Fig. 993 13), der beim Pferde häufig durch eine Sekundärfurche in einen medialen und lateralen Teil zerfällt. Sie werden durch die *Sulcus sagittalis medialis lobi hippoc.* (Fig. 993 15) von dem lateralsten Rindengebiet dieses Lappens geschieden, das häufig noch durch einen *Sulc. sagittalis lateralis* in 2 Gyri, nämlich einen *Gyrus lobi piriformis medialis* und *lateralis* (Fig. 993 16 u. 17) zerlegt wird. In der Tiefe des Gyr. ambiens liegt die bei den Karnivoren besonders deutlich ausgebildete *Insula lobi piriformis* (Hatschek).

Beim Rinde ist der *Gyr. olf. lateralis* im Gegensatz zu dem unscheinbaren und kurzen *Gyr. olf. medialis* dick und breit. Eine mittlere Riechwurzel ist gut ausgeprägt, ein *Gyrus olf. medialis* (Fig. 994 1) dagegen makroskopisch kaum wahrnehmbar. Der *Gyr. lunaris* (Fig. 994 19) ist zu einem ansehnlichen Hügel vergrössert und durch einen deutlichen *Sulc. semiannularis* von dem Gyr. ambiens gesondert. Seitlich wird letzterer von einem *Gyrus sagittalis lobi hippoc.* (Fig. 994 21) flankiert, der nasal in den Gyr. olf. lateralis übergeht. Der *Lemniscus diagonalis* (Fig. 994 18) ist ein schmales, scharf umrissenes, weisses Band, das mit seinem medialen Schenkel an der Commissura nasalis vorbeizieht und in der Area praecommissuralis in der Richtung gegen den Fornix unter dem Balkenknie verschwindet. Kaudal vom Lemn. diag. findet sich zwischen ihm und der dorsonasalen Chiasmakante noch ein schmales, graues Feld eingezwängt, das an die mediale Hemisphärenfläche übertritt und bis über die Commissura nas. verfolgt werden kann. Über die Homologien dieser Teile herrscht eine sehr geteilte Auffassung; namentlich bleibt dieses präkommissurale, graue Feld in seinen Beziehungen zum Riechhirn unklar, gleichgiltig, ob man mit Retzius das Trig. olfact. oder mit Ziehen den Lemn. diag. als Homologon der Subst. perfor. nas. ansieht.

Das Riechhirn des Schweines ist noch umfangreicher und sein Riechhügel so weit vorgetrieben, dass er ein *Tuberculum olfactorium* bildet. Besonders schön sieht man bei ihm die Faserung des Tract. olf. als zarten, weissen Anflug den Gyr. olf. lateralis überziehen; die mediale Riechwurzel ist sehr undeutlich.

B. Innere Konfiguration. Der im Innern des *Bulbus olfactorius* [127, 314] liegende *Ventriculus bulbi olfactorii* (Fig. 995 C) ist mit Flimmerepithel ausgekleidet. Seine graue Rinden-substanz zerfällt in mehrere Schichten, deren peripherste aus einer Lage kugeliger Knäuel be-steht und deshalb *Stratum glomerulosum* heisst. Aus der Riechschleimhaut ziehen zu ihm die *Fila olfactoria* (Fig. 995 Fi), deren Gesamtheit den peripheren Geruchsnerven, *Nervus olfactorius*, darstellt.

Figur 995.

Sagittalschnitt durch den Bulb. olfact. des Pferdes; Weigert-Präparat, 1 : 1.

M Marklager d. Stirnpols, **Fi, Fi, Fi** Schicht der Fila olfactoria und Glomeruli olfact., **I** weisse Marksubstanz, die in den Tract. olfact. übergeht, **II** Nervenfaserschicht, die der Pars olfact. com-miss. nas. angehört, **C** Hohlraum des Bulb. olfact., **Ca** Kopf u. **R** Rinde des Nucl. caudatus.

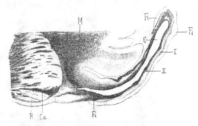

Die *Striae olfactoriae* bestehen aus Nervenfasern, die zum grössten Teile aus dem Bulb. olfactorius stammen. Von letzterem verlaufen auch Faserzüge zum Ammonshorn, zur Commissura nasalis, zum Fornix, Septum pellucidum, Nucl. caudatus und Trig. olfactorium. Letzteres be-steht aus grauer Substanz, die rindenartig den Kopf des Nucl. caudatus (Fig. 995 R) überzieht. Die *Lamina perforata nas.* ist reich an Gefässlöchern. Bei der Katze existiert dorsomedial vom Bulb. olfact. ein kleiner Nebenbulbus.

Spezielles über die Gehirnwindungen.

Die zwischen den Furchen (S. 784 ff.) gelegenen Gyri des Gehirnmantels werden nach den Furchen benannt. **I. Mensch.** a) Lateralfläche. Der *Gyr. front. sup.* (Fig. 959 a,a), zwischen Sulc. front. sup. und Sulc. callosomarg. liegend, schliesst den vorderen Teil der Mantelkante in sich. Der *Gyr. front. medius* (Fig. 959 b,b), zwischen der erstgenannten Furche und dem Sulc. front. inf., wird durch den seichten Sulc. front. medius in 2 Parallelwindungen gespalten. Der *Gyr. front. infer.* (Fig. 959 c) befindet sich zwischen dem Sulc. front. inf. und der Fiss. lat., während die Zentralwindung und die Sulci praecentrales den *Gyr. centr. anter.* (Fig. 959 d,d) umgrenzen. Der zu ihm parallele *Gyr. centr. post.* (Fig. 959 e) hat als hintere Begrenzung das Anfangsstück des Sulc. interpariet. und den Sulc. postcentr. Die zwischen Mantelkante und Sulc. interpariet. liegende Windung heisst *Gyr. pariet. superior* (Fig. 959 i,i) zum Unterschied von dem *Gyr. pariet. infer.*, der in der Konvexität des Sulc. interpar. liegt; er zerfällt in einen vorderen, das Ende der Fiss. lat. umkreisenden Abschnitt, *Gyr. supramargin.* (Fig. 959 k), und einen hinteren, das Ende der oberen Schläfenfurche umklammernden Abschnitt, *Gyr. angularis* (Fig. 959 l). Nach hinten geht der Gyr. pariet. sup. mit einer um das Ende der Fiss. parietooccipit. herum ge-schlungenen Windung in den *Gyr. occipit. sup.* über (Fig. 959 m), während die Fortsetzung des Gyr. angular. den *Gyr. occipit. med.* (Fig. 959 n) ergibt. Die okzipitale Verlängerung der mittleren und unteren Schläfenwindung nennt man *Gyr. occipit. infer.* (Fig. 959 P). Die lange, zwischen der Fiss. lat. und dem Sulc. temporalis befindliche Windung heisst *Gyr. temp. sup.* (Fig. 959 f) und die zwischen ihm und dem Sulc. temp. med. liegende Windung *Gyr. temp. medius* (Fig. 959 g). Der vor der mittleren und unteren Schläfenfurche begrenzte, in die Basalfläche übergehende Rindenwulst ist der *Gyr. temp. inf.* (Fig. 959 h).

b) Medialfläche. Um den Balken schlingt sich der *Gyr. fornicat.* Sein zwischen Balken und Sulc. callosomargin. befindlicher Abschnitt heisst *Gyr. cinguli* (Fig. 960 b,b), sein unterhalb des Balkenspleniums nach dem Temporalpol abgehender *Gyr. hippocampi* (Fig. 960 d). Die enge Stelle, an der beide Stücke ineinander übergehen, nennt man *Isthmus gyri fornic.* (Fig. 960 c). Peripher vom Gyr. fornic. stossen wir am Stirnhirn auf den auf die Medialfläche übertretenden *Gyr. front. sup.* (Fig. 960 a,a), der zwischen Balkenknie und Stirnpol der Hemisphäre durch den seichten Sulc. infraorbit. in 2 Unterabteilungen gebracht wird. Sein unmittelbar unter das Balken-knie ziehender Endzipfel entspricht dem *Gyr. subcallos.* (Fig. 960 k). Der vor dem Endast des Sulc. collosomargin. an der Medianfläche der Mantelkante liegende Verbindungsbogen der beiden Zentralwindungen heisst *Lobulus paracentr.* (Fig. 960). Ihm folgt, hinten von der Fiss. parieto-occipit. begrenzt, der *Praecuneus* (Fig. 960) und diesem der *Cuneus* als dreieckiges Windungs-stück zwischen Fissura parietooccipit. und Fiss. calcarina (Fig. 960 s). Vom Cuneus zieht nach dem Okzipitalpol an der Mantelkante der *Gyr. descendens* (Fig. 960 i); von ihm geht nach vorn der breite *Gyr. occipitotempor. medialis* (Fig. 960 l) und verbindet sich mit dem Gyr. hippocampi. Basal stösst an diesen, durch den Sulc. occipitotempor. inf. getrennt, der *Gyr. occipitotempor. later.* (Fig. 960 g), dem dann der der Basalfläche angehörige Gyr. tempor. infer. anliegt.

53*

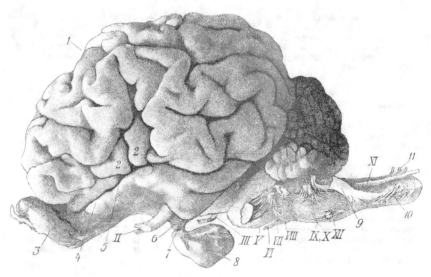

Figur 996.

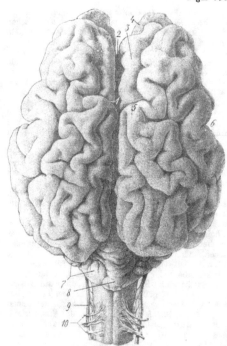

Figur 997.

Figur 996.

Seitenansicht des Gehirns eines
erwachsenen Rindes; 4:5.

1 Prominentia marginalis dorsalis, 2, 2
Inselgebiet, im weit klaffenden Sulc. lateralis Sylvii freiliegend, 3 Bulb. olfactorius,
4 Gyr. olfact. lateralis, 5 Sulcus rhinalis,
6 Infundibulum, 7 Caput lobi piriformis,
8 Hypophysis, 9 Lig. suspensorium arachnoideale, 10 Ventralwurzelbündel d. ersten
Zervikalnerven, 11 Dorsalwurzelbündel d.
ersten Zervikalnerven.

II N. opticus, III N. oculomotorius, V N.
trigeminus, VI N. abducens, VII N. facialis,
VIII N. acusticus, IX, X N. glossopharyn-
geus-vagus, XI N. accessorius, XII N. hypoglossus.

Figur 997.

Dorsalansicht des Gehirns einer
Kuh; 3:4.

1 Sulc. transversus, 2 Fiss. mediana cerebri, 3 nasomediale Frontalwindung, 4 Bulbus olfactorius, 5 Polus marginalis dorsalis,
6 Fiss. lateralis Sylvii, 7 Kleinhirnhemisphäre, 8 Kleinhirnwurm, 9 N. accessorius,
10 erste dorsale Rückenmarkswurzel.

II. Beim **Hunde** unterscheiden wir an der Aussenfläche des Pallium 4 Bogenwindungen, die sich konzentrisch um die Fissura lateralis (Sylvii) als *Gyrus arcuatus primus* (G. sylviacus) (Fig. 999 I u. 1000 I), *secundus* (G. ectosylvius) (Fig. 999 II u. 1000 II, *tertius* (G. suprasylvius) (Fig. 999 III u. 1000 III) und *quartus* (G. marginalis) (Fig. 999 IV u. 1000 IV) lagern. Den nasal vom Sulc. cruciatus gelegenen Windungszug nennt man *Gyr. centralis nasalis* (Fig. 998 cc.a.), den kaudal von ihm befindlichen *Gyr. centralis caudalis* (Fig. 998 cc.p.), beide zusammen *Gyr. sigmoideus* (Fig. 998 Si). Er fehlt den Tieren, bei denen ein Sulc. cruciatus nicht erwiesen ist. Der *S. calloso-marginalis* scheidet die mediale Gehirnfläche I. in den *Gyr. marginalis*, der dorsal von dieser Furche liegt und als 4. Bogenwindung den Medianrand des Gehirns bildet, und 2. den *Gyr. fornicatus,* der zwischen der genannten Furche und dem Gehirnbalken liegt. Der Gyr. margin. zerfällt in Unterabteilungen (Fig. 998 m, cc.a, cc.p, ent, sspl). Der Gyr. fornicatus bildet dadurch, dass seine um

Figur 998.
Windungsschema der Seitenfläche des Hundegehirns
(Ellenberger-Baum).

Lob. olf. Lobus olfactorius, **Lob. orb.** Lobus orbitalis, **Pr.** Prorea, **tr. o.** Gyrus olfact., U Lob. piriformis, **cc. a.** Gyr. centralis nas., **cc. p.** Gyr. centralis caud., **co. (ss. a.)** Gyr. coronalis (suprasylvius nas.), **ec. a.** Gyr. ectosylvius nas., **sy. a.** Gyr. sylvius nas., **ec. m.** Gyr. ectolat. medius, **ent.** Gyr. entolat., **sspl.** Gyr. suprasplenialis, **m.** Gyr. marginalis, **ecl.** Gyr. ectolat., **ssp.** Gyr. suprasylvius caudalis, **ss.** Gyr. suprasylvius medius, **sy. p.** Gyr. sylvius caud., **i. olf.** Sulc. sagitt. lob. pirif., **cm. p.** Gyr. compositus caud., **Si.** Gyr. sigmoideus, **cm. a,** Gyr. compositus nas., **ec. p.** Gyr. ectosylvius caud.

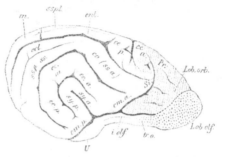

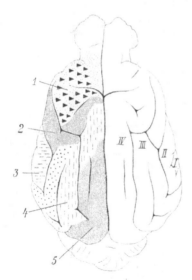

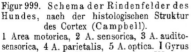

Figur 999. Schema der Rindenfelder des Hundes, nach der histologischen Struktur des Cortex (Campbell).
1 Area motorica, 2 A. sensorica, 3 A. auditosensorica, 4 A. parietalis, 5 A. optica. I Gyrus arcuatus primus, II G. a. secundus, III G. a. tertius, IV G. a. quartus.

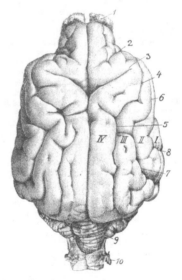

Figur 1000. Dorsalansicht des Gehirns eines Jagdhunds; 1:1.
I—IV die 4 Bogenwindungen. 1 Bulb. olfact. 2 Ram. nas. fiss. lateral. (Sylvii), 3 Sulc. cruciat., 4 S. coronal., 5 S. ectomargin., 6 S. suprasylv. nas., 7 S. suprasylv. med., 8 S. ectosylv., 9 Kleinhirnwurm, 10 erster Zervikalnerv.

das Balkenknie und den Balkenwulst biegenden Enden gegeneinander gekehrt sind, einen ventral offenen Dreiviertelring. Dieser Ring wird dadurch geschlossen, dass sich von der ventralen Seite aus Teile des Riechhirns zwischen die Enden des Gyr. fornicatus einschieben. Er zerfällt in den nasalen Gyr. cinguli und den kaudalen Gyr. hippocampi. Der *Gyr. cinguli* ist der dorsal und nasal vom Balken gelegene Teil des Gyr. fornicatus, dessen nasalen ventral absteigenden Abschnitt man auch *Gyr. genualis* genannt hat. Der *Gyr. hippocampi* ist der kaudal vom Splenium gegen den Ventralrand der Hemisphären abfallende Teil des Gyr. fornicatus. Beim Hunde zieht über ihn ein hellgefärbter, mit eigentümlichen, höckerigen Rändern versehener *Gyr. transversus hippocampi* (Retzius) in schiefer Richtung hinweg. Da, wo der Gyr. cinguli in den Gyr. hippocampi übergeht, ist der Gyr. fornicatus dünn; diese Stelle nennt man *Isthmus gyri fornicati hom.* Der Gyr. hippocampi setzt sich ventrolateral in den Lobus piriformis fort; die um das ventrale Ende der Fissura hippocampi herum ziehende Fortsetzung des Gyr. hippoc. heisst *Uncus* oder *Gyr. uncinatus* (Fig. 1002 3). Die *Fiss. hippocampi* (Fig. 1005 3) buchtet den Hemisphärenrand gegen die Grosshirnkammer vor und bildet dadurch einen in diese vorragenden Wulst, das Ammonshorn.

Was nun die Tragweite der hier besprochenen Homologien der Windungen und ihrer zugehörigen Furchen anbelangt, so ist diese nur unter Wahrung einiger einschränkenden Bedingungen richtig zu erfassen. Die S. 784 geltend gemachten Bestimmungsmerkmale der Windungs- und Furchenhomologien stehen uns bei dem heutigen Kenntnismateriale nicht alle zur Verfügung. Es haben daher, wie bemerkt, die meisten der aufgezählten Homologien der Neuhirnrinde nur eine sehr bedingte Gültigkeit.

Jede Homologie der Grosshirnrindengliederung muss von dem Bestreben geleitet sein, anatomische Lokalisationen funktioneller kortikaler Zentren aufzufinden; sie muss auf der histologischen Architektonik des Cortex beruhen. Geht man von diesem Standpunkt aus, so findet man, dass sich, abgesehen von den unter a erwähnten Rindenteilen, die Struktur der Grosshirnrinde vielfach ändern kann, ohne durch ein besonderes, makroskopisch wahrnehmbares Verhalten des Rindenreliefs markiert zu sein. Die Furchen haben daher dort für die topische Lokalisation keine ausschlaggebende Bedeutung und brauchen, selbst wenn sie auch morphologisch nach Form und Lage homolog erscheinen, organisch doch nicht homolog zu sein. Die Grenzen homologer Rindenfelder haben keine Beziehungen zu jenen Linien, die im Hemisphärenrelief gelegen sind, d. h. sie halten sich mit wenigen Ausnahmen nicht an die Furchen und Windungen, sondern ziehen (Fig. 999) unbeeinflusst vom Furchenverlauf mehr oder weniger geradlinig über die Oberfläche hinweg; sie bilden eigentümlich gestaltete Rindenfelder, die entweder von der lateralen auf die mediale Hemisphärenfläche hinübergreifen oder gürtelförmig den ganzen Hemisphärenumfang umspannen oder in Gestalt von Endkappen dem Frontal- oder Okzipitalpol aufsitzen. Diese histologisch charakterisierten Rindenfelder haben in der Säugerreihe eine sehr bedeutende Konstanz, wogegen sich die topische Inkonstanz der Furchen oft schon bei den verschiedenen Gattungen einer Ordnung überaus deutlich zeigt.

Das S. 784 erwähnte Beispiel der Homologie der vorderen Zentralwindung des Menschen und des Gyrus sigmoideus des Hundes beleuchtet diese Verhältnisse auf klarste. Wie sich gezeigt hat, erstreckt sich die durch die Betz'schen Riesenpyramidenzellen charakterisierte motorische Zone (Fig. 999 1), die beim Menschen in dieser Windung lokalisiert ist, beim Hunde nicht nur über das Homologon des Gyr. centralis nasalis, sondern weit darüber hinaus über den Gyr. centralis caudalis; dadurch wird eine inkonstante kleine Nebenfurche der 4. Bogenwindung zum Homologon des Sulc. centralis (Rolandi), i. e. Sulc. cruciatus gestempelt und die schon von Kückenthal [328] bezweifelte Homologie des S. cruciatus neuerdings als hinfällig erwiesen. Bei den übrigen Haussäugern erfahren diese Verhältnisse noch weitere Verschiebungen, auf die hier nicht eingegangen werden kann.

Rindengebiete gleicher Funktion können zwar eine gleiche Struktur (wie z. B. die Area motorica) haben, aber auch einen wechselnden Bau haben, wie die Riech- und Sehrinde. Total verschieden gebaute Felder der Riechrinde erhalten Zuzug aus den tertiären Riechbahnen, und neben der Area striata des Sehfeldes gibt es noch andere Zentren, die mit dem Sehen in Verbindung zu bringen sind. Daher ergeben sich für die Lokalisation dieser Rindensphären nicht ebenso sichere morphologische Kriterien wie für die Rinde der Bewegungssphäre.

Die Funktion wie der Bau sehr ausgedehnter Rindengebiete ist uns derzeit noch un bekannt. Aus der Berücksichtigung der Punkte a—d ist ersichtlich, dass eine vollständige Homologisierung der einzelnen Organe der Grosshirnrinde vorläufig nicht möglich ist.

Ausser den hier besprochenen Windungen gibt es am Gehirn der Haussäuger noch einige Rindenformationen des Grosshirns, die von der allgemeinen Konfiguration des Pallium abweichen und besonders charakteristische Bildungen darstellen und zwar 1. die Insel, 2. die Ammonshörner, 3. die Area praecommissuralis Brocae.

1. *Insula Reilii*, die Insel. Unter Insel versteht man jenes Rindengebiet, das mit dem Claustrum (s. S. 844) in örtlichen Beziehungen steht: derjenige Teil der Neopalliumrinde, der sich über das Claustrum hinzieht, ist Inselgebiet. Dieser dem Stammteil

des Hemisphaerium angehörige Rindenkomplex wird dadurch vollkommen sichtbar gemacht, dass man den lateralen Hemisphärenrand, das *Operculum*, abbricht, wie das in Fig. 1001 dargestellt ist. Das Inselgebiet ist begrenzt durch den dorsolateralen Rand des Lob. piriformis, der sich durch den S. postrhinalis vom eigentlichen Rindengebiet absetzt. Medial von dieser Furche erhebt sich die Hemisphärenfläche in einer steilen, pallisadenartig gerifften Wand; die vertikal stehenden Wülste erscheinen als Fortsetzung jener Windung, die, als Inselstiel oder *Gyrus praeinsularis* zwischen dem Proc. nasalis fiss. lat. und dem S. praesylvius ziehend, unter das Operculum tritt (Fig. 1001 gp). Knapp unter dem

Deckelrand sieht man noch 2 deutlich abgegrenzte Querwülste, von denen einer oder auch beide fälschlich als Insel bezeichnet wurden. Die weiter kaudal folgenden, bereits vom Operculum verdeckten sind weniger hoch, gegenseitig nicht so scharf abgetrennt und zerfallen in zwei Gruppen: Eine nasale, dem Rande des Lob. piriformis aufgesetzte, aus 3—4 nebeneinanderliegenden Stücken, den *Gyri breves* (Fig. 1007 1, 2, 3, 4), bestehende und eine kaudale, die etwas tiefer gegen den Gehirnstamm zurücktritt. Die nasale Gruppe zeichnet sich durch grosse Regelmässigkeit aus. Ihre Strahlen fahren fächerförmig von einer ventralen etwas schmäleren Basis, dem Inselpol (Fig. 1001 w), dorsal auseinander; der kaudale Komplex besteht aus 5—8 Stücken, die in strickartiger Anordnung vorwiegend kaudodorsal emporsteigen (Fig. 1001 eg) oder auch fehlen können, so dass das ganze Feld glatt erscheint. Am intakten Gehirn ist die Insel des Pferdes bis auf ihren nasalen Teil vollständig verdeckt. Beim Rinde und noch mehr beim

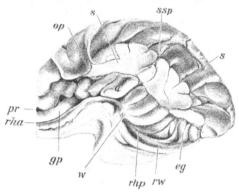

Figur 1001. Inselgebiet des Pferdehirns. **a** freigelegter Inselteil, **eg** kaudaler Abschnitt d. Inselrinde, **gp** Gyr. praeinsularis, **op** nasaler Rand d. Operculum, **pr** Sulc. praesylvius, **rha** Sulc. rhinalis nasalis, **rhp** Grund d. Sulc. rhinalis caudalis, **rw** ventraler Randwulst dieser Furche, **s, s** Schnittfläche durch d. Basis d. Operculum, **ssp** Sulc. suprasylvius caudalis, **w** Inselpol.

Schafe liegt die Inselwindung zum grossen Teile frei (Fig. 996 2). Drängt man die oft weit klaffende Sylvische Furche auseinander, so beobachtet man, dass von dem kaudalen Schenkel der zirkuminsulären Windung, dem Gyr. arcuatus primus des Leuret'schen, dem Gyr. arcuatus secundus des Holl'schen Schemas, eine Verbindungsbrücke, der *Gyrus suprainsularis,* in die Tiefe steigt und in die grosse Inselwindung übergeht. Beim Hund und Schwein ist die Insel von den benachbarten Windungen fast ganz bedeckt [107, 267 u. 492].

2. **Ammonsformation.** Unter **Ammonshorn** oder *Hippocampus* versteht man den bogenförmigen, von der Spitze des Lob. piriformis bis unter das Balkensplenium reichenden, in das Ventralhorn des Seitenventrikels hineinragenden Wulst; er besteht aus dem umgerollten Medialrand des Gyrus hippocampi, der sich in der Fimbria wieder nach aussen umschlägt.

Nimmt man am gehärteten Gehirn eines grossen Haussäugers den Gehirnstamm bis zum For. interventriculare heraus und blickt vom kaudoventral in die so erhaltene Grube, so sieht man folgendes: An der Peripherie liegt der glatte, konkav gekrümmte *Gyrus hippocampi* (Fig. 1002 zwischen 5 u. 6), an dem sich der ventrale Mantelrand medial umschlägt. Kaudolateral hängt dieser Gyrus mit den Windungsausläufern der zerebellaren und medialen Palliumfläche zusammen. Dorsal konfluiert mit ihm die Umbiegung des *Gyrus fornicatus.* Knapp ventral vom Balkenwulst entsendet er proximal einen kleinen, zitzenförmigen Lappen unter den Balken, die Balkenwindung (Fig. 1002 Bw), den *Gyrus callosus,* der das Splenium nicht direkt tangiert. Weiter geht seine Fortsetzung über das Splenium mit der Fortsetzung des Gyr. dentatus auf die Dorsalseite des Balkens. Letzterer liegt nasolateral dem Gyr. hippocampi als ein gänsefederkieldicker, grauer Parallelstrang an, der wegen seiner Unebenheiten und Einkerbungen *Gyrus dentatus* heisst (Fig. 1002 4). Er beginnt ventral an der Medialseite der Spitze des Lob. piriformis und zwar so, dass sein Anfang an manchen Gehirnen (Pferd) von der Basalseite her als kleine mediale Hervorragung am Caput lobi piriformis wahrgenommen werden kann. Vom Gyr. hippocampi durch die tiefe *Fissura hippocampi* (Fig. 1002 5) getrennt, zieht er mit ersterem im Bogen dorsal und wird zwischen die Balkenwindung und das Splenium corporis callosi eingeklemmt. Er verliert an dieser Stelle seine Wulstungen, wird etwas aufgetrieben, *Tuberculum gyri dent.* (Fig. 988 12), und krümmt sich, der Dorsalseite der Balkenwindung folgend, in der *Flexura subsplenialis gyr. dent.* kaudal, um an der Okzipitalfläche des Splenium, sich stark verdünnend, emporzusteigen. An seiner Medialseite differenziert sich an dieser Stelle noch eine

zarte Parallelwindung, der *Gyrus fasciolaris*. Nach dem Erreichen des Balkenrückens zieht das Rudiment des Gyr. dentatus in Verbindung mit jenem des Gyr. hippoc. als dünner, grauer Balken-
überzug, *Stria medullaris later. corp. call.* s. *Indusium griseum* (Fig. 988 7), nasal, umschlingt den
ganzen Balken und endet knapp unter dem Balkenknie in der *Area praecommissuralis* (Fig. 988 14).
Die Nasalkante des Gyr. hippoc. setzt sich äusserlich in eine weisse Faserplatte, die
Fimbria hippocampi (Fig. 1004 Fi), fort, die, mit dem Gyrus dent. parallel laufend und durch
einen undeutlichen *Sulc. fimbriodentatus* von ihm getrennt, gegen den Balken aufsteigt, breiter
wird und als Schenkel des Fornix in dessen Körper übergeht. Der nasale Rand der Fimbria
wird mit einer plötzlichen Verjüngung zur *Taenia fimbriae*. Die Konvexität des Hippocampus
sowie die laterale Fimbriafläche ragen in das Lumen des Ventrikels vor.

3. Als Area praecommissuralis Brocae (Fig. 988 14) bezeichnet man ein bei den
Haussäugern nur undeutlich profiliertes Gebiet, das ventral vom Genu corp. callosi und nasal
von der Lamina terminalis liegt. Am deutlichsten ist es beim Rinde. Nasodorsal strömt die
über das Balkenknie kommende *Stria medullaris lateralis* als dünner, weisser Faden in sie ein
(Fig. 988 5). Nasal laufen die Enden des Gyr. cinguli, ventronasal das Ende des Gyr. olfactor.
medialis und ventral die mediale Fortsetzung des Trigon. olfact. und des Lemniscus diagonalis
gegen die Area aus. Die gegenseitige Abgrenzung dieser Teile ist schon in der weiteren Umgebung der Area praecommissuralis sehr verschwommen. Nur der mediale Schenkel des Lemniscus diagonalis, den man mit dem *Gyrus subcallosus* von Zuckerkandl homologisiert hat,
macht insofern eine Ausnahme, als er wenigstens beim Rinde sich als weisses, längsstreifiges
Band bis gegen den Fornix hin nachweisen lässt (Fig. 988 25).

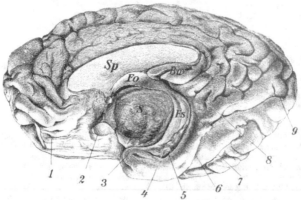

Figur 1002.
Medioventrale An-
sicht der Grosshirn-
hemisphäre des
Pferdes; 3:5.
Bw Balkenwindung, Fo
Fornix, Fs Crus fornicis, S
Schnittfläche i. Zwischenhirn, Sp Medianschnitt
durch Septum pell., Fornix
u. Balken. 1 Gyr. olfact.,
2 Chiasma opticum, 3 Un-
cus, 4 Gyr. dentatus, 5
Fiss. hippocampi, 6 Kau-
dalende d. Sulc. longitudinalis lobi pirif., 7 Kaudalende d. Sulc. rhinalis, 8
Zweihügeldelle, 9 Umbie-
gungsstelle des Sulc. marginalis.

B. Innere Konfiguration. Weisse Substanz. 1. Die Faserung des S. 773 beschriebenen
Corpus callosum ist mehrfach gegliedert. Der vom Genu corp. call. stammende Teil der Balkenstrahlung wendet sich in einem nasal offenen Bogen zum Stirnhirn und bildet die *Pars* s. *Forceps
nasalis corp. callosi*. Die vom Balkensplenium kommenden Fasern gehen in einem kaudal offenen
Bogen zu den Hinterhauptslappen und erzeugen die *Pars* s. *Forceps caudalis*. Der vom Truncus
corp. call. ausgehende Teil der Radiatio, die *Pars* s. *Forceps parietalis*, entsendet seine Fasern zuerst
horizontal; sie biegen dann ventromedial um und werden von den aus den Pedunculi cerebri zu
den Hemisphären ziehenden Stabkranzfasern durchflochten. Zu den Querfasern des Balkens gesellen sich einige Längsbündel. Dorsal wird er nämlich von einer zarten Rindenlage, dem oben-
erwähnten *Indusium griseum*, überzogen, das aus einem seitlichen, unter dem Cingulum verborgenen,
Streifen, der *Stria lateralis*, und einer zwischen beiden Striae eingeschobenen Schicht, dem *intermediären Indusium*, besteht. Letzteres ist bei den Karnivoren rudimentär, bei allen anderen Haussäugern aber deutlich nachweisbar und beim Menschen zu einer medial verlaufenden Leiste
differenziert, *Stria longitudinalis medialis* (Fig. 1003 23); beide Leisten gehen als Längsbündel über
das ganze Balkendorsum und heissen auch *Nervi Lancisii* (Fig. 1004 SI). Ausserdem unterscheiden wir noch einen dem kaudalen Teile des Balkenkörpers angehörigen, mächtigen Faserzug,
Tapetum (Fig. 1005 12). Er ist gefässarm, am frischen Gehirn durch seine weisse Farbe scharf
abgegrenzt und umschliesst die kaudale, laterale und dorsale Wand des Seitenventrikels wie eine
Schale, die sich nasal rasch verschmälert und als dünner Strang von kommaförmigem Querschnitt
bis in die Gegend des Kopfes des Nucleus caudatus zieht [161 u. 394].

2. Das *Septum pellucidum* (Fig. 1006 n) besteht aus 2 Blättern, die sich aus markhaltigen
Nervenfasern und grauer Masse aufbauen. Ventronasal findet sich eine beträchtliche Ganglienzell-

ansammlung eingelagert, die genetisch der Grosshirnrinde homolog ist, wenn sich auch topographisch keine Zusammengehörigkeit mehr nachweisen lässt. Sie ist beim Schweine so gross, dass sie bis an den Balken heranreicht, so dass der Körper des Fornix mit seiner nasalen Spitze in sie einzustrahlen scheint. Beide Markblättchen legen sich bei allen Säugern ganz aneinander. Beim Menschen ist ein Spaltraum, das *Cavum septi pellucidi* (Fig. 1003 25), vorhanden. Die Fasern des Septum gehen z. T. in die nasomediale Hemisphärenwand, z. T. wenden sie sich als *Pedunculi septi pellucidi* gegen die Rinde des Gyr. olfactorius und dorsal gegen die Balkenfaserung, diese durchquerend [642 u. 718].

3. Die *Commissura nasalis* (Fig. 939 18 u. 1006 o) besteht aus 2 Teilen, die sich in der Medianebene zu einem knapp nasal von den Columnae fornicis liegenden Mittelstück vereinigen. Sie baut sich aus markhaltigen, quer von einer zur anderen Hemisphäre verlaufenden Fasern auf. Ihre *Pars nasalis* ist bei den Haussäugern sehr stark und geht zum Bulbus olfact., an dem ihre Fasern eine besondere Wandschicht (Fig. 995 II)

bilden; die *Pars caudalis* ist bedeutend schwächer; ihre Fasern gehen durch den Linsenkern zum Lob. piriformis.

4. Der *Fornix* [273] (Fig. 1002 Fo) besteht im wesentlichen aus Längsfaserzügen, die aus der Rinde des Hippocampus stammen und auch einen Zuzug von Fasern des gegenseitigen Hippocampus über die Lyra erhalten. Sein Körper ist bei allen Haussäugern verhältnismässig kurz, weil die Dorsalenden der Ammonshörner sehr weit nasal reichen. Durch sie wird auch die zum Fornix gehörige Commissura hippocampi ventral verdeckt. Als *Fornix longus* s. *dorsalis* fasst man [142] die Gesamtheit aller jener Fasern auf, die — beim Pferde und Rinde besonders deutlich — aus dem Ammonshorn und den dorsal vom Balken liegenden Rindengebieten stammen, als *Fibrae perforantes* den Balkenwulst durchbrechen und in das Septum pelluc. einstrahlen. Der Faserzug bildet beim Pferde in der Höhe des Frontalendes vom Ammonshorn ein dickes, unpaares Bündel (Fig. 1004 Fd). Die in die Seitenkammern ragenden Seitenränder des Fornix verjüngen sich in der Verlängerung der Taenia fimbriae zur Taenia fornicis, von der die Lamina epithelialis chorioideae als Abschluss des Ventralhorns des Seitenventrikels zur Lamina affixa hinübergeht, die der Seitenfläche des Thalamus angehört. Der Rissrand der Lamina affixa, die *Taenia chorioidea ventriculi telencephali*, läuft bis zum For. interventriculare und geht dort in die *Taenia thalami* über. Die Fasern des Fornix gehen zum grösseren Teile zum Corpus mamillare, *Tractus corticomamillaris*, zum kleineren Teil als *Tractus corticohabenularis* durch die Stria medullaris thalami zum Ganglion habenulae. Die Fasern der kaudalen Fornixregion gehen in den gegenüberliegenden Fornixschenkel und bilden die *Commissura hippocampi*, die man auch *Fornix transversus* nennt.

5. Die *Substantia corticalis telencephali*, Grosshirnrinde, Cortex, überzieht als eine graue Ganglienzellschicht die Peripherie des gesamten Gehirnmantels (Fig. 1004). Sie ist

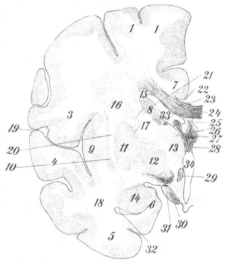

Figur 1003. Querschnitt durch die Grosshirnhemisphäre des Menschen; 2 : 3. 1, 1 Gyr. frontalis dorsalis, 3 Operculum, 4 Gyr. temporalis ventralis, 5 Gyr. occipitotemporalis, 6 Uncus, 7 Gyr. cinguli, 8 Nucl. caudatus, 9 Insula, 10 Claustrum. 11 Putamen, 12 Globus pallidus nuclei lentif., 13 Thalamus opticus, 14 Nucl. amygdalae, 15 Fasc. nuclei caudati, 16 Corona radiata, 17 Capsula interna, 18 Marklager des Schläfenlappens, 19 Fiss. lateralis, 20 Capsula externa, 21 Stratum zonale nucl. caudati, 22 Stria terminalis, 23 Stria longit. medialis corp. call., 24 Corp. callosum, 25 Cavum septi pellucidi, 26 Nucl. nasalis thalami, 27 Columna fornicis (dorsal getroffen), 28 Plexus medialis, 29 Columna fornicis (ventral getroffen), 30 N. opticus, 31 Ansa lenticularis, 32 Cornu ventrale des Seitenventrikels, 33 Pars medialis des Seitenventrikels, 34 Ventrikel des Zwischenhirns.

im allgemeinen an der Wölbung der Gyri der konvexen Hemisphärenfläche am dicksten, in der Tiefe der Furchen und an der medialen Hemisphärenfläche am dünnsten. Der Flächenausdehnung nach liegt der grössere Teil der Rinde in den Furchen, der kleinere frei an der Oberfläche. Die Grosshirnrinde ist histologisch kein homogenes Gebilde. Die regionäre Verschiedenheit ihrer Struktur ist beim Menschen mit unbewaffnetem Auge teilweise dadurch wahrnehmbar, dass man auf Querschnitten oft eine zarte, weisse Bänderung angedeutet findet, die keine allgemeine Verbreitung hat; man nennt die weissen Zwischenlinien Baillarger'sche Streifen. In der Rinde sieht man aus der Tiefe der Fiss. calcarina her eine äussere und eine innere graue und eine mittlere weisse Lage; letztere heisst der Viq d'Azyr'sche oder Genarri'sche Streifen, den man auch beim Hunde an Faserpräparaten mit freiem Auge auffinden kann. Diese Schichtungen sind der Ausdruck der wechselnden Formation und Verteilung der intrakortikalen Nervenfasern und Zellagen. Mit Rücksicht auf die letzteren unterscheidet man an der Gehirnrinde im wesentlichen 6 Zonen, die in mehrere Unterabteilungen zerlegt werden können: 1. Das periphere *Stratum moleculare, Lamina zonalis,* oder die Tangential- oder Molekularschicht; 2. *Lam. granularis externa,* äussere Körnerschicht; 3. *Lam. pyramidalis,* Pyramidenschicht; 4. *Lam. granularis interna,* innere Körnerschicht; 5. *Lam. ganglionaris,* Ganglienschicht; 6. *Lam. multiformis,* Spindelzellenschicht. Die Schichten variieren an verschiedenen Rindenbezirken beträchtlich und gestatten die Abgrenzung besonderer Rindenfelder, *Areae corticales* s. *anatomicae;* die wichtigsten sind die *Area cruciata, A. postcruciata, A. parietalis, A. optica, A. limbica, A. frontalis* etc. Auf ihre morphologischen Kennzeichen kann hier nicht eingegangen werden (s. Fig. 999).

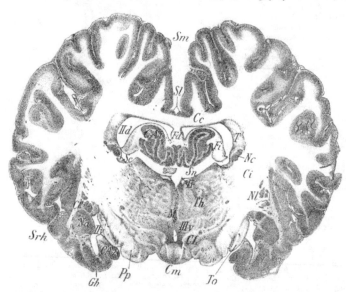

Figur 1004. Querschnitt durch das Gehirn des Pferdes; 1:1. **CAi** Dorsalende des Ammonshorns, **CAz** Ventralende desselben, **Ce** Corp. callosum, **Ci** Capsula interna, **Cl** Caps. extern., **CL** Corpus Luysii, **Cm** Corp. mamillare mit einstrahlenden Columnae fornicis, **Fd** Fornix dorsalis, **Fi** Fimbria hippocampi, **Gh** Lob. piriformis, **H** Habenula, **M** Massa intermedia, **Na** Nucl. amygdaliformis, **Nc** Nucl. caudatus, **Nl** Nucl. lentiformis, **Pp** Pes pedunculi, **Sc** Sulc. striae corneae, **Sl** Nervi Lancisii, **Sm** Fiss. longitudinalis, **Sn** Raum, der ausgefüllt ist von dem Dache des 3. Ventrikels und der Tela chor. medialis, **Srh** Sulc. rhinalis caudalis, **Th** Thalamus opticus, **To** Tractus opticus. **IId** Cella media des rechten Seitenventrikels, **IIv** Cornu ventrale desselben, **IIIv** ventrokaudaler Quadrant des 3. Ventrikels.

Hirnrindenlokalisation. Abgesehen von ihrer anatomischen Gliederung lässt sich die Grosshirnrinde auch funktionell in verschiedenwertige Sphären oder Felder zerlegen. Jeder Rindenteil von bestimmter physiologischer Bedeutung heisst Rindenzentrum. In vielen Fällen stimmen die Grenzen der Areae anatomicae mit jenen der physiologischen Rindenzentren überein, wie z. B. die Area gigantocellularis und das motorische Zentrum. In anderen ist dies nicht der Fall, so dass die strukturelle Gliederung keine Ausblicke auf die Funktion gestattet.

Wir unterscheiden diesbezüglich in der Hirnrinde zwei differente Gruppen von Zentren: a) Solche, die die kortikalen Endstätten der Sinnesapparate darstellen. Sie heissen Sinneszentren; ihre Lage ist abgesehen vom Menschen nur bei den Karnivoren genauer bekannt. Zu ihnen gehören: 1. Die Körperfühlsphäre, als Zentrum für Tast-, Schmerz-, Temperatur-, Lage- und Bewegungsempfindungen des ganzen Körpers; sie liegt im Gyrus sigmoideus und den angrenzenden Rindenteilen. 2. Das auditive oder Hörzentrum, lateral an der Basis des Lobus piriformis. 3. Das Sehzentrum oder das optische Rindenfeld, an der kaudomedialen Hemisphärenfläche, etwas nach der Lateralfläche übergreifend; 4. Geruchszentren finden sich in der Rinde des gesamten Riechhirns, insbesondere aber im nasalen Teil des

Gyr. hippocampi und im Ammonshorn. Die Lage des Geschmackszentrums ist noch nicht sichergestellt. 5. Rechnet man hierzu noch das motorische Rindenzentrum, das den kaudalen Teil des Gyr. sigmoideus und das Nasalende der 2. und 3. Urwindung bis zum Sulc. diagonalis umfasst.

Alle diese Zentren stehen durch zentrifugale und zentripetale Bahnen mit den Hirnstammganglien, den grauen Massen des Rückenmarks und mit den peripheren Sinnesflächen in Verbindung. Diese Bahnen, deren Fasern in einem sehr frühen Stadium der jugendlichen Entwicklung eine Markscheide erhalten, führen zur Rinde von allen Teilen des Körpers — sie projizieren gleichsam die Eindrücke der Umwelt auf die Hirnrinde. Anderseits projizieren die zentrifugalen Anteile dieser Faserbahnen die Erregungen der motorischen Sphäre nach der Körperperipherie. Sie heissen deshalb Projektionsbahnen, deren Einzelheiten S. 847 beschrieben sind, während die ihnen zugehörigen Rindenareale Projektionszentren heissen.

b) Zeichnet man die Projektionszentren in die Grosshirnrinde ein, so bleibt ein grosser Teil derselben frei. Nach Flechsig ist dieses Gebiet vorwiegend als Substrat für die höheren neuropsychologischen Funktionen zu betrachten. Diese Rindenfelder fassen die Tätigkeit der Projektionszentren zu höheren Einheiten zusammen, sie verbinden oder assoziieren deren Tätigkeiten und heissen deshalb Assoziations- oder Binnenzentren, von denen hauptsächlich man ein frontales, parietales und ein okzipitales auseinanderhält.

Diese Zentren stehen untereinander durch besondere Faserbahnen, die Assoziationssysteme (s. S. 846) in Verbindung; hingegen ist ihre Faserverbindung mit der Neuraxis weit geringer wie jene der Projektionszentren. Auch ist zu bemerken, dass ihre Verbindungsfasern ihre Myelinscheiden in einem verhältnismässig späteren Entwicklungsstadium erhalten wie dort.

Von den Assoziationszentren ist bei den Karnivoren, der Ziege und dem Schafe das frontale hinsichtlich seiner Umgrenzung am besten bekannt. Es liegt unmittelbar nasal von der Area motorica. Letztere ist bei den genannten Tieren genau festgelegt. Sie ist bei allen Säugern vorhanden und gehört mit dem Urhirn und der Insel zu den konstantesten Rindengebieten. Jene Rindenregion, die also nach Abzug der Area motorica vom Nasalpole der Hemisphären übrig bleibt, ist das frontale Assoziationszentrum, das Stirnhirnhomologon sui generis. Es ist beim Hunde klein und beschränkt sich bei den genannten Tieren auf die medialsten Windungen dieses Poles.

Da das Gehirn aller Haussäuger makrosmatisch ist, hat die Betrachtung des Riechhirns ein besonderes Interesse. Nach Erledigung der Organe des nasalen Riechlappens (s. S. 768) bleibt uns noch die Beschreibung der Struktur des Ammonshorns [134].

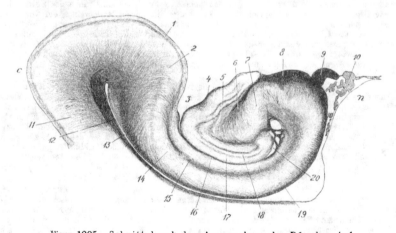

Figur 1005. Schnitt durch das Ammonshorn des Pferdes; 4:1.
1 Stratum zonale gyri hippocampi, 2 Subikularregion, 3 Fiss. hippocampi, 4. Strat. moleculare d. medialen Blattes des Gyr. dentatus, 5 Körnerschicht des medialen Blattes des Gyr. dent., 6 tiefe Wurzel des Alveus, 7 Endblatt des Ammonshornes, 8 extraventrikulärer Alveus, 9 Fimbria, 10 Plexus chor. ventric. lateralis, 11 Übergang des Pallium ins Gebiet des Gyr. hippocampi, 12 Tapetum, 13 Ventralhorn des Seitenventrikels, 14 Pyramidenzellschicht des lateralen Blattes des Ammonshornes, 15 Strat. lacunosum, 16 Lamina medullaris circumvoluta, 17 Strat. radiatum gyri dentati, 18 Körnerschicht des lateralen Blattes des Gyr. dentatus, 19 endoventrikulärer Alveus, 20 Spaltbildung am Grunde der Fiss. hippocampi. Von c nach n verläuft die kaudonasale Richtungslinie der Ammonswindung.

Der Bau des Cortex erleidet in der zur Ammonsformation umgeschlagenen, kaudalen Partie des Hirnmantels eine mehrfache Umlagerung. Legen wir durch die Ammonswindung eines Gehirns mehrere auf ihre Krümmung senkrechte Schnitte, so sehen wir die Fiss. hippocampi (Fig. 1005 3) tief in den Mantelrand einschneiden und diesen gegen das Ventrikellumen vordrängen, worauf sich der periphere Kantenrand wieder als Gegenwand dieser Furche nach aussen zurücklegt und, nachdem er einen Sporn, die Fimbria (Fig. 1005 9), gegen den Plexus chorioideus des Seitenventrikels vorgetrieben, von einer hellen, gelatinös aussehenden Kappe oder Beutel aufgenommen oder eingesäumt wird. Wir haben damit den Ammonswulst in 2 Hauptlagen oder Blätter zerlegt, über deren Lage im Raume wir uns orientieren müssen. Es ist zu beachten, dass wegen der Länge und der bogenförmigen Gestalt des Ammonshorns seine der Hirnbasis naheliegenden Portionen gegenüber jenen unter dem Balkensplenium eine um fast 180° gedrehte Lage einnehmen: Das ventrale Blatt des Ammonshorns der Unkusgegend wird zum dorsalen in der Region der Balkenwindung. Es ist unter Hinweis auf die Fig. 1005 zu berücksichtigen, dass beim Pferde und Rinde keine so vollkommene Einrollung des Hirnmantelrandes im Ammonshorn vor sich geht wie beim Menschen. Vielmehr wird der Gyr. dentatus wegen der Schmächtigkeit des Gyr. hippocampi vom Subiculum weniger bedeckt, so dass die Fimbriabasis vom Subiculum viel weiter absteht als beim Menschen. Vom ventralen, dorsalen und Endblatt des Ammonshorns, die wir dort finden, fällt dadurch das Homologon des ersten fort, und es bleibt bei diesen Tieren eigentlich nur das Homologon des dorsalen und des Endblattes. Durch die spezifische Lagerung der Ammonswindung wird das dorsale Blatt des Menschen zum lateralen des Pferdes, während das Endblatt medial zu liegen kommt. Betrachten wir den Querschnitt durch das Ammonshorn des Pferdes (Fig. 1005), so erkennen wir jene Region, an der sich der Hirnmantel im Gyr. hippocampi zum Ammonshorn umschlägt, als Subiculum (Fig. 1005 2). Der sich zum Plexus wendende Sporn ist die Fimbria (Fig. 1005 9) und die herz- oder beutelförmige Kappe, in deren Hilus der grösste Teil des Mantelrands hineinzieht, der Gyrus dentatus. Seine Rinde zerfällt in 2 glatte, winkelig aneinanderstossende Blätter, von denen das laterale (Fig. 1005 18) mit der gegenüberliegenden Wand der Fiss. hippocampi (Fig. 1005 3) verlötet ist, während das mediale (Fig. 1005 5) frei bleibt. Im Gebiet des Balkenwulstes werden die beiden Blätter grösser und vielfach gewunden, so dass ihre einfache Anordnung verloren geht (Fig. 1004 CAi).

6. Der *Nucleus caudatus* (Fig. 1006 a, 1007 V u. 1008 Nc) [667] wird durch die Caps. interna vom Linsenkern getrennt: nur ventral sind beide Ganglienmassen vereint. Seine in den Ventrikel vorragende Oberfläche wird medial gegen den Thalamus durch die am Grunde des Sulc. striae corneae liegende Stria cornea abgeschnitten. Es ist dies ein dünner Markstreifen, der von einer Ependymverdickung bedeckt ist und medial in die Lamina affixa übergeht; letztere gehört dem Endhirn an, verwächst jedoch beim Pferde in einem früheren Entwicklungsstadium mit dem Thalamus, so dass dieser im Bereich der schmalen Lamina affixa zur Begrenzung des Seitenventrikels herangezogen wird. Nasal wird die Stria cornea etwas breiter und schwillt zum *Caput striae corneae* an, das die nasale Thalamusfläche überzieht; es liegt knapp nasal vom For. interventriculare.

7. Der *Nucleus lentiformis* (Fig. 1006 b) liegt zwischen der Capsula int. (Fig. 1006 d) und externa (Fig. 1006 e). Während die letztere bei den Haustieren eine unscheinbare, dünne Markplatte darstellt, unterscheiden wir an der ersteren eine *Pars frontalis*, den nasalen Schenkel, der im stumpfen Winkel am *Genu capsulae* in die *Pars occipitalis*, den kaudalen Kapselschenkel, übergeht; erstere liegt zwischen Linsen- und Schwanzkern, letztere zwischen Linsenkern und dem Sehhügel. Der Nucl. lentiformis (Fig. 1006 b, 1008 Nl) ist bei den Haussäugern klein und lässt an Querschnitten mehrere durch eingelagerte, dünne Markblätter geschiedene, graue Abteilungen erkennen. Er zerfällt beim Menschen und Hunde in 3, bei anderen Tieren in 2 Abteilungen, die nur undeutlich abgegrenzt werden können: Pars medialis s. *Globus pallidus hom.* (Fig. 1003 12 u. 1007 26) und Pars lateralis s. *Putamen hom.* (Fig. 1003 11 u. 1007 25).

Aus dem Nucl. caudatus und Nucl. lentiformis entspringen Eigenfaserungen, die auch zum Corpus striatum gehören und die genannten Kerne mit den Ganglien des Zwischenhirns verbinden. Beide Faserzüge halten wir als *Tractus striothalamicus medialis* und *Tr. striothalamicus lateralis* auseinander. Letzterer geht ventral über die Kapselfaserung hinweg und muss dort, wo die Kapsel als Hirnschenkelfuss an die Oberfläche kommt, also knapp am Tract. opticus, diese peripher umgreifen. Man nennt ihn *Ansa lenticularis,* Linsenkernschlinge (Fig. 1003 31).

8. Kaudoventral vom Linsenkerne ist der mit ihm durch Markbrücken verbundene Mandelkern [661], *Nucleus amygdalae* (Fig. 1003 14), in der Tiefe des Temporallappens eingeschlossen. Er ragt mit einem stumpfen Höcker gegen das Ventralhornlumen vor. Zu ihm tritt die *Taenia semicircularis* als besonderes Faserbündel, dessen Elemente aus der Subst. perforata nas., dem Septum pelluc. und aus der Commiss. nasalis stammen.

9. Das *Claustrum* [666], Vormauer (Fig. 1003 10, 1006 c u. 1007 6), ist eine flache, bandartig gewundene Ganglienplatte lateral von der Caps. externa, die von der ihr sehr nahe gelegenen Inselrinde noch durch eine Schicht weisser Substanz, *Capsula extrema*, geschieden wird.

Die grauen Massen des Endhirns stehen unter sich und mit den Kernen der übrigen Hirnabschnitte und des Rückenmarks durch zahlreiche Leitungsbahnen im Zusammenhange, deren Gesamtheit die weisse Substanz oder das weisse Marklager des Endhirns bildet. Diese **Leitungsbahnen** werden nach der Art ihrer Verknüpfung mit den Ganglienzellen der grauen Substanz in Kommissur-, Assoziations- und Projektionsfasern eingeteilt. Man nennt Faserzüge, die von einer Hemisphäre in identische Bezirke der anderen ziehen, Kommissuren- und jene, die Teile der Rinde der gleichen Hemisphäre miteinander verbinden, Assoziationsfasern. Die Fasern, welche die Hemisphärenrinde mit den Ganglien des Zwischenhirnes oder der darauf folgenden Kernabschnitte bis zum Rückenmark in aufsteigender wie in absteigender Richtung verbinden, heissen Projektionsfasern. Die Assoziationsfasern überragen an Menge die beiden anderen Gruppen beträchtlich.

    1. Kommissuren. Als solche sind zu nennen das Corpus callosum (S. 773 u. 841), die Commissura nasalis (S. 775 u. 842), welch letztere eigentlich nichts anderes ist als ein Anhangsgebilde des Balkens für die Rinde des Riechlappens, und die Commissura hippocampi.

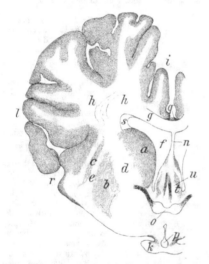

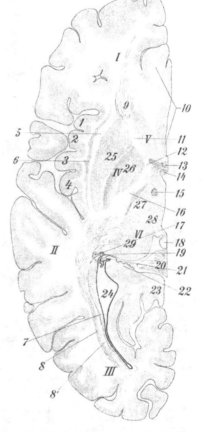

Figur 1006. Querschnitt durch das Grosshirn des Pferdes (halbschematisch).
a Nucl. caudatus, b Nucl. lentiformis, c Claustrum, d Capsula interna, e Caps. externa, f Seitenkammer, g Balken, h, h Corp. medullare, i Fiss. longitudinalis, k Chiasma opt., l Hirnrinde, n Septum pell., o Commiss. nasalis, p Recess. opticus ventr. tert., q Stria longitudin. medialis, r Sulcus rhinalis, s Fascic. subcallosus, t verdickter Teil des Septum pelluc., u Columna fornicis.

Figur 1007. Horizontalschnitt durch das Grosshirn des Menschen; 4:5.
I Stirnlappen, II Temporallappen, III Okzipitallappen, IV Nucl. lentiformis, V Nucl. caudatus, VI Thalamus opticus. 1, 2, 3, 4 Gyri breves der Inselrinde, 5 Caps. externa, 6 Claustrum, 7 Tapetum, 8 Fasc. longitudinalis ventralis, 8' Radiatio optica, 9 Corona radiata, 10 Gyr. cinguli, 11 nasaler Schenkel der Caps. interna, 12 Knie der Caps. int., 13 Commissura nasalis, 14 Columna fornicis, 15 Fascic. thalamomamillaris, 16 kaudaler Schenkel der Caps. interna, 17 Stria cornea, 18 Epiphyse, 19 Schwanz des Nucl. caudatus, 20 Splenium corp. callosi, 21 Fimbria, 22 Gyr. dentatus, 23 Gyr. hippocampi, 24 kaudaler Abschnitt des Seitenventrikels, 25 Putamen, 26 Globus pallidus, 27 lateraler und 28 medialer Kern des Thalamus, 29 Pulvinar thalami.

2. Assoziationsbahnen. Wir unterscheiden lange und kurze Fasern, je nachdem sie die Ganglienzellen zweier nebeneinanderliegender Windungen oder räumlich weiter getrennter Kortexareale verbinden. Erstere sind beim Menschen starke, bei den Haussäugern jedoch viel weniger umfangreiche Bündel. Man unterscheidet: 1. Den *Fasciculus uncinatus*, von der Stirn- zur Nackenwindung gehend; er ist bei den Ungulaten schwach ausgebildet [521]. 2. Den *Fasciculus longitudinalis ventralis* (Fig. 1007 8); er ist der beim Menschen am leichtesten zu demonstrierende und verläuft lateral vom Seitenventrikel zwischen Hinterhaupts- und Schläfen- lappen. Er bildet die äusserste Schicht der 3 dem Seitenventrikel lateral anliegenden Strata und ist auch beim Pferde gut ausgebildet. Sein dorsaler Abschnitt geht zum grössten Teile in die Projektionsfaserung über, durchsetzt das Putamen und strahlt in die Lamina medull. externa des Thalamus ein, wogegen ein kleiner Rest des Bündels in die Caps. interna übergeht. 3. Den *Fasciculus longitudinalis dorsalis* s. *arcuatus;* er zieht vom Stirnhirne sagittal gegen den Hinterhauptslappen und bogenförmig gegen die Spitze des Schläfenlappens und lässt sich bei den Ungulaten nicht als besondere Formation abgrenzen. 4. Das *Cingulum,* die Zwinge, verläuft im Gyr. cinguli. Es reicht von der Subst. perforata nasalis bis in den Okzipitallappen

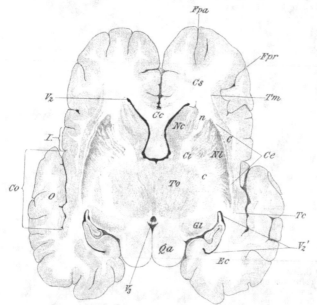

Figur 1008. Horizon- talschnitt durch das Grosshirn des Pfer- des; halbschematisch.

C Claustrum, c kaudaler Schenkel d. Caps. interna, Ce Caps. ext., Ci Knie der Caps. int., Co verdeckter Teil der Insel, Cs Cen- trum semiovale, Cc Corp. callosum, Ec zentrales Marklager des Occipital- Hirns, Fpa Sulc. prae- sylvius nas., Fpr Sulc. praesylvius, Gl Ganglion genic. laterale, I frei- liegender Abschnitt der Insel, n nas. Schenkel der Caps. int., Nc Kopf des Nucl. caudatus, Nl Nucl. lentiformis, O Oper- culum, Qa Colliculus quadrigem. nas., Tc kau- dales Ende der Vormauer, Tm nas. Ende derselben, To Thalamus opticus, V 2 Cornu nasale der Seiten- kammer, V'2 Cornu ven- trale derselben,V3 dritter Ventrikel.

und kann auch am Gehirn der Haussäuger, auf dem Balken ruhend, als ein im Querschnitt halbmondförmiges Bündel erkannt werden. 5. Im Gyr. marginalis liegt der *Fasciculus marginalis,* dessen Ursprung und Ende nicht bekannt sind. 6. Der *Fasciculus occipitalis perpendicularis* hom. zieht dorsal vom Hinterhauptslappen zum Gyr. occipitotemporalis und liegt dem Fascic. longit. ventralis lateral an. Beim Pferde, Hunde und Schafe ist ein solcher Faserzug nicht nach- zuweisen. In der lateralen Wand des Seitenventrikels findet man beim Menschen 7. einen dem Schwanzkern anliegenden *Fasciculus nuclei caudati* s. *Fasc. subcallosus* (Fig. 1003 15), ferner 8. an der Oberfläche dieses Ganglions einen Belag weisser Fasern, das *Stratum zonale nucl. caud.* (Fig. 1003 21), und 9. ventrolateral vom Fasc. nuclei caudati ein gut umschriebenes Längsbündel, das sich nasal dem Stabkranze anlegt, *Fasciculus frontooccipitalis.* Beim Hunde, Schafe und Pferde ist eine solche Abgrenzung nicht möglich. Man findet bei diesen Tieren im lateralen Ventrikelwinkel den Querschnitt eines durch blasse Färbung und geringe Gefässversorgung charakterisierten, starken Bündels von kommaförmigen Umrissen, das nasal über dem Kopfe des Schwanzkernes z. T. in das dünne Strat. zonale nucl. caudati übergeht und kaudal, die Aussen- wand des Seitenventrikels bildend, im Querschnitte länger und schmäler werdend, an der Zentral- partie des Ventralhornes nur noch einen dünnen Faserbelag darstellt. Diese Fasermasse lässt sich auch grob anatomisch als allseitig wohl abgeschlossenes Ganzes an Chrompräparaten aus- brechen. Der nasale, zwischen Schweifkernkopf und Balken liegende Abschnitt des Längsfaserzuges entspricht dem *Fasciculus subcallosus* (Fig. 1006 s) von Muratoff, der kaudobasale breite Teil dem *Tapetum ventric. lateralis.*

Die kurzen Assoziationsbündel treten wesentlich in Form der *Fibrae arcuatae cerebri* oder U-Fasern auf, die im Bogen um den Grund der Furchen verlaufen.

3. Projektionsbahnen. Die Gesamtheit der Projektionsfasern bildet den Stabkranz oder die *Corona radiata* (Fig. 1007 9). Er wird aus kortikopetalen und kortikofugalen Anteilen aufgebaut, die von und zum Zwischenhirne, den Ganglien des Mittel-, Hinter-, Nachhirns und des Rückenmarks ziehen. Auf dem Wege zu diesen Stationen wird vornehmlich die Caps. interna, der Hirnschenkelfuss und das Haubengebiet benutzt. Die engste Stelle des Stabkranzes wird knapp über der Capsula int. erreicht und heisst der Fuss des Stabkranzes. Die Strahlung zerfällt beim Menschen je nach den Lappen, in die sie zieht, in die Pars frontalis, parietalis, temporalis und occipitalis und enthält lange und kurze Bahnen.

Zu den kurzen Projektionsbahnen gehören: 1. Bündel vom Cortex zum Thalamus opticus und umgekehrt — *Tractus corticothalamici* und *Tractus thalamocorticales* — die Seh-

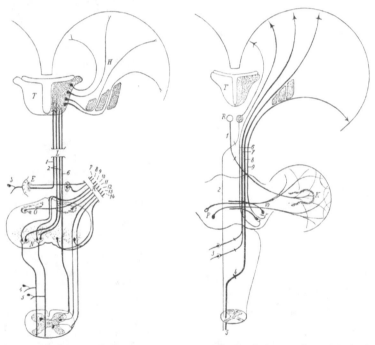

Figur 1009. Schema der wichtigsten sensiblen Bahnen. Zuleitender Schenkel des Gesamtnervenbogens.

E Endkern eines sensiblen Hirnnerven, H Haubenstrahlung, N Dorsalstrangkerne, L Lemniscus med., O Oliva nas., R Corp. restif., T Thalam. optic. 1 Fasern a. d. Endkernen d. sensiblen Hirnnerven zur med. Schleife, 2 Schleifenfasern aus d. Dorsalstrangkernen, 3 Ganglion eines sens. Hirnnerv., 4 Gangl. spinale einer Faser des Burdach'schen Stranges, 5 Spinalgangl. einer medialen Dorsalstrangfaser, 6 Fasc. spinothalamicus, 7 Fasern aus d. Endkernen d. sens. Hirnnerven zum Corp. rest. d. gleichen Seite, 9 Fibrae arc. ventrales zum Corp. rest., 10 gekreuzte Olivenfasern z. Corp. rest., 11 ungekreuzte Olivenfasern zum Corp. rest., 12 Fasc. spinocerebellaris ventr., 13 Fasc. spinocerebellaris dors., 14 Fibrae arc. dorsales zum Corp. rest.

Figur 1010. Schema der wichtigsten motorischen Bahnen. Ableitender Schenkel des Gesamtnervenbogens.

K Kleinhirnkerne, P Nucl. pontis, T Thalam. opt., R Nucl. ruber. 1 Fasc. cerebellotegmentalis, 2 Fasc. rubrospinalis, 3 Kerne der mot. Hirnnerven, 4 Pyramidenkreuzung, 5 Pyramidenseitenstrangbahn, 6 frontale Brückenbahn, 7 Fasc. corticobulbaris, 8 Fasc. corticospinalis, 9 okzipitotemporale Brückenbahn, 10 Fasc. pontocerebellares.

d. Gegenseite, 8 Fasern a. d. Endkern eines

hügelstiele. Das wichtigste an ihnen ist die Haubenstrahlung Flechsig's oder die kortikale Schleifenbahn (Fig. 1009 H). Ihre kortikopetalen Fasern stammen aus den ventralen Thalamuskernen (Fig. 1009 T), wohin auch die Schleifenfasern des Rückenmarks und der Medulla

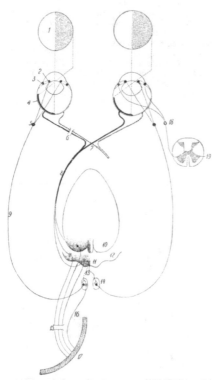

oblongata gelangen, und gehen in die Gegend der Zentralwindung; man erblickt deshalb in der genannten Bahn den Hauptbestandteil der sensiblen Strahlung zur Rinde.

2. Bündel aus dem nasalen Zweihügel und Corp. geniculatum laterale nach der Area optica cortic.; sie bilden den grössten Teil der Gratiolet'schen Sehstrahlung, *Radiatio optica* (Fig. 1011 15).

3. Bündel aus dem kaudalen Zweihügel und Corp. geniculatum med. nach der Area acustica cortic. — Hörstrahlung, *Radiatio auditiva.*

4. Endlich existieren noch Verbindungen vom Nucleus ruber und vom Zwischenhirn und dem Corp. mamillare nach der Ammonsrinde durch die im Fornix enthaltenen Stabkranzfasern.

Lange Projektionsbahnen: 1. Die frontale Brückenbahn (Fig. 1010 6), deren kortikofugale Fasern aus der Rinde des Stirnlappens durch die Capsula interna zu den Brückenkernen gelangen.

2. Die okzipitotemporale Brückenbahn (Fig. 1010 9) aus der Okzipitalrinde zu den Brückenkernen.

3. Die motorische Bahn aus der Area motorica cortic. durch die mediale Kapsel zur Medulla oblongata und zum Rückenmark. Sie enthält mehrere Unterabteilungen: a) Die kortikobulbäre motorische Bahn (Fig. 1010 7), *Fasciculus corticobulbaris,* deren Fasern zu den Kernen der motorischen Hirnnerven gehn. b) Die kortikospinale Bahn (Fig. 1010 8), *Fasciculus corticospinalis* oder die Pyramidenbahn, deren Fasern die Caps. int., den Hirnschenkelfuss, die Brücke und die Pyramiden passieren, sich in der Decussatio pyramidum kreuzen (Fig. 1010 4) und zu einer Pyramidenseitenstrangbahn, *Fasciculus cerebrospinalis lateralis* (Fig. 1010 5), aneinanderlegen.

Figur 1011. Schema der Sehbahn.
1 laterale Sehfeldhälfte d. l. Auges, 2 Sphincter pupillae, 3 Dilatator pupillae, 4 laterale Netzhauthälfte d. l. Auges, 5 Gangl. ciliare, 6 Nerv. opt. sin., 7 Chiasma opt., 8 Tract. opt. sin., 9 Okulomotoriusfasern zum Gangl. ciliare, 10 Pulvinar, 11 nasaler Zweihügel, 12 Corp. genic. lat., 13 partiell gekreuzte Bahn vom nas. Zweihügel zum Kern d. N. oculomot., 14 Nuclei n. oculomot., 15 Sehstrahlung, 16 zentrales Glied d. psychomotorischen Pupillarbahn, 17 Area optica corticis, 18 Gangl. cervic. craniale sympath., 19 Centrum ciliospinale.

Ausser der durch die Pyramiden laufenden motorischen Bahn gibt es noch extrapyramidale motorische Bahnen, die vom Zwischenhirn, dem Nucleus ruber und vom Rückenmark selbst ausgehen; man nennt sie *thalamospinale, rubrospinale* (Fig. 1010 2) und *spinospinale* motorische Bahnen. Die Beteiligung aller motorischen Bahnen an der Versorgung der Bewegungsimpulse ist beim Menschen und den Tieren sehr wechselnd. Die beim Menschen prävalierende motorische Pyramidenbahn ist bei den Karnivoren weit schwächer ausgebildet und bei den Ruminantiern, dem Schweine und dem Hunde ganz rudimentär (s. S. 811). Bei diesen Tieren treten die extrapyramidalen motorischen Bahnen mehr in den Vordergrund.

Zusammenfassung. Um den Zusammenhang der im Vorstehenden beschriebenen Organe des Nervensystems übersehen zu können, müssen wir das Ineinanderwirken der erregungsleitenden Apparate wenigstens in ihren Hauptzügen rekapitulieren.

Das ganze Nervensystem baut sich aus Ganglienzellen und Faserbahnen auf, denen zwei prinzipielle oder Hauptfunktionen zukommen: Sie besorgen die Erregungsleitung von der Körperperipherie zu den nervösen Zentren und anderseits die Erregungsleitung im umgekehrten Sinne.

Man unterscheidet also zuleitende oder zentripetale und ableitende oder zentrifugale Systeme. Die Gesamtheit der in der Neuraxis übereinander geordneten zuleitenden Systeme bilden den zuleitenden Hauptschenkel, während die Gesamtheit aller ableitenden Systeme den ableitenden Hauptschenkel aufbauen. Der erstere dient daher der Empfindungs- oder sensiblen Sphäre, der letztere der motorischen Sphäre der Lebensäusserungen. Das Anfangsglied dieses sensomotorischen Gesamtnervenbogens liegt in den spezifischen Zellen der Sinnesorgane oder in den peripheren Sinnesflächen (Auge, Ohr, äussere Haut, Gelenke usw.). Sein Endglied ist in den Muskeln, Drüsen und Gefässen zu suchen.

Beide Schenkel des sensomotorischen Gesamtnervenbogens sind miteinander durch zahlreiche interzentrale oder assoziative Bahnen verbunden, die besonders zwischen den einzelnen Projektions- und Binnenzentren des Grosshirnmantels mächtig entwickelt sind. Diese Einrichtung ermöglicht es, dass die im sensiblen Schenkel des Gesamtnervenbogens an den verschiedenen Zwischenstationen der sensiblen Bahnen — Grau des Rückenmarks, des Hirnstamms und der subkortikalen Zentren — auf jene des motorischen Hauptschenkels übertragen werden können, ohne den Gesamtnervenbogen in seiner ganzen Länge durchlaufen zu müssen. Beispiele. Bewirkt ein mechanischer Vorgang die Reizung der in den Sehnen des M. quadriceps befindlichen sensiblen Nervenendigungen, so gelangt die Erregung durch sensible Nervenfasern über das Ganglion spinale ins Rückenmark und kann durch eine Reflexkollaterale direkt zur motorischen Zelle des Ventralhorns geleitet werden (1. sensibles Neuron). Von dort gelangt sie durch die motorischen Nervenfasern zum M. quadriceps (1. motorisches Neuron) und bewirkt dessen Kontraktion. Die aufsteigenden wie die absteigenden Äste der sensiblen Rückenmarksnerven können aber (s. S. 804) mit intraspinalen Schaltzellen in Verbindung treten (2. sensibles Neuron), und diese vermögen die Erregungswelle an die motorischen Zellen mehrerer Rückenmarkssegmente zu übertragen und so zu komplizierten Bewegungen Veranlassung zu geben. In analoger Weise können die sensiblen Erregungen aber noch weiter zu den Zentren des Mittelhirns, den Stammganglien und endlich zur Grosshirnrinde geleitet werden. Die von den Hautsinnesnerven ausgehende Erregung kann durch das Rückenmark bis zu den sensiblen Endkernen der Dorsalstränge gelangen (1. sensibles Neuron) (Fig. 1009 N). Von dort strömt die Erregung durch die Schleifenbahn (2. sensibles Neuron) über die Schleifenkreuzung in die gegenseitige Thalamushälfte (Fig. 1009 N bis T) und von diesen durch die Haubenbahn oder den sensiblen Stabkranz (Fig. 1009 II) (3. sens. Neuron) in das sensible kortikale Projektionszentrum oder die Körperfühlsphäre. Sie hat also den ganzen sensiblen Schenkel des sensomotorischen Gesamtnervenbogens passiert.

Von der Körperfühlsphäre kann nun die Erregung durch kortikale, intrazentrale Assoziationsfasern zu den verschiedensten Teilen der Area motorica gebracht und auf den ableitenden Schenkel des Gesamtnervenbogens übertragen werden. Sie durchläuft zentrifugal die Pyramidenfasern im motorischen Stabkranzteil des Capsula interna (Fig. 1010) und weiter durch den Hirnschenkelfuss und die Brücke bis zu den gegenseitigen motorischen Hirnnervenkernen oder den gegenseitigen Ventralsäulen des Rückenmarks (2. motorisches Neuron). Von dort gelangt sie in dem im peripheren motorischen Nerven gelegenen 1. motorischen Neuron bis zum Muskel und hat damit den ganzen ableitenden Schenkel des sensomotorischen Gesamtnervenbogens durcheilt. Die extrapyramidalen Bahnen (s. S. 848) dienen demselben Zwecke, nur sind sie aus mehreren Neuronen zusammengesetzt.

Ein Beispiel der Erregungsleitung im Gebiete der höheren Sinnesnerven ergibt die Sehbahn (Fig. 1011) mit ihrem effektorischen Apparat. Die in der Retina ausgelöste Erregung geht im Sehnerven teils gekreuzt, teils ungekreuzt zu dem Tractus opticus und damit zum Corp. genic. laterale, nasalen Zweihügel und Pulvinar (1. sensibles Neuron). Von dort gelangt sie in jenen okzipitalen sensiblen Stabkranzteil, der Gratiolet'sche Sehstrahlung heisst, zur Sehrinde als optischem Projektionszentrum (2. sens. Neuron, Fig. 1011 17). Von dieser Zentralstation werden die Erregungen durch intrazentrale oder Assoziationsfasern zu jenen Partien der Area motorica geleitet, die das Rindenzentrum für den N. oculomotorius oder solche anderer Körpermuskeln darstellen. Die Weiterführung der Erregung geht dann durch den absteigenden motorischen Stabkranzteil (2. motorisches Neuron) zu den im Mittelhirn gelegenen motorischen Kernen des Augenmuskelnerven der Gegenseite und von da im Oculomotorius bis zu den Augenmuskeln (1. motor. Neuron) beziehungsweise durch die Pyramidenbahn zu anderen Muskelgruppen des Körpers. Solange die Erregungsübertragung vom aufsteigenden Schenkel des Gesamtnervenbogens auf dessen ableitenden Schenkel durch die intrazentralen Bahnen des Rückenmarks und Hirnstammes vor sich geht, haben wir ein rein physiologisches Geschehen vor uns, eine Lebenserscheinung, die in der Regel von keinen psychischen Epiphänomenen begleitet ist. Wir sprechen hier von Reflexen und ihren Bahnen.

Geschieht die Erregungsübertragung hingegen durch die intrazentralen Bahnen der Grosshirnrinde, so können dabei jene Erscheinungen auftreten, die wir Empfindung, Bewusstsein, Erinnerung usw. nennen. Der Erfolg ist die willkürliche Handlung, für die das Zusammenwirken der verschiedensten, vielleicht aller Rindenzentren angenommen werden

muss. In diesem Sinne stellt sich die Hirnrinde als der höchst differenzierte
Apparat des gesamten Nervensystems, als das materielle Substrat für die psychischen
Vorgänge dar. Sie steht als höherer Hirnteil oder als übergeordnetes System den niederen
Hirnteilen gegenüber, die zwischen ihr und dem Rückenmark eingeschoben sind. Letzteren
liegt nicht die Gestaltung psychischer Phänomene ob, sondern die regulatorische Tätig-
keit der für die Erhaltung des Körpers dienenden Funktionen.

Das periphere Nervensystem.

Die Nerven sind meist platte, im Zerebrospinalsystem paarige, im sympathischen
System häufig unpaare Stränge, die sich in ihrem Verlauf meist spitzwinklig teilen
bzw. Zweige abgeben.

Der Austritt der Rückenmarksnerven aus dem Rückenmark und dem Wirbelkanal erinnert
an die Metamerie (Segmentierung) der Anneliden und Arthropoden. Man spricht daher auch
von einer Metamerie der Nerven (Ausnahmen s. S. 801).

Entwicklung. Die zentrifugalen spinalen Nerven entstehen segmentär (metamer) als
Neuritenbündel der Neuroblasten der Ventralsäulen des Rückenmarks; die motorischen verbinden
sich mit den Muskelfasern ihres Myotoms und bilden die motorischen Endplatten; die sekretorischen
enden in Drüsenzellen. Von den zentrifugalen Hirnnerven
entstehen in der Embryonalanlage der 3., 4., 6. und 12. aus
einer ventral und der zentrifugale Teil des 5., 7., 9., 10.
und 11. aus einer lateral gelegenen Reihe motorischer Kerne
des Gehirns. Die zentrifugalen Neuritenbündel jedes Segments
bilden zusammen die ventrale Spinal- oder Zerebralwurzel (bzw.
die zentrifugale Wurzel) der Nerven. Die sensiblen (zentripetalen) Spinalnerven entstehen als Neuriten-(Axonen-)bündel
der unipolaren Neuroblasten der Spinalganglien (Fig. 1012 1);
diese Zellen entsenden je einen zentral und einen peripher
gerichteten Neuritenast. Das zentral gerichtete Neuritenbündel
jedes Segments bildet den vom Spinalganglion zentral gelegenen
Teil (Fig. 1012 über 1) der dorsalen Nervenwurzel; seine
Neuriten treten in das Rückenmark als Stammfasern ein und
spalten sich in einen kranial und einen kaudal verlaufenden
Ast (Strangfasern), die Kollateralen abgeben. Die peripheren
Neuritenbündel jedes Segments bilden zusammen den peripheren
Teil (Fig. 1012 unter 1) der dorsalen Nervenwurzel, der mit der
ventralen Wurzel zu je einem Spinalnerven (Fig. 1012 2) zu-
sammentritt. Sie enden in Sinnesorganen (Neuroepithelien) usw.
Die gesamte Dorsalwurzel besteht mithin aus den zentralen und
peripheren Neuriten der Ganglienzellen der Spinalganglien und
den Ganglien selbst. Die sensiblen Hirnnerven entstehen
in gleicher Weise aus den Trigeminus-, Akustikus- und Glosso-
Pharyngeusganglien mit dem Unterschied, dass ihre zentralen
Neuriten in das Gehirn anstatt in das Rückenmark eintreten.

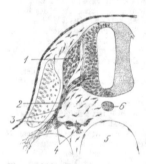

Figur 1012. Entwicklungs-
schema des zentralen, pe-
ripheren und sympathi-
schen Nervensystems.

1 Spinalganglion, 2 Spinalnerv,
3 Neurozyten, 4 Sympathikusanlage, 5 Aorta, 6 Chorda dorsalis.

Die Scheiden aller Nervenfasern entstehen relativ spät, die der motorischen beim Menschen im
5.—6. Schwangerschaftsmonat, die der sensiblen noch später und zwar aus zuerst hohlziegel-
artigen, später röhrenförmigen Scheidenzellen.

Von den 12 Gehirnnerven sind der 1. und 2. Hirnteile. Der 3., 4., 6. und 12. haben nur
ganz vorübergehend kaum wahrnehmbare, weil ungemein rasch schwindende dorsale Ganglien,
sind dann aber einwurzelige, zentrifugale, motorische Nerven. Der 5. Nerv hat ausser der
ventralen (zentrifugalen) Wurzel ein Ganglion (G. semilunare) für die dorsale (sensible) Wurzel;
die Ganglien seiner, auch sympathische Fasern führenden Äste (G. ciliare, sphenopalatinum,
oticum, submandibulare) entsprechen sympathischen Ganglien. Der 7. Nerv besitzt ausser dem
starken motorischen Anteil auch ein schwaches Ganglion (G. geniculi) (s. S. 823). Der 8. Nerv
hat 2 Ganglien (G. vestibulare und spirale), aber keine ventrale Wurzel. Der 9. Nerv besitzt
auch 2 Ganglien (G. jugulare und petrosum), die einem Spinalganglion entsprechen, und eine
Ventralwurzel. Der 10. Nerv hat neben dem zentrifugalen (motorischen) Anteil 2 Ganglien
(G. jugulare und nodosum) für die sensible Wurzel. Der 11. Nerv zerfällt in einen zerebralen
dem N. vagus zugehörigen Teil und den eigentlichen aus dem Akzessoriuskern des Rückenmarks
kommenden N. accessorius. Der 10. und 11. Nerv entsprechen einer Anzahl Nerven der ur-

sprünglichen Kopfsegmente (s. S. 64). Der 12. Nerv entspricht einem Spinalnervenkomplex mit atrophischen sensiblen Elementen.

Das sympathische Nervensystem entstammt wesentlich den ventralen Enden der Spinalganglien, die sich von diesen abspalten (Fig. 1012 4). Aus diesen abgespaltenen Teilen, die mit den Mutterganglien durch Neuritenbündel (Rami communicantes) in Verbindung bleiben, bildet sich der sympathische Grenzstrang, der vom Ggl. ciliare bis zum Ggl. coccygeum der Schwanzspitze reicht. Von diesen Ganglien spalten sich wieder Teile ab, welche die ganglienhaltigen Plexus in der Brust- und Bauchhöhle bilden. Die Neuriten der sympathischen Ganglienzellen treten in vielfache Beziehungen zum zerebrospinalen System, z. B. durch die Rami communicantes.

Bau. Die Nerven bestehen aus parallel angeordneten Nervenfasern, einem bindegewebigen Interstitialgerüst und einer blätterigen Hülle, dem Epineurium. Von diesem ziehen Hauptblätter in das Innere und teilen den Nerven in grössere Faserbündel, die sie als Perineurium umgeben. Von den Hauptblättern gehen Nebenblätter für kleinere Bündel und von diesen feinste Blättchen in die Bündel (Endoneurium) und zur Umhüllung der einzelnen Nervenfasern (Endoneural- oder Faserhüllen) ab. Zwischen den Faserbündeln findet sich bindegewebiges Füllgewebe (Interfaszikulargewebe), in dem die langgestreckte Maschen bildenden Gefässe u. ev. Nervi nervorum verlaufen und Lymphgefässe entspringen.

Die Verästelungen der Nerven geschehen durch Abgabe von Faserbündeln vom Nervenstamm. Ihre zahlreichen Verbindungen untereinander entstehen so, dass von einem Nerven abgehende Faserbündel sich an die Bündel eines anderen Nerven anlegen; die Fasern bleiben aber stets isoliert. Meistens tauschen bei solchen Verbindungen zwei Nerven derart Fasern aus, dass jeder Nerv vom anderen Fasern empfängt und an diesen Fasern abgibt. Mitunter erfolgt die Verbindung in Form von Nervengeflechten, wobei Zweige verschiedener Nerven sich miteinander verflechten.

Alle zentrifugalen Zerebrospinalnerven entspringen im Gehirn oder Rückenmark und alle zentripetalen in den Spinal- oder Zerebralganglien (s. S. 754). Dies ist der eigentliche oder tiefe Ursprung der Nerven (s. S. 754). Von den Ursprungsstätten im Gehirn und Rückenmark verlaufen die Nervenfasern verschiedenartig gegen die Oberfläche der Zentralorgane. Die Stelle, an der die zentrifugalen Fasern eines Nerven in Form von Faserbündeln (Wurzelbündeln) aus dem Gehirn und Rückenmark aus- und die zentripetalen eintreten, stellt den oberflächlichen (scheinbaren) Nervenursprung dar. Der Eintritt der zentripetalen Fasern wird somit als Austritt aufgefasst. Die Wurzelbündel vereinigen sich innerhalb des Subduralraums der Zentralorgane, oder sie bleiben getrennt, durchbohren vereinigt oder gesondert die Dura mater und erhalten von dieser ihre äussere feste Scheide. Näheres über das Verhalten der Nervenwurzeln und ihres Ursprungs s. S. 764 und 818 ff. Die mit einer dorsalen und ventralen Wurzel entspringenden Spinalnerven (s. S. 764) teilen sich nach ihrem Austritt aus dem For. intervertebrale in 1. einen *Ramus dorsalis* für die Muskeln und für die Haut des Rückens, 2. einen *Ramus ventralis* für die ventral von der Wirbelsäule gelegenen Muskeln und Teile der Haut, 3. einen *Ramus meningeus s. recurrens* für das Rückenmark und seine Hüllen, 4. einen für die Eingeweide und die Gefässe bestimmten *Ramus visceralis*, der zum N. sympathicus geht und in dessen Bahn verläuft. An den Gehirnnerven machen sich so mannigfache Modifikationen dieser typischen Teilung bemerklich, dass diese sich häufig nicht sicher nachweisen lässt. Man findet aber in der dorsalen Wurzel meist ein Ganglion, das zerebrale Nervenganglion, als Analogon der Spinalganglien. Bei der Beschreibung der Nerven ist i. d. R. nur ihr scheinbarer Ursprung berücksichtigt worden. Über ihren tiefen Ursprung s. S. 818 ff.

Funktionen. Alle Nerven sind erregbar und besitzen die Fähigkeit, die Erregung nach ihren Enden weiter zu leiten. Sie sind an einem Ende mit einem Eingangs- oder Reizorgan (Rezeptor) und am anderen Ende mit einem Erfolgs- oder Leistungsorgan (Effektor) ausgestattet. Werden sie durch eine auf das Reizorgan einwirkende Erregung in Tätigkeit versetzt, so leiten sie die Erregung zu dem Erfolgsorgan, wodurch an diesem eine Bewegung, Empfindung,

Sekretion usw. eintritt. Je nachdem ein Nerv sein Erfolgsorgan peripher oder zentral hat, unterscheidet man zentrifugale und zentripetale Nerven. Zu den ersteren gehören: die Bewegungs- (motorischen) Nerven, deren periphere Enden sich in quergestreiften oder glatten Muskelfasern, die sekretorischen Nerven, deren periphere Enden sich in einem Sekretionsorgan verbreiten, ferner die trophischen und vasomotorischen Nerven, unter deren Einfluss die Vorgänge der Ernährung stehen, oder die sich in den Gefässwänden verbreiten, und die Hemmungsnerven. Zentripetale Nerven sind: die Empfindungs-(sensiblen)nerven, von denen die Sinnesnerven, die nur durch ganz bestimmte Reize (z. B. Licht-, Schallwellen) erregbar sind, eine besondere Abteilung bilden. Nerven mit nur zentripetalen Fasern werden als Empfindungs- (sensible), solche mit nur zentrifugalen Fasern als Bewegungs- (motorische) und solche mit zentripetalen und zentrifugalen Nervenfasern als gemischte Nerven bezeichnet. Durch Verbindungen kann ein ursprünglich rein motorischer oder sensibler Nerv zu einem gemischten Nerven werden.

Alle Nerven, die willkürliche Bewegungen oder bewusste Empfindungen vermitteln, stehen durch ihre Nervenfasern mit bestimmten Bezirken des peripheren Rindengraues der Grosshirnhemisphären in Verbindung, wonach man von motorischen und sensiblen Rindenfeldern (-sphären) und psychomotorischen und psychosensiblen Zentren spricht. Über die Beziehungen der Nervenfasern zum Rindengrau und ihren Verlauf in den Zentralorganen s. Fig. 1009—1011 u. S. 845—848.

A. Die Gehirnnerven.

Die Gehirnnerven, *Nn. cerebrales,* treten paarig aus dem Gehirn hervor und werden mit besonderen Namen oder der Reihenfolge nach in nasokaudaler Richtung mit Zahlen als erstes, zweites Paar usw. bezeichnet. Man zählt zwölf Paar Gehirnnerven, obgleich das elfte Paar z. T. vom Rückenmark entspringt.

I. Allgemeines (cf. Fig. 442, 443, 827, 1013, 1014, 1015—1024, 1041 u. 1042).

1. Der **N. olfactorius** entspringt scheinbar im Bulbus olfactorius und geht zur Regio olfactoria der Nasenhöhle.

2. Der **N. opticus** kommt aus den Seh- und Vierhügeln und endet in der Retina des Auges. Er steht in reflektorischen Beziehungen zur Muskulatur der Pupille, der Augenlider und der Tränendrüse.

3. Der **N. oculomotorius** versorgt alle Augapfelmuskeln mit Ausnahme des M. obliquus oculi dorsalis und rectus oculi lateralis und des lateralen Teiles des M. retractor bulbi, den M. ciliaris, M. levator palpebrae sup. und den M. sphincter pupillae. Er ist beim Rinde auffallend stark; über das ihm anliegende *Ganglion ciliare* s. S. 857.

4. Der **N. trochlearis** ist motorischer Nerv für den M. obliquus oculi dorsalis. Bei den Artiodaktylen gibt er nach Mobilio [429] Verbindungszweige zum N. oculomotorius.

5. Der **N. trigeminus** versorgt: a) mit sensiblen Fasern die Dura mater des Gehirns, den Bulbus oculi mit seinen Nebenorganen, die Nase aussen und innen, die Zähne, die Kopfhaut mit Ausnahme des Rückens der Ohrmuschel und der Genickgegend, die Lippen, die sämtlichen Teile der Mundhöhle, das äussere Ohr bis zum Trommelfell, das Periost des Kopfes und das Kiefergelenk; b) mit motorischen Fasern die meisten Gaumensegel- und die Kaumuskeln, sowie den M. tensor tympani; c) mit sekretorischen Fasern die Tränendrüse, z. T. die Schweiss- und Speicheldrüsen des Kopfes; d) mit vasomotorischen Fasern viele Gefässe des Kopfes und des Auges; e) mit Geschmacksfasern die Papillae fungiformes der Zunge. Speziell geht 1. der *N. mandibularis* an die Kaumuskeln, die Parotis, die Zähne des Unterkiefers, die Wangen- und Zungenschleimhaut und die Unterlippe; 2. der *N. maxillaris* an die Zähne des Oberkiefers, die Gesichtshaut, die Oberlippe, das untere Augenlid, die Nasen- und z. T. die Mundschleimhaut; 3. der *N. ophthalmicus* an den Bulbus oculi und dessen Nebenorgane, die Augenlider, die Stirnhaut, das Siebbein, die Tränendrüse und die Nasenhöhle.

A. Der **N. ophthalmicus** teilt sich in den N. lacrimalis, frontalis und nasociliaris. Der *N. lacrimalis* geht an die Tränendrüse und das obere Augenlid und versorgt bei den Wiederkäuern auch die Stirnhöhle und den Stirnzapfen. Der *N. frontalis,* der bei Pferd und Mensch ganz oder teilweise durch das For. supraorbitale geht, versorgt die Regio supraorbitalis und frontalis. Der bei den Wiederkäuern auffallend starke *N. nasociliaris,* der auch dünne Nerven an's Auge sendet, teilt sich in den zu den Tränenorganen und dem medialen Augenwinkel gehenden *N. infratrochlearis* und den zum Siebbein und zur Nasenhöhle verlaufenden *N. ethmoidalis.*

B. Der **N. maxillaris** gibt ab: 1. den *N. zygomaticus* für das untere Augenlid nebst Umgebung und beim Menschen noch für die Haut der Wange und der vorderen Schläfengegend;

2. den beim Rinde verhältnismässig schwachen, beim Hunde und Schweine starken, durch den Canalis infraorbitalis verlaufenden *N. infraorbitalis* für die Backen-, Haken- und Schneidezähne des Oberkiefers, das Zahnfleisch und die Alveolen (*Nn. alveolares maxillae, Rami dentales und gingivales maxillae*), den Nasenrücken, die Nase und Oberlippe (*Nn. nasales externi, N. nasalis anterior, Rami labiales superiores*); 3. den *N. sphenopalatinus* mit den *Ganglia sphenopalatina*, die beim Rinde spärlich und beim Hunde äusserst klein sind. Er gibt den sehr dünnen, beim Rinde etwas stärkeren *N. canalis pterygoidei* (Vidii) und den Menschen Nasen- und Gaumenäste ab.

C. Der **N. mandibularis** tritt bei Mensch, Wiederkäuern und Fleischfressern durch das For. ovale, beim Pferde und Schweine durch das For. lacerum orale und gibt ab: 1. den beim Hunde sehr dünnen *N. massetericus* für den M. masseter; 2. den bei Mensch, Pferd, Wiederkäuern und Schwein doppelten *N. temporalis profundus* für den M. temporalis; 3. den mit dem kleinen, beim Rinde etwas grösseren *Ganglion oticum* versehenen, für den M. pterygoideus und tensor tympani bestimmten *N. pterygoideus;* 4. den für die Backe bestimmten *N. buccinatorius;* 5. den z. T. dem *N. auriculotemporalis* des Menschen entspr. *N. temporalis superficialis* (s. Fussnote S. 861), der Zweige an das Ohr und die Parotis abgibt und an die Wange und Backe geht; er sendet einen starken Zweig an den N. facialis und begleitet mit einem anderen die A. transversa faciei. Der N. mandibularis teilt sich dann in den *N. lingualis* und *alveolaris mandibulae*. Der erstere, der durch die *Chorda tympani* (und den N. intermedius) mit dem N. facialis zusammenhängt, versorgt die Zunge mit Empfindungsnerven und sendet Geschmacksnerven an die Papillae fungiformes und sekretorische Zweige an die Glandula sublingualis und submaxillaris. Der *N. alveolaris mandib.* gibt den *N. mylohyoideus* für den gleichnamigen Muskel ab, durchläuft dann den Unterkieferkanal, in dem er Zweige an alle Zähne des Unterkiefers (*Rami dentales et gingivales mandibulae*) sendet, und tritt in Form eines (Pferd, Rind, Mensch) oder mehrerer (Schwein, Fleischfresser) *Nn. mentales* aus dem Kanal, um sich im Kinn und in der Unterlippe (*Rami mentales et labiales inferiores*) zu verbreiten.

6. Der **N. abducens** verzweigt sich im M. rectus oculi lateralis und dem lateralen Teile des M. retractor bulbi.

7. Der **N. facialis** gibt im Fazialiskanal Zweige an den M. stapedius, die Fenestra cochleae und die zum N. lingualis gehende *Chorda tympani* ab, verzweigt sich im übrigen in den Muskeln des äusseren Ohres, des Gesichts, der Backe, der Lippen und der Nase und gibt Fasern an die Glandulae buccales ab. Er teilt sich nahe dem Halsrand des Unterkiefers (Mensch, Rind, Schwein, Hund) oder auf ihm bzw. auf dem M. masseter (Pferd) in den *N. buccalis dorsalis et ventralis*, nachdem er vorher bei den Haustieren abgegeben hat: 1. den *N. auricularis posterior* an die Mm. auriculares posteriores; 2. den *N. auricularis internus* an die innere Fläche der Ohrmuschel; 3. den *Ramus digastricus* mit dem *Ramus stylohyoideus* an den M. digastricus und stylohyoideus; 4. den beim Hunde aus den N. buccalis dorsalis entspringenden *N. auriculopalpebralis* (s. Fussnote S. 861) für die Mm. auriculares anteriores (*Nn. auriculares anteriores*), die Haut der Schläfe und Stirn, den M. orbicularis oculi, corrugator supercilii und beim Hunde noch für Muskeln und die Haut der Nase; 5. den *Ramus colli* an die Haut des Kehlgangs und Halses und 6. *Rami parotidei*, die einen Plexus parotideus bilden, an die Parotis. Die *Nn. buccales* verlaufen über die Regio masseterica zur Backen-, Lippen- und Nasengegend. Beim Pferde liegen beide Nerven mehr dorsal als bei den anderen Tieren; der N. buccalis ventralis verläuft beim Rinde und Hunde am kaudoventralen Rande des M. masseter und beim Schweine sogar im Kehlgang. Beim Menschen gibt der N. facialis nach dem Austritt aus dem For. stylomastoideum den N. auricularis posterior und den Ramus digastricus mit dem Ramus stylohyoideus ab und teilt sich dann in die beiden Nn. buccales, die den Plexus parotideus (Pes anserinus) bilden; aus diesem entspringen: a) Rami temporales, b) Rami malares, c) Rami buccolabiales superiores, d) Rami buccolabiales inferiores, e) ein Ramus marginalis mandibulae, f) der N. subcutaneus colli superior.

8. Der **N. acusticus** teilt sich in den *N. vestibuli* und *cochleae* bzw. besteht aus diesen Nerven und versorgt das innere Ohr.

9. Der **N. glossopharyngeus** versorgt den Zungengrund, besonders die Papillae foliatae und vallatae, ausserdem einen Teil des Gaumensegels und seiner Pfeiler mit Geschmacksnerven, den Zungenrand, den Kehldeckel, die Gaumenbögen, das Gaumensegel, die Tonsillen mit Gefühlsnerven und die Muskeln des Atmungsrachens, und vielleicht auch einen Schnürer des Schlingrachens mit motorischen Nerven. Er ist mit dem *Ganglion petrosum* versehen und teilt sich in einen *Ramus pharyngeus* und *lingualis*.

10. Der **N. vagus** versorgt die Pia mater, Teile des äusseren Ohres und des Pharynx, den Larynx, die Luft- und Speiseröhre, die Lunge, den Magen, das Herz mit Gefühlsnerven und die Schlundkopfschnürer, den M. tensor und levator veli palat., die Kehlkopfs- und Luftröhrenmuskeln, die Speiseröhre, den Magen, die Lunge, den Anfangsteil des Dünndarms, das Herz und die Milz (?) mit motorischen Fasern. Er enthält ausserdem Hemmungs- und Erregungsfasern für das Herz, vasomotorische und sekretorische Fasern für verschiedene Organe und sehr viele reflektorische (für das Atmungs-, Herzhemmungs-, Vomir- und vasomotorische Zentrum usw.) und endlich auch depressorische Fasern. An seinem

Anfangsteil liegt das *Ganglion jugulare*, aus dem ausser anderen Zweigen der *Ramus auricularis* entspringt, und beim Menschen, Schaf, Schwein und den Fleischfressern an der Abgangsstelle des N. laryngeus cranialis, bei der Ziege kaudal von ihr das *Ganglion nodosum;* beim Pferde und Rinde fehlt dasselbe, weil die Nervenzellen zwischen den Nervenfasern, angefangen vom Gangl. jugulare bis unterhalb der Abgangsstelle des N. laryngeus cran., derart verteilt sind, dass sie den Nerven makroskopisch nicht verändern (Bohl [61] und Holzmann nach Dogiel [271]). Aus dem **Halsteil** des N. vagus entspringen der *Ramus pharyngeus* für den Schlundkopf, der *N. laryngeus cranialis (sup. N.)* als Gefühlsnerv des Kehlkopfs und beim Menschen Rami cardiaci für das Herz. Der N. pharyngeus bildet mit Zweigen des 9., 11. und 12. Nerven und des N. sympathicus den *Plexus pharyngeus.* Der **Halsteil** des N. vagus liegt mit dem N. sympathicus an der A. carotis communis. Der **Brustteil** verläuft über die Herzbasis und dann an der Speiseröhre zum Hiatus oesophageus des Zwerchfells. An der Speiseröhre ist er in einen dorsalen und ventralen Zweig gespalten, die bei Mensch, Pferd, Schwein und Hund einen Plexus bilden. Ehe der Nerv an die Speiseröhre tritt, gibt er in der Brusthöhle ab: den *N. recurrens,* der als *N. laryngeus caudalis (inf. N.)* an der Luftröhre kopfwärts läuft und in die Muskulatur des Kehlkopfs eintritt, *Rami pulmonales* an den Plexus pulmonalis dorsalis und ventralis und *Rami cardiaci* an den Plexus cardiacus. Der **Bauchteil** des N. vagus geht an den Magen und strahlt von hier auf das Duodenum, die Milz usw. aus.

11. Der **N. accessorius** versorgt den M. sternocephalicus und trapezius und sendet starke, für das Herz und den Kehlkopf bestimmte Faserbündel zum N. vagus. Er teilt sich in einen dorsalen, zum M. trapezius und einen ventralen, zum M. sternocephalicus (Pferd, Rind) oder zum Plexus nodosus (Mensch) gehenden Ast.

12. Der **N. hypoglossus** versorgt die Muskeln der Zunge mit motorischen und auch vasomotorischen (sympathischen) Fasern. Beim Menschen und Hunde sendet er auch Zweige an den M. hyothyreoideus, sternohyoideus, sternothyreoideus und omohyoideus.

II. Die Gehirnnerven des Pferdes.

Über den tiefen Ursprung der 12 Gehirnnerven s. S. 818 ff.

1. Nervus olfactorius, 1. Gehirnnerv, Riechnerv des Pferdes.

Der **N. olfactorius** stellt die Gesamtheit der Nervenfasern (Fila olfactoria) dar, die vom Bulbus olfactorius (s. S. 768) zur Regio olfactoria der Nasenschleimhaut gehen, indem sie bündelweise durch die Foramina cribrosa treten.

Von den Zweigen des Riechnerven, die in der Schleimhaut der Nasenscheidewand liegen, sind 2 dicker und beträchtlich länger als die übrigen; sie sind schräg nach dem Pflugscharbein gerichtet, kreuzen sich mit Fäden des N. sphenopalatinus vom 5. Nerven (s. S. 858) und reichen bis in das Nasenbodenorgan (die Jacobson'sche Röhre).

2. Nervus opticus, 2. Gehirnnerv, Sehnerv des Pferdes.

Zum **N. opticus** (Fig. 105 $_2$ u. 1013 H) gehören die Retina, der eigentliche Sehnerv, das Chiasma opticum und der Tractus opticus. Das Ganze ist ein Gehirnabschnitt, so dass der Sehnerv eigentlich kein echter Nerv ist. Er kommt aus dem Corpus geniculatum laterale und mediale und bildet einen platten, anfangs nicht deutlich abgesetzten Strang, der als *Tractus opticus* am Thalamus und Pedunculus cerebri ventronasal an die Gehirnbasis geht und dort dicht nasal vom Markkügelchen mit dem der anderen Seite eine weisse Platte, das *Chiasma opticum,* bildet; aus diesem brechen beide Sehnerven als kräftige, rundliche Stränge hervor, verlaufen divergierend zum For. opticum ihrer Seite und treten durch dieses in die Orbita, wo der Sehnerv, von seinen Scheiden (Fig. 1056 q), vom Augenfett und dem M. retractor bulbi umgeben, unter leicht ◠ förmiger Krümmung zum Augapfel verläuft.

Im Chiasma opticum findet bei den Haussäugetieren nur eine teilweise Kreuzung der Sehnervenfasern statt (s. S. 831). Über das intrabulbäre Verhalten des Nerven s. unter: Sinnesorgane.

3. N. oculomotorius, 3. Gehirnnerv, Augenmuskelnerv des Pferdes.

Der **N. oculomotorius** (Fig. 1013 III) tritt aus dem Sulcus n. oculomotorii des Grosshirnschenkels mit mehreren Bündeln hervor, die sich bald zu einem Stamme vereinigen, der rechtwinklig nasal umbiegt, sich dem N. ophthalmicus anlegt und mit ihm und dem 6. Nerven durch die Fissura orbitalis (Fig. 105 3) in die Orbita tritt, wo er sich in den dorsalen und ventralen Ast spaltet. Bis zum Austritt aus der Schädelhöhle ist er in eine besondere und mit den beiden genannten Nerven noch in eine gemeinsame Scheide der Dura mater eingeschlossen.

Der *Ramus dorsalis* (Fig. 1013 1) ist kurz und verbreitet sich sogleich im M. rectus oculi dorsalis, retractor bulbi und levator palpebrae sup. Der stärkere und viel längere *Ramus ventralis* (Fig. 1013 2) überkreuzt lateral den N. opticus und gibt einen kurzen Faden an das Ganglion ciliare, die *Radix brevis ganglii ciliaris*, die kurze Ganglionwurzel (s. auch N. ophthalmicus des 5. Nerven, s. S. 857); der Knoten liegt meist jedoch so nahe am Nerven, dass er nur als dessen Verdickung erscheint, so dass die kurze Wurzel ganz undeutlich wird; ferner gibt er ab kurze Zweige an den M. rectus oculi medialis und ventralis und einen starken, auf dem M. rectus oculi ventralis verlaufenden Zweig an den M. obliquus oculi ventralis (Fig. 1013 2', 3).

Figur 1013.
Schema der
Nerven der
Augenhöhle.
II. N. opticus,
III. N. oculomo-
torius, 1 dor-
saler, 2 ventraler
Ast des N. oculo-
motorius, 2' seine
Fäden zum M.
rectus oculi me-
dialis und ven-
tralis, 3 Zweig
für den M. obli-
quus oculi ven-
tralis, 4 Ganglion
ciliare, IV. N.

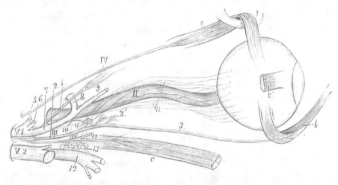

trochlearis, V1 N. ophthalmicus, 5 N. lacrimalis, 6 N. frontalis, 7 N. nasociliaris, 8 N. ethmoidalis, 9 N. infratrochlearis, 10 Radix longa ganglii ciliaris, 11 Nn. ciliares, V2 N. maxillaris, 12 N. spheno-palatinus, 13 Plexus sphenopalatinus, 14 Zweige des Plexus ciliaris, VI. N. abducens. a M. obliquus oculi dorsalis, b M. obliquus oculi ventralis, c, c' M. rectus oculi lateralis.

4. Nervus trochlearis, 4. Gehirnnerv, Rollmuskelnerv des Pferdes.

Der **N. trochlearis** (Fig. 1013 IV), der kleinste Gehirnnerv, tritt jederseits nahe dem kaudalen Zweihügelpaar und dem Velum medullare nasale aus dem Bindearm des Kleinhirns, krümmt sich um diesen in ventrolateraler Richtung, tritt durch das häutige Hirnzelt, läuft lateral am 5. Nerven in einer schmalen Furche des Keilbeins nasal und gelangt durch ein besonderes kleines Loch oder durch die Fissura orbitalis (Fig. 105 4) in die Augenhöhle. An deren medialer Wand läuft er zum Anfang des M. obliquus oculi dorsalis, in dem er sich verbreitet.

5. Nervus trigeminus, 5. Gehirnnerv, dreigeteilter Nerv des Pferdes.

Der **N. trigeminus,** der stärkste Gehirnnerv, tritt seitlich von der Brücke mit einer stärkeren dorsalen und einer schwächeren ventralen Wurzel, *Portio major et minor,* hervor. In der dorsalen Wurzel liegt am nasomedialen Rande des Felsenbeins das graurötliche **Ganglion semilunare** (Gasseri).

Das Ganglion, der halbmondförmige Knoten (Fig. 1020 i), hat eine halbmondförmige Ge-stalt mit kaudaler bzw. kaudodorsaler Konkavität, verbindet sich durch Fäden mit dem Plexus caroticus und durch ihn mit dem Sympathicus; es sendet sehr dünne Zweige an die Dura mater.

Die ventrale Wurzel tritt ventromedial von der dorsalen aus dem seitlichen Ende der Brücke, kreuzt das Ganglion an dessen medialer Seite und verbindet sich nasal von ihm mit der Portio minor zum Stamm des 5. Nerven. Dieser geht zwischen den Platten der Dura mater nasal und teilt sich sofort in den N. ophthalmicus, N. maxillaris und N. mandibularis.

A. Nervus ophthalmicus, Augennerv, des Pferdes.

Der **N. ophthalmicus** (Fig. 1013 V $_1$ u. 1014 $_1$) ist der schwächste von den drei Ästen und anfangs innig mit dem N. maxillaris verbunden. Er läuft zwischen den Platten der Dura mater, die den Sinus cavernosus einschliessen, nasal, tritt zusammen mit dem 3., 6. und ev. 4. Gehirnnerven durch die Fissura orbitalis (Fig. 105 $_5$), in der er sich in den N. lacrimalis, N. frontalis und N. nasociliaris teilt, in die Orbita.

1. Der **N. lacrimalis,** Tränennerv (Fig. 443 $_{16}$, 1013 $_5$ u. 1014 $_2$), verläuft innerhalb der Periorbita auf dem M. rectus oculi dorsalis und levator palpebrae sup. bis zur Tränendrüse und verbreitet sich in dieser und im oberen Augenlid. Ein etwas stärkerer Zweig (*Ramus zygomaticotemporalis*) tauscht Fäden mit dem N. subcutaneus malae aus, tritt am aboralen Rande des Augenbogens aus der Augenhöhle, verbindet sich mit Zweigen des N. auriculopalpebralis und des N. frontalis zu einem Geflecht und verzweigt sich in der Haut am Scheitel und nasal vom Ohr.

2. Der **N. frontalis,** Stirnnerv (Fig. 443 $_{17}$, 1013 $_6$ u. 1014 $_3$), geht ungeteilt zuerst innerhalb, dann ausserhalb des Periorbitatrichters zum For. supraorbitale, tritt durch dieses, verbindet sich mit Zweigen des N. lacrimalis und auriculopalpebralis und verbreitet sich in der Haut der Stirn und des oberen Augenlids.

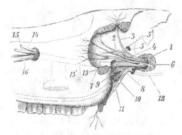

Figur 1014. N. ophthalmicus und ein Teil des N. maxillaris vom Pferd (schematisch).
1 N. ophthalmicus, 2 N. lacrimalis, 3 N. frontalis, 4 N. nasociliaris, 5 N. ethmoidalis, 5′ N. infratrochlearis, 6 N. maxillaris, 7 N. subcutaneus malae, 8 N. sphenopalatinus, 9 N. nasalis aboralis, 10 N. palatinus major (die punktierte Linie zeigt den Verlauf des Nerven im Gaumenkanal und am Gaumengewölbe an), 11 N. palatinus minor, 12 N. canalis pterygoidei (Vidii), 13 N. infraorbitalis (punktierte Linie, Verlauf im Oberkieferkanal), 13′ Rami alveolares maxillae medii (punktiert), 14 Nn. nasales externi, 15 N. nasalis anterior, 16 Ramus labialis dorsalis.

3. Der **N. nasociliaris,** Nasennerv (Fig. 1013 $_7$ u. 1014 $_4$), ist stärker als der N. lacrimalis und mindestens so stark wie der N. frontalis, liegt mehr nasal und am weitesten medial, geht zwischen den Portionen des M. retractor bulbi medial vom N. opticus an die mediale Wand der Augenhöhle und teilt sich in den N. ethmoidalis und N. infratrochlearis.

a) Der *N. ethmoidalis (dorsalis)* (Fig. 1013 $_8$ u. 1014 $_5$), der fortlaufende Stamm des N. nasociliaris, macht, indem er die A. ethmoidalis begleitet, eine Krümmung medianwärts, tritt durch das For. ethmoidale in die Schädelhöhle, läuft ausserhalb der Dura mater bis zum medialen Rande der Lamina cribrosa und gelangt durch ein Loch derselben in die Nasenhöhle; er verzweigt sich in der Schleimhaut der Nasenscheidewand und der dorsalen Nasenmuschel.

b) Der *N. infratrochlearis* (Fig. 443 $_{18}$, 1013 $_9$ u. 1014 $_{5'}$) läuft an der medialen Augenhöhlenwand nach dem medialen Augenwinkel, tritt hier aus der Augenhöhle und verzweigt sich in dessen Umgebung in der äusseren Haut, in der Conjunctiva und Tränenkarunkel. In der Augenhöhle gibt er einen längeren, bisweilen aus dem N. nasociliaris entspringenden Zweig ab, der Fäden an die Nickhautdrüse sendet und sich in den Tränenröhrchen und im Tränensack verbreitet.

Schon in der Schädelhöhle, jedenfalls vor der Teilung, gibt der *N. nasociliaris* den langen, dünnen *N. ciliaris longus* ab. Von diesem entspringt die *Radix longa* (Fig. 1013 10, 1016—1019 s. w.) des **Ganglion ciliare** (Fig. 1013 4, 1015—1019 g. c.). Dieses ist platt, bei Mensch, Schwein und grossen Hunden ca. hirsekorngross, beim Pferde etwas kleiner, beim Rinde etwas grösser; bei der Katze absolut und relativ am grössten; es liegt meist am ventralen Aste des *N. oculomotorius* und zwar bei Pferd (Fig. 1015) und Katze direkt an ihm, bei den übrigen Tieren etwas entfernt und empfängt von ihm seine kurze Wurzel (Fig. 1013 14, 1016—1019 m); eine dritte (sympathische), makroskopisch nicht nachweisbare (s. unten) Wurzel kommt vom Plexus sphenopalatinus. Vom Knoten entspringen sehr dünne Fäden (Fig. 1015—1019 n. c.), die mit ähnlichen, vom 1. und 2. Ast des 5. Nerven und von den Ganglia sphenopalatina abgegebenen den *Plexus ciliaris* bilden. Von diesem und dem fortlaufenden N. ciliaris longus, der sich in 2 wieder mehrfach geteilte Zweige spaltet, werden die sehr dünnen *Nn. ciliares breves* (Fig. 1013 11) abgegeben. Diese bilden meist 5—8 feine, etwas geschlängelte Fädchen, die den Sehnerven begleiten, in der Nähe des Sehnerveneintritts die Sclera durchbohren und zwischen ihr und der Chorioidea bis zum Rande der Iris verlaufen. Dort teilen sich die kleinen Nerven; ihre Zweige verbinden sich häufig mit den entsprechenden der benachbarten Ziliarnerven, und es entsteht so ein Nervenkranz, aus dem Fädchen für den Ziliarmuskel, die Iris und Cornea abgegeben werden. Nach Szakáll [617] ist (Fig. 1015—1018): 1. die kurze Wurzel des Ganglion ciliare (m) bei den Haussäugetieren immer vorhanden. Nur bei Pferd und Katze ist das Ganglion mit dem ventralen Aste des N. oculomotorius so fest verwachsen, dass diese Wurzel zu fehlen scheint. 2. Die lange Wurzel (s. w.) fehlt als solche nur bei Pferd und Katze; es ist aber nicht ausgeschlossen, dass diese Verbindung des N. oculomotorius mit dem N. nasociliaris schon in der Fissura orbitalis zustande kommt. 3. Die sympathische Wurzel des Ganglion ciliare (r. s.) ist makroskopisch bei keinem Säugetier festzustellen. Lecco [344] fand bei Katzen und Hunden regelmässig, Mobilio [429] bei Schweinen regelmässig, bei Rind und Ziege bisweilen 2 Nervenknoten: ein Ganglion ciliare majus et minus; das erstere steht in inniger Beziehung zum N. oculomotorius.

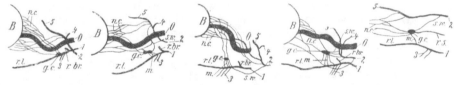

Fig. 1015 (Pferd). Fig. 1016 (Rind). Fig. 1017 (Hund). Fig. 1018 (Schwein). Fig. 1019 (Mensch).

Figur 1015—1019. Schemata des Ganglion ciliare und seiner Wurzeln (Szakall).

1 N. oculomotorius, 2 N. nasociliaris, 3 Äste des Ramus longus nervi oculomotorii zum M. rectus oculi dorsalis, 4 N. ethmoidalis, 5 N. infratrochlearis. **g. c.** Gangl. ciliare, **m.** Radix brevis s. motorica, **s. w.** Radix longa s. sensitiva, **r. s.** Radix sympathica, **n. c.** Nn. ciliares, **r. br.** Ramus dorsalis, **r. l.** Ramus ventr. nervi oculomotorii. B Bulbus, 0 N. opticus.

B. Nervus maxillaris, Oberkiefernerv, des Pferdes.

Der **N. maxillaris** (Fig. 1013 V₂ u. 1014 6) ist stärker als der N. ophthalmicus und wenig schwächer als der N. mandibularis. Er liegt ventral vom N. ophthalmicus, mit dem er anfangs verbunden ist, tritt durch das For. rotundum (Fig. 105 5) in die Fossa pterygopalatina, wo er von Fett umgeben ist, und teilt sich in den N. zygomaticus, infraorbitalis und sphenopalatinus; der erste ist der schwächste, der N. infraorbitalis der stärkste Ast.

1. Der **N. zygomaticus** s. **subcutaneus malae** (Fig. 443 19 u. 1014 7) entspringt vom N. maxillaris, bevor dieser in die Fossa pterygopalatina tritt, durchbohrt die Periorbita, tauscht Fäden mit dem N. lacrimalis aus, läuft, in zwei bis drei Zweige gespalten, zwischen Periorbita und M. rectus oculi lateralis zum unteren Augenlid (*Rami palpebrales inferiores*) und verzweigt sich in dessen Haut.

2. Der **N. infraorbitalis** (Fig. 1014 13 u. 1021 9), der fortlaufende Stamm des N. maxillaris, tritt durch den Canalis infraorbitalis an das Gesicht, wo er sich sofort in drei Endäste teilt, nämlich:

a) Die *Nn. nasales externi* (Fig. 443 ₁ u. 1014 ₁₄), 2 oder 3 Zweige, die den M. levator labii sup. propr. begleiten und sich in der Haut des Nasenrückens und der Nasentrompete verbreiten.

b) Den *N. nasalis anterior (naricus)* (Fig. 443 ₂ u. 1014 ₁₅); er ist ein starker Ast, der Zweige in die Wand des Nasenlochs und in die Oberlippe sendet und mit seinem Ende zwischen dem Nasenfortsatz des Zwischenkieferbeins und der Pars ventralis des M. lateralis nasi in die Nasenhöhle eindringt und dort mehrere Zweige an die Schleimhaut abgibt.

c) Den *Ramus labialis dorsalis* (Fig. 443 ₁₆); er ist der stärkste Endast, gibt einen starken Zweig an die Haut des Mundwinkels, verbindet sich durch mehrere Zweige mit dem N. buccalis dorsalis und teilt sich in viele Äste, welche die Lippenmuskeln durchdringen und in der Haut der Oberlippe enden, wobei zu jedem Tasthaar ein feiner Nervenfaden geht. Die Zweige dieses Astes kreuzen sich mit Lippenzweigen des N. facialis.

Ausserdem entspringen aus dem Stamme des N. infraorbitalis die *Rami alveolares maxillae (superiores)* und zwar:

d) die *Rami alveolares maxillae aborales,* einige dünne Fäden, die in der Fossa pterygo-palatina vom Stamme abgehen, durch kleine Löcher in das Tuber maxillare eindringen und sich in den letzten Backzähnen verbreiten, z. T. auch direkt in den Sinus maxillaris eintreten, *Rami sinus maxillaris;*

e) die *Rami alveolares maxillae medii* gehen im Oberkieferkanal vom Stamme ab und verzweigen sich in den Molaren, dem Alveolarperiost und dem Zahnfleisch (Fig. 1014 ₁₃′);

f) der *Ramus alveolaris maxillae incisivus,* der in den engen Canalis alveolaris incisivus (s. S. 86) tritt und die Prämolaren, den Hakenzahn und die 3 Schneidezähne versorgt.

Die von den unter d. e und f genannten Nerven abgegebenen Äste verbinden sich zu-nächst unter den Zahnwurzeln zum *Plexus dentalis maxillae,* aus dem dann die *Rami dentales et gingivales* hervorgehen.

3. Der **N. sphenopalatinus** (Fig. 1013 ₁₂, 1014 ₈ u. 1021 ₁₀) entspringt als ein breiter, platter Nerv aus dem ventralen Rande des N. maxillaris, liegt an dem Proc. pterygoideus des Keilbeins und an der Pars perpendicularis des Gaumenbeins, bildet ein Geflecht mit einigen kleinen *Ganglia sphenopalatina* an der medialen Seite und teilt sich bald in den N. nasalis aboralis, N. palatinus major und minor.

a) Der *N. nasalis aboralis (sup. N.)* (Fig. 1014 ₉) ist der Lage nach der dorsale, an Stärke der mittlere von den Ästen des N. sphenopalatinus, geht durch das For. sphenopalatinum, wo er 1, mitunter 2 oder 3 kleine *Ganglia nasopalatina* enthält, in die Nasenhöhle und teilt sich in den medialen und lateralen Ast.

aa) Der mediale Ast, *N. septi narium,* läuft nahe dem Vomer zwischen der Schleimhaut, die Zweige erhält, und dem Nasenscheidewandknorpel nasenlochwärts und gibt den Nerven des Nasenbodenorgans, der sich mit Fäden des N. olfactorius daselbst verbreitet, und den Gaumenzweig ab. Dieser tritt zwischen dem Nasenbodenorgan und den Gaumenfortsätzen der Maxilla und des Incisivum an den harten Gaumen und verbreitet sich in ihm bis zum Zahn-fleisch der Schneidezähne. bb) Der laterale Ast gibt Zweige an die Schleimhaut des mitt-leren und ventralen Nasengangs und verbreitet sich in der ventralen Muschel.

b) Der *N. palatinus major (anterior N.)* (Fig. 1014 ₁₀ u. 1021 ₈), der stärkste, der Lage nach der mittlere Ast, tritt durch den Gaumenkanal und läuft an der Mundhöhlen-fläche des knöchernen Gaumendachs bis zu den Schneidezähnen.

Auf diesem Wege bildet er ein grosses, mit dem der anderen Seite in Verbindung stehendes und mit den stärksten Ästen die A. palatina major umspinnendes Geflecht, dessen Zweige im harten Gaumen enden; auch gibt er Zweige an das Gaumensegel und solche ab, die durch Löcher des knöchernen Gaumens in die Nasenhöhle treten und sich in der Schleimhaut des ventralen Nasengangs verbreiten (*Nn. nasales posteriores inferiores N.*).

c) Der *N. palatinus minor (posterior N.)* (Fig. 1014 ₁₁), der schwächste und am meisten ventral gelegene Ast, geht neben der V. palatina zwischen Tuber maxillare und Proc. pterygoideus des Keilbeins zum Gaumensegel.

Der *Plexus sphenopalatinus* und die *Ganglia sphenopalatina* (Fig. 1013 ₁₃) liegen medial am N. sphenopalatinus, zwischen diesem und dem Proc. pterygoideus des Keilbeins bzw. der Pars perpendicularis des Gaumenbeins. Die Fäden des Geflechts entspringen aus den 3 Ästen des N. sphenopalatinus, aus dem N. lacrimalis und dem Stamm des N. maxillaris; sie enthalten mehrere sehr kleine Knoten, ausserdem einen (oder einige) grösseren, das *Ganglion Meckelii* (*submaxillare hom.* [?]), am ventralen Rande des Stammes und senden Fäden an den N. ethmoidalis, an die Periorbita und den Plex. ciliaris. Aus der medialen Fläche des Plex. sphenopalatinus entspringt mit mehreren Bündeln der *N. canalis pterygoidei* (Vidii), der Vidi'sche Nerv (Fig. 1014 12), durch den Fasern aus dem Kopfteil des sympathischen Nerven zum Plex. sphenopalatinus und durch diesen zum Plex. ciliaris gelangen. Er tritt in den engen Kanal zwischen Pterygoid und Proc. pterygoideus des Sphenoidale, läuft in ihm bis zur Höhe des For. alare aborale, dabei 2—3 dünne Zweige an die Schleimhaut des Schlundkopfs abgebend. Nach dem Heraustreten aus dem Kanal läuft der Nerv zwischen dem Sphenoidale und der Hörtrompete bis zum For. lacerum und verbindet sich an dessen Verschlussmembran durch 1—2 Zweige, *N. petrosus profundus* (Fig. 1020 p), mit dem N. sympathicus (m). Der nach dieser Verbindung fortlaufende *N. petrosus superficialis* (k) dringt durch den Canalis petrosus in den Fazialiskanal und verbindet sich in ihm, nachdem er einen Faden (e) zur Bildung des *Plex. tympanicus* abgegeben hat, unter rechtem Winkel mit dem N. facialis (VII), der an der Verbindungsstelle (peripheres Knie des N. facialis) eine kleine Anschwellung besitzt.

Figur 1020.
Plexus tympanicus (Jakobsoni) an
und in der rechten Paukenhöhle des
Pferdes (n. Franck-Martin).
I, II, III erster, zweiter und dritter Ast des
N. trigeminus, V N. trigeminus, VII N.
facialis, IX N. glossopharyngeus, X N. vagus.
a Verbindung zwischen dem N. glossopharyngeus und N. vagus, b Ganglion jugulare des N. vagus, c Ganglion petrosum
des N. glossopharyngeus, d N. tympanicus
vom Glossopharyngeus, e Zweig zum N.
petrosus superficialis, f Ganglion oticum,
g N. temporalis superficialis des Trigeminus, h Zweig zur Fenestra ovalis, i Ganglion semilunare Gasseri, k N. canalis

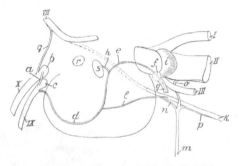

pterygoidei (Vidii) bzw. N. petrosus superficialis major; die punktierte Linie gibt die Verbindung mit dem N. facialis (VII) an, m Kopfteil des N. sympathicus, n Ast zum N. petrosus superficialis major, o ein solcher zum N. trigeminus und abducens, p N. petrosus profundus major vom N. sympathicus zum Vidischen Nerven. Die Chorda tympani ist auf dieser Figur nicht eingezeichnet. Sie würde vom N. facialis (VII) zum dritten Aste des N. trigeminus (III) gehen, q Ramus auricularis des N. vagus zum N. facialis, r Fenestra rotunda, s Fenestra ovalis des Felsenbeins.

C. Nervus mandibularis, Unterkiefernerv, des Pferdes.

Der kurze **N. mandibularis** ist ebenso stark oder stärker als der N. maxillaris; er verlässt durch die Incisura ovalis des For. lacerum die Schädelhöhle (Fig. 105 5') und teilt sich sofort in folgende Äste:

1. Der **N. massetericus** (Fig. 443 7 u. 1021 6), ein mittelstarker Nerv, geht zwischen dem Proc. coronoideus und condyloideus der Mandibula lateral zum M. masseter.

2. Die **Nn. temporales profundi** (Fig. 1021 5) sind meist 2, selten 1 oder 3—4 nasodorsal laufende Zweige des vorigen Nerven, die sich im M. temporalis verbreiten. Die unter 1 und 2 beschriebenen Nerven heissen zusammen *N. masticatorius.*

3. Der **N. pterygoideus,** der schwächste Zweig, läuft am Luftsack oral zum M. pterygoideus. Er gibt den *N. tensoris tympani* ab, der neben der Hörtrompete in die Paukenhöhle dringt und im M. tensor tympani endet.

Am Ursprung des N. pterygoideus liegt das platte, längliche, kleine *Ganglion oticum,* der Ohrknoten, über den der *N. tensoris tympani* hinwegläuft. Das Ganglion erhält mehrere ge-flechtartig sich verbindende Fäden vom N. mandibularis und sendet einige dünne Fäden in die Paukenhöhle, die mit Fäden des N. tympanicus zum sympathischen Nerven gehen und zur Bildung des Plexus tympanicus (Jacobson'schen Anastomose) (S. 864) beitragen.

4. Der mittelstarke **N. buccinatorius** (Fig. 443 5, 5 u. 1021 7) tritt zwischen dem Ursprung des M. pterygoideus medialis und Tuber maxillare hindurch und am letzten

Backzahn zwischen die Muskeln und die Schleimhaut der Backe und läuft an den ventralen Backendrüsen lippenwärts. Er gibt viele Zweige an die Schleimhaut der Backe
und die Backendrüsen, verbindet sich durch einen Zweig mit dem N. buccalis ventralis
und spaltet sich in mehrere Zweige für die Schleimhaut der Lippen.

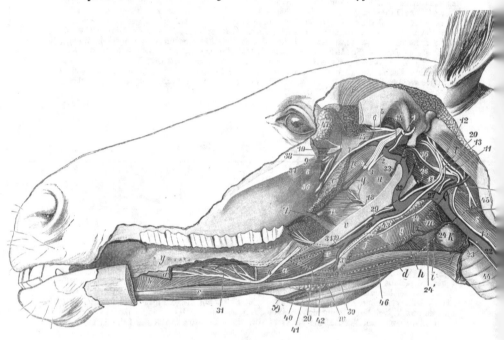

Figur 1021. Seitenansicht der tiefsten Lage der Parotis-, Masseter- und Kehlgangsgegend des Pferdes.

a, a M. styloglossus (ein grosser Teil ist aus ihm herausgeschnitten), b M. genioglossus, c M.
geniohyoideus, d M. sterno- und omohyoideus, e M. ceratohyoideus, f M. hyothyreoideus, g M.
thyreopharyngeus, h M. cricothyreoideus, i M. sternothyreoideus, k Schilddrüse, m M. cricopharyngeus, n M. palatinus und palatopharyngeus, o M. pterygoideus, p M. tensor veli palatini,
q M. levator veli palatini, r M. temporalis, s M. longus capitis, t M. obliquus capitis caudalis,
u Luftsack, v grosser Zungenbeinast (der aborale Teil von ihm ist abgeschnitten und einpunktiert),
w kleiner Zungenbeinast (einpunktiert), x Gabelast des Zungenbeins (z. T. einpunktiert),
y Zunge mit Papillae fungiformes, z Arcus palatoglossus.
1 N. temporalis superficialis, 2 Chorda tympani, 3 N. alveolaris mandibulae (abgeschnitten), 4,
4 N. lingualis (ein grosses Stück aus ihm herausgeschnitten), 5 N. temporalis profundus, 6 N.
massetericus, 7 N. buccinatorius, 8 N. palatinus major, 9 N. infraorbitalis, 10 N. sphenopalatinus
und nasalis aboralis, 11 N. accessorius, 12 N. vagus, 13 N. pharyngeus, 14 N. laryngeus cranialis,
15 N. vagus und sympathicus, 16 N. sympathicus mit dem Ganglion cervicale craniale, 17 N.
glossopharyngeus, 18 dessen Ramus pharyngeus und 19 dessen Ramus lingualis, 20, 20 N. hypoglossus, 21 N. laryngeus caudalis, 22 A. carotis communis, 23 A. parotidea, 24 A. thyreoidea
cranialis, 24' A. laryngea cranialis, 25 A. occipitalis, 26 A. carotis int., 27 u. 32 A. carotis ext.,
28 A. maxillaris ext., 29 A. palatina ascendens, 30 A. maxillaris ext. (nach Abgabe der A. lingualis), 31 A. lingualis, 32 u. 27 A. carotis ext., 33 A. alveolaris mandib., 34 A. meningea media,
35 A. temporalis profunda, 36 A. buccinatoria, 37 Endstamm der A. maxillaris int., 38 A. malaris,
39 A. maxillaris ext. der rechten Seite, 40 die entspr. Vene, 41 Ductus parotideus der rechten
Seite, 42 submaxillare Lymphknoten der rechten Seite, 43 retropharyngeale Lymphknoten,
44 Trachea, 45 Rand vom Atlasflügel, 46 punktierte Linie, welche die Grenze der Gland. submaxillaris angibt, 47 Gland. lacrimalis.

5. Der **N. temporalis superficialis** (Fig. 1021 ₁) entspricht z. T. dem N. auriculotemporalis hom.[1]), tritt, indem er sich ventral vom Proc. condyloideus um den Halsrand des Unterkiefers umschlägt, an die Oberfläche und teilt sich in 2 Äste. Der schwächere **dorsale Ast** (Fig. 442 ₄ u. 443 ₉) läuft als *Ramus transversus faciei* neben der A. transversa faciei lippenwärts und verbreitet sich in der Haut der Backe. Der stärkere **ventrale Ast** (Fig. 443 ₁₀) verbindet sich mit dem N. buccalis ventralis, folgt ihm und seinen Teilungen, gibt am M. masseter dünne Zweige an den Gesichtshautmuskel und verzweigt sich in der Haut des Gesichts und Unterkiefers.

Bis zum Halsrand des Unterkiefers gibt der N. temporalis superficialis ab: kleine, dorsal laufende Zweige an die Parotis (*Rami parotidei*), ferner *Rami auriculares* an den M. auricul. inf., die Ohrmuschel, die Haut des äusseren Gehörgangs und an das Paukenfell, ferner ventral laufende, kleine Zweige, die mit Fäden des N. mandibularis und des Ramus colli des N. facialis einen *Plexus auricularis* bilden, der in der Parotis herabgeht, an diese und an den Niederzieher des Ohres Zweige sendet und sich in der Haut verbreitet.

6. Der **N. alveolaris mandibulae** (Fig. 443 ₆ u. 1021 ₃) bildet zuerst mit dem N. lingualis einen gemeinsamen Stamm, der zwischen M. pterygoideus medialis und lateralis, dann zwischen dem ersteren und dem Unterkiefer oroventral verläuft, sich vom N. lingualis trennt und durch das For. mandibulare in den Canal. mandibularis tritt. Vorher gibt er den *N. mylohyoideus* ab, der zwischen Unterkiefer und M. mylohyoideus schräg kehl- und lippenwärts verläuft und sich in letzterem, dem oralen Bauche des M. digastricus und der Haut des oralen Teiles des Kehlgangs verzweigt. Der durch das For. mentale aus dem Unterkieferkanal tretende Stamm, der *N. mentalis* (Fig. 443 ₆ꞌꞌ), spaltet sich sofort in 7—8 *Rami labiales inferiores et mentales* für die Haut und Schleimhaut der Unterlippe und des Kinns.

Im Unterkieferkanal gibt der N. alveolaris den schwachen *Nervus dentalis*, Zahnast, ab, der neben dem Stamme an den Wurzeln der Backzähne liegt und an jede Zahnwurzel und das Zahnfleisch dünne Zweige abgibt, die sich zunächst zum *Plexus dentalis mandibulae* vereinigen und als *Rami dentales et gingivales* zwischen den Knochentafeln und den Zähnen dorsal gehen, diesen und dem Zahnfleisch Zweige geben, indem sie durch kleine Löcher am Alveolarrand des Unterkiefers treten. Nahe dem For. mentale tritt ein Ast in den Canal. alveolar. incisivus mandibulae (*Ramus alveol. incisiv. mandib.*), läuft in ihm fast bis zur Mittellinie und gibt dünne Nervenfäden an den Hakenzahn und die 3 Schneidezähne seiner Seite.

7. Der **N. lingualis**, Zungennerv (Fig. 1021 ₄, ₄), verbindet sich an der Stelle seiner Trennung vom N. alveolaris mandib. durch die Chorda tympani (s. S. 862) mit dem 7. Nerven, gibt einen Zweig an die Schleimhaut des Gaumensegels, verläuft zwischen Unterkiefer und M. pterygoideus und dann medial am M. mylohyoideus apikal und teilt sich, sobald er die Zunge erreicht, in den **oberflächlichen** und **tiefen Ast**.

Der schwächere *Ramus superficialis* (*R. sublingualis*, N.) läuft am Seitenrand der Zunge zwischen Schleimhaut und M. styloglossus, gibt Zweige an die Schleimhaut, tritt dann an die mediale Fläche der Gland. sublingualis, den Ductus submaxillaris begleitend, und verbreitet sich in der sublingualen Mundhöhlenschleimhaut. An der Zungenwurzel geht ein Zweig am Seitenrand der Zunge rachenwärts, gibt die *Rami isthmi faucium* ab und verbindet sich mit Zweigen des Ram. lingualis des 9. Nerven. Der *Ram. profundus* (*Ramus lingualis*, N.) schlägt sich um den ventralen Rand des M. hyoglossus, tritt zwischen ihm und dem M. genioglossus in die Tiefe, läuft lateral an letzterem zur Zungenspitze und gibt viele Zweige ab, welche die Muskeln der Zunge durchbohren und in der Zungenschleimhaut, namentlich in den Papillae fungiformes enden. In der Gegend des Kinnwinkels geht ein Verbindungszweig zum oberflächlichen Ast. Gegen die Zungenspitze verbinden sich Zweige des N. lingualis schlingenförmig mit Zweigen des N. hypoglossus. An den feinen Zweigen des N. lingualis finden sich kleine Ganglien.

---

1) Der *N. auriculotemporalis*, wie ihn der Mensch besitzt, kommt beim Pferde nicht vor. Seine Stelle wird z. T. durch Zweige des N. facialis (N. auriculopalpebralis) und z. T. durch den hier als N. temporalis superficialis beschriebenen Nerven vertreten.

6. Nervus abducens, 6. Gehirnnerv, äusserer Augenmuskelnerv des Pferdes.

Der **N. abducens** (Fig. 1013 VI) tritt am Corpus trapezoideum, lateral von den Pyramiden, hervor und ist dünner als der 3. und stärker als der 4. Nerv. Er ist mit dem 3. und dem N. ophthalmicus in eine Durascheide eingeschlossen und tritt durch die Fissura orbitalis in die Orbita (Fig. 105 $_6$). Innerhalb der gen. Hülle verbindet er sich durch 1—3 dünne Zweige mit dem N. sympathicus; er wird in der Orbita vom N. oculomotorius und N. ophthalmicus bedeckt und teilt sich bald in 2 Äste, von denen der kürzere uud dünnere in die dorsale und laterale Portion des M. retractor bulbi, der längere und stärkere in den M. rectus oculi lateralis eintritt.

7. Nervus facialis, 7. Gehirnnerv, Gesichtsnerv des Pferdes.

Der **N. facialis** (Fig. 105 $_7$) tritt am Seitenrand des Corpus trapezoideum, kaudal vom 5. Nerven und der Brücke, aus der Medulla oblongata und ist mit dem ihm kaudal anliegenden N. acusticus verbunden, mit dem er, nachdem er einen Verbindungszweig erhalten, in den inneren Gehörgang tritt. Dort trennt er sich von ihm, läuft im Fazialiskanal bis zum For. stylomast., bildet an der Krümmung des Kanals das *Geniculum n. facialis* (peripheres Fazialisknie) und verbindet sich an dieser durch das *Ganglion geniculi* etwas verdickten Stelle mit dem N. canalis pterygoidei (s. S. 859), ausserdem kurz vor dem Austritt aus dem Fazialiskanal mit dem Ramus auricularis des N. vagus. Nach dem Austritt läuft der N. facialis, von der Parotis bedeckt, nach dem Halsrand des Unterkiefers (Fig. 443 $_{8, 8}$), wo er, platter und breiter werdend, auf die Oberfläche des M. masseter tritt (Fig. 442 $_1$), sich ventral vom Proc. condyloideus des Unterkiefers mit dem Ramus ventralis des N. temporalis superficialis zum *Plexus parotideus* (*Pes anserinus*) verbindet und sich in die beiden Nn. buccales teilt.

Aus dem N. facialis entspringen: a) Im Canalis facialis:

1. Ein zur Fenestra vestibuli gehender Zweig.

2. Der kleine N. *stapedius* für den M. stapedius; er geht vom Stamme an der Stelle ab, wo dieser über den M. stapedius hinwegläuft.

3. Die *Chorda tympani*, Paukensaite, ist ein dünner Zweig, der nahe dem Geniculum vom Stamme abgeht, zuerst in einem kleinen Kanal der Pars mastoidea nahe dem inneren Ende des äusseren Gehörgangs verläuft, dann zwischen dem Stiele des Hammers und dem langen Schenkel des Ambosses durch die Paukenhöhle geht und diese durch die Fissura petrotympanica verlässt. Sie wird dann fester und breiter (Fig. 1021 2), läuft dicht am Luftsack, wo sie die A. maxillaris interna an deren medialer Seite kreuzt, oroventral, entsendet Fasern an die Submaxillar- und Sublingualdrüsen und verbindet sich mit dem N. lingualis.

b) An der Austrittsstelle des Facialis

4. der N. *auricularis posterior* (*caudalis*) (Fig. 443 $_{12}$); er geht, von der Parotis bedeckt, über den Proc. jugularis auf die Sehne des M. splenius nach dem Genick und verbindet sich mit Zweigen des 1. und 2. Halsnerven. Er verbreitet sich in den Mm. auriculares caudales und dorsales und in der Haut der äusseren Fläche der Muschel.

c) Vom Austritt aus dem For. stylomastoideum bis zum Unterkiefer:

5. Der N. *auricularis internus* (Fig. 443 $_{11}$); er entspringt am For. stylomastoid., geht zuerst in der Parotis, dann am Proc. styloideus der Ohrmuschel dorsal, tritt durch ein Loch der Muschel an deren Innenfläche und verzweigt sich in ihrer Haut.

6. Der N. *digastricus* (Fig. 443 $_{13}$) ist dünner als die Ohrnerven, entspringt aus dem ventralen Rande des Stammes und gibt unmittelbar an seinem Ursprung einen dünnen Zweig ab, der sich unter Bildung einer ventral konvexen Schlinge bald wieder mit dem Stamme verbindet. Der N. digastricus läuft an der medialen Fläche der Parotis ventral und verzweigt sich im M. digastricus und jugulohyoideus.

7. Der *N. auriculopalpebralis*[1]) (Fig. 442 10' u. 443 15) entspringt aus dem dorsalen Rande des Facialis, geht durch die Parotis und über den Jochbogen stirnwärts und tritt zwischen M. temporalis und scutularis in die Scheitelgegend.

In der Parotis gibt er die sehr dünnen *Nn. auriculares anteriores (nasales)* für die Parotis und die Mm. auriculares anteriores und den M. auricularis inf. ab; sie bilden mit Fäden des N. temporalis superf. den *Plexus auricularis anterior (nasalis)*. In der Scheitelgegend gibt der Nerv Zweige an den M. scutularis, ausserdem einen Zweig ab, der am dorsalen Rande des Jochbogens nach dem Auge verläuft, sich mit Zweigen des N. lacrimalis und frontalis geflechtartig verbindet und *Rami palpebrales* zum M. orbicularis palpebrarum, corrugator supercilii und an die Haut sendet.

8. Der dünne *Ramus colli*, Halshautnerv (Fig. 442 5 u. 443 14), entspringt, häufig mit 2 Fäden, gegenüber dem vorigen aus dem ventralen Rande des Facialis. Er verläuft zuerst in der Parotis, dann oberflächlich in der für die V. maxillaris interna bestimmten Rinne zwischen der Drüse und dem Niederzieher der Ohrmuschel kaudoventral. Er gibt Zweige an diesen Muskel und an den Halshautmuskel und verbindet sich mit den Zweigen des N. cutaneus colli des 2. Halsnerven.

9. Mehrere Zweige an die Parotis, die sich mit Zweigen des N. mandibularis und temporalis superficialis verbinden.

10. Die beiden Endäste, in die sich der N. facialis am Halsrand des Unterkiefers oder auf dem M. masseter teilt, sind die beiden *Nn. buccales*. a) Der *N. buccalis dorsalis* (Fig. 442 2 u. 443 4) geht ventral von der Jochleiste lippenwärts, erhält auf der Mitte des M. masseter einen **Ramus communicans** vom N. buccalis ventralis und spaltet sich an der Backe in einen dorsalen und ventralen Zweig. Der dorsale läuft mit der A. labialis sup., verbindet sich mit Fäden des N. infraorbitalis und geht an die Muskeln der Oberlippe und Nase; der ventrale bildet mit dem N. buccalis ventralis eine Schlinge und sendet Zweige an die Muskeln der Backe und Oberlippe. b) Der *N. buccalis ventralis* (Fig. 442 3) läuft fast parallel mit dem vorigen auf dem M. masseter unterlippenwärts und wird vom ventralen Aste des N. temporalis superficialis, mit dem er innig verbunden ist, begleitet. Er verbindet sich wie angegeben mit dem N. buccalis dorsalis und verzweigt sich in den Muskeln der Backe und der Unterlippe, zuletzt mit seinem Ende die A. labialis inf. begleitend. Am M. depressor labii inf. verbindet er sich auch mit Zweigen des N. buccinatorius.

8. Nervus acusticus, 8. Gehirnnerv, Hörnerv des Pferdes.

Der **N. acusticus** kommt mit 2 Wurzeln, der *Radix vestibularis* und *Radix cochlearis*, dicht kaudal vom N. facialis aus der Medulla oblongata und tritt mit diesem in den inneren Gehörgang (Fig. 105 8).

Zwischen beiden Nerven findet sich ein kleines, plattes, weiches Knötchen, an das einige sehr dünne Fäden vom 8. und ein Fädchen vom 7. Nerven gehen und aus dem ein Nervenfaden entspringt, der durch das Os petrosum nasal läuft, sich mit einem Faden vom Ganglion semilunare verbindet und in den Plexus caroticus int. des N. sympathicus übergeht.

Im inneren Gehörgang trennt sich der N. acusticus vom N. facialis und teilt sich in den schwächeren N. vestibuli und in den stärkeren N. cochleae.

a) Der *N. vestibuli* geht durch die kleinen Löcher des inneren Gehörgangs in den Vorhof, bildet das *Ganglion vestibulare* und verbreitet sich in der Wand des Utriculus, *N. utricularis*, und der Bogengänge, namentlich in ihren Ampullen, *N. ampullaris dorsalis, lateralis* und *ventralis*.

b) Der *N. cochleae* gibt den schwachen *N. saccularis* an den Sacculus und verläuft in der Spindel der Schnecke bis zur Kuppel; in der Spindel bildet er ein Geflecht mit Ganglienzellen, das *Ganglion spirale*. Aus diesem gehen durch die kleinen Löcher der Spindel feine Fäden zum Organon spirale, *N. spiralis*.

---

1) Dieser Nerv entspricht einem Teile des N. auriculotemporalis des Menschen (s. S. 861).

9. N. glossopharyngeus, 9. Gehirnnerv, Zungen-Schlundkopfnerv des Pferdes.

Der **N. glossopharyngeus** tritt kaudal vom 8. und nasal vom 10. Nerven, von letzterem nicht scharf getrennt (*N. vagoglossopharyngeus*), mit mehreren Fäden medial von dem Corpus restiforme aus der ventralen Fläche des Kopfmarks, geht unmittelbar nasal vom 10. und 11. Nerven lateral, durchbohrt die Dura mater und tritt dicht am medialen Rande der Basis des Os petrosum durch das For. lacerum aborale aus der Schädelhöhle (Fig. 105 9).

An der Durchtrittsstelle liegt das ovale *Ganglion petrosum (et jugulare* d. M.) (Fig. 1020 c), durch dünne Fäden (a) mit dem Ganglion jugulare verbunden. Aus ihm entspringt der dünne *N. tympanicus* (d), der durch die fibrös-knorpelige Verbindungsschicht der Pars petrosa mit der Pars tympanica in die Paukenhöhle tritt und in ihr mit einem Faden vom N. canalis pterygoidei (e), einem sympathischen Faden und 1—2 Fäden vom Ganglion oticum (f) den *Plexus tympanicus* (Jacobson'sche Schlinge) bildet. Aus ihr gehen 2 sehr dünne Fäden an das Schnecken- und Vorhofsfenster (h). Stamm und Äste des N. glossopharyngeus enthalten kleine *Ganglia peripherica*.

Der **N. glossopharyngeus** (Fig. 1021 17) geht vom Ganglion petrosum in dorso-kaudal konvexem Bogen auf dem Luftsack und am kaudoventralen Rande des grossen Zungenbeinastes oroventral, kreuzt medial die Teilungsstelle der A. carotis externa und teilt sich in den Ramus pharyngeus und lingualis. Vorher entspringen aus ihm:

a) Dicht am Ganglion petrosum oder aus diesem ein dünner grauer Zweig (Fig. 1020 a), der sich mit einem Fädchen des N. vagus verbindet und ins Ganglion cerv. craniale des N. sympathicus übergeht.

b) Ein ziemlich starker, längerer Zweig, der am Luftsack herabläuft, Fäden, von denen sich einer um die A. occipitalis herumschlingt, an den Plex. pharyngeus abgibt, an den Teilungs-winkel der A. carotis comm. tritt und sich dort mit Zweigen vom Ram. pharyngeus des N. vagus zu einem Geflecht verbindet. In diesem, das feine Fäden an die Arterien sendet, liegt das kleine *Ganglion intercaroticum*.

c) Zweige an den M. stylopharyngeus (*Rami stylopharyngei*).

1. Der *Ramus pharyngeus* (Fig. 1021 18) läuft etwa in halber Länge des grossen Zungenbeinastes über dessen mediale Fläche zum M. palatinus, palatopharyngeus, pterygopharyngeus und ceratopharyngeus und gibt Zweige an den Plex. pharyngeus.

2. Der stärkere *Ramus lingualis* (Fig. 1021 19) liegt anfangs neben 1, gibt einen langen Zweig an den Schlundkopf und das Gaumensegel und spaltet sich im Winkel zwischen grossem und kleinem Zungenbeinast in 2 Äste; der dorsale geht an die Schleimhaut des Gaumensegels, der ventrale an die der Zungenwurzel, namentlich an die Papillae vallatae und foliatae und die Tonsillen (*Rami tonsillares*). Ein stärkerer Zweig am Rande der Zunge verbindet sich mit einem Faden des N. lingualis.

10. Nervus vagus, 10. Gehirnnerv, Lungen-Magennerv des Pferdes.

Der **N. vagus** kommt mit mehreren Bündeln kaudal vom 9. Nerven, von dem er zunächst nicht zu trennen ist (*N. vagoglossopharyngeus*), am medialen Rande des Corpus restiforme der Medulla oblongata zum Vorschein. Die Bündel vereinigen sich zu einem rundlichen, mit dem dicht kaudal von ihm liegenden N. accessorius verbundenen Nerven, der gesondert vom N. accessorius die Dura mater durchbohrt und dicht am Os petrosum durch das For. lacerum aborale aus der Schädelhöhle tritt (Fig. 105 10 u. 1021 12). Innerhalb dieses Loches liegt lateral am Nerven das platte *Ganglion jugulare,* durch einen starken Ast mit dem Nerven verbunden.

Aus dem Ganglion (Fig. 1020 b) entspringen ein Fädchen für den N. tympanicus, mehrere für das Ganglion petrosum des 9. Nerven, eins, das sich mit einem anderen, vom 9. ent-springenden verbindet, eins für das Ganglion cervicale craniale des N. sympathicus und der *Ramus auricularis* des N. vagus (q); er dringt durch einen engen Kanal des Felsenbeins in den Fazialiskanal, verbindet sich nahe dem For. stylomastoideum durch Fäden mit dem 7. Nerven und tritt mit ihm aus diesem Loche. Er geht aboral vom äusseren Gehörgang zur Ohrmuschel, gibt einen Zweig an die Ohrmuskeln und dringt, bedeckt vom langen Dreher des Ohres, durch ein Loch des Muschelknorpels in die Haut der Innenfläche des Ohres.

Der N. vagus (Fig. 1021 ₁₂) geht vom Ganglion jugulare zur Teilungsstelle der A. carotis comm., dann an letzterer, mit dem Sympathicus verbunden, am Halse brustwärts (Fig. 1021 ₁₅) und läuft, getrennt vom Sympathicus, am Oesophagus durch die Brusthöhle, um mit diesem in die Bauchhöhle zu treten. Er gibt Zweige zum N. sympathicus, die in dessen Bahn wohl bis zu den Harnorganen gelangen. Man unterscheidet demgemäss einen Hals-, Brust- und Bauchteil des N. vagus.

A. Der **Halsteil**, die *Pars cervicalis* (Fig. 1041 ₃), verbindet sich gleich anfangs durch einige kurze Fäden mit dem 9. und dann mit dem 11. Gehirnnerven. Bis zur Teilungsstelle der A. carotis comm. entspringen aus ihm der Ramus pharyngeus und der stärkere N. laryngeus cranialis.

a) Der *Ramus pharyngeus* (Fig. 1021 ₁₃) kreuzt die A. carotis interna lateral, gibt je einen Faden an den Stamm des N. vagus und des N. hypoglossus und spaltet sich in 2 Äste, von denen sich der dorsale in den Mm. constrictores pharyngis und in der Schleimhaut des Schlundkopfs verbreitet.

Der ventrale Ast teilt sich in mehrere kleine Zweige, die sich untereinander und mit Zweigen des N. laryngeus cranialis, glossopharyngeus, sympathicus, accessorius, hypoglossus und des I. Halsnerven zum **Plexus pharyngeus**, Schlundkopfgeflecht, verbinden, dessen Zweige sich im Luftsack, Schlundkopf und im Anfangsteil der Speiseröhre verbreiten.

b) Der *N. laryngeus cranialis (sup. N.)* (Fig. 1021 ₁₄) entspringt etwas kaudal vom vorigen aus einer geflechtartigen Ausbreitung des N. vagus, die dem *Ganglion nodosum* (s. S. 854) der übrigen Tiere entspricht. Er kreuzt die Teilungsstelle der A. carotis comm. medial und läuft bogig über den M. crico- und thyreopharyngeus ventral, tritt durch die Fissura thyreoidea in den Kehlkopf, teilt sich in mehrere Zweige für dessen Schleimhaut und verbindet sich durch Fäden mit Zweigen des N. laryngeus caudalis.

Er gibt einen absteigenden Faden an den Stamm, einen 2. an diesen und den N. sympathicus, erhält 2 Fäden von dessen Ganglion cervicale craniale, kreuzt die A. carotis comm. medial und sendet einen kranial gerichteten Faden an den Pl. pharyngeus. Ausserdem zweigt sich aus dem geflechtartigen Ursprung des N. laryngeus cranialis oder aus dem Ramus (Plexus) pharyngeus ein sehr dünner, schwer auffindbarer Nerv ab, der an den Mm. constrictores pharyngis oroventral verläuft, zunächst den N. laryngeus cranialis begleitet, dann, von ihm getrennt, die A. carotis comm. medial überkreuzt und sich im M. cricothyreoideus verbreitet (*N. laryngeus medius?*). Der Faden kann nach Vermeulen [653a] auch vom 1. Halsnerven stammen. Ein aus demselben Geflecht entspringender, bald sich in den Stamm des N. vagus oder sympathicus einsenkender Nervenfaden ist der *N. depressor* (s. Fischer [167]).

B. Der **Brustteil**, die *Pars thoracalis* (Fig. 827 ₆, ₆', ₆'', 899 ₁₅, ₁₅', ₁₅''), läuft zuerst medial von der A. axillaris, dann ventral von der A. subclavia beckenwärts, liegt zunächst seitlich, dann dorsal an der Trachea und spaltet sich an deren Bifurkation in den ventralen und dorsalen Ast. Aus dem Brustteil entspringen:

a) Der *N. recurrens*, zurücklaufender Nerv (Fig. 827 ₉, 899 ₁₆, ₁₆ u. 1041 ₄). Der Nerv der rechten Seite schlägt sich um den Truncus costocervicalis; der der linken Seite zweigt vom linken N. vagus da ab, wo dieser den Arcus aortae kreuzt, schlägt sich dann um die konkave (kaudale) Seite des Aortenbogens um, so dass er zwischen diesen und die Trachea gelangt. An beiden Seiten liegt der Nerv zwischen der Trachea und den aus dem Truncus brachiocephalicus comm. entspringenden Arterien und tritt ventral von der Trachea aus der Brusthöhle. Bis zur Austrittsstelle gibt er Zweige an den Plexus trachealis caudalis, den Pl. cardiacus und das Ganglion cervicale caudale des N. sympathicus. Nach dem Austritt aus der Brusthöhle geht er nahe dem ventromedialen Rande der A. carotis comm. an der Trachea bis zum Kehlkopf, tritt als *N. laryngeus caudalis* (Fig. 1021 ₂₁) an diesen und versorgt die Kehlkopfsmuskeln mit

Ausnahme des M. cricothyreoideus (s. S. 865). Sehr dünne Rami anastomotici verbinden sich mit solchen des N. laryngeus cranialis.

Der *N. laryngeus caudalis* gibt zunächst am lateralen Rande des M. cricoarytaenoideus dorsalis 1—2 Ästchen an diesen Muskel, sodann ein Fädchen ab, das unter dem genannten Muskel zum M. arytaenoideus transversus verläuft. Der fortlaufende Nerv tritt an die mediale Fläche des Schildknorpels und gibt zunächst 2 Zweige an den M. cricoarytaenoideus lateralis und weitere Ästchen an den M. vocalis und ventricularis. Ferner gibt der N. recurrens feine Fäden ab, die an der Trachea zusammen mit denen der anderen Seite den *Plexus trachealis cranialis* bilden, von dem *Rami tracheales et oesophagei craniales* abgehen.

b) Der *Plexus cardiacus,* das Herzgeflecht (Fig. 1041 $_{10}$), wird durch 2—3 an jeder Seite vom N. vagus bzw. vom Plexus trachealis caudalis abgegebene Herznerven (Fig. 827 $_8$), in die feine Fäden vom N. sympathicus (Fig. 899 $_{22}$) eintreten, gebildet.

Die stärkeren Herznerven der rechten Seite durchbohren den Herzbeutel rechts, die der linken weiter kaudal und links. Sie teilen sich dann in einige Äste, die links zwischen den Herzarterien, rechts an den Vorkammern herablaufen und sich in viele dünne Zweige spalten, die unter dem Epikard an den Vorkammern teils wagerecht, teils schräg, an den Kammern teils senkrecht, teils schräg verlaufen und sich im Herzmuskel verbreiten.

c) Kleine *Rami tracheales et oesophagei caudales* für die Luft- und Speiseröhre.

Diese Zweige bilden den *Plexus trachealis caudalis,* der in der präkardialen Mittelfellspalte zwischen der Trachea und den grossen Gefässtämmen (Truncus brachiocephalicus etc.) liegt. Er wird durch Zweige des N. vagus, N. recurrens, des Ganglion cervicale caudale und der 3 ersten Ganglia thoracalia des N. sympathicus verstärkt. Von ihm gehen Zweige an die grossen Gefässe, an die Luft- und Speiseröhre und an das Herz.

d) Die beiden Endäste des N. vagus begleiten den entspr. Rand der im Mediastinum liegenden Speiseröhre und gehen am Hiatus oesophageus des Zwerchfells in die Pars abdominalis des Vagus über.

Der *Ramus ventralis* (Fig. 827 $_6$', 899 $_{15}$' u. 1041 $_3$'') gibt Fäden ab, die zusammen mit solchen vom Vagusstamm, vom kaudalen Halsganglion, vom 3., 4. und 6. Brustganglion des N. sympathicus stammenden den *Plexus pulmonalis,* das Lungengeflecht, bilden, das dorsal und ventral von der Luftröhrenteilung liegt und in einen dorsalen und ventralen Plexus zerlegt wird, und das viele die Bronchien begleitende Zweige entsendet, die sich im Lungenparenchym verbreiten. Beckenwärts von der Luftröhrenteilung verbindet er sich mit dem anderseitigen zum *Truncus oesophageus ventralis,* läuft im Mediastinum ventral am Oesophagus zum Zwerchfell und gibt Zweige ab, die mit solchen des dorsalen Astes den *Plexus oesophageus* bilden (Fig. 1041 $_{12}$), der dem Oesophagus Zweige sendet. Am Zwerchfell geht vom dorsalen Ast ein starker Zweig ab, der sich mit dem ventralen da verbindet, wo dieser durch den Ösophagusschlitz tritt.

Der *Ramus dorsalis* (Fig. 827 $_6$'' u. 899 $_{15}$'') geht, nachdem er ev. Zweige an den Plexus pulmonalis abgegeben hat, dorsal am Oesophagus im Mediastinum nach dem Zwerchfell und verbindet sich ventral vom 12. oder 13. Brustwirbel mit dem gleichnamigen der anderen Seite zum *Truncus oesophageus dorsalis* (Fig. 1041 $_3$'). Er geht die oben erwähnten Verbindungen mit dem ventralen Aste ein und tritt wie dieser durch den Ösophagusschlitz in die Bauchhöhle.

C. Der **Bauchteil,** die *Pars abdominalis.* Der *Truncus oesophageus ventralis* tritt an die Curvatura minor des Magens und teilt sich in Zweige, die den an der Leberzwerchfellsfläche des Magens liegenden Teil des *Plexus gastricus* bilden. Aus ihm gehen Zweige an den Magen, das Duodenum, die Leber, das Pankreas und den Plexus hepaticus. Der *Truncus oesophageus dorsalis* gibt einen Verbindungszweig an den ventralen Truncus und einen starken Zweig zum Ganglion coeliacum und bildet den an der kaudalen Fläche des Magens liegenden Teil des *Plexus gastricus,* dessen Fäden sich im Magen, namentlich kardiaseitig, verbreiten.

11. Nervus accessorius, 11. Gehirnnerv, Beinerv, des Pferdes.

Der **N. accessorius.** Man unterscheidet am N. accessorius einen Halsteil, *N. accessorius spinalis,* und einen an der Medulla oblongata austretenden Teil, *N. accessorius vagi.* Der N. accessorius spinalis tritt mit einer stärkeren Wurzel zwischen dem 6. und 7. Halswirbel aus dem Halsmark hervor, läuft als dünner Faden im Hals-

wirbelkanal zwischen den dorsalen und ventralen Wurzelbündeln der Halsnerven kopfwärts und bekommt an seinem Anfang einzelne sehr dünne, weiter kopfwärts, wo er sich
etwas vom Seitenrand des Rückenmarks entfernt, zahlreichere und stärkere Fäden vom
Halsmark. Er tritt durch das For. magnum in die Schädelhöhle und erhält die zerebralen Wurzelfäden (N. accessorius vagi), die dicht kaudal von denen des N. vagus aus
der Medulla oblongata heraustreten. Der Stamm sendet die aus der Medulla oblongata
erhaltenen Fasern (N. accessorius vagi) an den N. vagus, durchbohrt dann die Dura
mater und tritt durch das For. lacerum aborale nach aussen unter Abtrennung vom
N. vagus, dem er bis dahin dicht anliegt (Fig. 105 11 u. 1021 11).

Er verbindet sich mit dem N. vagus und hypoglossus durch Rami anastomotici, gibt einen
Ast an das Ganglion cervicale craniale des N. sympathicus und einen zweiten längeren an den
Plex. pharyngeus. Letzterer verbindet sich mit einem Faden des 1. Halsnerven zu einer Schlinge,
schlägt sich um die A. occipitalis medianwärts und geht in den Plexus pharyngeus über.

In der Flügelgrube des Atlas teilt sich der N. accessorius in den ventralen
und dorsalen Ast (Fig. 443 20 u. 21), die durch eine Schlinge verbunden sind.

a) Der *Ram. ventralis* tritt in das Kopfende des M. sternocephalicus, in dem er sich verzweigt, jedoch als Stamm noch bis gegen das Brustende des Muskels zu verfolgen ist (Fig. 443 21).

b) Der stärkere *Ram. dorsalis* bekommt einen Zweig vom 2. Halsnerven, geht zwischen
M. brachiocephalicus und splenius, die Zweige erhalten, dorsokaudal, erhält einen Zweig vom
3. Halsnerven und läuft dann, nur vom Hautmuskel bedeckt, auf dem M. splenius brustwärts.
Er tritt unter den M. trapezius cervicalis, läuft geschlängelt zuerst dorsal, dann kaudal und geht
über den M. supraspinatus zum M. trapezius thoracalis.

12. Nervus hypoglossus, 12. Gehirnnerv, Zungenmuskelnerv, des Pferdes.

Der **N. hypoglossus** kommt mit mehreren Wurzeln lateral von der Pyramide
aus der Hypoglossuslinie der Medulla oblongata hervor und besitzt an einer sehr
dünnen, von den Corpora restiformia kommenden Wurzel ein kleines Ganglion. Die
Wurzelfasern bilden 3 Bündel, die sich nach Durchbohrung der Dura mater zum Stamme
vereinigt, der durch das For. hypoglossi tritt zwischen dem 10. und 11. Nerven, mit
denen er sich kreuzt, oroventral (Fig. 1021 20) geht, die Abgangsstelle der A. maxill.
ext. an der lateralen Seite kreuzt und dann den ventralen Rand der A. maxillaris ext.
begleitet. Dann schlägt er sich um den kleinen Zungenbeinast und erreicht am ventralen Rande des M. styloglossus den Zungengrund, wo er sich in den oberflächlichen
und tiefen Ast teilt. Bis dahin gibt er ab:

2 Rami anastomotici zum Ganglion cervicale craniale des N. sympathicus, einen aufsteigenden
Zweig an den Ram. pharyngeus des N. vagus, einen stärkeren Faden an den ventralen Ast des
1. Halsnerven, einen an den Plexus pharyngeus und einige dünne an den Kehlkopf.

a) Der kürzere *Ram. superficialis* gibt Zweige an den M. styloglossus und hyoglossus;
der fortlaufende Ast geht bis zum Kinnwinkel und verzweigt sich im Zungenfleisch. b) Der
stärkere und längere *Ram. profundus* tritt zwischen den M. genioglossus und hyoglossus, verläuft
tiefer als der N. lingualis und teilt sich in viele Zweige für die Muskulatur der Zunge. Mehrere
Zweige bilden nahe der Zungenspitze schlingenförmige Verbindungen mit Fäden des N. lingualis.

III. Gehirnnerven der Wiederkäuer.

Der **1., 2., 8., 9., 11.** und **12. Nerv** verhalten sich ähnlich wie beim Pferde. Der
3. Nerv ist stärker als beim Pferde und tritt zusammen mit dem **4.**, dem **6.**, sowie mit
dem N. ophthalmicus und N. maxillaris des **5. Nerven** (Fig. 1022 a) aus der Schädelhöhle durch den Kanal, der aus der Verschmelzung der Fiss. orbitalis und des For.
rotundum entstanden ist. Der *N. ophthalmicus* teilt sich wesentlich wie beim Pferde.

Der *N. lacrimalis* zerfällt in einen N. lacrimalis lateralis (e) et medialis (f), die sich aber
noch innerhalb der Periorbita zu einem Stamme vereinigen; dieser läuft zum Hornfortsatz und
der ihn umgebenden Haut, wobei er sich in 3—4 Endzweige teilt (Fig. 1023 p, p', p''). Die
Tränendrüse erhält einen *N. glandulae lacrimalis* (Fig. 1022 d), die Stirnhöhlenschleimhaut einen
N. sinus frontalis (b), die variabel vom N. frontalis und lacrimalis abstammen (s. Schacht-

schabel [525]). Der *N. zygomaticus* (Fig. 1022 g, 1023 u) entspringt aus dem N. ophthalmicus bzw. dem N. lacrimalis und dem N. maxillaris; bisweilen kommt ein *N. zygomaticus accessorius* (Fig. 1022 i) vor. Der *N. frontalis* (Fig. 1022 c, c', 1023 o) tritt nicht durch das For. supraorbitale, sondern nasal am Proc. zygomaticus aus der Orbita. Von dem relativ starken *N. nasociliaris* gehen feine Zweige an die Augapfelmuskeln.

Der *N. maxillaris* verhält sich im wesentlichen wie beim Pferde (cf. Fig. 1022). Der *Plexus sphenopalatinus* ist schwächer; es sind 2—3 *Ganglia sphenopalatina* (Fig. 1022 u) vorhanden; der *N. canalis pterygoidei* ist beim Rinde stärker (ca. 2 mm stark) und entspringt aus dem N. nasalis aboralis, unmittelbar am oralen Ende des grossen *Ganglion nasopalatinum.* Der verhältnismässig schwächere *N. infraorbitalis* teilt sich beim Austritt aus dem For. infraorbitale in 5 Äste, die an die Nase und die Oberlippe gehen (Fig. 1023 i, k u. l). Im Canalis infraorbitalis und vorher gibt er die *Rami alveolares maxillae aborales et medii* ab; der *Ramus alveolaris incisivus* fehlt, weil Schneide- und Hakenzähne nicht vorhanden sind. Der *N. mandibularis* (Fig. 1022 n) tritt durch das For. ovale aus der Schädelhöhle und teilt sich wie beim Pferde. Der *N. temporalis superficialis* (Fig. 1023 h) vereinigt sich durch seinen stärkeren ventralen Ast mit dem

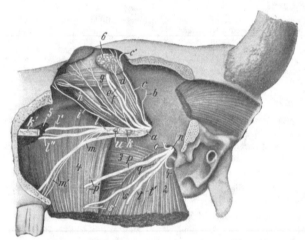

Figur 1022. N. trigeminus des Rindes. a Stamm des N. ophthalmicus und N. maxillaris, b N. sinuum frontalium, c N. frontalis, c' der auf die Stirnfläche tretende Ast, d N. glandulae lacrimalis, e medialer und f lateraler Ast des N. lacrimalis. g N. zygomaticus, h Okulomotoriusast für den M. obliquus ventralis, i N. zygomaticus accessorius, k, k' N. infraorbitalis, l Stamm des N. nasalis aboralis, l' medialer und l" lateraler Ast desselben, m N. palatinus major, m' N. palatinus minor, n N. mandibularis, o Stamm des N. massetericus und N. temporalis profundus, p N. buccinatorius, p' Rami pterygoidei, q N. pterygoideus, r N. temporalis superficialis, s N. lingualis, s' Chorda tympani, t N. alveolaris mandibulae, t' N. mylohyoideus, u Ganglion sphenopalatinum. 2 M. pterygoideus medialis, 3 M. pterygoideus lateralis (aborale Portion), 4 M. pterygoideus lateralis (orale Portion), 5 Foramen sphenopalatinum, 6 Glandula lacrimalis.

N. buccalis dorsalis, während sein viel schwächerer dorsaler Ast Haut- und Parotiszweige abgibt. Der *N. buccinatorius* (Fig. 1022 p, 1023 m, m') ist viel reicher verzweigt als beim Pferde und gibt vor allem einen *N. parotideus* ab, der am Ductus parotideus zur Parotis verläuft (Fig. 1023 m"). Der *N. alveolaris mandibulae* und *N. lingualis* (Fig. 1022 s) sind verhältnismässig schwächer; das *Ganglion oticum* ist stärker als beim Pferde. Der **7. Nerv** gibt in der Ohrspeicheldrüsengegend wie beim Pferde einen **N. auricularis posterior und internus**, einen **N. digastricus (et stylohyoideus)** und **auriculopalpebralis**, nicht aber einen Ramus colli und eine Nervenschlinge ab und teilt sich noch in der Parotisgegend in den N. buccalis dorsalis et ventralis.

Der N. auricularis post. (Fig. 1023 c) gibt einwandfreie Hautzweige nicht ab und geht keine Verbindungen mit dem gleichnamigen Aste des N. facialis und des 2. Halsnerven ein. Der N. auricularis internus (Fig. 1023 b) geht mit 3—4 Fäden an die Innenfläche der Muschel, gibt aber keine Fäden zu den hinteren Ohrmuskeln. Die Verzweigung des N. auriculopalpebralis ergibt sich aus Fig. 1023 d, d', d". Der N. digastricus (et stylohyoideus) (Fig. 1023 f) verbreitet sich im M. digastricus und stylohyoideus. Ein Plexus parotideus (Fig. 1023 e) ist gut ausgebildet.

Der relativ sehr schwache N. buccalis ventralis (Fig. 1023 g, g‘) läuft zunächst in der Parotis bis zum Gefässausschnitt des Unterkiefers und tritt zwischen den

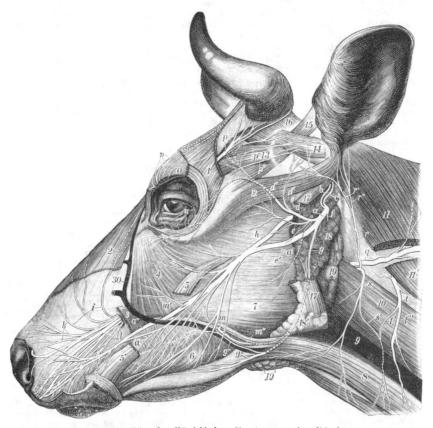

Figur 1023. Die oberflächlichen Kopfnerven des Rindes.

a N. facialis, a‘ N. buccalis dorsalis, a‘‘ dorsaler, a‘‘‘ ventraler Ast. Die von diesen Ästen abgehenden und nicht mit Buchstaben versehenen Zweige treten in den Hautmuskel resp. in die Haut. b N. auricularis internus, c N. auricularis posterior, d N. auriculopalpebralis, d‘ dessen aurikularer, d‘‘ dessen palpebraler Ast, e Plexus parotideus, e‘ geht durch die Parotis hindurch an den Hautmuskel, f N. digastricus, g, g‘ N. buccalis ventralis, g‘‘ dessen Verbindungsast mit dem N. buccalis dorsalis, h N. temporalis superficialis, i, k, l N. infraorbitalis, m N. buccinatorius, m‘ Ast für den M. zygomaticus und M. malaris, m‘‘ der für die Parotis bestimmte Zweig. Der an dem M. buccalis liegende punktierte Nerv ist ein Ast des N. buccinatorius, der nach den Backendrüsen und nach der Backenschleimhaut geht. n Zweige des N. infratrochlearis, o N. frontalis, p, p‘, p‘‘ N. lacrimalis, q N. accessorius (dorsaler Ast), r N. auricularis posterior vom N. cervicalis II, r‘, r‘‘ seine Äste, s N. cutaneus colli des N. cervicalis II, s‘ sein Verbindungsast mit t‘, t N. cervicalis III, t‘, t‘‘ seine Äste, u N. zygomaticus. 1 Stirnhautmuskel (z. T. entfernt), 2 M. levator nasolabialis (abgeschnitten), 3 Ursprungsteil des M. levator labii superioris proprius, caninus und depressor labii superioris (abgeschnitten), 4 M. malaris, 5, 5‘ M. zygomaticus (zum grossen Teile entfernt), 6 M. buccalis, 7 M. masseter, 8 M. sternomandibularis, 9 V. jugularis, 10 M. cleidomastoideus, 11, 11‘ M. cleidooccipitalis, 12 äusserer und unterer Einwärtszieher der Ohrmuschel, 13 M. frontoscutularis, 14 oberer Einwärtszieher der Ohrmuschel; unter ihm sieht man z. T. den mittleren Einwärtszieher, 15 kurzer Heber, 16 M. cervicoscutularis, 17, 17‘ Niederzieher der Ohrmuschel, 18, 18‘ Reste der Parotis, 19, 19‘ Lgl. mandibularis, 30 V. facialis.

Endsehnen des M. sternomandibularis hindurch, gibt dabei i. d. R. einen am oralen Masseterrand oder kaudodorsal über den Masseter verlaufenden Ramus communicans (Fig. 1023 g'') zum N. buccalis dorsalis ab, sodann teilt er sich in 4—5 zum Mundwinkel verlaufende Endzweige. Der erheblich stärkere N. buccalis dorsalis (Fig. 1023 a', a'' und a''') tritt auf den M. masseter, verbindet sich mit dem N. temporalis superficialis, gibt in der Massetergegend Zweige an die Haut, den Hautmuskel, den M. zygomaticus, buccalis und depressor labii inf. und teilt sich in 3—5 Endzweige, deren Verhalten sich aus Fig. 1023 a'', a''' ergibt (betr. Einzelheiten siehe Schachtschabel [525]). Über das *Ganglion nodosum* des **10. Nerven** s. S. 854.

Der kaudal von der Bifurkation der Luftröhre aus den beiden Nn. vagi gebildete dorsale Ast verbindet sich nahe dem Zwerchfell nicht mit dem ventralen Aste und verbreitet sich nach der Verbindung mit Zweigen des N. splanchnicus hauptsächlich an der rechten Fläche des Pansens. Der ventrale Ast geht an die linke Fläche des Pansens, gibt der Haube und dem Pansen Zweige, läuft ventral vom Psalter, der auch Zweige erhält, weiter und endet am konkaven Bogen des Labmagens. Beim Eintritt in die Bauchhöhle gehen Zweige ans Lebergeflecht; ein langer Zweig läuft, bedeckt vom Pankreas, am Duodenum zum Pylorus.

IV. Gehirnnerven des Schweines.

Der 1. und 2. **Nerv** verhalten sich wie beim Pferde; das Ganglion ciliare des 3. **Nerven** ist klein (s. S. 857). Der Austritt des 3., 4., 6. und der beiden ersten Äste des 5. **Nerven** geschieht wie bei den Wiederkäuern. Der *N. lacrimalis* verhält sich wie beim Pferde, der *N. frontalis* wie bei den Wiederkäuern; der *N. nasociliaris* ist relativ stark. Der *N. infraorbitalis* ist stärker als beim Pferde und verzweigt sich im Rüssel und der Oberlippe. Der *N. mandibularis* tritt durch das For. lacerum orale aus der Schädelhöhle; der *N. temporalis superficialis* ist schwach; der *N. alveolaris mandibulae* verlässt den Unterkieferkanal durch die 4 oder 5 Kinnlöcher. Der *N. buccalis ventralis* verläuft zunächst im Kehlgang und tritt erst oral vom M. masseter in das Gesicht; er gibt mehrere ein Geflecht bildende Verbindungsäste an den N. buccalis dorsalis ab. Der dorsale Ast des **10. Nerven** bekommt an der Mitte der Brusthöhle Verbindungszweige vom Stamm des N. sympathicus. Das *Ganglion nodosum* des 10. Nerven verhält sich wie bei Mensch und den Fleischfressern (s. S. 854). Der 10. und 11. Nerv sind noch am kranialen Halsteil durch zahlreiche feine Nervenfäden verbunden. Der *N. depressor* ist isoliert und entspringt mit 2 Wurzeln vom N. vagus und laryngeus cranialis (Dogiel und Archangelsky [133]). Die **übrigen Gehirnnerven** weichen nicht wesentlich von denen des Pferdes ab.

V. Gehirnnerven der Fleischfresser.

Der 1., 2. und 3. **Nerv** gleichen denen des Pferdes. Das neben dem Ramus ventralis des 3. liegende *Ganglion ciliare* ist kugelig und bei der Katze gross (s. S. 854). Der **4. Nerv** und der **N. ophthalmicus** treten durch die Fissura orbitalis. Die Äste des letzteren sind: der N. frontalis, ciliaris longus, ethmoidalis und infratrochlearis. Der *N. ciliaris* liegt neben einem zum Ganglion ciliare gehenden Aste, begleitet den N. opticus und spaltet sich in mehrere, die Sclera durchbohrende Zweige. Der *N. ethmoidalis* geht nach Abgabe der *Nn. nasales interni* in der Nasenhöhle in die Schnauze. Der *N. frontalis* (Fig. 1024 r) tritt am Lig. orbitale aus der Augenhöhle, verbreitet sich im oberen Augenlid und der Haut der Nase und hilft den Plexus auricularis nasalis bilden. Der *N. infratrochlearis* (Fig. 1024 s) kommt nahe dem medialen Augenwinkel zum Vorschein und verbreitet sich hier. Der **N. maxillaris** tritt durch das For. rotundum und gibt zunächst den *N. lacrimalis* (Fig. 1024 q) ab, dessen Ende am Lig. orbitale aus der Augenhöhle an die Stirn tritt und sich mit dem N. frontalis und auriculopalpebralis zum Plexus auricularis nasalis verbindet. Der N. lacrimalis lässt sich fast bis zur Teilung des N. trigeminus verfolgen, erhält vom N. ophthalmicus aber deutlich nachweisbare Bündel nicht; er tritt öfter durch ein besonderes kleines Loch dicht dorsal vom For. rotundum aus. Sodann zweigt der N. maxillaris den *N. subcutaneus malae* (Fig. 1024 p) ab und teilt sich in die 2 *Nn. infraorbitales* und den *N. sphenopalatinus*. Die ersteren spalten sich vor ihrem Austritt aus dem Canalis infraorbitalis in je 2 Äste und diese nach dem Austritt nochmals in je 2 Zweige, so dass 7—8 Äste (Fig. 1024 t) zur Nase (Nn. nasales externi) und Oberlippe (Rami labiales superiores) gehen. Der *N. sphenopalatinus* gibt den *N. palatinus major et minor* und den *N. nasalis aboralis* ab. Der schwache *Plexus sphenopalatinus* und die *Ganglia sphenopalatina* verhalten sich ähnlich wie beim Pferde. Der **N. mandibularis** tritt durch das For. ovale und gibt den N. temporalis profundus, massetericus, buccinatorius (Fig. 1024 n), auriculotemporalis und pterygoideus ab. Der *N. auriculotemporalis* (Fig. 1024 l) teilt sich in den Ramus auricularis und temporalis; der letztere gibt ab: *Rami parotidei et meatus acustici ext.* und den *Ram. malaris* (Fig. 1024 m, m), der zur Backe zieht, sich mit den Nn. buccales kreuzt und sich in der Gesichtshaut und dem Gesichtshautmuskel verzweigt. Die Endäste des N. mandibularis sind der *N. lingualis* und ein Ast, der den *N. alveolaris mandib.* und den *N. mylohyoideus* abspaltet. Der erstere tritt, nachdem er die Zähne usw. versorgt hat, mit 3 Zweigen aus den 3 For. mentalia an die Unterlippe und das Kinn; der letztere (Fig. 1024 o) gibt auch Zweige an den M. masseter, digastricus usw. Der **6. Nerv** gleicht dem des Pferdes. Der **7. Nerv** (Fig. 1024 a) gibt dieselben Äste (Fig. 1024 b, c, d, e, f, g, h) wie beim Pferde ab. Der *N. auriculopalpebralis* (Fig. 1024 g) spaltet sich in einen Ramus auricularis s. temporalis (Fig. 1024 i) und einen Ramus zygomaticofrontalis s. zygomaticus (Fig. 1024 k, k). Der letztere geht zu den Augenlidern (k' u. k'') und zur Nase. Die *Nn. buccales* (Fig. 1024 e, h) verhalten sich ähnlich wie beim Rinde. Der **8., 9., 10., 11.** und **12. Nerv** gleichen

Figur 1024. Oberflächliche Kopfnerven des Hundes (die Glandula parotis ist entfernt).

a N. facialis, b N. auricularis post., c N. auricularis intern., d Ramus digastricus, e, e N. buccalis ventral., f N. cutaneus colli des N. facialis, g N. auriculopalpebralis des N. facialis, h, h N. buccalis dorsal., i, i Ramus temporalis, k, k Ramus zygomaticus, k' dessen Endast für das untere, k'' dessen Endast für

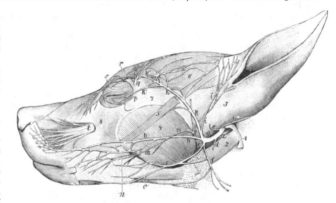

das obere Augenlid, l N. auriculotemporalis, m, m dessen Ramus malaris, n N. buccinatorius, o Zweig für den M. mylohyoideus, p N. subcutaneus malae, q N. lacrimalis, r N. frontalis, s N. infratrochlearis, t Nn. infraorbitales. 1 Proc. jugularis oss. occipitalis, 2 M. digastricus, 3 Grund der Ohrmuschel, 4 M. masseter, 5 M. zygomaticus, 6 M. scutularis, 7 Arcus zygomaticus, 8 Maxilla.

denen des Pferdes. Der *N. hypoglossus* gibt aber einen über den Larynx und Pharynx brustwärts ziehenden *Ramus descendens* ab, der sich mit dem ventralen Aste des N. cervicalis I verbindet. Der *N. vagus* besitzt ein *Ganglion jugulare* und *nodosum* und gibt dieselben Äste ab wie beim Pferde. Halsvagus und Sympathicus sind zum Truncus vagosympathicus (Fig. 1042 a) verbunden. Diesem legt sich der *N. depressor* an, der sich erst am Brusteingang trennt; er entspringt i. d. R. vom N. laryngeus cranialis, seltener vom N. vagus und noch seltener von beiden. Die Vereinigung der ventralen Äste der Pars thoracica des N. vagus zum *Truncus oesophageus ventralis* und der dorsalen zum *Truncus oesoph. dorsalis* findet erst am Hiatus oesophageus des Zwerchfells statt (Fig. 1042). Näheres siehe „Anatomie des Hundes" [156].

B. Nn. spinales, Rückenmarksnerven.

Die **Rückenmarksnerven** entspringen mit dorsalen und ventralen Wurzeln aus dem Rückenmark. Die dorsalen, längeren und stärkeren Wurzeln treten an der dorsalen, die ventralen, schwächeren und kürzeren an der ventralen Fläche aus den Seitenfurchen des Rückenmarks hervor (s. S. 762, 800—802).

Ausserhalb der Dura mater finden sich an den dorsalen Wurzeln die Spinalganglien, *Ganglia spinalia* (s. S. 764), deren Zahl an den kleineren Nerven 1—2, an den grösseren 3—5 beträgt. Die der Kreuznerven liegen noch im Wirbelkanal, die der übrigen Nerven ausserhalb, meist in den For. intervertebralia. Die Ganglien werden von den letzten Kreuznerven an undeutlich und liegen an den Schwanznerven noch innerhalb des Durasackes (s. im übrigen S. 756 u. 801).

Mit Ausnahme des 1. und 2. Halsnervenpaares, die durch besondere Löcher des 1. und 2. Halswirbels treten, verlassen die Rückenmarksnerven den Wirbelkanal durch die For. intervertebralia und am Kreuzbein durch die For. sacralia (s. S. 800—802).

I. Allgemeines (Fig. 1025—1040).

Die Rückenmarksnerven sind gemischte Nerven. Sie versorgen die Haut und alle häutigen Gebilde am Rumpfe, am Schwanze und den Extremitäten, die drüsigen Organe, das Skelett und die Muskulatur des Rumpfes und der Gliedmassen, die Blutgefässe dieser Körperteile usw. Man unterscheidet Hals-, Brust-, Lenden-, Kreuz- und Schwanznerven. Sie teilen sich nach dem Austritt aus dem Wirbelkanal (s. S. 764) in einen dorsalen, ventralen und einen viszeralen Ast, von denen der letztere als *Ramus communicans* zum sympathischen Nervensystem verläuft. Der *Ramus dorsalis* geht an die dorsal von der Wirbelsäule gelegenen Teile, während der *Ramus ventralis* die Brust-, Bauch- und Beckenwand, die Extremitäten und z. T. die Eingeweide versorgt. Beide Äste teilen sich in einen lateralen und medialen Zweig. Die ventralen Äste sind mit Ausnahme derer der Halsnerven stärker als die dorsalen.

A. Die **Halsnerven**, *Nn. cervicales*. Es sind 8 Paare vorhanden. Ihre *Rami dorsales* verbreiten sich in den Kopf- und Halsstreckern und in der Haut des Nackens, der des 1. Halsnerven auch im äusseren Ohr. Die *Rami ventrales* gehen zu den ventral von der Wirbelsäule und an der Luftröhre gelegenen Muskeln und an die Haut. Ausserdem beteiligen sich die ventralen Äste der 3 (Haustiere) oder 4 (Mensch) letzten Halsnerven an der Bildung des *Plexus brachialis* (s. unten) und die des 5.—7. (Haustiere) oder des 3.—5. (Mensch) an der Bildung des N. phrenicus. Der ventrale Ast des 2. Halsnerven sendet Zweige an die Haut des Ohres und Kehlgangs. Die Rami dorsales und ventrales benachbarter Halsnerven verbinden sich meist miteinander.

B. Die **Brustnerven**, *Nn. thoracales*. Ihre dorsalen Äste gehen zu den dorsal von den Brustwirbeln und den Wirbelenden der Rippen gelegenen Muskeln und zur Rückenhaut, während die ventralen Äste als *Nn. intercostales* in den Zwischenrippenräumen verlaufen. Diese liegen bei Schwein, Schaf und Rind fast ausschliesslich subpleural; beim Pferde verlaufen sie in den ersten 8 Zwischenrippenräumen nur im ventralen Drittel, in den folgenden Räumen fast in ganzer Ausdehnung subpleural; beim Hunde liegen die ersten 6 Interkostalnerven fast völlig subpleural, in den folgenden Interkostalräumen werden sie derart sukzessiv vom Muskel bedeckt, dass der 12. ganz von der Pleura abgedrängt wird (näheres s. Delmas [123]). Sie spalten sich in einen lateralen und einen medialen Zweig, von denen der erstere sich in den seitlich am Thorax gelegenen Muskeln mit Einschluss der Bauchmuskeln und in der Haut der seitlichen Brustwand und z. T. in der des Bauches verbreitet, während der letztere im Interkostalraum bis zu den Rippenknorpeln verläuft, dann den M. transversus thoracis, die Brustmuskeln, die ventral liegenden Teile der Bauchmuskeln und die Haut dieser Gegend versorgt; die ventralen Äste des 1. und 2. Brustnerven helfen den Plexus brachialis bilden.

C. Die **Lendennerven**, *Nn. lumbales*. Ihre dorsalen Äste verteilen sich in den dorsal von den Lendenwirbeln gelegenen Muskeln und in der Haut der Lenden- und Beckengegend (*Nn. clunium craniales*). Die ventralen Äste (mit Ausnahme der letzten Lendennerven des Schweines und der Fleischfresser) bilden den *Plexus lumbalis* (s. S. 874).

D. Die **Kreuznerven**, *Nn. sacrales*. Ihre dorsalen Äste gehen durch die For. sacralia dors. zur Haut (*Nn. clunium medii*) und Muskulatur am Schwanze und Becken. Die ventralen Äste gehen durch die For. sacralia ventralia und verbinden sich untereinander und mit Zweigen des letzten Lendennerven zum *Plexus sacralis* (s. S. 875).

E. Die **Schwanznerven**, *Nn. coccygei*. Die Haustiere besitzen 4—5, der Mensch 1—2 Paar Schwanznerven. Ihre dorsalen und ventralen Äste verbinden sich durch Schlingen mit Ästen des letzten Kreuznerven und untereinander zu dem die Aa. caudales laterales begleitenden *Plexus coccygeus*, der Zweige an die Schwanzmuskeln und die Haut sendet. Ausserdem verbinden sich die ventralen Äste noch mit dem N. sympathicus.

Das **Armgeflecht**, der *Plexus brachialis* (Fig. 1025, 1029, 1030, 1031 und 1036), wird von den ventralen Ästen der 3 (Haustiere) oder 4 (Mensch) letzten Hals- und des 1. (Mensch, Wiederkäuer, Fleischfresser) oder des 1. und 2. (Pferd, Schwein) Brustnerven gebildet und versorgt die Schultergliedmassen und einen Teil der Rumpfwand. Aus ihm entspringen folgende Nerven:

1. Der aus dem kranialen Teile des Geflechts entspringende **N. suprascapularis** verläuft zwischen dem M. supraspinatus und subscapularis lateral und versorgt den M. supra- und infraspinatus, den M. deltoideus und teres minor.

2. Der halswärts vom N. medianus liegende **N. musculocutaneus** versorgt den M. coracobrachialis, sowie vor allem den M. biceps brachii und gibt beim Menschen und den Fleischfressern bei den anderen Haustieren aus dem N. medianus entspringenden *N. cutaneus antebrachii lateralis* für die Haut an der Beugeseite des Ellbogengelenks und der dorsalen Seite des Unterarms ab.

3. Die 2—4 schwachen, aus dem mittleren Teile des Geflechts entspringenden **Nn. subscapulares** versorgen den M. subscapularis.

4. Der auch aus dem mittleren Teile des Geflechts kommende **N. axillaris** geht an der Beugeseite des Schultergelenks lateral und versorgt den M. teres major und minor, den M. infraspinatus, deltoideus, capsularis und den Armteil des M. brachiocephalicus, ferner durch den *N. cutaneus brachii lateral.* die Haut eines Teiles der Brust und der dorsalen Seite des Unterarms.

5. Die **Nn. pectorales** (*thoracales N.*) versorgen die Mm. pectorales, den M. serratus ventralis, einen Teil des M. latissimus dorsi, des M. brachiocephalicus, den M. teres major, den M. subcutaneus maximus und die Haut der Rippenwand und Unterbrust.

6. Der aus dem mittleren Teile des Armgeflechts entspringende N. **medianus** innerviert mit 7., dem ebenda entspringenden N. **ulnaris**, die Beugemuskeln des Karpalgelenks und der Vorderzehengelenke, die Haut des Unterarms (mit Ausnahme von dessen lateraler Seite) und Vorderfusses, die Teile des Pferdehufs, das Karpal- und die Zehengelenke. Der N. **medianus** läuft mit der A. brachialis über die mediale Fläche des Ellbogengelenks zur medialen Fläche des Unterarms und spaltet sich beim Pferde in dessen distaler Hälfte, beim Menschen und Hunde an der Beugeseite des Carpus, bei den Wiederkäuern und dem Schweine an der volaren Fläche des Metacarpus in seine Endäste, nachdem er bei Pferd, Rind und Schwein am Oberarm den *N. cutaneus antebrachii lateralis* an die Haut der vorderen und medialen Seite des Unterarms, ferner Zweige für die am Unterarm gelegenen Beugemuskeln und den *N. interosseus* für das Periost der Unterarmknochen abgegeben hat. Die Endäste[1]) des N. medianus sind 1. beim Menschen 2—3 *Nn. digitales vol. communes*, die sich in die *Nn. digit. vol. proprii* für die einander zugewandten Flächen der ersten 4 Finger spalten; 2. bei den Haustieren ein *Ramus radialis* und *ulnaris*, die auch als *Nn. volares* bezeichnet werden. Bei den Fleischfressern spaltet sich der Ramus radialis in den N. metacarpeus volaris I und II, während der Ramus ulnaris den N.metacarpeus volaris III darstellt. Die Nn. metacarpei verlaufen zwischen Mc 1 und 2, 2 und 3, 3 und 4 und vereinigen sich dann mit den Nn. digit. vol. communes. Beim Schweine ist der Ramus radialis für die mediale Afterzehe und die Radialseite der medialen Hauptzehe (3. Zehe) und der Ramus ulnaris für die ulnare Seite der lateralen Hauptzehe bestimmt. Dazu kommt noch ein mittlerer Zweig für die einander zugekehrten Flächen der beiden Hauptzehen (der 3. und 4. Zehe). Bei den Wiederkäuern geht der Ramus radialis an beide Seiten der medialen Hauptzehe und an die mediale Afterzehe und der Ramus ulnaris an die laterale Haupt- und Afterzehe. Beim Pferde verlaufen die beiden Volarnerven am lateralen und medialen Rande der Beugesehnen bis zum Fesselgelenk und spalten sich dann in einen dorsalen und volaren Zweig, nachdem sie sich am Metacarpus durch einen schrägen *Ramus communicans* verbunden haben. Ein Volarnerv, und zwar meist der ulnare, verbindet sich auch mit dem N. ulnaris. Der N. **ulnaris** verläuft zur Streckseite des Ellbogengelenks, wobei er bei den Haus-

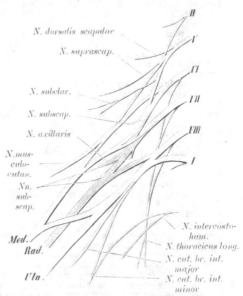

Figur 1025. Das Armgeflecht des Menschen mit den davon abgehenden Nerven, die auseinandergelegt sind. Von den nach vorn abgehenden ist nur der N. subclavius dargestellt (Gegenbaur).

tieren den beim Menschen in Form gesonderter Zweige direkt aus dem Armgeflecht entspringenden *N. cutaneus palmaris* für die Haut an der volaren und medialen Seite des Unterarms und distal vom Ellbogengelenk Muskelzweige für die Beugemuskeln am Unterarm abgibt und an der volaren Seite des Unterarms bis nahe zum Carpus verläuft und sich dann in seine Endäste spaltet, von denen sich einer mit dem N. medianus verbindet. Die Endäste sind bei Pferd, Wiederkäuern und Schwein ein *Ramus dorsalis* und *volaris*. a) Beim Pferde geht der erstere zur Haut an der lateralen Seite des Carpus und Metacarpus, während der letztere sich mit dem Ram. ulnaris des N. medianus verbindet. b) Bei den Wiederkäuern geht der Ram. dorsalis zur Ulnarseite der dorsalen Fläche der lateralen Hauptzehe; der Ram. volaris, der sich mit dem N. medianus verbindet, zum M. interosseus und zur lateralen Afterzehe. c) Beim Schweine versorgt der dorsale Ast die Ulnarseite der lateralen Afterzehe und der volare, mit dem N. medianus verbundene Ast die volar am Metacarpus gelegenen Muskeln, die laterale After- und die ulnare Seite der lateralen Hauptzehe. d) Beim Hunde sind die Endäste 1. ein *Ramus dorsalis* für die Dorsalseite der 5. Vorderzehe, 2. ein *Ramus superficialis*, der nach Abgabe eines Nervenfadens für die ulnare Seite der 5. Vorderzehe als *N. metacarpeus volaris IV* zwischen Mc 4 und 5 verläuft und sich am Mittelfusszehengelenk mit dem N. digit. comm. vol. IV vereinigt, 3. ein

---

1) Die Nerven verhalten sich an der Gliedmassenspitze ähnlich wie die Arterien (s. S. 623 ff.).

Ramus profundus, der sich in die *Nn. digit. comm. vol. II, III* u. *IV* spaltet, die nach Aufnahme der Nn. metacarpei volares als besondere Zehennerven die einander zugekehrten Seiten der 2. bis 5. Zehe und die volar am Vorderfuss gelegenen Muskeln versorgen. e) Beim Menschen sind die Endäste: ein *Ramus dorsalis* für die Dorsalseite des 3.—5. Fingers, ein *Ramus superficialis (volaris)* für die Volarseite des 4. und 5. Fingers und ein *Ramus profundus* für die an der Vola manus gelegenen Muskeln.

8. Der aus dem kaudalen Teile des Geflechts entspringende **N. radialis** versorgt alle Strecker des Ellbogen-, des Vorderfuss- und der Vorderzehengelenke mit Einschluss des M. extensor carpi ulnaris (vielleicht auch z. T. den M. brachialis) und die Haut der lateralen und dorsalen Seite des Unterarms (beim Menschen die Haut der dorsalen Seite des Oberarms [*N. cutaneus brachii posterior*] und der Streckseite des Unterarms [*N. cutaneus antebrachii dorsalis*]). Er tritt in der Mitte des Oberarms zwischen die Köpfe des M. triceps brachii, verläuft zwischen ihnen fusswärts und lateral und spaltet sich an der Beugeseite des Ellbogengelenks in den *Ram. profundus* und *superficialis.* Der erstere versorgt die Streckmuskeln am Unterarm, der letztere verläuft oberflächlich an der Dorsalseite des Unterarms fusswärts und löst sich beim **Hunde** in den 1.—4., beim **Schweine** in den 2.—4. **dorsalen, gemeinschaftlichen Zehennerven** auf. Beim **Menschen** versorgt er die Dorsalseite des 1.—3. Fingers und bei den **Wiederkäuern** die der beiden Hauptzehen; beim **Pferde** sind an seiner Stelle mehrere dünne Zweige (*Nn. cutanei antebrachii dorsales*) vorhanden, welche die Haut der lateralen Seite des Unterarms und Carpus versorgen.

Das **Lenden-** und **Kreuzgeflecht** zusammen bilden den *Plexus lumbosacralis,* den man beim **Menschen** in a) den *Plexus lumbalis,* gebildet von dem 1.—3. und der Hälfte des 4. Lendennerven, b) den *Plexus sacralis,* gebildet von der unteren Hälfte des 4. Lendennerven und dem 5. Lendennerven (die beide zusammen auch *Truncus lumbosacralis* genannt werden) und dem 1., 2. und z. T. 3. Kreuznerven, und c) den *Plexus pudendus,* gebildet von einem Teil des 3. und vom 4. Kreuznerven, scheidet; bei den Tieren spricht man nur von einem *Plexus lumbalis,* gebildet von den Lendennerven (mit Ausnahme des letzten), und einem *Plexus sacralis,* gebildet von den Kreuznerven und dem letzten Lendennerven. Beim **Menschen** tritt der Plexuscharakter mehr hervor als bei den Tieren, weil bei ihm die Verbindung der benachbarten Nerven eine mannigfachere ist.

Das **Lendengeflecht,** der *Plexus lumbalis* (Fig. 1026, 1033, 1037, 1040), sendet kleine Verbindungszweige zum N. sympathicus und innerviert folgende Muskeln: die Vorwärtsführer der Gliedmasse (z. B. die Lenden- und Darmbeinmuskeln), ihre Feststeller unter der Last (z. B. den M. quadriceps femoris), die Seitwärtsführer des Rumpfes und Einwärtsführer der Gliedmassen (z. B. die Mm. adductores, M. pectineus, gracilis, sartorius), ausserdem die Haut und die Knochenhaut in den betreffenden Abschnitten usw. Im speziellen verhalten sich seine Nerven wie folgt: 1. Der **N. iliohypogastricus** entspringt beim **Menschen** vom 1. Lenden- und letzten Thorakalnerven und teilt sich in einen *Ramus cutaneus lateralis* und einen *Ramus cutaneus anterior;* er versorgt die Lenden- und Bauchmuskeln und die Haut der lateralen Hüftgegend. Bei den **Tieren** bildet er die Fortsetzung des 1. Lendennerven und teilt sich in einen **oberflächlichen lateralen,** zwischen und in die Bauchmuskeln und in die Haut der weichen Bauchwand eindringenden und einen **tiefen medialen,** am Peritonaeum zur Leistengegend verlaufenden Zweig. Sie gehen an die äusseren Geschlechtsteile, das Euter, die Bauchmuskeln und an die Haut der lateralen und vorderen Fläche des Oberschenkels. 2. Der **N. ilioinguinalis** entspringt beim **Menschen** aus dem 1. Lendennerven und verzweigt sich in den Lenden- und Bauchmuskeln und den äusseren Genitalien; bei den **Tieren** bildet er die Fortsetzung des 2. Lendennerven und verhält sich genau so wie der N. iliohypogastricus. 3. Der **N. genitofemoralis** entspringt beim **Menschen** vom 2. Lendennerven und teilt sich in *a)* den *N. lumboinguinalis,* der mit den Vasa femoralia verläuft und sich in 2—3 Zweige spaltet, die von der Leistenbeuge zur Haut an der vorderen Seite des Oberschenkels gehen, und *β)* den *N. spermaticus externus,* der zum Scrotum und Samenstrang geht; beim **Weibe** begleitet er das Lig. teres uteri und endet in den Labia majora. Bei den **Tieren** ist nur der **N. spermaticus ext.** vorhanden, der wesentlich aus dem 3. Lendennerven stammt, aber i. d. R. noch einen Faden vom 2. und 4. Lendennerven erhält und bei **Pferd, Rind** und **Hund** oft doppelt ist; er versorgt die Scheidenhäute des Hodens, den Samenstrang, das Scrotum und Praeputium, den M. cremaster, das Euter und die Bauchmuskeln. 4. Der aus dem 3., 4. und ev. 5. (beim **Menschen** aus dem 2. und 3.) Lendennerven entspringende **N. cutaneus femoris lateralis** läuft, aus der Beckenhöhle getreten, an der medialen Seite des M. tensor fasciae latae gegen das Kniegelenk und versorgt die Haut an der vorderen Seite des Oberschenkels und an der Streckseite des Kniegelenks. 5. Der beim **Menschen** aus dem 1.—4., beim **Pferde** aus dem 3.—6., beim **Rinde** aus dem 4.—6., beim **Schweine** aus dem 5. und 6. und beim **Hunde** meist aus dem 3.—5. Lendennerven entspringende **N. femoralis** innerviert vor allem den M. quadriceps fem., sendet Zweige an die Lendenmuskeln, den M. iliacus, sartorius, pectineus (**Mensch**), die Einwärtszieher des Schenkels (**Rind** und **Schwein** nach **Reimers** [488a]), ferner den *N. saphenus* an die Haut der medialen Fläche des Ober- und Unterschenkels und des Tarsus (beim **Menschen** auch andere Hautnerven an die Haut des Schenkels). 6. Der aus dem 4.—6. (beim **Menschen** aus dem 2.—4.) Lendennerven entspringende

N. obturatorius tritt durch das For. obturatum aus der Beckenhöhle und verzweigt sich in den Einwärtsziehern des Schenkels: M. gracilis, pectineus, adductores, obturator ext. und bei Rind und Schwein auch im M. obturator int. Der letztere Befund spricht dafür, dass der von uns bei Rind und Schwein als M. obturator int. beschriebene Muskel nicht dieser, sondern die intrapelvine Portion des M. obturator ext. ist (Richter [496a]).

H. Das **Kreuzgeflecht**, der *Plexus sacralis* (Fig. 1026, 1033, 1037, 1040), wird vom letzten Lenden- und den Kreuznerven gebildet; der letzte Lendennerv vereinigt sich dabei mit den 2 (oder auch 3) ersten Kreuznerven zu einem breiten, platten Strange: *Plexus ischiadicus*, aus dem der *N. glutaeus cranialis et caudalis*, der *N. cutaneus femoris caudalis* und der *N. ischiadicus*

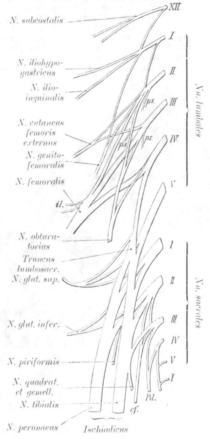

entspringen, während aus dem kaudalen (dem
Plexus pudendus des Menschen entsprechenden)
Teile des Plexus sacralis der *N. pudendus*, *N.
haemorrhoidalis medius* und *N. haemorrhoidalis
caudalis* entspringen. Wie die vorerwähnten
Nerven beim Menschen entspringen, ergibt sich
aus Fig. 1026. Der Plexus sacralis sendet Verbindungsfäden zum N. sympathicus und versorgt
die Mm. glutaei, den M. biceps fem., semimembranosus und semitendinosus, die Strecker und
Beuger der Tarsal- und Zehengelenke, die Haut
und das Periost am Fusse und an einem Teile des
Ober- und Unterschenkels, die Gelenke usw. 1. Der
N. glutaeus cranialis (sup. N.) versorgt die Gesässmuskeln und beim Menschen und Hunde den
M. tensor fasciae latae. 2. Der **N. glutaeus caudalis (inf. N.)** versorgt ebenfalls die Gesässmuskeln
und den Anfangsteil des M. biceps femoris. 3. Der
N. cutaneus femoris caudalis (post. N.) verzweigt
sich bei den Haustieren im Anfangsteil des
M. semimembranosus und semitendinosus und in
der Haut an der hinteren und lateralen Seite des
Oberschenkels und Beckens, beim Menschen
wesentlich in der Haut der Gesäss-, Damm- und
hinteren Oberschenkelgegend (*Nn. clunium caudales*). 4. Der vom 3. und 4. (beim Schweine
vom 2. und 3., beim Hunde vom 1. und 2.) Kreuznerven und ev. dem letzten Lendennerven kommende **N. pudendus** geht an den Mastdarm (*N.
haemorrhoidalis medius*, der bei Mensch, Rind
und Schwein selbständig aus dem Plexus entspringt), an Geschlechts- und Schamteile, an den
M. levator ani und coccygeus und an die Haut des
Afters und Mittelfleisches (*N. perinaei*). 5. Der
bei Pferd und Rind aus dem 4. und 5., beim
Schweine aus dem 4., beim Hunde aus dem
1. und 2. Kreuznerven entspringende **N. haemorrhoidalis caudalis (inf. N.)** versorgt das Endstück
des Mastdarms, den M. sphincter ani, die Haut des
Afters und bei weiblichen Tieren auch die der
Scham. Beim Menschen sind mehrere *Nn. hae-
morrhoidales inferiores (caudales)* vorhanden, die
vom N. pudendus abzweigen. 6. Der **N. ischiadicus**, die direkte Fortsetzung des Plexus ischiadicus bei den Tieren, ist ein starker breiter Nerv,
der über die Incisura ischiadica minor an den Oberschenkel tritt. Er versorgt alle am Unterschenkel
und Fusse gelegenen Muskeln und Sehnen, die Haut
dieser Teile, insoweit deren Innervation nicht
durch oben angegebene Nerven bewirkt wird,
das Knie-, das Fuss- und die Zehengelenke, die
Weichteile des Hufes, einen erheblichen Teil der Hinterbackenmuskeln (M. biceps, semitendinosus,
semimembranosus) und gibt im Becken auch Zweige an die Mm. gemelli, den M. quadratus femoris
und bei Mensch, Pferd und Hund an den M. obturator internus; beim Menschen können diese
Fäden auch aus dem N. pudendus oder dem Plexus sacralis entspringen. Die Innervation
spricht dafür, dass der M. obturator int. des Menschen, Pferdes und Hundes
einen in die Beckenhöhle gerückten Teil der Mm. gemelli darstellt (s. oben und

Figur 1026. **Plexus lumbosacralis des
Menschen** (nach Gegenbaur). Im sakralen
Abschnitt desselben ist der den N. ischiadicus
zusammensetzende *Plexus ischiadicus* in seine
Bestandteile aufgelöst.

Richter [496a]). Am Oberschenkel spaltet sich der N. ischiadicus in den N. peronaeus und tibialis, die Zweige an die hinteren Oberschenkelmuskeln abgeben und sich erst in der Regio poplitea trennen, indem der N. peronaeus nach der vorderen Seite verläuft, während der N. tibialis an der plantaren Seite bleibt.   a) Der N. **tibialis** gibt vor seiner Trennung vom N. peronaeus den *N. cutaneus surae plant.* ab, der lateral an der Achillessehne fusswärts geht, sich in der Haut lateral am Unterschenkel, der Fusswurzel und dem Mittelfuss verbreitet und beim Menschen als *N. cutaneus dorsalis lateralis* noch die Dorsalfläche der 5. Zehe versorgt. Der N. tibialis tritt durch den M. gastrocnemius und geht dann medial an der plantaren Hälfte des Unterschenkels fusswärts und gibt dabei Zweige an den M. triceps surae, popliteus, flexor digit. ped. subl. und profundus. Nahe dem Sprunggelenk teilt er sich in den *N. plantaris lateralis* und *medialis,* die sich beim Pferde genau wie die Volarnerven des Vorderfusses verhalten. Bei den Wiederkäuern und dem Schweine gibt der N. plantaris medialis den *N. digit. ped. plant. comm. II* an die mediale After- und die tibiale Seite der medialen Hauptzehe ab und wird dann zum *N. digit. plant. comm. III,* der sich im Zehenspalt in die beiden *Nn. digit. plant. proprii* für die Spaltflächen der beiden Hauptzehen teilt. Der N. plant. lateralis, der Zweige an die plantar gelegenen Muskeln des Mittelfusses gibt, wird zum *N. digit. plant. comm. IV* für die laterale After- und die laterale Seite der lateralen Hauptzehe. Bei den Fleischfressern versorgt der mediale Plantarnerv als *N. digit. comm. plant. I* die

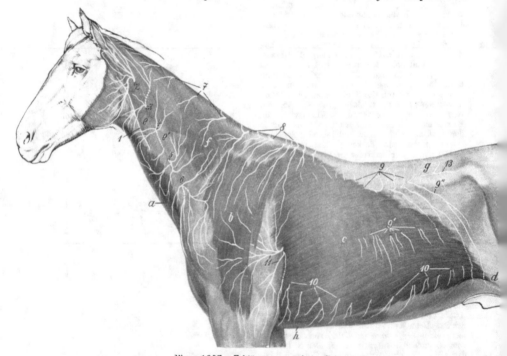

Figur 1027. Erklärung s. nächste Seite.

1. und die tibiale Seite der 2. Zehe; er zerfällt im übrigen in die *Nn. metatarsei plantares II, III* u. *IV,* die sich bald mit den Nn. digit. comm. plant. vereinigen. Der laterale Plantarnerv gibt Zweige an die Fussohle und teilt sich in die *Nn. digit. comm. plant. II, III* u. *IV,* welche die Spaltflächen der 2. bis 5. Zehe versorgen. Beim Menschen, bei dem beide Plantarnerven Zweige in die Muskeln der Fussohle senden, gibt der mediale Plantarnerv einen Zweig für die tibiale Seite der 1. Zehe ab und teilt sich dann in den 1., 2. und 3. plantaren Zehennerven, während der laterale Plantarnerv nach Abgabe eines Zweiges an die fibulare Seite der 5. Zehe zum 4. plantaren Zehennerven wird.   b) Der N. **peronaeus** gibt beim Menschen und Hunde zunächst Hautzweige an die Haut der Kniekehle und der lateralen Seite des Knies, wendet sich dann an die laterale Seite des Unterschenkels und teilt sich in den oberflächlichen und tiefen Ast, die sich nach der Tierart etwas verschieden verhalten. Beim Menschen geht der *Ram. superficialis* oberflächlich bis zum Fusse, gibt einen Zweig für den medialen Rand der 1. Zehe

ab und teilt sich in den *N. digit. dorsal. comm. II* u. *III.* Der *Ram. profundus* sendet Zweige an die dorsolateralen Unterschenkelmuskeln und wird dann zum 1. dorsalen Zehennerven. Bei den Fleischfressern zerfällt der N. peronaeus superficialis nach Abgabe eines Zweiges für die 1. Zehe in den 2., 3. und 4. dorsalen Zehennerven, der N. peronaeus profundus nach Abgabe von Muskelzweigen in die 3 *Nn. metatarsei dorsales* (2—4), die sich bald mit den entspr. plantaren Zehennerven vereinigen. Beim Schweine und den Wiederkäuern teilt sich der N. peronaeus superficialis in den 2., 3. und 4. dorsalen Zehennerven für die Spaltflächen der 2. bis 5. Zehe, während der tiefe Ast nur an die dorsolateralen Muskeln des Unterschenkels geht. Beim Pferde geht der N. peronaeus superficialis nur an die Haut der dorsolateralen Seite des Unterschenkels und Fusses, während der N. peronaeus profundus die dorsolateralen Unterschenkelmuskeln versorgt und als dünner Endstamm dorsal zwischen Mt 3 und 4 zehenwärts verläuft.

II. Rückenmarksnerven des Pferdes.

1. Nervi cervicales, Halsnerven.

Es sind 8 Paare **Nn. cervicales,** Halsnerven, vorhanden.

Das 1. Paar tritt durch das For. intervertebrale des Atlas, das 2. Paar durch das des Epistropheus, das 3. zwischen dem 2. und 3. Halswirbel und das 8. Paar zwischen dem 7. Hals- und dem 1. Brustwirbel aus dem Wirbelkanal.

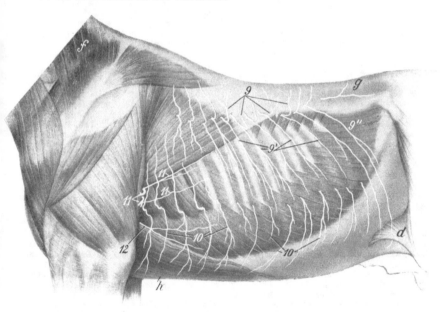

Figur 1028.

Figur 1027 u. 1028. Hautnerven der Hals-, Schulteroberarm- und Thoraxgegend des Pferdes und Hautmuskeln des Pferdes. In Fig. 1028 sind die Hautmuskeln weggenommen.

a Halshautmuskel, b Schulterhautmuskel, c Bauchhautmuskel, d Kniefalte, e, c′ M. brachiocephalicus, f M. trapezius, g Fascia lumbodorsalis, h M. pectoralis profundus.
1 N. cutaneus colli des N. facialis, 2 ventraler Ast des 2. Halsnerven, 3, 4, 5 und 6 ventrale Äste des 3., 4., 5. und 6. Halsnerven, 7 Hautzweige der dorsalen Äste der Halsnerven, 8 Hautzweige der dorsalen Äste der ersten Brustnerven, 9, 9′ Hautzweige der dorsalen Äste der letzten Brustnerven (der unter dem Hautmuskel gelegene Teil derselben ist in Fig. 1028 sichtbar), 9″ Zweig vom dorsalen Ast des letzten Brustnerven, 10, 10 Hautzweige von den Interkostalnerven bzw. den ventralen Ästen der Brustnerven (soweit sie unter dem Hautmuskel liegen, sind sie in Fig. 1028 dargestellt), 11, 11 Hautzweige vom dorsalen N. pectoralis caudalis, 12 mittlerer N. pectoralis caudalis, 13 Zweig vom 1. Lendennerven.

Die dorsalen Äste der Nn. cervicales verbreiten sich in den rückenseitigen Halsmuskeln, indem sie sich meist in einen *Ramus lateralis* und *medialis* spalten; die medialen Äste verlaufen an der Nackenbandplatte nach der dorsalen Halsmittellinie, wo sie sich in der Haut verzweigen (Fig. 1027 ₇). Die dorsalen Äste des 3.—6. Halsnerven verbinden sich zum *Plexus cervicalis dorsalis*. Die ventralen Äste versorgen die seitlich und ventral von der Halswirbelsäule gelegenen Muskeln und die Haut (Fig. 1027 ₂—₆). Die ventralen Äste der ersten 4—5 Halsnerven verbinden sich zum *Plexus cervicalis ventralis;* die der letzten Halsnerven geben auch die Wurzeln des N. phrenicus ab und beteiligen sich an der Bildung des Armgeflechts.

a) Der **N. cervicalis primus** tritt durch das For. intervertebrale des Atlas. 1. Sein **dorsaler Ast**, *N. occipitalis*, geht zwischen M. obliquus capitis caudalis und rectus capitis dors. major dorsolateral und teilt sich in Zweige, die sich in den Mm. recti capitis dorsales, dem M. obliquus capitis cran., in den beiden Auswärtsziehern, dem langen Heber und dem Schildspanner des Ohres und in der Haut verbreiten. 2. Der **ventrale Ast** geht durch das For. alare in die Flügelgrube und aus dieser schräg oroventral zum M. sterno- und omohyoideus, dem M. sternothyreoideus, longus capitis und rectus capitis ventralis und der Schilddrüse (Fig. 443 ₂₂). Er gibt in der Flügelgrube je einen Verbindungsast zum Ganglion cervicale craniale des Sympathicus, zum N. hypoglossus, an das Schlundkopfgeflecht und an den ventralen Ast des 2. Halsnerven und einen dünnen Nerven ab, der an der Trachea liegt und im mittleren Teile des M. sterno- und omohyoideus bzw. des sternothyreoideus endet, nachdem er sich mit Fäden des 2.—4. Halsnerven verbunden hat, wodurch der *Plexus cervicalis ventralis* entsteht.

b) Der stärkere **N. cervicalis secundus** passiert das For. intervertebrale am kranialen Ende des 2. Halswirbels. Aus seinem **ventralen Aste** (Fig. 1027 ₂) entspringen: *α)* Ein Zweig zum ventralen Aste des N. accessorius und ein Zweig zum Plexus cervicalis ventralis (s. oben). *β)* Der *N. auricularis posterior* (Fig. 443 ₁₂); er geht am halsseitigen Rande der Parotis an der Sehne des M. longissimus atlantis und am Rande des Atlasflügels dorsal, gibt Zweige an die Haut und verbreitet sich in der Haut an der konvexen Fläche der Ohrmuschel, indem er sich mit Fäden des N. auricularis post. des N. facialis verbindet. *γ)* Der *N. auricularis posterior* (Fig. 443 ₁₂); er geht am halsseitigen Rande der Parotis an der Sehne des M. longissimus atlantis und am Rande des Atlasflügels dorsal, gibt Zweige an die Haut und verbreitet sich in der Haut an der konvexen Fläche der Ohrmuschel, indem er sich mit Fäden des N. auricularis post. des N. facialis verbindet. *γ)* Der *N. cutaneus colli* (Fig. 442 ₇) ist ein stärkerer Hautast, der häufig mit einer 2. Wurzel aus dem 3. Halsnerven entspringt. Er spaltet sich in mehrere Zweige, die mit Zweigen des Ramus colli des N. facialis Verbindungen eingehen; einige (meist 2) von ihnen verlaufen als Kehlgangshautnerven an die Haut des Gesichts und des Kehlgangs bis zum Kinn, während ein stärkerer Zweig als Halshautnerv an der V. jugularis herabläuft; er gibt kleine Hautzweige ab und endigt nahe dem brustseitigen Ende des Halses in der Haut und im Halshautmuskel; unterwegs verbindet er sich mit Hautnerven der folgenden Halsnerven. 2. Der **dorsale Ast** geht zwischen dem M. semispinalis capitis und der Nackenbandplatte dorsal, gibt an die auf dem 2. Halswirbel liegenden Muskeln Zweige und verbreitet sich in der Haut des Kammes.

c) Der **N. cervicalis tertius** tritt durch das For. intervertebrale zwischen dem 2. und 3. Halswirbel. 1. Sein **dorsaler Ast** geht medial am M. semispinalis capitis nach der dorsalen Nackenlinie, gibt Zweige an den M. multifidus cervicis und teilt sich in 2 Zweige, von denen der eine an die Nackenbandplatte zur Haut, der andere beckenwärts geht, sich im M. semispinalis capitis verzweigt und sich mit dem dorsalen Aste des 4. Halsnerven verbindet. 2. Der **ventrale Ast** (Fig. 1027 ₃) gibt Zweige an den M. longus colli, longissimus atlantis et capitis, longus capitis, splenius und brachiocephalicus. Zwischen dem M. cleidomastoideus und cleidotransversarius tritt ein starker Zweig an die Oberfläche; dieser teilt sich in Nerven, die teils dorsal, teils ventral an die Haut des Nackens bzw. des Halses gehen.

d) und e) Der **N. cervicalis quartus et quintus** verlaufen im wesentlichen wie der vorige; die dorsalen Äste verbinden sich durch Fäden untereinander und mit dem dorsalen Aste des 3. und 6. Halsnerven zum medial vom M. semispinalis capitis liegenden *Plexus cervicalis dorsalis*. Aus dem **ventralen Aste** des 5. Halsnerven entspringt die erste, sehr dünne, häufig fehlende Wurzel des N. phrenicus.

f), g) und h) Der **N. cervicalis sextus, septimus et octavus.** 1. Der **dorsale Ast** des 6. Halsnerven verläuft wie der des 3.—5.; der des 7. und 8. geht zwischen dem M. multifidus cervicis und dem M. longissimus cervicis dorsal, verzweigt sich in diesen Muskeln sowie im M. spinalis et semispinalis dorsi et cervicis, rhomboideus cervicalis und in der Haut des Kammes. 2. Der **ventrale Ast** des 6. Halsnerven gibt ab: die mittlere Wurzel des N. phrenicus, kleine Zweige an den M. longus colli und die Mm. intertransversarii, einen stärkeren Zweig für den M. brachiocephalicus, einen schwachen Ast an das Armgeflecht und den *N. supraclavicularis.* Dieser läuft am Schultergelenk herab, gibt Zweige an den Hautmuskel und die Haut der Schulter, des Oberarms bis zum Ellbogengelenk und zur Haut, die den M. pectoralis superficialis bedeckt (Fig. 1027 ₆). Der **ventrale Ast** des 7. Halsnerven gibt die letzte Wurzel des N. phrenicus ab, ferner feine Zweige an die Haut der Vorderbrust und verbindet sich mit dem des 8. und mit je einem Zweige des ventralen Astes des 6. Hals- und des 1. und 2. Brustnerven zur Bildung des Armgeflechts.

Der **N. phrenicus,** Zwerchfellsnerv (Fig. 827 5, 899 13), entsteht aus je einer Wurzel vom 5., 6. und 7. Halsnerven; die mittlere ist die stärkste, die vom 5. Halsnerven ist dünn und fehlt häufig. Die 3 Wurzeln treten zwischen beiden Portionen des M. scalenus hervor und laufen auf der Pars ventralis des M. scalenus brustwärts und vereinigen sich an dessen ventralem Rande zum Stamm, der an der medialen Seite der A. axillaris in die Brusthöhle tritt; er tauscht in der präkardialen Mittelfellspalte Zweige mit dem Ganglion thoracale primum aus, läuft zwischen Herzbeutel und Mediastinum in einer kleinen Falte des letzteren, hierauf in der postkardialen Mittelfellspalte, rechterseits die V. cava caudalis begleitend, bis zum sehnigen Teile des Zwerchfells. In diesem teilt er sich in mehrere Äste, die zwischen den sehnigen Faserbündeln peripher zum muskulösen Teile verlaufen.

Der Plexus brachialis des Pferdes.

Der **Plexus brachialis,** das Armgeflecht, wird durch die ventralen Äste des 6., 7. und 8. Halsnerven (Fig. 1029 1, 2, 3) und des 1. und 2. Brustnerven (Fig. 1029 4 u. 5) gebildet; der stärkste Anteil ist der vom 1. Brustnerven. Der Plexus verbindet sich durch starke Fäden mit dem N. sympathicus (Fig. 1029 11′), tritt zwischen den beiden Portionen des M. scalenus, dicht halswärts von der 1. Rippe, an die mediale Fläche der Schulter und umschlingt die A. und V. axillaris. Aus ihm entspringen (vgl. auch Caradonna [100]):

1. Der **N. suprascapularis** (Fig. 838 1, 1029 6, 1030 1, 1031 4) ist ein starker Nerv, der aus dem kranialen Teile des Plexus entspringt. Er tritt zwischen dem M. supraspinatus und subscapularis auf die laterale Fläche der Schulter und verzweigt sich im M. supraspinatus und infraspinatus.

Figur 1029.
Linker Plexus brachialis des Pferdes (die Halswirbel sind mit V, VI, VII, die Brustwirbel an ihren Dornfortsätzen mit 1—6 bezeichnet).
1 sechster, 2 siebenter, 3 achter Halsnerv, 4 erster, 5 zweiter Brustnerv, 6 N. suprascapularis, 7 Nn. pectorales craniales, 8 N. musculocutaneus, 8′ sein Zweig für den M. biceps brachii, 9 N. medianus, 10 kaudaler Teil des Plexus brachialis, aus dem der N. radialis, ulnaris und axillaris entspringen, 11 Ganglion cervicale caudale et thoracale primum des N. sympathicus, 11′ Verbindungszweige zwischen ihm und dem Plexus brachialis, 11″ Stamm des N. sympathicus. a A. axillaris, b Brustportion des M. longus colli.

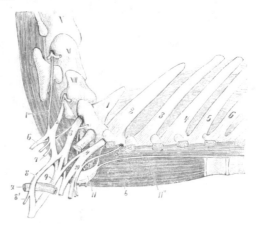

2. Der **N. musculocutaneus** (Fig. 1029 8, 1030 2, 1031 5, 5) entspringt dicht beckenwärts vom vorigen aus dem mittleren, hauptsächlich vom 7. und 8. Halsnerven stammenden Teile des Geflechts, schlägt sich um die laterale Seite der A. axillaris und geht grösstenteils in den N. medianus über (Fig. 1031 6). Der verbleibende, viel dünnere Nerv geht distal vom Schultergelenk zwischen beiden Portionen des M. coracobrachialis oder zwischen diesem und dem Humerus halswärts, gibt Zweige an den M. coracobrachialis und verzweigt sich im M. biceps brachii (Fig. 1029 8′ u. 1030 2′).

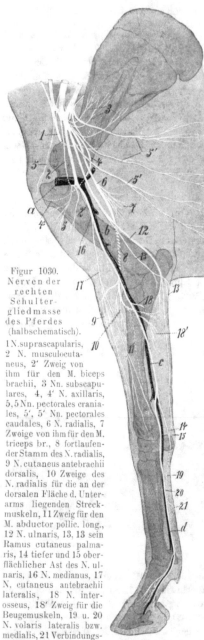

Figur 1030.
Nerven der
rechten
Schulter-
gliedmasse
des Pferdes
(halbschematisch).

1 N. suprascapularis,
2 N. musculocuta-
neus, 2' Zweig von
ihm für den M. biceps
brachii, 3 Nn. subscapu-
lares, 4, 4' N. axillaris,
5, 5 Nn. pectorales craniales, 5', 5' Nn. pectorales
caudales, 6 N. radialis, 7
Zweige von ihm für den M.
triceps br., 8 fortlaufender Stamm des N. radialis,
9 N. cutaneus antebrachii
dorsalis, 10 Zweige des
N. radialis für die an der
dorsalen Fläche d. Unter-
arms liegenden Streck-
muskeln, 11 Zweig für den
M. abductor pollic. long.,
12 N. ulnaris, 13, 13 sein
Ramus cutaneus palma-
ris, 14 tiefer und 15 oberflächlicher Ast des N. ulnaris, 16 N. medianus, 17
N. cutaneus antebrachii
lateralis, 18 N. inter-
osseus, 18' Zweig für die
Beugemuskeln, 19 u. 20
N. volaris lateralis bzw.
medialis, 21 Verbindungs-
zweig zwischen 19 u. 20. a A. axillaris, b A.
brachialis, c A. mediana, d A. digitalis comm.

In einigen Fällen schickte
der N. musculocutaneus einen
starken Verbindungszweig zwischen Humerus und M. biceps
brachii zum Hautast des N. medianus. Nach Sussdorf [613]
versorgt der Nerv auch den M.
brachialis.

3. Die 3—4 dünnen **Nn.
subscapulares** (Fig. 1030 3
u. 1031 3) entspringen beckenwärts vom vorigen aus dem
Armgeflecht und verbreiten
sich im M. subscapularis.

4. Der **N. axillaris** (Fig.
838 2, 1030 4, 4') entsteht aus
dem kaudalen Teile des
Plexus, hauptsächlich aus
dem 1. Brust-, mit einigen
Fäden aus dem 8. Halsnerven,
tritt an der Beugeseite des
Schultergelenks zwischen dem
M. und der A. subscapularis,
sodann zwischen dem Caput
laterale und longum des M. triceps br. lateral
und verzweigt sich im M. teres major, infraspinatus, deltoideus, teres minor, capsularis,
brachiocephalicus (Fig. 1030 4') und im
Schulterhautmuskel und gibt ausserdem einen
Hautzweig, den *N. cutaneus brachii lateralis*, ab (Fig. 838 4, 1032 a).

Dieser geht, zuerst bedeckt vom M. deltoideus, zehenwärts bis nahe zur Beugeseite des Ellbogengelenks und teilt sich in 2 Äste, von denen
der eine die Haut der proximalen Hälfte des Unterarms am Übergang der vorderen zur lateralen
Fläche (Fig. 1032 a), der andere die Haut über
dem M. pectoralis superficialis versorgt.

5. Die 6—7 **Nn. pectorales** versorgen
die Brustmuskeln, die Muskeln der Schulter
und des Oberarms und heissen je nach ihrer
Lage Nn. pectorales craniales oder
caudales.

a) Von den 3—4 *Nn. pectorales craniales*
(Fig. 1029 7, 1030 5, 5, u. 1031 1) kommen einer
oder zwei von dem aus dem 7. und 8. Halsnerven
gebildeten Teile des Plexus und gehen an den
M. pectoralis superficialis und brachiocephalicus;
2 andere entspringen aus der schlingenförmig die
A. axillaris umgreifenden Verbindung des N.
medianus und musculocutaneus und gehen zu den
Brustmuskeln.

b) Die 3 *Nn. pectorales caudales* (Fig. 1030 5', 5'
u. 1031 2) sind stärker als die vorigen. Der

ventrale Nerv entspringt zwischen dem N. medianus und ulnaris; er gibt einen Verbindungsast an die Nn. pectorales craniales und Zweige an den M. pectoralis profundus. Der mittlere Nerv entspringt aus dem kaudalen Teile des Armgeflechts, läuft, die V. thoracica lateralis begleitend, beckenwärts, gibt einen Zweig an den M. latissimus dorsi und den M. teres major und verbreitet sich im M. pectoralis prof. und im Bauchhautmuskel, nachdem er sich an der medialen Seite des letzteren mit lateralen Ästen der Nn. intercostales verbunden hat. Von ihm lassen sich auch feine Fäden bis zur Haut der seitlichen und ventralen Brustwand verfolgen, *Nn. cutanei pectorales* (Fig. 1028 12). Der dorsale Nerv, *N. thoracalis longus N.,* ist stärker als bie beiden vorigen, entspringt aus dem vom 1. Brustnerven gebildeten Teile des Armgeflechts, tritt am dorsalen Rande der Pars dorsalis des M. scalenus hervor, verläuft in fast horizontaler Richtung über den M. serratus ventralis und verbreitet sich in ihm und in der Haut des Oberarms (Fig. 1027 u. 1028 11).

6. Der **N. radialis** (Fig. 1030 6, 1031 19,19) entspringt aus dem kaudalen Teile des Plexus (Fig. 1029 10), ist nächst dem N. medianus sein stärkstei Ast, mitunter stärker als dieser und an seinem Ursprung mit dem N. ulnaris verbunden. Beckenwärts von der A. brachialis und dem N. ulnaris gelegen, läuft er fusswärts und gibt *Rami musculares* an den M. triceps brachii, den M. tensor fasciae antebrachii und anconaeus (Fig. 1030 7, 1031 20), ausserdem 2—3 *Nn. cutanei antebrachii dorsales,* laterale Hautnerven des Unterarms (Fig. 1030 9, 1032 b), ab.

Die Hautnerven kommen am distalen Rande des Caput laterale des M. triceps br. hervor und verbreiten sich mit einigen

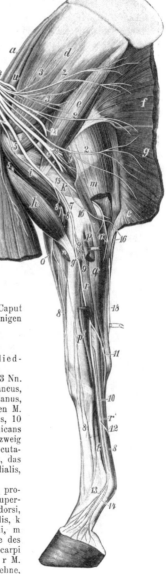

Figur 1031. **Medialansicht der Nerven der Schultergliedmasse des Pferdes.**
1 Nn. pectorales craniales, 2, 2 Nn. pectorales caudales, 3, 3 Nn. subscapulares, 4 N. suprascapularis, 5, 5 N. musculocutaneus, 6 dessen Verbindungszweig zum N. medianus, 7, 7 N. medianus, 8, 8, 8 dessen Hautnerv, 8′ Zweig des Hautnerven an den M. brachialis, 9, 9 Muskeläste des N. medianus, 9′ N. interosseus, 10 N. volaris medialis, 11 N. volaris lateralis, 12 Ramus communicans zwischen beiden Nn. volares, 13 dorsaler und 14 volarer Endzweig des N. volaris medialis, 15, 15 N. ulnaris, 16, 16 dessen Ramus cutaneus palmaris, 17 seine Muskelzweige, 18 Ende des N. ulnaris, das sich mit dem N. volaris lateralis (11) vereinigt, 19, 19 N. radialis, 20 Muskeläste desselben, 21 N. axillaris.
a präskapulare und b humerale Portion des M. pectoralis profundus, c Teile der sternokostalen Portion des M. pectoralis superficialis, d M. subscapularis, e M. teres major, f M. latissimus dorsi, g Bauchhautmuskel, h M. biceps brachii, i M. coracobrachialis, k Caput mediale und l Caput longum des M. triceps brachii, m M. tensor fasciae antebrachii (z. T. herausgeschnitten), n Ende des M. brachialis, o M. extensor carpi radialis, p, p′ M. flexor carpi radialis (z. T. herausgeschnitten), q M. flexor carpi ulnaris, r M. flexor dig. prof., r′ tiefe Beugesehne, s oberflächliche Beugesehne, t M. interosseus medius, u M. supraspinatus.

Figur 1031.

kleinen aufsteigenden Zweigen in der Haut des Oberarms, im übrigen aber am mittleren Drittel der lateralen Fläche des Unterarms.

Der fortlaufende Stamm des N. radialis (Fig. 838 ₅, ₅, 1030 ₈) geht am Humerus zwischen M. brachialis und extensor carpi radialis fusswärts und lateral, tritt in der Tiefe über das Ellbogengelenk auf die vordere Fläche des Radius und versorgt den M. brachialis, extensor carpi radialis, extensor digit. comm., extensor digit. lat. und ext. carp. ulnaris (Fig. 1030 ₁₀). Ein dünner, unmittelbar auf dem Knochen verlaufender Zweig verbreitet sich im M. abductor pollicis longus (Fig. 838, 1030 ₁₁).

7. Der **N. ulnaris** (Fig. 1030 ₁₂, 1031 ₁₅, ₁₅) ist schwächer als der N. medianus, mit dem er zusammen aus dem kaudalen Teile des Armgeflechts (Fig. 1029 ₁₀) entspringt. Dicht beckenwärts von der A. brachialis geht er fusswärts und gibt in der distalen Hälfte des Oberarms den hinteren Hautnerven des Unterarms, *Ramus cutaneus palmaris* (Fig. 1030 ₁₃, ₁₃, 1031 ₁₆, ₁₆, 1032 c), ab.

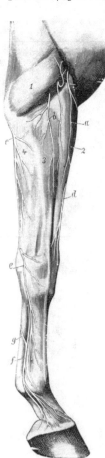

Der Hautnerv verläuft zwischen dem M. tensor fasciae antebr. und pectoralis superfic. nach dem Olecranon, durchbohrt fusswärts von ihm die Unterarmfaszie und versorgt mit mehreren Zweigen die Haut an der hinteren, lateralen und medialen Seite des Unterarms.

Der fortlaufende N. ulnaris geht an der Streckseite des Ellbogengelenks und an der medialen Fläche des Olecranon fusswärts, gibt am proximalen Ende der Speiche Zweige an den M. flexor carpi ulnaris, M. flexor digit. sublimis und das Caput ulnare und humerale des M. flexor digit. prof. (Fig. 1031 ₁₇) und läuft hierauf ziemlich oberflächlich zwischen dem M. flexor und extensor carpi ulnaris, das Ende der A. collateralis ulnaris begleitend, fusswärts (Fig. 1031 ₁₈), um sich nahe dem Carpus in den oberflächlichen und tiefen Ast zu spalten.

Der *Ramus superficialis* (Fig. 838 ₇, 1030 ₁₅ u. 1032 e) schlägt sich um die Endsehne des M. extensor carpi ulnaris nach der lateralen Seite um, durchbohrt die Faszie und verbreitet sich in der Haut an der dorsalen und lateralen Seite des Carpus und Metacarpus bis zum Fesselgelenk. Der *Ramus profundus* (Fig. 1030 ₁₄) ist kurz und verbindet sich, bedeckt von der Sehne des M. flexor carpi ulnaris, mit dem N. volaris lateralis.

8. Der **N. medianus** (Fig. 1029 ₉, 1030 ₁₆ u. 1031 ₇, ₇) ist der längste und stärkste Nerv, der aus dem Plexus und zwar hauptsächlich aus dem 1. Brustnerven, entspringt. Er kreuzt die A. axillaris medial und erhält ventral von ihr einen starken Ast vom N. musculocutaneus (Fig. 1029 ₈) und gibt in der Mitte des Oberarms den *N. cutaneus antebrachii lateralis,* den vorderen Hautnerven des Unterarms (Fig. 1030 ₁₇, 1031 ₈, ₈, ₈ u. 1032 d), ab, der sich leicht bis zur Abgangsstelle des N. medianus isolieren lässt.

Figur 1032. Hautnerven am rechten Unterarm und Fuss des Pferdes; von der lateralen Seite gesehen.
a N. cutaneus brachii lateralis des N. axillaris, b Nn. cutanei antebrachii dorsales des N. radialis, c Ramus cutaneus palmaris des N. ulnaris, d N. cutaneus antebrachii lateralis des N. medianus, e Ramus superficialis des N. ulnaris, f N. volaris lateralis, g Ramus communicans zwischen beiden Volarnerven. 1 Caput lat. des M. triceps br., 2 M. ext. carpi radialis, 3 M. ext. digital. comm., 4 M. ext. carpi ulnaris.

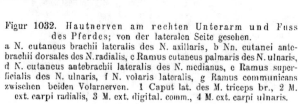

Figur 1032.

Der *N. cutaneus antebrachii lateralis* tritt zwischen M. biceps brachii und brachialis (dem er einen Zweig abgibt [Fig. 1031 s']), dann am proximalen Viertel des Unterarms zwischen dem ersteren und dem M. brachiocephalicus hindurch auf die Oberfläche der Unterarmfaszie und teilt sich in 2 Äste, die mit der V. cephalica accessoria fusswärts laufen und zahlreiche Zweige an die Haut der vorderen und medialen Fläche des Unterarms, des Carpus und Metacarpus abgeben.

Weiterhin begleitet der N. medianus die A. brachialis und dann die A. mediana, gibt am proximalen Ende des Radius Zweige an den M. flexor carpi rad. und an das Caput humerale und radiale des M. flexor digit. prof. (Fig. 1031 9,9) und den sehr dünnen *N. interosseus* (Fig. 1030 18 u. 1031 9') ab; dieser tritt durch die Unterarmspalte und verbreitet sich hauptsächlich im Periost, ausnahmsweise lässt er sich in die Streckmuskeln verfolgen. In der distalen Hälfte des Unterarms teilt sich der N. medianus in seine beiden Endäste: a) Der *N. volaris medialis* (Fig. 1030 20 u. 1031 10) geht volar von (hinter) der A. metacarpea vol. superf. medial. am medialen Rande der tiefen Beugesehne hufwärts, gibt in der Mitte des Metacarpus einen zwischen Haut und oberflächlicher Beugesehne schräg zehenwärts und lateral laufenden *Ramus communicans* (Fig. 1030 21, 1031 12 u. 1032 g) an den N. volaris lateralis und Zweige an die Haut ab und teilt sich am Fesselgelenk in den dorsalen und volaren Ast.

Der *Ramus dorsalis* (Fig. 1031 13) läuft zwischen der A. und V. digitalis hufwärts und verbreitet sich in der Haut dorsal an der Zehe und in der Kronenlederhaut. Der viel stärkere *Ramus volaris* (Fig. 1031 14) liegt volar von der A. digitalis und teilt sich in mehrere Äste, welche, die Verzweigungen der genannten Arterie begleitend, sich in der Huflederhaut verbreiten.

b) Der zunächst dünnere *N. volaris lateralis* (Fig. 838 8, 1030 19, 1031 11 u. 1032 f) wird am Carpus durch den tiefen Ast des N. ulnaris (Fig. 1031 18) verstärkt und begleitet die A. metacarpea volaris lateralis bis zum proximalen Ende des Metacarpus und liegt hierauf am lateralen Rande der tiefen Beugesehne. Distal vom Carpus gibt er einen in die Tiefe dringenden, starken Ast für den M. interosseus medius ab, empfängt den Verbindungszweig vom N. volaris medialis und verhält sich des weiteren wie dieser.

2. Nervi thoracales, Brustnerven, des Pferdes.

Von den 18 Paaren **Nn. thoracales** ist das 1. das stärkste, die übrigen sind schwächer als die Halsneren; der 1. tritt zwischen dem 1. und 2. Brust-, der 18. zwischen letztem Brust- und 1. Lendenwirbel durch das For. intervertebrale. Jeder Thorakalnerv teilt sich in 2 Äste. 1. Die schwächeren *Rami dorsales* treten am dorsokaudalen Rande der Mm. levatores costarum nahe deren Ursprung nach aussen und spalten sich in einen schwächeren medialen und einen stärkeren lateralen Zweig.

Der erstere dringt in den M. longissimus dorsi ein, gibt diesem Zweige und löst sich schliesslich im M. spinalis et semispinalis dorsi et cervicis, im M. multifidus dorsi und im Anfangsteil des M. longissimus cervicis und M. splenius auf. Die stärkeren lateralen Äste verlaufen an der Unterfläche des M. longissimus dorsi lateral und treten zwischen ihm und dem M. iliocostalis hervor; in der Schultergegend verlaufen sie an der lateralen Seite des M. serratus dorsalis inspiratorius, der ebenso wie der M. rhomboideus Zweige erhält, bis zu den Enden der Dornen der Brustwirbel und verzweigen sich in der Haut der Widerristgegend und der lateralen Fläche der Schulter (Fig. 1027 8). Kaudal von der Schultergegend durchbohren die Zweige den M. serratus dorsalis exspiratorius und geben mit feinen Fäden zur Haut der Rückengegend und mit stärkeren zur Haut des dorsalen Abschnitts der seitlichen Brustwand (Fig. 1027 u. 1028 8, 9, 9', 9'').

2. Die stärkeren *Rami ventrales, Nn. intercostales*, von denen der 1. fast ganz, der 2. mit einem starken Zweig zum Plexus brachialis geht, geben kurze Zweige an den Sympathicus, laufen mit der A. intercostalis am kaudalen Rande jeder Rippe, zuerst zwischen dem M. intercostalis int. und ext., dann zwischen dem ersteren und der Pleura ventral und teilen sich mit Ausnahme des ersten, nur für den ersten M. intercostalis bestimmten N. intercostalis in den lateralen und medialen Zweig. Die Teilung erfolgt in jedem folgenden Zwischenrippenraum weiter ventral.

a) Der laterale Zweig durchbohrt die Mm. intercostales ext., verbreitet sich bei den ersten Thorakalnerven im M. serratus ventralis, latissimus dorsi und Bauchhautmuskel und geht mit den Nn. pectorales caudales Verbindungen ein; die der letzten Zwischenrippennerven enden im M. obliquus abdom. ext., im Bauchhautmuskel und in der Haut (Fig. 1027, 1028 10 und 1034 a u. c). b) Der mediale Zweig geht zwischen der Pleura und den Mm. intercostales interni bis an das Brustbeinende der Rippen und gibt an die Mm. intercostales, vom 2. bis 8. auch an den M. transversus thoracis, Zweige ab. Vom 2. bis 6. treten die Enden mit den Aa. intercostales zwischen den Rippenknorpeln nach aussen und verbreiten sich in den Mm. pectorales; vom 8. bis zum 18. geht ein Zweig an das Zwerchfell; der fortlaufende mediale Ast des 6. bis 18. Nerven tritt am ventralen Ende der Rippe zwischen den M. transversus abdominis und obliquus abdominis internus, gibt beiden Zweige und endet im M. rectus abdominis.

3. Nervi lumbales, Lendennerven, des Pferdes.

Von den 6 Paaren **Nn. lumbales** haben die 2—3 ersten Paare die Stärke der Thorakalnerven, die 3—4 letzten Paare sind beträchtlich stärker. Auch die Lendennerven teilen sich in dorsale und ventrale Äste. Die *Rami dorsales* sind sehr viel schwächer als die ventralen, verlaufen ähnlich den dorsalen Ästen der Thorakalnerven und versorgen namentlich den M. longissimus dorsi, multifidus dorsi, den kranialen Teil des M. glutaeus medius und als *Nn. clunium craniales* (Fig. 1034 b) die Haut der Lendengegend und z. T. die des Beckens und der seitlichen Bauchwand. Die *Rami ventrales* vereinigen sich direkt nach ihrem Austritt aus dem Wirbelkanal und bilden den **Plexus lumbalis,** das Lendengeflecht (s. auch S. 874). Der ventrale Ast des letzten Lendennerven geht mit seiner Hauptmasse zum Kreuzgeflecht, so dass man ihn richtiger zu diesem rechnet; der kaudale Teil des Lendengeflechts verbindet sich mit dem Kreuzgeflecht (s. S. 887), so dass beide Geflechte als *Plexus lumbosacralis* bezeichnet werden. Aus dem Lendengeflecht, das dorsal von den Lendenmuskeln, z. T. zwischen dem M. psoas major und minor liegt, entspringen:

1. Von jedem Lendennerven kleine *Rami communicantes* zum N. sympathicus und *Rami musculares* für die Lendenmuskeln.

2. Der **N. iliohypogastricus** (Fig. 683 13 u. 1033 2) ist der ventrale Ast des 1. Lendennerven, geht zwischen M. psoas major und quadratus lumborum lateral und teilt sich in den oberflächlichen lateralen und tiefen medialen Ast.

Der *Ramus superficialis* verläuft an der lateralen Seite des M. transversus abdom., dann zwischen M. obliqu. abdom. int. und ext. und schliesslich zwischen letzterem und dem Bauchhautmuskel bzw. der äusseren Haut ventral und etwas kaudal und verbreitet sich in den genannten Muskeln und in der Haut der seitlichen Bauchwand (Fig. 1034 f) und der lateralen Fläche des Oberschenkels. Der *Ramus profundus* läuft zwischen M. transversus abdominis und Peritonaeum kaudoventral bis in die Gegend des inneren Leistenrings, gibt Zweige an den M. transversus, obliqu. abdom. internus und das Ende des M. rectus abdominis und verbindet sich entweder mit dem Ramus profundus des N. ilioinguinalis oder tritt mit einem Zweige aus der Bauchhöhle, um sich im Praeputium und Scrotum bzw. im Euter zu verbreiten.

3. Der **N. ilioinguinalis** ist der ventrale Ast des 2. Lendennerven (Fig. 683 14, 1033 3 u. 1034 g) und schwächer als der vorige, entspringt aus dem 2., häufig auch mit einem dünnen Zweige aus dem 3. Lendennerven, geht beckenwärts vom vorigen zwischen M. psoas major und quadratus lumborum lateral und teilt sich auch in einen *Ramus superficialis* und *profundus*. Beide laufen fast ebenso wie die entspr. des 1. Lendennerven.

Namentlich gilt dies für den *Ramus superficialis*. Der *Ramus prof.* kreuzt in seinem kaudoventral gerichteten Verlauf, vom Peritonaeum bedeckt, die A. und V. circumflexa ilium prof., gibt Zweige an die Bauchmuskeln mit Ausnahme des M. obliquus abdom. ext. und verbindet sich mit einem Zweige des N. spermaticus ext. und meist auch mit dem Ramus prof. des N. iliohypogastricus. Der so entstandene Stamm tritt aus der Bauchhöhle und verzweigt sich in den äusseren Geschlechtsteilen. Der N. ilioinguinalis verbreitet sich manchmal nur im M. psoas major und fehlt dann scheinbar.

4. Der **N. spermaticus externus** (s. S. 874 u. Fig. 683 ₁₅, 1033 ₄) ist die Fortsetzung des ventralen Astes des 3. Lendennerven, empfängt aber meist noch eine schwache Wurzel vom 2. und 4. Lendennerven und besteht fast stets aus zwei dünnen Nerven, die den M. psoas minor durchbohren, zwischen ihm und dem Peritonaeum, die A. und V. circumflexa ilium prof. nahe der A. und V. iliaca ext. kreuzend, ventrokaudal laufen und sich im M. obliquus abdom. int. und den äusseren Geschlechtsteilen verbreiten.

Der kraniale Ast gibt Zweige an den M. obliquus abdom. int., verbindet sich mit dem Ramus prof. des N. ilioinguinalis oder verläuft, ohne diese Verbindung einzugehen, wie dieser und verbreitet sich im Praeputium und Scrotum bzw. dem Euter. Der kaudale Ast tritt neben dem Samenstrang und dem M. cremaster aus der Bauchhöhle, gibt Zweige an den M. cremaster, an die Tunica vaginalis comm. des Hodens und Samenstrangs und verbreitet sich im Praeputium und Scrotum. Bei weiblichen Tieren begleitet er die A. pudenda ext. und verzweigt sich im Euter, indem er *Rami papillares, glandulares* und *vasculares* abgibt.

5. Der **N. cutaneus femoris lateralis** (Fig. 683 ₁₆, 1033 ₅, 1034 g') entspringt mit je einer Wurzel aus dem 3. und 4. und empfängt oft noch einen Zweig vom 5. Lendennerven. Er geht zwischen M. psoas major und minor lateral, läuft zwischen dem ersteren und dem M. iliacus int. einer- und dem Peritonaeum anderseits lateral, tritt nahe dem Hüfthöcker, den kaudalen Ast der A. circumflexa

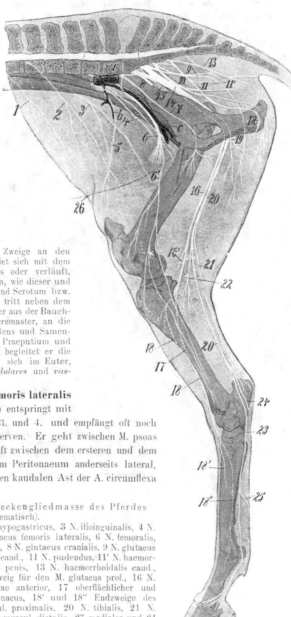

Figur 1033. Nerven der Beckengliedmasse des Pferdes (schematisch).

1 letzter N. thoracalis, 2 N. iliohypogastricus, 3 N. ilioinguinalis, 4 N. spermaticus externus, 5 N. cutaneus femoris lateralis, 6 N. femoralis, 6' N. saphenus, 7 N. obturatorius, 8 N. glutaeus cranialis, 9 N. glutaeus caudalis, 10 N. cutaneus femoris caud., 11 N. pudendus, 11' N. haemorrhoidalis medius, 12 N. dorsalis penis, 13 N. haemorrhoidalis caud., 14 N. ischiadicus, 15 dessen Zweig für den M. glutaeus prof., 16 N. peronaeus, 16' N. cutaneus surae anterior, 17 oberflächlicher und 18, 18 tiefer Ast des N. peronaeus, 18' und 18" Endzweige des tiefen Astes, 19 Ramus muscul. proximalis, 20 N. tibialis, 21 N. cutaneus surae post., 22 Ramus muscul. distalis, 23 medialer und 24 lateraler Plantarnerv, 25 Verbindungsast zwischen den beiden Plantarnerven, 26 Linie, welche die ventrale Bauchwand andeutet. a Stück der Aorta abdom., b A. circumflexa ilium profunda, c A. iliaca ext.

Figur 1033.

ilium prof. begleitend, aus dem Becken, läuft medial am M. tensor fasciae latae und am Oberschenkel herab und verzweigt sich in der Haut bis in die Kniescheibengegend.

     6. Der **N. femoralis,** Schenkelnerv (Fig. 1033 6), der stärkste Nerv des Lenden-gellechts, entspringt mit je einer Wurzel aus dem 3., 4., 5. und 6. Lendennerven. Die

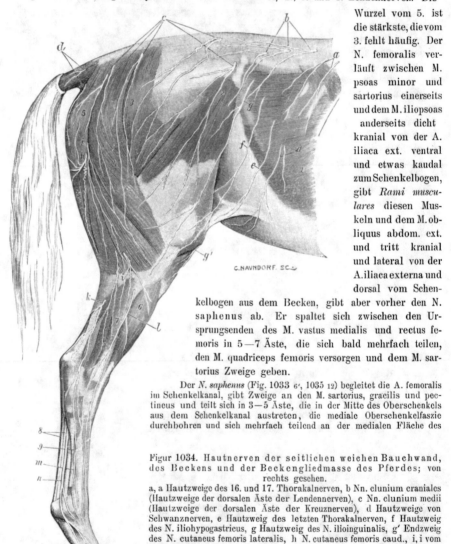

Wurzel vom 5. ist die stärkste, die vom 3. fehlt häufig. Der N. femoralis ver-läuft zwischen M. psoas minor und sartorius einerseits und dem M. iliopsoas anderseits dicht kranial von der A. iliaca ext. ventral und etwas kaudal zum Schenkelbogen, gibt *Rami muscu-lares* diesen Mus-keln und dem M. ob-liquus abdom. ext. und tritt kranial und lateral von der A. iliaca externa und dorsal vom Schen-kelbogen aus dem Becken, gibt aber vorher den N. saphenus ab. Er spaltet sich zwischen den Ur-sprungsenden des M. vastus medialis und rectus fe-moris in 5—7 Äste, die sich bald mehrfach teilen, den M. quadriceps femoris versorgen und dem M. sar-torius Zweige geben.

    Der *N. saphenus* (Fig. 1033 6', 1035 12) begleitet die A. femoralis im Schenkelkanal, gibt Zweige an den M. sartorius, gracilis und pec-tineus und teilt sich in 3—5 Äste, die in der Mitte des Oberschenkels aus dem Schenkelkanal austreten, die mediale Oberschenkelfaszie durchbohren und sich mehrfach teilend an der medialen Fläche des

Figur 1034. Hautnerven der seitlichen weichen Bauchwand, des Beckens und der Beckengliedmasse des Pferdes; von rechts gesehen.

a, a Hautzweige des 16. und 17. Thorakalnerven, b Nn. clunium craniales (Hautzweige der dorsalen Äste der Lendennerven), c Nn. clunium medii (Hautzweige der dorsalen Äste der Kreuznerven), d Hautzweige von Schwanznerven, e Hautzweig des letzten Thorakalnerven, f Hautzweig des N. iliohypogastricus, g Hautzweig des N. ilioinguinalis, g' Endzweig des N. cutaneus femoris lateralis, h N. cutaneus femoris caud., i, i vom N. ischiadicus stammende Hautzweige (die nahe der distalen Grenze des M. biceps femoris austretenden Zweige gehören dem N. cutaneus surae anterior an), k N. cutaneus surae posterior, l N. peronaeus super-ficialis, m Ramus lateralis vom N. peronaeus profundus, n N. plantaris lat. 1 M. obliquus abdom. ext., 2 M. tensor fasciae lat., 3 M. glutaeus super-ficialis, 4 M. biceps fem., 5 M. semitendinosus, 6 M. ext. digit. long., 7 M. ext. digit. lateralis, 8 Beugesehnen, 9 A. metatarsea dorsalis lat.

Figur 1034.

Ober- und Unterschenkels bis zum Metatarsus laufen; einzelne Zweige schlagen sich auch um die vordere Fläche des Femur und gehen an die Haut der lateralen Fläche des Unterschenkels. Ein stärkerer Ast begleitet die A. saphena.

7. Der **N. obturatorius** (Fig. 1033 ₇) entspringt mit je einer Wurzel aus dem 4., 5. und 6. Lendennerven; die Wurzel vom 5. ist die stärkste, die vom 4. ist die schwächste. Er läuft zwischen der A. und V. obturatoria zum For. obturatum, tritt durch dieses aus dem Becken, gibt Zweige an den M. obturator ext., jedoch keine an den M. obturator int. und teilt sich in den kranialen und kaudalen Ast.

Der kraniale Ast verläuft mit mehreren Zweigen zwischen dem M. pectineus und adductor medial, gibt Zweige für diese Muskeln ab und ist hauptsächlich für den M. gracilis bestimmt. Der kürzere kaudale Ast verzweigt sich mit mehreren Zweigen in den Mm. adductores.

4. Die Nervi sacrales, Kreuznerven, des Pferdes.

Die fünf Paare **Nn. sacrales** entspringen aus dem Ende des Rückenmarks und teilen sich in dorsale und ventrale Äste. Die *Rami dorsales* sind schwach, treten durch die For. sacralia dorsalia und zwischen Kreuzbein und 1. Schwanzwirbel aus dem Wirbelkanal und verzweigen sich im M. biceps femoris, semitendinosus, in den Hebern des Schwanzes und in der Haut, *Nn. clunium medii* (Fig. 1034 c). Vom dorsalen Aste des 5. Kreuznerven geht eine Verbindungsschlinge zum dorsalen Aste des 1. Schwanznerven. Die *Rami ventrales* treten durch die For. sacralia ventralia und der letzte zwischen Kreuzbein und 1. Schwanzwirbel aus, verbinden sich untereinander und bilden zusammen mit dem ventralen Aste der letzten Lendennerven den **Plexus sacralis,** das Kreuzgeflecht (s. auch S. 875). Der ventrale Ast des 5. Kreuznerven gibt Zweige an den langen Niederzieher des Schwanzes und geht hauptsächlich in den ersten Schwanznerven über. Der ventrale Ast des letzten Lenden- und der ersten 2 oder 3 Kreuznerven vereinigen sich zu einem breiten, platten Strang, dem *Plexus ischiadicus,* aus dem der N. glutaeus cranialis und caudalis, der N. cutaneus femoris caudalis und der N. ischiadicus entspringen. Aus dem Kreuzgeflecht entspringen:

1. Von jedem Kreuznerven ein *Ramus communicans* zum Grenzstrang des N. sympathicus und vom 3. und 4. Kreuznerven einige Zweige an dessen Beckengeflecht.

2. Der **N. glutaeus cranialis** (Fig. 1033 ₈) zweigt vom kranialen Rande des Plexus ischiadicus ab und geht mit der A. glutaea cranialis lateral zu den Gesässmuskeln.

3. Der **N. glutaeus caudalis** (Fig. 1033 ₉) löst sich vom kaudalen Teile des Plexus ischiadicus ab, geht etwas ventral von der A. sacralis lateralis aussen am Kreuz-Sitzbeinband kaudal, gibt Zweige an den M. glutaeus medius und tritt in den M. biceps femoris.

4. Der **N. cutaneus femoris caudalis** (Fig. 1033 ₁₀) entspringt ventral vom vorigen vom kaudalen Teile des Plexus ischiadicus. Er läuft an der lateralen Seite des Lig. sacrospinosum et -tuberosum nach dem Arcus ischiadicus; dabei kreuzt er den N. pudendus int., tauscht Fäden mit ihm aus, tritt zwischen Tuber ischiadicum und M. semimembranosus lateral und gelangt zwischen dem M. biceps femoris und semitendinosus an die Oberfläche (Fig. 1034 h), um sich in der Haut der kaudalen Partie der Kruppe, *Nn. clunium caudales,* und der hinteren und lateralen Fläche des Oberschenkels zu verbreiten.

Bei seinem Durchtritt gibt er an den M. biceps, semimembranosus und semitendinosus Zweige, die sehr oft aber getrennt oder mit einem gemeinschaftlichen Stamm vom Nerven abzweigen, ehe er zwischen Tuber ischiadicum und M. semimembranosus eintritt.

5. Der **N. pudendus** (Fig. 1033 ₁₁) entspringt vom 3. und 4. Kreuznerven und begleitet die A. pudenda int. bis zum Arcus ischiadicus, an dem er aus dem Becken

und bei männlichen Tieren als *N. dorsalis penis* (Fig. 1033 12) an den Penis tritt. Dieser verläuft geschlängelt in der dorsalen Rinne des Penis nach der Eichel, gibt viele Zweige an die Corpora cavernosa penis et urethrae und verbreitet sich mit seinen Endzweigen im Corpus cavernosum glandis und im Praeputium. Bei weiblichen Tieren verzweigt er sich in der Clitoris und der Vulva.

Im Becken gibt der N. pudendus Zweige ab: an den N. cutaneus femor. caudalis, an den M. levator ani und coccygeus, ferner den *N. haemorrhoidalis medius* (Fig. 1033 11') an den Mastdarm und den M. levator ani und den *N. perinaei* an die Haut des Afters und Mittelfleisches.

6. Der **N. haemorrhoidalis caudalis** (Fig. 1033 13) entspringt mit einer stärkeren Wurzel aus dem 4. und mit einer schwächeren aus dem 5. Kreuznerven, erhält einen Zweig vom N. pudendus, läuft kaudoventral und verzweigt sich im Endstück des Rectum, im M. sphincter ani ext., in der Haut des Afters und in der Vulva.

7. Der **N. ischiadicus,** Hüftnerv (Fig. 1033 14), der stärkste Nerv des Körpers, bildet die direkte Fortsetzung des Plexus ischiadicus. Er läuft aussen am Kreuz-Sitzbeinband zur Incisura ischiadica minor, tritt an ihr aus dem Becken und liegt dort zwischen dem Trochanter major des Os femoris und dem Tuber ischiadicum auf dem M. glutaeus prof. und den Mm. gemelli. In der Beckenhöhle gibt er folgende Zweige ab: *α)* von seinem kranialen Rande einen Zweig (Fig. 1033 15) an den M. glutaeus prof., der manchmal auch aus dem N. glutaeus cranialis entspringt; *β)* vom kaudalen Rande einen Zweig für beide Portionen des M. obturator int.; *γ)* von seiner medialen Fläche nahe der Incisura ischiadica minor einen dünnen Nerven für beide Portionen des M. gemellus und den M. quadratus femoris (Richter [496a]). Beim Austritt aus der Beckenhöhle oder noch in ihr teilt sich letzterer in den N. peronaeus und N. tibialis, die dicht nebeneinander zwischen dem M. biceps femoris und semitendinosus bis fast in die Kniekehle laufen und sich erst dort voneinander entfernen.

a) Der **N. peronaeus** (Fig. 1033 16), der laterale und schwächere der beiden Nerven, gibt einen Zweig an den M. biceps femoris und einen Hautzweig, *N. cutaneus surae anterior (lateralis N.)* (Fig. 1033 16' u. 1034 i,i), ab, der sich bald in 2—3 Äste spaltet; sie durchbohren den M. biceps femoris nahe seinem Übergang in die Aponeurose und verzweigen sich in der Haut des mittleren Drittels der lateralen Fläche des Unterschenkels. Der Nerv tritt dann zwischen dem M. biceps und dem lateralen Kopfe des M. gastrocnemius im Niveau des Capitulum fibulae (oder ein wenig ab- und rückwärts von ihm) direkt unter die Haut und die Faszie der lateralen Fläche des Crus und teilt sich in den N. peronaeus superficialis und profundus.

aa) Der schwächere *N. peronaeus superficialis* (Fig. 373 i, 1033 17 u. 1034 l) läuft am M. extensor digitalis lateralis, der Zweige erhält, zehenwärts und verzweigt sich in der Haut der lateralen Fläche des Crus, des Tarsus und Metatarsus.

bb) Der stärkere *N. peronaeus profundus* (Fig. 373 k u. 1033 18, 18) geht um das Capitulum fibulae nach vorn, gibt *Rami musculares* an die dorsolateralen Unterschenkelmuskeln, läuft, bedeckt von den Zehenstreckern, auf dem M. tibialis anterior und durch ihn von der A. tibialis anterior getrennt zehenwärts, gelangt plantar von der Sehne des M. tibialis anterior an die Beugefläche des Tarsalgelenks und teilt sich in den lateralen und medialen Ast.

Der *Ramus lateralis* (Fig. 1033 18'') gibt Zweige an den M. extensor digit. pedis brevis, geht unter der Sehne des M. extensor digit. lateralis lateral, begleitet zwischen dem Mt 3 u. 4 die A. metatarsea dorsalis lateralis (Fig. 1034 m) und endet in der Haut bis zum Fesselbein. Der *Ramus medialis* (Fig. 1033 18') läuft an der dorsalen Fläche des Mt 3 schräg zehenwärts und medial, um sich dorsal und medial in der Haut bis zum Fesselgelenk zu verbreiten (Fig. 1035 16).

b) Der **N. tibialis** (Fig. 373 1 u. 1033 20), der stärkere mediale der beiden Nerven, tritt nach Abgabe des starken Ramus muscularis proximalis (19) und des N. cutaneus surae post. (21) zwischen beide Mm. gastrocnemii, gibt hier den Ramus muscularis distalis (22) ab und gelangt, von den Mm. gastrocnemii eingeschlossen, an die mediale Fläche des Unterschenkels (Fig. 1035 13). An ihr läuft er vor der Achillessehne zehenwärts und teilt sich am distalen Ende des Unterschenkels in den medialen (Fig. 1033 23 u. 1035 15) und lateralen(Fig. 1033 24, 1034 n u. 1035 14) Plantarnerven, die sich wesentlich wie die Volarnerven an der Schultergliedmasse verhalten (s. S. 883).

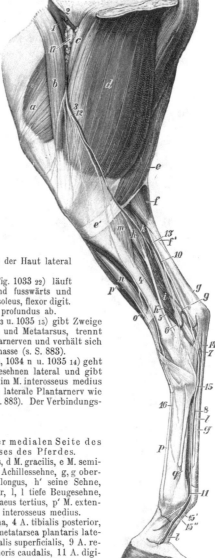

aa) Der *Ramus muscularis proximalis* (Fig. 1033 19) geht im Niveau des Hüftgelenks ab und teilt sich bald in mehrere den Stamm noch eine Strecke begleitende Äste für den M. biceps femoris, semitendinosus und semimembranosus.

bb) Der *N. cutaneus surae posterior* (*medialis N.*) (Fig. 1033 21 u. 1034 k) entspringt etwa in der Mitte des Oberschenkels, trennt sich jedoch erst in der Kniekehle vom N. tibialis, läuft mit der V. tarsea recurrens am M. gastrocnemius lat. und lateral an der Achillessehne zehenwärts und verbreitet sich in der Haut lateral am Crus, Tarsus und Metatarsus.

cc) Der *Ramus muscularis distalis* (Fig. 1033 22) läuft zwischen den beiden Mm. gastrocnemii vor- und fusswärts und gibt die Nerven für die Mm. gastrocnemii, den M. soleus, flexor digit. pedis sublimis, popliteus und flexor digit. pedis profundus ab.

dd) Der *N. plantaris medialis* (Fig. 1033 23 u. 1035 15) gibt Zweige an die Haut medial am Unterschenkel, Tarsus und Metatarsus, trennt sich erst am Os tarsi fibulare vom lateralen Plantarnerven und verhält sich dann wie der N. volaris med. der Schultergliedmasse (s. S. 883).

ee) Der *N. plantaris lateralis* (Fig. 1033 24, 1034 n u. 1035 14) geht am Os tarsi fibulare zwischen den beiden Beugesehnen lateral und gibt am Metatarsus einen starken Zweig ab, der sich im M. interosseus medius verbreitet. Im weiteren Verlauf verhält sich der laterale Plantarnerv wie der N. volaris lateralis der Schultergliedmasse (s. S. 883). Der Verbindungs-

Figur 1035. Topographische Abbildung der medialen Seite des Ober- und Unterschenkels und Fusses des Pferdes.
a M. vastus medialis, b M. sartorius, c M. pectineus, d M. gracilis, e M. semitendinosus, e′ seine Sehne, f M. gastrocnemius, f′ Achillessehne, g, g oberflächliche Beugesehne, h M. flexor digit. pedis longus, h′ seine Sehne, i M. flexor hallucis longus, k M. tibialis posterior, l, l tiefe Beugesehne, m M. popliteus, n M. tibialis anterior, o M. peronaeus tertius, p′ M. extensor digit. ped. longus, p seine Sehne, q M. interosseus medius.
1 A. femoralis, 2 A. profunda femoris, 3 A. saphena, 4 A. tibialis posterior, 5 A. tarsea lateralis, 6 A. tarsea medialis, 7 A. metatarsea plantaris lateralis superficialis, 8 A. metatarsea plantaris medialis superficialis, 9 A. recurrens tibiae, 10 Ramus communicans zur A. femoris caudalis, 11 A. digitalis medialis, 12 N. saphenus, 13 N. tibialis, 14 N. plantaris lateralis, 15 N. plantaris medialis, 15′ sein plantarer und 15″ sein dorsaler Endzweig, 16 medialer Endzweig vom N. peronaeus profundus, 17 Lgl. inguinales profundae.

Figur 1035.

ast (Fig. 1033 $_{25}$) zwischen beiden Plantarnerven liegt weiter zehenwärts und ist schwächer als der entspr. der Schultergliedmasse; er fehlt in ungefähr 30% aller Fälle (Rudert [515]).

5. Nervi coccygei, Schwanznerven, des Pferdes.

Vom Ende des Rückenmarks entspringen 5—6 Paare Schwanznerven, **Nn. coccygei** (Fig. 1034 d), von denen das 1. Paar zwischen dem 1. und 2., das 5. zwischen dem 5. und 6. Schwanzwirbel hervortritt. Jeder Schwanznerv teilt sich in den dorsalen und ventralen Ast, welche die Muskeln und die Haut des Schwanzes versorgen; von den ventralen Ästen gehen feine Verbindungsäste an den Sympathicus.

Die *Rami dorsales* treten zwischen dem langen Heber und den Mm. intertransversarii an die dorsale Fläche des Schwanzes. Der dorsale Ast des 1. Schwanznerven erhält einen Zweig vom dorsalen Aste des 5. Kreuznerven und gibt einen Ast an den dorsalen Ast des 2., dieser einen an den des 3. Schwanznerven usw. Der so entstehende starke Nerv läuft mit der A. caudalis later. dors. zwischen dem langen Heber und den Mm. intertransversarii bis zur Schwanzspitze. Er versorgt die Mm. sacrococcygei dors. und intertransversarii und die Haut des Schwanzes.

Die *Rami ventrales* treten zwischen dem langen Niederzieher und den Zwischenquermuskeln an die ventrale Fläche des Schwanzes und verbinden sich wie die dorsalen untereinander und mit dem ventralen Aste des letzten Kreuznerven (s. S. 887). Der so entstandene Stamm begleitet die A. caudalis lateralis ventralis und verläuft am Seitenrand der ventralen Fläche zwischen dem langen Niederzieher und den Mm. intertransversarii bis zur Schwanzspitze. Er gibt Zweige an die gen. Muskeln und die Haut des Schwanzes.

III. Rückenmarksnerven der Wiederkäuer.

Die **Nn. cervicales** sind im wesentlichen wie beim Pferde (S. 877 u. Fig. 1023).

Der **Plexus brachialis** (Fig. 1036) entsteht durch die Verbindung der ventralen Äste des 6., 7. und 8. Halsnerven und des 1. Thorakalnerven; der Ast vom 6. Halsnerven ist stärker als beim Pferde. Der **N. radialis** (f, f) gleicht dem des Pferdes (s. S. 881); sein starker Hautast (f') verbindet sich jedoch über dem Carpus mit dem N. cutaneus antebrachii lateralis des N. medianus und verbreitet sich bis zu den Zehen in der Haut. Der Anfangsteil des **N. ulnaris** (g, g) ist wie beim Pferde (s. S. 882). An der Grenze vom mittleren zum distalen Drittel des Unterarms teilt sich der N. ulnaris in einen dorsalen (oberflächlichen) und in einen volaren (tiefen) Zweig. Der erstere (g') tritt

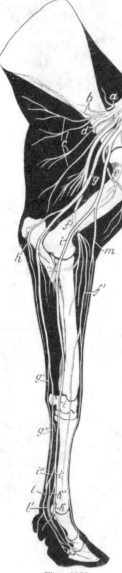

Figur 1036.

Figur 1036. Nerven der Schultergliedmasse des Rindes (halbschematisch).

a N. suprascapularis, b Nn. subscapulares, c Nn. pectorales caudales, c' Nn. pectorales craniales, d N. axillaris, e N. musculocutaneus, f, f N. radialis, f' starker Hautnerv von ihm, g, g N. ulnaris, g' sein oberflächlicher, g'' sein tiefer Endzweig, h sein Hautnerv, i, i, i N. medianus, i' sein medialer, i'' sein lateraler Endast, k, k' Endzweige vom medialen und l, l' Endzweige vom lateralen Endast des N. medianus, m Hautnerv des N. medianus.

zwischen den Sehnen des M. ext. und flexor carpi ulnaris an die Oberfläche und verbreitet sich in der Haut volar und lateral am Carpus und Metacarpus. Der volare Zweig (g″) verläuft mit dem M. flexor digit. sublimis über den Carpus, gibt distal vom Carpus Zweige an den M. interosseus und verbindet sich über den Sesambeinen mit dem *N. digitalis lateralis digiti IV* (l), der vom lateralen Aste des N. medianus entspringt. Der **N. medianus** (i, i, i) verhält sich am Oberarm wie beim Pferde, geht dann erst zwischen dem rudimentären M. pronator teres und dem Radius durch, gibt den Beugemuskeln Zweige und teilt sich zehenwärts von der Mitte des Metacarpus in den **medialen und lateralen Ast.**

Der mediale Ast (i′) ist der schwächere, gibt einen Nerven an die mediale Afterzehe und teilt sich in 2 Zweige, von denen der eine an der medialen Seite der medialen Zehe als *N. digitalis medialis digiti III* (k) verläuft, während der andere sich mit dem in den Zehenspalt tretenden Zweige des lateralen Astes verbindet (k′). Der stärkere laterale Ast (i″) gibt einen Nerven an die laterale Afterzehe und teilt sich auch in 2 Äste, von denen sich einer (l′) im Zehenspalt mit dem des medialen Astes verbindet; aus diesem Stamme entspringen 2 Äste, die an den Zehenspaltflächen als *N. digitalis volaris lateralis digiti III* und *medialis digiti IV* herablaufen. Der 2. Ast verbindet sich mit dem tiefen Aste des N. ulnaris zum *N. digitalis lateralis digiti IV* (l) und verläuft weiter an der lateralen Seite der lateralen Zehe.

Figur 1037.
Plexus lumbalis und sacralis des Rindes (halbschematisch).

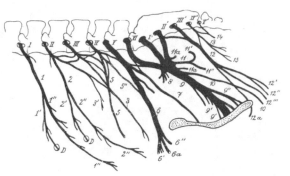

I—VI Rami ventrales der Nn. lumbales, I′—V′ Rami ventrales der Nn. sacrales. 1 N. iliohypogastricus, 1′ Ramus superficialis, 1″ Ramus profundus, 2 N. ilioingualis, 2′ Ramus superficialis, 2″ Ramus profundus, 3 N. spermaticus ext., 3′ Ram. muscularis für den M. obliqu. abdom. intern., 5,5 N. cutaneus femoris lat., 5″ Ast zum N. femoralis, 6 N. femoralis, 6a N. saphenus, 6′ Ramus muscularis für den M. quadriceps femoris, 6″ Ramus muscularis für die Einwärtszieher, 7 N. obturatorius, 8 N. glutaeus cranial., 9 N. ischiadicus, 9′,9′ Rami musculares für die Mm. obturatorii und gemelli, 9″ Ram. muscular. für die Mm. biceps femoris, semimembranosus und semitendinosus, 10, 10 N. cutaneus femoris caud., 11 N. glutaeus caud., 11a, 11a Rami glutaci accessorii, 11″ Ramus dorsalis, 11″ Ram. ventralis, 12 N. pudendus, 12a N. dorsalis penis bzw. clitoridis et vulvae, 12′ Ram. cutaneus prox., 12″ Ram. cutaneus medius und 12″ Ram. cutaneus distalis des N. pudendus, 13 N. haemorrhoidalis medius, 14 N. haemorrhoidalis caud., 15 N. perinaci. D, D Durchtrittsstellen der Nerven nach der Haut.

Es sind 13 Paare **Nn. thoracales** vorhanden, die ähnlich wie beim Pferde verlaufen. Der **Plexus lumbalis** (Fig. 1037) wird von den ventralen Ästen der 6 Lendennerven gebildet.

Seine Nerven verhalten sich im wesentlichen wie beim Pferde. Der *N. iliohypogastricus* (1) und *ilioinguinalis* (2) sind wie beim Pferde. Der *N. spermaticus ext.* (3) ist äusserst variabel, tritt einfach oder doppelt auf und entspringt vom 3., oft auch ausserdem vom 2. und 4. Lendennerven. Der *N. cutaneus femoris lateralis* (5, 5) entspringt vom 4., meist auch noch vom 3. Lendennerven; der *N. femoralis* (6) und *obturatorius* (7) bilden die Fortsetzung des 5. Lendennerven und erhalten i. d. R. noch je eine schwächere Wurzel vom 4. und 6. Lendennerven. Der N. obturatorius gibt auch dem M. obturator internus Zweige (s. jedoch S. 887) (s. auch Mobilio [428] und Reimers [488a]).

Der **Plexus sacralis** wird beim Rinde (Fig. 1037) wie beim Pferde gebildet; bei Schaf und Ziege stimmt die Zahl der Kreuznerven mit der der Kreuzwirbel überein.

Die Nerven des **Plexus sacralis** sind auch im wesentlichen wie beim Pferde. Der *N. pudendus* (12) entspringt jedoch aus dem 3. Sakralnerven, meist noch vom 2., selten vom 4. Er gibt (n. Reimers [488a]) ausser den Zweigen beim Pferde noch Hautnerven für die Haut an der hinteren Seite des Oberschenkels ab. Der *N. haemorrhoidalis medius* (13) entspringt selbständig aus dem 4., bisweilen noch 3. Sakralnerven; er gibt den *N. perinaei* (15) ab. (Näheres über den Plexus lumbalis und sacralis s. Reimers [488a] und Mobilio [428]). Im übrigen bieten nur der N. peronaeus und tibialis wesentliche Eigenheiten.

Figur 1038. Nerven an der lateralen Seite vom Unterschenkel und Fuss des Rindes.

a N. ischiadicus, b abgeschnittene Muskeläste von ihm, c N. peronaeus, d Hautnerven von ihm, e, e N. peronaeus superfic., e', e' Hautnerven von ihm, f N. digitalis dorsalis digiti III, f' N. digitalis dorsalis digiti IV, f'' mittlerer Endast d. N. peronaeus superfic., g, g', g'' N. peronaeus profundus (am Mittelfusse punktiert), h Muskeläste von ihm, h' ein Zweig von ihm für den M. extensor digit. pedis brevis, i N. tibialis, k N. cutaneus surae posterior, 1 N. plantaris lateralis, m N. digitalis plantaris lateralis digiti III, n N. digitalis plantaris medialis digiti IV.
1 M. vastus lateralis, 2 M. biceps (abgeschnitten), 3 M. semitendinosus, 4 M. semimembranosus, 5 M. gastrocnemius lateralis, 6 Achillessehne, 7, 7 oberflächliche Beugesehne, 8 tiefe Beugesehne, 9 M. interosseus, 10 Ursprungsteil des M. peronaeus longus, der im übrigen herausgeschnitten ist, 10' seine Sehne, 11 M. extensor digit. lateralis, 11' seine Sehne, 12 M. flexor hallucis longus, 13, 13 M. tibialis anterior, 14 M. extensor digit. longus und peronaeus tertius (ein Stück aus ihm ist herausgeschnitten), 14' Sehne des M. extensor digit. longus, 14'' Sehne des M. peronaeus tertius, 14''' Sehne des M. extensor digiti tertii proprius.

Figur 1039. Nerven an der Zehenspaltfläche der medialen Zehe des linken Hinterfusses des Rindes.
(Die Bezeichnungen beziehen sich auf dieselben Teile wie in Fig. 1038).
f N. digitalis dorsalis digiti III, f' N. digitalis dorsalis digiti IV (abgeschnitten), f'' mittlerer Endast des N. peronaeus superf., g'' Endzweig des N. peronaeus prof., m N. digitalis plantaris lateralis digiti III, n N. digitalis plantaris medialis digiti IV (abgeschnitten), o Zweig des medialen Plantarnerven.
a Gelenkrolle am distalen Ende des Hauptmittelfussknochens, b von Sehnenmassen bedecktes Sesambein, c durchschnittene Beugesehnen.

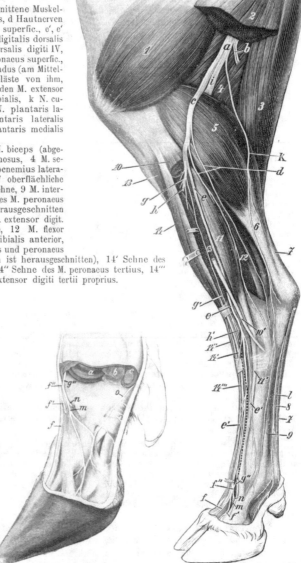

Figur 1039.   Figur 1038.

Der **N. peronaeus** (Fig. 1038 c) ist relativ stark, gibt während seines Verlaufes über den M. gastrocnemius lateralis 1—2 stärkere Hautnerven (d) für das mittlere Drittel der lateralen Seite des Unterschenkels und des Tarsus und Zweige für den M. ext. digitalis lateralis ab, tritt dann zwischen M. peronaeus longus und ext. digit. longus in die Tiefe und teilt sich dabei wie beim Pferde in den N. peronaeus superficialis und profundus; der *N. peronaeus superficialis* (e, e) ist sehr stark; er gibt Zweige an die Haut des Mittelfusses (e', e') und teilt sich an dessen distalem Ende in 3 Äste, von denen sich der mediale und laterale als *N. digitalis dorsalis digiti III u. IV* (f u. f') in der Haut dorsal an der entsprechenden Zehe verbreiten, während der mittlere, stärkste Ast (f'') sich im Zehenspalt mit einem Zweige des tiefen Astes (g'') verbindet. Der *N. peronaeus prof.* (g, g') gibt am Unterschenkel Muskelzweige (h) wie beim Pferde ab, läuft in der Rinne der dorsalen Fläche des Mt 3 u. 4 bis zum ersten Zehenglied (g''), gibt einen Nerven an den M. extensor digit. pedis brevis (h') und verbindet sich im Zehenspalt mit dem mittleren Zweige des oberflächlichen Astes (f''). Der durch diese Verbindung entstandene Nerv teilt sich in 2 Zweige, die sich in der Tiefe des Zehenspaltes mit je einem Zweige des medialen Plantarnerven (Fig. 1039 o) verbinden, wodurch die im Zehenspalt spitzenwärts verlaufenden plantaren Zehennerven, *N. digitalis plantaris lateralis digiti III* (m) und *N. digitalis plantaris medialis digiti IV* (n), für die Spaltflächen der beiden Zehen gebildet werden. Ein jeder N. digitalis plantaris kann m. o. w. doppelt sein; dann tauschen beide Verbindungsfäden aus, wie es Fig. 1039 zeigt. Der **N. tibialis** gibt am Unterschenkel dieselben Zweige ab wie beim Pferde und teilt sich am distalen Ende des Unterschenkels in den medialen und lateralen Plantarnerven.

Der *N. plantaris medialis* spaltet sich in der Mitte des Mittelfusses in 2 Äste, von denen der mediale einen Zweig an die mediale Afterzehe gibt und dann als *N. digitalis plantaris medialis digiti III* spitzenwärts verläuft, während der laterale Ast sich im Zehenspalt mit dem mittleren Zweige des N. peronaeus superficialis verbindet. Der *N. plantaris lateralis* läuft am lateralen Rande der Beugesehnen herab, wie der mediale Plantarnerv am medialen Rande, gibt einen Zweig an den M. interosseus, einen 2. an die laterale Afterzehe und verläuft als *N. digitalis plantaris lateralis digiti IV* bis zum Zehenende.

Die **Nn. coccygei** verhalten sich bei Rind und Schaf wie beim Pferde; bei der Ziege sind jedoch i. d. R. nur 4 Paar Schwanznerven vorhanden, von denen das letzte zwischen dem 4. und 5. Schwanzwirbel hervortritt.

IV. Rückenmarksnerven des Schweines.

Die **Nn. cervicales** verhalten sich wesentlich wie beim Pferde. Der **Plexus brachialis** wird durch dieselben Nerven gebildet wie bei den Wiederkäuern, jedoch ist die vom 6. Halsnerven stammende Wurzel relativ schwächer. Der Hautast des N. **radialis** verhält sich wie bei den Wiederkäuern (s. S. 890). Der N. **ulnaris** teilt sich in der distalen Hälfte des Unterarms in den oberflächlichen und tiefen Ast. Letzterer erhält am Carpus einen Verbindungsast vom N. medianus und gibt die Nerven für die an der volaren Fläche des Metacarpus liegenden Muskeln, sowie den *N. digitalis volaris lateralis et medialis digiti V* ab und verbindet sich am 1. Zehengelenk mit dem *N. digitalis volaris lateralis digiti IV*. Der N. **medianus** tritt zwischen dem rudimentären M. pronator teres und dem Radius hindurch und teilt sich über den Sesambeinen in den medialen, lateralen und mittleren Ast. Aus dem medialen Ast entspringen der *N. digitalis medialis et lateralis digiti II* und der *N. digitalis volaris medialis digiti III*. Der laterale Ast ist der schwächste; er verbindet sich mit einem Zweige des tiefen Astes des N. ulnaris und bildet den *N. digitalis volaris lateralis digiti IV*. Der mittlere Ast ist der stärkste; er läuft im Zehenspalt als *N. digitalis volaris lateralis digiti III* und *N. digitalis volaris medialis digiti IV* bis zum Fussende.

Die Zahl der **Nn. thoracales**, die ähnlich wie die des Pferdes verlaufen, entspricht der Zahl der Brustwirbel und beträgt gewöhnlich 14, mitunter 15—17 Paare. I. d. R. sind 7 Paare **Nn. lumbales** (Fig. 1040 I—VII) vorhanden; sind nur 6 Lendenwirbel und mithin auch nur 6 Lendennerven vorhanden, dann müssen die im nachfolgenden angegebenen Zahlen nur um 1 vermindert werden. Im allgemeinen entspringen aus dem Plexus dieselben Nerven wie beim Pferde (s. S. 884) und Rinde (s. S. 891). Der *N. iliohypogastricus* ist doppelt und bildet als *N. iliohypogastricus accessorius* (1a) die Fortsetzung des 1. und als *N. iliohypogastricus* (1) die Fortsetzung des 2. Lendennerven; der erstere fehlt, wenn nur 6 Lendennerven da sind. Der *N. ilioinguinalis* (2) entspringt aus dem 3., mitunter noch aus dem 2. Lendennerven. Der Zweig für den M. obliqu. abdom. int. (3a) kann gesondert aus dem 3. Lendennerven entspringen. Der *N. spermaticus* *ext.* (3) entspringt nur aus dem 4. Lendennerven und ist einheitlich. Der *N. cutaneus femoris lateralis* (5) kommt vom 5., bisweilen noch vom 6. und 4., der *N. femoralis* (6) und *N. obturatorius* (7) vom 6. und schwächer vom 5. Lendennerven; der N. obturatorius gibt auch dem M. obturator internus einen Zweig (7'. s. jedoch S. 875). Es sind 4 Paare **Nn. sacrales** (Fig. 1040 I'—IV') vorhanden, die das Kreuzgeflecht wie beim Pferde bilden und dieselben Nerven abgeben (s. S. 887). Der *N. pudendus* (12) entspringt jedoch aus dem 3. und eventuell aus dem 2. Sakralnerven und gibt ausser den Zweigen wie beim Pferde noch Hautnerven (12' u. 12") für die hintere Seite des Oberschenkels ab; der *N. haemorrhoidalis caudalis* (14) ist sehr fein und kommt aus dem 4. Kreuznerven. (Näheres s. Reimers [488a]). Der mediale und laterale Zweig des **N. peronaeus superficialis** geben die dorsalen Nerven für die 2., 3. und 4. Zehe ab und verbinden sich mit dem *N. peronaeus profundus*, der einen Zweig an den M. extensor digitalis pedis brevis sendet. Der **N. tibialis** spaltet sich am Tarsus in die beiden Plantarnerven, welche die Muskeln an der Plantarfläche des Metatarsus versorgen. Der mediale Plantarnerv verbindet sich mit dem lateralen durch einen Ast und versorgt die plantare Fläche der 2. und 3. Zehe, während der laterale, der einen Zweig an die dorsale Fläche der 5. Zehe abgibt, an derselben Fläche der 4. und 5. Zehe verläuft. Die 6 **Nn. coccygei** weichen nicht wesentlich von denen des Pferdes ab (S. 890).

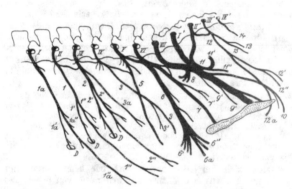

Figur 1040.

Plexus lumbalis und sacralis des Schweines (halbschematisch).

I—VII Rami ventrales der Nn. lumbales, I'—IV' Rami ventrales der Nn. sacrales. 1a N. iliohypogastricus accessorius, 1a' Ram. superficialis, 1a" Ram. profundus, 1 N. iliohypogastricus, 1' Ram. superficialis, 1" Ram. profundus, 2 N. ilioinguinalis, 2' Ram. superfic., 2" Ram. profund., 3a Ram. muscularis für den M. obliqu. abdom. int., 3,3 N. spermaticus ext., 3' Ram. muscular. für den M. obliqu. abdom. int., 5 N. cutaneus femoris lat., 6 N. femoralis, 6a N. saphenus, 6' Ram. muscular. für den M. quadriceps femoris, 6" Ram. muscular. für die Einwärtszieher, 7 N. obturatorius, 7' Ram. muscul. für den M. obturator int., 8 N. glutaeus cranial., 9 N. ischiadicus, 9',9' Ram. muscul. für den M. obturat. ext. und die Mm. gemelli, 10 N. cutaneus femoris caud., 11 N. glutaeus caud., 11' sein Ram. dorsalis und 11" sein Ram. ventralis, 12 N. pudendus, 12a N. dorsalis penis bezw. clitoridis et vulvae, 12' Ram. cutaneus prox. und 12" Ram. cutaneus distalis des N. pudendus, 13 N. haemorrhoidalis medius, 14 N. haemorrhoidalis caud., 15 N. perinaei. D, D Durchtrittsstellen der Nerven nach der Haut.

V. Rückenmarksnerven der Fleischfresser.

Der **Plexus brachialis** wird ebenso zusammengesetzt wie bei den Wiederkäuern: besonders stark ist der Anteil des 6. Halsnerven. Aus dem **N. musculocutaneus**, der den M. coracobrachialis nicht durchbohrt, sondern halswärts von der A. brachialis bis gegen das Ellbogengelenk herabläuft, entspringen Zweige für den M. coracobrachialis, biceps brachii und brachialis, sowie der *N. cutaneus brachii lateralis*, der bei den übrigen Haustieren vom N. medianus abzweigt. An letzteren schickt der N. musculocutaneus einen Verbindungszweig. Der Hautast des **N. radialis**[1] s. *N. radialis superficialis* begleitet die V. cephalica antebrachii und teilt sich in einen lateralen und medialen Ast, die sich in die dorsalen Seitennerven der Zehen spalten.

Vom lateralen Ast entspringen die *Nn. digitales communes dorsales II, III u. IV*, die wieder abgeben den *N. digitalis dorsalis medialis et lateralis digiti III u. IV*, den *N. digitalis dorsalis lateralis digiti II* und den *N. digitalis dorsalis medialis digiti V*; der mediale Ast entsendet den *N. digit. dorsalis med. et lat. digiti I* und den *N. digit. dors. med. digiti II*.

Der **N. ulnaris** ist ebenso stark oder stärker als der N. medianus; er gibt am proximalen Drittel des Unterarms einen *Ramus dorsalis* ab; dieser versorgt die Haut

---

1) Betr. der feineren Nervenverhältnisse am Vorderfuss der Fleischfresser s. Kopp [320].

an der lateralen und dorsalen Seite des distalen Endes des Unterarms, des Carpus und der 5. Zehe; ausnahmsweise verbindet er sich (nach Kopp [320]) durch einen feinen Faden mit dem N. digital. communis dorsalis IV; weiter teilt sich der N. ulnaris in den schwächeren oberflächlichen und stärkeren tiefen Ast.

Der oberflächliche Ast liegt lateral an den Beugesehnen, gibt dem Karpalballen einen feinen Faden und spaltet sich in 2 Zweige, von denen der laterale zum *N. digitalis volaris lateralis digiti V* wird, während der mediale als *N. metacarpeus vol. IV* zwischen Mc. 4 u. 5 verläuft und sich nahe dem Zehengelenk mit einem Zweige des tiefen Astes verbindet. Der tiefe Ast teilt sich am proximalen Ende des Mittelfusses, bedeckt von der Sehne des M. flexor digitalis ped. profundus, in 3 Zweige, die *Nn. digitales communes volares* für die 2., 3. und 4. Zehe, und gibt ausserdem Nerven an die Muskeln, welche die volare Fläche des Mittelfusses bedecken. Die *Nn. digitales communes volares* verlaufen zwischen Mc 2 u. 3, 3 u. 4, 4 u. 5 und spalten sich nahe den Metakarpophalangealgelenken in die *Nn. digitales proprii* für die einander zugekehrten Zehenflächen. Nach Kopp [320] gibt der tiefe Ast ausserdem einen Zweig für die ulnare Seite des Daumens ab, der sich mit dem N. metacarpeus I des N. medianus verbindet.

Der **N. medianus** läuft beckenwärts von der A. brachialis herab, beim Hunde über den medialen Humerusknorren, bei der Katze durch das For. supracondyl., tritt dann unter dem M. pronator teres an die hintere Fläche des Unterarms, gibt Zweige an die dort liegenden Beugemuskeln, an den M. pronator teres und quadratus sowie an den Sohlenspanner und den Sohlenballen, ferner etwas distal von der Unterarmmitte den *Ramus palmaris* für die Haut an der medialen und Beugeseite des Carpus ab und teilt sich zwischen den Sehnen des M. flexor digitalis sublimis und prof. in die *Nn. metacarpei volares* der 1., 2. und 3. Zehe. Diese liegen zwischen Mc 1 u. 2, Mc 2 u. 3 und Mc 3 u. 4 und vereinigen sich am distalen Mittelfussende mit den Nn. digitales communes volares (s. oben). Der N. metacarpeus volaris I versorgt nach Kopp [320] ausserdem die radiale Seite des Daumens.

Die **Nn. cervicales** verhalten sich wie beim Pferde (s. S. 877), ebenso die **Nn. thoracales** (s. S. 883). Von den 7 Paaren **Nn. lumbales** tragen die ersten 6 Paare zur Bildung des Pl. lumbalis bei; der **N. ilioinguinalis** verhält sich wie bei den Wiederkäuern; der **N. femoralis** entspringt mit je einer Wurzel aus dem 3., 4. und 5. Lendennerven; die Wurzel des 3. ist die schwächste; der **N. obturatorius** wird durch je eine Wurzel vom 4., 5. und 6. Lendennerven gebildet; die letzte Wurzel ist schwach. Es sind 3 Paare **Nn. sacrales** vorhanden; der *Plexus sacralis* wird hauptsächlich durch den 5., 6. und 7. Lenden- sowie den 1. und 2. Kreuznerven gebildet. Der **N. pudendus** entspringt aus dem 1. und 2. Kreuznerven und ist verhältnismässig stark. Der **N. peronaeus** teilt sich in der proximalen Hälfte der Tibia in den *N. peronaeus superficialis* und *profundus*. Der erstere gelangt in der distalen Tibiahälfte an den lateralen Rand der Sehne des M. ext. digital. ped. longus, gibt den *N. cutaneus dorsalis medialis* zur 1. Zehe ab und teilt sich an der proximalen Grenze des Metatarsus in 3 Äste, die als *Nn. digitales pedis dorsales communes II, III, IV* die Aa. metatarseae dors. superficiales (s. S. 671) begleiten und sich an der distalen Metatarsusgrenze mit den Zweigen des N. peron. profundus verbinden und sich dann in die *Nn. digitales pedis II, III, IV fibul. und tibial. propr. dorsales* spalten und die Zehen 2, 3, 4 und 5 versorgen. Der *N. peronaeus profundus* verläuft mit der A. tibialis anterior bis zum Tarsus und teilt sich in 2 Äste:

α) Der *Ramus lateralis* verläuft lateral und zehenwärts, gibt Zweige an den M. extensor digit. brevis und dann die *Nn. metatarsei dorsales III u. IV* ab, welche die entspr. Arterien zwischen Mt 4 u. 5 und Mt 3 u. 4 begleiten und sich mit den Nn. digitales comm. dors. verbinden. *β)* Der *Ramus medialis* geht mit der entspr. Arterie medial und zehenwärts, gibt Muskelzweige ab und läuft als *N. metatars. dors. II* neben der Arterie (zwischen Mt 2 u. 3) spitzenwärts, verbindet sich mit dem N. digitalis ped. comm. dors. II und endet in der Haut.

Der **N. tibialis** teilt sich über dem Tarsus in den *N. plantaris lateralis et medialis:* der letztere ist schwach. Er geht am medialen Rande der Sehne des M. flex. digit. subl. zehenwärts und teilt sich gegen die Mitte des Metatarsus hin in 2 Zweige.

Der mediale Zweig geht als *N. digit. comm. plantaris I* an Mt 1 und die mediale Seite von Mt 2 und gibt dabei Zweige an die Haut bis zur Zehe. Der laterale Ast geht an der Plantarseite der oberflächlichen Beugesehne herab und teilt sich wie die entspr. Arterie in 3 Äste, *Nn. metatarsei plantares II, III, IV*, die sich bald mit den Nn. digit. comm. plant. vereinigen. Aus den vereinigten Stämmchen gehen Zweige an die Sohlenballen.

Der *N. plantaris lateralis* verläuft zwischen beiden Beugesehnen zehenwärts und teilt sich im proximalen Drittel des Metatarsus in mehrere Zweige, von denen einige die an der plantaren Seite des Metatarsus gelegenen Muskeln versorgen.

Die übrigen gehen als *Nn. digitales comm. plantares II, III* u. *IV*, die Aa. metatarseae plantares profundae (s. S. 671) begleitend, zwischen Mt 2 u. 3, 3 u. 4, 4 u. 5 zehenwärts, nehmen die Nn. metatarsei plantares auf, geben Zweige an den Sohlenballen und teilen sich jeder nochmals in 2 Seitennerven für die Zehen: *Nn. digit. proprii plantares,* welche die einander ·zugekehrten Seiten der 2.—5. Zehe versorgen.

Die 5 **Nn. coccygei** verhalten sich wie beim Pferde (s. S. 890).

C. Systema nervorum sympathicum.

I. Des Pferdes.

Am **N. sympathicus,** dem sympathischen Nerven, unterscheidet man usuell den eine Ganglienkette darstellenden Grenzstrang, seine Rami communicantes zum zerebrospinalen Nervensystem und seine peripheren Äste und Geflechte. Er enthält Ganglien. Der Grenzstrang, *Truncus nervi sympathici,* verläuft jederseits am Halse von der Schädelbasis zum Thorax und liegt von hier paarig an der ventralen Fläche der Körper der Brust-, Lenden- und Kreuzwirbel und reicht bis zum Schwanze, an dem er sich verliert. Er enthält viele Ganglien, *Ganglia trunci n. sympathici,* von verschiedener Grösse, deren Zahl mit Ausnahme der Hals-, Kreuz- und Schwanzgegend der Zahl der Wirbel entspricht. Sie zerfallen in die den Wirbeln anliegenden *Ganglia vertebralia* und die entfernter an den Eingeweiden liegenden *Ganglia praevertebralia.* An jedem Ganglion empfängt der Sympathicus Rami communicantes von den Spinalnerven, und es entspringen dort Nerven, welche die Arterien umspinnende Geflechte, *Plexus sympathici,* bilden; diese enthalten die *Ganglia plexuum sympathicorum.* Am Truncus nervi sympathici unterscheidet man die Pars cephalica et cervicalis, Pars thoracalis, Pars abdominalis, Pars pelvina et caudalis.

1. **Pars cephalica** und **cervicalis** (Fig. 827 10, 10 u. 1021;16). Die Nervengeflechte, welche die Arterien des Kopfes umspinnen. und nach diesen benannt werden, gehen vom kranialen Halsganglion aus und stellen die *Pars cephalica* dar. Der Halsteil besitzt nur 2 Ganglien, weil das Ganglion cervicale medium dem Pferde fehlt; er beginnt mit dem graurötlichen *Ganglion cervicale craniale* (Fig. 1041 5). Dieses liegt ventral vom Os occipitale an der dorsokaudalen Fläche des Luftsackes, ist spindelförmig, 2—3 cm lang, 3,5—7,5 mm dick und verbindet sich durch Rami communicantes mit den letzten 4 Gehirn- sowie mit dem ventralen Ast des 1. Halsnerven.

Aus seinem kranialen Ende kommen 2—3 graue Nerven, welche die A. carotis int. bis in die Schädelhöhle umspinnen, *Plexus caroticus int.* Im For. lacerum tauschen sie Fäden mit dem N. canalis pterygoidei aus und bilden am Sinus cavernosus den *Plexus cavernosus,* der sich mit dem der anderen Seite durch am Sinus intercavernosus verlaufende Fäden verbindet und vom Ganglion semilunare des N. trigeminus, an dessen medialer Seite Fäden des N. sympathicus liegen, ferner vom 3., 4., 5., 6. und wahrscheinlich auch vom 8. Gehirnnerven Zweige empfängt. Die Zweige des N. sympathicus bilden auch feine Geflechte um die grösseren Gehirnarterien, den *Plexus arteriae cerebri mediae, chorioideae* usw. Da der N. sympathicus auch mit dem 7. Gehirnnerven durch Vermittlung des N. petrosus prof. Zweige austauscht, so hat er Verbindungen mit allen Gehirnnerven ausser dem 1. und 2. Dünne Fäden des Ganglion cervicale craniale gehen zum Plexus pharyngeus.

Vom kaudalen Ende des Ganglion geht die dünne *Pars cervicalis* (Fig. 899 17, 1041 6) aus; sie liegt, mit dem N. vagus durch Bindegewebe vereinigt (Fig. 446 i, i′), am Halse am dorsomedialen Rande der A. carotis comm. bis zum Brusthöhleneingang. wo sie sich von ihm trennt und in das *Ganglion cervicale caudale (inferius N.)* (Fig. 899 20, 1041 7) tritt. Dieses liegt zur Seite der Trachea, medial vom Ursprung des M. scalenus; es ist platt, länglich und vom Ganglion thoracale primum meist nicht scharf abgesetzt (Fig. 827 11).

Es verbindet sich durch je 2 Fäden mit dem ventralen Aste des 7. und 8. Halsnerven und mit dem N. recurrens. Aus dem N. sympathicus und dem Ganglion cervicale caudale gehen Fäden, *Nn. cardiaci*, an den *Plexus cardiacus*, an die A. vertebralis umspinnenden *Plexus vertebralis* und an die Nervengeflechte der Brusthöhle.

2. Die **Pars thoracalis** (Fig. 827 12,12, 899 18,18 u. 1041 13), ein platter, aus dicht gelagerten Bündeln bestehender Strang, liegt jederseits an den Rippenköpfchengelenken zwischen den Wirbelkörpern und der Pleura und enthält an jeder Rippe ein *Ganglion thoracale*. Das *Ganglion thoracale primum* (Fig. 899 21, 1029 11 u. 1041 7) ist gross, viereckig, verschmilzt meist mit dem Ganglion cervicale caudale zu dem 3—5 cm langen und 6—10 mm breiten *Ganglion cervicothoracale (Ganglion stellatum;* van der Broek [85]) und liegt medial von der 1. Rippe und der A. und V. vertebralis am M. longus colli und der Speiseröhre.

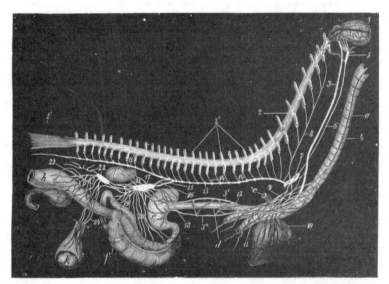

Figur 1041. Nervus sympathicus und Nervus vagus des Pferdes (schematisch).
1 Gehirn, 2 Rückenmark, 2' Cauda equina des Rückenmarks, 2" Rückenmarksnerven, 3 N. vagus (Halsteil), 3' dorsaler, 3" ventraler Ast des Brustteils des N. vagus, 4 N. recurrens, 5 Ganglion cervicale craniale, 6 Halsteil des N. sympathicus, 7 Ganglion cervicale caudale und thoracale primum, 8 Verbindungsäste zwischen dem N. sympathicus und den ventralen Ästen der Halsnerven, 9 Plexus aorticus thoracalis, 10 Plexus cardiacus, 11 Rami pulmonales, 12 Plexus oesophageus, 13 Pars thoracalis und 13' Pars abdominalis des N. sympathicus, 14, 14 Verbindungszweige des N. sympathicus mit Rückenmarksnerven, 15 N. splanchnicus major, 16 N. splanchnicus minor, 17 verschmolzenes Ganglion coeliacum und mesentericum craniale, 18 Plexus gastricus, 19 Plexus mesentericus cranialis für den Dünndarm und 20 für den Dickdarm, 21 Plexus renalis, 22 Ganglion mesentericum caudale, 23 Plexus hypogastricus, 24 Plexus spermaticus int.
a Trachea, b Herz, c Aorta, d Speiseröhre, e Magen, f Dünndarm, g Dickdarm, h Rectum, i Harnblase, k Hoden, l Niere.

Es empfängt einen Ast vom 1. Thorakalnerven und gibt einen stärkeren Zweig, den *N. vertebralis* (Fig. 1041 8), ab, der mit der A. und V. vertebralis im Canalis transversarius der Halswirbel liegt (Fig. 446 f) und an den Zwischenwirbellöchern je einen Zweig vom ventralen Aste des 2.—6. Halsnerven erhält, also den *Ramus communicans* zu diesen Nerven darstellt; der Zweig vom 6. Halsnerven ist der stärkste, der vom 2. der schwächste des kranial dünner werdenden Ramus communicans, der mehrere Schlingen bildet und dünne Fäden zum Plexus vertebralis schickt.

Die übrigen 17 *Ganglia thoracalia* sind platt, sehr klein, häufig undeutlich und liegen unmittelbar an den Köpfchen der Rippen.

Jedes Ganglion thoracale entsendet 3 Zweige, welche die A. intercostalis einschliessen und sich mit dem betr. N. intercostalis (Fig. 1041 14, 14) vereinigen. Ausserdem werden von ihm Fäden abgegeben, welche die Nervengeflechte in der Brusthöhle bilden, die nach den Arterien, die sie umspinnen, und nach den Organen, zu denen sie gehen, *Plexus aorticus thoracalis, cardiacus, coronarius, pulmonalis* genannt werden; stärkere *Rami pulmonales* verbreiten sich in der Lunge und begleiten die Bronchien. Zwischen der 2. und 3. Rippe entspringt ein zum N. phrenicus gehender Zweig.

Am 6.·oder 7. Brustknoten, dem *Ganglion splanchnicum*, zweigt der **N. splanchnicus major** (Fig. 1041 15) ab. Dieser liegt lateral am Stamme und ist noch eine Strecke mit ihm verbunden; er empfängt an jedem Brustknoten, mit Ausnahme der 2—3 letzten, Zweige vom Stamm, tritt durch den Hiatus aorticus in die Bauchhöhle und senkt sich in das Ganglion coeliacum et mesentericum craniale ein; bisweilen zweigt er weiter beckenwärts, sehr oft erst am 15.—16. Brustganglion ab, oder er verschmilzt auf längere Strecken wieder mit ihm usw.

Kleine Nerven, die von den 2 oder 3 letzten Ganglia thoracalia entspringen und vom N. splanchnicus major gesondert bleiben, ihn jedoch begleiten und sich durch Fäden mit ihm verbinden, stellen den *N. splanchnicus minor* (Fig. 1041 16) dar; sie vermischen sich mit den Nerven der Niere und Nebenniere.

Der nach Abgang der Nn. splanchnici schwächere N. sympathicus tritt zwischen Wirbelsäule und Zwerchfellspfeiler seiner Seite in die Bauchhöhle und geht in

3. die **Pars abdominalis** (Fig. 1041 13·) über. Diese ist schwächer als der Brustteil, liegt, vom M. psoas minor bedeckt, nahe dessen medialem Rande an den Körpern der Lendenwirbel und bildet an jedem ein kleines *Ganglion lumbale*.

Jedes Ganglion erhält einen Verbindungszweig vom ventralen Aste des entspr. Lendennerven und sendet einen Zweig an die A. und V. lumbalis. Ausserdem entspringen aus den Ganglia lumbalia stärkere Zweige, die medianwärts, an der linken Seite über die Aorta abdominalis, an der rechten Seite über die V. cava caud. verlaufend, Zweige an diese Gefässe abgeben und teils den *Plexus aorticus abdominalis*, das Aortengeflecht, bilden, teils in das Ganglion coeliacum, mesentericum craniale und caudale übergehen.

4. Die **Pars pelvina et caudalis.** Der Beckenteil des N. sympathicus tritt dorsal von der A. hypogastrica und der V. iliaca comm. an den Seitenrand des Kreuzbeins, läuft an diesem schwanzwärts, bildet an den ersten 3 Kreuzwirbeln je ein *Ganglion sacrale*, die je einen Verbindungszweig vom ventralen Aste der Kreuznerven erhalten, und teilt sich am 3. (4.) Kreuzwirbel in den medialen und lateralen Ast, die den Schwanzteil des N. sympathicus bilden.

Der laterale Ast läuft am Seitenrand des Kreuzbeins und an den Schwanzwirbeln bis gegen den 5.—6. Schwanzwirbel, verbindet sich mit den beiden letzten Kreuznerven und verliert sich schliesslich in den ventralen Schwanznerven (van der Broek [85] hält ihn nur für einen Komplex von Rami communicantes). Der mediale Ast nähert sich an der ventralen Fläche des Kreuzbeins dem der anderen Seite, gibt mehrere Verbindungszweige an den lateralen Ast und bildet, indem er sich zwischen dem 1. und 2. Schwanzwirbel mit dem der anderen Seite verbindet, einen kleinen, platten, unparen Knoten, das *Ganglion coccygeum (primum)*, das an der A. coccygea liegt. Von diesem Ganglion an begleitet der durch die Verbindung der medialen Äste entstandene Nerv die A. coccygea und verliert sich allmählich in der Endhälfte des Schwanzes. Nach Fischer [167] soll auch das Ganglion coccygeum primum öfter fehlen, während nach v. Schumacher [559] sowohl der mediale als auch der laterale Ast des Grenzstrangs segmentale Ganglia coccygea tragen, die allerdings nur mit der Lupe wahrnehmbar sind.

5. Die **Nervengeflechte der Bauchhöhle.** Vom N. sympathicus bzw. splanchnicus major und minor jeder Seite werden in der Bauchhöhle mehrere Nervengeflechte, *Plexus abdominales*, gebildet, deren Nerven die Eingeweidearterien und deren Äste umschlingen. Man unterscheidet folgende Geflechte:

1. Der *Plexus coeliacus et mesentericus cranialis* enthält jederseits ein sehr grosses Ganglion, das aus der Verschmelzung des **Ganglion coeliacum** und des **Ganglion mesentericum craniale** hervorgegangen ist (Fig. 683 11 u. 1041 17). Diese liegen rechts bzw. links ventral von der Aorta

abdom. am Stamme der A. coeliaca und mesenterica cranialis; der rechte Knoten ist 4—6 cm lang und am Beckenende $1^1/_2$—2 cm breit; der linke ist 8—10 cm lang und 1—$1^1/_2$ cm breit bzw. dick. In jedes Ganglion treten die Nn. splanchnici ihrer Seite, sowie Zweige vom dorsalen Aste des N. vagus und vom N. sympathicus. Von den Knoten laufen jederseits 2 starke Äste zu dem kleineren, an der A. mesenterica caud. liegenden *Ganglion mesentericum caudale* und entspringen strahlenförmig der Plexus coeliacus und mesentericus cranialis, die mit dem Knoten zusammen *Plexus solaris*, Sonnengeflecht, heissen.

a) Der *Plexus coeliacus* zerfällt in:

α) den *Plexus hepaticus*, das Lebergeflecht; er besteht aus starken Nerven, welche die A. hepatica und deren Verzweigungen umspinnen und Zweige an das Pankreas, das Duodenum, die Curvatura major des Magens und die Leber abgeben;

β) den *Plexus splenicus*, das Milzgeflecht; er gibt, die A. lienalis begleitend, Zweige an das Pankreas, die Milz und die Curvatura major des Magens;

γ) den *Plexus gastricus*, das Magengeflecht (Fig. 1041 18); er umschlingt die A. gastrica sinistra und teilt sich entspr. den beiden Ästen der letzteren in einen *Plexus gastricus anterior (cranialis) et posterior (caudalis)*; beide verbinden sich mit Zweigen des N. vagus.

b) Der *Plexus mesentericus cranialis* (Fig. 1041 19, 20) entspringt aus dem kaudalen Teile des verschmolzenen Ganglion coeliacum und mesentericum craniale jeder Seite, steht mit dem Plexus coeliacus und mit dem Plexus mesentericus caudalis in Verbindung und umschlingt den Stamm und die Äste der A. mesenterica cranialis. Wie die letzteren sind die Nerven des Geflechts für den Dünndarm, Blinddarm, das grosse Colon und für den Anfangsteil des kleinen Colon bestimmt; sie teilen sich in ihrem Verlauf zwischen den Platten des Gekröses, verbinden sich oft untereinander und enden als dünne Nerven in den Häuten des Darmes.

2. Die *Plexus renales* (Fig. 1041 21) entspringen aus dem kaudalen Teile des verschmolzenen Ganglion coeliacum und mesentericum craniale, umschlingen die A. renalis ihrer Seite, geben Zweige an die Nebennieren, *Plexus suprarenales*, und verbreiten sich in den Nieren.

3. Der *Plexus mesentericus caudalis* wird durch 2 starke Nerven, die jederseits vom verschmolzenen Ganglion coeliacum und mesentericum craniale aus beckenwärts laufen, und durch starke Äste vom Bauchteil des N. sympathicus gebildet und enthält das *Ganglion mesentericum caudale* (Fig. 683 12 u. 1041 22), das kleiner als das Ganglion mesentericum craniale ist und der

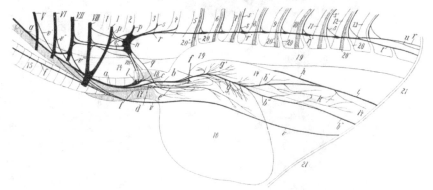

Figur 1042. Brustteil des N. vagus und sympathicus und N. phrenicus des Hundes (halbschematisch).
a, a vereinigter Vagus und Sympathicus, b Vagus, b′ dessen dorsaler Ast, der sich mit dem der anderen Seite (h) zu dem gemeinsamen dorsalen Aste (i) vereinigt, b″, b″ ventraler Ast des N. vagus, c Verbindungsfäden zwischen Vagus und Ganglion cervicale caudale (l) des Sympathicus, d Rami cardiaci n. vagi, e Plexus cardiacus, f, f N. recurrens, g und g′ Plexus pulmonalis, h dorsaler Ast des rechten N. vagus, i gemeinsamer dorsaler Ast beider Nn. vagi, k Plexus oesophageus, l Ganglion cervicale caudale, m Ansa subclavialis, n verschmolzenes 1.—4. Thorakalganglion (Ganglion stellatum), o dessen Rami communicantes zu den letzten Halsnerven, p, p dessen Rami communicantes zu dem 1. und 2. Thorakalnerven, q Ramus cardiacus des Ganglion stellatum, r, r Grenzstrang des Brustsympathicus mit r′, r′ den Ganglien zwischen je 2 Rippen, s, s Rami communicantes des Brustsympathicus zu den Spinalnerven, s′, s′ Interkostalnerven, t N. splanchnicus major, u N. splanchnicus minor, v, v N. phrenicus mit seinen 3 Wurzeln (v′, v″ und v‴), V—VIII bezeichnen die Nn. cervicales (ventrale Äste) V—VIII, I erster Brustnerv (ventraler Ast).
1—13 1.—13. Rippe, 14 Oesophagus, 15 Trachea, 16 Herz, 17 A. brachiocephalica, 18 A. subclavia sin., 19, 19 Aorta, 20, 20, 20 Aa. intercostales, 20′, 20′, 20′ Vv. intercostales, 21, 21 Zwerchfell.

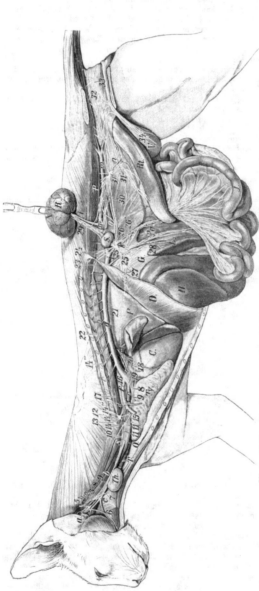

Figur 1043. Verbreitung des linksseitigen Sympathicus der Katze.

1 Ganglion cervicale craniale nervi sympathici, 2 Pars cervicalis trunci n. sympathici, 3 Ganglion nodosum n. vagi, 4 N. cervicalis primus, 5 Ramus communicans vom 1. Zervikalnerven zum Ganglion cervicale craniale des Sympathicus, 6 N. hypoglossus, 7 N. laryngeus cran. s. superior, 8, 8, 8 N. depressor, 9, 9 Pars cervicalis trunci n. vagi, 10 Ganglion cervicale medium n. sympathici, 11 kranialer Ast der Ansa subclavialis, 11' kaudaler Ast der Ansa subclavialis, 12 Ganglion cervicale caudale und thoracale primum (miteinander verschmolzen), 13 erster Brustnerv, 14 Ramus communicans vom 2. bis 8. Halsnerven zum 1. Brustganglion des Sympathicus, 14' Ramus communicans vom 1. Brustnerven, 14'' Ramus communicans vom 2. Brustnerven, 14''' Ramus communicans vom 6. Brustnerven, 15 Verbindungsast vom 1. Brustganglion zum N. vagus, 16 Ramus cardiacus s. accelerans, 17 Zweig für Muskelgefässe, 18 N. phrenicus, 19 N. recurrens, 20 Plexus cardiacus (oberflächlicher Teil), 21 fortlaufender Stamm des N. vagus, 22 Brustteil des sympathischen Grenzstrangs, 23 N. splanchnicus major der linken Seite, 24 Nn. splanchnici minores der linken Seite, 25 Ganglion coeliacum sinistr.. 25' Plexus coeliacus, 26 Ganglion mesentericum craniale, 26' Plexus mesentericus cranialis, 27 Verbindungsäste des Plexus coeliacus mit Endästen des Vagus, 28 Plexus lienalis, 29 Plexus renalis sinister, 30 Plexus aorticus abdominalis, 31 Ganglion mesentericum caudale, 31' Plexus mesentericus caudalis, 32 Plexus hypogastricus, 33 Ganglion hypogastricum, 34 Plexus vesicalis.

a Bulla ossea des Schläfenbeins (z. T. entfernt), b M. longus colli, c, c A. carotis communis sinistra mit ihren Teilästen, d A. vertebralis sinistra, e A. costocervicalis, f A. subclavia sinistra, g Aorta thoracica, h fünfte A. intercostalis sinistra, i A. coeliaca, k A. mesenterica cranialis, l A. renalis sinistra, m, m Aorta abdominalis, n A. mesenterica caudalis, o V. cava caudalis, p M. iliopsoas.

Th Schilddrüse, T Luftröhre, O Speiseröhre, Ty Thymusdrüse, C Herz, P Lunge, D Zwerchfell, G Magen, H Leber, L Milz, Pa Pankreas, R linke Niere, S linke Nebenniere, J Dünndarm, Rt Rectum, V Harnblase.

A. mesenterica caudalis anliegt. Die Nerven dieses Geflechts begleiten als *Plexus colicus sinister* und *haemorrhoidalis cranialis* die gleichnamigen Arterien.

4. Die paarigen *Plexus spermatici interni* (Fig. 1041 24) entspringen aus dem Ganglion mesentericum caudale und begleiten die A. spermatica interna ihrer Seite. Sie sind bei den männlichen Tieren für die Samenstränge und Hoden, bei den weiblichen Tieren für die Eierstöcke, Eileiter und für die Enden der Uterushörner bestimmt.

5. Der paarige *Plexus hypogastricus,* Beckengeflecht (Fig. 1041 23), entspringt aus dem Ganglion mesentericum caudale und aus Zweigen des Plexus mesentericus caudalis. Ein starker Nerv und mehrere schwächere gehen an jeder Seite ventral von den grossen Gefässen in das Becken und verbinden sich untereinander und mit Ästen der Kreuznerven, von denen die des 3. und 4. am stärksten sind. An der Verbindungsstelle mit letzteren findet sich ein *Ganglion hypogastricum;* von diesem und den genannten Nerven geht ein ausgebreitetes Geflecht aus, das Zweige an alle im Becken liegenden Geschlechtsorgane, an die Harnblase und das Rectum abgibt. Hiernach unterscheidet man am Beckengeflecht: einen *Plexus cavernosus penis* resp. *clitoridis, vesicalis, haemorrhoidalis cranialis* und *medius, uterovaginalis, prostaticus,* ferner nach den umsponnenen Gefässen einen *Plexus femoralis, popliteus* usw.

II. Der N. sympathicus der übrigen Haustiere.

1. **Wiederkäuer.** Das *Ganglion cervicale craniale* liegt näher am Schädel und ist beim Rinde fast um das doppelte dicker, jedoch nicht länger als beim Pferde; eine Verbindung mit dem N. accessorius fehlt. Der Halsteil des N. sympathicus ist beim Rinde dünner als beim Pferde. Das *Ganglion cervicale caudale* ist deutlicher von dem relativ grösseren Ganglion thoracale primum abgesetzt als beim Pferde. Im Beckenteil finden sich 5 *Ganglia sacralia;* die Nerven der rechten und linken Seite stehen durch Queräste untereinander in Verbindung. Das *Ganglion mesentericum craniale* zerfällt in mehrere geflechtartig verbundene, kleinere Ganglien.

Der Schwanzteil des N. sympathicus vereinigt sich mit dem der anderen Seite am 4. Schwanzwirbel zu einem Knoten (4. Ganglion coccygeum); der fortlaufende Stamm teilt sich dann wieder in 2 Fäden, die bis zum 7. Schwanzwirbel zu verfolgen sind. Es sind 6 mit der Lupe wahrnehmbare Ganglia coccygea vorhanden, die mit Ausnahme des 4. und 6. paarig sind; von ihnen gehen Rami communicantes zu den Schwanznerven.

Bei der Ziege ist der Halsteil des N. sympathicus mit dem N. vagus zum *Truncus vagosympathicus* verschmolzen (Fischer [167]). Ausser dem Ganglion cervicale craniale und caudale kommt fast stets noch ein Ganglion cervicale medium am 7. Halswirbel vor. Das Ganglion cervicale caudale verschmilzt i. d. R. mit den 3—4 ersten Brustganglien zum Ganglion cervicothoracale. Das Ende des Halsteils bildet eine die A. subclavia umfassende *Ansa subclavialis.* Von den Ganglia sacralia verschmelzen nicht selten die korrespondierenden. Nach v. Schumacher [559] sind ein 1. und 2. Ganglion coccygeum vorhanden. Der Plexus coeliacus ist wie beim Rinde ein dichtes, ganglöses Geflecht, das kein grösseres Ganglion coeliacum enthält [1]).

2. **Schwein.** Das *Ganglion cervicale craniale* und *caudale,* das *Ganglion thoracale primum* und das *Ganglion mesentericum craniale* verhalten sich wie bei den Wiederkäuern; der Halsteil des N. sympathicus ist relativ stärker als bei diesen und mit dem N. vagus in dieselbe Scheide eingeschlossen. Ausser dem kranialen und kaudalen findet sich noch ein *Ganglion cervicale medium.* Der Schwanzteil des N. sympathicus ist wie beim Rinde, aber vom 4. Ganglion coccygeum ab frei von Ganglien.

3. Bei den **Fleischfressern** (Fig. 1042) ist das *Ganglion cervicale craniale* länglichrund und liegt nahe dem Schädel. Der Halsteil des N. sympathicus (a, a) ist dünn und beim Hunde sehr innig mit dem N. vagus verbunden (*Truncus vagosympathicus*); bei der Katze sind beide nur durch lockeres Bindegewebe vereinigt. Etwas kopfwärts vom *Ganglion cervicale caudale* findet sich ein sehr kleines, undeutliches und sehr oft kaum nachweisbares *Ganglion cervicale medium.* Das *Ganglion cervicale caudale* (l) und das *Ganglion thoracale primum* (n) sind beim Hunde getrennt, bei der Katze verschmolzen zum *Ganglion cervicothoracale* (Fig. 1043 12); ausserdem verschmelzen mit diesem, bzw. dem 1. Ganglion thoracale noch der 2. und 3. (4.) Brustknoten. Das Ende des Halsteils bildet eine Ansa subclavialis (Fig. 1042 m u. 1043 11,11') (s. oben). Die korrespondierenden *Ganglia sacralia* verschmelzen nicht selten. Ein *Ganglion coccygeum* fehlt nach Fischer [167], während nach v. Schumacher [559] jederseits mit der Lupe wahrnehmbare 5—6 Ganglia coccygea vorhanden sind, wobei meist aber die korrespondierenden verschmelzen. Das Verhalten des N. sympathicus der Katze ergibt sich im übrigen aus Fig. 1043.

---

1) Genaueres über den N. sympathicus bei Rind, Katze und Ziege s. van der Broek [85], Dogiel u. Archangelsky [133], Fischer [167], v. Schumacher [559], Vogt [662].

V. Lehre von den Sinnesorganen.

Die Lehre von den Sinnesorganen, Aesthesiologie, beschäftigt sich mit den Gebilden, welche die sinnliche Wahrnehmung äusserer Eindrücke vermitteln.

Das Sehorgan, Organon visus.

I. Allgemeines.

Der Sehapparat besteht aus dem Sehorgan (Augapfel und dessen Nebenorganen), dem Leitungsnerven (*N. opticus*) und dem Sehzentrum (der Sehsphäre).

A. Nebenorgane des Augapfels, Organa oculi accessoria.

Die Nebenorgane des Augapfels dienen ihm als Schutz- und Bewegungsorgane; es sind 1. die Orbita mit dem Augenfett, 2. die Augenlider mit der Conjunctiva, 3. der Tränenapparat, 4. der Bewegungsapparat des Auges.

1. Die Augenhöhlen, Orbitae.

Die Augenhöhlen, die den Augapfel mit seinen Muskeln, Gefässen und Nerven beherbergen, liegen beim Menschen vorn, bei den Haustieren mehr seitlich am Kopfe. Sie besitzen beim Menschen nach vorn und bei den Tieren mehr nach der Seite eine grosse Öffnung, den **Augenhöhleneingang.** Dieser ist bei Mensch, Pferd und Wiederkäuern vom knöchernen **Orbitalring** umgeben; bei Schwein, Hund und Katze findet sich in diesem zwischen Stirnbein und Jochbogen eine Lücke, die durch das sehnige **Orbitalband** geschlossen wird. Im übrigen sind die Augenhöhlen beim Menschen durch Knochen abgeschlossen (knöcherne Orbita). Bei den Haustieren hingegen hat die Orbita nur medial und nasoventral eine knöcherne Grundlage; sonst ist sie nur häutig geschlossen (häutige Periorbita, s. unten).

Über die knöcherne Orbita s. S. 94. Hier sei nur bemerkt, dass die linke Orbita etwas grösser als die rechte, und dass ihre Lage eine derartige ist, dass die Augenachsen beider Augen sich beim Pferde unter einem Winkel von 137, beim Rinde von 119, beim Schafe von 134, beim Schweine von 118, beim Hunde von 92,5 und bei der Katze von 77⁰ schneiden. Die Orbitalachsen fallen mit den Augenachsen nicht zusammen. Ihr Winkel beträgt bei den genannten Tieren 115 bzw. 94, bzw. 129, bzw. 85,5, bzw. 79, bzw. 49,5⁰. Die Augen- und Orbitalachsen schneiden sich sonach und zwar beim Pferde unter einem Winkel von 11, beim Rinde von 13, beim Schafe von 2, beim Schweine von 17, beim Hunde von 7 und bei der Katze von 13⁰. Der Winkel zwischen der Augenhöhlenachse und der Eingangsebene der Augenhöhle beträgt beim Pferde 79—81, beim Rinde 76—78, beim Schafe 88—90, beim Schweine 71—76, beim Hunde 82—85 und bei der Katze 76—78⁰.

Den häutigen Abschluss der Augenhöhle bildet die feste, fibrös-elastische **Periorbita,** die **Augenhöhlenhaut** (Fig. 1046 19, 19), die an den Stellen, wo sie den Knochen anliegt, mit dem Periost verschmilzt und dünn, sonst aber relativ dick ist.

Sie stellt einen häutigen Trichter (Kegel) dar, dessen Basis am Augenhöhleneingang liegt, und dessen Spitze das For. opticum und die Fiss. orbitalis umfasst.

Beim Menschen stellt die Periorbita das die knöcherne Orbita auskleidende Periost dar. Lateral befindet sich an ihr bei den Tieren ein elastisches Längsband, das sich an der Crista pterygoidea anheftet. An dieses Band setzt sich der medial von ihm liegende, bei den Haustieren kaum sichtbare, aus glatter Muskulatur bestehende, schrägfaserige *M.orbitalis* an. Die Periorbita der Haustiere enthält glatte Muskulatur, besonders da, wo die knöcherne Orbita fehlt (Burkard [96]).

Am Grunde des Jochfortsatzes des Stirnbeins ist in die Periorbita die kleine, gebogene *Trochlea,* der **Rollknorpel,** eingeschaltet. An der Aussenwand der Periorbita befindet sich das extraorbitale **Fettpolster,** *Corpus adiposum extraorbitale* (Fig.1046 $_{24, 24}$). Auch innerhalb der Periorbita liegen grössere Mengen Fettgewebe, das intraorbitale **Augenfett,** *Corpus adiposum intraorbitale* (Fig. 1046 $_{23, 23, 23}$), das den Augapfel, seine Muskeln, Gefässe und Nerven, z. T. auch den Blinzknorpel und die Nickhautdrüse umgibt.

2. Augenlider, *Palpebrae,* und Bindehaut, *Conjunctiva.*

Die Haustiere besitzen ein oberes und ein unteres und ausserdem noch das 3. Augenlid, das beim Menschen zu der kleinen *Plica semilunaris* verkümmert ist.

Das obere und untere **Augenlid,** die *Palpebra superior et inferior* (Fig.1044 a, a' u. b, b', 1046 $_{1, 1'}$), sind bewegliche, klappenartige Hautfalten, die mit ihrer Basis am Orbitalring sitzen und beim Lidschluss die freie Fläche des Augapfels bedecken. Ihre freien Ränder begrenzen die **Lidspalte,** *Rima palpebrarum.* Das obere Lid ist grösser und beweglicher als das untere. Die konvexe Aussenfläche der Lider ist mit feinen Deck- und vereinzelten Tasthaaren besetzt und besitzt die **Lidfurchen** (Fig. 1044). Die von der Conjunctiva überzogene, konkave Innenfläche ist glatt. Am freien Lidrand, *Limbus palpebralis,* der derber als das übrige Lid ist, unterscheidet man eine äussere und innere Lidkante; die erstere ist mit den langen, steifen **Augenwimpern** (Fig. 1044) versehen, die je-

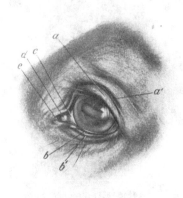

Figur 1044. Linkes Auge des Rindes.
a, a' oberes Augenlid, b, b' unteres Augenlid, c 3. Augenlid, d Tränenkarunkel, e medialer Lidwinkel.

doch am unteren Lid bei Pferd, Schwein und Fleischfressern ganz undeutlich sind oder fehlen; bei Mensch und Wiederkäuern sind die Zilien des unteren Lides besser ausgeprägt, jedoch mit Ausnahme einzelner Wimperhaare bei Schaf und Ziege wesentlich kleiner als die des oberen. An der inneren Lidkante finden sich die Mündungen der Glandulae tarsales. Beim Pferde besitzt das untere Augenlid viele **Fühlhaare,** die am oberen Lide fast ganz fehlen. Nur kaudodorsal von dem medialen Lidwinkel findet sich eine an die Augenbrauen des Menschen erinnernde Gruppe von Fühlhaaren (vgl. Friedenthal [186]), die beim Hunde durch ein Büschel längerer, steifer Deckhaare vertreten wird. Die Augenlider stossen im *Angulus oculi medialis et lateralis,* dem medialen (nasalen) und lateralen (temporalen) **Lidwinkel,** zusammen und fliessen daselbst ineinander, *Commissurae palpebrarum.* Im medialen, etwas abgerundeten Winkel (Fig. 1044 e) bemerkt man eine kleine, m. o. w. behaarte Erhöhung, die *Caruncula lacrimalis*, **Tränenkarunkel** (Fig. 1044 d, 1066 ₆).

Sie hat (s. Szakáll [618]) beim Pferde und Rinde die Grösse einer kleinen Erbse und ist beim Pferde schwarz oder schwarzbraun pigmentiert, beim Rinde gelbbraun bis braunschwarz; beim Schafe ist sie hirsekorngross, jedoch gelblichbraun. Die Karunkel des Schweines hat die Form eines langgestreckten, niedrigen, hellroten Wulstes; die Karunkel aller Haussäugetiere besitzt Haare und Haarbalgdrüsen; diese sind in der Karunkel des Pferdes am stärksten und beim Schweine auffallend klein und spärlich. Schweissdrüsen fehlen bei Pferd, Hund und Katze, beim Rinde sind sie vereinzelt, beim Schafe schon zahlreicher und beim Schweine ungemein mächtig.

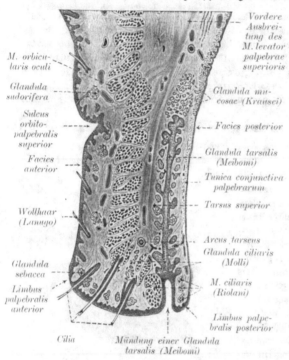

Figur 1045. Querschnitt durch das obere Augenlid des Menschen (Spalteholz).

Bau. Die Augenlider der Haustiere bestehen nach Zietzschmann [696] aus 4 Schichten: 1. der äusseren Haut, 2. einer Muskelschicht, 3. einer derben, zentralen Bindegewebsschicht, die nahe dem Lidrande den schwachen Tarsus, die Lidplatte, mit den Tarsaldrüsen enthält, und 4. der Conjunctiva, die am Lidrande in die äussere Haut übergeht.

1. Die äussere Haut des Lides ist dünn und fein behaart und besitzt eine fettarme, lockere Submucosa; nur am Lidrand sitzt sie der Unterlage fest an. In den Augenwinkeln befindet sich ein kleines Band, das *Lig. palpebrale*, Lidband, das die Augenwinkel an die knöcherne Orbita befestigt (Fig. 302 ₆). Das mediale Lidband ist beim Pferde ca. 2 cm lang und entspringt am Proc. lacrimalis oralis, das laterale Band ist ganz undeutlich und erscheint nur als verstärktes Periost. 2. Die Muskelschicht wird vom *M. orbicularis oculi* gebildet, von dem sich am medialen Augenwinkel ein Bündel abspaltet, das als Horner'scher Muskel zum Tränensack geht. Bei Ziege und Schaf zerfällt der M. orbicularis in der Mitte der Lider in 2 Portionen. Bei Mensch und Wiederkäuern wird ausserdem direkt am Lidrand durch die tief eingepflanzten Zilien ein Teil des M. orbicularis als *M. ciliaris (Riolani)* m. o. w. deutlich abgetrennt. Dieser Muskelteil, der meist eine zusammenhängende Platte darstellt, liegt direkt auf den Tarsaldrüsen. In beiden Lidern des Rindes und im oberen des Schafes folgen auch noch auf die Tarsaldrüsen gleichgerichtete Muskelfasern, so dass man dort von einer supra- und subtarsalen Portion des Riolan'schen Muskels sprechen kann. 3. Die 3. Schicht stellt eine breite, bindegewebige Masse dar, die im oberen Lide die Sehne seines Hebers enthält. Am Lidrand ist diese Schicht dichter und bildet um die Tarsaldrüsen derbere Kapseln, die, da die Tarsaldrüsen dicht gelagert sind, aneinanderstossen und so einen undeutlich von der Umgebung abgesetzten Tarsus, die Lidplatte, darstellen. Eggeling [145] leugnet bei den Säugetieren, mit Ausnahme gewisser Affen, den Tarsus. Die Tarsaldrüsen (Fig. 1065 b, b) sind modifizierte Talgdrüsen und bestehen aus dem Achsenkanal und den um diesen gelagerten Alveolen. Die Form der Drüsen ist im allgemeinen eine langgestreckte, z. T. maiskolbenartige; nur beim Schweine sind die Drüsen sehr kurz und posthornartig gekrümmt. Ihre kurzen Ausführungsgänge (beim

Labels in figure:
Vordere Ausbreitung des M. levator palpebrae superioris
Glandula mucosae (Krausei)
Facies posterior
Glandula tarsalis (Meibomi)
Tunica conjunctiva palpebrarum
Tarsus superior
Arcus tarseus Glandula ciliaris (Molli)
M. ciliaris (Riolani)
Limbus palpebralis posterior
Mündung einer Glandula tarsalis (Meibomi)
M. orbicularis oculi
Glandula sudorifera
Sulcus orbitopalpebralis superior
Facies anterior
Wollhaar (Lanugo)
Glandula sebacea
Limbus palpebralis anterior
Cilia

Pferde 45—50 oben, 30—35 unten) münden an der inneren Lidkante; sie liefern das fettige *Sebum palpebrale* (die Augenbutter). Vom Orbitalteil des Lides her, dicht an der Conjunctiva gelegen, tritt an den Tarsus mit einer stark elastischen Sehne der *M. tarsalis* (Müller) heran, der im unteren Lide nur aus glatter Muskulatur besteht, während im oberen Lide starke Verschiedenheiten auftreten (s. S. 908). 4. Den inneren Abschluss des Augenlides bildet die Bindehaut, *Conjunctiva*, die am Tarsus (*Conj. tarsalis*) straff gespannt, im übrigen (*Conj. orbitalis*) gefaltet und gewulstet erscheint und eine lockere Submucosa besitzt. Beim Pferde finden sich am grössten Teile der Conjunctiva kleine Schleimhautzähnchen, die der Bindehaut ein sammetartiges Aussehen verleihen. Die Conjunctiva des oberen Lides zeigt an der lateralen Hälfte, nahe dem Fornix conjunctivae noch eine Anzahl (beim Pferde 12—16) Öffnungen, die Mündungen der Ausführungsgänge der Tränendrüse. Am unteren Lide sitzt etwa in der Mitte beim Rinde und Schafe ein grosser Schleimhautwulst, der Bruch'sche Haufen, der einer massenhaften Leukozyteneinlagerung in die Propria conjunctivae seine Entstehung verdankt; im oberen Lide ist er schwächer oder fehlt.

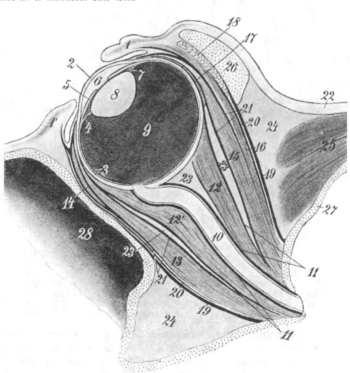

Figur 1046.
Schnitt durch die gefrorene Augengegend des Pferdes.

1 oberes, 1' unteres Augenlid mit dem M. orbicularis oculi, 2 Cornea, 3 Sclera u. Chorioidea, 4 Corpus ciliare, 5 Iris, 6 vordere Augenkammer, 7 hintere Augenkammer, 8 Linse, 9 Glaskörper, 10 N. opticus, 11,11 Fascia bulbi, 12, 12' M. retractor bulbi, 13 M. rectus bulbi ventralis, 14 M. obliquus bulbi ventr., 15 M. rectus bulbi dors., 16 M. levator palpebrae sup., 17 M. obliquus bulbi dors., 18 Glandula lacrimalis, 19, 19 Periorbita, 20, 20 Fascia superficialis, 21, 21 Fascia profunda, 22 äussere Haut, 23, 23, 23 intraorbitales und 24, 24 extraorbitales Augenfett, 25 M. temporalis, 26 Jochfortsatz des Stirnbeins, 27 Wand der Schädelhöhle, 28 grosse Kieferhöhle.

Die blassrosarote **Conjunctiva** schlägt sich, nachdem sie die innere Fläche der Augenlider als *Conjunctiva palpebrarum*, **Lidbindehaut**, überzogen hat, das **Bindehautgewölbe**, den *Fornix conjunctivae* (Fig. 1046), bildend, auf den Bulbus um und zieht sich als *Conjunctiva bulbi*, **Augapfelbindehaut**, über dessen freie Fläche von einem Lide zum andern hin. So entsteht der Lidsack, der den kornealen Abschnitt des Augapfels umgibt. Die Lidbindehaut ist dicker und gefässreicher als die Augapfelbindehaut; die letztere heftet sich als *Conjunctiva sclerae* nur locker an der Sclera und den sich an diese inserierenden Muskeln an.

Die *Conjunctiva corneae* besteht nur aus mehrschichtigem Plattenepithel und einer Basalmembran; die *Conjunctiva orbitalis* trägt bei den Einhufern und Fleischfressern gemischtes, bei den Wiederkäuern und dem Schweine Zylinderepithel.
Die Übergangsstelle der Conjunctiva sclerae in die Conj. corneae wird als *Annulus conjunctivae* bezeichnet. Das Vorkommen von Glandulae conjunctivae palpebralis wird von Zietzschmann [696] geleugnet. Lymphknötchen kommen in der Conjunctiva von Ziege, Katze und Hund spärlich, etwas reichlicher beim Pferde und am meisten bei Schaf und Rind vor.

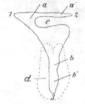
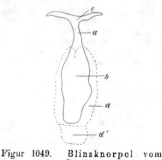

Figur 1047. Linker Blinzknorpel vom Hunde mit der Nickhautdrüse.
a Nickhautdrüse, b lateraler und c medialer Winkel des Knorpels.

Figur 1048. Blinzknorpel vom Pferde.
a Knorpelplatte, a' Knorpelleiste, b Knorpelstiel, seitlich komprimiert, b' Knorpelstiel, von oben nach unten komprimiert, c Knorpeleinschnitt, d Nickhautdrüse. 1 dorsomediale, 2 ventrolaterale Spitze, 3 Ende des Knorpelstiels.

Figur 1049. Blinzknorpel vom Rinde.
a oberer schmaler Teil, b unterer breiter Teil, c ankerähnlicher Fortsatz, d Nickhautdrüse, d' Harder'sche Drüse.

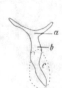
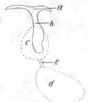

Figur 1050. Blinzknorpel vom Schafe.
a mondsichelförmiger Teil des Knorpels, b Knorpelstiel, c Nickhautdrüse.

Figur 1051. Blinzknorpel vom Schweine.
a ankerförmiger Knorpelteil, b Knorpelplatte, c Nickhautdrüse, d Harder'sche Drüse, e Bindegewebszüge mit dem Ausführungsgang.

Figur 1052. Blinzknorpel vom Hunde.
a mondsichelförmiger Knorpelteil, b Knorpelstiel, c Nickhautdrüse.

Figur 1053. Blinzknorpel von der Katze.
a mondsichelförmiger Knorpelteil, b Knorpelplatte, c Nickhautdrüse.

Das **dritte Augenlid**, *Palpebra tertia*, befindet sich im medialen Augenwinkel und besteht aus der bei geöffneter Lidspalte z. T. sichtbaren *Membrana nictitans*, **Blinzhaut** (Nickhaut) (Fig. 1044 c u. 1066 ₃), einer vertikalen, bei grossen Haustieren 2—3, bei kleinen $1/2$—2 cm hohen Falte der Conjunctiva und der in ihr befindlichen *Cartilago palpebrae tertiae*, dem **Blinzknorpel**, dessen Form die Fig. 1047—1053 ergeben (Heine [244]). Auf der bulbusseitigen Fläche lässt die Blinzhaut beim Schafe und bei den Fleischfressern schon makroskopisch Lymphknötchenplatten und beim Rinde eine eigentümlich gekerbte Leiste erkennen. Den schmäleren und dickeren, ausserhalb der Konjunktivalfalte gelegenen Teil des Blinzknorpels umgibt dicht und eng die oberflächliche **Nickhautdrüse**, *Glandula palpebrae tertiae superficialis* (Fig. 1047 a, 1048 u. 1049 d, 1050—1053 c). Sie mündet mit 2—5 Ausführungsgängen an der Augapfelfläche der Blinzhaut nahe dem Fornix conjunctivae in den Konjunktivalsack. Die Mündungen sind beim Pferde, Rinde und Schweine mit blossem Auge, beim Schafe nur mit der Lupe und bei den Fleischfressern nur mikroskopisch wahrnehmbar.

Zu ihr gesellt sich beim Schweine und andeutungsweise auch beim Rinde noch eine tiefe Nickhautdrüse, *Glandula palpebrae tertiae profunda,* **Harder'sche Drüse** (Fig. 1049 d' und 1051 d). Sie hat nur einen Ausführungsgang.

Gefässe und Nerven. Die Augenlider und die Conjunctiva erhalten ihr Blut von der A. facialis, frontalis, lacrimalis, malaris, ophthalmica externa, z. T. auch von der A. temporalis superficialis und bei Schaf und Ziege auch von der A. transversa faciei. Das venöse Blut fliesst durch die gleichnamigen Venen ab. Die Nerven stammen vom 5. und 7. Gehirnnerven.

3. Der Tränenapparat, Apparatus lacrimalis.

Der Tränenapparat setzt sich aus den die Tränen absondernden Drüsen und Kanälen zusammen, welche die Tränen abführen.

a) Die *Glandula lacrimalis,* **Tränendrüse** (Fig. 834 h, 1046 18, 1065 g, 1066 3), die man beim Menschen in 2 auch beim Rinde nachweisbare Abteilungen, die Glandula lacrimalis superior et inferior, trennt, liegt intraorbital nach dem lateralen Augenwinkel hin auf der dorsolateralen Fläche des Augapfels und seiner Muskeln und ist z. T. vom M. levator palpebrae superioris bedeckt. Sie besitzt eine gewölbte dorsale, am Dache der Orbita liegende orbitale und eine ausgehöhlte bulbäre Fläche. Ihre Ausführungsgänge (beim Pferde 12—16 [Fig. 1066 3, 4], beim Rinde 6—8) münden an der Konjunktivalfläche der lateralen Hälfte des oberen Lides nahe dem Fornix conjunctivae (Fig. 1065 l) und ergiessen die Tränen, *Lacrimae,* auf den Augapfel. Diese sammeln sich am medialen Augenwinkel in einer um die Tränenkarunkel liegenden Vertiefung, dem *Lacus lacrimalis,* **Tränensee,** und werden hier von den Tränenröhrchen aufgenommen.

b) Neben der Tränenkarunkel (beim Pferde ca. ³/₄—1 cm vom medialen Augenwinkel entfernt) beginnen am freien Rande der beiden Augenlider mit je einer kleinen, spaltförmigen Öffnung, den *Puncta lacrimalia,* **Tränenpunkten** (Fig. 1065 d, e, 1066 7, 7), 2 feine, dünnhäutige *Ductus lacrimales,* **Tränenröhrchen,** 1 dorsales und 1 ventrales, die nach einem kurzen, konvergierenden Verlauf in c) den *Saccus lacrimalis,* **Tränensack,** einen m. o. w. trichterförmigen, häutigen, im buchtigen Anfang des knöchernen Tränenkanals liegenden Sack münden. Dieser geht sich verengernd in d) den *Ductus nasolacrimalis,* **Tränennasengang** (Fig. 1066 8, 8', 8''), einen häutigen Schlauch, über, der in der knöchernen Tränenrinne bzw. im knöchernen Tränenkanal liegt und in die Nasenhöhle mündet und zwar bei Pferd, Wiederkäuern und Fleischfressern im ventralen Winkel des äusseren Nasenlochs, beim Schweine und oft auch beim Hunde vom Nasenloch entfernt an der lateralen Fläche der Concha ventralis im ventralen Nasengang, meist am kaudalen Ende der ventralen Muschel. Das Nähere über den Tränenkanal des Pferdes s. S. 86, 89 u. 922, den des Rindes S. 925, des Schweines S. 927 und den der Fleischfresser S. 928, ferner bei Kitt [303] und Walzberg [673].

Bau. Die Tränendrüse ist eine seröse, beim Schweine muköse Drüse (s. Hornickel [275] und Mobilio [427]). Die Tränenröhrchen bestehen aus einer bindegewebigen Wand mit mehrschichtigem Epithel, der Tränensack und der Tränenkanal aus einer dickeren, Lymphknötchen und ev. kavernöse Venengeflechte enthaltenden Bindegewebshaut und einer Zylinderzellschicht.

Gefässe und Nerven. Die Tränendrüse wird von der A. maxill. int. mit Blut versorgt und vom N. trigeminus und sympathicus innerviert.

4. Muskeln und Faszien.

Faszien der Augenhöhle und des Augapfels. Man unterscheidet eine oberflächliche und eine tiefe Fascia orbitalis und eine Augapfelfaszie (Tenonische Faszie). Die dünne *Fascia superficialis* (Fig. 1046 20, 20) beginnt am For. opticum und überzieht die Oberfläche der Mm. recti bulbi und z. T. auch der Mm. obliqui bulbi und den lidseitigen, von den tiefen Faszien umhüllten Teil des Bulbus und strahlt in beide Lider aus. Retrobulbär sendet sie zwischen die Mm. recti intermuskuläre Septen zur *Fascia profunda* (Fig. 1046 ₂₁, ₂₁). Diese zerfällt in 2 Blätter, von denen das eine in den Lidern, das andere am Kornearand entspringt. Beide gehen am Augapfel hirnwärts, treten auf die Mm. recti bulbi und deren Sehnen und umhüllen diese (als Fasciae musculares) an beiden Flächen, wobei sie in den Zwischenräumen der Muskeln aneinander liegen und sich mit den intermuskulären Fortsätzen der oberflächlichen Faszie verbinden. Die tiefe Faszie gibt auch Scheiden für die Mm. obliqui ab. Die *Fascia bulbi* (Tenoni) (Fig. 1046 ₁₁, ₁₁) entspringt am Kornearand, tritt auf die Sclera und überzieht deren korneaseitige Abteilung (bis dahin ist sie mit den Blättern der Fascia prof. verbunden), tritt auf den M. retractor bulbi und läuft auf ihm bis zum For. opticum, wobei sie dünner wird und mit der tiefen Faszie stellenweise verschmilzt. Dabei sendet sie lateral und medial je eine Falte (Septum orbitale) zum N. opticus und bildet um diesen eine Scheide, die *Vagina nervi optici*, die von der Sclera bis ins For. opticum reicht und in die Gehirnhäute übergeht. Zwischen der Fascia bulbi und dem Bulbus bleibt ein von einzelnen Bindegewebszügen der Faszie durchzogener Raum, das *Spatium interfasciale* (Tenoni), das sich in das um den N. opticus liegende *Spatium supravaginale* fortsetzt. Sämtliche Faszien inserieren sich, wenn sie nicht vorher aufhören, am Rande des For. opticum und der Fiss. orbitalis. Ausser diesen 3 Faszien ist als Fortsetzung der Fascia superficialis noch eine den M. levator palpebrae sup. umhüllende Faszie vorhanden.

I. **Muskeln der Augenlider.** 1. Der **M. orbicularis palpebrarum** (Fig. 297 ₄, ₄′ u. 298 m) liegt zwischen dem innig mit ihm verbundenen Integument und der Lidkonjunktiva und ist am oberen Lide breiter als am unteren. Die Muskelfasern bilden konzentrische Bögen in den Augenlidern.

Er ist innig mit dem M. corrugator supercilii verbunden und steht auch mit der Pars temporalis des M. scutularis im Zusammenhang. Die Muskelfasern heften sich z. T. am medialen Lidband an, teils gehen sie über dieses hinweg, hauptsächlich aber laufen sie unter ihm fort (s. im übrigen den abgespaltenen M. ciliaris S. 904).

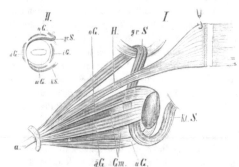

Figur 1054.
Schematische Darstellung der Muskeln des rechten Auges des Pferdes.

I. Rechtes Auge, von der lateralen Seite gesehen.
II. Querschnitt durch den rechten Augapfel, von vorn gesehen.
ä. G. M. rectus lateralis, i. G. M. rectus medialis, o. G. M. rectus dorsalis (sup.), u. G. M. rectus ventralis (inf.), Gm. M. retractor bulbi, H. M. levator palpebrae sup., gr. S. M. obliquus dorsalis (sup.), Kl. S., kS. M. obliquus ventralis (inf.), a N. opticus.

2. Der **M. corrugator supercilii** ist ein kleiner, platter, beim Rinde durch den *M. frontalis* ersetzter, dreieckiger Muskel, der unmittelbar unter der Haut liegt, mit seiner Spitze am Grunde des Proc. zygomaticus des Os frontale entspringt und breiter (beim Pferde 1¹/₂—2 cm) werdend schräg zum Augenlid und in ihm, sich mit dem M. orbicularis vermischend, fast bis zum freien Rande verläuft.

3. Der **M. malaris** (s. S. 216) (Fig. 298 i) ist ein meist sehr dünner, blasser Muskel, der nasal teilweise mit dem M. levator nasolabialis zusammenfliesst; er entspringt in der Nähe der Crista facialis aus der Gesichtsfaszie, z. T. geht er auch aus den bis hierher ausstrahlenden Bündeln des Gesichtshautmuskels hervor; er endet im unteren Augenlid.

4. Der **M. levator palpebrae superioris** (Fig. 834 b, 1054 H) ist ein dünner, blassroter, ca. 1 cm breiter, intraorbitaler Muskel, der dorsokaudal vom For. ethmoidale schmal entspringt, an der Periorbita und auf dem M. rectus dorsalis nach dem oberen Lide geht, breiter wird und an dessen Rande breitsehnig endet.

Vor seinem Ende spaltet sich, etwa an der Basis des Lides, ein schwaches Muskelblatt, *M. tarsalis sup.,* ab, das sich sehnig am Tarsus inseriert. Dieser besteht bei den Fleischfressern und den Wiederkäuern fast nur aus quergestreiften Muskelfasern; nur die tarsalen Endteile sind auf eine kurze Strecke glatter Natur; beim Schweine ist die glatte Zone breiter, das Pferd besitzt einen nur aus glatten Muskelfasern aufgebauten M. tars. sup.

II. Muskeln des Augapfels.

1. Mm. recti bulbi (Fig. 834 d, e, f, 1046 13, 15, 1054 ä. G., i. G., o. G., u. G. u. 1055 a, b, c). Es sind dies 4 platte, zartfaserige, beim Pferde 4—6 mm dicke, von Faszien umhüllte Muskeln, die nach ihrer Lage als *M. rectus bulbi dorsalis, ventralis, lateralis et medialis* bezeichnet werden. Sie entspringen um das For. opticum und neben der Fiss. orbitalis, sind korneawärts gerichtet und liegen an den 4 Seiten des Augapfels. Ungefähr $1^1/_2$ cm hinter dem Korneafalz gehen sie je in eine platte Sehne aus, die ganz nahe der Cornea an der Sclera enden. Die Muskeln sind an ihrem Ursprung schmal und stossen aneinander, werden dann breiter (beim Pferde bis 2 cm) und haben Lücken zwischen sich, in denen Fett und Fasziensepten liegen. Vom M. rect. ventr. spaltet sich für das untere Lid der *M. tarsal. inf.* ab, der dem oberen (s. S. 908) entspricht, aber nur aus glatter Muskulatur besteht.

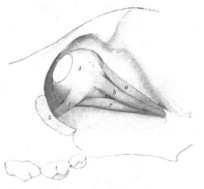

Figur 1055. Augenmuskeln des linken Auges des Hundes (von der Seite gesehen). a M. rectus dorsalis (sup.), b M. rectus lateralis, c M. rectus ventralis (inf.), d M. obliquus ventralis (inf.).
1 Augapfel, 2 Jochbogen (abgesägt).

2. M. rectractor bulbi (Fig. 1046 12, 12', 1054 Gm. u. 1056 f). Er umgibt den hinteren Teil des Bulbus und den N. opticus und wird von den Mm. recti bulbi mantelartig umschlossen. Er entspringt um das For. opticum und endet mit 4 Zacken an der hirnseitigen Fläche der Sclera. Man kann ihn (besonders bei den Fleischfressern, d u Bois-Reymond [62]) in 4, den 4 Mm. recti bulbi entsprechende Abteilungen zerlegen; er fehlt dem Menschen.

3. M. obliquus bulbi ventralis (inferior) (Fig. 834 c, 1046 14 u. 1054 Kl. S., kS.). Dieser beim Pferde 1—$1^1/_2$ cm breite und 4—6 mm dicke Muskel entspringt in der Fossa muscularis, verläuft im flachen Bogen, den M. rectus ventralis kreuzend, schräg zur Augenachse am Bulbus dorsal und endet breiter (bis $2^1/_2$ cm) und dünner werdend an der temporalen (lateralen) Seite der Sclera, wenige Millimeter von der Cornea entfernt, neben der Anheftung des M. rectus lateralis.

4. M. obliquus bulbi dorsalis (superior) (Fig. 1046 17 u. 1054 gr. S.). Er ist beim Pferde ca. 1 cm breit und 3—4 mm dick. Er entspringt neben dem For. ethmoidale (mit dem M. levator palpebrae sup.), geht medial an der Periorbita nach dem medialen Augenwinkel, tritt nahe der Nickhautdrüse durch einen Schlitz der Periorbita an die knochenseitige Fläche des Rollknorpels, wo er eine kleine Bursa unter sich hat, biegt dann über den dorsalen Rand des Knorpels fast rechtwinklig temporal um, spitzt sich etwas zu, wird sehnig und tritt an der Sclera unter der Sehne des M. rectus dorsalis hindurch, um zwischen ihm und dem M. rectus lateralis an der Sclera, ca. 1 cm vom Korneafalz entfernt, zu enden.

Wirkungen. Der *M. orbicularis* schliesst die Lidspalte. Der *M. corrugator supercilii* zieht das obere Augenlid medianwärts in die Höhe; er verursacht unter krankhaften Verhältnissen das winklige Aufziehen des oberen Augenlides. Der *M. malaris* zieht das untere Augenlid herab. Der *M. levator palpebrae superioris* hebt das obere Lid. Die *Mm. recti bulbi* wenden den Augapfel in den 4 verschiedenen Richtungen; doch sind viele Kombinationen möglich. Bei gleichzeitiger Wirkung aller 4 ziehen sie den Augapfel zurück. Hierfür ist jedoch hauptsächlich der *M. retractor bulbi* bestimmt; wirken von diesem nur einzelne Abteilungen, dann unterstützen sie den korrespondierenden geraden Muskel. Die *Mm. obliqui bulbi* bewirken eine Drehung des Augapfels um die Sehachse. Bei der Wirkung des M. obliquus dorsalis wird daher die Pupille so zu stehen kommen, dass ihr lateraler Winkel dorsal, der mediale ventral gerichtet ist, während der M. obliquus ventralis die entgegengesetzte Stellung der Pupille zustande bringt (s. Fig. 1054 II).

Gefässe und Nerven der Muskeln. Die Augapfelmuskeln werden von der A. ophthalmica externa, die äusseren Augenlidmuskeln z. T. von dieser, z. T. von der A. facialis, transversa faciei und temporalis superfic. versorgt. Der M. obliquus dorsalis wird vom N. trochlearis, der M. rectus lateralis und die laterale Abteilung des M. retractor bulbi vom N. abducens, alle anderen in der Orbita gelegenen Muskeln vom N. oculomotorius und die äusseren Augenmuskeln vom N. facialis versorgt.

B. Der Augapfel, Bulbus oculi.[1])

Der Augapfel ist ein kugeliges Organ, das in der Augenhöhle liegt, von Fett, Drüsen, Gefässen, Nerven und Muskeln umgeben ist und durch die letzteren leicht in den verschiedensten Richtungen bewegt werden kann.

Hirnwärts vom Bulbus befindet sich der erhebliche, gegen das For. opticum spitz zulaufende, Gefässe, Muskeln, Nerven und Fett enthaltende retrobulbäre Raum.

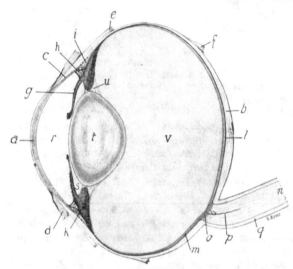

Figur 1056.

Senkrechter Schnitt durch den rechten Bulbus des Pferdes.

$1^1/_2$ fache Vergr. Schnittfläche nach der Natur; der Sinus venosus sclerae wurde schematisch eingezeichnet. (Zietzschmann.)

a Cornea, b Sclera, c Korneoskleralgrenze, d Conjunctiva bulbi mit Pigment im Epithel an der Grenze zur Cornea, e Sehne des M. rectus bulbi dors., f Ende des M. retractor bulbi, g Iris mit Traubenkorn, h Irisfortsätze mit den Spatia anguli iridis (Fontana), i Grenzring, zwischen ihm und der Sclera die schematisch eingezeichneten Durchschnitte durch den Plexus venosus sclerae (Schlemm), k Ziliarkörper, l Chorioidea, m Retina, n Sehnerv, o Papilla optica, p Zentralgefäss des Sehnerven, q Sehnervenhüllen, r vordere und s hintere Augenkammer, t Linse, u Zonula ciliaris mit Spatia zonularia, v Glaskörper.

Durch den N. opticus (Fig. 1046 10), der sich zum Augapfel wie der Stiel zur Frucht verhält, steht der Bulbus mit dem Gehirn in Verbindung. Während des Lebens ist der Augapfel prall und ändert durch die Wirkung seiner kontraktilen Gebilde nur unbedeutend seine Form; längere Zeit nach dem Tode wird er schlaff und fällt m. o. w. zusammen. Am Augapfel unterscheidet man wie an jeder Kugel 2 Pole, und zwar

---

1) Bei der Beschreibung des Auges und seiner akzessorischen Teile werden die Benennungen vorn (lidseitig) und hinten (hirnseitig) so gebraucht, dass sie die Richtung nach dem hinteren und vorderen Pole des Augapfels angeben. Da das Auge des Menschen vorn, das der Haustiere mehr seitlich am Kopfe liegt, so ist der vordere (hirnabseitige) Pol, der dem Scheitel der Cornea entspricht, beim Menschen nach vorn, beim Tiere nach vorn und lateral und der hintere (hirnseitige) Pol entgegengesetzt gerichtet. Die Bezeichnungen aussen und innen beziehen sich auf das Auge als Hohlorgan; „innen" heisst also gegen den Mittelpunkt des Auges.

einen vorderen (lidseitigen) und hinteren (optikus-, hirnseitigen) Pol, den Aequator, die Meridiane und die Augenachse. Der Sehnerv durchbohrt ventrolateral vom hinteren Pole, also lateral vom vertikalen und ventral vom horizontalen Meridian, den Bulbus. Der Augapfel bildet keine vollkommene Kugel (Fig. 1046 u. 1056), sondern besteht gleichsam aus 2 ungleichen Kugelabschnitten, von denen der hintere bei weitem grösser ist als der vordere. Den grössten Durchmesser zeigt der Bulbus in der Richtung von einem Augenwinkel zum anderen, den geringsten in der vom lidseitigen (vorderen) zum hirnseitigen (hinteren) Pole, so dass er in dieser Richtung etwas zusammengedrückt erscheint. Er besteht aus 3 konzentrisch umeinander liegenden Häuten, der äusseren, mittleren und inneren Augenhaut, und dem Inhalte (Linse, Glaskörper, Kammerwasser usw.).

Die Grösse des Augapfels im Verhältnis zum Körpergewicht schwankt nach der Tierart; die Katze hat das relativ grösste Auge, dann folgen Hund, Schaf, Kalb, Pferd, Mensch, Kuh, Schwein, Ochs.

1. Die äussere Augenhaut, Tunica fibrosa oculi.

An der äusseren Augenhaut unterscheidet man die hintere, undurchsichtige Sclera und die vordere (lidseitige), durchsichtige Cornea.

a) Die **Sclera** (Fig. 1056 b), Undurchsichtige Hornhaut, umgibt den Augapfel zu etwa 4 Fünfteln. Sie ist eine feste, blutarme, fibröse Haut, deren Farbe beim Menschen und Pferde weiss (das Weisse des Auges) und nur an den dünneren Stellen bläulich erscheint. Bei den Wiederkäuern ist sie durchgängig, beim Schweine und Hunde nahe dem Aequator bläulich, zuweilen schwärzlich infolge des Durchscheinens der Chorioidea durch die dünne Sclera.

An ihrer äusseren, gewölbten Fläche inserieren sich die Augapfelmuskeln, deren Endteile, ebenso wie der korneaseitige freie Teil der Sclera, von der Conjunctiva überzogen werden. Die innere, konkave Fläche der Sclera liegt an der Cho-

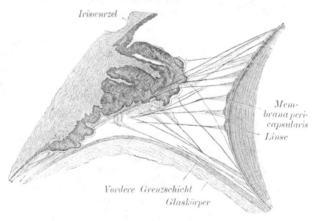

Figur 1057. Zonula ciliaris eines erwachsenen Menschen. Medianschnitt. (G. Retzius, 1894.) [Aus Rauber-Kopsch.]

rioidea, deren äusserste, der Sclera dicht anliegende Schicht ein zartes, braunschwarzes, leicht als besondere Membran darstellbares und bei Wegnahme der Chorioidea meist an der Sclera haftendes Häutchen, die **Lamina fusca**, bildet. Etwas lateral und ventral vom hirnseitigen Pole des Augapfels wird die Sclera vom N. opticus (Fig. 1056 n) bündelweise derart durchbohrt, dass eine durchlöcherte Partie, die **Lamina cribrosa sclerae** entsteht, die sichtbar wird, wenn die Fasern des kurz abgeschnittenen Sehnerven (durch Mazeration oder Ausdrücken) entfernt sind.

Der Übergang der Sclera in die Cornea erfolgt in der Weise, dass die Randabschnitte beider Häute sich verdünnen und so übereinander greifen, dass der Sklerarand aussen auf dem Kornearand liegt und letzteren so übergreift, dass dieser gleichsam in einem Falz, Hornhautfalz, Sulcus corneae (Fig. 1056 c), der ersteren steckt. Nahe dem Korneafalz liegt an der Grenze zwischen der Sclera und dem

Grenzring (S. 915) ein venöser Gefässkranz, welcher der Sclera innen dicht anliegt und ein Kranzgeflecht darstellt und deshalb **Plexus (Sinus N.) venosus sclerae** (Schlemm'scher Kanal) (Fig. 1056 i u. 1062 u) genannt wird. Ausserdem besitzt die Sclera noch kleinere Öffnungen zum Durchtritt von Gefässen und Nerven. Ist die Cornea entfernt, dann hat die Sclera vorn eine grosse Öffnung, *Rima cornealis sclerae.* Diese ist bei den Fleischfressern rund, bei Pferd, Wiederkäuern, Schwein und Mensch hingegen queroval. Dies kommt daher, dass dorsal und ventral die Sclera über die Cornea weiter übergreift als seitlich. Die Stärke der Sclera ist verschieden; am schwächsten ist sie in der Äquatorialebene, während sie nach den Polen zu an Stärke zunimmt. Die korneaseitige Verdickung heisst Sklerawulst.

Bau. Die Sclera besteht aus festem, elastische Netze enthaltenden Bindegewebe, dessen dicht gelagerte Faserbündel wesentlich meridional und äquatorial verlaufen. Oberflächlich sind die meridionalen, in der Tiefe die äquatorialen Fasern vorherrschend; die äusseren Schichten sind lockerer, die inneren fester gebaut. Ihre Faserbündel gehen in die der Eigenschicht der Cornea über, indem die Gewebselemente sich am Hornhautfalz in anderer Art ordnen. Die Sclera ist von Fettmassen und Muskeln umgeben und nahe der Cornea von der Conjunctiva überzogen.

b) **Die Cornea,** Durchsichtige Hornhaut (Fig. 834 g' u. 1056 a), ist homogen und durchsichtig und verhält sich zur Sclera wie ein Uhrglas zu seinem Gehäuse,

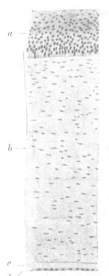

Figur 1058. Cornea-
    querschnitt
(Zietzschmann).
a Epithelium corneae,
b Substantia propria,
c Lamina elastica in-
terna, d Endothelium
camerae anterioris.

d. h. ihr Rand, der *Limbus corneae,* ist scheinbar in einen Falz der Sclera eingelassen. Von hinten gesehen erscheint die Cornea bei allen Tieren fast rund, von vorn gesehen hingegen ist sie nur beim Hunde fast rund, während sie bei dem Pferde, den Wiederkäuern, dem Schweine und dem Menschen ein querliegendes Oval darstellt, dessen breiteres Ende dem medialen Augenwinkel zugekehrt ist. Dies kommt daher, dass am dorsalen und ventralen Rande die Cornea in grösserer Breite von der Sclera bedeckt wird als an den Seitenrändern. Die Cornea stellt einen Kugelabschnitt dar, dessen Krümmung stärker ist als die der Sclera. Die Cornea ist in ihrem mittleren Teile, dem *Vertex corneae,* ein wenig dünner als peripher; sie wird nach dem Hornhautfalz zu etwas dicker.

Bau. An der Cornea unterscheidet man 5 Schichten: 1. Das *Epithelium corneae* (Fig. 1058 a), ein mehrschichtiges Pflasterepithel, das sich nach dem Tode der Tiere trübt und dann leicht abzulösen ist. 2. Die glashelle, homogene, bei den Haustieren undeutliche, mit 3 innig verbundene *Lamina elastica externa;* sie ist, da sie eine Verdichtungszone der Eigenschicht ist, richtiger als äussere Grenzschicht zu bezeichnen. 3. Die *Substantia propria* (Fig. 1058 b) besteht aus schichtweise übereinander liegenden, durch Verbindungsbündel vereinigten Bindegewebslamellen, zwischen denen die Hornhautzellen liegen (s. Lietro-Vollaro [366]). 4. Die *Lamina elastica interna* (Fig. 1058 c) ist ein wasserhelles, glänzendes, scharf abgegrenztes, elastisches Häutchen, das sich am mazerierten Auge als selbständige Membran ablösen lässt. 5. Das *Endothelium camerae anterioris* (Fig. 1058 d), eine Lage platter Endothelzellen an der *Facies interna* der Cornea, die am *Angulus iridis* in das Irisendothel übergeht; es bildet mit der Lamina elastica int. die *Descemet'sche Haut.* Die Hornhaut ist frei von Blutgefässen; nur am Hornhautrand finden sich feine Schlingen von Kapillaren, die diesen beim Pferde nur um Geringes, weit mehr dagegen bei den Wiederkäuern überschreiten. Die Nerven stammen von den Ziliarnerven und dringen vom korneale Rande der Sclera in die Hornhaut ein. Ein Lymphgefässystem ist nicht vorhanden, wohl aber ein Saftlückensystem.

2. Die mittlere Augenhaut, Gefässhaut, Tunica vasculosa oculi.

Die mittlere Augenhaut liegt wesentlich zwischen Sclera und Retina. In der Höhe des Hornhautfalzes biegt sie steil gegen die Augenachse ab und bildet eine in ihrer Mitte mit einer Öffnung versehene, kontraktile Scheidewand, die *Iris,* die sich wie ein Vorhang vor den Randteil der Linse legt und das Innere des Augapfels in eine kleinere korneaseitige und eine grössere hirnseitige Abteilung scheidet. Der übrige Teil der mittleren Augenhaut zerfällt in die Chorioidea und das Corpus ciliare.

Die mittlere Augenhaut wurde früher Traubenhaut, *Tunica uvea,* wegen der Ähnlichkeit mit der Schale einer dunklen Weinbeere, an der das Stengelloch der Sehnervenpapille entsprechen soll, genannt.

a) Die **Chorioidea,** Aderhaut (Fig. 1056 l), ist die grösste Abteilung der mittleren Augenhaut und liegt als dünne, dunkelbraune Membran zwischen Sclera und Retina. Mit der ersteren ist sie nur locker verbunden und steht mit ihr nur am Hornhautfalz, an der Durchtrittsstelle des N. opticus und da, wo Gefässe die Sclera durchbohren, in festerer Verbindung. Dagegen haftet sie mit ihrer inneren Fläche so innig am *Stratum pigmenti retinae* (Tapetum nigrum), dass man dieses früher als zu ihr gehörig betrachtete. Nach Entfernung dieser Pigmentschicht zeigt die Chorioidea beim Pferde, den Wiederkäuern und den Fleischfressern an einer halbkreisförmigen oder dreieckigen Stelle ihrer inneren Fläche dorsal von der Durchtrittsstelle des Sehnerven einen eigentümlich schillernden, lebhaft metallischen Glanz, der beim Pferde aus einem Bläulichgrün in ein Azurblau, beim Rinde aus einem glänzenden Grün in ein tieferes Blau, beim Hunde aus einem Goldgelb in Blau oder Weiss übergeht und einen Teil der Chorioidea fast bis zum Corpus ciliare einnimmt. Dieses ist das **Tapetum chorioideae.**

Bau. Die Chorioidea besteht aus einer bindegewebigen Grundlage, vielen Gefässen und zahlreichen Pigmentzellen. Man unterscheidet an ihr folgende Schichten: 1. Die Lamina suprachorioidea (Lamina fusca sclerae, S. 911) besteht aus pigmentiertem Bindegewebe, das ein den perichorioidealen Lymphraum, das *Spatium perichorioideale,* durchsetzendes Maschenwerk bildet. 2. Die Lamina vasculosa enthält in einer aus pigmentiertem Bindegewebe bestehenden Grundlage ein dichtes Geflecht grösserer, geschwungen verlaufender Arterien, die sich von aussen nach innen verzweigen und Venen, die von innen nach aussen strahlenförmig zu 5—6 Stämmen, den *Vv. vorticosae* (Fig. 1059 9), zusammentreten und am Ansatz des M. retractor bulbi die Sclera durchbohren. 3. Die beim Menschen und beim Schweine sehr dünne, aus elastischen Fasernetzen bestehende Grenzschicht, an deren Stelle sich bei den Wiederkäuern und dem Pferde eine Lage feiner, sich überkreuzender und durchflechtender Fasern, das *Tapetum fibrosum,* und bei den Fleischfressern mehrere Lagen 5—6eckiger, aneinander gekitteter Zellen, das *Tapetum cellulosum* (s. S. 929), findet. 4. Die Lamina choriocapillaris stellt ein engmaschiges Kapillarnetz dar, das in einer homogenen, pigmentfreien Grundsubstanz liegt. 5. Die Lamina basalis ist eine dünne, pigmentfreie, feinfaserige, scheinbar homogene, elastische Membran. An ihr liegt eine Schicht Pigmentepithel, das *Stratum pigmenti retinae,* das sich auf die Innenseite des Corpus ciliare und der Iris als *Stratum pigmenti corporis ciliaris et iridis* fortsetzt.

b) Das **Corpus ciliare,** der Faltenkranz (Fig. 1056 k), hat das Aussehen einer regelmässig gefalteten Krause und umgibt die Linse wie ein Rahmen ein Bild, bleibt dabei aber mit seinem freien Rande ca. $^1/_2$ oder $^1/_4$ mm vom Linsenrand entfernt. Das Corpus ciliare geht ein wenig hirnseitig vom Hornhautfalz aus der Chorioidea hervor, biegt nach der Augenachse um und umfasst die Linse. Man unterscheidet an ihm 1. den ohne scharfe Grenze aus der Chorioidea hervorgehenden, fast noch glatten Ursprungsteil, *Orbiculus ciliaris,* 2. den kornea- bzw. skleraseitigen Teil, die Grundplatte des Corpus ciliare, die den platten, meridional verlaufenden *M. ciliaris* als Akkommodationsmuskel enthält und in die Iris sich fortsetzt, und der 3. der linsen- bzw. glaskörperseitige Teil, die *Corona ciliaris,* aufsitzt; dieser besteht aus faltenartigen, radiär zur Linse gestellten, der Grundplatte aufsitzenden Vorsprüngen, den Ziliarfortsätzen.

Die Corona ciliaris übersieht man am besten an einem im Äquator durchschnittenen Augapfel, aus dem der Glaskörper entfernt ist (Fig. 1060 2). Der M. ciliaris kommt zur Anschauung, wenn man die Cornea und den korneaseitigen Teil der Sclera abtrennt (Fig. 1059 7); seine Dickenverhältnisse lassen sich an meridionalen Schnitten übersehen.

Die *Processus ciliares,* Ziliarfortsätze (Fig. 1057 u. 1060 ₂, ₂′), sind radiär gestellte Falten mit abgerundeten Enden, zwischen denen sich enge Schluchten (Ziliartäler)

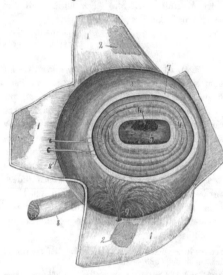

befinden. Ihr freier, dem Glaskörper zugekehrter Rand wird als First und ihr dem muskulösen Teile (der Grundplatte) aufsitzender Rand als Wurzel bezeichnet.

Die grösseren Ziliarfortsätze belaufen sich bei den Haustieren auf 70—80 (Hund), sogar über 100 (Pferd, Rind usw.); sie fangen an ihrem peripheren Ende als feinste Fältchen am Orbiculus schmal und niedrig an und werden nach ihrem der Linse zugekehrten Ende allmählich höher und dicker. Mit ihren dickeren Enden begrenzen sie eine grosse, runde Öffnung, in der die Linse derart liegt, dass ihr freier Rand vom Corpus ciliare, an dem sie durch die *Zonula ciliaris* (Fig. 1046 ₄ u. 1056 u) befestigt ist, umgeben wird (s. S. 918).

Die Grenzlinie zwischen der Chorioidea und dem Corpus ciliare ist beim Menschen gezackt und heisst deshalb der gezackte Rand, *Ora serrata;* bei den Haustieren beschreibt der Übergangsrand aber eine fast gerade Kreislinie.

Figur 1059. Augapfel des Pferdes (die Tunica fibrosa oculi ist aufgeschnitten und zurückgeschlagen). 1, 1, 1 Sclera, 2, 2 an der Sclera haften gebliebene Lamina fusca, 3 Chorioidea, 4 Iris, 5 Pupille, 6 Traubenkörner, 7 M. ciliaris, 8 N. opticus, 8′ Nn. ciliares, 9 Vv. vorticosae.

Der **M. ciliaris** (Fig. 1059 ₇) liegt in der Grundplatte des Ziliarkörpers und besteht aus glatten Muskelfasern, die den gefalteten Teil in Form eines weissgrauen, ringförmigen Streifens korneaseitig (von aussen) bedecken.

Der *M. ciliaris* zeigt auf meridionalen Schnitten bei Hund und Katze, bei denen er gut ausgebildet ist, eine dreieckige Form; bei den übrigen Tieren ist er platt und unbedeutender (besonders bei den Einhufern). Seine Fasern entspringen in der Gegend des Plexus venosus sclerae an dem bei den Tieren nur sehr schwachen Skleralwulst und verlaufen nur zu einem kleinen Teile (beim Schafe nach Schildwächter [532] überhaupt nicht) zirkulär um den Linsenrand, *Fibrae circulares,* grösstenteils meridional zur Chorioidea, *Fibrae meridionales,* und beim Menschen z. T. auch radiär gegen die Firsten der Ziliarfortsätze. Die meridional verlaufenden Fasern bilden den *M. tensor chorioideae.* Die Ziliarfortsätze bestehen aus blutgefässreichem fibrillären Bindegewebe und der inneren Glashaut, einer Fortsetzung der Lamina basalis der Chorioidea. Die *Lamina choriocapillaris* fehlt. Das wesentlich für den Ziliarmuskel bestimmte Nervengeflecht besitzt zahlreiche Ganglien (*Plexus gangliosus ciliaris*). Die innere Fläche des Ziliarkörpers ist von der *Pars ciliaris retinae* überzogen, deren äussere, dem Ziliarkörper zugekehrte Schicht aus Pigmentepithelien, der direkten Fortsetzung des Pigmentepithels der Retina, besteht.

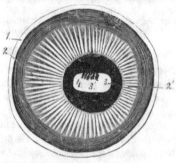

Figur 1060. Vordere Hälfte des linken Auges vom Pferde; von hinten gesehen (Linse und Glaskörper sind entfernt). 1 Durchschnittsfläche der Sclera, 2 Corpus ciliare (die Ziliarfortsätze der nasalen Zirkumferenz bei 2′ sind kürzer), 3 die Pigmentschicht der Iris, 3′ Traubenkörner, 4 Pupille.

c) Die **Iris,** Regenbogenhaut (Fig. 1046 ₅, 1056 g), ist die Fortsetzung der Grundplatte des Corpus ciliare und stellt den vorderen, sehr kontraktilen Teil der mittleren Augenhaut dar, der sich in Form einer mit einer zentralen Öffnung, der **Pupille,** *Pupilla,* versehenen, elliptischen Scheibe vor die Linse legt und sich zur Cornea wie das Zifferblatt der Uhr zum Uhrglas verhält. Man unterscheidet an ihr eine kornea- und eine linsenseitige Fläche, einen mit der Chorioidea in Verbindung stehenden, peripheren Ziliarrand und einen die Pupille begrenzenden Pupillarrand. Die korneaseitige Fläche, *Facies anterior,* ist der zwischen Cornea und Iris gelegenen vorderen Augenkammer (Fig. 1046 ₆ u. 1056 r) zugewandt; sie ist uneben und mit mehreren ovalen, zur Pupille konzentrischen, dunklen Ringen versehen; ihre Farbe und ihr Pigmentgehalt bestimmen die Augenfarbe.

Sie ist braungelblich beim Pferde, dunkelbraun beim Rinde, gelbbraun beim Schafe, bläulich bei der Ziege, dunkel-graubraun oder braungelb beim Schweine und verschiedenfarbig, aber meist braun beim Hunde, grüngelb bei der Katze. Ausnahmsweise ist die Iris nicht pigmentiert, sondern erscheint weiss oder weisslich. An beiden Flächen der Iris bemerkt man viele feine Fältchen, die *Plicae iridis.* Dem Pupillarrand parallel verläuft eine feine, gezackte Grenzlinie, welche die korneale Fläche der Iris in die zentrale, schmale, glatte Pupillarzone, den *Annulus iridis minor,* und die periphere, breitere Ziliarzone, den *Annulus iridis major,* scheidet.

Nach den Untersuchungen H. Richter's [495 u. 496] zerfällt sie beim Schafe und dem Pferde — also bei Tieren mit querovaler Pupille — in eine periphere nicht kontraktile Zone, die insbesondere nasal und temporal ausgebildet ist, und in eine zentrale kontraktile Zone, welche die Gewebsverschiebungen bei Myosis und Mydriasis erleidet. Auf die periphere Zone, Richter's Aussen- oder Scheiniris, setzen sich — aber auch nur nasal und temporal — bei den genannten Tieren die Ziliarfortsätze fort; diese Zone hat keinen Anteil bei der Pupillenveränderung. Das Nähere siehe bei Richter [495 u. 496].

Die linsenseitige Fläche, *Facies posterior,* der Iris liegt der Linse in der Pupillengegend meist so dicht an, dass sich die Iris der Linsenwölbung entsprechend etwas vorwölbt. Sie ist der hinteren Augenkammer (Fig. 1046 ₇ u. 1056 s) zugekehrt und mit einer dicken, zweischichtigen Pigmentschicht, dem *Stratum pigmenti iridis,* bekleidet, das die *Pars iridica*

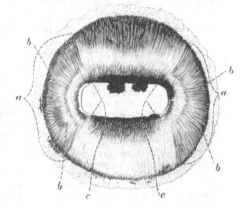

Figur 1061. Iris des Pferdes; von hinten gesehen; etwas vergrössert (Eversbusch).

a, a sog. akzessorische Sphinkterinsertion, b, b, b, b Pigmentstreifen, welche die Faserzüge der Iris voneinander scheiden, c, c Punkte, in denen die Verlängerungen der Fasern zusammenstossen würden.

retinae (Fig. 1061) darstellt. Der *Margo ciliaris,* Ziliarrand, ist mit dem Hornhautfalz durch die zur Iris gehörigen Irisfortsätze, die insgesamt das *Lig. pectinatum* bilden, verbunden (Näheres bei Fritz [187]) und stösst direkt an die Grundplatte des Ziliarkörpers.

Das Endothelhäutchen der Cornea biegt in der Gegend des Hornhautfalzes in dem Iriswinkel auf die korneale Irisfläche um und bekleidet sie. Hier, d. h. da, wo Iris, Ziliarmuskel, Sclera und Cornea zusammenstossen, findet sich eine bandartige Masse in Form eines prismatischen Faserringes, *Lig. annulare bulbi.* Sein innerer Teil bildet ein grossmaschiges, schwammähnliches Balkenwerk mit Lymphräumen, den *Spatia anguli iridis,* die man früher zusammen als Fontana'schen Raum (Fig. 1056 h) bezeichnete. Dieses Balkenwerk wird dadurch gebildet, dass die Iris sich an ihrer Peripherie in bindegewebige Balken, die Irisfortsätze (Fig. 1056 h), auflöst, die gegen die Sclera ziehen und sich an sie ansetzen. Sie bilden das *Lig. pectinatum iridis.* Nach der Sclera hin werden die Maschen feiner und bilden ein zartes, wesentlich zirkulär verlaufendes, stark elastisches Gewebe, das zwischen den Spatia anguli iridis und dem Plexus venosus sclerae sich findet und Grenzring heisst.

58*

Der *Margo pupillaris,* Pupillarrand, begrenzt die Pupille, deren Form nach Tierart und Beleuchtung verschieden ist. Bei mässigem Lichte erscheint die Pupille des Menschen und Hundes als eine runde, beim Pferde, den Wiederkäuern und dem Schweine als eine querovale Öffnung und bei der Katze als ein senkrechter Spalt von mittlerer Weite. Bei intensivem Lichte wird sie je nach der Tierart zu einem engen queren oder senkrechten Schlitz oder zu einer engeren, rundlichen Öffnung (von Stecknadelkopfgrösse). Bei geringem Lichte (im Dunkeln) erweitert sich die Pupille derart, dass die Iris sehr schmal erscheint und die Pupille bei allen Tieren nahezu kreisförmig wird (Näheres s. H. Richter [496]). Am oberen Rande der Pupille finden sich beim Pferde und den Wiederkäuern schwarzbraune, gestielte, knötchenartige Gebilde, die *Granula iridis,* Traubenkörner (Fig. 1056 g u. 1059 g), die beim Pferde besonders deutlich und gross sind; am unteren Pupillarrand finden sich beim Pferde und dem Rinde wesentlich kleinere Granula als am oberen; beim Schafe und speziell bei der Ziege sind sie auch unten gross. Die Traubenkörner von Schaf und Ziege sind grossblasige, die von Pferd und Rind nur z. T. hohle, im übrigen mehr solide Gebilde. Sie stellen Wucherungen der Pars iridica retinae dar, sind also epitheliale Bildungen; s. Lange [336] und O. Zietzschmann [695].

Bau. Die Iris zeigt folgende Schichten: 1. die Endothelschicht, 2. die äussere Grenzschicht, 3. die Haupt- oder Gefässchicht. Sie besteht aus dem an Gefässen und Pigmentzellen reichen Irisstroma und aus Muskulatur. Die Gefässe sind radiär angeordnet; sie bilden am Ziliarrand einen Gefässkranz, den *Circulus arteriosus iridis major,* und treten nahe der Pupille zum *Circulus arteriosus iridis minor,* der Grundlage der den Annulus iridis major und minor scheidenden Grenzlinie, zusammen. Die Gefässkränze sind bei Pferd, Kalb, Schaf, Ziege und Katze mit blossem Auge zu sehen. In der Pupillarzone der Hauptschicht finden sich Muskelfasern, die wesentlich zirkulär zur Pupille verlaufen und den *M. sphincter pupillae* bilden. 4. Die 4. Schicht besteht aus der eine einfache Lage glatter Muskelzellen bildenden, radiär gestreiften, nicht pigmentierten inneren Grenzschicht, *Membrana dilatatrix pupillae* (Bruch'schen Membran) und der auf diese folgenden, noch zu ihr gehörenden äusseren Lage des Pigments; diese gemeinsame Schicht baut sich aus den radiär angeordneten, aussen pigmentierten Epithelmuskelzellen auf und ist am dicksten beim Hunde, dann folgen Katze, Pferd, Schwein, Schaf, Ziege und Rind (das Nähere s. bei Andreae [6], Klinge [305] und H. Richter [495]). 5. eine starke innere Lage von Pigmentepithelzellen (Pars iridica retinae s. retinalis iridis), die mit dem äusseren Pigment das *Stratum pigmenti iridis* bilden.

3. Die innere Augenhaut.

Die innere Augenhaut, Netzhaut, **Retina** (Fig. 1056 m), beginnt an der weiss erscheinenden Durchtrittsstelle des N. opticus, der *Papilla optica.* Sie liegt als Netzhaut im engeren Sinne, **Pars optica retinae,** der Chorioidea an und umgibt den Glaskörper bis zum Corpus ciliare. Dieser Teil ist intra vitam eine durchscheinende, leicht rötliche (post mortem weichmarkige, trübe, weissliche), dünne Membran, die sich von der Chorioidea leicht ablösen lässt. Indem sie allmählich ihre nervösen Bestandteile verliert und dünner wird, setzt sie sich als **Pars ciliaris** und **Pars iridica retinae,** die zusammen die **Pars caeca** der Retina darstellen, auf das Corpus ciliare und die Iris fort. Der Ziliarteil ist mit dem Ziliarkörper ziemlich fest verbunden, der Iristeil bildet am Pupillarrand die erwähnten Granula iridis.

Die **Papilla optica** (Fig. 1056 o) ist beim Pferde, Rinde, Schafe und Schweine queroval, mit eingezogenem unteren Rande und bei der Katze und der Ziege nahezu kreisrund; beim Hunde ist sie meist dreieckig mit abgestumpften Ecken; manchmal ist sie kreisrund oder oval. Eine zentrale Vertiefung, *Excavatio papillae,* soll bei allen Tieren vorkommen.

Bau. Die Pars optica retinae besteht aus einem aus Radiärfasern aufgebauten Stützgerüst und nervösen Elementen und zerfällt in 11 Schichten, deren äusserste eine mit blossem Auge erkennbare Pigmentschicht ist. Die *Pars ciliaris* und *Pars iridica retinae* bauen sich wesentlich aus pigmentierten Zellen, die *Papilla optica* nur aus marklosen Nervenfasern auf. Eine *Fovea centralis interna* und *Macula lutea* kommen nur dem Menschen zu; die Katze und die scharfsichtigen Hunderassen besitzen eine Fovea centralis externa. Dagegen findet man bei allen Haustieren nach Joh. Zürn [630] eine der *Fovea centralis hom.* (der Stelle des deutlichsten Sehens) funktionell entspr. *Area centralis retinae,* und zwar bei Pferd, Rind und Schwein eine runde und streifenförmige und bei den Fleischfressern, Schaf und Ziege nur eine runde. Der **Sehnerv,** *N. opticus* (Fig. 1056 n), der beim Pferde einen Durchmesser von 5,5, beim Rinde von 5, beim Schafe von 3, beim Schweine von 2,8, bei der Katze von 1,1 und bei mittelgrossen Hunden von 2 mm hat, enthält parallele Bündel markhaltiger Nervenfasern, die in der Lam. cribrosa marklos werden. Der Nerv wird von der Dural-, Arachnoideal- und Pialscheide, den *Vaginae nervi optici,* umfasst, deren Lymphräume, *Spatia intervaginalia,* mit den entspr. Räumen des Gehirns in Verbindung stehen. Von der Pialscheide gehen Bindegewebszüge in den Nerven, die ihn in Bündel zerlegen, welche die äussere und mittlere Augenhaut gesondert durchbohren und dadurch das Zustandekommen der Lamina cribrosa sclerae veranlassen. In der Achse des Sehnerven liegen beim Menschen die *Arteria et Vena centralis retinae* (s. *nervi optici),* die sich bei den Haustieren sehr verschieden verhalten (s. S. 918).

4. Die Augenkammern, Camerae oculi.

Als *Camera oculi anterior,* vordere Augenkammer (Fig. 1046 ₆, 1056 r), wird der Raum zwischen Cornea einerseits und Iris und dem in die Pupille ragenden Abschnitt der Linse anderseits bezeichnet. Der spaltförmige, zwischen Iris, Linse, Zonula ciliaris und einem Teile des Corpus ciliare befindliche Raum heisst *Camera oculi posterior,* hintere Augenkammer (Fig. 1046 ₇, 1056 s). Beide als Lymphräume dienende Augenkammern stehen am Pupillarrand miteinander und mit den Lymphbahnen des Auges in Verbindung und enthalten das wasserklare, seröse Kammerwasser, den *Humor aqueus.*

5. Der Glaskörper, das Corpus vitreum.

Der **Glaskörper** (Fig. 1056 v) füllt den hirnseitig von Linse und Ziliarkörper liegenden, von der Retina und der Linse umgebenen Raum aus. Er hat daher (wie der gefrorene oder fixierte Augapfel zeigt) wesentlich die Gestalt einer Kugel, die korneaseitig platt und mit einer runden Vertiefung, der *Impressio lenticularis,* Linsengrube, versehen ist: in sie senkt sich die gehirnseitige Fläche der Linse ein.

Bau. Der Glaskörper ist glashell, klar, durchsichtig und gelatinös; beim Anstechen zerfliesst er nicht, sondern lässt erst nach und nach die in ihm reichlich enthaltene Flüssigkeit, den *Humor vitreus,* aus dem zartfaserigen *Stroma vitreum* ausfliessen. Er ist von einer Glashaut, der *Membrana hyaloidea,* umgeben und wird angeblich in der Achse von einem Lymphkanal, dem *Canalis hyaloideus,* durchzogen, über dessen Existenz jedoch die Akten noch nicht geschlossen sind (s. Bribach [80]). Beim Embryo findet sich an seiner Stelle die *A. hyaloidea* (Näheres s. Schaaf [522], Wolfrum [684]).

6. Die Linse, Lens crystallina.

Die **Linse** (Fig. 1046 ₈ u. 1056 t) ist ein glasheller, festweicher, durchsichtiger Körper, der zwischen Iris und Glaskörper liegt. Ihre *Facies anterior,* korneale Fläche, liegt unmittelbar hinter der Pupille und der Iris und wird vom Augenkammerwasser bespült: je nach der Wölbung dieser Fläche und dem Öffnungsgrad der Pupille ragt die Linse m. o. w. weit in die vordere Augenkammer hinein. Die *Facies posterior,* vitreale Fläche, ist in die Linsengrube des Glaskörpers eingelassen. Die Krümmung der Facies anterior ist (mit Ausnahme der Fleischfresser) weniger stark als die der Facies posterior; die Scheitelpunkte beider Linsenflächen stellen die Linsenpole dar, die durch die *Axis lentis,* Linsenachse, verbunden werden. Die beiden konvexen Flächen stossen in dem kreisrunden, stumpfen Rand, dem **Linsenäquator,** zusammen; dieser ist vom Corpus ciliare derart umgeben, dass die Linse von den Ziliarfortsätzen nicht unmittelbar festgehalten wird, sondern mittelst eines eigenen, aus Fäden bestehenden Befestigungsapparats (s. S. 918) gleichsam aufgehängt ist.

In bezug auf die Grösse der Linse ist zu bemerken, dass die Katze die relativ grösste Linse hat, dann folgen Hund, Wiederkäuer, Pferd und Schwein. Bei der Katze ist auch die vordere Augenkammer sehr gross, so dass bei ihr wie beim Menschen die Linse nicht grösser als diese ist, was bei den anderen Tieren der Fall ist.

Der Befestigungsapparat der Linse besteht aus Bündeln radiär verlaufender, sehr elastischer Fasern, *Fibrae zonulares,* die von den Ziliarfortsätzen und dem Orbiculus ciliaris ausgehen, in den Tälern zwischen den Proc. ciliares gegen die Linse ziehen und in der Aequatorgegend an beiden Linsenflächen mit der Linsenkapsel verschmelzen. Sie stellen die *Zonula ciliaris,* **Ziliarzone,** das Aufhängeband der Linse (Fig. 1056 u und 1057), dar. Zwischen ihren Faserbündeln bleiben grosse Lücken, *Spatia zonularia,* die den Linsenrand kreisförmig umgeben, mit Lymphe gefüllt sind und mit den Augenkammern und den Lymphräumen des Glaskörpers kommunizieren.

Früher nahm man an, dass ein einheitlicher Kanal den Linsenäquator umziehe und nannte ihn *Canalis Petiti.*

Bau. An der Linse unterscheidet man die Linsenkapsel und die Linsensubstanz. Die *Capsula lentis,* **Linsenkapsel,** ist eine durchsichtige, glashelle, elastische, korneaseitig stärkere Membran, die so locker mit der Linsensubstanz verbunden ist, dass diese beim Anschneiden der Kapsel aus ihr heraustritt. Am Aequator ist sie durch die Zonula ciliaris an den Ziliarkörper befestigt. Das **Linsenparenchym** ist aussen weich, fast breiartig, *Substantia corticalis;* nach innen wird es schichtweise dichter und fester und zeigt zentral eine ziemlich bedeutende Härte, den *Nucleus lentis.* Diese schichtweise Anordnung lässt sich an getrockneten oder gehärteten Linsen gut nachweisen, an denen man die ganze Linse wie eine Zwiebel in konzentrische Blätter zerlegen kann. Jede *Lamina lentis,* Linsenblatt, ist zusammengesetzt aus den langen, abgeflachten, sechsseitigen, bandförmigen Linsenfasern, *Fibrae lentis,* die sich zu Lamellen vereinigen; man sieht nach mechanischen oder chemischen Einwirkungen bzw. als Abnormität häufig auf den Flächen der Linse sternförmige Figuren (*Nahtsterne*) entstehen oder die Linse in verschiedene keilförmige Abschnitte zerfallen, deren Spitzen nach dem Linsenzentrum gerichtet sind. Die zwischen solchen Abschnitten befindlichen Streifen nennt man Nähte, *Radii lentis;* in ihnen findet sich eine teils homogene, teils feinkörnige Masse von weicher Beschaffenheit (s. Gerdell [207]). Die Linse enthält weder Gefässe noch Nerven.

7. Gefässe und Nerven des Augapfels.

Die Blutgefässe des Augapfels (Fig. 1062) bilden 2 Systeme, das Netzhautgefässsystem und das Ziliarsystem, die durch eine Anzahl kleiner Äste an der Eintrittsstelle des Sehnerven anastomosieren. Das **Ziliarsystem** versorgt die mittlere Augenhaut, die Sclera, den Hornhautrand und die Conjunctiva sclerae. Im übrigen erhält die Conjunctiva ihr Blut von Lidgefässen. In bezug auf den arteriellen Zufluss lässt sich die mittlere Augenhaut in 2 ziemlich getrennte Gebiete abteilen. Das Gebiet der Chorioidea erhält sein Blut durch die *Aa. ciliares breves posteriores* (a, a); das aus Ziliarkörper und Iris bestehende Gebiet wird versorgt von den die Sclera nahe dem Optikuseintritt durchbohrenden und zwischen Chorioidea und Sclera korneawärts verlaufenden *Aa. ciliares longae posteriores* (b) und den *Aa. ciliares anteriores* (c). Der grösste Teil des Venenblutes hat einen gemeinschaftlichen Abfluss durch die *Vv. vorticosae* (h), und nur ein Teil des Blutes des Ziliarmuskels wird durch die kleinen *Vv. ciliares anteriores* (c') abgeführt, die in der Nähe des Kornearandes die Sclera durchbohren und sich in die Venen der Mm. recti bulbi ergiessen und im Zusammenhang mit dem *Plexus venosus sclerae* (u) (s. S. 912) stehen. Das **Netzhautgefässystem** wird von den Zweigen der A. und V. centralis retinae gebildet, zu denen aber zilioretinale Anastomosen kommen (s. unten). Die *A. centralis retinae* (Fig. 1056 p u. 1062 e) ist eine in der Achse des Sehnerven verlaufende, dünne Arterie, die mit dem N. opticus in den Bulbus eintritt und sich an der Papilla optica in ihre Endäste auflöst. Die Arterie stammt entweder von einer A. ciliaris post. oder von der A. ophthalmica int. Sie tritt bei den Haustieren erst nahe der Sclera in den N. opticus ein. Beim Pferde, bei dem die Arterie besser als A. centralis n. optici zu bezeichnen ist (Bach [17]), zerfällt die Arterie schon in der Lamina cribrosa in 30 bis 40 feine Äste, die so verlaufen, dass sie am Rande der Papille an die Oberfläche treten (Fig. 1062) und hier ophthalmoskopisch sichtbar werden (Fig. 1068); bei den anderen Haustieren hingegen durchsetzt die Arterie die Papille und zerfällt dann erst in wenige (2—4) stärkere Äste, die im Zentrum der Papille hervortreten (Fig. 1069—1072); nur bei der Katze kommen diese wenigen Äste am Rande der Papille zum Vorschein. Der endosklerale Teil der A. centralis retinae anastomosiert mit den hinteren Ziliargefässen; so entstehen die zilioretinalen Verbindungen (Fig. 1062 k, k'), die ausnahmsweise die A. centralis retinae ersetzen können. Nach Bach soll beim Pferde die A. centralis retinae i. d. R. ersetzt werden durch eine grössere Anzahl retinaler Äste der A. ophthalmica interna. Die Arterien versorgen, indem sie sich von der Papilla optica aus in verschieden weiter Ausdehnung in der Retina verteilen, diese mit Blut. Die Verzweigung der Gefässe findet nach allen Seiten der Retina statt. Beim Pferde (Fig. 1068) ist das retinale Gefässystem kleiner als bei den anderen Haustieren, bei denen die Gefässe die Ora serrata erreichen, was beim Pferde nicht der Fall ist. Bei den ersteren bilden die Venen Bögen, *Arcus venosi*, ohne aber jemals zu anastomosieren. Bei den Wiederkäuern (Fig. 1069 u. 1070) und dem Schweine (Fig. 1071) sind die dorsalen Gefässe grösser als die ventralen. Beim Pferde gehen die Arterien durch Schlingen direkt in Venen über, während bei den anderen Haustieren Kapillaren den Übergang vermitteln. Beim Schafe kommen direkte Anastomosen zwischen Endästen der Arterie und Vene vor. Die Gefässe liegen beim Pferde nur in der Nervenfaserschicht, während sie bei den anderen Haustieren nur die Neuroepithelschicht freilassen. Von der Papille gegen die Ora serrata zu nimmt die Reichhaltigkeit an Gefässen ab. Die Ausbildung der Zentralgefässe steht bei allen

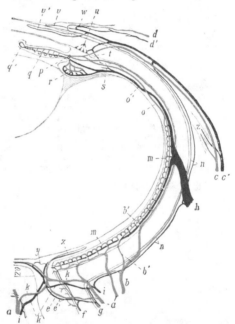

Figur 1062.
Gefässchema des Auges vom Pferd (nach Zietzschmann).

a, a Aa. cil. post. brev., b A. cil. post. long., b', b' Äste der Aa. cil. post. long. an die Chorioidea, c, c' A. und V. cil. ant., d, d' A. und V. conj. post., e, e' A. und V. centr. ret., f Gefässe der inneren und g der äusseren Optikusscheide, h V. vortic., i V. cil. post. brev., k, k Ast der A. cil. post. brev. zum Opticus, k' entspr. Vene, m, m Choriocapillaris, n episklerale Äste, o A. recurrens chor., o' Venen des Ziliarkörpers, p Circ. art. irid. maj. (Querschnitt), q Gefässe der Iris, q' Gefässe im Traubenkorn, r Ziliarfortsatz, s Ast der V. vortic. aus dem Ziliarmuskel, t Ast der V. ciliaris anterior aus dem Ziliarmuskel, u Plexus venosus sclerae, v oberflächliche, v' tiefe Hornhautschlinge, w A. und V. conj. ant., x Retinagefässe, die bei allen anderen Tieren bis zur Ora serrata hinziehen. Sie entspringen wohl aus einer Zentralarterie (c), aber diese ist nur sehr schwach, und die Hauptmenge des Blutes wird durch zilioretinale Verbindungen (k u. k') zur Retina geleitet, y kapilläre Schlingen an der Papille, z Augenmuskelgefässe als Äste der Vasa cil. ant.

Tieren im umgekehrten Verhältnis zur Ausbildung der zilioretinalen Äste. (Näheres siehe 1. Bach [16], 2. Bruns [88], 3. Hoffmann [262], 4. Langenbacher [337], 5. Mildenberger[420], 6. Staiger[593], 7. Stockmeyer[600], 8. Versari[654a] und 9. H. Virchow[658]). In bezug auf die Lymphbahnen des Augapfels unterscheidet Schwalbe vordere und hintere Lymphbahnen, zwischen denen der Ziliarkörper die Grenze bildet, und die nicht miteinander kommunizieren. „Der Canalis Petiti (*Spatia zonularia!*), die hintere und vordere Augenkammer bilden ein zusammenhängendes Stromgebiet, das in der Gegend des Korneafalzes seine Abzugskanäle besitzt." Sie bilden das vordere Lymphbahnengebiet, zu dem auch noch die *Spatia anguli iridis* gehören. Die hinteren Lymphbahnen werden hergestellt von dem zwischen Sclera und Chorioidea befindlichen Perichorioidealraum und dem Tenon'schen Raume, die durch perivaskuläre Lymphräume verbunden sind. Der Tenon'sche Raum führt in die Lymphräume des Sehnerven (s. S. 917). Die Lymphbahnen der Netzhaut liegen perivaskulär und stehen mit den Spatia zonularia und den Lymphräumen des Glaskörpers in Verbindung. Die in den Augapfel dringenden Ziliarnerven durchbohren die Sclera, laufen zwischen ihr und der Chorioidea korneawärts und bilden im Ziliarmuskel ein Netz, aus dem zahlreiche Nervenfasern in die Iris treten. Die in die Cornea von den Ziliarnerven gelangenden Fäden dringen aus der Sclera in sie ein.

8. Entwicklung des Auges (Fig. 1063 u. 1064).

Die erste Anlage des Auges ist eine seitliche (laterale) Ausstülpung des Zwischenhirns, die bald zu der gestielten, platten primären Augenblase wird, deren Scheitel an den Ektoblast grenzt, während durch ihren hohlen Stiel der Hohlraum der Augenblase (Sehventrikel) mit dem des Gehirns kommuniziert. An der Berührungsstelle der primären Augenblase mit dem Ektoblasten verdickt sich dieser zur Linsenplatte, die sich bald zur Linsengrube vertieft und schliesslich zum Linsenbläschen wird, das sich vom Ektoderm abschnürt und vom Mesenchym umgeben wird. Zugleich mit der Bildung der Linsenanlage wird die einschichtige Wand der primären Augenblase lateral und bald auch ventral eingestülpt. Dadurch wird sie zu dem doppelwandigen, ventral mit der fetalen Augenspalte versehenen Augenbecher (sekundäre Augenblase), dessen laterale Öffnung durch die Linse geschlossen ist. Die fetale Augenspalte erstreckt sich auch auf den Augenbecherstiel als Augenblasenstielrinne, fetale Nervenrinne, die bis an die Basis des Gehirns reicht. In dem hirnseitig von der Linse gelegenen Glaskörperraum entsteht der Glaskörper aus Retinazellen und aus Mesenchymzellen, die später mit der von der Stielrinne zur Linse wachsenden A. hyaloidea hierher gelangen. Später wachsen die ventral gekehrten Ränder der fetalen Augenspalte und der Nervenrinne gegeneinander und schliessen den Augenbecher ventral ab. Erfolgt dies unvollständig, dann entsteht ein Kolobom. Die anfangs in der fetalen Nervenrinne liegende A. centralis retinae gelangt mit dem Schluss der Rinne in die Achse des Augenblasenstiels. Die beiden Schichten des sekundären Augenbechers werden bald bis zur Berührung gegeneinander gedrängt, so dass der Sehventrikel verschwindet. Aus den beiden Schichten der primären Augenblase entsteht die Retina in der Weise, dass die Aussenlamelle zur Pigmentschicht wird, während die eingestülpte Innenlamelle (Netzhautblatt) sich zur *Pars optica retinae* ausbildet und der Umschlagsrandabschnitt des Bechers durch Verwachsen nach der Achse hin (s. unten) zur *Pars caeca (iridica et ciliaris retinae)* wird. Die Bildung der Pars optica ähnelt der Bildung der Gehirn- und Rückenmarkswand; wie dort, entstehen auch hier Neuro- und Spongioblasten. Von den Neuroblasten wachsen die Nervenfortsätze am Augenblasenstiel nach dem Gehirn und bilden den Sehnerven. Das Linsenbläschen wird zur soliden Linse dadurch, dass die Epithelzellen der medialen und der Seitenwände zu Linsenfasern auswachsen, während die der lateralen Linsenwand als kubische Epithelzellen erhalten bleiben. Die Linsenkapsel entsteht als Cuticula der Linsenzellen.

Fig. 1063.   Fig. 1064.

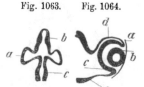

Figur 1063. Augenblase vom Embryo.
a gestielte Augenblase, b Endhirn, c Mittelhirn.

Figur 1064. Augenbecher vom Embryo, durch Einstülpung der Augenblase entstanden.
a Ektoblast, b Linse, c innere Lage der Augenbecherwand, d äussere Lage derselben, e Augenblasenstiel.

Die mittlere und äussere Augenhaut entstehen durch Schichtung des den Augenbecher umgebenden Mesenchyms. Die tiefere Schicht wird zur gefässreichen mittleren Augenhaut. Ihr lateral der von der Linse liegender Teil stellt die dünne, gefässhaltige *Membrana pupillaris* dar; diese ist hier von der äusseren Augenhaut durch einen durch Schwund vom Mesenchymgewebe entstehenden Spaltraum, die vordere Augenkammer, getrennt. Sie steht hirnwärts, indem das mesenchymatöse gefässhaltige Gewebe sich zwischen Linse und Becherwand fortsetzt, mit dem Glaskörper in Verbindung und umgibt die Linse rundum mit gefässhaltigem Gewebe (*Tunica vasculosa lentis*), das von der den Glaskörper durchziehenden A. hyaloidea gespeist wird. Letztere und die Tunica vasculosa lentis einschl. Membr. pupillaris schwinden später; an Stelle der ersteren bleibt der *Canalis hyaloideus* (Cloqueti) zurück. In den Raum zwischen Linse und äusserer Augenhaut wächst sehr bald der Randteil des Augenbechers, die Pars iridica retinae bildend, und aussen auf ihm noch Mesenchymgewebe, die spätere Iris, von allen Seiten so weit vor, dass zentral nur die Pupille bleibt. Zugleich mit der Iris entsteht an ihrem peripheren Rande aus der mittleren Augenhaut auch das *Corpus ciliare* als eine gegen den Aequator der Linse, also zentral gerichtete Ringfalte oder ringförmige Wucherung. Die Aussenschicht der mesenchymatösen Kapsel des Augenbechers wird zur **Selera** und **Cornea**. Nach Anlage der Cornea entstehen die Augenlider aus Falten der den lateralen Abschnitt des Augapfels überziehenden Cutis. Die freien Lidränder verwachsen durch Epithelwucherung. Dieser Lidverschluss löst sich unmittelbar nach der Geburt oder einige Zeit später (Karnivoren). Die Tarsaldrüsen entstehen als Sprossen aus dem Epithel der Lidränder. Das 3. Augenlid entsteht als senkrechte Falte der Conjunctiva im medialen Augenwinkel und die Tränen- und Nickhautdrüse aus durch Wucherung epithelialer Zapfen am Fornix conjunctivae bzw. am Grunde des 3. Augenlids. Das anfangs lateral am Kopf liegende Auge vollzieht später eine Wanderung vor- und medianwärts, dabei dürfte eine Drehung des Bulbus mit späterer Rückdrehung unter entsprechender Lageänderung der fetalen Augenspalte erfolgen (Keil [298a]).

II. Das Auge des Pferdes.

A. Die Nebenorgane des Auges.

1. Die **Augenhöhlen** besitzen einen geschlossenen knöchernen Orbitalring. Der Augenhöhleneingang ist höher als breit. Die Eingangsebenen der beiden Augenhöhlen konvergieren gegeneinander unter einem spitzen Winkel von 42—45° und jede mit der Augenhöhlenachse unter einem solchen von 79—81°. Die Grösse der Orbita beläuft sich nach Dexler [129] auf durchschnittlich 124 ccm und verhält sich zu der des Bulbus im Mittel wie 2,4 : 1.

Die **Periorbita** ist in ihrem freien Teile ³/₄—1 mm dick und im übrigen dünner; der an seinen Rändern mit der Periorbita verbundene Rollknorpel ist platt, 1¹/₂ cm hoch, 1 cm lang und ca. 2 mm dick; er liegt am Grunde des Jochfortsatzes des Stirnbeins.

Das extraorbitale **Fettpolster** (Fig. 1046 24, 24) liegt in der Augen- und -schläfengrube; es umgibt die Periorbita, indem es bis zum Tuber maxillare reicht und vom M. temporalis und pterygoideus begrenzt ist. Das intraorbitale Fett (Fig. 1046 23, 23, 23) füllt die Räume zwischen den Augenmuskeln aus, umgibt den N. opticus, den freien Teil des Blinzknorpels und die Nickhautdrüse.

2. Die **Augenlider.** Das 4 mm dicke obere Lid besitzt grosse, steife, bis 2 cm lange Wimpern; am Rande des unteren Lides finden sich nur kurze, den Deckhaaren fast gleiche Härchen. Dieses Lid besitzt aber viele Fühlhaare, die am oberen Lide fast ganz fehlen; nur dorsal von und neben dem medialen Augenwinkel findet sich eine Gruppe von Fühlhaaren. Der mediale Augenwinkel, in dem die schwärzliche und sehr deutliche Tränenkarunkel liegt, ist mehr abgerundet, aber spitzwinkliger als der laterale, der scharf, aber stumpfwinkliger ist. Beide Lider sind mit Lidfurchen und zwar mit je einer deutlichen Grenzfurche, das obere ausserdem mit einer 2., dem Lidrand parallelen Furche und das untere mit kleineren, unbeständigen Furchen ausgestattet. Am wulstigen, glatten, meist glänzend schwarzen freien Lidrand bemerkt man die feinen, ca. 1¹/₂ mm voneinander entfernten Öffnungen der 4—6 mm langen und ca. 1 mm breiten, dicht nebeneinander stehenden Tarsaldrüsen (Fig. 1065 b, b), die als gerade, gelblichweisse Streifen durch die Schleimhaut schimmern. Im oberen Lide sind ca. 45—50, im unteren 30—35 Tarsaldrüsen. Sie werden nach den Augenwinkeln hin kürzer und verschwinden an den Winkeln ganz. Das mediale Lidband ist ca. 2 cm lang, rundlich, heftet sich am nasalen Tränenbeinfortsatz an und geht schräg zum medialen Augenwinkel; das laterale Lidband hebt sich nicht ab. Die Fasern der 1—2 mm dicken, im oberen Lide 2—2¹/₂, im unteren 1—1¹/₂ cm breiten Muskelschicht des Lides befestigen sich fast durchgängig an den Lidbändern.

An der **Conjunctiva** des oberen Augenlids zählt man 12—16 kleine, durch Deckfältchen verborgene Mündungsöffnungen der Ausführungsgänge der Tränendrüse (Fig. 1065 l). An beiden Lidern ist der lidrandseitige Teil der Bindehaut mit feinen Schleimhautzähnchen dicht besetzt, die der Oberfläche eine sammetartige Beschaffenheit verleihen.

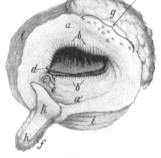

Figur 1065. Innere Fläche des Augenlides des Pferdes und Tränenorgane.

a oberes und a' unteres Augenlid (Conjunctiva), b, b Tarsaldrüsen, c Tränenkarunkel, d und e Tränenpunkte, f Nickhautdrüse, g Tränendrüse, h und k Blinzknorpel, i M. orbicularis palpebrarum, l Ausmündungsstellen der Ausführungsgänge der Tränendrüse.

Die *Conjunctiva bulbi*, die am Hornhautfalz in einem ca. ¹/₂ cm breiten Streifen dunkel pigmentiert ist, überzieht die Sclera oben in einer Breite von ca. 2¹/₂—3 und unten von ca. 1¹/₂ cm. Die Lymphknötchen sind im medialen Augenwinkel reichlich vertreten, bilden jedoch keinen sichtbaren (Bruch'schen) Haufen. Die **Tränenkarunkel** (Fig. 1065 c) ist ca. ¹/₂ cm dick und hoch, auf der Höhe schwarz oder schwarzbraun, ziemlich dicht behaart und oft fein gefurcht. Ihre Umgebung ist rötlich; nur am nasalen Viertel steht sie mit der äusseren Haut durch einen schmalen, schwarz pigmentierten Streifen in Verbindung. Die Karunkel enthält grosse Talgdrüsen.

Die das **3. Augenlid** (Fig. 1066 5) bildende vertikale Falte der Conjunctiva erhebt sich vom Fornix conjunctivae am medialen Augenwinkel. Sie liegt ca. 2¹/₂ cm am unteren und 1¹/₂—1³/₄ cm am oberen Lide entlang und ist in der Mitte bis 2¹/₂ cm hoch. Ihr freier, scharfer Rand ist meist schwarz. Der als stützende **Blinzknorpel** (Fig. 1065 h u. k) besteht aus einer dreieckigen, ca. 1 mm dicken, mit einem Ausschnitt versehenen, in der Konjunktivalfalte liegenden Platte und einem stärkeren, von der Nickhautdrüse umgebenen Stiel (Fig. 1048 b, b'). Die **Nickhautdrüse** (Fig. 1048 d u. 1065 f) ist so fest mit dem Blinzknorpel verbunden, dass beide einen einzigen, ca. 2—3 cm langen, 1¹/₂—2 cm breiten und ¹/₂—³/₄ cm dicken Körper bilden, der an der nasomedialen Fläche des Bulbus auf dem Ende des M. rectus bulbi medialis et dorsalis und zwischen beiden Mm. obliqui bulbi liegt und von einem Fettpolster umgeben wird. An der bulbären Fläche der Drüse entstehen 2—5 kleine Ausführungsgänge, die nahe dem Fornix conjunctivae an der bulbären Seite des 3. Augenlids, 1—2 cm vom freien Rande, mit ziemlich weiten Öffnungen münden.

3. Der Tränenapparat. Die **Tränendrüse** (Fig. 834 h, 1065 g, 1066 3) ist ein plattes, rötliches, von etwas Fett umgebenes Organ, dessen Querdurchmesser 4—5$^{1}/_{2}$ und dessen Sagittaldurchmesser 2$^{1}/_{2}$—3 cm beträgt. Sie liegt in einer Grube des Proc. zygomaticus des Frontale auf der dorsolateralen Seite des Augapfels zwischen der Fascia superficialis und der Periorbita. Sie besitzt 12—16 dünnwandige, 1—1$^{1}/_{2}$ mm weite Ausführungsgänge, *Ductus excretorii* (Fig. 1065 l, 1066 4), die an der Conjunctiva der lateralen Hälfte des oberen Lides nahe dem Fornix conjunctivae münden (Fig. 1065 l). Die **Tränenpunkte** (Fig. 1065 d, e, 1066 7, 7) im nasalen Augenwinkel sind feine, ungefähr 2 mm breite, spaltförmige Öffnungen, in die man bequem eine Sonde einführen kann; sie sind $^{3}/_{4}$—1 cm vom nasalen Augenwinkel und 2—3 mm vom freien Lidrand entfernt und befinden sich unmittelbar an der Grenze der äusseren Haut zur pigmentierten Conjunctiva, aber noch in der letzteren. Die etwas gebogenen **Tränenröhrchen** (in Fig. 1066 punktiert) sind 1$^{1}/_{2}$—2,2 cm lang; das dorsale ist etwas länger als das ventrale. Sie münden mit je einem bis 3 mm weiten Spalt in den trichterförmigen **Tränensack** (Fig. 1066 s), der an der weitesten Stelle bis 1 cm weit

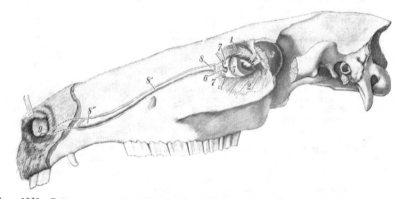

Figur 1066. Tränenorgane des Pferdes in Seitenansicht. (Der Augenbogen ist herausgeschnitten, damit die Tränendrüse freigelegt werden konnte.)
1 oberes und 2 unteres Augenlid (beide zurückgezogen), 3 Tränendrüse mit Ausführungsgängen, von denen ein Teil mit 4 bezeichnet ist, 5 drittes Augenlid, 6 Tränenkarunkel, 7, 7 Tränenpunkte. Die von ihnen ausgehenden Tränenröhrchen sind punktiert. Sie vereinigen sich zum Tränensack (8) und dieser verengert sich zum häutigen Tränenkanal (8', 8''), 9 Ausmündung des Tränenkanals im äusseren Nasenloch.

ist und sich dann allmählich auf ca. $^{1}/_{2}$ cm verengert. Dieser liegt im nasalen Augenwinkel, anfangs von der Tränenkarunkel, der äusseren Haut, dem medialen Lidband und dem M. orbicularis palpebr. inkl. dem Horner'schen Muskel, weiterhin nur vom Knochen bedeckt, in dem ausgebuchteten, weiteren Anfangsteil des knöchernen Tränenkanals und geht in den **häutigen Tränenkanal** (Fig. 1066 8', 8'') über, der 25—28 cm lang ist und vom medialen Augenwinkel bis nahe an das äussere Nasenloch reicht; er zerfällt in 3 Abschnitte, den Anfangsteil, das Mittelstück und den Endteil. Der ampullenartige, im knöchernen Tränenkanal des Os lacrimale und in dem durch eine Knorpelplatte geschlossenen Sulcus lacrimalis der Maxilla gelegene, $^{1}/_{2}$—$^{3}/_{4}$ cm weite, $^{1}/_{3}$ der Gesamtlänge betragende **Anfangsteil** geht, 3—4 mm vom Orbitalrand entfernt, am nasalen Augenwinkel aus dem Tränensack hervor und ist in einem nasenrückenwärts flach konvexen Bogen nach dem dorsalen Rande des For. infraorbitale gerichtet. Das enge, nur 3—5 mm weite **Mittelstück**, der **Isthmus** (8'), reicht ungefähr von der Höhe des oralen Endes der Gesichtsleiste bis zu einer durch den 1. Backzahn gelegten Querebene und liegt dorsal von der ventralen Muschelgräte im Sulcus lacrimalis der Maxilla unter der Schleimhaut des mittleren Nasengangs (Fig. 638 x). Es verläuft in der Richtung vom For. infraorbitale gegen den Hakenzahn und geht in der Höhe des 1. Backzahns in den 1—2 cm weiten **Endteil** (8'') über, der sich nahe der Mündung auf 4—5 mm Durchmesser verengert. Gleich nach seinem Anfang macht dieser Abschnitt eine Knickung und geht im ventral konvexen Bogen, anfangs im mittleren Nasengang, dann in der Flügelfalte der ventralen Muschel bis zur Mündung (9), wobei er zunächst an der Maxilla und dem Nasenfortsatz des Os incisivum liegt, dann im Bogen auf den dorsalen

Rand des letzteren tritt und im ventralen Winkel des äusseren Nasenlochs in der äusseren Haut nahe dem Übergang dieser in die Schleimhaut mit einer rundlichen, etwas ovalen, linsengrossen Öffnung mündet. Zuweilen hat er mehrere Öffnungen. Führt man dann eine Sonde von der vordersten Öffnung ein, dann schimmert diese durch die übrigen Öffnungen hindurch.

B. Der Augapfel. [1])

Der Augapfel hat die Form einer in der Hauptachse abgeflachten Kugel (Fig. 1056), durch deren hirnseitige Wand, ventrolateral vom entspr. Pole, der N. opticus eintritt. Der Schnervendurchtritt (Fig. 1046 10) liegt so, dass man von seiner Mitte bis zum dorsalen Rande der Cornea 3—4, bis zum ventralen Rande 2—3, bis zum medialen Rande 3,7—4,5 und bis zum lateralen Rande 3,4—4,2 cm misst. Beide Augäpfel wiegen bei mittelgrossen Pferden ca. 100 g (1 : 4000—5000 Körpergewicht, nach Emmert 1 : 4067); das Volumen des Bulbus schwankt nach Emmert zwischen 38,0 und 57,75 ccm. Sein Breitendurchmesser beträgt 48,7 bis 51,0 und der vertikale Durchmesser nur 42,4 bis 47,6 mm. Die Augenachse beträgt bei mittelgrossen Pferden im Mittel 42,4 mm. Von der Mitte der Cornea bis zur Mitte des Sehnerveneintritts misst man im Mittel 31 mm. Die horizontale und vertikale Meridian des Auges sind im Mittel 78 mm lang. Die Augenachsen haben einen Konvergenzwinkel von 137º und die Orbitalachsen von 115º. Der Krümmungsradius des Augenhintergrunds beträgt im horizontalen Meridian 25,5 mm, während der der hinteren Linsenkrümmung nur 18,5 mm misst. Die weisse, feste, derbe **Sclera** (Fig. 1056 b) ist am Aequator des Auges 0,4 (0,3—0,5) mm, in der Mitte des Augenhintergrunds 1,9, an der Papilla optica 1,35 und nahe der Cornea 1,3 mm dick. Sie ist am nasalen Augenwinkel etwas stärker als am temporalen. Die *Rima cornealis* ist queroval. An ihrem hirnseitigen Umfang besitzt die Sclera die *Lamina cribrosa* für den Durchtritt der Faserbündel des N. opticus. Die **Cornea** (Fig. 1056 a) besitzt von aussen die Form eines querliegenden Eies, mit dem stumpferen Pol nach dem nasalen Augenwinkel; an der Augenkammerseite erscheint sie als kreisrunde Scheibe. Diese Verschiedenheit in der Form kommt dadurch zustande, dass die Sclera dorsal und ventral je ca. 4 mm, an beiden Winkeln jedoch nur ca. 2 mm über den Korneaarand greift. Sie ist peripher stärker (ca. 1—1,5 mm) als am Krümmungsmittelpunkt, der ventromedial von der Mitte liegt (0,06—0,8 mm) und ist 25,8 mm breit und etwas weniger hoch (1,18 : 1). Ihr Krümmungsradius beträgt im Durchschnitt 16,60 mm für die vertikale und 17,94 mm für die horizontale Krümmung. Ihre Wölbung erscheint ungleich, indem ihr höchster Punkt nach der medialen und etwas nach der ventralen Seite hin verschoben ist. Die Cornea fällt also medial stärker ab als lateral. Die **Chorioidea** (Fig. 1056 l) ist am Optikusdurchtritt ca. 0,5 mm dick und am Aequator am dünnsten; sie besitzt ein blau-grünliches Tapetum, das die Gestalt eines gleichschenkligen Dreiecks mit ziemlich geradliniger Basis und konvexen, bogig zusammenstossenden Schenkeln hat (Fig. 1067). Seine Basis liegt am oberen Rande oder dicht (0,26—0,5 mm) über der Papilla optica; das Tapetum reicht seitlich und oben nahe an die Ora serrata heran, wobei es seitlich ca. 2,5, oben ca. 5 mm von ihr entfernt bleibt. Das ophthalmoskopisch wahrnehmbare Tapetum erscheint aber nur 7—7½ Papillendurchmesser hoch. Seine grösste Höhe beträgt im vertikalen Meridian 32—40 und seine grösste Breite 38—45 mm; es reicht ventral niemals über die Papilla optica hinaus. Der **Ziliarkörper** (Fig. 1056 k) ist nach Würdinger [686] oben 10 mm, seitlich 8,6 mm breit und bleibt mit seinem freien, der Linse zugekehrten Rande um 0,5 mm von dem Linsenrand entfernt; in diesem Raume befindet sich die Zonula ciliaris (Fig. 1056 u). Der periphere Rand des Ziliarkörpers, die Ora serrata, liegt ca. 1—1½ cm vom Korneafalz entfernt. Vom Ziliarkörper aus gehen linsenwärts sehr feine Fältchen, *Plicae ciliares*, und bilden eine Fältchenzone, den *Orbiculus ciliaris*. Die 100—110 *Processus ciliares* sind ca. 1 cm und darüber lang und reichen bis zum freien, zentralen Rande des Ziliarkörpers. Sie sind im nasalen (medialen) Quadranten am kürzesten (7—8 mm) und verlängern sich von hier ab nach beiden Seiten auf 1,1—1,3 cm (Fig. 1060). Nasal und temporal schieben sie sich auf die sog. Aussseniris (s. Richter [496]) hinüber.

Der **M. ciliaris** ist nach Würdinger [686] oben 4,3 und seitlich 2,7 mm lang, oben 0,6 und seitlich 0,3 mm dick und reicht mit seiner Sehne bis zum Hornhautfalz, den er mit dem

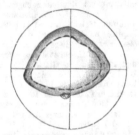

Figur 1067. Normaltapetum des Pferdes (Preusse).

Die gestrichelte Linie gibt die Grenze an, bis zu der das schwarze Pigment reicht.

---

1) Spezielle Angaben über die Grössenverhältnisse des Bulbus s. in folgenden Arbeiten, denen auch unsere Zahlen und Masse entnommen sind: Bayer [43], Dexler [129], Ellenberger u. Baum [158], Emmert [162], Koschel [323], Matthiesen [402] und Preusse [475].

Ziliarkörper verbindet. Die **Iris** (Fig. 1056 g) hat eine braunschwarze oder braungelbliche Farbe, selten erscheint sie heller braun, sehr selten grau oder weiss oder gefleckt. Sie ist korneascitig mit mehreren dunklen, konzentrischen, ovalen, sich um die Pupille ziehenden Ringen versehen. Ihr Höhen- verhält sich zum Breitendurchmesser wie 15 : 16. Die **Pupille** stellt bei grellem Lichte einen engen Querschlitz mit etwas weiteren Winkeln dar; bei gewöhnlichem Tageslicht ist sie einige Millimeter weit, im Dunkeln erweitert sie sich fast zu einer kreisrunden Öffnung. Sie nimmt $3/5$ des Querdurchmessers der Iris ein und liegt der Mitte gegenüber etwas dorsal und nasal; von ihrem oberen Rande hängen 2—4 schwarzbraune, gestielte, knötchenartige *Granula iridis*, Traubenkörner (Fig. 1059 e), herab. Am unteren Rande sitzen nur kleine, unregelmässige, kaum merkbare Vorsprünge. Die **Retina** (Fig. 1056 m) zeigt beim Pferde, abgesehen von der **Papilla optica**, nichts Besonderes. Diese stellt eine mehrere (4,5—5,5) Millimeter im Durchmesser haltende, querovale, flache Scheibe (oder Grube) dar, die an ihrer weisslichen Farbe kenntlich ist und im ventrolateralen Quadranten des Auges, 3—4 mm vom vertikalen und 14—16 mm ventral vom horizontalen Meridian, liegt. Ihr Querdurchmesser verhält sich zum Höhendurchmesser wie 4 : 3; die untere Seite ist etwas eingebogen (Fig. 1068 b). Es ist nach Zürn [719] eine runde und eine scheibenförmige *Area centralis* vorhanden. Über die Teilung der für die Netzhaut bestimmten Gefässe s. S. 918.

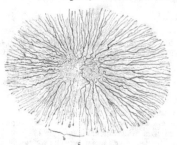

Figur 1068. Retinagefässe vom Pferde (Bruns).
a Anastomose zwischen 2 Kapillaren auf der Papille, b die Einbiegung am hirnseitigen Rande der Papille, c die Gefässe des ventralen Ausschnittes.

Vom Papillenrand strahlen die 30—40 grösseren Zweige der A. centralis retinae peripher aus, verästeln sich dichotomisch und gehen ohne Vermittlung von Kapillaren bogenförmig in Venen über. Die Gefässverbreitung erstreckt sich seitlich auf 6 mm ($1^1/_2$ Papillendurchmesser) und oben und unten auf 2—4 mm ($^2/_4$—1 Papillendurchmesser) Entfernung von der Papille (Bruns [88]). Kapillarnetze finden sich nur auf der Papille, da die Arterien der Retina durch enge Schleifen direkt in Venen übergehen. Die Gefässverzweigung liegt nur in der Nervenfaserschicht.

Vom **Innenraum** des Auges entfallen ungefähr 2,8 ccm auf die Linse, 2,4 auf die Kammern und 28,8 auf den Glaskörper. Der durchschnittlich 28,8 ccm grosse **Glaskörper** (Fig. 1046 y u. 1056 v) enthält in seiner Impressio lenticularis die ca. 5,2 g schwere und 2,25—3,29 (nach Linsenmeyer [367] 1,98—3,41) ccm volumenhaltige **Linse** (Fig. 1046 s u. 1056 t), die einen horizontalen Durchmesser von 19,5—22 (nach Linsenmeyer [367] 18,05—22,28), einen vertikalen von 18,5—19 und einen Achsendurchmesser von 12—13,25 (nach Linsenmeyer [367] 11,41—14,26) mm besitzt. Ihr vorderer Krümmungsradius beträgt 13,5—15 (nach Matthiesen 21), der hintere 9,5—10 (nach Matthiesen 13) mm. Die vordere Fläche ist also weniger gewölbt als die hintere, so dass die Radien beider Flächen sich etwa wie 3 : 2 verhalten. Der Vertikaldurchmesser verhält sich zur Achse wie 1 : 1,6. Die Zonula ciliaris befindet sich ungefähr in einer Linie, die man ca. 5 mm hirnseitig von der Grenze zwischen Cornea und Sclera parallel mit dieser zieht; daraus ergibt sich auch die Lage der hinteren Augenkammer. Die vordere Augenkammer enthält nach Emmert ca. 1700—3000 cmm Humor aqueus.

Blutgefässe (Fig. 1062). Über das retinale Gefässystem s. S. 918 u. oben. Die *Aa. ciliares posteriores longae* (b) (temporale und nasale Irisarterien) treten 1,5 cm vom hirnseitigen Pole im horizontalen Meridian an die Sclera und verlaufen in einer Rinne 5—6 mm weit. Vorher geben sie einige zum zerebralen Pol verlaufende *Aa. ciliares posteriores breves* (a, a) ab, die in der Nähe des Poles die Sclera durchbohren und in die Chorioidea eintreten. Während des Verlaufs an der Sclera geben beide Irisarterien geschlängelt verlaufende Ästchen ab, die durch die Sclera zur Aderhaut gehen. Im übrigen ziehen die Irisarterien zum Ziliarkörper und Iris und helfen den Circulus arteriosus iridis major bilden. Die *Aa. ciliares anteriores* (c) teilen sich dorsal und ventral am Bulbus in je 2 divergierende, im Umkreis des Bulbus gegeneinander laufende Ästchen, deren Zweige die Sclera nahe der Cornea durchbohren und in den Ziliarkörper eintreten. Es sind 4 *Vv. vorticosae* (h), die 2 cm vom Hornhautfalz die Sclera durchbohren, 4—6 lange und zahlreiche kurze, vordere und hintere Ziliarvenen und ein venöser Plexus am Hornhautfalz, der *Plexus venosus sclerae*, vorhanden.

III. Das Auge der Wiederkäuer.

A. Die Nebenorgane.

Die **knöcherne Augenhöhle** ist im allgemeinen wie beim Pferde. Ihre Breite beträgt beim Rinde 63,5, beim Schafe 37—38 und die Höhe 71,6 bzw. 41,2 mm. Der Winkel zwischen der Orbitalachse und der Eingangsebene misst beim Rinde 76—78 und beim Schafe 88—90°, während der Winkel zwischen der rechten und linken Orbitalebene beim Rinde 60—62, beim Schafe 46,5° beträgt. Nach Dexler (129) ist die Orbita des Rindes durchschnittlich 196 ccm gross; zum Bulbus verhält sie sich wie 6 : 1 (beim Schafe wie 1,6 : 1, bei der Ziege wie 1,8 : 1).

Die **Augenlider** (Fig. 1044 a, a′ u. b, b′) sind besonders beim Rinde wulstiger; das untere Lid ist mit ziemlich zahlreichen Wimpern versehen, die deutlich, aber immer noch erheblich kleiner und weicher als die am oberen Lide sind. Die Tarsaldrüsen sind ziemlich gross, aber nach der Tiefe zu abgebogen und daher weniger gut markiert als beim Pferde. Die Conjunctiva des unteren Lides ist infolge der starken Leukozytenanhäufungen stark gewulstet und besitzt einen grossen Bruch'schen Haufen. Der Blinzknorpel stellt eine ca. 1 mm dicke, von der Nickhautdrüse umgebene, ovale Platte dar mit einem in der Blinzhaut gelegenen, ankerähnlichen Fortsatz (Fig. 1049 c u. 1050). Die Nickhautdrüse ist sehr gross (ca. 5¹/₂ cm lang) und zerfällt in 2 Abschnitte, einen freien, haselnussgrossen Teil und den um die Knorpelplatte liegenden Abschnitt; beide sind durch lockere, den Stiel überragende Läppchen verbunden; der erstere Teil kann der Harder'schen Drüse des Schweines verglichen werden (s. die Arbeiten von Heine [244], Löwenthal [374], Lutz [383], Miessner [419]). Die Nickhautdrüse hat beim Rinde 2 grosse und mehrere kleinere, beim Schafe 2 Ausführungsgänge.

Der **Tränenapparat.** Die Tränendrüse zerfällt beim Rinde in einen dickeren und einen dünneren, sich verschmälernden Teil, die beide meist verbunden, zuweilen aber auch getrennt sind, so dass der dickere Teil der *Gland. lacrimalis superior* und der dünnere der *Gland. lacrimalis inferior* des Menschen entspricht. Sie besitzt 6—8 grössere, leicht auffindbare und mehrere kleinere Ausführungsgänge. Die gelbbraune bis schwarzbraune Tränenkarunkel (Fig. 1044 d) hat die Grösse einer kleinen Erbse und ist ziemlich dicht behaart; sie ist durch eine pigmentierte Hautbrücke mit der äusseren Haut verbunden. Beim Schafe ist sie hirsekorngross, gelblichbraun und nur spärlich behaart; die Tränenpunkte sind sehr weit (2—3 mm beim Rinde). An ihnen beginnen die halbkreisförmig gebogenen, beim Rinde 1—1¹/₂ cm langen Tränenkanälchen, die in einen 5—8 mm weiten Tränensack münden. Der ziemlich gerade Tränenkanal des Rindes ist 12—14 (nach Kitt [303] 15—22) cm lang; manchmal ist er in seinem Anfangsteil durch ein Septum in 2 Hälften geteilt. Äusserlich ist die Lage seines Anfangsteils bestimmbar durch die Vereinigung der V. angularis oculi mit der V. dorsalis nasi; er liegt also 2—3 Finger breit (4—5 cm) vom Nasenrücken entfernt. Sein dickwandiges Anfangsdrittel liegt im knöchernen Tränenkanal, die übrigen dünnwandigen 2 Drittel werden nur durch die Nasenschleimhaut und gegen das Ende durch Knorpel gestützt, während sie im übrigen der Maxilla unmittelbar ventral von der ventralen Muschelgräte anliegen. Sein (3—4 mm) weites Ende liegt zwischen 2 Knorpelplatten (die vom Flügelknorpel und dem Ansatzknorpel stammen) und mündet nahe dem Nasenloch am lateralen Nasenflügel. Die Mündung ist deshalb nicht leicht auffindbar, weil sie an der medialen Fläche der Flügelfalte der ventralen Nasenmuschel liegt.

B. Der Augapfel (Fig. 1056).[1])

Der Augapfel ist etwas kleiner als der des Pferdes, sonst aber ihm ähnlich. Bei der Kuh ist nach Emmert der Augapfel etwas kleiner als beim Ochsen. Sein Volumen schwankt beim Ochsen zwischen 28 und 35 ccm, bei der Kuh zwischen 25 und 34 ccm. Beim Ochsen sind der grösste Längs- und der grösste Querdurchmesser fast gleich und betragen im Durchschnitt 43—43,5 mm; bei der Kuh schwankt der Längsdurchmesser des Augapfels zwischen 41 und 42 mm, der Querdurchmesser zwischen 40 und 41 mm. Längs- und Querdurchmesser des Auges des Schafes sind meist gleich und liegen zwischen 30,5 und 31,0 mm. Das Gewicht beider Bulbi verhält sich zum Körpergewicht beim Rinde wie 1 : 7000 (nach Emmert wie 1 : 8688, bei der Kuh durchschnittlich wie 1 : 7179), beim Schafe wie 1 : 3600 (nach Emmert wie 1 : 2936). Der horizontale Krümmungsradius des Augenhintergrundes beträgt beim Rinde 23,5 und beim Schafe 18,6 mm.

Die **Sclera** ist dünn, erscheint wegen des Durchschimmerns der Chorioidea leicht bläulich und ist häufig schwärzlich pigmentiert. Sie ist beim Rinde hirnseitig 1,9—2,2, am Aequator 1,0 und nahe der Cornea 1,2—1,5 mm dick. Beim Schafe beträgt ihre Dicke hinten 1—1,2, etwas davor 1,5—2,0, am Aequator 0,2—0,3 und nahe der Cornea 0,4—0,5 mm. Die **Cornea** hat dieselbe eiförmige Gestalt und eine ähnliche Wölbung wie die des Pferdes. Sie ist beim Rinde zentral 1,5—2 und peripher 1,5—1,8, beim Schafe 0,8—1,2 bzw. 0,3—0,5 mm dick; dabei verhält sich die Breite zur Höhe wie 1 : 1,3 beim Rinde und wie 1 : 1,45 beim Schafe. Ihr horizontaler Krümmungsradius beträgt 16,8 und der vertikale 14,7 beim Rinde und 12,7 bzw. 12,4 mm beim Schafe. Die **Chorioidea** ist äusserlich der des Pferdes gleich; sie besitzt aber ein glänzendes Tapetum, das aus einem prachtvollen, glänzenden Grün in ein tieferes Blau übergeht, wozu beim Kalbe in der Mitte ein deutlicher rötlicher Schimmer kommt; im übrigen ist das Tapetum, ausser bei Schaf und Ziege, durch einen eigentümlichen moiré-

---

1) Betr. der genaueren Verhältnisse des Bulbus s. die Anmerk. auf S. 923.

ähnlichen Glanz ausgezeichnet. Es nimmt einen grossen Teil des temporalen Abschnitts des Augengrundes ein, während es sich auf die nasale Seite nur in Form eines schmalen Streifens erstreckt. Bei der Ziege hat es eine mehr viereckige Gestalt und ist gleichmässiger über beide Abschnitte des Auges fast symmetrisch verteilt. Die **Iris** ist dunkler als beim Pferde; die m. o. w. konzentrisch zur Pupille oder kreisförmig verlaufenden Fältchen sind zahlreicher und feiner; die innere Fläche zeigt feine radiäre Fältchen. Die **Pupille** ist queroval wie beim Pferde (vgl. im übrigen H. Richter [495]). Beim Schafe ist die Iris gelbbraun, bei der Ziege bläulich. Traubenkörner kommen bei Rind, Schaf und Ziege an beiden Pupillarrändern vor; sie sind beim Rinde sehr klein, bei Schaf und Ziege relativ sehr gross und bei der Ziege auch am unteren Pupillarrand sehr deutlich. Die **Retina** des Rindes ist blutreicher und deshalb rötlicher als die des Pferdes; die Gefässe sind mit blossem Auge gut zu erkennen; es gehen kräftige Arterienstämmchen aus der Mitte der Papilla optica peripher und verbreiten sich in der Gehirnschicht der Retina. Sie gehen in ein Netz arterieller Kapillaren über, an das sich ein tiefer gelegenes, venöses Kapillarnetz anschliesst. Aus letzterem entspringen die kleinsten, an der Ora serrata bogenförmig umbiegenden Venen, die sich nach innen zu grösseren, neben den Arterien liegenden Stämmchen vereinigen, bis schliesslich 3—4 Hauptvenen zur Papille

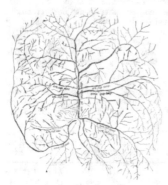

Figur 1069. Retinagefässe vom Kalbe (Bruns).

zurückkehren. Ein Circulus venosus anterior besteht nicht. Die A. centralis retinae entspringt aus einer A. ciliaris posterior. Sie teilt sich dicht vor dem Sehnerveneintritt in 3 (selten 4) Äste, von denen der dorsale der stärkere ist (Fig. 1069 u. 1070); beim Rinde wird der Ursprung der Arterien von einem Reste der embryonalen A. hyaloidea verdeckt. Alle Wiederkäuer besitzen nach Zürn [719] eine runde *Area centralis*, das Rind ausserdem noch eine streifenförmige. Der **Sehnervendurchtritt** liegt nach Preusse [475] beim Rinde 4—5 mm lateral und 7—9 mm ventral vom hinteren Augenpol, beim Schafe 6 resp. 7—8 mm und bei der Ziege 5 resp. 7 mm. Die *Papilla optica* ist nach Bayer [43] im Verhältnis zu der des Pferdeauges auffallend klein und nicht scharf konturiert und flach (nach Koschel beim Rinde oval, 4,6 mm breit und 5,5 mm lang, beim Schafe rund und 3 mm im Durchmesser). Bei der Ziege ist die Papille relativ grösser und trichterförmig vertieft.

Der **Glaskörper** ist derber als beim Pferde, durchschnittlich 20,3 (Kühe) bis 20,9 (Ochsen) ccm gross, besitzt eine festere Hülle und zerfliesst deshalb weniger leicht. Zum Bulbusvolumen verhält sich das Glaskörpervolumen nach Emmert beim Rinde durchschnittlich wie 1:1,5, beim Schafe wie 1:1,73. Die **Linse** zeigt nichts Besonderes. Ihr vertikaler Durchmesser ist etwas kleiner

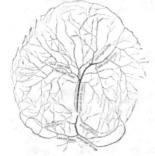

Figur 1070. Retinagefässe vom Schafe (Bruns).

als der horizontale, und zwar um 1—1,3 bei grossen und um 0,5 mm bei kleinen Tieren. Die Achse misst beim Rinde 12,0 und beim Schafe 10,4, der Horizontaldurchmesser beim Rinde 17,75—18,7 und beim Schafe 14,5 mm. Ihr Gewicht beträgt beim Rinde 4,3 g, beim Schafe 2,3 g und ihr Volumen beim Rinde 2—2,2 ccm (Emmert) bzw. 2,75 ccm (Matthiesen), beim Schafe 0,9 (Emmert) bzw. 1,03 ccm (Matthiesen). Von der Cornea ist ihre vordere Fläche entfernt beim Rinde 4,4, beim Schafe 3, und ihre hintere Fläche beim Rinde 16,2, beim Schafe 13,4 mm.

Muskeln. Der *M. corrugator supercilii* fehlt dem Rinde; funktionell wird er durch den *M. frontalis,* Stirnhautmuskel (Fig. 302 n), vertreten, der an das obere Lid im ganzen Umkreis tritt und sich in den besonders beim Bullen starken, querfaserigen Nasenhautmuskel fortsetzt, der die Nasenbeine bedeckt und sich bis zum Flotzmaul erstreckt. Der *M. malaris* (Fig. 302 f) entspringt teils aus dem starken *M. orbicularis palpebrarum* (Fig. 302 m), teils aus dem M. frontalis, teils vom Tränenbein; er liegt auf den dorsalen Backendrüsen und endet teils an der Fascia masseterica und faciei, teils an den Backenmuskeln; er ist viel stärker als beim Pferde. Die Muskeln des Augapfels sind wie beim Pferde; betr. der Augenmuskeln des Schafes s. auch Nussbaum [451].

IV. Das Auge des Schweines.

A. Die Nebenorgane.

Der knöcherne **Orbitalring** besitzt zwischen Arcus zygomaticus und dem kurzen Proc. zygomat. des Frontale eine Lücke, die durch das derbe, ca. 23 mm lange *Lig. orbitale* ausgefüllt wird. Die **Periorbita** befestigt sich an der Crista orbitalis des Lacrimale; zwischen ihr und der medialen Fläche des Jochbogens bleibt ein kleiner, Fettgewebe und Gefässe enthaltender Raum. Die **O r b i t a l h ö h e** beträgt 40,7, die Breite 37,0, die Achse 51,7 mm; ihre Eingangsebene schneidet sich mit der der anderen Seite unter einem Winkel von 62,0°; dabei ist die eine Orbita von der anderen ca. 66 mm entfernt. Die Grösse der Orbita zum Bulbus verhält sich wie 2,4 : 1.

Von den **Augenlidern** ist nur das obere mit **W i m p e r n** versehen; der mediale **L i d w i n k e l** ist etwas grösser als der laterale und verlängert sich in eine auf die Backen tretende Rinne; die Tarsaldrüsen sind sehr kurz und posthornartig gebogen; die **T r ä n e n k a r u n k e l** bildet einen langgestreckten, niedrigen, hellroten, an der Oberfläche fein runzelig erscheinenden Wulst; sie ist ca. 1,0 cm lang und ca. 0,3 cm breit und spaltet sich in 2 Äste; sie besteht fast nur aus Schweissdrüsen. Die **L i d s p a l t e** ist mehr schlitzförmig als bei Pferd und Rind. Der Knorpel des **d r i t t e n A u g e n l i d e s** ist in dem von der Nickhautdrüse umgebenen Teil eine 1 mm dicke und 8 mm breite Platte, während der die Blinzhaut stützende Teil ankerförmig erscheint (Fig. 1051 a). Ausser der oberflächlichen **N i c k h a u t d r ü s e** besitzt das Schwein noch eine graubraune oder rötliche **t i e f e N i c k h a u t -** oder **H a r d e r 'sche Drüse**. Diese ist platt, elliptisch und passt sich dem Augapfel und der Orbitalwand an. Sie ist 2—3 cm lang, 1—1¹/₂ cm breit und ¹/₂—1 cm dick und liegt an der nasalen Seite des Augenwinkels ziemlich tief in der Augenhöhle unter der Anheftung des M. obliquus bulbi ventralis und zwar in einem als Blutsinus zu deutenden Raume. Sie besitzt an ihrer Bulbusfläche eine Rinne, in welcher der schweinsborstenstarke Ausführungsgang die Drüse verlässt, der ca. 1¹/₂ cm vom Lidrand entfernt an der Bulbusfläche des Blinzknorpels mündet. Die gelbrote oder gelbbraune *Glandula palpebrae tertiae superficialis* ist ca. 4 mm dick und 1¹/₂ cm breit; sie liegt nasodorsal von der tiefen Drüse und umgibt den löffelförmig verbreiterten Stiel des Blinzknorpels; ihre bulbusseitige, konkave Fläche ist durch Bindegewebe an den Augapfel befestigt; lateral ist sie von Fett bedeckt. Sie hat 3—5 Ausführungsgänge, die mit dem der tiefen Drüse auf der bulbusseitigen Fläche des 3. Lides münden (s. L ö w e n t h a l [374], L u t z [383] und M i e s s n e r [419]).

Der **Tränenapparat.** Die **T r ä n e n d r ü s e** ist eine Schleimdrüse (s. H o r n i c k e l [275] und S. 907). Die beiden **T r ä n e n r ö h r c h e n** treten jedes durch ein besonderes Loch am Tränenbein in dieses und stossen, ohne einen abgesetzten **T r ä n e n s a c k** zu bilden, zusammen. Öfter fehlt der ventrale **T r ä n e n p u n k t**; das ventrale **T r ä n e n k a n ä l c h e n** pocht dann blind. Der meist nur kurze **T r ä n e n k a n a l** ist dickwandig, solange er im Knochen verläuft, und wird dann ganz dünnwandig. Er **m ü n d e t** meist am pharyngealen Ende der ventralen Nasenmuschel in den ventralen Nasengang. Diese Mündung des Kanals kann natürlich vom Nasenloch aus nicht wahrgenommen werden. Oft findet man aber vom E n d t e i l des Tränenkanals noch Rudimente bzw. ein mehrere Zentimeter langes Kanal-stück, dessen Öffnung ventral von der Schleimhautfalte der ventralen Muschel an der lateralen Wand der Nasenhöhle liegt. Dieses Endstück hängt mit dem Anfangsstück nicht zusammen, weil das Mittelstück immer fehlt.

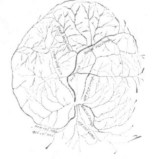

Figur 1071. Retinagefässe vom Schweine (Bruns).

B. Der Augapfel.[1]

Der Augapfel ist verhältnismässig klein und mehr kugelig als bei den Einhufern und Wiederkäuern. Sein Längsdurchmesser beträgt durchschnittlich 26—27, der Querdurchmesser 25—26 mm, die Augenachse 24,6 mm. Das Gewicht beider Bulbi verhält sich zum Körpergewicht wie 1:8000. Der Krümmungsradius des Augenhintergrundes beträgt 15,8 mm. Das Volumen des Glaskörpers verhält sich zum Bulbusvolumen durchschnittlich wie 1 : 1,6.

Die **Sclera** hat eine grosse Kornealöffnung mit einem stumpfen nasalen Pole; mithin erscheint die **Cornea** von aussen gesehen oval, fast stumpf-dreieckig mit breitem nasalen Ende, trotzdem sie in Wirklichkeit kreisrund ist. Die D i c k e der Sclera beträgt optikusseitig 1—1,5 und am Aequator 0,5--0,8 mm, während die Cornea in der Mitte 1,0—1,2 und peripher 0,5 bis 0,8 mm dick ist. Der horizontale K r ü m m u n g s r a d i u s der Cornea misst 11,0 und der vertikale 10,6 mm; dabei verhält sich die Höhe der Cornea zur Breite wie 1 : 1,2. Die **Chorioidea**

1) Betr. der spezielleren Verhältnisse des Bulbus s. die Anmerk. auf S. 923.

besitzt kein Tapetum. Das Corpus ciliare ist nach Würdinger oben 4,5, seitlich 3,5 mm lang; der *M. ciliaris* ist oben 3,2, seitlich 2—2,5 mm lang und oben 0,3, seitlich 0,44 mm dick. Die Iris erscheint meist dunkel, graubraun oder braungelb. Die Pupille ist queroval bzw. elliptisch, im Dunkeln fast kreisrund. Traubenkörner sind nie vorhanden. Die *Papilla optica* liegt mehr zentral als bei den Wiederkäuern; sie ist ziemlich rund, misst 2,8 mm im Durchmesser und besitzt eine echte Zentralarterie und -vene; es sind meist 4 starke Arterien- und ebensoviel Venenstämmchen vorhanden. Im grossen und ganzen ist das retinale Gefässystem dem der Wiederkäuer sehr ähnlich (Fig. 1071); es ist eine runde und eine streifenförmige *Area centralis* vorhanden (Zürn [719]). Der Glaskörper besitzt ein Volumen von durchschnittlich 5,7 ccm. Die Linse ist weniger gewölbt als bei den Einhufern und Wiederkäuern. Sie hat ein Volumen von 1,55 g und eine Achse von 7,9 bei einem Horizontaldurchmesser von 11,0 mm (nach Linsenmeyer [367] ein Volumen von 0,26—0,76 ccm, einen Horizontaldurchmesser von 9,73—12,58 und einen Achsendurchmesser von 6,06—9,42 mm). Ihre korneaseitige Fläche ist von der Cornea 2,8 mm entfernt. Ihr Gewicht beträgt nach Emmert [162] 0,8, nach Matthiesen [402] 0,48 g. Zum Volumen des Augapfels verhält sie sich nach Emmert [402] wie 1 : 12,4.

Die Muskeln des Auges zeigen keine Besonderheiten.

V. Das Auge der Fleischfresser.

A. Die Nebenorgane.

Die Augenhöhle besitzt im knöchernen Orbitalring eine Lücke zwischen dem Jochbogen und dem kleinen Jochfortsatz des Stirnbeins; diese verschliesst das bei grossen Hunden 24, bei kleinen 19—20, bei der Katze 2—4 mm lange Orbitalband. Periorbita, Rollknorpel und Faszien zeigen nichts Besonderes. Die Augenhöhlenachse des Hundes und der Katze bildet mit der Eingangsebene einen Winkel von 82—85° bzw. 76—78°. Der Divergenzwinkel zwischen den beiden Eingangsebenen ist nach der Rasse verschieden; er beträgt beim Pudel 84—95°, bei Doggen, Spitz usw. 90—100°, beim Mops, Pinscher, Jagdhund usw. 100—110° (Preusse [475]). Die beiden Augenachsen schneiden sich in einem Winkel von 92,5° (Katze 77°), die Augenhöhlenachsen in einem solchen von 79° (Katze 49,5°) und die Augen- und Orbitalachse in einem solchen von 7° (Katze 13°) (Koschel [323]).

Die Augenlider. Am unteren Lide sind besondere Wimpern nicht vorhanden, sondern nur gewöhnliche Deckhaare; die Lider sind in einem 1—2 mm breiten Randstreifen innen pigmentiert; der nasale Augenwinkel ist weit, die Tränenkarunkel klein, wenig vorstehend und gelblichbraun, die Nickhautdrüse rötlich; sie liegt am Blinzknorpel, dessen Verhältnisse die Abbildungen 1052 u. 1053 ergeben, und hat 2—3 Ausführungsgänge. Dorsomedial vom oberen Lide findet sich ein Büschel stärkerer, vorstehender Haare, das an Augenbrauen erinnert.

Tränenapparat. Die blassrote, platte Tränendrüse liegt grösstenteils unter dem Orbitalband; der *Lacus lacrimalis* ist sehr flach; die Tränenpunkte, Tränenröhrchen und der Tränensack sind deutlich. Der Tränenkanal verläuft beim Hunde entweder ununterbrochen bis nahe an das Nasenloch, um dort zu münden, oder er besitzt gleich nach seinem Austritt aus dem knöchernen Tränenkanal, am Ende seines Anfangsschnittes, eine Öffnung an der lateralen Fläche der ventralen Muschel im ventralen Nasengang; von hier aus setzt er sich derart fort, dass der Endteil lateral vom ventralen Seitenwandknorpel der Nase liegt und an der lateralen Wand des Nasenlochs im pigmentierten Teil der Schleimhaut (oder der äusseren Haut), ventral von der Schleimhautfalte der ventralen Muschel mündet. Öfter ist das Verhalten des Tränenkanals der beiden Seiten verschieden. Bei der Katze verläuft er ununterbrochen bis zum Nasenloch. Der Anfangsteil des Tränenkanals der Fleischfresser liegt im knöchernen Tränenkanal des Tränenbeins, im übrigen im Sulcus lacrimalis des Oberkieferbeins.

B. Der Augapfel.

Der Augapfel der Fleischfresser (s. die Fussnote S. 923) ist fast vollständig kugelig und relativ gross, bei kleinen Hunden relativ grösser als bei grossen. Das Gewicht beider Bulbi verhält sich zum Körpergewicht bei grossen Hunden wie 1 : 2574, bei kleinen wie 1 : 900—1090. Vom Augapfelinhalt kommen 0,5 ccm auf die Linse, 0,4 auf die Kammern, 3,2 auf den Glaskörper und 1,0 auf die Bulbushäute (Emmert). Der grösste Längsdurchmesser beträgt 21—22, der grösste Querdurchmesser 20—21 mm, bei der Katze sind Längs- und Querdurchmesser fast gleich (zirka 21 mm). Nach Koschel messen der horizontale und vertikale Durchmesser und die Augenachse bei kleinen Hunden 19,7 bzw. 18,7 bzw. 20, bei grossen 24,0 bzw. 23,0 bzw. 24,2, bei der Katze 20,1 bzw. 20,2 bzw. 21,3 mm.

Die kreisrunde Cornea ist zentral dicker als peripher und stärker gekrümmt als bei anderen Tieren und trotz der kugeligen Gestalt des Bulbus auch stärker als die Sclera. Es verhalten sich die Höhe der Cornea zur Breite wie 1,0 : 1,07. Die Cornea ist in der Mitte je nach der Grösse des Hundes 0,6—1,0 und peripher 0,5—0,7 mm dick; bei der Katze ist sie in der Mitte 0,8—1,0 und peripher 0,4—0,6 mm dick. Bei der Katze beträgt der horizontale Krümmungsradius 9,3 und der vertikale 9,2 mm (nach Weve [680] von 7,5—8,7 mm) und beim Hunde 9,0 mm. Die **Sclera** ist namentlich in der Mitte verhältnismässig dünn, so dass die Chorioidea durchschimmert. Nur am Augenhintergrund und nahe dem Korneafalz ist sie dick und weiss, am Korneafalz fünfmal so dick als am Aequator. Ihre Dicke beträgt bei der Katze optikusseitig 0,4, im übrigen 0,2—0,9 und ganz nahe der Cornea 1,1 mm. Die *Rima cornealis* ist rund und kreisförmig. Die **Chorioidea** ist stark pigmentiert; sie besitzt ein aus 5—6, ja stellenweise aus 10—15 Zellenschichten bestehendes *Tapetum cellulosum*. Dieses ist beim Hunde metallisch glänzend, oft goldgelb und am Rande smaragdgrün; bei anderen herrscht ein blauer oder ein rötlich-gelber Ton vor; peripher wird es blau, weisslich oder stahlfarben; bei der Katze erscheint das Tapetum blaugrün oder goldgelb schillernd und an den Rändern bläulich. Es ist halbmondförmig bzw. dreieckig und scharf begrenzt und beginnt 1—2 mm über dem Sehnervendurchtritt oder direkt an ihm, so dass in der langen Seite (der Basis) des m. o. w. dreieckigen Tapetums die Papilla optica liegt; es ist bei grossen Hunden zirka $1/10$ mm dick. Bei der Katze beschreibt die Hypotenuse stets einen Bogen und reicht noch unter die Papille. Das **Corpus ciliare** besitzt bei grossen Hunden 70—80, bei kleinen 80—83 Ziliarfortsätze (Koschel). Es ist bei solchen Hunden, deren Auge eine Länge von 18 mm besitzt, nach Würdinger [686] 4,8 mm lang, während der *M. ciliaris* 2,6 mm lang und 0,4—0,6 mm dick ist. Die **Iris** des Hundes ist braun, gelbbraun, manchmal auch blau und oft an beiden Augen verschieden gefärbt. Die **Pupille** ist rund. Traubenkörner sind nicht vorhanden. Der Sehpurpur der **Retina** ist in Form eines Streifens, des Sehhügels, deutlicher sichtbar als an anderen Stellen. Die *Papilla optica* liegt beim Hunde 0,0—4 mm temporal vom vertikalen und 2—3 mm ventral vom horizontalen Meridian; ihre Gestalt ist beim Hunde sehr wechselnd; sie ist meist gleichseitig dreieckig mit abgestumpften Ecken und flachem, schwach vertieftem Zentrum; manchmal ist sie auch rund oder oval. Ihre Farbe ist variabel (gelblich-weiss, bläulich oder ganz dunkel). Bei der Katze dürfte die Papilla optica öfter im ventromedialen Quadranten liegen. Es ist nur eine runde *Area centralis* vorhanden. Über die *Fovea centralis* s. S. 917. Der **Glaskörper** ist nach Emmert durchschnittlich 3,2 ccm gross. Die **Linse** ist beim Hunde weniger gewölbt als bei den anderen Haustieren. Sie wiegt bei grossen Hunden 1,6, bei kleinen 1,0, bei der Katze 1,47 g; ihr Gewicht verhält sich zu dem des Auges wie 1 : 8—10,2. Bei mittelgrossen Hunden beträgt der Radius der vorderen Krümmung 6,2 (bei der Katze 6,7) und der der hinteren 5,5 (bei der Katze 7,4) mm. C. Rabl [483a] fand auch beim Hunde meist eine stärker gewölbte Linsenvorderfläche. Die Entfernung der Linse von der Cornea beträgt bei der Katze 4,5 mm. Die Achse misst bei diesen Tieren 7,8 und der Horizontaldurchmesser 9 bis 10,4 mm. Ihr Vertikaldurchmesser verhält sich zur Achse wie 1 : 1,3. Der Katzenbulbus unterscheidet sich vom Hundebulbus weiterhin durch die grüngelbe Farbe der Iris und durch die eine vertikale Spalte bildende Pupille, die im Dunkeln kreisrund wird. Die *Papilla optica* der Katze ist unregelmässig rundlich, anscheinend etwas vertieft und von einem eigentümlichen Hof umgeben. Die schon hinter der Oberfläche der Papille sich teilenden Zentralgefässe divergieren papillenwärts und treten, hakenförmig abgebogen, am Rande der Papille an die Oberfläche.

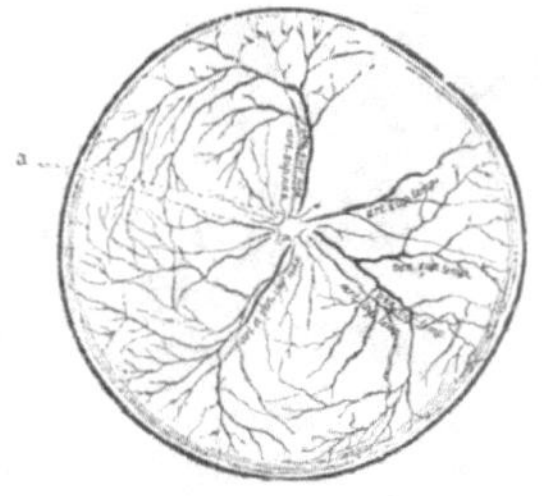

Die **Blutgefässe** des Bulbus stammen wesentlich von der A. ophthalmica ext., aber z. T. auch von einer aus der A. carotis int. entspringenden A. ophthalmica int., die nach H. Virchow [658] die *A. centralis retinae* abgibt; andere Autoren lassen sie aus Ziliargefässen entspringen. Beim Hunde treten eine grössere Anzahl Aa. ciliares posteriores breves nahe an den Optikusstamm heran und dringen im Niveau der Chorioidea in ihn ein, wobei sie je einen schwächeren Zweig abgeben, der direkt zur Papille verläuft und peripher ziemlich scharf in die Retina umbiegt. Diese zilioretinalen Gefässe anastomosieren mit den Zentralgefässen. Es gehen aus der Mitte der Papille oder vom Rande (Katze) 3—4 grössere,

Figur 1072. Retinagefässe vom Hunde (Bruns).
a die feineren Gefässbögen auf der Papille.

peripher gerichtete Arterien und Venen zur Vaskularisation der Retina hervor (Fig. 1072). Die Trennung in eine oberflächliche, die Arterienkapillaren und eine tiefe, die Venen enthaltende Schicht ist deutlich. Näheres s. in der „Anatomie des Hundes" S. 587.

Die **Muskeln** des Auges (Fig. 1055) gleichen fast ganz denen des Pferdes; nur bei der Katze ist die Sehne des M. obliquus bulbi dorsalis sehr stark, rundlich und zuweilen gespalten.

Das Gehörorgan, Organon auditus.

I. Allgemeines.

Der Gehörapparat besteht aus dem Hörorgan (Ohr), dem Leitungsnerven, *N. acusticus,* und dem Hörzentrum (der Hörsphäre). Das Ohr, *Auris,* liegt teils an der äusseren Fläche des Schläfenbeins, teils im Innern des Felsenbeins und zerfällt in das äussere, mittlere und innere Ohr. Zum äusseren Ohr gehören die Ohrmuschel mit ihren Muskeln und der teils knorpelige, teils knöcherne äussere Gehörgang. Das mittlere Ohr ist vom äusseren durch das Trommelfell geschieden; zu ihm gehören die Paukenhöhle, die Gehörknöchelchen, die Hörtrompete und bei den Einhufern noch der Luftsack. Das innere Ohr (Labyrinth) besteht aus dem Vorhof, den Bogengängen und der Schnecke.

A. Das äussere Ohr, Auris externa.

Ausser den genannten Teilen gehört zum äusseren Ohre noch das in den Muskelapparat eingeschaltete **Schildchen** oder der **Schildknorpel des Ohres,** *Scutulum* (Fig. 1075—1078 u. 1091 t, t), das nur zum Muskelansatz dient. Es fehlt dem Menschen und ist eine unregelmässig drei- oder viereckige, nasomedial von der Muschel liegende Knorpelplatte, die auf dem M. temporalis ruht. An seiner den Mm. auriculares profundi zum Ansatz dienenden Unterfläche liegt ein Fettpolster.

1. Die Ohrmuschel und der äussere Gehörgang.

An der **Ohrmuschel,** *Auricula,* der Tiere unterscheidet man 3 Teile, 1. den freien, mit der Muschelspalte versehenen Abschnitt, 2. das der Seitenfläche des Schädels aufsitzende Gesäss (Grund), *Eminentia fossae conchae,* und 3. den knorpeligen Gehörgang. Die Grundlage der Muschel wird durch den Muschel- und Kürassknorpel gebildet.

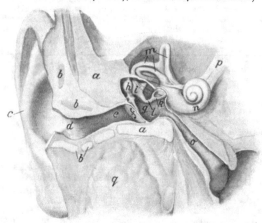

An der Ohrmuschel des Menschen (Fig. 1073 c, 1083 und 1090) heisst der äussere, umgebogene Rand *Helix auriculae,* Ohrkrempe (Fig. 1090a); ihr vorderer Endabschnitt biegt über dem Eingang in den Gehörgang bogig nach dem Innern der Muschel um und stellt das *Crus helicis,* den Helixschenkel (b), dar. Gleichgerichtet mit der Helix verläuft die *Anthelix* (d), eine leistenartige Erhöhung, die oben in 2 vorwärtsgerichtete, die *Fossa triangularis* (p) umschliessende Schenkel (e und f) ausgeht. Am vorderen Rande der Ohrmuschel bemerkt man nahe dem Eingang in den Gehörgang den nach hinten vorspringenden *Tragus* (i) und diesem gegenüber, durch einen Einschnitt, *Incisura intertragica* (n), getrennt, den *Antitragus* (g), der

Figur 1073. Schnitt durch das Ohr des Menschen (halbschematisch).

a, a Knochen (Schläfenbein), b, b, b Knorpel, c Auricula, d knorpeliger und e knöcherner äusserer Gehörgang. f Membrana tympani, g Cavum tympani, h Hammer, i Amboss, k Steigbügel, l Proc. lenticularis, m Canales semicirculares, n Cochlea, o Tuba auditiva, p N. acusticus, q Parotis.

in die Anthelix (d) übergeht. Die Furche zwischen Helix und Anthelix heisst die *Scapha* oder *Fossa helicis* und die von der Anthelix, dem Tragus und Antitragus begrenzte, in den Gehörgang führende Grube, die *Fossa conchae* (r), von der der obere Abschnitt durch den Helixschenkel als *Cymba conchae* (q) abgetrennt wird. Am hinteren Rande der Auricula findet sich an der Helix oben eine Hervorragung, die *Apex Darwinii* (c), die der Ohrspitze der Tiere entspricht. Die Hauptunterschiede zwischen der Muschel der Tiere und des Menschen bestehen darin, dass 1. bei den Tieren (Fig.1079—1082 u. 1087—1089) der vordere Muschelrand über den hinteren übergreift, so dass der Knorpel tütenartig eingerollt erscheint; 2. darin, dass sich die Scapha bedeutend vergrössert und in eine Spitze verlängert hat, und 3. dass der Rand nicht umgekrempt, sondern an der oberen Partie der Tüte aufgeklappt ist; dadurch wird die Darwin'sche Spitze nach oben gerichtet.

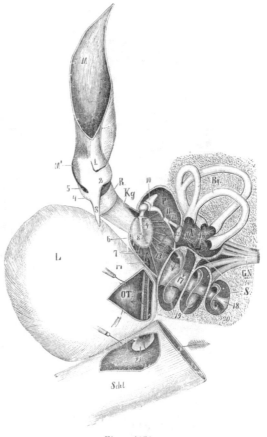

Figur 1074.

Figur 1074. Gesamtübersicht über das Gehörorgan des Pferdes (schematisch). Bg. Bogengänge, G.N. N. acusticus, Kg. knöcherner, äusserer Gehörgang, L. Luftsack, M. Ohrmuschel, M'. ihr Gesäss, O.T. Tuba auditiva, P. Paukenhöhle, R. Cartilago annularis, S. Cochlea, Schl. Schlundkopf, V. Vestibulum. 1 Lamina tragi, 2 halbringförmiger Knorpel der Ohrmuschel, 3 Griffelfortsatz, 4 dessen dorsales Horn, 5 Öffnung zum Durchtritt des N. auricularis internus, 6 Annulus tympani mit 7 strahlenförmig von ihm abgehenden Knochenblättchen, 8 Trommelfell, 9 Hammer, 10 Amboss, 11 Linsenbeinchen, 12 Steigbügel, 12' dessen in der Fenestra vestibuli steckende Fussplatte, 13 Fenestra cochleae, 14 Paukenöffnung der Ohrtrompete, 15 Öffnungen der Bogengänge im Vestibulum, 16 Schneckenöffnung im Vestibulum, 17 Spindel, 18 ihre trichterförmige Kuppel, die lateral im Promontorium liegt, während die Basis dem Porus acusticus internus zugekehrt ist (nach der Zeichnung könnte man die umgekehrte Lage vermuten, das ist aber nicht zutreffend), 19 Lamina spiralis ossea, 20 Häkchen des knöchernen Spiralblättchens, 21 Klappe der Tuba auditiva.

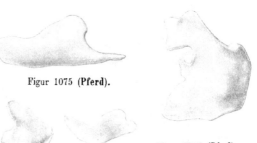

Figur 1075 (Pferd).

Figur 1076 (Rind).

Figur 1077 (Schwein).

Figur 1078 (Hund).

Figur 1075—1078. Scutulum vom Pferde, Rinde, Schweine und Hunde.

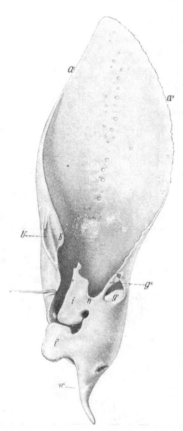

Figur 1079 (Pferd).

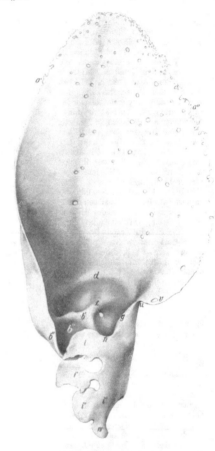

Figur 1080 (Rind).

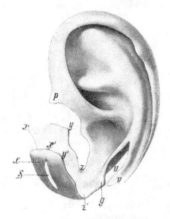

Figur 1083 (Mensch).

Figur 1084
(Pferd).

Figur 1085
(Hund).

Figur 1086
(Schwein).

Figur 1084—1086. Kürassknorpel vom Pferde,
Hunde und Schweine.

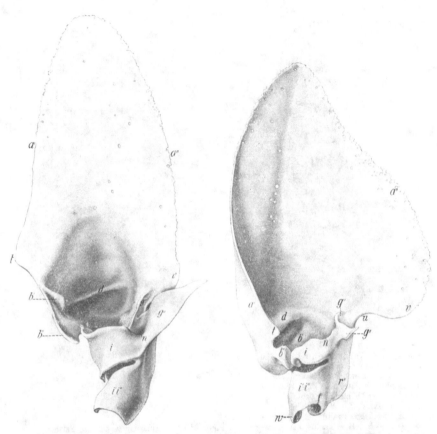

Figur 1081 (Hund).   Figur 1082 (Schwein).

Figur 1079—1083. Linker Muschelknorpel vom Pferde, Rinde, Hunde, Schweine
und Menschen.

a′ nasaler (vorderer) oder medialer und a″ kaudaler (hinterer) oder lateraler Muschelrand, b′ mediales und b″ laterales Crus helicis, d Anthelix, e indifferente Knorpelleiste, g Antitragus,
g′ dessen medialer und g″ dessen lateraler Ast, i Tragus, i′, i″ halbringförmiger Knorpel, n Incisura intertragica, p Spina helicis, r′ Eminentia conchae, t Crus helicis distale, u Fissura anti-
tragico-helicina, v Proc. helicis caudatus, w Griffelfortsatz, x, x, y, z Lamina intermedia et basalis
des Gehörgangknorpels, x′, y′, z′, z Tragusplatte, nach unten und links herabgeklappt, z tiefster
Punkt der Incisura terminalis, z′ tiefster Punkt der Incisura intertragica, z, z′ Isthmus des Ohrknorpels, S Incisura Santorini major.

    Die Ohrmuschel der Tiere ist tütenförmig und besitzt an ihrem freien Teile
den grossen Muschelspalt (Fig. 1079—1082 u. 1087—1089). Am **freien Teile** unterscheidet man die gewölbte Aussenfläche, den Muschelrücken, das *Dorsum carti-*
laginis auric., die konkave Innenfläche, die Tütenhöhlung, *Scapha,* und den freien
Rand (Helix des Menschen), der in einen vorderen (nasalen) oder medialen (Fig. 1079
bis 1082 a′, 1087 b′, 1088 u. 1089 a′) und einen hinteren (kaudalen) oder lateralen
Rand (Fig. 1079—1082 a″, 1087 b, 1088 u. 1089 a″) zerfällt, die in der Ohrspitze
zusammenstossen. Eine der *Cymba* der menschlichen Ohrmuschel zu vergleichende Ver-

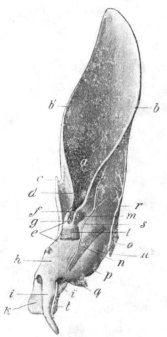

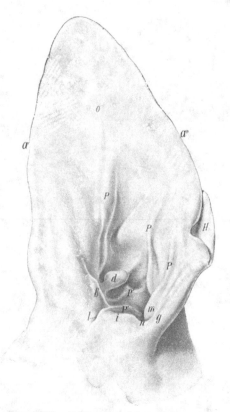

Figur 1087. Vordere und laterale
Seite der Ohrmuschel des Pferdes
(vgl. damit Fig. 1079).
a Scapha, b lateraler bzw. hinterer
(kaudaler) und b' medialer bzw. vorderer
(nasaler) Rand der Muschel, c Spina
helicis bzw. laterales Crus helicis, d mediales Crus helicis, e Tragus, f Antitragus, g Incisura intertragica, h Muschel-

Figur 1088.   Erklärung s. nächste Seite.

röhre (halbringförmige Fortsätze), i Griffelfortsatz, i' sein dorsales Horn, k Kürassknorpel, l M.
auricularis inferior, m M. antitragicus, n langer Auswärtszieher, o langer Heber, p langer Dreher,
q kurzer Auswärtszieher des Ohres, r Ramus intermedius und s Ramus lateralis der A. auricularis
magna, t N. auricularis int., u Gesäss.

tiefung findet sich nur beim Schweine und Hunde (s. S. 952 u. 954). Nahe dem
Muschelgrund greifen die Ränder im ventralen Tütenwinkel übereinander (Fig. 1079
bis 1082 n, 1087 g, 1088 u. 1089 n), der mit der *Incisura intertragica* hom. zu vergleichen ist bzw. diese verdeckt. Vor ihm findet sich der *Tragus* (Fig. 1087 e, 1088
und 1089 i) und ihm gegenüber am kaudalen Rande der *Antitragus* (Fig. 1087 f, 1088
und 1089 g); beide erscheinen als rundliche oder längliche, wulstige Hervorragungen;
die sie stützenden Knorpelplatten haben eine verschiedene Gestalt (s. S. 935 und
Fig. 1079—1082 i, g, g', g''). Vom Antitragus zieht sich beim Pferde, Rinde und
Hunde eine Hautfalte, die *Plica antitragica* (Fig. 1088 m), in das Muschelinnere. Am
undeutlichsten an der Tiermuschel ist die *Anthelix*. Anthelix kann nur diejenige Leiste
sein, der an der Aussenfläche der Muschel der M. transversus und obliquus auriculae
entsprechen; es ist darnach die Leiste, die bei Rind, Schwein und Hund in Fig. 1080,
1081 u. 1082 mit d bezeichnet ist; beim Pferde (Fig. 1079) tritt sie kaum hervor.

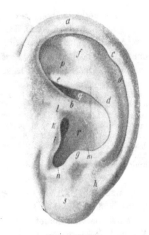

Figur 1090.

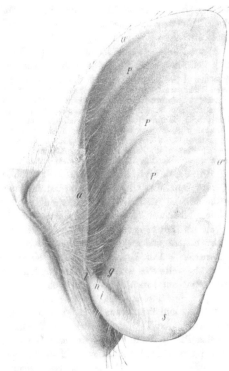

Figur 1089.

Figur 1088. Linke Ohrmuschel des Hundes (ohne Haare) (vgl. damit Fig. 1081).

Figur 1089. Linke Ohrmuschel des Schweines (vgl. damit Fig. 1082).

Figur 1090. Linke Ohrmuschel des Menschen (vgl. damit Fig. 1083).

a Helix, a' vorderer bzw. medialer und a'' hinterer bzw. lateraler Muschelrand, b Crus helicis, b' mediales Crus helicis, c Apex Darwinii, d Anthelix, e Crus anthelicis inferius, f Crus anthelicis superius, g Antitragus, h Sulcus auriculae posterior, i Tragus, k Tuberculum supratragicum, l Sulcus auriculae anterior, m Plica antitragica, n Incisura intertragica, o Scapha, p Fossa triangularis, q Cymba conchae, r Fossa conchae, s Lobulus auriculae. H Hauttasche, P, P, P Hautlängsfalten, P', P' Querfalten.

Von dieser Querleiste ziehen meist auch Längsleisten (Fig. 1088 u. 1089 P, P, P), einfache Hautfalten, gegen die Ohrspitze. Auch kommen meatusseitig von der Anthelix nicht selten noch niedrige, variierende quere Hautfalten (Fig. 1088 P', P') vor. Eine dem Ohrläppchen des Menschen zu vergleichende Hautduplikatur findet man höchstens beim Schweine (Fig. 1089 s).

Am hautfreien Ohrknorpel wird der *Tragus* (Fig. 1079—1082 i) durch eine viereckige oder rundliche Platte (Pferd, Rind, Hund) oder durch einen halbringförmigen und mit einer deutlichen Spitze versehenen Fortsatz (Schwein) des kaudalen Randes dargestellt. Er geht i. d. R. in den *Antitragus* über; dieser wird (Fig. 1079—1082 g, g', g'') durch eine bei Hund, Schwein, Pferd und Katze zweigeteilte, beim Rinde einfache Knorpelplatte dargestellt (Schmidt [551]). Das *Crus helicis,* Helixschenkel, das beim Menschen ungeteilt ist, zeigt bei den Tieren eine Zweiteilung derart, dass ein Ast (*Crus mediale helicis*) (Fig. 1079, 1080, 1081 u. 1082 b') dem Ohrinnern zustrebt und der andere Ast (*Crus laterale helicis*) (Fig. 1079, 1081 u. 1082 b'') entweder in den übrigen freien Margo nasalis übergeht oder sich ihm nähert oder ihn sogar abzweigt. Beim Rinde ist das Crus mediale (Fig. 1080 b') sehr stark und distalwärts in einen Fortsatz (e) ausgezogen.

Eine *Spina helicis* findet sich nur beim Menschen (Fig. 1083 p); bei den Tieren ist sie vollständig von der Muschel abgelöst und bildet das Scutulum; infolgedessen ist der in Fig. 1081 (Hund) und 1082 (Schwein) mit t bezeichnete Fortsatz nicht Spina helicis, sondern ein besonderer Fortsatz, der *Crus helicis distale* genannt sei; beim Pferde fehlt auch dieser.

Die halbkugelige, stark gewölbte, vom freien Muschelteil stumpfwinklig lateral abbiegende, an der Seitenfläche des Schädels auf dem M. temporalis sitzende *Eminentia fossae conchae*, das **Gesäss**, der Grund der Muschel (Fig. 1082 r′ u. 1087 u), hebt sich durch eine seichte Furche (*Fossa anthelicis*) ab, der eine Querleiste im Innern (*Anthelix*) entspricht. Das Innere des Gesässes stellt die tiefe *Fossa conchae*, die eigentliche Concha, dar.

Bau. Die Muschel besteht aus folgenden 4 Schichten, von denen die 1. und 4. der äusseren Haut angehören: 1. der mit kurzen Deckhaaren versehenen äusseren Muschelhaut mit Gefäss- und Nervenzweigen. Die Hautpigmentation nimmt hierbei entweder zu (z. B. Pferd) oder ab (Rind, Hund, Katze) oder verschwindet. Sie ist wie auch die Beschaffenheit und Anordnung der Haare für jede Tierart charakteristisch; 2. einer nur am meatusseitigen Teile vorhandenen Muskelschicht; 3. dem Muschelknorpel, der *Cartilago auriculae*; 4. der inneren Muschelhaut, die hier mit längeren Schutzhaaren besetzt und namentlich an den Knorpelleisten nur locker befestigt ist. Gegen die Fossa conchae werden die Haare feiner und spärlicher; in ihr finden sich wenige feine Haare, aber neben Schweiss- mächtige Talg-(Ohrenschmalz-)drüsen.

Der **knorpelige Gehörgang** (Fig. 1073 d), der bei den Fleischfressern relativ lang und beim Schweine sehr eng ist, wird beim Menschen durch die Lamina intermedia und basalis (Fig. 1083 x, x, y, z), die sich an die Lamina tragi proximal von der Incisura Santorini major anreihen, gebildet. Bei den Tieren wird er von dem die Muschel fortsetzenden halbringförmigen Knorpel und dem an diesen sich anreihenden Kürassknorpel gebildet. Der erstere entspricht der Lamina intermedia, der letztere der Lamina basalis des Menschen. Der halbringförmige Knorpel (Fig. 1074 2, 1079 i′, 1080—1082 i′,i″,i‴, 1087 h) stellt eine kreisförmig gebogene Knorpelplatte dar, die beim Hunde und Rinde sowohl am kaudolateralen als auch am nasomedialen Rande durch einen Einschnitt in je 2 Fortsätze ausläuft, die Proc. caudalis intermedius und proximalis (Fig. 1080 i′, i″) und Proc. nasalis intermedius und proximalis genannt seien. An den halbringförmigen Knorpel reiht sich, mit ihm durch eine elastische Membran verbunden, der bei Pferd, Wiederkäuern und Schwein einen Dreiviertel-, bei den anderen Haustieren einen vollständigen Ring darstellende Kürassknorpel (Fig. 1074 R, 1087 k u. 1084—1086) an. Der bei den erstgenannten Tieren medial an diesem Knorpel vorhandene Spalt wird durch elastisches Gewebe ausgefüllt. An der lateralen Seite ist der halbringförmige Knorpel in den abwärts gerichteten, spitz zulaufenden, besonders beim Pferde gut ausgeprägten, beim Hunde fast vollkommen fehlenden Griffelfortsatz (Fig. 1074 3, 1079, 1080 u. 1082 w u. 1087 i) ausgezogen, der dem Kürassknorpel aufliegt. Von seinem Ursprung aus geht ein kleiner Fortsatz, das Horn des Griffelfortsatzes (Fig. 1074 4 u. 1087 i′), dorsokaudal und bildet mit dem Gesäss ein Loch für den Durchtritt des N. auricularis int. (Fig. 1074 5 u. 1087 t).

Am Ohrknorpel findet sich zwischen der Tragusplatte und dem halbringförmigen Knorpel ein tiefer, der *Incisura Santorini major* des menschlichen Muschelknorpels (Fig. 1083 S) zu vergleichender Einschnitt (Fig. 1079—1082 und Schmidt [551]).

Bau. Der knorpelige Gehörgang besteht aus 2 Schichten: 1. Der Aussenschicht, die aus dem halbringförmigen Knorpel, dem Kürassknorpel und dem sie verbindenden und die Lücken ausfüllenden Binde- und elastischen Gewebe besteht. 2. Der kutanen Innenschicht, die nur wenige feine Haare, Tragi, trägt, mit alveolären und tubulösen Drüsen (Ohrenschmalzdrüsen, *Glandulae ceruminosae*) ausgestattet und pigmentiert ist.

Der **knöcherne Gehörgang**, *Meatus acusticus externus osseus* (Fig. 1073 e, 1074 Kg), ist bei den Haustieren verschieden lang (s. Osteologie S. 70). Er fehlt der Katze, stellt beim Hunde nur einen einfachen Ring und bei den anderen Haustieren einen medial enger werdenden Knochentrichter dar, der z. T. frei liegt, z. T. im Felsenbein verborgen ist und mit dem ovalen Paukenring, *Annulus tympanicus*, endet.

Er ist mit einer dünnen kutanen Haut ausgekleidet, die beim Schweine und den Fleischfressern Drüsen enthält und an der am Ende des knorpeligen Ganges die Pigmentierung verschwindet.

Einzelheiten über den Annulus tympanicus bzw. das Tympanum und die Shrapnell'sche Membran usw. findet man in der Arbeit von Bondy [66] und Hegewald [241a].

Das **Fettpolster** des äusseren Ohres liegt am und um das Gesäss der Muschel und unter dem Schildchen und bildet eine Vertiefung für das Muschelgesäss.

2. Die Muskeln des äusseren Ohres.[1]

Allgemeines. Die Muskeln der Ohrmuschel zerfallen in 1. solche, die am Schädel oder dem Scutulum entspringen, und 2. solche, die nur an der Muschel liegen. Die ad 1 genannten Muskeln sind bei den Tieren zahlreich und gut ausgebildet.

Beim Menschen sind sie rudimentär; bei ihm unterscheidet man nur den *M. auricularis anterior, superior* und *posterior,* die man früher als *M. attrahens, attolens* und *retrahens* bezeichnete (Fig. 297 2, 2' u. 3); bei den Tieren zerfällt jeder dieser 3 Muskeln in Abteilungen bzw. gesonderte Muskeln; dazu kommen bei ihnen noch der *M. scutularis,* der *M. auricularis ventralis* und die *Mm. auriculares profundi.* Die der Ohrmuschel allein zukommenden kleinen Muskeln zeigen beim Menschen und den Tieren in ihrem Verhalten Ähnlichkeit.

a) Der **M. scutularis,** Schildspanner (Fig. 442 k, k u. 1091 a, a', b, c), ist eine dünne, direkt unter der Haut liegende Fleischplatte, die in grosser Ausdehnung, nämlich vom Jochbogen, der Crista frontalis und sagittalis ext. bis zum Os occipitale entspringt und zum Schildchen geht. Man unterscheidet an ihm 3 Abschnitte: α) den vom Jochbogen und der Crista frontalis ext. zum Schildchen gehenden *M. frontoscutularis;* er zerfällt wieder in die von der Crista frontalis ext. entspringende *Pars frontalis* (Fig. 1091 a) und die vom Jochbogen entspringende *Pars temporalis* (Fig. 1091 a'); β) den von einem Schildchen zum anderen gehenden, an der Crista sagittalis sich anheftenden *M. interscutularis* (Fig. 1091 b); γ) den von der Spina occipitalis ext. zum Schildchen gehenden *M. cervicoscutularis* (Fig. 1091 c); er hebt sich jedoch von β nicht deutlich ab.

b) **Mm. auriculares nasales (anteriores),** die man beim Pferde als äusseren, unteren, mittleren und oberen Einwärtszieher beschreibt. α) Der äussere Einwärtszieher, *M. zygomaticoauricularis* (Fig. 442 m, 1091 f), entspringt am Arcus zygomaticus und an der Fascia parotidea, nahe dem Kiefergelenk und endet etwas ventral von der Muschelspalte neben dem M. auricularis ventr.; β) der untere Einwärtszieher, *M. scutuloauricularis superficialis ventr.* (Fig. 1091 q), entspringt an der Oberfläche des Scutulum und endet neben dem vorigen, ventral vom ventralen Tütenwinkel; γ) der mittlere Einwärtszieher, *M. scutuloauricularis superficialis medius* (Fig. 1091 e), beginnt an der Unterfläche des kaudomedialen Winkels des Scutulum, wird vom oberen Einwärtszieher bedeckt, geht lateral und endet am nasalen Rande der Muschel; δ) der obere Einwärtszieher, *M. scutuloauricularis superficialis dorsalis* (Fig. 1091 d), entspringt nahe dem kaudomedialen Winkel des Scutulum aus dem M. scutularis und endet am Rücken der Muschel nahe deren nasalem Rande.

c) Die **Mm. auriculares dorsales (superiores).** α) Der kurze Heber, *M. scutuloauricularis superficialis accessorius* (Fig. 1091 g), ist ein kleiner, vom oberen Einwärtszieher bedeckter Muskel, der von der Oberfläche des Scutulum zum Muschelrücken geht; β) der mittlere Heber, *M. parietoauricularis* (Fig. 1091 u), liegt als platter Muskel unter dem M. interscutularis, entspringt an der Crista sagittalis ext., direkt nasal von der Spina occipitalis ext., verläuft kaudolateral und endet am Muschelrücken.

d) Die **Mm. auriculares caudales (posteriores).** α) Der lange Heber, *M. cervicoauricularis superf.* (Fig. 1091 o), entspringt an der Protuberantia occipit. ext. und

---

1) Die folgende Beschreibung der Ohrmuskeln gilt im wesentlichen für die Ohrmuskeln des Pferdes. Die der anderen Tiere zeigen nur geringe Abweichungen, die bei der Schilderung des Gehörapparates dieser Tiere (S. 949, 952 u. 954) besprochen werden.

am Anfang des Nackenbands, verläuft nasolateral und endet ventral von der Mitte des Muschelrückens zwischen M. transversus auric. und kurzem Heber. ε) Der lange Auswärtszieher, *M. cervicoauricularis prof. major* (Fig. 1091 v, v), beginnt als dünner, platter Muskel am Anfangsteil des Nackenbands, z. T. bedeckt und z. T. kaudal vom vorigen, geht an den Grund der Muschel, umfasst diesen lateral und endet am Muschelrücken nahe dem lateralen Rande der Muschelspalte über dem Griffelfortsatz. γ) Der kurze Auswärtszieher, *M. cervicoauricularis prof. minor* (Fig. 1091 w, w), beginnt breit mit dem vorigen am Nackenband, geht nasolateral, umgreift den Muschelgrund und endet tief an diesem, dorsal vom Horn des Griffelfortsatzes, ventral von der Insertion der Dreher; ein Teil seiner Fasern endet auch an der Fascia parotidea und an der Parotis; er liegt auf dem Fettpolster.

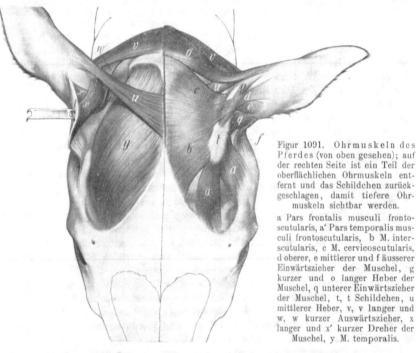

Figur 1091. Ohrmuskeln des Pferdes (von oben gesehen); auf der rechten Seite ist ein Teil der oberflächlichen Ohrmuskeln entfernt und das Schildchen zurückgeschlagen, damit tiefere Ohrmuskeln sichtbar werden.
a Pars frontalis musculi frontoscutularis, a′ Pars temporalis musculi frontoscutularis, b M. interscutularis, c M. cervicoscutularis, d oberer, e mittlerer und f äusserer Einwärtszieher der Muschel, g kurzer und o langer Heber der Muschel, q unterer Einwärtszieher der Muschel, t, t Schildchen, u mittlerer Heber, v, v langer und w, w kurzer Auswärtszieher, x langer und x′ kurzer Dreher der Muschel, y M. temporalis.

e) Der **M. auricularis ventralis** (*inferior*), *M. parotideoauricularis,* Niederzieher der Ohrmuschel (Fig. 442 n), ist ein dünner, platter Muskel, der auf der Parotis liegt und an deren ventralem Abschnitt aus der Faszie entspringt und dicht ventral vom ventralen Muschelwinkel an der Muschelröhre endet.

f) Als **Mm. auriculares profundi** (*Mm. rotatores auriculae*) bezeichnet man den langen und den kurzen Dreher, *M. scutuloauricularis prof. major et minor* (Fig. 1091 x, x′). Beide beginnen an der Unterfläche des Scutulum und enden am Grunde der Muschel, an der kaudalen Kante des Gesässes und ventral von ihr.

g) Der **M. styloauricularis** entspringt am knöchernen Gehörgang, geht an der medialen Seite des knorpeligen Gehörgangs dorsal und endet an der tiefsten Stelle des medialen Muschelrandes.

Die unbedeutenden, nur an der Muschel liegenden Muskeln sind: Der **M. tragicus** (*M. trago-helicinus* n. Kliemow) zwischen den übereinandergreifenden Rändern der Muschel am ventralen Muschelwinkel. Der **M. transversus** und **obliquus auriculae**, Muskelfasern, die am Dorsum conchae die der Anthelix und dem Crus anthelicis inferius entsprechenden Furchen überbrücken. Der **M. caudoantitragicus** (Fig. 1087 m) liegt am ventralen Tütenwinkel dem hinteren Muschelrand an. Der **M. helicis minor** liegt zwischen Crus helicis laterale und mediale.

Wirkungen. Das Gesäss der Ohrmuschel ruht zwischen dem M. obliquus capitis cranialis und M. temporalis in einer von einem Fettpolster, *Corpus adiposum auriculae*, gebildeten Vertiefung. Diese Einrichtung erinnert an ein Kugelgelenk. Das verschiebbare Scutulum muss fixiert werden, wenn die an ihm entspringenden Muskeln auf die Muschel wirken sollen. Der Feststeller des Scutulum ist der M. scutularis. Der obere, mittlere und untere Einwärtszieher sind Aufrichter der Muschel und Vorwärtssteller der Spalte. Hierbei beteiligt sich auch der M. interscutularis, der durch den oberen Einwärtszieher direkt auf die Muschel wirken kann. Durch diese Beteiligung des M. interscutularis kann auch eine gleichzeitige Wirkung auf die andere Muschel und somit eine Gleichheit in den Muschelbewegungen erzielt werden. Der äussere Einwärtszieher zieht den Grund der Muschel nach vorn. Der Niederzieher bringt die Muschel nach abwärts und legt sie, wenn er mit dem langen Heber gemeinschaftlich wirkt, nach rückwärts an den Kopf. Der lange Heber richtet die Muschel rückwärts, der mittlere und kurze Heber richten sie vorwärts auf. Bei gemeinschaftlicher Wirkung richten die Heber die Muschel gerade in die Höhe und begünstigen ihre Rollbewegungen. Die Auswärtszieher stellen mit dem langen Heber die Auswärtssteller der Muschelspalte dar. Die *Mm. auricul. profundi* wirken als Dreher der Muschel und als Rückwärtssteller der Muschelspalte; sie sind die Antagonisten der Mm. auricul. nasales. Der *M. styloauricularis* verkürzt den Gehörgang und soll nach Günther [219] die Spaltöffnung erweitern. Die Wirkungen der übrigen Ohrmuskeln sind ohne Belang.

B. Das Trommelfell, die Membrana tympani.

Das Trommelfell (Fig. 1073 f, 1074 8, 1092 IV4 u. 1093) bildet die häutige Scheidewand zwischen dem mittleren und äusseren Ohre; es ist schräg zur Medianebene gestellt, etwas nach innen vorgewölbt und besteht aus 3 Schichten: dem pigment-, haar-, drüsen- und papillenfreien *Stratum cutaneum*, der Kutisschicht, dem bindegewebigen, gefässlosen *Stratum proprium*, der Eigenschicht, und dem mit einschichtigem Plattenepithel bedeckten, drüsenfreien *Stratum mucosum*, der Schleimhautschicht. Die Eigenschicht, in die der Stiel des Hammers (Fig. 1092 IV5') eingefügt ist, besteht aus einer Zirkulär- und Radiärfaserschicht und ist mit ihrem verdickten Rande, *Annulus tendineus*, im ringförmigen Falze des Paukenrings befestigt.

Vergleichendes. Das fast kreisrunde Trommelfell des Pferdes ist 0,2 mm dick und bildet mit der Querebene des Kopfes einen Winkel von 45° und mit der Achse des Gehörgangs einen solchen von 30°. Sein Flächeninhalt beträgt ca. 0,5 qcm. Das Trommelfell der Wiederkäuer und der Fleischfresser ist relativ gross und langgestreckt. Beim Hunde variieren Form und Grösse des sehr schräg gestellten Trommelfells sehr erheblich. Die Trommelfellfläche des Schweines hat nierenförmige Gestalt (Freund [183], Tereg [622]).

C. Das Mittelohr, Auris media.

Als Mittelohr bezeichnet man das kleine, zwischen äusserem und innerem Ohre im Os petrosum liegende, von einer Schleimhaut ausgekleidete *Cavum tympani*, die Paukenhöhle (Fig. 1073 g, 1074 P u. 1092 IV), welche die Kette der kleinen Gehörknöchelchen (Fig. 1073 h, i, k, l u. 1074 9—12) beherbergt und durch die Hörtrompete (Fig. 1073 o u. 1074 O.T.) mit der Schlundkopfhöhle in Verbindung steht.

1. Die laterale, nasale und kaudale Wand und der grösste Teil der Decke und des Bodens der **Paukenhöhle** werden von der Pars tympanica, der übrige Teil, besonders die mediale Wand, von der Pars petrosa des Os petrosum gebildet. An der lateralen Wand, *Paries tympanica et mastoidea*, befindet sich das an den Annulus tympani befestigte Trommelfell; an der medialen, die Paukenhöhle vom inneren Ohre scheidenden Wand, *Paries labyrinthica*, bemerkt man eine dreieckige Erhöhung, das *Promontorium*, Vorgebirge, an dem im seichten *Sulcus promontorii* der N. tympanicus (Jacobsonii) und der Verbindungsfaden des N. petrosus superficialis zum Plexus tympanicus liegen. Nasodorsal von ihm befindet sich die vom Steigbügel verschlossene *Fenestra vestibuli*

(das *For. ovale* (Fig. 1074 ₁₂'), das **Vorhofsfenster,** und kaudoventral die von einer besonderen Haut, der *Membrana tympani secundaria,* verschlossene *Fenestra cochleae* (das *For. rotundum*), das **Schneckenfenster** (Fig. 1074 ₁₃ u. 1093). Die nasale Wand (*Paries tubaria*) wird ventromedial von der knöchernen Hörtrompete durchbohrt (Fig. 1074 ₁₄). An der Decke der Paukenhöhle, *Paries tegmentalis,* dorsal von den beiden genannten Fenstern und dem Promontorium, liegt der ventral grösstenteils offene *Canalis facialis,* **Fallopi'sche** oder **Fazialiskanal,** mit dem N. facialis.

Dieser Kanal beginnt nasoventral vom Eintritt des N. acusticus im Porus acusticus int., geht in der Pars petrosa, ventral vom Vorhof, gegen die Paukenhöhle, öffnet sich in dieser zu einem Halbkanal, verläuft unter fast rechtwinkliger, knieartiger Abbiegung kaudolateral, gelangt zwischen die Pars mastoidea und tympanica und schliesslich zum For. stylomastoideum. In den Anfangsteil des Fazialiskanals mündet kurz vor der Fenestra vestibuli zwischen Pars petrosa und tympanica der *Canalis petrosus,* Felsenbeinkanal, der medial von der knöchernen Hörtrompete liegt und nur durch eine dünne Knochenplatte von der Paukenhöhle geschieden ist. Aus dem Enddrittel des Fazialiskanals geht noch der enge Kanal der Chorda tympani (S. 862) hervor, die in die Paukenhöhle gelangt, hier zwischen dem Halse des Hammers und dem Proc. longus des Ambosses liegt und ventral vom Proc. longus des Hammers durch die Fiss. petrotympanica nach aussen gelangt.

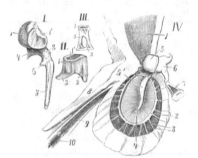

Figur 1092.

Gehörknöchelchen (vergrössert) und Paukenhöhle des Pferdes.

I. Hammer. 1 Kopf, 1' Gelenkfläche, 2 Hals, 3 Stiel, 4 langer Fortsatz, 5 Proc. muscularis.

II. Amboss. 1 sein Körper, 1' Gelenkfläche, 2 kurzer, 3 langer Schenkel.

III. Steigbügel. 1 Köpfchen, 2 Schenkel, 3 Fussplatte.

IV. Paukenhöhle von innen mit der Kette der Gehörknöchelchen. 1 knöcherner Gehörgang, 2 Annulus tympanicus, 3 von ihm strahlig abgehende Knochenblättchen, 4 Trommelfell, 5 Hammerkopf, 5' Hammerstiel, 6 Amboss, 7 Steigbügel, 8 Muskelfortsatz der Pauke. An ihn legt sich die knorpelige Tuba auditiva (9) an; der Pfeil (10) führt aus ihr in die Paukenhöhle.

Kaudal wird die Paukenhöhle durch die schmale kaudale *Paries mastoidea* abgeschlossen, oder sie geht in die Cellulae mastoideae über. Die Verschiedenheiten der Paukenhöhle bei den Haustieren sind wesentlich bedingt durch die verschiedenen Formen des ventralen Teiles der Pars tympanica des Felsenbeins. Bei Schafen, Ziegen und Hunden findet man eine einfache, glattwandige Knochenblase. Beim Pferde ist die Höhle durch Knochenblättchen in Segmente (Paukenzellen) zerlegt (s. S. 947); bei Mensch, Rind und Schwein ist der Proc. mastoideus mit einem engmaschigen Balkenwerk erfüllt, dessen Hohlräume Paukenzellen, *Cellulae mastoideae,* heissen. Bei der Katze ist eine doppelte Wand der Paukenhöhle vorhanden; beide Höhlen kommunizieren durch eine rundliche Öffnung. Im übrigen siehe S. 947.

2. Die Gehörknöchelchen und ihre Muskeln. Die Gehörknöchelchen, *Ossicula auditus* (Fig. 1073 h, i, k, l, 1074 ₉₋₁₂, 1092 IV₅₋₇ u. 1093), bilden eine gebogene Kette, die zwischen dem Trommelfell und dem Vorhofsfenster ausgespannt ist. Am und z. T. im Trommelfell liegt der *Malleus,* Hammer (Fig. 1073 h u. 1092 I), an dem man den langen, dünnen, im Trommelfell steckenden Stiel, *Manubrium mallei* (Fig. 1092 I₃), den fast rechtwinklig abgebogenen, dünnen Hals, *Collum mallei* (₂), und den dicken, rundlichen, mit einer Gelenkfläche (₁') versehenen Kopf, *Capitulum mallei* (₁), unterscheidet. Am medialen Rande des Stiels sitzt der kleine, dornartige *Proc. muscularis* (₅) für die Anheftung der Sehne des M. tensor tympani und am dorsalen Ende der schwache *Proc. brevis* (*lateralis* hom.); an der dorsalen Fläche des Kopfes und Halses entspringt der längere, transversale *Proc. longus* (*anterior* hom.) (₄), der mit dem Rande des Annulus tympani verbunden ist und im Sulcus malleolaris (S. 947) durch ein Band befestigt liegt.

Der Hammerstiel steckt zwischen den Platten des Trommelfells und hält es nach innen gespannt. Sein Ende liegt etwas nasal vom Zentrum des Trommelfells. Aus dem Hammerstiel geht der Hals in dorsaler, beim Pferde unter einem Winkel von 130° stattfindender Krümmung hervor und dieser geht in den ebenso wie der Hals vertikal liegenden Kopf über; dieser befindet sich dorsal vom Paukenring in einer grubigen Vertiefung, nasodorsal von der Fenestra vestibuli. Seine Konvexität ist nasal und seine durch eine Leiste in 2 Abschnitte zerlegte, konkave Gelenkfläche kaudal und etwas medial gekehrt.

In der Gelenkfläche des Hammers liegt die ventronasal gekehrte Gelenkfläche des *Incus*, **Ambosses** (Fig. 1073 i, 1092 II u. 1093), der einem zweiwurzeligen Backzahn gleicht und aus dem dickeren *Corpus incudis* (Fig. 1092 II$_1$) und einem kurzen und einem langen Schenkel ($_2$ und $_3$) besteht. Der Körper liegt in einer Vertiefung der schräg nasoventral gerichteten, kaudalen Fläche der Paukenhöhle und sieht mit einer Fläche nach dem Gehörgang, mit der anderen nach der Paukenhöhle. Sein kurzes, horizontales *Crus breve* ($_2$) ist kaudal und etwas dorsolateral gerichtet und durch ein kleines Band in der dorsalen Grube befestigt; das lange, gekrümmte *Crus longum* ($_3$) ist erst ventral und dann medial gerichtet. An seinem Ende liegt das kleine, rundliche *Os lenticulare*, **Linsenbeinchen** (Fig. 1074 $_{11}$), mit dem es durch ein Bändchen halbbeweglich verbunden ist und an das sich der medial gerichtete *Stapes*, **Steigbügel** (Fig. 1073 k, 1074 $_{12}$, $_{12'}$, 1092 III und 1093), anlegt, der aus dem Köpfchen, *Capitulum* (Fig. 1092 III$_1$), 2 Schenkeln, *Crura* ($_2$) (einem dorsalen und ventralen), und der Fussplatte, *Basis stapedis* ($_3$), besteht. Die beim Pferde 3 mm lange und 2 mm breite, medial etwas gewölbte Fussplatte liegt an und in der Fenestra vestibuli (Fig. 1074 $_{12'}$).

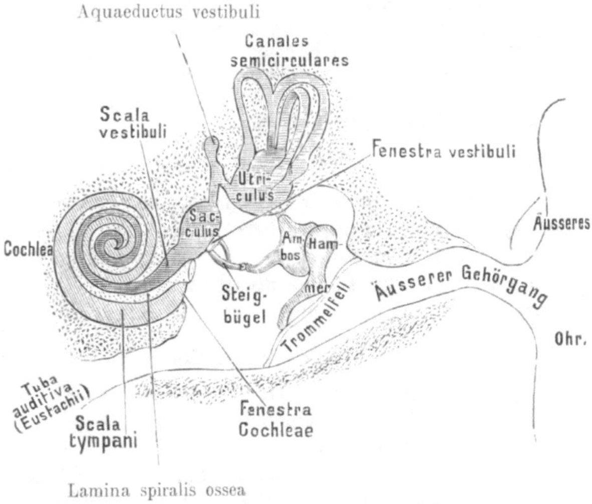

An **Bändern**, *Ligg. ossiculorum auditus,* findet man in der Paukenhöhle:
1. die Gelenkkapseln des Hammer-Amboss- und Amboss-Steigbügelgelenks; 2. eine Bandmasse, die den Hammerkopf und den Amboss und dessen kurzen Schenkel an die Decke der Paukenhöhle befestigt; 3. eine membranartige Bandmasse, welche die mit etwas Knorpel umrandete Platte des Steigbügels an den Rand der Fenestra vestibuli befestigt; 4. das Achsenband; dieses inseriert sich an der Spina tympanica (anterior) und endet kaudal verlaufend am Hammerhals.

Die **Muskeln** der Paukenhöhle sind: 1. Der pyramidenförmige, bei der Katze rundliche **M. tensor tympani,** Spanner des Trommelfells. Er liegt in einer grubigen Rinne am nasomedialen Winkel der Paukenhöhle, medial vom Sulcus malleolaris und dorsal von der Tubenmündung da, wo die mediale Wand an die Decke stösst, und z. T. am Kopfe und Halse des Hammers. Ventral von ihm befindet sich die Tubenöffnung und lateral der Sulcus malleolaris (S. 947). Er endet mit einer schlanken, rechtwinklig abgelenkten Sehne am Proc. muscularis mallei. Er ist bei den Wiederkäuern am stärksten. 2. Der **M. stapedius,** Steigbügelmuskel, liegt beim Pferde grösstenteils im Fazialiskanal am N. facialis und ist z. T. ventral von einer Knochenplatte bedeckt; nur sein nasaler Teil ist frei. Er endet am Halse des Steigbügels.

3. **Auskleidung.** Die Paukenhöhle wird von einer dünnen Schleimhaut ausgekleidet, die auch die Gehörknöchelchen und deren Muskeln überzieht.

Sie ist mit einem flimmernden Zylinderepithel und nur am Trommelfell mit einschichtigem Plattenepithel bedeckt und enthält kleine Lymphknötchen und kleine Schleimdrüsen.

Aquaeductus vestibuli

Canales semicirculares

Scala vestibuli

Utriculus

Sacculus

Fenestra vestibuli

Äusseres

Cochlea

Ambos

Hammer

Steigbügel

Äusserer Gehörgang

Ohr.

Trommelfell

Tuba auditiva (Eustachii)

Scala tympani

Fenestra Cochleae

Lamina spiralis ossea

Figur 1093. Äusseres, mittleres, inneres Ohr (schematisch). (Nach Richter, Anatomie.)

4. Die **Hör-, Ohrtrompete**, *Tuba auditiva* (*Eustachii*) (Fig. 1073 o), stellt die Verbindung des Mittelohres mit der Schlundkopfhöhle und dadurch mit der Aussenwelt her. Sie besteht aus der mit dem *Ostium tubae tympanicum* (Fig. 1092 IV₁₀) in die Paukenhöhle mündenden **Pars ossea** (s. S. 947) und der an dieser bzw. der Pars tympanica des Os petrosum befestigten, einen Halbkanal darstellenden **Pars cartilaginea.** Die letztere (Fig. 1092 IV₉) besteht aus einem langen, an der Schädelbasis liegenden, rinnenartig eingebogenen, lateral offenen Knorpelblättchen und einer Schleimhaut. Die letztere bekleidet die rinnenartig konkave, laterale Fläche des Knorpels und bildet dann die laterale Wand der ventronasal offenen Ohrtrompete. Nur bei den **Wieder-**käuern ist sie durch die Schleimhaut zu einem Rohre geschlossen. Sie mündet mit dem *Ostium tubae pharyngeum*, das beim Pferde mit einer breiten, bei den anderen **Haus-**tieren und dem Menschen fehlenden Knorpelplatte versehen ist, in den Pharynx (S. 368). An der Innenseite der Tubenmündung häufen sich bei Schwein und Wiederkäuern Lymphknötchen zu einer *Tonsilla tubaria* (Tubentonsille) an (Kämpfe [295]). Bei den Einhufern bildet die Tuba auditiva noch den Luftsack, das *Diverticulum tubae audi-tivae;* hierüber s. S. 949. An der lateralen, der Schädelbasis ab- und der konkaven Seite des rinnenartigen Knorpels zugekehrten Partie der Schleimhaut liegen, an sie befestigt, bei den Einhufern und Fleischfressern der M. tensor und levator und bei den Wiederkäuern und dem Schweine nur der M. levator veli palatini (S. 370).

Die Schleimhaut der Ohrtrompete enthält Schleimdrüsen und *Noduli lymphatici (tubarii)* und ist mit Flimmerepithel bedeckt.

D. Inneres Ohr, Auris interna.

Das innere Ohr oder Labyrinth, *Auris interna, Labyrinthus.* liegt medial (hirn-wärts) vom Mittelohr in der Pars petrosa, dem härtesten Teile des Os petrosum; es besteht aus einer Anzahl in den Knochen eingelassener, kommunizierender Hohlräume und Kanäle, die mit einer zarten Haut ausgekleidet sind. Darnach spricht man von einem knöchernen und einem häutigen Labyrinth.

1. Das knöcherne Labyrinth, Labyrinthus osseus.

Das knöcherne Labyrinth zerfällt in den Vorhof (Fig. 1094 B), die Bogen-gänge (Fig. 1094 A) und die Schnecke (Fig. 1094 C). In ihm findet sich der durch den *Meatus acusticus internus* eintretende, zum inneren Ohr ziehende N. acusticus. Von den 3 Abteilungen des Labyrinthes liegen die der Paukenhöhle zugekehrte Schnecke nasal, die Bogengänge kaudal und der Vorhof zwischen beiden.

a) Das *Vestibulum*, der **Vorhof** (Fig. 1074 V u. 1094 B), ist ein kleiner, rundlicher, bei Pferd und Rind etwa erbsengrosser, in der Pars petrosa liegender Hohlraum, der medial von dem Teile der Scheidewand zwischen Mittel- und innerem Ohr, den die Fenestra vestibuli durchbohrt, und lateral von dem Teile der Innenwand des Felsen-beins liegt, in dem sich der Porus acusticus internus befindet. Aus ihm führt nasal ein Loch zur Schnecke (Fig. 1074 ₁₃); aus dem kaudalen Abschnitt gehen 4 Löcher (1 medial, 1 lateral, 1 dorsal und 1 ventral gelegenes) zu den Bogengängen (Fig. 1074 ₁₅). Lateral findet sich die *Fenestra vestibuli* (Fig. 1074 ₁₂·), die zur Paukenhöhle, und nasoventral eine feine, spaltförmige Öffnung, die zum *Aquaeductus vestibuli* (s. S. 85) führt und *Apertura interna aquaeductus vestibuli* heisst. Eine niedrige Leiste, *Crista vestibuli,* zer-legt den Vorhof in 2 Gruben, den nasalen *Recessus sphaericus,* die runde Grube, und den kaudodorsalen *Recessus ellipticus,* die eirunde Grube.

b) Die *Cochlea*, **Schnecke** (Fig. 1093, 1094 C), stellt einen spiralig verlaufenden, an der nasalen Seite des Vorhofs beginnenden, beim Pferde 2½, beim Rinde 3½, beim Schweine fast 4, bei den Karnivoren 3 und beim Menschen nicht ganz 3 Windungen beschreibenden, ventrolateral gerichteten Knochenkanal dar, der sich um eine Achsenspindel windet. Die **Spindel,** *Modiolus* s. *Columella* (Fig. 1074 ₁₇), ist eine kegelförmige Knochensäule, deren breitere und dickere Basis medial (nach dem Gehirn bzw. dem Porus acusticus internus) und deren Spitze nasolateral nach dem Teile der Scheidewand zwischen Paukenhöhle und Labyrinth gekehrt ist, der an der Paukenhöhlenseite das Promontorium bildet. Um diese Spindel windet sich der Schnecken-kanal spiralig. Dieser wird sonach axial durch die Spindel begrenzt; diese axiale Wand nennt man die Innenwand und die gegenüberliegende, von der Pars petrosa gebildete Wand die Aussenwand. Ausserdem spricht man vom Boden und der Decke der Schnecke. Von der Spindel ragt ein dünnes, horizontales Knochenblättchen, die *Lamina spiralis ossea*, das **knöcherne Spiralblättchen** (Fig. 1074 19, 1093 u. 1098), in den Hohl-raum vor, ohne jedoch die Aussenwand zu erreichen. Es beginnt zwischen der Fenestra vestibuli und cochleae und windet sich spiralig um die Spindel gegen deren Spitze hin, ohne aber diese zu erreichen. Durch dieses Blättchen wird der Innen-raum der Schnecke in 2 Etagen, die obere Vorhofs- und die untere Paukentreppe, *Scala vestibuli et tympani* (Fig. 1093, 1097 Vt u. Pt und 1098), abgeteilt. Da das Spiralblättchen jedoch nicht bis zur Aussenwand reicht, so fliessen beide Etagen der knöchernen Schnecke hier zusammen.

Der freie Rand des Spiralblättchens besitzt einen konkaven Ausschnitt, den *Sulcus spiralis,* wodurch er in das dorsale *Labium tympanicum* und das ventrale *Labium vestibulare* gespalten wird.

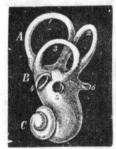

Figur 1094. Linkes knöchernes Labyrinth.
A Bogengänge, 1 dorsaler, 2 ventraler, 3 lateraler Canalis semicircularis, B Vorhof, 4 Fenestra vestibuli, C Schnecke, 5 Fenestra cochleae, 6 ein in die Schnecke führender Kanal.

Figur 1095. Linkes häutiges Laby-rinth mit durchschnittener Schnecke.
A bzw. 1, 2, 3 Bogengänge, B Vestibulum, aus Sacculus und Utriculus bestehend, C durchschnittene Cochlea; sie zeigt die La-mina spiralis und die beiden Scalae, 6 N. acusticus und dessen Teilung in den N. vestibuli und N. cochleae.

Figur 1094.

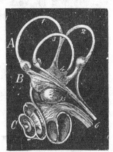

Figur 1095.

Die **Scala tympani** beginnt an der von der Membrana tympani secundaria ver-schlossenen Fenestra cochleae der Paukenhöhle, während die **Scala vestibuli** aus dem Vorhof entspringt. Dadurch, dass das Spiralblättchen und die Spitze der Spindel nicht bis an das Ende des Kanales gehen, sondern vorher enden, bleibt über der Spitze der Spindel ein trichterförmiger, knöcherner Hohlraum, *Helicotrema*, in den die Scala vesti-buli et tympani münden. Diese Stelle der Schnecke ist kuppelartig gewölbt, *Cupula cochleae*, **Kuppel** der Schnecke (Fig. 1074 18). Sie liegt in der Scheidewand zwischen Paukenhöhle und Labyrinth und bildet das *Promontorium*. In der Spindel findet sich der N. cochleae (Fig. 1097 5), der am Porus acusticus int. in die Basis der Spindel, diese siebartig durchlöchernd, eindringt und gegen deren Spitze verläuft. Er sendet platte Faserbündel in das Spiralblättchen, die gewissermassen ein zusammenhängendes, spiraliges Nervenblättchen, das an seinem Eintritt zahlreiche Ganglienzellen ent-hält. So entsteht das *Ganglion spirale cochleae* (Fig. 1098).

Am Anfangsteil der Scala tympani und zwar an deren Boden (beim Pferde nur 1—2 mm von der Fenestra cochleae entfernt) findet sich die innere Öffnung (*Apertura interna*) des *Aquaeductus cochleae* (s. S. 85) in Form einer rundlichen, beim Pferde 1—2 mm langen Spalte.

c) Die *Canales semicirculares ossei*, **Bogengänge** (Fig. 1073 m, 1074 Bg, 1093, 1094 A u. 1095 1—3), sind drei bogige, ungefähr halbkreisförmige Kanälchen im Felsen-bein, von denen sich jeder zum Vorhof wie etwa ein hohler Henkel zu einem Topfe verhält. Sie liegen dorsokaudal vom Vorhof und münden nach vorheriger Erweiterung zu den *Ampullae osseae* in ihn ein.

Der dorsale Bogengang (Fig. 1094 1) ist ventromedial, der ventrale (Fig. 1094 2) dorso-medial und der laterale (Fig. 1094 3) ventral gerichtet. Der ventrale Schenkel des dorsalen und der dorsale des ventralen Ganges fliessen nahe dem Vorhof zusammen und haben nur eine Mündung; ebenso münden die dorsalen Schenkel des lateralen und dorsalen Ganges mit einer gemeinschaft-lichen Öffnung in den Vorhof. Demgemäss befinden sich in dessen Wand für die 3 Bogengänge nicht 6, sondern nur 4 Öffnungen (Fig. 1074 15).

2. Das häutige Labyrinth, Labyrinthus membranaceus.

Das knöcherne Labyrinth wird vom Periost (Endost) ausgekleidet, der Vorhof, die Bogengänge und ein Teil der Scala vestibuli ausserdem noch von einer besonderen Membran. Auf diese Weise entsteht ein häutiges Hohlraumsystem, das häutige Labyrinth, das mit einer lymphatischen Flüssigkeit, der Endolymphe, angefüllt ist und sich zum knöchernen Labyrinth wie das Futter eines Rockärmels zum Stoff verhält. Zwischen der Aussenfläche des häutigen und dem Endost des knöchernen Labyrinths befindet sich ein Raum, der stellenweise von Bindegewebssträngen, welche die Labyrinthhaut mit dem Periost verbinden, durchzogen, im übrigen aber mit der Perilymphe gefüllt ist. Von den perilymphatischen Räumen der Schnecke (Scala vestibuli und tympani) und des Vorhofs führt je ein Kanälchen, der *Aquaeductus cochleae* und der *Aquaeductus vestibuli* (s. S. 85), zum Lymphraumsystem des Gehirns. Das häutige Labyrinth (Fig. 1096) zerfällt in 2 im Vorhof liegende Bläschen, den Sacculus und Utriculus, in die häutige Schnecke und die häutigen Bogengänge.

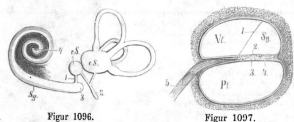

Figur 1096.
Schema des häutigen Labyrinths beim Säugetier
(nach Waldeyer).
e. S. Utriculus mit den drei häutigen Bogengängen, r. S. Sacculus, Sg. häutiger Schneckengang. 1 Ductus reuniens, 2 Ductus endolymphaticus, 3 Caecum vestibulare, 4 Caecum cupulare.

Figur 1096.   Figur 1097.
Schematische Darstellungen des inneren Ohrs.

Figur 1097. Schematischer Durchschnitt eines Schneckengangs. **Vt.** Scala vestibuli, **Pt.** Scala tympani, **Sg.** Ductus cochlearis. 1 Membrana vestibularis, 2 Membrana tectoria, 3 Lamina basilaris, 4 Organon spirale, 5 N. cochleae, 6 Knochen.

a) Die **Vorhofsbläschen,** Otolithensäckchen, liegen dicht nebeneinander in den beiden Recessus des Vorhofs und zwar der kleine *Sacculus,* das runde Bläschen (Fig. 1093, 1096 r. S.), im Recessus sphaericus und der grössere *Utriculus,* das eirunde Bläschen (Fig. 1093 u. 1096 e. S.), im Recessus ellipticus. An die einander abgewandten Wände der Säckchen schliessen sich die anderen Teile des Labyrinths und zwar an den Sacculus die Schnecke (Fig. 1096 Sg.) und an den Utriculus die Bogengänge.

Beide Bläschen kommunizieren dadurch, dass aus dem Sacculus ein stärkerer, aus dem Utriculus ein schwächerer Schenkel abgeht, die sich zum *Ductus utriculosaccularis* vereinigen und an ihrer Vereinigungsstelle in den *Ductus endolymphaticus* s. *Aquaeductus vestibuli membranaceus* (Fig. 1096 2) münden. Dieser liegt im Aquaeductus vestibuli osseus und erweitert sich beim Menschen an seinem zerebralen Ende zu einer ansehnlichen, von der Dura mater bedeckten Tasche, dem *Saccus lymphaticus;* ob dieser bei Tieren vorhanden ist, ist noch unbekannt.

b) Die **drei** *Ductus semicirculares,* **Bogengänge** (Fig. 1095 1,2,3), liegen in den knöchernen Bogengängen, die sie nicht ganz ausfüllen, indem sie nur an den konvexen Seiten dem Periost anliegen. An ihrem Anfang zeigen sie entsprechend den knöchernen Bogengängen Erweiterungen, die *Ampullae membranaceae.*

c) Der *Ductus cochlearis,* **häutige Schneckengang** (Fig. 1073 n, 1093, 1096 Sg.), stellt einen langen, an beiden Enden geschlossenen Schlauch dar, der unter der Scala vestibuli und über der Scala tympani im unteren-äusseren Abschnitt der oberen Etage der knöchernen Schnecke liegt und sich in der letzteren aufwindet und an deren Kuppel blind endet, indem er das *Caecum cupulare,* den **Kuppelblindsack** (Fig. 1096 4), bildet. Das andere, dem Sacculus benachbarte Ende bildet eine Ausbuchtung, das *Caecum vestibulare,* den **Vorhofsblindsack** (Fig. 1096 3). An ihm steht der Ductus cochlearis durch den engen *Ductus reuniens* (Fig. 1096 1) mit dem Sacculus in Verbindung. Auf Durchschnitten besitzt der Ductus cochlearis eine mehr dreieckige Gestalt und wird demgemäss von 3 Wänden, einer äusseren, einer vestibulären und einer tympanalen, begrenzt. Seine vestibuläre Wand, die ihn von der Scala vestibuli scheidet, ist eine dünne Haut, die **Membrana vestibularis** (Reissneri) (Fig. 1097 ₁ u. 1098), die von der vestibulären Lippe des knöchernen Spiralblättchens schräg zur äusseren Wand der Cochlea läuft; seine tympanale Wand, die *Lamina basilaris* s. *spiralis membranacea*, häutiges Spiralblättchen (Fig. 1097 ₃ u. 1098), trennt ihn von der Scala tympani; sie geht vom freien Rande des S. 943 erwähnten knöchernen Spiralblättchens zur äusseren Wand der Cochlea und vervollständigt die vom knöchernen Spiralblättchen nur in unvollständiger Weise gebildete Scheidewand zwischen Scala vestibuli und Scala tympani. Sie nimmt vom Grunde der Schnecke bis zu ihrer Spitze an Breite zu. Auf ihr sitzt das Corti'sche Organ, Spiralorgan, *Organon spirale* (Fig. 1097 ₄ u. 1098).

Bau. Die Labyrinthhaut besteht im allgemeinen aus einer dünnen Bindegewebsschicht, einer Glashaut und einem Plattenepithel; an verschiedenen Stellen treten aber besondere Bildungen auf: 1. An einer kleinen Stelle der medialen Wand jedes Vorhofsäckchens bemerkt man eine bedeutende Verdickung der Schleimhaut und darauf ein Neuroepithel mit Härchen, auf denen Kalkkonkremente, Otolithen, liegen. Man nennt diese Stellen **Maculae acusticae** s. **staticae.** 2. In jeder Ampulle der Bogengänge findet man eine leistenartige Verdickung der Schleimhaut, die **Crista acustica** s. **statica,** die auch mit einem Neuroepithel versehen ist; 3. im Ductus cochlearis findet sich das **Organon spirale** (Corti) (Fig. 1098). Dieses erscheint als eine papillenähnliche Erhöhung, *Papilla spiralis,* auf der Lamina basilaris des Ductus cochlearis und hat einen komplizierten Bau:

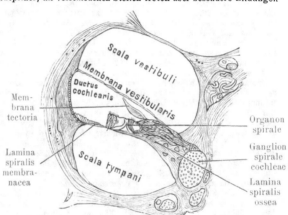

Figur 1098. Querschnitt durch die Schnecke (nach Richter).

neben ganz eigentümlichen Bildungen, den sogen. Pfeilern, die wie Dachsparren gegeneinander gerichtet sind und einen spiralig verlaufenden, seitlich mit Spalten versehenen Tunnel bilden, sind zahlreiche Hörzellen zugegen, deren Zahl man auf 16000—24000 schätzt. Auf der Stirnseite der Zellen liegt eine durchlöcherte Membran, die *Membrana reticularis,* die auch von den Haaren der Zellen durchbohrt wird; auf den Haaren liegt die zarte *Membrana tectoria.*

E. Gefässe und Nerven des Gehörorgans.

Das äussere und mittlere Ohr erhalten ihr Blut aus der A. auricularis magna; aus einem Zweige von ihr, der A. auricularis prof., dringt die A. tympanica in die Paukenhöhle. Das venöse Blut wird durch die gleichnamigen Venen abgeführt. Die Nerven kommen vom N. temporalis superfic., N. facialis, N. glossopharyngeus, 1. und 2. Halsnerven und N. sympathicus. In das innere Ohr dringt die A. auditiva int. mit dem N. acusticus ein; betr. der Verzweigung der ersteren s. Asai [12].

F. Entwicklung des Gehörorgans.

Als 1. Anlage des häutigen Labyrinths tritt an der Grenze des Myel- zum Metencephalon eine Ektoblastverdickung (Hör- oder Labyrinthplatte) auf, die sich als Hörgrübchen einsenkt, unter der ein Häufchen Ganglienzellen (Ganglion acusticum) liegt. Das Hörgrübchen wird unter Abschnürung vom Ektoderm zu dem mit Endolymphe gefüllten Gehörbläschen. Dieses bildet durch Ausstülpungen dorsomedial den *Recessus labyrinthi* (*Ductus endolymphaticus*) und ventromedial den *Ductus cochlearis,* an dessen konkaver Seite hauptsächlich das Ganglion acusticum liegt. Der mittlere Teil wird bald durch eine Einschnürung am Ursprung des Recessus in den dorsalen *Utriculus* und den ventralen *Sacculus* geschieden, die durch den Canalis utriculosaccularis dauernd kommunizieren, in den der Recessus labyrinthi nunmehr mündet. Dieser kommuniziert also mit beiden Säckchen durch den Canalis utriculosaccularis, den er halbiert (Fig. 1096 u. 1097). Am Utriculus entstehen die Bogengänge in Form hoher Falten, deren Wände nachträglich mit Ausnahme des Randteils, der als Bogengang erhalten bleibt, verkleben und schliesslich resorbiert werden, so dass die Bogengänge dann in Form hohler Henkel am Utriculus hängen. Der *Ductus cochlearis* wächst in die Länge, rollt sich spiralig ein und schnürt sich dabei vom Sacculus bis auf einen engen Gang, den *Canalis reuniens*, ab. Durch die Scheidung des Gehörbläschens in Sacculus und Utriculus einerseits und den Ductus cochlearis anderseits wird auch das Ganglion acusticum in ein *Ganglion vestibuli* und *cochleae* geschieden. Letzteres wird durch das Wachstum und die Aufrollung der Schnecke zum flachen *Ganglion spirale*. Das die Labyrinthanlage umgebende Mesenchym, die häutige Labyrinthkapsel, zerfällt bald in mehrere Schichten. In seiner äussersten Schicht entsteht die knorpelige Labyrinthkapsel und deren Perichondrium. Aus dem zwischen der Knorpelkapsel und der epithelialen Labyrinthwand liegenden Mesenchym entsteht aus der unmittelbar am Epithel liegenden Gewebsschicht das häutige Labyrinth, während das zwischen diesem und dem Perichondrium liegende Gewebe bis auf kleine Reste einschmilzt, so dass zwischen dem häutigen und knorpeligen Labyrinth ein perilymphatischer Lymphraum entsteht. Aus der Knorpelkapsel entsteht spongiöser und aus dem zum Periost werdenden Perichondrium in bekannter Weise kompakter Knochen. Beide stellen das knöcherne Labyrinth dar. Die Stellen des Vorhofs- und Schneckenfensters bleiben häutig. Die Entstehung der perilymphatischen Räume erfolgt an der Schnecke nicht gleichartig rund um den Ductus cochlearis. Sie entstehen vielmehr um ihn nur oben, unten und innen und zwar unten als Scala tympani und oben-innen als Scala vestibuli (Fig. 1098). Das Ganglion spirale liegt in der mesenchymatösen Spindel der Schnecke. Dieses zunächst verknorpelnde, dann verknöchernde, axiale Gewebe bildet in Form einer vorgeschobenen Platte das die beiden Skalen trennende Spiralblättchen. Das Ganglion spirale sendet seine Neuriten durch dieses hindurch zu den Hörzellen. Auf diese Verhältnisse und die Entstehung des Neuroepithels usw. kann hier nicht eingegangen werden. Das ursprünglich hohe Zylinderepithel der Labyrinthanlage flacht sich mit Ausnahme der Stellen, wo sich Neuroepithel entwickelt, ab und wird zu einem kubischen oder Plattenepithel.

Die 1. Viszeralfurche und die 1. Schlundtasche dienen zur Bildung des äusseren und mittleren Ohres. Die epitheliale Verschlussmembran zwischen beiden wird durch Einwachsen von Mesenchym zwischen die beiden Epithelblätter zum Trommelfell und die Kiemenfurche zur Anlage des äusseren Gehörgangs. Die Schlundtasche wird zum Mittelohr und zur *Tuba auditiva*. Ihr an das Trommelfell grenzender Abschnitt erweitert sich zur Paukenhöhle und schiebt sich zwischen Labyrinth und Trommelfell ein. Der Hammer und Amboss entwickeln sich aus dem Schädelende der Meckel'schen Knorpels (1. Kiemenbogen), der Steigbügel aus dem gleichen Ende des Reichertschen Knorpels (2. Kiemenbogen).

Die Ohrmuschel entwickelt sich aus 6 Mesenchymverdickungen, den Aurikularhöckern, um die erste Kiemenfurche (also am Hyoid- und Mandibularbogen); die Ohrmuskeln entstehen aus der Muskulatur des Zungenbeinbogens und die Ohrenschmalzdrüsen wie die Knäuelund alveolären Drüsen des Integument aus Epithelsprossungen.

II. Das Gehörorgan des Pferdes.

A. Das äussere Ohr. Das Pferd (Fig. 1087) besitzt eine verhältnismässig lange und schlanke, am freien Ende spitz zulaufende, aufrechte **Muschel**, deren vorderer Rand (b') wenig und deren hinterer Rand (b) stark konvex und nahe dem unteren Tütenwinkel etwas ausgeschweift ist. Beide Ränder stossen in der ein wenig nasomedial gebogenen freien Ohrspitze zusammen und lagern sich am Grunde übereinander. Am hinteren Rande bemerkt man am unteren Tütenwinkel die m. o. w. tiefe *Incisura intertragica* (g). Vor ihr befindet sich der fast rechteckige *Tragus* (e) und hinter ihr, dem Tragus gegenüber, der *Antitragus* (f); von diesem erstreckt sich die Plica intertragica in das Ohrinnere. Der *Antitragus* wird durch eine zweigeteilte, der *Tragus* durch eine lange Knorpelplatte gestützt, deren Verhalten Fig. 1079 g', g'' u. i zeigt. Der Antitragus geht in eine breite, unterhalb des Tragus gelegene Knorpelplatte, den halbringförmigen Knorpel, aus; er hilft den knorpeligen Gehörgang (Fig. 1087 h) bilden. Unter dem Antitragus liegt ein von fibrösem Gewebe verdecktes Loch, das am mazerierten Knorpel als Spalt zwischen Tragus und halbringförmigem Knorpel erscheint (Fig. 1079). Der vordere Rand der Tüte teilt sich kurz vor dem Zusammenstossen mit dem hinteren in 2 divergierende Äste (Crura helicis), von denen der eine medial (Fig. 1079 b') und der andere (Fig. 1079 b'') lateral gerichtet ist. Die Anthelix ist nur schwach als Querleiste angedeutet, die sich am Übergang der Tütenhöhle (*Scapha*) in die Muschelhöhle (*Concha*) findet, und der aussen am Rande die Tütenwinkel eine schwache Querrinne, die *Fossa anthelicis*, entspricht. Das Gesäss ist stark gewölbt. Im Innern der Muschel finden sich über der Anthelix noch mehrere Längs- und meist auch einige Querhautfalten. Der Muschelknorpel ist von einer grösseren Anzahl feiner Löcher durchbohrt (Fig. 1079).

Der **Kürassknorpel** (Fig. 1087 k) bildet einen Dreiviertelring (Fig. 1084), dessen Spalt 1 cm breit ist; mit dem Tragus und dem halbringförmigen Knorpel bildet er den knorpeligen Gehörgang. Der Griffelfortsatz (Fig. 1087 i) der Muschel ist gross und seine Spitze mit dem Luftsack durch ein fibröses Band verbunden; sein Horn (i') ist gross.

Die Haare der **äusseren Haut** der äusseren Ohrfläche verhalten sich wie die des übrigen Körpers; die des dunkelpigmentierten Muschelinnern sind an den Randpartien, an den Längsfalten, am Tragus und Antitragus sehr lang, überragen aber die Ränder sowie die Spitze nicht oder nur wenig. Sie besitzen i. d. R. eine hellere Farbe als das übrige Haarkleid.

Der **knöcherne Gehörgang** ist 2,5—3,5 cm lang, medial und gleichzeitig nasoventral gerichtet, so dass sich seine Achse mit der der anderen Seite an der Synostosis sphenooccipitalis unter einem Winkel von 110° schneidet (Tereg [622]). Er hat an der dem Proc. caudalis der Squama zugekehrten Seite einen 0,75 cm tiefen Einschnitt. Die Eingangsöffnung ist oval und doppelt so weit als die entgegengesetzte Öffnung.

Über die **Muskeln des Ohres** s. S. 937 ff. Das **Schildchen** (Fig. 1075) ist eine unregelmässig dreieckige Knorpelplatte mit schwach konkaver Unter- und konvexer Oberfläche.

B. **Das Mittelohr.** Die Paukenhöhle des Pferdes (Fig. 1092 IV) ist verhältnismässig gross; die dorsalen 2/3 der lateralen und der grösste Teil der nasalen Wand sind dick (1/2 bis 2 1/2 cm), der von der Bulla ossea gebildete Boden und ein ventraler Abschnitt der lateralen und nasalen Wand dagegen relativ dünn (1/2—3 mm). An der **lateralen** Seite befindet sich das Ende des knöchernen Gehörgangs (1) in Form eines etwas vorstehenden, schrägen, elliptischen Ringes, des *Annulus tympanicus* (2), der rundum einen Falz, *Sulcus tympanicus*, für die Anheftung des Trommelfells besitzt. Von 3/4 seines Umfangs gehen nach allen Seiten strahlig bzw. kulissenartig kleine Knochenblättchen (3) ab, wodurch die nischenartigen **Paukenzellen** entstehen, die funktionell den Cellulae mastoideae des Menschen und der anderen Tiere entsprechen. Der Paukenring ist dorsal offen (*Incisura tympanica*); von hier setzt sich ein Schlitz nach der medialen Wand des Gehörgangs fort. Am nasalen Ende des Ringes befindet sich eine flache Grube, der *Sulcus malleolaris*, für den Hals des Hammers (zwischen 5 und 5'); in der Verlängerung des Sulcus folgt die Fissura petrotympanica; dorsal von ihm befindet sich die *Spina tympanica* (Tereg). Die **mediale Wand** der Paukenhöhle ist 0,5 cm vom Trommelfell entfernt. Nasodorsal vom Vorhofsfenster befindet sich an der Wand einer dorsomedial vom knöchernen Gehörgang gelegenen, 1,2 cm langen Höhle eine Grube für den Amboss (6) und den Kopf des Hammers (5) (Tereg). Dorsokaudal vom Schneckenfenster liegt eine Grube für den M. stapedius und nasal vom Vorhofsfenster, dorsal vom Canal. petrosus die Grube für den M. tensor tympani.

Von der **Tuba auditiva** des Pferdes ist der **knöcherne Teil** sehr kurz und eng (*Isthmus tubae*), während der **knorpelige** (Fig. 1092 IV 9) 10—12 cm lang, ohrseitig eng (1/2—3/4 cm hoch) und rachenseitig weit (4—5 cm hoch) ist. Er liegt seitlich an der Schädelbasis, zwischen ihr und einer ventrolateralen Ausbuchtung seiner Schleimhaut, dem Luftsack. Man unterscheidet an der knorpeligen Ohrtrompete den engeren, 2/3 ihrer Länge einnehmenden Röhren- und den in und an der Schlundkopfhöhle liegenden Klappenteil. Die Grundlage des **Röhrenteils** (Fig. 1074 OT, 1099 u. 1100 a, a') bildet der 2—3 cm hohe **Tubenknorpel**. Dieser stellt ein mit den Seitenrändern zu einer Rinne gebogenes, langes Knorpelblättchen dar, an dem man eine laterale (a') und mediale Platte (a) unterscheiden kann, die dorsomedial im Tubenfirst verschmolzen sind. Nahe dem knöchernen Tuba sind die Platten fast gleich hoch, dann wird allmählich die mediale Platte auf Kosten der lateralen höher (Fig. 1101), so dass am Klappenteil die laterale Platte (Fig. 1102 a') fast ganz geschwunden ist. Die Rinne zwischen beiden Platten ist nahe der knöchernen Tuba eng und tief und ventral offen: sie wird nach dem Klappenteil hin immer höher und flacher und ist nach der ventrolateralen Seite offen (s. Fig. 1099—1102). Die Knorpelrinne ist von einer Schleimhaut ausgekleidet, die von der lateralen Platte aus über die offene Seite der Rinne sich ventral fortsetzt und damit die laterale Wand der Röhre bildet und dann ventrolateral in die Wand des Luftsacks übergeht. An dieser lateralen Schleimhautwand der Rinne liegen der M. tensor und levator veli palatini. Der Röhrenteil der Ohrtrompete stellt sonach einen Kanal dar, dessen mediale Seite von dem mit Schleimhaut bekleideten Tubenknorpel, dessen laterale Seite von Schleimhaut und Muskulatur gebildet wird, und dessen ventrale Seite einen Spalt besitzt, der in ganzer Länge der Röhre ventrolateral in den Luftsack mündet. Der **Klappenteil** (Fig. 448 22, 1074 21, 1102 a, a') ragt in die Schlundkopfhöhle vor und mündet mit einer hohen, nahezu senkrecht bzw. kaudoventral gestellten, in der Höhe des lateralen Augenwinkels direkt kaudal von den Choanen liegenden, ca. 1 cm von der Schädelbasis entfernten Spalte in die Schlundkopfhöhle. Die mediale Wand dieser Öffnung wird von der medialen, löffelartig ausgehöhlten Platte des Tubenknorpels in Form einer 3—5 cm breiten Deckklappe begrenzt, während seine laterale Wand von der Schleimhaut der Schlundkopfhöhle und des Luftsacks gebildet wird. Der Schleimhautüberzug dieser Platte setzt sich ca. 4 cm lang in Form einer deutlichen Falte gegen den Kehlkopf hin fort, während weiterhin feine Falten vom Rachen aus spitzwinklig zum freien Knorpelende gegen und in die Tubenöffnung verlaufen. Von dieser Öffnung strahlen endlich noch Falten gegen das Gaumensegel und dessen Kehlkopfspfeiler aus (s. S. 386). Die Tubenspalten sind im Ruhezustand luftdicht geschlossen (Kämpfe [295],

Peter [470], Vermeulen [653]). Der knöcherne und der knorpelige Teil der Ohrtrompete werden durch Fasermassen, die mit der Verschlussmembran des For. lacerum zusammenhängen, sehr innig verbunden.

Figur 1099.

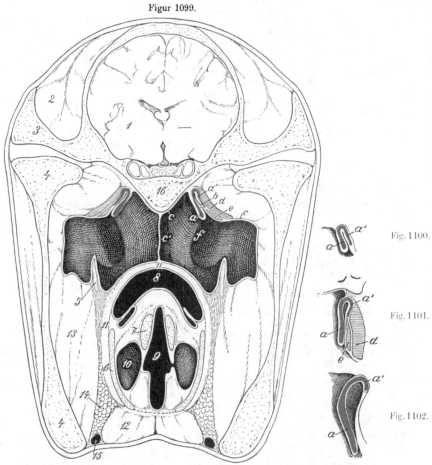

Fig. 1100.

Fig. 1101.

Fig. 1102.

Figur 1099. Querschnitt durch den Kopf des Pferdes (Gefrierpräparat).

Figur 1100, 1101 und 1102 dienen zur Ergänzung der Fig. 1099 und sollen das Verhalten der Hörtrompete zeigen.

Der Schnitt für Fig. 1102 ist durch den oralen Teil der Tube, der Schnitt für Fig. 1101 an der Grenze vom rachenseitigen (vorderen) zum mittleren Drittel der Tube, der Schnitt für Fig. 1099 an der Grenze des mittleren zum hinteren Drittel der Tube und der Schnitt für Fig. 1100 durch den aboralen (paukenhöhlenseitigen) Teil der Tube geführt. Die Bezeichnungen beziehen sich in allen 4 Abbildungen auf dieselben anatomischen Teile.

a mediale und a′ laterale Platte des Tubenknorpels, b Schleimhaut der Tuba, c, c, c′ Schleimhaut des Luftsackes, d M. tensor veli palatini, e M. levator veli palatini, f Luftsack.
1 Gehirn, 2 M. temporalis, 3 Schläfenbein, 4, 4 Unterkieferast, 5 grosser Zungenbeinast, 6 Schildknorpel, 7 Aryknorpel, 8 dorsaler Teil der Schlundkopfhöhle, 9 Rima glottidis, 10 seitliche Kehlkopfstasche, 11, 11 Pharynxmuskulatur, 12 M. sterno- und omohyoideus, 13 M. pterygoideus, 14 Gland. submaxillaris, 15 V. maxillaris externa, 16 Schädelbasis.

Der **Luftsack,** das *Diverticulum tubae auditivae* (Fig. 448 20, 1074 L, 1099 f). Dies den **Einhufern eigentümliche** Gebilde ist jederseits eine beträchtliche, blasenartige ventrolaterale Ausstülpung der Schleimhaut der Ohrtrompete, deren Wand sehr dünn (höchstens 0,5 mm dick) ist; es nimmt den ganzen Raum zwischen der Schlundkopfhöhle (bis zum Kehlkopf), der Schädelbasis und dem 1. Halswirbel ein, kommuniziert durch die Ohrtrompete mit der Schlundkopfhöhle und weist einen Durchschnittsinhalt von 450 ccm auf. Die Höhlen beider Luftsäcke sind vollkommen voneinander geschieden, ihre Wände in der Medianebene des Kopfes aber teilweise miteinander verwachsen. Der grosse Zungenbeinast (Fig. 1099 5) stülpt die Luftsackwand von der ventralen Seite so tief ein, dass jeder Luftsack in eine kleinere laterale und grössere mediale Abteilung zerfällt, die aber dorsal vom Zungenbeinast miteinander kommunizieren, wie es Fig. 1099 zeigt. An der mit dem Tubenhohlraum in Verbindung stehenden medialen Abteilung unterscheidet man einen kaudalen und pharyngealen Endsack und ausserdem noch kleinere Recessus (Kämpfe [295], Peter [470], Vermeulen [653]). Der Luftsack stösst **dorsal** an die Schädelbasis und die Kopfbeuger und **ventral** an den Kehl- und Schlundkopf und die an diesen gelegenen Gefässe, Nerven und Lymphknoten (A. carot. ext., N. glossopharyngeus und hypoglossus, Lgl. retropharyngeales) und an einzelnen Stellen auch an die Gland. submaxillaris; **medial** grenzt er ausser an den M. rectus capitis ventralis et lateralis an den Luftsack der anderen Seite. Mit dem **nasalen** Ende stösst er an die Schlundkopfwand. **Kaudal** reicht er ungefähr bis zu einer Linie, die man vom freien Ende des Proc. jugularis schräg zum Angulus mandibulae zieht. Seine kaudale Wand grenzt an die Kopfbeuger und einen Teil des Schlundkopfs, an die A. carotis int., die A. occipitalis, den 9., 10. und 12. Gehirnnerven, den N. sympathicus, die Schlundkopfnerven, den N. laryngeus cranialis, die V. cerebralis ventralis, die retropharyngealen und andere kleine Lymphknoten. **Lateral** ragt er teils in die Unterkiefer-, teils in die Parotisgegend vor, und zwar liegt er auf eine Länge von 3 Fingerbreiten medial vom Unterkiefer und den daselbst befindlichen Muskeln; der in die Parotisgegend entfallende Teil stösst lateral an Muskeln (den M. jugulohyoideus, jugulomandibularis und aboralen Bauch des M. digastricus [Fig. 443 k,k']), Gefässe, Nerven (Fig. 443 8, 11—15, 24—29) und den grossen Zungenbeinast und stülpt sich auf eine kurze Strecke lateral derartig aus, dass er auf die laterale Seite des grossen Zungenbeinastes vorragt. Auf diese Teile folgen dann die Parotis, die Faszie, der M. auricularis ventr. und die Haut. Durch den Luftsack wird der kaudale und dorsale Abschnitt des Cavum pharyngis jederseits nach innen halbkugelig vorgebaucht. Die beiden Vorwölbungen sind durch einen median liegenden Spalt voneinander geschieden. Seine Schleimhaut ist an den Stellen, wo sie leicht Lageveränderungen erleidet, bedeutend dicker als an den geschützten Stellen in der Okzipitalregion und am Zungenbeinast (Kämpfe [295]) und mit Schleim- und serösen Drüsen und Flimmerepithel versehen. Im pharyngealen Abschnitt der Luftsackwandung kommen glatte Muskelfasern vor. Mit der Schlundkopfhöhle kommuniziert der Luftsack durch die Rachenöffnung der Ohrtrompete; mit letzterer steht er in ganzer Ausdehnung in offener Kommunikation. Nach Skoda [585] sind die Luftsäcke mechanische, für den ungestörten Ablauf des Schlingaktes unbedingt notwendige Hilfsapparate.

Über das **innere Ohr** s. S. 942.

III. Das Gehörorgan der Wiederkäuer.

A. Das äussere Ohr. Die **Ohrmuschel** des Rindes, deren Form sich aus Fig. 1080 ergibt, ist breiter und die Muschelplatte (*Scapha*) viel grösser als beim Pferde, ihr Gesäss weniger ausgeprägt. Der vordere Rand geht nahe dem Grunde in ein etwas umgekremptes *Crus helicis laterale* (Fig. 1080 b",b") und in ein in das Muschelinnere ziehendes *Crus helicis mediale* (Fig. 1080 b') über; letzteres ist stark; von ihm geht dorsalwärts ein indifferenter Fortsatz (c) aus; der hintere Rand (a") beschreibt einen Viertelkreis und bildet nahe der Incisura intertragica (n) den länglichen, dicken *Antitragus* (g). An der Muschelinnenfläche finden sich 4 Längsfalten, denen an der Aussenfläche seichte Furchen entsprechen. Die *Anthelix* (d) bildet eine undeutliche Querleiste. Die Fig. 1080 ergibt die Form des Ohrknorpels und seiner Ränder, des wenig vorstehenden *Tragus* (i), des stark entwickelten *Antitragus* (g), des halbringförmigen Knorpels (i',i") und des Griffelfortsatzes (w). Der Kürassknorpel ist nicht ganz geschlossen, seine beiden Enden berühren sich, das proximale Ende hat einen rundlichen Fortsatz, während das distale in 2 lippenartige, durch einen tiefen Spalt voneinander getrennte Vorsprünge geteilt wird. Der Schildknorpel (Fig. 1076) ist eine unregelmässig-viereckige Knorpelplatte. Am Eingang in den Tütenspalt, an beiden Rändern der Muschel und an den dorsalen Enden der Längsfalten finden sich förmliche Haarbüschel. Die Ohrmuschel von Schaf und Ziege ähnelt der des Rindes, ist aber schmäler. Die Muschel des Ziegenbocks ist nicht selten kleiner als beim weiblichen Tiere (Schmidt [551]).

Der **knöcherne Gehörgang** geht in gerader Richtung medianwärts.

Die **Ohrmuskeln** (Fig. 1103, 1104 u. 1105) zeigen folgende Besonderheiten: 1. Der *M. scutularis* (Fig. 1103 a,a',b,c,c') zerfällt in dieselben Teile wie beim Pferde. Der *M. interscutularis* (Fig. 1103 b) entspringt am Hornfortsatz und an der von diesem nach dem Augenbogen hin-

ziehenden, scharfen Kante des Stirnbeins, stösst also nicht an den der anderen Seite. Der
M. cervicoscutularis (Fig. 1103 u. 1104 c) entspringt an der kaudalen Fläche des Genickkammes
des Stirnbeins, am Scheitelbein und am Nackenband, ausserdem aber mit 2 Zacken noch vom
M. levator auris longus und medius (Fig. 1105 ɪ', ɪ''); die *Pars frontalis* zerfällt bei Schaf und
Ziege in eine oberflächliche und tiefe Portion. 2. Der äussere und untere Einwärtszieher
verschmelzen miteinander (Fig. 1103 f). Der mittlere Einwärtszieher (Fig. 1103 e) ist wie
beim Pferde. Der obere Einwärtszieher (Fig. 1103 d) ist vollständig vom M. interscutularis
getrennt und entspringt selbständig von der Oberfläche des Schildknorpels. 3. Der lange Heber
(Fig. 1105 s) entspringt vom Anfangsteil des Nackenbandes und endet an der medialen Muschel-
fläche zwischen dem kurzen und mittleren Heber. Der mittlere Heber (Fig. 1104 u) entspringt
am Genickfortsatz des Stirnbeins, am Scheitelbein und zum kleinen Teile noch am Nackenband und
inseriert sich kaudomedial an der Muschel. Vom langen und mittleren Heber entspringt je eine
Zacke des M. cervicoscutularis (s. oben). Der kurze Heber (Fig. 1103 u. 1104 g) entspringt von

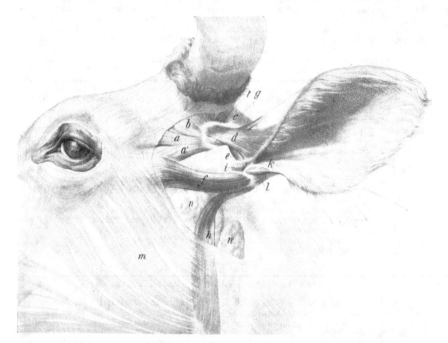

Figur 1103. Seitenansicht der Ohrmuskulatur des Rindes. Erklärung s. nächste Seite.

der Oberfläche des Schildknorpels und endet mit einer runden, 1,5—2 cm langen Sehne an der
Muschel. 4. Der lange Auswärtszieher (Fig. 1104 v u. 1105 8, 8) weicht nicht wesentlich von
dem des Pferdes ab. Der kurze Auswärtszieher zerfällt in 2 in Farbe und Ursprung verschiedene Teile. Der eine (kaudomediale) lebhaft rote Teil (Fig. 1104 w') entspringt lateral vom
Anfangsteil des Nackenbands an der die Nackenmuskulatur bedeckenden Faszie, während der
andere blasse, gelbliche Teil (Fig. 1104 w, w) von der Unterfläche des langen Hebers und (mittelbar)
vom Schildchen entspringt; beide Teile verschmelzen allmählich und enden ventral vom Gesäss
kaudal an der Muschel. 5. Der *M. styloauricularis* bildet beim Rinde eine dünne, 4—5 mm
starke Muskelplatte; bei Schaf und Ziege hingegen ist er gut entwickelt. Ausserdem kommen
(nach Kliemow) vor ein *M. tragicus* (Fig. 1103 i), ein *M. caudoantitragicus* (k), ein *M. transversus auriculae* (l), ein sehr kleiner *M. antitragicus* und ein *M. meatus cartilaginei* und *M. meatus
cartilaginei accessorius.* 6. Der *M. rotator auris brevis* entspringt beim Rinde an der Unterfläche
des nasalen Schildwinkels und endet mit straffen Sehnenfasern am lateralen Ende der Crista
temporalis direkt über dem Porus acusticus ext.; bei Schaf und Ziege fehlt er. Der *M. rotator
auris longus* (Fig. 1105 10) ist wie beim Pferde. Genaueres s. Baum-Dobers [40].

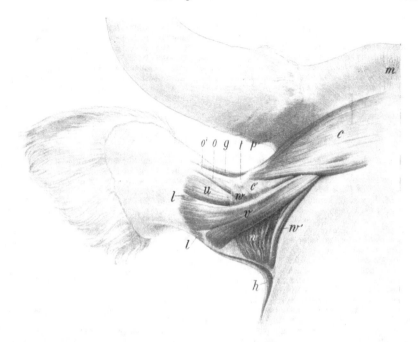

Figur 1104. Ohrmuskulatur des Rindes (Rückansicht bzw. von hinten-oben gesehen.)

Erklärung zu Figur 1103 und 1104.

a Pars frontalis und a' Pars temporalis des M. frontoscutularis, b M. interscutularis, c M. cervico-scutularis, c' dessen den M. levator auris longus bedeckende Zacke, d oberer, e mittlerer und f äusserer und unterer Einwärtszieher der Muschel, g kurzer Heber, h M. auricularis ventralis, i M. tragicus, k M. caudoantitragicus, l, l M. transversus auriculae, m Gesichtshautmuskel, n, n Parotis, o langer Heber der Muschel, o' seine starke Aponeurose, p Proc. cornus, t Schildchen, u mittlerer Heber, v langer Auswärtszieher, w, w und w' kurzer Auswärtszieher.

B. Das Mittelohr. Beim Rinde ist die **Paukenhöhle** klein und steht mit den Cellulae mastoideae in Verbindung; bei Schaf und Ziege ist sie gross, im Inneren glatt und besitzt keine Paukenzellen. Der Annulus tympanicus ist beim Rinde relativ grösser als beim Pferde. Die **Gehörknöchelchen** der Wiederkäuer sind kleiner als die des Pferdes; der Amboss ist schmächtiger, sein gerader, horizontaler Schenkel länger als der gekrümmte; der Steigbügel ist länglich viereckig und hat vorn am Köpfchen einen kleinen Fortsatz zur Anheftung des M. stapedius. Bei Schaf und Ziege ist der Amboss kaum höher als der Steigbügel; dieser ist drei-

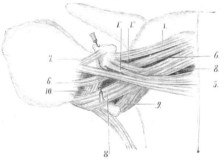

Figur 1105. Ohrmuskeln des Rindes; von der kaudalen Seite gesehen.

1 M. scutularis, 1' und 1'' vom langen Heber und langen Auswärtszieher entspringende und an den Schildknorpel tretende Schenkel des M. cervicoscutularis, 5 langer Heber, 6, 6 mittlerer Heber, 7 kurzer Heber, 8, 8 langer Auswärtszieher, 9 kurzer Auswärts-zieher, 10 langer Dreher.

Figur 1105.

eckig, die Ambossgrube flacher. Die **Tuba auditiva** der Wiederkäuer ist kurz. Beim Rinde und Schafe sind die sichel- bzw. halbmondförmigen Tubenspalten durch ein ³/₄ cm dickes, wulstartiges Fettpolster, das sich in der Rachen- bzw. lateralen Tubenwand vorfindet und sich bis zur Paukenhöhle verfolgen lässt, so eingeengt, dass man einen ventralen grösseren, blindsackähnlichen Tubenvorhof (falschen Eingang) und den eigentlichen dorsalen (wahren) Tubeneingang unterscheiden kann, die aber über (medial von) dem Wulste miteinander kommunizieren (K ä m p f e [295]). Die Tubenspalte ist beim Rinde geschlossen und erst einige Stunden nach dem Tode klaffend. Über die Tubentonsille s. S. 942. Der Luftsack fehlt.

C. Über das **innere Ohr** s. S. 942.

IV. Das Gehörorgan des Schweines.

A. **Das äussere Ohr.** Die in der Form ziemlich gleiche **Ohrmuschel** (Fig. 1082 u. 1089) zeigt nach der Rasse Verschiedenheiten in der Grösse, Behaarung und Stellung. Sie kann senkrecht oder schief nach innen oder aussen stehen und auch teilweise oder völlig herunterhängen; letzteres tritt besonders bei grossen Muscheln und dann ein, wenn der Muschelknorpel dünn ist. Der vordere, stark konvexe Rand (a') der Muschel ist gegen die unteren Tütenwinkel hin stark einwärts umgekrempt, ähnlich wie beim Menschen, und gabelt sich in 2 Schenkel (*Crura helicis*) (b', b''), von denen der mediale fast wagerecht in die Concha verläuft, während der laterale die Richtung des vorderen Randes fortsetzt. Vor seinem Übergang in die Helixschenkel bildet der nasale Rand einen deutlichen Fortsatz (*Crus helicis distale*) (t). Der k a u d a l e Rand (a'') ist nahe der Ohrspitze konkav, wird grundseitig stark konvex, biegt dann bogig nasal um und bildet ein lappenähnliches Anhängsel (Fig. 1089 s), ähnlich dem menschlichen Ohrläppchen. Über dem medialen Helixschenkel findet sich als starke Querleiste die *Anthelix* (Fig. 1082 d); von ihr ziehen eine Hautlängsfalte gegen die Ohrspitze und 2 gegen den oberen Teil des hinteren Randes (Fig. 1089 P, P, P). Zwischen dem medialen Helixschenkel und der Anthelix befindet sich eine Grube, die *Cymba:* unter dem medialen Helixschenkel geht die Concha in den Gehörgang über. Die Muschelränder greifen nicht übereinander; zwischen ihnen befindet sich eine Einziehung, der *Sulcus auris anterior*, und kaudal von ihm (zwischen Tragus und Antitragus) die *Incisura intertragica* (u); der *Tragus* (i) stellt einen rundlichen, wenig ausgeprägten Wulst dar; der fast senkrechte *Antitragus* (g, g', g'') ist länglich und in 2 Erhabenheiten geteilt; die Form der den Tragus und Antitragus stützenden Knorpelplatten ergibt Fig. 1082. Unter der Tragusplatte findet sich, durch einen langen, tiefen Quereinschnitt getrennt, der h a l b ringförmige Knorpel (i', i''), der basal in einen kleinen, rundlichen Griffelfortsatz (w) ausläuft. Der knorpelige **Gehörgang** ist sehr eng und der Kürassknorpel (Fig. 1086) nicht ganz geschlossen; über die Form des Schildchens s. Fig. 1077. Der knöcherne Gehörgang ist lang, aber sehr eng.

Die **Ohrmuskeln** (Fig. 1106) sind sehr unbeständig in der Differenzierung. Der *M. scutularis* zerfällt in einen *M. cervicoscutularis* (c), *interscutularis* (b) und *frontoscutularis* und letzterer in eine *Pars frontalis* (a) und temporalis (a'). Der M. cervicoscutularis (c) entspringt kaudal vom Occipitale an der Mittellinie des Nackens, heftet sich ans Schildchen und verschmilzt teilweise mit dem mittleren Einwärtszieher; zu ihm gehört noch eine dünne Muskelplatte, die den langen und mittleren Heber bedeckt. Der M. interscutularis stösst nicht an den der anderen Seite. 2. Der obere Einwärtszieher (d) geht aus der Portio frontalis des M. frontoscutularis hervor, der mittlere (e) bildet eine dünne Muskelplatte, die über den kaudalen Schildwinkel hinausreicht und in den M. cervicoscutularis bzw. die die Heber bedeckende, dünne Muskelplatte übergeht. Der untere und äussere Einwärtszieher (q u. f) verhalten sich sehr inkonstant. Bald sind sie getrennt, bald verschmolzen, bald einer von ihnen fehlend usw. 3. Der lange Heber (o) ist zum grossen Teile von dem zum M. cervicoscutularis gehörigen, dünnen Muskelplatte bedeckt; der mittlere Heber (Fig. 1106 u) heftet sich mit fächerartiger Ausbreitung an der mediokaudalen Fläche des Muschels an; der kurze Heber fehlt. 4. Der Niederzieher der Muschel (h, h') zerfällt in 2 die Parotis umfassende Teile. 5. Der lange und kurze Auswärtszieher sind wie beim Rinde. 6. Der *M. rotator auris longus* gleicht dem des Pferdes, der *M. rotator auris brevis* dem des Rindes. 7. Ausserdem finden sich ein *M. styloauricularis*, *M. caudoantitragicus* (k), *M. tragicus* (i), *M. helicis minor* (r), *M. antitragicus* und *M. meatus cartilaginei*. Genaueres s. Baum-Dobers [40]. Das **Integumentum** der Ohrmuschel ist je nach der Rasse reich oder arm an Haaren. Der vordere Rand und der Tragus haben stets spärliche, borstige, kaudal gerichtete Haare, denn Hirci des Menschen vergleichbar.

B. **Das Mittelohr.** Die **Paukenhöhle** ist klein; die Pars tympanica des Os petrosum ist wie beim Rinde spongiös und bildet grosse Paukenzellen. Die **Gehörknöchelchen** sind sehr klein, der Amboss kaum so gross wie der Steigbügel, an dem das Köpfchen breit und die Fussplatte gewölbt ist. Die 2 cm lange **Ohrtrompete** liegt in einer Rinne an der Schädelbasis in der Höhe des Türkensattels; ihr Knorpel ist verhältnismässig gross und stark. Seiner Gestalt nach weicht er von den Tubenknorpeln der anderen Haustiere ab. Während die mediale Knorpelplatte gerade ist, rollt sich die laterale stark spiralig ein. An den Tubenwänden liegt überall

viel Fettgewebe. Der spaltförmige, fast horizontal gestellte Tubeneingang ist durchschnittlich ½ cm lang. Über die Tubentonsille s. S. 942. Der Luftsack fehlt.
C. Über das **innere Ohr** s. S. 942.

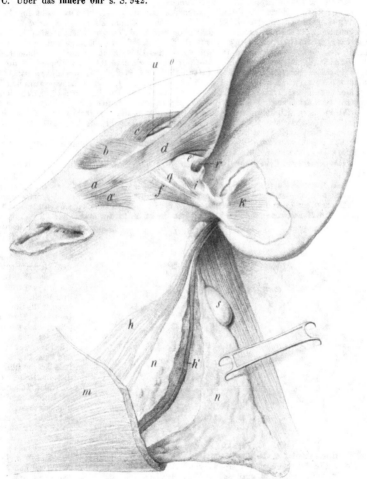

Figur 1106. Seitenansicht der Ohrmuskulatur des Schweines.

a Pars frontalis und a' Pars temporalis des M. frontoscutularis, b M. interscutularis, c M. cervicoscutularis, d oberer, e mittlerer und f äusserer Einwärtszieher der Muschel, h oberflächlicher und h' tiefer Schenkel des M. auricularis ventralis, i M. tragicus, k M. caudoantitragicus, m Gesichtshautmuskel, n, n Parotis, o langer Heber der Ohrmuschel, q unterer Einwärtszieher der Muschel, r M. helicis minor, s subparotidealer Lymphknoten, t Schildknorpel, u mittlerer Heber.

V. Das Gehörorgan der Fleischfresser.

A. **Das äussere Ohr.** Die **Ohrmuschel** des Hundes (Fig. 1081 u. 1088) ist aufgerichtet oder herabhängend und zeigt nach Alter und Rasse grosse Verschiedenheiten in Grösse, Form, Wölbung usw. Der vordere Rand (a') bildet nahe seinem basalen Ende ein deutlich vorspringendes *Crus helicis distale* (t) und spaltet sich in 2 Schenkel (*Crura helicis*) (b' und b''), von denen der mediale lumenwärts verläuft, während der laterale zu einem rundlichen Vorsprung, der *Spina helicis inf.*, führt. Der hintere Rand bildet unter der Mitte eine Hautfalte, die eine senkrechte Tasche begrenzt. Der *Antitragus* (g, g', g'') ist länglich-wulstartig, der *Tragus* (i) fast rechteckig; die Form der Knorpelplatten des Tragus und Antitragus ergibt Fig. 1081. Der Antitragus zerfällt in einen medialen und in einen starken, als *Proc. uncinatus antitragi* vorspringenden lateralen Schenkel; dicht über beiden bildet der hintere Rand den *Proc. helicis caudatus;* der halbringförmige Knorpel (i', i'') trägt nur die Andeutung eines Griffelfortsatzes. Die *Incisura intertragica* (n) ist durch das Übereinandergreifen der Ränder verdeckt. Die *Anthelix* (d) bildet eine meist knopfförmige Querleiste über dem Eingang in die Concha; von ihr ziehen mehrere Längshautfalten (Fig. 1088 P, P, P) in die Höhe; basal von der Anthelix finden sich 3 Querhautfalten (Fig. 1088 P', P'); die Vertiefung zwischen Anthelix und medialem Helixschenkel entspricht der *Cymba hom.* Die Haut der Ohrmuschelinnenfläche ist ganz oder am Übergang in die Concha pigmentlos. An den Rändern, der Spitze und den Längsfalten finden sich sehr lange Haare. Der Tragus besitzt ziemlich dichte, starre Haare; die Querfalten sind haarlos, ebenso meist die Anthelix. Der Kürassknorpel bildet einen geschlossenen Ring. Die Form des Schildchens zeigt Fig. 1078.

Die Ohrmuschel der Katze ist aufgerichtet und ähnelt einem dreiseitigen, hohlen, an der lateralen Fläche offenen Kegel, sonst gleicht sie der des Hundes.

Der **knöcherne Gehörgang** ist sehr kurz und bildet namentlich bei der Katze nur einen einfachen Ring.

Die **Ohrmuskeln** (Fig. 1107) sind dünn und platt. Der *M. scutularis* ist gross und geht auch in seinem nasalen Teile nach der anderen Seite. Er zerfällt in einen *M. frontoscutularis* (1) und *interscutularis* (1'). Der erstere entspringt am Proc. zygomaticus des Os frontale und am Proc. orbitale. Ein *M. cervicoscutularis* fehlt; als sein Ersatz kann der am Schildchen sich inserierende Teil des M. levator auris longus und medius aufgefasst werden. Der M. scutularis bedeckt nasal den *M. occipitalis*, einen in der Mittellinie liegenden unpaaren, meist ovalen Muskel, der sich in einer die Stirn und das Gesicht überziehenden Sehnenausbreitung verliert. Der obere Einwärtszieher (2) geht aus dem M. frontoscutularis hervor und tritt in die Hautfalte, die den ventralen Teil des vorderen Muschelrandes bildet, um sich an diesem zu inserieren. Der mittlere Einwärtszieher (3) ist sehr kurz; der untere Einwärtszieher fehlt; der äussere (4) geht sehnig aus dem M. frontoscutularis bzw. aus dem M. zygomaticus hervor und endet an der Lamina

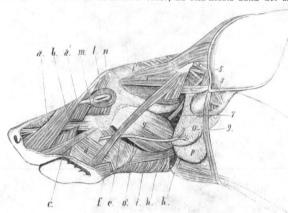

Figur 1107. Ohrmuskeln des Hundes.
1 M. frontoscutularis, 1' M. interscutularis, 2 oberer, 3 mittlerer, 4 äusserer Einwärtszieher, 5 langer, 6 kurzer Dreher, 7, 7 M. stylo-auricularis, 8 M. antitragicus, 9 Niederzieher.
Betr. der übrigen bezeichneten Teile s. Fig. 305.

tragi. Der Niederzieher der Muschel (9) ist bandförmig, schmal und so lang, dass er fast mit dem der anderen Seite zusammenstösst; der lange Heber schickt einen lateralen, schwächeren Schenkel direkt an die Ohrmuschel und einen medialen, stärkeren zum Schildknorpel und, indem er mit dem kurzen Heber verschmilzt, auch an die Muschel; ein Teil von ihm verbindet sich mit dem M. scutularis. Der mittlere Heber spaltet sich in 2 Schenkel, von denen der kaudale direkt an die Ohrmuschel, der nasale unter den kaudalen Teil des Schildchens tritt und hier mit dem kurzen Heber verschmilzt oder am Scutulum endet. Der kurze Heber entspringt am Schildchen und verschmilzt so mit den Schenkeln der beiden anderen Heber, dass sämtliche Heber eine gemeinsame Ansatzstelle haben und der kurze Heber als gesonderter Muskel nicht nachweisbar ist. Die Auswärtszieher und Dreher weichen nicht wesentlich von denen des Pferdes ab. Der *M. styloauricularis* (7, 7) ist von der Parotis und dem M. masseter bedeckt; er entspringt am halsseitigen Rand der Mandibula zwischen Proc. angularis und articularis und ist sehr lang. Der *M. meatus cartilaginei* beginnt als breites, flaches Bündel am ventralen Rande des

Tragus, läuft ventral und endet unter dem Muschelgesäss. Der *M. antitragicus* (s) und der *M. transversus auriculae* sind kräftig. Der *M. tragicus* verläuft von der Innenfläche des Crus helicis laterale zur Lamina tragi.

B. **Das Mittelohr.** Die Paukenhöhle des Hundes ist gross, glattwandig und ohne Paukenzellen. Bei der Katze wird die aus einer halbkugeligen, aussen und innen glatten Knochenblase der Pars tymp. bestehende Paukenhöhle von einer zweiten bedeutend grösseren, ähnlich geformten Knochenhöhle umgeben. Beide Höhlen kommunizieren durch eine kaudodorsal vom Promontorium bzw. kaudal von der Fenestra cochleae gelegene Öffnung. Die Fenestra cochleae ist von der Aussenhöhle zugängig. Die **Gehörknöchelchen** sind gross, der Hammergriff bei der Katze sehr breit; der Hammerkopf ist klein; der Steigbügel hat einen gewölbten Tritt. Die **Hörtrompeten** liegen an der die ventralen Nasengänge fortsetzenden Fossa gutturalis der Schädelbasis. Die 2—5 mm lange Tubenspalte ist zur Schädelbasis ventrokaudal gestellt; der Tubenknorpel ist kurz, aber stark; er zeigt beim Hunde keine rinnenförmige Einbiegung, sondern stellt eine in der medialen Tubenwand befindliche gerade Platte dar, die nasal erheblich stärker als kaudal ist. Das Ostium tubae pharyngeum der Katze ähnelt dem des Schweines und ist 4 mm lang. Die mediale Wand des bei der Katze rinnenförmigen Knorpels wird medial von relativ grossen Knorpelstückchen, die mit ihr nicht in Verbindung stehen, bedeckt (Kämpfe [295]). Der Luftsack fehlt.

C. Über das **innere Ohr** s. S. 942.

Das Geruchsorgan, Organon olfactus.

Als Geruchsorgan dient der Teil der Nasenschleimhaut, der bei der Beschreibung der Nasenhöhle (S. 487) als Riechgegend, *Regio olfactoria*, erwähnt worden ist. Sie zeichnet sich durch ihre grössere Dicke und Weichheit, ihren Gehalt an eigenartigen tubulösen Drüsen aus und sticht von der blassrotgefärbten übrigen Nasenschleimhaut durch eine gelbliche, bräunliche oder schwärzliche Färbung ab. Sie ist von einem Neuroepithel mit Stütz- und Neuroepithelzellen (Riechzellen) bekleidet. Die letzteren tragen an ihrer Oberfläche Härchen, die Riechhaare. Über den Bulbus und Tractus olfactorius s. Gehirn S. 768.

Entwicklung. Über die Entstehung der Riechgruben, des Nasenrachenkanals und der Nasenhöhle s. S. 470. Das Geruchsorgan bildet sich dicht unter dem Rhinencephalon aus den Elementen des Grundes der Riechsäcke; es tritt daselbst eine Scheidung zwischen Riech- und respiratorischem Epithel ein. Das erstere scheidet sich in Neuro- und Spongioblasten und in Drüsenzellen. Die ersteren werden zu den Riechzellen (Ganglienzellen), deren Nervenfortsatz als Filum olfactorium nach und in den Bulbus olfactorius wächst; die Fila olfactoria (Neuraxonen der Riechzellen) bilden zusammen den N. olfactorius; die Spongioblasten werden zu Stützzellen; die Drüsenzellen sprossen in die Tiefe und bilden durch Wucherung die Bowman'schen Drüsen.

Das Geschmacksorgan, Organon gustus.

Das Geschmacksorgan wird durch die Geschmacksknospen repräsentiert. Sie finden sich gruppenweise im Epithel bestimmter Erhabenheiten und Falten der Zungenschleimhaut und zerstreut auch im Epithel anderer Schleimhautgebiete der Mund- und Schlundkopfhöhle. Im speziellen findet man sie: 1. an den Papillae vallatae, 2. an den Papillae foliatae von Pferd, Schwein und Hund, 3. an den Papillae fungiformes, 4. am Arcus palatinus, 5. an der oralen Fläche des Kehldeckels.

Die Geschmacksknospen bestehen aus einem aus wenigen Neuroepithel- und Stützzellen zusammengesetzten Achsenteil und einem aus gewöhnlichen Epithelzellen gebildeten, peripheren Teile, dem Epithelbecher. Dieser hat nach der Mundhöhle zu eine feine Öffnung (Geschmacksporus), durch welche die Schmeckstoffe zu den Geschmackszellen gelangen können.

Entwicklung. Die Zungenpapillen treten mit den im Epithel sitzenden Geschmacksknospen erst mit dem Ende des embryonalen Lebens auf. Die Geschmacksknospen entstehen in

der Weise, dass Zylinderzellen des Epithels sich gruppenweise zusammenlegen und bedeutend
wachsen, und dass schon sehr früh Nervenfasern in diesen Geschmacksknospenanlagen auftreten.
Später tritt in ihnen Scheidung in Schmeck- und Stützzellen ein. Die Papillae foliatae und
vallatae entstehen als blattartige und ringförmige Epithelausstülpungen. Erst post partum differenzieren sich die Papillenblätter, der Ringwall usw.

Das Gefühlsorgan, Organon tactus.

Als Gefühlsorgan wird die äussere Haut betrachtet. Da sich indes Empfindungsnerven auch in und an allen Organen m. o. w. ausbreiten, so kommt nicht allein
der äusseren Haut die Eigenschaft zu, das Gefühl zu vermitteln.

Die Endorgane der sensiblen Nerven treten auf in Form der einfachen und zusammengesetzten Endkolben, der Tastzellen, der Tastzellenkörperchen, der Genital- und Gelenknerven-
körperchen, der Endnetze, der Lamellenkörperchen, der Tastkörperchen usw. An einzelnen
Körperstellen stehen bei den Haustieren sensible Endapparate mit langen, steifen Haaren in
Verbindung, von denen aus Gefühlserregungen hervorgerufen werden. Diese Haare sind besonders die in der Mund- und Augengegend vorkommenden Fühl- und Tasthaare.

VI. Die allgemeine Decke.

Entwicklung. Vom Integument entstehen das Corium und die Subcutis aus dem Mesenchym bzw. dem Mesoblasten und die Epidermis mit ihren hornigen Bildungen (den Haaren, Hufen, Klauen, Krallen, Nägeln, Hörnern, Kastanien u. dgl.), ihren Sinnesapparaten und Neuroepithelien, sowie die epithelialen Anteile der Hautdrüsen aus dem Ektoblasten. Das Corium und die Sub-cutis stammen als einheitliche Bildung wesentlich aus den Kutisplatten der Ursegmente. Erst später tritt die Scheidung in Corium und Subcutis ein. Die muskulösen Elemente der Haut gehen aus Mesenchymzellen hervor. Die Epidermis ist anfangs einschichtig, wird aber bald vielschichtig und zerfällt dann in die Deck- (Periderm) und die Keimschicht. Letztere bildet basal die kutikulare Membrana limitans prima, die Epidermis und Corium scheidet. Die Epidermis schuppt sich schon beim Embryo ab und trägt mit zur Bildung der Vernix caseosa bei; auch hebt sich bisweilen eine zusammenhängende Hornschicht als dünnes Häutchen, Epi-trichium, ab. Das Epithel der Hautdrüsen entsteht aus Sprossen der Keimschicht, die in das Corium einwachsen, das selbst die Membrana propria und die Drüsenhülle und die eventuell zu-gehörigen Muskelzellen liefert.

Die Entstehung der hornigen Bildungen des Integument, die auch als Epidermoidal-bildungen bezeichnet werden, beruht auf embryonalen Entwicklungsmodifikationen der ge-samten Haut, des Corium, der Subcutis und der Epidermis, die zu bleibenden Bildungen führen; am meisten in die Augen springen die Modifikationen an der Pars papillaris, ferner der grosse Gefässreichtum des Corium und event. auch der Subcutis und die mächtige Ausbildung des Stratum corneum; durch die letztere Bildung kommen die eigentlichen Horngebilde (Haare, Huf-kapsel, Klauenschuh usw.) zustande. Am deutlichsten treten alle erwähnten Modifikationen an den Bekleidungen der Fussenden hervor, wo auch die Hautdrüsen fast ganz in Wegfall kommen. Diese Modifikationen sind aber auch an den Haaren sichtbar; denn, wo Haare auftreten, sind zwischen ihnen die gewöhnlichen Papillen der Pars papillaris kaum wahrnehmbar, die Papillen der Haare sind blutreich und in die Tiefe gerückt, und auf ihnen produziert die Epidermis eine mächtige Hornschicht, das Haar.

Die ersten Haare sieht man beim Pferde- und Rinderfetus am Ende des 3. oder am Anfange des 4. Monats der Entwicklung, beim Schweinefetus mit 45 und beim Schaffetus mit 80 bis 85 Tagen (Bossi [70]). Als erste Anlage der Haare bemerkt man punktförmige Verdickungen der Epidermis. Von ihnen wächst das Epithel in Form von Zapfen, die am Ende kolbenförmig verdickt sind und Haarkeime heissen, in das Corium. Dieses passt sich den Epithelzapfen an, wuchert und bildet den bindegewebigen Haarbalg mit der Glashaut, der Fortsetzung der Membrana prima des Corium. Dem kolbigen Haarkeimende, dem Bulbus pili (Haarzwiebel), wuchert gefässreiches Koriumgewebe in Form der Haarpapille entgegen und dringt in sie derart ein, dass sie schliesslich oben und seitlich von dem Epithel hutartig bedeckt ist. Nun diffe-renziert sich der erwähnte epitheliale Haarkeim in den axialen primitiven Haarkegel und die Mantelschicht. Aus dem Haarkegel entstehen das Haar, die innere Wurzelscheide und die Epidermicula und aus der Mantelschicht die äussere Wurzelscheide. Am Haarkegel erfolgt die Verhornung von der Spitze, das Haarwachstum hingegen von unten. Das Haar wächst rasch und durchbricht mit seiner Spitze bald die den Haarkegel zunächst rund umhüllende, aber lang-samer wachsende Haarwurzelscheide. Der freie Teil der Haare liegt dann unter dem Epitrichium und wird nach dessen Abhebung frei. Die Scheidung des Haares in Haarmark und Haarrinde erfolgt erst nach der Geburt. Bei den Sinushaaren entwickelt sich mit dem Durchbruch des Haares zwischen äusserer und innerer Lage des bindegewebigen Haarbalgs ein Schwellkörper. — Zwischen den zuerst entstandenen Haaren, den Primärhaaren, treten mit dem Wachstum der Haut neue Haaranlagen auf. — Schon während des fetalen Lebens erfolgt ein Haarwechsel, ebenso bald nach der Geburt; bei letzterem Wechsel werden die wollartigen, marklosen Haare (Lanugo) ganz oder teilweise durch derbere Ersatzhaare ersetzt. Über den späteren Haar-wechsel s. S. 960.

Bei der Entstehung der Hufe, Klauen, Krallen und Hörner treten an dem un-gemein gefässreichen Corium anstatt der Bildung der mikroskopischen Papillen der Pars papillaris an gewissen Stellen grosse lange Zotten (makroskopische Papillen) und an anderen Stellen Blättchen und Leisten auf, während die Bildung von Haaren und Drüsen fast durchgängig unterbleibt. Indem die Epidermis über und zwischen den Zotten und Blättchen (Leisten) mächtig wuchert, bildet sie bei Niedrigbleiben des Strat. profundum ein sehr starkes Stratum corneum, das in Form starker Hornplatten, die in Wirklichkeit aber aus Hornsäulchen (über den Zotten) oder Hornblättchen (über den Koriumblättchen) und einem diese verbindenden Zwischenhorn bestehen, in die Erscheinung tritt. Es entstehen nämlich an den Zotten und über ihnen in ihrer gedachten Verlängerung Hornröhrchen und -säulchen (Röhrchen-) und an den Koriumblättchen Hornblättchen (Blättchenhorn) und zwischen den Röhrchen und Blättchen eine gleichartige Hornmasse (Zwischenhorn). Die auf diese Weise an den Extremitätenenden entstehenden, zusammenhängenden, das Corium bedeckenden Hornmassen bzw. Kapseln sind zunächst kegelförmig; dies gilt besonders für die Krallen und die Hufe, weniger für die Klauen. Das Sohlenhorn ist anfangs besonders mächtig und bleibt als Eponychium der Sohle bis zur Geburt als eine kautschukweiche Masse erhalten, die nach der Geburt vertrocknet und beim Gehen abgestossen wird. Es zeigt bei den Artiodaktylen nach der Zehenspitze hin eine starke, dorsale Aufkrümmung und führt zu einer wulstigen Zipfelbildung der Klauenspitze. Das sonstige erste Horn (Eponychium der Wand) fällt schon während des embryonalen Lebens ab. Namentlich am Hufe reisst das Eponychium infolge eines mächtigen Hornwachstums ein und blättert schon beim Fetus ab bis auf das Saumband und das mächtige Eponychium der Sohle. Die Unterhaut ist unter dem solche Hornschichten tragenden Corium stellenweise (da, wo es auf Knochen und Sehnen liegt) ganz schwach und scheinbar fehlend und mit dem Periost verschmolzen und nur an wenigen Stellen (z. B. als Strahlkissen) sehr mächtig.

Kastanien, Sporn und Afterklauen legen sich in gleicher Weise wie die eben besprochenen Horngebilde an.

Da, wo sich die Hörner später finden, treten kleine, rundliche, verdickte Epidermisstellen auf, die auf einem sehr gefässreichen, mit dem Periost fest verbundenen Corium sitzen, das makroskopische Papillen bildet. Später treten die knöchernen Hornzapfen auf. Das erste Horn wird als *Epikeras* abgestossen, wenn sich an der die Hornzapfen überkleidenden Haut neues Horn bildet.

A. Allgemeines.

Die äussere Haut, allgemeine Decke, das *Integumentum commune*, geht an den natürlichen Körperöffnungen in die Schleimhaut der Verdauungs-, Atmungs-, Harn- und Geschlechtsorgane und an den Augenlidern in die Conjunctiva über. Man unterscheidet an ihr die *Cutis*, eigentliche Haut, und die *Subcutis*, Unterhaut. Die erstere zerfällt wieder in die zellige *Epidermis*, Oberhaut, und das bindegewebige, die Hautdrüsen enthaltende *Corium*, die Lederhaut. Als besondere Bildungen treten am Integument die Epidermoidalgebilde: die Haare, die hornigen Bekleidungen der Zehenglieder, die Hörner der Wiederkäuer, die Kastanien und der Sporn der Pferde auf.

Die Haut variiert in ihrer **Dicke** und **Festigkeit** ausserordentlich nach Tierart, Rasse, Alter, Individualität und Körpergegend. Im allgemeinen ist sie beim Rinde dicker als beim Pferde, bei jüngeren und feinrassigen Tieren dünner als bei alten Tieren und Tieren unedler Rassen, am Rücken und an der lateralen und Streckfläche der Extremitäten dicker als an der Bauchseite und an den medialen und Beugeflächen der Gliedmassen. Am dicksten ist sie am Schwanze des Pferdes, am Triel des Rindes und an der ventralen Halsseite des Schweines.

1. Die *Subcutis*, **Unterhaut,** befestigt die Haut an der Unterlage und verhält sich nach der Körpergegend sehr verschieden. An Stellen, wo sich die Hautmuskeln innig mit der Haut verbinden, ebenso an den Lippen, Augenlidern usw. ist sie nur schwach, so dass sich die Haut hier nur schwer von ihrer Unterlage abpräparieren lässt. An anderen Stellen ist das Unterhautgewebe dagegen sehr mächtig und locker; hier pflegt Fettgewebe in ihm aufzutreten, das so reichlich werden kann, dass es die Hauptmasse ausmacht und den *Panniculus adiposus*, das Unterhautfettgewebe, bildet. Wenn die äussere Haut dicht an Skeletteilen anliegt, wo beträchtlichere Hautverschiebungen vorkommen, so bilden sich an diesen Stellen in der Unterhaut meist Schleimbeutel, die **Hautschleimbeutel,** *Bursae synoviales subcutaneae* (s. S. 212) (s. z. B. Fig. 383 13). Ihre Innenfläche ist meist zottig, ihr Hohlraum vielbuchtig. In der Unterhaut findet man ausserdem die **Hautmuskeln.**

Die Hautmuskeln sind dünne, platte, blassrote und derbe, muskulöse Ausbreitungen, die unmittelbar unter der Haut liegen und meist durch spärliches Bindegewebe mit ihr verbunden sind; nur an wenigen Stellen liegt zwischen beiden Fettgewebe. Wir unterscheiden einen Gesichts-, Hals-, Schulter- und Bauchhautmuskel (S. 963) und beim Rinde noch einen Stirnhautmuskel (S. 975), der auch beim Menschen, dem jedoch der Schulter- und Bauchhautmuskel fehlt, vorhanden ist. Den Fleischfressern fehlt der Schulterhautmuskel. Ausläufer der Hautmuskeln sind manche Kopfmuskeln (M. cutaneus labiorum, zygomaticus, malaris usw.), die Präputial- und andere Muskeln.

2. Die *Epidermis*, **Oberhaut**, liegt dem Corium als schützende Decke auf; sie setzt sich auch in die Haarbälge fort. Ihre Dicke ist nach den Körpergegenden verschieden. Sie zerfällt in eine tiefe und eine oberflächliche Schicht.

Zwischen und direkt über den Papillen des Corium (s. unten) liegt das *Stratum profundum*. Seine tiefste Lage, das *Stratum cylindricum*, besteht aus Zylinderzellen, die der Basalmembran des Corium aufsitzen; dann folgen mehrere Schichten von fest miteinander verbundenen, interund suprapapillär liegenden Stachelzellen (Stachelzellschicht, *Stratum spinosum*), dann 2 bis 5 Lagen von platten Riffelzellen, die mit rundlichen Eleidinkörnchen angefüllt sind (*Stratum granulosum*), und dann eine Lage transparenter, platter, kernloser Zellen (*Stratum lucidum*). Das *Stratum superficiale*, die Hornschicht (*Str. corneum*), besteht aus ganz platten, vollständig verhornten, scheinbar kernlosen, schüppchenartigen Zellen. Bei dunkel erscheinender Oberhaut findet man **Pigment** in dem Stratum profundum, das von Wanderzellen der Cutis stammt. Die Hornschicht stösst sich in trockenen Schuppen ab, die entweder abfallen oder sich zwischen den Haaren m. o. w. ansammeln und beim Putzen der Tiere in grösseren Mengen entfernt werden. Unter Umständen (nach Verbrühungen, scharfen Einreibungen usw.) hebt sich die Hornschicht in grösseren, zusammenhängenden Platten ab, bildet Blasen u. dgl.

3. Das *Corium, Derma*, die **Lederhaut**, ist der von der Epidermis bedeckte, gefäss- und nervenreiche, bindegewebige, festere Teil der Haut, der die verschiedene Dicke der Haut bedingt (s. vorige Seite) und nach dem Gerben das Leder darstellt.

Die Lederhaut besteht aus Bindegewebe, elastischem Gewebe und glatten Muskelfasern. Das erstere bildet Bündel und Stränge, die ein sehr festes, dichtes, zähes Geflechtwerk darstellen, das wie Filz aus dicht miteinander verwebten Fasern besteht. Je näher der Oberfläche, um so fester und homogener wird das Gewebe. Die oberflächlichste Schicht bildet die *Pars papillaris (Corpus papillare)*, den Papillarkörper, der an den dünn behaarten Stellen (Lippen, Scham usw.) gut ausgebildet, an den dicht behaarten kaum nachweisbar ist. Die glatten Muskelfasern bilden unter anderem kleine Muskelbündel, die an die Haarbälge treten und durch ihre Wirkung die Haare aufrichten, *Mm. arrectores pilorum*, Haarmuskeln.

4. Die *Glandulae cutis*, **Drüsen der Haut.** In der Haut finden sich in grosser Verbreitung Talg- und Schweissdrüsen.

Über andere besondere Drüsenarten der Haut, z. B. die Flotzmaul-, die Rüssel-, die Anal-, die Zirkumanal-, die Ohrenschmalz-, die Analbeutel-, die Tarsal-, die Strahldrüsen, die Drüsen der Klauensäckchen, der Tränengrube, der Inguinalfalten usw. siehe an den betreffenden Stellen.

a) Die **Talgdrüsen**, *Glandulae ceruminosae*, sind meist alveoläre Drüsen, in denen eine zur Einfettung des Haares resp. der Haut dienende, schmierig-fettige Masse, der Hauttalg, das *Cerumen*, erzeugt wird. Sie liegen in den oberflächlicheren Schichten des Corium, haben ein weissliches Aussehen und stehen mit den Haarbälgen im Zusammenhang, weshalb sie auch Haarbalgdrüsen heissen. Ihre Grösse ist sehr verschieden, doch sind sie meist so gross, dass sie mit blossem Auge wahrzunehmen sind; ihre Grösse richtet sich nicht nach der Stärke der Haare, in deren Bälge sie münden. Am grössten sind sie an den mit sehr schwachen Haaren versehenen Hautpartien der Geschlechtsteile.

Bau. Die mit mehrschichtigem Epithel ausgekleideten Haarbalgdrüsen stellen entweder einfache Säcke mit fast glatter, wenig gebuchteter Oberfläche dar (Schwein, Wiederkäuer, Katze), oder sie erscheinen lappig und alveolär (Pferd, Hund). Bei den Huftieren münden 2 bis mehrere Drüsen in einen Haarbalg; bei den Fleischfressern vereinigen sich mehrere Haarbälge zu einer gemeinsamen Öffnung (s. darüber Siegel [580]). Pferd und Hund haben die grössten, das Schwein besitzt nur rudimentäre Talgdrüsen. Sie fehlen an den Zehen- und Sohlenballen, im Corium des Hufes, der Klauen und der Krallen, an den Zitzen des Kuheuters usw.

b) Die **Schweissdrüsen**, *Glandulae sudoriferae*, liegen tiefer als die Talgdrüsen und reichen oft weit in die Unterhaut hinab. Sie sondern den Schweiss ab.

Bau. Die Schweissdrüsen bestehen aus dem Ausführungsgang, Schweisskanal, *Ductus sudoriferus*, und dem Drüsenkörper. Der letztere ist bei Mensch, Pferd, Hund, Schwein geknäuelt (Knäueldrüsen), bei Katze, Schaf, Rind nur geschlängelt. Die Katze besitzt nur an wenigen Körperstellen rudimentäre Schweissdrüsen. Der Drüsenkörper besteht aus einer strukturlosen Membrana propria, glatten Muskelzellen und einer einschichtigen Lage kubischer oder zylindrischer Drüsenzellen. Der Ausführungsgang mündet in einen Haarbalg oder (selten) zwischen den Haaren mit der Schweisspore, dem *Porus excretorius*, direkt nach aussen. Am grössten sind die Schweissdrüsen an den Grenzgebieten der behaarten Haut und in den Schmiergruben, an den Sohlen- und Zehenballen, an der ventralen Schwanzfläche des Schafes, in der Umgebung der Zitzen des Euters des Schweines. Sie fehlen an der Eichel, an den Zitzen der Milchdrüse der Kuh, in der Zwischenklauenhaut usw.

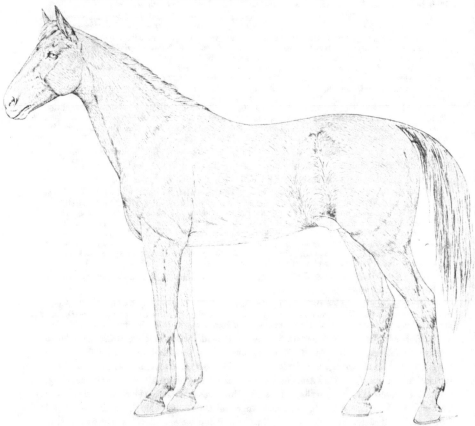

Figur 1108. Haarstrich des Pferdes.

5. Die Haare, *Pili* (Entstehung s. S. 957). Die Haare sind fadenförmige, feste, epidermoidale Gebilde, die in Einstülpungen der äusseren Haut stecken; sie fallen (wenigstens in ihrer grössten Mehrzahl) in regelmässigen Perioden oder unregelmässig aus und werden durch neuerzeugte Haare ersetzt: **Haarwechsel.**

Die Haare werden zum grössten Teile im Frühjahr gewechselt; im Herbste werden sie i. d. R. nur länger und erhalten sehr oft eine andere Färbung, wodurch ein Herbsthaarwechsel vorgetäuscht wird; neben dem periodischen Frühjahrshaarwechsel findet ein ununterbrochenes Ausfallen einzelner Haare statt. Dem regelmässigen Haarwechsel verfallen nicht die Haare der Mähne, des Schopfes, des Schwanzes, die Augenbrauen, die Fühlhaare u. dgl. Der Vorgang des Haarwechsels besteht darin, dass die Haarzwiebel verhornt und sich von der atrophisch gewordenen Papille ablöst; das Haar wird gegen die Oberfläche geschoben, wobei es sich am Wurzelende pinselförmig auffasert. Ehe das alte Haar ausfällt, vergrössert sich die Papille wieder, die sie bedeckenden Epithelzellen werden vollsaftig und produzieren ein neues Haar, das sich neben dem alten emporschiebt, das endlich ausfällt.

Bei unseren Haustieren ist fast die ganze äussere Oberfläche mit dicht stehenden Haaren besetzt; selbst an solchen Stellen, wo sie zu fehlen scheinen, findet man feine Haare in m. o. w. grosser Anzahl. Nach den Körperstellen unterscheidet man folgende **Haararten:** 1. Die Deckhaare sind schlicht, ziemlich weich, finden sich an den meisten Körperstellen und bestimmen die Farbe des Tieres. An der Stirn, der Brust- und Flankengegend bilden sie *Vortices pilorum,* Haarwirbel (Fig. 1108). 2. Die *Pili tactyles,* Tast- oder Fühlhaare, sind länger und steif und finden sich an den Lippen, in der Umgebung der Nasenöffnungen und um die Augen. 3. Die *Cilia,* Augenwimpern, sind kurze, steife Haare an den Augenlidern. Hierzu kommen noch besondere Haararten einzelner Tierarten, nämlich die Schwanzhaare, die Mähnenhaare, der Haarschopf und die Haarzotten der Pferde, die Flaum- und Barthaare der Ziegen, die Wollhaare des Schafes, die Borsten des Schweines.

Figur 1109—1114 sollen in schematischer Weise die verschiedenen Haarstellungen demonstrieren. Figur 1109. Konvergierender Haarwirbel. „ 1110. Divergierender Haarwirbel. „ 1111. Haarwall. „ 1112. Haarscheide. „ 1113. Stellung von Haaren in Reihen (Grannenhaare). „ 1114. Stellung von Haaren in Gruppen (Wollhaare).	Fig. 1109. Fig. 1110. Fig. 1113. Fig. 1111. Fig. 1112. Fig. 1114.

Stellung und Stärke der Haare. Die Deckhaare sind entweder m. o. w. gleichmässig über die Haut verbreitet, oder sie bilden kleine, m. o. w. rundliche Gruppen (Fig. 1114); im ersteren Falle stehen sie nicht selten in kurzen Reihen. die in verschiedenen Winkeln aneinanderstossen (Fig. 1113). An manchen Körperstellen bilden die Haare Haarwirbel (*Vortices pilorum*) und Haarkämme. Die ersteren können wieder konvergierende (Fig. 1109) oder divergierende (Fig. 1110), die letzteren Haarwälle (Fig. 1111) oder Haarscheiden (Fig. 1112) sein. Stossen mehrere Haarkämme zusammen, so können Haarkreuze entstehen. Die Haarwirbel finden sich mit Vorliebe an der Stirn, der Brust, in der Flankengegend (s. Rast [485] u. Siegel [580]). Nach Schwalbe [566] ist die Haarrichtung i. d. R. entgegengesetzt der natürlichen Bewegungsrichtung.

Die Stärke der Haare schwankt innerhalb weiter Grenzen. Zilien, Tast-, Mähnen-, Schwanzhaare usw. sind stärker als die Deckhaare, aber auch die letzteren sind unter sich nicht gleich. Wir unterscheiden stärkere als Grannenhaare und schwächere als Wollhaare. Beide Arten können gemischt sein; so besteht sehr oft eine Gruppe von Haaren aus einem dicken und mehreren dünnen Haaren usw.

An jedem Haar unterscheidet man die Wurzel und den Schaft. Die *Radix pili,* **Haarwurzel,** der in der Haut steckende, weiche Teil des Haares, ist dicker als der Schaft; das Wurzelende der wachsenden Haare ist knopfförmig zum *Bulbus pili,* Haarzwiebel, aufgetrieben und wird bei absterbenden Haaren erheblich dünner und fasert sich auf. Der *Scapus pili,* **Haarschaft,** der frei nach aussen ragende, in eine Spitze, *Apex,* ausgehende Teil ist zylindrisch rund; doch flacht er sich nicht selten ab oder kantet sich. Er zeigt je nach Tierart und Körpergegend eine sehr verschiedene Länge, Dicke und Farbe. Je weicher und dünner die äussere Haut eines Körperteils ist, desto schwächer und zarter pflegen die Haare zu sein. An den die Haare aufnehmenden, taschenartigen Einstülpungen der äusseren Haut, den *Folliculi pilorum*, **Haarbälgen,** unterscheidet man den erweiterten Grund, *Fundus folliculi,* den verengten Hals, *Collum folliculi,* und die erweiterte Mündung, Haarbalgtrichter. Im Grunde befindet sich die Haarpapille, auf der die Haarzwiebel hutartig so aufsitzt, dass sie von unten her konisch eingebuchtet erscheint. Die Haarbälge ragen in schräger Richtung je nach der Grösse der Haare m. o. w. weit in die Haut hinein; bei den grösseren Tasthaaren dringen sie sogar bis in die Muskeln. Die schräge und an den verschiedenen Körperteilen immer in bestimmter Richtung erfolgende Einsenkung der Haarbälge bewirkt, dass die Haare einander decken und in einer gleichmässigen Ordnung zueinander liegen (der Strich der Haare) (Fig. 1108). Der Haarbalgtrichter mündet nach aussen, nachdem er 1—2 Ausführungsgänge von Talgdrüsen und häufig noch den einer Schweissdrüse aufgenommen hat.

Das Haar besteht aus Epidermiszellen; man unterscheidet das aus weicheren Zellen bestehende Haarmark, die aus verhornten Zellen zusammengesetzte Haarrinde und das aus platten, dachziegelartig einander deckenden Zellen bestehende Haaroberhäutchen, die *Epidermicula.* Dazu kommt an der Wurzel noch eine das Haar mantelartig umgebende, am Halse des Haarbalgs endende Zellschicht, die Haarwurzelscheide (innere Wurzelscheide), und deren *Epidermicula.* Die letztere liegt der Epidermicula des Haares derart an, dass die Zellen beider sperrzahnähnlich ineinander greifen. Die Haarbälge bestehen aus einem bindegewebigen Teile und der Epithelauskleidung. Die Bindegewebswand zerfällt in eine äussere bindegewebige, eine mittlere muskulöse Schicht und eine innere Glashaut und bildet im Grunde des Haarbalgs eine konische Verdickung, die Haarpapille. Der epitheliale Anteil des Haarbalgs (äussere Wurzelscheide) bedeckt die innere Oberfläche des bindegewebigen Anteils und stellt die eingestülpte Epidermis dar. Bei den Tasthaaren sind die Balglagen dicker und derber; zwischen der äusseren und mittleren Balgschicht findet man einen Blutsinus bzw. ein mit Blut gefülltes Schwammgewebe, ein Corpus cavernosum (Einhufer).

Die äussere Haut zeigt an den Gliedmassenenden und in der Nähe der natürlichen Körperöffnungen oft besondere Modifikationen. Am Mund und an der Nase treten diese auf als Flotzmaul des Rindes, Nasenspiegel des Schafes, der Ziege und der Fleischfresser, Rüssel des Schweines und Nasentrompete der Einhufer. Diese Bildungen sind S. 483, 503, 510 u. 512 besprochen worden. Auch die Haut am Augenlid, an der Scham, am After, am Penis (als Präputium), am äusseren Ohre u. dgl. zeigt Modifikationen (s. diese Teile). An allen Körperöffnungen geht das Integument in eine kutane Schleimhaut über, der Haare, Talg- und Schweissdrüsen fehlen, die aber im Bau dem Integument noch ähnlich ist.

An gewissen Körperstellen, besonders den Gliedmassenenden, treten ganz eigenartige Veränderungen am Integument (Hautmodifikationen) auf, die S. 957 bei der Genese der Haut bereits erwähnt wurden, äusserlich als starke Hornbildungen auffallen und als **Epidermoidalbildungen** bezeichnet werden, obwohl sie mit bedeutenden Veränderungen der gesamten Haut einhergehen. Hierher gehören die Hufe, Kastanien und Sporne der Pferde, die Hörner, Klauen, Afterklauen der Wiederkäuer, die Klauen der Schweine, die Krallen der Fleischfresser und die Nägel des Menschen (s. S. 976, 979 und 981). Auch die bereits beschriebenen Haare müssen zu den Epidermoidalbildungen gezählt werden. Ferner sind als besondere Bildungen des Integument noch zu erwähnen der als Hautfalte median vor der Brust und am Halsende auftretende *Triel* (Brustlappen) des Rindes, die Glöckchen in der Kehlgangsgegend der Ziegen, Schafe und Schweine, die *Plicae cutis* am Halse der Schafe, die Tränengrube des Schafes unter und vor dem nasalen Augenwinkel, die Leistentasche des Schafes in der Leistengegend und das Klauensäckchen zwischen den Zehen des Schafes, die Karpaldrüsen des Schweines, die Sohlenballen und die Zehenballen an der Fussohle und der Karpalballen der Fleischfresser.

Die bei Schaf, Ziege und Schwein als Hautverlängerungen in der Kehlgangsgegend vorkommenden Glöckchen (*Appendices colli,* Berlocken, Mentalorgan) sind nach R. Fröhner und Disselhorst [190] sowie Wallenberg [669] homolog mit den Halsanhängen des Menschen und physiologische Gebilde, deren Anlage in der 2. Kiemenspalte erfolgt. Sie bestehen aus Haut, Bindegewebe, Gefässen und Nerven, zu denen sich bei Ziege und Schwein noch ein Knorpel und bei der Ziege auch noch ein eigener Muskelapparat gesellen. In ihrer Haut finden sich zahlreiche Talgdrüsen. Diese Hautanhänge finden sich nicht bei allen Rassen und Schlägen der genannten 3 Tierarten. (Näheres s. R. Fröhner.) Bei der Ziege finden sich die walzen-, zitzen- oder birnförmigen, 4—15 cm langen und ca. 2 cm dicken Glöckchen ventral vom Atlanto-epistrophealgelenk; beim Schweine sind sie zapfenförmig oder zylindrisch, seltener oval oder glockenförmig, 5—10 cm lang und 2—3 cm dick und sitzen i. d. R. seitlich vom Kehlkopf.

Gefässe und Nerven der Haut. Die Arterien der Haut kommen aus den arteriellen Gefässen, die in der Nähe der betreffenden Hautstellen die Muskeln usw. mit Blut versorgen. Die Venen verhalten sich ähnlich wie die Arterien, haben aber deutlich unter der Haut wahrnehmbare grössere Stämmchen. An Lymphgefässen ist die Haut sehr reich. Die zahlreichen Hautnerven haben einen sehr verschiedenen Ursprung. Neben den markhaltigen Nervenfasern ist noch ein markloses Nervengeflecht mit freien Endungen in der Epidermis vorhanden.

Über die Genesis der Haut s. S. 957.

B. Die Haut des Pferdes.

Das Corium des Pferdes ist relativ dicker als das von Schaf, Ziege, Schwein und Fleischfressern und vielleicht etwas dünner als das des Rindes; dies ist jedoch nach Rasse, Alter und Geschlecht verschieden. Die Hautdrüsen sind grösser als bei den übrigen Haustieren. Die Schweissdrüsen erscheinen gelblich bis dunkelbräunlich und markieren sich besonders an den Geschlechtsteilen auf Durchschnitten der Haut deutlich; sie bilden rundliche oder ovale Knäuel. Die Talgdrüsen haben einen alveolären Bau und erscheinen oft lappig. Über die Strahlkissendrüsen s. S. 969.

1. Die Hautmuskeln.

Das Pferd besitzt einen Gesichts-, Hals-, Schulter- und Bauchhautmuskel.

1. Der *M. cutaneus faciei,* **Gesichtshautmuskel,** steht mit dem Halshautmuskel in Verbindung und liegt gewissermassen in der oberflächlichen Kopffaszie. Er überzieht aponeurotisch die Parotis und als sehr dünne Muskelschicht den M. masseter und die Teile des Kehlgangs und geht ungefähr am Gefässausschnitt des Unterkiefers in den *M. cutaneus labiorum* (s. S. 219) über. Im Kehlgang stossen die dünnen Muskeln beider Seiten zusammen.

Ausser dem M. cutan. lab. dürften zum Hautmuskelsystem des Kopfes gehören: der M. zygomaticus, malaris, M. auricularis inf., M. levator nasolabialis und ein Teil des M. scutularis.

2. Das *Platysma myoides hom.,* der **Halshautmuskel** (Fig. 313 16, 316 e, 317 v, 1027 a), entspringt als ziemlich starker Muskel am Manubrium sterni, überzieht, sehr bald dünner werdend und sich fächerartig ausbreitend, den M. sternocephalicus und den ventralen Teil des M. brachiocephalicus, mit dem er innig verbunden ist, geht dann in eine dünne Aponeurose aus, die mit der Nackenfaszie (S. 227) verschmilzt und sich sehr innig mit dem M. trapezius cervicalis verbindet. Er überbrückt die Drosselrinne, bedeckt also die in ihr liegenden Gefässe, und ist in der Drosselrinne nahe dem Sternum 4—7 mm dick, während er sich kopfwärts allmählich verdünnt.

3. Der *M. cutaneus scapulae et humeri,* **Schulterhautmuskel** (Fig. 1027 b), liegt an Schulter und Oberarm zwischen dem Hals- und Bauchhautmuskel und geht z. T. direkt in den letzteren über. Er entspringt mit einer in die Fascia superficialis trunci übergehenden Aponeurose am Widerrist und wird ventral vom Schulterblattknorpel fleischig. Sein bis zur Ellbogengegend reichender Muskelkörper hat einen dorsoventral gerichteten Faserverlauf; er geht in die Unterarmfaszie über. Halswärts geht der Muskel auch in eine Aponeurose über, die mit der Fascia superficialis colli (s. S. 227) verschmilzt. Sein fleischiger Teil hat oft Lücken.

4. Der *M. subcutaneus maximus*, **Bauchhautmuskel** (Fig. 358 ₅ u. 1027 c), der grösste und kräftigste Hautmuskel, bedeckt die zwischen Schulter und Oberarm einerseits und Becken und Oberschenkel anderseits gelegene Rumpfpartie. Er ist im mittleren Teile und nahe der Schulter ziemlich ($1^1/_4$—$1^1/_2$ cm) dick und verdünnt sich dorsal, kaudal und ventral. Sein dorsaler Rand reicht bis auf Handbreite an den Nackenbandstrang, sein kaudaler Rand ungefähr bis zu einer von der Gegend des 12.—14. Brustwirbeldornfortsatzes schräg zur Kniescheibe gezogenen Linie; sein ventraler Rand bleibt doppelt handbreit von der Linea alba entfernt und verbindet sich kranial innig mit der humeralen Portion des M. pectoralis prof. Aus diesen 3 Rändern geht eine gemeinsame Aponeurose hervor, die dorsal mit der Fascia lumbodorsalis und superficialis trunci (s. S. 277) und ventral mit der Linea alba verschmilzt und kaudal in die Faszien von Becken und Oberschenkel übergeht; sie ist in der Flankengegend am stärksten und bildet da, wo der kaudale und ventrale Rand des Muskels zusammenstossen, die Grundlage der **Kniefalte** (Fig. 314 ₄₃, 316 m u. 1027 d), deren beide Blätter auf die laterale und mediale Fläche des Oberschenkels treten und auch die Lgl. subiliacae einschliessen; der ventrale Rand der Kniefalte ist frei. Ventral reicht die Aponeurose bis zur Linea alba. Schulterwärts geht der Bauchhautmuskel teils fleischig in den Schulterhautmuskel über, teils vereinigt er sich sehnig mit ihm und mit der Ober- und Unterarmfaszie. Der Faserverlauf des Muskels ist im allgemeinen ein horizontaler; im dorsokranialen Teile verlaufen die Fasern indes in einem kranioventral gerichteten, flachen Bogen und vereinigen sich mit den Fasern des Schulterhautmuskels.

Ein tieferes, markiertes Sehnenblatt tritt am dorsalen Rande des M. pectoralis profundus an die mediale Fläche der Schultergliedmasse, verläuft mit dem genannten Muskel und endigt mit ihm am Humerus. Dorsal steht dieses Sehnenblatt durch eine sehr dünne, sehnige Ausbreitung mit der Fascia subscapularis im Zusammenhang.

Wirkungen der Hautmuskeln. Die Hautmuskeln bewegen die Haut, um lästige Gegenstände, Insekten, Verunreinigungen usw. abzuschütteln. Durch den Schulterhautmuskel wird die Haut in Horizontal-, durch den Bauchhautmuskel in Vertikalfalten gelegt. Ausser dem Hautschutze dienen die Hautmuskeln zum Anspannen von Muskelfaszien.

2. Die Epidermoidalgebilde.

Zu den Epidermoidalgebilden des Pferdes gehören die Haare, die Hufe, die Kastanien und der Sporn.

I. Die Haare.

Ausser den bei allen Tieren vorkommenden Deck- und Fühlhaaren (s. S. 961) finden sich beim Pferde noch folgende besondere Haarbildungen:

1. Der *Cirrus capitis*, **Haarschopf**, besteht aus langen Haaren, die in der Hinterhauptsgegend wurzeln und zwischen den Ohren den Schädel z. T. bedecken. 2. Die *Juba*, **Mähne**, besteht aus langen Haaren, die vom dorsalen Medianrand des Nackens an einer oder an beiden Seiten des Halses herabhängen. 3. Die den *Cirrus caudae* bildenden **Schwanzhaare** bekleiden die Schwanzrübe, mit Ausnahme ihrer ventralen Fläche. Es sind dies die längsten Haare des Pferdes; sie stecken so tief in der Haut der Schwanzrübe, dass diese auf Durchschnitten von den durchschimmernden Haaren fast schwarz erscheint. 4. Die zum *Cirrus pedis* vereinigten **Haarzotten** sind starke Haarbüschel an der hinteren Fläche der Fesselgelenke; sie bilden besonders bei kaltblütigen Rassen einen starken Kötenschopf oder Kötenzopf.

II. Der Huf, *Ungula*.

An den Enden der einzehigen Gliedmassen des Pferdes, im Bereiche des 3. und z. T. 2. Zehengliedes, zeigt das Integument eine besondere Modifikation. Das

Corium, die **Huflederhaut,** ist frei von Haaren und fast frei von Drüsen, durch Blutreichtum ausgezeichnet und trägt einen in Form von Zotten oder Blättchen auftretenden, makroskopisch deutlich erkennbaren Papillarkörper; es liegt dem Knochen direkt (ohne Subcutis) auf, so dass die tiefere Lage auch als Periost fungiert. Auf dem modifizierten Papillarkörper befindet sich die Epidermis, die ungemein stark bzw. verdickt ist und zwar insbesondere durch Produktion einer sehr starken Hornschicht; die derart modifizierte Hornschicht ist die **Hufkapsel** (Huf im engeren Sinne). Auf den Koriumzotten müssen natürlich Hornröhrchen, auf den Koriumblättchen Hornblättchen erzeugt werden. Die Hufkapsel bildet mit den von ihr umfassten Weich- und Skeletteilen den **Huf** (im weiteren Sinne). Zu den Skelett- und Weichteilen des Hufes gehören ausser dem Kron-, Huf- und Strahlbein mit dem Hufgelenk, den Bändern und den in die Hufkapsel reichenden Sehnen, Gefässen und Nerven, die bereits besprochen worden sind, die Huflederhaut und ein aus den Hufknorpeln und dem Hufpolster bestehender elastischer Hilfsapparat, der für die Ausdehnung des Hufes und die physiologische Tätigkeit des Pferdefusses von grosser Wichtigkeit ist (Schmaltz [545a], Zietzschmann [698a]).

a) Die elastischen Nebenorgane der Fussenden.

Die **Hufknorpel** (Fig. 175 4) und ihre Verbindungen sind bereits S. 140 ausführlich geschildert worden.

Das **Hufpolster,** *Pulvinus subcutaneus* (Fig. 200 g, 1115, 1117 2), ist ein nahezu pyramiden- oder keilförmiger Körper, der in seinem hinteren, stärkeren Teile von den Hufknorpeln umfasst wird (Fig. 1116) und auf der tiefen Beugesehne zwischen ihr und dem Integument liegt. Am Hufpolster kann man ein hinteres, stärkeres Ende, den Grund, und ein vorderes, spitzes Ende, die Spitze, (Fig. 1115 2), und 4 Flächen unterscheiden, von denen sich die obere (rumpfseitige) Fläche stark nach vorn und unten abdacht, während die untere (bodenseitige) Fläche fast gerade und hinten mit einem ziemlich tiefen Einschnitt versehen ist; die beiden Seitenflächen laufen konvergierend nach der Mitte des Hufes und treffen in der Spitze des Hufpolsters zusammen.

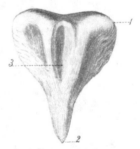

Figur 1115. Sohlenfläche des Hufpolsters des Pferdes. 1 Ballenpolster, 2 Spitze und 3 Grube des Strahlpolsters, in welcher der Hahnenkamm des Hornstrahles liegt.

Der obere-hintere, wulstige Teil des Grundes ist abgerundet, springt stärker vor und wird in der Mittelebene durch einen seichten Ausschnitt in 2 Wülste, die Ballenpolster (Fig. 1115 1), geschieden, die den Ballen zur Grundlage dienen; der übrige Teil des Hufpolsters heisst Strahlpolster, *Pulvinus furcalis.* Die untere Fläche und die Seitenflächen desselben werden von der Strahllederhaut überzogen, dienen dem Strahl zur Grundlage und bestimmen seine Form.

Das Hufpolster bildet mit seinem Überzug, der Ballen- und Strahllederhaut (s. S. 968) und dem Ballen- und Strahlhorn (s. S. 973) den Stossbrechungsapparat des Pferdefusses und ist vergleichend-anatomisch dem Zehenballen anderer Tiere homolog (Zietzschmann [698a]). An den Ballen, *Pulvini digitales,* unterscheidet man mithin den Hornballen, die Ballenlederhaut und das Ballenpolster, am Strahl den Hornstrahl, die Strahllederhaut und das Strahlpolster.

Das sehr gefässarme Hufpolster besteht aus elastischen und fibrösen Faserzügen, die sich durchflechten und Lücken zwischen sich lassen, die mit Fettgewebe angefüllt sind. In den sehr nachgiebigen und weichen Ballenpolstern herrscht das elastische Gewebe vor, in dem

Strahlpolster dagegen, das namentlich nach seiner Spitze hin fester und härter wird, das fibröse (Näheres s. Hemmann [249]). Aus den elastischen Faserzügen setzt sich jederseits ein von der Umgebung nicht scharf abgesetzter Strang zusammen, der schräg nach vorn und oben in die Höhe steigt und, indem er mit dem vor ihm gelegenen Hufknorpel-Fesselbeinband (s. S. 140 und Fig. 175 8, 198 l), der Zehenbinde (s. S. 140 und Fig. 198 i) und der Sehne des Sporns (s. S. 140

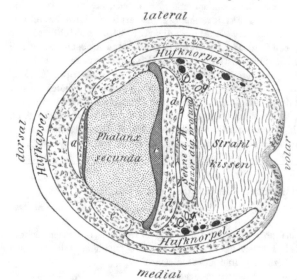

Figur 1116.

Gefrierquerschnitt durch die Phalanx secunda des Pferdes.

Der Schnitt ist parallel zum Kronenrande des Hufes durch das distale Ende des Kronbeins geführt.

a Sehne des M. extensor digitalis communis, b, b Sehnenscheide der Sehne des M. flexor digitalis prof., c Hufgelenk; zwischen ihm und der Sehne des M. flexor digitalis prof. befinden sich stärkere Sehnenmassen (d, d), die in dünner Schicht das Strahlbein bedecken und zum grössten Teil dem Aufhängebande desselben angehören. e, e Seitenbänder, die nicht scharf begrenzt sind, f, f Aa. digitales mit den entspr. Venen, g medialer und g' lateraler N. volaris.

und Fig. 198 h) verschmilzt, am distalen Ende des Fesselbeinrandes sich inseriert. Dieser Strang heisst das Aufhängeband des Hufpolsters oder Ballenfesselbeinband (Fig. 194 p, 195 p, 198 k und 1117 4). Mit dem Hufknorpel verbindet sich das Hufpolster in seinem hinteren-unteren Teile sehr innig, während zwischen seinen oberen Partien und den Hufknorpeln die mächtigen Venennetze des Fusses liegen. Seine Hauptbefestigung erhält das Hufpolster durch die es überziehende Huflederhaut und die fibrösen Bandmassen, die aus ihm an die Sohlenfläche des Hufbeins gehen und mit dessen Periost verschmelzen. Über die **Strahlpolsterdrüsen** s. S. 969.

b) Die Huflederhaut.

Die gefässreiche **Huflederhaut**, das *Corium ungulae*, liefert das Material für die Bildung der die Hufkapsel bildenden, verhornenden Zellen (Fig. 200 i, i', i'', i''), besitzt weder Haare noch Talgdrüsen (s. S. 965) und nur an der Strahllederhaut wenige Schweissdrüsen. Man kann an ihr 5 Abteilungen unterscheiden: die Saum-, Kronen-, Wand-, Sohlen- und Strahllederhaut, denen 5 Hornabschnitte entsprechen, die zur Hornkapsel verschmelzen. Da die Saum-, Kronen-, Sohlen- und Strahllederhaut Zotten tragen, so muss das auf ihnen erzeugte Horn (Deck- und Schutzschicht der Hornwand, Hornsohle und Hornstrahl) ein Röhrchenhorn sein, während das auf den Blättchen der Wandlederhaut produzierte Horn (Blattschicht der Hornwand) Blättchenhorn sein wird. Die Hornröhrchen sind durch ein Zwischenhorn verbunden, das zwischen den Zotten erzeugt wird.

1. Die **Saumlederhaut**, *Corium limitans* (Fig. 1118 b, b), bildet die Grenze zwischen äusserer Haut und Kronenkorium. Sie stellt einen etwa 5—6 mm breiten, vertieften Streifen, eine Art Falz dar, der sich an der Krone bis zum Ballen hinzieht, sich hier zur **Ballenlederhaut**, *Corium pulvinare* (Fig. 1119 g), verbreitert und mit der Strahl-

lederhaut zusammenfliesst. Sie trägt sehr feine, 1—2 mm lange Zotten, auf denen das Horn des Hornsaums (s. S. 971) erzeugt wird und die erst bei Betrachtung unter Wasser sichtbar werden.

2. Die **Kronenlederhaut,** *Corium coronale* (Fig. 200 i', 1118 c), ist eine sich rings bis zur Ballengegend hinziehende, starke Aufwulstung des Hufinteguments, die zwischen Saum- und Wandlederhaut liegt und von ersterer durch eine linienartige Vertiefung, den Kronenfalz, geschieden ist. Sie ist vorn am breitesten und am stärksten gewölbt; seitlich wird sie etwas flacher und niedriger; in der Ballengegend verliert sie ihre wulstige Beschaffenheit und wird ganz flach. Sie besitzt 4—6 mm lange Zotten, die sich am hinteren Teile des Fusses auf die Sohlenfläche fortsetzen und sich zwischen dem Eckstrebenteil der Wand- und der Strahllederhaut noch eine Strecke weit in der Breite von etwa 1 cm hinziehen; sie bilden den **Eckstrebenteil der Kronenlederhaut**

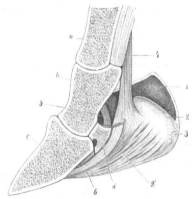

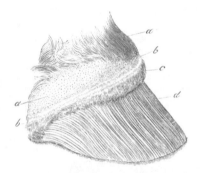

Figur 1117. Durchschnitt durch den Pferdefuss (Hornkapsel und Huflederhaut sind entfernt; das Strahlkissen ist durch Präparation in seinem oberen [proximalen] Teile freigelegt).
1 Hufknorpel, 2 Ballenpolster, 2' Schnittfläche des Strahlpolsters, 3 Knorpelteile, die vom Hufknorpel in das Strahlpolster dringen, 4 Ballen-Fesselbeinband, 5 Strahlbein-Fesselbeinband, 6 abgeschnittene, tiefe Beugesehne. a Fesselbein, b Kronbein, c Hufbein, d Strahlbein.

Figur 1118. Von der Hornkapsel befreiter Fuss des Pferdes.
a, a Lederhaut, von der teilweise die Haare entfernt sind, b, b Saumlederhaut, c Kronenlederhaut, d Wandlederhaut; am unteren Rand sind die den Fleischblättchen angehörigen Zotten sichtbar.

(Fig. 1119 b) und gehen ungefähr in der Mitte des Strahles ohne Grenze in die Zotten der Sohle über; auf den Zotten der Krone wird die Schutzschicht der Hornwand erzeugt.

3. Die **Wandlederhaut,** *Corium parietale* (Fig. 200 i, 1118 d), ist der Teil der Huflederhaut, der die Wandfläche des Hufbeins und einen kleinen Teil des Hufknorpels überkleidet, sich jedoch als **Eckstrebenteil der Wandlederhaut** (Fig. 1119 d) noch eine kurze Strecke (2½—3 cm) weit auf der Sohlenfläche zwischen dem Eckstrebenteil der Kronenlederhaut und dem hinteren Teile der Sohlenlederhaut hinzieht. Sie ist bedeutend dünner als die Kronenlederhaut und zeichnet sich vor dem übrigen Hufintegument dadurch aus, dass sie statt der Zotten eine grosse Menge parallel nebeneinander liegender, von oben bis unten reichender Koriumblättchen trägt, auf denen die Blattschicht der Hornwand erzeugt wird; zwischen den Blättchen finden sich ebensoviele Vertiefungen, in welche die Hornblättchen der Hornwand eingreifen

(Fig. 1120 f u. c). Die Koriumblättchen verhalten sich ähnlich den Blättern eines Buches, d. h. sie sind mit ihrem basalen Rande an der Huflederhaut befestigt, während der entgegengesetzte Rand und die Seitenflächen frei sind. Jedes Blättchen fängt direkt unter der Kronenlederhaut schmal (niedrig) an, verbreitet sich nach abwärts erst rasch, dann langsam, erlangt ungefähr in der Mitte seine grösste Breite und behält diese dann bei; mit Beginn des 3. Drittels löst es sich in Zotten auf, die denen der Sohle gleichen und auf denen das zwischen den Blättchen der weissen Linie gelegene Röhrchenhorn erzeugt wird. Die Koriumblättchen sind am Zehenteil (S. 969) am längsten und höchsten und stehen hier auch am dichtesten; an den Seiten- und Trachtenteilen (S. 969) verkürzen und verschmälern sie sich immer mehr und hören am Eckstrebenteil, woselbst sie am niedrigsten und am weitesten voneinander entfernt sind, allmählich ganz auf. Ihre Länge schwankt daher in grossen Grenzen und zwar von 1 mm bis zu ca. 8 cm. Die grösste Breite (Höhe) beträgt im Durchschnitt am Zehenteil 3,5, am Seitenteil 3,0, am Trachtenteil 2,5 und am Eckstrebenteil 2 mm; sie schwankt von 1 mm bis zu 3—4 mm, die Dicke von 0,1 bis 0,2 mm. Die Zahl der Blättchen schwankt von 470—630; im Mittel kommen ca. 600 vor; nicht selten spalten sie sich nach ihrem freien Rande zu. Am Hinterhufe stehen sie näher zusammen und sind schwächer als am Vorderhufe (Näheres s. Albert [3], Möller [431], Schaaf [523], Zierold [693]).

Bei der mikroskopischen Untersuchung ergibt sich, dass die Koriumblättchen des Pferdes noch mit kleinen, in der Längsrichtung der Blättchen verlaufenden Leistchen (den sekundären Blättchen, Nebenblättchen) versehen sind, die mit ähnlichen Leistchen der Hornblättchen abwechseln. Am Fohlenfuss sind die sekundären Blättchen ebenso stark wie am Hufe älterer Pferde, während die primären Blättchen nur ungefähr halb so hoch sind als bei diesen (Tetzner [623]). Man unterscheidet an der Huflederhaut im wesentlichen 3 Schichten: 1. das *Stratum periostale*, 2. das *Stratum vasculosum* und 3. das *Stratum phylloides*, die eigentliche Zotten- und Blättchenschicht. Doch sind die 1. und 2. Schicht i. d. R. nicht zu trennen. Nach Vogt [664] sind die Blättchen miteinander verschmolzene Zotten.

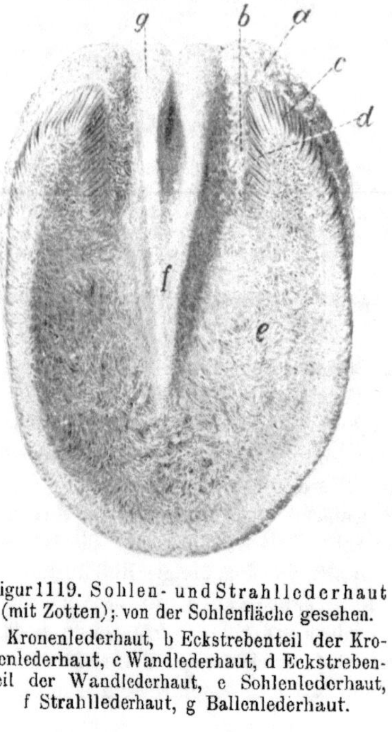

Figur 1119. Sohlen- und Strahllederhaut (mit Zotten); von der Sohlenfläche gesehen.

a Kronenlederhaut, b Eckstrebenteil der Kronenlederhaut, c Wandlederhaut, d Eckstrebenteil der Wandlederhaut, e Sohlenlederhaut, f Strahllederhaut, g Ballenlederhaut.

4. Die **Sohlenlederhaut,** *Corium soleare* (Fig. 200 i″, i‴, 1119 e), bedeckt die Sohlenfläche des Hufbeins, ist nicht selten schwarzfleckig oder schieferfarbig und besitzt Zotten, die teils den Saum-, teils den Kronenzotten ähnlich sind. Sie zieht sich jederseits zwischen der Wandlederhaut und deren Eckstrebenteil mit einer Spitze hinein und steht mit der Kronenlederhaut durch deren Eckstrebenteil in direkter Verbindung. Auf ihr wird das Sohlenhorn erzeugt.

5. Die **Strahllederhaut,** *Corium furcale* (Fig. 200 i″, i‴, 1119 f), ist der Koriumüberzug des Strahlkissens; sie unterscheidet sich vom Sohlenkorium durch eine hellere Färbung und durch die geringere Länge und dichtere Stellung ihrer Zotten, die den Zotten der Saumlederhaut, mit denen sie am Ballen zusammenfliessen, vollkommen gleichen. Auf

der unteren Fläche sind die Zotten etwas länger als an den Seitenteilen und am Grunde des Strahles. Auf den Zotten wird das zähe Horn des Hornstrahls erzeugt.

In den Strahlpolsterschenkeln und zwar in den peripheren Teilen über und zu beiden Seiten des Hahnenkamms finden sich kleine, zirka stecknadelkopfgrosse, m. o. w. kugelige, glasigwässerig erscheinende Pakete von Drüsen, die Strahlpolsterdrüsen, die entweder in einfacher Lage oder in einer Doppelreihe um den Hahnenkamm, und da, wo sie am zahlreichsten sind (auf der Höhe der Strahlpolsterschenkel), sogar in 3—4 Reihen übereinander liegen. Es sind tubulöse Knäueldrüsen, die ein fettiges Sekret liefern (O. Richter [494]). Über die Innervation der Huflederhaut s. Vitali [659].

c) Die Hufkapsel.[1])

Die Hufkapsel, der Huf (*Ungula*) im engeren Sinne, gleicht in der Form dem vom Hufintegument überzogenen Fussende, von dem sie gleichsam einen Abguss darstellt. Mit der Huflederhaut ist sie so innig verbunden, dass sie sich erst nach dem Tode bei eintretender Fäulnis oder bei gewissen Krankheitszuständen während des Lebens ablöst (Ausschuhen). Man unterscheidet an der Hufkapsel 3 Abteilungen: die Hornwand, die Hornsohle und den Hornstrahl.

a) Die **Hornwand,** *Paries ungulae,* ist der sichtbare Teil des auf den Boden aufgesetzten Hufes; sie bedeckt das Zehenende von vorn und von den Seiten, biegt sich hinten an jeder Seite in einem spitzen Winkel nach der Mittelebene des Fusses zu um und läuft, indem sie einen nach hinten offenen Ausschnitt zur Aufnahme des Strahles bildet, als Eckstrebenwand (s. unten) eine kurze Strecke weit mit der der anderen Seite konvergierend nach vorn, um mit der Hornsohle und dem Hornstrahl zu verschmelzen. Man unterscheidet an der Hornwand die **äussere,** gewölbte, glatte oder mit Querrillen versehene, und die **innere,** ausgehöhlte, mit zahlreichen Hornblättchen besetzte **Fläche,** den **Kronenrand,** *Margo coronarius,* und den über die Sohlenfläche hervorragenden **Tragrand,** *Margo solearis.* Topographisch teilt man die Hornwand in den **Zehenteil** (Zehenwand) (Fig. 1121 ₁), die beiden **Seitenteile** (Seitenwände) (Fig. 1121 ₁') und die beiden **Trachtenteile** (Trachtenwände) (Fig. 1121 ₁'') ein. Die zwischen Hornsohle und Hornstrahl liegenden Wandteile werden die **Eckstreben,** *Pilae ungulae* (Fig. 1121 ₂), genannt, während die Umbiegungsstellen die **Eckstrebenwinkel** (Trachten), *Anguli parietales,* heissen. Die nach dem Hornstrahl zu abge-

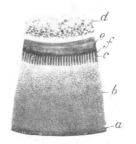

Figur 1120. Horizontalschnitt durch die Hornwand und die Wandlederhaut des Pferdehufes.

a Glasurschicht, b Mittelschicht und c Blättchenschicht der Hornwand, d Hufbein, e Wandlederhaut und f deren Blättchen. Die dunkel gezeichneten Koriumblättchen greifen in die hell gezeichneten Hornblättchen ein.

dachten Eckstrebenwände verlaufen von den Eckstrebenwinkeln, wo sie am stärksten sind, allmählich sich verjüngend nach der Strahlspitze zu, erreichen diese aber nicht, sondern verschmelzen vorher mit der Hornsohle. Sie werden auf dem Eckstrebenteil der Kronen- und Wandlederhaut erzeugt. Das auf ersterer erzeugte Horn bildet die an der Sohlenfläche der Hornkapsel sichtbare Eckstrebenwand (Eckstrebenteil der Schutz-

---

1) Über die feineren Verhältnisse des Hufes und seiner Teile und besonders über den Hufmechanismus liegen zahlreiche Untersuchungen vor, deren Ergebnisse in das Gebiet der Histologie, Physiologie und Entwicklungsgeschichte gehören. Hierüber s. den Jahresbericht über die Leistungen auf dem Gebiete der Veterinärmedizin, ferner Eberlein [139], Gutenäcker [223], Knauer [308], Leisering [348], A. und M. Lungwitz [381 u. 382], O. Richter [494] und Stoss [606].

schicht) (Fig. 1121 ₂), und dieser liegt an der Innenfläche (bzw. an der oberen Fläche)
das auf dem Eckstrebenteil der Wandlederhaut produzierte Blättchenhorn als Eckstrebenteil der Blattschicht (Fig. 1122 f′) an. Die **Richtung der Hornwand** ist
verschieden; die grösste Neigung zum Erdboden hat die Zehenwand und zwar an den

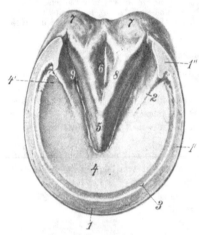

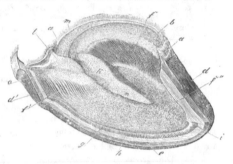

Figur 1121. Sohlenfläche des rechten
Vorderhufes eines Pferdes.

1 Zehenteil, 1′ Seitenteil, 1″ Trachtenteil des
Tragrandes der Hornwand, 2 Eckstrebenwand,
3 weisse Linie, 4 Hornsohle, 4′ Sohlenschenkel,
5 Strahlspitze, 6 mittlere Strahlfurche, 7, 7
Hornballen, 8 Strahlschenkel, 9 seitliche
Strahlfurche.

Figur 1122. Huf, von dem ein grosser Teil der
Wand fortgenommen ist, um das Innere übersehen zu können.

a, a Hornsaum, b Kronenrinne; sie schlägt sich bei
c nach innen und vorn um und bildet den oberen
Rand der Eckstrebenwand, d Durchschnittsfläche
der Schutzschicht im Zehenteil und d′ im Trachtenteil, e horizontale Durchschnittsfläche der Wand
oberhalb des Tragrandes, f Blattschicht, f′ deren
Eckstrebenteil, f″ freigelegtes Hornblättchen, g
Hornsohle, h weisse Linie, i kleiner Hornvorsprung
in der Mitte des Zehenteils, k Hornstrahl, der
mit dem oberen Rande der Eckstrebenwand verschmilzt, l Hahnenkamm des Hornstrahls; er teilt
die muldenförmige Vertiefung m, m in die beiden
oberen Strahlfurchen.

Vorderfüssen mehr als an den Hinterfüssen (an den Vorderfüssen beträgt der Winkel nur
45—50⁰, nach Schmaltz [542] 50—55⁰, an den Hinterfüssen 50—55⁰, nach Schmaltz
55—60⁰) (Fig. 1125 u. 1126); an den Seiten- und Trachtenwänden geht diese Neigung
allmählich in die Senkrechte über, doch bleibt an der lateralen Hufwand am

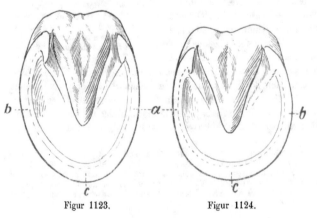

Figur 1123.   Figur 1124.

Figur 1123.
Linker Hinterhuf;
von der Sohlenfläche
gesehen.

Figur 1124.
Rechter Vorder-
huf; von der Sohlen-
fläche gesehen.

(Zur Demonstration
der Unterschiede
zwischen linkem und
rechtem Vorder- und
Hinterhuf.)

a medialer, b late-
raler und c vorderer
(Zehen-) Teil des
Tragrandes.

normalen Huf die Neigung zum Erdboden und daher auch der Bogen des Tragrands immer grösser als an der medialen Hufwand (Fig. 1123 u. 1124).

Die Winkelverhältnisse schwanken jedoch selbst bei normalen Hufen innerhalb weiter Grenzen. Messungen, die A. Lungwitz an 56 normalen Vorderhufen ver-

schiedener Form und Grösse vorgenommen hat, ergaben: Der Winkel der Zehenwand betrug im Durchschnitt 47,26°, der Winkel der medialen Tracht 101,57°, der der lateralen Tracht 101,37°. Bei 36 gesunden Hinterhufen verschiedener Form betrug der Zehenwinkel im Durchschnitt 54,1°, der mediale Trachtenwinkel 96,50° und der laterale Trachtenwinkel 96,1°. Die Winkelung am Vorderhuf kann sogar

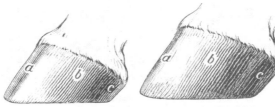

Figur 1125.   Figur 1126.

Figur 1125 linker Vorderhuf und Figur 1126 linker Hinterhuf eines Pferdes.

a Zehen-, b Seiten-, c Trachtenteil.

grösser als am Hinterhuf sein oder am Vorderhuf bis 60° betragen. Die Winkelung eines Hufes wird dann als normal zu bezeichnen sein, wenn Zehenwand und Fessel die gleiche Richtung haben.

Die **Länge und Dicke der Wand** variieren nicht allein bei den verschiedenen Tieren, sondern auch an den Vorder- und Hinterhufen eines Tieres und in den verschiedenen Gegenden desselben Hufes. Die Länge der Zehenwand verhält sich zur Seiten- und Trachtenwand an den Vorderfüssen (Fig. 1125) im allgemeinen wie 3 : 2 : 1 (bei unter Beschlag stehenden Pferden i. d. R. wie $2\frac{1}{2}$: 2 : 1), ihre Dicke wie 4 ($3\frac{1}{2}$) : 3 : 2. An den Hinterfüssen (Fig. 1126) stellt sich das Längenverhältnis wie 2 : $1\frac{1}{2}$: 1, das Dickenverhältnis wie 3 : $2\frac{1}{2}$: 2 heraus. Die stärkste Wandabteilung bildet der Eckstrebenwinkel, der eine dicke, dreikantige, säulenartige Hornmasse darstellt. Gemeine Pferde haben meist dickere Hornwände als edle Pferde.

Schichten der Hornwand. Die Hornwand wird auf und zwischen den Zotten der Saum- und der Kronenlederhaut und auf und zwischen den Blättchen der Wandlederhaut erzeugt und setzt sich dementspr. aus 3 Schichten zusammen.

Die äussere **Deckschicht**, *Stratum superficiale*, der Hornwand wird auf der Saumlederhaut produziert, ist also das Stratum corneum von deren Epidermis; sie bildet die oberflächlichste der 3 Schichten. Sie besteht aus einem weichen, elastischen, glänzenden Horn, quillt im Wasser stark, wird dann weisslich und fasert sich leicht auf. Sie bildet zunächst den oberen Rand der Hornwand und wird als solcher **Hornsaum**, *Limbus corneus* (Fig. 1122 a, a), genannt. Der Hornsaum stellt einen gewölbten Streifen dar, der sich rings um den Fuss nach den Ballengegenden hinzieht, hier sich verbreiternd den **Hornballen** (Fig. 1121 7, 7) bildet und endlich mit dem Hornstrahl zusammenfliesst. Auf seiner inneren Fläche finden sich eine Menge feiner Löcher für die Zotten des Saumkoriums. Durch die weiche Beschaffenheit und die elastischen Eigenschaften des Hornsaums wird der Druck, den der Kronenrand der Hornwand unter anderen Umständen an der Grenze der äusseren Haut und der Huflederhaut ausüben würde, vermieden. Indem sich diese Schicht vom oberen (proximalen) Rande der Wand auf die äussere Wandfläche herunterzieht, bildet sie eine gesonderte, dünne Schicht der Hornwand, die dem Huf ein glänzendes Aussehen verleiht und **Glasur-** oder **Deckschicht**, *Stratum*

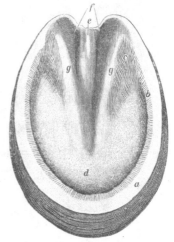

Figur 1127. Innenfläche von Hornsohle u. Hornstrahl des Pferdes.

a Hornwand, b ihre Blättchenschicht, c Hornblättchen der Eckstrebe, d Hornsohle, e Hahnenkamm, f Furchen, die den Strahlschenkeln und g, g Kämme, die den seitlichen Strahlfurchen entsprechen und schon zu den Eckstreben gehören.

vitreum ungulae (Fig. 1120 a), genannt wird. Bei den meisten Hufen fehlt die Glasur indes m. o. w., da sie durch die Raspel usw. künstlich entfernt wird. An jungen und im Beschlag vernach-lässigten Hufen findet sie sich meist vor, besonders an den Trachtenwänden. Bei Krankheits-zuständen (Kronentritten) bildet die Deckschicht öfter dicke, die Wand m. o. w. bedeckende Platten und Wülste.

Die mittlere oder **Schutzschicht**, *Stratum medium* der Hornwand, wird auf der Kronenlederhaut erzeugt, entspricht also dem Stratum corneum von deren Epi-dermis. Sie ist die bei weitem stärkste Schicht (Fig. 1120 b) und besteht aus dem zähesten und widerstandsfähigsten Horn des Hufes; sie quillt im Wasser fast gar nicht und lässt sich schwer schneiden. Sie beginnt mit einer breiten Rinne, **Kronenrinne**, *Sulcus coronalis ungulae* (Fig. 1122 b), die der Aufwulstung der Krone entspricht und mit trichterförmigen Öffnungen ver-sehen ist, die grösser sind als die des Hornsaums und die Zotten der Krone aufnehmen. In der Ballengegend schlägt sich die Kronenrinne um, verliert ihre Aushöhlung und zieht sich als flacher Streifen zwischen dem Hornstrahl und dem Eckstrebenteil der Blattschicht nach vorn. Als Tragrand kommt nur die Schutzschicht in Betracht. Man kann an der Schutzschicht wieder eine festere, äussere, dunklere und eine weniger feste, zähe, innere, hellere Abteilung unter-scheiden. Über den Eckstrebenteil der Schutzschicht s. S. 969 u. 970.

Die **Blatt-** oder **Verbindungsschicht**, *Stratum profundum* der Hornwand (Fig. 1120 c, 1122 f u. 1127 b), ist die innerste Schicht der Hornwand und wird auf der Wandlederhaut er-zeugt, mit der sie fest verbunden ist. Sie besteht aus einer ebenso grossen Anzahl Hornblättchen, *Cristae ungulae*, als Koriumblättchen zugegen sind. Horn- und Koriumblättchen wechseln somit ab (Fig. 1120 c u. f). An den Eckstreben schlägt sich diese Schicht entspr. dem Wandkorium nach der Sohle um und bildet den Eckstrebenteil der Blattschicht (Fig. 1127 c u. S. 970), dessen Blätter die obere Wand des Eckstrebenteils der Schutzschicht bedecken, allmählich kürzer werden, entfernter voneinander stehen und dann gänzlich aufhören. Die Blätter sind im frischen Zustand weiss, glatt und schlüpfrig, im getrockneten ziemlich steif und meist etwas wellenförmig gebogen. Sie fangen an der Kronenrinne niedrig an, werden höher und hören da, wo Wand und Sohle zusammenstossen, scheinbar ganz auf. In Wirklichkeit reichen sie aber in ihrer ganzen Höhe zwischen der Schutzschicht und dem Rande der Hornsohle herab und bilden zwischen beiden das Verbindungsmittel, das den Namen **weisse Linie,** *Zona lamellata* (Fig. 1121 3), erhalten hat. Diese besteht aber nicht allein aus Blättchenhorn, sondern auch aus dem Röhrchenhorn, das von den an den unteren Enden der Koriumblättchen befindlichen Zotten (s. S. 968) erzeugt wird; sie gibt sich am zubereiteten Hufe durch ihre weichere Beschaffenheit, ihr fast wachsartiges Aussehen und besonders dadurch zu erkennen, dass sie von kleinen, weiss-lichen, parallel nebeneinander liegenden Strichen durchsetzt ist, die der Aus-druck der so weit vorgeschobenen Hornblättchen sind.

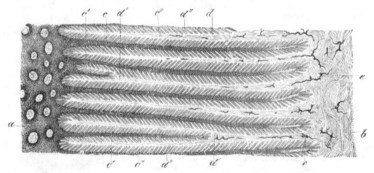

Figur 1128. Querschnitt durch die Blattschicht des Hufes (vergrössert).
a tiefster Teil der Schutzschicht der Hornwand, b Wandlederhaut, c Hornblättchen, c′, c′ un-regelmässige, nicht bis zur Wandlederhaut reichende Hornblättchen, c″, c‴ sekundäre Horn-blättchen, die sich in der Figur wie Fiedern eines Blattes ausnehmen, d Koriumblättchen, d′, d′ gespaltene Koriumblättchen, d″, d″ sekundäre Koriumblättchen, e, e Arterien.

Die Hornblättchen tragen wie die Koriumblättchen parallele Leisten, die sich zwischen diese einschieben und sich im kleinen verhalten, wie Hornblättchen und Koriumblättchen im grossen (Fig. 1128). Diese Leisten, die sich auf Durchschnitten wie seitliche Nebenblättchen ausnehmen, verhornen indes nicht, sondern bestehen aus weichen Zellen, die den Zellen des Stratum profundum der Oberhaut gleichen. Eine wirkliche Verhornung beginnt am Kronenrand in der Mittelebene der Hornblättchen und nimmt tragrandwärts immer mehr zu.

Das **Wachstum der Hornwand** ist nach Pader [458] ungleichmässig; es beträgt monatlich im Durchschnitt an der äusseren Tracht 8,93 mm, an der äusseren Seitenwand 8,42 mm, an der Zehe 8,15 mm, an der inneren Seitenwand 8,45 mm, an der inneren Trachtenwand 8,97 mm.

Die Hornwand ganz normaler Hufe zeigt sehr oft **Ringe,** die mit der Krone parallel verlaufen; sie sind der Ausdruck ungleichmässiger Ernährung (s. Fambach [163] und Gutenäcker [224]).

b) Die **Hornsohle,** *Solea ungulae* (Fig. 1121 ₄, ₄ʹ), bildet eine starke, auf der Sohlenlederhaut erzeugte, bodenseitig mehr oder weniger ausgehöhlte Hornplatte, welche die Sohlenfläche des Hufes bildet, und in die sich von hinten nach vorn der Hornstrahl und die Eckstrebenteile der Hornwand wie ein Keil einschieben. Durch diese Unterbrechung zerfällt die Sohle in den vorderen, zusammenhängenden **Sohlenkörper,** *Corpus soleae* (Fig. 1121 ₄), und in die beiden **Sohlenschenkel,** *Crura soleae* (Fig. 1121 ₄ʹ).

Man unterscheidet an der Sohle eine obere (innere) und eine untere (äussere) Fläche, einen peripheren, bogigen und einen hinteren, winkelig ausgeschnittenen Rand. Die obere (innere) Fläche ist gewölbt. Ihr höchster Punkt findet sich an der Spitze des Hornstrahls; von da dacht sie sich nach dem Tragrand allmählich ab und steigt in dessen unmittelbarer Nähe wieder ein wenig empor. Diese ganze Fläche ist mit kleinen, trichterförmigen Öffnungen versehen, in denen die Zotten der Sohlenlederhaut stecken. Die untere (äussere) Fläche ist bei gleichmässiger Dicke des Sohlenhorns in gleichem Masse ausgehöhlt, wie die obere gewölbt; die Wölbung ist an den Hinterhufen eine stärkere als an den Vorderhufen. Der periphere Rand der Hornsohle verbindet sich mit der Hornwand durch die weisse Linie (S. 972). Der hintere, konkave Rand gehört der Sohle nur so weit allein an, als sich zwischen ihm und den Eckstrebenwänden noch Spuren der ebenfalls umgebogenen weissen Linie nachweisen lassen. Im vorderen Teile dieses Randes verbinden sich Sohle und Hornstrahl. Das Sohlenhorn ist nicht so zäh und widerstandsfähig wie das Wandhorn. Bei grösserer Ansammlung stösst es sich in grösseren und kleineren Platten oder in mehr mürben, bröckligen Massen ab.

c) Der **Hornstrahl,** die *Furca ungulae* (Fig. 1121 ₅, ₈), gleicht in seiner Form dem vom Corium überzogenen Strahlpolster und schiebt sich wie ein Keil in den von den Eckstreben gebildeten Ausschnitt der Hornwand und zwischen den vorderen Teil der Sohlenschenkel ein. Man kann an ihm 4 Flächen und 2 Enden unterscheiden. Die obere (koriumseitige) Fläche bildet eine lange, muldenförmige, durch 2 Seitenflächen abgegrenzte Vertiefung, aus deren Mitte sich in ihrem hinteren Teile ein starker Fortsatz, der **Hahnenkamm,** *Spina furcae ungulae* (Fig. 1127 e), erhebt, der die Vertiefung in 2 seitliche Hälften, die oberen Strahlfurchen (Fig. 1127 f), teilt; er entspricht der mittleren Strahlfurche an der bodenseitigen Fläche des Strahlpolsters und geht mit seinem hinteren Teile seitlich in die sich beckenförmig ausbuchtenden Hornballen über. Die koriumseitige Fläche ist mit feinen, punktförmigen Öffnungen besetzt, welche die Zotten des Strahlkoriums aufnehmen. Die freie Fläche muss am normalen Hufe mit dem Tragrand der Wand in einer Ebene liegen; sie ist hinten am breitesten und spitzt sich nach vorn zu. In der Mittellinie findet sich in ihrem hinteren Teile die tiefe **mittlere Strahlfurche,** der *Sulcus furcalis* (Fig. 1121 ₆), der sich in den Hahnenkamm erstreckt. Die seitlich von der mittleren Strahlfurche gelegenen Teile nennt man die **Strahlschenkel,** *Crura furcae* (Fig. 1121 ₈); sie vereinigen sich vorn zur **Strahlspitze,** *Apex furcae* (Fig. 1121 ₅). Die Seitenflächen des Hornstrahls verbinden sich in ihrem oberen Teile mit den Eckstrebenwänden und dem konkaven Rande der Hornsohle. Ihr unterer Teil ist frei und von den Eckstreben bzw. der Hornsohle durch die **seitlichen Strahlfurchen,** *Sulci parafurcales* (Fig. 1121 ₉), getrennt.

Der **Grund des Strahles** ist der breiteste, hintere Teil und wird durch die Strahlschenkel, die hier in die Hornballen übergehen, gebildet.

Die Hufepidermis besteht natürlich aus denselben Schichten, wie die übrige Epidermis des Integument. Die tiefste, direkt an der Lederhaut liegende Schicht ist ein *Stratum cylindricum,* dann folgen weiche, protoplasmatische Zellen mit Stacheln, *Stratum spinosum,* dann ein *Stratum granulosum* und *lucidum,* schliesslich das ungemein starke *Stratum corneum;* letzteres bildet die Hufkapsel und besteht aus verhornten, platten Zellen, die da, wo Zotten an der Hufllederhaut vorkommen, durch ihre konzentrische Schichtung um diese und ihr Hinauswuchern über deren Spitzen so viele Säulchen oder Röhrchen darstellen, als Zotten vorhanden sind. Diese Röhrchen liegen parallel nebeneinander und werden aufs innigste durch das zwischen den Zotten erzeugte Zwischenröhrchenhorn miteinander verbunden; axial enthalten sie locker aneinander liegende Zellen oder sind mehr oder weniger lufthaltig. Querschnitte von aus Röhrchenhorn bestehenden Teilen haben daher eine feinlöcherige Beschaffenheit. Das Blättchenhorn setzt sich aus dicht nebeneinander gelagerten, langgestreckten Zellen ohne Röhrchenbildung zusammen. Entwickeln sich aber an den Koriumblättchen durch Krankheitsprozesse Zotten, so können auch hier den Hornröhrchen ähnliche Bildungen vorkommen. Das Hufhorn ist elastisch und zwar das Strahlhorn mehr als das Sohlen- und Wandhorn; die Dehnbarkeit des Strahlhorns verhält sich zum Sohlen- und Wandhorn ungefähr wie 4 : 2 (O. Richter [494]).

Unterschiede zwischen Vorder- und Hinterhuf. Am Vorderhuf ist das Verhältnis des Trachtenteils zum Zehenteil wie 1 : 3, am Hinterhuf wie 1 : 2. Der Tragrand ist am Vorderhuf am Zehenteil halbkreisrund und hat die grösste Weite in der Mitte; am Hinterhuf ist er am Zehenteil mehr halbeirund, fast dreieckig; seine grösste Weite besitzt er am Anfang des hinteren Drittels. Am Vorderhuf bildet der Zehenteil mit dem Boden einen Winkel von 45—50°, am Hinterhuf einen solchen von 50 bis 55°. Am Hinterhuf ist die Sohle stärker eingezogen als am Vorderhuf.

Blutgefässe und Nerven. Die zahlreichen Arterien der Weichteile des Hufes stammen von den Aa. digitales (s. S. 646). Die Venen bilden mächtige Venennetze, aus denen der Abfluss in die Vv. digitales stattfindet. Diese Venennetze befinden sich in allen Teilen der Hufllederhaut und sind S. 713 bereits beschrieben worden. Hier sei lediglich nochmals darauf hingewiesen, dass die einzelnen Venennetze der Hufllederhaut in ausgedehnter Kommunikation stehen, wie dies besonders Storch [602] einwandfrei nachgewiesen hat und durch die Fig. 1129 veranschaulicht wird. Die Nerven stammen vom N. ulnaris und medianus, speziell von den Nn. volares (s. S. 882).

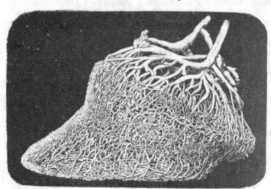

Figur 1129. Venöse Gefässe des Hufes (Storch).
Photographische Reproduktion (nach Lungwitz).

III. Die Kastanie und der Sporn.

Als Kastanien, Hornwarzen, bezeichnet man die an den Schulter- und Beckengliedmassen des Pferdes vorkommenden, i. d. R. länglichen, flachen Horngebilde, die in ihrem Bau dem aus Röhrchenhorn bestehenden Hufhorn ähnlich, aber nicht so fest als dieses sind. An den Schultergliedmassen sitzen sie an der medialen Fläche des Unterarms, etwas rumpfwärts vom Carpus, an den Beckengliedmassen an der medialen Seite des Tarsus und sind 1—4½ cm breit, 1—10 cm lang und 1—9 cm hoch (dick), von grauschwarzer, seltener gelblich-grauer oder gelblich-weisser Farbe und glatter oder etwas zerklüfteter Oberfläche. Die der Schultergliedmassen sind fast stets die grösseren, an den Beckengliedmassen können sie ganz fehlen.

Die Lederhaut hat an dieser Stelle kleine, längliche Papillen (Zotten). (Beim Esel fehlen die Kastanien an den Hinterfüssen, beim Maultiere sind sie sehr klein.)

Nach neueren Auffassungen sind die Kastanien Rudimente eines nicht in Funktion gewesenen Karpal- bzw. Tarsalballens und der Sporn ein Rudiment des Sohlenballens

(Hintze [228], Zietzschmann [701a]). Nach anderer Anschauung sollte die Kastanie das Rudiment der 1. Zehe, der Sporn das der 2. und 4. Zehe sein (Näheres darüber s. Zietzschmann [701a]).

Der Sporn ist ein kleines, vorstehendes, meist grauschwarzes, 0,4—4,0 cm dickes, 0,5—3,2 cm langes und bis 2,4 cm hohes Horngebilde, das in der Haarzotte am Fesselgelenk (dem Kötenschopf) liegt und aus Hornröhrchen besteht, die auf den Koriumpapillen erzeugt werden; bei edleren Tieren ist im allgemeinen der Sporn kleiner als bei schweren Pferderassen.

Von dem die Grundlage des Sporns bildenden Gewebe (Fig. 198 d) geht jederseits ein 3—5 mm starker Sehnenzug (h) ab, der direkt unter der Haut abwärts verläuft und am Übergang der volaren bzw. plantaren zur seitlichen Krongelenksfläche mit dem Aufhängeband des Ballens (k), dem Hufknorpel-Fesselbeinband (l) und der Zehenbinde (i) verschmilzt und sich im Strahlkissen verliert. Wir bezeichnen diesen Zug als Sehne des Sporns (s. auch Fig. 194 l).

C. Allgemeine Decke der Wiederkäuer.

Beim Rinde befindet sich in der Mittellinie der Vorderbrust eine je nach der Rasse verschieden starke Hautfalte, der **Brustlappen** oder **Triel**, *Plica colli ventralis longitudinalis*. Ähnliche *Plicae cutis* finden sich bei Merinoschafen am Halse (Kragen). Auch an der seitlichen Brust- und Bauchseite treten nicht selten horizontal verlaufende Falten auf, die nicht durch den Hautmuskel bedingt werden, sondern einfache Liegefalten sind (Pusch [482]). Über die Glöckchen der Schafe und Ziegen s. S. 962. Eigentümliche **Schmiergruben,** *Sinus cutis*, reichlich mit Schweiss- und Talgdrüsen versehene Hautvertiefungen, in denen sich die Sekrete dieser Drüsen als fett-schmierige Massen anhäufen, zeigt das Schaf. Eine solche ist die häutige **Tränengrube,** *Sinus infraorbitalis*, die sich am Kopfe ventral vom medialen Augenwinkel am Tränenbein findet (Näheres s. Beccari [44]); eine andere, die von Malkmus [389] als **Mammartasche,** *Sinus mammaricus*, gedeutete, den Ziegen fehlende Grube befindet sich in der Leistengegend zur Seite der Milchdrüsen. Eine 3. Hauteinstülpung liegt zwischen den Zehen des Schafes als **Klauensäckchen,** *Sinus interdigitalis*.

Dieses mündet im Klauenspalt an der vorderen Seite in der Gegend des 2. Zehengelenks mit einer kleinen Öffnung, aus der mehrere längere Haare hervorschauen; der den Ausführungsgang des Klauensäckchens darstellende, ziemlich enge, 18—20 mm lange Kanal geht schräg nach unten und hinten, erweitert sich dann plötzlich und bildet eine oben und hinten liegende, beträchtliche, 14—16 mm lange, blindsackartige, einer Retorte ähnliche Ausbuchtung. Das Klauensäckchen ist im Innern mit dünnen Haaren besetzt und mit zahlreichen Hautdrüsen (Talg- und Schweissdrüsen) versehen. (Näheres s. Duncan [137], Tempel [621] und Zimmermann [705]).

Das **Integument** des Rindes ist relativ sehr stark; das des Schafes und der Ziege dagegen ziemlich dünn und bei der Ziege fester gefügt als beim Schafe. Die **Muskeln** der Haut verhalten sich ähnlich wie beim Pferde.

Doch kommt der Halshautmuskel nicht vom Sternum, sondern geht von der Mittellinie des Halses kopfwärts und bedeckt den Halsteil des Gesichtshautmuskels; bei Schaf und Ziege fliessen Schulter- und Bauchhautmuskel mehr zusammen. Der Gesichtshautmuskel ist stärker als beim Pferde, bedeckt den grössten Teil des M. masseter und strahlt teils in den M. malaris (s. S. 908), teils in den M. cutaneus labiorum (s. S. 225) aus, teils verliert er sich im Backenmuskel und im M. zygomaticus. Das Rind hat ausserdem einen **Stirnhautmuskel,** *M. frontalis* (Fig. 302 n), der sich durch die ganze Stirn- und Scheitelgegend erstreckt und in den Nasenhautmuskel fortsetzt. In der Scheitelgegend geht er seitlich in den M. scutularis über, während er in der Augengegend im ganzen Umkreis an das obere Lid tritt und zum kleinen Teile noch in den M. malaris (s. S. 908) ausstrahlt. Der namentlich bei Bullen starke **Nasenhautmuskel** bedeckt die Nasenbeine und reicht bis zum Flotzmaul (Fig. 303 a), in dessen Nähe er z. T. mit dem M. levator nasolabialis verschmilzt; seine Fasern verlaufen fast quer. Sein vorderster Teil ist besonders stark und unterstützt die Erweiterer des Nasenlochs.

Die **Drüsen** der Haut sind beim Rinde viel kleiner als beim Pferde. Die Talgdrüsen sind einfacher und tiefer gelb; die Schweissdrüsen bilden keine Knäuel, sondern geschlängelte Schläuche, die sich nach ihrer Mündung zu etwas verengern. Das Schaf hat dagegen stärkere Talg- und Schweissdrüsen.

Bei den gehörnten Ziegen findet sich seitlich und hinter den Hörnern an deren medialer Seite je eine längsovale Hautverdickung (Horndrüse der Ziege, Schietzel [530]), die

20—25 mm lang, 7—10 mm breit und 5—6 mm hoch sein kann. Bei den ungehörnten Ziegen kommt sie nur rudimentär vor.

Die **Haare** des Hausrinds ähneln denen des Pferdes; doch fehlen die Mähne, die Haarzotten und die Schwanzhaare. Der mit Deckhaaren besetzte Schwanz hat nur am Ende ein starkes Büschel langer, starker Haare, *Cirrus caudae* (Quaste). Die nach der Rasse verschiedenfarbigen Deckhaare sind meist länger als beim Pferde und an der Stirn kraus. Die Ziege hat schlichte Deckhaare, zwischen denen sich sehr weiche **Flaumhaare** finden, und eigentümliche **Barthaare**. Die Haare des Schafes bilden die Wolle, die nach Rasse und Körpergegend verschieden ist.

Man unterscheidet beim Schafe: 1. das kurze **straffe Haar**, das die Bekleidung der Beine und des Gesichts und bei den wilden Rassen auch die des Rumpfes bildet. 2. Das lange **Grannenhaar** ist meist markhaltig (bei der New-Leicester-Rasse aber markfrei) und nicht gekrümmt. Bei den Landrassen und den meisten englischen Rassen ist das Grannenhaar mit dem Wollhaar untermischt. 3. Das eigentliche **Wollhaar** ist markfrei, kürzer, bald mehr, bald minder gekräuselt. Als alleinige Bekleidung findet man es nur bei einigen Kulturrassen, besonders beim Merinoschaf, sonst ist es mit den anderen Haararten gemischt. Die Haare des Wollschafs stehen zu m. o. w. rundlichen Gruppen (von meist 10—12 Haaren) vereinigt, während sie bei der Ziege mehr gleichmässig verteilt sind und meist kurze Reihen (von 3—5 Haaren) bilden; das Nähere darüber s. Hosang [278].

Ausgebildete **Hautschleimbeutel** finden sich nur bei älteren Tieren und zwar am häufigsten an der Dorsalfläche des Carpus, auf dem Tuber coxae und ischiadicum, seltener über dem lateralen Bandhöcker am proximalen Ende des Radius und an der hinteren Seite des Olecranon, am Tuber calcanei und am lateralen Knöchel der Tibia (Schmidtchen [553]).

An den Fussenden der Wiederkäuer finden sich die **Klauen.** Ihr Integument verhält sich, abgesehen vom Fehlen des Strahlpolsters und des Strahles, ähnlich

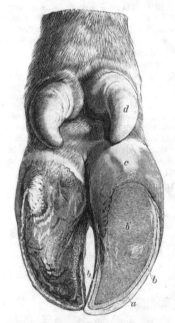

wie beim Pferde: es besitzt teils Zotten, teils Blättchen. Jede Zehe hat eine Saum-, Kronen-, Wand- und Sohlenlederhaut. Die 4—7 mm breite, auf dem Querschnitt konvexe Saumlederhaut umgibt die Zehe ringförmig, verbreitert sich nach hinten beträchtlich und bildet den Ballenteil, der sich mit dem Ballenteil der anderen Zehe nicht selten durch eine m. o. w. breite Brücke verbindet. Dicht über dieser Stelle befindet sich unter der Zwischenklauenhaut ein bedeutendes Fettpolster, das die Reibung der Klauen aneinander verhindern soll. Der Kronenwulst ist sehr breit (an einzelnen Stellen bis 2—2½ cm, Schwarz [569]) und flach und bildet keinen Eckstrebenteil: vom Saume ist er durch eine 1 mm breite Rinne geschieden, die Schwarz [569] als Kronenfalz bezeichnet.

Saum-, Ballen- und Kronenlederhaut sind mit makroskopischen Papillen (beim Rinde bis 1,8 mm lang) besetzt. Die Blättchen der Wandlederhaut sind weniger hoch und lang als beim Pferde, ohne Seitenleisten und mit starken Venen (Schwellkörpern) ausgestattet. Ihre Zahl beträgt beim Rinde 1000—1500, beim Schafe 550—700; am Zehenteil stehen sie am dichtesten. Ihre Länge nimmt von 3—4,5 cm an der Zehe nach hinten allmählich bis auf 1,5—2 cm ab. Die Dicke der Wandlederhaut nimmt von 2—4 mm an der Zehe bis zu 7 mm am Ballen zu. Nicht selten schlagen sich die Koriumblättchen an den Trachten auf die Sohlenfläche um und deuten so eine Eckstrebe an. Das Sohlenkorium geht ohne Grenze in das Ballenkorium über und zeigt die Eigentümlichkeit, dass die Koriumblättchen vom Sohlenrand aus noch eine gewisse Strecke sich auf die Sohle fortsetzen: ihre Zotten sind 0,5 bis 1,5 mm gross.

Figur 1130. Klauen vom Rinde (die linke Klaue ist nicht zugerichtet, während von der rechten das abgestorbene Horn entfernt ist).
a Hornwand, b, b weisse Linie, b′ Hornsohle, c Hornballen, d Afterklaue.

Unter der Ballenlederhaut befindet sich das **Ballenpolster**, ein dem Ballenpolster des Pferdes analoges Gebilde, das aus derben, starken, fibrösen, sich kreuzenden Bindegewebsbälkchen mit elastischen Fasern und Fettgewebe besteht und sich, allmählich schwächer werdend, unter die Sohlenlederhaut fast bis zum Tragrand des Klauenbeins fortsetzt. Die grösste Stärke des Ballenpolsters beträgt 1—1,5 cm.

Betr. der genaueren und vor allem auch mikroskopischen Verhältnisse vgl. Hohmann [266] und Wyssmann [688]. Nach Eber [138] ist nur der die Koriumblättchen tragende Teil der Lederhaut als Sohlenlederhaut aufzufassen, weil er allein dem Klauenbein direkt anliegt; der übrige, Papillen tragende Teil der Lederhaut sei als Ballenlederhaut anzusehen, da er das ausgedehnte Ballenpolster überzieht.

Die Klauen haben etwa die Gestalt eines in der Mittellinie geteilten Pferdehufes, dessen beide Hälften in der Mittelebene geschlossen sind und keinen Strahl besitzen. Die Klauen der Hinterfüsse sind länger und schmäler als die der Vorderfüsse. Man unterscheidet an jeder Klaue die Hornwand und die Hornsohle. Die dem Klauenspalt abgewandte Fläche der Hornwand ist gewölbt, die spaltseitige Fläche eben oder leicht ausgehöhlt; beide Wände stossen in einem stumpfen, etwas ausgeschweiften Rande zusammen; der Eckstrebenteil fehlt. Die Kronenrinne ist entsprechend dem Kronenwulst flach und sehr breit.

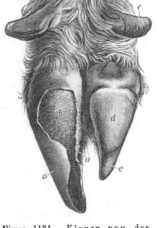

Der Bau der Hornwand ist wie beim Pferde. Die äussere Schicht bildet den aus Weichhorn bestehenden Hornsaum (Glasurschicht) und den Hornballen (Fig. 1130 c). Die mittlere, mächtigste Schicht besteht aus einem sehr zähen, widerstandsfähigen Röhrchenhorn; die innere Schicht wird durch Hornblättchen ohne Nebenleisten gebildet. Die Hornsohle geht hinten ohne Grenze in den Hornballen (Zehenballen) (c) über und besteht aus stark zerklüfteten Hornmassen; nur am lateralen und medialen Rande der Sohle erkennt man nach Wegnahme der oberflächlichen, in Zerfall begriffenen Hornschichten einen besonderen, an der Klauenspitze etwas deutlicher ausgeprägten, wenige Millimeter breiten, im wesentlichen aus queren Blättchen bestehenden Hornstreifen (b, b), der dem Wandhorn ähnelt; er stellt nach Eber (s. oben) den letzten Rest der eigentlichen Hornsohle einschliesslich weisser Linie dar, während alles übrige Horn (b') dem Hornballen zuzurechnen ist. Die Stärke der Wand nimmt rückwärts ab und vorwärts zu; sie beträgt in der Mitte der Seitenwand im Durchschnitt lateral 7 und medial 5 mm.

Bei Schaf und Ziege verhalten sich die Klauen ähnlich wie beim Rinde, doch ragt der Tragrand der Hornwand noch weiter über die Hornsohle hinaus.

Figur 1131. Klauen von der Ziege (an der rechten Klaue ist die Hornkapsel abgezogen, so dass das Corium zutage tritt.) a, a Hornwand und b Hornballen der linken Klaue, c Sohlen- und d Ballenlederhaut der rechten Klaue, e Afterklaue.

Er schiebt sich namentlich bei den im Stalle gehaltenen Tieren vom äusseren und inneren Sohlenrand aus als dünne, aus festem, elastischem Horn bestehende, vielfach zerklüftete Platte über die Sohlenfläche hinweg, ohne ihr direkt aufzuliegen (Fig. 1131 a, a); erst nach ihrer Wegnahme erblickt man die Sohlenfläche der Klaue, die an den hinteren 2/3 der Klaue gut erhaltenen Klauen gewölbt, an der Sohlenspitze hingegen flach und mit festerem Horn bedeckt ist; der erstere Teil ist als Hornballen (Zehenballen) (Fig. 1131 b), der letztere als Hornsohle und die zu ersterem gehörende Lederhaut als Ballen- (Fig. 1131 d) und die andere als Sohlenlederhaut (Fig. 1131 c) aufzufassen. Beide tragen Papillen, die am Sohlenkorium in Querreihen stehen und an der Basis miteinander verwachsen.

Am ersten Zehengelenk finden sich volar kleine, rundliche oder dreiseitige Horngebilde, die **Afterklauen** (Fig. 1130 d u. 1131 e). Ihre Lederhaut wird durch einen kleinen, pyramidenförmigen Vorsprung gebildet, der meist kleine Knöchelchen einschliesst und aus denselben Teilen besteht wie die Lederhaut der Klauen, weshalb die Afterklauen auch die gleichen Hornschichten besitzen.

Die **Befestigung der Afterklauen** geschieht im wesentlichen durch die Mittelfussfaszie (Fig. 199 a), die Fasern in das Gewebe der Afterklauen (Fig. 199 c, c) sendet. Aus diesen löst sich jederseits ein stärkerer Sehnenzug ab, der als **Sehne der Afterklaue** (Fig. 199 d, d) zu dem der anderen Seite divergierend nach unten verläuft, sich etwas verbreitert und sich grösstenteils am spaltabseitigen Klauenbeinrand und am Strahlbein inseriert, aber auch in den Ballen ausstrahlt und Fasern zum spaltseitigen Klauenbeinrand schickt (Fig. 199 d', d').

Am Kopfe der Wiederkäuer finden sich die *Cornua*, **Hörner,** welche die Hornfortsätze der Stirnbeine (Fig. 1132 1) scheidenartig überziehen und sich hinsichtlich ihres Umfangs, ihrer Länge usw. wesentlich nach diesen richten. Sie werden von der Epidermis des die Hornfortsätze überziehenden, entsprechend modifizierten Teiles des Corium (S. 957) in ähnlicher Weise erzeugt wie die hornigen Gebilde der Fussenden.

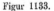

Figur 1133.

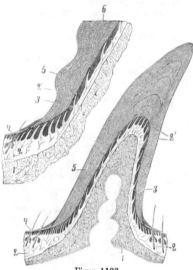

Figur 1132.

Figur 1132 und 1133. Horn der Wiederkäuer (Siedamgrotzky).

Figur 1132. Längsschnitt durch Horn und Hornfortsatz vom Kalb.
1 Hornfortsatz, 2, 2 Lederhaut, die den Hornfortsatz überzieht, 2' deren Papillen bzw. Zotten, 3 interpapilläres Epithel, 4 Stratum profundum und 5 Str. corneum der Epidermis der Haut.

Figur 1133. Längsschnitt vom Grund des Schafhorns.
1—5 wie oben, 6 die punktierten Linien zeigen den Verlauf der Hornröhrchen an; die vom Grund des Hornes stammenden haben auf der Höhe der Ringe stärkere Abstände als an den Furchen.

Auf die Grösse, Gestalt und Richtung der Hörner sind Gattung, Art, Rasse und Geschlecht der Tiere von Einfluss. Weibliche Tiere haben oft kleinere Hörner oder auch gar keine.

Die Hornlederhaut (Fig. 1132 2, 2) ist wie die des Hufes und der Klauen frei von Haaren und Drüsen. Sie trägt kleine, gefässhaltige Zotten, die in kleinen Löchern der inneren Hornfläche, wie die Zotten der Huflederhaut in ihrer Hornkapsel stecken.

An jedem Horne (Fig. 1132) unterscheidet man die Wurzel (den Grund), das Mittelstück und die Spitze. Die *Radix cornus,* **Wurzel,** stösst am Grunde der Hornfortsätze mit der behaarten Haut zusammen; die Hornkapsel ist hier am schwächsten, am Rande etwas weicher und von mehr oder weniger Haaren durchsetzt. Das *Corpus cornus,* **Mittelstück,** umgibt den Hornfortsatz unmittelbar; seine Wand nimmt spitzenwärts allmählich an Stärke zu und zeigt aussen, besonders grundseitig, mehr oder weniger deutliche ringartige Erhabenheiten und Vertiefungen. Die *Apex cornus,* **Spitze,** ist der (bis auf einen unbedeutenden Mittelkanal) solide Endteil des Hornes; sie ist meist abgestumpft und glatter als das Mittelstück.

Die Hörner des Hausrinds sind rund oder nur schwach abgeplattet und m. o. w. gebogen; beim Bullen sind sie kürzer als beim Ochsen. Beim Schafe sind die Hörner platter, fast dreikantig, nach der Rasse verschieden lang und verschieden gerichtet und gewunden. Die Ziege hat lange, platte, halbmondförmig gebogene Hörner mit einem vorderen (bzw. vorderen-inneren), scharfen und einem hinteren, abgerundeten Rand, die auf-, rück- und auswärts gerichtet sind. Wenn die Hornfortsätze fehlen, fehlen auch die Hörner; wo sich dagegen an den Stirnbeinen mehr Hornfortsätze finden als gewöhnlich, finden sich auch mehr Hörner, wie dies bei Schafen und namentlich bei Ziegen nicht selten der Fall ist.

Das Hornwachstum ist in der Jugend grösser als im Alter. Von besonderem Einfluss darauf ist das Geschlecht der Tiere, wie dies die verschiedene Form und Länge der Hörner des Bullen, des Ochsen, der Kuh usw. zeigen. Die Ringe verdanken ihre Entstehung einer Verschiedenheit in der Produktion von Horn (Fambach [164]); nur bei der Kuh ist es bekannt, dass diese Ringbildung mit der Trächtigkeit im Zusammenhang steht, so dass sich nach jeder Geburt ein Ring bildet; diesen Vorgang benutzt man zur Altersbestimmung der Tiere. Die verschiedenen Formen der Hörner sind, abgesehen von der Form des Hornfortsatzes, noch bedingt durch die ungleiche Stärke der Hornproduktion an den verschiedenen Stellen der Hornlederhaut; hierdurch erleidet der Hornkegel durch stärkere Nachschiebungen an einer Seite eine Ablenkung der Spitze nach der anderen Seite, d. h. eine Biegung. Das schraubenartige Verhalten des Hornes hängt von den Biegungen des Hornfortsatzes ab.

Der feinere Bau der Hörner gleicht dem des Hufhorns; sehr feine Hornröhrchen werden durch Zwischenröhrchenhorn verbunden. Die Röhrchen sind beim Rinde schwer, beim Schafe leicht erkennbar; sie haben einen geschwungenen, wellenförmigen Verlauf und sind stellenweise, namentlich die von der Spitze des Hornfortsatzes ausgehenden, axial von locker liegenden Zellen angefüllt.

D. Allgemeine Decke des Schweines.

Die Haut des Schweines weicht im Bau und Verhalten nicht wesentlich von der der anderen Tiere ab; an der Kehle finden sich bei einzelnen Tieren Glöckchen (s. S. 962). Die Unterhaut ist meist sehr fettreich und bildet oft einen mächtigen Panniculus adiposus (Speck). Die **Hautmuskeln** zeigen einige Besonderheiten. Die Kopfhautmuskeln verhalten sich im wesentlichen wie beim Pferde; vom Stirnhautmuskel ist eine Andeutung vorhanden. Der Halshautmuskel besteht aus 2 sich kreuzenden Platten, von denen die tiefere in den Gesichtshautmuskel übergeht; Faserzüge von ihr setzen sich zuweilen auch am Zungenbeinkörper fest und einzelne Fasern verbinden sich mit dem M. brachiocephalicus. Der Schulterhautmuskel fehlt; der Bauchhautmuskel ist im allgemeinen wie beim Pferde. Die **Talgdrüsen** sind klein und sparsamer vorhanden als bei den anderen Tieren; die **Schweissdrüsen** sind dagegen sehr gross, von meist gelber bis bräunlicher Farbe und leicht mit unbewaffnetem Auge wahrzunehmen. An einzelnen Körperstellen finden sich besondere Drüsenkomplexe, so namentlich die Karpaldrüsen am mediovolaren Rande des Carpus, wo sich 1—9, i. d. R. 4—5 enge Einstülpungen befinden, in die diese Drüsenhaufen einmünden (Zernecke und Keuten [690], Wallenberg [669], ferner an den Zehen, im Zehenspalt und an noch anderen Körperstellen, wo sich die Hautdrüsen ebenfalls in beträchtlicher Anzahl finden und meist frei ausmünden.

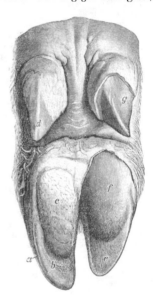

Die Haut des Rückens zeigt bei Ebern und Eber-Spätkastraten und auch bei jüngeren männlichen Tieren, aber nicht bei Frühkastraten und bei Kryptorchiden, eine knorpelähnliche Härte (Schild). Der Schild besteht lediglich aus neugebildetem Bindegewebe. Er entsteht mit Eintritt der Geschlechtsreife der männlichen Suiden und hängt mit der Geschlechtstätigkeit zusammen (Stemmer [596]).

Die **Haare** stehen beim Hausschwein viel weniger dicht als bei den übrigen Haustieren; manche Schweinerassen erscheinen fast kahl.

Die unter dem Namen **Borsten** bekannten Deckhaare sind ziemlich lang, steif und mehr trocken, an der Spitze spaltbar und stehen in kleinen Gruppen, meist zu dreien, zusammen. Zwischen ihnen finden sich noch dünnere und weichere Haare. Am Nacken und am Rücken sind die Borsten am längsten und bilden hier eine Art Mähne.

Die **Klauen** und ihr Integument (Fig. 1134) gleichen den Klauen der Wiederkäuer. Die Ballenlederhaut (f) erstreckt sich auf die Sohlenfläche der Zehe sehr weit nach vorn und hat grössere Papillen als die Sohlenlederhaut (e); auf ihr liegt der starke, aus sehr weichem, elastischen Horne bestehende Hornballen (Zehenballen) (c), der gegen die relativ kleine, aus festerem Horne bestehende Hornsohle (b) deutlich abgegrenzt ist und mit dem Hornstrahl des

Figur 1134. Klauen vom Schweine (die rechte Klaue und Afterklaue sind abgezogen, so dass die Lederhaut zutage tritt).

a Hornwand, b Hornsohle und c Hornballen der linken Klaue, d linke Afterklaue, e Sohlen- und f Ballenlederhaut der rechten Klaue, g Lederhaut der rechten Afterklaue.

Pferdes, besonders bei Verschmelzung der Klauenbeine, eine gewisse Ähnlichkeit hat; es bildet sich dann eine beiden Zehen gemeinsame, hufähnliche Klaue, in der die

Ballen zu einem strahlähnlichen Körper vereinigt sind. Zwischen Ballenlederhaut und Klauenbein bzw. tiefer Beugesehne liegt ein aus Binde- und Fettgewebe bestehendes **Ballenpolster** (Eber [138]).

Die **Afterklauen** (Fig. 1134 d) finden sich am letzten Gliede der Afterzehen und sind den Klauen sehr ähnlich, nur erheblich kleiner, so dass sie den Boden nicht berühren; es sind echte Klauen im Gegensatz zu den falschen Klauen der Wiederkäuer, denen die Skelettgrundlage fehlt.

E. Allgemeine Decke der Fleischfresser.

Die Haut der Fleischfresser verhält sich wie die der übrigen Tiere; ihre **Muskeln** sind verhältnismässig stark. Gesichts- und Halshautmuskel fliessen zusammen; am Kopfe geht aus ihnen der kräftige M. cutaneus labiorum und ein starkes Muskelbündel hervor, das an das Ohr tritt. Der Halshautmuskel entspringt nicht am Brustbein und ist dem der Wiederkäuer ähnlich.

Man kann am *M. cutaneus faciei et colli* 3 Schichten unterscheiden: a) das *Stratum superficiale,* ein vom Manubrium sterni bis in den Kehlgang reichender, ventraler Quermuskel: b) das *Stratum medium* (Platysma myoides), ein am Nacken und den Seitenflächen des Halses und Kopfes liegender, schrägfaseriger Muskel, der in den M. cutaneus lab. übergeht; c) das *Stratum profundum* (M. submentalis), ein im Kehlgang und dem Anfangsteil des Halses liegender Quermuskel, der auf die Seitenflächen des Gesichts und in den M. auricularis ventr. ausstrahlt. Der *M. frontalis* fehlt. Der *M. occipitalis* ist kein Hautmuskel; er reicht vom Occipitale bis zum Frontale, liegt auf dem M. temporalis und unter dem M. scutularis.

Der Schulterhautmuskel fehlt. Der Bauchhautmuskel befestigt sich nicht an den Dornen der Wirbel, denn die aus seinem dorsalen Rande hervorgehende Aponeurose verbindet sich in der Mittellinie des Rückens mit der der anderen Seite und sehr fest mit der Haut, die sich hier stark in die Höhe heben lässt. Die **Hautdrüsen** gleichen denen der anderen Tiere; die grössten Schweissdrüsen finden sich an den Sohlenballen; ihr Schweisskanal ist m. o. w. geschlängelt. Bei der Katze sind die Talgdrüsen namentlich an den Lippen sehr stark. Über die Afterdrüsen und Aftersäcke s. S. 467.

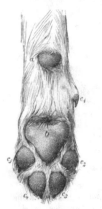

Die **Deckhaare** sind beim Hunde nach der Rasse verschieden, bald länger, bald kürzer, gewellt, weicher oder stärker. Bei der Katze sind die Deckhaare sehr fein und weich, die Fühlhaare dagegen stark, lang und starr und jederseits an der Oberlippe meist in 4—5 Hauptreihen angeordnet.

Betr. **spezieller Verhältnisse der Haut des Hundes,** besonders soweit sie sich auf die Behaarung, die Dicke der Haut, die Hautmuskeln und Hautarterien beziehen, sei auf die Arbeit von Siegel [580] verwiesen. Die **Versorgung der Haut mit Gefühlsnerven** hat Nährich [442] genauer untersucht. **Hautschleimbeutel** können sich bei älteren Hunden am Jochbogen, am Olecranon, am Os accessorium, auf den Ringbändern des 2.—5. Metakarpo-(Metatarso-)phalangealgelenks, auf dem Tuber ischiadicum, der Crista iliaca, der proximalen Partie der Crista tibiae und dem Tuber calcanei finden (Mahlstedt [388], Walter [672]).

Figur 1135. Ballen des Fusses des Hundes.

a Karpal-, b Sohlen- und c_1 bis c_5 Zehenballen.

An den Füssen der Fleischfresser finden sich ausser den hornigen Überzügen der letzten Zehenglieder, den Krallen, noch haarlose, kissenartige Hervorragungen der Haut, die Ballen. Man unterscheidet Sohlen- und Zehenballen. An jeder Extremität kommt nur ein **Sohlenballen** (Zwischenballen n. Boas [58]) (*Pulvinus metacarpalis*) (Fig. 1135 b) vor; er ist der beträchtlichste und rundlich-herzförmig; seine Spitze ist nach dem Nagelglied gerichtet. Er erstreckt sich von den Enden der Mittelfussknochen bis fast zu den Enden der ersten Zehenglieder, liegt also so, dass beim Auftreten die Metakarpophalangealgelenke auf ihm ruhen. Über das Aufhängeband des Sohlenballens s. S. 334 und Fig. 205 g. Die rundlich-dreieckigen **Zehenballen** (*Pulvini digitales*) (Fig. 1135 c_1—c_5) sind viel kleiner als die Sohlenballen und liegen so unter dem

2. und 3. Zehenglied, dass beim Auftreten das 2. Zehengelenk auf ihnen liegt. Jeder besitzt einen Aufhängeapparat in Form von 2 platten, unscharf begrenzten Bandzügen, die seitlich aus den Zehenballen (Fig. 205 n) kommen und an den distalen Bandhöckern der Phalanx 11 enden (Fig. 205 m).

Die Grundlage der Ballen besteht aus Bindegewebe, elastischem Gewebe und Fett und bildet ein kissenartiges, von der äusseren Haut überzogenes Polster, das elastische und fibröse Stränge mit den Knochen verbinden. Die Sohlenballen sind ausserdem mit eigentümlichen, von den Muskeln ausgehenden Spannapparaten versehen (s. S. 274 u. 334).

Volar am Carpus, medial und distal vom Os accessorium, liegt eine haarlose Hervorragung, der **Karpalballen** (*Pulvinus carpalis*) (Fig. 1135 a), der eine ziemlich beträchtliche Fleischmasse und Fett zur Grundlage hat.

Die **Haut der Ballen** besitzt sehr grosse Papillen und eine beträchtliche, hornartige Epidermisschicht, die kleine Hornfäden und -blättchen bildet; diese verleihen der Oberfläche des Ballens ein rauhes Aussehen. In der Ballenhaut finden sich grosse Schweissdrüsen mit geschlängelten Ausführungsgängen.

Nach Fritz [187] besitzt die Katze etwa 2½ cm über dem Karpalballen und etwas medial von ihm einen aus 3—6 Spürhaaren, die aus einem warzenartigen Höcker hervorragen, zusammengesetzten Sinnesapparat, der zum Festhalten von Gegenständen und ev. beim Schleichen und Klettern zur Orientierung dienen soll.

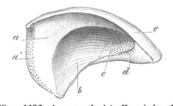

Figur 1136. Ausgeschuhte Hundekralle, in der Mittellinie durchschnitten und von innen gesehen (Siedamgrotzky).
a Bezirk der Kronenlederhaut, a' Bezirk der papillentragenden Zone der Kronenlederhaut, b Bezirk der Wandlederhaut, c Bezirk der Sohlenlederhaut, d Krallensohle, e Zehenteil der Krallenplatte.

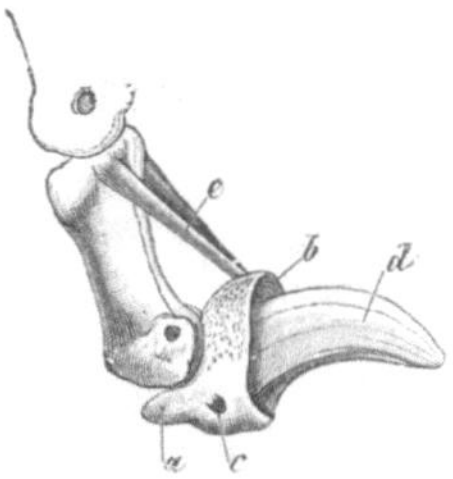

Figur 1137. Elastischer Bandapparat der Kralle.
a Krallenhöcker, b Krallenfalz, c Krallenloch, d Phalanx tertia, e elastische Bänder (Ligamenta dorsalia).

Die hornigen Bedeckungen der letzten Zehenglieder der Fleischfresser sind die **Krallen** (Ungues). Sie stellen die Hornschicht des Epithels der das letzte Zehenglied überziehenden **Krallenlederhaut** dar, an der man folgende Teile unterscheidet:

1. Die **Kronenlederhaut** (Fig. 1136 a) beginnt am Grunde des Krallenfalzes, reicht an den Seitenteilen bis zu dessen freiem Rande, dehnt sich am Rücken schnabelartig nach vorn (distal) aus und enthält hier eine rundliche, nach vorn sich zuspitzende Verdickung, den Rückenwulst. Ihre Oberfläche ist glatt; nur beim Hunde trägt sie im Grunde des Krallenfalzes einige Reihen kleiner Papillen (zirka 150—200). 2. Die **Wandlederhaut** (Fig. 1136 b) liegt an beiden Seiten des Zehenglieds und trägt kleine, parallel im Bogen spitzenwärts verlaufende Leistchen, die sich nahe der Sohle in Papillen auflösen. 3. Die **Sohlenlederhaut** (Fig. 1136 c) überzieht die Sohlenfläche des 3. Zehenglieds und trägt zahlreiche stumpfe, proximal etwas grössere und distal kleinere Wärzchen.

Die **Hornkralle** zerfällt in die Krallenplatte und die Krallensohle. a) Die **Krallenplatte** stellt eine sowohl in der Längs- als Querebene stark konvexe Hornplatte dar, die auf der Kronen- und Wandlederhaut (dem Nagelbett des Menschen) liegt und dementspr. wieder in 2 allerdings nicht scharf geschiedene Teile zerlegt werden kann: in α) den auf der Kronenlederhaut liegenden, den Krallenrücken darstellenden Zehenteil (die Zehenwand) (Fig. 1136 c); er bildet eine feste, hornige Platte, die, von beiden Seiten zusammengedrückt, an der Basis am breitesten ist und sich nach vorn (distal) zu einer gekrümmten Spitze verjüngt. Die freie Fläche ist glatt und glänzend, die koriumseitige bildet einen Abguss des Corium mit dem ihr eigentümlichen Rückenwulst. Der basale Rand ist im Krallenfalz verborgen; die beiden Seitenränder konvergieren spitzenwärts. Am basalen Rande ist sie ganz dünn, erfährt dann aber besonders im Rückenteil eine bedeutende Verstärkung. Sie besteht aus fest aneinander geschichteten, ver-

hornten Epidermiszellen; nur wo Papillen am Corium vorkommen, treten Hornröhrchen auf; und
β) den an der Wandlederhaut liegenden Seitenteil (die Seitenwand); er grenzt an den
Zehenteil und an die Hornsohle.

    b) Die **Krallensohle** (Fig. 1136 d), eine trockene, bröcklige Hornmasse, füllt den Raum
zwischen den unteren Rändern der Zehen- und Seitenwand aus. Die den Krallenfalz über-
deckende und zum kleinen Teile noch auf die Krallenplatte sich erstreckende, schwach gewulstete
äussere Haut heisst der **Krallenwall**; er ist von stärkeren Haaren verdeckt.

    Um die Spitze der Kralle vor Abnutzung zu schützen, sind **elastische Bandapparate**
(Fig. 1137) vorhanden, die das letzte Zehenglied gegen das vorletzte zurückgekrümmt erhalten,
wenn nicht, wie z. B. beim Fassen der Beute, ihre Elastizität durch die Kontraktion der Beugemuskeln überwunden wird. Beim Hunde sind es 2 gelbe Bänder (Fig. 1137 e), *Ligg. dorsalia*,
die, von den seitlichen Bandhöckern der 2. Phalanx entspringend, die Strecksehnen umfassen
und am Krallenfalz (Fig. 1137 b) enden. Bei der Katze sind ebenfalls beide Bänder vorhanden,
das laterale ist allerdings sehr schwach; ausserdem findet sich noch ein stärkeres, das nahe
dem lateralen Bandhöcker der vorletzten Phalanx entspringt, medianwärts sich mit der Strecksehne kreuzt, sich am Krallenfalz inseriert und das letzte Zehenglied in der Ruhe in die laterale Ausbuchtung des vorletzten Zehenglieds zurückgekrümmt erhält.

VII. Anatomie der Hausvögel.

Die Haupteigentümlichkeit des Vogelkörpers besteht im Auftreten eines Federkleides und in der eigentümlichen Ausbildung der Gliedmassen, derzufolge die Schultergliedmassen zu Flügeln umgewandelt sind, so dass nur die Beckengliedmassen als Gang-
und Sprungorgane dienen. Der fast eiförmige Körper wird von diesen in halb auf-
rechter Stellung getragen und ruht nur auf den Zehen.

I. Skelett der Vögel.

Die wesentlichsten Unterschiede des Skeletts der Vögel von dem der Säuger sind:
die Lufthaltigkeit (Pneumatizität) vieler Knochen, der zahnlose Schnabel, der einfache
Condylus des Hinterhauptsbeins, der vollkommene Schultergürtel mit den zur *Furcula*
verschmolzenen Schlüsselbeinen und dem wohl ausgebildeten Os coracoideum, die
Umänderung der Schultergliedmasse zum Flügel, das Auftreten der Proc. uncinati an den
Rippen, die hohe Crista sterni, das lange Becken, die Verschmelzung der Lenden- und
Kreuzwirbel, die Form des letzten Schwanzwirbels und die Umwandlung der Beckengliedmassen zu alleinigen Trägern und Bewegern der Körperlast, was sich besonders in
der festen Verbindung des Beckens mit der Wirbelsäule und in der Bildung eines Inter-
tarsalgelenks ausprägt.

Die Pneumatizität der Knochen bedingt es, dass sie bei geringem Gewicht eine grosse
Festigkeit und Oberfläche für die Flugbewegung erhalten. Bei ganz jungen Vögeln findet sich
an Stelle der Lufträume ein weitmaschiges, schwammiges, blutreiches Mark in den Knochen, das
später resorbiert wird und nur in einigen Knochen erhalten bleibt. Die Pneumatizität der
Knochen ist am höchsten bei den guten Fliegern ausgebildet, während bei den Laufvögeln die
meisten Knochen markhaltig bleiben. Die Luft dringt beim Atmen in die Hohlräume der Kopfknochen von den Nasenhöhlen und den Tubae auditivae, in die übrigen Knochen von den Luftsäcken (s. S. 1003) ein, die durch Öffnungen in der Knochenrinde in die Hohlräume der Knochen
sich fortsetzen.

A. Zu den **Knochen des Rumpfes** muss man ausser Wirbelsäule, Rippen
und Brustbein auch das Becken rechnen, weil es mit einem Abschnitt der Wirbelsäule verschmolzen ist.

a) Die **Wirbelsäule** zerfällt in einen Hals-, Brust-, Becken- und Schwanzteil.
Beweglich sind nur die Hals- und die Schwanzwirbel untereinander verbunden.

Die verhältnismässig lange Halswirbelsäule ist S-förmig gekrümmt und besteht
bei den Tauben aus 12, den Hühnervögeln aus 13, den Enten aus 14 oder 15, den
Gänsen aus 17—18, dem Schwane aus 23—25 *Vertebrae cervicales*.

Der 1. Halswirbel (Atlas) (Fig. 1138 13) ist der kleinste. Er stellt einen schmalen, ringförmigen Knochen dar und besitzt eine tiefe Gelenkgrube, die den fast halbkugeligen Condylus
des Occipitale (Fig. 1139 1 u. 1140 16) aufnimmt, wodurch ein Kugelgelenk entsteht, das Bewegungen
nach allen Seiten gestattet. Diese Gelenkgrube reicht bis zu dem verkümmerten Zahn des
2. Halswirbels, so dass der Condylus des Hinterhauptsbeins mit den beiden ersten Halswirbeln
artikuliert.

Die Körper der Halswirbel verbinden sich durch Sattelgelenke (die kraniale Gelenkfläche eines jeden Halswirbels ist von rechts nach links konkav und in dorsoventraler Richtung konvex und umgekehrt die kaudale Gelenkfläche). Zwischen je 2 Wirbelkörpern findet sich ein Zwischenknorpel in Form einer in der Mitte durchbohrten Knorpelscheibe. Die Lücken zwischen den Bögen der Wirbel werden durch Bandausbreitungen geschlossen. Die Wirbel tragen keine oder nur schwach angedeutete dorsale Dornfortsätze, dagegen finden sich ventrale Dornfortsätze deutlicher ausgeprägt an den letzten Halswirbeln. Die Proc. articulares verhalten sich ähnlich denen der Säugetiere; mit den kranialen Proc. articulares sind schmale Proc. transversi verbunden, die ringartig das zur Aufnahme der A. und V. vertebralis und des N. sympathicus bestimmte For. transversarium umschliessen. An den Querfortsätzen namentlich der letzten Halswirbel finden sich griffelartige, kaudal gerichtete Anhänge, die in der Jugend durch Bänder mit den Proc. transversi verbunden und Andeutungen von Halsrippen sind.

Der Brustteil der Wirbelsäule (Fig. 1138 14) ist kurz und besteht bei den Hühnern und Tauben aus 7, bei Enten und Gänsen aus 9 *Vertebrae thoracales*, deren Körper, wenn sie gesondert bleiben, sich ähnlich wie die der Halswirbel verbinden.

Als Brustwirbel werden vielfach nur jene bezeichnet, deren Rippen mit dem Brustbein in Verbindung treten. Ihre Zahl würde dann bei Hühnern und Tauben nur 5 betragen, da die beiden ersten Rippen falsche sind (s. unten) und somit die ersten 2 Wirbel noch dem Halsteil zuzurechnen wären. Verschmolzen sind bei den Hühnern und Tauben der 2.—5. Brustwirbel; der 6. ist frei, der 7. wieder mit den Lendenwirbeln verschmolzen (s. unten). Zwischen den Bögen der Brustwirbel bleibt keine Lücke. Die Brustwirbel besitzen dorsale und mit Ausnahme der letzten auch ventrale Dornfortsätze, die, soweit erstere verschmelzen, einen fortlaufenden Kamm bilden. Ebenso verhalten sich die breiten, flachen, horizontalen Querfortsätze.

Der den *Vertebrae lumbales et sacrales* entsprechende Beckenteil der Wirbelsäule besteht aus 11—14 Wirbeln, die bald nach der Geburt so vollständig miteinander und mit dem letzten Brustwirbel und den ersten Schwanzwirbeln verschmelzen, dass sie einen kaudal sich verschmälernden Knochen (*Os lumbosacrale*) bilden, an dem die ursprüngliche Trennung der Wirbel nur noch durch die Zwischenwirbellöcher und durch Knochenspangen angedeutet ist, die Querfortsätzen entsprechen und zu den Darmbeinen gehen.

Das Os lumbosacrale ist mit den beiden Beckenknochen vollständig verschmolzen; es besitzt nur in seinem kranialen Abschnitt Andeutungen von Dornfortsätzen.

Von freien *Vertebrae coccygeae* sind bei den Hühnervögeln 5 oder 6, bei den Tauben, Enten und Gänsen 8 vorhanden (Fig. 1138 15), von denen der letzte und grösste aus einer Verschmelzung mehrerer Wirbel hervorgegangen ist und Pygostyl (Fig. 1138 16) heisst.

Der letzte Schwanzwirbel ist um so umfangreicher, eine je grössere Ausbildung die Steuerfedern des Schwanzes erlangen, und besitzt eine pflugscharähnliche Form.

b) Die **Rippen**, *Costae,* zerfallen in wahre, das Sternum erreichende und falsche, das Sternum nicht erreichende Rippen. Die 1., 2. und oft die 3., meist auch die letzte, sind falsche Rippen; die ersteren verbinden sich mit den Querfortsätzen der letzten Hals- und des 1. Brustwirbels, die letztere mit dem Os lumbosacrale. Die ersteren enden frei in der Muskulatur, die letztere legt sich, einer wahren Rippe

Figur 1138. Skelett des Huhnes; linke Seitenansicht. ²/₃ nat. Gr. (L. Freund.)

1 Os incisivum, 2 Nasenöffnung, 3 Os nasale, 4 Os lacrimale, 5 Lamina perpendicularis des Os ethmoidale, 6 Os dentale, 7 Os palatinum, 8 Os quadratojugale, 9 Os pterygoideum, 10 Os quadratum, 11 Os articulare, 12 Paukenhöhle, 13 Atlas, 14 Brustwirbel, 15 Schwanzwirbel, 16 Pygostyl, 17 Clavicula, 18 Os coracoideum, 19 Brustbein, 20 Brustbeinkamm, 21 Mittel-, 22 Seitenund 23 Rippenfortsatz des Brustbeins, 24 Sternal- und 25 Vertebralrippe, 26 Proc. uncinatus, 27 Scapula, 28 Os ilium, 29 Os pubis, 30 Os ischiadicum, 31 Foramen ischiadicum, 32 Foramen obturatum, 33 Humerus, 34 Radius, 35 Ulna, 36 Os carpi radiale, 37 Os carpi ulnare, 38 Metacarpus, 39 1. Finger, 40 2. Finger, 41 3. Finger, 42 Os femoris, 43 Patella, 44 Fibula, 45 Tibia, 46 Metatarsus, 47 Metatarsale 1, 48 1. Zehe, 49 2. Zehe, 50 3. Zehe, 51 4. Zehe.

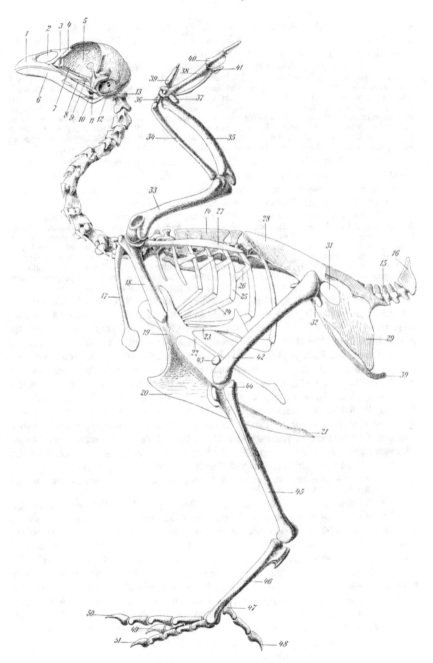

Figur 1138. Erklärung auf vorhergehender Seite.

gleich gebaut, an die vorhergehende an. Die wahren Rippen bestehen aus je einem vertebralen und einem sternalen knöchernen Abschnitt. Die sternalen Abschnitte entsprechen den Rippenknorpeln der Säugetiere.

Die Rippen (Fig. 1138 25) haben am dorsalen Ende 2 Fortsätze zur Verbindung mit den Körpern und den Querfortsätzen der Brustwirbel. Die sternalen Abschnitte (24) nehmen mit jedem folgenden an Länge zu und erhalten eine der wagerechten sich allmählich nähernde Richtung; ihr dorsales Ende bildet mit dem ventralen der vertebralen Abschnitte unter einem kranial offenen Winkel ein Gelenk; das sternale Ende spaltet sich in 2 kleine Gelenkerhöhungen, die von seitlichen Gelenkvertiefungen des Brustbeins aufgenommen werden. Vom beckenseitigen Rande der vertebralen Abschnitte der meisten Rippen entspringen beckenwärts und etwas dorsal verlaufende Hakenfortsätze, die *Processus uncinati* (26), die sich durch Bänder mit der äusseren Fläche der folgenden Rippe verbinden und dem Thorax eine grössere Festigkeit verleihen.

c) Das **Brustbein**, *Sternum* (Fig. 1138 19), ist eine grosse, breite, viereckige Knochenplatte, welche die Rippen beckenwärts m. o. w. weit überragt. An ihrer Aussenfläche befindet sich median ein starker Kamm, die *Crista sterni* (Fig. 1138 20), welche die Anheftungsfläche für die sehr starken Brustmuskeln vergrössert.

Die Höhe des Kammes ist proportional der Grösse des Flugvermögens, demgemäss fehlt die Crista den Laufvögeln. Nahe dem kaudalen Rande finden sich 2 Löcher, *Foramina obturata* (Tauben), oder der kaudale Rand hat 2 Einschnitte, die durch eine Membran verschlossen werden. Die Einschnitte sind bei schlechten Fliegern (z. B. Hühnern) besonders umfangreich, das Brustbein geht dann hinten in 3 Fortsätze aus, von denen der mittlere (Fig. 1138 21) stets breiter als die beiden seitlichen (Fig. 1138 22) ist. An den Seitenrändern des Brustbeins finden sich die Gelenkgruben für die Gelenkerhöhungen der sternalen Abschnitte der wahren Rippen, ausserdem ein starker, sich über die Rippen legender Fortsatz (Rippenfortsatz) (Fig. 1138 23).

d) Die beiden **Beckenbeine**, *Ossa pelvis*, zeichnen sich in erster Linie dadurch aus, dass die *Symphysis pelvis* fehlt, und dass die Darmbeine unter sich und mit dem Beckenteil der Wirbelsäule vollständig verschmelzen. Das **Os ilium, Darmbein** (Fig. 1138 28), der grösste Beckenknochen, ist sehr lang, überragt mit dem kranialen Ende noch die letzte Rippe und verschmilzt am anderen Ende mit dem **Os ischii, Sitzbein** (Fig. 1138 29), das viel schwächer als das Darmbein ist und als dessen kaudale Verlängerung erscheint. Zwischen diesen beiden Knochen bleibt das grosse, für den Durchtritt des N. ischiadicus bestimmte *For. ischiadicum* (Fig. 1138 31) frei. Das **Os pubis, Schambein** (Fig. 1138 30), ist ein schmaler, rippenähnlicher Knochen, der unter dem freien Rande des Sitzbeins liegt und dieses mit seiner Spitze kaudal etwas überragt. Das dicht kaudal von der Gelenkpfanne befindliche *For. obturatum* (Fig. 1138 32) wird vom Sitz- und Schambein begrenzt, ist bei den Hühnern einfach, bei den Tauben doppelt und stellt bei den Gänsen und Enten eine längliche Spalte dar.

Die **Gelenkpfanne** liegt da, wo die 3 Knochen des Beckens zusammenstossen; sie ist median offen oder durchlöchert.

B. **Kopfskelett.** Der Hirn- und Gesichtsschädel sind deutlich voneinander geschieden, weil die sehr grossen Augenhöhlen nur durch eine senkrechte Knochenplatte, das *Septum interorbitale*, voneinander geschieden sind, das häutige Stellen enthalten kann. Es ist der senkrechte Teil (Lamina perpendicularis) des Ethmoidale. Eigentümlich sind dem Kopfskelett (Schädel) der Vögel ferner die rundlich-kegelförmige Gestalt, die relative Kleinheit und das frühzeitige Verschmelzen aller Schädelknochen. Nur beim Fetus und dem Jungen kurz nach dem Auskriechen aus dem Ei sind die Nähte zwischen den Kopfknochen noch zu erkennen und die einzelnen Schädelknochen noch feststellbar. Ferner ist dem Kopfskelett eigentümlich, dass der Unterkiefer aus einer Anzahl von Stücken besteht, dass sich zwischen Unterkiefer und Schädel das Quadratbein einschiebt, dass das Os incisivum ungemein lang und stark ist, und dass das Os occipitale nur einen Condylus zur Verbindung mit dem Atlas trägt. Der Hirnschädel ist grösser als der Gesichtsschädel.

1. Die **Knochen des Hirnschädels** umschliessen die relativ sehr kleine Schädelhöhle, die aber von aussen grösser erscheint als sie ist, weil die Lufträume (*Sinus ossium*) der Schädelknochen grösser sind als die der Säuger. Wir unterscheiden dieselben Knochen wie bei den Säugetieren: 3 unpaare, das Os occipitale, sphenoidale und ethmoidale, und 3 paarige, die Ossa frontalia, parietalia und temporalia.

a) Das *Os occipitale* besteht ursprünglich aus einem Occipitale basilare (Fig. 1140 13), 2 Occipitalia lateralia (Fig. 1139 3 u. 1140 14) und einem Occipitale dorsale (Fig. 1139 2 u. 1140 15), die das For. occipitale magnum (Fig. 1140 17) umschliessen und einen halbkugligen Condylus (Fig. 1139 1 u. 1140 16) zur Artikulation mit dem Atlas tragen. Jedes Occipitale laterale wird durchbohrt: medial vom N. hypoglossus (Fig. 1140 18), etwas lateral davon vom N. vagus (Fig. 1140 19), ganz lateral von Gefässen [Canalis caroticus und For. jugulare (Fig. 1140 20)]. Bei der Gans und der Ente finden sich zwischen Occipitale dorsale und den Ossa parietalia 2 kleine, am nicht skelettierten Kopfe durch eine Membran geschlossene Löcher (Fontanellen). b) Das *Os sphenoidale* geht aus der Verschmelzung eines Os sphenoidale nasale und caudale hervor, bildet den grösseren Teil der Schädelbasis und stellt einen dreieckigen Knochen dar. Das Os sphenoidale nasale, Praesphenoid, besteht nur aus dem Körper (Fig. 1139 4 u. 1140 24), die Orbitalflügel sind verkümmert oder fehlen; das Os sphenoidale caudale, Basisphenoid (Fig. 1140 12), aus diesem und den Temporalflügeln. Die Aussenfläche des Körpers verbindet sich bei den Hühnern, Tauben und Enten gelenkig mit den Ossa pterygoidea (Fig. 1139 15 u. 1140 9). c) Das *Os ethmoidale* besteht nur

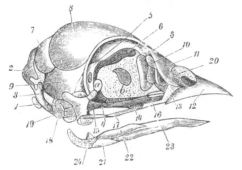

Figur 1139.
Kopfskelett eines 2 Tage alten Hühnchens. Rechte Seitenansicht. (Nach Parker.)

1 einfacher Condylus des Os occipitale, 2 Occipitale dorsale, 3 Occipitale laterale, 4 Keilbeinkörper, 5 Temporalflügel des Os sphenoidale, 6, 6 senkrechte Platte des Ethmoidale, von einem Loche (a) durchbohrt; sie bildet das durch eine Membran (b) vervollständigte Septum interorbitale, 7 Os parietale, 8 Os frontale, 9 Os temporale, 10 Os lacrimale, 11 Os nasale, 12 Os incisivum, 13 Maxilla, 14 Os palatinum, 15 Os pterygoideum, 16 Os jugale, 17 Os quadratojugale, 18 Paukenhöhle mit Gehörknöchelchen, 19 Os quadratum, 20 Nasenloch, 21 Pars angularis, 22 Pars supraangularis, 23 Pars dentalis und 24 Pars articularis der Mandibula.

aus der Lamina horizontalis und perpendicularis; die Seitenteile fehlen oder sind stark verkümmert. Die Lamina horizontalis besitzt je eine Öffnung zum Durchtritt des Riechnerven; eine Siebplatte ist nicht vorhanden. Die Lamina perpendicularis (Fig. 1138 5 u. 1139 6, 6) stellt die meist durchbrochene mediane Scheidewand zwischen den Augenhöhlen dar (s. S. 986), deren Öffnung durch eine Membran geschlossen wird (Fig. 1139 b). d) Die *Ossa parietalia* (Fig. 1139 7) sind kurz und breit und füllen den Raum zwischen dem Occipitale dorsale und den Ossa frontalia aus. Ein *Os interparietale* fehlt. e) Die verhältnismässig grossen *Ossa frontalia* (Fig. 1139 8) bestehen aus einem Stirn-, Nasen- und Augenhöhlenteil und besitzen bei den Hühnern einen starken Proc. zygomaticus. f) Die *Ossa temporalia* (Fig. 1139 9) bestehen aus dem verschmolzenen Os petrosum und squamosum; es fehlt jedoch eine Pars tympanica; sie erstrecken sich bis auf die Schädelbasis, wo sie sich mit dem Keilbeinkörper und mit dem Occipitale basilare verbinden. Die Squama temporalis hat eine Gelenkgrube für das Quadratbein und einen bei den Gänsen starken, bei den Enten langen, bei den Hühnern kurzen und dünnen Proc. zygomaticus.

2. Der **Gesichtsschädel**[1]) zeichnet sich besonders dadurch aus, dass die Mandibula und die Ossa incisiva ungemein lang sind und so den Unter- und Oberschnabel bilden, und dass sie keine Zähne tragen; letztere werden durch Hornscheiden ersetzt (s. S. 993).

---

1) Die Naht zwischen den Stirnbeinen und den Gesichtsknochen bleibt bei einigen Arten — z. B. bei Papageien — bis in das spätere Lebensalter erhalten und stellt eine Art Fuge dar, die der genannten Verbindung eine gewisse Beweglichkeit oder Biegsamkeit verleiht.

a) Das *Os incisivum* (Fig. 1138 1, 1139 12 u. 1140 1) besteht nur beim Fetus aus 2 seitlichen Hälften, die schon vor dem Ausschlüpfen des Vogels aus dem Ei zu einem unpaaren
Knochen verschmelzen. Dieser bildet die Hauptgrundlage des Oberschnabels und bestimmt
dessen Gestalt; er begrenzt die Nasenlöcher (Fig. 1138 2, 1139 20 u. 1140 3) vorn und besitzt
aboral 2 Fortsätze (Fig. 1140 4), die sich zwischen die Nasenbeine einschieben und sich bis zum
Stirnbein erstrecken. Der halsseitige Teil der Ossa incisiva und nasalia ist abgeplattet, dünn
und elastisch, und da der ventral davon liegende Teil der Nasenscheidewand häutig ist, sind
die Vögel imstande, ihren Oberschnabel auf und ab zu bewegen. b) Die *Maxillae*
(Fig. 1139 13 u. 1140 2) sind klein; sie ergänzen die Seitenteile des Oberschnabels und tragen
durch ihre Processus palatini zur Bildung des knöchernen harten Gaumens bei. Letzterer ist
bei den Hühnern unterbrochen, weil die beiden Gaumenfortsätze median nicht zusammenstossen.
Im Os incisivum und in der Maxilla fehlen die Zahnalveolen. c) Die *Ossa nasalia* (Fig. 1138 3,
1139 11 u. 1140 5) sind ebenso gross oder grösser
als die Oberkieferbeine, begrenzen aboral und
medial die Nasenlöcher und schliessen die vom
Zwischenkieferbein ausgehenden Fortsätze ein.
d) Die *Ossa zygomatica* bestehen aus 2 sehr
dünnen, stäbchenförmigen Knochen, dem Os jugale
(Fig. 1139 16 u. 1140 8) und dem Os quadratojugale (Quadratjochbein) (Fig. 1138 8 u. 1139 17).
Letzteres verbindet sich aboral gelenkig mit dem
Quadratbein und geht nasal in das Oberkieferbein über. e) Die *Ossa lacrimalia* (Fig. 1138 4,
1139 10 u. 1140 6) sind nach der Art der Vögel
sehr verschieden, verbinden sich stets mit den
Stirn- und Nasenbeinen und helfen einen Teil
des nasalen Randes der Augenhöhlen bilden. Sie
haben bei den Enten einen starken, halsseitig
gerichteten Fortsatz, der die Augenhöhle ventral
begrenzen hilft. f) Die *Ossa palatina* (Fig. 1138 7,
1139 14 u. 1140 7) verbinden die Oberkiefer- und
Flügelbeine, begrenzen die Choanen und tragen
zur Bildung des knöchernen harten Gaumens bei
(Fig. 1140). g) Die *Ossa pterygoidea* (Fig. 1138 9,
1139 15 u. 1140 9) sind relativ starke Knochenstäbchen, die sich gelenkig mit dem Keil- und
Quadratbein verbinden. h) Der *Vomer* ist eine
senkrechte, teils knöcherne, teils knorpelige Platte,
welche die Nasenscheidewand vervollständigt. Er
ist bei den Hühnern sehr klein. i) Die *Mandibula*, die Grundlage des Unterschnabels, ist je
nach der Vogelspezies sehr verschieden. Sie besteht aus 11 Stücken, die jedoch sehr frühzeitig
miteinander verschmelzen. Das vordere, unpaare
Stück, die *Pars dentalis* (Fig. 1138 6, 1139 23 u.
1140 26), entspricht dem unpaaren Teile des Unterkiefers der Säugetiere; jeder Mandibularast besteht aus 5 Stücken; von denen die halsseitige
Pars articularis zur Bildung des Kiefergelenks
beiträgt (Fig. 1138 11, 1139 24 u. 1140 22). Die
übrigen 4 Teile, *Pars angularis* (Fig. 1139 21 u.
1140 23), *supraangularis* (Fig. 1139 22), *opercularis
et complementaris*, sind Ergänzungs- und Aus-
füllungsstücke. Der Kronenfortsatz ist nur sehr
klein. Aboral vom Gelenkstück findet sich in
der Verlängerung des ventralen Randes der Äste
ein stark vorspringender und etwas dorsal ge-

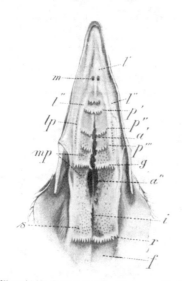

Figur 1140. Schädel eines Huhnes, Basal-
ansicht nach Entfernung des linken Unterkieferastes; nat. Gr. (L. Freund).

1 Os incisivum, 2 Maxilla, 3 Nasenöffnung,
4 Proc. palatinus oss. incis., 5 Os nasale, 6 Os
lacrimale, 7 Os palatinum, 8 Os zygomaticum,
9 Os pterygoideum, 10 Tuba auditiva, 11 Os
quadratum, 12 Os basisphenoidale, 13 Os
occipitale basilare, 14 Os occip. laterale, 15 Os
occip. dorsale, 16 Condylus occipitalis, 17 For.
occipitale magnum, 18 Hypoglossusaustritt,
19 Vagusaustritt, 20 Canalis caroticus et For.
jugulare, 21 Cavum tympani, 22 Os articulare, 23 Os angulare, 24 Os praesphenoidale,
25 Orbita, 26 Os dentale.

krümmter Fortsatz, der bei den Enten und Gänsen die bedeutendste Stärke erreicht. Die
Mandibula enthält keine Zahnalveolen. k) Die Nasenmuscheln s. Nasenhöhle, S. 1000. l) Das
Os quadratum (Fig. 1138 10, 1139 19 u. 1140 11) vermittelt als Kieferstiel die Verbindung des
Unterkiefers mit dem Schädel; entwicklungsgeschichtlich dürfte es dem Amboss der Säugetiere
entsprechen, deren Hammer dem Gelenkteil des Unterkiefers (Articulare) der Vögel homolog sein
dürfte. Das unregelmässig vierkantige Quadratbein verbindet sich gelenkig mit dem Schläfenbein,
dem Unterschnabel, dem Quadratjochbein und dem Flügelbein; es gestattet so umfangreiche
Verschiebungen, dass sich beim Öffnen des Schnabels nicht nur der Unterschnabel senkt, sondern

gleichzeitig auch der Oberschnabel hebt und der Schnabel sehr weit geöffnet werden kann.
m) Das *Os hyoideum* besteht aus dem Körper und den beiden Ästen. Der Körper setzt sich
aus 3 Stücken zusammen, von denen das mittlere eine seitlich mit den beiden Hörnern verbundene Platte darstellt. An diese schliesst sich vorn ein teils knöchernes, teils knorpeliges
Gebilde an, das als *Os entoglossum* das Innenskelett der Zunge bildet. Das kehlseitige, gewöhnlich aus 2 Gliedern bestehende Stück (der Stiel, Kiel) reicht mit seinem spitzen Ende
bis zu den ersten Ringen der Luftröhre. Die langen, zwei- oder dreigliedrigen Hörner umfassen in einem stark gekrümmten Bogen den Schädel, stehen mit ihm jedoch nicht im
direkten Zusammenhang.

C. Skelett der Gliedmassen.

1. Die **Schultergliedmassen** sind in Flügel
umgewandelt; an ihrem Skelett lässt sich ein Aufhängegürtel, eine Gliedmassensäule und eine Gliedmassenspitze unterscheiden.

a) Der **Aufhängegürtel** wird von 3 paarigen Knochen, dem Schulterblatt
(Scapula), Schlüsselbein (Clavicula) und Rabenbein (Os coracoideum) gebildet.

Die *Scapula* (Fig. 1138 27) ist ein schmaler, dünner, säbelförmig gekrümmter
Knochen, der parallel mit der Wirbelsäule und meist ihr ganz nahe den Rippen anliegt. Das dünnere kaudale Ende (Basis scapulae der Säuger) reicht fast oder ganz
bis zum Becken, das kraniale (Extremitas articularis) verbindet sich mit den beiden
anderen Knochen zum Aufhängegürtel und bildet mit dem Coracoid die Gelenkgrube
für das Caput humeri.

Die *Clavicula* (Fig. 1138 17) ist ein stabförmiger, kraniolateral konvexer Knochen,
der sich am proximalen Ende mit der Scapula verbindet, während das distale Ende
median vor dem Sternum spitzwinklig oder bogig mit dem der anderen Seite verschmilzt. So entsteht ein V-förmiger Knochen, die *Furcula,* der Gabelknochen,
dessen Spitze häufig in einen Fortsatz übergeht und sich mit dem kranialen Ende des
Brustbeinkammes durch ein Band verbindet oder mit ihm verschmilzt.

Die Schlüsselbeine sind mächtige Strebepfeiler, die verhüten, dass die Flügel beim Herab-
drücken sich zu sehr dem Rumpfe oder einander nähern. Die Entwicklung und Stärke der
Schlüsselbeine steht deshalb zum Flugvermögen im geraden Verhältnis; bei den Laufvögeln
fehlen sie entweder oder werden nur durch einen Fortsatz des Rabenbeins angedeutet.

Das *Os coracoideum* (Fig. 1138 18) ist der stärkste Knochen des Schultergürtels.
Beide Rabenbeine steigen vom kranialen Ende des Sternum, mit dem sie durch ein
straffes Gelenk verbunden sind, kraniodorsal und lateral auf. Das kraniodorsale Ende
verbindet sich mit der Scapula und Clavicula.

b) Die **Gliedmassensäule** besteht aus dem Oberarmbein, *Os brachii* s. *Humerus,*
und dem Unterarmskelett, *Ossa antebrachii,* das in *Radius* und *Ulna* zerfällt.

Ober- und Unterarm liegen in der Ruhestellung des Flügels fast parallel untereinander
am Brustkorb, so dass das proximale Ende des Oberarmbeins kranial, das distale kaudal gerichtet ist, während das Unterarmskelett umgekehrt so liegt, dass sich das proximale Ende
hinten und das distale vorn befindet.

α) **Oberarm.** Das bei den Tauben kurze Oberarmbein (Fig. 1138 33) besitzt
2 den Tubercula humeri der Säugetiere entsprechende Fortsätze, ferner ein flaches,
ovales Caput und unter diesem medial eine grosse Öffnung, die zur Lufthöhle des
Knochens führt; am distalen Ende finden sich 2 Gelenkerhabenheiten.

β) **Unterarm.** Die lateral gelegene, häufig etwas gekrümmte *Ulna* (Fig. 1138 35)
ist stärker als der mehr gerade *Radius* (Fig. 1138 34). Beide Knochen sind so gut wie
unbeweglich an ihren Enden verbunden und werden durch die ziemlich grosse Unterarmspalte getrennt. Das Olecranon ist nur angedeutet.

c) An der **Gliedmassenspitze** unterscheidet man den Carpus, Metacarpus und
die Digiti manus. α) Das Karpalskelett besteht nur aus 2 deutlichen, der proximalen
Karpalreihe angehörenden Knochen, dem *Os carpi radiale* und *ulnare* (Fig. 1138 36, 37),

das Os carpi intermedium und accessorium fehlen. Die beim Fetus vorhandenen Anlagen der distalen Karpalknochen sind mit dem Metakarpalskelett verschmolzen.

β) Das Metakarpalskelett besteht aus 3 **Metakarpalknochen** (Mc 1, 2 u. 3), die
jedoch beim ausgebildeten Vogel m. o. w. miteinander verschmolzen sind (Fig. 1138 38).

Mc 2 und 3 sind an den beiden Enden verwachsen und nur in der Mitte durch eine grosse,
schlitzförmige Öffnung getrennt. Das Mc 1 verschmilzt m. o. w. ganz mit dem proximalen Ende
des Mc 2 und 3, so dass es nur als kurzer Fortsatz desselben erscheint.

γ) Als Vorderzehenskelett treten uns die Rudimente der Knochen der 3 ersten
Vorderzehen (Finger) entgegen, von denen die 2. am vollkommensten ist und aus 2 Phalangen besteht (Fig. 1138 40). Die 3. ist klein, kegelförmig, eingliedrig (Fig. 1138 41); die
1. ist verkümmert oder ganz klein und eingliedrig; sie sitzt dem kleinen Fortsatz am
proximalen Ende des Metakarpalskeletts (dem Rudiment von Mc 1) auf (Fig. 1138 39).

2. Die **Beckengliedmassen** sind die Stützen des Körpers und auch für die Gangbewegungen bestimmt.

a) Der **Aufhängegürtel** wird durch das Becken (s. S. 986) hergestellt.

b) Die **Gliedmassensäule** besteht aus dem *Os femoris* mit der *Patella* und dem
aus *Tibia* und *Fibula* zusammengesetzten Unterschenkelskelett.

α) Das Os femoris (Fig. 1138 42) ist ein kräftiger, fast zylindrischer Knochen
von verschiedener Länge, jedoch fast stets kürzer als das Unterschenkelskelett.

Das halbkugelige Caput femoris springt stark medial vor; lateral ist ein einfacher Trochanter
vorhanden. Das Mittelstück ist bei vielen Vögeln etwas gekrümmt, so dass die vordere Fläche
schwach konvex erscheint. Das distale Ende trägt 2 hintere Knopffortsätze, von denen sich
der mediale mit dem Schien-, der laterale mit dem Wadenbein verbindet, und vorn die Gelenkrolle, auf der die verhältnismässig breite *Patella* gleitet (Fig. 1138 43).

β) Von den beiden *Ossa cruris,* die unbeweglich verbunden sind, ist nur die
Tibia (Fig. 1138 45) Träger der Körperlast. Sie ist ein langer Knochen, der am proximalen Ende, das den medialen Condylus des Os femoris aufnimmt, am breitesten ist.
Das distale Ende besitzt vorn 2 durch eine Vertiefung getrennte Gelenkfortsätze. Die
griffelförmige *Fibula* (Fig. 1138 44) ist rudimentär, reicht nicht bis zum distalen Ende
der Tibia und legt sich deren lateralem Rande an; ihr proximales, sehr viel breiteres
Ende artikuliert mit dem Condylus lateralis des Os femoris.

c) Die **Gliedmassenspitze** besteht nur aus dem Metatarsus und den Phalangen;
der *Tarsus* fehlt; während der fetalen Entwicklung bilden sich jedoch kleine
Tarsalknochen, von denen die der proximalen Reihe aber mit der Tibia,
die der distalen mit dem Metatarsus verschmelzen.

Das Skelett des Metatarsus (Fig. 1138 46) wird wesentlich durch einen als Lauf
bezeichneten Hauptknochen repräsentiert, dessen Länge hauptsächlich massgebend für
die Länge der Beine ist, und der häufig noch durch einen kleinen Nebenknochen vervollständigt wird, der sich distal von der Mitte mit dem medialen Rande des Hauptknochens verbindet und das Mt 1 (Fig. 1138 47) darstellt; sind nur 3 Zehen vorhanden,
so fehlt auch dieser Nebenknochen.

Der Hauptknochen ist aus einer Verschmelzung des Mt 2, 3 u. 4 hervorgegangen, artikuliert
proximal mit der Tibia und teilt sich distal in 3 Fortsätze, von denen jeder eine Gelenkrolle
zur Verbindung mit der Phalanx prima der 2., 3. und 4. Zehe trägt. Beim Hahne besitzt der
Lauf noch einen starken Fortsatz, dem der Sporn aufsitzt.

Die Vögel haben in der Regel 4, selten 3, nur der afrikanische Strauss 2 **Zehen.**
Bei den vierzehigen Vögeln stehen meist 3 Zehen nach vorn und 1 Zehe nach hinten.
Die Zahl der Zehenglieder beträgt bei der ersten (inneren) Zehe 2 (Fig. 1138 48),
bei der zweiten 3 (Fig. 1138 49), bei der dritten 4 (Fig. 1138 50) und bei der vierten 5
(Fig. 1138 51). Das letzte Zehenglied besitzt eine krallenartige Hornscheide.

II. Muskeln der Vögel.

Die Muskeln der Vögel, die nur durch spärliches Bindegewebe getrennt werden, zeichnen sich vor denen der Säugetiere zum Teil durch die Farbe, die an den Brustmuskeln heller, an den Gliedmassenmuskeln dunkler als die der Säugetiermuskeln ist, ferner durch schärfere Sonderung der Faserbündel, hauptsächlich jedoch dadurch aus, dass die längeren Sehnen der Gliedmassenmuskeln regelmässig, die Sehnen der anderen Muskeln bisweilen auf weitere Strecken und zwar schon im jüngeren Lebensalter verknöchern. Nur bei den schwerfällig oder gar nicht fliegenden Vögeln ist auch die Muskulatur der Gliedmassen m. o. w. blass.

a) Die **Hautmuskeln** sind bei den Vögeln in grösserer Zahl als bei den Säugetieren vorhanden. Sie finden sich sowohl am Rumpfe als auch am Kopfe, Halse und in der Nackengegend. Sie dienen zur Bewegung und zum Spannen der Flughäute sowie zur Bewegung (Aufrichten, Sträuben und Drehen) der Federn.

b) Von den **Muskeln des Rumpfes** sind die zur Bewegung des Halses und Schwanzes bestimmten relativ etwas kräftiger und stärker als bei den Säugetieren, während die Muskeln des Brust- und Beckenteils der Wirbelsäule entspr. der geringen oder fehlenden Beweglichkeit dieser Körperabschnitte m. o. w. verkümmert sind. Auch die Bauchmuskeln sind dünn und schwach.

Die in grösserer Zahl vorhandenen Schwanzmuskeln dienen ausser zum Heben, Senken und Seitwärtsbewegen des Schwanzes auch zum Ausbreiten der Steuerfedern des Schwanzes und Aufrichten der langen, am Schwanze einiger Vögel (z. B. beim Pfau) vorkommenden Schmuckfedern; die ersteren entspringen nicht nur am Becken, sondern auch am Oberschenkelbein (s. S. 992). Die Thoraxmuskeln verhalten sich ähnlich wie die entspr. Muskeln der Säugetiere; der *M. latissimus dorsi* ist gut entwickelt und versetzt den Vogel während des Fluges in die horizontale Lage; das **Zwerchfell** ist stets rudimentär und bildet nicht eine die Brust- und Bauchhöhle trennende Scheidewand. Es ist eine an der ventralen Lungenfläche liegende, sehnige Membran, die durch schwache, von den Rippen entspringende Fleischzacken etwas angespannt werden kann. Brust- und Bauchhöhle fliessen also zusammen; eine scheidende Wand (Zwerchfell) fehlt.

c) Von den **Kopfmuskeln** fehlen Lippen-, Backen- und Nasenmuskeln und die Muskeln des äusseren Ohres. Dagegen sind die zur Bewegung der Kiefer (des Ober- und Unterschnabels) bestimmten Muskeln stark und wegen der Verschiebbarkeit des das Kiefergelenk vervollständigenden Os quadratum komplizierter als bei den Säugetieren; es sind besondere Heber und Zurückzieher des Os quadratum und ferner zahlreiche Muskeln für die Bewegungen des Zungenbeins vorhanden, während die Muskeln der Zunge selbst ganz rudimentär sind.

Die Muskulatur des Kehlkopfs beschränkt sich auf die *Mm. cricoarytaenoidei mediales* und *laterales,* welche die Kehlkopfsspalte erweitern und verengern. Muskeln am Stimmkopf (Syrinx) besitzen nur die Singvögel; sie fehlen allen Hausvögeln. Die Muskeln der Augenlider gleichen denen der Säugetiere; für den Augapfel sind 4 gerade und 2 schiefe Muskeln vorhanden, die jedoch kurz sind; der *M. retractor bulbi* fehlt und der *M. obliquus bulbi dorsalis* läuft nicht über eine Rolle. Die Bewegungen des Augapfels sind weder so umfangreich, noch so mannigfach wie bei den Säugetieren; dies wird jedoch durch die grosse Beweglichkeit des Kopfes und Halses ausgeglichen; ausserdem findet man bei den Vögeln 2 für die Bewegungen des 3. Augenlids bestimmte, den Säugetieren fehlende Muskeln, den viereckigen und pyramidalen Muskel der Nickhaut (*M. quadratus* und *pyramidalis palpebrae tertiae*); sie liegen auf der Sclera; der pyramidale Muskel geht in eine Sehne über, die sich am ventralen Rande der Nickhaut anheftet, nachdem sie durch eine vom viereckigen Muskel gebildete Scheide durchgegangen ist. Die Nickhaut kann durch diese beiden Muskeln über die ganze Cornea hinweggezogen werden und tritt bei Erschlaffung der Muskeln wieder in den nasalen Augenwinkel zurück.

d) Von den **Muskeln der Schultergliedmasse** (Flügeln) sind die Brustmuskeln, welche die Hauptbewegungen der Flügel vermitteln, sehr kräftig, so dass sie häufig ebensoviel oder mehr wiegen als alle übrigen Muskeln des Körpers zusammen. Sie sind jedoch schwach bei den nicht fliegenden Vögeln.

Die Brustmuskeln bestehen aus 3 Portionen, die am Brustbein, am Brustbeinkamm und an den Raben- und Schlüsselbeinen entspringen; ihre Sehnen enden am Humerus.

Die übrigen Muskeln der Schultergliedmasse sind kurz und dick; sie verbinden sich meist durch längere Sehnen mit den Knochen, auf die sie wirken. Ausser den zahlreichen auf die Gliedmassengelenke wirkenden Muskeln, die z. T. schwer mit Muskeln der Säugetiere zu homologisieren sind, besitzen die Vögel noch besondere, den Säugern fehlende Muskeln zum Spannen der Flughaut und zur Ausbreitung der Schwungfedern.

Die **Flughaut,** das *Patagium,* ist eine Hautfalte, die vom Oberarm zum Rumpfe und zum Unterarm geht. Zwischen ihren beiden Blättern liegt eine sehr elastische Haut, die den Unterarm an den Oberarm und diesen an den Brustkorb zieht. Diese Funktion wird durch Muskeln verstärkt, die in der Mitte des Thorax von den Rippen bzw. in der Schultergegend entspringen und sich in die Flughaut einschieben.

e) Die **Muskeln der Beckengliedmasse** gruppieren sich um das Becken und das Ober- und Unterschenkelskelett; am Mittelfuss (dem Laufe) finden sich nur noch wenige kleine Muskeln; hier liegen fast nur die sehr frühzeitig verknöchernden Sehnen der die Zehen bewegenden Muskeln.

Der *M. glutaeus superficialis,* der *M. tensor fasciae latae* und die kraniale Portion des *M. biceps femoris* verschmelzen untereinander. Der *M. iliacus,* die Lendenmuskeln (*M. psoas major* und *minor* und *M. quadratus lumborum*) und der *M. obturator ext.* fehlen. Alle anderen zur Bewegung des Ober- und Unterschenkels dienenden Muskeln der Säugetiere sind vorhanden; der *M. popliteus* entspringt jedoch nicht am Oberschenkelbein, sondern läuft an der hinteren Fläche der Tibia zur Fibula. Das ventrale Ende der Schambeine wird durch den Quermuskel der Schambeine verbunden. Vom Schambein, Sitzbein und vom Oberschenkelbein gehen jederseits 3 Muskeln an den Schwanz, die als Heber, Beuger (Niederzieher) und Seitwärtszieher des Schwanzes bezeichnet werden. Sie ziehen den Schwanz nach oben, nach unten und nach der Seite. Das Fussgelenk wird durch die *Mm. gastrocnemii* gestreckt und durch den *M. tibialis anterior* gebeugt. Die Wadenmuskeln und die Strecker bzw. Beuger der Zehen weichen nicht wesentlich von den entspr. Muskelgruppen der Säugetiere ab, jedoch setzen sich der *M. flexor digit. sublimis* und *profundus* aus einer grossen Zahl von Muskelbäuchen zusammen. An der plantaren Fläche des Laufes entspringen noch ein grosser Beuger der hinteren, ein Abzieher der 4. und ein Anzieher der 2. Zehe.

Besondere Erwähnung verdient die Einrichtung, durch welche die Vögel ohne Muskeltätigkeit die Zehen zu beugen vermögen, um einen Baumzweig oder dergl. zu umklammern und sich festzuhalten.

Werden das Knie- und das Fussgelenk durch das Gewicht des Körpers beim Sitzen der Vögel auf einem Baumzweig gebeugt, so werden die Zehenbeuger gespannt; es kommt dadurch eine Beugung der Zehen zustande, die es dem Vogel ermöglicht, den Baumzweig zu umklammern. Diese Anspannung der Zehenbeuger wird noch wesentlich durch eine Sehne verstärkt, die aus dem distalen Ende des M. gracilis heraus- und dann sofort in eine tiefe Rinne der vorderen Fläche der Kniescheibe tritt. Sie läuft in dieser Rinne bis an die laterale Fläche des Kniegelenks, heftet sich mit einem Strange an das proximale Ende der Fibula an, geht aber zum grössten Teile in den oberflächlichen Zehenbeuger über. Wird durch das Gewicht des Körpers das Kniegelenk gebeugt und hierdurch die Kniescheibe weiter nach vorn geschoben, so muss die in einer Rinne an der vorderen Fläche der Kniescheibe eingebettete Sehne einen solchen Zug auf den oberflächlichen Zehenbeuger ausüben, dass die Zehen ohne Aufwand von Muskeltätigkeit stark gebeugt werden.

III. Eingeweide der Vögel.

A. Verdauungsorgane.

Die **Mundhöhle** ist charakterisiert durch die Umwandlung der Kiefer in den Schnabel und durch das Fehlen der Zähne und des Gaumensegels. Die Mundhöhle geht kontinuierlich in die Schlundkopfhöhle über, ihre Grenze wird nur durch die Gaumen- und Zungenpapillenreihe (s. unten) angedeutet; die Schlund-kopfhöhle entspricht nur dem Schlingrachen des Cavum pharyngis der Säuger (s. S. 368) und ist deshalb ganz von kutaner Schleimhaut ausgekleidet.

Der **Schnabel** zerfällt in den Ober- und Unterschnabel. Am Oberschnabel unterscheidet man die Schnabelwurzel, den Schnabelrücken und den schneidenden Rand, am Unterschnabel die unpaare Dille, den Dillen-(Kinn-)winkel, die Dillenäste und die Dillenkante. Der Schnabel der Vögel entspricht dem Kieferapparat der Säugetiere, ersetzt zugleich die Lippen und grösstenteils auch die Backen; an Stelle der Zähne finden sich Hornscheiden.

Die knöcherne Grundlage des sehr verschieden geformten Oberschnabels wird vom Zwischen-kieferbein gebildet; die knöcherne Grundlage des Unterschnabels bildet der Unterkiefer (s. S. 988). Das Skelett des Schnabels wird von einer Fortsetzung der äusseren Haut bekleidet, die sich zu den Hornscheiden des Schnabels ähnlich verhält wie die Huflederhaut zur Hornkapsel des Hufes. Die Hornscheiden des Schnabels sind besonders hart bei Vögeln, die ihre Beute mit dem Schnabel zerreissen oder an Baumrinden hämmern oder von harten Früchten oder Körnern sich nähren. Bei vielen Wasservögeln, z. B. bei Gänsen und Enten, finden sich an den Rändern des Schnabels weichhäutige Querblättchen, in denen zahlreiche Zweige des N. trigeminus eigentüm-liche Endapparate bilden, wodurch die Schnabelränder zu Tastorganen werden.

Bei vielen Raub- und Wasservögeln (Gans, Ente) findet sich am Schnabelgrund und weiter apikal eine weiche, sehr nervenreiche Haut, die **Wachshaut**, *Ceroma*.

Die ungemein verschiedene Form, Grösse und Stärke des Schnabels bei den einzelnen Vogelarten erscheint fast durchweg der Nahrung und dem Nahrungserwerb angepasst.

Für die sehr verschiedene Gestalt der **Zunge** (Fig. 1142 b) ist in erster Linie die Form des Schnabels massgebend; demgemäss erscheint die Zunge bei den Hühner-vögeln und Tauben schmal und vorn zugespitzt, bei den Schwimmvögeln breiter und vorwärts weniger verschmälert. Sie ist an das meist sehr bewegliche Zungenbein befestigt, dessen *Os entoglossum* das Innenskelett der Zunge bildet. Die im allgemeinen starre, steife und harte Zunge der Hühnervögel und Tauben trägt an der Spitze und am grössten Teile des Zungenrückens ein dickes, eine Hornplatte darstellendes Stratum corneum und ist mit zahlreichen nach hinten gerichteten, kleinen Papillen be-setzt. Nur der Zungengrund wird von einer weichen Schleimhaut bekleidet. Die Zunge der Schwimmvögel ist an den genannten horntragenden Stellen weicher und beweg-licher. Von Papillen finden sich nur die Papillae filiformes und auch diese nur am Zungengrund; sie stellen eine (Gallus, Columba, Papagei) oder mehrere (Ente, Gans) Reihen verhornter, kehlkopfwärts gerichteter Papillen (Zungenpapillenreihe) (Fig. 1142 c) dar und bilden die aborale Grenze der Zungenschleimhaut; der kaudal von ihnen gelegene Teil entspricht dem Boden der Schlundkopfhöhle der Säuger; gegen den Kehlkopfeingang, dessen Schleimhaut einige alveoläre Drüsen ent-hält, ist er durch die Reihe der Kehlkopfspapillen (Fig. 1142 e) abgegrenzt; Lymph-knötchen und Tonsillen fehlen, hingegen sollen (nach Bath [28], Botezat [71]) in den nicht horntragenden Teilen der Mundhöhlenschleimhaut Geschmacksknospen vorkommen.

Die Zunge der Vögel ist hauptsächlich zum Ergreifen und Verschlucken der Nahrung bestimmt; sie kann ausserdem, da man bei vielen Vögeln in ihrer Schleimhaut Tastkörper findet, Gefühls- und Tastwahrnehmungen vermitteln.

Die eigentlichen **Zungenmuskeln** sind nur rudimentär, während die Zungen-beinmuskeln gut ausgebildet sind.

Chanie [102] und Gurlt [221] erwähnen folgende Muskeln, deren Wirkung ähnlich der der Haussäugetiere ist: *M. mylohyoideus* und *-glossus*, *M. keratohyoideus*, *hyoglossus*, *stylo-glossus*, *genioglossus*, *geniohyoideus*, *sternohyoideus* und ausserdem einen sehr kleinen, schiefen Zungenbeinmuskel, der vom Körper des Zungenbeins an das Os entoglossum tritt und das letztere nach hinten zieht.

Besondere Verhältnisse zeigt das Mundhöhlendach.

Da die Ossa palatina einfache, lange, dünne Knochenstäbe sind, die bis zu ihrer Vereinigung mit dem Keilbein horizontal verlaufen, so bildet das Dach der Mund- und Schlundkopfhöhle eine einzige horizontale, bis zur Schädelbasis reichende Platte. Das mittlere Drittel dieser Platte ist median von einer langen Spalte, der Choanenspalte (Munddachspalte, Orbitalmuldenspalte n. Aulmann) (Fig. 1141 a', a''), unterbrochen; sie wird von den Orbitalfalten begrenzt; an sie reiht sich kaudal eine zweite median gelegene Spalte, die gemeinschaftliche Ausmündungsstelle der beiden Hörtrompeten (Infundibularspalte, dorsale Rachentasche n. Zietzschmann [702]) (Fig. 1141 i), an; sie wird seitlich von den Pharynxfalten (Göppert) begrenzt. Die Choanenspalte, die in der Tiefe durch den Vomer in unvollständiger Weise, bei der Taube gar nicht, halbiert wird, ist apikal (Fig. 1141 a') eng, aboral (Fig. 1141 a'') weit. An der Grenze vom engen zum weiten Teile der Choanenspalte befindet sich bei den Hühnervögeln eine Querreihe deutlicher Papillen, die Gaumenpapillenreihe (Fig. 1141 g), welche die Stelle angibt, die der Grenze zwischen hartem und weichem Gaumen der Säuger entsprechen dürfte.

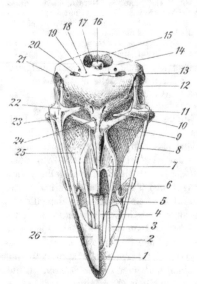

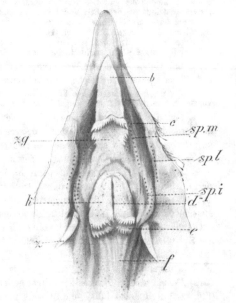

Figur 1141. Gaumenrachendach des Haushuhns.

a' enger, a'' weiter Teil der Choanenspalte, f Speiseröhre, g Gaumenpapillenreihe, i Infundibularspalte, l' mediane, l'', l''' laterale Gaumenleisten, m die Ausmündung der Gl. maxillaris monostomatica, mp mediale, lp laterale Gl. palatinae, p', p'', p''' Papillenreihen, r Rachenpapillenreihe, s Gl. sphenopterygoideae.

Figur 1142. Mund-Schlundkopfhöhlenboden des Haushuhns.

b Zunge, c Zungenpapillen, d Larynxspalte, e Kehlkopfspapillenabgrenzung, f Speiseröhre, k Gl. cricoarytaenoideae, sp.i Ausmündungen der intermediären, sp.m der oromedialen, sp.l der kaudolateralen Gruppe der Gl. submaxillares aborales, zg Zungengrund, z Zungenbein.

Der enge Teil der Choanenspalte gehört offenbar noch dem harten Gaumen an, während der weite den Choanen der Säuger entspricht; mithin deutet die Gaumenpapillenreihe die Grenze zwischen Mund- und Schlundkopfhöhle an[1]; die Choanenspalte ist bei Huhn

1) Zu einem wesentlich anderen Resultat gelangen auf Grund embryologischer Studien Fleischmann-Sippel [174] und Aulmann [14]. Nach ihnen führt die Choanen- oder Orbitalmuldenspalte dorsal zunächst in einen rinnenartigen Raum, den Sippel das Cavum orbitosubchoanale, Aulmann die Orbitalmulde nennt und der eine Ausbuchtung der Kopfdarmhöhle bzw. Mundhöhle darstellt; den apikalen Teil derselben nennt Aulmann die Parachoanalzone; sie führt durch die primitiven Choanen zu den Nasengängen. Die hintere

und **Taube** sehr lang, bei **Ente** und **Gans** kurz. Die Schleimhaut des harten Gaumens besitzt Papillen (Fig. 1141 p′, p″, p‴) und mehrere Längsleisten (Fig. 1141 l′, l″, l″). Von den letzteren fallen besonders die in Fig. 1141 mit l′, l″, l″ bezeichneten Falten auf; sie sind von **Göppert** [211] als **Grenzleisten** oder **Grenzfalten** bezeichnet worden; kaudal reichen sie bis zum Übergang des schmalen Teiles der Choanenspalte in ihren weiten Teil, apikal fliessen sie unter Bildung eines Spitzbogens (Fig. 1141 l′) zusammen; zwischen ihnen ist das Munddach sanft gegen die Medianebene vorgewölbt zum **Choanenfeld** **Göppert's**. Die Gaumenleisten entsprechen nach Göppert genau den Zungenseitenrändern. Unter der Schleimhaut liegen Drüsen und zwar unter der des unpaaren Teiles die *Gland. maxillares*, die jederseits mit einer grossen Öffnung (Fig. 1141 m) münden, und unter der Schleimhaut des paarigen Teiles die *Gland. palatinae* (mediales et laterales), deren Ausführungsgänge zahlreiche Mündungen haben (Fig. 1141 mp u. lp). Die kaudal von der Gaumenpapillenreihe gelegene Schleimhaut des Pharynxdaches ist gegen den Speiseröhreneingang durch die **Rachenpapillenreihe** (Fig. 1141 r) abgegrenzt und enthält die Infundibularspalte, in deren Wand viel zytoblastisches Gewebe (**Rachentonsille**) angehäuft ist. Unter ihr liegen Drüsen, die mit zahlreichen feinen Öffnungen entweder an der Oberfläche (**Rachendrüsen**, *Gland. sphenopterygoideae*) (Fig. 1141 s) oder in den Tubentrichter (**Tubendrüsen**) münden (s. **Heidrich** [243]).

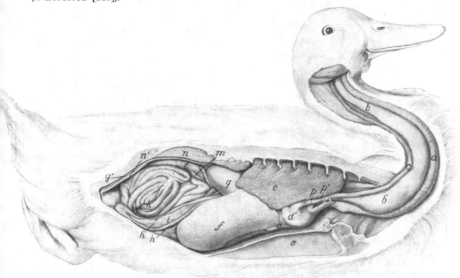

Figur 1143. Eingeweide einer männlichen Ente; von der rechten Seite gesehen und durch Wegnahme der rechten Leibeshöhlenwand freigelegt.
a Luftröhre, b Speiseröhre, b′ kropfartige Erweiterung der Speiseröhre, c V. jugularis dextra, d, d′ Herz, e Lunge mit den durch die Rippen bedingten Eindrücken, f Leber, g Hoden, g′ Samenleiter, h, h′ Duodenum, i Pankreas, k Dünndarmschlingen, l Enddarm, m Blinddärme, n Niere, n′ Harnleiter, o Crista sterni, p, p′ Aorta und A. subclavia.

Bezüglich der Homologisierung der **Speicheldrüsen** der Vögel sind die Autoren noch getrennter Ansicht. Die meisten sprechen vom Vorkommen einer Gl. submaxillaris und einer Gl. parotis. Die als *Gl. submaxillaris* gedeutete Drüse ist relativ gross, die als *Gl. parotis* angesehene dagegen bei fast allen Vögeln klein, nur bei den Tauben ziemlich

Mundhöhlenbegrenzung liegt nach diesen Autoren dicht vor der Infundibularspalte (hier ist die Stelle, an der die Hypophyse sich abschnürt!); was kaudal von dieser Querebene liegt, gehört zum Dach der Schlundkopfhöhle. Die Orbitalfalten des Vogels sind den Gaumenleisten der Säuger und die Pharynxfalten der Vögel denen der Säuger homolog. Näheres darüber s. in den Arbeiten von **Sippel** [174], **Aulmann** [14], **Göppert** [211] und **Zietzschmann** [702a].

gross. Bei den **Gänsen** und **Enten** findet man ausserdem kleine, drüsenhaltige Blind-säckchen an den Seiten der Zunge, die man als Andeutungen einer *Gl. sublingualis* oder als Zungenranddrüsen deuten kann.

Die länglich-kantigen *Gl. submaxillares (mandibulares)* liegen dicht nebeneinander zwischen den Ästen des Unterschnabels und können in mehrere Unterabteilungen geschieden werden. Ihr Sekret wird durch mehrere enge Ausführungsgänge (Fig. 1142 sp. m, sp. l, sp. i) in die Mundhöhle ergossen. Als *Gl. parotis* sehen viele Autoren eine sehr kleine, fast runde Drüse an, die kaudal vom Jochbogen oder dicht am Mundwinkel liegt, in dessen Nähe der Ausführungsgang sich in die Mundhöhle öffnet. Sie wird auch als **Mundwinkeldrüse** bezeichnet und mit den Lippen- bzw. Backendrüsen der Säuge-tiere verglichen.

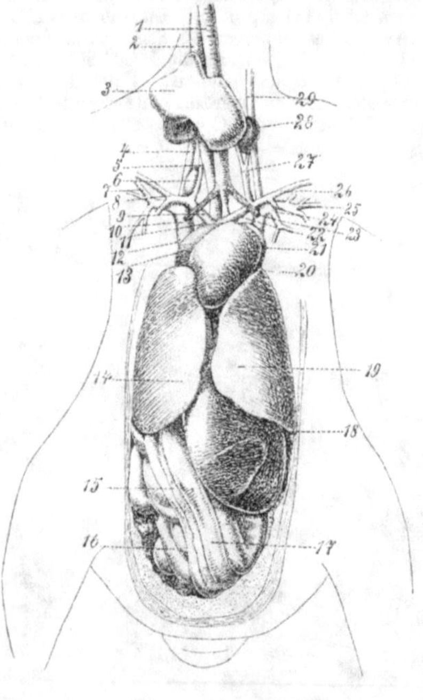

Der **Oesophagus** (Fig. 1143 b, 1144 2, 1145 Sch, Sch u. 1154 2) ist im allgemeinen weiter und erweiterungs-fähiger als bei den Säugetieren. Er liegt dorsal auf der Luftröhre, zieht sich jedoch im brustseitigen Teile des Halses nach dessen **rechter** Seite hinüber (Fig. 1143 b). Im kranialen Teile der Leibeshöhle liegt er zwischen den Lungen dorsal vom Herzen. Sein Ende wird etwas enger und geht ohne scharfe Grenze in den Drüsen-magen über. Bei den **Hühnervögeln** und **Tauben** bildet die Speiseröhre am Brusteingang auf der rechten Seite bis zur Clavicula eine starke Erweiterung, den **Kropf,** *Ingluvies* (Fig. 1143 b', 1144 3 u. 1145 K), dessen Schleimhaut an einzelnen Stellen (beim Huhn z. B. an der dorsalen Seite, bei der Taube an gewissen Schleim-hautleisten) Schleimdrüsen enthält.

Figur 1144. Situs viscerum beim Haus-huhn. Ventralansicht. ²/₅ nat. Gr. Nach einem Formolpräparat. (L. Freund.) 1 Trachea, 2 Oesophagus, 3 Kropf, 4 V. jugu-laris dextra, 5 A. carotis communis dext., 6 Gland. thyreoidea dext., 7 V. u. 8 A. axillaris dext., 9 A. brachiocephalica dext., 10 M. sternotrachealis dext., 11 Aorta descendens, 12 V. cava cranialis dext., 13 Atrium dextrum, 14 Lobus dexter hepatis, 15 Pankreas, 16 Ileum, 17 Duodenum, 18 Muskel-magen, 19 Lobus sinister hepatis, 20 Cor, 21 Atrium sinistrum, 22 A. brachiocephal. sin., 23 M. sterno-trachealis sin., 24 V. cava cranialis sin., 25 V. und 26 A. axillaris sin., 27 A. carotis communis sin., 28 Gland. thyreoidea sin., 29 V. jugularis sin.

Der Kropf ist einseitig bzw. unpaar bei den **Hühnern,** 2 grosse symmetrische Säcke bildend bei den **Tauben,** schwach spiralig gedreht bei den **Papageien;** Gans und **Ente** besitzen nur eine starke Erweite-rung der Speiseröhre an Stelle des Kropfes (Fig. 1143 b'). Bei den Tauben produziert er während und kurz nach der Brutzeit bei beiden Geschlechtern eine milchartige Flüssigkeit (**Kropfmilch**), die zur Ernährung der Jungen dient und durch fettige Metamorphose der Zellen des gewucherten Oberflächenepithels entsteht (Zietzschmann [702]).

Der **Magen** zerfällt in den **Drüsen-magen,** *Pars glandularis,* und den **Mus-kelmagen,** *Pars muscularis.* Der relativ kleine **Drüsenmagen** (Fig. 1145 D, 1146 1 u. 1154 26) liegt median zwischen den beiden Lappen der Leber, etwas schräg nach links ziehend und setzt sich durch eine m. o. w. deutliche Einschnürung vom Muskelmagen ab. Seine Schleimhaut trägt papillen- und leisten- oder faltenartige Hervorragungen, enthält zahlreiche schlauchförmige, den **Fundusdrüsen** des Säugetiermagens entsprechende, grosse, fast makroskopisch sichtbare Drüsen, die entweder gleichmässig in der ganzen Schleimhaut verteilt, oder, wie bei den Tauben, in schiefen, parallelen Reihen angeordnet sind. Zietzschmann [702] scheidet sie in oberflächliche und tiefe Propriadrüsen (Fundusdrüsen).

Der Muskelmagen (Fig. 1144 18, 1145 M und 1146 5) liegt dicht beckenseitig vom Drüsenmagen, zum Teile zwischen, zum Teile kaudal von den beiden Lappen der Leber und stellt ein rundliches, seitlich etwas zusammengedrücktes, im Abdomen schräg kranioventral stehendes, sehr dickwandiges und namentlich bei körnerfressenden Vögeln relativ grosses Hohlorgan dar. Die Hauptmasse dieser Magenabteilung bilden 2 bläulichrote, gewaltige Muskeln, *Mm. laterales*, deren Aussenfläche von einer starken, glänzenden, nach dem Rande zu schwächer werdenden Sehnenhaut bedeckt wird, und die beiderseits von einem starken, gelblichweissen Sehnenzentrum ausgehen. Am kranialen und kaudalen Ende findet sich ausserdem je ein schwächerer Muskel, *Mm. intermedii*. Die Schleimhaut enthält Drüsen, die als Modifikationen der Pylorusdrüsen der Säugetiere aufzufassen sein dürften (Zietzschmann [698, 702]). Die freie Oberfläche der Schleimhaut ist von einer gewaltigen Hornschicht überzogen, die 2 Reibewülste bildet, die aber nicht ein Stratum corneum im gewöhnlichen Sinne sind, sondern das erstarrte Sekret der Drüsen- und Oberflächenepithelien darstellen; von ihrer Unterfläche aus senken sich demgemäss Zapfen in das Lumen der Drüsen ein.

An der Grenze des Muskelmagens zum Duodenum findet sich nach Zietzschmann [698] bei Huhn, Ente und Taube eine (beim Huhn 3 mm breite) Zwischenzone; sie trägt lange Zotten, deren Epithel meist eine keratinoide Schicht besitzt. Die Drüsen dieser Schicht sind echte Pylorusdrüsen. In die wenig umfangreiche Höhlung des Muskelmagens führen dorsal nahe nebeneinander 2 Öffnungen: nahe dem linken Ende die Einmündung des Drüsenmagens (Fig. 1146 4) und rechts davon die Öffnung nach dem Zwölffingerdarm.

Der **Dünn-(Mittel-)darm** tritt als Duodenum, das eine lange Schleife bildet, rechts aus dem Muskelmagen. Die beiden parallel dicht nebeneinander schräg nach links bis zum Becken liegenden Schenkel der Duodenumschleife (Fig. 1143 h, h′, 1144 17, 1145 Z, Z u. 1146 6 u. 7) schliessen die Bauchspeicheldrüse (Fig. 1143 i, 1144 15, 1145 B, B u. 1146 8) ein. Der übrige Teil des Dünndarms wird in dicht an- und ineinander gedrängten Schlingen (Fig. 1143 k, 1144 16) durch ein langes Gekröse in der Lage erhalten und nimmt den Raum zwischen den grossen Bauchluftsäcken in der Mitte der

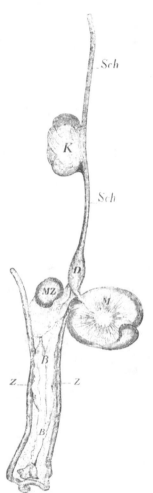

Figur 1145. Speiseröhre, Magen und Zwölffingerdarm eines Huhnes.
Sch, Sch Oesophagus, **K** Kropf, **D** Drüsenmagen, **M** Muskelmagen, **MZ** Milz, **Z, Z** Zwölffingerdarm, d. h. langgestreckte Schleife des Anfangsteiles des Dünndarms, die zwischen ihren beiden Schenkeln **B, B** das Pankreas einschliesst.

Körperhöhle ein, in der, da das Zwerchfell rudimentär bleibt, Brust- und Bauchhöhle zusammenfliessen; er zeigt bei den einzelnen Vogelarten einen verschiedenen, für jede aber typischen Verlauf (Gadow [193]). Das **Netz** fehlt.

Der **Dick-(End-)darm** ist sehr kurz, nur wenig weiter (bei der Taube sogar enger) als der Dünndarm und gegen den Dünndarm durch eine kreisförmige Schleimhautfalte abgegrenzt; an seinem Anfang, unmittelbar hinter der erwähnten Kreisfalte, finden sich fast durchweg 2 Blinddärme (Fig. 1143 m), die kopfwärts gerichtet und mit dem Dünndarm durch ein kurzes Gekröse verbunden sind; sie sind bei den Pflanzenfressern relativ gross. Unter den Hausvögeln besitzen die Tauben 2 kurze (nur 3—5 mm lange), die Hühner- und Schwimmvögel dagegen recht lange Caeca, die bei diesen eine Länge von 15—25, beim Pfau eine solche von 20—33 cm erreichen. Sie sind eng, nur ihr blindes Ende ist m. o. w. aufgetrieben (Näheres s. Maumus [403]). Das Colon verläuft ventral von der Wirbelsäule in gerader Linie kaudal und geht als Rectum in die Kloake über (Fig. 1143 l, 1151 f u. e, 1152 $_9$ u. $_{10}$).

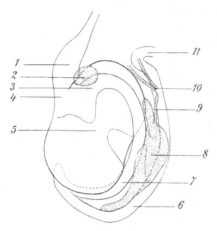

Figur 1146. Magengegend des Darmtraktus eines Schwanes; etwas auseinandergezogen. Dorsalansicht. Schema. ca. $^1/_3$ nat. Gr. (L. Freund.)
1 Drüsenmagen, 2 Milz, 3 Anfang des Duodenum, 4 Übergang des Drüsenmagens in den Muskelmagen, 5 Muskelmagen, 6 aufsteigender und 7 absteigender Schenkel der Duodenumschleife, 8 Bauchspeicheldrüse, 9 ihr Ausführungsgang, 10 Gallengänge, 11 Übergang des Duodenum in den übrigen Dünndarm.

Die Gesamtlänge des Darmkanals beträgt beim Huhn 5—6, bei den Gänsen und Enten 4—5 Körperlängen (von der Schnabelspitze bis zum letzten Schwanzwirbel gemessen); sie sinkt beim Adler auf 1 : 3 und steigt beim Strauss auf 1 : 9. Die Schleimhaut ist mit Zotten besetzt, die bei Hühner- und Schwimmvögeln besonders lang sind.

Als **Kloake** (Fig. 1151 e, e', 1152 $_{10}$) bezeichnet man das durch den runden After nach aussen sich öffnende Endstück des Darmes, in das auch der Harn- und Geschlechtsapparat münden.

Die Kloake ist erheblich weiter als das Rectum und Colon. Da, wo das Rectum in die Kloake mündet, findet sich eine starke, quere Schleimhautfalte. Die Harnleiter (Fig. 1151 d, d') münden in sie medial von den Samenleitern (Fig. 1151 b, b') oder medial vom linken Eileiter (Fig. 1152 11). Die Mündungsstellen der Ductus deferentes und der Ureteren markieren sich häufig durch kleine Papillen; die Mündung des linken Ovidukts stellt eine relativ breite Spalte dar. Bei den männlichen Enten, Gänsen und Schwänen birgt die Kloake ein dem Penis der Säugetiere entsprechendes Begattungsorgan (s. S. 1004).

An der dorsalen Wand der Kloake, zwischen ihr und der Wirbelsäule, liegt ein kleiner, unpaarer, kugeliger oder birnförmiger Sack, die Bursa Fabricii, deren Ende sich durch einen kurzen Kanal dicht kranial von der Kloakenmündung in die Kloake öffnet. An der Innenwand der Bursa bemerkt man Längsfalten, in denen sich reihenweise kleine Säckchen (Drüsen) finden, die mit epithelialen Zellen angefüllt sind.

Die Bursa Fabricii hat bei jungen Vögeln den grössten Umfang, verkümmert jedoch mit dem vorrückenden Alter so vollständig, dass sich schliesslich gar keine oder nur geringe Spuren von ihr auffinden lassen. Bei den Hühnern ist die Bursa im 4.—5. Lebensmonat am grössten; sie hat eine Länge von 2—3 und eine Breite von $1^1/_2$ cm, verschwindet jedoch bis zum 9.—11. Lebensmonat gänzlich. Bei der Ente geht die Rückbildung langsamer, bei der Taube rascher vor sich (Jolly [294]). Ihre Bedeutung ist unbekannt.

Die dunkelbraune **Leber** besteht aus 2 Lappen, von denen der rechte (Fig. 1143 f u. 1144 14) gewöhnlich etwas grösser ist als der linke (Fig. 1144 19), beim Truthahn und Perlhuhn sind beide gleich gross, bei alten Hennen ist manchmal der linke grösser, der überdies bei Henne, Perlhuhn und Truthahn in 2 sekundäre Lappen geteilt ist (Georgescu [204]). Die Leber liegt hinter dem Herzen, dessen Spitze noch zwischen die beiden Lappen hineinragt.

Die konvexe, glatte Fläche beider durch einen meist schmalen Isthmus verbundenen Lappen ist der Bauchwandung, die konkave, m. o. w. unebene Fläche den Eingeweiden zugewendet. Das von der Innenfläche des Brustbeins zwischen beide Lappen tretende und in den serösen Überzug der Leber übergehende *Lig. falciforme,* das auch mit dem Perikard zusammenhängt, erhält die Leber in der Lage.

Bei den meisten Vögeln ist eine am rechten Leberlappen gelegene Gallenblase vorhanden, die den Tauben und dem Perlhuhn fehlt, bei denen aus den Hauptlappen je 1 Gallengang hervortritt und in den ab- bzw. aufsteigenden Schenkel des Duodenum mündet. Bei den Vögeln mit Gallenblase geht i. d. R. aus dem linken Leberlappen ein Gallengang, *Ductus hepatoentericus,* direkt zum Duodenum, während der Gallengang des rechten Lappens als *Ductus hepatocysticus* in die Gallenblase mündet, die selbst wieder durch den *Ductus cysticus* in das Duodenum führt.

Beim Huhne münden beide Gänge mit den Pankreasgängen gemeinsam in den aufsteigenden Schenkel dem Pylorus gegenüber. Die Reihenfolge der eintretenden Gänge ist sonst vom Magen aus vorschreitend 1., 2., 3. Pankreasgang, Ductus hepaticus, Ductus cysticus (Gadow [193]). Bei der Ente vereinigen sich Ductus hepaticus und cysticus (Gadow); diese münden bei allen Entenvögeln aber schon dicht hinter dem Pylorus, also in den Anfangsteil des absteigenden Duodenalschenkels. Direkt hinter ihnen senken sich die zwei Ductus pancreatici ein. Bei den Tauben soll nach Gadow der Ductus hepatoentericus doppelt sein und der Ductus cysticus, d. h. der vom rechten Leberlappen kommende Gang wegen des Fehlens der Gallenblase den dritten Ductus hepatoentericus darstellen. Der als Ductus cysticus aufzufassende Gang soll direkt hinter dem Pylorus, der 1. Ductus pancreaticus an der Duodenalecke (Scheitel der Schleife) und der 2. und 3. Pankreasgang zusammen mit dem 2. und 3. Ductus hepaticus am Ende des aufsteigenden Schenkels dem Pylorus gegenüber einmünden. Zietzschmann [702] fand nur 2 Ausführungsgänge, einen schwächeren rechten und einen stärkeren linken. Beide Gänge treten ziemlich nahe nebeneinander aus dem rechten Leberlappen hervor. Der linke Gang setzt sich aus mehreren Gängen zusammen, von denen einer aus dem linken Lappen kommt, und kurz anal vom Pylorus in den absteigenden Schenkel der Duodenalschleife mündet. Der wesentlich schwächere rechte Gang mündet etwa in der halben Länge des aufsteigenden Schenkels der Duodenalschleife ein. In gleicher Höhe, nur wenig von ihm entfernt, führen auch 2 Pankreasgänge in den Darm, während der 3. Ductus pancreaticus am Ende der aufsteigenden Duodenalschlinge dem Pylorus gegenüber mündet.

Die schmale, blassgelbe oder rötliche **Bauchspeicheldrüse** (Fig. 1143 i, 1144 15, 1145 B,B u. 1146 8) liegt in der Schleife des Zwölffingerdarms (Fig. 1143 h, h', 1145 Z,Z und 1146 6 u. 7); sie zerfällt in 2 oder 3 m. o. w. gesonderte Lappen. I. d. R. sind 2 (z. B. Gans), mitunter 3 (z. B. Taube) Ausführungsgänge vorhanden, die gesondert in den aufsteigenden Schenkel des Duodenum ganz nahe der Mündung der Gallengänge münden (s. oben).

Die braunrote **Milz** (Fig. 1145 MZ, 1146 2 u. 1154 27) ist klein und liegt rechts an der Grenze zwischen Drüsen- und Muskelmagen. Ihre Form ist nach der Vogelart sehr verschieden, bald kugelig, bald länglichrund oder scheibenförmig.

B. Respirationsorgane.

Die kurzen, relativ engen **Nasenhöhlen** werden durch eine teils knorpelige, teils knöcherne Scheidewand geschieden. Bei den Schwimmvögeln liegen die am Schnabelgrunde befindlichen Nasenlöcher vor der Scheidewand, so dass man von einem Nasenloch zum anderen durchsehen kann, *Nares perviae,* dagegen werden bei den Hühnervögeln beide Nasenlöcher durch die Scheidewand voneinander getrennt, *Nares imperviae.*

Die Nasenlöcher (Fig. 1138 2 u. 1140 3) sind paarige, runde oder schlitzförmige Öffnungen am Grunde des Oberschnabels; sie werden oft von einer weichen Haut, der Wachshaut, und einem Kranze eigentümlicher Federn umgeben. In jeder Nasenhöhle finden sich 3 knorpelige gewundene **Nasenmuscheln**, von denen bei den Hühnern die mittlere die grösste, die ventrale sehr klein ist. Siebbeinlabyrinth und Kieferhöhle fehlen. Eigentümlich ist den Vögeln die meist kleine, platte **Nasendrüse**, die einzelnen Arten, z. B. den Tauben, fehlt. Sie liegt bei den Hühner- und Schwimmvögeln auf dem Stirnbein nahe dem medialen Augenwinkel und besitzt einen Ausführungsgang, der an der äusseren Nasenwand ziemlich weit nach vorn verläuft, um in die Nasenhöhle zu münden. Als Homologon dieser auch den Reptilien zukommenden Drüse ist von einigen Autoren die laterale Nasendrüse der Säuger angesehen worden.

Die Vögel besitzen einen Kehlkopf, *Larynx cranialis,* und einen Stimmkopf, *Larynx caudalis.* Der erstere dient nur der Atmung und ist funktionell dem Aditus ad laryngem der Säuger zu vergleichen. Er wird vom Ringknorpel und den Giesskannenknorpeln gebildet; der Schildknorpel fehlt; der Kehldeckel ist nur durch eine kleine, vor dem Kehlkopfseingang befindliche Querfalte angedeutet.

Der Ringknorpel, der die Hauptstütze des Kehlkopfs bildet, besteht aus 4 Stücken (Fig. 1147): einem unpaaren ventralen Stück (c), 2 Seitenstücken (c') und einem unpaaren dorsalen Stück (c''). Das ventrale Krikoidstück (c) ist eine i. d. R. frühzeitig verknöchernde Knorpelplatte; an ihrer Innenfläche verläuft bei den Enten ein unebener Längskamm. Die Seitenstücke (c') sind i. d. R. von ihm getrennt, nur ausnahmsweise (z. B. bei der Gans) verschmelzen sie mit ihm; dorsal schiebt sich zwischen sie das dorsale Krikoidstück (c'') ein, das frühzeitig verknöchert; mit der nasalen Fläche des letzteren sind die Cartilagines arytaenoideae gelenkig verbunden; dies sind dreiseitige Stäbchen, die aus 2 nasal unter sehr spitzem Winkel sich vereinigenden Spangen bestehen (Fig. 1147 Ar.d. und Ar.v.); die ventrale Arytaenoidspange (Ar.v.) verknöchert nahezu vollständig, die dorsale (Ar.d.) bleibt knorpelig und artikuliert nicht mit dem Ringknorpel; die beiderseitigen Aryknorpel begrenzen den Kehlkopfseingang (Fig. 1142 d). Dieser ist fast horizontal gelagert und liegt mit seinem nasalen Ende so nahe an der Choanenspalte, dass dieses geradezu die Fortsetzung der Choanenspalte bildet. (Näheres s. Heidrich [243].) Stimmbänder fehlen.

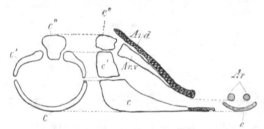

Figur 1147.

Kehlkopfsgerüst des Haushuhns (schematisch).

c, c, c ventrales Krikoidstück, c', c' Krikoidseitenstück, c'', c'' dorsales Krikoidstück, **Ar.d** dorsale und **Ar.v** ventrale Arytaenoidspange, **Ar** Querschnitt durch das vereinigte Arytaenoid.

Der *Larynx caudalis* s. *Syrinx,* **Stimmkopf** (Fig. 1152 14), ist das Stimmorgan und fehlt den stimmlosen Laufvögeln und amerikanischen Geiern. Er wird entweder durch das Ende der Luftröhre oder durch den Anfangsteil der Bronchien, meistens jedoch — namentlich auch bei den Hausvögeln — durch beide gebildet und dann *Larynx bronchotrachealis* genannt. Das Ende der Luftröhre ist beim Huhne seitlich abgeplattet, verengt oder bauchig erweitert. Die letzten Luftröhrenringe liegen dicht aneinander (Huhn) oder werden durch eine Längsleiste verbunden (Taube) oder verschmelzen m. o. w. vollständig (Gans). Der so modifizierte, häufig verknöcherte Endabschnitt der Luftröhre heisst das *Tympanum,* der Trommel; an ihrer Bildung beteiligen sich bei vielen Vogelarten auch die ersten Knorpelringe der Bronchien. Zwischen den aus der Trommel in die beiden Bronchien (Fig. 1152 2) führenden Öffnungen befindet sich ein meist knöchernes Sagittalbälkchen, der Steg, der eine kleine, nach oben konkave, halbmondförmige Falte trägt. An jeder Seite des Steges heftet sich eine elastische Membran, die *Membrana tympaniformis interna,* an, die gleichzeitig die Innenwand des betreffenden Bronchus darstellt. Lateral befindet sich zwischen den beiden letzten Ringen der Luftröhre (Taube) oder zwischen der Trommel und dem ersten Bronchusring jederseits eine Membran, die *Membrana tympaniformis ext.* Die **Membranae tympaniformes** entsprechen den Stimmlippen und die Spalten zwischen ihnen der Stimmritze der Säuger. Zur Anspannung der Stimmembranen und zur Verengerung der Stimmritze besitzen die Singvögel einen komplizierten Muskelapparat, der bei den Hausvögeln verkümmert ist oder, wie bei Hühnern, Enten und Gänsen, fehlt.

Bei der männlichen **Ente** erweitert sich das Ende der Luftröhre linkerseits zu einer umfangreichen Knochenblase — der **Pauke**, *Bulla tympaniformis* —, an deren Bildung der linke Bronchus wesentlichen Anteil hat. Die Pauke ist als ein Resonanzapparat anzusehen, der zur Verstärkung der Laute dient.

Die **Luftröhre** (Fig. 1143 a, 1144 ₁, 1152 ₁₅ u. 1154 ₁) besteht aus geschlossenen, bei den **Tauben** und **Hühnervögeln** knorpeligen, bei den **Schwimmvögeln** ganz oder zum grossen Teile knöchernen, durch sehr kurze Zwischenringbänder verbundenen Ringen[1]).

Sie kann durch 2 Muskeln bewegt werden. Der eine (*M. ypsilotrachealis*) entspringt an der Furcula oder der Syrinx und begleitet die ganze Luftröhre; der andere (*M. sternotrachealis*) (Fig. 1144 ₁₀ u. ₂₃ u. 1152 ₁) entspringt am Sternum und verläuft seitlich an der Trachea.

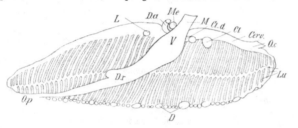

Figur 1149.

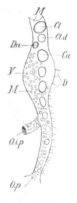

Figur 1148. **Verlauf des Hauptbronchus.** Um die Ursprungsstellen der von ihm abgehenden Bronchien ersichtlich zu machen, wurde die ventrale Wand des Kanals abgetragen. Die weitaus grösste Zahl der Bronchien entspringt von der dorsalen Wand des Hauptbronchus, um sich dann durch Abwärtssteigen der Ventraläste zur Bildung des ventralen und durch Aufwärtsstreben der Dorsalbronchien zur Gestaltung des dorsalen Bezirkes anzuschicken. Die Wand des Hauptstammes ist auch sonst noch von zahlreichen Poren siebartig durchlöchert, von denen aus die Pfeifen in die Lungensubstanz eindringen. (Nach Fischer [169].)

Figur 1149. In der Zeichnung ist die Anlage der Lungenpfeifen im Innern der Lunge zur Darstellung gebracht. Ihr Verhalten zum Hauptbronchus und den übrigen Bronchien ist durch schematische Einzeichnung derselben zum Ausdruck gelangt. (Nach Fischer [169].)

M, M Mesobronchium (Hauptbronchus), **V** Vestibulum, **Cl** Bronch. clavicularis, **Cerv** Bronch. cervicalis, **Cl.d** Bronch. clavic. dors., **Ca** Bronchus caudalis, **L** Bronchus lateralis, **Me** Bronchus medialis, **D** Bronchi dorsales, **D.a** Bronch. diaphragm. cranialis, **D.r** Hauptbronchus, **Lu** Lungenpfeifen, **O.c** Ostium cervicale, **O.i.p** Ostium intermed. caudale, **O.p** Ostium caudale.

Die hellroten **Lungen** (Fig. 1143 e u. 1152 ₃) sind mit der Kostalwand derartig fest verbunden und liegen ihr so dicht an, dass an der kostalen Oberfläche der Lungen den Rippen entsprechende, flache, rinnenartige Vertiefungen bemerkbar sind. Die ventrale, freie, der Körperhöhle zugewendete Fläche wird z. T. von dem rudimentären, sehnigen Zwerchfell bedeckt, das sich durch sparsame Muskelbündel an den Rippen und sehnig an der Wirbelsäule befestigt. Das kraniale, zugespitzte Ende reicht bis zur ersten Rippe, das kaudale, breite Ende bis zu den Nieren. Durch Öffnungen, die sich an der

---

1) Bei vielen Vögeln beschreibt die Trachea starke Windungen und Krümmungen, die entweder vor dem Brustbein unter der Haut liegen oder, wie z. B. bei den Singschwänen und Kranichen, sich durch die ganze Länge des Brustbeinkamms ziehen.

ventralen Fläche der Lungen finden, setzen sich die Bronchien in die Luftsäcke (S. 1003) fort. Die beiden Hauptbronchien erweitern sich, nachdem sie am Anfang des 2. Drittels der ventralen Fläche in die Lungen eingetreten sind, ampullenartig (*Vestibulum*, Fig. 1149 V), verlieren die Knorpelringe und verlaufen als häutige Kanäle, deren Durchmesser ein wenig abnimmt, bis zum Ende der Lunge, wo sie ventral mit einer von Knorpelringen umgebenen Öffnung, dem Ostium caudale (Fig. 1149 O. p), in die Bauchluftsäcke münden. Jeder Hauptbronchus gibt etwa zu Anfang seines 2. Drittels den ventral absteigenden *Bronchus diaphragmaticus caudalis* ab, der die Luft durch das geräumige Ostium intermedium caudale (Fig. 1148 O. i. p.) in die kaudale Cella diaphragmatica führt. Ausserdem zweigt jeder Hauptbronchus Seitenbronchien ab, die auch nach der ventralen Fläche der Lungen laufen, in Luftsäcke münden und wie diese bezeichnet werden; z. T. bilden sie jedoch auch nahe der Lungenoberfläche den Alveolargängen der Säugetiere zu vergleichende Ausbuchtungen und enden blind.

Vom Hauptbronchus jeder Lunge aus nehmen nach Fischer [169] 2 Bronchialbezirke ihren Ausgang, der ventrale und der dorsale. **Ventrales Bronchialsystem** (cf. Fig. 1148 u. 1149): Aus der dorsomedialen Wand des Hauptbronchus entspringt kurz nach seinem Eintritt in die Lunge noch vor seiner Erweiterung (dem Vestibulum) der *Bronchus clavicularis* (Fig. 1148 u. 1149 Cl).

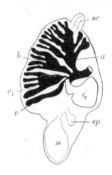

Figur 1150. Entwicklung der Vogellunge. Medialansicht der linken Lunge eines Hühnchens von 8 Tagen 21 Stunden. (Nach Fleischmann-Mantel [174a].) a, b, c_1 Hauptkammern des Lungenrohres, c_2, sa, sc u. sp Luftsäcke und zwar c_2 Saccus intermedius anterior, sa Saccus abdominalis, sc Saccus cervicalis, sp Saccus intermedius posterior, v Hauptkammer des Lungenrohres.

Dieser versorgt mit seinem Hauptast, dem *Bronchus cervicalis*, das kranioventrale Lungengebiet. Er selbst biegt um die Wurzel des Hauptbronchus und die A. pulmonalis und schickt seine Zweige dorsal. Mit dem Ostium claviculare mündet er in den gleichnamigen Luftsack. Er endet knapp vor der Lungenmitte, wo er durch eine schmale Öffnung in den kranialen diaphragmatischen Luftsack mündet. Der Bronchus cervicalis (Fig. 1149 Cerv.) verläuft in der Richtung des Mutterstammes bis zur kranialen Lungenspitze, um hier durch das Ostium cervicale (Fig. 1149 O. c) in den gleichnamigen Luftsack zu führen. Etwas dorsal vom Bronchus cervicalis gehen von der dorsomedialen Wand des Hauptbronchus die *Bronchus clavicularis dorsalis* und *medialis* ab; ersterer sendet einige Zweige in den klavikulären Luftsack. Dorsal von diesen Bronchien führt etwas mehr lateral der *Bronchus diaphragmaticus cranialis* (Fig. 1148 u. 1149 D. a) durch das Ostium intermedium craniale in den kranialen diaphragmatischen Luftsack. Nach Abgabe dieser Kanäle erweitert sich der Hauptbronchus zum Vestibulum, von dem aus verschiedene kräftige Äste entsendet werden. Von der dorsomedialen Wand zieht der *Bronchus caudalis* (Fig. 1148 Ca), der kräftigste ventrale Stamm, zum kaudalen und mittleren Lungenende. Lateral entspringt aus ihm der *Bronchus lateralis* (Fig. 1149 L). **Dorsales Bronchialsystem:** Intrapulmonal gehen vom Hauptbronchus 6—10 gleichweite *Bronchi dorsales* (Fig. 1148 D) in der medialen Lungenhälfte zur dorsalen Lungenfläche. (Näheres s. Fischer [169]).

Die meisten grösseren Bronchien samt ihren voluminösen Ästen verlaufen an der Lungenoberfläche und senden von hier aus viele kleinere Neben- oder Parabronchien in die Tiefe.

Fleischmann und Mantel [174a] meiden den Ausdruck Bronchus für die grösseren Luftgänge der Vogellunge, um schon durch andere Bezeichnungen die morphologische Eigenart des Lungenbaues zu kennzeichnen. Nach ihnen gehen vom Lungenrohr (dem bisherigen Hauptbronchus) des Fetus, das eine lateral geschwungene Kurve bildet, dicht nebeneinander die Hauptkammern (Fig. 1150 a, b, c_1, v) ab, die ihrerseits sekundäre Anhänge in Form von komprimierten Taschen (Fiedertaschen) tragen. Die Fiedertaschen sind besonders nach der dorsalen bzw. ventralen Lungenkante gerichtet bzw. stehen zur Längsachse der Lungen etagenweise hintereinander. Aus den geschlossenen Hauptkammern, d. h. aus deren Fiedertaschen, entstehen später als tertiäre Produkte die Lungenpfeifen.

Aus der dorsalen Wand des Hauptbronchus und vor allem aus den Parabronchien (Nebenbronchien) entspringen sehr zahlreiche enge, orgelpfeifenartig dicht nebeneinander liegende, dickwandige Röhren, die Lungenpfeifen, die senkrecht zu den Bronchien gerichtet sind und durch gegenseitigen Druck 5—6seitig werden; sie stellen die Hauptmasse der Lungen, das Lungenparenchym, dar und anastomosieren vielfach mit benachbarten. In das Lumen der Pfeifen springen niedrige, ein wabenförmiges Maschenwerk bildende Leisten vor. Aus jeder Wabe entspringen rechtwinklig zum Achsenkanal der Lungenpfeife gerade, später wellenförmig gebogene, und sich in verschiedener Art verzweigende, feinste Röhrchen, deren Enden zu durchschnittlich 0,005—0,015 mm weiten Ausbuchtungen (Alveolen der Säugetiere) anschwellen, die aber zur Wand der Lungenpfeifen gehören; sie verflechten sich aufs innigste mit den Blutgefässen, denn an ihnen und in der Wand der Röhrchen verteilt sich das ungemein reiche, respiratorische Kapillarnetz, während die grösseren Blutgefässe in dem die Lungenpfeifen voneinander trennenden Gewebe verzweigt sind.

Die **Luftsäcke,** *Cellae,* sind dünnhäutige, lufthaltige Säcke, die mit den Bronchien und den Luft enthaltenden Hohlräumen vieler Rumpf- und Gliedmassenknochen, jedoch nicht untereinander kommunizieren. Ihre Wand wird durch eine Serosa und eine Schleimhaut gebildet. Es erscheinen mithin die Luftsäcke als sehr grosse Alveolen, **jedoch ohne respiratorisches Kapillarnetz.**

Über den Ursprung der Cellae s. vorige Seite. Die in und kaudal von der Furcula liegende *Cella clavicularis,* Schlüsselbeinzelle, ist unpaar. Seitliche Fortsetzungen von ihr, welche die Achselgefässe begleiten, sind die *Cellae axillares,* Achselzellen. Die Cella clavicularis ist mit den Cellae axillares für Humerus, Brustbein, Rippen und die Knochen des Schultergürtels bestimmt. Die übrigen Luftsäcke sind paarig; die *Cellae abdominales,* Bauchzellen, sind die grössten; sie schliessen die Baucheingeweide ein und grenzen an die ventrale und seitliche Bauchwand und führen zum Kreuzbein, Becken und Oberschenkelbein. Sie sind Ausbuchtungen der am Ende der Lungen sich öffnenden Hauptbronchi. Füllen sie sich stärker mit Luft, so werden die Baucheingeweide gehoben und medianwärts geschoben. Die *Cellae cervicales,* Halszellen, liegen dorsal von der Cella clavicularis, erstrecken sich m. o. w. weit am Halse kranial und gehen zu den Hals- und Brustwirbeln und dem Vertebralteil der Rippen. Die *Cellae thoracicae (diaphragmaticae,* Fischer) *craniales et caudales,* Brustzellen, liegen zwischen der Cella clavicularis und den Cellae abdominales ventral von den Eingeweiden und setzen sich nicht in Knochen fort. Die Höhlungen der Kopfknochen erhalten ihre Luft nicht aus den Luftsäcken, sondern aus den Nasenhöhlen bzw. durch Vermittlung der Tubae auditivae. Bei einigen Vogelarten (Pelikane, Seetaucher, Tukan, Störche u. a. m.) ist ausserdem noch eine subkutane Pneumatizität durch einen ausgedehnten Luftsack unter der Haut vorhanden. — Die stärkere Anfüllung der Luftsäcke mit Luft und deren Erwärmung in den Luftsäcken setzt das spez. Gewicht des Vogelkörpers herab und erleichtert die Flugbewegung, weshalb die Vögel mit besonders gutem Flugvermögen besonders grosse Luftsäcke besitzen. Ausserdem sind die Luftsäcke von Einfluss auf die Verteilung des Gleichgewichts im Körper während des Fluges; nach Victorow [655] kommen sie ausserdem für die Wärmeregulation des Vogels in Betracht. Vielleicht stellen sie auch Luft-Vorratskammern dar und können endlich auch zur Verstärkung der Stimme beim Singen beitragen.

Als **Schilddrüse** (Fig. 1144 6 u. 28 u. 1154 22) sieht man 2 kleine, rundliche oder längliche, sehr gefässreiche Gebilde an, die anscheinend konstant in der Nähe der Syrinx den Karotidenstämmen anliegen. Zwei bei jungen Vögeln entlang jeder Jugularvene am Halse gelegene, gefässreiche Körper werden als **Thymusdrüse** gedeutet.

C. Harnorgane.

Die **Nieren** (Fig. 1143 n, 1151 c, c u. 1152 7) bestehen aus je 3—4 dunkelbraunen Lappen, die von den Lungen bis zum Rectum sich erstrecken und in Vertiefungen des Os lumbosacrale bzw. Darmbeins eingebettet sind. Ihre Konsistenz ist weicher als bei den Säugern. Die Harnkanälchen, die ebenso wie der Harnleiter häufig Kristalle von Harnsäure enthalten und infolgedessen weiss erscheinen, treten am medialen Rande der Nierenlappen hervor und vereinigen sich zu kurzen Ästen, die in die Harnleiter münden. Nierenwärzchen und Nierenbecken fehlen. Die **Harnleiter,** *Ureteres* (Fig. 1151 d), verlaufen am medialen Rande jeder Niere kaudal und öffnen sich medial vom Samenleiter, diesen kreuzend (bei den weiblichen Tieren medial vom Eileiter), in die Kloake (Fig. 1151 e). Eine **Harnblase** fehlt.

Die kleinen, bräunlichen oder graugelben **Nebennieren** (Fig. 1151 g) liegen nahe dem kranialen Ende des medialen Randes jeder Niere.

D. Geschlechtsorgane.

a) Männliche Geschlechtsorgane. Die Hoden (Fig. 1143 g u.

1151 a) sind oval oder eiförmig, der linke ist meist grösser als der rechte; bei der Taube besitzen sie eine weisse Farbe; sie liegen kranial und ventral vom kranialen Lappen der Nieren am Bauchfell. Sie wachsen während der Brunstzeit um das Doppelte und darüber. Sie bestehen aus feinen, geschlängelt verlaufenden, durch Bindegewebe vereinigten Samenkanälchen. Beim Haushahn sind die Kanälchen am Ende bläschenartig erweitert. Die am medialen, schwach konkaven Rande hervortretenden, ausführenden Samengefässe bilden einen kleinen, platten Fortsatz, das Rudiment des Nebenhodens, der in den Samenleiter übergeht. Dieser (Fig. 1143 g' u. 1151 b, b) verläuft geschlängelt in engen Windungen parallel mit der Wirbelsäule vom Hoden aus zuerst medial, dann lateral vom Ureter kaudal und mündet auf einer Papille in die Kloake (Fig. 1151 b'). Er ist sehr eng und bildet kurz vor seiner Ausmündung eine namentlich beim Enterich deutliche, kleine, blasenartige Erweiterung, die etwas Samen enthält. Der Samenstrang und die akzessorischen Geschlechtsdrüsen fehlen.

Allen zum Hühnergeschlecht gehörenden, einheimischen Vögeln und den Tauben fehlen ein Begattungsorgan und äussere Geschlechtsteile. Dagegen ist bei den Straussen, vielen Schwimmvögeln, den Jakuhühnern usw. ein männliches Glied vorhanden. Dieses stellt bei den männlichen Gänsen, Enten und Schwänen einen kurzen, gekrümmten und etwas geschlängelten, fibrösen Körper dar, der an der ventralen Wand der Kloake liegt, eine dorsale Rinne besitzt und nicht erigierbar ist.

Bei der Begattung wird das männliche Glied durch besondere Muskeln nach aussen gestülpt, so dass der Samen, ausgepresst durch rhythmische Kontraktionen der muskulösen Samenleiter, durch die erwähnte Rinne in die Kloake des weiblichen Vogels abfliesst. Die Spermien der Hausvögel besitzen einen länglichen, drehrunden, pfriemenartig verschmälerten, in eine Spitze auslaufenden Kopf und einen kurzen, dünnen Schwanzfaden.

b) Charakteristisch für den **weiblichen Geschlechtsapparat** ist, dass die Eierstöcke zwar paarig angelegt werden, dass jedoch der rechte Eierstock mit Eileiter allmählich vollständig verkümmert. Der **linke Eierstock** (Fig. 1152 12 u. 1154 25), der kranial und z. T. ventral vom kranialen linken Nierenlappen liegt, ist verhältnismässig sehr gross und besteht im wesentlichen aus einer Platte, mit 2 der Zona parenchymatosa und vasculosa des Eierstocks der Säugetiere entspr. Schichten.

Die Gefässzone hat zahlreiche Fortsätze, die zwar von der Parenchymzone bedeckt werden, aber doch der Oberfläche des Eierstocks ein gefaltetes Aussehen verleihen; an ihnen hängen zahlreiche den Folliculi vesiculosi der Säuger entsprechende Eier, in sehr verschiedenen Zuständen der Entwicklung, wie die Beeren an einer Traube.

Die Eier stellen teils kleine, weissliche Bläschen, teils kleinere oder grössere gelbe Dotterkugeln (Fig. 1152 4) dar. Jedes Ei wird zunächst von der zarten Dotterhaut und nach aussen noch von einer festeren Membran umhüllt. An der äusseren Umhüllungsmembran markiert sich gegenüber dem Stiel, der die Verbindung mit dem Eierstock herstellt, eine kreis- oder bogenförmig verlaufende Linie, die Narbe, *Stigma*. An dieser reisst die Umhüllungsmembran, um das reifgewordene, von der Dotterhaut eingeschlossene Ei austreten zu lassen; die leergewordene Hülle bildet dann eine am Eierstock haftende, becherförmige Höhle, den Kelch, *Calyx*, der nach und nach verschwindet.

Vom rechten **Eileiter** (s. oben) ist manchmal das Kloakenmündungsstück noch als Rudiment vorhanden. Der linke Eileiter stellt ein langes, weites, sehr ausdehnbares, geschlängeltes Rohr dar, das an einem kurzen Gekröse, *Mesometrium*, hängt und aus einer serösen, einer Muskel- und einer Schleimhaut besteht. Die kraniale, dem Eileiter der Säugetiere entspr. Partie, in der die Befruchtung der Eier erfolgt, besitzt dicht kaudal vom Eierstock eine schlitzförmige, für die Eiaufnahme bestimmte **Bauch-öffnung** (Fig. 1152 13). Diese führt in das dünnwandige, mit Flimmerepithel ausgekleidete, relativ weite *Infundibulum,* das sich zum *Isthmus* verengt. Der Isthmus liefert die Eiweisschicht des Eies und dann die Schalenhaut. Der Isthmus erweitert sich plötzlich zum dickwandigen **Eihälter,** der mit dem **Uterus** der Säugetiere homologisiert wird; auf ihn, in dem die Kalkschale und das Pigment des Eies entsteht, folgt wieder ein engerer Teil, das Homologon der **Vagina** der Säugetiere; dieses mündet mit einem erweiterungsfähigen Spalt in die **Kloake** und zwar lateral vom linken Ureter.

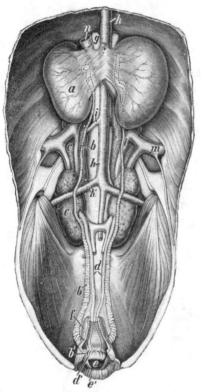

Figur 1151. Harn- und Geschlechtsorgane eines Hahnes (Leibeshöhle von der ventralen Seite geöffnet). (Nach Freund.)

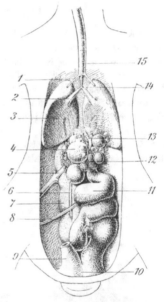

Figur 1152. Weiblicher Urogenital- u. Respirationstraktus des Huhnes. Vorderansicht, nach Formolpräparat. ²/₅ nat. Gr. (L. Freund.)

1 M. sternotrachealis, 2 Bronchus dexter, 3 Lunge, 4 Ei, 5 V. iliaca externa, 6 V. renalis magna, 7 Niere, 8 A. ischiadica, 9 Rectum, 10 Kloake, 11 linker Oviduct, 12 Ovarium, 13 Ostium infundibuli, 14 Larynx caudalis, 15 Trachea.

a rechter Hoden mit vom Mesorchium ausstrahlenden Gefässen, b, b Ductus deferens, b' seine Mündung, c, c rechte Niere, d Harnleiter, d' Mündung des rechten Harnleiters, e Kloake, e' ihre Lippe, f Rest der Wand des Rectum, g Nebenniere, h h Aorta, i A. iliaca ext., k A. ischiadica, l, l V. iliaca interna, m V. iliaca externa, n V. iliaca communis.

Die **Schleimhaut** des eigentlichen Eileiters und des Eihälters besitzt zahlreiche geschlängelte Falten. Der Eileiter der Vögel ist nicht nur Ausführungsgang des Eierstocks, sondern ein Organ, in dem sehr wesentliche Bestandteile des Eies, das Eiereiweiss, die Schalenhaut und die Kalkschale gebildet werden.

Die **Eier** der Vögel sind **polylecithal** und bestehen aus wenig **Protoplasma** (Bildungsdotter) und viel **Dotter** (Nahrungsdotter). Man unterscheidet folgende Teile an ihnen: 1. Die gelbe Dotterkugel (Nahrungsdotter), die von der zarten Dotterhaut (Zellhaut) umgeben und durch Hagelschnüre, *Chalazae,* inmitten der den Dotter umgebenden Eiweisschicht in der Schwebe erhalten wird. Die Hagelschnüre verlaufen gewunden von den Enden des Eies zu den Polen des Dotters. An einer Seite der Dotterkugel findet sich eine kleine weissliche Scheibe, der stets oben liegende Hahnentritt, *Cicatricula,* und in diesem in einer Protoplasmaschicht, dem Bildungsdotter, das Keimbläschen. 2. Die Eiweisschicht füllt den Raum zwischen der Schalenhaut und dem Dotter aus. 3. Die Kalkschale und die Schalenhaut liegen dicht aneinander. Die Kalkschale ist von zahlreichen feinen Kanälen durchbohrt, die einen Austausch von Luft zwischen dem Eiinnern und der Aussenwelt ermöglichen. Am stumpfen Eipol weichen bei älteren Eiern die beiden Blätter der Schalenhaut etwas auseinander, so dass ein mit Luft gefüllter Raum, die Luftkammer des Eies, entsteht.

IV. Das Gefässystem der Vögel.

A. Das **Herz** (Fig. 1143 d, d′, 1144 20, 1153 u. 1154) liegt im kranialen Teile der Leibeshöhle und wird von einem dünnen, jedoch festen Herzbeutel umschlossen, der sich oft mit den benachbarten Luftsäcken verbindet. Die Basis des Herzens ist kraniodorsal gekehrt; die kaudoventral gerichtete Spitze schiebt sich zwischen beide Leberlappen ein. Die Vorkammern (Fig. 1144 13 u. 21, 1153 1 u. 2 u. 1154 5 u. 11) und Kammern (Fig. 1144 20, 1153 7 u. 8 u. 1154 6 u. 10) sind im allgemeinen wie bei den Säugetieren. Der wesentlichste Unterschied zwischen dem Säugetier- und dem Vogelherzen besteht darin, dass die Valvula tricuspidalis durch eine starke, i. d. R. doppelte Muskelplatte (Fig. 1153 10, 10′) ersetzt wird, die sich von der rechten äusseren Kammerwand abspaltet.

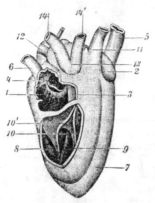

Figur 1153.

Figur 1153.
Herz eines Vogels (nach Otto).

1 rechte Vorkammer (geöffnet), 2 linke Vorkammer, 3 Scheidewand der Vorkammern, 4 Einmündung der V. cava caud. mit den an letzterer befindlichen Klappen, 5 linke, 6 rechte V. cava cran., 7 linke, 8 rechte Herzkammer (geöffnet), 9 Scheidewand der Herzkammern, 10, 10′ Muskelplatte, welche die Valvula tricuspidalis vertritt, 11 Lungenarterie, 12 Lungenvene, 13 Aorta, 14, 14′ rechter bzw. linker Ast der Aorta.

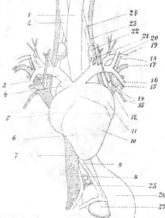

Figur 1154.

Figur 1154. Situs des Herzens und der Hauptgefässe beim Schwan. Vorderansicht.
²/₇ nat. Gr. (L. Freund.)

1 Trachea, 2 Oesophagus, 3 A. brachiocephalica dextra, 4 Aorta descendens, 5 Atrium dextrum, 6 Ventriculus dexter, 7 V. cava caudalis, 8 A. mesenterica, 9 A. coeliaca, 10 Ventriculus sin., 11 Atrium sinistrum, 12 V. cava cranialis sin., 13 V. u. 14 A. mammaria int., 15 V. u. 16 A. thoracica caudalis, 17 V. u. 18 A. axillaris, 19 V. u. 20 A. thoracica cranialis, 21 A. sternoclavicularis, 22 Gland. thyreoidea, 23 V. jugularis, 24 A. carotis comm., 25 Ovarium, 26 Drüsenmagen, 27 Milz.

Der freie Rand der Platte ist der Scheidewand zugekehrt; zwischen beiden bleibt ein Schlitz, durch den die rechte Kammer und Vorkammer kommunizieren; dieser Schlitz wird bei jeder Kammersystole durch die Zusammenziehung der Platte, die sich dabei der Scheidewand anlegt, verschlossen. Die rechte Kammer reicht nicht bis zur Spitze des Herzens und umgreift die linke Kammer fast ganz; an Herzquerschnitten stellt sie einen langgezogenen Spalt dar. Die Papillarmuskeln fehlen in der rechten Kammer.

Im übrigen sind die Einrichtung der Kammern und der Klappenapparat am Ursprung der Lungenarterie und Aorta sowie an der linken Atrio-Ventrikularöffnung im wesentlichen wie bei den Säugetieren, die Valvula bicuspidalis besteht jedoch häufig aus 3 Zipfeln. Die Herzohren sind undeutlich abgesetzt; in die rechte Vorkammer münden 2 Vv. cavae craniales (Fig. 1144 12, 24, 1153 5, 6, 1154 12) und eine V. cava caudalis (Fig. 1154 7), in die linke Vorkammer mit einer gemeinsamen Öffnung 2 Vv. pulmonales (Fig. 1153 12). An den Einmündungsstellen der Venen finden sich schwache, muskulöse Vorsprünge, die ein Rückstauen des Blutes verhindern oder doch erheblich beschränken. Am Vorkammerseptum (Fig. 1153 3) ist das fetale For. ovale durch eine dünne, ziemlich feste Membran geschlossen.

Nach Bollinger [65] beträgt das Gewicht des Herzens auf 1000 g Körpergewicht beim Haselhuhn 4,09, Auerhahn 7,81, Seeadler 8,89, Rebhuhn 9,17, Lachmöwe 10,35, Storch 11,49, Fledermaus 12,17, Kreuzschnabel 19,01, Rauchschwalbe 14,49, Uferschwalbe 15,87, Haussperling 16,22, Schwarzspecht 17,24, Alpenstrandläufer 19,01, Singdrossel 25,64 g usw. Das Herzgewicht ist relativ um so grösser, ein je besserer und andauernderer Flieger der betr. Vogel ist.

B. Die Blutgefässe. Der Bau der Blutgefässe gleicht dem der Säugetiere.

1. Arterien. a) Die kurze, aus der rechten Herzkammer entspringende *A. pulmonalis*, **Lungenarterie** (Fig. 1153 11), teilt sich bald in einen rechten und linken, für die gleichseitige Lunge bestimmten Ast.

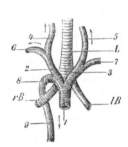

Figur 1155.

Figur 1155.
Teilung der Aorta bei den Vögeln; schematisch (nach Nuhn).

L Trachea, rB rechter, lB linker Bronchus.

1 Aorta, 2 A. brachiocephal. dext., 3 A. brachiocephal. sinist., 4 rechte, 5 linke A. carotis comm., 6 rechte, 7 linke A. subclavia, 8 Arcus aortae, sich um den rechten Bronchus umschlagend, 9 Aorta descendens.

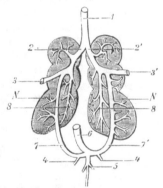

Figur 1156.

Figur 1156. V. cava caud. der Vögel; schematisch.
N, N rechte und linke Niere. 1 V. cava caud., 2, 2' rechte bzw. linke V. iliaca comm., 3, 3' rechte bzw. linke V. femoralis, 4, 4 rechte und linke V. hypogastrica, 5 V. coccygea, 6 V. coccygeomesenterica, 7, 7' Vv. renales adhentes, 8, 8 Vv. renales revehentes.

b) Die **Aorta** (Fig. 1153 13 u. 1155 1) gibt unmittelbar nach ihrem Austritt aus der linken Herzkammer die beiden *Aa. coronariae cordis* ab; dann zweigt sie die A. brachiocephalica sinistra (Fig. 1155 3), weiterhin die A. brachiocephalica dextra (Fig. 1154 3 u. 1155 2) ab und schlägt sich dann um den rechten Bronchus um (Fig. 1155 8) und wird zur Aorta descendens (Fig. 1154 4 u. 1155 9). Die A. brachiocephalica sinistra teilt sich bei den Hausvögeln in die *A. carotis comm. sinistra* (Fig. 1144 27 u. 1155 5) und in die *A. subclavia sinistra* (Fig. 1155 7); die A. brachiocephalica dextra gabelt sich in die *A. carotis comm. dextra* (Fig. 1144 5 u. 1155 4) und die *A. subclavia dextra* (Fig. 1155 6).

Die linke und rechte A. carotis comm., denen nahe ihrem Ursprung die Gl. thyreoidea anliegt, laufen dicht nebeneinander — bei einigen Vogelarten zu einem unpaaren Stamme, der *A. carotis primaria*, verschmelzend — in der Medianebene in dem von den ventralen Dornfortsätzen der Halswirbel und dem M. longus colli gebildeten Kanal bis zum

Kopfe. Sie geben dabei Zweige an alle benachbarten Teile und ausserdem eine *A. vertebralis* ab, die im Querfortsatzkanal liegt und am Kopfe mit einem Zweig der A. carotis anastomosiert. Am Kopfe teilt sich jede A. carotis in eine Gesichts- und eine Gehirnarterie, von denen die letztere das Gehirn, den Augapfel und dessen Umgebung, die erstere alle übrigen Teile des Kopfes versorgt.

Die beiden *Aa. subclaviae* entsenden je eine *A. sternoclavicularis* (Fig. 1154 21) für die vordere Sternalgegend bis zur Schulter, geben dann die Brustarterien ab und zwar die *A. thoracica cranialis* (Fig. 1154 20) und *caudalis* (Fig. 1154 16) für die grossen Brustmuskeln und die innen am Brustbein liegende *A. mammaria interna* (Fig. 1154 14) und werden dann zur *A. axillaris* (Fig. 1144 8, 26 u. 1154 18), die durch die Achselhöhle zu der Armmuskulatur tritt.

Die *Aorta descendens* (Fig. 1151 h, h) läuft an den Wirbelkörpern bis in das Becken und gibt auf diesem Wege paarige *Aa. intercostales et lumbales* und ferner *Aa. renales* für die Nieren ab. Ausserdem entspringen aus ihr unpaare, für die Baucheingeweide bestimmte Äste, die *A. coeliaca* (Fig. 1154 9), *mesenterica cranialis* (Fig. 1154 8) *et caudalis.* Von den *Aa. spermaticae internae* ist bei den weiblichen Vögeln wegen der Verkümmerung des rechten Eierstocks nur eine linke vorhanden. Im Becken entspringen aus der Aorta descendens die schwachen *Aa. iliacae ext.* (Fig. 1151 i), die sich nur in den Becken- und Bauchmuskeln verzweigen. Endlich teilt sich die Aorta in die beiden *Aa. ischiadicae,* Hüftarterien (Fig. 1151 k, 1152 8), und in die *A. sacralis media.* Jede A. ischiadica tritt in Begleitung des Hüftnerven durch das For. ischiadicum aus dem Becken und versorgt die Beckengliedmasse.

2. **Venen.** a) Die 2 *Vv. pulmonales,* **Lungenvenen** (Fig. 1153 12), kommen dicht am Herzen aus einem ganz kurzen Stamme hervor, der aus der linken Vorkammer entspringt. An der Mündung findet sich eine Klappe.

b) Die **Körpervenen** haben 3 Stämme, eine linke und rechte V. cava cranialis (Fig. 1144 12 u. 24, 1153 5, 6 u. 1154 12) und eine V. cava caudalis (Fig. 1153 4 u. 1154 7), die ihr Blut in die rechte Vorkammer ergiessen. Die Kranzvene des Herzens ist ein Ast der linken V. cava cranialis.

Jede *V. cava cranialis* gibt die *V. jugularis* (Fig. 1144 4 u. 29, 1154 23) und *subclavia* ihrer Seite ab. Die *Vv. jugulares,* von denen die rechte (Fig. 1143 c) meist erheblich stärker als die linke ist, führen das Blut vom Kopfe und Halse nach dem Herzen zurück; sie stehen ventral von der Schädelgrundfläche durch einen Querast in Verbindung, liegen ziemlich oberflächlich an den Seiten der Trachea und nehmen am kaudalen Ende des Halses das Blut der *Vv. vertebrales* auf. Letztere haben einen kranialen und kaudalen Ast, von denen der erstere den Sammelstamm des Blutes der Venen des Gehirns und Halses, der letztere den des Blutes der Venen des Rückenmarks darstellt. Die *Vv. subclaviae* sind der Stamm der Brust- und Armvenen, welche die gleichnamigen Arterien begleiten (*Vv. sternoclaviculares, thoracicae craniales* [Fig. 1154 19] *et caudales* [Fig. 1154 15], *mammariae internae* [Fig. 1154 13] *et axillares* [Fig. 1144 7 u. 25 u. 1154 17]).

Die *V. cava caudalis* (Fig. 1156 1) ist ein kurzer Stamm, der die Lebervenen und eine ventrale, unpaare (mittlere) Bauchwandvene (*V. abdominalis*) abgibt und sich in die beiden *Vv. iliacae communes* (Fig. 1156 2 u. 1156 2, 2') spaltet. Jede *V. iliaca comm.* tritt in die Niere ein, gibt hier mehrere Nierenvenen (*Vv. renales revehentes*) (Fig. 1156 8, 8) ab und teilt sich in die V. iliaca ext. s. femoralis und in die V. renalis advehens. Die *V. femoralis* bildet den Stamm für die Venen der Beckengliedmasse (Fig. 1151 m, 1152 5 u. 1156 3, 3'); sie begleitet in ihrem proximalen Teile nicht die A. ischiadica, sondern liegt neben der schwachen A. iliaca externa. Die *V. renalis advehens* (Fig. 1156 7, 7') gibt ausser Venenzweigen an die Niere die *V. iliaca interna* s. *hypogastrica* (Fig. 1151 l, 1 u. 1156 4, 4) ab und vereinigt sich mit der der anderen Seite zur *V. coccygea,* Schwanzvene (Fig. 1156 5). An dieser Stelle entspringt aus der letzteren eine (zuweilen doppelte) *V. coccygeomesenterica* (Fig. 1156 6), die sich mit Venen des Darmkanals derart verbindet, dass ein Teil des vom kaudalen Körperende zurückkehrenden Venenblutes der Pfortader zuströmt.

Die *V. portae* wird durch die Venen der Baucheingeweide zusammengesetzt, nimmt jedoch durch die genannte Verbindung mit den Schwanzvenen Blut vom kaudalen Ende des Körpers auf. Sie bildet i. d. R. 2 gesonderte Stämme, von denen sich der eine im rechten, der andere im linken Lappen der Leber zu einem Kapillarnetz auflöst; aus diesem entstehen die in den Stamm der V. cava caudalis mündenden Lebervenen.

c) **Lymphgefässe** sind reichlich vorhanden. Alle Lymphgefässe des Körpers vereinigen sich schliesslich zum **rechten** und **linken** *Ductus thoracicus,* die an der Wirbelsäule kranial laufen, durch Queräste vielfach untereinander in Verbindung stehen und in das Ende der rechten und linken V. jugularis münden.

Ausserdem münden bei vielen Vogelarten Lymphgefässtämme an der Grenze zwischen dem Schwanze und dem Becken in die Venen. Beim Straussе und einigen Sumpf- und Schwimm-vögeln besitzen die Lymphgefässtämme der Schwanz- oder Beckengegend im kaudalen Ende der Körperhöhle blasen- oder sackartige Erweiterungen, die sogar mit einem muskulösen Belage und mit Klappenvorrichtungen ausgestattet sein können.

Das Lymphgefässystem der Vögel unterscheidet sich wesentlich von dem der Säugetiere dadurch, dass sich nur verhältnismässig wenige und dann sehr kleine **Lymph-knoten** finden.

Nach Jolly [293] und Fürther [191] finden sich **Lymphknoten** nur bei den meisten Arten der Entenvögel bzw. Wasservögel. Er unterscheidet jederseits 1—2 je 10—15 mm lange und 3—5 mm dicke **Halslymphknoten**, die auf jeder Seite am kaudalen Ende des Halses in der Nähe der Schilddrüse vorkommen, und 2 **Lendenlymphknoten**, die zwischen Aorta und medialem Rande beider Nieren und zwischen den Abgangsstellen der Aa. iliacae externae und ischiadicae liegen. Die Halslymphknoten nehmen die Lymphgefässe des Kopfes, Halses, der Schultergliedmasse und der Brustwandung auf und die Lendenlymphknoten die der Beckenglied-masse und der hinteren Partie des Rumpfes sowie einige Eingeweidelymphgefässe.

V. Das Nervensystem der Vögel.

Gehirn und **Rückenmark** werden von denselben 3 Häuten umgeben wie bei den Säugetieren. Die Dura mater bildet einen Sichelfortsatz und ein Hirnzelt; auch schliesst sie Blutleiter ein. Das mit seinen Häuten die Schädelhöhle ausfüllende **Gehirn** besteht aus dem Cerebrum, Cerebellum und der Medulla oblongata; der **Pons** fehlt oder wird durch wenige quere Markfasern angedeutet.

Die **Grosshirnhemisphären** (Fig. 1157 u. 1159 $_{1 u. 3}$ u. 1157 $_2$) werden dorsal durch einen verhältnismässig tiefen Längsspalt getrennt; sie besitzen weder **Windungen** noch **Furchen**; nur die *Fissura lateralis (Sylvii)* (Fig. 1157 u. 1159 $_4$) ist angedeutet. Zwischen den Hemisphären, dem Kleinhirn und dem Kopfmark treten die starken **Zwei-hügel** (Vierhügel der Säuger) (s. unten) hervor. Das nasale, sich zuspitzende Ende jeder Hemisphäre geht in den hohlen *Bulbus olfactorius* (Fig. 1157—1159 I) über, der mit der Seitenkammer in Verbindung steht. An der basalen Fläche des Grosshirns finden sich *Hypophyse* (Fig. 1159 $_{11}$), *Infundibulum, Crura cerebri* und *Chiasma opticum* (Fig. 1158 u. 1159 II), ähnlich den entsprechenden Teilen der Säugetiere, jedoch kein *Corpus mamillare.* Ein *Corpus callosum* **fehlt** oder wird nur durch wenige schwache Querfasern angedeutet; ebenso **fehlen** der *Hippocampus* und das *Septum pellucidum;* nur der nasale Teil des *Fornix* erscheint bis zur deutlichen nasalen Gehirnkommissur etwas besser abgesetzt.

Die **Seitenkammern des Grosshirns** sind gross. Der graue **Mantel der Hemi-sphären** ist schwach und die mediale Seitenwand der Kammern sehr dünn. Am Boden jeder Seitenkammer findet sich ein ziemlich umfangreicher Hügel, der dem *Corpus striatum* der Säuge-tiere entspricht; die **Adergeflechte** gleichen denen der Säuger.

Die **Sehhügel** (Fig. 1158 $_{12}$) sind kleiner als die Zweihügel, bestehen aus grauer Substanz und schliessen die 3. **Hirnkammer** ein, deren nasales Ende durch den Trichter bis zur dorsalen Fläche der Hypophyse reicht. Die den **Vierhügeln** der Säuger entspr. Gebilde bilden 2 (nicht 4) Erhabenheiten.

Sie werden z. T. von den Hemisphären bedeckt, treten jedoch ventral und seitwärts von ihnen derart hervor, dass sie bei Betrachtung des Grosshirns sofort in die Augen fallen. Sie sind hohl, werden aber dorsal durch eine Kommissur (Sylvius'sche Brücke) verbunden. Ihre

Höhlung ist der Aquaeductus cerebri, der aus der 3. in die 4. Hirnkammer führt; *Corpus pineale* (Epiphysis) (Fig. 1157 5) und *Commissura caudalis* sind im allgemeinen wie bei den Säugetieren.

Vom Kleinhirn (Fig. 1157 u. 1159 7) ist nur der Wurm deutlich; die Seitenlappen erscheinen durch kleine Anhänge, die den Flocculi des Säugetiergehirns verglichen werden können, schwach angedeutet (Fig. 1157 u. 1158 6).

Auf der Oberfläche des Kleinhirns machen sich zahlreiche Querblätter und auf Längsschnitten die als Lebensbaum bezeichnete Zeichnung bemerklich. Das Kleinhirn bildet die Decke der 4. Hirnkammer. Jederseits finden sich die Binde- und Nachhirnarme des Kleinhirns und zwischen ihnen das *Velum medullare nasale* und das *Tegmen fossae rhomboideae*.

Die *Medulla oblongata* (Fig. 1157 8) ist breiter als das Rückenmark, von dem sie durch einen Knick scharf abgesetzt ist. Die Stränge machen sich an der ventralen Fläche nur undeutlich bemerkbar. Die *Fossa rhomboidea* wird durch die stark vorspringenden Kerne der Nn. acustici in eine nasale und kaudale Hälfte geschieden; sie wird durch das Cerebellum abgeschlossen zur 4. Hirnkammer.

Figur 1157.   Figur 1158.   Figur 1159.

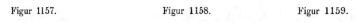

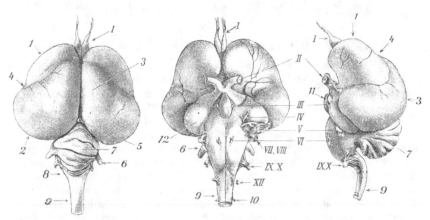

Figur 1157—1159. Grosshirn des Hausschwanes; nat. Gr. (Dexler).

a Dorsal-, b Ventral- und c Lateralansicht. 1 N. olfactorius, II N. opticus, III N. oculomotorius, IV N. trochlearis, V N. trigeminus, VI N. abducens, VII, VIII N. facialis et acusticus, IX, X N. vagoglossopharyngeus, XII N. hypoglossus. 1 nasaler, 2 kaudaler Teil der Hemisphäre, 3 Dorsalwulst der Hemisphäre, 4 Fissura lateralis (Sylvii), 5 Corpus pineale, 6 Flocculus cerebelli, 7 Cerebellum, 8 Medulla oblongata, 9 Medulla spinalis cervicalis, 10 Wurzel des 1. Zervikalnerven, 11 Hypophyse, 12 Lobus opticus.

Das **Rückenmark** (Fig. 1157—1159 9) reicht bis zum Ende des Wirbelkanals und läuft hier, ohne eine Cauda equina zu bilden, in eine fadenförmige Spitze aus. Die *Intumescentia cervicalis et lumbalis,* von denen die Nerven für die Flügel und für die Beckengliedmassen entspringen, treten deutlicher als bei den Säugetieren hervor.

In der Lumbalanschwellung findet sich der ovoide, stark dorsal vorspringende Lumbalwulst (Fig. 1160) zwischen den auseinanderweichenden Dorsalsträngen in der Fissura longitudinalis dorsalis. Hier sind auch die Ursprünge der motorischen Wurzeln in Form von 7—8 Paaren kleiner Auftreibungen, den Hoffmann'schen Grosskernen, vorgelagert (vgl. Imhoff [289]). Im übrigen sind die Anordnung der Furchen und Stränge, das Verhältnis der weissen zur grauen Substanz, der Zentralkanal und das Hervortreten der Nervenwurzeln im grossen und ganzen bei Säugetieren und Vögeln übereinstimmend.

Auch bei den Vögeln sind 12 Paare von **Gehirnnerven** vorhanden, deren Verbreitungsbezirke mit denen bei den Säugetieren im wesentlichen übereinstimmen.

1. Der *N. olfactorius* (Fig. 1157—1159 ı) tritt durch ein Loch (die Siebplatte fehlt) aus der Schädelhöhle in den dorsomedialen Teil der Augenhöhle und von dort in die Nasenhöhle, wo er sich in der Schleimhaut der Nasenscheidewand und der dorsalen Muschel verzweigt. 2. Der *N. opticus* (Fig. 1158 u. 1159 ıı), der stärkste Gehirnnerv, bildet an der Grundfläche des Gehirns das Chiasma, in dem sich beide Sehnerven kreuzen. 3. Der *N. oculomotorius* (Fig. 1158 u. 1159 ııı), 4. der *N. trochlearis* (Fig. 1158 ıv) und 6. der *N. abducens* (Fig. 1158 u. 1159 vı) sind für die Muskeln des Augapfels bestimmt. Der N. abducens versorgt auch die Muskeln der Nickhaut. Von den 3 Ästen des (5.) *N. trigeminus* (Fig. 1158 u. 1159 v) leiten der *N. ophthalmicus* und *N. maxillaris* zentripetal; der *N. mandibularis* ist ein gemischter Nerv, der jedoch relativ sehr schwach bleibt, da der dem *N. lingualis* entsprechende Ast fehlt. 7. Der *N. facialis* (Fig. 1158 vıı) ist schwach, da die Muskulatur der Lippen und Backen fehlt. 8. Die 4 Äste, in die sich der *N. acusticus* (Fig. 1158 vııı) teilt, verzweigen sich im inneren Ohr. 9. Der *N. glossopharyngeus* (Fig. 1158 u. 1159 ıx) weicht nicht erheblich von dem der Säugetiere ab; sein Zungenast vertritt zugleich den N. lingualis. 10. Der *N. vagus* (Fig. 1140 ₁₉, 1158 u. 1159 x) und 11. der *N. accessorius* verbinden sich in der Nähe des Schädels untereinander. Der Verlauf des N. vagus ist im ganzen wie bei den Säugetieren, jedoch verbreitet sich der *N. recurrens* hauptsächlich im Stimmkopf bzw. in dessen Muskeln. 12. Der *N. hypoglossus* (Fig. 1140 ₁₈ u. 1158 xıı) ist motorischer Nerv für die Zunge, gibt jedoch auch Fäden für die ventral von der Luftröhre liegenden Halsmuskeln ab.

Die Zahl der **Rückenmarksnervenpaare** (Fig. 1158 ₁₀) ist von der Zahl der Wirbel abhängig.

Jeder Spinalnerv entspringt mit je einer dorsalen und ventralen Wurzel aus dem Rückenmark; in die dorsalen Wurzeln ist je ein *Ganglion spinale* eingelagert; die Wurzeln verbinden sich zu gemischten Nerven, die sich bald in je einen starken ventralen und einen sehr schwachen dorsalen Ast teilen.

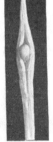

Figur 1160.
Lumbalwulst
eines Huhnes.
(Joest.)

Da eine eigentliche Lendenportion der Wirbelsäule fehlt, teilt man die Rückenmarksnerven in Hals-, Brust-, Kreuz- und Schwanznerven ein.

Die Flügel erhalten ihre Nerven vom *Plexus brachialis*, zu dessen Bildung die 2—3 letzten Hals- und der 1. oder 1. und 2. Brustnerv beitragen. Die ventralen Äste der Kreuznerven bilden 2 Geflechte, von denen die Nerven für die Beckengliedmasse abgegeben werden. Die Nerven für die Schulter- und Beckengliedmasse verhalten sich im allgemeinen wie bei den Säugetieren. Die Nerven für die Haut und die Muskeln des Schwanzes sind dünn.

Der **sympathische Nerv** beginnt mit dem an der Schädelbasis liegenden *Ganglion cervicale craniale*. Aus dem Ganglion gehen feine Verbindungszweige zu den meisten Gehirnnerven und ausserdem feine Zweige ab, welche die *Aa. carotides* begleiten; der aus dem Ganglion cervicale craniale sich fortsetzende Stamm des Sympathicus liegt zunächst im Querfortsatzkanal der Halswirbel, wo er Fäden mit den Halsnerven austauscht, und dann jederseits ventral an den Körpern der Wirbel verläuft; er steht mit den Brust- und Kreuznerven in Verbindung und gibt den *N. splanchnicus* ab, der die Geflechte für die Baucheingeweide bildet; am Schwanz vereinigen sich der rechte und linke Grenzstrang miteinander unter Bildung eines Ganglion coccygeum.

VI. Die Sinnesorgane der Vögel.

1. **Sehorgan.** Alle Vögel haben verhältnismässig grosse Augen und einen scharfen Gesichtssinn. Meist stehen die Augen seitwärts, ganz ausnahmsweise, z. B. bei den Eulen, sind sie vorwärts gerichtet.

Die Augenhöhlen (Fig. 1140 ₂₅) werden lateral i. d. R. nicht durch einen vollständigen Knochenring begrenzt und median durch die senkrechte Platte des Siebbeins, das *Septum interorbitale*, voneinander getrennt (Fig. 1139 ₆). Von den beiden Augenlidern ist das untere, das oft eine kleine Knorpelplatte einschliesst, grösser und beweglicher als das obere. Sehr entwickelt ist das 3. Augenlid, das (s. S. 991) vom nasalen Augenwinkel aus durch einen besonderen Muskelapparat über den ganzen Augapfel hinweggezogen werden kann, aber einer knorpeligen Grundlage entbehrt. Der Tarsus, sowie die Ziliar- und Tarsaldrüsen fehlen. Die Muskeln des 3. Augenlids bestehen aus glattem Muskelgewebe. An Stelle der Augenwimpern finden sich kleine Federchen mit stark reduzierter Fahne. Die Conjunctiva verhält sich wie bei den Säugetieren. Die im nasalen Augenwinkel liegende Nickhautdrüse ist von erheblichem Umfang und oft grösser als die Tränendrüse; ihr einziger Ausführungsgang mündet an der bulbären Fläche des 3. Lides. Die Tränendrüse liegt am temporalen Augenwinkel, ist meist klein und besitzt einen oder wenige Ausführungsgänge, die sich trichterförmig am Schläfenwinkel der Lider in den Sack der Bindehaut öffnen. Tränenröhrchen, Tränensack und Tränenkanal verhalten sich wie bei den Säugetieren.

Wegen der meist, namentlich bei den Raubvögeln, starken Wölbung der Cornea hat der **Augapfel** bei vielen Vögeln die Gestalt eines abgestumpften Kegels; nur bei den Schwimmvögeln ist die Cornea mehr abgeflacht.

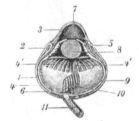

Figur 1161.

Figur 1161.
Durchschnitt durch das Auge eines Raubvogels (nach Nuhn).
1 Sclera, 2 Skleralring, 3 Cornea, 4 Chorioidea, 4', 4' Corpus ciliare, 5 Iris, 6 Retina, 7 vordere Augenkammer, 8 Linse, 9 Glaskörper, 10 Kamm (Pecten), 11 N. opticus.

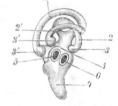

Figur 1162.
Knöchernes Labyrinth (Gehörorgan) eines Vogels (nach Nuhn).

Figur 1162.

1 Vorhof, 2, 2', 2'' halbzirkelförmige Kanäle, 3, 3', 3'' Ampullen, 4 Schnecke, 5 Fenestra vestibuli, 6 Fenestra cochleae.

Die Sclera (Fig. 1161 $_1$) schliesst ganz nahe der Cornea (Fig. 1161 $_3$) einen aus kleinen, sich dachziegelartig deckenden, knöchernen oder hornartigen Schuppen zusammengesetzten Ring, den Skleralring (Fig. 1161 $_2$), ein. In die Sclera ist ausserdem eine Knorpelschale eingelagert, die vom Opticus bis ungefähr zum Aequator reicht. Im korneaseitigen Randbezirk der Sclera fehlt die Knorpelplatte; an ihrer Stelle findet sich hier in der bindegewebigen Sclera der Skleraring.

Bei einigen Vogelarten findet sich ein ähnlicher (hinterer) Skleraring, der die Eintrittsstelle des Sehnerven ganz oder grösstenteils umgibt und im letzteren Falle hufeisenförmig ist. Die starke Wölbung der Cornea hat zur Folge, dass die vordere Augenkammer (Fig. 1161 $_7$) verhältnismässig gross, und dass viel Kammerwasser vorhanden ist.

Die Chorioidea (Fig. 1161 $_4$) ist pigmentreich. An ihrer inneren Fläche liegt die dunkelschwarze Pigmentschicht der Retina. Ein Tapetum ist nur beim Strausse vorhanden und fehlt allen übrigen Vögeln. Das Corpus ciliare (Fig. 1161 $_{4'},{}_{4'}$) besteht aus zahlreichen Fältchen; der aus quergestreiften Fasern aufgebaute M. ciliaris setzt sich aus 3 Portionen zusammen. Eine eigentümliche Einrichtung des Vogelauges ist das Vorhandensein eines keilförmigen, zahlreiche, je nach der Art verschiedene Falten bildenden, blutgefässreichen, pigmentierten Fortsatzes an der Eintrittsstelle des N. opticus, der mit der Chorioidea in keinem Zusammenhang steht und als Kamm (Fächer), Pecten (Fig. 1161 $_{10}$), bezeichnet wird. Dieser ragt von der Eintrittsstelle des N. opticus (Fig. 1161 $_{11}$) in den Glaskörper und durchsetzt diesen schräg bis zur Linsenkapsel, an der er sich bei vielen Vögeln (z. B. der Gans) befestigt.

Die Iris (Fig. 1161 $_5$) ist linsenseitig mit dunkelschwarzem, korneaseitig mit verschiedenartigem Pigment bedeckt; dieses bestimmt die Farbe der Augen. Die gelbe Farbe der Iris bei den Hühnern wird durch in Bälgen eingeschlossenes Fett bedingt. Die Pupille ist meist rund. Der Erweiterer und der besonders starke Verengerer der Pupille (*M. sphincter pupillae*) bestehen aus quergestreiften Muskelfasern.

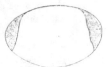

Figur 1163. Linse der Taube (schematisch). a Ringwulst.

Entspr. diesem auch dem Ziliarmuskel zukommenden Bau nimmt man an, dass diese Muskeln willkürliche Bewegungen vermitteln, und dass die Akkommodationsfähigkeit des Auges bei den Vögeln grösser als bei den Säugetieren ist.

Die Retina (Fig. 1161 $_6$) enthält keine Blutgefässe und gleicht im Bau der der Säugetiere. Die Linse (Fig. 1161 $_8$ u. 1163) ist bei Vögeln mit ausdauerndem Flugvermögen an ihrer korneaseitigen Fläche abgeplattet, bei Nachtvögeln dagegen stark gewölbt und weicht von der Linse der Säugetiere dadurch ab, dass die Linsenfasern in der Nähe des Aequators fast senkrecht zur Augenachse stehen und den Ringwulst (Fig. 1163 a) bilden. Der Glaskörper (Fig. 1161 $_9$) ist relativ klein.

2. Gehörorgan. Ein **äusseres Ohr** fehlt durchweg; nur bei wenigen Arten wird es durch eine den äusseren Gehörgang umgebende, kleine Hautfalte angedeutet oder durch einen Kranz eigentümlich gestalteter Federn vorgetäuscht. Der **äussere Gehörgang** (Fig. 1138 $_{12}$), der Ohrenschmalzdrüsen enthält, ist kurz, weit und häutig; er führt zu dem nach aussen etwas konvexen Trommelfell, das in einem nur bei den Hühnern ganz geschlossenen Knochenring ausgespannt ist.

Die unregelmässig gestaltete **Paukenhöhle** (Fig. 1139 $_{18}$, 1140 $_{21}$) steht mit lufthaltenden Hohlräumen der Schädelknochen und durch die schädelseitig knöcherne, dann knorpelige Hörtrompete (Fig. 1140 $_{10}$) mit der Schlundkopfhöhle in Verbindung. Unmittelbar aboral von den Choanen münden die Hörtrompeten mit einer gemeinsamen, schlitzförmigen Öffnung (s. S. 994). Es ist nur ein **Gehörknöchelchen**, die *Columella*, vorhanden, das dem Steigbügel der Säugetiere entsprechen dürfte. Das vestibuläre Ende der Columella trägt eine kleine Platte, die in das Vorhofsfenster hineinragt und dieses schliesst; am tympanalen Ende der Columella finden sich 2 (3) knorpelige Fortsätze, durch die sich diese mit dem Trommelfell verbindet. Ein kleiner, am Os occipitale entspringender Muskel heftet sich sehnig an die genannten Fortsätze und an das Trommelfell an; er zieht das letztere nach innen. Die Paukenhöhle steht durch das **eirunde** (Fig. 1162 $_5$) und durch das **runde Fenster** (Fig. 1162 $_6$) (*Fenestra vestibularis* und *cochlearis*) mit dem Labyrinth in Verbindung. (In Fig. 1138 am oberen Ende des zu 12 gehörigen Verweisstriches sichtbar.)

Das **innere Ohr** besteht aus dem von spongiöser Knochensubstanz umgebenen knöchernen und aus dem häutigen Labyrinth; an beiden unterscheidet man den Vorhof, die 3 halbzirkelförmigen Kanäle (Bogengänge) und die Schnecke.

Der **Vorhof**, das *Vestibulum* (Fig. 1162 $_1$), ist eine kleine, unregelmässige Höhle, die mit den Bogengängen und der Schnecke und durch das eirunde Fenster mit der Paukenhöhle kommuniziert. Die Endolymphe des Vorhofs enthält mikroskopische Kristalle von kohlensaurem Kalk (Otolithen). Die **halbzirkelförmigen Kanäle** (*Canaliculi semicirculares*) (Fig. 1162 $_2$, $_{2'}$, $_{2''}$) sind relativ grösser und dickwandiger als bei den Säugetieren; die Ampullen (Fig. 1162 $_3$, $_{3'}$, $_{3''}$) am oberen und hinteren Kanal werden durch Scheidewände geteilt. Die **Schnecke**, *Cochlea* (Fig. 1162 $_4$), eine stumpfkegelförmige, gegen das blinde Ende schwach gekrümmte Röhre, ist windungslos und enthält die häutige Schnecke. Nach der Spitze zu erweitert sich die Schnecke ampullenartig zur Bildung der *Lagena,* Flasche. Der Hohlraum der Schnecke wird durch ein Spiralblättchen in eine Vorhofs- und Paukentreppe (Scala vestibuli et tympani) geschieden. Diese Scheidung macht sich schon im Vorhof bemerkbar.

3. Geruchsorgan. Der N. olfactorius verbreitet sich in der Schleimhaut der dorsalen Muschel und der Nasenscheidewand. Das Siebbeinlabyrinth fehlt.

4. Als **Geschmacksorgan** ist zwar die Zunge zu bezeichnen; sie ist jedoch bei den meisten Vögeln wegen ihres dicken Stratum corneum zur Vermittlung von Geschmackswahrnehmungen wenig geeignet. Alleiniger Geschmacksnerv für die Zunge ist der 9. Nerv, da der Zungenast des Trigeminus fehlt.

Möglicherweise vermitteln auch Zweige vom 1. und 2. Ast des Trigeminus, die sich in der Schleimhaut des harten Gaumens verbreiten, Geschmacksempfindungen. Besonders zu erwähnen ist, dass sich an der Zunge und am Palatum durum viele Tastzellen finden.

5. **Gefühlsorgan** (Haut und Federn). Das sehr dünne, aus Cutis und Subcutis bestehende *Integumentum commune,* **äussere Haut,** enthält keine Talg- und Schweissdrüsen. Erstere werden bei vielen Vögeln durch die Bürzeldrüse vertreten. Bei einigen Vögeln können besondere Gefühls- und Tastwahrnehmungen offenbar durch die Ränder und die Spitze des Schnabels vermittelt werden (s. S. 993). Die Subcutis ist fast durchgängig reichlich vorhanden und gestattet eine grosse Verschiebbarkeit der Cutis, die nötig ist für das Heben und Senken des Federkleides usw. Das *Corium* ist sehr dünn. Ein Papillarkörper ist nur an wenigen Stellen zugegen, z. B. in der Gegend der Augen. An den Zehen, soweit diese beim Auftreten den Boden berühren, finden sich grössere Wärzchen. Die Hautmuskeln sind z. T. mächtig ausgebildet und zerfallen in echte und unechte (letztere sind Abspaltungen der Skelettmuskulatur).

Die **Epidermis** ist an den befiederten Teilen der Haut dünn, oberflächlich trocken und in beständiger Abschuppung begriffen; sie ist dagegen durch ein starkes Stratum corneum ungemein dick an den Hornscheiden des Schnabels und des letzten Zehenglieds der Füsse (den Krallen), am Sporn des Hahnes und an den schuppigen Platten, den Schildern und Schienen, welche die Haut am Mittelfuss und den Zehen der Beckengliedmasse bedecken, aber sehr verschiedenartig gestaltet sind. Als besondere Epidermoidalgebilde findet man bei den Vögeln die Federn (s. unten), die den Haaren der Säugetiere entsprechen. Sie fehlen nur am Mittelfuss und den Zehen der Beckengliedmasse, ausserdem an bestimmten Teilen des Kopfes, des Halses und selbst des Bauches.

Das **Corium** ist im allgemeinen nicht reich an Gefässen; diese bilden jedoch bei den Hühnervögeln in den Kämmen, Kehllappen und ähnlichen Anhängen des Kopfes ein dichtes, dem erektilen Gewebe vergleichbares Netz. Die einzige Hautdrüse, die vorkommt, ist die **Bürzeldrüse,** *Glandula uropygii;* sie ist eine nur wenigen Vogelarten fehlende, runde oder ovale, bei Hühnern erbsen-, bei Gänsen haselnussgrosse, mit dorsaler Drüsenmündung versehene Drüse, die über den letzten Kreuzwirbeln da liegt, wo sich die Spulen der grossen Steuerfedern des Schwanzes in die Haut einpflanzen. Der Ausführungsgang liegt innerhalb eines zitzenförmigen Kegels. Ein medianes Septum teilt den Drüsenkörper in zwei Hälften mit je einem oder zwei (Ente) Ausführungsgängen. Sie sondert eine fettige Schmiere ab, die zur Einölung des Gefieders dient, damit dieses nicht vom Wasser durchtränkt werden kann; sie ist demgemäss am stärksten bei den Schwimmvögeln. Sie besitzt zwei (für jede Hälfte einen) und nur bei der Ente 4 (jederseits 2) Ausführungsgänge und ist eine zusammengesetzte, tubulöse Drüse mit einem geschichteten, eigenartigen Drüsenepithel (Moser [436a]). Die Tubuli ergiessen ihren Inhalt in die jederseitige Sekrethöhle, von welcher der Abflusskanal nach aussen führt. Die Mündung dieses Kanals liegt in einem zitzenförmigen Kegel (Bürzelzitze), der oft stark (1 cm und darüber) über das Hautniveau hervorragt und sich zwischen den Federn befindet. Die **Subcutis** enthält nicht selten Schleimbeutel. In der Haut der Vögel finden sich zahlreiche Nervenendapparate, besonders Lamellenkörperchen und Tastzellen, und zwar die letzteren besonders an der Schnabelspitze. Diese Gebilde kommen auch an der Zunge und dem harten Gaumen vor. Die Lamellenkörperchen liegen besonders unter der Haut zwischen deren glatten Muskeln, in der Nähe der Kiele der Deckfedern der Brust, der Konturfedern am Unterarm und der Steuerfedern, in der Wachshaut usw.

Die Bildung der **Federn** erfolgt wie die der Haare von je einer Papille des Corium, die sich als Federpapille am Grunde des dem Haarbalg der Säuger entsprechenden Federbalgs befindet. An den fertigen Federn unterscheidet man: den Achsenteil, Kiel, *Scapus,* und die Fahne, den Bart, *Vexillum* s. *Barba.* Der Kiel zerfällt wieder: in die Spule, *Calamus,* und den Schaft, *Rhachis.* Die Spule ist drehrund, hohl und hat durchscheinende Wände; sie besitzt am proximalen Ende eine seichte, runde Vertiefung, den Nabel, der die Federpapille umfasst, und schliesst eine lose Hornmasse, die Seele, ein. Der Schaft ist undurchsichtig, vierkantig, solid und enthält lufthaltiges, daher weisses Mark. Von ihm erhebt sich nahe der Spule meist ein zweiter Schaft von sehr verschiedener Länge und Dicke, der Afterschaft, *Hyporhachis,* der ebenfalls eine Fahne trägt. Die Fahne besteht aus 2 zur Seite des Schaftes angeordneten Reihen von Ästen, *Rami,* die kleine, zweizeilig abgehende, tertiäre Fasern, *Radioli,* Strahlen, besitzen. Die Strahlen sind mit feinen, mikroskopisch kleinen Häkchen versehen (Hakenfasern), mit denen sie sich an den Strahlen des benachbarten Astes festhaken; dadurch wird das feste Zusammenhalten der Äste bedingt. Die Federn haben eine sehr verschiedene Beschaffenheit; man unterscheidet namentlich:

1. *Pennae,* Deck- oder Konturfedern, mit steifem Schaft und steifer, fester Fahne. Auf sie passt die obige Beschreibung der Federn am vollständigsten. Sie bilden den hauptsächlichsten Bestandteil des Federkleids; zu ihnen gehören ausserdem die Schwingen (Schwungfedern) der Flügel, *Remiges,* und die in sehr tiefen Federbälgen in einer Querreihe am Ende des Schwanzes sitzenden Steuerfedern, *Rectrices.*

Die Schwungfedern zerfallen in die in einer Reihe am lateralen Rande der Hand sitzenden Handschwingen oder Schwingen 1. Ordnung und die in einer Reihe am Unterarm befestigten Armschwingen oder Schwingen 2. Ordnung. Die Federn des Oberarms bedecken den angelegten Flügel als Schulterfittich, *Parapterum,* und die Federn des Daumens bilden den Eckflügel, *Alula.*

2. *Plumae* s. *Plumulae,* Flaumfedern oder Daunen, mit schlaffem, schwachen Schaft und schlaffer Fahne, deren Strahlen sich wegen Fehlens der häkchenförmigen Fortsätze nicht fest aneinander schliessen. Sie liegen unter den Deckfedern und sind hauptsächlich zum Wärmeschutz des Körpers bestimmt.

3. *Filoplumae,* Fadenfedern, mit haarförmigem Schaft und stark verkümmerter oder fehlender Fahne. Sie finden sich meist am Kopfe, namentlich am Schnabelgrund und sehen oft den Haaren sehr ähnlich.

Nur selten, am häufigsten bei schlechten Fliegern, erscheint das Federkleid gleichmässig über den ganzen Körper verbreitet. Regel ist, dass die Konturfedern bestimmte, ganz gesetzmässig angeordnete Abschnitte, Federfluren, *Pterylae,* bilden. Die Federfluren werden durch federlose oder nur mit Daunen besetzte Zwischenräume, Raine, *Apteria,* voneinander getrennt. Einmal jährlich — meist im Spätsommer oder Herbst — wird das Federkleid gewechselt — Mauser —; während dieser Zeit befinden sich die Vögel in einem angegriffenen oder kränklichen Zustand. Auch im Frühjahr findet eine Veränderung des Gefieders statt, die jedoch nur zum geringeren Teile in einer Erneuerung des Gefieders, vielmehr hauptsächlich darin besteht, dass die Farbe des Winterkleids in die schönere und lebhaftere des Sommer- oder Hochzeitskleids übergeht.

Literaturverzeichnis.

1) Ackerknecht, Anat. Anz. Bd. 41. 1912. — 2) Aeby, Bronchialbaum d. Menschen u. d. Säugetiere. Leipzig 1880. — 2a) Agdhur, Anat. Anz. Bd. 45. 1914. — 3) Albert, Untersuch. üb. d. Flach- u. Vollhuf d. Pferdes. Vet.-med. Dissert. Leipzig 1909. — 4) Albrecht, Der Herzmuskel. Berlin 1903. — 5) Alezais, Schwalbe's Jahresber. 1903. 3. Abt. S. 197. — 6) Andreae, D. inneren Irisschichten d. Hausvögel. Vet.-med. Dissert. Zürich 1909. — 7) Antoni, Fol. neurobiol. II. 1908. — 8) Argaud, Compt. rend. de la soc. de biol. T. 72. p. 158. — 9) Arloing, Journ. de méd. vét. Bd. 24. Lyon 1868. — 10) Ariens-Kappers u. Theunissen, Vorderhirn d. Vertebraten. Anat. Anz. Bd. 30. 1907. — 11) Ariens-Kappers, Anat. Anz. Bd. 33. 1908. — 11a) Ders., Cerebral localisation and the significance of sulci. Rep. 17the congress of med. London 1913. — 12) Asai, Anat. Hefte. Bd. 36. H. 109. 1908. — 13) Auernheimer, Grössen- u. Formveränderungen d. Baucheingeweide d. Wiederk. n. d. Geburt. Vet.-med. Dissert. Zürich 1909. — 14) Aulmann, Morph. Jahrb. Bd. 39. 1909. — 15) Awtokratow, Arch. f. Vet.-Wissensch. 1902 u. 1904. (Russ.) — 16) Bach, Arch. f. Tierheilkd. Bd. 20. 1894. — 17) Bach, L., Arch. f. Augenheilkd. Bd. 62. 1909. — 18) Bärner, Üb. d. histolog. Bau d. Arterien in d. Brust- u. Bauchhöhle d. Pferdes. Vet.-med. Dissert. Giessen 1905. — 19) Ders., Arch. f. wiss. u. prakt. Tierheilkd. Bd. 19. 1893. — 20) Baginski, Virch. Arch. Bd. 9. — 21) Bardeleben, Anat. Anz. Bd. 5. 1890. — 22) Barpi, Il nuovo Ercolani. 1902. — 23) Ders., Schwalbe's Jahresber. 1901. 3. Abt. S. 85. — 24) Barpi u. Tornello, Schwalbe's Jahresber. 1901. 3. Abt. S. 275. — 25) Barski, Üb. Hüftbeinbänder d. Pferdes. Przegladu weterynarskiego. Nr. 6. Lemberg 1909. — 26) Bartz, Üb. d. Epithelkörperchen d. Thyreoidea u. d. Nebenschilddrüsen usw. Dissert. Bern 1910. — 27) Bass, Jahresber. v. Ellenberger u. Schütz. 1900. S. 187. — 28) Bath, Arch. f. Biontologie. 1907. — 29) Bauch, Vergl. Unters. üb. d. Harnblase d. Haustiere. Vet.-med. Dissert. Leipzig 1911. — 30) Bauer, Arb. d. neurol. Inst. Wien. 1908. — 31) Bauersachs, Beiträge z. vergl. Histologie d. Trachea d. Wiederkäuer. Vet.-med. Dissert. Zürich 1911. — 32) Baum, Deutsche Zeitschr. f. Tiermed. Bd. 17. — 33) Ders., Arch. f. wiss. u. prakt. Tierheilkd. Bd. 20. 1894 u. Bd. 22. 1896. — 34) Ders., Ibid. Bd. 24. 1898. — 35) Ders., Berl. tierärztl. Wochenschr. 1902. — 36) Ders., Deutsche tierärztl. Wochenschr. 1902. — 37) Ders, Ibid. Nr. 34. 1907. — 38) Ders., Zeitschr. f. Infektionskrankh. usw. Bd. 12. Heft 5. 1912. — 39) Ders., Das Lymphgefässystem d. Rindes. 1912. — 40) Baum-Dobers, Ibid. wie Nr. 36. 13. Jahrg. Nr. 40. — 41) Baumann u. Schmotzer, Österr. Wochenschr. f. Tierheilkd. Jahrg. 37. Nr. 51. — 42) Baumeier, Bibliotheca medica. 1908. H. 7. — 43) Bayer, Augenhlkd. 1906. — 44) Beccari, Archivio di anatomia e di embriolog. Vol. 9. — 45) Bechterew, Studium d. nervösen Zentralorgane. Leipzig 1901. — 46) Ders., Leitungsbahnen i. Gehirn u. Rückenmark. 1899. — 47) Beck, Hypoglossuswurzel d. Haussäuger. Anat. Hefte. H. 18. 1895. — 48) Becker, Jenaische Zeitschr. f. Naturwissensch. Bd. 43. 1908. — 49) Beiling, Arch. f. mikr. Anat. Bd. 67. 1906. — 50) Bernheimer, Handb. d. Augenheilkd. 1909. — 51) Bertelli, Schwalbe's Jahresber. 1896. 1. Abt. S. 333. — 52) Ders., Ibid. 1903. 3. Abt. S. 367. — 53) Biedl, Wien. klin. Wochenschr. 1895. — 54) Bijvoet, Zeitschr. f. Morph. u. Anthr. Bd. 11. 1908. — 55) Bing, D. spinozerebellaren Systeme. Wiesbaden 1907. — 56) Blake, Journ. of comp. neurology. 1906. — 57) Bluntschli, Beobachtungen über d. Relief d. Hirnwindungen u. Hirnvenen am Schädel, über d. Vv. cerebri usw. Morphol. Jahrb. Bd. 41. 1910. — 58) Boas, Die Fussohlen der Hasen. Zool. Anz. Bd. 35. 1910. — 59) Bobeau, Thèse en méd. Paris et Journ. de l'anat. et de la physiol. T. 47. — 60) Böhme, Vergl. hist. Unters. üb. d. Uterindrüsen einig. Säuger. Vet.-med. Dissert. Bern 1909. — 61) Bohl, Arch. f. Veterinärwissensch. Nr. 7. — 62) du Bois-Reymond, Anat. Anz. Bd. 31. 1907. — 63) du Bois, Arch. f. Anthrop. Bd. 22. 1897. — 64) Bolk, D. Kleinhirn d. Säuger. Haarlem 1906. — 65) Bollinger, Münchn. med. Wochenschr. Bd. 11. 1893 u. Berl. tierärztl. Wochenschr. 1894. — 66) Bondy, Anat. Hefte. Bd. 35. H. 106. 1908. — 67) Bonnet, Entwicklungsgeschichte. 1907. — 68) Born, Arch. f. Anat. u. Phys. 1874. — 69) Borowiezky, Arb. a. d. hirnanat. Inst. Zürich 1911. — 70) Bossi, H., Il nuovo Ercolani. Bd. 5. 1900. — 71) Botezat, Zeitschr. f. wissenschaftl. Zoologie. Bd. 84. 1906. — 72) Bradley, Schwalbe's Jahresber. 1902. 3. Abt. S. 259. — 73) Ders., Convolutions of cerebrum of the horse. Journ. of Anat. a. Phys. Bd. 33. 1909. — 74) Ders., Ibid. Bd. 38. 1903. — 75) Ders., Schwalbe's Jahresber. 1903. 3. Abt. S. 451. — 76) Ders., Proceed. of the R. Physic. Soc. of Edinburgh. Vol. 16. 1904/05.

— 77) Brasch, Üb. d. Papilla renalis d. Haussäugetiere. Vet.-med. Dissert. Bern 1908. —
78) Blauell, Vierteljahrsschr. f. Veterinärkd. Bd. 29 u. 31. — 79) Breuer, Jahresber. von
Ellenberger u. Schütz. 1897. S. 168. — 80) Bribach, Arch. f. Ophthalmol. Bd. 76. 1910. —
81) Brinkmann, D. Hautdrüsen d. Säugetiere. Ergebnisse d. Anat. u. Entwicklungsgeschichte.
Bd. 20. 2. Hälfte. 1912. (Sammelreferat.) — 82) Broca, Rev. anthropol. Paris 1878. —
83) Brodmann, Histologische Lokalisationen d. Hirnrinde. Neurol. Zentralbl. 1903. — 84) Ders.,
Lokalisationslehre d. Grosshirnrinde. Leipzig 1909. — 85) van den Broek, Morph. Jahrb.
Bd. 38. 1907. — 86) Ders., Ibid. Bd. 37. 1907. — 87) Brückner, Kopfarterien d. Hundes usw.
Vet.-med. Dissert. Zürich 1909. — 88) Bruns, Zeitschr. f. vergl. Augenheilk. 1882. —
89) Bucher, Topogr. Anat. d. Brusthöhlenorgane d. Hundes. Vet.-med. Dissert. Leipzig 1909.
— 90) Bürki, Arch. f. wiss. u. prakt. Tierheilkd. Bd. 31. 1905. — 91) Bützler, Beitr. z.
vergl. Osteologie d. Schafes u. d. Ziege. Dissert. Leipzig 1897. — 92) Bugnion, Schwalbe's
Jahresber. 1901. 3. Abt. S. 69. — 93) Bujard, Intern. Monatsschr. f. Anat. u. Physiol. Bd. 26.
1909. — 94) Bumm, Unters. üb. d. Hörnervenursprung u. d. Corp. trapezoid. d. Katze. Wiesbaden 1893. — 95) Buri, Berl. tierärztl. Wochenschr. 1911. — 96) Burkard, Arch. f. Anat.
u. Physiol. Suppl. 1902. — 97) Burow, Arch. f. wiss. u. prakt. Tierheilkd. Bd. 28. 1902. —
98) Campbell, Histol. studies on the localisation of the cerebral function. Cambridge 1905.
— 99) Canova, Arch. f. Anat. u. Physiol. Anat. Abt. 1909. — 100) Caradonna, Schwalbe's
Jahresber. 3. Abt. 1901. S. 519. — 101) Césari, Jahresber. von Ellenberger u. Schütz. 1906.
S. 263. — 102) Chanie, Bull. scient. de la France et de la Belgique. 1905. — 103) Chauveau-
Arloing, Anatomie comparée des animaux domestiques. Paris 1903. — 104) Chievitz, Verhandl. d. anat. Gesellsch. 1897. — 105) Cinotti, Contributo allo studio della ossificazione
delle falangi nel cavallo. Il nuovo Ercolani. p. 214. — 106) Clarke, Philosoph. Trans. 1859.
— 107) Ders., Comparative anatomy of insula. Journ. of comp. neurol. Bd. 6. 1896. —
108) Claus, Unters. üb. d. Entwicklung d. Supraoccipitale u. Interparietale beim Schafe. Anat.
Anz. Bd. 39. S. 293 u. Inaug.-Diss. Giessen. — 109) Colin, zitiert nach Schubert [557]. —
110) Cope, Journ. Acad. Nat. Soc. Philadelphia 1884. — 111) Cornevin, Journ. de méd. vét. et de
zootechnie. Lyon 1886. — 112) Ders., Anatomie comparée du cerveau. 1889. p. 248. — 113) Ders.,
Journ. de méd. vét. Lyon 1899. — 115) Cornevin u. Lesbre, Ibid. 1891. — 116) Dies., Traité
de l'âge des animaux domestiques. Paris 1894. — 117) Dies., Bull. d. la soc. centr. de méd. vét.
1897. — 118) Crescenzi, La clinica vet. 1906. — 119) Dall'-Aqua, Schwalbe's Jahresber.
1901. 3. Abt. S. 87. — 120) Dean u. Usher, Exp. res. on the course of the optic fibres.
Brain 1909. — 121) Deimler, Untersuch. üb. d. Pylorusdrüsenzone d. Magens u. d. Duodenal-
drüsenzone d. Darmes d. Haussäuger. Dissert. Zürich 1904. — 122) Déjerine, Anatom. des
centres nerv. Paris 1901. — 123) Delmas, Compt. rend. soc. biol. T. 73. p. 547. —
124a) Demoor, Les centres sensitivo-moteurs et d'associations chez le chien. Bruxelles 1899.
— 124) Dennhardt, Deutsche tierärztl. Wochenschr. 1906. — 125) Ders., Jahresber. v. Ellenberger u. Schütz. 1906. S. 276. — 126) Dennstedt, Anat. Hefte. Bd. 25. H. 75. 1904. —
127) Dexler, Zentralnervensystem der Ungulaten. Morphol. Jahrb. Bd. 32. 1904. — 128) Ders.,
Arb. a. d. Wiener neur. Inst. Bd. 5. — 129) Ders., Zeitschr. f. vergl. Augenheilkd. Bd. 7. —
130) Ders., Monatsschr. f. Psychiatrie u. Neurol. Bd. 18. — 131) Dexler u. Margulies,
Die Pyramidenbahn d. Schafes u. d. Ziege. Morph. Jahrb. Bd. 35. — 132) Disselhorst, Arch.
f. wiss. u. prakt. Tierheilkd. Bd. 23. 1897. — 132a) Diwo u. Roth, Österr. Wochenschr. f.
Tierheilkd. Nr. 35. 1913. — 133) Dogiel u. Archangelsky, Pflüger's Arch. Bd. 113. 1906.
— 133a) Dies., Die Reifung d. Leitungsbahnen im Tierhirn. Neurol. Zentralbl. 1898. —
134) Doinikow, Journ. f. Psychol. u. Neurol. Bd. 13. 1908. — 135) Dragendorff, Üb. d.
Formen d. Abzweigungsstellen von Arterien bei d. Wirbeltieren. Anat. Hefte. Bd. 42. H. 128.
— 136) Dumont, Vergl. Unters. üb. d. Nierenbecken d. Haust. Vet.-med. Dissert. Bern 1908.
— 137) Duncan, The Veterinarian. Bd. 68. 1895. — 138) Eber, Beitr. z. Morphol. d. Hufes.
Dissert. Leipzig 1895. — 139) Eberlein, Leitfaden d. Hufbeschlages. 4. Aufl. 1910. —
140) Edelmann, Deutsche Zeitschr. f. Tiermed. 1888. — 141) Edinger, Vorles. üb. d. Bau
d. nerv. Zentralorgane. 1908. — 142) Ders., Compar. Anat. of the Cerebell. Brain 1907. —
143) Ders., Anat. Anz. Bd. 35. 1909. — 144) Eggeling, Z. Morphol. d. Darmmuskulatur.
Leipzig 1896. — 145) Ders., Zeitschr. f. Naturwiss. Bd. 39. 1904. — 146) Eichbaum, Arch.
f. wiss. u. prakt. Tierheilkd. Bd. 8. 1882 u. Bd. 9. 1883. — 147) Ders., Ibid. Bd. 14 u. 15.
1888/89. — 148) Ders., Ibid. Bd. 12. 1886. — 149) Ders., Beitr. z. Statik u. Mechanik d.
Pferdeskeletts. Berlin 1890. — 150) Ellenberger, Hirnfurchen d. Hundes. Arch. f. wiss. u.
prakt. Tierheilkd. Bd. 14. 1888. — 151) Ders., Ibid. Bd. 5. 1879. — 152) Ders., Ibid.
Bd. 7. 1881. — 153) Ders., Ibid. Bd. 21 u. 24. 1895/98. — 154) Ders., Sächs. Veterinärber.
32. Jahrg. 1887. S. 90. — 155) Ders., Handb. d. mikrosk. Anat. Bd. 1, 2, 3. Parey. Berlin
1911. — 156) Ellenberger u. Baum, Anatomie d. Hundes. 1891. — 157) Dies., Arch. f.
Anat. u. Physiol. Anat. Abt. 1892. — 158) Dies., Topograph. Anatom. d. Pferdes. 1894 u.
Lehrbuch d. topogr. Anatomie d. Pferdes. 1914. — 159) Ellenberger u. Hofmeister, Bericht
üb. d. Veterinär-Wesen i. Sachsen. 30. Jahrg. 1885. S. 120. — 160) Elliot Smith, Journ. of
Anat. a. Phys. Bd. 36. 1902 u. Anat. Anz. Bd. 33. 1908. — 161) Ders., Morphology of the
indusium griseum. Anat. Anz. Bd. 13. 1907 u. Journ. of Anat. a. Physiol. Bd. 32. 1898. —

162) Emmert, Zeitschr. f. vergl. Augenheilkd. Bd. 4. — 163) Fambach, Arch. f. wiss. u. prakt. Tierheilkd. Bd. 20. 1894. — 164) Ders., Zeitschr. f. Tiermed. Bd. 2. 1898. — 165) Ders., Zeitschr. f. Naturwissensch. Bd. 74. — 166) Familiant, Vergleich d. Hirnfurchen b. d. Karnivoren u. Primaten. Bern 1885. — 167) Fischer, Arch. f. wiss. u. prakt. Tierheilk. Bd. 32. 1906. — 169) Fischer, G., Vergl. anat. Unters. üb. d. Bronchialbaum d. Vögel. Zoologica. H. 45. 1905. — 170) Flatau-Jacobson, Vergl. Anat. d. Nervensyst. Berlin 1899. — 171) Flechsig, Neurol. Zentralbl. 1894. — 172) Fleischmann-Böhm, Morphol. Jahrbuch. Bd. 34. 1905. — 173) Fleischmann-Dürbeck, Ibid. Bd. 36. 1907. — 174) Fleischmann-Sippel, Ibid. Bd. 37. 1907. — 174a) Fleischmann-Mantel, Die Entwicklung d. Vogellunge. Sonderabdr. a. d. Morpholog. Jahrb. Bd. 48. H. 3. 1914. — 175) Fölger, Monatsh. f. prakt. Tierheilkd. Bd. 18. 1907. — 176) Follin, Recherches sur les corps de Wolff. Paris 1850. — 177) Franck, Anat. d. Nervensystems. 1899. — 178) Ders., Geburtshilfe. 3. Aufl. S. 1—12. — 179) Frankl, Sitzungsber. d. K. Akad. d. Wiss. Wien. Math.-nat. Kl. 1900. — 180) Franzmann, Beitr. z. vergl. Anat. u. Hist. d. Kehlkopfs d. Säugetiere. Bonn, C. Georgi. 1907. — 181) Frasseto, Atti Soc. rom. di anthrop. Bd. 8. 1901. — 182) Freitag, Einteil. d. Kleinhirns d. Haussäuger. Vet.-med. Dissert. Giessen 1906. — 183) Freund, Passow's Beitr. z. Anat. u. Phys., Path. u. Therap. d. Ohres. Nase, Halses. Bd. 3. 1910. — 184) Ders., Zeitschr. f. Morph. u. Anthrop. Bd. 13. 1911. — 185) Frey, Schweiz. Arch. f. Tierheilkd. Bd. 25. 1883. — 186) Friedenthal, Tierhaaratlas. Jena. — 187) Fritz, Zeitschr. f. wissensch. Zoolog. Bd. 92. 1909. — 188) Fritz, W., Sitzungsber. d. kais. Akad. d. Wiss. Wien. Bd. 115. 1906. — 189) Fröhlich, Übergangszonen u. einige Eigentümlichk. d. fein. Baues d. Magenschleimhaut d. Haussäugetiere. Vet.-med. Dissert. Leipzig 1907. — 190) Fröhner u. Disselhorst, Anat. Anz. Bd. 28. 1906 u. Biblioth. med. Abs. A. Stuttgart 1907. — 191) Fürther, Jena. Zeitschr. f. Naturw. Bd. 50. H. 3. 1913. — 191a) Funk, Hirngewichte d. Säuger. Dissert. Würzburg 1911. — 192) Fux, Neurol. Zentralbl. 1911. — 193) Gadow, Vögel. Zu Bronn's Klassen u. Ordnungen d. Tierreiches. Bd. 6. 4. I. Leipzig 1891. — 194) Gaupp, Anat. Anz. Ergänzungsheft zu Bd. 32. 1908. — 195) Gebauer, D. rektale Unters. b. Rinde. Vet.-med. Dissert. Bern 1908. — 196) Gebhardt, Arch. f. Entw.-Mech. 1910. Bd. 30. Festschrift f. Roux. T. II. — 197) Gegenbaur, Vergl. Anatom. 1901. — 198) Van Gehuchten, Le Névraxe. Bd. 1. — 199) Ders., Ibid. — 200) Ders., Ibid. 1901. — 201) Ders., Ibid. Bd. 4. 1903 u. Bd. 6. 1904. — 202) Ders., Ibid. Bd. 8. — 203) Gemelli, Riv. di fisica. Pavia 1905. — 204) Georgescu, Beitr. z. Studium d. deskript. Anat. d. Leber usw. Dissert. Bukarest (Rumän.) 1910. — 205) Gérard u. Castiaux, Schwalbe's Jahresber. 1904. 3. Abt. S. 484. — 206) Dies., Ibid. 1903. 3. Abt. S. 517. — 207) Gerdell, Zeitschr. f. Veterinärkd. Jahrg. 10. 1899. — 208) Gerhardt, Jenaische Zeitschr. f. Naturwiss. Bd. 39. 1904. — 209) Giese, Zeitschr. f. Veterinärkd. Jahrg. 21. 1909. — 210) Gläsmer, Unters. üb. d. Flexorengruppe a. Unterschenkel u. Fuss d. Säugetiere. Dissert. Heidelberg 1909. — 211) Göppert, Morphol. Jahrb. Bd. 31. 1903. — 212) Görig, Jahresber. v. Ellenberger u. Schütz. 1900. S. 184. — 213) Goertz, Unters. üb. d. Struktur d. Fesselbeines usw. Vet.-med. Dissert. Giessen 1908. — 214) Goubaux, Rec. de méd. vét. 1886. — 215) Grommelt, Beiträge z. Architektur d. Compacta u. Spongiosa d. Vorderröhrbeines d. Pferdes u. z. Statik dieses Knochens usw. Vet.-med. Dissert. Berlin 1912. — 216) Grünwald, Arb. a. d. neurol. Inst. d. Univ. Wien. Bd. 10. — 217) Grynfeltt u. Hédon, Arch. intern. de laryng. 1908. — 218) Gudden, Arch. f. Psychiatrie. 1880. — 219) Günther, Die topograph. Myologie d. Pferdes. Hannover 1866. — 220) Ders., Tierärztl. Zentralbl. 1905. — 221) Gurlt, Magazin f. d. ges. Tierheilkd. 1847. — 222) Ders., Vergl. Anatomie. 1860. — 223) Gutenäcker, Lehrb. d. Huf- und Klauenbeschlages v. Pillwax. 10. Aufl. 1911. — 224) Ders., D. Hufschmied. Bd. 11. — 225) Gutmann, Berl. ophthalm. Gesellsch., 22. Juni 1911 u. Zeitschr. f. Augenheilkd. Bd. 26. 1911. — 226) Gylek, Anat. Anz. Bd. 40. Nr. 17 u. 18. 1912. — 227) Haack, Die Skelettmuskulatur v. Katze, Hase u. Kaninchen. Dissert. Bern 1903. — 228) Haane, Arch. f. wiss. u. prakt. Tierheilk. Bd. 31. 1905. — 229) Hagemann, Acervulus cerebri. Müller's Arch. 1872. — 229a) Hagenbach, Mitteil. aus d. Grenzgebiet d. Med. u. Chir. Bd. 18. 1908. — 230) Hahn, Die Kammerscheidewand unserer Haussäugetiere. Dissert. Bern 1908. — 231) Hajnal, Veterinarius. 1892. — 232) Haller, Arch. f. mikrosk. Anat. Bd. 74. 1910. — 233) Ders., Morphol. Jahrb. Bd. 28. 1900. — 234) Hamecher, Vergleich. Unters. üb. d. kleinen Mundhöhlendrüsen. Dissert. Leipzig 1905. — 235) Harrison, Journ. of Anat. 1907 und Anat. Record. 1909. — 236) Hartenstein, Zeitschr. f. Fleisch- u. Milchhyg. Jahrg. 5. 1894/95. — 237) Hartig. Vergl. Untersuchungen über die Lippen- und Backendrüsen der Haussäugetiere und der Affen. Dissert. Zürich 1907. — 238) Hatschek, Rückenmark d. Hundes. Arb. d. neurol. Inst. Wien. 1896. — 239) Ders., Wien. klin. Wochenschr. 1907 u. Arb. a. d. neurol. Inst. Wien. Festschrift. 1907. — 240) Hauch, Anat. Hefte. H. 78. Bd. 25. — 241) Hausmann, Zeugung und Entstehung d. weiblichen Eies. Hannover 1840. — 241a) Hegewald, Vergl. histolog. Untersuch. üb. d. äuss. Gehörgang d. Haustiere. Inaug.-Dissert. Leipzig 1913. — 242) Heidenhain, Anat. Anz. Bd. 40. 1912. — 243) Heidrich, Morphol. Jahrb. Bd. 37. 1906. — 244) Heine, Die 3. Augenlider d. Haustiere. Vet.-med. Dissert. Bern 1909. — 244a) Heinonen, Anat. u. histol. Unters. üb. d. Cervix uteri d. Schweines. Vet.-med. Dissert. Leipzig 1914. — 245) Heitz, Arch.

Literaturverzeichnis. 1019

f. wiss. u. prakt. Tierheilkd. Bd. 32. 1906. — 246) Held, Anat. Anz. Bd. 30. 1907. — 247) Ders., Arch. f. Anat. u. Physiol. 1891 u. 1893. — 247a) Hellfors, Die Verbreitung u. Anordnung d. elast. Gewebes in d. einzelnen Wandschichten d. Oesophagus einiger Haustiere. Vet.-med. Dissert. Leipzig 1913. — 248) Helm, Unters. üb. d. Oesophagus. Vet.-med. Dissert. Zürich 1907. — 249) Hemmann, Unters. üb. d. Bau d. Strahlkissens d. Pferdehufes. Vet.-med. Dissert. Leipzig 1910. — 250) Hendrich, Internat. Monatsschr. f. Anat. u. Physiol. Bd. 22. 1905. — 251) Henneberg, Anat. Hefte. Bd. 25. 1905. — 252) Hering, Hirngewichte einiger Haussäuger. Repertorium 1872. — 253) Herpin, Schwalbe's Jahresber. 1904. 3. Abt. S. 485. — 254) Hess, Pflüger's Arch. Bd. 118. 1907. — 255) Heuss, Mass- u. Gewichtsbestimmungen d. Knochen d. Perissodaktylen. Dissert. Leipzig 1898. — 256) Hiilivirta, Ein Beitr. z. Anat. u. Histol. d. Harnblase d. Haussäuget. Vet.-med. Dissert. Leipzig 1911. — 257) Hilzheimer, Zeitschr. f. Morphol. u. Anthropol. Bd. 9. 1906. — 258) Hintze, Zoolog. Anz. Nr. 35. 1910. — 259) His, Entwickl. d. Nervensystems. Arch. f. Anat. u. Physiol. 1892. — 260) Hoestermann, Neurol. Zentralbl. 1911. — 261) Hoffmann, Berl. tierärztl. Wochenschr. 1901. S. 13. — 262) Ders., Arch. f. Ophthalm. Bd. 29. II. 1883. — 263) Hoffmann, A., Zeitschr. f. wissensch. Zoolog. Bd. 59. 1894. — 264) Hofmann, Arb. a. d. neurol. Inst. Wien. 1900. — 265) Ders., Zeitschr. f. Morphol. u. Anthropol. Bd. 2. 1900. — 266) Hohmann, Monatsh. f. prakt. Tierheilkd. Bd. 13. 1901. — 267) Holl, Insel d. Karnivoren- u. Ungulatenhirns. Arch. f. Anat. u. Entwicklungsgesch. 1899—1900. — 268) Ders., Denkschr. d. Mathem.-Naturw. Klasse d. kais. Akad. d. Wiss. Wien. Bd. 87. 1911. — 269) Ders., Anat. Anz. Bd. 10 u. 12. 1895 u. 1896. — 270) Holmes, Trans. Irish. Akad. Bd. 23. — 271) Holzmann u. Dogiel, Arch. f. Anat. u. Physiol. Anat. Abt. 1910. — 272) Honda, Gehörorgan d. Hundes. Dissert. Erlangen 1909. — 273) Honneger, Über d. Fornix. Recueil d. Zool. d. Suisse. — 274) Horand, Le faisceau arqué ou moderator band du ventricule droit de l'homme et des grands quadrupèdes domestiques. Lyon méd. 1908. — 275) Hornickel, Monatsschr. f. Anat. u. Physiol. Bd. 23. 1906. — 276) Horsley, Brain. Bd. 32. — 277) Hopffe, Arch. f. Anat. u. Physiol. Anat. Abt. 1910. — 278) Hosang, Deutsche tierärztl. Wochenschr. 1893. S. 333. — 279) v. Huene, Anat. Anz. Bd. 42. 1912. — 280) Hürlimann, Internat. Monatsschr. f. Anat. u. Physiol. 1912. — 280a) Hug, J., Beiträge z. pathol. Anat. u. Therapie d. Zitzenstenosen d. Rindes. Inaug.-Dissert. Zürich 1906. — 281) Hulles, Arb. a. d. neurol. Inst. Wien. 1907. — 282) Jacques, Schwalbe's Jahresber. 1899. 3. Abt. S. 559. — 283) Jänicke, A., Vergl. Grössen- u. Gewichtsbestimmungen verschied. Organlymphknoten vom Rind, Kalb, Schaf u. Schwein. Vet.-med. Dissert. Zürich 1911. — 284) Jaenicke, Vergl. anat. u. histol. Unters. üb. d. Gaumen d. Haussäugetiere. Vet.-med. Dissert. Zürich 1908. — 285) Jarisch, Akad. Anz. Wien. Jahrg. 48. 1911. Sitzungsber. Wien. Akad. III. Abt. 1911. Bd. 120. — 286) Illing, G., Anat. Anz. Bd. 26. 1905. — 287) Ders., Die Rachenhöhle. Im Ellenberger'schen Handb. d. vergl. mikr. Anat. Bd. 3. 1911. — 288) Illing, P., Vergl. Unters. üb. d. Epiphysis cerebri. Vet.-med. Dissert. Leipzig 1910. — 289) Imhoff, Arch. f. mikroskop. Anat. Bd. 65. 1905. — 290) Immisch, Anat. Hefte. H. 107. 1908. — 291) Jelgersma, Morphol. Jahrb. Bd. 15. 1889. — 292) Joest, Zeitschr. f. Infektionskrankh. u. parasitäre Krankh. u. Hygiene d. Haustiere. Bd. 4. 1908. — 293) Jolly, Arch. d'Anat. microscop. 1909/10. T. 11. — 294) Ders., Compt. rend. soc. biol. T. 70. — 295) Kämpfe, Vergl. Unters. üb. Tuba auditiva d. Haust. u. Luftsack d. Pferde. Vet.-med. Dissert. Zürich 1909. — 296) Käppeli, Beitr. z. Anatomie u. Physiologie d. Ovarien d. Wiederkäuer u. Schweine. Vet.-med. Dissert. Bern 1908. — 297) Kangro, Üb. Bau u. Entwicklg. d. Stenon'schen Nasendrüse. Dissert. Dorpat 1884. — 298) Keith and Flack, Journ. of anat. a. phys. Bd. 41. 1907. — 298a) Keil, R., Spaltbildung a. Tieraugen. Inaug.-Dissert. Leipzig 1906. — 299) Keller, Schweizer Arch. Bd. 50. 1908. — 300) Ders., Anat. Hefte. Bd. 39. 1909. — 301) Key u. Retzius, Anat. d. Nervensyst. Stockholm 1875. — 302) Kiesewalter, Skelettmessungen a. Pferd. Dissert. Leipzig 1888. — 302a) King, Pyramidal tract in sheep. Quarterly journ. of experim. physiol. 1911. — 302b) Ders., Motor area in sheep. Journ. of comp. neurol. 1911. — 303) Kitt, Zeitschr. f. vergl. Augenheilkd. Bd. 2. 1883. — 304) Ders., Österr. Monatsschr. f. Tierheilkd. Bd. 6. 1883. — 305) Klinge, Anat. Hefte. Bd. 36. 1908. — 306) Klingner, Beitr. z. Anat. d. Rinderniere. Dissert. Bern 1910. — 307) Klöppel, Arch. f. Anthrop. Bd. 25. 1898. — 308) Knauer, Arch. f. wiss. u. prakt. Tierheilkd. Bd. 35. 1909. — 309) Knieling, Vergl. Unters. üb. d. Bau d. Gland. bulbourethr. einig. männl. Säuger unter spez. Berücks. d. d. Entfernung d. Testes entstehende Veränd. Vet.-med. Dissert. Leipzig 1910. — 310) Knolle, Beiträge z. Kenntnis d. Hals- u. Schwanzwirbel d. Haussäuger u. ihnen verwandten Arten f. forensische u. Fleischbeschauzwecke. Vet.-med. Dissert. Bern. — 311) Koch, Vergl. anat. u. histol. Unters. üb. d. Bau d. Vulva u. Clitoris. Vet.-med. Dissert. Bern 1909. — 312) Knoll, Jahresber. v. Ellenberger u. Schütz. 1900. S. 186. — 313) Köhler, Arch. f. wiss. u. prakt. Tierheilkd. Bd. 28. 1902. — 314) Kölliker, Handbuch d. Gewebelehre. Bd. 2. 1896. — 315) Köppen u. Löwenstein, Monatsschr. f. Psych. u. Neur. Bd. 18. — 316) Kohn, Arch. f. mikrosk. Anat. Bd. 56. 1900. — 316a) Ders., Ibid. Bd. 44. 1895. — 317) Ders., Prager med. Wochenschr. Nr. 27. 1903. — 318) Ders., Münch. med. Wochenschr. Bd. 53. 1906. — 319) Kohnstamm u. Wolfstein, Journ. f. Psych. u. Neurol. 1907. — 320) Kopp, Üb. d. Verteilung d. Nerven a. d. Hand d. Fleischfr. Vet.-med.

Dissert. Bern 1901. — 321) Kormann, Üb. d. Bau d. Integument d. Reg. narium. Vet.-med.
Dissert. Giessen 1905. — 322) Kosaka, Neurol. Zentralbl. 1909. — 323) Koschel, Zeitschr.
f. vergl. Augenheilkd. Bd. 2. 1883. — 324) Krämer, Deutsche landwirtschaftl. Tierzucht.
1906. — 325) Krage, Praeputium d. Haussäugetiere. Vet.-med. Dissert. Zürich 1907. —
326) Krehl, Abhandl. d. math.-phys. Klasse der Kgl. sächs. 'Gesellsch. der Wissensch. Bd. 17.
1890. — 327) Krueg, Zeitschr. f. wiss. Zool. 1875. — 328) Kückental u. Ziehen, Anat. d.
Gehirns d. Plazentalier. Jenaische Denkschr. 1893. — 329) Künnemann, Morphol. d. Kleinhirns d. Säuger. Erlangen 1895. — 330) Kuithan, Die Entw. d. Kleinhirns d. Säuger. Dissert.
1895. — 331) Kulczycki, Österr. Zeitschr. f. wiss. Veterinärkd. Bd. 3. 1889. — 331a) Kurz-
veil, Sehsphäre d. Hundes. Pflüger's Arch. 1909. — 332) Ladanyi, Berl. tierärztl. Wochenschr.
1907. S. 715. — 333) Landau, Morphol. Jahrb. Bd. 38. 1908. — 334) Ders., Internat.
Monatsschr. f. Anat. u. Physiol. Bd. 24. 1908. — 335) Lange, Arch. f. wiss. u. prakt. Tierheilkd. Bd. 26. 1900. — 336) Ders., Ibid. Bd. 27. 1901. — 337) Langenbacher, Österr.
Vierteljahrsschr. f. wiss. Veterinärkd. Bd. 53. 1880. — 338) Lapicque, Bull. et Mém. d. l.
soc. anthrop. de Paris. 2. Mai u. 6. Juni 1907. — 339) Ders., Compt. rend. Soc. Biol. Bd. 53.
1907. — 340) Lappe, Nebenmilz. Tierärztl. Rundschau. Jahrg. 18. S. 75. — 341) Lartschneider, Sitzungsber. d. K. Akad. d. Wiss. Wien. Bd. 104. 1895. — 342) Lavocat, Revue
vét. Bd. 12. 1887. — 343) Lebedinsky, Anat. Anz. Bd. 38. 1911. — 344) Lecco, Jenaische
Zeitschr. f. Naturwissensch. Bd. 42. 1907. — 345) Lech, Beiträge z. Anat. d. Herzens bei
Haussäugetieren. Vet.-med. Dissert. Lemberg 1910. — 346) Leche, Zur Entwicklungsgesch.
d. Zahnsystems d. Säugetiere. 1. Teil. Stuttgart 1895. — 347) Lehmann, Hintere Hohlvene
d. Rindes u. Venenklappen b. Pferd u. Rind. Dissert. Berlin 1908. — 348) Leisering, Fuss
d. Pferdes. 10. Aufl. 1903. Neu bearb. v. Lungwitz. — 349) Lélièvre u. Retterer, Compt.
rend. soc. biol. Bd. 68. 1910. — 349a) Lenk, Z. Anat. u. Histolog. d. Harnblase u. d. Pars
pelvina d. Harnröhre d. Haussäugetiere. Vet.-med. Dissert. Leipzig 1913. — 350) Leonowa,
Arch. f. Psych. Bd. 28. — 351) Lesan, The Postgraduate. Bd. 20. 1905. — 352) Lesbre,
Journ. de méd. vét. et de zootechnie. Lyon 1883. — 353) Ders., Ibid. 1888. — 354) Ders.,
Ibid. 1891 u. Revue vét. Bd. 16. 1891. — 355) Ders., Journ. de méd. vét. et de zootechnie. 1894. — 356) Ders., Ibid. 1901. (Sammelref.!) — 357) Ders., Schwalbe's Jahresber.
1897. 3. Abt. S. 554. — 358) Lesbre u. Forgeot, Les circonvolutions cérébrales d. mammi-
fères domestiques. Bull. d. l. société vét. de Lyon 1904. — 359) Leuret u. Gratiolet, Anat.
comp. d. syst. nerv. Paris 1831. — 360) Levi, Arch. d. Fisiol. Bd. 14. 1907. — 361) Lewan-
dowsky, Denkschr. d. med. nat. Gesellsch. Jena. Bd. 10. 1904. — 362) Lewy, Fol. neurobiol.
Bd. 2. 1909. — 363) Lhamon, Amer. Journ. Anat. Vol. 13. Nr. 1. 1912. — 364) Lheureux,
L'arbre bronchique et les arbres sanguins des poumons. Thèse. Lille 1908. — 365) Liadze,
Backen- u. Lippendrüsen d. Hundes u. d. Katze. Dissert. Basel 1910. — 366) de Lieto-
Vollaro, Arch. f. vergl. Ophthalmol. Bd. 1. 1910. — 367) Linsenmeyer, Arch. f. vergl.
Ophthalmol. Bd. 2. 1911. — 368) Linton, The vet. journ. 1905 u. Jahresber. Ellenberger-
Schütz. 1905. S. 275. — 369) Lissitzki, Arch. f. Vet.-Wiss. Petersb. (Russ.) H. 1. 1908. —
369a) Litty, Beiträge z. Kenntnis d. norm. u. path. Anat. d. Gland. thyreoidea u. parathyreoidea
d. Pferdes. Dissert. Leipzig 1907. — 370) Loeb, Anat. Anz. Bd. 28. 1906. — 371) Loewe, A.,
Studien üb. d. spez. Unterscheidungsmerkmale wilder u. domestizierter Tiere i. d. Beschaffenheit
ihrer Extremitätenknochen. Vet.-med. Dissert. Bern 1912. — 371a) Löwenstein, Grosshirnrinde d. Ungulaten. Monatsschr. f. Psych. u. Neurol. Bd. 18. — 372) Löwenthal, Internat.
Monatsschr. f. Anat. u. Phys. Bd. 10. 1893. — 373) Ders., Rev. méd. 1885 u. 1886. —
374) Ders., Internat. Monatsschr. f. Anat. u. Physiol. Bd. 13. 1896. — 375) Lothes, Anat.
u. Physiol. d. Schlundkopfes d. Schweines. Berlin 1890. — 376) Lothringer, Arch. f. mikr.
Anat. Bd. 28. 1886. — 376a) Lotze, Unters. üb. d. Beugesehnen am Fusse d. Pferdes. Vet.-med.
Dissert. Leipzig 1911. — 377) Lowadowski, Rückenmark d. Katze. Ibid. wie Nr. 376. 1891. —
377a) Lubosch, Ibid. Bd. 4. — 378) Lüerssen, Unters. üb. Altersveränderungen a. d. Nieren d.
Pferdes. Vet.-med. Dissert. Hannover 1911. — 379) Luna, Anat. Anz. Bd. 32. 1908 u. Ricerche
Lab. anat. Roma. 1907. p. 199. — 380) Lungwitz, Deutsche tierärztl. Wochenschr. 1902. —
381) Ders., Lehrmeister i. Hufbeschlag. 11. Aufl. 1899. — 382) Ders., Bewegungsorgane. In
Ellenberger's mikrosk. Anat. Bd. 1. 1906. — 383) Lutz, Zeitschr. f. Tiermed. Bd. 3. 1899.
— 384) Mäder, Arch. f. wiss. u. prakt. Tierheilk. Bd. 33. 1907. — 385) Maggi, Schwalbe's
Jahresber. 1898. 3. Abt. S. 27. — 386) Magnan, Compt. rend. de la soc. de biol. T. 73. —
387) Magnus, Schwalbe's Jahresber. 1901. 3. Abt. S. 262. — 388) Mahlstedt, Sehnenscheiden
u. Schleimbeutel d. Hundes. Dissert. Königsberg 1908. — 389) Malkmus, Arch. f. wiss. u.
prakt. Tierheilkd. Bd. 14. 1888. — 390) Manno, Internat. Monatsschr. f. Anat. u. Physiol.
Bd. 22. 1906. — 391) Marburg, Arb. a. d. neurol. Inst. Wien. 1903. — 391a) Marcacci,
Da zona eccitabile nel cervello pecorino. Arch. ital. delle malat. nerv. 1877. — 392) Marquardt,
Unters. üb. Altersveränderungen a. d. Drüsenschleimhaut d. Pferdemagens. Vet.-med. Dissert.
Giessen 1909. — 393) Marshall, Anat. Anz. Bd. 20. 1901. — 394) Martin, Bogenfurchen
u. Balken d. Katze. Jenaische Zeitschr. 1897. — 395) Ders., Arch. f. wiss. u. prakt. Tierheilkd.
Bd. 21. — 396) Ders., Anat. Anz. 1893. — 397) Ders., Anat. d. Haust. 2. Aufl. 1912. —
398) Ders., Zeitschr. f. Fleisch- u. Milchhygiene. 1891. — 399) Ders., Arch. f. wiss. u. prakt.

Tierheilkd. Bd. 32. 1906. — 400) Massig, Üb. d. Verbreitg. d. Muskel- u. elast. Gew. Vet.-med. Dissert. Giessen 1907. — 401) Matthias, Vergl. histol. Unters. üb. d. Bau d. Darmzotten. Dissert. Bern 1910. — 402) Matthiessen, Zeitschr. f. vergl. Augenheilkd. Bd. 7. 1893. — 403) Maumus, Annales des sciences naturelles. 77. 1902. — 404) Maurel, Schwalbe's Jahresber. 1903. 3. Abt. S. 462. — 405) Maurer, Die Mm. serrati postici d. Säugetiere. Jena, G. Fischer. 1905 u. Anat. Anz. Bd. 38. 1911. — 406) May, Lymphfollikelapparate d. Darmes d. Haussäugetiere. Vet.-med. Dissert. Giessen 1903. — 407) Mayer, Morph. Jahrb. Bd. 45. — 408) Maximow, Arch. f. mikr. Anat. Bd. 58. 1901. — 409) Meek, Neurol. Labor. of the Univ. of Chicago. 1907. — 410) Meoni, Il nuovo Ercolani. 1905. — 411) Mentzel, Schafzucht. Berlin 1892. — 412) Merkel u. Kallius, Graefe-Saemisch's Handb. d. ges. Augenheilkd. 2. Aufl. Bd. 1. Kap. 1. — 413) Merzdorf, Unters. üb. d. makrosk.-anatom. Verhalten d. Lymphkn. d. Hd. Vet.-med. Dissert. Leipzig 1911. — 414) Metz, Rundschau a. d. Geb. d. Fleischbeschau. 1902. S. 103. — 415) Metzner, in Nagel's Handb. d. Physiol. d. Mensch. Bd. 2. 1906. — 416) Meyer, Anatomie u. Histologie d. lat. Nasendrüse. Dissert. Zürich 1903. — 417) Meyer, Terminologie u. Morphol. d. Säugetierleber. Hannover 1911. — 418) Meynert, in Stricker's Handb. d. Gewebelehre. II. — 419) Miessner, Deutsche Zeitschr. f. Tiermed. Bd. 18 u. Arch. f. wiss. u. prakt. Tierheilkd. Bd. 26. 1900. — 420) Mildenberger, Sind im Sehnerven d. Pferdes Zentralgefässe vorhanden? Dissert. Tübingen 1905. — 421) Miller, Jahresber. Ellenberger u. Schütz. 1905. S. 278 u. Schwalbe's Jahresber. 1904. 3. Abt. S. 423. — 422) Ders., The americ. Journ. of anat. Vol. 7. 1908. — 423) Mingazzini u. Polimanti, Monatsschr. f. Psych. Bd. 25. — 424) Mintzlaff, Leber, Milz, Magen u. Pankreas d. Hundes. Vet.-med. Dissert. Leipzig 1909. — 425) Mladenowitsch, Regio analis u. Rectum d. Haussäugetiere. Vet.-med. Dissert. Leipzig 1907. — 426) Mobilio, Arch. scientif. d. r. soc. ed. accad. vet. it. 1909 u. Internat. Monatsschr. f. Anat. u. Physiol. Bd. 27. 1910. — 427) Ders., Arch. scient. della r. soc. nazion. vet. Anno X. — 428) Ders., Origine dei nervi del plesso lombare e saccale nel bue. Ibid. No. 5 e 6. — 429) Ders., Monit. Zool. Ital. 1912. Bd. 23. Nr. 4. — 430) Möckel, Die Venen d. Kopfes d. Pferdes. Vet.-med. Dissert. Leipzig 1909. — 431) Möller, Hufkrankkrankheiten. 1905. — 432) Monakow, Arch. f. Psych. u. Nervenkrankh. 1895 u. Arch. f. Anat. Suppl. 1902. — 433) Ders., Neurol. Zentralbl. 1908. — 434) Ders., Arch. f. Psych. Bd. 14 u. 22. — 435) Ders., Arch. f. Psych. Bd. 14—24. — 436) Montané, Corp. trapezoid. d. Haussäuger. Rev. méd. 1904. — 436a) Moser, Haut d. Vogels in Ellenberger, Handb. d. mikrosk. Anatomie d. Haustiere. 1906. — 437) Moussu, Rec. de méd. vét. No. 17. 1890. — 438) Müller, Anat. Hefte. Bd. 26. 1906. — 439) Münch, Morphol. Arbeiten. 1896. — 440) Munk, Sitzungsber. d. Akad. d. Wissensch. Berlin 1910. — 441) Nadine Lomakina, Zeitschr. f. Biol. Bd. 39. N. F. Bd. 21. 1900. — 442) Nährich, Arch. f. wiss. u. prakt. Tierheilkd. Bd. 31. 1905. — 443) Narath, Verhandl. d. Anatom. Gesellsch. Wien 1892. — 444) Nathusius, Vorstudien f. Gesch. u. Zucht d. Haustiere, zumeist am Schweineschädel. 1884. — 445) Nehring, Landwirtsch. Jahrbücher. 1888 u. Deutsche Landwirtsch. Presse. 1889 u. 1890. — 446) Ders., Deutsche Jägerzeitung. 1897. — 447) Neidig u. Frankfurter, Neurol. Zentralbl. 1911. — 448) Neidig, Unters. üb. Masse u. Kapazität d. Hirnhöhlen d. Haust. Dissert. Bern 1910. — 449) Neumayer, Schwalbe's Jahresber. 1900. 3. Abt. S. 212. — 450) Nicolas, Journ. de l'anat. et de la physiol. 1887. p. 584. — 451) Nussbaum, Verh. d. Anat. Ges. 1902. — 452) Obersteiner, Nervöse Zentralorgane. Wien 1912. — 453) Oehmke, Arch. f. wiss. u. prakt. Tierheilkd. Bd. 23. 1897. — 454) Oppel, Mikrosk. Anat. Bd. 3. Jena 1900. — 455) Osborne, American Naturalist. 1888. — 456) Owen, Anat. of the vertebrates. III. 1868. — 457) Padelt, Skelettmessungen am Schwein. Dissert. Leipzig 1892. — 458) Pader, Revue vét. 25. Jahrg. 1900. — 459) Paladino, Arch. obstetr. e ginecol. 1905 u. Arch. ital. biol. Bd. 43. 1905. — 460) Pardi, Jahresber. Ellenberger-Schütz. 1902. S. 194. — 461) Ders., Arch. d. anat. e d. embr. Bd. 5. 1906. — 462) Parhon u. Papiniani, Semaine méd. 1904. Riv. di pat. nerv. e ment. 1905. Rev. Stintel. med. 1906. — 463) Panisset, Rev. génér. de méd. vét. Bd. 5/6. 1905. — 464) Paul, Beiträge z. vergleichend. Histologie d. Trachea vom Pferde, Schwein u. Katze. Vet.-med. Dissert. Leipzig 1913. — 465) Paulli, Morphol. Jahrb. Bd. 28. 1900. — 466) Ders., Jahresber. v. Ellenberger u. Schütz. 1894. S. 185. — 467) Pearl, Schwalbe's Jahresber. 1903. 3. Abt. S. 266. — 468) Pellegrini, Monit. zool. Ital. Bd. 16. 1906. — 469) Perna, Arch. f. Anat. u. Physiol. Anat. Abt. 1906. — 470) Peter, Deutsche tierärztl. Wochenschr. 1901. S. 447. — 471) Pettigren, Zeitschr. f. rationelle Med. Bd. 13. — 472) Piltz, Berl. tierärztl. Wochenschr. 1907. S. 518. — 473) Pitzorno, Schwalbe's Jahresber. 1905. 3. Abt. S. 207. — 474) Prettner, Zeitschr. f. Fleisch- u. Milchhygiene. Bd. 7. 1896/97. — 475) Preusse, Arch. f. wiss. u. prakt. Tierheilkd. Bd. 8. 1882. — 476) Probst, Jahrb. f. Psych. Bd. 23 u. 24 u. Arch. f. Anat. u. Phys. 1902. — 477) Ders., Deutsche Zeitschr. f. Nervenheilkd. Bd. 15. — 478) Ders., Ibid. Bd. 13. 1898 u. Arch. f. Psych. Bd. 23. — 479) Ders., Deutsche Zeitschr. f. Nervenheilkd. 1899. — 480) Pütz, Beitr. z. Anat. u. Physiol. d. Sprunggelenks. Dissert. Bern 1876. — 481) Pusch, Beurteilungslehre d. Rindes. 1896. — 482) Ders., Die Beurteilung d. Rindes. 2. Aufl. 1910. — 483) Rabe, Jahresber. d. Tierarzneischule i. Hannover. 1882/83. — 483a) Rabl, C., Üb. d. Bau u. d. Entwickl. d. Linse; III. Teil: Die Linse d. Säuget. Zeitschr. f. wiss. Zoolog. Bd. 67. 1899. — 484) Ranvier, Arch. de physiol. norm. et pathol. Sér. 3. T. S. 1886. — 485) Rast, Studien üb. Haarkleid, Haarwechsel u. Haarwirbel d. Pferdes. Vet.-med. Dissert. Bern 1911. — 486) Rauber, Anatomie d. Menschen. 1897. — 487) Rautmann, Arch. f. mikr. Anat. Bd. 63. 1904. — 488) Reetz, Beitr. z. Anat. u. Histol. d. dritten Magens d. Wiederkäuer. Vet.-med. Dissert. Leipzig 1911. — 488a) Reimers, Der Plexus lumbalis u. sacralis d. Rindes u. Schweines. Inaug.-Dissert. Leipzig 1913. — 489) Reiser, Skelettmuskulatur v. Hirsch, Reh, Schaf u. Ziege. Dissert. Bern 1903. — 490) Retterer, Schwalbe's Jahresber. 1898. 3. Abt. S. 149. — 491) Retzius, Biol. Unters. N. F. Bd. 13. 1906. — 492) Ders., Ibid. N. F. Bd. 10. 1902. — 493) Rex, Beitr. z. Morphol. d. Säugerleber. 1888. — 494) Richter, O., Üb. d. Bau u. d. Funktionen d. Fussenden d. Perissodactyla. Dissert. Leipzig 1905. — 495) Richter, H., Graefe's Arch. f. Ophthalmol. Bd. 70. 1909. — 496) Ders., Arch. f. vergl. Ophthalmol. Bd. 2. S. 327. 1911. — 496a) Ders., Innervation d. M. glutaeus prof. usw. Berl. tierärztl. Wochenschr. 30. Jahrg. Nr. 19. — 497) Rieländer, Das Paroophoron. Marburg 1905. — 498) La Rocca, Ric. fatte nel Lab. Anat. Norm. R. Univ. Roma. 1911. Vol. 16. — 499) Roeder, Arch. f. wiss. u. prakt. Tierheilkd. Bd. 20. 1894. — 500) Ders., Ibid. Bd. 24. 1898. — 501) Rörik, Ibid. Bd. 33. 1907. — 502) Röse, Ergebnisse d. Anat. u. Entwicklungsgesch. Bd. 4. 1894. — 503) Rogner, Zeitschr. f. wiss. Zool. Bd. 39. 1886. — 504) Rohde, Schweinezucht. Berlin 1892. — 505) Roller, Zeitschr. f. Psych. Bd. 35. — 506) Ders., Allgem. Zeitschr. f. Psych. Bd. 37. 1881. — 507) Roost, Üb. Nierengefässe unserer Haussäugetiere mit spez. Berücksichtigung d. Nierenglomeruli. Vet.-med. Dissert. Bern 1912. — 508) Roschig, Rindenfurchenvariat. b. Rinde. Dissert. Stuttgart 1907. — 509) Rosenfeld, Anat. Hefte. Abt. I. H. 36. Bd. 11. 1898. — 510) Rossi, La clin. vet. 1906. p. 801 u. 1908. p. 245. — 511) Ders., Ibid. 1910. p. 283. — 512) Roussi, La chouche optique. Paris 1907. — 513) Rubeli, Arch. f. wiss. u. prakt. Tierheilkd. Bd. 16. 1890. — 514) Ders., Schweizer Arch. f. Tierheilkd. Bd. 39. 1897. — 515) Rudert, Deutsche tierärztl. Wochenschr. 1901. S. 467. — 516) Ders., Berl. tierärztl. Wochenschr. 1901. S. 695. — 516a) Rüdinger, Hirne versch. Hunderassen. Bayer. Akad. d. Wissensch. 1894. — 517) Rütimeyer, Arch. f. Anthropol. 1866. — 518) Ruge, Morphol. Jahrbuch. Bd. 4. 1878. — 519) Saar, Arch. f. Anat. u. Physiol. 1903. — 520) Sachs, Arb. a. d. neurol. Inst. Wien. 1908. S. 280. — 521) Sano, Ibid. Bd. 17. — 522) Schaaf, Graefe's Arch. f. Ophthalm. Bd. 67. — 523) Schaaf, A., Unters. üb. d. Anfangs- u. Endteile d. sogenannten Blättchen d. Hufhaut d. Pferdes. Vet.-med. Dissert. Leipzig 1912. — 524) Schache, Bau d. Gallenwege u. d. Leber d. Haussäugetiere. Vet.-med. Dissert. Zürich 1907. — 525) Schachtschabel, N. facialis u. trigeminus d. Rindes. Dissert. Leipzig 1908. — 526) Schaeme, Eine Studie z. Morphologie d. Haushundeschädels. Inaug.-Dissert. Zürich 1911 u. Die statischen Variationen d. Hundeschädels. Zeitschr. f. Tiermed. Bd. 15. S. 419. — 527) Schaper, Arch. f. mikrosk. Anat. Bd. 46. 1895. — 528) Schellenberg, Grosshirnmark d. Ungulaten. Dissert. Zürich 1900. — 529) Scheunert u. Grimmer, Intern. Monatsschr. f. Anat. u. Physiol. Bd. 23. 1906. — 529a) Scheunpflug, Das Gebiss u. Zahnalter d. Ziege. Vet.-med. Dissert. Leipzig 1913. — 530) Schietzel, Die Horndrüse d. Ziege. Vet.-med. Dissert. Leipzig 1911. — 531) Schifferdecker, Rückenmark d. Hundes. Arch. f. mikr. Anat. Bd. 10. 1874. — 532) Schildwächter, Histolog. Unters. üb. d. Ziliarmuskel v. Pferd, Schwein u. Schaf. Vet.-med. Dissert. Leipzig 1911. — 533) Schmaltz, Berl. tierärztl. Wochenschr. 1894. No. 27. — 534) Ders., Ibid. 1894. Nr. 52. — 535) Ders., Ibid. 1895. Nr. 2. — 536) Ders., Ibid. 1897. No. 36. — 537) Ders., Ibid. 1897. Nr. 29. — 538) Ders., Ibid. 1897. No. 33. — 539) Ders., Ibid. 1898. S. 254. — 540) Ders., Ibid. 1898. S. 193. — 541) Ders., Ibid. 1905. Nr. 15. — 542) Ders., Ibid. 1906. Nr. 14. — 543) Ders., Ibid. 1909. Nr. 25. — 544) Ders., Ibid. 1911. — 545) Ders., Ibid. 1912. Nr. 52. — 545a) Ders., Ibid. 1913. Nr. 20 u. 30. — 546) Ders., Topograph. Anatom. d. Körperhöhlen d. Rindes. Berlin 1895. — 547) Ders., Ossa extremitatum equi et insertiones musculorum. Berlin 1898. — 548) Ders., i. Lehrb. d. tierärztl. Geburtsh. v. Harms, Eggeling u. Schmaltz. 1912. Teil I. — 549) Ders., Die Geschlechtsorgane. Im Ellenberger'schen Handb. d. vergl. mikroskop. Anat. Bd. 2. 1911. — 550) Schmidt, Vergl.-anatom. Studien üb. d. mechan. Bau d. Knochen u. seine Vererbung. Tübinger zool. Arbeiten. Bd. 3. — 551) Schmidt, J., Vergl. anatom. Untersuch. üb. d. Ohrmuschel versch. Säugetiere. Dissert. Leipzig 1902. — 552) Schmidt, K., Internat. Monatsschr. f. Anat. u. Physiol. Bd. 27. 1910. — 553) Schmidtchen, Monatsh. f. prakt. Tierheilkd. Bd. 18. 1906. — 554) Schmitz, Pfortader d. Pferdes, Rindes u. Hundes. Vet.-med. Dissert. Leipzig 1910. — 555) Schneider, Zeitschr. f. Fleisch- u. Milchhyg. 14. Jahrg. 1904. — 556) Schriever, Darmzotten d. Haussäugetiere. Vet.-med. Dissert. Giessen 1899. — 557) Schubert, Beitr. z. Anatom. d. Herzens d. Haussäugetiere. Vet.-med. Dissert. Leipzig 1909. — 558) Schultze, Sitz.-Ber. d. preuss. Akad. d. Wissensch. 1908. S. 166. — 559) v. Schumacher, Sitz.-Ber. d. K. Akad. d. Wissensch. Bd. 114. S. 569. — 560) Ders., Arch. f. mikrosk. Anat. Bd. 71. 1907. — 561) Ders., Verhandl. d. anatom. Gesellsch. München 1912. — 561a) Ders., Anat. Anz. Bd. 41. 1912. — 562) Ders., Ibid. Ergänzungsheft v. Bd. 41. 1912. — 563) Schumann, Beitr. z. vergl. Histol. d. Enddarms u. d. Überganges d. Mitteldarms i. d. Enddarm d. Haussäugetiere. Vet.-med. Dissert. Zürich 1908. — 564) Schwabe, Unters. üb. d. Labmagen d. Wiederkäuer. Vet.-med. Dissert. Leipzig 1910. — 565) Schwalbe, Verhandl. d. anatom.

Literaturverzeichnis. **1023**

Gesellsch. Strassburg 1894. — 566) Ders., Mitteil. d. Philomathischen Gesellsch. i. Elsass-Lothringen. Bd. IV. H. 14. 1911. — 567) Schwartz, Arch. f. wiss. u. prakt. Tierheilkd. Bd. 37. 1910. — 568) Schwartz, G., Untersuch. üb. d. Sinusgebiet im Wiederkäuerherzen. Vet.-med. Dissert. Giessen 1911. — 569) Schwarz, Joh., Beiträge zur Altersbestimmung des Kalbes. Vet.-med. Dissert. Leipzig 1912. — 570) Schwarznecker, Pferdezucht. Berlin 1894. — 571) Schweinhuber, Luftröhre, Bronchien, Lunge und Schilddrüse der Haussäugetiere. Vet.-med. Dissert. Leipzig 1910. — 572) Schweitzer, Arch. f. mikrosk. Anat. Bd. 69. 1907. — 573) Schwyter, Gestaltsveränderungen d. Pferdefusses. Bern 1906. — 574) Seber, Muskulatur u. d. elast. Gew. d. Magens d. Einhuf., Fleischfresser, Schwein. Vet.-med. Dissert. Zürich 1908. — 575) Semmer, Schlundmuskeln d. Haustiere. Dissert. Dorpat 1865. — 576) Serres, Anat. comparée du cerveau. Paris 1827. — 577) Sieber, Arterien d. Bauch- u. Beckenhöhle b. d. Haussäugetieren. Dissert. Zürich 1903. — 578) Shima, Arb. a. d. neurol. Inst. Wien. Bd. 17. — 579) Siedamgrotzki, Veterinärber. Sachsen. 1870. S. 103. — 579a) Ders., Arch. f. wissenschaftl. u. prakt. Tierheilkd. 1891. Bd. 17. H. 3. — 580) Siegel, Anat. Untersuch. üb. d. äussere Haut d. Hundes. Vet.-med. Dissert. Leipzig 1907. — 581) Simon, Ovarien von 95 Kühen. Dissert. Bern 1904. — 581b) Simpon und King, Motor area in sheep. Quarterly journ. of experim. Physiol. 1911. — 582) Skoda, Anat. Anz. Bd. 32. 1908. — 583) Ders., Ibid. Bd. 33. 1908. — 584) Ders., Ibid. Bd. 42. 1912. — 584a) Ders., Ibid. Bd. 45. 1914. — 585) Ders., Anat. Hefte. Bd. 42. H. 128. — 586) Sobotta, Sitzungsber. d. phys.-med. Ges. zu Würzburg. 1904. S. 22. — 587) Ders., Anat. Hefte. Bd. 32. 1906. — 588) Sorensen, Journ. of comp. neurol. Bd. 4. 1894. — 589) Spalteholz, Anat. Anz. Ergänzungsheft z. Bd. 30. — 590) Spitzer und Karplus, Arb. a. d. neurol. Inst. Wien. 1907. — 591) Spitzka, Journ. of comp. med. a. surgery. 1886. — 592) Staderini, Intern. Monatsschr. f. Anat. u. Physiol. Bd. 12. 1895 und Mon. zool. ital. 1897. — 593) Staiger, Üb. d. Zentralgefässe i. Sehnerven uns. einheim. Ungulaten. Dissert. Tübingen 1905. — 594) Staurenghi, Att. dell' Assoc. med. Lombard. 1892. — 595) Steinmüller, Üb. d. Segel- u. Taschenklappen uns. Haust. Dissert. Bern 1910. — 596) Stemmer, Untersuch. üb. d. Schild d. männlichen Suiden. Leipzig 1909 (Verlag v. Georgi). — 597) Stieda, Rückenm. d. Hundes. Zeitschr. f. wiss. Zool. 1870. — 598) Ders., Anatom. Hefte. Bd. 8. 1900. — 599) Stilling, Bau d. Rückenmarks. Kassel 1859. — 600) Stockmeyer, Üb. d. Zentralgefässe i. Sehnerven einiger einheim. Karnivoren. Dissert. Tübingen 1905. — 601) Stöhr, Sitzungsber. d. physik.-med. Ges. Würzburg 1905. — 602) Storch, Öster. Monatsschrift f. Tierheilkd. 1894. Bd. 19. — 603) Stoss, Monatsh. f. prakt. Tierheilkd. Bd. 6. 1894. — 604) Ders., Zeitschr. f. Tiermed. Bd. 13. 1887. — 605) Ders., Münch. Wochenschr. 1894. S. 511. — 606) Ders., Handb. d. mikrosk. Anatom. v. Ellenberger. Bd. I. 1906: Integumentum commune. — 607) Stracker, Sitzungsber. d. K. Akad. d. Wissensch. Bd. 68. 1909. — 608) Stroh, Zeitschr. f. Fleisch- u. Milchhygiene. 14. Jahrg. S. 339. — 609) Stroud, Journ. of comp. neurol. 1899. — 610) Sussdorf, Deutsche Zeitschr. f. Tiermed. Bd. 18. — 611) Ders., Deutsche tierärztl. Wochenschr. 1896. S. 1. — 612) Ders., Verteilung d. Arterien u. Nerven a. Hand u. Fuss. Festschr. Stuttgart 1889. — 613) Ders., Anatom. d. Haustiere. 1895. — 614) Ders., Vortrag auf d. 73. Naturforschervers. Hamburg 1901. — 615) Szakáll, Zeitschr. f. Tiermed. 1899. — 616) Ders., Jahresbericht v. Ellenberger u. Schütz. 1900. S. 187. — 617) Ders., Arch. f. wiss. u. prakt. Tierheilkd. Bd. 28. 1902. — 618) Ders., Ibid. Bd. 26. 1900. — 619) Talker, Z. Kenntnis d. Odontogenese des Ungulaten. Dorpat 1892. — 620) Tandler, Z. vergl. Anatomie d. Kopfarterien b. d. Mammalia. Denkschr. d. K. Akad. d. Wissensch., math.-naturw. Klasse. Bd. 117. 1898. — 621) Tempel, Arch. f. wiss. u. prakt. Tierheilkd. Bd. 23. 1897. — 622) Tereg, Jahresber. d. Kgl. Tierarzneischule zu Hannover. 1884. S. 30. — 623) Tetzner, Zeitschr. f. Veterinärkd. 12. Jahrg. 1900. — 624) Thomas, Le cervelet. Paris 1897. — 625) Thomassen, Monatsh. f. prakt. Tierheilkd. Bd. 12. 1900. — 626) Ders., Ibid. Bd. 13. 1901. — 627) Todd, Anat. Anz. Bd. 42. 1912. — 628) Toepper, Arch. f. wiss. u. prakt. Tierheilkd. Bd. 22. 1896. — 629) Toldt, Sitzungsber. d. K. Akad. d. Wissensch. Bd. 24. 1908. — 630) Trachsel, Z. Anat. u. allg. Pathol. d. Kniegelenks d. Rindes. Dissert. Bern 1910. — 631) Trautmann, Beitr. z. vergl. Histol. d. Dünndarms d. Haussäugetiere. Vet.-med. Dissert. Zürich 1907. — 632) Ders., Arch. f. wiss. u. prakt. Tierheilkd. Bd. 35. 1909. — 633) Ders., Arch. f. mikrosk. Anat. Bd. 74. 1909. — 634) Ders., Hypophysis cerebri. In Ellenberger's Handb. d. mikrosk. Anat. Bd. 2. 1911. — 635) Ders., Zirbel. Ibid. — 636) Ders., Anat. Anz. Bd. 34. 1909. — 637) Ders., Zwerchfell u. seröse Häute. Im Ellenberger'schen Handb. d. mikrosk. Anat. Bd. 3. 1911. — 638) Ders., Pflüger's Archiv f. d. ges. Physiol. Bd. 142. — 639) Ders. u. Koch, Vergl. Unters. üb. d. Clitoris einig. Säuger. Anat. Anz. Bd. 36. 1910. — 640) Trofimoff, D. Arterien d. vord. Gliedmasse unserer Haustiere. Charkow 1896. (Russ.) — 641) Ussow, Arch. f. wiss. u. prakt. Tierheilkd. Bd. 27 u. 28. 1901/02. — 642) Trolard, Septum pelluc. u. Trig. olf. Rev. neurol. 1906. — Ders., L'avant mur. Ibidem. 1905. — 643) Tschermak, Rindenfeld d. Hinterstrangbahnen. Arch. f. Anat. u. Physiol. 1898. — 644) Ders., Neurol. Zentralbl. 1899. — 645) Turner, Convolutions of the brain. Journ. of anat. a. physiol. 1891. — 646) Vaerst, Deutsche Zeitschr. f. Tiermed. 1887. — 647) Valkenburg, Fol. neurob. 5. — 648) Varaldi, Unters. üb. d. dorsolateralen Muskeln a. Unterschenkel d. Menschen u. d. Säugetiere. Mailand 1901. — 649) Ders., Schwalbe's Jahresber. 1901. Bd. 1.

S. 185. — 650) Ders., La clin. vet. 1908. p. 279. 1909. p. 34. — 651) Vennerholm, Zeitschr. f. Tiermed. N. F. Bd. 5. 1902. — 652) Venturi, Il mod. zooiatro. Parte scient. p. 118. — 653) Vermeulen, Morphol. Jahrb. Bd. 40. 1910. — 653a) Ders., Das Kehlkopfpfeifen beim Pferde. 1914. — 654) Versari, R., Atti R. Accad. dei Lincei 1899. (Lebro 5. B. 1899. III. S. 619.) — 655) Victorow, Pflüger's Arch. Bd. 126. 1909. — 656) Villiger, Gehirn und Rückenmark. Leipzig 1905. — 657) Vincent, Anat. Anz. Bd. 18. 1900. — 658) Virchow, Arch. f. Anat. u. Physiol. Physiol. Abt. No. 17. 1888. — 659) Vitali, Internat. Monatsschr. f. Anat. u. Physiol. Bd. 28. 1911. — 660) Völker, Ibid. Anat. Abt. 1905. — 661) Völsch, Arch. f. mikrosk. Anat. Bd. 68 u. 76. — 662) Vogt, Neurobiol. Arbeiten. Jena 1902. — 663) Ders., Arch. f. Anat. u. Physiol. Physiol. Abt. 1898. — 664) Ders., Deutsche tierärztl. Wochenschr. 1901. S. 281. — 665) de Vriese, Erg.-H. Anat. Anz. Bd. 32. 1908. — 666) Ders., Fol. neurob. 1910. — 667) Ders., Corpus striatum d. Säuger. Anat. Anz. Bd. 37. 1910. — 668) Wagner, Histol. u. anatom. Unters. üb. d. männl. Geschlechtsorgane, insbes. d. Penis v. Felis domestica. Vet.-med. Dissert. Leipzig 1909. — 669) Wallenberg, Anat. Anz. Bd. 37. 1910. — 670) Ders., Trigeminusbahn. Ibid. Bd. 12. — 671) Ders., Ursprung d. Ped. corp. mammill. a. d. med. Schleife. — 672) Walter, Sehnenscheiden u. Schleimbeutel d. Gliedmassen d. Hundes. Vet.-med. Dissert. Leipzig 1908. — 673) Walzberg, Üb. d. Bau d. Tränenwege d. Haussäugetiere u. d. Mensch. Preisschr. Rostock 1876. — 674) Warnke, Journ. f. Physiol. u. Neurol. Bd. 12. 1908. — 675) Ders., Ibid. Bd. 9. 1907. — 676) Weber, Hirngew. d. Säuger. Festschr. f. Gegenbaur. Leipzig 1896. — 677) Weidenreich, Die Kleinhirnkerne. Zeitschr. f. Morph. u. Anthrop. 1899. — 678) Weiss, Vergl. Unters. üb. d. Zähne d. Haussäugetiere. Vet.-med. Dissert. Zürich 1911. — 679) Weissflog, Arch. f. wiss. u. prakt. Tierheilkd. Bd. 28. 1902. — 680) Weve, Arch. f. vergl. Ophthalmol. Bd. 3. — 681) Williams, Arb. a. d. neurol. Inst. Wien. 1908. — 682) Winkler, Akad. d. Wissensch. Amsterdam. 1908. — 683) Ders., Ibid. Bd. 14. 1907. — 684) Wolfrum, Graefe's Arch. f. Ophthalm. Bd. 67. — 685) Wollfhügel, Zeitschr. f. Fleisch- u. Milchhyg. 12. Jahrg. 1901/02. — 686) Würdinger, Zeitschr. f. vergl. Augenheilkd. 4. Jahrg. 1885. — 687) Würfel, Untersuch. üb. d. Bau d. 2. Magens d. Wiederkäuer. Vet.-med. Dissert. Zürich 1908. — 688) Wyssmann, Arch. f. wiss. u. prakt. Tierheilkd. Bd. 28. 1902. — 689) Yagita, Anat. Anz. Bd. 37. 1910. — 689a) Yale, Convolutions of the cerebrum of horse. Journ. of Physiol. 1899. — 690) Zernecke u. Keuten, Arch. f. wiss. u. prakt. Tierheilkd. Bd. 22. 1896. — 691) Zieger, Diagnose d. Trächtigkeit d. Rindes. Dissert. Bern 1908. — 692) Ziehen, Bardeleben's Handb. d. Anat. Bd. 2. 1903. — 693) Zierold, Üb. d. Fleisch- u. Hornblättchen d. Hufhaut d. Pferdes. Vet.-med. Dissert. Leipzig 1910. — 694) Zietzschmann, Entwicklung des Rückenmarkes. Arch. f. Anat. u. Physiol. Anat. Abt. 1902. — 695) Ders., Arch. f. mikrosk. Anat. Bd. 65. 1905. — 696) Ders., Graefe's Arch. f. Ophthalm. Bd. 58. 1904. — 697) Ders., Mitteil. a. d. Grenzgeb. d. Med. u. Chir. Bd. 19. 1908 u. Arch. f. wiss. u. prakt. Tierheilkd. Bd. 33. 1907. — 698) Ders., Anat. Anz. Bd. 33. 1908. — 698a) Ders., Berl. tierärztl. Wochenschr. 1913. No. 24—26. — 699) Ders., Das Sehorgan. In Ellenberger's Handb. d. vergl. mikrosk. Anat. d. Haustiere. Bd. 1. 1906. Berlin. — 700) Ders., Arch. f. vergl. Ophthalm. Bd. 3. 1912. — 701) Ders., Dissert. Zürich 1902. — 701a) Ders., Morpholog., Genese u. Bedeutung von Kastanie u. Sporn d. Equiden. Aus d. Festschrift d. Dozenten d. Univers. Zürich. 1914. — 702) Ders., Der Verdauungsapparat der Vögel. In Ellenberger's Handb. d. vergl. mikrosk. Anat. d. Haust. Bd. 3. 1911. Berlin. — 702a) Ders., Bau u. Funktion der Milchdrüse. Zürich 1910. — 702b) Ders., Zur Vaskularisation des Bulbus und seiner Nebenorgane. Anat. Verhandlungen 1912. — 703) Zimmerl, Arch. scientif. della r. soc. naz. vet. No. 7 u. 8. — 704) Zimmermann, Arch. f. wiss. u. prakt. Tierheilkd. Bd. 30. 1904. — 705) Ders., Jahresber. v. Ellenberger-Schütz. 1905. S. 275. — 706) Ders., Anat. Anz. Bd. 37. 1910. — 707) Ders., Közlemenyck. Bd. 11. — 708) Ders., Allatorvosi lapok. — 709) Zimmert, Schwalbe's Jahresber. 1901. 3. Abt. S. 37. — 710) Zincke, Rundschau a. d. Gebiete d. Fleischbeschau. 3. Jahrg. 1902. — 711) Zincone, Alcune particolarità del midollo spinale del bue. Napoli 1877. — 712) Zninicivicz, Beitr. z. Anatomie u. Mechanik d. Schultergelenks bei Pferd u. Rind. Dissert. Bern 1907. — 713) Zschokke, Weit. Unters. üb. d. Verhältnis d. Knochenbildung z. Statik u. Mechanik d. Vertebratenskeletts. Preisschrift. Zürich 1892. — 714) Ders., Unfruchtbarkeit d. Rindes. Zürich 1900. — 715) Zuckerkandl, Anat. Hefte. H. 11. 1894. — 716) Ders., Sitzungsber. d. Akad. d. Wissensch. Wien. Bd. 116. 1907. — 717) Ders., Ibid. Bd. 69. X. Heft. 1910. — 718) Ders., Indusium griseum corp. callosi. Arb. a. d. neurol. Inst. Wien. — 719) Zürn, Arch. f. Anat. u. Physiol. Anat. Abt. 1902. — 720) Zumstein, Üb. d. Unterkieferdrüsen einiger Säuger. Habilitationsschrift. Marburg 1891. — 721) Zwart, Beitr. z. Anat. u. Physiol. d. Milchdrüse d. Rindes. Vet.-med. Dissert. Bern 1911.

Register.

Die **fett** gedruckten Zahlen beziehen sich auf die allgemeinen Schilderungen.

P. = Pferd, W. = Wiederkäuer, S. = Schwein, F. = Fleischfresser, V. = Vögel.

Druck von L. Schumacher in Berlin N. 4.

Printed in the United States
By Bookmasters